产科影像诊断学

Diagnostic Imaging Obstetrics

第 4 版

主　编　Paula J. Woodward, MD　　　Anne Kennedy, MD
　　　　Roya Sohaey, MD　　　　　Janice L. E. Byrne, MD
　　　　Michael D. Puchalski, MD　Brian L. Skaffer, MD
　　　　Emily Edwards, MD　　　　Priyanka Jha, MBBS
　　　　Whitnee Hogan, MD

主　译　栗河舟　吴　娟

副主译　王新霞　刘　云　李　洁

人民卫生出版社
·北　京·

图书在版编目（CIP）数据

产科影像诊断学 /（美）葆拉·J. 伍德沃德
（Paula J. Woodward）等主编；栗河舟，吴娟主译.
北京：人民卫生出版社，2025. 6. -- ISBN 978-7-117
-37627-3

Ⅰ. R714. 04
中国国家版本馆 CIP 数据核字第 2025QB6356 号

| 人卫智网 | www.ipmph.com | 医学教育、学术、考试、健康，购书智慧智能综合服务平台 |
| 人卫官网 | www.pmph.com | 人卫官方资讯发布平台 |

图字：01-2022-2892 号

产科影像诊断学
Chanke Yingxiang Zhenduanxue

主　　译：栗河舟　吴　娟
出版发行：人民卫生出版社（中继线 010-59780011）
地　　址：北京市朝阳区潘家园南里 19 号
邮　　编：100021
E - mail：pmph @ pmph.com
购书热线：010-59787592　010-59787584　010-65264830
印　　刷：人卫印务（北京）有限公司
经　　销：新华书店
开　　本：889×1194　1/16　　印张：73
字　　数：3098 千字
版　　次：2025 年 6 月第 1 版
印　　次：2025 年 6 月第 1 次印刷
标准书号：ISBN 978-7-117-37627-3
定　　价：838.00 元
打击盗版举报电话：010-59787491　E-mail：WQ @ pmph.com
质量问题联系电话：010-59787234　E-mail：zhiliang @ pmph.com
数字融合服务电话：4001118166　E-mail：zengzhi @ pmph.com

产科影像诊断学

Diagnostic Imaging Obstetrics

第 4 版

主　编　Paula J. Woodward, MD　　　Anne Kennedy, MD
　　　　　Roya Sohaey, MD　　　　　　Janice L. B. Byrne, MD
　　　　　Michael D. Puchalski, MD　　Brian L. Shaffer, MD
　　　　　Emily Edwards, MD　　　　　Priyanka Jha, MBBS
　　　　　Whitnee Hogan, MD

主　译　栗河舟　吴　娟

副主译　王新霞　刘　云　李　洁

译　者（按姓氏笔画排序）

马　澜　王　铭　王莹莹　王润丽　王超华　王蒙蒙
王新霞　王慧珠　田　捧　冯　帆　冯芳芳　朱正峰
刘　云　刘　冰　李　洁　李亚敏　杨　坡　吴　娟
张红彬　张君玲　林　杉　周昌荣　袁　瑞　栗河舟
高　静　韩瑞征　曾庆汝　樊　慧　黎全华　魏亚楠

秘　书　董艳会

人民卫生出版社
·北　京·

Elsevier(Singapore)Pte Ltd.

3 Killiney Road

#08-01 Winsland House I

Singapore 239519

Tel:(65)6349-0200

Fax:(65)6733-1817

Diagnostic Imaging：Obstetrics，4e

Copyright © 2021 by Elsevier, Inc. All rights reserved.

Previous editions copyrighted 2016

ISBN-13：978-0-323-79396-4

This translation of Diagnostic Imaging：Obstetrics，4e by Paula J. Woodward, Anne Kennedy, and Roya Sohaey was undertaken by People Medical Publishing House and is published by arrangement with Elsevier(Singapore)Pte Ltd.

Diagnostic Imaging：Obstetrics，4e by Paula J. Woodward, Anne Kennedy, and Roya Sohaey 由人民卫生出版社进行翻译，并根据人民卫生出版社与爱思唯尔（新加坡）私人有限公司的协议约定出版。

《产科影像诊断学》（栗河舟、吴娟　主译）

ISBN：978-7-117-37627-3

献　　辞

谨以此书：

献给我的表（堂）姐妹 Gayle 和 Sally。

引用 Sally 的话，"我们的表（堂）姐妹不多"，所以很高兴拥有你们。

PJW

献给我的"三胞胎"姐妹们：和你们在一起，生活和学习都充满乐趣。

独生远不及这种幸福！

AK

献给我的"姐妹"Paula 和 Anne；我的支柱 Dave Boston；以及我的亲人 Brett 和 Haley。他们一直把我推向更高的境界。

RS

献给我们所有了不起的患者和家属，他们常常在无法承受的悲痛中，准予我为他们的孩子拍摄照片。

JLBB

献给 Paula、Anne 和 Jan：感谢有机会与你们共事，使我对胎儿成像技术更加精益求精，很感激能与你们成为朋友，你们追求卓越的精神令人鼓舞。

MDP

献给 Lishiana、Lucas 和 Maya：非常感谢你们的爱和支持，有生之年有幸与你们相伴。献给我的团队：感谢你们分享知识、技能和专长，让我成为一名更好的医生。

BLS

献给 Jonah。感谢你和我一路同行，走过任何地图上都没有的路；真正的目的地永远不在地图上。

EE

献给热爱产科超声的学者们；献给激励我成为更好作者的导师们；献给我的孩子 Kanishk 和 Aarnika，感谢他们无尽的爱。

PJ

献给所有一直催我奋进的导师们；献给我耐心十足的丈夫；最重要的是，献给那些让我走进他们的生活，激励我不断前行的患者们。

WH

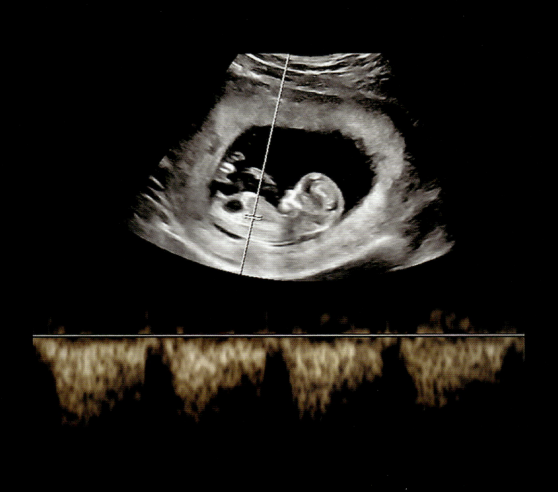

前　　言

我们又来了!

难以置信距离上一版已经 5 年了,我们再次相聚,胎儿影像学和诊断领域已经发生了翻天覆地的变化。新的胎儿检测方法和更先进的成像设备的出现,再加上患者和转诊医生对更寻和更精准诊断的渴望,催生了对于"更新"的需求和呼声。

我从未对领导一个项目而感到如此兴奋。我的杰出团队由不同的胎儿影像学专家组成,包括放射学、围产医学、心脏病学和临床遗传学方面的权威人士。团队成员之间的通力合作将每一章都提升到了可达到的最高水平。我们都致力于增进对胎儿疾病的理解和诊断,并意识到这些诊断对受累家庭的打击。这就是为什么我们和您一样,追求做出正确的诊断,尽可能为患者及其家属提供最完整的信息。每一章我们都是怀着与你们分享集体智慧和毕生心血的兴奋之情而撰写的。

第 1 版具有革命性意义,因为它提供了一种全新的教科书风格。每章都采用了高度结构化、信息密集的条目式风格,与标准行文风格的教科书相比,这种风格"干货满满"。这需要庞大的影像图片库,其数量远远超过其他同类大小的教科书。每一版都在此基础上增加了章节概述、胚胎学和解剖学部分。在过去的几年中,我们这个领域发生了巨大的变化。我们与您一样,不再满足于"躺在过去的荣誉上"。毫无疑问,第 4 版有所不同,更大、更好。这里仅列举几个亮点:

- 更新和新增章节:所有先前的章节都经过了精心"修订",以反映最新的信息和参考文献。新增章节大幅扩展了综合征的内容。自第 3 版以来,多个专业学会的共识小组商讨并发布了众多修订版和新指南,这些都被纳入第 4 版中。这些指南被视为"医疗标准",并附有简明的表格以便快速查阅最重要的信息。
- 扩展的相关鉴别诊断部分:有时您会发现异常,但无法明确诊断。透明隔腔缺失、肾脏增大、头形怪异——这提示什么?每个解剖区域都有一份相关鉴别诊断列表,旨在解决这一问题。每章开头都有一个有序列表(从最常见到最不常见)。对于每个发现,都有影像学和临床要点,更不用说大量的影像库了,这些都有助于鉴别各种疾病。我们认为,这为读者提供了一种实用的影像诊断方法。
- 改版后的最新图片库:最重要的是,所有图片库均已更新,并配有多种新图像进行充分说明:三维、灰阶和多普勒超声;胎儿磁共振成像以及大量临床和 / 或病理学相关内容等,还有更多……太多了。本书拥有 5 000 多张图片,是市面上最全面的影像参考资源之一。

除了参与本书编写的医生外,还必须感谢才华横溢的超声技师和 MRI 技术人员的出色工作,他们的成果在本书中得到了广泛应用。我还要感谢 Elsevier 盐湖城出色的编辑人员 Rebecca 和 Megg;图片编辑 Jeff 和 Lisa;以及杰出的医学插画家 Lane。我最要感谢的是我的合作伙伴(也是我的好朋友)——Anne 和 Roya;你们让整个过程充满乐趣。我们将永远是"三胞胎"好姐妹。

我们非常自豪地向您介绍《产科影像诊断学》(第 4 版)。

Paula J.Woodward,医学博士

David G.Bragg 医生和 Marcia R.Bragg 夫妇基金肿瘤影像学首席教授

放射学和影像学教授

妇产科兼职教授

犹他州儿童医院胎儿中心放射科咨询专家

犹他大学医学院

犹他州盐湖城

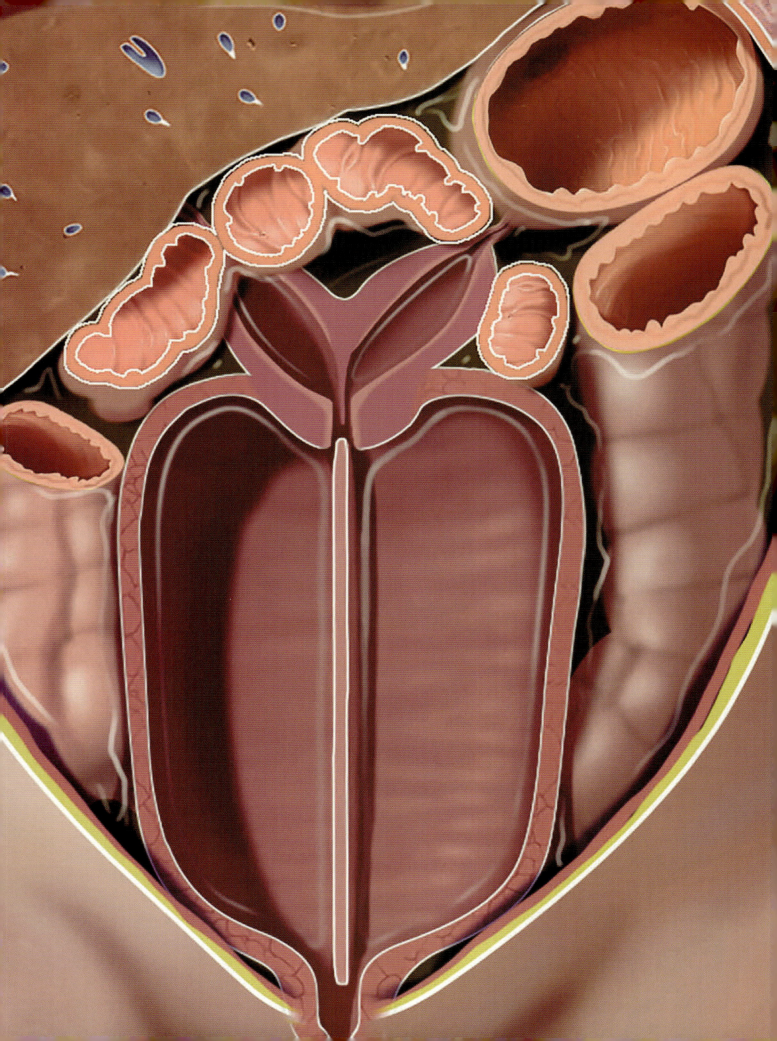

致 谢

LEAD EDITORS
Rebecca L. Bluth, BA
Megg Morin, BA

LEAD ILLUSTRATOR
Lane R. Bennion, MS

TEXT EDITORS
Arthur G. Gelsinger, MA
Nina I. Bennett, BA
Terry W. Ferrell, MS
Kathryn Watkins, BA

IMAGE EDITORS
Jeffrey J. Marmorstone, BS
Lisa A. M. Steadman, BS

ILLUSTRATIONS
Richard Coombs, MS
Laura C. Wissler, MA

ART DIRECTION AND DESIGN
Tom M. Olson, BA

PRODUCTION EDITORS
Emily C. Fassett, BA
John Pecorelli, BS

ELSEVIER

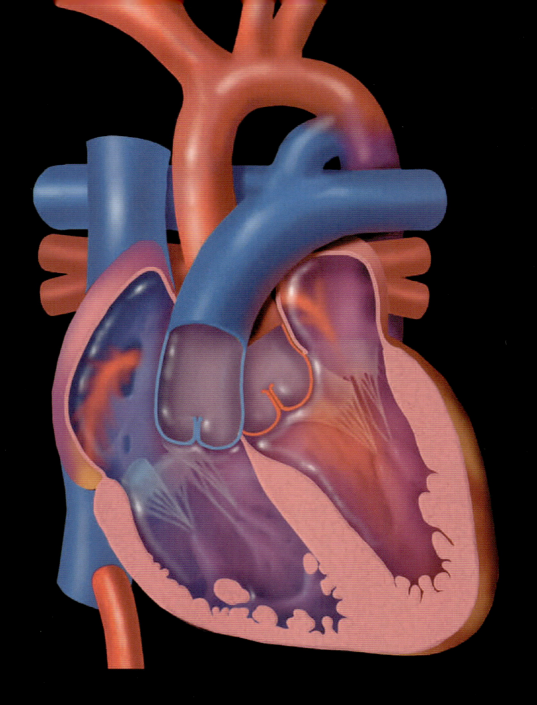
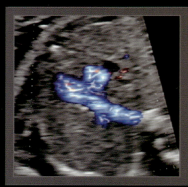
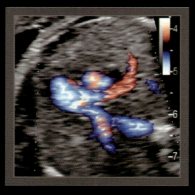
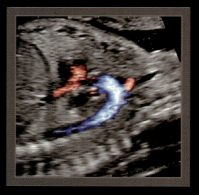

目　　录

目　录

目　录

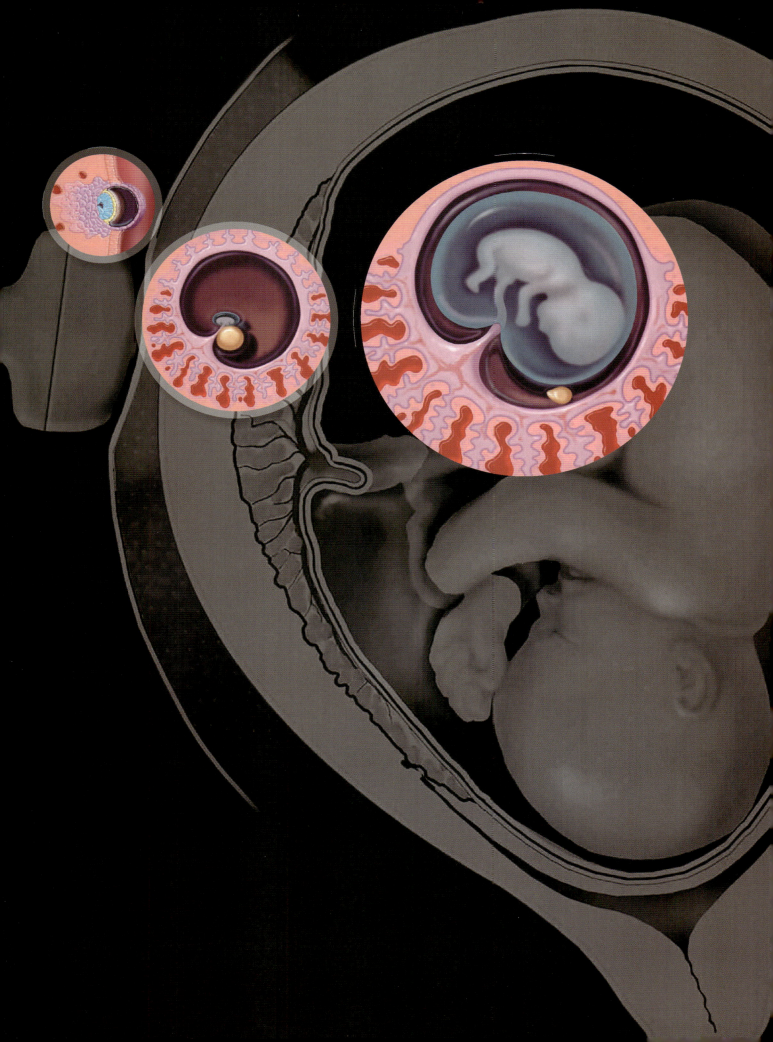

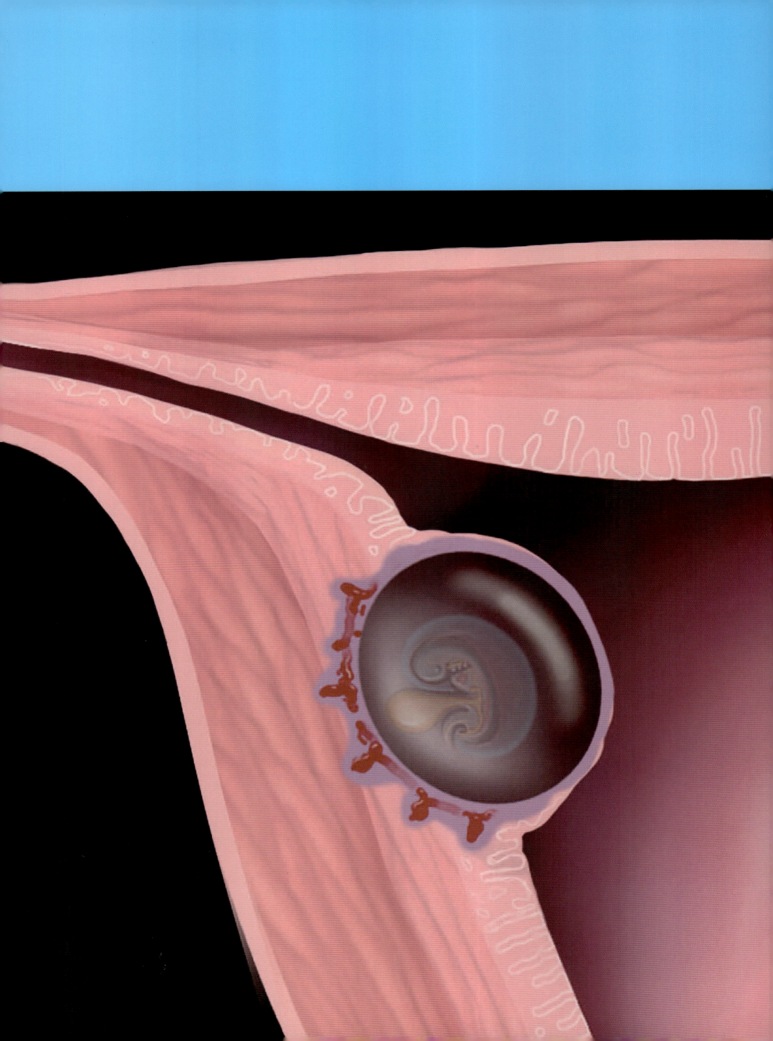

第一章
早 孕 期

术语

定义

- 早孕期指自末次月经第 1 天到月经后第 13 周末

胚胎学

胚胎学事件

- 早孕期包括：
  ○ 排卵
  ○ 受精
  ○ 卵裂
  ○ 植入
  ○ 胚胎发育
  ○ 器官发生
  ○ 胎盘发育
  ○ 脐带发育

排卵

- 原始卵泡→每周期 5～12 个初级卵泡
- 除一个外全部退化，只留下一个优势卵泡
- 垂体促性腺激素剧增→排卵→卵母细胞被挤出至卵巢表面
- 卵母细胞被坚固的透明带和卵丘细胞层包绕
- 输卵管伞将卵母细胞扫入输卵管
- 残留的"空"卵泡形成黄体，产生雌激素和黄体酮

受精

- 发生在输卵管
- 卵母细胞约 24h 内可受精
- 精子穿透卵母细胞，细胞膜融合→受精卵
- 精子和卵母细胞核成为雄性和雌性原核
- 核膜消失，染色体复制，为受精卵卵裂做准备

卵裂

- 受精卵→2 个细胞→4 个细胞→8 个细胞→桑椹胚→囊胚
- 几次细胞分裂产生更小的细胞，称为卵裂球
- 在 8 个细胞期，部分细胞压实→内部细胞团或成胚细胞，部分细胞→外周滋养层
  ○ 内部细胞团/成胚细胞=囊胚的胚极
- 16～32 个卵裂球=桑椹胚
- 桑椹胚吸收液体→囊胚内的中央腔称为囊胚腔

植入

- 囊胚从透明带"孵化"
- 然后"裸露的"囊胚直接与母体子宫内膜相互作用
- 滋养层细胞形成膜和胎盘，而不是胚体
  ○ 在胚极的滋养层细胞→侵入子宫内膜层的合体滋养层
  ○ 剩下的滋养层细胞成为细胞滋养层
- 母体子宫内膜细胞受下列因素影响分化为蜕膜细胞
  ○ 黄体分泌的黄体酮
  ○ 合体滋养层产生的 β- 人绒毛膜促性腺激素

胚胎发育

- 当成胚细胞分裂成上胚层和下胚层时，二胚层胚盘形成
- 下胚层=原始内胚层
  ○ 下胚层细胞在囊胚腔周围迁移形成初级卵黄囊
  ○ 下胚层 + 初级卵黄囊形成胚外中胚层（松散的伴生细胞在初级卵黄囊周围充填囊胚腔）
  ○ 第二波迁移的下胚层细胞形成次级卵黄囊，取代初级卵黄囊
  ○ 胚外中胚层分裂为两层，形成绒毛膜腔（胚外体腔）
  ○ 绒毛膜腔将胚胎 / 羊膜 / 卵黄囊与绒毛膜（囊胚外壁）分开
- 上胚层有参与胚胎发育，并形成羊膜
  ○ 液体聚集在上胚层和上覆的滋养层之间→腔
  ○ 上胚层分化为羊膜将新腔和细胞滋养层分离
- 三胚层胚盘
  ○ 随着原肠胚形成过程而形成，将细胞移动到新的位置并产生诱导作用
  ○ 3 个初级胚层=外胚层、中胚层、内胚层
  ○ 体轴也由原肠胚形成决定
- 胚盘拉长和卷折→一系列管状结构→主要器官系统
- 外胚层→神经板→神经管 + 神经嵴细胞
  ○ 神经管→脑和脊髓
  ○ 神经嵴细胞从神经管迁移→多种不同的结构和细胞类型
- 中胚层
  ○ 头部中胚层→面部、下颌和喉部的肌肉
  ○ 脊索突
  ○ 生心中胚层
  ○ 体节→大部分中轴骨骼
  ○ 间介中胚层→泌尿生殖系统
  ○ 侧板中胚层→腹壁和肠壁
- 内胚层
  ○ 前肠，中肠，后肠（口咽膜→口）

器官发生

- **中枢神经系统**
  ○ 起源于神经褶→神经管 + 神经嵴
    - 颅侧 / 吻侧 2/3 神经管→大脑
    - 尾侧 1/3 神经管→脊髓，神经
    - 神经嵴→周围神经，自主神经系统
- **心血管系统**
  ○ 起源于心管→心脏和大血管
  ○ 心源性前体在胚胎颅端形成第一生心区
  ○ 胚胎折叠使得外侧心内膜管融合→原始心管
  ○ 扭曲，重塑，原始心管分隔→最终的心脏四腔心
  ○ 圆锥动脉干=原始流出道分裂→心室流出道
- **呼吸系统**
  ○ 前肠→呼吸憩室→1 级支气管芽→3 右 +2 左 2 级支气管芽→终末细支气管→呼吸性细支气管→原始肺泡

- **消化系统**
  - 早期胚胎卷折→内胚层管→前肠,中肠,后肠
  - 前肠(盲端止于口咽膜)→食管,胃,十二指肠近端
    - 肝、胆囊、胆囊管和起源于十二指肠憩室的胰腺
  - 中肠(最初开口于卵黄囊)→十二指肠远端至横结肠近端 2/3 处
    - 未来回肠迅速拉长→原始肠袢,旋转 90° 疝入脐带基底部
    - 在回纳至腹膜腔时,再旋转 180° 确保肠的正常位置,即盲肠位于右侧,十二指肠空肠曲位于左侧
  - 后肠(盲端位于泄殖腔膜)→横结肠远端 1/3 至直肠
    - 原始后肠管末端扩张→泄殖腔
    - 尿直肠隔将泄殖腔分为尿生殖窦+背侧的肛门直肠管
- **泌尿生殖系统**
  - 间介中胚层→前肾,中肾,后肾
    - 中肾→通过中肾管连接到泄殖腔的初级肾脏
    - 中肾管→输尿管芽→集合系统
    - 输尿管芽与后肾原基连接→诱导肾单位的形成
  - 膀胱起源于泄殖腔和尿囊
  - 泌尿生殖窦将膀胱与直肠分开
- **肌肉骨骼系统**
  - 上肢和下肢由各自的肢芽发育而来

胎盘发育

- 绒毛膜囊最初被绒毛覆盖,与子宫腔相邻的部分萎缩→平滑绒毛膜
- 在邻近着床部位的绒毛中,合体滋养层的侵蚀形成滋养细胞腔隙
  - 邻接的母体毛细血管扩张→母体血窦与滋养层腔隙相吻合
  - 细胞滋养层向合体滋养层和母体腔隙出芽/增殖→成熟的三级绒毛
  - 三级绒毛含有分化成熟的血管,用于与丛密绒毛膜内气体交换
- 叶状绒毛膜+底蜕膜=胎盘

脐带发育

- 胚盘位于羊膜和卵黄囊之间
- 胚胎最初通过起源于胚外中胚层的连接蒂与绒毛膜相连
  - 由卵黄囊向外膨出形成尿囊(内胚层后肠憩室)
  - 尿囊和尿囊血管延伸至连接蒂(成为脐血管)
- 胚胎发育和折叠导致前肠、后肠出现盲端,中肠向卵黄囊开口

- 当侧面折叠形成体壁,中肠呈管状时,卵黄囊被挤出
- 卵黄囊狭长的颈部=卵黄管,连接卵黄囊和闭合的中肠管
- 随着胚胎的增大和折叠,羊膜腔扩大,除脐环外,完全包绕胚胎
  - 连接蒂、尿囊、卵黄管共同形成脐带
  - 羊膜继续扩大并在脐带组成部分的表面形成管状被膜→致密上皮覆盖
- 随着胚胎/胎儿的生长和运动,脐带不断伸长和卷曲

解剖成像问题

问题

- 发育里程碑(LMP 后数周内)
  - 妊娠囊(蜕膜内征)通常在 4.0～4.5 周时可见
  - 卵黄囊通常在 5.0～5.5 周时可见
  - 有明显胎心搏动的胚胎通常在 6.0～6.5 周时可见
- 基于妊娠囊平均直径(mean sac diameter,MSD)的发育时间表
  - 如果经阴道超声 MSD＞25mm,应可以看见胚胎
- 胚胎长＞7mm 时应有胎心搏动
  - 如果在可显示的羊膜内看到胚胎,则应有胎心搏动
    - 最初发布为羊膜囊膨胀征;几项较新的系列研究认为空的或扩大的羊膜囊等同于不可存活的妊娠
- 早孕期评估胎龄最准确
  - 13 周后开始出现生物学差异
- 多胎妊娠绒毛膜性的判定在早孕期是最准确的
  - 影响预后的最重要因素
- 是非整倍体风险增加的证据吗?
  - 11～13 周扫查可用于校正非整倍体的先验风险,确定是否有必要进行有创检查
  - 可以发现许多重大的异常(如无脑畸形、无叶型前脑无裂畸形、脐膨出)
- 解剖结构正常吗?
  - 在第 13 周六器官分化完成
  - 使用经阴道超声以获得最佳分辨率
- 早孕期是复杂的细胞增殖和分化的时期
  - 如果不准确依循正常流程,则极有可能出错

参考文献

1. AIUM practice parameter for the performance of detailed diagnostic obstetric ultrasound examinations between 12 weeks 0 days and 13 weeks 6 days. J Ultrasound Med. 40(5):E1-16, 2021

排卵和受精

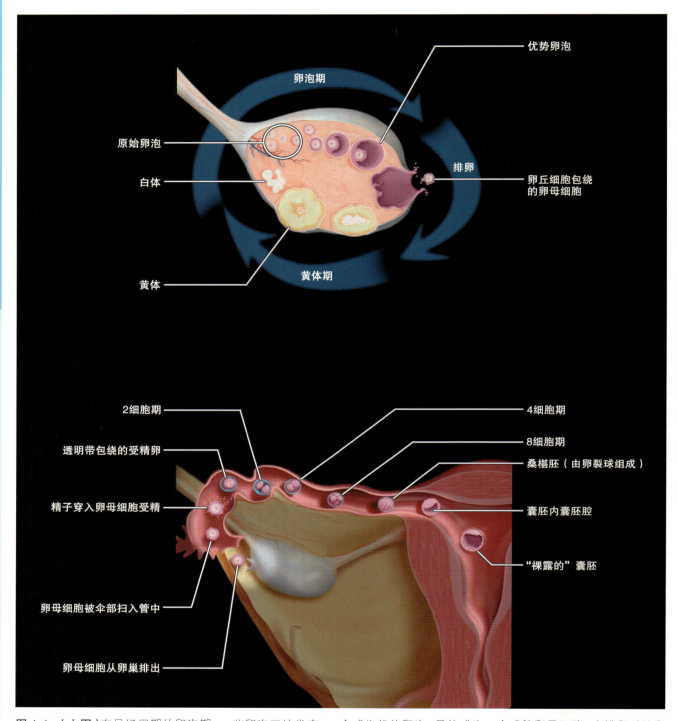

图 1-1 （上图）在月经周期的卵泡期，一些卵泡开始发育；一个成为优势卵泡，最终成为一个成熟卵母细胞，在排卵时从卵巢表面挤出。剩下的卵泡形成黄体，产生黄体酮，帮助维持早期妊娠，直至胎盘形成。如果未发生受精，黄体则退化为白体。（下图）卵母细胞被扫入输卵管，在输卵管受精。受精卵在沿着输卵管传送过程中反复分裂，当到达子宫内膜腔时，囊胚已经形成。囊胚从透明带"孵化"出来，植入母体子宫内膜。

卵裂与植入

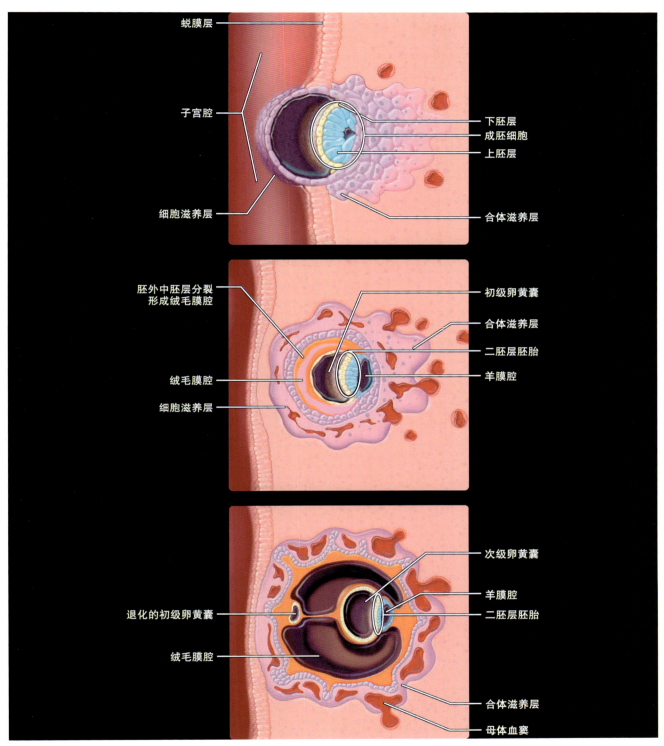

蜕膜层

子宫腔

细胞滋养层

下胚层
成胚细胞
上胚层

合体滋养层

胚外中胚层分裂
形成绒毛膜腔

绒毛膜腔

细胞滋养层

初级卵黄囊
合体滋养层
二胚层胚胎
羊膜腔

次级卵黄囊
羊膜腔
二胚层胚胎

退化的初级卵黄囊

绒毛膜腔

合体滋养层
母体血窦

图1-2 （上图）当分裂的受精卵仍在输卵管（8细胞期）时，细胞分化为成胚细胞和滋养层。合体滋养层与子宫内膜相互作用形成胎盘；其余部分为细胞滋养层。成胚细胞将产生胚胎，羊膜和卵黄囊。（中图）成胚细胞分成2层：上胚层和下胚层。下胚层形成初级和次级卵黄囊和胚外中胚层。后者分裂，形成绒毛膜腔。上胚层产生胚胎和羊膜。（下图）随着初级卵黄囊退化，次级卵黄囊发育。超声可见的为次级卵黄囊；然而，习惯上，超声上通常简称它为卵黄囊。绒毛膜腔增大。胚胎仍然是一个双胚层胚盘。

第一章 早孕期

宫内囊样结构

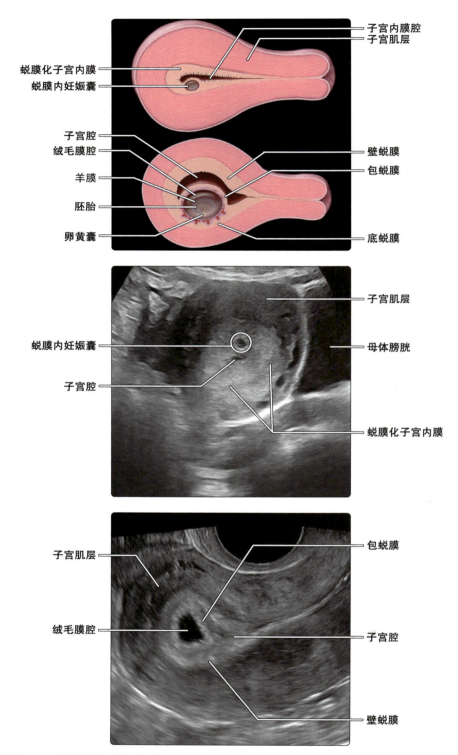

图 1-3 （上图）图示为一宫内妊娠最早的超声表现。上图显示的妊娠囊呈一中心透明、分布不对称的高回声环，这是蜕膜内征。下图显示的时间偏后；随着妊娠囊增大，包蜕膜覆盖了扩张到宫腔的部分，壁蜕膜形成第二个高回声环，形成双环征。由于观察者之间的差异，这两种观察的首选术语是宫内囊样结构。（中图）极早期的蜕膜内妊娠囊被视为一个嵌入蜕膜化子宫内膜的高回声环。建议将这种声像图结构描述为宫内囊样结构或宫内妊娠可能。（下图）经阴道扫查很容易看到蜕膜层。由包蜕膜和壁蜕膜形成的同心环构成双环征。这一表现为宫内妊娠可能的特征，如果卵黄囊可见，则为明确的宫内妊娠。

明确的宫内妊娠

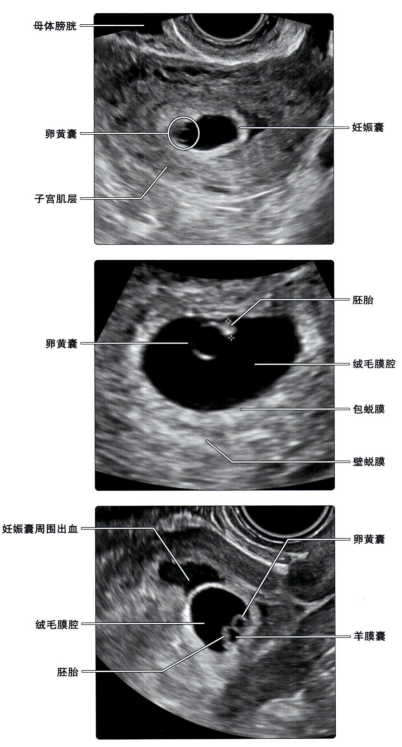

母体膀胱

卵黄囊

子宫肌层

妊娠囊

胚胎

卵黄囊

绒毛膜腔

包蜕膜

壁蜕膜

妊娠囊周围出血

卵黄囊

绒毛膜腔

胚胎

羊膜囊

图 1-4 （上图）只要妊娠囊内含一卵黄囊，经阴道超声显示为明确的宫内妊娠。【中图】本例中，除了双环征外，还可见 2mm 的胚胎（游标）和卵黄囊；提示为明确的宫内妊娠。尽管很小，胎心搏动可见，表明宫内妊娠存活。如果胚胎长度小于 7mm 且没有胎心搏动，则为尚不确定活性的妊娠。（下图）经阴道扫查显示卵黄囊与羊膜紧邻的双泡表现。正常早期妊娠，可见胚胎在两泡之间发育。本例中，胚胎见于羊膜内，但与卵黄囊已分离。胚胎学上，这意味着原肠胚形成过程已完成。因此，应有胎心搏动。本例未见胎心搏动，随访证实胚胎死亡。2013 年的专家共识认为，羊膜囊膨胀征提示可疑妊娠未存活，而非诊断。

胚胎发育：6～7周

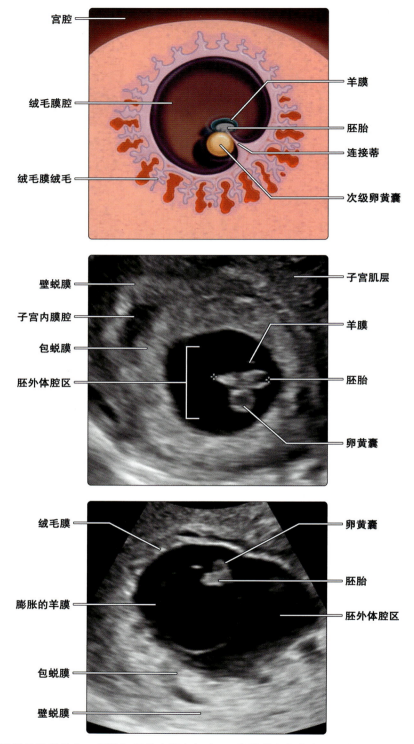

图 1-5 （上图）图示为正常的早期发育。胚胎与卵黄囊紧密相连，因此羊膜和卵黄囊呈双泡，胚胎夹在两者之间。胚胎位于羊膜囊内；胚胎和卵黄囊都在绒毛膜囊内。（中图）7 周的经腹部超声显示胚胎呈线状或米粒状外观，增大的胚胎周围隐约可见伸展的细薄羊膜。（下图）经腹部超声显示一相似孕龄的异常羊膜囊扩张的表现，羊膜囊直径远大于微小的胚胎。前期扫查可见胎心搏动；因此，即使胚胎较小（3.4mm），也没必要使用不确定活性的诊断。注意不规则的妊娠囊形状和不良的蜕膜反应，这两者都是无活性妊娠的征象。

胚胎发育：7～8 周

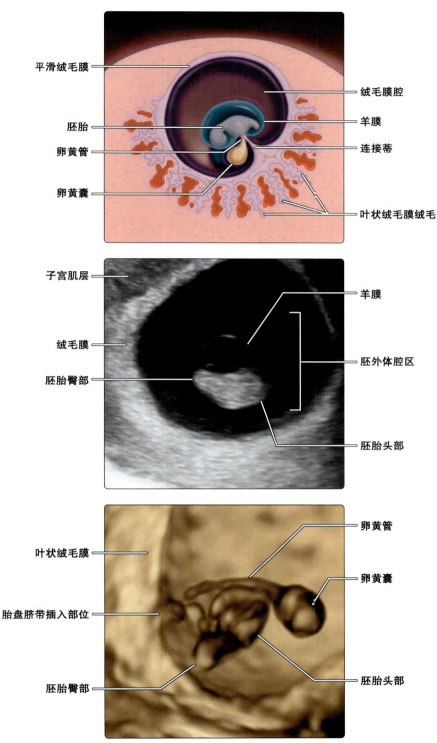

平滑绒毛膜

胚胎

卵黄管

卵黄囊

绒毛膜腔

羊膜

连接蒂

叶状绒毛膜绒毛

子宫肌层

绒毛膜

胚胎臀部

羊膜

胚外体腔区

胚胎头部

叶状绒毛膜

胎盘脐带插入部位

胚胎臀部

卵黄管

卵黄囊

胚胎头部

图 1-6 （上图）胚胎的卷折使得腹壁闭合并挤出卵黄囊。拉长的颈部形成了卵黄管。最终，卵黄囊与胚胎分离，落入绒毛膜腔。与此同时，胚胎两端逐渐清晰可辨，肢芽也开始形成。邻近宫腔的绒毛膜现在完全光滑了。发育中的胎盘绒毛膜绒毛在结构上变得更加复杂。（中图）经腹超声显示胚胎充满羊膜囊，羊膜囊现在已经足够大，很容易观察到羊膜包绕着胚胎。随着神经管结构的迅速扩大，胚胎头端膨大，胚胎更像豆状。（下图）3D 表面渲染超声显示卵黄囊和卵黄管与胚胎分离，胚胎现在结构拉长，有明确的头或顶部和骨盆或臀部。早期脐带也形成了，将胚胎固定在发育中的胎盘部位的叶状绒毛膜上。测量头臀径可以确定月经日期。

胚胎发育：8～9 周

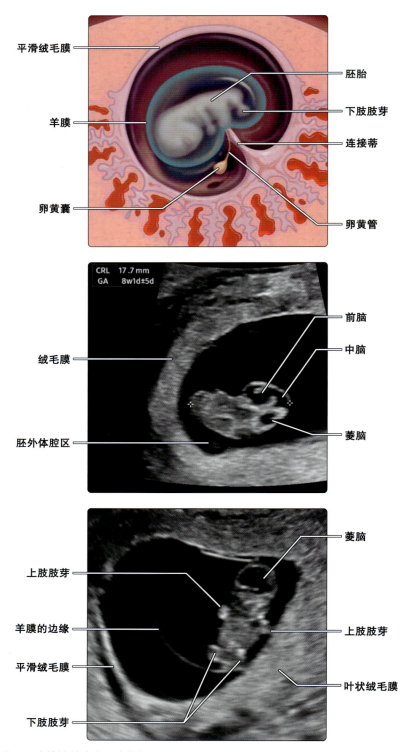

图 1-7   （上图）图示说明了胚胎的持续发育；肢芽很明显，头部已明显长大，胚胎逐渐呈现可辨识的人形。脐带是由卵黄管、尿囊和连接蒂融合而成的。一旦形成，它会迅速延长直到胚胎悬浮在不断扩大的羊膜囊中。脐带的延长使发育中的胎儿能够自由活动。（中图）腹部超声观察 8 周胚胎显示豆状胚胎和发育中的神经管内的囊泡。这些清晰标识出胚胎的头端。（下图）冠状面超声显示菱脑泡为何易与胚胎头部囊肿混淆。这个充满液体的空间是第四脑室的前体，不应与病理性颅内囊肿混淆。

胚胎发育：10～13周

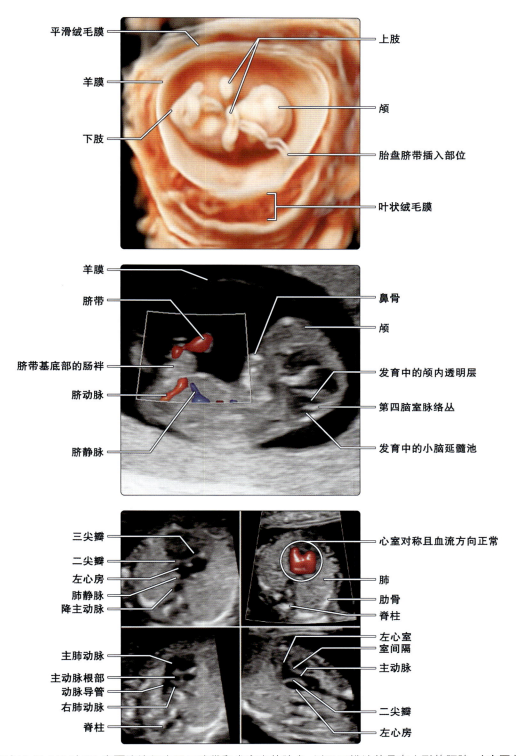

图 1-8 （上图）10 周 4 天时 3D 表面渲染超声显示脐带和发育中的胎盘，以及可辨认的具有人形的胚胎。（中图）10 周时经腹超声显示胎儿解剖结构的辨识度越来越强，可见发育良好的头颅。腹壁脐带插入部位比较宽是由于肠管生理性疝入其基底部。这是因为腹膜腔太小无法容纳这个孕周快速生长的肠道。（下图）13 周 3 天的经腹超声组合图像显示了心脏和流出道的细节，强调了在扫查时尽可能多地观察解剖结构的重要性。器官发生在第 13 周末时完成。在之后的妊娠阶段各器官系统不断生长和发育成熟。

腹壁和胃肠道

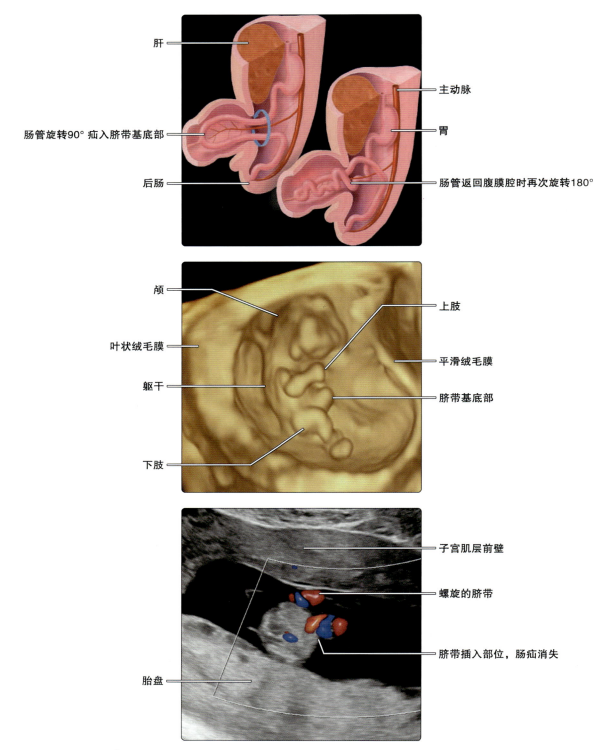

肝

主动脉

肠管旋转90° 疝入脐带基底部

胃

后肠

肠管返回腹膜腔时再次旋转180°

颅

上肢

叶状绒毛膜

平滑绒毛膜

躯干

脐带基底部

下肢

子宫肌层前壁

螺旋的脐带

脐带插入部位，肠疝消失

胎盘

图 1-9 （上图）图示早孕期肠管疝入脐带基底部。这是由于腹膜腔有足够空间容纳肠管之前，肠管已经不断伸长。肠道在疝出时逆时针旋转 90°，在缩回腹膜腔时再次旋转 180°。正常情况下，只有肠管疝出，肝脏不会出现在脐带基底部。（中图）孕 10 周 4 天 3D 表面渲染模式超声显示，由于脐带内存在肠袢，脐带基底部增粗。在这个孕周是正常的，不应被误认为含肠管的脐膨出。（下图）经腹彩色多普勒超声轴切面显示 13 周胎儿正常的腹壁轮廓。脐带插入正常，血管呈螺旋状，无肠疝残存。

脐带发育

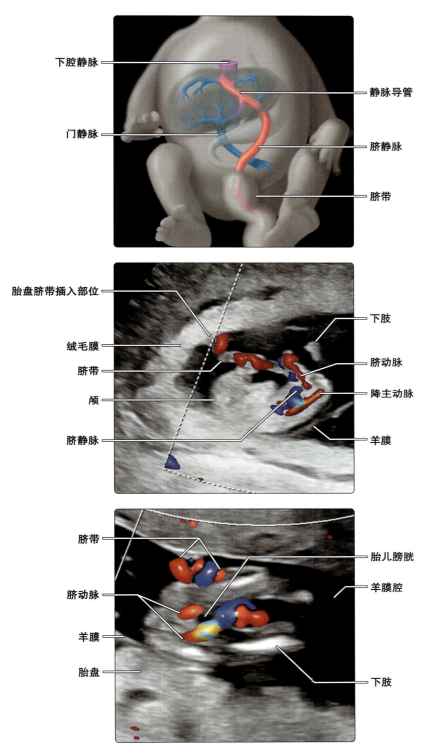

图 1-10 （**上图**）这张图显示了胎儿循环，胎盘中的含氧血液经脐静脉回流至胎儿。脐静脉经肝左叶至左门静脉，经由静脉导管，进入下腔静脉。脐带也包含两条动脉，由髂内动脉发出。（**中图**）10 周时，胚胎通过脐带自由悬浮在羊膜囊内，此时已经显示出血管螺旋的迹象。（**下图**）13 周时彩色多普勒超声显示膀胱两侧脐动脉。

成像技术与正常解剖

经阴道超声（transvaginal ultrasound，TVUS）是评估早孕期的首选影像学检查方法。超声医师必须熟悉正常早期妊娠、异位妊娠和妊娠失败的表现。对正常解剖和发育阶段的错误理解可能导致错误的诊断和治疗。

可能的宫内妊娠（intrauterine pregnancy，IUP）这一术语是用于描述无卵黄囊或胚胎的宫内囊样回声结构。明确的 IUP 这一术语是指可见卵黄囊或胚胎的宫内囊样结构，无论是否有胎心搏动。

旧的描述性术语蜕膜内征（intradecidual sac sign，IDSS）和双环征（double decidual sac sign，DDSS）现在不推荐使用，因为它们并非见于所有早孕，且易受观察者间误差的影响。两者可以描述为宫内囊样结构或 IUP 可能。IDSS 表现为偏于宫腔中央的球形、囊性结构。胚胎学上，它与早期胚胎侵入蜕膜化子宫内膜的着床时间相对应。扩大的妊娠囊形成两个高回声环，即 DDSS。包蜕膜是滋养层组织的向外扩张；它形成内环，而周围宫腔的壁蜕膜形成外周的第二层，外环。植入部位局部增厚的蜕膜称为底蜕膜。

2013 年，专家共识小组（由放射学、妇产科、急诊医学和家庭医生的代表组成）就早孕早期无活性妊娠的诊断标准发布了妊娠失败判定指南，并明确了一些术语的定义，虽然这些术语经常被使用，但也常被误解。根据该专家组的定义，一个有活性的妊娠是指有可能分娩活产婴儿的妊娠。

当子宫内出现一个没有卵黄囊的妊娠囊时，14 天后未见活胚可诊断为妊娠失败。选择这个时间是因为，根据已发表的数据，它是从 LMP 起最早能看到妊娠囊的时间（4.5 周）和最晚能看到活胚的时间（6.5 周）之间的时间差。

卵黄囊可显示是一个重要的超声标志，表明囊样结构是明确的 IUP。当卵黄囊可见，11 天后无活胚可诊断妊娠失败，这是从 LMP 最早能看到卵黄囊的时间（5 周）与最晚能看到活胚的时间（6.5 周）之间的时间差。

2018 年以来的 ACOG 关于早期妊娠丢失的实践公报认为，共识指南过于保守，并指出"妇产科医生依循放射科协会的超声指南时，在护理可能早期妊娠丢失的妇女时，应该考虑其他临床因素：包括妇女想要继续妊娠的愿望；她希望延迟干预直至可以 100% 确定妊娠丢失；以及等待干预可能出现的后果"。引用了形成共识指南中参考的文献，基于 2011 年开始的一项研究，如果首次扫查妊娠囊是空的，7 天或更长时间后第 2 次扫查仍未见卵黄囊或胚胎，常与妊娠丢失相关。因此，ACOG 提倡将随访时间缩短至 7 天。

胚胎最初表现为卵黄囊的周围局部增厚。胎心搏动在胚胎足够大到精确测量之前可被观察到。一旦胚胎可被独立辨认，最长的轴被测量，被称为顶臀长。

在原肠形成过程中，当腹壁闭合时，卵黄囊从胚胎脱落，最终在羊膜和绒毛膜融合时被压缩在两者之间。因此，如果看到卵黄囊与胚胎分离，说明该胚胎已经完成了原肠形成的过程，应该可见心跳。这种情况下若未见胎心搏动称为卵黄蒂征。

最初，胚胎充满羊膜囊中。随着妊娠的进展，胚胎通过脐带悬浮在扩大的羊膜囊中。这是一个非常重要的表现；胚胎总是在羊膜内，而卵黄囊总是在羊膜囊外。如果羊膜可见，那么胚胎也应可见。若无胚胎，称空羊膜囊征。如果一个胚胎存在于明显增大的羊膜腔内，它应有胎心搏动。若无胎心搏动，称羊膜囊膨胀征。虽然未列入共识指南，妊娠失败的空羊膜囊征、羊膜囊膨胀征和卵黄蒂征在同行评议文章中有描述。最近的一项前瞻性研究也得出结论，羊膜囊征（空羊膜囊或羊膜囊膨胀）是早期妊娠失败的可靠标志，可以减少 10% 以上随访检查需求。

胚胎的形状发生了明显的变化，从一个点到粒状，再到一个像肾的豆状结构。然后，肢芽发育，头部、躯干和四肢发育。LMP 后 10 周，胚胎正式成为胎儿。至 LMP 后 13 周，器官形成完成。

早孕期检查方法

妊娠部位在哪里？

许多患者向超声医师描述有妊娠试验阳性和阴道出血的病史。在这种情况下，需要鉴别正常 IUP、异常妊娠、完全流产和异位妊娠。

不明部位妊娠（pregnancy of unknown location，PUL）这一术语是指此种情况，即经 TVUS 未发现 IUP 或异位妊娠证据的生化妊娠。因此，超声医师识别 IUP 及异位妊娠的征象至关重要。尤其重要的是，仔细评估附件是否有肿块、输卵管环征和游离液性回声。正常的黄体不应被误认为是异位妊娠。黄体周围有明显的血流是正常现象，不应与异位妊娠周围滋养层的火环征血流相混淆。积血可能表现为椭圆形或扁平的液体聚集在宫腔内，与异位妊娠有关。宫腔积液应以圆形/椭圆形或尖形为特征，前者比后者更可能代表 IUP。

如果患者情况稳定，保守治疗始终是明智之举。正常早孕遵循一定的发展规律，在短时间内迅速发生变化。在 PUL 的情况下，无论是 IUP 或异位妊娠，数天内便可见分晓。

复合妊娠中，IUP 与异位妊娠并存。这在正常人群中很少见，但在有风险因素的患者中并不少见，如输卵管瘢痕或有辅助生殖史。由于甲氨蝶呤全身给药对 IUP 有害，内科治疗禁用于复合妊娠。

有几个胚胎？

一旦诊断为 IUP，扫查整个盆腔以记录胚胎数量很重要。中肾旁管异常可能是陷阱；如果扫查不全面，则可能无法观察到双角子宫或纵隔子宫。多胎妊娠可以出现一侧或两侧宫角植入。

早孕期命名

推荐术语	定义
有活性妊娠	可能会分娩活产婴儿的妊娠
无活性妊娠	不可能分娩活产婴儿的妊娠；举例包括异位妊娠和失败的 IUP
不明部位妊娠	妊娠试验阳性（尿液或血液），经阴道超声未见宫内或宫外妊娠征象
不确定活性 IUP	胚胎＜7mm 且无胎心搏动，或妊娠囊平均直径＜25mm 且无胚胎的 IUP
明确的 IUP	宫内妊娠囊有卵黄囊±胚胎±胎心搏动
可能的 IUP	宫内囊样回声结构，无卵黄囊或胚胎
明确的异位妊娠	宫外妊娠囊有卵黄囊±胚胎±胎心搏动
可能的异位妊娠	附件不均质肿块或宫外囊样结构[*]

IUP= 宫内妊娠。使用统一的术语对于避免混淆和为研究预后收集准确的信息是很重要的。[*] 目前一些作者主张这些表现也应被定义为明确的异位妊娠。

Terminology reproduced from Doubilet PM et al: Diagnostic criteria for nonviable pregnancy early in the first trimester. N Engl J Med. 369(15): 1443-1451, 2013; Barnhart K et al: Pregnancy of unknown location: a consensus statement of nomenclature, definitions, and outcome. Fertil Steril. 95(3): 857-866, 2011。

早孕期重要信息

胚胎应可见	
	经阴道超声（TVUS）妊娠囊平均直径≥25mm 时
胎心搏动应可见	
	经腹部超声检查，胚胎长≥15mm
	经 TVUS，胚胎长≥7mm
	自显示妊娠囊无卵黄囊，≥14 天后
	自显示妊娠囊有卵黄囊，≥11 天后

Reproduced from Doubilet PM et al: Diagnostic criteria for nonviable pregnancy early in the first trimester. N Engl J Med. 369(15): 1443-1451, 2013。

重新推算月经日期的标准

末次月经期推算的孕周	使用超声日期，如果差异是
≤8 周 6/7 天	＞5 天
9 周 0/7 天至 15 周 6/7 天	＞7 天
16 周 0/7 天至 21 周 6/7 天	＞10 天
22 周 0/7 天至 27 周 6/7 天	＞14 天
28 周 0/7 天之后	＞21 天

13 周 6/7 天前根据头臀径评估超声孕龄。之后，使用头围、双顶径、股骨长和腹围

Committee opinion no. 611: method for estimating due date. Obstet Gynecol. 124(4): 863-866, 2014。

妊娠囊周围出血(perigestational hemorrhage,PGH)不应与 IUP 混淆。PGH 通常呈新月形,位于绒毛膜组织高回声环的深处;内无胚胎,也无卵黄囊。

绒毛膜性的判定对所有多胎妊娠至关重要。绒毛膜形成一个厚的高回声环,完全包绕胚胎。如果在一个绒毛膜环内看到一个以上胚胎,则为单绒毛膜妊娠。下一步是确定羊膜性。薄的羊膜在妊娠早期可能看不见,但卵黄囊数往往与羊膜数一致;因此,如果有 2 个胚胎和 2 个卵黄囊,则可能是单绒毛膜双羊膜囊双胎妊娠。如果在完整扫查妊娠囊后只看到 1 个卵黄囊,则可能是单羊膜囊双胎或是连体双胎。连体双胎彼此之间关系固定,并且连接区域有皮肤覆盖,这与单羊膜囊双胎不同,单羊膜囊双胎即使脐带缠绕导致活动受限,也是彼此独立运动且完全独立的。

孕周是多少?

正常的月经周期是 28 天,并假设受孕发生在周期的第 14 天。在月经史不详的情况下,早孕期超声是确定孕周最准确的方法,因为早孕期几乎没有生物学变异。准确的孕周对评估中孕期和晚孕期的生长发育至关重要。

妊娠是否正常?

现代设备分辨率高,在早孕末期即可进行相当详细的解剖评估。在 11~13 周之间,可以通过对颈项透明层、颜面角、三尖瓣反流、静脉导管血流和鼻骨的评估来筛选一组非整倍体风险较高的胎儿。胎儿游离细胞 DNA(cell free fetal DNA,cfDNA)检测的应用改变了产前非整倍体的筛查手段;然而,早期解剖结构扫查有发现结构异常的作用,如腹壁缺损、缺肢畸形和中枢神经系统畸形,包括神经管缺陷和无叶型前脑无裂畸形,这些都是 cfDNA 检测无法发现的。

在多胎妊娠中,评估颈项透明层和静脉导管血流可用于识别并发症风险增加的单绒毛膜双胎,如双胎输血综合征,及有助于非整倍体筛查。

子宫动脉多普勒波形的评估可能有助于筛选子痫前期毒血症风险增加的患者,以进行更加严密的监测。

子宫和附件怎么样呢?

早孕期扫查并不局限于对胚胎/胎儿的评估。观察子宫轮廓,记录肌瘤的大小和位置,评估中肾旁管异常,并发现可能在妊娠后期经腹部超声评估子宫颈时引起外观混淆的纳氏囊肿或加特纳管囊肿,这些都重要。

妊娠期所见的附件肿块大多数为良性。然而,特别是随着产妇年龄的增长,卵巢肿瘤可能被检出。即使是良性肿瘤,如畸胎瘤,也可能发生扭转。如果已知存在附件肿块,对妊娠期急性发作的腹部或盆腔疼痛患者的评估就会大为简化。

黄体的形态多种多样,从一个小的、锯齿状、内卷的、厚壁囊肿到出血时出现的复杂表现。黄体囊肿直径可达数厘米;他们应该在 LMP 后的 16 周内消失。

临床意义

早孕期扫查可提供准确的孕周信息,有助于非整倍体筛查,排除一些重大畸形,并对确定多胎妊娠绒毛膜性至关重要。所有超声从业人员使用严格的标准以确定胚胎停育或早期妊娠失败是有必要的。"首先不要伤害……对于早孕",这是一个很好的经验法则。

参考文献

1. Dooley WM et al: Predictive value of presence of amniotic sac without visible embryonic heartbeat in diagnosis of early embryonic demise. Ultrasound Obstet Gynecol. 57(1):149-54, 2021
2. Jensen KK et al: Imaging of acute pelvic pain: pregnant (ectopic and first-trimester viability updated). Radiol Clin North Am. 58(2):347-61, 2020

宫内囊样结构

宫内囊样结构

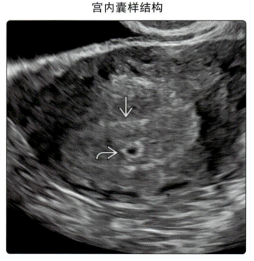
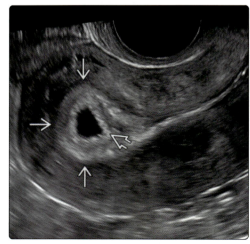

图 1-11 (左图)TVUS 示蜕膜内征(intradecidual sac sign,IDSS)➡,在子宫腔中线➡偏心处有小而圆的积液。更通用的术语,宫内囊样结构,现首选用来描述这一表现。这是一个可能的宫内妊娠(intrauterine pregnancy,IUP)。(右图)TVUS 显示双环征的各层。内层包蜕膜➡被外层壁蜕膜➡包绕。此征象最初被描述为经腹超声 IUP 的表现。

确定的宫内妊娠

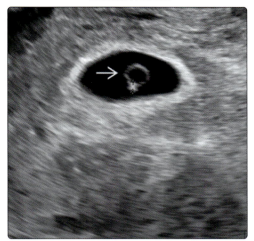

存活的宫内妊娠

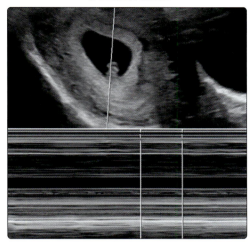

图 1-12 （**左图**）这例月经龄 8 周，宫内囊样结构含一个卵黄囊 ➡️和一个 1.5mm 的胚胎（游标）。这是一个明确的 IUP，但不确定活性，因为胚胎没有胎心搏动。（**右图**）1 周后，胚胎生长，M 型超声显示胚胎早期正常心率 103 次/min。预产期根据胚胎头臀径进行了校正。

胚胎，羊膜，卵黄囊

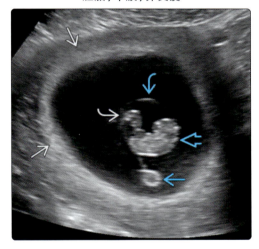

9 周胚胎

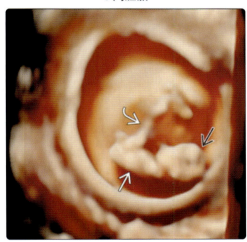

图 1-13 （**左图**）TVUS 显示明确的 IUP，有一个妊娠囊 ➡️，一个卵黄囊 ➡️和一个被羊膜 ➡️包绕的胚胎 ➡️。请注意，胚胎在这么小的孕周通过短的脐带 ➡️悬浮在羊膜内。（**右图**）9 周时的 3D 表面渲染矢状图显示可识别的颅面结构 ➡️，躯干 ➡️和脐带 ➡️。

10 周胎儿

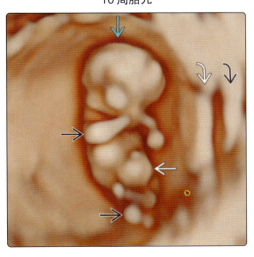

12 周胎儿

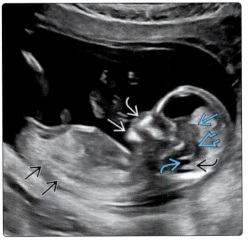

图 1-14 （**左图**）在 10 周的 3D 超声冠状面显示明显的肠管疝入脐带基底部 ➡️，在这个孕周是正常的。头颅 ➡️和肢芽 ➡️已明显，包蜕膜 ➡️和壁蜕膜 ➡️层形成双环征。（**右图**）器官发生在 13 周完成。这个 12 周的胎儿，丘脑 ➡️，中脑 ➡️，颅内透明层 ➡️和第四脑室脉络丛 ➡️均可见，并可见上颌骨 ➡️，下颌骨 ➡️和多个椎骨 ➡️。

要 点

术语

- 如果妊娠结果可能是活产,则被认为是有活性的
- 无活性妊娠是指不能分娩活产儿的妊娠

影像学表现

- 经阴道超声检查无活性妊娠的标准
  - 妊娠囊平均直径>25mm且无胚胎
  - 头臀径≥7mm且无心脏搏动
  - 既往记录的心脏搏动停止,无论头臀径长短
- 明确诊断妊娠失败的随访时间间隔
  - 显示有卵黄囊(yolk sac,YS)的妊娠囊11天后无活胚
  - 显示无YS的妊娠囊14天后无活胚
- 其他发表的妊娠失败的征象
  - 空羊膜囊征
  - 羊膜囊膨胀征
  - 卵黄蒂征
- YS缺失或异常预示妊娠结局不良

主要鉴别诊断

- 可能的宫内妊娠(intrauterine pregnancy,IUP)
  - 宫内囊样结构无YS或胚胎
- 不确定活性的IUP
- 妊娠物残留
- 妊娠滋养细胞疾病

诊断要点

- 早期妊娠失败简化了术语
- 妊娠试验阳性且有宫内圆形液区在统计学上最有可能是IUP
  - 若无YS或胚胎,是可能的IUP
  - 若有YS或胚胎,是明确的IUP
- 若不确定,等待观察

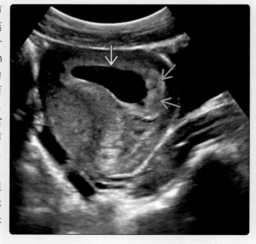
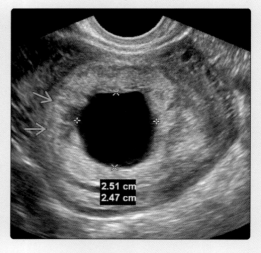

图1-15 (**左图**)经腹超声显示一个卵圆形宫内囊样结构➡️,无内部结构。这个病例妊娠囊平均直径(mean sac diameter,MSD)为25.9mm。虽然绒毛膜发育良好,但存在低衰减区➡️,说明有绒毛膜水肿。(**右图**)同一病例经阴道超声(transvaginal ultrasound,TVUS)证实无内部结构,并显示不均质的绒毛膜组织➡️。MSD>25mm且无活胚时确定妊娠失败。这是个无活性妊娠。

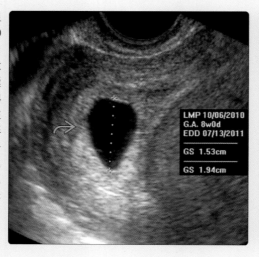
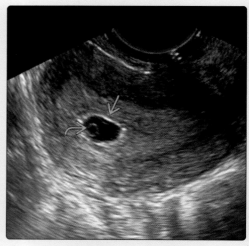

图1-16 (**左图**)TVUS显示卵圆形妊娠囊➡️MSD为17.2mm,小于按月经日期推算的MSD。这并不意味着妊娠失败。无卵黄囊(yolk sac,YS)的妊娠囊14天后无活胚表明为无活性妊娠。(**右图**)一个疼痛伴出血的患者TVUS显示有一个可见YS➡️的妊娠囊➡️。这并不意味着妊娠失败。有YS的妊娠囊11天后无活胚表明为无活性妊娠。

术语

定义

- 如果妊娠结果**可能**是活产,则被认为是有活性
- 无活性妊娠是指不会有活产结局的妊娠
- 不确定活性的宫内妊娠(intrauterine pregnancy, IUP)
  - 宫内妊娠囊,经阴道超声(transvaginal ultrasound, TVUS)无胚胎心跳但也无明确的妊娠失败征象

影像学表现

一般特征

- 基于 TVUS 明确诊断不可存活妊娠的标准

超声表现

- 灰阶超声
  - **无活性妊娠**
    - 妊娠囊平均直径≥25mm 且无胚胎
    - TVUS 胚胎头臀径(crown-rump length, CRL)≥7mm 且无心脏搏动
    - 有卵黄囊(yolk sac, YS)的妊娠囊 11 天后无活胚
    - 无 YS 的妊娠囊 14 天后无活胚
    - 心脏搏动停止,无论胚胎大小
  - **羊膜囊膨胀征**
    - 无心脏搏动的胚胎周边可见羊膜,怀疑但不能诊断为无活性妊娠
  - **空羊膜囊征**
    - 妊娠囊可见羊膜,未显示胚胎
  - **卵黄蒂征**
    - 胚胎无心脏搏动,且可见 YS 与胚胎分开
  - **YS 缺失或异常**
    - YS 形状异常预示不良妊娠结局的敏感性 87.06%,特异性 86.5%
      - 正常 YS 为中心部无回声的球形结构
    - YS 直径异常预示不良妊娠结局的敏感性 62.3%,特异性 64.1%
      - 正常 YS 内侧缘至内侧缘直径<5mm
  - **其他关于异常妊娠的表现**
    - 妊娠囊轮廓异常(如边缘尖锐)
    - 不良蜕膜反应
    - 妊娠囊在宫内位置低;如果有剖宫产史要注意瘢痕植入
- 彩色多普勒
  - 妊娠囊周边血流多普勒信号弱

影像学建议

- 一定要纵切面及横切面扫查整个子宫
- 测量 MSD 取三个面平均值;不包括绒毛膜
- 校正末次月经日期(last menstrual period, LMP),周期时间,规律性
- 根据首次妊娠试验阳性的日期确定最小月经龄

- 假设自 LMP 首次妊娠试验阳性起≥28 天
- 如果可能是正常的早孕,按正常检查时间间隔复查
- 熟悉解剖及发育阶段
  - 宫内囊样结构——**可能的 IUP**
    - 圆形或卵圆形,更倾向于正常早期 IUP
    - 有"尖锐"力缘的积液,IUP 可能性小
      - 更可能是与异位妊娠相关的出血或蜕膜管型
  - 有 YS 的妊娠囊——**明确的 IUP**
  - 双泡(double bleb):胚盘位于羊膜与 YS 间
    - 随着妊娠进展,胚胎和羊膜囊增大
      - 胚胎最初充满羊膜腔
      - 随着脐带形成,胚胎被脐带"悬挂"在膨大的羊膜囊内
      - YS 位于羊膜腔外
      - 随着膜"融合",YS 最终被挤压在羊膜和绒毛膜之间
  - 正常 YS 为圆形,直径≤6mm

鉴别诊断

宫内妊娠可能(宫内囊样结构)

- 宫内囊样结构(intrauterine sac-like structure, IUSLS)为现在对圆形或椭圆形宫内积液的首选通用描述
  - IUSLS 且 hCG 阳性且无卵巢外附件肿块,几乎可以确定为妊娠囊的表现
    - IUSLS 无 YS 或胚胎(可见 YS 或胚胎,意味着明确的 IUP)
    - IUSLS 的 US 特征不具有诊断性或有用的临床预后价值
- 网络计算器,根据 4 个关键变量预测早期 IUP 的预后
  - 患者年龄、MSD、hCG 值及阴道出血

不确定活性的宫内妊娠

- 明确的 IUP,MSD<25mm,无胚胎
- 明确的 IUP,胚胎<7mm,无心脏搏动

不明部位妊娠

- 妊娠试验阳性,TV 扫查无宫内或宫外妊娠表现
  - 可以是正常早孕,异位妊娠或妊娠失败
  - 需要实验室分析及随访扫查以明确诊断

妊娠物残留

- 宫腔内不规则物质
- 如果高回声有彩色血流→最有可能是妊娠物残留
- 残留的血块通常是低回声、无血流灌注的

妊娠滋养细胞疾病

- 典型的中孕期葡萄胎呈瑞士奶酪样外观
- 早孕早期可能只看到不规则组织或异常形态的妊娠囊
- 可以看到相关的卵巢黄素化囊肿

妊娠囊周围出血

- 妊娠囊周围新月形积液 ± 活胚

妊娠失败超声

妊娠失败的诊断性表现	可疑妊娠失败的表现
胚胎头臀径(crown-rump length, CRL)≥7mm 且无心跳	胚胎 CRL<7mm 无心跳
妊娠囊平均直径(mean sac diameter, MSD)≥25mm 且无胚胎	MSD 16～24mm 无胚胎
显示妊娠囊无卵黄囊，≥14 天后未见有心跳胚胎	末次月经后≥6 周无胚胎
显示妊娠囊有卵黄囊，≥11 天后未见有心跳胚胎	显示妊娠囊无卵黄囊，7～13 天后未见有心跳胚胎
	显示妊娠囊有卵黄囊，7～10 天后未见有心跳胚胎
	空羊膜囊征
	卵黄囊增大（>7mm）
	胚胎与妊娠囊大小不符（MSD 与 CRL 相差<5mm）
诊断标准依据 TVUS 测量值	

Reproduced from Doubilet PM et al: Diagnostic criteria for nonviable pregnancy early in the first trimester. N Engl J Med. 369(15): 1443-1451, 2013。

病理

一般特征

- 病因
  - 植入失败 vs 胚胎停止发育 vs 早期胚胎死亡
  - 不足 12 周的自然流产 60% 归因于染色体异常

临床问题

表现

- 可能无症状
- 阴道出血, 疼痛, 宫缩提示即将发生自然流产

人口统计资料

- 流行病学
  - 30%～60% 的资料显示当妊娠失败时 β-hCG 停止升高
  - 已证实早孕期的妊娠失败高达 20%
  - 以下情况早期妊娠失败的发生率增加
    - 高龄孕妇
    - 反复性流产史
    - 控制差的糖尿病

处理

- 大多数未经治疗者自然流产
- 阴道米索前列醇→大多数患者成功排空子宫
  - 许多患者倾向于明确治疗而非期待治疗
  - 有些需要刮除术, 但总体上需要手术治疗的不足 50%
- 真空吸引刮除术
  - 出血过多、子宫穿孔、粘连发生的相关风险小

诊断要点

考虑

- 早期妊娠常见的异常

- 妊娠失败的诊断取决于对正常早期妊娠重要阶段的了解

影像判读经验

- 首先, 不伤害
  - 如果对活性有异议, 等待观察

报告提示

- 妊娠试验阳性且有宫内圆形或类圆形积液统计学上最有可能是 IUP
  - 无 YS 或胚胎为可能的 IUP
  - 可见 YS 或胚胎为明确的 IUP
- 早孕期妊娠失败为简化的术语
  - 避免与枯萎卵, 稽留流产等术语混淆
- 当胎儿妊娠小于 24 周, 不能独立于母体存活时, 活性 IUP 比存活 IUP 更准确
- 空羊膜囊、羊膜囊膨胀、卵黄蒂征在同行评审的文献中可看到, 但不包括在 2013 年专家共识中

参考文献

1. Doubilet PM et al: First-trimester prognosis when an early gestational sac is seen on ultrasound imaging: logistic regression prediction model. J Ultrasound Med. 40(3):541-50, 2021
2. Jensen KK et al: Imaging of acute pelvic pain: pregnant (ectopic and first-trimester viability updated). Radiol Clin North Am. 58(2):347-61, 2020
3. Phillips CH et al: "Pseudogestational sac" and other 1980s-era concepts in early first-trimester ultrasound: are they still relevant today? J Ultrasound Med. 39(8):1547-51, 2020
4. Suguna B et al: Yolk sac size & shape as predictors of first trimester pregnancy outcome: a prospective observational study. J Gynecol Obstet Hum Reprod. 48(3):159-64, 2019
5. Wang PS et al: Ultrasound of the first trimester. Radiol Clin North Am. 57(3):617-33, 2019
6. Bahouth SM et al: US findings of first-trimester pregnancy radiographics fundamentals | online presentation. Radiographics. 38(7):2193-4, 2018
7. Phillips CH et al: First-trimester emergencies: a radiologist's perspective. Emerg Radiol. 25(1):61-72, 2018

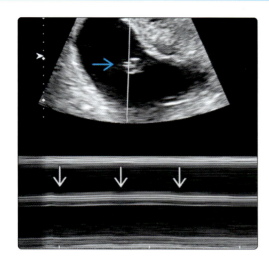

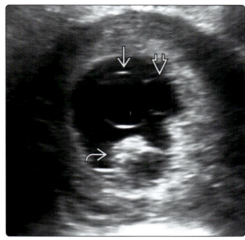

图 1-17（左图）患者 TVUS 显示月经龄 10 周的胚胎➡长 5mm 且胚胎期心动过缓；心率 55BPM➡。（右图）同一病例另一图像显示绒毛膜隆起➡，一个膨胀的羊膜囊➡，和一个直径 7mm 增大的 YS➡。5 天后复查胚胎的心脏搏动停止，两次检查间隔中胚胎无生长。

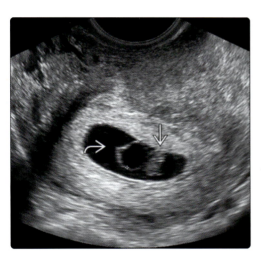

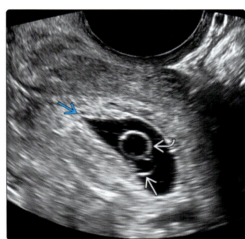

图 1-18（左图）YS➡异常大且大小>7mm 的胚胎➡无心脏搏动，因此明确为胚胎停育。增大的 YS 常与非整倍体相关，非整倍体是早期妊娠失败原因之一。（右图）TVUS 显示一个尖角状➡的妊娠囊，空的羊膜囊➡邻近正常大小的 YS➡。MSD<25mm；因此，需随访证实为无活性妊娠。

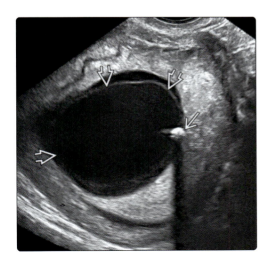

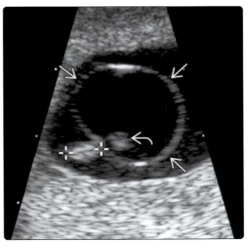

图 1-19（左图）TVUS 显示钙化的 YS➡和空羊膜囊征➡。MSD>25mm。这是一个无活性妊娠。（右图）TVUS 显示羊膜囊膨胀征➡和一个停育的胚胎➡及一个塌陷的 YS（游标）。胚胎学上，如果羊膜囊已经膨大到可在胚胎周围显示，胚胎应有心脏搏动。塌陷的 YS 错量为头臀径。切记，胚胎在羊膜囊内，YS 在羊膜囊外。

1.4 妊娠囊周围出血

术语

- 简称
  - 妊娠囊周围出血（perigestational hemorrhage，PGH）
  - 妊娠囊（gestational sac，GS）
- 同义词
  - 绒毛膜下出血
  - 绒毛膜下血肿
- 定义
  - 绒毛膜下间隙出血，邻近 GS

影像学表现

- 出血量及时长决定 PGH 形态
  - 急性血肿为强回声
    - 回声等同于 GS 边界
  - 随着时间演变为低回声/无回声
    - 纤维分隔带出现
- PGH 越大，预后越差
  - 可见存活胚胎结局的报道
    - 报道 PGH 范围≤GS 的 10%，停育率 6%
    - 报道 PGH 范围＞GS 的 50%，停育率 23%
  - 越早诊断，预后越差
    - ≤8 周：报道的停育率 17%
    - ＞8 周：报道的停育率 6%
- 其他与不良预后相关的表现
  - PGH 包绕妊娠囊≥2/3
  - 变形的 GS 伴 PGH
  - 心动过缓：胚胎心率≤90 次/min
    - 报道停育率 80%
- PGH 形状多样
  - 圆形及团块样出血
  - 可能像另一个 GS
- 沿着子宫轮廓分布的曲线/透镜状
  - 可能延伸到 GS 周围
- PGH 可能延伸至绒毛膜下间隙之外
  - 可能延伸至发育中的胎盘
  - 可能延伸至宫颈口
    - 宫颈扩张预示不良预后

- 彩色多普勒有助于诊断
  - 显示 GS 附着处血管
  - 区分 GS（有血流）和 PGH（无血流）

主要鉴别诊断

- 早期双胎妊娠
  - 其中一个 GS 类似于 PGH
  - 随访观察妊娠囊内卵黄囊/胚胎发育
- 异位妊娠或妊娠失败
  - 宫内出血类似于 GS（"假囊"）
- 早孕后期绒毛膜羊膜分离
  - 与绒毛膜融合前与羊膜相邻的液体

病理

- 病因
  - 滋养层组织植入区出血
  - 不太可能来自子宫内膜蜕膜
- 大多数为自限性的

临床问题

- 偶然发现或出现症状
  - 阴道出血
  - 疼痛（子宫压痛）
- 报道的发生率不同（0.5%～40%）
- 新数据显示，在早孕期之后诊断的 PGH 与不良妊娠结局无关

诊断要点

- 主观评价 PGH 相对于 GS 的大小
  - 主观估计 PGH 的范围与 GS 大小的比例已被证明对预后最有预测价值
  - 沿 GS 周边测量计算百分比和椭圆体积的预测价值较低
- 早期和较大的 PGH 短期内复查
  - 妊娠丢失的风险更高
- 遵循既定的可行性指南
  - GS≥25mm 且有活胚
  - 胚胎≥7mm 且有心脏搏动

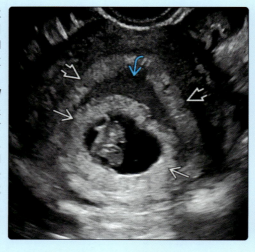
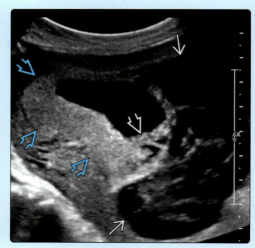

图 1-20 （左图）透镜状均质低回声的妊娠囊周围出血（perigestational hemorrhage，PGH）➦，位于妊娠囊（gestational sac，GS）➜边缘和子宫蜕膜➦之间。液体回声均匀，提示急性或亚急性出血。（右图）在另一病例中，一个大的 PGH 伴混合性低回声和无回声区 ➜，使得早期胎盘 ➦ 下缘抬高。GS 大部分在其他部位完好附着➦。这种 PGH 的超声表现提示陈旧性出血。

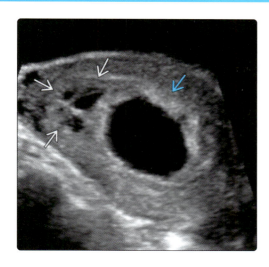

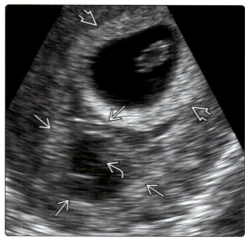

图 1-21 （左图）这个 PGH ➡ 呈囊性且有纤维带形成的内部分隔，符合陈旧性血肿。相比 GS ➡，PGH 很小。然而，GS 无卵黄囊或胚胎，随访发现妊娠无进展。（右图）另一位患者，PGH ➡ 像另一个 GS，内部回声类似大的卵黄囊 ➡。真正的 GS ➡ 有一个正常的高回声环和一个活的胚胎。PGH 最终变透亮并吸收。

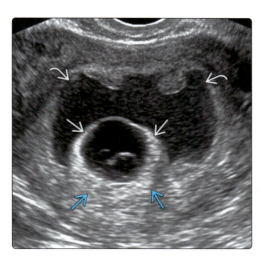

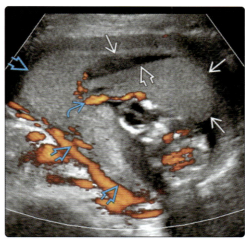

图 1-22 （左图）大范围的 PGH ➡ 环绕 GS ➡。GS 附着后壁 ➡。PGH 比 GS 大，GS 周边约 2/3 的范围被出血包绕。此外，胚胎心动过缓。在后续随访中，出现了胚胎死亡。（右图）这个非典型的 PGH ➡ 位于胎盘前方的绒毛膜下间隙，邻近脐带胎盘插入部位 ➡，有一个液体-碎屑平 ➡，内无血流。子宫胎盘附着处 ➡ 正常。该患者无症状。

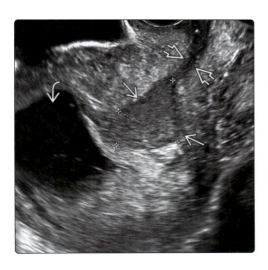

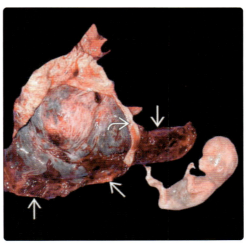

图 1-23 （左图）经阴道超声（transvaginal ultrasound，TVUS）矢状面显示 PGH ➡ 延伸跨过轻度扩张的宫颈管 ➡。妊娠囊 ➡ 形态异常，其内既无胚胎，也无卵黄囊。数小时后患者流产了。（右图）在一个孕 11 周因绒毛膜下出血而发生妊娠丢失的病例中，大体病理显示大范围的 PGH ➡ 在胎膜 ➡ 和胎盘后方延伸。

要 点

影像学表现

- 绒毛膜局灶性隆起
  - 与绒毛膜表面连续
- 20% 病例表现为中央低回声区
- 实时评估时 27% 的病例在中央区可见涡流回声

主要鉴别诊断

- 早孕期妊娠失败
- 异常卵黄囊
- 妊娠囊周围出血

临床问题

- 在回顾性病例对照研究中的发生率为 0.15%
- 被认为是由发育中的绒毛间隙或绒毛膜板形成的动脉血肿 vs 坏死的蜕膜化的子宫内膜
- 妊娠继续时,绒毛膜隆起(chorionic bump,CB)变小,回声

减弱,最终消退
- CB 增大与妊娠失败概率增加相关,与部分性葡萄胎强相关
- 预后
  - 初始队列中记录为 50% 的失败率
    - 胚胎心率正常,存活率为 80%
  - 随后的研究显示的结果更好
    - Sana 等人:CB 组活产率 62%,与对照组相比,约 2 倍的丢失率
    - Arleo 等人:当时如果是活胚→活产率 83%
  - 如果是在进行 11~13 周的早孕期筛查时发现的,可能无临床意义
  - 在非整倍体高危患者中,CB 增加了风险(OR 值 15.0)

诊断要点

- 一定要知道早期妊娠正常表现
  - 避免与胚胎停育混淆
  - 避免与异常卵黄囊混淆

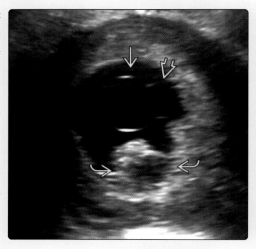
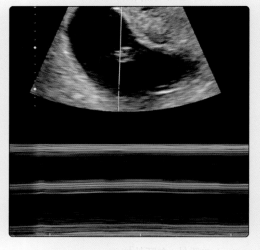

图 1-24 （左图）一个自诉按月经推算孕 10 周的患者,TVUS 见绒毛膜隆起(chorionic bump,CB) ➡,膨胀的羊膜囊 ➡ 及测值为 7mm 的增大卵黄囊 ➡。另一图像显示的是一个心率 55 次 /min 的 5mm 胚胎。（右图）同一病例 5 天后复查,TVUS 显示心脏搏动停止,胚胎无生长。所有最初的表现都与无活性妊娠相关。本例未进行染色体分析。

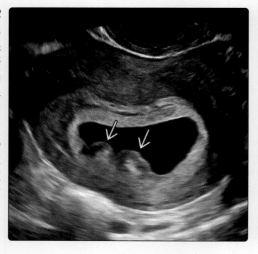
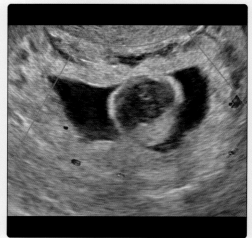

图 1-25 （左图）TVUS 见 2 个 CB ➡ 向妊娠囊内突出。有一个活的胚胎,妊娠进展顺利。在一项早期妊娠研究中,所有一个以上 CB 的妊娠都失败了。（右图）彩色多普勒 TVUS 显示这个明显的 CB 内无血流。患者曾因三倍体而转诊。她在 35 周时分娩,因晚发型羊水过多而早产。婴儿患有未被诊断的气管食管瘘,但术后情况良好。

术语

缩写

- 绒毛膜隆起(chorionic bump,CB)

影像学表现

一般特征

- 最佳诊断线索
  - 绒毛膜向妊娠囊内持续存在的局灶性隆起
- 大小
  - 已报道的大小范围：最大直径 0.5~3.8cm；体积 0.04~11.2ml
  - 大小与结局无相关
- 形态学
  - 与绒毛膜板表面连续

超声表现

- 灰阶超声
  - 绒毛膜局灶性隆起
    - 回声通常与绒毛膜的回声相似
      - 20% 病例表现为中央低回声区
    - 27% 的病例实时评估时在中央区可见漩涡状低回声
    - 多普勒检查无血流信号
    - 在整个扫查过程中持续存在
  - 常单发但也可多发

鉴别诊断

早孕期妊娠失败

- 绒毛膜囊形态可扁平或不规则
  - CB 突入到圆形或卵圆形妊娠囊内
- 胚胎停育时，停育的胚胎在羊膜囊内，不与绒毛膜融合

异常卵黄囊

- 见于羊膜外，在胚外体腔，不与绒毛膜融合
- 卵黄囊高回声边界清晰，中心部呈无回声

妊娠囊周围出血

- 发生在蜕膜或细胞滋养层
  - 静脉出血，压力很低→绒毛膜肌层面呈新月形或椭圆形低回声
    - CB 呈圆形，通常与绒毛膜强回声相似

病理

一般特征

- 局灶性圆形提示动脉出血而不是静脉出血
- 被认为是由发育中的绒毛间隙或绒毛膜板引起的动脉血肿
- 最新的 US 相关病例的病理提示蜕膜化子宫内膜坏死 ± 绒毛坏死区域出血

临床问题

表现

- 最常见症状/体征
  - 常无症状，可表现为阴道出血

人口统计资料

- 流行病学
  - 指数队列中发生率 0.7%
    - 发现时平均孕周为 6.7 周
  - 回顾性病例对照研究中发生率 0.15%

自然病史与预后

- 在辅助生殖患者的初始队列中，记录的妊娠失败率为 50%
  - 有正常心率的胚胎预后较好(80% 存活)
- 后续研究显示预后更好
  - Sana 等人：CB 组活产率 62%，与对照组相比，约 2 倍的丢失率
  - Arleo 等人：单机构/单研究者回顾早孕期扫查的任何征象
    - 52 例妊娠存在 CB→总活产率 65%
    - 当中 41 例有活胚→活产率 83%
  - Younesi 等人：活产率 62.5%，与吸烟/凝血功能障碍/不孕症/CB 大小无关
- 如果是在进行 11~13 周的早孕期筛查时发现，可能无临床意义
  - 23 例，发生率为 0.7%
  - 23 例活产，1 例 21 三体
- 随访期间的一系列变化提示有局部血肿
  - 妊娠继续时，CB 变小，回声减弱，最终吸收
- CB 增大与妊娠失败概率增加相关
- 在非整倍体高危患者中，CB 进一步增加了风险(OR 值 15.0)

处理

- 无特异性治疗
- 由于与部分性葡萄胎强相关，需考虑失败妊娠的组织分析

诊断要点

考虑

- 一定要知道早期妊娠正常表现
  - 避免与胚胎停育混淆
  - 避免与异常卵黄囊混淆

参考文献

1. Sepulveda W: Chorionic bump at 11 to 13 weeks' gestation: prevalence and clinical significance. Prenat Diagn. 39(6):471-6, 2019
2. Baalmann cG et al: A case of a chorionic bump: new sonographic-histopathologic findings with review of the literature. J Ultrasound Med. 36(9):1968-70, 2017
3. Wax JR et al: First-trimester chorionic bump-association with fetal aneuploidy in a high-risk population. J Clin Ultrasound. 45(1):3-7, 2017
4. Younesi L et al: Chorionic bump in first-trimester sonography. J Med Ultrasound. 25(4):221-6, 2017
5. Arleo EK et al: Chorionic bump on first-trimester sonography: not necessarily a poor prognostic indicator for pregnancy. J Ultrasound Med. 34(1):137-42, 2015

要 点

术语

- 滋养层增生（细胞滋养层和合体滋养层）和胎盘绒毛的泡状肿胀，与胎儿缺失相关

影像学表现

- 典型征象为"瑞士奶酪"样或"葡萄串"样子宫内膜
  - 无胎儿或胚胎
  - 彩色多普勒血流↑
  - 常见出血区域
- 早孕期完全性葡萄胎（complete hydatidiform mole，CHM）
  - 与后来的表现大相径庭
  - 增厚的，不规则的子宫内膜
  - 表现可能类似妊娠物残留或无胚胎妊娠
- 假阳性和假阴性都很常见，尤其是在早孕期
- 20% 的病例可见卵巢黄素化囊肿（罕见＜13 周）
- 一定要将 CHM 和胎儿共存（双卵双胎妊娠）与部分性葡萄胎（三倍体）区分开

主要鉴别诊断

- 早孕期妊娠失败，三倍体（部分性葡萄胎），胎盘间叶发育不良

临床问题

- CHM
  - 抽吸刮除术
  - 每周监测 hCG，连续 3 周正常后，每月监测一次，持续半年
  - 妊娠滋养细胞肿瘤（gestational trophoblastic neoplasia，GTN）占 15%～20%
- CHM 与胎儿共存
  - 母体并发症的风险约 80%
  - 子痫前期，宫内胎儿死亡及早产最常见
  - 仅 50% 活产
  - 约 1/3 发生 GTN

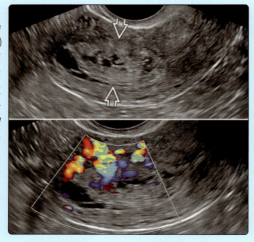
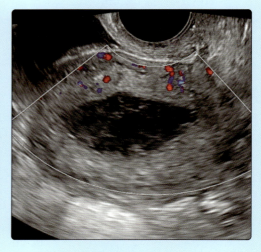

图 1-26 （左图）不要认为完全性葡萄胎（complete hydatidiform mole，CHM）在早孕期表现为典型的葡萄串样。它常表现为子宫内膜增厚，与妊娠物残留或无胚胎妊娠相似。在这个病例中，子宫内膜增厚 ⇨ 伴散发无回声且彩色多普勒可见显著的血流信号。（右图）这例早孕期 CHM 的血供少。早孕期表现相当多样，结合 hCG 水平很有必要。

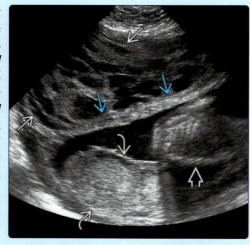
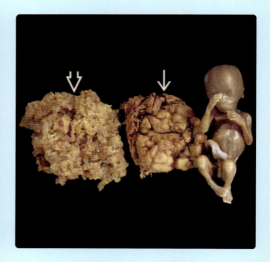

图 1-27 （左图）US 显示一个正常的胎儿与葡萄胎共存。这是双卵妊娠的结果。正常的胎儿 ⇨ 和胎盘 ⇨ 与 CHM ⇨ 相邻。由一层厚的膜 ⇨ 将这两个妊娠囊分开。（右图）另一个 CHM 与胎儿共存的大体图片显示完全分开的胎盘块（正常胎盘 ⇨）。患者出现严重的子痫前期需提前分娩。这种情况下并发症很常见，活产率仅 50%（摘自 DP：Placenta）。

术语

缩写

- 完全性葡萄胎（complete hydatidiform mole，CHM）

定义

- 滋养层增生（细胞滋养层和合体滋养层）和胎盘绒毛的泡状肿胀，与胎儿缺失相关
- 妊娠滋养细胞疾病中最常见的类型（约占所有病例 76%），妊娠滋养细胞疾病还包括：
  - 部分性葡萄胎（三倍体）
  - 侵蚀性葡萄胎（恶性葡萄胎）
  - 绒毛膜癌
  - 胎盘部位滋养细胞肿瘤
  - 上皮滋养细胞肿瘤

影像学表现

一般特征

- 最佳诊断线索
  - 子宫增大，"瑞士奶酪"样或"葡萄串"样子宫内膜
    - "暴风雪"征：技术上可识别单个囊肿之前的旧术语
  - 无胎儿或胚胎

超声表现

- 早孕期 CHM
  - 与典型的中孕期 CHM 表现明显不同
    - 仅 1/2 在早孕期显示囊泡
  - 增厚的不规则的子宫内膜，类似妊娠物残留
  - 可能看起来像无胚胎的妊娠
- 早孕晚期/中孕期 CHM
  - 水肿的绒毛表现为多发无回声腔隙，大小 1～30mm，位于宫内强回声的团块内（"瑞士奶酪"样子宫内膜）
  - CHM 常伴出血
    - 邻近的无回声血肿
      - 类似于妊娠囊周围出血
    - 肿块内出血
      - 失去典型的表现
  - 无胚胎或胎儿
- 多普勒表现
  - 血管内典型的高速低阻血流
- 卵巢黄素化囊肿
  - 双侧多房样囊肿
  - 卵巢增大，有时巨大
  - 占所有 CHM 的 20%
  - 13 周内罕见
    - β-hCG 还不是特别高
- CHM 与胎儿共存
  - 一个正常胎儿，一个 CHM
  - 双卵双胎妊娠
  - 正常胎儿有正常胎盘
  - 隔膜厚
  - 一定要与部分性葡萄胎（三倍体）区分开

影像学建议

- 流程建议
  - 超声是可选的影像检查方式，但缺乏准确性，尤其是在早孕期
    - 清宫前常规超声的敏感性、特异性、阳性预测值和阴性预测值分别为 44%、74%、88% 和 23%
  - 诊断需要结合多因素，必须包括临床表现和 hCG 水平

CT 表现

- CECT
  - 在评估 CHM 中作用有限
  - 不均质增强的子宫内膜肿块
    - 强回声分隔使子宫内容物呈网状外观
  - 通常在怀疑有转移性病变时检查

MR 表现

- T1WI：与子宫肌层等信号
  - 出血区呈高信号
- T2WI：显著高信号肿块充满扩张宫腔
- 钆增强
  - 评估子宫肌层浸润的极佳方法

鉴别诊断

早孕期妊娠失败

- 胎盘水肿样变，无滋养细胞增生
  - 见于妊娠失败后
    - 胚胎停育或无胚胎妊娠
- 表现类似 CHM
  - 需要组织学诊断
- 通常血管较 CHM 少
- β-hCG 水平应持续下降

三倍体（部分性葡萄胎）

- 可能被误认为是双胎之一 CHM
- 胎儿存在但异常
  - 严重生长受限
  - 多发畸形
- 3 套完整的染色体（69）
  - 2 套父系 +1 套母系（双雄受精）
    - 胎盘是囊性的
    - 最有可能与 CHM 相混淆的非整倍体
  - 2 套母系 +1 套父系（双雌受精）
    - 胎盘正常或小

胎盘间叶发育不良

- 也称假性部分性葡萄胎
- 增厚的，囊性胎盘
- 无滋养细胞增生，这与部分性葡萄胎不同
- 约 20% 合并 Eeckwith-Wiedemann 综合征

病理

一般特征

- 病因学

- 风险因素
  - 极年轻或高龄孕妇，及多产孕妇
  - 再次妊娠复发的风险为 1.2%～1.4%
    - □ 2 次葡萄胎后增至 20%
    - □ 本组中发现 NLRP7 和 KHDC3L 基因突变
- 遗传学
  - 父系起源的二倍体核型
    - 单个的单倍体精子与缺乏母体基因的卵子受精，随后发生复制
      - □ 90% 的病例
      - □（46，XX）核型
      - □ 卵子异常多发生在位于生育期两端的年龄
    - 2 个单倍体精子与缺乏母体基因的卵子受精
      - □ 10% 的病例
      - □（46，XX）或（46，XY）核型
- 相关异常
  - 卵巢黄素化囊肿
    - hCG 增高使卵巢过度刺激所致
    - 在早孕期通常不表现
    - 更常见于侵蚀性葡萄胎和绒毛膜癌而非 CHM

大体病理和解剖特征

- 可以很大，有时包含 500ml 以上的血性组织
- 经典的葡萄串外观
  - 大的绒毛形成大小不一的透明囊泡（1～30mm），通过细纤维束相互连接
  - 随着妊娠进展，绒毛增大
- 无胎儿
- 无正常胎盘组织

临床问题

表现

- 最常见症状/体征
  - 大多数 CHM 出现在早孕晚期
  - 阴道出血（46%）
  - 无胎心音
  - 子宫大于相应孕周（24%）
  - 剧吐（14%）
  - hCG 水平增高
    - 约 50% 清宫前水平超出 100 000mIU/ml
- 其他症状/体征
  - 卵巢增大伴黄素化囊肿（约 20%）
  - 随后的表现有：子痫前期、甲状腺功能亢进、贫血
- 异位葡萄胎妊娠罕见

人口统计资料

- 与西方国家（每 1 000 妊娠中 0.6～1.1）相比，亚洲（每 1 000 妊娠中 3.2～12）发病率较高
- CHM 与胎儿共存：每 22 000～100 000 例妊娠中有 1 例

自然病史与预后

- 预后极好
  - 清宫常有效

- 妊娠滋养细胞肿瘤（gestational trophoblastic neoplasia，GTN）占 15%～20%
  - 侵蚀性葡萄胎占 12%～15%
  - 绒毛膜癌占 2%～8%
    - 即使发生转移，预后也很好
- CHM 与胎儿共存
  - 孕妇并发症风险高
    - 244 例荟萃分析中有 80.8% 出现并发症
    - 约 1/3 发生 GTN
  - 子痫前期、宫内胎儿死亡（intrauterine fetal demise，IUFD）和早产是最常见的并发症
  - 活产仅 50%

处理

- 抽吸刮除术
  - 每周监测 hCG，连续 3 周正常后，半年内每月监测一次
  - 如果血清 hCG 水平趋于平稳或上升，可能是侵蚀性葡萄胎或绒毛膜癌
    - 需要检查是否有转移性病变
  - 在监测期间应避孕
    - 难以解释的 hCG 结果；管理复杂
    - 可选择的方法包括激素避孕或屏障措施
    - 不应使用宫内节育器，因为有子宫穿孔的风险
- 如果已完成生育可行子宫切除术

诊断要点

考虑

- CHM 伴非典型的无胚胎妊娠
- hCG 水平升高时需排除 CHM
- 如果<13 周，hCG 水平正常，不排除 CHM
- 仔细评估有无侵袭性病变
  - 应用彩色多普勒评价子宫肌层

影像判读经验

- 治疗后如果 hCG 水平增高，进行影像学复查
  - 超声查找子宫肌层血管囊肿
  - MR 用于查找局部浸润
- CHM 可能看起来像妊娠失败，妊娠物残留
- 假阳性和假阴性都很常见
  - 诊断是多因素的，包括临床表现和 hCG 水平

参考文献

1. Cavoretto P et al: A pictorial ultrasound essay of gestational trophoblastic disease. J Ultrasound Med. 39(3):597-613, 2020
2. Khawajkie Y et al: Comprehensive analysis of 204 sporadic hydatidiform moles: revisiting risk factors and their correlations with the molar genotypes. Mod Pathol. 33(5):880-92, 2020
3. Zilberman Sharon N et al: Obstetric outcomes of twin pregnancies presenting with a complete hydatidiform mole and coexistent normal fetus: a systematic review and meta-analysis. BJOG. 127(12):1450-7, 2020
4. Shaaban AM et al: Gestational trophoblastic disease: clinical and imaging features. Radiographics. 37(2):681-700, 2017
5. Eysbouts YK et al: Trends in incidence for gestational trophoblastic disease over the last 20 years in a population-based study. Gynecol Oncol. 140(1):70-5, 2016
6. Fowler DJ et al: Routine pre-evacuation ultrasound diagnosis of hydatidiform mole: experience of more than 1000 cases from a regional referral center. Ultrasound Obstet Gynecol. 27(1):56-60, 2006

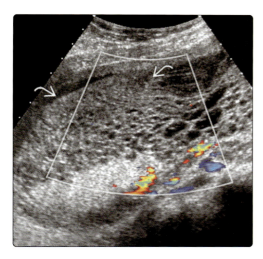 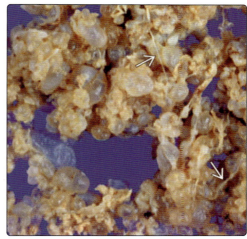

图 1-28 （左图）在中孕期，CHM 会有更经典的瑞士奶酪样外观。经腹超声长轴切面显示一个大的囊性子宫内膜肿块➡️，内有多个小的囊性区域，代表水肿的绒毛。hCG 大于 100 000mIU/ml，这在中孕期很常见。（右图）CHM 的大体图片显示通过纤维束➡️连接的水肿囊泡（来自 DP：Placenta）。

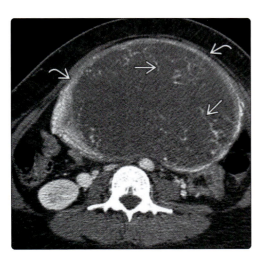 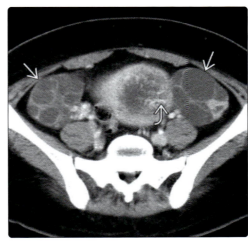

图 1-29 （左图）CECT 轴平面显示显著增大的子宫➡️充满低衰减为主的组织，代表 CHM 中异常肿胀的绒毛。强回声分隔➡️使子宫内容物呈网状外观。（右图）本例患者 CECT 显示子宫底部的一小部分 CHM（增强的分隔➡️）。另外，双侧卵巢增大➡️。卵巢含多个大的黄素化囊肿。

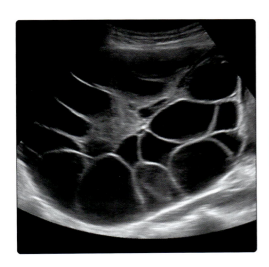 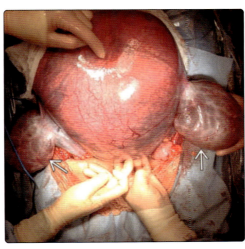

图 1-30 （左图）经阴道超声示增大的卵巢（最大径长 15cm）合并黄素化囊肿。黄素化囊肿表现为多个分隔，通常是双侧的，与母体血清 hCG 水平高相关。它仅见于 20% 的 CHM 病例中，在早孕期通常不会出现。它更常见于侵蚀性葡萄胎和绒毛膜癌。（右图）术中照片显示增大的子宫和双侧由于黄素化囊肿而增大的卵巢➡️。

要 点

术语

- 定义：妊娠发生于输卵管内
- 输卵管异位妊娠（tubal ectopic pregnancy，TEP）不是有活性妊娠，需要治疗或密切监测

影像学表现

- 无宫内妊娠（intrauterine pregnancy，IUP）+附件肿块+子宫直肠窝有回声的积液
- 显示附件肿块与卵巢分离很重要
- 明确的 TEP 的表现
  - 附件区妊娠囊内可见卵黄囊±胚胎（±心脏搏动）
- 高度可疑是 TEP 的表现
  - 硬面包圈征：附件区环状强回声肿块
  - 团块征：与卵巢分离的不均质团块
- 可疑 TEP 的表现
  - 非特异性附件肿块且无 IUP
- 彩色多普勒显示 TEP 内的环状血流
- 寻找黄体（corpus luteum，CL），不要将其与 TEP 混淆
  - 85% 的异位妊娠（ectopic pregnancy，EP）与 CL 同侧

主要鉴别诊断

- CL
- 偶发的附件肿块
- 卵巢 EP（罕见）

临床问题

- 90% 以上的 EP 在输卵管
  - 再发风险为 10%～25%
- 全身甲氨蝶呤（MTX）内科治疗
  - TEP 诊断越早，治疗成功率越高
    - 超声测值小于 4.0cm，少量或无腹水
    - 活的胚胎并非绝对禁忌证
- 手术治疗（首选腹腔镜）
  - 输卵管切开术用于未破裂的 TEP
  - 输卵管切除术是破裂的 EP 的唯一选择

诊断要点

- IUP 存在是 EP 最佳的阴性预测因子

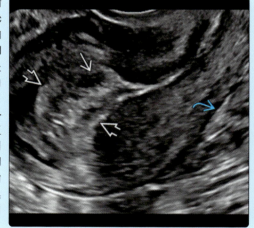
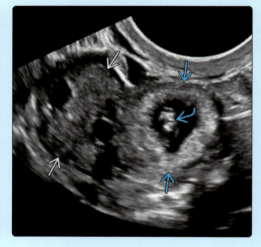

图 1-31 （左图）一个右侧输卵管异位妊娠（tubal ectopic pregnancy，TEP）患者的经阴道超声（transvaginal ultrasound，TVUS）子宫矢状切面显示增厚的子宫内膜 ➡ 伴局部蜕膜囊肿 ➡，最初被认为是妊娠囊（gestational sac，GS）。子宫直肠窝 ➡ 无积液。（右图）同一例患者右附件超声轴切面显示内有一活胚 ➡ 的输卵管 GS ➡，紧邻右侧卵巢 ➡。这些声像图表现可明确诊断 TEP，本例未破裂。

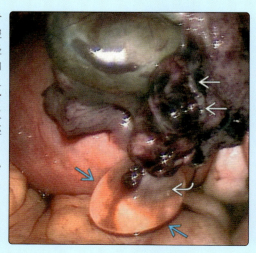
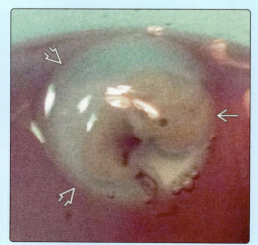

图 1-32 （左图）在另一个 TEP 破裂的病例中，腹腔镜照片显示输卵管 ➡ 已经破裂，内含一个胚胎 ➡ 的完整的羊膜囊 ➡，实际上已经落入子宫直肠窝。（右图）临床照片显示腹腔镜取出的完整羊膜囊 ➡ 内的胚胎 ➡。输卵管严重损伤，需要进行输卵管切除术。（J.Pittman，MD. 提供）。

术语

缩写

- 输卵管异位妊娠(tubal ectopic pregnancy,TEP)

定义

- 发生于输卵管内的妊娠
- TEP 不是有活性妊娠(需治疗)

影像学表现

一般特征

- 最佳诊断线索
  - 无宫内妊娠(intrauterine pregnancy,IUP)+附件肿块+子宫直肠窝有回声的液体
- 部位
  - 位于附件,但与卵巢分开

超声表现

- 子宫表现多样
  - 子宫空虚,子宫内膜厚度不一
    - 薄的子宫内膜
    - 弥漫性增厚的子宫内膜±囊肿
      □ 由于弥漫性蜕膜反应
      □ 蜕膜囊肿表现可类似 IUP
  - 子宫宫腔出血
    - 低回声物质弥漫充满宫腔
    - 局部集聚可能类似于 IUP
      □ 较 IUP 更居中
      □ 可以随探头加压而移动
      □ 之前称为假妊娠囊,这一术语由于本质上的不准确且容易造成混淆,已很少使用
  - 罕见 IUP+异位妊娠(ectopic pregnancy,EP):复合妊娠
    - 有活性或无活性 IUP+TEP 的典型特征
- 附件区表现多样
  - 显示附件肿块与卵巢分离至关重要
  - 明确的 TEP 的表现
    - 附件区妊娠囊(gestational sac,GS)内可见卵黄囊(yolk sac,YS)±胚胎(±心脏搏动)
    - 正交平面上测量 GS 的内部液体部分以记录 TEP 的大小
  - 高度可疑 TEP 的表现
    - 硬面包圈征:附件区环状强回声肿块
      □ 环状的卵巢黄体(corpus luteum,CL)可有类似的表现
      □ TEP 环通常明显比 CL 环回声更强
    - 团块征:与卵巢分开的不均质团块
      □ 来自松散的滋养细胞组织
      □ TEP+局部扩张的输卵管内的小血肿
  - 可疑 TEP 的表现
    - 非特异性附件肿块,无 IUP
    - 最常见的是输卵管内或周围的积血
  - 彩色多普勒显示 TEP 的环状血流
    - CL 在彩色多普勒上可以有类似的外周血流
- 腹腔出血量不一
  - 早孕期每次检查都要观察子宫直肠窝有无积血

- 每一例均需观察子宫直肠窝矢状切面
- 有时需要提高增益设置以观察透声情况
- 凝血呈块状时容易造成迷惑
  - 输卵管无破裂也可有出血
    - 常来自输卵管末端少量渗漏
  - 大量出血提示 EP 破裂
    - 扫查上腹部查看是否有游离的腹腔出血
- 其他考虑
  - 每例早孕均需找到卵巢黄体
    - 85%EP 与 CL 同侧;表现多样
    - 彩色多普勒:CL 环状血流位于卵巢内
      □ 低速,低阻血流
  - EP 可表现为不明部位妊娠(pregnancy of unknown location,PUL)(无 IUP,无 EP)
    - 推荐监测(hCG,超声)

影像学建议

- 最佳成像工具
  - 彩色多普勒经阴道超声(transvaginal ultrasound,TVUS)检查
    - 74%的 EP 在首次检查时确诊
    - 87%~99%复诊时确诊
    - 总体特异性为 94%~99%
  - 用探头加压显示 EP 与卵巢分开移动(滑动征)
    - EP 独立于卵巢运动,CL 随卵巢运动
- 流程建议
  - 鉴别性 hCG 很少应用(连续监测 hCG 有帮助)
    - 无 IUP,hCG 水平低,不能排除 EP
    - hCG 水平不能预测输卵管破裂

鉴别诊断

黄体

- 卵巢 CL 可以非常类似 TEP
  - EP 被"过度诊断"的最常见原因
  - 类似于硬面包圈样外观伴环状血流
    - 查找新月形的正常卵巢(爪征)
    - TEP 的"硬面包圈"回声比 CL 更强
  - 破裂的 CL 可能与破裂的 TEP 类似

偶发附件肿块

- 卵巢旁囊肿:单房,无回声,薄壁
- 偶发卵巢肿块
  - 畸胎瘤,囊腺瘤,其他(恶性罕见)

卵巢异位妊娠(极其罕见)

- EP 种植在卵巢上或卵巢内
- 查找 YS/胚胎

间质部异位妊娠

- 妊娠位于输卵管间质部
  - 可能类似近端 TEP(子宫附近)
- 间质线征是间质部异位妊娠(interstitial ectopic pregnancy,IEP)的重要表现
  - 从子宫内膜到 IEP 的高回声线
- 常见薄的子宫内膜(<5mm)

病理

一般特征

- 病因学
  - 输卵管损伤导致囊胚异常植入在输卵管内

临床问题

表现

- 最常见体征/症状
  - 早孕期疼痛/出血(非特异性)

人口统计资料

- 流行病学
  - 2.0% 妊娠为 EP,90% 以上 EP 为 TEP
  - 高达 20%EP 因早孕期出血或疼痛看急诊
  - 接受过不孕症治疗者风险增加
    - 移植多个胚胎者风险增加
    - 体外受精出现复合妊娠的风险是 1∶100
      □ 相比之下,自然受孕的风险是 1∶30 000~1∶4 000
  - 妊娠合并宫内节育器位置正常中 1/2 为 EP
  - 复发风险:1 次 EP 后为 10%,2 次以上>25%

自然病史与预后

- 早诊断预后极好
  - EP 可自行吸收
- 延误或漏诊是导致孕妇因出血而死亡的主要原因

处理

- 全身甲氨蝶呤(MTX)内科治疗(病情稳定患者)
  - MTX 是叶酸拮抗剂,对分裂活跃的细胞具有细胞毒性作用
  - 单剂量或多剂量肌内注射方案
  - TEP 诊断越早治疗成功率越高
    - 超声测量 EP<4.0cm
    - 少量或无腹水
    - 胚胎存活并非绝对禁忌证
  - 单剂量治疗方案是最常见的
  - 成功率:单剂量方案 88%,多剂量方案 93%
  - 与治疗失败相关的因素
    - hCG>5 000mIU/ml
    - 48h 内 hCG 上升超过 50%
    - 胚胎存活
      □ 单独全身 MTX 给药成功率 73%
    - 中等或大量腹水
  - 超声不能预测治疗效果
    - EP 周围出血↑,EP 大小↑
- 超声引导下 EP 局部注射
  - 常用药剂:甲氨蝶呤或氯化钾(potassium chloride,KCl)
  - 临床病例
    - hCG 水平高且体积较大的 TEP,或存活的 TEP
      □ 超声引导下局部注射与全身甲氨蝶呤联合给药的成功率 93.3%
    - 复合妊娠合并可能存活的 IUP
      □ 更倾向使用氯化钾
- 手术治疗
  - 输卵管切开术治疗未破裂的 TEP
    - 输卵管纵向小切口切除 EP

- 输卵管切除术是 EP 破裂的唯一选择
  - 部分或全部输卵管切除
  - 如果技术上可行(通常不可行)可行残端吻合
- 期待疗法
  - 系列研究中根据选择标准进行期待疗法的成功率为 71.2%
    - 临床稳定性,无/轻微的腹痛
    - 无明显腹腔积血
    - EP<3cm,胚胎无心脏搏动
    - hCG<1 500IU/L
  - 作者认为高达 1/3 的 TEP 可以进行期待疗法
  - 如果 hCG 水平持续升高或高至≥2 000IU/L,建议进行干预

诊断要点

影像判读经验

- 存在 IUP 是 EP 最好的阴性预测因子
  - 然而,在有症状的有生育力患者中,高达 1% 的患者可能发生复合妊娠
- 使用彩色多普勒超声寻找 TEP 火环
  - 可能检测到用灰阶超声看不到的小的 EP
  - 可能在盆腔积血中检出 EP
- CL 是 TEP 诊断的"朋友"和"敌人"
  - 朋友:寻找 CL,因为 EP 最常在同一侧
  - 敌人:CL 可类似 TEP
    - 出血的 CL 可能与 TEP 相似,可引起疼痛
    - CL 火环类似 TEP 火环
- PUL 和子宫直肠窝积血发生 EP 风险较高
- hCG 水平**不能**提供有关胚胎活性或妊娠部位的信息
  - 不要根据 hCG 水平来决定是否扫查
    - 可能会有 hCG 水平低的 EP
    - TVUS 可以诊断其他可能引起症状的原因
      □ 卵巢扭转、CL 破裂、阑尾炎等
  - hCG 水平变化趋势有助于区分正常妊娠与异常妊娠(hCG 下降提示妊娠失败)
  - ACOG 的实践指南认为,3 500 是保守的、"能鉴别"的 hCG 水平,但承认多胎妊娠的 hCG 水平更高

报告提示

- 稳定的或无症状的 PUL 患者需要随访
  - 如果 hCG 水平上升,建议连续监测 hCG,并复查超声
    - 对病情稳定的患者进行为期 2 周的 US 随访,如果症状加重,同意寻求治疗
  - 明确说明"没有证据表明为 IUP 或 EP"或"EP 未被排除"
  - 多数 PUL 病例为正常的早期 IUP 或 IUP 失败
    - 这些病例应避免不必要的使用甲氨蝶呤

参考文献

1. Jensen KK et al: Imaging of acute pelvic pain: pregnant (ectopic and first-trimester viability updated). Radiol Clin North Am. 58(2):347-61, 2020
2. Dooley WM et al: The effect of morphological types of extrauterine ectopic pregnancies on the accuracy of pre-operative ultrasound diagnosis. Ultrasound Obstet Gynecol. 54(4):538-44, 2019
3. ACOG Practice Bulletin No. 193: Tubal ectopic pregnancy. Obstet Gynecol. 131(3):e91-103, 2018
4. Nadim B et al: Morphological ultrasound types known as 'blob' and 'bagel' signs should be reclassified from suggesting probable to indicating definite tubal ectopic pregnancy. Ultrasound Obstet Gynecol. 51(4):543-9, 2018
5. Nadim B et al: Relationship between ultrasonographic and biochemical markers of tubal ectopic pregnancy and success of subsequent management. J Ultrasound Med. 37(12):2899-907, 2018

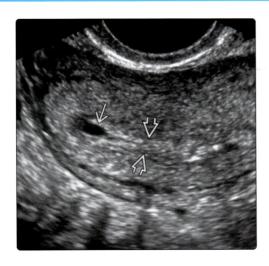

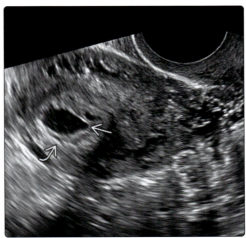

图 1-33 （左图）一个 TEP 患者 TVUS 子宫轴切面显示一个小的椭圆形积液区 ➡ 在其他部位很薄的子宫内膜 ➡ 中。液体似乎位于宫腔中心，不被称为宫内妊娠（intrauterine pregnancy，IUP）。（右图）另一位 TEP 患者的 TVUS 矢状切面显示边缘有一个尖角 ➡ 的宫内囊样结构。它居于中心，但外观类似双蜕膜囊 ➡。宫腔内的囊肿和积液可能类似 IUP。

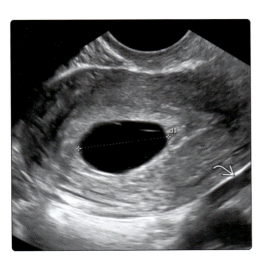

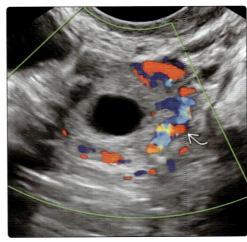

图 1-34 （左图）这位接受了两次胚胎移植的有生育力患者宫内 IUP（游标测量一个空囊）失败。在后方的子宫直肠窝 ➡ 还探及少量液体回声，更疑似复合妊娠。（右图）同一例患者左附件横切面的彩色多普勒超声显示异位妊娠（ectopic pregnancy，EP）（与卵巢是分开的）典型的火环样 ➡ 血流。复合妊娠（IUP+EP）在接受现代生殖技术的患者中发生率为 1%。

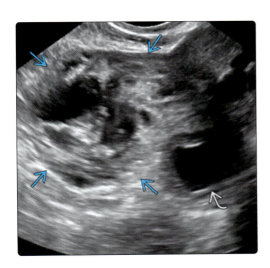

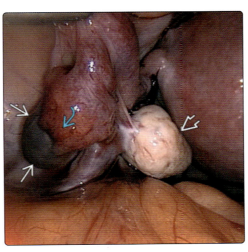

图 1-35 （左图）含有一个黄体（corpus luteum，CL）囊肿 ➡ 的右侧卵巢旁见一不均质混合性囊性附件肿块 ➡。患者因疼痛被送进急诊室。肿块大于 4cm，行腹腔镜手术。（右图）同一例患者的手术图像显示出血性但包裹良好的 EP ➡ 从输卵管伞端 ➡ 挤出。TEP 的超声图像特征多种多样，在这个病例中，无明显的盆腔积液，是 TEP 未破裂的一个线索（卵巢 ➡ ）。

图 1-36（左图）在这一 TEP 病例中可以看到硬面包圈征。强回声环（硬面包圈）独立于卵巢存在，附近有少量的液体回声（积血）。（右图）同一患者的术中照片显示扩张但未破裂的输卵管伴 EP，独立于卵巢，伴腹腔积血（很可能来自输卵管的末端）。硬面包圈征高度提示 TEP 的诊断，但应注意不要将 TEP 的硬面包圈与 CL 混淆。

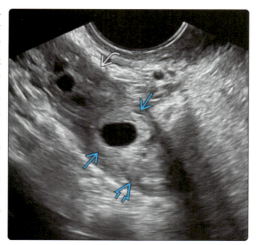
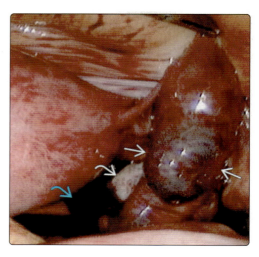

图 1-37（左图）在这一 TEP 病例中可见团块征。探头加压实时扫查发现一个不均质边界清晰的肿块，与旁边的卵巢独立运动。注意卵巢内的 CL。（右图）腹腔镜下的同一病例，将异位妊娠囊从输卵管切口取出，输卵管因此得以修复，而不是切除。与硬面包圈征一样，团块征在诊断 TEP 时敏感性高。

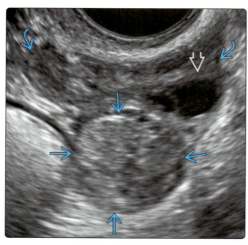
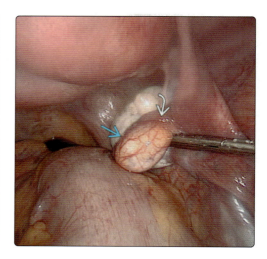

图 1-38（左图）TAUS 轴切面见子宫直肠窝有一均匀的高回声血块。右边的囊状结构是 CL 囊肿。子宫腔空虚。未发现 IUP 和探及盆腔血凝块可能是 EP 唯一的表现，本例可能已破裂。这种表现少部分原因可能是破裂出血的 CL。（右图）同一患者的腹腔镜照片证实该患者右侧 TEP 破裂及子宫后方大量出血。

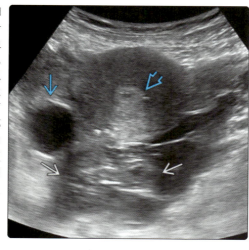
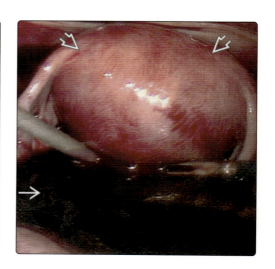

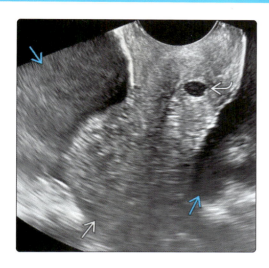
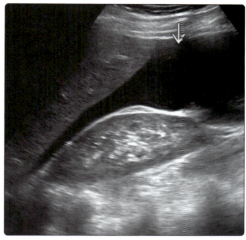

图 1-39 （左图）TVUS 矢状切面显示大量液体回声 ➡ 包绕空虚的子宫 ➡。不要将前方成分误认为是膀胱，因为它没有肌壁包绕。可及一个偶发的纳氏囊肿 ➡。（右图）同一患者 TAUS 冠状切面证实大量腹腔内出血 ➡ 伴肝肾隐窝积液。这是 TEP 破裂造成的。该患者在检查期间血流动力学稳定但存在急性循环衰竭的风险。

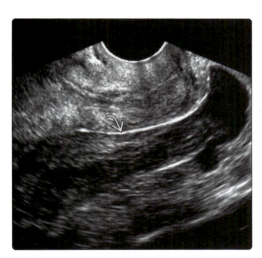
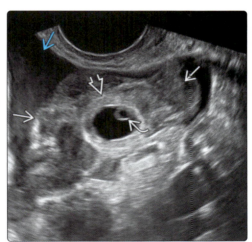

图 1-40 （左图）在另一个 TEP 破裂的病例中，在针对该区域的图像上可以很好地看到后方子宫直肠窝 ➡ 有回声的液体。未发现 IUP，患者情况稳定，所以进行了仔细扫查以寻找 TEP。（右图）在附件区，可见一个含卵黄囊 ➡ 的异位 GS ➡ 被强回声积血块 ➡ 包绕。另外，盆腔 ➡ 内有中等量可及回声的游离液体（血液）。有了这些影像学表现可确诊 EP 破裂。

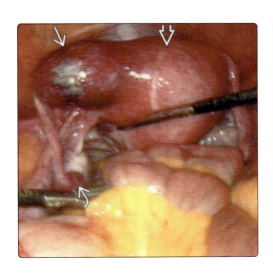
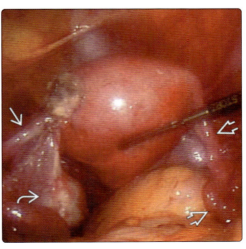

图 1-41 （左图）腹腔镜照片显示一个扩张未破裂的输卵管，内含异位的 GS ➡ 植入在近输卵管间质部。同时可见子宫底部 ➡ 和输卵管伞端 ➡。（Courtesy J.Pittman，MD.）（右图）输卵管切除后的术中照片显示同侧圆韧带 ➡ 和卵巢 ➡ 及对侧正常的输卵管 ➡。TEP 可以发生在输卵管的任何部位，但更易发生在输卵管远端，靠近卵巢。

要 点

术语

- 文献中的术语混杂,易混淆,使用不统一
- 首选术语间质部异位妊娠(interstitial ectopic pregnancy, IEP)
- 胚泡植入在输卵管间质部

影像学表现

- 妊娠囊(gestational sac, GS)偏离宫腔
  - 位于偏一侧的宫底部,位置偏高
- 间质线征是重要表现
  - 子宫内膜至 IEP 的高回声线
- 子宫内膜薄(<5mm)
- GS 内容物形态不一
- 3D 超声有助于准确诊断
  - 在正交平面上显示 IEP 不在宫腔内
- MR 显示 GS 有肌层包绕
  - T2 低信号
  - 完整的子宫结合带

- 由于有肌层覆盖,所以可以发育较大

主要鉴别诊断

- 子宫角妊娠(angular pregnancy, AP)
  - 与 IEP 不同, AP 可以是有活性妊娠
  - GS 偏心,仍位于子宫内膜腔内
  - 需要准确的诊断和密切的随访
- 重复畸形子宫妊娠
  - 纵隔子宫最容易与 IEP 混淆

临床问题

- 高达 7% 的异位妊娠在间质部
- 同输卵管异位妊娠相比,具有更高的发病率和死亡率
  - 据报道死亡率高达 2.5%
  - 较输卵管异位妊娠高 7 倍
- 适当及时的治疗与良好的结局和保留未来生育能力相关
  - 有报道内科治疗成功率 89%~100%
  - 手术治疗常常是必要的
- 对所有表现位置高并偏心的妊娠囊进行短时间内随访

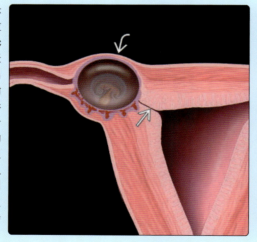 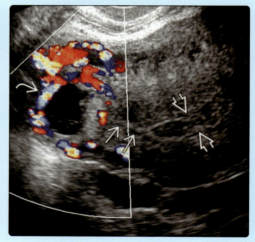

图 1-42 (左图)冠状面示意图显示一个间质部异位妊娠(interstitial ectopic pregnancy, IEP)。由于表面覆盖的子宫肌层➡膨出变薄,宫角处轮廓失常。输卵管间质部的接合边缘形成间质线征➡。(右图)一个 IEP 的经阴道彩色多普勒超声轴切面显示了细微但关键的表现,间质线➡从积血的子宫内膜➡延伸到 IEP 富含血管的 GS➡。这是超声诊断 IEP 最敏感和特异的表现。

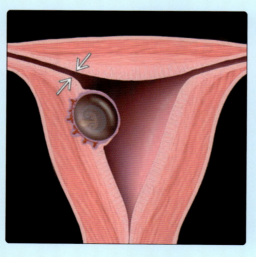 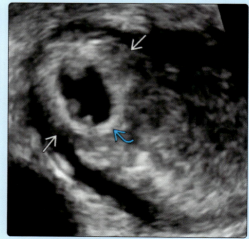

图 1-43 (左图)示意图显示宫角妊娠(常被误认为 IEP),在子宫的一侧宫角植入,位于子宫输卵管交界处➡内侧。(右图)宫角妊娠的 3D 重建冠状图显示偏心的 GS➡位于子宫角。然而,子宫内膜呈"爪"样沿其周边分布➡,因此,是位于宫腔内的。IEP 未在宫腔内,是不可存活的,而宫角妊娠虽然有较高的并发症发生率但可能最终正常分娩。

术语

定义

- 文献中的术语混杂,易混淆,使用不统一
- 首选术语间质部异位妊娠(interstitial ectopic pregnancy, IEP)或间质部妊娠
  - 胚泡植入输卵管间质部
    - 肌壁内 1~2cm 处内侧段输卵管
- 子宫肌壁间异位妊娠(非常用术语)
  - 描述正确,因输卵管间质部的确穿过子宫壁
  - 学术上不准确,因为胚泡植入输卵管而不是子宫肌层
- 宫角妊娠(最不常使用术语)
  - 经常与 IEP 互换使用,但最近的文献主张完全回避使用这个术语
  - 过去曾经用于子宫重复畸形的一侧宫角妊娠(纵隔子宫或双角)
- 子宫角妊娠(AP)是不同的诊断
  - 与 IEP 主要区别在于 AP 为宫内
  - 妊娠囊植入在子宫腔的外侧角,位于子宫输卵管交界处内侧
    - 靠近输卵管开口
    - 位于圆韧带内侧

影像学表现

一般特征

- 最佳诊断线索
  - 间质线征:从子宫内膜到偏心妊娠囊(gestational sac, GS)的强回声线
- 部位
  - 输卵管间质部
    - 累及输卵管壁内段
      - 连接宫腔至峡部
    - 长 1~2cm,直径 1mm
- 大小
  - 多样:由于子宫肌层覆盖,可以比(其他部位)输卵管异位妊娠发育得更大

超声表现

- 位于一侧的宫底偏高位置的偏心 GS
  - GS 很小时见与子宫内膜分开
  - GS 增大时向子宫壁和子宫内膜凸起
- 间质线征是诊断 IEP 的重要表现
  - 敏感性为 80%,特异性为 98%
  - 强回声线可见从子宫内膜延伸至 GS
    - 代表输卵管的间质部
    - GS 增大后难以发现
  - 最好在近宫底处的横断面进行评估
- 子宫肌层变薄(<5mm)
  - 用于确诊的可靠性差
    - 88%~93% 的特异性,但只有 40% 的敏感性
    - AP 也可以看到
  - 可能有未见明确肌层的区域
  - 早期小的 IEP 肌层厚度可正常
    - 寻找子宫肌层灯罩征
      - 在各切面子宫肌层均包绕妊娠囊

- 随着妊娠囊增大包绕变得不完全
- GS 内容物表现多样
  - GS± 卵黄囊,胚胎
    - GS 和胚胎可以很大
  - 子宫角内高回声团(无明确妊娠囊)
    - 合并滋养细胞组织,血肿
- 3D 超声有助于准确诊断
  - 在正交平面上显示 IEP 未在宫腔内
- 多普勒表现
  - 滋养细胞组织血流丰富
  - 彩色和能量多普勒显示明显的血流
  - 脉冲多普勒:高速低阻波形
  - 弓状血管明显(子宫肌层外 1/3)
- 有复合的 IEP 病例报道
  - 宫内妊娠(IUP)+IEP

MR 表现

- 一般不是必要的,但在疑难病例中可以助力
- GS 被子宫肌层包围(T2 低信号)
  - 完整的子宫结合带
- 与宫腔内 AP 的表现不同

影像学建议

- 始终在横切面和纵切面记录妊娠囊相对于子宫内膜的位置
- 每一个植入部位可疑的病例都应进行 3D 超声检查
- 对周边显示较薄的子宫肌层进行测量
  - <5mm 提示异常植入
- 寻找与宫腔相通的高回声线(间质线征)
- 如果不明确,短期复查,谨慎指导患者在出现症状时立即随诊
- 进一步的鉴别可考虑 MR 检查

鉴别诊断

子宫角妊娠

- 与 IEP 不同,AP 可以是有活性妊娠
- GS 是偏心的但仍位于子宫内膜腔内
  - 妊娠植入一侧宫角处
  - 子宫-输卵管交界处内侧
- 位置范围在正常的、宫腔中央的 IUP 和 IEP 之间
  - 需要密切随访记录 GS 向宫腔内生长,而不是趋向宫腔一侧边缘
- 影像学显示腔内 GS
  - 观察子宫内膜包绕妊娠囊的爪征
  - 三维超声在多平面上观察 GS 的位置
  - MR:T2 上 GS 被高信号子宫内膜包绕
- 与正常宫内妊娠相比并发症增加
  - 38.5% 发生自然流产
  - 13.6% 发生子宫破裂(可能存在过度报道)
  - 真正的并发症发生率尚不清楚,因为报告为 AP 的病例可能实际上是 IEP

重复畸形的子宫妊娠

- 纵隔子宫是最可能会与 IEP 相混淆的先天性发育异常
  - 种植于一侧宫角呈现偏心表现
  - 可能出现间质线征的假象
- 3D 超声显示两个宫腔可帮助诊断

输卵管异位妊娠

- 如果异位妊娠发生在输卵管近端,邻近宫角,有时会导致误诊
- 使用超声探头轻轻分离结构

妊娠期子宫腺肌病

- 子宫肌层内蜕膜化的子宫内膜与 GS 相似
  - 局灶性高回声,环状,或局部不均质回声
- 在子宫中寻找其他类似病灶

病理

一般特征

- 病因
  - 危险因素[与输卵管异位妊娠(tubal ectopic pregnancy,TEP)相同]
    - 既往输卵管手术
      □ 最大的危险因素是同侧输卵管切除术
    - 之前发生过异位妊娠
    - 辅助生殖技术(assisted reproductive technology,ART)妊娠
      □ 多胚胎移植风险增加
      □ 复合妊娠(IUP+IEP)
  - 宫内节育器(intrauterine device,IUD)与 IEP 无关
    - 有节育器时更易发生 TEP

镜下特征

- 输卵管的间质部分由多层组成
  - 输卵管内膜(黏膜)
  - 输卵管肌层
    - 三层肌层
    - 血管丰富
  - 浆膜与腹膜直接相延续

临床问题

表现

- 最常见体征/症状
  - 大多数出现在妊娠 7~9 周
  - 盆腔或腹部疼痛
  - 阴道出血
- 其他体征/症状
  - 破裂时出现低血压和休克
- 可能在早孕期常规扫查时偶然发现
  - 早期扫查容易漏诊

人口统计资料

- 流行病学
  - 高达 7% 的异位妊娠是 IEP
    - 随着 ART 病例增多发生率增加
  - 死亡率高达 2.5%
    - 比 TEP 高 7 倍

自然病史与预后

- IEP 不是有活性妊娠
- 发病率和死亡率明显高于 TEP
  - 由于周围子宫肌层的可延展性,使得 GS 可以发育较大

- 子宫破裂最常发生在 9~12 周
  - 报道最晚孕周可至 16 周
- 潜在出血可能
  - 子宫肌层外 1/3 处有明确的大血管穿行
- 恰当及时的治疗与良好的预后和保留未来生育能力有关

处理

- 无规范治疗
  - 取决于妊娠囊大小
  - 取决于患者症状
- 报道的内科治疗成功率为 89%~100%
  - 内科治疗的理想条件
    - 无症状患者
    - 人绒毛膜促性腺激素(human chorionic gonadotropin,hCG)<4 000IU/L
    - IEP 大小<3.5~4.0cm
  - 甲氨蝶呤(methotrexate,MTX)是首选药物
    - 单剂量肌内注射 MTX
      □ 如果有活的胚胎不推荐
    - 多次给药的方案往往必要
      □ 有些包括子宫动脉注入
  - 密切随访 hCG 水平
  - 10%~20% 治疗失败
    - 治疗失败需手术
- 手术治疗
  - 腹腔镜检查(推荐)或剖腹探查
  - 宫角楔形切除
    - 高达 17% 的患者可能需要加上甲氨蝶呤治疗
  - 切开取胚术适用于较大的 IEP
  - 发生破裂可能需要子宫切除术
    - 手术前可考虑子宫动脉栓塞
- 在超声或腹腔镜引导下直接 IEP 注射
  - 药物:甲氨蝶呤、氯化钾、依托泊苷
  - 复合妊娠时有所保留
- 期待治疗
  - hCG 水平下降
  - GS 小且无活胚的早期病例

诊断要点

考虑

- 三维多平面冠状面最有利于鉴别 IEP 和 AP
  - 可以更好地观察妊娠囊与子宫内膜腔的空间关系

影像判读经验

- 尽管技术进步,IEP 的诊断仍然困难
  - 必须提高警惕,特别是高危患者(即接受 ART 的患者)
  - 对任何位置高且偏心的囊都要考虑短期随访(每 5~7 天)

参考文献

1. Jensen KK et al: Imaging of acute pelvic pain: pregnant (ectopic and first-trimester viability updated). Radiol Clin North Am. 58(2):347-61, 2020
2. Khan Z et al: In pursuit of understanding interstitial pregnancies: a rare yet high-risk ectopic pregnancy. Fertil Steril. 112(2):246-7, 2019
3. Di Tizio L et al: Interstitial pregnancy: from medical to surgical approach-report of three cases. Case Rep Obstet Gynecol. 2018:2815871, 2018
4. Marfori CQ et al: Angular vs. interstitial pregnancy: a case report highlighting diagnostic nuances with stark management differences. Case Rep Womens Health. 19:e00068, 2018
5. Chukus A et al: Uncommon implantation sites of ectopic pregnancy: thinking beyond the complex adnexal mass. Radiographics. 35(3):946-59, 2015

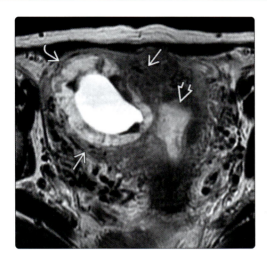
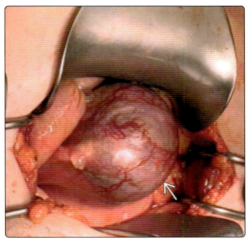

图 1-44 （左图）冠状面 T2MR 示体积较大的 IEP 以及较薄的肌层 ➡。GS 与受压的子宫内膜腔 ➡ 之间分界清晰并被低信号子宫肌层 ➡ 包绕。超声上高度可疑为间质部妊娠，但临床工作需要手术切除前进行 MR 检查。（右图）临床照片显示的一个体积较大的 IEP，宫角处膨隆 ➡，表面血管扩张。IEP 周边有子宫肌层包绕，可以比输卵管异位妊娠更大。

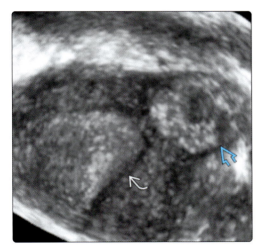
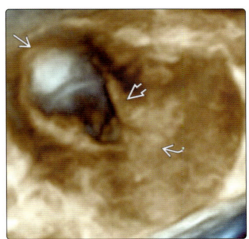

图 1-45 （左图）3D 超声显示 IEP ➡ 与子宫内膜腔 ➡ 之间分界清晰。（右图）另一病例中的 3D 超声显示了一个偏心的 GS ➡；然而，GS ➡ 的下段位于子宫内膜 ➡ 内，因此，诊断子宫角妊娠。最后足月正常分娩。这两例的主要区别是 IEP 位于宫腔外，而宫角妊娠位于宫腔内。3D 有助于两者的鉴别诊断。

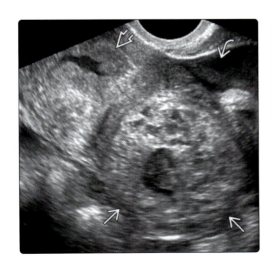
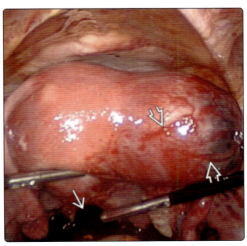

图 1-46 （左图）一个体积较大的 IEP 的超声图像显示子宫底部不均质团块 ➡。宫腔 ➡ 和子宫直肠窝 ➡ 内可及复杂的液体（血液）。（右图）同一病例的术中照片显示子宫轮廓失常，浆膜表面有多条渗血的血管 ➡，子宫直肠窝 ➡ 内有积血。因为间质部异位妊娠有子宫肌层覆盖，它可以生长得比输卵管异位妊娠更大，出现症状时间更晚。

要 点

术语

- 剖宫产瘢痕妊娠（cesarean section scar pregnancy, CSSP）
  - CSSP 是首选术语，而不是"剖宫产异位妊娠"
- 妊娠囊（gestational sac, GS）植入在剖宫产（cesarean section, CS）瘢痕处
  - CSSP 有可能有活性
  - 未治疗的 CSSP 与胎盘植入（placenta accreta spectrum, PAS）高度相关

影像学表现

- 最佳线索：妊娠囊偏心生长，位置距离宫颈比宫底近
  - 宫腔内是空虚的，或者是妊娠囊上方有积血存在
  - 宫颈管是正常的（GS 在宫颈内口上方）
  - 早期：GS 呈"三角形"（位于瘢痕憩室内）
- CSSP 两种类型：内生型和外生型
  - 内生型 CSSP：GS 向宫腔方向生长
    - 瘢痕处滋养细胞植入多少的不同
    - 胎儿可能存活，但是胎盘植入的风险明显增加
    - 在早孕期（11～14 周）后期可以看到胎盘植入的特征
      □ 胎盘后间隙消失
      □ 子宫膀胱陷窝血管增多
      □ 膀胱壁中断/受侵
  - 外生型 CSSP：GS 向母体膀胱/腹腔方向生长
    - 子宫破裂 ± 腹腔积血的风险增高
- 两种类型随着 GS 的生长更易区分
- 彩色多普勒可以显示环绕妊娠囊的滋养层周围血流
- MR 同样准确，但是很少需要

主要鉴别诊断

- 低位宫内妊娠（intrauterine pregnancy, IUP）
  - 15% 的 CSSP 被误诊为正常宫内妊娠
- 宫颈异位妊娠
  - 位于宫颈内口（internal os of cervix, IO）水平以下（CSSP 高于宫颈内口水平）
- 宫内妊娠失败（难免流产）
  - 将无存活胚胎
    - CSSP 常有存活胚胎
  - 宫颈内口常开放（CSSP 宫颈内口闭合）

临床问题

- 表现：25% 的患者有轻微腹疼，伴有或无出血
  - 常无症状（进行生存发育检查时被诊断）
- 随着剖宫产率的升高，发病率在上升
  - 约占妊娠的 1：1 700
  - 发病率占所有至少有过 1 次剖宫产女性异位妊娠的 6%
  - 平均诊断孕周（gestational age, GA）：7 周 ±2.5 周
- 未予治疗的 CSSP 发生胎盘植入和子宫破裂的风险明显增高
  - CSSP± 存活胚胎和继续妊娠的结局
    - 15% 在早孕期或中孕期切除了子宫
    - 33% 持续妊娠至晚孕期
    - 75% 合并 PAS，通常是穿透性胎盘
  - CSSP 无存活胚胎
    - 69% 为无并发症的流产
- 治疗：早期联合治疗效果最佳
  - 目标：预防危及生命的并发症，保存生育能力
  - 甲氨蝶呤（methotrexate, MTX）肌肉注射
    - hCG 水平 <12 000mIU，孕周 <8 周，没有胎心搏动，治疗成功率高
    - 30% 失败率
  - 超声引导下 GS 内注射 MTX 或者 KCL
    - 失败率 30%，需要手术的并发症率 17%
  - 宫腔镜或腹腔镜下 CSSP 切除
  - 球囊导管治疗
    - 双球囊导管促宫颈成熟
    - 球囊压迫 CSSP 处的妊娠囊
  - MTX 双侧子宫动脉化疗栓塞术
  - 药物治疗后行宫颈扩张及刮宫术
    - 不是首选的治疗方法
  - 只有在 hCG 水平下降时才行期待治疗

诊断要点

- 所有的病例都要先检查 GS 在子宫内的位置
  - 不要立刻"放大"胚胎图像
- 如果有剖宫产史，要仔细评估 GS 的着床位置
- 评估是内生型还是外生型 CSSP

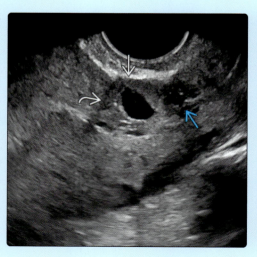
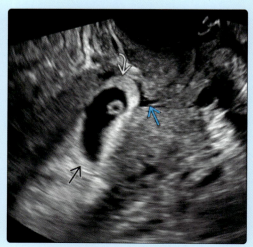

图 1-47 （左图）本例为外生型 CSSP，GS ➘ 位于宫颈内口 ➱ 上方，GS 前缘凸向 ➱ 排空的膀胱。外生型 CSSP 很少能进展为有活性的宫内妊娠。（右图）本例是典型的内生型 CSSP。部分 GS 种植在剖宫产瘢痕处 ➚，位于闭合的宫颈管内口 ➱ 上方；然而，上部分 ➱ 向宫腔内生长。内生型 CSSP 胎盘植入（PAS）的风险增加。这个患者选择治疗 CSSP，以保护生育能力。

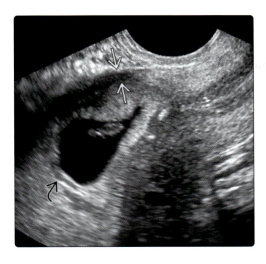

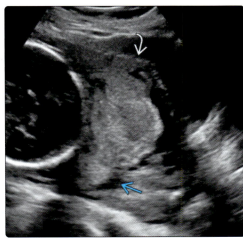

图 1-48 （左图）这例内生型 CSSP 中，可见子宫肌层变薄 ➡，GS 伸向子宫内膜腔 ➡ 朝向宫底方向生长。这个患者选择继续妊娠。（右图）在中孕期，明确诊断为 PAS。注意前置胎盘 ➡，胎盘向前局部凸起，胎盘后方子宫肌层低回声消失 ➡。产妇出血导致进行了早于计划的剖宫产，并切除了子宫，但最终的结果是生育了一个健康的婴儿。

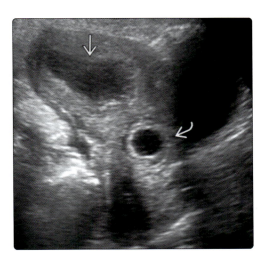

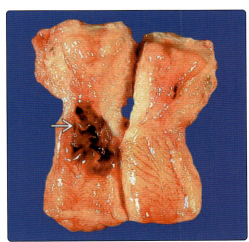

图 1-49 （左图）本例 CSSP 显示 GS ➡ 位于前壁下段子宫肌层及子宫阻塞充满血液 ➡。经腹部超声检查对诊断 CSSP 是有帮助的，如果超声医师只进行阴道超声并"放大"至 GS 内容物，CSSP 可能会被漏诊。（右图）一例 CSSP 子宫切开的大体病理显示了其着床部位 ➡。注意妊娠囊处血管增多。

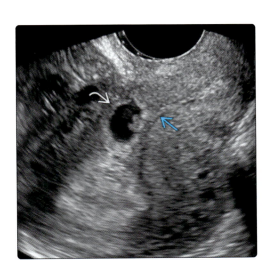

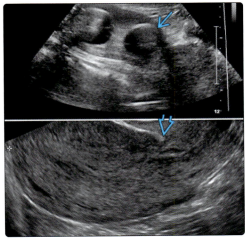

图 1-50 （左图）一例 CSSP 妊娠囊 ➡ 位于宫腔下段，紧靠闭合宫颈内口上方 ➡。对于小的 CSSP 很难区分它是内生型还是外生型。该患者选择球囊治疗 CSSP。（右图）经腹超声引导下放置球囊（上图，球囊最下方位于 CSSP 部位 ➡）。治疗一周后检查（下图），显示剖宫产瘢痕处 ➡ CSSP 消退。这种微创治疗目前报道的并发症很少。

要 点

术语

- 宫颈异位妊娠(cervical ectopic pregnancy, CEP)
- 定义:妊娠囊(gestational sac, GS)种植在宫颈内,低于宫颈内口(internal os of cervix, IO)水平

影像学表现

- 沙漏状子宫
  - 子宫腔空虚 + 宫颈内口闭合(沙漏腰)+ CEP 导致宫颈膨大
  - 3D 成像冠状面显示最佳
- 子宫腔空虚,子宫内膜蜕膜化
- CEP 使宫颈膨大
  - 妊娠囊形状通常正常
    - 圆形/椭圆形高回声环
    - 彩色多普勒显示滋养层周围血流
  - GS 的位置在宫颈管内呈偏心性
    - GS 使宫颈管移位
- 常见有胎心搏动的胚胎

主要鉴别诊断

- 早孕期失败:自然流产
  - GS 扁平,位于宫颈管中央,滑动征
  - IO 通常开放
  - 胚胎无心脏搏动
- 剖宫产瘢痕部位异位妊娠
  - 位于 IO 上方,剖宫产瘢痕"憩室"内

临床问题

- 多数表现为无痛性出血
- CEP 不是有活性妊娠,必须治疗
  - 准确诊断和早期治疗通常能成功保存生育能力
- 治疗
  - 期待疗法:低风险患者,hCG 水平下降
  - 肌内注射甲氨蝶呤(methotrexate, MTX)全身用药
  - 超声引导下 GS 内注射
    - MTX,氯化钾(potassium chloride, KCl),前列腺素
  - 手术治疗:宫腔镜切除,D&C

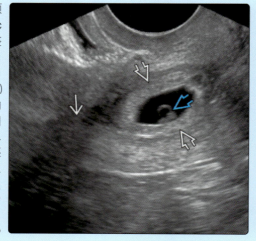
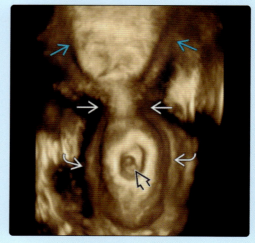

图 1-51 (左图)本例宫颈异位妊娠(cervical ectopic pregnancy, CEP)患者,整个妊娠囊(gestational sac, GS)⬈位于闭合宫颈内口(internal os of cervix, IO)➡的下方。注意妊娠囊的形状是正常的(本例是椭圆形),包括高回声环。GS 包含有一个卵黄囊和存活的胚胎⬌。(右图)同一病例三维成像冠状切面显示子宫呈沙漏状。上部为空虚的子宫➡,腰部为闭合的宫颈内口➡,下方膨隆处是因 CEP 扩张的宫颈➡。本病例,也可以看到卵黄囊和羊膜⬌。

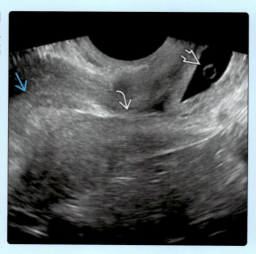
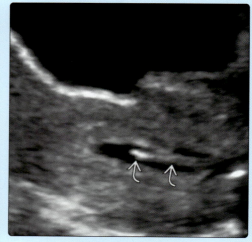

图 1-52 (左图)另一例 CEP 患者妊娠 6 周时出现无痛性阴道出血,子宫内膜增厚,宫腔空虚➡,宫颈内口➡闭合。看到一个有卵黄囊⬌的完整妊娠囊位于宫颈内口下方。(右图)同一病例,经腹部超声引导下经宫颈外口向妊娠囊内注射 MTX。在宫颈矢状面,可以看到 CEP 内有一个导管➡。同时给予 MTX 全身用药,并连续监测 hCG。治疗很成功。

术语

缩写

- 宫颈异位妊娠(cervical ectopic pregnancy,CEP)
- 妊娠囊(gestational sac,GS)
- 宫颈内口(internal os of cervix,IO)
- 宫内妊娠(intrauterine pregnancy,IUP)

定义

- 妊娠囊种植在宫颈内,低于宫颈内口水平
- CEP 不是有活性妊娠,必须治疗

影像学表现

一般特征

- 最佳诊断线索
  - GS 位于宫颈间质内 ± 存活胚胎
- 形态学
  - 沙漏形子宫,子宫腔空虚+宫颈内口闭合(腰部)+CEP 导致宫颈膨大

超声表现

- 灰阶超声
  - 子宫腔空虚,子宫内膜蜕膜化
    - 注意子宫内膜囊肿可能会被误认为 IUP
  - CEP 致宫颈膨大
    - 妊娠囊的形状通常正常
      □ 圆形/椭圆形 GS 伴高回声绒毛膜环
    - GS 在宫颈管内呈偏心性生长
      □ 查找受 GS 挤压移位的宫颈管
      □ GS 种植在宫颈间质而不是宫颈管中央
  - 常见有胎心搏动的胚胎
- 彩色多普勒
  - 宫颈管内有明显环绕 GS 的滋养层周围血流
- 三维成像(3D)
  - 能最佳地展示子宫沙漏形轮廓

鉴别诊断

早孕期妊娠失败:自然流产

- IUP 丢失,当妊娠囊在宫颈管内时,误认为 CEP
- GS 扁平/不规则,无环状高回声,位于宫颈管中央
  - 轻轻挤压妊娠囊会移动(滑动征)
- 胚胎无胎心搏动
- IO 通常开放

剖宫产瘢痕异位妊娠

- 剖宫产瘢痕异位妊娠(cesarean section scar ectopic pregnancy,CSSEP)妊娠囊常位于宫颈内口上方
- 寻找剖宫产瘢痕"憩室"
  - 瘢痕处子宫肌层变薄或消失
- 可能向宫腔内膨出(内生型 CSSEP)
- 可能向母体膀胱方向膨出(外生型 CSSEP)

临床问题

表现

- 最常见体征/症状

- 85% 有出血(通常是无痛性)
- 较输卵管妊娠来说,通常出血量大并且出血时间晚

人口统计资料

- 流行病学
  - 在所有异位妊娠中比率<1%
  - 平均报道孕周:妊娠 7~8 周
- 风险因素(任何会对植入产生不利影响的因素)
  - 宫内节育器(intrauterine device,IUD)位置正常
  - 胚胎移植术
  - 宫颈或子宫异常
  - 子宫瘢痕:阿谢曼综合征,刮宫史,剖宫产

自然病史与预后

- 准确诊断并早期治疗通常有效
- 生育力保存通常可以成功

处理

- 期待疗法:低风险患者,hCG 水平下降
- 肌内注射甲氨蝶呤(methotrexate,MTX)全身给药
  - 与 MTX 成功率低相关的表现
    - 孕周>9 周,胚胎头臀径>10mm
    - 胚胎有胎心搏动
- 超声引导下 GS 内注射药物
  - 注射 MTX、氯化钾(potassium chloride,KCl)或前列腺素
  - 通常与全身 MTX 用药联合
- 通过超声和连续监测 hCG 观察治疗效果
- 可能需要手术治疗
  - 血流动力学不稳定的患者
  - 微创治疗失败
  - 技术:D&C 和宫腔镜下 CEP 切除术
- 紧急疗法:气囊填塞、Shirodkar 环扎术、宫颈管内血管升压素、子宫动脉栓塞术、子宫切除术

诊断要点

考虑

- 经腹超声对于识别子宫整体轮廓和解剖标志非常重要
- 经阴道超声最适合用于评估宫颈内口和妊娠囊内容物

影像判读经验

- 完整的绒毛膜囊位于闭合宫颈内口下方
  - 妊娠囊形状正常(区别于自然流产)
  - 注意宫颈管移位(轻微)
  - 无宫内妊娠流产通过宫颈时的滑动征
- 妊娠囊位于宫颈管内偏心生长,有存活胚胎时应高度怀疑 CEP
- 排除所有异位妊娠中的复合妊娠

参考文献

1. Jensen KK et al: Imaging of acute pelvic pain: pregnant (ectopic and first-trimester viability updated). Radiol Clin North Am. 58(2):347-61, 2020
2. Monteagudo A et al: Minimally invasive treatment of cesarean scar and cervical pregnancies using a cervical ripening double balloon catheter: expanding the clinical series. J Ultrasound Med. 38(3):785-93, 2019
3. Alalade AO et al: Evidence-based management of non-tubal ectopic pregnancies. J Obstet Gynaecol. 37(8):982-91, 2017
4. Dibble EH et al: Imaging unusual pregnancy implantations: rare ectopic pregnancies and more. AJR Am J Roentgenol. 207(6):1380-92, 2016
5. Chukus A et al: Uncommon implantation sites ectopic pregnancy: thinking beyond the complex adnexal mass. Radiographics. 140202, 2015

要 点

术语

- 异位妊娠种植在卵巢表面或卵巢内

影像学表现

- 妊娠囊高回声环位于卵巢内或附着于卵巢表面
  - 肿块随着卵巢移动，而不是输卵管
  - 常比黄体回声强
  - 寻找卵黄囊或胚胎
  - 彩色多普勒火焰环（非特异性）
- 子宫表现与输卵管异位妊娠相似
  - 无宫内妊娠
  - 蜕膜反应
  - 宫腔积血
- 寻找子宫直肠窝内的血液
  - 卵巢异位妊娠常出现破裂
  - 如果破裂可能与输卵管妊娠无法鉴别

主要鉴别诊断

- 黄体囊肿
  - 不会有卵黄囊或者胚胎
- 输卵管异位妊娠
  - 探头施压与卵巢独立移动
- 附件卵巢肿块
  - 不会有火焰环彩色多普勒血流

病理

- 受精卵从输卵管向卵巢逆行迁移（认为是最常见的原因）
- 卵子在卵巢内直接受精（罕见）

临床问题

- 早期治疗预后良好
  - 目标是保护卵巢
- 治疗通常是腹腔镜下手术切除
  - 必要时行卵巢楔形切除术
- 单纯药物治疗很少成功

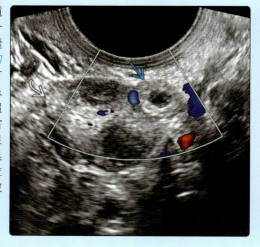
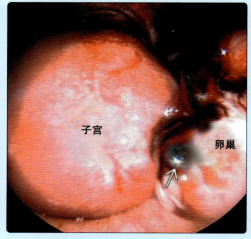

图 1-53 （左图）经阴道彩色多普勒超声显示一个外生型的高回声小妊娠囊（gestational sac，GS）➡️位于卵巢表面➡️，周边可及血流信号。宫腔空虚，患者附件区疼痛，疼痛程度超出了黄体引起的疼痛。（右图）同一病例腹腔镜检查显示异位的 GS➡️位于卵巢表面。这种小的卵巢异位妊娠很容易被切除，卵巢被挽救。

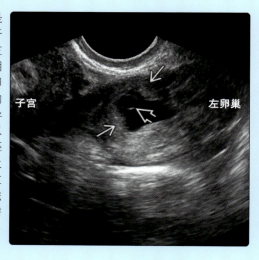
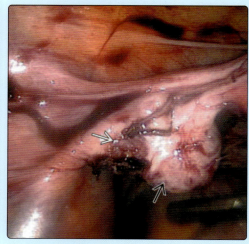

图 1-54 （左图）本病例是一个大的 OEP，GS➡️位于子宫（uterus，UT）外侧与左卵巢（left ovary，LTOV）相关。探头施压，妊娠囊随卵巢移动。该表现使 OEP 的诊断可能性大于输卵管异位妊娠。本例 OEP 中可以看见卵黄囊➡️和存活的胚胎（见视频）。（右图）较大的 OEP 腹腔镜切除后，左卵巢➡️表面可见残存的滋养层组织➡️。这个患者需要额外进行甲氨蝶呤治疗。

术语

缩写

- 卵巢异位妊娠（ovarian ectopic pregnancy，OEP）

定义

- 妊娠囊（gestational sac，GS）种植在卵巢内或卵巢表面

影像学表现

一般特征

- 最佳诊断线索
  - GS 环状高回声与卵巢密切相关
    - ±卵黄囊和胚胎
  - OEP 环常比黄体回声强

超声表现

- 附件区表现
  - OEP 环状高回声在卵巢内或附着于卵巢表面
    - 与 CL 相似（OEP 倾向于回声更高）
    - 彩色多普勒火焰环（与 CL 相似）
  - 如果看见卵黄囊或者胚胎可以确诊
- 子宫表现
  - 宫腔空虚，常伴有蜕膜反应
  - 宫腔积血（可与 IUP 相似）
- 子宫直肠窝表现
  - 出现回声的液体（血液）或团块（血块）

影像学建议

- 流程建议
  - 经阴道超声检查时，经腹额外施压可显示 OEP 随着卵巢移动

鉴别诊断

黄体囊肿

- 可与 OEP 看起来相同（没有卵黄囊/胚胎）
- 通常无症状
- 很多 OEP 最初被误诊为 CL

输卵管异位妊娠

- 妊娠囊位于子宫和卵巢之间
- 探头施压，活动独立于卵巢

附件卵巢包块

- 很少显示火焰环
- 子宫腺肌瘤：弥漫性中等回声
- 畸胎瘤：复杂囊性包块±脂肪和钙化

病理

一般特征

- 病因
  - 受精卵从输卵管向卵巢逆行迁移（认为是最常见的原因）
  - 卵子在卵巢内直接受精（罕见）
- 伴发病变
  - 既往异位妊娠
  - 盆腔炎
  - 子宫内膜异位
  - 宫内节育器（intrauterine device，IUD）

临床问题

表现

- 常见体征/症状
  - 附件区疼痛
  - 附件区包块
  - 阴道出血（常少量）
  - 常有破裂
    - 腹腔积血
    - 低血容量性休克

人口统计资料

- 流行病学
  - 异位妊娠中自然受孕的 OEP 占 4%
  - 异位妊娠中辅助受孕的 OEP 占 6%

自然病史与预后

- 早期治疗预后良好
- 目标是保存卵巢

处理

- 未破裂型 OEP
  - 腹腔镜手术目的是切除 OEP，保留卵巢
  - 必要时行卵巢楔形切除术
- 破裂型 OEP
  - 腹腔镜手术或剖腹手术
  - 通常卵巢切除不可避免
- 单纯药物治疗很少成功
  - 术后应用甲氨蝶呤（methotrexate，MTX）治疗残留的滋养层组织

诊断要点

考虑

- OEP 的诊断具有挑战性
  - 过度诊断导致不必要的手术
    - CL 诊断为 OEP 导致不必要的腹腔镜检查
  - 漏诊导致治疗延误及破裂
    - 破裂型 OEP 误诊为输卵管异位妊娠，致使采用 MTX 化疗代替腹腔镜手术
    - OEP 误诊为 CL 不做治疗

影像判读经验

- 最初认为可能是黄体，要查找是否有卵黄囊和胚胎（尤其是当症状和影像学表现不符时）
- 然而，CL 比 OEP 更常见；不要过度诊断 OEP

参考文献

1. Ge L et al: Ultrasound classification and clinical analysis of ovarian pregnancy: a study of 12 cases. J Gynecol Obstet Hum Reprod. 48(9):731-7, 2019
2. Ishikawa H et al: Ovarian pregnancy associated with a fresh blastocyst transfer following in vitro fertilization. J Obstet Gynaecol Res. 41(11):1823-5, 2015
3. Goyal LD et al: Ovarian ectopic pregnancy: a 10 years' experience and review of literature. Iran J Reprod Med. 12(12):825-30, 2014
4. Alkatout I et al: Clinical diagnosis and treatment of ectopic pregnancy. Obstet Gynecol Surv. 68(8):571-81, 2013
5. Joseph RJ et al: Ovarian ectopic pregnancy: aetiology, diagnosis, and challenges in surgical management. J Obstet Gynaecol. 32(5):472-4, 2012

1.12 复合妊娠

要点

术语

- 2个并存的妊娠,其中至少一个是异位妊娠
- 最常见的为1个宫内妊娠(intrauterine pregnancy, IUP)合并输卵管异位妊娠
  - 间质部次之,宫颈、剖宫产瘢痕、输卵管残端、腹部和卵巢妊娠均有报道

影像学表现

- 记录IUP
- 在子宫外附件区寻找肿块/环状高回声
- 辅助生殖技术(assisted reproductive technology, ART)存在陷阱
  - 增大的卵巢不仅可以被误认为输卵管异位妊娠,还可以掩盖输卵管异位妊娠
  - 使用彩色多普勒时要格外谨慎
    - 黄体环状血流误认为异位妊娠
  - 在促排卵和取卵中常见游离液体回声

主要鉴别诊断

- 异位妊娠伴有宫腔积液形成的类囊状结构
- 重复子宫妊娠

临床问题

- <1:30 000的自然受孕
- 0.1%~3%的合并辅助生殖,取决于研究和技术
- 接受治疗的复合妊娠活产率为60%~70%
- 外科手术治疗保留IUP
- 如果手术治疗困难(如间质部妊娠、宫颈妊娠、剖宫产瘢痕妊娠),则选择囊内注射药物治疗

诊断要点

- 需要对高危患者进行仔细评估
  - 29%~50%无症状,在超声检查时发现
- 即使确诊宫内妊娠,也要检查附件

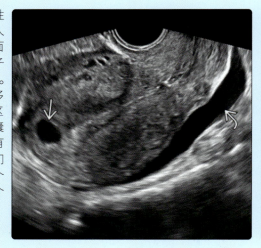
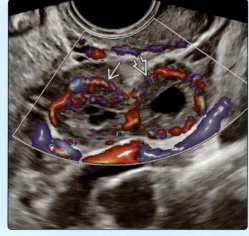

图1-55 (左图)本例女性促排卵后,进行了宫腔内人工授精,超声子宫矢状切面显示宫腔内妊娠囊➡和子宫直肠窝处游离液体➡。(右图)同一病例中,彩色多普勒超声显示左侧附件区的异位妊娠➡,与黄体囊肿➡紧邻。注意它们具有相似的血供和表现,当我们使用探头轻轻挤压时,两个结构分开,证明它们是两个独立的结构。

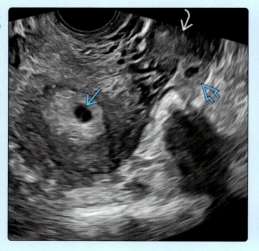
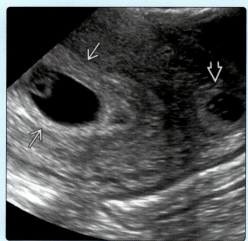

图1-56 (左图)经阴道超声显示宫腔内的妊娠囊➡内有一个模糊的卵黄囊回声。此外,左附件区显示一个异位妊娠囊➡,紧邻左卵巢➡。该患者进行了输卵管切除术,保留宫内妊娠(intrauterine pregnancy, IUP)至足月。(右图)宫腔内有一个正常的妊娠囊➡。另一个小的妊娠囊位于左侧输卵管间质部➡。治疗起来很困难,可以在异位的囊腔内注射药物以保留宫内妊娠。

术语

定义

- 2个同时并存的妊娠,其中至少一个是异位妊娠

影像学表现

一般特征

- 部位
  - 最常见的是一个宫内妊娠(intrauterine pregnancy,IUP)合并输卵管妊娠
    - 其次为间质部,宫颈、剖宫产瘢痕、输卵管残端、腹腔和卵巢妊娠均有报道
  - 两个妊娠囊可能都在宫外
  - 三胞胎及以上的复合妊娠也有报道

影像学建议

- 必须采用经阴道超声检查
- 记录IUP
- 寻找游离液体或子宫外附件肿块/环状回声
- 当怀疑异位妊娠时,使用彩色多普勒
  - 滋养层血流↑形成火焰环
  - 有助于识别小的异位妊娠
- 在接受辅助生殖技术(assisted reproductive technology,ART)的患者中存在陷阱
  - 增大的卵巢不仅可以被误认为输卵管异位妊娠,还可以掩盖输卵管异位妊娠
  - 使用彩色多普勒时尤其要注意
    - 黄体周围的血流类似异位妊娠
  - 促排卵和取卵的患者也常见游离液体

鉴别诊断

输卵管异位妊娠

- 比复合妊娠更常见
- 宫腔内液体形成类囊性结构,可能会被误认为IUP
  - 如果位于宫腔中央且有明显的边界,更可能是积血
  - 通常,宫内早早孕呈圆形或椭圆形,偏离宫腔中央,呈偏心性
    - 查找作为诊断IUP标志的卵黄囊

重复子宫妊娠

- 最初看起来像复合妊娠
  - 双胎,每个宫角一个妊娠囊
  - 单胎时单个妊娠囊并其他宫角积液
- 子宫肌层完全包绕每个妊娠囊
- 没有附件肿块或游离液体回声

病理

一般特征

- 70%有异位妊娠史,输卵管手术史,或既往有输卵管损伤(子宫内膜异位症,盆腔炎)
- 在ART患者中,血清雌孕激素水平较高,↑子宫收缩力
  - 一些研究表明,这可能会促使胚胎进入输卵管

临床问题

表现

- 常见体征/症状
  - 腹痛
  - 附件肿块
  - 阴道出血
  - 如果破裂会出现低血容量性休克
- 在ART人群中要高度怀疑
  - 该人群即使存在宫内妊娠也不能排除异位妊娠
  - 29%~50%无症状,在超声检查时发现
    - 胚胎移植后4~6周要严密监测,以确保尽可能早期诊断

人口统计资料

- 流行病学
  - 自然受孕发病率低于1:30 000
  - 随着ART应用发病率升高
    - 复合妊娠一般报道发病率为1%~3%
    - 在553 577例ART患者队列中:1.7%异位妊娠,0.1%复合妊娠
    - 影响因素,如多次胚胎移植,↑风险

自然病史与预后

- 取决于异位妊娠的大小和位置
- 接受治疗的复合妊娠,活产率为60%~70%

处理

- 目标是保留宫内妊娠
- 输卵管异位妊娠采用外科手术治疗
- 如果手术治疗困难,采用药物治疗(如间质部妊娠、宫颈妊娠、剖宫产植入)
  - 吸引术抽吸和(或)囊内药物注射
  - 向异位囊内注射氯化钾(potassium chloride,KCl)或甲氨蝶呤
    - 杀死胚胎,滋养层组织退化
    - 甲氨蝶呤的使用存在争议,因为它可能对宫内胚胎有毒性,但最近的研究发现局部低剂量注射是安全和有效的
- 如果怀疑有破裂,立立即进行腹腔镜手术或开腹手术

诊断要点

影像判读经验

- 仔细评估高危患者,排除异位妊娠
  - 即使确诊宫内妊娠,也要仔细检查附件区
  - 如果患者有盆腔疼痛,尤其重要

参考文献

1. Lv S et al: Management strategies of heterotopic pregnancy following in vitro fertilization-embryo transfer. Taiwan J Obstet Gynecol. 59(1):67-72, 2020
2. Wu Z et al: Clinical analysis of 50 patients with heterotopic pregnancy after ovulation induction or embryo transfer. Eur J Med Res. 23(1):17, 2018
3. Guan Y et al: Clinical outcomes of patients with heterotopic pregnancy after surgical treatment. J Minim Invasive Gynecol. 24(7):1111-5, 2017
4. Dibble EH et al: Imaging unusual pregnancy implantations: rare ectopic pregnancies and more. AJR Am J Roentgenol. 207(6):1380-92, 2016
5. Perkins KM et al: Risk of ectopic pregnancy associated with assisted reproductive technology in the United States, 2001-2011. Obstet Gynecol. 125(1):70-8, 2015

要　点

术语

- 妊娠在腹膜腔内，子宫和输卵管外
- 分为早期（<20周）和晚期（>20周）

影像学表现

- 异位妊娠囊位于罕见位置
  - 通常位于子宫直肠窝或子宫表面
- 妊娠囊和胚胎通常大于典型的异位妊娠
- 研究显示晚期腹腔妊娠（advanced abdominal pregnancy，AAP）具有迷惑性，经常被漏诊
  - 受压变小的子宫被误认为宫颈
  - 胎盘种植在子宫体可能被误诊为前置胎盘
  - 胎膜形成外观正常的囊

主要鉴别诊断

- 输卵管异位妊娠：输卵管偶尔会旋转到意想不到的位置

- 重复子宫妊娠

临床问题

- 早期病例可能在常规扫查时偶然发现
  - 与其他异位妊娠不同的是，胎儿的生长空间不受限制，所以症状出现较晚
- 腹部或背部疼痛：植入部位相关的局部疼痛
- 报道的产妇死亡率为0.5%～18%
- 围产儿死亡率：45%～95%
- 很少能提供足够的血液供应妊娠到足月，但有个案报道
- 如果母体情况稳定，且有可能会活产，可以考虑观察等待
- 部分或全部胎盘可原位保留，以避免肠道穿孔、实质器官损伤或出血

诊断要点

- 始终评估胚胎/胎儿周围的低回声肌层，以证明宫内位置

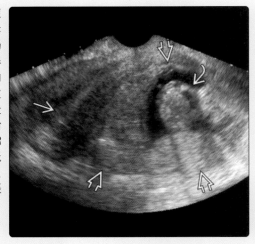
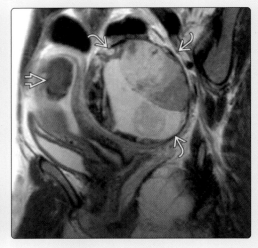

图 1-57 （左图）一例无症状患者的超声纵切面显示腹腔妊娠种植于子宫直肠窝处。一层厚的环状滋养层组织 ⇨ 环绕着存活着的胚胎 ➤。宫腔 ➡ 是空虚的。这是腹腔异位妊娠最常见的位置。（右图）开始出血的同一例患者的 MR T2WI 矢状位显示宫腔内低信号的血凝块 ⇾，大的、形态完整的腹腔异位妊娠囊 ➤ 位于子宫直肠窝。

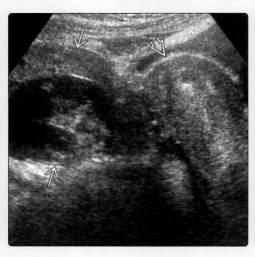
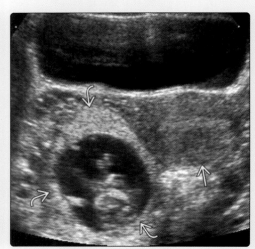

图 1-58 （左图）经腹超声显示腹腔妊娠 ➡，靠近子宫底部 ➡。该患者采用向胎儿注射甲氨蝶呤和氯化钾的治疗方法。胎盘组织留下来慢慢吸收，β-hCG 水平持续下降。（右图）经腹超声显示宫腔空虚 ➡ 和右侧附件一个 12 周的腹腔异位妊娠 ➤。虽然这是输卵管异位妊娠的常见部位，但是它可能会在达到这个大小之前破裂。

术语

定义

- 妊娠在腹膜腔内,子宫和输卵管外
- 分为早期(<20周)和晚期(>20周)

影像学表现

一般特征

- 最佳诊断线索
  - 宫腔空虚,异位妊娠囊位于罕见位置
    - 通常位于子宫直肠窝或子宫表面

超声表现

- 妊娠囊和胚胎通常大于典型的异位妊娠
- 研究显示晚期腹腔妊娠(advanced abdominal pregnancy, AAP)可能具有迷惑性,经常被漏诊
  - 受压变小的子宫被误认为宫颈
  - 胎盘种植在子宫体可能被误诊为前置胎盘
  - 胎膜形成外观正常的囊腔
- 可疑AAP的特征
  - 羊水过少,常见胎位异常
  - 腹腔胎盘通常植入多个部位,伴有周围血管异常
    - 网膜、肠系膜、肠道、肝脏、脾脏
  - 胎儿畸形发生率25%~40%
- 可存在有回声的游离液体(出血)

影像学建议

- MR或CT是有帮助的,尤其是AAP
  - 确定胎盘的位置
  - 评估继发性并发症
    - 肠道或实质器官受侵
  - 更好明确血供来源以便血管栓塞术/外科手术

鉴别诊断

输卵管异位妊娠

- 不太可能看到大的胚胎/胎儿
- 输卵管偶尔会旋转到意想不到的位置,引起混淆

重复子宫妊娠

- 单角子宫的残角部妊娠可能被误认为腹腔异位妊娠

病理

大体病理和解剖特征

- 原发性腹腔妊娠(罕见)
  - 受精卵直接种植在腹膜上
    - 诊断标准
      - 输卵管和卵巢正常
      - 无子宫腹腔瘘证据
      - 从妊娠早期就只与腹膜表面相关

- 继发性腹腔妊娠(最常见)
  - 输卵管妊娠,或罕见的残角妊娠,破裂后再植入腹腔

临床问题

表现

- 常见体征/症状
  - 可能在症状出现前,早期检查时偶然发现
  - 生长空间不受限制,所以症状出现较晚
  - 腹部或背部疼痛:疼痛局限在植入部位,可能远离骨盆
  - 出血引起低血压/低血容量性休克

人口统计资料

- 约占异位妊娠的1%
- 2013—2018年报道的所有AAP病例的文献综述中,只有56%的人在产前评估中得到了正确诊断
- 危险因素:异位妊娠病史、盆腔炎、辅助生殖、可卡因使用

自然病史与预后

- 死亡率高于其他异位妊娠
  - 报告的产妇死亡率为0.5%~18%
  - 围产儿死亡率:45%~95%
  - 很少出现活产
- 大多数会导致腹腔内出血
- 当血液供应不足时,胚胎/胎儿自发死亡

处理

- 目前缺乏大样本,所以目前没有公认的循证治疗策略
- 早期腹腔妊娠
  - 向妊娠囊或胚胎内注射氯化钾
  - 可能需要手术治疗,尤其是妊娠囊较大
  - 考虑术前胎盘血管栓塞
- AAP
  - 如果母体情况稳定且有可能活产,考虑期待治疗
  - 手术分娩需要多学科联合规划
  - 部分或全部胎盘可保留在原位,以避免肠道穿孔、实质器官损伤或出血
  - 据报道,胎盘栓塞术可成功减少胎盘残留
  - CT可用来追踪腹腔残留胎盘组织的退变
  - 甲氨蝶呤的作用很多学者不赞成,因为感染风险高
  - 术后连续监测记录β-hCG下降程度

诊断要点

影像判读经验

- 始终评估胚胎/胎儿周围的低回声肌层,以证明位于宫内

参考文献

1. Chun PC et al: Undiagnosed abdominal term pregnancy with good neonatal outcome. Case Rep Obstet Gynecol. 2019:2460485, 2019
2. Rohilla M et al: Advanced abdominal pregnancy: a search for consensus. Review of literature with case report. Arch Gynecol Obstet. 298(1):1-8, 2018
3. Ghaneie A et al: Unusual ectopic pregnancies: sonographic findings and implications for management. J Ultrasound Med. 34(6):951-62, 2015

鉴别诊断

常见

- 早孕期妊娠失败
- 妊娠囊周围出血
- 妊娠物残留
- 异位妊娠相关的宫内类囊样结构（相似）
- 妊娠囊位置异常

少见

- 卵黄囊异常
- 绒毛膜隆起
- 妊娠滋养细胞疾病
  - 完全性葡萄胎
  - 部分性葡萄胎（三倍体）
  - 侵蚀性葡萄胎
  - 绒毛膜癌

罕见且重要

- 胚胎或胎儿异常

基本信息

鉴别诊断要点

- 熟悉妊娠早期正常表现
  - 宫内囊样结构（intrauterine sac-like structure，IUSLS）
    - 常用描述代替旧术语，蜕膜内征（intradecidual sac sign，IDSS）和双环征（double decidual sac sign，DDSS）
      □ 不是所有的早期妊娠都能看到 IDSS/DDSS
      □ 观察者之间存在显著差异
    - 在壁光滑、无回声的 IUSLS 且附件区无肿块的患者中，宫内妊娠（intrauterine pregnancy，IUP）的概率为 99.98%
    - 如果边缘尖锐，不太可能是有活性的宫内妊娠
  - 双泡征
    - 卵黄囊（yolk sac，YS）和胚胎两侧的羊膜
    - 妊娠早期短期内可见
- 胚外体腔（绒毛膜腔）：羊膜和绒毛膜之间的空隙
  - 通常情况下，胚外体腔内的液体比羊膜内的液体回声更高
  - 当羊膜增大充满绒毛膜腔时，间隙消失
  - 不要与妊娠期出血混淆
    - 妊娠期出血位于绒毛膜外
    - 新月形
    - 随着出血时间的推移，回声可从高到低
- 正常宫内妊娠时间表
  - 当妊娠囊平均直径（mean sac diameter，MSD）≥25mm 时，应可见胚胎
  - 当胚胎头臀径（crown-rump length，CRL）≥7mm 时必须有胎心搏动

常见诊断的有用线索

- **早孕期妊娠失败**
  - 当妊娠囊 MSD＞25mm 时，未见胚胎
  - 胚胎≥7mm 时无胎心搏动
  - 任何大小的胚胎之前记录到的胎心搏动消失
  - 显示无卵黄囊的宫内妊娠囊 14 天后，无存活胚胎
  - 显示有卵黄囊的宫内妊娠囊 11 天后，无存活胚胎
  - 可疑但不能确诊的妊娠失败特征
    - CRL＜7mm 无胎心搏动
    - MSD16～24mm 无胚胎
    - 显示无卵黄囊的宫内妊娠囊 7～13 天后，无存活胚胎
    - 显示有卵黄囊的宫内妊娠 7～10 天后，无存活胚胎
    - 末次月经后≥6 周无胚胎
    - 空羊膜囊
- **妊娠囊周围出血**
  - 出血沿着妊娠囊边缘，位于绒毛膜和子宫肌层之间
  - 随着时间进展回声迅速变成低回声/无回声
  - 出血范围大，出现早，胚胎心跳过缓与不良预后相关
- **妊娠物残留**
  - 妊娠囊塌陷不规则或高回声，绒毛膜残留
  - 如果多普勒显示腔内物质有血流，很可能诊断为妊娠物残留
    - 缺乏血流也不能排除诊断
  - 很难与妊娠滋养细胞疾病鉴别
    - 与 β-hCG 的水平/变化趋势有关
- **异位妊娠相关的宫内类囊样结构（相似）**
  - 伪囊不再作为专门的术语，因为它是不精确的，可能会导致混淆
  - 椭圆形/扁平形/不规则的形状
  - 有尖锐边缘的积液
  - 位于宫腔中央
    - IUP 偏心性着床
  - 当发现宫腔积液有尖锐边缘时，寻找附件肿块和有回声的液体
- **妊娠囊位置异常**
  - 宫角妊娠
    - 在宫腔内高位偏外侧种植
    - 与间质部妊娠相似
  - 着床位置低
    - 类似难免流产和剖宫产瘢痕处种植
  - 难免流产
    - 妊娠囊从种植部位分离，通过子宫/宫颈自然流产
    - 无胎心搏动
    - 无滋养层血流
  - 间质部异位妊娠
    - 位置极其偏心，位于底部的宫角
    - 周围肌层变薄（＜5mm）
    - 找间质线标志
  - 宫颈异位妊娠
    - 种植在宫颈间质内，位于峡部以下

- 子宫呈沙漏形
  ○ 剖宫产瘢痕处植入
    - 位于宫腔下段
    - 植入在瘢痕位置,延伸至子宫浆膜层-膀胱界面
    - 常与子宫切开部位粘连引起的严重子宫后屈有关

少见诊断的有用线索

- **卵黄囊异常**
  ○ 扁平、钙化、大(直径＞6mm)
- **绒毛膜隆起**
  ○ 绒毛膜表面局灶性隆起
    - 认为是早期动脉出血的表现
  ○ 与部分性葡萄胎有很强的关联性
  ○ 最早在体外受精(in vitro fertilization,IVF)人群中发现,但自然受孕也能见到
  ○ 最初的研究显示 50% 的妊娠丢失率,但最新的数据显示有更好的结果,尤其是有存活胚胎时
- **完全性葡萄胎**
  ○ 表现为剧吐、高血压、大小＞孕周、阴道出血
    - 典型的葡萄串状或暴风雪征在中孕期更常见
    - 多发囊性回声的肿块使宫腔扩张
  ○ 早孕期,可能会看到外形奇怪的滋养层组织
  ○ 可能会有卵巢黄素化囊肿
- **部分性葡萄胎(三倍体)**
  ○ 早孕期:妊娠囊外观异常/绒毛膜隆起
  ○ 中孕期的表现取决于三倍体的来源
    - 如果来源于父系,大的囊性胎盘
    - 如果来源于母系,小胎盘
  ○ 胎儿异常
- **侵袭性葡萄胎**
  ○ 复杂的血管团,无胚胎显示
  ○ 子宫肌层受侵,子宫内膜肌层结合带消失
- **绒毛膜癌**
  ○ 影像学表现差异很大

- 浸润性不均质肿块
- 远处转移的小肿块或者看不见的肿块
- 常有卵巢黄素化囊肿

罕见诊断的有用线索

- **胚胎或胎儿异常**
  ○ 早孕期可能发现胎儿异常
    - 颈项透明层增厚
    - 水囊状淋巴管瘤
    - 中枢神经系统:前脑无裂畸形,积水性无脑畸形,无颅盖/露脑畸形
    - 腹壁缺陷:腹裂、脐膨出
    - 心轴异常
    - 肢体短小缺陷
    - 巨膀胱

其他重要信息

- **鉴别不正常的妊娠囊与正常妊娠囊附近的异常**
  ○ 妊娠囊周围出血
    - 新月形
    - 绒毛膜和子宫肌层间的混合性回声
    - 可能表现为阴道出血
  ○ 早期双胎停止发育
    - MSD 小于正常的妊娠囊
    - 形状可能不规则
  ○ 子宫肌瘤
    - 多样的,与妊娠囊相邻的圆形有回声肿块
    - 变性的子宫肌瘤看起来与异常妊娠囊相似,但是位于子宫肌层内
  ○ 子宫肌层局部收缩
    - 在检查时段内会发生形状改变或消失
  ○ 子宫腺肌症囊肿
    - 弥漫型子宫腺肌症可能对妊娠激素有应答反应
    - 子宫肌层有明显的囊性改变,而**不是**滋养层

早孕期妊娠失败

早孕期妊娠失败

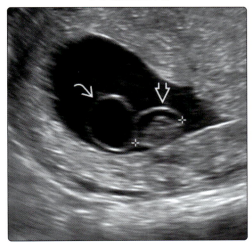
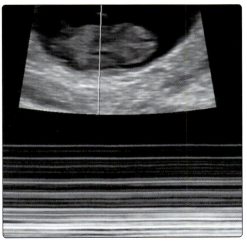

图 1-59 (左图)经阴道超声显示一个异常大的卵黄囊 ➥ ,与之相邻的是包绕着一个长约 0.97cm 停止发育胚胎的扩张的羊膜囊 ➥ ,该患者实际孕周为 14 周2 天。正常卵黄囊直径＜6mm。(右图)M 型超声显示一长约 22mm 的胚胎无胎心搏动。这可以确诊妊娠失败。经阴道超声,胚胎长度≥7mm 应有胎心搏动。

早孕期妊娠失败　　　　**早孕期妊娠失败**

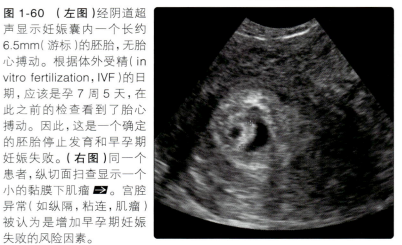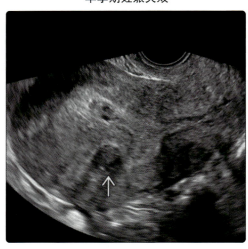

图1-60　（左图）经阴道超声显示妊娠囊内一个长约6.5mm（游标）的胚胎，无胎心搏动。根据体外受精（in vitro fertilization，IVF）的日期，应该是孕7周5天，在此之前的检查看到了胎心搏动。因此，这是一个确定的胚胎停止发育和早孕期妊娠失败。（右图）同一个患者，纵切面扫查显示一个小的黏膜下肌瘤➡。宫腔异常（如纵隔，粘连，肌瘤）被认为是增加早孕期妊娠失败的风险因素。

早孕期妊娠失败　　　　**早孕期妊娠失败**

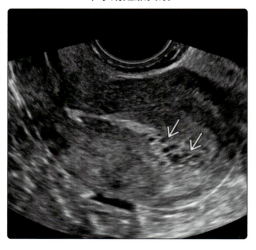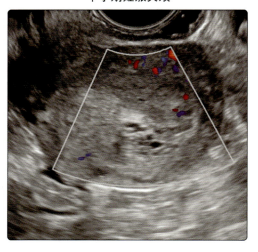

图1-61　（左图）一个阴道点滴出血的患者，其定量β-hCG水平稳定在1 200mIU/ml，经阴道超声检查显示宫腔内有小囊样间隙➡的混合回声物质。卵巢正常，附件无肿块。（右图）同一例患者横切面彩色多普勒超声显示宫腔内物质无血流信号。鉴别诊断包括子宫内膜增生和息肉。D&C证实为含有水肿的绒毛的妊娠产物。

妊娠囊周围出血　　　　**妊娠囊周围出血**

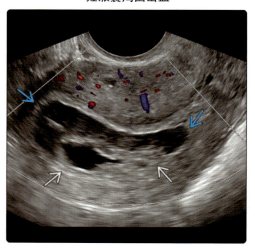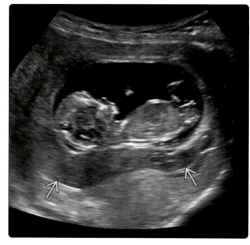

图1-62　（左图）本例患者盆腔疼痛伴有阴道出血，经阴道超声检查显示妊娠囊塌陷➡，周围有大面积的出血➡，范围大于妊娠囊直径的50%。本次妊娠失败。（右图）本例患者在进行颈项透明层检查时发现妊娠囊周围大量出血➡，无症状，继续妊娠，孕期平安无事，足月分娩了一个健康的婴儿。

异位妊娠相关的宫内类妊娠囊样结构（相似）

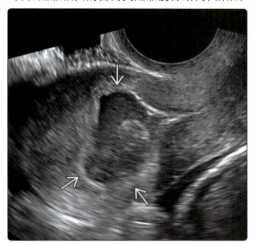

异位妊娠相关的宫内类妊娠囊样结构（相似）

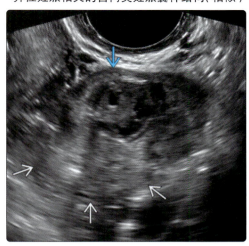

图 1-63 （左图）经阴道超声显示子宫内膜腔内的不规则积液 ➡。（右图）左附件区其他图像显示一个出血性包块 ➡ 围绕着左卵巢 ➡。这是一个破裂的异位妊娠，宫腔内的液体是由于出血造成的，而不是一个异常的妊娠囊。过去人们曾用"假囊"一词来描述这一现象，但由于它会引起混淆，现在已不再使用。

妊娠物残留

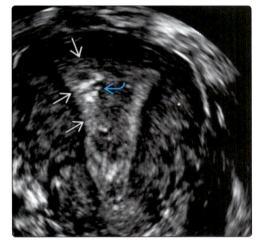

妊娠囊位置异常

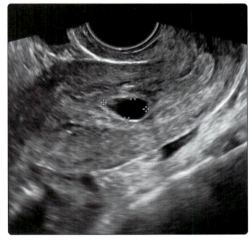

图 1-64 （左图）三维冠状面重建显示足月阴道分娩数月后，宫腔偏右侧部分钙化 ➡ 的高回声物质 ➡。D&C 证实妊娠物残留合并局灶性营养不良钙化。（右图）经阴道超声检查显示一个有尖头的妊娠囊（游标）位于宫腔中段，该患者伴有疼痛和出血。超声实时评估显示，妊娠囊可移动，因此它与子宫分离。

妊娠囊位置异常

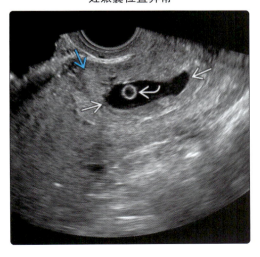

妊娠囊位置异常

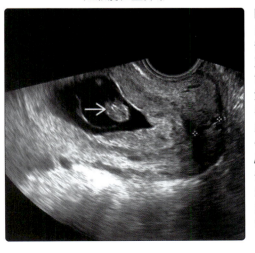

图 1-65 （左图）1 例阴道出血的 IVF 患者，既往曾行剖宫产手术 1 次，经阴道超声显示妊娠囊扁平 ➡，有卵黄囊 ➡，无胚胎。诊断是难免流产，可能有少量组织附着在瘢痕处 ➡。（右图）该患者出血稳定后随访显示一个大的妊娠囊内有存活胚胎 ➡。宫颈（游标）轻度扩张，但妊娠囊未植入宫颈间质。这是一个不常见位置的剖宫产瘢痕异位妊娠，该患者进行了腹腔镜辅助吸刮术治疗。

妊娠囊位置异常

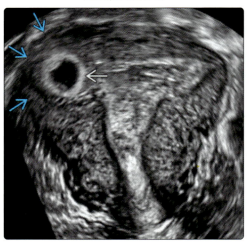

绒毛膜隆起

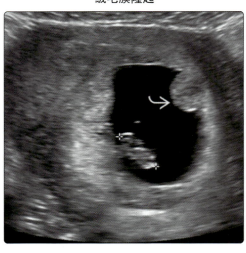

图 1-66（左图）三维冠状面显示一个妊娠囊 ➡ 位置偏心，周围有正常子宫肌层包绕 ➡，表明这是子宫角妊娠而不是间质部异位妊娠。随访显示胚胎停止发育，妊娠囊周围广泛性出血。最终她选择了 D&C 治疗。（右图）一名 41 岁高龄的患者孕期经阴道超声显示绒毛膜隆起 ➡ 和一个存活的胚胎（游标）。随访发现胎儿水囊状淋巴管瘤及细胞游离 DNA 筛查为 18 三体高风险。

绒毛膜隆起

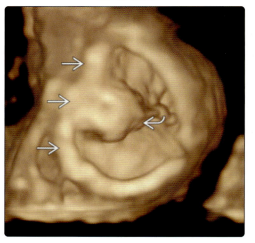

绒毛膜隆起

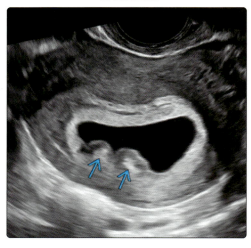

图 1-67（左图）绒毛膜隆起的三维表面渲染图说明了隆起 ➡ 是如何直接从妊娠囊壁 ➡ 凸起的。在第一次检查时，有一个活胚胎，但在后续随访中，妊娠失败了。（右图）本例患者，经阴道超声检查可见 2 个绒毛膜隆起 ➡。还可以看到一个活胚胎。本次妊娠的结果是顺利的足月分娩。有活胚时绒毛膜隆起的预后较无活胚好。

完全性葡萄胎

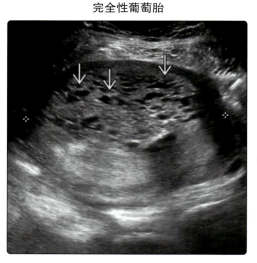

完全性葡萄胎

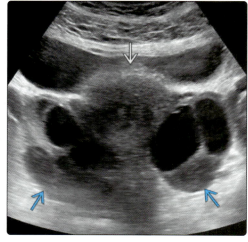

图 1-68（左图）1 例妊娠剧吐的患者，子宫横切面显示典型的完全性葡萄胎外观。肿块内的多发囊肿 ➡ 是水肿的绒毛，病理大体观显示葡萄串样外观。（右图）子宫底部 ➡ 横切面超声显示双侧卵巢多发囊肿 ➡。黄素化囊肿是与葡萄胎妊娠相关的典型表现。

部分性葡萄胎（三倍体）

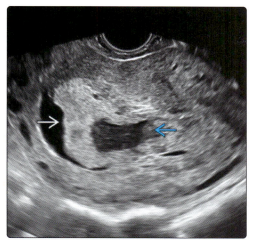

部分性葡萄胎（三倍体）

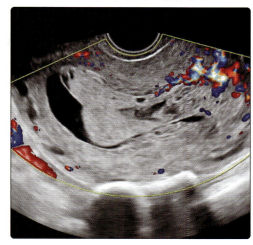

图 1-69 （左图）超声子宫斜横切面显示杂乱的胎盘组织 ➡ 和出血区 ➡，未见显示胚胎。（右图）同一患者经阴道超声子宫斜矢状切面显示腔内组织血管化程度不高。最可能的诊断是妊娠滋养细胞疾病。D&C证实为部分性葡萄胎。

胚胎或胎儿异常

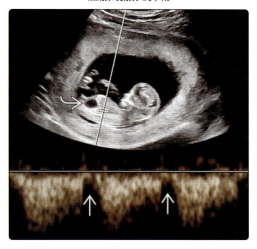

胚胎或胎儿异常

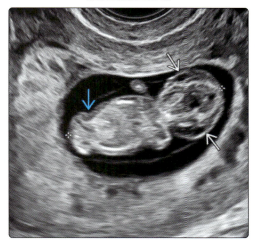

图 1-70 （左图）颈项透明层筛查时该患者进行了静脉导管多普勒超声。本病例波形异常，A 波 ➡ 无前向血流。该病例还有巨膀胱 ➡，但细胞游离 DNA 筛查呈阴性。婴儿早产，存在主动脉缩窄。（右图）经阴道超声检查显示水囊状淋巴管瘤 ➡ 和弥漫性皮肤水肿 ➡。绒毛吸取术显示染色体正常，水囊瘤消失，患者足月分娩了一正常婴儿。

胚胎或胎儿异常

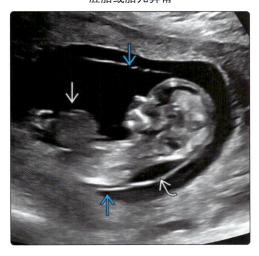

胚胎或胎儿异常

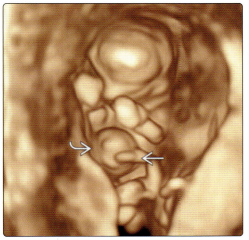

图 1-71 （左图）超声矢状切面显示颈项透明层增厚 ➡。实时观察羊膜可见 ➡。还有一个大的脐膨出，内含肝脏 ➡。（右图）同一患者 3D 表面渲染成像显示脐带插入点 ➡ 在脐膨出的表面 ➡。肝脏从不参与生理性中肠疝，生理性中肠疝在这个孕周应该消失。最后的诊断是 13 三体。

（朱正峰　田捧　译，李洁　韩瑞征　审校）

第二章

颅　脑

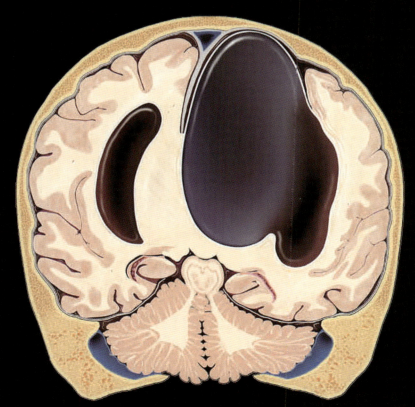

术语

定义

- 嘴侧：头侧（即朝向胚胎的头端）
- 尾侧：尾部（即朝向胚胎骶尾端）

主要的胚胎发育过程

神经胚形成

- 外胚层细胞形成背侧中线神经板
  - 神经皱襞发育随后融合→神经管+神经嵴
- **神经管→脑，脊髓**
- **神经嵴→周围神经，自主神经系统**
- **神经胚形成错误**
  - 无脑畸形
  - 脑膨出
  - 脊髓脊膜膨出
  - Chiari Ⅱ型畸形：后脑神经胚形成异常

神经元增殖

- 始于菱脑；神经上皮增生→神经元、胶质细胞、室管膜细胞
  - "出生"在脑室区（中央腔周围）的神经元称为新生神经元
    - 向周围迁移形成外套层（即灰质前体）
    - 轴突向周围延伸至外套层，形成边缘区（即白质前体）
    - 白质在外，灰质在内
  - 成胶质细胞→星形胶质细胞，少突胶质细胞
    - 为神经元提供代谢/结构支持
  - 室管膜细胞排列在脑室/椎管内
    - 产生脑脊液
- **神经元增殖错误**
  - 前脑无裂畸形
  - 胼胝体缺失
  - 垂体发育不良
  - Dandy-Walker 畸形
  - 菱脑融合

组织发生

- 增殖、迁移、分化过程→发育为成熟的大脑皮质
- **大脑半球神经上皮**与神经管其他部位的神经上皮间的唯一差异
  - 由数层组成（占优势的新皮质为6层）
  - 灰质/白质由内而外排列
    - 与中枢神经系统其他部位不同，大脑半球内部为白质，外部为灰质
    - 机制知之甚少
- 特殊化的小脑神经发生→小脑皮质/小脑深部核团的灰质
- **组织发生错误**
  - 导水管周围灰质的组织发生异常是导水管狭窄的一个原因

神经元迁移

- 11～15周为活动高峰
  - 到24周时，大多数神经元处于正确位置
  - 迁移过程持续至35周
- 新增殖的细胞沿着预定的放射状胶质纤维路径迁移→有序的皮质分层
  - 由内而外的6层模式，最新到达者在较早迁移者"外面"
  - 由多个基因、循环因素控制的过程
- **迁移错误**
  - 小头畸形
  - 巨脑畸形（megalencephaly）
  - 灰质异位
  - 皮质发育不良
  - 无脑回畸形：神经元迁移受阻
  - 斑痣性错构瘤病

髓鞘化

- 最早可在20周检测到
- 以有序、可预测的方式发生
  - 尾→头，深→浅，后→前
- 持续至成年

覆盖化

- 岛叶皮质发育与外侧裂内折
- 发生在11～28周之间
- **覆盖化错误**
  - 语音和语言处理有缺陷

脑回和脑沟发育

- 在体内发生的时间早于目前成像方式检测到的时间
  - 早于影像学显示结构4～6周
- 应看到沟/裂的孕周
  - 胼胝体沟：超声14周，MR 22周
  - 外侧裂：超声18周，MR 24周
  - 顶枕沟：超声18周，MR 22～23周
  - 距状沟：超声18周，MR 22～23周
- 持续到第35周末

大脑，小脑和脑室

大脑半球

- **脊索发育**
  - 两层胚盘演化为由外胚层、中胚层、内胚层组成的三层胚盘
  - 中胚层形成中线处中空的中心管：脊索突
  - 脊索突演化为实心脊索
  - 脊索+中胚层诱导神经板形成
  - 神经板的长度和宽度增长至第21天，此时神经胚形成开始
- **神经管形成（初级神经胚形成）**

- 神经板褶皱隆起，在它们之间形成槽（神经沟）
- 神经褶融合→神经管
  - 神经嵴细胞（来源于神经外胚层）在融合时从神经管分裂
- 神经管两端暂时开放；开口称为神经孔
  - 神经管嘴侧 2/3→颅脑
  - 神经管尾侧 1/3→脊髓、神经
- 双向闭合始于枕颈水平
  - 嘴侧/脑神经孔在第 24 天闭合
  - 尾侧/骶尾神经孔在第 25 天闭合
- **初级脑泡**在第 4 周中期形成
  - **前脑**（前脑泡）
  - **中脑**（中脑泡）
  - **菱脑**（后脑泡）
- 第 5 周形成**次级脑泡**
  - 前脑→前面的端脑+后面的间脑
    - **间脑**→下丘脑，丘脑，垂体后叶，眼
    - **端脑**→大脑半球（通过矢状分裂），基底核
  - 菱脑→前面的后脑+后面的末脑
    - **后脑**→脑桥+小脑
    - **末脑**→延髓
- 脑泡形成的同时神经管拉长；在特定位置形成弯曲
  - **中脑泡（中脑）曲**
  - **颈曲**在脑干与脊髓交界处
  - **脑桥曲**在中脑和颈曲之间形成
- **大脑半球**在第 11 周形成
  - 随着端脑的向两侧膨大而产生
  - 快速生长覆盖间脑、中脑
- 大脑半球由**终板**连接（脑神经孔闭合的"拉链"）
  - 前端终板增厚→前连合板+连合纤维
    - 前连合板→前连合
    - 连合纤维→胼胝体，海马连合
    - 海马连合与胼胝体压部融合
  - **胼胝体**应该在 20 周完成发育
    - 由 4 部分组成：从前向后依次是**嘴、膝、干部、压部**

小脑

- 菱脑翼板增厚→菱唇
- 菱唇→神经元快速增殖形成小脑半球
- 菱唇融合→小脑在第四脑室顶部连合
- **小脑半球融合从颅侧开始**，第 9 周形成半球小叶和蚓部小结
  - **尾侧继续增殖与融合**，直至第 15 周完成
- 小叶结节裂隙将半球小叶和蚓部小结分隔开

脑室

- 脑泡内的腔→4～12 周时的脑室
  - **侧脑室**像憩室一样从端脑原始腔发育而来

- **第三脑室**由间脑腔发育而来
- **第四脑室**由菱脑腔发育而来
- Monro 孔连接侧脑室和第三脑室
- **中脑导水管**连接第三脑室和第四脑室
  - 由中脑腔发育而来
- 间脑和末脑的血管侵入脑室壁→脉络丛
- **第四脑室顶部**
  - 高度复杂区域
  - 发育中的脉络丛嵴分开顶部→前膜区和后膜区
    - 前上部分融入脉络丛
    - 后下部分持续存在，中线处空腔→Magendie 孔

影像学问题

流程建议

- 超声
  - 尽可能使用最高分辨率探头
  - 3D 容积采集可以应用数据集"创建"真正的正交图像平面
  - 使用彩色多普勒评估标志性血管的走行
- MR
  - 使用单层快速序列，而非容积采集
  - 弥散张量成像可用于纤维束成像
  - T2WI 用于整本解剖结构
  - T1WI 用于检查血液、脂肪、髓鞘化

图像陷阱

- 正常结构误认为异常
  - 卵黄囊与脑膨出混淆
  - 菱脑泡与后颅窝囊肿混淆
  - 侧脑室三角区的转角误诊为脉络丛囊肿
  - 穹窿被误认为透明隔腔
- 如果不了解正常发育，可能会遗漏的细微病变
  - 透明隔腔缺失
  - 灰质异位
  - 无脑回畸形
  - 皮质发育不良
- 后颅窝
  - 蚓部旋转可能误认为蚓部发育不全
  - 菱脑融合可能与小脑发育不良相混淆

参考文献

1. Maiz N et al: Three-dimensional ultrasonography for advanced neurosonography (neurosofe-3D): validation of a brain volume acquisition guideline. Acta Obstet Gynecol Scand. 100(1):84-90, 2021
2. Volpe N et al: First-trimester fetal neurosonography: technique and diagnostic potential. Ultrasound Obstet Gynecol. 57(2):204-14, 2021
3. Malinger G et al: ISUOG Practice Guidelines (updated): sonographic examination of the fetal central nervous system. Part 1: performance of screening examination and indications for targeted neurosonography. Ultrasound Obstet Gynecol. 56(3):476-84, 2020

引言和概述

早孕期胚胎

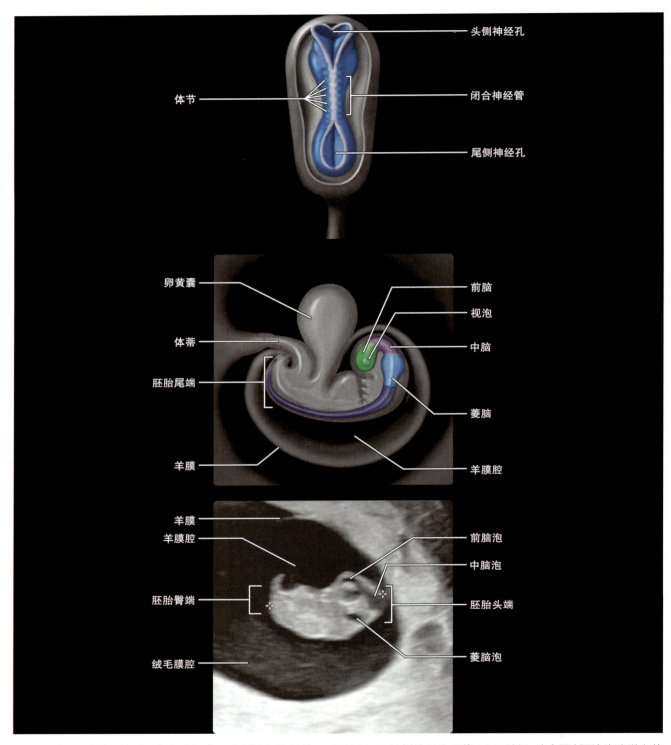

图2-1 （上图）神经管以双向方式闭合。头侧神经孔于第24天关闭，而尾侧神经孔于第25天关闭。（中图）胚胎头端增大的同时，一系列脑泡也在发育，扁平的胚胎盘在侧面上变得弯曲，横截面上呈管状。这些是成人大脑的前体。前脑泡（绿色）发育为前脑，中脑泡（紫色）发育为中脑，菱脑泡（浅蓝色）发育为后脑。（下图）腹部超声观察羊膜腔内一个8周胚胎，显示呈菜豆样轮廓，可以识别出胚胎头端，其内已经可以看到神经管泡（前脑泡、中脑泡和菱脑泡）和前脑、中脑和后脑的前体。

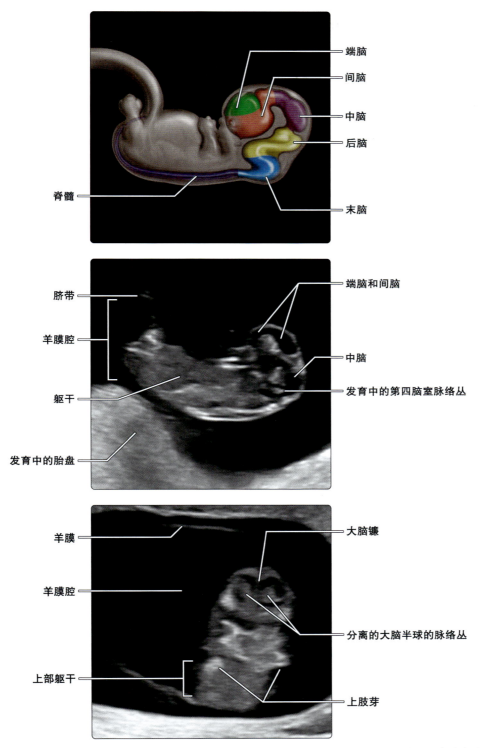

图 2-2 （**上图**）随着胚胎的进一步发育，前脑泡发育为次级脑泡，即端脑和间脑。中脑拉长，同时菱脑泡发育为次级脑泡，即后脑和末脑。此时为适应发育中的颅骨轮廓，神经管产生了几个弯曲。（**中图**）对一个 10 周 3 天的胎儿进行经腹正中矢状切面扫查，显示神经管生长，在延长的神经管中出现多处弯曲，从而适应发育中的颅骨轮廓。重要的是要认识到这对于这个胎龄来说是正常的。（**下图**）经腹冠状切面清晰显示存在独立的大脑半球。这是用高分辨率的现代设备进行的常用观察切面。对于有无叶型前脑无裂病史的患者，早期显示正常的前脑裂令人非常放心。

早孕期胎儿

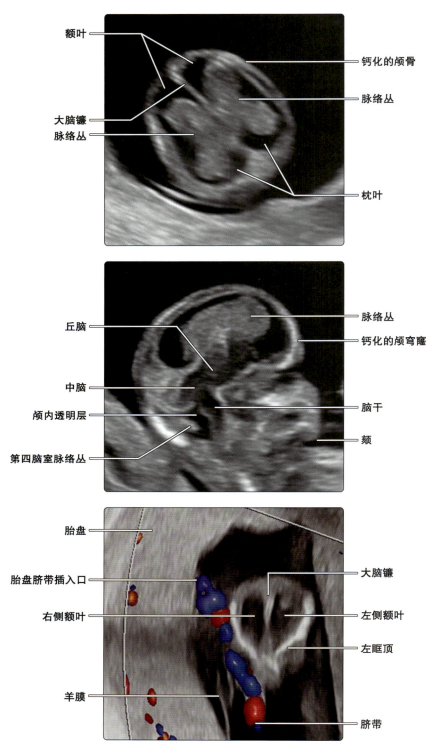

额叶

钙化的颅骨

脉络丛

大脑镰

脉络丛

枕叶

丘脑

脉络丛

钙化的颅穹窿

中脑

颅内透明层

脑干

颊

第四脑室脉络丛

胎盘

胎盘脐带插入口

大脑镰

右侧额叶

左侧额叶

左眶顶

羊膜

脐带

图 2-3 （上图）12 周时，脉络丛充填大部分脑室腔，脑实质薄而光滑，外观几乎呈无回声。横切面图像上的脉络丛回声和形状表现为蝴蝶征，其中脉络膜形成蝴蝶翅膀。这也证实存在两个大脑半球。（中图）13 周时的经腹部超声矢状切面显示正常的丘脑、中脑和脑干。脑干和第四脑室脉络丛之间形成颅内透明层（未来的第四脑室）。颅内透明层消失已认为是开放性神经管缺损的早期征象，第四脑室脉络丛不显示与多种后颅窝异常有关。（下图）13 周 1 天，经腹超声清晰显示大脑半球被大脑镰分开。

第二章 颅 脑

中孕期胎儿

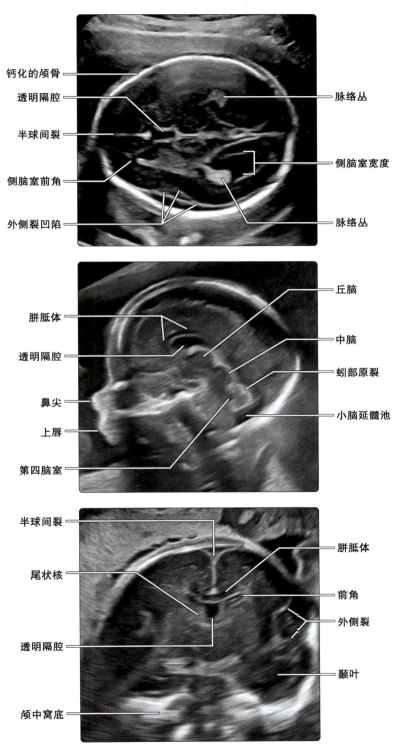

钙化的颅骨
透明隔腔
半球间裂
侧脑室前角
外侧裂凹陷

脉络丛
侧脑室宽度
脉络丛

胼胝体
透明隔腔
鼻尖
上唇
第四脑室

丘脑
中脑
蚓部原裂
小脑延髓池

半球间裂
尾状核
透明隔腔
颅中窝底

胼胝体
前角
外侧裂
颞叶

图 2-4 （上图）18 周时，大脑皮质非常光滑，只有一个"拇指印"的外侧裂凹陷。透明隔腔是一种盒状结构，中断了侧脑室前角之间的中线回声。（中图）20 周经腹超声矢状切面可以很好地显示正常的中线结构。虽然不是中孕期要求扫查的标准图像，但基本上与面部侧面图是相同的平面。（下图）23 周经阴道超声冠状面显示了精美的解剖细节。该图像是在测量宫颈长度的扫描过程中获得的。

引言和概述

透明隔腔

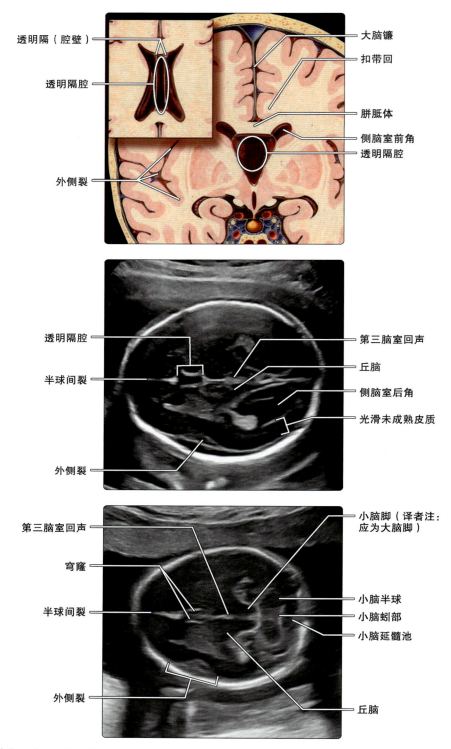

图中标注（上图）：
透明隔（腔壁） | 大脑镰
透明隔腔 | 扣带回
| 胼胝体
| 侧脑室前角
| 透明隔腔
外侧裂

图中标注（中图）：
透明隔腔 | 第三脑室回声
半球间裂 | 丘脑
| 侧脑室后角
| 光滑未成熟皮质
外侧裂

图中标注（下图）：
第三脑室回声 | 小脑脚（译者注：应为大脑脚）
穹窿 |
半球间裂 | 小脑半球
| 小脑蚓部
| 小脑延髓池
外侧裂 | 丘脑

图 2-5 （上图）冠状位示意图（轴向插入）显示了透明隔腔，这是大脑中线正常发育的标志。（中图）透明隔腔是中线正常发育的标志，应在 18～37 周的所有常规产科扫描中显示。它是位于侧脑室前角之间中线上的一个盒形无回声腔。也可以在经腹或经阴道获得的冠状面上看到。（下图）对于粗心者的陷阱是将正常的穹窿与透明隔腔混淆。穹窿位于透明隔腔正常位置的下方（朝向颅底）。它们形成一系列平行的黑白线围绕完整的中线。透明隔腔是一个中断中线回声的盒形结构。

外侧裂

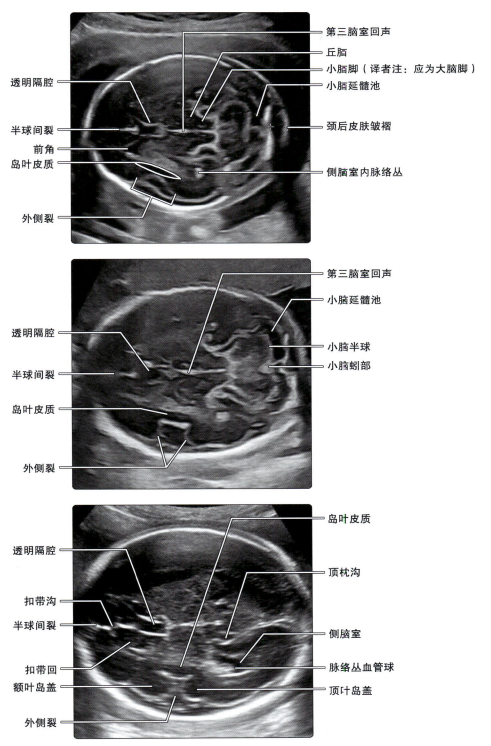

图 2-6 （上图）外侧裂是胎儿最容易看到的皮质凹陷之一。这个 19 周的胎儿可观察到外侧裂是大脑表面的浅沟；它与岛叶皮质形成钝角。这个孕周皮质层相当光滑。随着颅脑发育，外侧裂加深，皮质层变得卷曲。（中图）随着颅脑的发育，大脑表面变得更加卷曲，外侧裂加深并呈方形，就像一个打开的盒子。这是一个 24 周 3 天的胎儿。注意大脑皮质表面和小脑表面有细微的凹陷。后者是小脑叶发育的结果。（下图）在这个 28 周的胎儿中，覆盖过程导致外侧裂"闭合"。盒子的底部是岛叶皮质，盒子的盖子由额叶岛盖和颞顶岛盖组成。外侧裂将上顶叶与下颞叶分开。大脑表面变得越来越卷曲，可见顶枕沟、扣带沟和表面浅脑回。

端脑：大脑半球

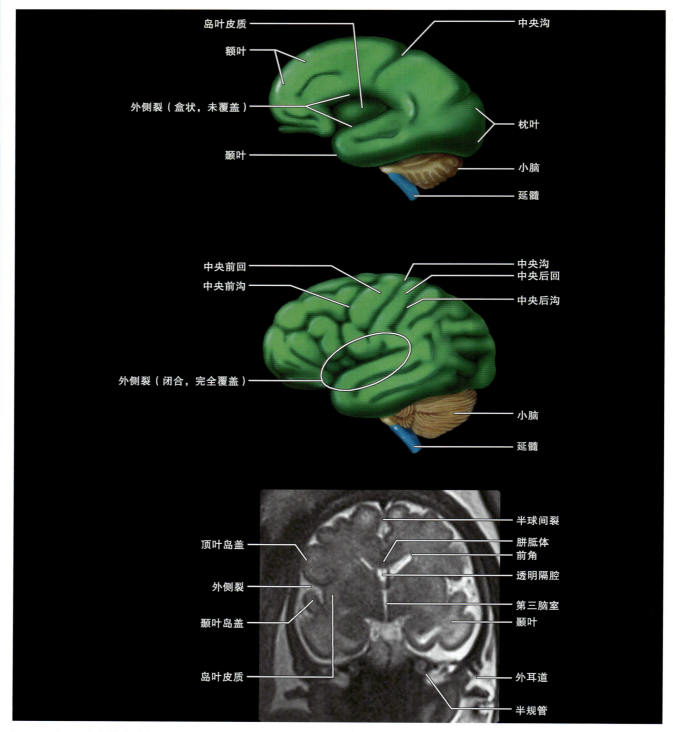

图 2-7 （上图）随着胎龄的增加，前脑比中脑和后脑显著增大。端脑和间脑起源于前脑；它们形成了大部分幕上脑组织。这张图显示了由前脑（绿色）、后脑（黄色）和末脑（浅蓝色）发育来的大脑相对比例。中脑结构不可见。（中图）随着胎龄的增加，多个次级和三级脑回发育，小脑叶的数量和复杂性亦增加。（下图）晚孕期的 MR 冠状位 T2WI 成像显示成熟的大脑外观，表面脑沟回发育良好，外侧裂被覆盖。在冠状面，岛盖是由顶叶和颞叶形成的，而在产科超声标准轴切面中，可以看到额叶岛盖和顶颞叶岛盖。

胼胝体，扣带回

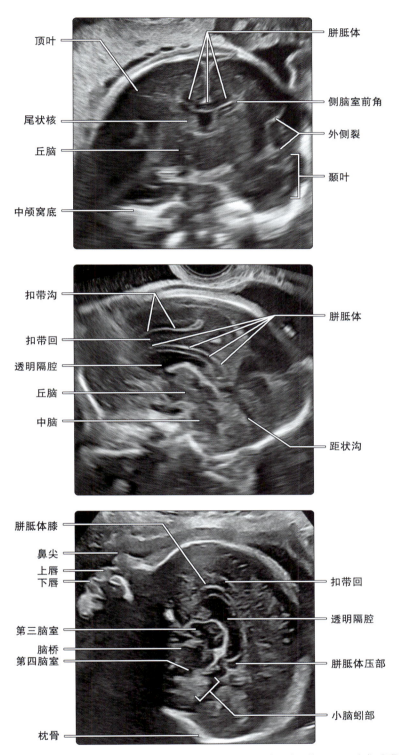

图 2-8 （上图）阴道超声可以对胎儿颅脑进行精细的解剖结构评估。23 周时，胼胝体可见，形成透明隔腔的顶部，透明隔腔位于侧脑室前角之间，丘脑上方。扣带回尚未发育。（中图）这是经阴道超声检查 26 周的胎儿。扣带沟呈高回声；它确定了扣带回的界限，扣带回沿着胼胝体确定的平面从前到后走行。（下图）在这例头位晚孕期胎儿中，经腹超声显示了丰富的颅内解剖结构信息。扣带回弯曲扣在胼胝体膝上方。

胼胝体, 扣带回

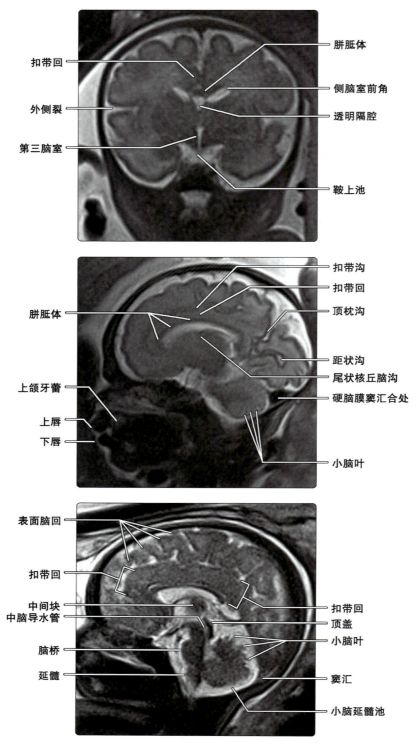

扣带回 —
外侧裂 —
第三脑室 —

— 胼胝体
— 侧脑室前角
— 透明隔腔
— 鞍上池

胼胝体 —
上颌牙蕾 —
上唇 —
下唇 —

— 扣带沟
— 扣带回
— 顶枕沟
— 距状沟
— 尾状核丘脑沟
— 硬脑膜窦汇合处
— 小脑叶

表面脑回 —
扣带回 —
中间块 —
中脑导水管 —
脑桥 —
延髓 —

— 扣带回
— 顶盖
— 小脑叶
— 窦汇
— 小脑延髓池

图 2-9 （上图）MR 冠状位显示发育良好的胼胝体、表面脑回和被覆盖的外侧裂。（中图）34 周胎儿的矢状面, 胼胝体、扣带回和扣带沟均可显示。顶枕沟和距状沟均清晰可见。（下图）应用 MR 评估枕角的局灶性扩张, 并确认枕叶皮质发育不良（未显示）。正中矢状位图显示正常弯曲的扣带回沿胼胝体平面从前向后走行。在胼胝体缺失时, 未形成扣带回, 内侧的表面脑回呈日出征称为脑回狭窄。

第二章 颅脑

顶枕沟

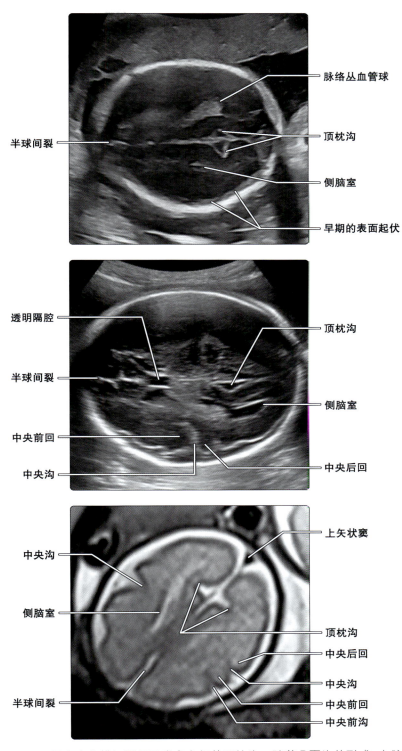

脉络丛血管球

半球间裂

顶枕沟

侧脑室

早期的表面起伏

透明隔腔

半球间裂

顶枕沟

侧脑室

中央前回

中央沟

中央后回

中央沟

侧脑室

上矢状窦

顶枕沟

中央后回

中央沟

中央前回

中央前沟

半球间裂

图 2-10 （上图）孕 24 周 3 天，超声高位横切面显示发育良好的顶枕沟。随着凸面沟的形成，大脑表面开始出现一些起伏。（中图）到 28 周时，顶枕沟已经完全形成，大脑表面起伏更明显，这个时候一些被命名的凸面的脑沟回已经可以显示。（下图）30 周时顶枕沟在 MR 上清晰可见。凸面沟形成更多，中央脑沟和相邻脑回清晰可见。

距状沟

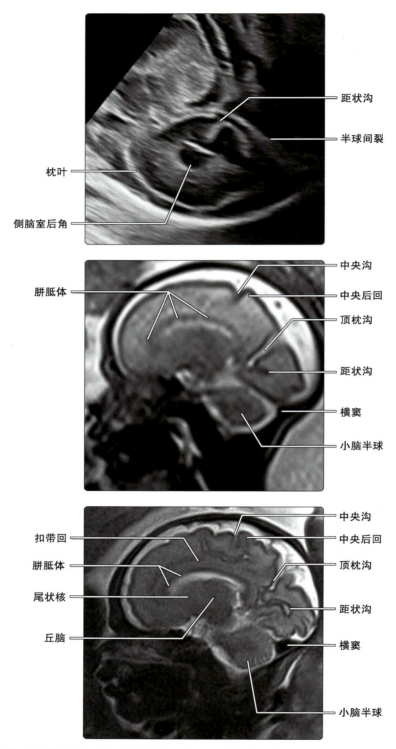

上图标注：
- 距状沟
- 半球间裂
- 枕叶
- 侧脑室后角

中图标注：
- 胼胝体
- 中央沟
- 中央后回
- 顶枕沟
- 距状沟
- 横窦
- 小脑半球

下图标注：
- 扣带回
- 胼胝体
- 尾状核
- 丘脑
- 中央沟
- 中央后回
- 顶枕沟
- 距状沟
- 横窦
- 小脑半球

图 2-11 （**上图**）距状沟在枕叶内侧面发育，从顶枕沟分支。由于超声声束垂直于脑沟，因此在冠状面上显示最佳。在本例中，要求进行扫查确认胎儿位置；第一张图像为头位，也显示了这个非常漂亮的距状沟。（**中图**）矢状位 MR 很好地显示了在中孕晚期距状沟作为顶枕沟分支的方向。（**下图**）37 周时凸面沟已完全形成。注意大脑表面的脑脊液量相对减少。这是正常的，因为脑室系统的大小与大脑相比相对减小。

凸面脑沟回

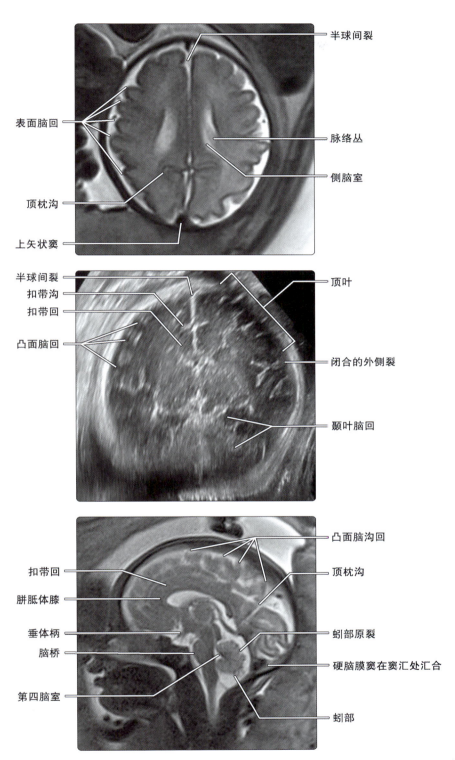

半球间裂	
表面脑回	脉络丛
顶枕沟	侧脑室
上矢状窦	
半球间裂	顶叶
扣带沟	
扣带回	
凸面脑回	闭合的外侧裂
	颞叶脑回
扣带回	凸面脑沟回
胼胝体膝	顶枕沟
垂体柄	蚓部原裂
脑桥	硬脑膜窦在窦汇处汇合
第四脑室	蚓部

图 2-12 （上图）晚孕期轴位 MR 显示发育良好的表面脑回和脑沟。（中图）晚孕期成骨不全 III 型胎儿，超声冠状切面显示了骨化差的颅骨穹窿导致显示漂亮的颅脑图像。这称为颅脑过度清晰的征象。（下图）晚孕期正中矢状位 MR 显示覆盖脑凸面及内表面发育良好的脑沟和脑回。

后颅窝

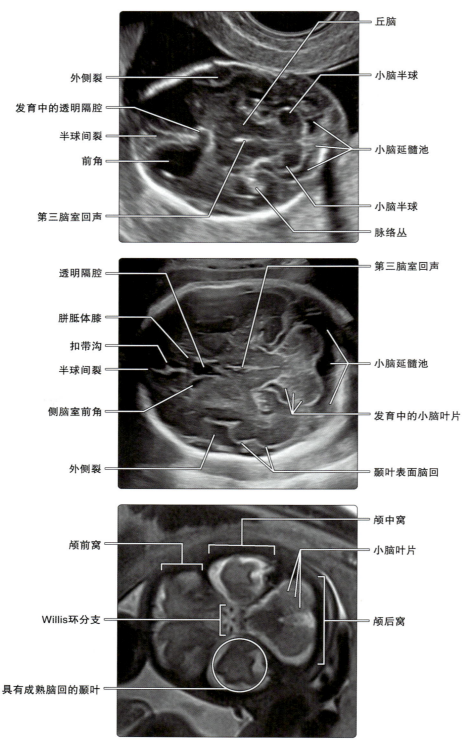

图 2-13（**上图**）有了现代设备，在较早孕周就能看到精细的解剖结构。这个 15 周胎儿的经阴道超声图像显示了发育中的透明隔腔（正常中线发育的标志，可在适度倾斜评估后颅窝时用于确认脑中线）、丘脑和第三脑室回声、发育中的外侧裂和被小脑延髓池包围的双叶小脑。（**中图**）随着孕周增大（这是一例 28 周的胎儿），小脑叶片逐渐显示为环绕小脑半球边缘明亮的高回声线。（**下图**）晚孕期轴位 MR 显示了与超声互补的检查结果。超声和 MR 都有助于评估胎儿颅脑，它们是互补的，而不是相互排斥的。注意颞叶脑回和小脑叶的复杂性日益增加。

后颅窝

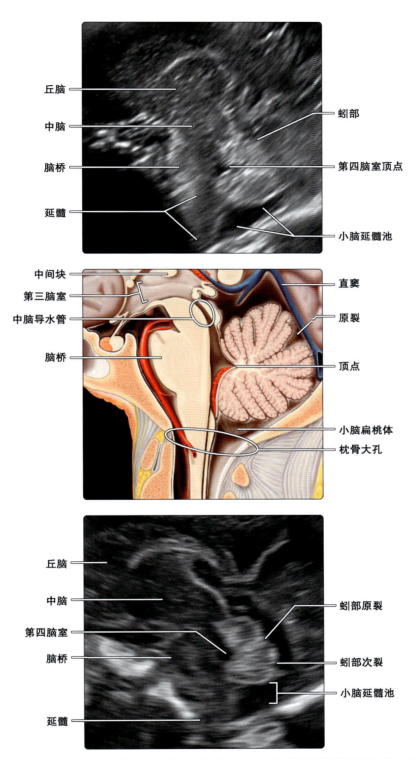

丘脑	蚓部
中脑	
脑桥	第四脑室顶点
延髓	小脑延髓池

中间块	直窦
第三脑室	
中脑导水管	原裂
脑桥	顶点
	小脑扁桃体
	枕骨大孔

丘脑	
中脑	蚓部原裂
第四脑室	
脑桥	蚓部次裂
	小脑延髓池
延髓	

图 2-14 （上图）这是经腹超声扫查一个晚孕期胎儿。借助现代设备，无需专项神经学超声检查或对 3D 数据集进行大量操作即可显示许多解剖结构细节。（中图）矢状位示意图显示了小脑蚓部的正常解剖结构和标志。原裂将蚓部分为前叶（小舌、中央小叶和山顶小叶）和后叶（山坡、蚓叶、蚓结节、蚓锥体和蚓垂）。结节被称为绒球小结叶。（下图）经阴道超声检查后颅窝矢状切面显示了重要的解剖标志。最新数据表明，蚓部面积比高度或宽度对于判断预后重要。蚓部面积在矢状切面上测量，矢状切面也是评估脑桥蚓部夹角的平面。矢状切面可能会成为标准切面，如同心脏标准切面已经添加入最新的中/晚孕期产科超声检查指南中。

成像技术与正常解剖

经腹超声

标准的产科超声检查使用 4～6MHz 的探头采用经腹方式检查。为了诊断质量合格,操作指南列出了必须获取的图像列表。包括**大脑半球的横切面图像,显示中线大脑镰、侧脑室、脉络丛、透明隔腔(cavum septum pellucidum, CSP)和丘脑**。生物学参数在这些切面上测量。**头围(head circumference,HC)**和**双顶径(biparietal diameter,BPD)**在 CSP 水平的丘脑横切面测量。沿颅骨外侧缘测量 HC,不包括软组织。从近场颅骨的外侧缘到远场颅骨的内侧缘测量 BPD。**侧脑室**的内径是在脉络丛血管球处垂直于脑室的长轴,从内缘到内缘测量。尽管男性胎儿的侧脑室可能略大于女性胎儿,但在整个妊娠期,该测量值应小于 10mm。许多文章将轻度脑室扩张定义为 10mm≤侧脑室直径≤12mm。斜横切面(包括 CSP,但倾斜角度包括后颅窝)用于观察正常的小脑和小脑延髓池。

使用现代设备,有可能在颈项透明层(nuchal translucency,NT)检查时(11 周 0 天到 13 周 6 天)评估许多解剖结构。标准的颅脑检查结果是颅骨、中线大脑镰以及脉络丛充满侧脑室形成蝴蝶征。通过更多的努力以及 3D 数据集的获取,可以做一个更详细的早孕期神经学超声检查。这对于前次妊娠出现颅脑异常的患者尤为重要。

CSP 是透明隔之间的腔;在妊娠晚期会消失,但**通常在 18～37 周应该显示**。如果颅脑在其他方面正常,那么几乎可以肯定的是,37 周后未显示 CSP 是由于正常的闭合。虽然通常在 16 周之前可以显示,但这个阶段未显示并不一定是异常的。对于外观正常的胎儿,应在妊娠 18 周后进行随访,以确定是否存在颅脑畸形。如果 CSP 向后延伸至穹窿柱水平,这是一种被称为 **CSP 韦氏腔**的解剖变异,不应与病理过程相混淆,如半球间囊肿。

CSP 包括在小脑斜切面中,以确保正确的角度。如果扫查平面陡峭(如接近冠状面),可能会导致伪异常,如明显增大的小脑延髓池、小脑裂或颈后皮肤皱褶增厚。整个妊娠期小脑延髓池深度≤10mm;从小脑后表面到枕骨内板沿中线测量。

经阴道超声

如果胎儿处于头位,那么应用经阴道超声评估胎儿大脑是非常有帮助的。高频探头(高达 9MHz)可产生高分辨率图像,并可以通过额缝、前囟和后囟作为声学窗口,直接获取矢状切面和冠状切面。除了标准的横切面外,对胎儿进行完整的神经系统超声评估还需要增加 4 个冠状切面和 3 个矢状切面。冠状切面图像为:经额叶冠状切面、经尾状核冠状切面、经丘脑冠状切面和经小脑冠状切面。矢状切面为正中矢状切面和左右旁矢状切面。

三维超声

三维超声通过获取胎儿颅脑的容积数据,可以在正交的横切面、矢状切面和冠状切面上进行操作和显示。这种技术克服了在胎头位置不合适时直接获取精确矢状切面的困难。现已使用表面渲染模式对标准切面上看不到的结构进行可视化,例如鞍上池的视交叉。三维数据也可以在 NT 检查时获取,从而可以对颅脑进行详细的早期评估。

多普勒超声

彩色或能量多普勒用于识别 **Willis 环**的血管。如果脑室明显扩张的胎儿 Willis 环存在血流,则排除积水性无脑畸形,因为在那种情况下,颈动脉循环被阻断。**大脑中动脉(middle cerebral artery,MCA)**在颅脑横切面上很容易识别。目前,测量 MCA 收缩期峰值流速作为一种无创方法,被用来诊断**胎儿贫血**。技巧至关重要;胎儿应处于静止状态,近场 MCA 以 0° 的入射角进行评估,取样容积应放在自 Willis 环起始点 2mm 的范围内。

在测量**阻力**或**搏动指数**或**收缩期/舒张期比值**时,可以在任何入射角对血管进行取样测量,因为使用比率可以抵消实际速度测量中任何与角度相关的变化。将这些测量值与脐动脉(umbilical artery,UA)的测量值进行比较,用于计算脑胎盘比(cerebroplacental ratio,CPR),即 MCA 搏动指数(pulsatility index,PI)除以 UA PI。CPR 的确切作用仍存在争议,但支持者们仍用它来确定生长受限胎儿具有较高的不良结局风险。

大脑前动脉是中线正常发育的有用标志。在正中矢状切面上,大脑前动脉从 Willis 环向头部延伸,然后转弯形成**胼周动脉和胼缘动脉**,此两者沿胼胝体走行。在**胼胝体缺失**时,不会出现这种分支模式。同样,在**叶型前脑无裂畸形**中,动脉走行异常被描述为"在颅骨下爬行"。单支或**奇数支的大脑前动脉**也见于叶型前脑无裂畸形。

多普勒评估对任何明显的颅内囊性病变的特征描述至关重要。可见的血管病变包括 Galen 静脉动脉瘤、动静脉畸形和硬脑膜窦畸形。

磁共振成像

快速 T2 加权序列是胎儿颅脑评估的主要手段。这个序列可以对结构和发育进行评估。灰质的信号比白质低。流动的血液被视为信号空隙,而凝固的血块为低信号。CSF 呈高信号(即白色)。

T1 加权图像非常适合检测血液物质(如颅内出血)和脂肪(如与胼胝体缺失相关的脂肪瘤)。它们也被用于评估髓鞘形成,尽管这在胎儿成像中的作用有限。

扩散成像也可以使用,尤其是晚孕期胎儿头部进入母体骨盆且活动较少时。它主要用于评估:与胎儿干预、母亲疾病或创伤相关的脑损伤程度,以及胎儿感染或颅内出血的情况。

也可以做纤维束成像和光谱学,但它们仍然被认为处于实验阶段。

胎儿颅脑概述

正常与否?

胎儿颅脑在妊娠期间会发生明显的变化。因此,"正常"取决于胎龄。重要的是要有一个系统的方法来评估颅脑,并"核对"每一个评估病例的结构或观察列表。

脑组织受到颅骨穹窿的保护;因此,颅脑评估从头部大小和形状开始。正常的颅骨穹窿呈椭圆形,前后径大于左右径。轮廓光滑且颅骨回声沿头围呈连续性。如果颅骨形状不规则,考虑应包括**颅缝早闭**。如果头部形状在所有扫查切面都呈圆形,则应考虑颅骨下方脑结构的异常(特别是前脑无裂畸形谱,前半球融合导致**短头畸形**)。**小头畸形**与前额倾斜有关,这在矢状侧面图中最为明显。

下一步,确定 2 个大脑半球被完整的大脑镰分开。**大脑镰**是中线处分割大脑半球的线性回声。在严重的脑积水和积水性无脑畸形中可显示,但在无叶型前脑无裂畸形中不显示。半叶型前脑无裂畸形有不同程度的前脑融合,所以大脑镰可能在后半部显示,而在前半部不显示。在最轻型的叶型前脑无裂畸形中,大脑半球可能被完整的大脑镰完全分开。在冠状切面图像上,中线回声从大脑镰延续,与 CSP 和第三脑室的线样回声对齐。冠状切面上一个不易被察觉的表现被描述为半球间裂变形;它的定义是额叶内侧边缘向对侧嵌入以及两侧额叶内侧部分失去平行。它与中线畸形有关,包括视隔发育不良和端脑融合畸形,以及更广泛的畸形,例如 Chiari Ⅱ型畸形和脑裂畸形。

透明隔由充满液体的 CSP 分隔开。在 18~37 周之间,透明隔腔应该是一个盒状结构,有明亮的线性回声形成壁,线性回声之间有一个无回声腔。它位于侧脑室的前角之间。在横切面上透明隔腔的尾部可以看到**穹窿**的一部分。这些结构表现为一系列平行的黑白线,在前角之间不形成盒状结构。有报道**透明隔腔缺失**见于孤立性透明隔发育不全,但它也与许多复杂的颅脑畸形有关。

CSP 是大脑中线正常发育的一个重要标志。美国超声医学会(American Institute of Ultrasound in Medicine,AIUM)产科超声操作指南要求报告记录其存在。

侧脑室的大小应对称,并有一个蝶翼结构;正常情况下它们并非平行。前角较窄,在足月时几乎像狭缝一样。脑室系统最大的部分是**三角部**,它是侧脑室体部与枕角和颞角的汇合处。侧脑室内径在三角部测量,垂直于侧脑室长轴,从内缘到内缘。顶枕沟一旦可显示,它就是这项测量的一个很好的标志,侧脑室内径应该始终小于等于10mm。

随着皮质层的生长和成熟,一些脑裂和脑沟逐渐发育。**脑裂**比脑沟内折得更深,并且在大脑表面的位置固定。**脑沟**

较浅,更易受个体差异的影响。**半球间裂**位于大脑镰的位置,大脑镰从前向后穿过大脑。如横切面图像所示,**外侧裂**最初表现为大脑外侧表面的一个浅凹痕(约 18 周时)。这个凹痕加深,变成"方形",形状像一个打开的盒子,最终随着岛盖的发育逐渐被覆盖,这个过程直到足月才完成。

接下来,查看后颅窝。随着对小脑结构和功能的认知不断增加,后颅窝内容物评估的详细方法将单独介绍。正常小脑由 2 个半球及中间的蚓部组成,小脑延髓池深度≤10mm。

异常表征

是脑实质内还是脑实质外?脑组织内病变(脑实质内)与那些使脑实质移位的病变(脑实质外)的鉴别诊断是不同的。半球间囊肿是一种脑实质外病变,因为它位于大脑半球之间,可能会使一个或两个大脑半球移位。实性肿瘤发生于脑实质内,如畸胎瘤。虽然它也可能使邻近脑组织移位,但它是一种脑实质内病变。

是囊性还是实性?颅脑肿块可能是无回声或有一些内部回声。多普勒可以鉴别囊肿和血管病变,血管病变在胎儿期非常罕见。**单纯的囊性结构**可能是脑外病变(如蛛网膜囊肿或神经胶质室管膜囊肿),也可能是先天性脑畸形的一部分,例如无叶型前脑无裂畸形中的背侧囊肿或单一脑室。一些明显的囊肿实际上是由于潜在的脑畸形造成的 CSF 积聚所致。脑裂畸形或皮质发育不良的局灶性区域可能首先引起注意,因为与它们相邻的 CSF 腔十分显著。

有血栓形成的血管病变含有内部回声较低的凝血块时,可能会看到复杂性"囊肿"。硬脑膜窦畸形可能表现为这种方式;典型位置位于窦汇处是诊断正确的线索。

胎儿颅脑肿瘤通常结构复杂,内部有血流;它们生长迅速,大多数出现在晚孕期。

这是发育异常还是破坏性过程?

脑穿通畸形和脑软化是脑损伤的表现。许多病例早期检查正常。**脑穿通性囊肿**是脑破坏的中心区域,随着被破坏的脑实质被吸收,最终变成囊性。**脑软化**是一种更为广泛的过程,通常是由于妊娠后期的损伤,之后损伤处发生胶质增生。这导致深部脑白质出现瑞士奶酪样变,最常分布于脑室周围。

这是一个孤立的发现吗?如果首先观察到轻度脑室扩张,请重新扫查侧脑室。如果侧脑室壁呈结节状,则可能存在灰质异位。如果室管膜回声强且厚,则可能有颅内出血。如果透明隔腔缺失,在矢状切面扫查胼胝体,以排除胼胝体发育不全。仔细评估大脑表面是否存在脑裂。三维超声可用于直接评估视交叉,而经眼眶平面可以识别视神经以评估视隔发育不良。从 32 周开始可以识别嗅神经和嗅沟;这些结构的缺失提示无嗅脑畸形,它属于叶型前脑无裂畸形谱系中最轻型的。

观察其他部位

前脑无裂畸形的胎儿可能有面部异常(如独眼、喙鼻、中

胎儿神经超声学		
	标志	观察到的结构
横切面		
BPD/HC	丘脑，CSP	丘脑，V3层面大脑半球，前角，大脑镰
侧脑室	椭圆形头形，中线大脑镰，比BPD/HC平面更靠近头侧	大脑半球，侧脑室，脉络丛，大脑镰
小脑	小脑，CSP	小脑半球，小脑脚，蚓部，小脑延髓池
冠状切面		
经额叶	半球间裂	前方大脑镰、额叶、蝶骨、眼眶
经尾状核	尾状核，CSP，前角	胼胝体膝，CSP
经丘脑	丘脑，CSP	Monro孔，1/3，胼胝体体部
经小脑	后半球间裂，小脑幕	枕叶、小脑半球、蚓部
矢状切面		
正中矢状切面	胼胝体	胼胝体、CSP、蚓部、脑桥、脑干
旁矢状切面	侧脑室后角	侧脑室、脉络丛、大脑皮质
BPD=双顶径，CSP=透明隔腔；HC=头围：V3=第三脑室。数据摘自美国超声医学会产科超声操作指南和国际妇产超声学会胎儿神经超声学操作指南。		

线裂、头发育不全畸形、猴头畸形）。患有13三体的胎儿通常具有面部异常以及其他特征，例如多指/趾和肾脏回声增强。18三体与严重出生缺陷以及生长受限相关。Chiari Ⅱ型畸形与神经管缺陷有关，其中一些可能非常难以发现。导水管狭窄是脑积水的一种原因，当伴X染色体连锁时，也可能合并拇指内收。除脑部异常之外，再对其他异常情况进行观察，可能会得出特定的诊断，或者至少会缩小鉴别诊断的范围。

如果大脑异常伴有生长受限或多发其他异常，非整倍体或综合征性诊断的可能性更大。

临床意义

脑畸形是最具破坏性的出生缺陷之一。受累婴儿可能有严重的发育迟缓、癫痫、脑性瘫痪、失明以及喂养和呼吸困难。在部分病例中，脑畸形与遗传性疾病或综合征有关，导致胎儿宫内死亡，或新生儿及婴儿死亡。常染色体隐性遗传综合征下次妊娠的复发风险为25%。胎儿脑部异常导致大头畸形或关节挛缩，可能需要手术分娩，甚至在部分病例，需要延长子宫切口。这些胎儿的母亲再次妊娠时胎盘植入和子宫破裂的风险会增加。一些家庭可能会因胎儿脑部畸形而选择终止妊娠。对于那些因个人或宗教原因不终止妊娠的患者，准确诊断脑畸形对于确定最佳个性化分娩计划至关重要。毫无疑问，只有先证者明确诊断才能评估复发风险。因此，应尽一切努力向异常胎儿的家庭提供尽可能多的信息。在脑部异常的病例中，经阴道超声、三维超声和MR检查，可以为仅通过二维经腹超声检查补充信息。这些技术并不相互排斥，实际上可以相互补足。

参考文献

1. AIUM practice parameter for the performance of detailed diagnostic obstetric ultrasound examinations between 12 weeks 0 days and 13 weeks 6 days. J Ultrasound Med. 40(5):E1-16, 2021
2. Maiz N et al: Three-dimensional ultrasonography for advanced neurosonography (neurosofe-3D): validation of a brain volume acquisition guideline. Acta Obstet Gynecol Scand. 100(1):84-90, 2021
3. Volpe N et al: First-trimester fetal neurosonography: technique and diagnostic potential. Ultrasound Obstet Gynecol. 57(2):204-14, 2021

早孕期横切面

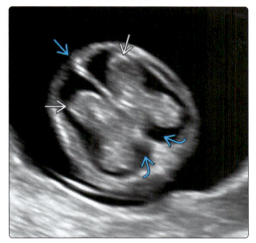

早孕期斜横切面

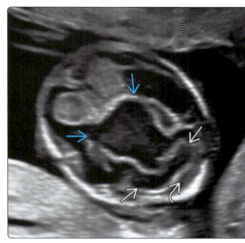

图 2-15 （左图）12 周时颅脑超声横切面显示脉络丛➡️的正常外观，形成蝴蝶征。中线回声➡️完整，有一层薄而无特征、低回声的皮质层➡️。这类似于标准中孕期检查中的侧脑室切面。（右图）同一例胎儿稍微向下倾斜探头，可以显示丘脑➡️、早期小脑➡️和小脑延髓池➡️。这类似于标准中孕期检查中的后颅窝切面。

中孕期标准切面

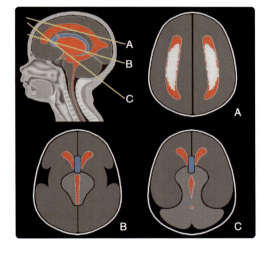

侧脑室切面

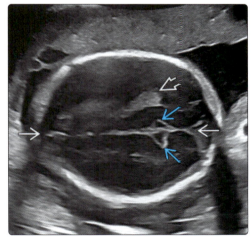

图 2-16 （左图）示意图显示了经腹超声评估胎儿颅脑的扫描切面。其中包括侧脑室切面（A）、丘脑和透明隔腔水平，测量双顶径（BPD）和头围（HC）（B），以及有角度倾斜的后颅窝切面（C）。（右图）24 周与扫查平面 A 相对应的超声横切面显示侧脑室脉络丛➡️和完整的中线处大脑镰回声➡️。注意发育良好的顶枕➡️沟。

丘脑切面

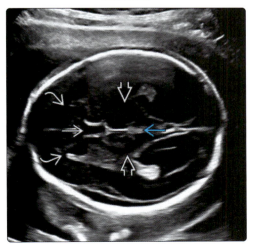

后颅窝切面

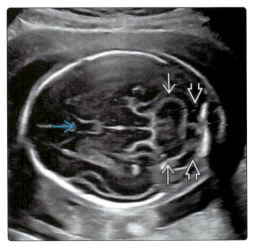

图 2-17 （左图）19 周与扫描平面 B 对应的超声横切面显示第三脑室➡️两侧的丘脑➡️。盒状的透明隔腔➡️位于前角➡️之间。（右图）19 周与扫描平面 C 对应的超声斜横切面显示透明隔腔➡️，小脑➡️，小脑延髓池➡️和颈后皮肤皱褶（游标）。

引言和概述

79

颅内透明层

中孕期矢状切面胼胝体

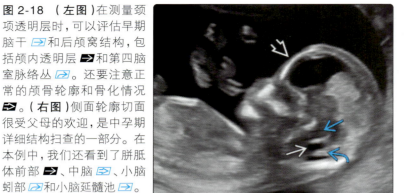
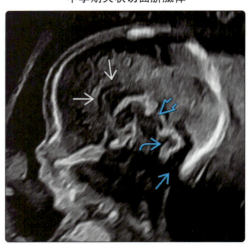

图 2-18 （左图）在测量颈项透明层时，可以评估早期脑干 ➡ 和后颅窝结构，包括颅内透明层 ➡ 和第四脑室脉络丛 ➡。还要注意正常的颅骨轮廓和骨化情况 ➡。（右图）侧面轮廓切面很受父母的欢迎，是中孕期详细结构扫查的一部分。在本例中，我们还看到了胼胝体前部 ➡、中脑 ➡、小脑蚓部 ➡ 和小脑延髓池 ➡。

晚孕期矢状切面胼胝体

经尾状核冠状切面

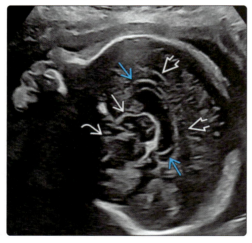
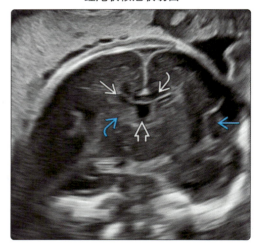

图 2-19 （左图）这是一个相似的晚孕期胎儿的侧面轮廓切面，显示胼胝体 ➡、扣带回 ➡、第三脑室及其凹陷 ➡ 和脑桥 ➡。（右图）专项神经超声学中经尾状核冠状切面显示横跨大脑镰下方的胼胝体 ➡、前角 ➡、尾状核 ➡、透明隔腔 ➡ 和方形的外侧裂 ➡，这种外侧裂形态在 24 周时是正常的。

经额叶冠状切面

经额叶冠状切面

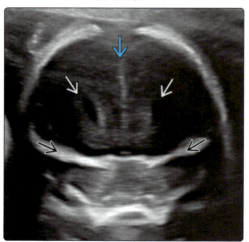
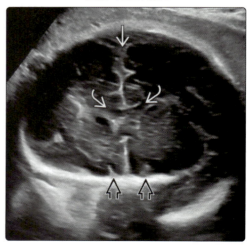

图 2-20 （左图）这例 20 周胎儿，经额叶切面显示对称的前角 ➡，完整的前方大脑镰 ➡ 和位于眶顶上方前颅窝底大脑的光滑下表面 ➡。（右图）较大胎儿的相同切面显示其脑回和脑沟更加复杂。注意胼胝体 ➡，笔直的半球间裂，没有跨过中线交叉的脑回 ➡，以及正常的嗅沟 ➡。

中孕期轴位 T2WI

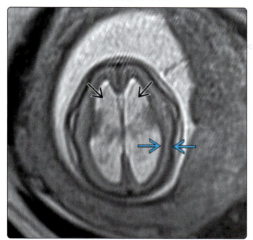

晚孕期轴位 T2WI

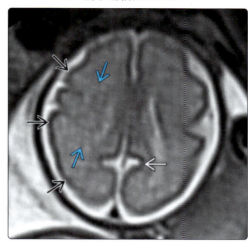

图 2-21 （左图）MR 具有出色的对比分辨率，受母亲肥胖的影响比超声小。21 周（母亲 BMI 为 37）的轴位脑平面显示，由于 Chiari II 型畸形导致脑室扩张➡️。3 层光滑的大脑皮质➡️与孕周相符。（右图）30 周时的 MR 轴位 T2WI 显示大脑半球的复杂性增加。皮质为低信号➡️，深部白质为中等强度信号➡️。顶枕沟➡️和多个表面脑回可见。

中孕期矢状位 T2WI

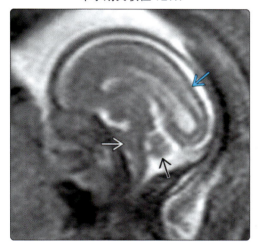

晚孕期矢状位 T2WI

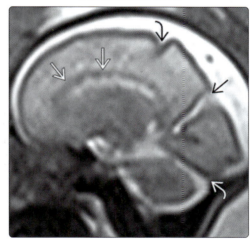

图 2-22 （左图）17 周 MR 矢状位 T2WI 显示胼胝体缺失的胎儿有光滑的三层大脑皮质➡️，蚓部➡️和脑干➡️正常。该胎儿最终诊断为 X 连锁无脑回畸形合并外生殖器模糊综合征。17 周时，平滑的大脑是正常的；早期的 MR 和超声都无法发现无脑回畸形。（右图）孕周较大胎儿的 MR 矢状位 T2WI 显示胼胝体➡️、中央沟➡️、顶枕沟➡️和小脑幕➡️。

中孕期冠状位 T2WI

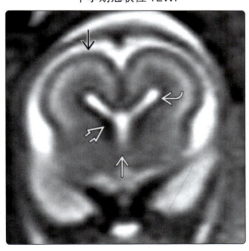

晚孕期冠状位 T2WI

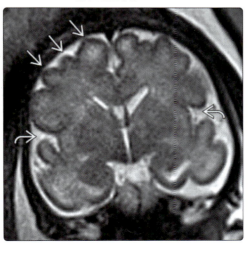

图 2-23 （左图）17 周时 MR 冠状位 T2WI 显示简单的大脑结构。前角➡️和第三脑室➡️很容易显示。注意，侧脑室底部的生发基质➡️信号非常低，迁移的神经元形成了皮质层➡️的分层外观。（右图）37 周时的 MR 冠状位 T2WI 显示成熟的大脑结构，具有发育良好的凸状脑回➡️、完全覆盖化的外侧裂➡️，以及前一张图像中未成熟大脑的简单三层外观消失。

经腹超声

经腹超声是胎儿影像学的主要手段。美国超声医学会（American Institute of Ultrasound in Medicine，AIUM）的产科超声检查指南要求在包括透明隔腔（cavum septum pellucidum，CSP）的平面上，通过后颅窝进行斜横切面成像，以显示**小脑半球、蚓部和小脑延髓池**。**小脑横径**在这个切面测量，小脑大小与胎龄的关系可以用列线图表示。在二维图像的矢状切面，尤其应用经阴道超声或三维重建，蚓部最为清晰可见。列线图可用于蚓部高度、面积和许多其他对于评估后颅窝畸形有价值的测量值。现在已经知道小脑和蚓部在脑功能中发挥着重要作用，因此值得仔细评估，需要同时应用横切面和正中矢状切面进行评估。即使使用多个扫查平面和三维容积，仍然难以通过超声对脑干进行评估。

菱脑是后颅窝结构的胚胎前体。它最初表现为胚胎中的囊性结构，在8～9周胎龄时可见。随着中脑和脑干的生长，几个脑曲发育，在颈项透明层（nuchal translucency，NT）筛查时（即11～14周）可显示，并作为标志确定真正的正中矢状切面。约14周后，常规对颅脑结构进行横切面扫查；不过，可以通过改变探头方向或应用三维容积来获得冠状切面和矢状切面图像。

后颅窝的完整超声评估需要**多平面图像**。横切面用于测量小脑横径、第四脑室（4th ventricle，V4）大小和大脑脚厚度。冠状切面可以更好地区分蚓部和小脑半球。正中矢状面可以评估**蚓部的高度、面积、小叶、裂和顶点**，以及直接观察脑桥、**小脑延髓池和小脑幕**。

经阴道超声

更高频率的阴道探头产生高分辨率图像。可以直接获得矢状切面和冠状切面图像，并且可以获取三维容积进行后处理和分析。完整的胎儿神经超声学评估除了标准横切面外，还需要记录4个冠状切面和3个矢状切面。经小脑冠状切面和矢状切面是评估后颅窝结构最有价值的切面。

用于显示蚓部结构的超声标志已经发表。小脑原裂在妊娠27周左右出现，到30周所有胎儿都应显示。届时还可以观察到蚓部（小脑活树）的白质。在大多数胎儿中，从妊娠30～32周开始，小叶之间可能存在一定程度的分化。**V4应被看做是蚓部前方和尾部的三角形结构。**

三维超声

三维超声可以采集胎儿大脑容积数据集，然后操作以显示正交视图。在获取脑组织容积之前，获得最佳二维声窗非常重要，因为采集平面上的阴影区域会影响重建。例如，在中孕期，经前囟、额缝或后囟（尤其有助于详细评估蚓部和脑干）进行矢状面采集，在标准后颅窝切面进行横切面采集，或在晚孕期经乳突采集。

多普勒超声

在静脉窦汇合处的硬脑膜窦畸形具有特征性的表现和位置。胎儿期大多数在诊断时已形成血栓，并在窦汇表现为"肿块"。应当利用多普勒对所有的后颅窝异常进行评估，以免漏诊血管异常。Galen静脉畸形虽然本身并不在后颅窝，可能首先表现为小脑幕区域的中线"囊肿"。该结构的多普勒将通过动静脉分流的证据确认血流。

磁共振成像

无论胎位如何，都可以使用MR；与超声相比，母体肥胖对它的影响也较小。快速T2WI序列用于通过后颅窝获得正交图像。T1WI可用于评估出血。

矢状位MR可显示脑干、脑桥和小脑脚的优质图像。脑桥小脑发育不良预后很差；观察脑干变薄伴正常的脑桥隆起消失对预后很重要。在有常染色体隐性遗传史的家庭中，结合遗传学检测和胎儿MR可能有助于产前诊断。

后颅窝概述

与幕上脑组织一样，在检查后颅窝时，有一份脑力清单是明智的。

枕骨轮廓

第一步是评估枕骨轮廓、头的位置和上段颈椎。脑膨出可能非常小且难以发现，如果枕骨轮廓检查不完整，可能会遗漏。Chiari Ⅲ型畸形与高位颈椎缺陷有关。在Chiari Ⅱ型畸形中，由于小脑扁桃体疝，后颅窝体积变小，呈漏斗状。

蛛网膜囊肿或Dandy-Walker畸形引起的占位效应可能表现为颅骨内板的扇形缺口。

小脑延髓池

小脑延髓池的深度测量是从中线处蚓部的后表面到颅骨内板。整个妊娠期应该<10mm。小脑延髓池中的线性回声被认为是Blake陷窝囊壁退化的遗迹。在Chiari Ⅱ型畸形中，小脑延髓池消失。小脑扁桃体疝导致小脑包裹脑干，产生**"香蕉"小脑**。发现这些征象，应对脊柱进行全面评估，以发现相关的神经管缺陷。

小脑镰和窦汇

正常小脑镰位于中央，使后颅窝一分为二。小脑镰位置不对称是查找占位性病变（如蛛网膜囊肿）导致移位或半球不对称（如小脑损伤或小脑半球发育不全）导致移位的线索。单侧的、小的小脑半球提醒超声医生注意罕见病的诊断，如PHACES综合征。

窦汇标志静脉窦汇合的位置。横窦与直窦和上矢状窦汇合。小脑延髓池扩大（如Dandy-Walker畸形）可导致窦汇抬高并呈λ形倒置。直窦和上矢状窦之间的角度（即**幕角**）通常在50°到75°之间。角度>80°表示后颅窝扩大。

小脑

正常小脑由 2 个圆形的小脑半球组成，由蚓部在中线将其连接。香蕉征（Chiari Ⅱ型畸形）和臼齿征（Joubert 综合征）是异常的例子。**菱脑融合**意味着蚓部缺失伴小脑半球融合。如果你在每个病例都检查半球-蚓部-半球，你就不会漏诊。

小脑半球的大小应该对称。正如幕上脑组织逐步形成沟回，随着胎龄的增加，小脑叶也变得更加复杂。这在超声和 MR 上都可观察到。根据孕周的不同，MR 可以观察到小脑上、中、下脚。

小脑损伤可能是单侧的。如果是这样，脑桥往往不对称，对侧体积减小。感染、出血和梗死都是病因。

蚓部

蚓部在横切面和矢状切面上测量。在后颅窝的斜横切面上（包括透明隔腔），在 V4 水平测量强回声蚓部的横径。在矢状面上，测量从山顶到蚓垂的头尾径，以及从中央小叶到蚓结节的前后径。如果分辨率有限，可以垂直于**顶点山坡线**画线，在此范围内测量头尾直径。这条线将 V4 的顶点与山坡的最上表面相连，即紧邻原裂下方的小叶。顶点山坡线也可以评估上叶和下叶的生长情况。两者在原裂两侧呈线性对称生长。

原裂将蚓部的前后部分开；它走行在山顶和山坡之间。在 MR 上约 17.5 周时可见。经阴道超声检查，到 30 周时所有胎儿应该能观察到。在约 24 周时在 MR 上可见到位于蚓锥体和蚓垂之间的次裂。正常蚓部结构上有 9 个小叶，其中 3 个位于后叶（山坡、蚓小叶、蚓结节），在胎儿研究中无法区分。因此，胎儿 MR 检测到的最多小叶数为 7 个；这些小叶正常胎儿 22 周后可观察到。

通过测量**被盖蚓部角**（tegmentovermian angle）来评估蚓部旋转的程度。这是沿着脑干背面画的一条平行于被盖的线与沿着蚓部腹侧表面画的线之间的角度。正常角度接近于 0°；角度<30° 可能是由于 Blake 陷窝囊肿所致。角度>45° 与 Dandy-Walker 畸形密切相关。

V4 形状和大小的评估是蚓部评估的重要部分。**顶点**是 V4 后上部的隐窝；如矢状切面图像所示，它在三角形 V4 的顶点形成锐角。

第四脑室

V4 是一个室管膜腔，位于大脑的延髓脑桥区，前部与脑桥和延髓的上 1/2 相邻，后部与小脑相邻，侧面与小脑上下脚相邻。评估从 NT 检查时开始，此时，脑干和强回声的 V4 脉络丛之间的透明腔隙称为颅内透明层（intracranial translucency，IT），它是 V4 的前体。IT 缺失与 Chiari 畸形有关。此外，无法看到 V4 脉络丛，是后颅窝异常的标志，应早期随访。在中孕期进行结构扫查时，V4 在正中矢状切面上呈三角形。在横切面上呈四边形；V4 指数是横径和前后径之比，在正常胎儿中始终>1。

脑干和脑桥

在 V4 前方**正常的脑桥形成一个显著的隆起**。在通过后颅窝的真正矢状切面上，超声和 MR 都可以看到这一点。

儿童 MR 显示，在正常颅颈交界处，延髓与上颈部脊髓之间的角度在 135°～180° 之间。在 Dandy-Walker 畸形中，颅颈交界处常有异常弯曲，角度较小，低至 110°。胎儿的这一现象被称为**"脑干扭结"**，其中脑干具有异常的、细长的 Z 形结构。这也被称为原始脑干结构，因为它类似于早孕期中脑、脑桥和颈曲发育过程中胚胎学上所观察到的形状。

是否存在相关的幕上脑组织异常？

小脑畸形很少是孤立的。菱脑融合常与前脑无裂畸形有关。小脑发育不良被视为某些常染色体隐性遗传综合征（如 Walker-Warburg）的一部分，因此下次妊娠中有 25% 的复发风险。

胎儿的其他方面正常吗？

据报道小脑延髓池增宽与 18 三体有关。受累胎儿通常有多发异常，包括脐膨出、膈疝、面裂和先天性心脏病。Chiari Ⅱ型畸形与开放性神经管缺陷有关，其中一些非常轻微且难以证实。

后颅窝评估的陷阱

菱脑

不应被误认为是后颅窝囊性肿块。

错误的扫查平面

CSP 应包括在用于测量小脑延髓池的斜横切面内。如果没有，扫查平面可能太斜（即接近冠状面），当小脑延髓池向下朝枕骨大孔延伸时，会使其看起来增宽。在这个错误平面上，通过第四脑室而非蚓部获得的图像可能错误地提示蚓部发育不全或发育不良。

蚓部异常的过早诊断

蚓部生长以至"覆盖"V4。当 Blake 陷窝开窗时，蚓部占据其正常位置，几乎与脑干平行。不应在孕 18 周前做出蚓部异常的诊断。如果上蚓部和下蚓部对称，胎儿其他方面正常，则应在提示蚓部发育不良之前首先在 24 周时随访。

小脑半球向内侧移位

如果蚓部缺失或向上旋转，小脑半球可能会向内侧移位至正常情况下蚓部的空间。因此，缺乏经验的检查者可能会认为蚓部是正常的。这可以通过仔细检查每个病例的顶点和原裂来避免。

正常但旋转的蚓部

Blake 陷窝囊肿的预后比蚓部未发育或发育不全好得多。正常但旋转的蚓部有正常的顶点，且顶点山坡线的上下部分

后颅窝异常：影像学表现					
诊断	蚓部位置	蚓部大小	窦汇位置	小脑半球	第四脑室
小脑延髓池增宽	N	N	N	N	N
Blake 陷窝囊肿	旋转	N	N	N	增大；通过小脑谷与后颅窝相通
蛛网膜囊肿	可能移位	N 或受压	N	N 或受压	N 或受压
蚓部发育不全	可能旋转	小或缺失	N	N	形状异常；无正常顶点
Dandy-Walker 畸形	旋转	小或缺失	抬高	常较小	扩张，增宽；无正常顶点
小脑发育不良	N	小	N	小	N 或小
脑桥小脑发育不良	N	小	N	小	脑桥隆起缺失
小脑损伤	N	N 或小	N	不对称；一侧较小、结构异常	形态不同，取决于小脑损伤的部分
Joubert 综合征		小或缺失	N	小	变大（与小脑上脚延长和臼齿征相关）
菱脑融合		缺失	N	小叶在水平方向融合并连续	小；无正常顶点
N= 正常					

对称生长。

萎缩/单侧小脑异常

小脑萎缩意味着正常发育的蚓部或小脑半球体积缩小。只有在 18～20 时检查正常，而在随后的检查显示体积减小时，才能发现这种情况。感染、出血和更罕见的脑桥小脑萎缩综合征是小脑萎缩鉴别诊断的考虑因素。

临床意义

令人失望的是，后颅窝的产后与产前诊断的相关性一直很差。如果终止妊娠，鼓励进行尸检以确定相关性很重要，对于活产婴儿，所有产前诊断小脑异常的病例，都应进行产后影像学复查。**对后颅窝采取一致的、基于解剖结构的检查是避免误诊的最佳方法。**

参考文献

1. Maiz N et al: Three-dimensional ultrasonography for advanced neurosonography (neurosofe-3D): validation of a brain volume acquisition guideline. Acta Obstet Gynecol Scand. 100(1):84-90, 2021
2. Dovjak GO et al: Normal human brainstem development in vivo: a quantitative fetal MRI study. Ultrasound Obstet Gynecol. ePub, 2020
3. Dovjak GO et al: Quantitative fetal magnetic resonance imaging assessment of cystic posterior fossa malformations. Ultrasound Obstet Gynecol. 56(1):78-85, 2020

菱脑

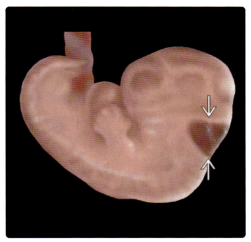

菱脑

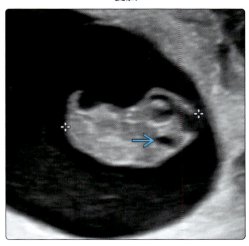

图 2-24 （**左图**）矢状切面示意图显示了由菱脑折叠形成的显著囊性腔 ➡。（**右图**）8 周时经腹超声矢状切面显示正常的菱脑 ➡ 位于胚胎（游标）的"顶"端，胚胎位于无回声的羊膜囊内。现代早孕期超声可以实时记录胚胎发育过程。

菱脑泡

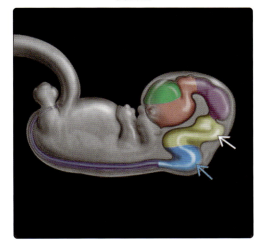

菱脑泡

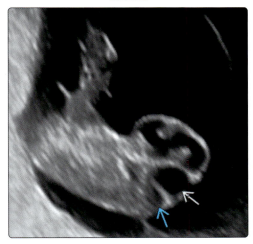

图 2-25 （**左图**）随着神经管拉长，它会产生几处弯曲以适应颅腔。菱脑泡发育为后脑 ➡ 和末脑 ➡。（**右图**）9 周经腹超声放大的图像显示拉长弯曲的神经管声像图关系。后脑 ➡ 和末脑 ➡ 很难单独区分，但在后脑中明显为低回声区。

第四脑室脉络丛

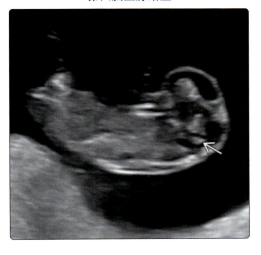

颅内透明层

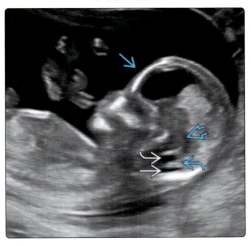

图 2-26 （**左图**）到 10 周时，躯干已经拉长，脑组织进一步发育，可以识别呈明亮高回声的第四脑室脉络丛 ➡。这是后颅窝正常发育的重要标志。（**右图**）在测量颈项透明层时，可以评估早期脑干 ➡ 和后颅窝结构，包括颅内透明层 ➡、第四脑室脉络丛 ➡ 和早期小脑延髓池 ➡。还要注意正常的颅骨轮廓和钙化情况 ➡。

后颅窝扫查平面

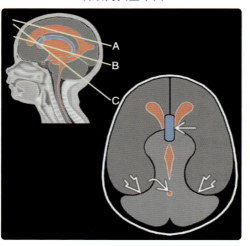

早孕期小脑

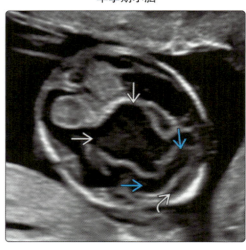

图 2-27 （左图）示意图显示经腹超声用于评估后颅窝内容物正确的斜横切面（C）（第四脑室 ➡，小脑半球 ➡）。将透明隔腔 ➡ 包括在内以确保平面不过于倾斜。（右图）从脉络丛蝴蝶征切面向下成角获得的超声斜横切面显示丘脑 ➡、发育中的小脑 ➡ 和早期的小脑延髓池 ➡。这个孕周透明隔腔尚不可见，因此不能用它来确定倾斜度。

中孕期小脑

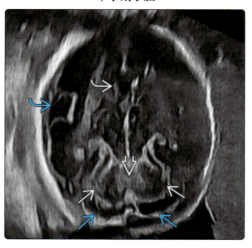

中孕期蚓部

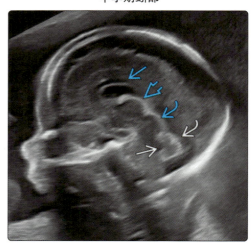

图 2-28 （左图）24 周胎儿相似的扫查切面显示正常双球小脑 ➡ 后方的小脑延髓池 ➡，小脑半球间可见回声更强的蚓部 ➡。透明隔腔 ➡ 校验了正确的倾斜度，正常（相对于胎龄）的盒状外侧裂 ➡ 也可显示。（右图）20 周时的矢状切面显示正常的蚓部以及顶点 ➡ 和原裂 ➡。注意胼胝体 ➡、丘脑 ➡ 和中脑 ➡ 也可显示。

被盖蚓部角

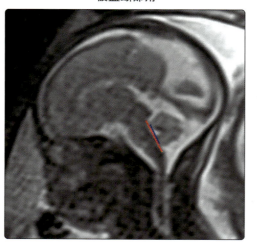

幕角

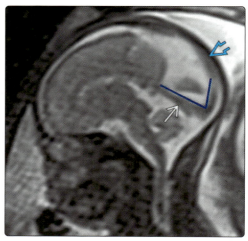

图 2-29 （左图）MR 矢状位 T2WI 显示正常的被盖蚓部角，应约为 0°。红线沿脑干背侧绘制，平行于被盖。蓝线沿着蚓部的腹面绘制。角度大于 40° 视为异常。（右图）MR 矢状位 T2WI 显示直窦 ➡ 和上矢状窦 ➡ 之间的正常幕角。如果窦汇抬高，这个角度就会变钝。正常情况下为 50°～75°。

蚓部解剖

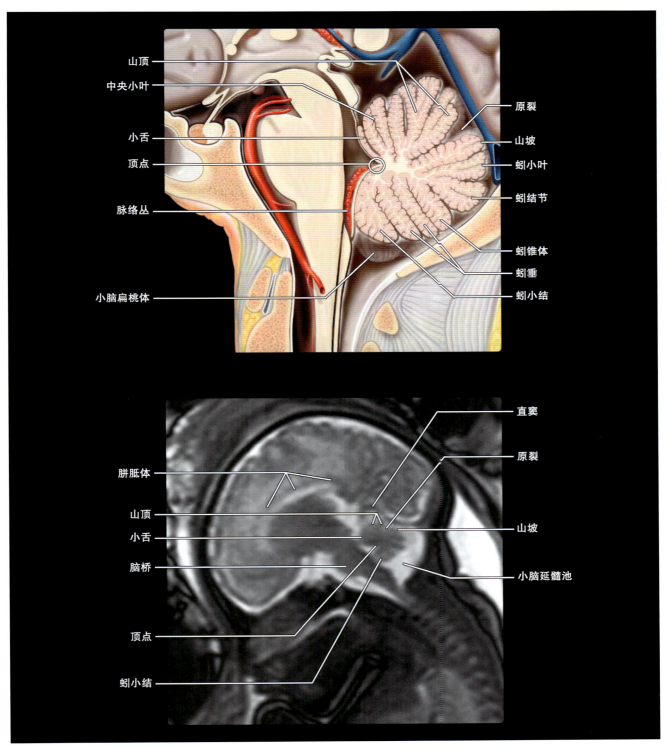

山顶
中央小叶
小舌
顶点
脉络丛
小脑扁桃体

原裂
山坡
蚓小叶
蚓结节
蚓锥体
蚓垂
蚓小结

胼胝体
山顶
小舌
脑桥
顶点
蚓小结

直窦
原裂
山坡
小脑延髓池

图 2-30 （上图）通过蚓部和第四脑室的矢状切面示意图显示了蚓部小叶。顺时针从小舌开始，包括中央小叶、山顶、山坡、蚓小叶、蚓结节、蚓锥体、蚓垂和蚓小结。第四脑室在此平面上呈三角形，三角形的尖由顶点形成。注意，小脑活树（白质）和裂隙从该点向外放射。（下图）相应的 MR 矢状位 T2WI 显示在晚孕期可以看到如此多的解剖细节。MR 还可以对脑桥和脑干进行详细评估，这通过超声很难看到，尤其是在妊娠后期。

引言和概述

要　点

术语

- 露脑畸形是无脑畸形的早期表现

影像学表现

- 眼眶上方无颅骨且神经组织缺失
  - 神经组织在妊娠期间消蚀
  - 无神经系统组织残留
  - 颅骨缺损被血管瘤性基质覆盖（脑血管区）
  - 通常与颈段脊柱缺陷相邻
- 应能在 10～14 周时进行常规诊断
  - 神经组织仍然存在（露脑畸形）
  - 头部呈不规则、扁平、张开的表现
- 具有眼距过宽和眼球突出的独特面部特征
- 常见羊水过多；由于溶解的神经组织，羊水内有回声

主要鉴别诊断

- 羊膜带综合征

- 颅骨可能缺失，但往往保留大量完整的脑组织
- 寻找其他缺陷
- 咨询的重要区别；散发、不增加复发风险

临床问题

- 母体血清甲胎蛋白升高
- 2%～5% 的复发风险
- 再次妊娠时，孕前应给予叶酸
  - 4mg/d 可将复发风险降低 70%

诊断要点

- 致死性畸形，应在早孕期发现
- 头臀长小于预期并不总是因为日期不准确
- 头部不对称或不规则的所有病例进行短期随访

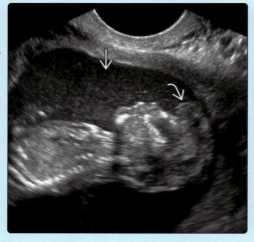
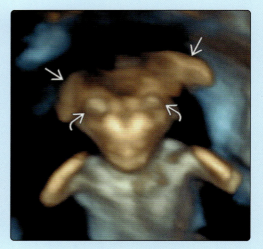

图 2-31 （左图）一例 13 周露脑畸形胎儿的超声矢状切面显示无正常颅骨以及小裂片样外露的脑组织 ➡ 延伸至颅底以外（贝雷帽征）。随着脑组织逐渐消失，外观从露脑畸形变为无脑畸形。请注意由于溶解的神经组织羊水回声增加 ➡。（右图）同一病例的 3D 表面重建证实了没有颅骨以及散开的剩余脑组织 ➡。注意显著宽距的眼睛 ➡。

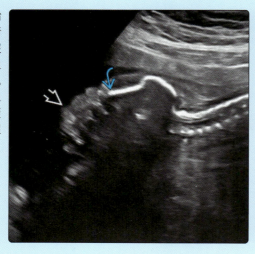
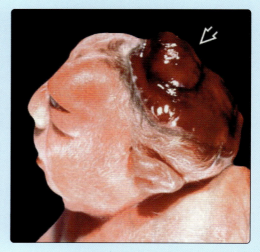

图 2-32 （左图）中孕期胎儿脑的矢状切面显示，在畸形、扭曲的颅底上方颅骨突然终止 ➡。暴露的神经组织呈不规则的高回声 ➡。（右图）侧位大体图显示血管瘤性基质（脑血管区）覆盖了缺损部位 ➡，符合超声表现。

术语

同义词

- 露脑畸形-无脑畸形序列

定义

- 露脑畸形是无脑畸形的前身，是暴露神经组织破坏序列的一部分

影像学表现

一般特征

- 最佳诊断线索
  - 眼眶上方无颅骨且神经组织缺失
    - 在颈项透明层扫查时可检测到
    - 中孕期常规检查中绝不应漏诊
- 形态学
  - 露脑畸形-无脑畸形序列
    - 神经组织在妊娠期间磨损
    - 胎动和暴露于羊水的结果
    - 在中孕期仍然可能存在少量异常形态的组织
  - 露脑畸形
    - 突出的神经组织仍然存在，但轮廓异常不规则
    - 通常见于早孕期
  - 无脑畸形
    - 无神经系统组织残留
    - 颅骨缺损被血管瘤性基质覆盖（脑血管区）

超声表现

- **早孕期**
  - 神经组织仍然存在（露脑畸形）
  - 头部呈不规则、扁平、张开的外观，使用了多个描述词
    - 暴露的脑组织可能呈分叶状（米老鼠样）或棘状（巴特·辛普森样）外观
    - 贝雷帽征：突出于颅骨外的波浪状薄膜下的大脑结构
    - 膜下方薄的、无回声的 CSF 层
    - 土耳其头巾：环绕颅底的收缩环和扩大的球状暴露的脑组织
  - 头臀径（crown-rump length，CRL）小于预期值
  - 所有疑似病例都必须进行经阴道超声扫查
- **中孕期和晚孕期**
  - 神经组织已经消散
  - 眼眶上方无颅骨或软组织
  - 剩余表面不规则，失去正常形态
  - 独特的面部特征
    - 眼距过宽和眼球突出
      - 继发于浅眼眶和异常形成的颅底
      - 眼本身正常形成
      - 冠状切面观察颜面时呈蛙状外观
    - 可以看到唇裂/腭裂
  - 常有其他开放性神经管缺陷
    - 与颈段脊柱缺陷相连最常见
    - 腰段脊髓脊膜膨出

- 常见羊水过多
  - 继发于吞咽障碍
  - 羊水常有回声是继发于溶解的神经组织
- 三维超声
  - 更详细的颅骨轮廓描述
  - 可能会提高早孕期的准确性

MR 表现

- 诊断不是必须做 MR
- 如果超声检查失败或不确定，MR 可能有用（如母体因素、羊水过少）
- 很少或没有幕上脑组织残留
- 脑干和小脑常发育不良

影像学建议

- 早孕期经阴道扫描以早期诊断
  - 通常很难在 10 周前做出诊断
    - 露脑畸形显示的脑组织可能被误认为是正常的脑组织，因为可能仍然存在薄膜
  - 应能在 10～14 周时进行常规诊断
    - 如果可疑，进行短期随访
  - 仔细检查颅骨轮廓
    - 张开的，扁平的，小叶状或穗状
  - 可测量顶颏长（crown-chin length，CCL）
    - 77% 的无脑畸形＜第 5 百分位数
  - CCL:CRL 比率
    - 62% 的无脑畸形＜第 5 百分位数
  - 与母体血清甲胎蛋白相关
- 中孕期常规头颅切面检出率 100%

鉴别诊断

羊膜带综合征

- 颅骨可能不存在，但常常保留大量完整的脑组织
- "切割"缺陷
  - 非解剖分布的不对称缺陷
- 其他身体部位经常受累
- 羊膜带通常很难看到
  - 胎儿可能会卡住
- 散发、不增加复发风险

脑膨出

- 颅骨存在
- 神经组织通过缺损突出
  - 西方最常见于枕部
- 在早孕期可能很难鉴别
  - 随着胎龄的增加变得明显

前脑缺失，端脑缺失

- 严重小头畸形 ± 肢体异常
- 充满液体的小头伴幕上结构缺失
- 严重颅面部异常
  - 可能没有可识别的面部特征
- 颅骨完整

露脑畸形，无脑儿病理

一般特征

- 病因学
  - 危险因素
    - 叶酸缺乏
    - 药物（叶酸拮抗剂）
      - □ 二氢叶酸还原酶抑制剂：乙胺嘧啶、甲氧苄啶、柳氮磺吡啶和甲氨蝶呤
      - □ 抗癫痫药物：卡马西平、苯妥英钠、拉莫三嗪、扑美酮、丙戊酸钠和苯巴比妥
    - 胰岛素依赖型糖尿病
    - 肥胖
    - 高热
  - 胚胎学
    - 前神经孔在第 24 天关闭
    - 闭合失败会导致颅骨缺损，包括无脑畸形、脑膨出和枕骨裂露脑畸形
    - 到 10 周时头骨发育完整
- 遗传学
  - 涉及叶酸代谢的基因（*MTHFR* 和其他），但作用尚不完全清楚
    - *WIPI1* 中的错义突变和 *SPHKAP* 和 *NCOR 1* 中的功能丧失突变可能起作用
  - 有报道见于 13 三体和 18 三体
  - 2%～5% 的复发风险
- 相关异常
  - 据报道占 41%，但由于致死性所以相关异常缺乏重要性
  - 脊柱裂 ± 脊髓脊膜膨出，尤其是颈段：27%
  - 泌尿生殖系统：16%；唇/腭裂：10%；胃肠道：6%；心脏：4%
- 可能由多种病因共同导致的多因素疾病
  - 遗传、环境、代谢和营养

大体病理和解剖特征

- 颅骨和前脑结构缺失
- 菱脑结构残留
- 缺损被血管瘤性基质覆盖（脑血管区域）

临床问题

表现

- 最常见的体征/症状
  - 早孕期扫查异常
    - 可在 10～14 周内确切诊断
  - 母体血清甲胎蛋白升高
    - >2.5 倍中位数异常
    - 检测出 90% 的无脑畸形

人口统计资料

- 流行病学
  - 1：1 000 妊娠发生率；1：10 000 出生率
    - 白人和西班牙裔患者比非洲裔更容易受累

- 英国：欧洲发病率最高
  - 从 1996 年到 2001 年，在使用了叶酸强化小麦粉的美国下降了 21%
  - 2017 年，全球估计有 23 万儿童不必要地罹患叶酸可预防的脊柱裂和无脑畸形
    - 所有国家都迫切需要实施强制性叶酸强化，这是经证明的安全的公共卫生干预措施，可预防婴儿死亡和残疾
    - 研究模型提出，叶酸强化碘盐有可能惠及更大的人群，带来巨大的效益
- 无脑畸形患者女性比例（约为 4：1）过高，而脊髓脊膜膨出患者的性别比为 1：1
  - 比例不等的原因尚不清楚

自然病史与预后

- 致死性畸形
  - 可以存活数小时到数天
  - 5%～10% 存活 1 周

处理

- 建议终止妊娠
- 家庭支持疗法
- 关于家族史和复发风险的遗传咨询
- 不干预胎儿窘迫；避免剖宫产
- 无脑畸形胎儿没有功能性垂体，垂体在自然分娩中起作用
  - 可能需要引产
- 可能会被考虑捐赠器官
  - 法律和道德方面的考虑仍然使这一点变得困难
- 孕前服用叶酸
  - 4mg/d 可将复发性神经管缺陷的风险降低 70%
  - 所有女性服用剂量 0.4mg/d

诊断要点

考虑

- CRL 低于预期并不总是因为日期错误
  - 可能是无脑畸形的早期指标
  - 头部不对称或不规则的所有病例进行短期随访

影像判读经验

- 致死性畸形，应在早孕期发现
- 露脑畸形发展为无脑畸形

参考文献

1. Sepulveda W et al: An unusual first-trimester ultrasound presentation of the acrania-anencephaly sequence: the "Turkish turban" sign. J Ultrasound Med. 39(4):829-32, 2020
2. Szkodziak P et al: The role of the "beret" sign and other markers in ultrasound diagnostic of the acrania-exencephaly-anencephaly sequence stages. Arch Gynecol Obstet. 302(3):619-28, 2020
3. Wertaschnigg D et al: Ultrasound appearances of the acrania-anencephaly sequence at 10 to 14weeks' gestation. J Ultrasound Med. 39(9):1695-700, 2020
4. Kancherla V et al: A 2017 global update on folic acid-preventable spina bifida and anencephaly. Birth Defects Res. 110(14):1139-47, 2018
5. Martins Santana EF et al: Acrania-exencephaly-anencephaly sequence phenotypic characterization using two- and three-dimensional ultrasound between 11 and 13 weeks and 6 days of gestation. J Ultrason. 18(74):240-6, 2018

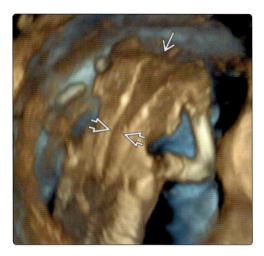
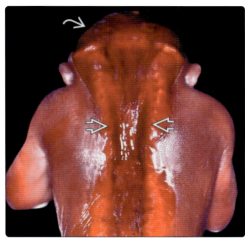

图 2-33 （左图）在早孕期末的 3D 图像背面观不仅显示无脑畸形➡️，还显示了颈段广泛的开放性神经管缺陷➡️。脊柱裂，尤其是颈段，常伴有无脑畸形，这两种畸形都是前神经孔闭合失败的结果。（右图）大体标本显示了相似的脊柱裂表现➡️，整体脊柱受累和无脑畸形➡️。

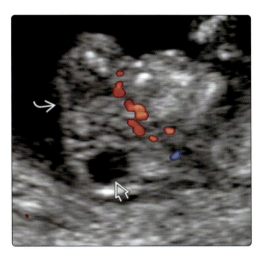
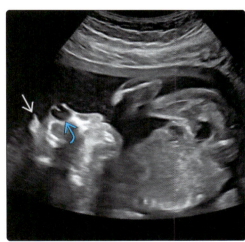

图 2-34 （左图）早孕期彩色多普勒超声矢状切面显示扁平的颅骨轮廓➡️和较大的后颅窝囊肿➡️。识别无脑畸形的早孕期表现对早期诊断这种致死性畸形很重要。（右图）一例 17 周无脑畸形胎儿的超声矢状切面显示一只眼睛突出➡️，但眼眶上方无颅骨。只有少量发育不全的神经组织残留➡️。

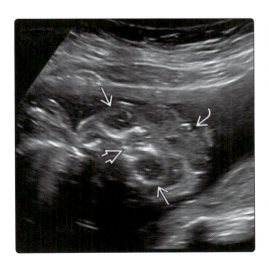
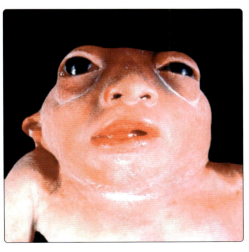

图 2-35 （左图）一例中孕期无脑畸形胎儿的面部超声冠状切面显示，眼球凸出和眼距过宽➡️以及暴露的神经组织➡️。注意两眼之间宽大的空间➡️。（右图）一例无脑畸胎儿的尸检照片显示了典型的眼球凸出，蛙眼征。这是浅眼眶和颅底异常形成的继发改变。眼睛本身大小正常。耳也低位且异常。

术语

- 脑膜脑膨出：脑组织、脑膜和脑脊液
- 脑膜膨出：脑膜和脑脊液

影像学表现

- 疝出组织的表现不同
- 囊内囊或靶环征见于脑室膨出
- 70%～80%脑室扩张
- 小头畸形常见于大型缺损
- 其他常见且对预后有不良影响的中枢神经系统异常
- 用彩色多普勒和MR评估与上矢状窦和其他静脉窦的重要关系
  - 影响手术修复的可能性

主要鉴别诊断

- 羊膜带综合征
- 水囊状淋巴管瘤

病理

- 与多发常染色体隐性遗传综合征相关
- Meckel-Gruber是最常见的遗传性疾病
  - 脑膨出、多指（趾）、多囊肾

临床问题

- 北美和欧洲的白人中80%的脑膨出为枕部；额部脑膨出更常见于东南亚和非洲
- 预后因缺损处膨出的脑组织量和相关畸形而异
- 胎儿死亡率79%
- 大多数有皮肤覆盖；因此，母体血清甲胎蛋白通常不会升高

诊断要点

- 边缘伪影可能类似颅骨缺损
- 在妊娠早期，水囊状淋巴管瘤可能被误诊为脑膨出，反之亦然

图 2-36 （左图）在推测的双顶径水平颅脑超声横切面显示，颅骨穹窿非常小 ➡，大部分脑组织被挤压出来 ➡。含有脉络丛的一侧侧脑室清晰可见 ➡。挤压出来的脑组织其余部分看起来十分异常和混乱。（右图）同一名患者的3D图像显示更完整的巨大的枕部脑膨出 ➡ 和小头畸形 ➡。还要注意扭曲并低位的耳 ➡。

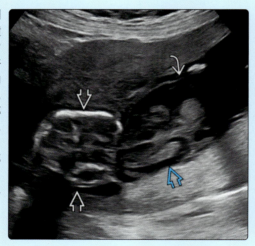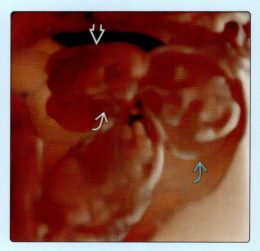

图 2-37 （左图）一例因头皮肿块转诊的胎儿，经阴道超声矢状切面清晰显示顶部颅骨缺损 ➡。小的顶部脑膨出更有可能闭合，并可能随着妊娠的进展外观有所改变。（右图）另一个顶部脑膨出胎儿，超声斜横切面显示两个枕角均疝出 ➡，偏下的脑室更明显。疝出的充满液体的脑室可以形成靶环征，或者囊内囊表现。

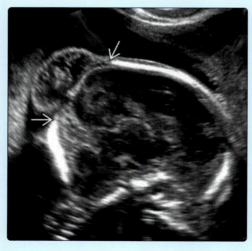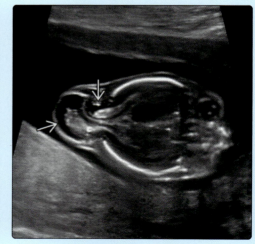

术语

定义

- 脑膨出：颅骨和硬脑膜缺损，伴颅内结构膨出
- 根据内容物进一步描述
  - 脑膨出（脑膜脑膨出）：脑脊液（cerebrospinal fluid，CSF）、脑组织和脑膜
  - 脑膜膨出：脑膜和 CSF
  - 闭合性脑膨出：不完全型脑膨出，伴硬脑膜、纤维组织和异位神经胶质膨出
- Chiari Ⅲ型畸形、菱脑膨出：低位枕部或高位颈部脑膜脑膨出，包含小脑 ± 脑干，脑膜，血管，CSF
- 其他相关术语
  - 颅裂：先天性颅骨闭合失败，通常伴有大脑发育缺陷
  - 颅脊柱裂：先天性颅骨裂和脊柱裂

影像学表现

一般特征

- 最佳诊断线索
  - 颅骨缺损伴颅旁肿块
- 定位
  - 按颅骨缺损部位分类
    - 枕颈部、枕部、顶部、额部、颞部、额筛部、蝶骨上颌部、蝶骨眶部、鼻咽部和外侧部
  - 所有脑膨出中闭合性的比例很高，尤其是顶部
- 大小
  - 变量：可能是闭合性的而被误认为头皮肿块；较大者可能有大部分脑组织被挤压出来
- 形态学
  - 幕上和幕下的受累概率相同
  - 侧脑室的后角和第四脑室可能包含在脑膨出内

超声表现

- 早孕期
  - 头颅可能看起来很小或不规则
  - 必须做经阴道检查
    - 早孕期末可以观察到颅骨缺损
- 脑
  - 疝出组织的表现不同
    - 可以辨认脑回（比无脑畸形更规则）
    - 混合囊性/实性肿块
    - 单纯囊性
  - 囊内囊或靶环征：脑室自缺损处膨出
  - 正常颅内标志物扭曲
  - 后部（枕部和枕颈部）脑膨出可能引起类似于 Chiari Ⅱ型畸形的变化
  - 70%～80% 脑室扩张
    - 脑脊液循环障碍或原发性脑畸形所致
  - 小头畸形常见于大型缺损
  - 其他常见并对预后有不良影响的中枢神经系统异常
    - 透明隔腔缺失

- 胼胝体缺失/发育不全
- 背侧半球间囊肿
- Chiari 畸形，包括脊柱裂
- 灰质异位
- Dandy-Walker 畸形
- 小脑皮质发育不良
- 静脉窦异常
- 颅骨
  - 应证实骨缺损
    - 枕部：通常位于中线偏后 ± 枕大孔
    - 顶部：通常位于中线且位置更高
    - 伴闭合性脑膨出可能很难观察到缺损
  - 柠檬征占 30%
    - 额骨凹陷
- 有报道可以合并羊水过多或羊水过少
  - 羊水过少更有可能并发缺陷［如梅克尔-格鲁贝尔综合征（Meckel-Gruber syndrome）中的囊性肾］

MR 表现

- 最适合确定脑膨出内容物和相关 CNS 异常
  - 疝出的脑组织通常发育不良，伴信号强度异常

影像学建议

- 始终从多个方向成像，以排除类似颅骨不连续性的边缘伪影
- 用彩色多普勒评估与上矢状窦和其他静脉窦的关键关系
- 早孕期使用经阴道超声检查
- 胎儿 MR 最适合评估疝出内容物和相关的实质畸形
  - 脑膨出的内容物是预后的主要决定因素
  - 明确硬脑膜窦与静脉窦开放之间的关系

鉴别诊断

羊膜带综合征

- 可能导致颅骨缺损和脑膨出
- 常见面部"切割样"缺陷
  - 巨大的、斜的面裂
- 可能发现羊膜带
- 身体其他部位经常受累

体蒂异常

- 严重组织紊乱半多发性体壁缺损
- 脊柱侧弯
- 脐带缺失/短

露脑畸形，无脑畸形，无颅畸形

- 无颅骨
- 脑组织量不同

水囊状淋巴管瘤

- 颈部有分隔的囊性包块
- 颅骨完整
- 常见水肿

枕骨裂露脑畸形（iniencephaly）

- 颈部过度伸展（"观星者"姿势）
- 脑膨出
- 累及脊椎的脊柱裂
- 颈椎缺失

Chiari Ⅲ型畸形

- 后脑疝（Chiari Ⅱ型畸形）伴枕部或高位颈部脑膨出

头皮肿块

- 通常与闭合性脑膨出相混淆
- 颅骨完整

病理

一般特征

- 病因学
  - 几种提出的机制
    - 原发性脑神经孔闭合失败
    - 继发性神经组织压力性糜烂和疝出
    - 膜成骨诱导失败
  - 母亲肥胖、TORCH 感染是危险因素
  - 致畸原
    - 华法林胚胎病：鼻发育不良、眼部缺陷、血小板减少、多发性 CNS 异常，包括脑膨出
- 遗传学
  - 多因素，多为散发
  - 7%～17% 合并非整倍体：21 三体、13 三体、18 三体、三倍体都有报道
  - 许多常染色体隐性遗传综合征
    - 梅克尔-格鲁贝尔综合征（Meckel-Gruber syndrome）最常见
      □ 脑膨出、多指（趾）、多囊肾
    - Walker-Warburg 综合征
      □ 无脑回畸形、脑积水、脑膨出、小眼症、白内障
    - Knobloch 综合征
      □ 玻璃体视网膜变性和脑膨出
- 相关异常
  - 脑膨出可能是更复杂缺陷的一个特征
    - Chiari Ⅲ型畸形，脊柱裂，枕骨裂露脑畸形
  - 常见身体畸形（面部、骨骼、肾脏），孤立或作为综合征的一部分

大体病理和解剖特征

- 疝出的脑组织是发育不良的

临床问题

表现

- 颅骨缺损
- 大部分有皮肤覆盖；因此，母体血清甲胎蛋白通常不会升高

人口统计资料

- 流行病学

- 0.8：10 000～5：10 000
  - 北美和欧洲的白种人中 80% 的脑膨出为枕部脑膨出；10% 为顶部脑膨出
  - 额部脑膨出在东南亚和非洲更常见

自然病史与预后

- 因缺损处膨出的脑组织量和相关畸形而不同
- 胎儿死亡率为 79%
  - 任何类型的胎儿异常通常比相应的产后异常更严重
- 新生儿死亡率为 30%～40%
  - 孤立性脑膜膨出预后较好
  - 大量神经组织、脑室扩张或其他异常会影响预后
- 存活者：80% 存在神经损伤
  - 发育迟缓，通常较显著
  - 癫痫常见
- 2%～5% 的复发风险，除非与综合征相关
- 常染色体隐性遗传疾病的复发风险为 25%

处理

- 建议核型检查
  - 全面的家族史和遗传咨询
- 建议终止妊娠
- 如果继续妊娠
  - 监测头部大小
    - 小头畸形是预后不良的征象
    - 脑室扩张可能是进行性的
    - 随着时间的推移，疝出的内容物可能变得囊性成分更多
    - 小的脑膨出可能会"消失"（分娩后发现闭合）
  - 产前神经外科转诊以制订手术计划
  - 在三级医疗机构分娩
  - 考虑剖宫产以减少分娩创伤

诊断要点

影像判读经验

- 边缘伪影可能类似颅骨缺损
- 在孕早期，水囊状淋巴管瘤可能被误诊为脑膨出，反之亦然
- 对于孤立性脑膨出，预后主要受疝出脑实质的体积、小头畸形和脑室扩张的影响

参考文献

1. Ong AGJ et al: Early diagnosis and differences in progression of fetal encephalocele. J Ultrasound Med. 39(7):1435-40, 2020
2. Markovic I et al: Occipital encephalocele: cause, incidence, neuroimaging and surgical management. Curr Pediatr Rev. 16(3):200-5, 2019
3. Sefidbakht S et al: Fetal MRI in prenatal diagnosis of encephalocele. J Obstet Gynaecol Can. 42(3):304-7, 2019
4. Yucetas SC et al: A retrospective analysis of neonatal encephalocele predisposing factors and outcomes. Pediatr Neurosurg. 52(2):73-6, 2017
5. Da Silva SL et al: Risk factors for hydrocephalus and neurological deficit in children born with an encephalocele. J Neurosurg Pediatr. 15(4):392-8, 2015
6. Kasprian GJ et al: Prenatal imaging of occipital encephaloceles. Fetal Diagn Ther. 37(3):241-8, 2015
7. Jones D et al: First-trimester diagnosis of Meckel-Gruber syndrome by fetal ultrasound with molecular identification of CC2D2A mutations by next-generation sequencing. Ultrasound Obstet Gynecol. 44(6):719-21, 2014

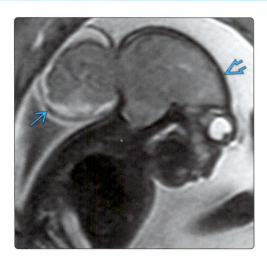

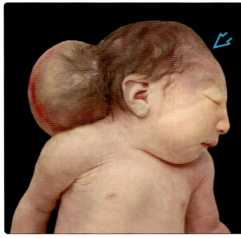

图 2-38 （左图）胎儿 MR 矢状位 T2WI 显示一个巨大的枕部脑膨出➡。其他图像显示脑干和小脑疝出。注意小头畸形和前额倾斜➡。（右图）同一病例的尸检照片证实了前额倾斜➡和小头畸形。核型正常，本例为散发病例。遗传咨询和检测很重要，因为脑膨出是几种常染色体隐性遗传病的组成部分，最常见的是梅克尔-格鲁贝尔综合征（Meckel-Gruber syndrome）。

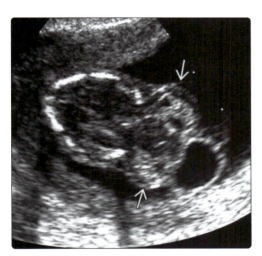

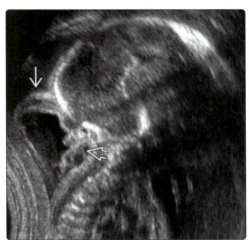

图 2-39 （左图）阴道超声显示一个巨大的脑膨出➡。脑膨出可在早孕期发现，经腹扫描发现的任何头部不规则都应通过阴道超声进一步检查。（右图）枕部脑膜脑膨出➡的超声矢状切面显示，疝出的肿块内大部分为 CSF，只有一小部分脑组织➡。主要包含 CSF 的枕部脑膨出可能与水囊状淋巴管瘤相混淆。

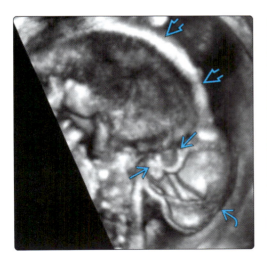

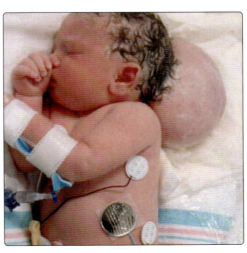

图 2-40 （左图）三维超声矢状切面显示相对正常的颅骨轮廓➡和巨大的脑膨出囊袋➡，但只有少量疝出的脑组织➡。（右图）同一病例的临床照片显示，其他方面外观正常的婴儿有一个巨大的枕部脑膨出。产后检查证实，囊内主要充满液体，还有少量发育不良的神经组织。硬脑膜窦未受累，婴儿随后成功地进行了切除手术。

颅骨缺损

术语

- 闭合性脑膨出（atretic cephalocele，AC）：脑膨出由硬脑膜、纤维组织和残留发育不良的神经胶质形成

影像学表现

- 回声不同的头皮小肿块
- 顶部中线（最常见），然后是枕部
- 仔细检查颅骨
  - 小的缺损可能很难发现
  - 相反，没有颅骨缺损时，边缘伪影可能会造成颅骨缺损的伪像
- 其他常见的 CNS 异常：胼胝体畸形、前脑无裂畸形谱、半球间囊肿
- MR 对诊断很有帮助
  - 纤维束和垂直镰状静脉窦延伸至头皮皮下肿块
  - 小脑上池突出，小脑幕尖顶
  - 评估其他异常，包括灰质异位和其他迁移异常

主要鉴别诊断

- 头皮肿块：血管瘤、淋巴管瘤

病理

- 复杂的真性脑膨出（脑膜膨出或脑膨出）与神经嵴残余

临床问题

- 较小的脑膨出可能会随着妊娠的进展而"消失"
  - 都需要产后 MR 检查
- 预后主要取决于相关的异常
- 回顾性分析 208 例患者，73.3% 的顶部脑膨出和 32.4% 的枕部脑膨出合并其他 CNS 异常
  - 枕部也不太可能累及硬脑膜窦
- 没有相关颅内异常的患者通常临床预后良好
- 即使没有发现明显的骨质缺损，在胎儿头皮肿块的鉴别诊断中也要始终考虑 AC

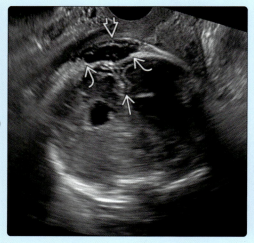
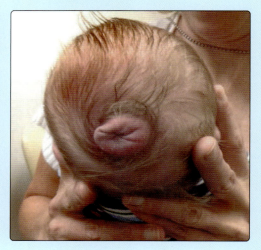

图 2-41　（左图）经阴道超声检查更好地评估囊性头皮肿块 ➡。肿块位于后半球间裂 ➡ 上方，紧邻肿块下方颅骨明显不连续 ➡。没有突出的神经组织。这些都是 AC 的典型表现。（右图）产后照片（同一病例）显示头皮肿块。AC 可能在怀孕期间表现出消失。病理显示有一小块发育不良的脑组织，在不明显的表皮下有一层简单的脑膜衬里。

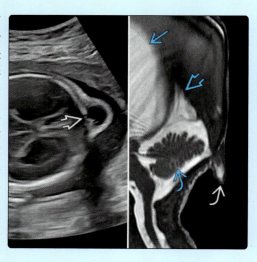
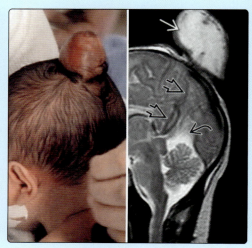

图 2-42　（左图）19 周超声和产后 MR 的组合图。在胎先露位置，在一处小的骨缺损 ➡ 上方有一个 AC。还存在多种其他脑部异常。AC 消失，在出生后表现为一个塌陷的囊 ➡。部分显示脑积水 ➡、尖顶小脑幕 ➡ 和畸形小脑 ➡。（右图）一例患有 AC 的新生儿照片和 MR 显示一个充满液体的肿块 ➡。有一个典型的垂直方向的永存镰状静脉窦 ➡ 和尖顶小脑幕 ➡。

术语

定义

- 闭合性脑膨出（atretic cephalocele，AC）：脑膨出由硬脑膜、纤维组织和残留发育不良的神经胶质形成

影像学表现

一般特征

- 最佳诊断线索
  - 囊性头皮肿块覆盖小的骨缺损
- 部位
  - 顶部中线最常见，其次是枕骨
- 大小
  - 通常较小（5～15mm）

超声表现

- 回声不同：可为囊性、混合性或实性
- 颅骨缺损小且通常难以发现
- 寻找相关的颅脑异常
  - 胼胝体缺失/发育不全、前脑无裂畸形谱和半球间囊肿最常见

MR 表现

- 纤维束和垂直镰状静脉窦延伸至头皮皮下肿块
  - 镰状窦穿过大脑镰，将胎儿的 Galen 静脉和上矢状窦后部相连
  - 通常在围生期闭合，但在 AC 中持续存在
- 小脑上池突出，小脑幕尖顶

影像学建议

- 最佳成像方法
  - 如果胎儿是头位，则进行经阴道扫查
  - MR 用于评估 AC 和其他异常，包括灰质异位和其他迁移异常

鉴别诊断

头皮肿块

- 颅骨完整
  - 必须多角度扫查确认
  - 边缘伪影可能会产生错误的缺损表现
- 包括淋巴血管瘤和软组织肿瘤
  - 血管瘤
  - 淋巴管瘤
  - 颅骨骨膜窦
    - 颅内硬脑膜静脉窦与颅外静脉循环之间的异常交通
    - 彩色多普勒血流
  - 皮样囊肿、表皮样囊肿
  - 纤维瘤病、肌纤维瘤病

病理

一般特征

- 病因学
  - 胚胎发育的各种假说

- 消失的真性脑膨出（脑膜膨出或脑膨出）
- 神经嵴残余可能阻止外胚层和中胚层的相互诱导
- 7～10 周时过度膨胀的菱脑泡
- 遗传学
  - 典型病例散发；有些病例是综合征性的
  - MSX2 和 ALX4 常染色体显性遗传型
- 相关异常
  - 其他常见的脑部和眼部异常
  - 回顾性分析 208 例患者，73.3% 的顶部脑膨出和 32.4% 的枕部脑膨出有其他 CNS 异常

大体病理和解剖特征

- 通过终止于大脑镰或小脑幕的纤维束连接到硬脑膜
- 脑脊液通向小脑上池、松果体上池和四叠体池

临床问题

表现

- 最常见的体征/症状
  - 筛查时偶然发现头皮肿块
- 其他体征/症状
  - 新生儿可触及肿块
    - 哭闹时可能会变大
  - 发领征：病变部位上一簇浓密的深色毛发

人口统计资料

- 流行病学
  - 占所有脑膨出的 25%～56%

自然病史与预后

- 小的 AC 可能会随着妊娠的进展而"消失"
- 枕部 AC 比顶部预后更好
  - 很少累及硬脑膜窦及伴发其他异常
- 预后主要由合并异常决定
- 那些没有合并颅内异常的人通常预后良好
- 其他颅内异常（在综合征患者中更常见）通常伴有严重的长期缺陷（发育迟缓、癫痫）

处理

- 所有头皮肿块的胎儿都应进行产后 MR，以评估其与大脑的闭合性连接
- 手术切除 AC 并进行硬脑膜修补

诊断要点

影像判读经验

- 即使没有发现明显的骨缺损，胎儿头皮肿块的鉴别诊断也始终要考虑 AC

参考文献

1. Lau WL et al: Prenatal diagnosis of familial atretic encephalocele. Ultrasound Obstet Gynecol. 54(2):277-9, 2019
2. Demir MK et al: Atretic cephaloceles: a comprehensive analysis of historical cohort. Childs Nerv Syst. 32(12):2327-37, 2016
3. Santos SF et al: Atretic parietal encephalocoele. BMJ Case Rep. 2016, 2016
4. Siverino RO et al: Parietal atretic cephalocele: associated cerebral anomalies identified by CT and MR imaging. Neuroradiol J. 28(2):217-21, 2015

颅骨缺损

要 点

术语

- 定义:额骨缺损伴有颅内结构膨出
  - 额筛部(最常见):额骨和筛骨之间的缺损
  - 鼻额部:额骨和鼻骨之间的缺损
  - 鼻眶部:眼眶内侧的缺损

影像学表现

- 颅内容物通过前颅骨缺损膨出
  - 经常被皮肤覆盖
  - ±脑实质±脑膜
- 胎儿面部肿块
  - 眼距过宽常见
- 考虑 MR 以获得更好的解剖图像并查找伴发的颅脑异常
  - 胼胝体发育不全(常见)
  - 灰质异位
  - 颅面中线闭合不全

主要鉴别诊断

- 鼻胶质瘤

- 皮样囊肿

病理

- 按内容物分类
  - 脑膜脑膨出:脑膜+脑组织
  - 脑膜膨出:仅脑膜
  - 闭合性脑膨出:硬脑膜+纤维组织

临床问题

- 如果是孤立性的且较小,预后一般良好
- 手术切除治疗
  - 通常进行内镜切除术
- 并发症包括脑膜炎和脑脓肿

诊断要点

- 当出现无法解释的眼距过宽时考虑额部脑膨出

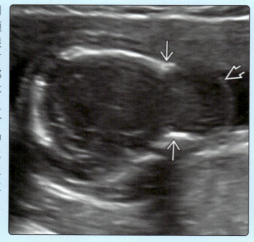
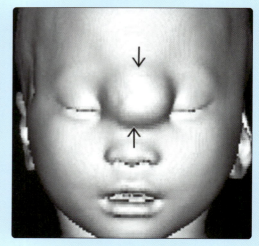

图 2-43 (左图)这例 16 周的额部脑膨出胎儿中,颅骨缺损 ➡ 累及额骨并且很大。可以看到脑膜囊内有突出的颅内容物 ➤。额部脑膨出可能累及也可能不累及脑膜。(右图)另一例鼻额部脑膨出婴儿的三维 CT 软组织重建显示,软组织肿块 ➡ 在两眼之间向前突出。如本例所示,额部脑膨出通常被皮肤覆盖并导致眼距过宽。(来自 Osborn's Brain)

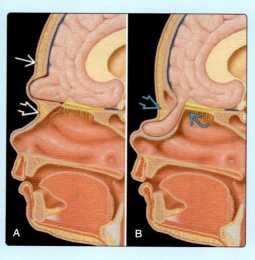
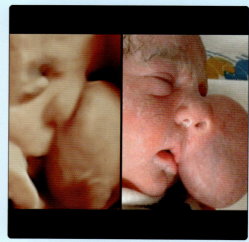

图 2-44 (左图)矢状图 A 显示鼻额部脑膨出通过额骨 ➡ 和鼻骨 ➤ 之间的缺损延伸。图 B 显示了鼻筛部脑膨出,其中脑组织通过鼻骨 ➡ 和筛骨 ➤ 之间的缺损突出。(右图)一例巨大鼻筛部脑膨出胎儿 29 周时的 3D 超声显示,肿块引起了鼻部的变形。额部脑膨出可能表现为面部肿块。与颅内内容物相连对于做出正确的诊断是必要条件。

术语

同义词

- 前顶脑膨出

定义

- 额骨缺损伴有颅内结构膨出
  - 按位置和所包含组织的内容物分类
- 额筛部(最常见)
  - 额骨和筛骨之间的骨缺损
- 鼻额部:额骨和鼻骨之间的缺损
- 鼻眶部:眼眶内侧缺损

影像学表现

一般特征

- 最佳诊断线索
  - 颅内容物通过前颅骨缺损突出
    - ±脑实质±脑膜
    - 常被皮肤覆盖
- 位置
  - 额筛部(累及鼻)
  - 额中线(两眼之间)

超声表现

- 累及额部或鼻子的面部肿块
  - 常规胎儿面部侧面观显示最佳
- 颅骨缺损是标志性的表现
  - 通常在横切面上观察最佳
- 常见伴发的面部异常
  - 眼距过宽
  - 鼻畸形
  - 颅面中线闭合不全
- 相关的脑部中线异常常见

MR 表现

- 显示通过缺损与颅内相连
- 最适合确定合并的脑异常
  - 胼胝体发育不全(最常见)
  - 半球间囊肿或脂肪瘤
  - 脑皮质畸形(灰质异位)

影像学建议

- 流程建议
  - 超声技术
    - 附加三维超声
    - 始终多方向声束检查以排除边缘伪影,边缘伪影会形成颅骨不连续的假象
    - 可能在测量颈项透明层时早期诊断
      □ 经阴道超声技术最好
  - 胎儿 MR
    - 薄层正交 T2 HASTE 序列
    - MR 显示颅骨缺损最佳
      □ 无声影,声影会妨碍超声检查

鉴别诊断

鼻胶质瘤

- 发育不良的脑组织,没有骨缺损

- 认为是与颅内不相通的脑膨出

皮样囊肿

- 通过盲孔的持续性硬脑膜膨出
  - 当神经管在中线闭合时(胚胎第 3～5 周),由错位的外胚层元素引起
  - 皮样或表皮样囊肿沿窦道发育

其他面部肿块

- 鼻畸胎瘤
- 泪囊突出:鼻泪管梗阻性扩张

病理

大体病理和解剖特征

- 脑膜脑膨出:脑膜+脑组织
- 脑膜膨出:仅脑膜
- 闭合性脑膨出:硬脑膜+纤维组织±脑组织
- 讨论中经常将额筛部脑膨出、鼻皮样囊肿和鼻胶质瘤归为一类
  - 三者均表现为先天性中线鼻肿块
  - 三者均来自相似的胚胎学起源
    - 均表现为通过胚胎盲孔的硬脑膜膨出没有退化,在正在发育的鼻软骨和鼻骨之间

临床问题

表现

- 胎儿:面部肿块±眼距过宽
- 产后表现
  - 皮肤覆盖的面部或鼻部肿块
  - 鼻塞
  - CSF 鼻漏和复发性脑膜炎

人口统计资料

- 美国活产儿发生率 1：12 500～1：2 000
- 东南亚 1：5 000(额筛部最常见)
- 占胎儿脑膨出的 15%(80% 为枕部)

自然病史与预后

- 如果是孤立的,预后通常很好,智商/运动发育正常
- 并发症:脑膜炎、脑积气、脑脓肿

处理

- 硬脑膜/颅骨缺损闭合术
  - 可以进行内镜鼻窦修复
- 产前神经外科转诊以制订手术计划

诊断要点

影像判读经验

- 不明原因的眼距过宽时考虑额部脑膨出

参考文献

1. Sefidbakht S et al: Fetal MRI in prenatal diagnosis of encephalocele. J Obstet Gynaecol Can. 42(3):304-7, 2019
2. Weichert J et al: Fetal cephaloceles: prenatal diagnosis and course of pregnancy in 65 consecutive cases. Arch Gynecol Obstet. 296(3):455-63, 2017
3. Zabsonre DS et al: Frontoethmoidal cephalocele: our experience of eleven cases managed surgically. Pediatr Neurosurg. 50(1):7-11, 2015
4. Sepulveda W et al: Fetal cephalocele: first-trimester sonographic spectrum in a review of 35 cases. Ultrasound Obstet Gynecol. 46(1):29-33, 2014

颅骨缺损

要 点

术语

- 缺失：胼胝体（corpus callosum, CC）完全缺失
- 发育不全：CC 部分或不完全形成
- 发育不良：CC 的发育异常（如在前脑无裂畸形中看到的胼胝体异常）

影像学表现

- 横切面：透明隔腔（cavum septum pellucidum, CSP）缺失，泪滴状和（或）平行的侧脑室
- 冠状面：CSP 缺失，侧脑室前角呈得克萨斯长角牛形态，CC 不显示
- 正中矢状面：CC 复合体缺失或异常
- 使用可以显示多层面的三维超声在全部 3 个平面上进行评估
- 轻度脑室扩张通常是第一线索
- 第三脑室抬高
- 75% 的 ACC 合并异常
  - 其他 CNS 异常 50%，躯体异常 60%
- 建议进行胎儿 MR 检查：在＞1/2 的病例中发现其他异常，在＞1/3 的病例中改变管理方式

主要鉴别诊断

- 轻度脑室扩张
- 叶型前脑无裂畸形

病理

- 在 50%～80% 的病例中，与多种已命名的综合征和畸形相关
  - ＞80 种染色体性、遗传性和散发性综合征
  - 15%～20% 的病例有染色体异常

临床问题

- 即使是孤立性异常也建议核型分析
- 产前认为是孤立性的病例中约 15% 在出生后存在合并异常

诊断要点

- CSP 缺失是关键线索
- 不要将成对的穹窿误认为是 CSP
- ACC 常漏诊或误诊为脑室扩张

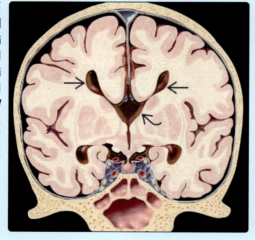 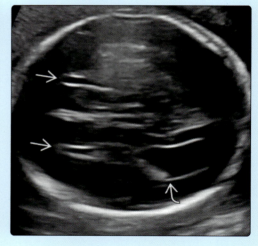

图 2-45 （左图）冠状切面示意图显示胼胝体缺失，侧脑室间距增宽➦。第三脑室➨抬高，背侧与半球间裂相连。（右图）胎儿颅脑超声横切面显示典型的泪滴状侧脑室（枕角扩大）➦以及平行排列的前角➥。这一异常可能难以发现，可能漏诊，也可能误诊为脑室扩张。

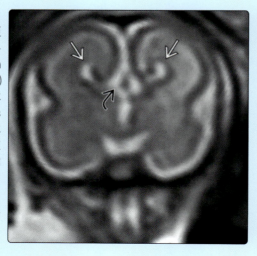 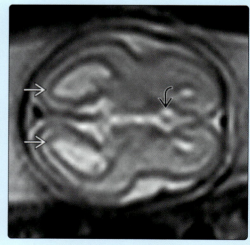

图 2-46 （左图）孕 21 周 1 天的胎儿 MR 显示前角间距较宽➥（得克萨斯长角牛形态）和透明隔腔（cavum septum pellucidum, CSP）缺失，这是典型的胼胝体缺失（agenesis of corpus callosum, ACC）。CSP 本来的位置➦存在半球间液体。（右图）同一患者的 MR 轴位 T2 图像胎儿显示后角扩张➥和半球间液体➦。区分 ACC 中的半球间液体和 CSP 很重要。

术语

缩写

- 胼胝体缺失(agenesis of corpus callosum, ACC)

定义

- 轴突跨越中线形成胼胝体(corpus callosum, CC)失败
  - 缺失: CC 完全缺失
  - 发育不全: CC 的部分形成或不完全形成, 比发育不良更常见
  - 发育不良: CC 的异常发育(如在前脑无裂畸形中看到的胼胝体异常)

影像学表现

一般特征

- 最佳诊断线索
  - 横切面上透明隔腔(cavum septum pellucidum, CSP)缺失、泪滴状脑室(枕角扩大)和侧脑室平行排列
  - 冠状面上 CSP 缺失, 侧脑室前角的得克萨斯长角牛形态, CC 不显示
  - 正中矢状面上 CC 复合体缺失或异常
- 形态学
  - CC: 最大的脑连合; 比前连合大>10 倍
    - 由 4 个部分组成(从前到后)
      - **膝**: 前弯曲部分(膝 ="膝盖")
      - **嘴**: 从膝向后和向下突出(嘴 ="鸟喙")
      - **体**: 中部, 在膝和压部之间
      - **压**: 后部

超声表现

- 灰阶超声
  - 轻度脑室扩张常常是第一线索
  - 枕角扩大: 侧脑室的三角区和枕角扩张
    - 泪滴状侧脑室
    - 前角处的脑室内侧壁远离中线
  - 侧脑室间距宽且平行排列
  - 脑室形态的多种描述
    - 三叉戟状, 公牛角, 维京头盔, 麋鹿头, 得克萨斯长角牛
  - 显著的半球间裂
  - 第三脑室抬高
    - 与前半球间裂相连
    - 冠状平面显示最佳
  - **CSP 缺失是关键线索**: 不要将成对的穹窿误认为 CSP
    - 应该是侧脑室前角之间中线处无回声的盒状结构
  - 脑回
    - 扣带回缺失
    - 矢状面上放射状、辐条轮状、太阳光线状外观
    - 辐射至第三脑室
  - 发育不良
    - 对于较常见的前后顺序发育不全, 经典的前脑无裂畸形是主要的例外情况

- 可能压部存在, 而膝部或体部不存在
  - 在端脑融合畸形中, 可能存在膝部和压部而没有胼胝体的体部。
- 彩色多普勒
  - "蜿蜒"的大脑前动脉
  - 可能有不成对的大脑前动脉
  - 胼周动脉走行异常
- 三维
  - 通过单次三维采集, 就可以观察全部 3 个平面
- 50% 的病例合并其他 CNS 异常
  - 合并异常包括 Dandy-Walker 畸形、Chiari Ⅱ型畸形、神经元迁移/组织异常、脑膨出和中线面部异常
  - 其他的端脑连合障碍
  - 半球间囊肿/AVID 复合体
    - 不对称性脑室扩张伴半球间囊肿和 CC 发育不良(asymmetric Ventriculomegaly with interhemispheric cyst and dysgenesis of CC)
    - 囊肿可能与脑室相通, 也可能不相通
  - 半球间脂肪瘤
    - 中线高回声肿块, 常伴有钙化
    - 50% 的脂肪瘤合并 ACC
  - 灰质异位和脑回异常
  - 小头畸形
- 躯体异常(ACC 不仅仅合并 CNS 异常)
  - 心脏缺陷
  - 先天性膈疝
  - 胃肠道和泌尿生殖系统异常

MR 表现

- T2WI: 与超声类似, 但表现更明显
  - 矢状面
    - CC 和扣带可缺失
    - 向第三脑室会聚的异常放射状脑回(太阳射线或辐条轮外观)
  - 可能会看到 Probst 束
    - 非交叉的连合纤维从前到后而非跨越中线, 正常情况下形成 CC
    - 侧脑室内侧壁凹陷, 使其呈新月形, 这就解释了在冠状面上侧脑室前角的得克萨斯长角牛形状

影像学建议

- 流程建议
  - 诊断所需的精细超声技术
    - 经常漏诊或误诊为脑室扩张, 尤其是在中孕期
    - 如果胎儿是头先露, 则考虑经阴道扫查以更好地评估
  - 使用可以显示多切面的三维超声在全部 3 个平面进行评估
    - 在冠状面上通常更容易诊断, 而二维超声可能难以获取冠状面
  - 查找合并的脑和躯体异常
  - 在 3 个正交平面上的薄层 HASTE(SSFSE)MR
    - 产前 MR 在超过 1/2 的病例中发现超声遗漏的其他异常

与胼胝体缺失相关的疾病/综合征

综合征	胼胝体异常之外的表现
Dandy-Walker	后颅窝增宽伴囊肿、蚓部发育不全/缺失、小脑发育不全
Chiari Ⅱ	香蕉形小脑、脑室扩张、神经管缺陷
Aicardi	灰质异位、多小脑回、小脑发育不全、小眼症、X连锁显性遗传
Walker-Warburg	肌张力低下、眼部异常、鹅卵石样无脑回畸形、脑室扩张、脑干/小脑畸形
Meckel-Gruber	肾囊性发育不良、枕部脑膨出、脑室扩张、Dandy-Walker畸形、前脑无裂畸形
Apert	颅缝早闭(冠状缝)伴短尖头畸形、"手套"样并指、脑室扩张、透明隔腔缺失、心脏/泌尿生殖系统缺陷

□ 这其中有许多,MR比超声成像效果更好,例如灰质异位
- 对超声检查困难的患者(如母亲肥胖和羊水过少)具有独特的价值
- >1/3病例的临床管理发生改变

鉴别诊断

轻度脑室扩张

- 脑室形态正常,CSP存在,脑回形态正常

叶型前脑无裂畸形

- 大脑镰可能缺失或异常
- CSP缺失;前角、穹窿、丘脑可能融合

视隔发育不良

- CSP缺失,伴前角融合
  ○ 前角呈扁平或方形外观
- CC存在但可能变薄

胼胝体破坏性病变

- 胼胝体纤维可能被破坏、形态异常

病理

一般特征

- 遗传学
  ○ 大多数为散发
  ○ 多个基因对CC起作用;因此,多个潜在的破坏位点
  ○ 15%~20%染色体异常
    - 18三体、13三体、8三体
    - 三倍体
- 合并异常
  ○ 60%的病例出现胎儿身体异常
    - 心脏、泌尿生殖系统、胃肠道和肌肉骨骼
  ○ 50%~80%的病例与多个已命名的综合征和畸形有关
    - >80种染色体性、遗传性和散发的综合征
  ○ 其他CNS畸形中最常见的异常
    - Dandy-Walker畸形:更常合并
- 胚胎学

○ CC在8~20周之间在中线形成
  - 增厚持续到出生后
○ CC通常从前到后形成
  - 实际是,膝部后部/体部前部→膝部前部/体部后部→压部→嘴

临床问题

表现

- 最常见的体征/症状
  ○ 轻度脑室扩张
    - 3%的轻度脑室扩张病例存在ACC

人口统计资料

- 流行病学
  ○ 活产儿发病率1∶4 000

自然病史与预后

- 孤立性ACC:3岁时75%正常或接近正常
- 如果合并其他畸形、综合征或染色体异常,则预后不良
- 产前认为的孤立性病例,约15%出生后有合并异常

处理

- 即使是孤立性异常,也建议进行核型分析

诊断要点

影像判读经验

- 孤立性ACC在20~22周前诊断具有挑战性
  ○ 甚至在妊娠后期也可能漏诊或与脑积水混淆
- MR非常有助于诊断和评估合并异常

参考文献

1. Stoll C et al: Associated anomalies in cases with agenesis of the corpus callosum. Am J Med Genet A. 179(10):2101-11, 2019
2. des Portes V et al: Outcome of isolated agenesis of the corpus callosum: a population-based prospective study. Eur J Paediatr Neurol. 22(1):82-92, 2018
3. Manevich-Mazor M et al: Added value of fetal MRI in the evaluation of fetal anomalies of the corpus callosum: a retrospective analysis of 78 cases. Ultraschall Med. 39(5):513-25, 2018
4. Griffiths PD et al: Use of MRI in the diagnosis of fetal brain abnormalities in utero (MERIDIAN): a multicentre, prospective cohort study. Lancet. 389(10068):538-546, 2017

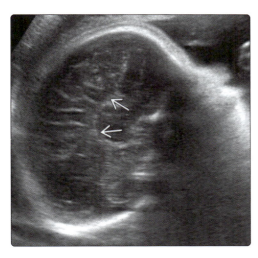
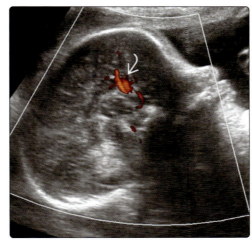

图 2-47　（左图）胼胝体缺失胎儿矢状面显示扣带回缺失，脑回呈放射状，向第三脑室汇聚 ➡。（右图）多普勒评估显示胼周动脉走行异常 ➡，正常情况下是从前向后沿扣带回延伸。这一发现有助于确认 ACC 的诊断。该切面可能难以获取，这取决于胎儿的体位。可以显示多层面的三维数据采集全部 3 个平面有助于做出诊断。

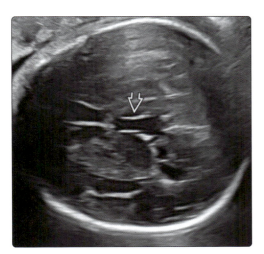
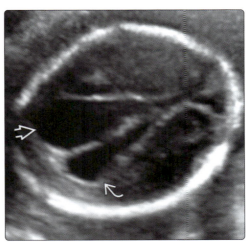

图 2-48　（左图）一例 ACC 胎儿超声显示高位的第三脑室 ➡。这一异常与 CSP 鉴别很重要，CSP 应该位于侧脑室前角之间。（右图）超声显示枕角扩大 ➡ 以及一个很大的后部半球间囊肿 ➡。半球间囊肿是 ACC 的常见表现，可以混淆为 CSP 或脑室，具体取决于大小和位置。半球间脂肪瘤也可见于 ACC。

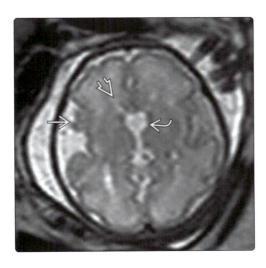
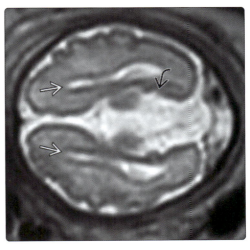

图 2-49　（左图）胎儿 MR 轴位 T2 加权像显示中线部位一个小的半球间囊肿 ➡ 和较小的前角 ➡，常见于 ACC。也存在灰质异位 ➡，伴外侧裂异常形成。MR 在 >50% 的病例中发现其他异常，这可能会改变管理和患者咨询。（右图）胎儿 MR 轴位 T2 加权像显示侧脑室平行排列 ➡ 和一个大的后部半球间囊肿 ➡，两者在 ACC 中都很常见。

要 点

术语

- 以中线附近为中心的颅内囊肿
  - 与脑室相通或不相通
- AVID：不对称性脑室扩张伴 IHC 和胼胝体发育不良（asymmetric ventriculomegaly with IHC and dysgenesis of corpus callosum, AVID）

影像学表现

- 壁光滑、无回声的 IHC，使邻近脑组织移位
- AVID 的标志性特征是不对称性脑室扩张，往往是显著的
  - 由于 1a 型 lHC 与同侧脑室相连
  - 患侧脑室内有潜在囊肿，其直径通常比对侧大至少 50%
  - 囊肿壁通常难以显示
- 透明隔腔缺失
- 胼胝体异常（缺失或发育不良）
- 进展性脑积水和大头畸形
- 最好联合 MR 评估

主要鉴别诊断

- 脑穿通性囊肿
  - 发生在颅脑受损区域，无占位效应
- 蛛网膜囊肿
- 脑裂畸形

病理

- 神经元迁移异常可能导致 IHC，伴有胼胝体异常、灰质异位、巨脑回、多小脑回

临床问题

- 脑积水 / 大头畸形的随访
  - 可能会影响分娩地点、时间和方式
- 患有 AVID 的婴儿很可能需要神经外科 CSF 引流

诊断要点

- 如果存在明显不对称的脑室扩张，考虑 AVID 三联症

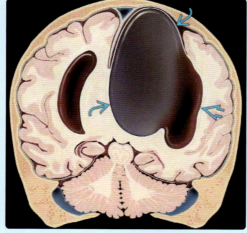
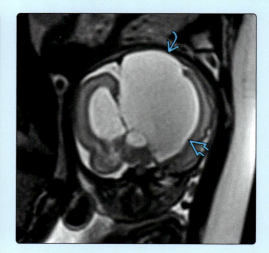

图 2-50 （左图）冠状切面示意图显示胼胝体缺失伴半球间囊肿（interhemispheric cyst, IHC）➡，后者与扩张的侧脑室➡相通。这些异常通常同时出现，可以通过首字母缩略词 AVID（asymmetric ventriculomegaly、IHC、dysgenesis of the corpus callosum）记住。（右图）胼胝体缺失胎儿 MR 冠状位 T2 成像显示不对称性脑室扩张，这是 IHC ➡与脑室➡相通所致。

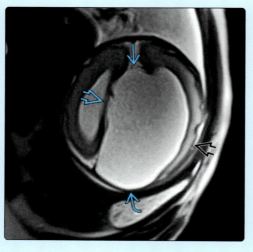
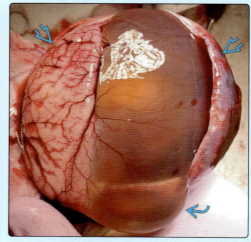

图 2-51 （左图）同一病例的 MR 轴位 T2 成像显示囊肿前方的薄壁➡。这在超声和 MR 上可能都很难观察到。有明显的占位效应伴中线移位➡、枕部隆起➡和脑实质受压➡。囊肿会引起占位效应，不应与脑穿通畸形相混淆。（右图）同一病例的尸检图像显示，囊肿➡在 2 个广泛张开、受压的大脑半球➡之间向后隆起。

第二章 颅脑

术语

缩写

- 半球间囊肿(interhemispheric cyst, IHC)
- 不对称性脑室扩张伴 IHC 和胼胝体发育不良(asymmetric ventriculomegaly with IHC and dysgenesis of corpus callosum, AVID)

同义词

- 室管膜囊肿
- 神经上皮囊肿
- 胶质瘤囊肿

定义

- 以近中线/半球间裂为中心的颅内囊肿
- 1 型囊肿:与脑室系统相通
  - 1a 型(最常见)合并脑积水
  - 1b、1c 型合并其他异常
- 2 型囊肿:实质内

影像学表现

一般特征

- 最佳诊断线索
  - IHC:囊壁光滑,中线囊肿
  - AVID:不对称性脑室扩张,可能是巨大的
- 部位
  - 实质内或实质外
    - 可能是脑室内
  - 中线部位常见
  - 如果是半球间,则第三脑室顶部下移
- 形态学
  - 使相邻脑组织移位,对周围结构产生占位效应
  - 囊壁光滑,无结节
  - 单房或多房
  - 可能多发

超声表现

- 壁光滑,无回声
- 透明隔腔(cavum septum pellucidum, CSP)缺失
- 胼胝体异常(缺失、发育不良)
  - 侧脑室间距宽且平行
    - 枕角扩大:横切面上呈泪滴状
    - 在冠状面上出现三叉戟或牛角样外观
- 可能引起脑积水
  - 可压迫中脑导水管、室间孔或正中孔
  - 据报道与中脑导水管部分未发育有关
- AVID 典型表现为不对称性脑室扩张,常十分显著
  - 具有潜在囊肿的受累脑室通常宽径至少大 50%
    - 由于 1a 型 IHC 与同侧脑室连续
- 因合并脑积水而表现为大头畸形
- 在整个孕期进行性进展
  - 压力可能导致后囟处出现有皮肤覆盖的脑膜膨出
- 彩色多普勒
  - 内部无血流
  - 正常血管可能因囊肿而移位

MR 表现

- 信号强度通常同脑脊液
- 与脑脊液相比,囊肿可能在 T1 时有轻微高信号,在 T2 时有轻微低信号(蛋白液性成分)
  - 如果蛋白含量高,存在液-液平面
- 灰质-白质交界处完整:大脑发生移位,而非被破坏
- 白质信号可能异常增强
- MR 的 AVID 表现比超声更清晰
  - 1a 型 IHC 引起不对称性脑室扩张
    - 囊壁通常难以显示
    - 不要误认为脑穿通
      - 囊肿边缘为灰质
      - 占位效应使正常结构受压和移位
  - 胼胝体异常更易观察
  - 如果出现严重脑积水,可能在后囟处出现有皮肤覆盖的脑膜膨出

影像学建议

- 流程建议
  - 查找其他异常,生长受限
    - 更加怀疑非整倍体/综合征
  - 任何胎儿有颅内囊肿,考虑 MR 检查
    - 如果合并颅脑结构畸形(如胼胝体发育不良),预后较差

鉴别诊断

蛛网膜囊肿

- 位于大脑凸表面而非中线
- 如果是后颅窝囊肿,更有可能
- 如果出现颅外异常,可能性更大
  - 与非整倍体强相关

脑穿通性囊肿

- 与大脑破坏有关;周围脑组织异常
- 无占位效应
- 头颅大小通常正常或偏小

脑裂畸形

- 灰质线状排列,楔形缺陷
- 从皮质表面延伸到脑室壁

无叶型前脑无裂畸形

- 颅内巨大囊肿可能类似单脑室
  - 单一脑室周围大脑异常
  - AVID 无中线实质融合

中线结构发育异常

105

生理性结构

- 独特的,特征性表现
  - 增宽的透明隔腔
  - 韦氏腔
  - 中间帆腔囊肿
- 未扩张,可能随着孕周而逐渐退化

病理

一般特征

- 病因学
  - 异位使胚胎期神经管组织移位
- 遗传学
  - 孤立性 IHC 与非整倍体无关
  - 再次妊娠无复发风险
- 合并畸形
  - 胼胝体缺失
    - IHC 可能干扰了胼胝体的发育
  - Aicardi 综合征:胼胝体缺失,颅内囊肿,小脑异常,皮质发育不良,小眼畸形
  - 神经元迁移异常可能独立产生 IHC 和其他神经异常
    - 多小脑回畸形、巨脑回畸形、灰质异位
  - 小脑发育不全
  - 通常不伴发颅外异常

大体病理和解剖特征

- 壁光滑;含有透明至黄色的液体

显微形态学

- 上皮衬里:柱状到立方到单纯鳞状(非角化)

临床问题

表现

- 常规产科超声检查发现颅内囊肿
- 不对称性脑室扩张通常是 AVID 最明显的表现

人口统计资料

- 流行病学
  - IHC+ 胼胝体缺失,男性占优势(男:女约 2:1)

自然病史与预后

- 不同,取决于
  - 大小
  - 位置
    - 可能会阻碍 CSF 流动→脑积水
      - 常见于 AVID 三联征,导致严重的大头畸形
  - 对相邻脑组织有占位效应
    - 有个案报道发生局灶性低灌注和缺血性损伤
  - 合并异常
- 大多数 IHC+ 胼胝体缺失患者的临床表型较轻(Aicardi 综合征除外)

- 临界/正常认知能力和轻微神经系统症状
- AVID 三联征合并更严重的神经发育障碍
  - 大多伴有中至重度语言和运动障碍
  - 患有 AMD 的婴儿很可能需要进行神经外科 CSF 引流术

处理

- 没有证据表明 IHC 与非整倍体相关
  - 如果是孤立性异常,可能没有必要进行羊膜腔穿刺术
  - 如果合并其他异常或生长受限,建议进行羊膜腔穿刺术
- 脑积水/大头畸形随访
  - 可能影响分娩地点、时间和方式
  - 脑积水增加产后干预的可能性
- 智力预后取决于合并的结构异常/并发症
- 进展性体征和症状需要手术干预
  - 颅内压升高
  - 据报道,囊肿减压术后癫痫症状有所改善
- 手术干预因当地专业技术而异
  - 囊肿-腹腔分流术
  - 开窗术
  - 囊壁切除术
    - 如果手术中忽略了囊壁元素,则会因复发而变得复杂

诊断要点

考虑

- 如果出现明显不对称性脑室扩张,则考虑 AVID 三联征
  - 确保仔细评估以查找潜在的 IHC 和胼胝体异常
- 胎儿 MR
  - 明确诊断囊肿
  - 清晰显示良性的生理性结构
  - 评估合并的结构异常图像

影像判读经验

- 通过影像学通常无法鉴别 IHC 与蛛网膜囊肿
  - 治疗相同,预后意义不同
  - 如果囊肿位于中线/额部,则更可能是 IHC
    - 评估合并的胼胝体异常
- 鉴别伴有严重脑室扩张的 AVID 与前脑无裂畸形和积水性无脑畸形很重要
  - 预后不同

参考文献

1. Oh KY et al: Clinical outcomes following prenatal diagnosis of asymmetric ventriculomegaly, interhemispheric cyst, and callosal dysgenesis (AVID). Prenat Diagn. 39(1):26-32, 2019
2. Uccella S et al: Dissecting the neurological phenotype in children with callosal agenesis, interhemispheric cysts and malformations of cortical development. J Neurol. 266(5):1167-81, 2019
3. Revanna KG et al: Agenesis of the corpus callosum with interhemispheric cyst: clinical implications and outcome. BMJ Case Rep. 11(1), 2018
4. Edwards TJ et al: Clinical, genetic and imaging findings identify new causes for corpus callosum development syndromes. Brain. 137(Pt 6):1579-613, 2014
5. Cagneaux M et al: Agenesis of the corpus callosum with interhemispheric cyst, associated with aberrant cortical sulci and without underlying cortical dysplasia. Ultrasound Obstet Gynecol. 42(5):603-5, 2013
6. Oh KY et al: Asymmetric ventriculomegaly, interhemispheric cyst, and dysgenesis of the corpus callosum (AVID): an imaging triad. J Ultrasound Med. 31(11):1811-20, 2012

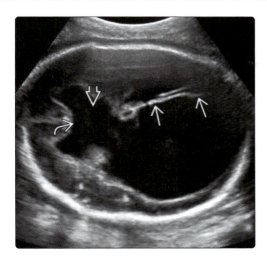
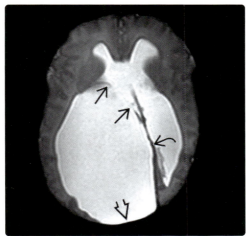

图 2-52 （左图）超声横切面显示透明隔腔➡和胼胝体膝部➡缺失。然而，最显著的特征是不对称性脑室扩张，典型的 AVID。脑室内侧壁移位越过中线➡。通常超声很难识别囊壁。（右图）同一病例出生后 MR 轴位 T2 加权像显示 1a 型 IHC，伴右侧侧脑室内侧壁隆起➡。可以显示部分囊壁➡。囊肿向后延伸，与颅骨毗邻➡。

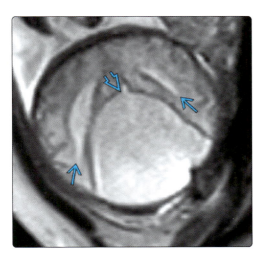
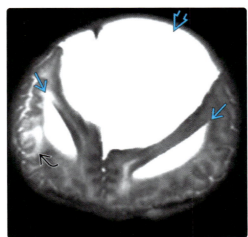

图 2-53 （左图）胼胝体缺失胎儿的 MR 轴位 T2 加权像显示一个巨大的后部 IHC➡，使侧脑室向外张开➡。这个病例中，囊肿与脑室不相通。（右图）同一患者生后 MR 冠状位 T2 加权像显示类似的结果，即一个巨大的 IHC➡使侧脑室向外张开➡。注意脑室周围白质信号异常➡是由于囊肿的占位效应所致。

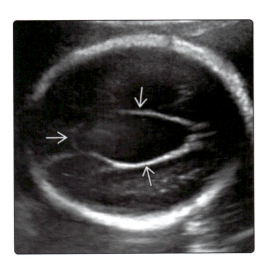
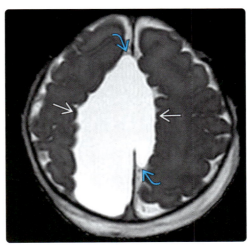

图 2-54 （左图）妊娠 26 周超声显示中线处脑实质外 IHC➡。同时伴有胼胝体缺失（未显示）。这个病例中，囊肿是孤立性的，与脑室不相通。（右图）生后 MR 证实存在中线处囊肿，并观察到小部分囊壁➡。注意大脑半球外张，灰白质交界完整➡。囊肿引起占位效应，不应与脑穿通混淆。

要 点

术语

- 前脑缺失: 前脑(前脑前体)发育失败
- XK 前脑缺失: 与肢体, 心脏, 生殖器缺陷相关的综合征性前脑缺失
- 端脑缺失: 前脑分裂为端脑/间脑出现异常, 仅形成基本的间脑结构

影像学表现

- 严重小头畸形 ± 肢体异常
- 颅骨小、内充满液体、无幕上结构
- 小脑可能正常或发育不全
- 严重的颅面部异常
  ○ 可能缺乏可识别的面部特征
- 在妊娠早期使用经阴道超声以确认颅骨完整的颅内异常
- 考虑使用 MRI 以明确诊断

主要鉴别诊断

- 无脑畸形
- 前脑无裂畸形
- 积水性无脑畸形

病理

- 通常为散发性
- 在某些家族中呈常染色体隐性遗传
- 13q 部分单体

临床问题

- 产前或新生儿期死亡
- 确诊病例可考虑终止妊娠, 或不再进行胎儿监测/避免剖宫产

诊断要点

- 无论何种病因所致, 严重的小头畸形都与不良结局相关

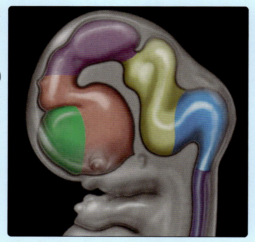 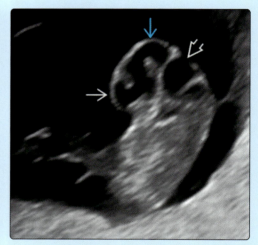

图 2-55 (左图)示意图显示前脑分化的端脑为绿色区域, 间脑为红色区域。中脑(中脑前体)为紫色区域。后脑前体包括后脑(黄色)和末脑(蓝色)。尽管在这个阶段端脑很小, 但它将形成幕上大部分脑组织。(右图)经腹超声显示胎龄 8 周 2 天(即胚胎龄 44 天)时, 发育中的端脑/间脑➡, 中脑➡和后脑➡前体。

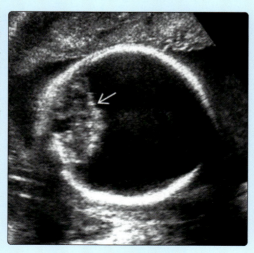 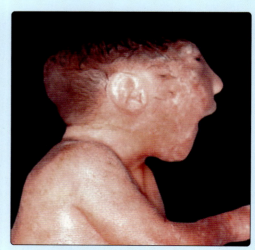

图 2-56 (左图)前脑缺失患者的超声斜横切面显示小脑发育不良➡, 无其他可识别的颅内结构。这被描述为空洞的大脑。(右图)这个死产婴儿由于前脑缺失导致端脑(大脑前体)和间脑(丘脑和下丘脑前体)不发育, 存在严重的小头畸形。其颅骨和头皮完整, 排除无脑畸形。在部分病例中, 没有可识别的面部特征。

术语

定义

- 前脑缺失：前脑（前脑前体）发育失败
- XK 前脑缺失：与肢体，心脏，生殖器缺陷相关的综合征性前脑缺失
- 端脑缺失：前脑异常分裂为端脑/间脑，仅形成基本的间脑结构

影像学表现

一般特征

- 最佳诊断线索
  - 严重小头畸形伴或不伴肢体异常

超声表现

- 脑
  - 严重的小头畸形
  - 颅骨及头皮完整
  - 无正常脑组织
    - 被脑脊液取代
    - 呈不规则团块状
  - 小脑可发育不全
- 颅面部异常，常较严重
  - 小颌畸形
  - 中线部位的眼面部畸形，包括独眼畸形
  - 可能没有可识别的面部特征
  - 腭裂
- 泌尿生殖系统异常
  - 外生殖器模糊，阴茎发育不全，隐睾症
  - 肛门直肠闭锁
  - 肾缺如
- 肢体
  - 桡侧列畸形，包括拇指缺如
  - 拇指及踇趾发育不良或缺如
  - 先天性指/趾侧弯：≥1 根手指/足趾向内侧或外侧偏移
  - 先天性指屈曲：手指持续弯曲
  - 马蹄内翻足
- 心脏
  - 房/室间隔缺损

影像学建议

- 最佳影像学方法
  - 妊娠早期经阴道超声检查以确认颅骨完整合并脑部异常
- 协诊建议
  - 考虑使用 MR 以明确诊断

鉴别诊断

无脑畸形

- 眼眶上方无颅骨及软组织结构
  - 前脑缺失及端脑缺失中有完整的头皮及颅骨
- 常伴有颈部脊髓脊膜膨出、脊柱裂
- 眼部存在，由于眼眶较浅而突起

无叶型前脑无裂畸形

- 大脑镰缺失，单一侧脑室

- 常合并颅面部异常
  - 喙鼻
  - 独眼畸形；眼距过近
  - 口面裂

积水性无脑畸形

- 大脑镰存在
- 无脑组织显示
- 颅面部发育异常

病理

一般特征

- 遗传学
  - 一般为散发病例
  - 某些家族中为常染色体隐性遗传
  - 13q 部分单体
- 合并异常
  - 面部畸形特征
  - 肢体异常
  - 泌尿生殖系统异常
  - 心脏异常

临床问题

表现

- 最常见的体征/症状
  - 妊娠中期超声检查发现严重小头畸形
  - 头颅外形可能类似于无脑畸形，但存在颅骨

自然病史与预后

- 产前或新生儿时期死亡
  - 有 1 例存活至 13 个月

处理

- 羊膜腔穿刺术
- 确诊病例建议终止妊娠，或不再进行胎儿监测/避免剖宫产

诊断要点

考虑

- MR 有助于明确诊断

影像判读经验

- 无论何种病因所致，严重的小头畸形都与不良结局相关
- 需与无脑畸形鉴别
  - 在下次妊娠前补充叶酸以降低无脑畸形发生风险

参考文献

1. Fallet-Bianco C: Neuropathology of holoprosencephaly. Am J Med Genet C Semin Med Genet. 178(2):214-28, 2018
2. Nagaraj UD et al: Prenatal evaluation of atelencephaly. Pediatr Radiol. 46(1):145-7, 2016
3. Laure-Kamionowska M et al: Holoprosencephaly with agenesia of the prosencephalic ventricle. Folia Neuropathol. 53(4):387-94, 2015
4. Townes PL et al: XK aprosencephaly and anencephaly in sibs. Am J Med Genet. 29(3):523-8, 1983

要 点

术语

- 无叶型前脑无裂畸形（alobar holoprosencephaly，ALHPE）是指大脑半球完全或几乎完全不分离

影像学表现

- 早孕期："蝴蝶征"消失
- 中/晚孕期
  - 单一脑室，脑中线消失，丘脑融合，面部异常
  - 92% 合并背侧囊肿

主要鉴别诊断

- 前脑缺失，端脑缺失
- 积水性无脑畸形
- 中脑导水管狭窄

病理

- 25%～75% 的病例伴有染色体异常

- 13 三体最常见
- 孕前糖尿病对 HPE 的校正 OR 值为 13.1%

临床问题

- 进行染色体核型分析
- 建议终止妊娠
- 宫内死亡及死产常见
- 50%ALHPE 患者死亡年龄小于 5 个月，80% 小于 1 岁
- 幸存者存在肌张力低下、喂养困难、癫痫发作

诊断要点

- ALHPE 可在颈项透明层检查时期诊断
- 出现任何类型的面部异常均应对颅内结构进行仔细筛查
  - "面部预测颅脑"
- 明确诊断对妊娠和分娩管理至关重要

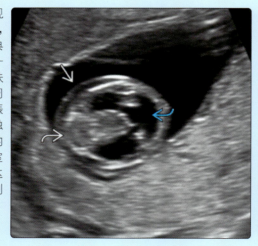
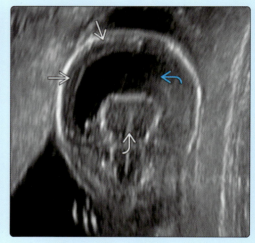

图 2-57 （左图）经腹超声观察死亡胎儿的颅脑横切面，显示无叶型前脑无裂畸形典型的融合的丘脑➡和单一脑室➡。死后造成的皮肤水肿➡。患者在孕 12 周时出现出血。（右图）妊娠 14 周颅脑冠状切面，显示融合的丘脑➡和一层薄薄的脑组织➡围绕在单一脑室➡周围，呈球形脑形态。这个胎儿合并有双侧桡侧列畸形，最终选择终止妊娠。

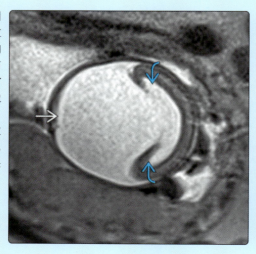
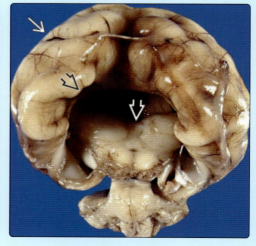

图 2-58 （左图）孕 21 周 ALHPE 胎儿的 MR 轴位 T2WI 图像显示一个巨大的背侧囊肿➡（常见表现）与单一脑室➡相连通。（右图）一例 ALHPE 尸检图像显示巨大的背侧囊肿➡，融合的丘脑➡及脑沟回发育极少的原始大脑半球➡。丘脑融合和大脑半球间裂缺失是典型的表现。

术语

定义

- **无叶型前脑无裂畸形(alobar holoprosencephaly, ALHPE)**
  - 前脑无裂畸形(holoprosencephaly, HPE)中最严重的类型
  - 大脑半球完全/几乎完全不分离(即没有脑叶)

影像学表现

一般特征

- 最佳诊断线索
  - 早孕期:"蝴蝶征"消失,单一脑室
  - 中/晚孕期:融合的丘脑伴单一脑室

超声表现

- **早孕期**
  - "蝴蝶征"消失:正常脉络丛形似蝴蝶的翅膀
- **中/晚孕期**
  - 颅骨及颅内结构
    - 头围通常减小
    - 异常的圆头型
    - 单一脑室
      □ 以中线为中心呈新月形
    - 92%病例合并有背侧囊肿
      □ 与积水性无脑畸形难以鉴别,后者大脑镰存在
    - 中线结构消失
      □ 透明隔腔、大脑镰、第三脑室、胼胝体
    - 融合丘脑(更准确地说,未分裂的丘脑)
    - 脑形态异常
      □ "煎饼状",巨大的背侧囊肿,颅底脑组织扁平
      □ "杯状",脑组织在颅前部及颅底部,形成新月形围绕在单一脑室周围
      □ "球形",脑组织围绕着单一脑室
  - 常合并**面部异常**
    - 独眼畸形、头发育不全畸胎、猴头畸形、面裂
    - 一组研究中有4/17ALHPE病例合并无下颌并耳畸形
- 三维超声有助于确定畸形的严重程度
  - 反转模式显示发育中的早孕期脑室系统
  - 表面模式显示面部畸形特征

MR表现

- MR检查非诊断ALHPE所必需,但对于难以明确诊断的病例或较轻的亚型病例,MR有所帮助
  - 2016年英国系列研究
    - 9/35例超声诊断为HPE,MR未证实
    - 12/26例经MR诊断,超声未能识别

影像学建议

- 流程建议
  - 寻找13三体的特征
    - 先天性心脏病(左心发育不良与心内强回声光点高度相关)
    - 50%的病例存在肾脏增大回声增强

- 肌肉骨骼异常(如75%的病例合并轴后多指)
- 脐膨出
- 胎儿生长受限,常较早发病
  - 如果发现颅内异常,需仔细评估胎儿面部及其他系统
    - 合并有面部以外异常的HPE疾病谱中50%为非整倍体
    - 无面部外畸形表明为孤立的整倍体HPE

鉴别诊断

前脑缺失,端脑缺失

- 幕上无脑组织
- 面部发育不良
  - 可能完全没有眼眶±鼻
- 面部皮赘与面裂难以区分

积水性无脑畸形

- 大脑镰存在,面部正常
- 脑组织呈小片状或完全缺失
- 脑干可向上隆起,类似于融合的丘脑

中脑导水管狭窄

- 大脑镰存在,面部正常
- 大脑半球存在,但皮质变薄
- 第三脑室扩张,丘脑未融合
- 头部大小正常或偏大
- X连锁类型中存在拇指内收

病理

一般特征

- 病因
  - 孕前糖尿病对HPE的校正OR值为13.1%
  - 致畸物质包括维A酸和酒精
- 遗传学
  - 25%～75%的HPE合并染色体异常
    - 13三体最常见,也有18三体,三倍体,21单体,易位缺陷
  - 至少有12个不同的染色体区域包含与HPE发病机制相关的基因
    - 音猬因子(sonic hedgehog, SHH)是第一个被发现的致病基因(1996)
    - 其他相关基因包括:*ZIC2*、*SIX3*、*TGIF1*、*GLI2*、*PTCH1*、*DISP1*、*FOXH1*、*NODAL*、*TDGF1*、*CDON*、*GAS1*、*DLL1*、*STIL*、*STAG2*、*SMC1A*、*CCR4-NOT*的*CNOT1*亚基
    - 几个家系的*PRDM 15*突变揭示了前后路模式中NOTCH、WNT/PCP之间的意外联系
- 18%～25%的病例与综合征相关
  - 史-莱-奥综合征(Smith-Lemli-Opitz syndrome, SLOS)、Aicardi综合征、Fryns综合征、梅克尔-格鲁贝尔综合征(Meckel-Gruber syndrome)、腭心面综合征
- 胚胎学
  - 原始脑在第22～24天形成3个脑泡

无叶型前脑无裂畸形相关的面部异常特征

描述性术语	定义
喙鼻	前额肉状突起,类似象鼻
独眼	中线处单眼眶或无眼,无鼻,±喙鼻位于单眼眶上方
头发育不全畸胎	眼距极度过近,喙鼻位于两眼之间
猴头畸形	眼距过近并鼻未发育,常为单鼻孔;唇裂少见
前颌骨发育不全	面部正中裂合并人中缺失±眼距过近或腭裂
正中始基人中-前颌	双侧唇裂伴正中突起提示始基人中-前颌,与扁平鼻相关

根据临床观察,DeMyer 在 1964 年创造了"面部预测颅脑"一词;然而,多达 20% 的无叶型前脑无裂畸形病例只有轻微的面部畸形

Winter TC et al: Holoprosencephaly: a survey of the entity, with embryology and fetal imaging. Radiographics. 35(1): 275-290, 2015。

前脑无裂畸形的分类

	IHF a	IHF p	3rd V	TH	FH	CSP	丘脑
无叶型 HPE	(−)	(−)	(−)	(−)	(−)	(−)	融合
半叶型 HPE	(−)	(+)	(+)	(+)	(−)	(−)	部分融合
叶型 HPE	(+)	(+)	(+)	(+)	(+)	(−)	分开

IHF=半球间裂;a=前部;p=后部;v3=试图形成第三脑室;TH=试图形成颞角或颞叶;FH=试图形成前角;CSP=透明隔腔;HPE=前脑无裂畸形。

Griffiths PD et al: In utero MR imaging of fetal holoprosencephaly: a structured approach to diagnosis and classification. AJNR Am J Neuroradiol. 37(3): 536~543, 2016; El-Dessouky SH et al: Prenatal ultrasound findings of holoprosencephaly spectrum: Unusual associations. Prenat Diagn. 40(5): 565-576, 2020。

- 前脑、中脑、菱脑
○ 前脑通常在第 32 天分化为端脑和间脑
  - 端脑→大脑半球、壳核、尾状核
  - 间脑→丘脑、下丘脑、苍白球、视囊(眼/眼眶前体)
○ 前脑分裂失败,导致严重的颅脑畸形
○ 脊索吻侧的中线颅骨软骨分化相关缺陷导致面中部异常

临床问题

表现

- 在 110 997 例回顾性系列病例中,11~13 周采用标准筛查可发现所有 ALHPE 病例
  ○ 有病例报道早至 9 周发现可疑异常,11 周时证实为 13 三体
- ALHPE 在中孕期筛查中往往应该被诊断

人口统计资料

- 流行病学
  ○ 全部出生人口中发病率为 1:10 000~6.06:10 000
  ○ 活产儿中发病率为 0.32:10 000(日本 2011——2013)
    - 41% 为 ALHPE
  ○ 1:250 终止妊娠

自然病史与预后

- 宫内死亡和死产常见
- 50% 无叶型 HPE 患者死亡年龄小于 5 个月,80% 小于 1 岁
- 幸存者存在肌张力低下、喂养困难、癫痫发作

处理

- 染色体核型分析
  ○ 若无染色体异常,再发风险为 6%
- 终止妊娠
- 不需要宫内干预

诊断要点

考虑

- 经阴道超声检查可早在孕 11 周诊断无叶型 HPE
- 胎儿 MR 表现不明确或检查受限
  ○ 明确诊断对妊娠和分娩管理至关重要

影像判读经验

- 发现任何类型的面部畸形都应该对颅内结构仔细筛查

参考文献

1. Abe Y et al: Nationwide epidemiological survey of holoprosencephaly in Japan. Pediatr Int. 62(5):593-9, 2020
2. El-Dessouky SH et al: Prenatal ultrasound findings of holoprosencephaly spectrum: unusual associations. Prenat Diagn. 40(5):565-76, 2020
3. Meagher S et al: Alobar holoprosencephaly detected in a 9-week embryo. Am J Obstet Gynecol. 221(1):73-4, 2019
4. Syngelaki A et al: Diagnosis of fetal non-chromosomal abnormalities on routine ultrasound examination at 11-13weeks' gestation. Ultrasound Obstet Gynecol. 54(4):468-76, 2019
5. Griffiths PD et al: In utero MR imaging of fetal holoprosencephaly: a structured approach to diagnosis and classification. AJNR Am J Neuroradiol. 37(3):536-43, 2016

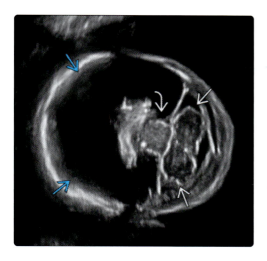 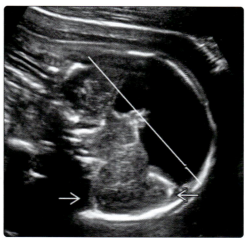

图 2-59 （左图）孕 21 周 ALHPE 胎儿的颅脑斜冠状切面，显示融合的丘脑 ➡ 和大的背侧囊肿 ➡。这个病例中，小脑 ➡ 正常。背侧囊肿被认为与脑脊液循环受阻有关，因为丘脑融合阻碍了正常第三脑室的形成。（右图）同一患儿的矢状切面（前图获取的是白线层面的图像）显示在薄饼状组织前部存在不规则的脑组织 ➡。

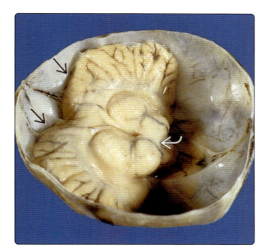 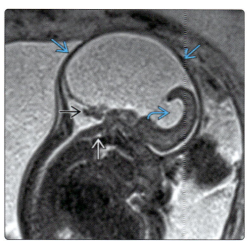

图 2-60 （左图）一个类似病例的尸检标本显示一个薄煎饼状脑组织 ➡，伴基底神经节完全融合 ➡，没有大脑半球分离或大脑半球间裂的迹象。颅内大部分充满了无定形的脑脊液。（右图）矢状位 MR T2 加权像显示"杯状"脑组织围绕着一个小的单一脑室 ➡，与一个大的背侧囊肿相通 ➡。在这个病例中，后颅窝和脑干存在异常，并伴有蚓部发育不良 ➡，脑桥隆起缺失 ➡。

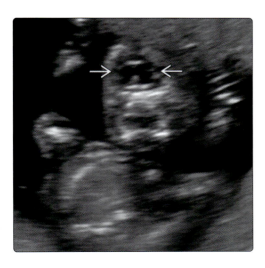 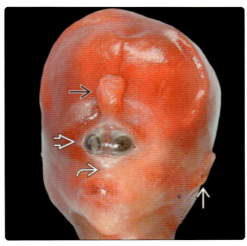

图 2-61 （左图）孕 16 周胎儿的颜面冠状面显示独眼即两眼球 ➡ 位于一个眼眶中，无鼻。与一些较轻的亚型相比，ALHPE 更容易合并严重的面部畸形。（右图）13 三体终止妊娠后的尸检图像显示有喙鼻 ➡，独眼畸形，两个眼球位于单一眼眶中 ➡，人中缺失 ➡，以及低位耳 ➡。

要　点

术语

- 由前脑部分分裂引起，前脑无裂畸形（holoprosencephaly，HPE）谱中的中等严重类型

影像学表现

- 小头畸形常见
- 透明隔腔（cavum septum pellucidum，CSP）缺失
- 后方大脑半球间裂（interhemispheric fissure，IHF）存在，但前方大脑半球间裂消失
- 侧脑室前部相通，枕角分离
- 部分尝试形成第三脑室/颞角，但无前角
- 丘脑完全/部分融合 ± 背侧囊肿
- 面部异常较无叶型 HPE 轻
  - 眼距过窄，正中裂，猴头畸形
- MR 对脑的详细评估非常有帮助，对诊断更有特异性

主要鉴别诊断

- 无叶型 HPE

其他造成 CSP 缺失的疾病

- 端脑融合畸形
- 叶型 HPE
- 胼胝体发育不全/发育不良
- 开唇型脑裂畸形

临床问题

- 建议羊膜腔穿刺，讨论终止妊娠
- 非致死性
  - 部分半叶型 HPE 患者可存活至青少年时期，但会伴有严重缺陷

诊断要点

- 通过所有扫查平面 + 经阴道超声及 3D 容积采集技术来检查 CSP 缺失
- HPE 谱是唯一一种前部分 CC 缺失而后部分 CC 存在的脑部畸形

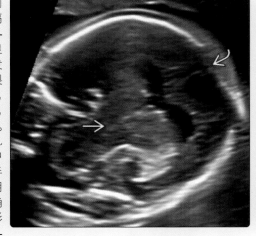
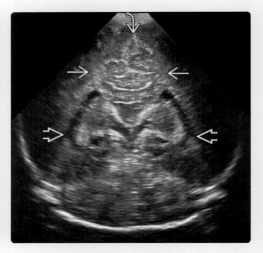

图 2-62 （左图）妊娠 19 周超声冠状切面确定透明隔腔（cavum septum pellucidum，CSP）缺失，并显示部分丘脑融合 ➡ 和发育不完全的大脑半球间裂（interhemispheric fissure，IHF）➡。染色体结果正常，这个家庭选择继续妊娠。（右图）同一病例的新生儿头颅超声显示，跨越脑中线 ➡ 的广泛融合，大脑半球间裂 ➡ 部分形成以及明确的颞角 ➡。产后 MR 确诊为半叶型前脑无裂畸形（semilobar holoprosencephaly，SLHPE）。这个孩子患有痉挛性四肢瘫痪，但没有癫痫发作。

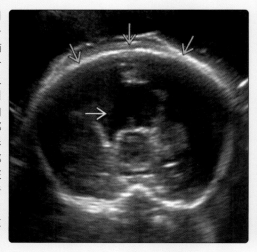
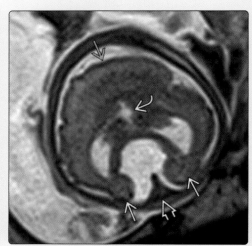

图 2-63 （左图）妊娠 32 周超声斜冠状切面显示单一脑室 ➡，边缘有连续的脑组织越过脑中线 ➡。这个病例中，孕妇的身体状况及臀位使得头颅超声显示困难。（右图）同一病例的斜轴位 MR T2 加权像显示前部融合 ➡，初级第三脑室形成 ➡，分离的枕叶 ➡，后部 IHF ➡。以上均为 SLHPE 的征象。这个患儿有小头畸形、小颌畸形、癫痫、肌张力增高和完全型肺静脉异位引流。

术语

定义

- 半叶型前脑无裂畸形(semilobar holoprosencephaly,SLHPE)
  - 由于前脑部分分裂引起,前脑无裂畸形(holoprosence-phaly,HPE)谱中的中等严重类型

影像学表现

一般特征

- 最佳诊断线索
  - 透明隔腔(cavum septum pellucidum,CSP)缺失,后方大脑半球间裂(interhemispheric fissure,IHF)存在,但前方消失
  - 部分尝试形成第三脑室/颞角,但无前角

超声表现

- 灰阶超声
  - 小头畸形常见
  - CSP缺失,侧脑室前部相通,枕角分离
  - 额叶融合,但枕叶分离
  - 丘脑完全或部分融合
    - 28%合并有背侧囊肿,与丘脑融合相关
  - 胼胝体(corpus callosum,CC)后部分存在,但是前部分缺失
  - 面部异常较无叶型HPE轻
- 彩色多普勒
  - 不成对(即单一的)大脑前动脉
  - 颅骨下蛇行征,由于其走行于融合的额叶表面而深达颅骨
- 三维超声
  - 有助于确定大脑半球融合的程度及展示面部畸形

MR表现

- 可以帮助详细评估颅内结构;在英国2016年的一个系列研究中:
  - 9/35例超声诊断为HPE,而MR没有明确
  - 12/26例MR诊断而超声没有识别出来

鉴别诊断

无叶型前脑无裂畸形

- 中线结构未分化,大脑镰及IHF缺失

其他导致透明隔腔缺失的疾病

- 端脑融合畸形
  - 前角和后角分开,大脑半球中央融合
- 叶型HPE
  - 可能很轻微的表现,CSP缺失是唯一表现
- CC发育不全或发育不良
  - 侧脑室平行伴有枕角扩张;IHF完整
- 视隔发育不良
  - 冠状面前角向下;IHF完整
- 开唇型脑裂畸形
  - 内衬以灰质的大脑皮质裂隙;IHF完整

病理

一般特征

- 遗传
  - 大多数HPE是综合征性的,或与非整倍体相关(尤其是13三体),但也存在非综合征性的、不合并染色体异常的病例
  - 染色体微列,全外显子组测序
    - 最新数据表明,HPE是由多基因异常联合引起的,而不是单一基因的突变
    - *SHH*、*ZIC2*(HPE5)、*TGIF1*(HPE4)、*SIX3*是测序包的核心组成
    - *SHH*在垂体、卵巢、睾丸、肾上腺皮质、胰腺、前列腺的发育中表达活跃
      - □ 解释了HPE与内分泌疾病的相关性
    - 神经管缺陷与*ZIC2*、*TGIF1*突变相关
    - 有报道先天性心脏缺陷与*SHH*(8%)、*ZIC2*(14%)、*TGIF1*(25%)突变相关
- 可能是非整倍体以外的综合征[如史-莱-奥综合征(Smith-Lemli-Opitz syndrome,SLOS)]

临床问题

表现

- 最常见的体征/症状
  - 超声筛查异常

自然病史与预后

- 少数轻度SLHPE患者可以存活至青少年或成年,伴有认知障碍
- 一项18名产后诊断为HPE儿童的系列研究
  - 66%为叶型,33%为半叶型
  - 72%核型正常
  - 存活率为56%
  - 神经外科干预行脑脊液分流:脑室腹腔分流术或囊肿-腹腔分流术

处理

- 羊膜腔穿刺术
- 终止妊娠
- 继续妊娠时需探讨分娩计划,包括产程中的监测及分娩时的干预

诊断要点

考虑

- 透明隔腔缺失可能与严重的脑部畸形相关
- 使用所有扫查平面±阴道超声及3D容积采集技术

影像判读经验

- HPE谱是唯一一种后部分CC存在而前部分CC缺失的脑部畸形

参考文献

1. El-Dessouky SH et al: Prenatal ultrasound findings of holoprosencephaly spectrum: unusual associations. Prenat Diagn. 40(5):565-76, 2020
2. Ionescu CA et al: The wide spectrum of ultrasound diagnosis of holoprosencephaly. Med Ultrason. 21(2):163-9, 2019
3. Hu T et al: Cytogenetics and holoprosencephaly: a chromosomal microarray study of 222 individuals with holoprosencephaly. Am J Med Genet C Semin Med Genet. 178(2):175-86, 2018

中线结构发育异常

要　点

术语

- 叶型前脑无裂畸形（lobar holoprosencephaly，LHPE）是前脑无裂畸形（holoprosencephaly，HPE）谱中最轻的类型
- 随着大脑半球分化，沿整条中线出现大脑半球间裂（interhemispheric fissure，IHF）
- 神经病理学定义指至少有一个脑回跨越中线时连续

影像学表现

- 中孕期扫查时，CSP 缺失可能是唯一表现
- 头尺寸小可发展为小头畸形
- 胎儿超声发现穹窿融合被认为是 LHPE 的特异性表现；但这种表现也可在其他情况出现
- 按照定义必须存在脑回连续，这种表现在 MR 上较超声更易发现

主要鉴别诊断

- 视隔发育不良

- 胼胝体（corpus callosum，CC）发育不全
- 端脑融合畸形

病理

- 多为散发病例，但也有一些已知的基因突变与缺失
  - 常染色体隐性遗传，*STIL* 突变，10q24.3～25.1 缺失

临床问题

- 很大比例的轻型 LHPE 患者可以存活至儿童期及以后
- 幸存者通常伴有下丘脑功能障碍、喂养困难、痉挛/肌张力障碍
- 70% 的患者患有尿崩症→液体/电解质失衡
- 40% 有癫痫发作

诊断要点

- CSP 缺失是中线异常的重要标志
- HPE 谱是唯一一种表现为后部分 CC 存在而前部分 CC 缺失的脑部畸形

图 2-64　（左图）晚孕期超声横切面显示丘脑⟹前方有一个"假的"腔隙➡。形状呈三角形。它前面的结构是一个越过中线的异常脑回➡。在正常胎儿中，透明隔腔（cavum septum pellucidum，CSP）的前缘是由胼胝体膝部构成。（右图）同一胎儿的 MR 轴向 T2 加权像证实了异常脑回➡和"假"腔➡。注意这例叶型前脑无裂畸形（lobar holoprosencephaly，LHPE）中，发育不完全的前角⟹和部分第三脑室⟹形成。

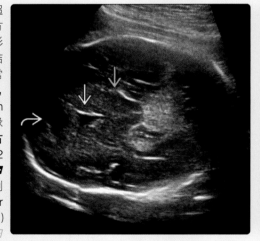
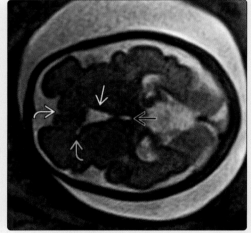

图 2-65　（左图）系列图像显示 22 周（上排）和 32 周（下排）LHPE。大脑半球间裂（interhemispheric fissure，IHF）➡存在，透明隔腔缺失，存在额叶➡和部分丘脑融合⟹。（右图）LHPE 胎儿 MR 冠状位 T2 加权像显示正中腭裂⟹和小眼畸形➡。没有正常的鼻子。叶型 HPE 中合并这些严重面部畸形比较少见。注意前方大脑镰➡存在，额叶⟹由一不规则的带状异常脑组织➡相连接。

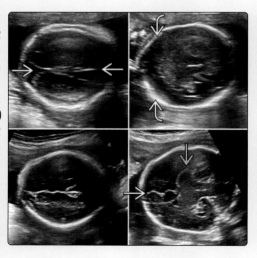
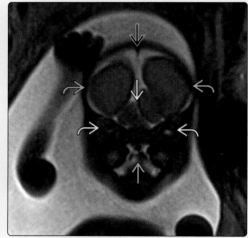

术语

定义

- **叶型前脑无裂畸形(lobar holoprosencephaly，LHPE)**
  - 前脑无裂畸形(holoprosencephaly，HPE)谱中最轻的类型（约 19% 为叶型 HPE ）
  - LHPE 的神经病理学定义指至少有一个脑回跨越中线时连续

影像学表现

一般特征

- 最佳诊断线索
  - 透明隔腔(cavum septum pellucidum，CSP)缺失，部分尝试形成第三脑室、颞角、前角

超声表现

- 灰阶超声
  - 中孕期扫查时，CSP 缺失可能是唯一表现
  - 大脑半球间裂(interhemispheric fissure，IHF)沿整个中线持续存在，伴随大脑半球分化
  - 头尺寸小可发展为小头畸形
  - 丘脑通常是分开的，但可能被比正常中间块更厚的团块相连接
    - 因此背侧囊肿罕见，叶型 HPE 中约 9%
  - 胎儿超声发现穹窿融合被认为是叶型 HPE 的特异性表现；但这种表现也可在其他情况出现
- 彩色多普勒
  - 单一大脑前动脉通常出现在 IHF 的前部分
    - 沿融合的额叶脑回向前移位
    - 矢状切面上单一血管→颅骨下蛇行征

MR 表现

- 用以鉴别 LHPE 和其他原因导致的 CSP 缺失
- MR 比超声更容易发现脑回融合
- 胼胝体(corpus callosum，CC)发育不良发生在嘴部 / 膝部，而非压部

鉴别诊断

视隔发育不良

- 前角呈平顶或方形形态
- 向下指向的前角

胼胝体发育不全

- 泪滴状侧脑室(枕角扩张)平行而不相通
- 冠状切面显示侧脑室前角呈牛角状

端脑融合畸形

- 前角和后角分开
- 大脑半球中央融合

脑裂畸形

- 大脑皮质裂隙内衬灰质
- 脑室壁呈"帐篷状"朝向裂隙

病理

一般特征

- 叶型 HPE 的特异性特征
  - 脑叶几乎完全形成
  - 脑深部灰质核团几乎完全形成
  - CC 可正常
  - 若 CC 发育不良，则只有前部异常
- 遗传学
  - 常染色体隐性遗传，STIL 突变，10q24.3～25.1 缺失

临床问题

表现

- 最常见的体征或症状
  - CSP 缺失

自然病史与预后

- 小头畸形，发育迟缓
  - 轻型叶型 HPE 在新生儿时期可无明显临床症状
- 认为 HPE 是致死性的观点是错误的
  - 大于 50% 的孤立性半叶型或 LHPE 可存活至 1 岁
  - 一些孤立性轻型 HPE 可存活至青少年，伴有不同程度认知障碍
- 幸存者
  - 70% 患有尿崩症→液体 / 电解质失衡
  - 下丘脑功能障碍→睡眠 - 觉醒障碍，温度控制受损，口渴反应
  - 喂养困难→经口摄入不足 / 误吸可能需要胃造瘘管
  - 40% 会存在癫痫发作
  - 脑积水：约 15% 需要脑脊液分流
  - 痉挛 / 肌张力障碍治疗与脑性瘫痪相同

处理

- 羊膜腔穿刺
- 轻型 HPE 即使在产后也难以诊断；需要对儿童进行全面评估

诊断要点

考虑

- 如果 CSP 缺失，其他超声表现正常，则需要胎儿 MR 检查寻找融合的脑回

影像判读经验

- 透明隔腔缺失是中线畸形的重要标志
  - 孤立性视隔发育不良是排除性诊断
- HPE 是唯一一种后部分胼胝体存在而前部分胼胝体缺失的脑部畸形

参考文献

1. Calloni SF et al: Disorders of ventral induction/spectrum of holoprosencephaly. Neuroimaging Clin N Am. 29(3):411-21, 2019
2. Kousa YA et al: Prenatal diagnosis of holoprosencephaly. Am J Med Genet C Semin Med Genet. 178(2):206-13, 2018
3. Weiss K et al: Holoprosencephaly from conception to adulthood. Am J Med Genet C Semin Med Genet. 178(2):122-7, 2018

中线结构发育异常

要 点

术语

- 视隔发育不良被认为与以下有关联
  - 视神经发育不全（optic nerve hypoplasia，ONH）
  - 中线处脑畸形
  - ±垂体功能减退

影像学表现

- 透明隔腔（cavum septum pellucidum，CSP）缺失是胎儿期关键特征，但不能仅据此诊断本病；需要临床证实
- 前角越过中线相通
- 冠状切面显示前角呈平顶状或方形，向下指向
- MR 可显示未被超声识别的其他表现

主要鉴别诊断

- 胼胝体发育不全
- 叶型前脑无裂畸形

- 开唇型脑裂畸形
- 孤立性透明隔发育不全

临床问题

- 预后取决于畸形的严重程度以及合并畸形
- ONH 是导致先天性失明的主要原因
- 对于患有 ONH 的儿童，需要仔细监测相关情况
- 当出现 ONH+CSP/胼胝体发育不全时，≤2 岁的儿童出现内分泌功能障碍的风险最高

诊断要点

- CSP 是胎儿中枢神经系统发育正常的标志
  - 不要认为透明隔腔缺失是"技术性"原因所致
- 即使透明隔腔缺失在胚胎学上与 ONH 无关，也需要评估受累胎儿有无中线处脑结构及视交叉异常
- 孤立性视隔发育不良是新生儿时期的临床诊断
  - 需要进行常规眼科检查及内分泌功能检查

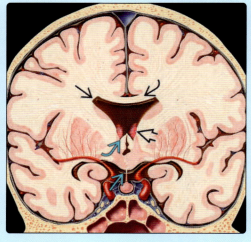 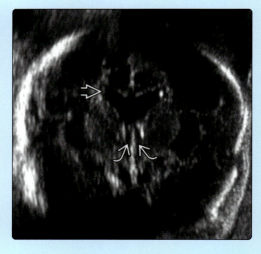

图 2-66 （左图）冠状面示意图显示视隔发育不良（septo-optic dysplasia，SOD）的特征，包括向下指向的前角➡️和方形的顶部➡️。穹窿➡️无融合；胼胝体存在➡️，但透明隔腔（cavum septum pellucidum，CSP）缺失。视交叉➡️小。（右图）28 周胎儿的超声冠状切面显示类似表现，前角上方呈方形➡️，下方呈尖状，覆盖在穹窿柱➡️上，本例中穹窿柱未融合。

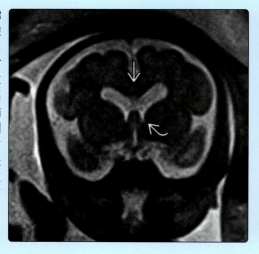 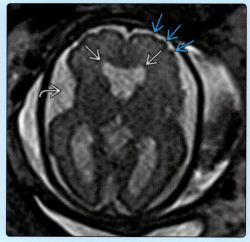

图 2-67 （左图）晚孕期 MR T2WI 冠状位显示透明隔腔缺失，前角相通且向下指向➡️。胼胝体➡️存在。（右图）晚孕期 MR T2WI 轴位显示前角相通➡️，透明隔腔缺失，颅脑异常伴多小脑回畸形➡️和未覆盖的右侧大脑外侧裂➡️。父母双方都有物质使用障碍。这是他们第二个受到影响的孩子。两个孩子都存在发育迟缓。

术语

缩写

- 视隔发育不良（septo-optic dysplasia，SOD）

定义

- 与视神经发育不全（optic nerve hypoplasia，ONH）、中线处脑异常±垂体功能低下相关联
- 最新研究表明，ONH、垂体功能低下和透明隔（septum pellucidum，SP）缺失虽然常在 SOD 的涵盖性术语下有关联，但在胚胎起源上并没有联系
  - ○ ONH 是导致先天性失明的主要原因
- SOD plus：针对伴有其他颅脑畸形的病例而创造的术语
  - ○ 可能只是反映了 ONH、内分泌功能障碍及发育迟缓与复杂性颅脑畸形的关联

影像学表现

一般特征

- 最佳诊断线索
  - ○ 透明隔腔（cavum septum pellucidum，CSP）缺失
    - 存在残留的前部分小叶并不能排除诊断
- 胎儿期诊断具有挑战性，因为不能依靠 CSP 缺失诊断，需要临床确诊

超声表现

- CSP 缺失，侧脑室前角越过脑中线相通
  - ○ 经前角冠状切面显示前角呈平顶或方形，下方变尖
- 胼胝体（corpus callosum，CC）存在，但可能较薄
- 轻度脑室扩张（脑室壁结节提示灰质异位）
- 利用玻璃体作为透过眼球的声窗，观察视神经鞘复合体
  - ○ 超声分辨率不足以区分神经和周围神经鞘
  - ○ 眼眶内平均视神经鞘直径（optic nerve sheath diameter，ONSD）15～16 周时为 0.6mm，22 周时为 1.2mm，36 周时为 2.6mm，37～38 周时为 2.8mm
    - ONSD 呈线性增长
- 三维超声
  - ○ 视交叉的表面重建模式可以测量后视束
  - ○ 正常胎儿视束直径为 0.045 195 1+0.092 575 9× 孕周（单位为 mm）

MR 表现

- MR 可能会显示 US 没有识别的其他表现
  - ○ 灰质异位，脑裂畸形，CC 发育不良
  - ○ 穹窿融合（在 SOD 中常被忽视）
    - 被认为是叶型前脑无裂畸形的特征性表现；现已知其他中线处脑异常也有此表现
- 在晚孕期使用 T1WI 观察高信号眼窝脂肪中低信号的视神经
  - ○ 视神经厚度约相当于眼外肌厚度

影像学建议

- 流程建议
  - ○ 所有 CSP 缺失的胎儿都必须仔细评估颅内结构
  - ○ 在所有详细的脑部扫查中寻找前部的锚状复合体
    - 从后往前，它由 CSP（与前角相邻）、CC 膝部、胼胝体沟和前大脑半球间裂组成
  - ○ MR 非常有用，尤其当母体因素或胎儿体位具有挑战性时

鉴别诊断

其他引起透明隔腔缺失的疾病

- **胼胝体发育不全**
  - ○ 侧脑室平行
  - ○ 枕角扩张（侧脑室呈泪滴状）
  - ○ 胼缘/胼周动脉走行异常
- **叶型前脑无裂畸形**
  - ○ 脑回跨越中线时连续（MR 最易观察）
  - ○ 单一大脑前动脉
    - 单一而非成对的大脑前动脉
    - 走行于额骨下
  - ○ 可能存在面部异常
- **开唇型脑裂畸形**
  - ○ 单侧或双侧脑实质内裂隙，内衬以灰质
    - 裂隙从大脑表面延伸至脑室壁
    - 脑室壁呈"帐篷状"朝向裂隙
- **孤立性 SP 缺失**
  - ○ 伴有 CSP 缺失的婴儿需在出生后接受详细的评估
  - ○ 孤立性透明隔缺失是排除性诊断

病理

一般特征

- 病因
  - ○ 多数 ONH 是散发病例
- 遗传
  - ○ 与其他中线脑畸形相比，ONH 很难确定突变

大体病理和解剖特征

- 视交叉与视神经小，单侧占 20%

临床问题

表现

- SOD 的诊断是基于临床的，确切的诊断标准仍存在争议

人口统计资料

- 年龄
  - ○ SOD 与年轻孕妇、初产妇有关
- 流行病学
  - ○ SOD 占出生人口的 1.9：100 000～2.5：100 000（40% 在

胎儿视束直径参考值						
孕周	例数	3th	5th	50th	95th	97th
21	5	1.6	1.7	2.0	2.3	2.3
25	5	2.0	2.1	2.4	2.6	2.7
29	5	2.4	2.4	2.7	3.0	3.1
33	5	2.7	2.8	3.1	3.4	3.4
36	5	3.0	3.1	3.4	3.7	3.7
GA=胎龄（所有测值均为后视束，单位为毫米）；n=相应胎龄检查胎儿数量。						

Bault JP et al: Role of three-dimensional ultrasound measurement of the optic tract in fetuses with agenesis of the septum pellucidum. Ultrasound Obstet Gynecol. May; 37(5): 570-575, 2011。

产前诊断）
- ○ 一般人群中视隔发育不良占 2：100 000～3：100 000
- ○ 男女发病比例相同

自然病史与预后

- 结局数据难以获取；发表的系列研究中样本量小、为回顾性分析、纳入标准不同、大量病例失访或终止妊娠后缺乏尸检证实
- 2020 年对 214 例**透明隔腔缺失胎儿**进行的一组回顾性分析
  - ○ **18 例孤立性**病例因此被疑诊为 SOD：6 例终止妊娠，12 例活产儿
  - ○ 12 例活产儿中，42% 被证实为 SOD；40% 有视力障碍，80% 存在内分泌功能障碍，80% 发育迟缓
  - ○ 文中总结了 58 例胎儿疑似病例的文献（不合并颅内其他结构异常）
    - 10 例失访，27% 确诊 SOD，38.5% 存在发育迟缓
- 对 **15 例孤立性 CSP 缺失胎儿**进行回顾性分析
  - ○ 3 例终止妊娠，2 例新生儿因其他非相关原因导致的极早产而死亡
  - ○ 存活者中 25% 确诊为 SOD；50% 发育迟缓
- 对有胎儿影像学资料的 **11 例 SOD 儿童**进行回顾性分析，包括胎儿期疑诊和儿童早期确诊病例
  - ○ 2 例终止妊娠，9 例活产儿
    - 100% 合并 ONH，56% 伴垂体功能减退，67% 发育迟缓
    - 78% 新生儿时期 MR 发现有其他异常（胎儿期 MR 只有 12.5% 检测到）
- 回顾性分析 80 例 **SOD 患儿**，以下标准中≥2 项
  - ○ ONH，SP 或 CC 发育不全/发育不良，下丘脑垂体功能障碍
    - 96% 存在 ONH（评估后诊断为斜视或眼球震颤）
    - 55% 存在下丘脑垂体功能障碍
- 回顾性分析 SOD 患儿的脑部 MR
  - ○ 92%CSP 完全缺失，8% 部分缺失
  - ○ 56% 有某种形式的皮质形成异常（脑裂畸形占 44%）
  - ○ 51% 伴有垂体异常（在 MR 识别出脑垂体的病例当中）
- ONH 并发症
  - ○ 垂体功能减退占 75%
  - ○ 生长发育迟缓占 71%

- ○ 下丘脑功能障碍：体温调节、进食过多或过少、寻水行为、睡眠-觉醒周期异常
- ○ 孤独症谱系障碍
- ONH 患儿常合并胼胝体异常
  - ○ CC 异常与发育迟缓有关，但与垂体功能低下无关
- 预后与严重程度及伴发异常相关；胎儿期表现意味着更严重的结局

处理

- 由儿童内分泌科医生和眼科医生仔细评估婴儿
- 当出现 ONH 与 SP 或 CC 发育不全时，≤2 岁的儿童出现内分泌功能障碍的风险最高

诊断要点

影像判读经验

- 不要认为 CSP 缺失是"技术性"原因所致
- CSP 是胎儿中枢神经系统发育正常的标志
  - ○ 如果缺失，则可能存在严重的神经系统疾病
- 诊断孤立性透明隔发育不良是新生儿时期做出的临床诊断
  - ○ 需要常规眼科检查和内分泌功能检查
  - ○ 胎儿期无法实现
- 即使 CSP 缺失在胚胎学上与 ONH 无关，也需评估受累胎儿是否存在中线脑结构或视交叉异常

参考文献

1. Ward DJ et al: Review of the MRI brain findings of septo-optic dysplasia. Clin Radiol. 76(2):160.e1-14, 2021
2. Maduram A et al: Fetal ultrasound and magnetic resonance imaging findings in suspected septo-optic dysplasia: a diagnostic dilemma. J Ultrasound Med. 39(8):1601-14, 2020
3. Shinar S et al: Long-term postnatal outcomes of fetuses with prenatally suspected septo-optic dysplasia. Ultrasound Obstet Gynecol. 56(3):371-7, 2020
4. Haratz KK et al: Ultrasound nomograms of the fetal optic nerve sheath diameter. Ultraschall Med. 40(4):476-80, 2019
5. Garne E et al: Epidemiology of septo-optic dysplasia with focus on prevalence and maternal age - A EUROCAT study. Eur J Med Genet. 61(9):483-8, 2018
6. Pilliod RA et al: Diagnostic accuracy and clinical outcomes associated with prenatal diagnosis of fetal absent cavum septi pellucidi. Prenat Diagn. 38(6):395-401, 2018
7. Vawter-Lee MM et al: Outcome of isolated absent septum pellucidum diagnosed by fetal magnetic resonance imaging (MRI) scan. J Child Neurol. 33(11):693-9, 2018

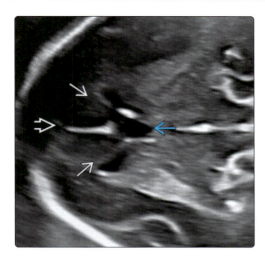
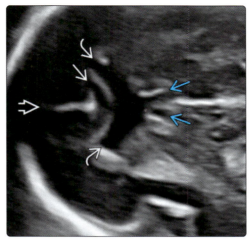

图 2-68 （左图）正常前复合体放大图像显示大脑半球间裂 ➡、胼胝体膝部 ➡，以及位于两侧侧脑室前角之间的盒子样结构 CSP ➡。（右图）疑似 SOD 胎儿的相似切面，显示大脑半球间裂 ➡、胼胝体膝部 ➡、分离的穹窿 ➡、应该在两侧前角 ➡ 之间的 CSP 缺失（注意前角的方形外观）。患儿在生后确诊为 SOD。

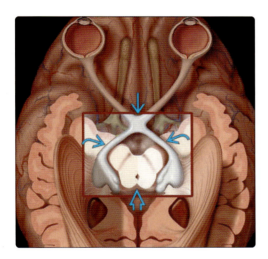
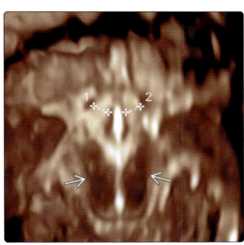

图 2-69 （左图）图示方框凸显出视觉传导通路，即相邻三维容积超声获得的位置。这里包含了环绕脑干 ➡ 的视交叉 ➡ 和视束 ➡。（右图）这里稍微倾斜的超声三维重建图像显示了脑干 ➡ 前的视束（游标）。测量结果可以与正常值进行比较。在一小样本量系列研究中，CSP 缺失但测值正常的胎儿不伴视力损害。（由医学博士 D. Pugash 提供）

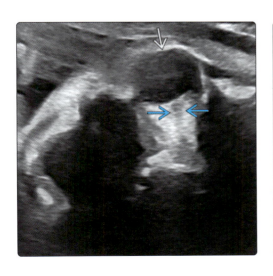
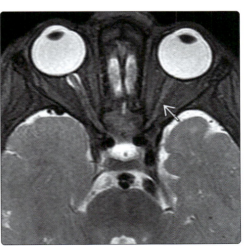

图 2-70 （左图）超声斜切面通过眼球 ➡ 穿过眼眶显示视神经鞘复合体 ➡。（右图）这是一个 SOD 变异型病例，只涉及左侧视神经 ➡。全长发育不良，一直延伸至视交叉。其他图像显示透明隔缺失，穹窿体中线处融合。穹窿融合是 SOD 中一个较常见的表现，通常易被忽视。

要 点

术语

- 前脑无裂畸形变异型，表现为额叶后部分及顶叶在中线处融合

影像学表现

- 透明隔腔（cavum septum pellucidum，CSP）缺失
- 侧脑室越过脑中线相通
- 超声显示大脑外侧裂前移及外观异常
  - 在颅顶部位跨越脑中线融合，形成异常的冠状方向裂隙，在MR上最明显
- 前方及后方的大脑半球间裂（interhemispheric fissure，IHF）存在
  - 分隔额叶及枕叶
  - 额叶后部分和顶叶越过中线融合
- 25%合并背侧囊肿
- 33%合并丘脑融合

- 面部结构一般正常

主要鉴别诊断

- **半叶型前脑无裂畸形**
  - IHF前部分缺失，出现大脑半球前部分不同程度的融合
- **叶型前脑无裂畸形**
  - IHF存在，大脑半球前部分出现微小融合
- **视隔发育不良**
  - CSP缺失，大脑半球完全分开
- **双侧脑裂畸形**
  - 脑室壁呈"帐篷状"朝向裂隙
  - 勿将端脑融合于中线处相连的外侧裂与双侧脑裂畸形相混淆

临床问题

- 痉挛、肌张力减退、癫痫发作、视力障碍、发育迟缓

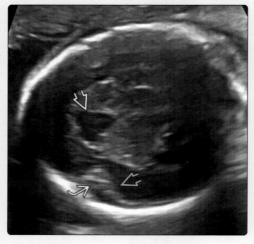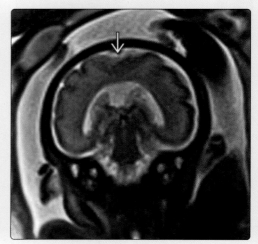

图 2-71 （左图）孕26周超声横切面显示透明隔腔（cavum septum pellucidum，CSP）缺失，侧脑室➡于脑中线处相通，大脑外侧裂➡异常：向前移位，与顶叶岛盖☞成钝角。（右图）胎儿MR通过大脑中部的冠状位显示特征性中线处大脑半球间融合➡，这是该疾病的特征性表现；额叶前部分和枕叶后部分是分开的。这种征象在MR上更易观察。

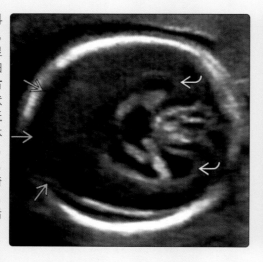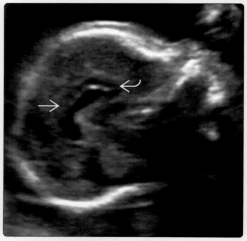

图 2-72 （左图）超声斜横切面显示枕角分开➡，而较前部分脑组织明显融合☞。CSP在所有扫查平面上都不显示。（右图）同一胎儿的超声矢状切面显示胎儿轮廓及胼胝体前部➡正常。胼胝体体部➡显示欠佳；因此，建议诊断端脑融合畸形，而不是传统的前脑无裂畸形（holoprosencephaly，HPE）。这个病例在产后MR得到了证实。

术语

同义词

- 前脑无裂畸形（holoprosencephaly，HPE）半球中央变异型

定义

- 以额叶后部及顶叶中线融合为特征的变异型 HPE

影像学表现

一般特征

- 最佳诊断线索
  - 额叶及枕叶均分离
  - 额叶后部及顶叶跨越脑中线融合
- 形态学
  - 大脑半球间裂（interhemispheric fissure，IHF）的前部和后部存在
  - 外侧裂（sylvian fissures，SF）大部分于颅顶部位跨越脑中线融合
  - 胼胝体膝部和压部存在
    - 胼胝体体部缺失
  - 33% 合并丘脑融合
    - 在这个亚组中更易合并背侧囊肿
  - 基底神经节和下丘脑正常
  - 视交叉一般正常

超声表现

- 灰阶超声
  - 透明隔腔（cavum septum pellucidum，CSP）缺失
  - 侧脑室越过脑中线相通
  - IHF 前部和后部存在
  - SF 前移并显示异常
  - 大脑半球中部皮质融合
    - 在标准横切面上无法显示
    - 冠状切面图像最有助于显示
    - 当胎儿是头先露时可以经阴道超声扫查
  - 25% 伴有背侧囊肿
    - 在丘脑融合的病例中更易发生
  - 小头畸形
  - 面部结构一般正常
    - 有报道部分病例合并有唇/腭裂
    - 无眼距过窄
- 彩色多普勒
  - 单一大脑前动脉
    - 起源于 Willis 环的单一血管
    - 产后病例 100% 出现

MR 表现

- CSP 缺失
- 额叶后部 ± 顶叶融合
  - 可能是靠近颅顶的小的皮质桥
- 胼胝体异常
  - 只有膝部和压部存在，体部缺失
  - 这种类型只在端脑融合畸形中有报道
- SF 异常
  - 越过颅顶在中线处连接，形成异常的冠状裂
    - 86% 产后病例中存在
- 灰质异位，皮质发育不良
  - 在 66%～86% 产后系列报道中存在
  - 71% 存在脑沟回减少
- IHF 前部分变形

影像学建议

- 最佳影像学方法
  - 胎儿 MR
- 流程建议
  - 快速 T2 加权序列（HASTE，SSFSE）
    - 冠状面能最好地确认大脑半球间的融合
    - 矢状面可显示特征性胼胝体异常
    - 轴平面显示 SF 连接→异常的冠状裂隙

鉴别诊断

半叶型前脑无裂畸形

- CSP 缺失
- 大脑半球前部分融合伴不完全的 IHF
- 大脑半球后部分离
- 常伴有头小

叶型前脑无裂畸形

- CSP 缺失
- IHF 完整
- 神经病理学标准是至少有一个脑回越过脑中线融合
  - 额叶前部分融合（后部分不融合）
    - 常为额下回、扣带回联合
  - 即使使用经阴道超声扫查也可能无法显示
  - 需要借助 MR 明确诊断

视隔发育不良

- CSP 缺失
- IHF 完整
- 可能与脑裂畸形相关
- 灰质异位不常见

脑裂畸形

- CSP 缺失
- IHF 完整
- 单侧或双侧楔形裂缝伴有灰质覆盖
- 裂隙从软脑膜延伸至侧脑室
  - 端脑融合畸形中的明显裂隙是异常的 SF
    - 异常的 SF 未延伸至侧脑室壁
    - 双侧、对称
    - 双侧开唇型脑裂畸形中 SF 越过颅顶相连，没有大的脑实质缺陷
- 脑室壁常呈"帐篷状"朝向裂隙

端脑融合畸形 VS. 前脑无裂畸形	
端脑融合畸形	**前脑无裂畸形**
大脑半球间裂前部和后部存在,中央部缺失	叶型大脑半球间裂完整,无叶或半无叶型大脑半球间裂缺失或前部缺失
大脑半球额叶后部及顶部融合	融合范围从完全融合到极小的前部融合、大脑半球前部始终不分离伴中央部融合
胼胝体发育不良特点是体部缺失,膝部和压部完整	无叶型中胼胝体缺失,半叶型中胼胝体前部缺失,后部完整
面部结构通常正常	常伴有严重的面部异常
与 13q 缺失相关	与 13- 三体、其他非整倍体有关
合并并指(趾)	合并多指(趾)
影像学表现与临床特征有助于鉴别端脑融合畸形与典型前脑无裂畸形。	

病理

一般特征

- 病因
  - 胚胎学
    - 神经管闭合
    - 胚胎顶板有丝分裂/细胞凋亡→大脑半球间裂形成
    - 背侧大脑半球间裂形成失败导致大脑半球不完全分离
- 遗传学
  - 背侧诱导基因的突变(如 *ZIC2*,13 号染色体长臂缺失)
    - 胚胎顶板分化异常
    - 与中线面部异常无关
  - 端脑融合畸形、严重的整体发育迟缓、智力障碍、癫痫和喉肌张力障碍的患者中存在 *RAC3* 基因变异
  - 而典型 HPE 相关的基因突变主要影响**腹侧**诱导
    - 这点可以解释其与中线面部异常相关的原因
- 伴发异常
  - 宽扁鼻
  - 面部变形
    - 据报道与非正中唇/腭裂相关
  - 眼距正常或偶有眼距过宽
    - HPE 与眼距窄及独眼畸形有关

大体病理和解剖特征

- 中线结构未分裂的模式不同于叶型或半叶型 HPE

镜下特征

- 胼胝体纤维前部及后部存在,而中间缺失

临床问题

表现

- 最常见的体征/症状
  - 透明隔腔缺失

人口统计资料

- 流行病学
  - 罕见,1993 年第一次产后病例描述中出现
    - 少量产前病例报道
  - 成人病例报道中,有因为头痛进行评估时偶然发现的病

例到伴有面部异常、认知缺陷及精神疾病的个体
  - 真实患病率未知

自然病史与预后

- 一组基于小样本量系列研究得出结果,样本由 15~21 名伴有痉挛、张力减退、癫痫、轻度视力障碍、发育迟缓的儿童组成
  - 40% 有癫痫发作
  - 43% 喂养困难
  - 86% 伴有痉挛
  - 15 例儿童系列研究中 50% 存在运动功能障碍
    - 7% 可以独立行走
    - 21% 无法坐或爬
    - 57% 只能说单个词语
- 47% 伴有小头畸形
- 背侧囊肿可能导致巨头畸形,需要放置分流器以控制头部大小
- 内分泌功能障碍/舞蹈徐动症的发生率较低

诊断要点

影像判读经验

- 透明隔腔缺失是关键发现
- 需寻找
  - 额叶后部/顶叶皮质融合
  - 额叶前部和枕叶正常分离
  - 脑中线处连续的带状皮质组织

参考文献

1. Hiraide T et al: A de novo variant in RAC3 causes severe global developmental delay and a middle interhemispheric variant of holoprosencephaly. J Hum Genet. 64(11):1127-32, 2019
2. Özdemir M et al: Middle interhemispheric variant of holoprosencephaly in an asymptomatic adult. BJR Case Rep. 5(4):20190035, 2019
3. Bulakbasi N et al: The middle interhemispheric variant of holoprosencephaly: magnetic resonance and diffusion tensor imaging findings. Br J Radiol. 89(1063):20160115, 2016
4. Virta M et al: Adult with middle interhemispheric variant of holoprosencephaly: neuropsychological, clinical, and radiological findings. Arch Clin Neuropsychol. 31(5):472-9, 2016
5. Yahyavi-Firouz-Abadi N et al: Case 236: middle interhemispheric variant of holoprosencephaly. Radiology. 281(3):969-74, 2016
6. Vinurel N et al: Distortion of the anterior part of the interhemispheric fissure: significance and implications for prenatal diagnosis. Ultrasound Obstet Gynecol. 43(3):346-52, 2014

第二章　颅　脑

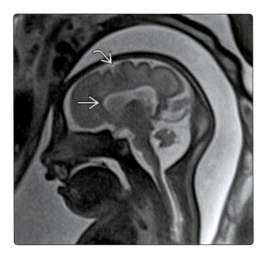

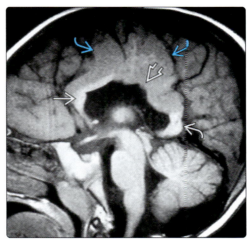

图 2-73 （左图）端脑融合畸形胎儿 MR 矢状位显示不成比例的小头，异常的脑沟➡，以及异常的胼胝体➡。小头畸形通常与端脑融合畸形和传统的前脑无裂畸形相关。（右图）另一例相似的产后病例 MR 矢状位显示胼胝体特征性异常，膝部➡和压部➡完整，体部➡缺失。这些在胎儿期 MR 很难显示。还可以注意到额叶后部和顶叶融合➡。

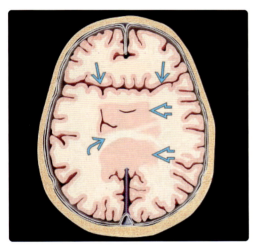

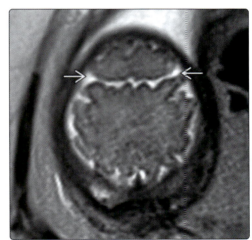

图 2-74 （左图）轴位示意图显示端脑融合畸形伴有异常的冠状裂隙➡，由大脑外侧裂在垂直方向越过中线相连接而形成。灰质➡和白质➡横贯中线。脑灰质增厚、发育不良。注意额叶和枕叶正常分离。（右图）胎儿 MR 轴位显示相似的表现，异常冠状裂隙➡，跨越脑中线桥接的脑组织。

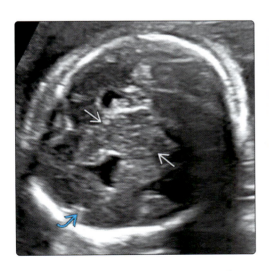

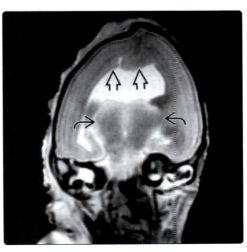

图 2-75 （左图）一例孕 25 周端脑融合畸形的超声横切面显示前部大脑半球间裂可见➡，中线部融合➡。正常透明隔腔不显示。（右图）一例 13q 缺失的胎儿尸检的 MR 显示大脑半球额叶后部和顶叶区域的中线部异常连接（脑回连续）➡。注意成对的、未融合的丘脑➡。

要点

术语

- 脑实质内衬以灰质的裂隙
  - 可以是闭唇型,也可以是开唇型

影像学表现

- 脑实质缺陷自颅骨内缘延伸至下方的脑室
  - 楔形结构
  - 脑室壁呈"帐篷状"朝向缺陷处
  - 透明隔腔(cavum septum pellucidum,CSP)缺失
  - 60% 为单侧,40% 为双侧
- 胎儿 MR 可检测到相关畸形
  - 异常迁移
    - 灰质异位
    - 多小脑回
    - 皮质发育不良
  - 胼胝体发育不全或发育不良
  - 视隔畸形

主要鉴别诊断

- 蛛网膜囊肿
- 脑穿通性囊肿
- 积水性无脑畸形

病理

- 神经元迁移异常
- 也提示与胎儿早期血管损伤有关

临床问题

- 多数伴有神经系统损伤
  - 运动功能缺陷
  - 神经认知功能障碍
  - 癫痫

诊断要点

- 如果怀疑有脑裂畸形,应行胎儿 MR 检查
- 小的缺陷可能很难发现,尤其是位于近场时

图 2-76 （左图）冠状面示意图显示右侧闭唇型脑裂畸形，左侧开唇型脑裂畸形，两者都内衬灰质。透明隔腔(cavum septum pellucidum,CSP)缺失。脑裂畸形中裂隙自颅骨内缘延伸至侧脑室。（右图）MR T2 冠状位显示侧脑室前角向脑裂缺损部位延伸,这是一个诊断线索。注意这个裂隙内衬有低信号的灰质。

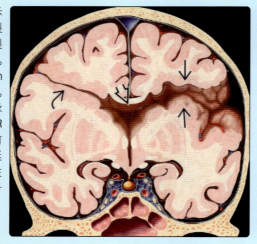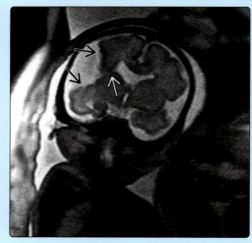

图 2-77 （左图）超声显示孕 25 周胎儿大型额叶至顶叶的开唇型脑裂畸形。注意近场混响伪影易模糊小的缺陷。（右图）同一病例在孕 25 周时胎儿 MR 显示额叶至顶叶的开唇型脑裂畸形。注意裂隙有灰质衬里,自颅骨内板延伸至侧脑室。

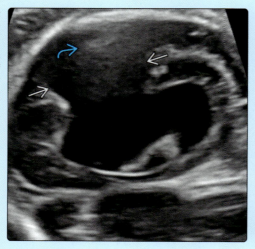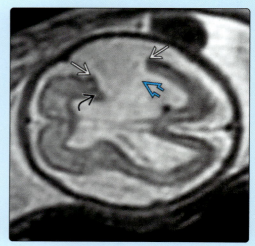

术语

定义

- 内衬以灰质的裂隙自大脑表面延伸至侧脑室
  - 闭唇型(1 型)
    - 平行的灰质唇相贴
  - 开唇型(2 型)
    - 灰质唇被其间的脑脊液(cerebrospinal fluid, CSF)分隔开
      - 脑脊液延伸至下方的脑室

影像学表现

一般特征

- 最佳诊断线索
  - 脑实质缺损自颅骨内板延伸至下方的侧脑室
  - 裂隙内衬以灰质
- 定位
  - 大脑半球
    - 60% 单侧, 40% 双侧
    - 顶叶和额叶为主(占 75%~90%)
    - 枕叶少见
      - 此位置通常为单侧
    - 大多数涉及多于 1 个脑叶
- 大小
  - 大小不定, 可能非常大(如巨大的开唇型脑裂畸形)
- 形态
  - 开唇型脑裂畸形裂隙内充满脑脊液, 呈楔形
    - 顶点指向脑室
    - 基底位于大脑表面, 朝向颅骨内板
    - 基底部位于中线处, 呈楔形向外侧延伸至侧脑室, 这种形态较罕见

超声表现

- 通常只能检出开唇型脑裂畸形
  - 小的裂隙较难发现, 尤其位于近场时
    - 混响伪影模糊了裂隙
- 闭唇型脑裂畸形常易漏诊
  - 注意穿透性血管结构
    - 形似闭唇型脑裂畸形
    - 脑实质内线样高回声结构
    - 自软脑膜表面向内延伸
- 开唇型:充满脑脊液的裂隙自大脑表面延伸至侧脑室
  - 侧脑室壁呈帐篷状朝向裂隙
  - 有薄膜顶覆盖脑缺损
    - 很少能识别
- 透明隔腔(cavum septum pellucidum, CSP)
  - 50% 以上缺失
  - 双侧脑裂畸形中几乎都存在缺失
- 合并脑发育异常(占约 2/3 脑裂畸形)
  - 皮质发育不良
  - 灰质异位
  - 胼胝体发育不良/发育不全

- 视隔畸形
- 在开唇型脑裂畸形缺损处, 颅盖骨可能被重塑
  - 可能是来源于侧脑室的脑脊液搏动导致
- 面部及侧面轮廓均正常
  - 可用以区分脑裂畸形和前脑无裂畸形
- 脑室扩张较常见(占 60%)
  - 可能只是合并有小缺损

MR 表现

- 脑实质成像分辨率较超声高
- 确认裂隙内衬灰质
  - 区分脑裂畸形与其他脑部囊性病变
- 检测其他发育异常
  - 在所有序列上, 异位结节与皮层灰质信号相同
    - 室管膜下:沿脑室内壁分布的结节状或线状区域
    - 皮质下:结节自脑室表面延伸至邻近白质
  - 巨脑回/多小脑回显示异常的脑回形态和灰质-白质交界区
    - 产前可能会漏诊, 直到产后 MR 检测出
  - 对侧半球镜像迁移异常
    - 可见于单侧脑裂畸形
    - 灰质沿裂隙发生部位排列

鉴别诊断

蛛网膜囊肿

- 位于脑实质外
  - 对邻近脑组织有占位效应
  - 颅骨内板的扇贝样结构
  - 通常在大脑外表面
  - 不与侧脑室相通

脑穿通性囊肿

- 破坏性损害
  - 常继发于颅内出血
- 脑实质内出现圆形或不规则形态的脑脊液充盈缺损
- 与邻近的脑室相通
  - 可能合并脑室扩张
- 没有灰质内衬

积水性无脑畸形

- 大脑半球完全被破坏
  - 仅残存小脑和脑干
- 脑脊液替代了幕上的脑组织
- 大脑镰存在
- 多普勒血流消失
  - 大脑中动脉和大脑前动脉
- 少量残留的脑组织与双侧巨型开唇型脑裂畸形难鉴别

其他引起透明隔腔缺失的疾病

- **胼胝体发育不全 ± 半球间囊肿**
  - 枕角扩大
  - 第三脑室上抬
  - 扣带回缺失

- 内侧脑沟呈放射状排列：日出征
- 大脑半球间囊肿位于脑中线区域，导致脑组织移位
  - 脑裂畸形的裂隙位于侧面，取代了脑组织
- **视隔发育不良**
  - 侧脑室前角向下指向
  - 冠状面显示前角呈平顶或方形形态
  - 使用三维超声对视交叉成像
  - 经眼切面可以测量视神经
  - 可能与脑裂畸形有关
- **半叶或叶型前脑无裂畸形**
  - 前脑不同程度融合
    - 从额叶融合到单一前方脑回跨越中线时相延续
  - 在第三脑室内可观察到自前向后融合的穹窿
  - 胼胝体前部异常
  - 大脑镰前部缺失
  - 可能合并面部发育异常
- **端脑融合畸形**
  - 额叶后部/顶叶在中线处融合
  - 额叶、枕叶常正常分离
  - 单一大脑前动脉

病理

一般特征

- 病因
  - 神经元迁移异常
    - 神经元迁移异常引起的原发畸形
    - 几种可能病因的最终共同结果
  - 也与早期产前损伤有关
    - 血管损伤
    - 感染
      - 巨细胞病毒
    - 致畸因素
    - 母体腹部创伤
- 遗传学
  - 多数病例为散发
    - 家族性脑裂畸形也有报道
  - *COL4A1* 基因突变与脑裂畸形、脑穿通畸形相关
    - 该基因编码Ⅳ型胶原蛋白
      - 基底膜成分
    - 突变也会导致血管膜脆弱
  - 之前有报道与 *EMX2* 基因突变有关
    - 在目前的文献报道中没有得到证实

大体病理和解剖特征

- 内衬以灰质的裂隙，自软脑膜表面延伸至内衬室管膜的脑室
  - 裂隙内衬发育不良的灰质
  - 大脑皮质分层异常
- 最常发现于中央前回和中央后回附近
- 相关迁移异常
  - 多小脑回
  - 巨脑回

临床问题

表现

- 产前
  - 多数在中孕期超声筛查中偶然发现
  - 对于单侧小的缺陷，直至晚孕期也很难发现
- 产后
  - 发育迟缓，伴运动障碍和神经认知功能障碍
    - 认知延迟严重程度及表现有所不同
    - 双侧裂隙→较单侧损害更严重
  - 癫痫发作
  - 小头畸形

人口统计资料

- 罕见：活产儿中发病率为 1.5∶100 000
- 无性别倾向

自然病史与预后

- 平均诊断年龄：8.4 岁
- 多数伴有神经功能障碍
  - 运动功能障碍最常见（占 90%）
  - 认知功能障碍（占 78%）
    - 与以下密切相关
      - 双侧裂隙
      - 运动障碍
      - 小头畸形（占 42%）
      - 胼胝体发育不全
- 多数患者有癫痫（占 74%）
  - 闭唇型和开唇型脑裂畸形中都有发现
  - 约 1/3 脑裂畸形患者具有耐药性
  - 脑裂畸形可能与其他致癫痫畸形的病因重叠
    - 灰质异位、皮质发育不良、多小脑回

处理

- 产前无治疗方法
- 可以考虑终止妊娠
- 产后治疗癫痫

诊断要点

影像判读经验

- 如有疑诊病例，需行胎儿期 MRI 检查
  - 以裂隙内衬灰质的表现证实诊断
  - 相关异常，如多小脑回和灰质异位，直到出生后 MR 检查才可能被发现
- 超声可能会漏诊小的或闭唇型缺陷
  - 由于混响伪影的影响，近场病变可能无法观察到
  - 脑室扩张或透明隔腔缺失可能是唯一表现
- 双侧脑裂畸形临床预后较单侧差

参考文献

1. Shannon P et al: Brain and placental pathology in fetal COL4A1 related disease. Pediatr Dev Pathol. 1093526620984083, 2021
2. Maurice P et al: COL4A1 and COL4A2 mutations: when to test a fetus? Ultrasound Obstet Gynecol. ePub, 2020
3. Braga VL et al: Schizencephaly: a review of 734 patients. Pediatr Neurol. 87:23-9, 2018
4. Griffiths PD: Schizencephaly revisited. Neuroradiology. 60(9):945-60, 2018

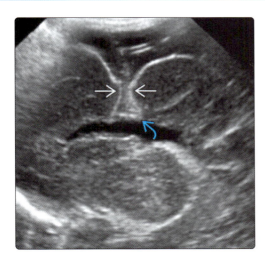
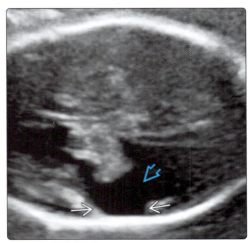

图 2-78　（左图）出生当天头颅超声。旁矢状切面显示脑实质内异常裂隙 ➡️ 延伸至侧脑室 ➡️。检查超声是由于宫内观察到单侧脑室轻度扩张。闭唇型或小型开唇型脑裂畸形产前较难诊断，但是所有双侧脑室不对称都应引起怀疑。（右图）孕31 周胎儿头颅超声显示额顶叶区域的缺损 ➡️，自颅骨板内缘延伸至扩张的侧脑室 ➡️，内充满脑脊液。

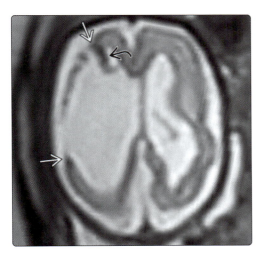
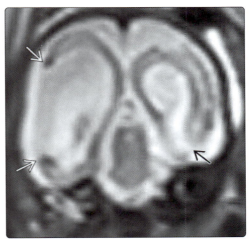

图 2-79　（左图）同一患者妊娠 32 周时胎儿 MR 显示，右侧大型额顶叶开唇型脑裂畸形 ➡️。注意缺损附近 T2 低信号的血液代谢产物 ➡️。（右图）同一病例 MR 冠状位显示右侧额顶叶缺损 ➡️ 及左侧枕叶缺损 ➡️。该患者经羊膜腔穿刺诊断为 CMV（＋），提示为病毒感染引起的脑裂畸形。神经元移行异常可能是几种可能病因的最终共同结果。

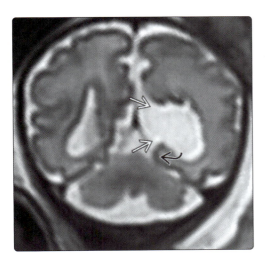
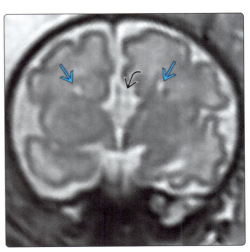

图 2-80　（左图）妊娠 32 周胎儿 MR 显示较少见的内侧顶枕叶开唇型脑裂畸形 ➡️。缺损处充满脑脊液，内衬灰质 ➡️，将脑裂畸形与其他病变区分开来，如脑穿通畸形。（右图）同一病例偏前方的冠状位 MR 显示胼胝体发育不全 ➡️，是脑裂畸形常见的伴发表现。注意侧脑室前角的鹿角状外形 ➡️。

要点

术语

- 无脑回畸形是指大脑表面异常光滑；可以孤立存在或是某些特定综合征的部分表现

影像学表现

- 多个切面扫查，当声束垂直入射时，脑沟显示效果最好
  - 当胎儿为头位时，使用经阴道超声检查
- 脑回及脑沟循序出现
  - 可识别的内侧脑沟有：顶枕沟、距状沟、扣带沟
  - 可识别的外侧脑沟有：中央沟、中央后沟、颞上沟
- 颞叶不对称是正常的
- 神经节隆起的腔化可能是有助于早期诊断的征象

主要鉴别诊断

- 末次月经日期不准确
- 任何原因引起的脑积水都可能影响脑沟的发育

病理

- 2018 年一组 811 例病例的系列研究：81% 伴有基因突变
  - *PAFAH1B1* 基因突变占 40%，*DCX* 基因突变占 23%，*TUBA1A* 基因突变占 5%，*DYNC1H1* 基因突变占 3%
- *TUBB2B*、*TUBB3*、*TUBA8*、*TUBG1*、*TUBGCP2*、*TUBA1A*、*TBR1*、*TUBB2A*、*TUBB*、*TUBB4A* 中的微管蛋白基因缺陷，与一系列脑畸形相关，统称为微管病。

临床问题

- 严重的精神运动性迟滞，发育迟缓，癫痫发作，成长受阻

诊断要点

- 不建议在妊娠 20 周前诊断
- 可在妊娠 20～24 周做出诊断，但可能存在由于脑沟发育延迟而出现假阳性

图 2-81 （左图）孕 27 周伴有透明隔腔缺失，侧脑室扩张 ➡，胼胝体发育不全的胎儿超声颅脑横切面显示大脑皮质异常光滑，伴有宽而浅的大脑外侧裂 ➡，不显示顶枕沟 ➡，说明为相关的无脑回畸形。（右图）同一病例孕 33 周时超声横切面显示，大脑皮质仍然浅而光滑 ➡ 以及脑室扩张 ➡。

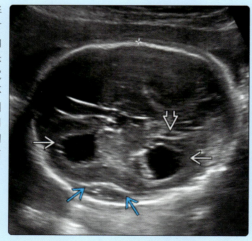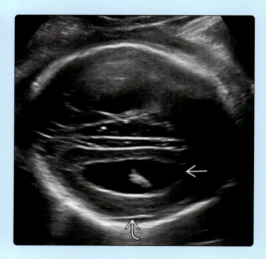

图 2-82 （左图）同一病例孕 33 周时 MR T2 加权像冠状位显示胼胝体发育不全 ➡，以及持续浅且有分层、光滑的大脑皮质 ➡。注意没有任何表面脑回。这种表现在中孕期胎儿中可以是正常表现，但在晚孕期是异常的表现。（右图）另一个病例的后冠状切面显示脑室扩张，完全缺乏脑沟。在无脑回畸形中，可见灰质 ➡ 和白质 ➡ 交替带，形成厚的 4 层脑皮质。（摘自 Osborn's Brain）。

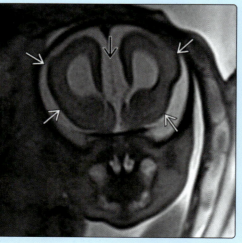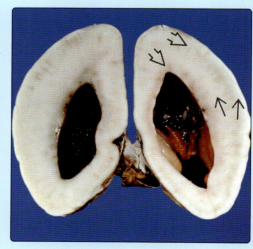

术语

定义

- 无脑回畸形(lissencephaly):由于神经元迁移异常导致脑皮质形成失败,导致脑表面异常光滑
  - 无脑回畸形(lissencephaly):大脑表面没有脑回,大脑皮质增厚
    - 产后定义:脑沟间隔>3cm
  - 巨脑回畸形:宽而扁平的脑回,大脑皮质增厚
    - 产后定义:脑回异常增宽,脑沟间隔1.5~3cm
  - 多小脑回:多而小的脑回
  - 鹅卵石样无脑回畸形:皮质表面呈细小的、弥漫性结节状
  - 皮质下带状灰质异位(subcortical band heterotopia, SBH):灰质异位带嵌入皮质下脑白质
    - 产后定义:灰质带深入大脑皮质,与大脑皮质之间被薄的正常脑白质分开
- 无脑回小头畸形:合并无脑回畸形与严重的先天性小头畸形

影像学表现

超声表现

- 可能出现轻度脑室扩张的征象
- 神经节隆起(ganglionic eminence, GE)(生发基质)腔化可能是高危病例早期发现的有用征象
- 未能达到正常大脑皮质发育的阶段
- 头部大小或形态异常
- Walker-Warburg综合征:描述的特异性产前超声表现
  - 大脑的外表面有较厚的强回声带
  - 脑外CSF间隙减小
  - 合并无脑回畸形(外侧裂、顶枕沟缺失)
  - 小脑蚓部发育不全,Z-形脑干被强回声带覆盖
    - 脑干外观被认为是鹅卵石无脑回畸形的特征性表现
  - 可伴有小眼或无眼畸形
- Miller-Dieker综合征:先天性心脏缺陷、生长受限、面部畸形

MR表现

- 可在孕20~24周做出诊断,但可能因脑沟形成存在延迟,以致存在假阳性可能,至晚孕期可表现正常
- 神经节隆起腔化是大脑发育停止的标志
  - 神经节隆起内的双侧对称性高信号腔,常较同孕周对照组大
  - 缺乏出血相关征象表明是发育畸形而非出血破坏所致
- Z形脑干,小脑发育不全,眼部畸形与Walker-Warburg综合征相关
- **颞叶不对称是正常表现**
  - 右侧颞叶较左侧成熟早→右叶为L形,左叶为C形
  - 当大脑表面相对光滑时,此征象的缺失可用以鉴别无脑回畸形

影像学建议

- 超声可用于评估初级脑沟

- 大脑半球内侧表面:顶枕沟,距状沟,扣带沟
- 大脑半球外侧表面:中央沟、中央后沟、颞上沟
- 发育中的脑沟变化表现
  - 最早的征象是大脑表面的小点或浅窝
  - 下一步表现为V形凹陷
  - 凹陷加深→脑表面形成V形凹陷,Y形高回声线深入脑组织
  - 大脑外侧裂
    - 轻度凹陷加深至盒状,岛叶皮质与颞叶呈钝角
    - 至孕32周时,颞叶应覆盖岛叶后1/2
- 使用多平面扫查,当声束垂直入射时,脑沟显示效果最好
- 当胎儿为头先露时可使用经阴道超声
- 胎儿MR可以在任何胎儿位置进行,并且受母体因素的影响较小

鉴别诊断

日期不准确

- 必须校正孕周,以确定脑沟回的形成是否符合孕周
- 如果无早期检查结果作参考,在晚孕期可以观察胎儿骨化中心来明确孕周
  - 约32周时可观察到胎儿股骨远端骨化中心,约35周时观察到胫骨近端骨化中心,38周时可观察到肱骨近端骨化中心

其他颅脑畸形

- 脑积水→脑皮质明显变薄→脑沟显示模糊
- 缺血、脑炎[特别是巨细胞病毒(cytomegalovirus, CMV)感染]、颅内出血可能会使皮质扭曲变形/破坏脑皮质发育

病理

一般特征

- 病因
  - 神经元移行异常(妊娠3~4个月)
    - 单基因疾病,先天性代谢缺陷,缺氧
    - 母体疾病,致畸剂暴露,先天性感染(巨细胞病毒、寨卡病毒)
- 遗传学
  - 2018年一组811例病例的系列研究:81%伴有基因突变
    - *PAFAH1B1*基因突变占40%,*DCX*基因突变占23%,*TUBA1A*基因突变占5%,*DYNC1H1*基因突变占3%
  - *TUBB2B*、*TUBB3*、*TUBA8*、*TUBG1*、*TUBGCP2*、*TUBA1A*、*TBR1*、*TUBB2A*、*TUBB*、*TUBB4A*中的微管蛋白基因缺陷,与相关的一系列脑畸形统称为微管病
    - 无脑回畸形/无脑回小头畸形是*TUBA1A*、*TUBG1*基因突变的核心表型
    - 约30%无脑回畸形伴小脑发育不全的患者是由*TUBA1A*基因突变引起
  - 鹅卵石样皮质发育(无脑回畸形2型)
    - 约1/2合并*POMT1*、*POMT2*、*POMGNT1*、*FKTN*、*FKRP*、*LARGE1*基因突变
  - Miller-Dieker综合征
    - 17p13.3上存在*PAFAH1B1*、*YWHAE*、*CRK*及其他可能

不同脑沟出现的孕周		
结构	超声(Cohen-Sacher 等人)	MR(Ghia 等人)
胼胝体沟	18	22
大脑外侧裂	18	24
顶枕沟	20	22～23
距状沟	22	22～23
扣带沟	24	28～29
中央沟	28	26～27
凸面沟	28	28～29

在经阴道超声中,上述相应孕周的胎儿脑沟有＞75% 可被观察到。MR 孕周是指在此孕周下总能观察到相应脑沟(即经常在更早的孕周即可观察到,但是在上述对应孕周若未观察到相应脑沟则可视为皮质发育异常)。一般来说,内侧脑沟较外侧脑沟更早被观察到,所有影像学上的表现都比解剖学描述的出现时间滞后数周。

的基因突变
- ○ X 连锁无脑回畸形:*DCX*(又名 XLIS)基因突变位于 Xp22.3-q23
- ○ X 连锁无脑回畸形伴外生殖器模糊(XLAG):Xp22.13 的 *ARX* 基因突变
- ○ *NDE1* 的纯合子突变导致无脑回小头畸形
- ○ *PAFAH1B7* 基因突变导致的无脑回畸形合并基底神经节钙化

分类系统

- 传统 Ⅰ 型(经典型),Ⅱ 型(鹅卵石型)
  - ○ 经典型:许多神经元未到达皮质板
    - 正常 6 层脑皮质被不同严重程度异常、增厚、重组的 4 层脑皮质取代
    - 可以是孤立性的或综合征性的(如 Miller-Dieker 综合征)
  - ○ 鹅卵石型:许多神经元过度迁移至软脑膜下区→形成鹅卵石复合体
    - 以紊乱的未分层的脑皮质为特征
    - 伴有先天性肌营养不良症(如 Walker-Warburg 综合征)
- Barkovich 2001 年皮质发育不良分类
  - ○ A组无脑回畸形:皮质下带状灰质异位(SBH)系列
    - 经典型无脑回畸形(Ⅰ型)
    - 伴有胼胝体发育不全/小脑发育不全/未分类型的无脑回畸形
  - ○ B组:鹅卵石复合体(Ⅱ型)
  - ○ C组:除外 SBH 的灰质异位

临床问题

人口统计资料

- 罕见:患病率估计为每百万活产儿中 11.7～40.0 人

自然病史与预后

- 由于表型、基因型和临床表达之间的相关性较差,皮质发育不良的整体预后难以预测
  - ○ 严重的精神运动性迟滞,发育迟缓,癫痫,成长受阻
- Walker-Warburg 综合征:1 岁以内死亡
- Miller-Dieker 综合征:预后普遍较差;很少能存活至儿童期

以后
- *PAFAH1B1* 基因突变:100% 合并癫痫,82% 在 6 月龄以内出现婴儿痉挛症
  - ○ 拉莫三嗪或丙戊酸盐的良好或部分缓解率为 88%～100%
- XLAG:新生儿时期发病的严重癫痫

处理

- 如果已经存在基因突变,则需要通过 DNA 分析进行早期产前诊断
- 一经诊断,孕周合适者可终止妊娠

诊断要点

影像判读经验

- 在中孕晚期及晚孕期检查大脑外侧裂的正常发育情况
  - ○ 在孕 23 周以后,应出现特定的脑回和脑沟
- 如果透明隔腔缺失,需要仔细观察脑沟
- 无脑回畸形可以是孤立性的或综合征性的
  - ○ 仔细扫查以寻找诊断综合征的相关线索

报告提示

- 脑裂和脑沟在产前超声和 MR 图像上随孕周发育逐渐出现
  - ○ 可用以评估胎儿大脑成熟的程度
- 初级脑沟是出现在大脑表面的凹痕
  - ○ 次级和三级脑沟出现在发育的后期阶段,是初级脑沟的分支
- 在孕 20 周前不建议诊断皮质发育迟缓

参考文献

1. Aiken J et al: TUBA1A mutations identified in lissencephaly patients dominantly disrupt neuronal migration and impair dynein activity. Hum Mol Genet. 28(8):1227-43, 2019
2. Romaniello R et al: Tubulin genes and malformations of cortical development. Eur J Med Genet. 61(12):744-54, 2018
3. Di Donato N et al: Lissencephaly: expanded imaging and clinical classification. Am J Med Genet A. 173(6):1473-88, 2017
4. Williams F et al: In utero MR imaging in fetuses at high risk of lissencephaly. Br J Radiol. 90(1072):20160902, 2017
5. Lacalm A et al: Prenatal diagnosis of cobblestone lissencephaly associated with Walker-Warburg syndrome based on a specific sonographic pattern. Ultrasound Obstet Gynecol. 47(1):117-22, 2016

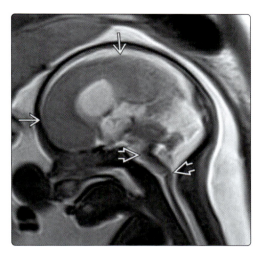

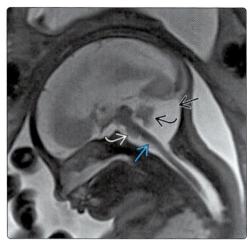

图 2-83 （左图）孕 30 周 MR T2 加权像矢状位显示异常光滑的大脑皮质➡，无脑回或脑沟形成，异常的 Z 形脑干➡。最初这种征象描述见于 Walker-Warburg 综合征，也可见于其他疾病。预后很差。（右图）另一例无脑回畸形胎儿孕 33 周 MR T2 加权像矢状位显示扩张的小脑延髓池➡及下蚓部发育不全➡，但是脑桥➡正常且脑干➡没有弯曲。

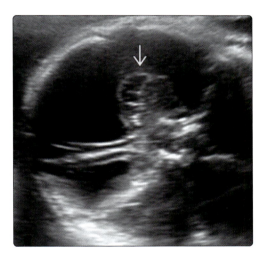

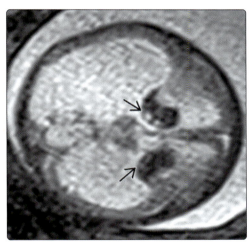

图 2-84 （左图）AVID（不对称性脑室扩张、半球间囊肿、胼胝体发育不全）胎儿的超声横切面图像显示生发基质➡腔化，这种征象被认为是大脑发育停滞的表现。（右图）同一病例 MR T2 图像显示生发基质（神经节隆起）腔化现象➡。生发基质在无脑回畸形胎儿中往往比同孕周对照组胎儿中更为明显。这被认为是由于神经元移行停滞所引起。

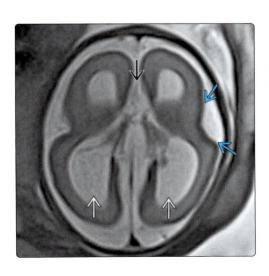

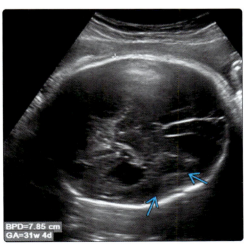

图 2-85 （左图）孕 33 周胎儿 MR T2 加权像轴位显示脑室扩张➡，胼胝体发育不全➡，光滑、无特征的皮质表面，伴宽而浅的外侧裂➡，该异常在 18 周即可预测。（右图）孕 38 周 6 天的胎儿伴有小头畸形，头部大小＜第 1 百分位数。注意光滑的皮质及宽而浅的外侧裂➡，在这个孕周外侧裂应完全被覆盖。这个婴儿在出生后几天内夭折了。

皮质发育异常

要　点

术语

- 神经细胞异位于皮质和侧脑室之间（呈结节状或层状分布）

影像学表现

- 轻度脑室扩张
- 超声显示侧脑室壁呈结节状表现
  - 室管膜呈点线状
- 异位结节在所有MR序列图像上与皮层灰质信号相同
- 表现形式
  - 侧脑室三角区/颞角/枕角处出现不对称的少量结节
  - 侧脑室壁多发结节排列
  - 罕见描述脑室壁内衬光滑、线样带
- 对于伴有明显颅脑异常的胎儿需要详细检查相关的皮质发育不良，如胼胝体发育不全

主要鉴别诊断

- 结节性硬化症

- 在MR上结节信号与灰质信号不一致
- 颅内出血
  - 尾状核丘脑沟处凝血块，脑室内出血
- 感染
  - 巨细胞病毒可导致神经元移行异常
  - 常与胎儿疾病相关：水肿、生长受限

临床问题

- 灰质异位的儿童临床症状包括发育迟缓、轻偏瘫、癫痫、孤独症和情绪障碍

诊断要点

- 皮质发育不良可能相当轻微；由于产后影像学具有更高分辨率，因此各种描述均是基于出生后的研究
  - 胎儿期漏诊和过度诊断都很常见

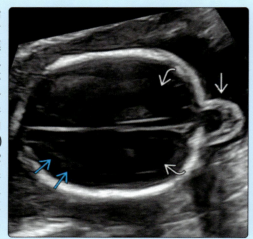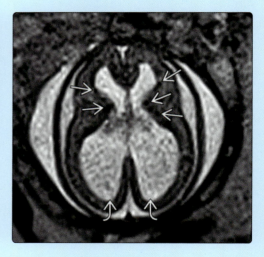

图 2-86 （左图）孕 19 周胎儿超声横切面显示脑室扩张 ➡。注意脑室壁回声模糊，伴有细微的点线样表现 ➡。枕叶脑膜膨出 ➡，不包含脑组织，出生时不与外界相通。当发现任何颅脑异常时，均应寻找可能相关的皮质发育不良征象。（右图）同一胎儿孕 23 周时 MR T2加权像轴位显示，期间进展为严重脑室扩张 ➡，以及轻微的低信号区域，提示灰质异位 ➡。在其他图像上透明隔腔未显示。

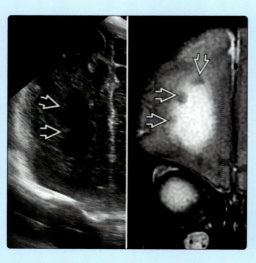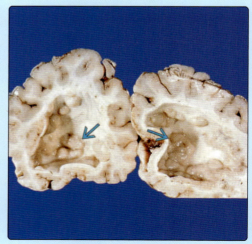

图 2-87 （左图）同一病例（孕 33 周时表现为大头畸形）出生以后进行评估显示灰质异位 ➡，MR 显示模糊的结节状侧脑室内壁更佳。中脑导水管狭窄、视神经发育不良伴眼部检查异常，证实视隔发育不良是透明隔腔缺失的原因。（右图）另一病例的解剖图像显示室管膜下结节状灰质异位 ➡，伴脑室扩张，脑皮质变薄。

术语

缩写

- 灰质异位（gray matter heterotopia，GMH）

定义

- 神经细胞异位于皮质和侧脑室之间（呈结节状或层状分布）
  - 室管膜下或脑室周围：沿脑室内壁分布的结节状或线状区域
  - 皮质下：结节自脑室表面延伸至大脑半球白质区域
  - 带状皮质或双皮质：脑室和皮质之间的灰质层（又名双皮质）

影像学表现

超声表现

- 轻度脑室扩张
  - 超声上侧脑室壁呈结节状表现
  - 室管膜呈点线状
- 常合并其他颅脑畸形

MR 表现

- GMH 结节在所有序列上与皮层灰质信号相同；最早可在孕 20 周发现
  - 光滑，卵圆形，长轴与脑室壁平行
- 产后影像学描述
  - 不对称性分布
  - 沿侧脑室壁分布的少数至多发的结节
  - 最常见于侧脑室三角区/颞角和枕角

鉴别诊断

结节性硬化症

- 结节形态不规则
- 长轴与侧脑室壁垂直
- MR 上与灰质信号不一致

颅内出血

- 可导致室管膜区厚的结节样高回声
- 尾状核丘脑沟处凝血块，脑室内出血
- 可出现脑室周围出血性梗死，脑穿通畸形

感染

- 特别是巨细胞病毒（cytomegalovirus，CMV）感染，实际上可导致神经元迁移异常
- 常可导致水肿、生长受限

病理

一般特征

- 遗传学
  - 有报道 X 连锁，常染色体显性遗传
    - Xq28 的 *FLN1* 基因突变，*FLNA* 突变（男性在围生期致死）
    - 17p13.3 存在 *PAFAH1B1* 基因突变，Xq22.3- 存在 *ARFGEF2*、*DCX* 基因突变

- *NEDD4L* 的 HECT 区域缺陷，与灰质异位、腭裂、并趾、运动减少、屈曲挛缩、神经发育迟缓相关
  - 常染色体隐性遗传以罕见的、双侧的、对称的形式出现
    - *EML1*、*TUBB*、*KATNB1*、*GPSM2*（细胞增殖或极性基因突变）
  - 胼胝体发育不全和灰质异位与结构性错配修复缺陷（constitutional mismatch repair deficiency，CMMR-D）综合征相关
    - 儿童癌症易感综合征
    - 4 个错配修复基因 *MLH1*、*MSH2*、*MSH6*、*PMS2* 中的 1 个双等位基因胚系突变

临床问题

自然病史与预后

- 对 203 例脊柱裂胎儿进行回顾性分析
  - 孤立性脊柱裂 95 例（87 例开放性，8 例闭合性）及产后 MR 分析
    - 23% 怀疑合并灰质异位，只有 50% 在产后得到证实
    - 28.4% 在产后诊断为灰质异位，其中 40.7% 在产前被准确诊断
- 诊断为灰质异位的儿童有以下临床症状
  - 发育迟缓（27%）
  - 轻偏瘫（27%）
  - 癫痫（23%）
  - 孤独症、情绪障碍（11%）
- 对 107 例灰质异位患者（儿童至成人）进行回顾性分析
  - 大多数患者患有认知损害或运动发育迟缓，有 19% 患者发育正常
  - 69% 伴有癫痫；与灰质异位的程度有关
  - 胼胝体发育异常占 64%
  - 脑干或小脑异常占 44%
  - 曲线型灰质异位＞50%；任一病例均无遗传学异常

诊断要点

考虑

- 皮质发育不良可能相当轻微；其征象描述是基于出生后的研究，产后 MR 不受胎儿运动的影响，且可使用胎儿 MR 中不常用的几个序列进行检查
- 皮质畸形约占耐药性癫痫的 40%

影像判读经验

- 发现胎儿存在任何颅脑异常（如胼胝体发育不全）均应详细检查是否存在皮质发育不良
  - 室管膜下灰质异位最常见于侧脑室体部/枕角周围
  - 皮质下灰质异位最常见于额顶叶区域
- 对开放性神经管缺陷的胎儿检查是否存在灰质异位
  - 在 70 例单个机构回顾性研究中灰质异位占 11%

参考文献

1. Maurice P et al: New insights in cerebral findings associated with fetal myelomeningocele: a retrospective cohort study in a single tertiary centre. BJOG. 128(2):376-83, 2021

2. Deloison B et al: Prenatally diagnosed periventricular nodular heterotopia: further delineation of the imaging phenotype and outcome. Eur J Med Genet. 61(12):773-82, 2018

3. Nagaraj UD et al: Evaluation of subependymal gray matter heterotopias on fetal MRI. AJNR Am J Neuroradiol. 37(4):720-5, 2016

要 点

术语

- 巨脑回:脑回宽而扁平;皮质增厚
- 多小脑回:脑回多而小

影像学表现

- 正常脑回/沟形成扭曲
- 是复杂颅脑畸形的一部分,最常见于孕晚期
- 巨脑回
  - 与正常相比,脑回较平而宽,呈团块状
- 多小脑回
  - 大脑皮质呈细锯齿状或"Z"字形

主要鉴别诊断

- 无脑回综合征
  - Walker-Warburg 综合征查找有无眼部表现

- 先天性巨细胞病毒(cytomegalovirus,CMV)感染
  - 探查有无肝脾大、心脏增大、水肿、生长受限

临床问题

- 巨脑回和多脑回常伴发;许多病因过程的共同终点
- 大脑皮质畸形可伴或不伴严重的神经系统症状
- 如伴发其他异常(如胼胝体发育不全),预后更差
- 产前诊断困难
  - 44 例胎儿尸检显示多数胎儿影像学上无颅脑表现,伴有异常者多为脑室扩张
  - 87% 合并脑表面异常;使用 MR 表面重建模式有助于识别
- 许多相关综合征为常染色体隐性遗传,因此每再次妊娠的复发风险为 25%
  - 建议进行遗传咨询

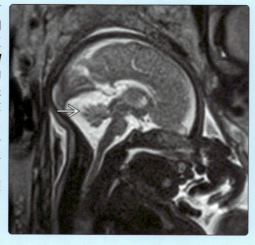
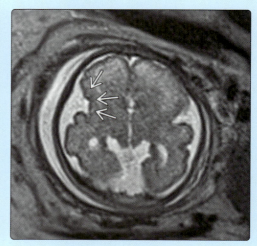

图 2-88 (左图)一例因可疑 Blake 囊肿转诊的晚孕期病例。图像显示似乎是正常的。然而当测量蚓部 ➡ 高度和小脑横径时,它们均位于第 5 百分位数以下,提示小脑发育不良。(右图)在轴平面上,发现外侧裂周区出现非常细微的可疑多小脑回 ➡ 表现。出生后影像学显示除小脑发育不良外,存在外侧裂周区和右侧额叶多小脑回和海马体异常。

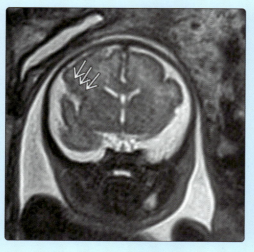
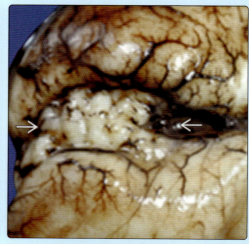

图 2-89 (左图)同一病例 MR T2 加权像冠状位显示外侧裂周区多小脑回 ➡ 具有更好的优势。出生后婴儿出现喂养困难和癫痫发作,这些症状基于小脑发育不良的诊断未预料到。本病例说明了发现皮质成熟障碍的困难性。(右图)另一病例来自多发异常的双胞胎之一,大体病理显示在外侧裂底部存在典型的多小脑回 ➡。

术语

定义

- 巨脑回：比正常脑回宽而扁平，皮质增厚
- 多小脑回（polymicrogyria，PMG）：脑回多而小（多、过小的卷曲）

影像学表现

超声表现

- 正常脑回/沟形成扭曲；通常要到晚孕期才能发现
- 常合并其他颅脑异常
  - 常合并轻度脑室扩张
- 巨脑回常表现为大、块状且增厚的脑回
- PMG 表现为皮质锯齿状外观

MR 表现

- 巨脑回
  - 较正常脑回宽且扁平，皮质增厚
- PMG
  - 不规则的原始皮质发展为大脑表面过多的皱褶→细锯齿状或 Z 字状外观
- 影像学表现明显少于病理学研究（影像学发现约 25%，而尸检发现约为 60%）
  - 包括 44 例胎儿在内的尸检研究显示，多数胎儿影像学无脑部表现，合并异常者多为脑室扩张
  - 87% 伴有脑表面异常；应用 MR 表面重建模式有助于识别

鉴别诊断

无脑回综合征

- 鹅卵石样无脑回畸形导致脑表面呈细小结节状
  - 寻找 Walker-Warburg 综合征的眼部异常表现

先天性感染

- 巨细胞病毒感染与神经元迁移异常相关
  - 寻找相关的肝脾肿大、心脏增大、水肿、生长受限 ± 羊水量异常

病理

一般特征

- 病因
  - PMG 可能是机体应对脑损伤的愈合反应
    - 感染：巨细胞病毒、弓形虫、细小病毒、寨卡病毒
    - 缺血，致畸剂，胎儿酒精暴露，代谢紊乱
- 遗传学
  - 巨脑回
    - X 连锁病例多数伴额叶后部病变
    - 局灶性（双侧、后部）病变见于 17p13.3 突变

- 丙酮酸激酶缺乏与 PMG 及巨脑回均有关
  - PMG
    - *OCLN*、*ALX4*、*MSX2*、*GNAQ*、*WDR62*、*EOMES*、*ATP1A2*、*PRICKLE1* 基因突变
    - *LAMC3* 和 *ADGPR56* 基因突变不仅与 PMG 相关，同时也与鹅卵石样无脑回畸形相关
    - *DDX3X* 基因突变与孤独症、癫痫、PMG 相关
    - P13-Akt 通路基因突变与巨头畸形相关，*WDR62* 基因突变与小头畸形相关
  - 微管蛋白基因 *TUBA1A*、*TUBB2B* 被确定与其他颅脑畸形相关
- 相关异常
  - 胼胝体发育不全/缺失
  - 小脑发育不全

临床问题

表现

- 巨脑回畸形和 PMG 常伴发；由许多相同病因共同导致
- 多数常伴发其他颅脑畸形

人口统计资料

- PMG 约占大脑皮质发育畸形的 20%

自然病史与预后

- PMG 是儿科中心最常见的皮质发育畸形
- 皮质畸形可伴或不伴严重神经系统症状
- 如伴有其他异常（如胼胝体缺失）预后更差
- 有局灶性巨脑回伴不对称性关节挛缩的病例报道

处理

- 感染筛查：CMV 的复发风险远低于遗传综合征
- 遗传咨询
  - 复发风险的评估有赖于准确诊断
  - 许多综合征是常染色体隐性遗传，每再次妊娠的再发风险是 25%
- 如果终止妊娠或新生儿死亡，建议进行尸检/遗传学检测

诊断要点

考虑

- 多小脑回可能是各种皮质发育畸形的最终表现

参考文献

1. Eid M et al: Further insights into developmental brain malformations and leukoencephalopathy associated with 6p25.3 deletion. Neuropediatrics. 51(1): 76-82, 2020
2. Lennox AL et al: Pathogenic DDX3X mutations impair RNA metabolism and neurogenesis during fetal cortical development. Neuron. 106(3):404-20.e8, 2020
3. Reghunath A et al: A journey through formation and malformations of the neocortex. Childs Nerv Syst. 36(1):27-38, 2020
4. Schiller S et al: Inborn errors of metabolism leading to neuronal migration defects. J Inherit Metab Dis. 43(1):145-55, 2020
5. Amrom D et al: Duplication 2p16 is associated with perisylvian polymicrogyria. Am J Med Genet A. 179(12):2343-56, 2019

图 2-90 （左图）一例 15-q8 易位胎儿的 MR T2 加权像冠状位显示弥漫性皮质畸形，伴巨脑回 ➡ 及无脑回 ➡ 区域。（右图）一例双胎之一伴有多发异常，足月尸检显示宽大、光滑的脑回 ➡，表明伴有巨脑回。在大脑的其他区域伴有多小脑回，这很常见。胎儿有水肿，出生后不久死亡；始终未找到明确的病因。双胎中另一胎发育正常。

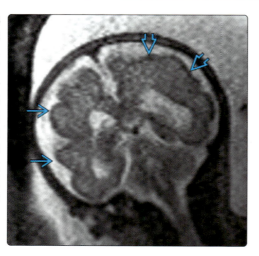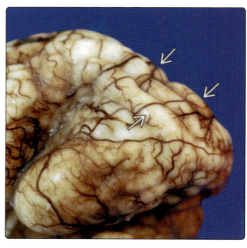

图 2-91 （左图）一例晚孕期合并胼胝体缺失及复杂性半球间囊肿 ➡ 胎儿超声横切面显示，大脑半球异常光滑 ➡，考虑为无脑回或巨脑回畸形。（右图）同一病例 MR T2 加权像轴位图像显示宽而光滑的巨脑回畸形 ➡ 伴有复杂性半球间裂囊肿 ➡，可能是胶质室管膜囊肿，与胼胝体缺失有关。本病例最终诊断为 Aicardi 综合征。

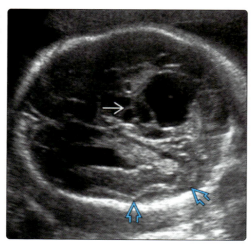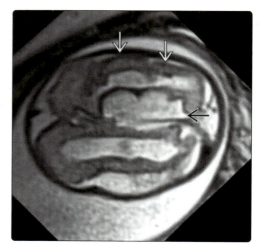

图 2-92 （左图）MR T2 加权像冠状位显示一侧外侧裂周围区域多小脑回 ➡ 而另一侧几乎没有脑回形成 ➡。作为复杂颅脑畸形的一部分，巨脑回和多小脑回常伴发，例如本病例中合并有胼胝体缺失和半球间囊肿 ➡。（右图）这张大脑外侧裂的图像显示了多小脑回的增厚的 ➡、鹅卵石状的 ➡ 脑回，累及额叶岛盖及颞叶岛盖。注意病变区域异常的脑沟和不规则的皮质白质交界区 ➡。

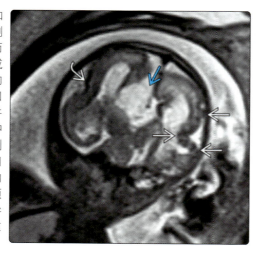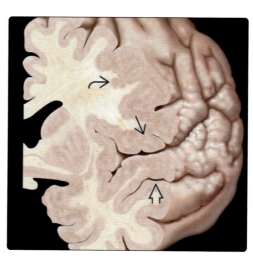

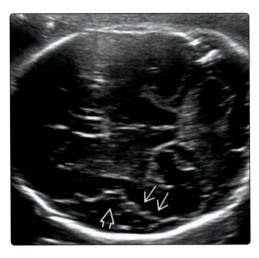 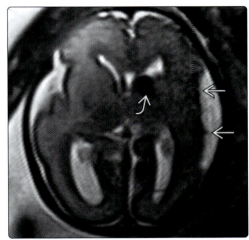

图 2-93 （左图）孕 26 周胎儿超声横切面显示大脑外侧裂形态异常 ➡ 以及颞叶多小脑回 ➡。已知此胎儿患有复杂性先天性心脏病，但脑部异常未被转诊机构发现。（右图）同一病例 MR 轴位图像证实了超声发现的皮质发育不良和多小脑回 ➡。同时可观察到生发基质出血 ➡。

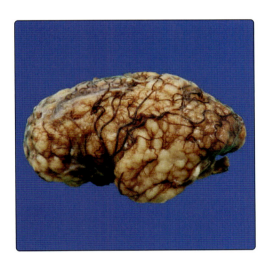 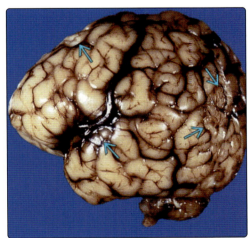

图 2-94 （左图）先天性巨细胞病毒（cytomegalovirus，CMV）累及中枢神经系统可表现为小头畸形伴多小脑回，如本例孕 36 周死亡的病例。（摘自 DP：Placenta.）（右图）一例伴有小头畸形病例的尸检显示大脑表面有散在分布的多小脑回 ➡ 区域。如这些病例所示，大脑皮质受累程度可能会有所不同。如本病例中斑片状分布，在胎儿期检查中很难发现。（摘自 Osborn's Brain）。

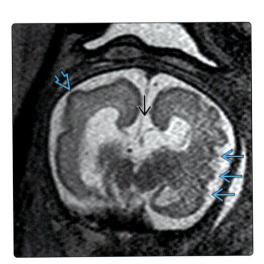 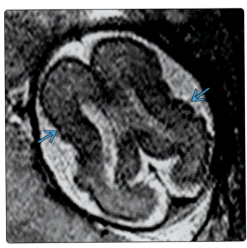

图 2-95 （左图）胎儿 MR 冠状图像显示胼胝体缺失 ➡ 伴巨脑回 ➡、多小脑回 ➡。在其他扫查平面上可见结节状的灰质异位。（右图）一例 Joubert 综合征（Joubert syndrome，JS）胎儿具有两种可引起 Joubert 综合征的基因突变。C5orf42 基因突变可导致 JS17 型，OFD1 基因突变可导致 JS10 型。有报道 JS17 型伴有枕叶脑膜膨出，JS10 型伴有多小脑回。本例轴位图像上显示双侧多小脑回 ➡，在更低的扫查平面上可见到枕部脑膨出。

要 点

术语

- 结节性硬化症（tuberous sclerosis，TS）或结节性硬化复合症（tuberous sclerosis complex，TSC）
- 与 TSC 相关的神经精神疾病（TSC-associated neuropsychiatric disorder，TAND）
  - 与 TSC 相关的孤独症，智力障碍，行为、精神问题的集合名词

影像学表现

- 宫内中枢神经系统表现可能非常细微
  - 室管膜下结节状高回声，可导致脑室壁不规则
  - 皮质/皮质下结节为稍大的高回声实质性结节
  - 室间孔处室管膜下巨细胞星形细胞瘤；胎儿期少见但也有报道
- 心脏横纹肌瘤是胎儿期最常见的表现
- 肾囊肿（大囊/微囊性疾病）

主要鉴别诊断

- 灰质异位

- 其他皮质发育不良
- 生发基质：正常隆起或伴出血

病理

- TS 是由 TSC1 或 TSC2 致病性突变所引起的
  - 通过抑制 mTORC1 信号通路调节细胞生长和增殖的基因

临床问题

- 有 TS 家族史或中孕期发现心脏横纹肌瘤的胎儿
- 对于高危妊娠，即使产前检查阴性也需要在产后保证进行结节性硬化症检查
- 基于机制的 mTOP 抑制剂疗法（依维莫司，西罗莫司）有望用于治疗 TSC

诊断要点

- 胎儿多发性横纹肌瘤是 TS 的基本表现
- MR 是胎儿颅脑评估的首选检查

图 2-96 （左图）一例多发横纹肌瘤胎儿 29 周时的颅脑超声横切面显示正常。（右图）同一病例 2 个月时，大脑 MR T1 加权像（左侧）和 T2 加权像（右侧）的组合图像显示多发异常表现。双侧可见微小的结节 ➡ 和异常的放射状迁移线 ⇨。婴儿在出生后几周内出现婴儿痉挛症，但在 10 个月时发育正常，癫痫发作控制良好。这个病例说明了胎儿期超声检测颅脑受累情况非常困难。

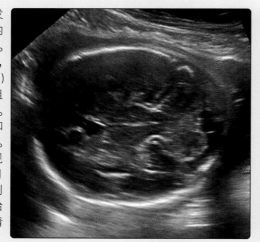
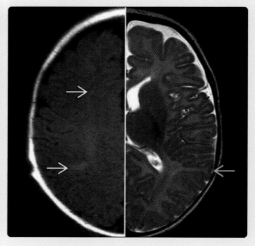

图 2-97 （左图）另一病例新生儿头颅超声冠状切面显示一个小的结节 ➡ 合并在室间孔水平的一个较大肿块 ➡。这是室管膜下巨细胞星形细胞瘤的典型部位。（右图）同一病例孕 33 周时超声显示异常的回声增强区域 ➡，提示皮质结节。其他图像显示轻度脑室扩张，脑室形态不规则，提示室管膜下结节。室间孔区域的肿块 ➡ 很微小，但回顾分析时可以发现。

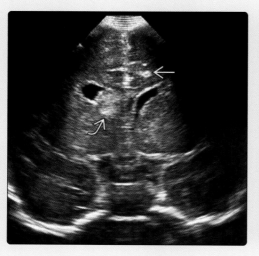
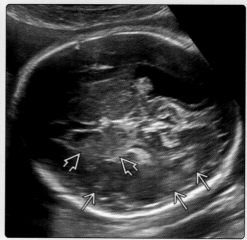

术语

同义词

- 结节性硬化症（tuberous sclerosis, TS）或结节性硬化复合症（tuberous sclerosis complex, TSC）
- 与 TSC 相关的神经精神疾病（TSC-associated neuropsychiatric disorder, TAND）
  - 与 TSC 相关的孤独症（61%），智力障碍（45%），行为、精神、智力、学术、神经心理和社会心理困难的统称

定义

- 显性遗传病，具有显著临床变异性

影像学表现

一般特征

- 最佳诊断线索
  - 心脏横纹肌瘤
    - 心脏横纹肌瘤与结节性硬化症具有很强的相关性，且与肿瘤数量无关

超声表现

- **心脏横纹肌瘤**
  - 单个或多个边界清晰的高回声心内肿块
    - 肿瘤常累及心室或室间隔
    - 如果肿块较小，可能只表现为局部室壁增厚
  - 需要密切随访监测心功能、心律失常、水肿的发展
- **中枢神经系统**表现在宫内常较细微
  - 室管膜下错构瘤：小的、高回声结节，可导致脑室壁不规则
  - 皮质/皮质下结节（无序的神经元和神经胶质细胞）：稍大的高回声实性结节
  - 室管膜下巨细胞星形细胞瘤（subependymal giant cell astrocytoma, SEGA）
    - 室间孔附近较大的肿块，进行性增长，可引起脑积水
    - 约 10% 的结节性硬化症患者可见，多数在儿童或青少年时期诊断，胎儿期诊断罕见
- 肾脏表现
  - 肾囊肿（50% 的结节性硬化症患者中出现大囊或微囊性病变）
  - 血管平滑肌脂肪瘤；产前超声检查不常见，但在 33 周胎儿中有报道

MR 表现

- MR 是评估胎儿颅脑的首选方法
- **室管膜下结节**
  - 可见于侧脑室，靠近尾状核或丘脑区域
  - T1WI 表现为等信号或高信号，T2WI 表现为低信号
    - 可能被误认为是出血（是导致脑室内壁不规则的另一个原因）
- **皮质或皮质下结节**
  - 最常见于幕上
    - T1WI 为高信号，T2WI 为低信号

鉴别诊断

室管膜下灰质异位

- MR 上表现为与正常皮层灰质相等信号，不伴钙化
- 与小脑延髓池扩张相关的双侧脑室周围结节性灰质异位的特殊亚型
  - X 连锁；在 X 染色体长臂中 Xq28 突变

其他皮质发育不良

- 皮质下灰质异位，多小脑回，巨脑回
- 弥漫性或局灶性

生发基质

- 突起的正常生发基质与室管膜下结节易混淆
- 由于生发基质出血（germinal matrix hemorrhage, GMH）也位于尾状核丘脑沟，因此也可能与 SEGA 混淆
  - GMH 血凝块随时间推移逐渐减小，而 SEGA 则更有可能逐渐增大

病理

一般特征

- 病因
  - TS 是斑痣性错构瘤病的一种，由原始外胚层引起的一组神经-眼-皮肤综合征或神经皮肤疾病
  - TS 的颅脑畸形可能是由于胚胎脑发育过程中 TORC1 通路激活增加所致
    - 对皮质结节、室管膜下病变进行免疫细胞化学分析，证实了 TORC1 信号通路的激活
    - 病变中含有巨噬细胞、T 淋巴细胞；病变内的巨细胞表达炎症反应标志物
- 遗传学
  - 结节性硬化症是由 *TSC1* 或 *TSC2*（通过抑制 mTORC1 信号通路来抑制细胞生长和增殖的基因）的致病性突变所引发的
  - **致病性突变**被定义为使 *TSC1/TSC2* 蛋白功能失活或阻止蛋白合成，或定义为错义突变，功能评估证明蛋白质功能受损
    - 妊娠中期大脑皮质板中 *TSC1/TSC2* 基因的表达量最高
  - *TSC1* 和 *TSC2* 基因突变之间的临床表型无差异
  - 常染色体显性遗传；2/3 为新发突变
- 相关异常
  - 中枢神经系统
    - 室管膜下结节为非进展性错构瘤
      - 通常直径小于 15mm，可在出生后发生钙化
    - 被室管膜覆盖的 SEGA，不具有侵蚀性或传播性
    - 皮质或皮质下白质病变是指无髓鞘的放射状神经胶质细胞带
    - 皮质结节是神经元和神经胶质细胞排列紊乱的区域
  - 肾脏
    - 肾小球囊肿定义为 Bowman 间隙扩张 2~3 倍，存在

结节性硬化症的诊断标准

主要特征(11 个标准)	次要特征(6 个标准)	遗传标准
心脏横纹肌瘤	**多发肾囊肿**	来自正常组织 DNA 的 *TSC1* 或 *TSC2* 的致病突变可诊断
室管膜下结节或巨细胞星形细胞瘤	非肾性错构瘤	10%～25% 的患者经常规检测无基因突变;不能排除诊断
皮质发育不良(结节、白质放射状迁移线)	牙釉质凹陷(>3)	缺乏基因突变证据不影响临床诊断
血管平滑肌脂肪瘤(≥2)	口腔内纤维瘤(≥2)	
淋巴管平滑肌瘤病	皮肤"五彩纸屑样"斑	
多发性视网膜错构瘤	视网膜色素脱失斑	
纤维血管瘤(≥3)或头部纤维斑块		
鲨鱼皮斑、指(趾)甲纤维瘤、色素脱失斑		
明确诊断:2 个主要标准或 1 个主要标准伴≥2 个次要标准。**可疑诊断:**1 个主要标准或≥2 个次要标准。 粗体显示的标准在胎儿期可被检测到。		

Northrup H et al: Tuberous sclerosis complex diagnostic criteria update: recommendations of the 2012 linternational Tuberous Sclerosis Complex Consensus Conference. Pediatr Neurol.49(4): 243～254, 2013。

于≥5% 的肾小球 = 肾小球囊肿性肾(glomerulocystic kidney, GCK)
- 与 TSC 相关的 GCK 可表现为弥漫性或局灶性肿块
- 肾小球囊肿内增生性肾小管上皮似乎具有特征性;可作为诊断 TSC 的线索

临床问题

表现

- 最常见体征/症状
  - TS 家族史
  - 中孕期偶然发现心脏肿块

人口统计资料

- 流行病学
  - 1:20 000～1:10 000

自然病史与预后

- 心脏横纹肌瘤常在产后消退
  - 产前病程常为良性
  - 心功能障碍是一个较差的预后指标
- 神经系统表现包括癫痫、孤独症、认知/行为功能障碍、巨细胞肿瘤
  - >90% 的 TSC 患儿有癫痫,包括婴儿痉挛症
  - 在癫痫发作前被诊断出 TSC 的儿童,癫痫程度较轻,预后较好
  - 与无癫痫发作患者相比,早期发作的癫痫(尤其是婴儿痉挛症)患者有更严重的智力障碍
  - 出生后癫痫发作难以治疗,可能需要手术切除病变
  - SEGA 出生后监测:通常行手术切除治疗

处理

- 双亲遗传咨询

- 3 代家族史,以评估其他风险人群
- 产前诊断可通过 CVS 或羊膜腔穿刺术
- 在高危妊娠中即使产前检查阴性,仍需进行产后检查
- 当诊断存在疑问且临床症状不确定时,婴儿遗传学检测有利于诊断
- 基于机制的 mTOR 抑制剂治疗(依维莫司、西罗莫司)有望用于治疗 TSC,包括血管平滑肌脂肪瘤、淋巴管平滑肌瘤病、SEGA
- 如果胎儿出现血流动力学障碍,心脏横纹肌瘤可能需要抗心律失常药物或早期分娩

诊断要点

考虑

- 胎儿 MR 检查对检测中枢神经系统病变较超声更敏感

影像判读经验

- 胎儿多发横纹肌瘤是诊断结节性硬化症的本质线索

参考文献

1. Auvin S et al: A step-wise approach for establishing a multidisciplinary team for the management of tuberous sclerosis complex: a Delphi consensus report. Orphanet J Rare Dis. 14(1):91, 2019
2. Dragoumi P et al: Diagnosis of tuberous sclerosis complex in the fetus. Eur J Paediatr Neurol. 22(6):1027-34, 2018
3. Harris S et al: Maternal genetic disorders in pregnancy. Obstet Gynecol Clin North Am. 45(2):249-65, 2018
4. Chung CWT et al: Early detection of tuberous sclerosis complex: an opportunity for improved neurodevelopmental outcome. Pediatr Neurol. 76:20-6, 2017
5. Randle SC: Tuberous sclerosis complex: a review. Pediatr Ann. 46(4):e166-71, 2017
6. Krueger DA et al: Tuberous sclerosis complex surveillance and management: recommendations of the 2012 International Tuberous Sclerosis Complex Consensus Conference. Pediatr Neurol. 49(4):255-65, 2013
7. Ncrthrup H et al: Tuberous sclerosis complex diagnostic criteria update: recommendations of the 2012 International Tuberous Sclerosis Complex Consensus Conference. Pediatr Neurol. 49(4):243-54, 2013

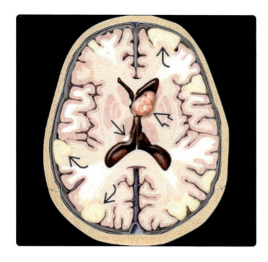

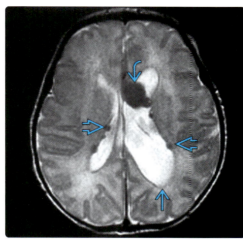

图 2-98 （左图）示意图显示室管膜下错构瘤 ➡、皮质下结节 ➡ 以及巨细胞星形细胞瘤 ➡ 的典型位置。（右图）MR T2 加权像轴位显示多个小的、低信号室管膜下结节 ➡。当出现钙化时，MR T1 加权像上信号增加。较大的病变是室管膜下巨细胞星形细胞瘤 ➡，会阻塞室间孔，导致单侧脑室扩张 ➡。

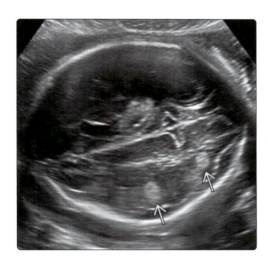

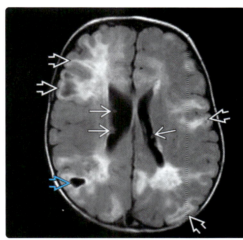

图 2-99 （左图）超声横切面显示皮质区域内多个回声增强的皮质结节 ➡。这些征象可以在现代化设备上观察到；以前的超声研究只能通过脑室壁不规则而进一步发现室管膜下结节。（右图）一个相似病例的 MR FLAIR 轴位显示皮质/皮质下病变 ➡，导致脑回变形。病变以高信号为主，但有些不均匀。存在小的实质内囊肿 ➡ 及多个室管膜下结节 ➡。

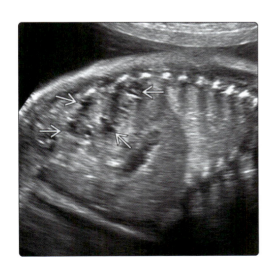

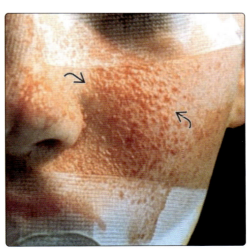

图 2-100 （左图）本例胎儿有多发心脏横纹肌瘤及颅脑异常，同时合并肾脏多发小囊肿 ➡。这是结节性硬化复合症（tuberous sclerosis complex，TSC）中肾小球囊肿性肾病的一种表现。血管平滑肌脂肪瘤是成人结节性硬化症（tuberous sclerosis，TS）的常见表现，在胎儿期极为罕见。（右图）临床照片显示了皮脂腺腺瘤 ➡ 的典型表现。TS 的典型临床三联征是面部血管纤维瘤、智力障碍和癫痫发作。

要 点

影像学表现

- 孤立性脉络丛囊肿（choroid plexus cyst，CPC）
  - 所有中孕期胎儿中有 0.3%～3.6% 会出现 CPC
  - 基本上在孕 32 周前可吸收
    - 不需要进行随访显示消失
  - 发生在低危患者中与非整倍体无相关性
- CPC 与 18 三体（trisomy 18，T18）
  - 30%～50% 的 T18 胎儿合并 CPC
  - 需寻找 T18 其他标志/异常（可能很细微）
    - 胎儿生长受限（常发生较早且严重）
    - 多系统无标志性的异常
      - "草莓形头颅"，心脏异常、脐膨出、桡侧列及其他异常
- CPC 形态及风险
  - 多发和双侧 CPC 不会增加 T18 的风险
  - CPC＞10mm 可能会增加 T18 的风险
  - 大的囊肿可被误认为是脑室扩张
- 在 NT 筛查时脉络丛囊肿较罕见

主要鉴别诊断

- 脑室内出血
  - 附着在 CPC 上的血凝块与囊肿相似
  - 常伴有脑室扩张

临床问题

- 一过性的良性表现
- 95% 在诊断后 2 个月内消失
- 即使持续存在，预后亦无重要意义

诊断要点

- 当观察到 CPC 时，需要评估非整倍体的前设风险
  - 母体血清生化指标结果
  - 无创产前检查结果
  - 母体年龄
  - 孕产史
- 仔细扫查 T18 标记物
- 如果超声报告解读医生无法进行评估，需参考遗传咨询（不要延误这种有时效性的转诊）

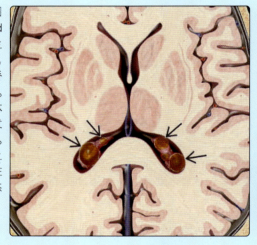
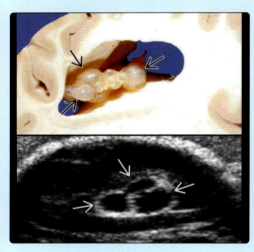

图 2-101 （左图）示意图显示脉络丛囊肿（choroid plexus cyst，CPC）➡️发生在脉络丛（choroid plexus，CP）的球部。CP 产生脑脊液，CPCs 是包裹性囊肿。（右图）成簇的 CPC ➡️大体病理图像，与中孕期超声发现的成簇的 CPCs ➡️一致。成簇的囊肿较常见，超声上类似一个包块。CPCs 往往是一过性的，无论囊肿形态外观如何。

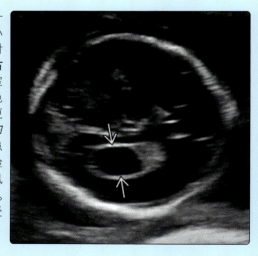
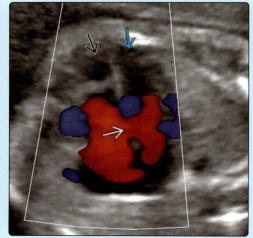

图 2-102 （左图）图示一例大型单房 CPC ➡️，大小 10mm，为常规结构检查时发现，孕妇年龄 18 岁。（右图）唯一其他发现是小的室间隔膜部缺损 ➡️，在彩色多普勒四腔心切面上显示更清晰（注意右心室心尖部➡️及左心室心尖部➡️）。该患者选择了细胞游离 DNA 检测，结果显示 18 三体高风险，在产后也得到了证实。胎儿在晚孕期出现生长受限，CPC 消失。

术语

缩写

- 脉络丛囊肿（choroid plexus cyst，CPC）

定义

- CP：由脑室内的毛细血管和特殊的室管膜细胞组成，作用是产生脑脊液（cerebrospinal fluid，CSF）
- 当 CSF 包裹在脉络丛（choroid plexus，CP）内时，就会产生 CPC
  - CPC 为假性囊肿，没有上皮细胞形成的囊壁

影像学表现

一般特征

- 最佳诊断线索
  - 中孕期胎儿 CP 内 1 个或多个囊肿
- 位置
  - 常发生于侧脑室球部，而非侧脑室体部
    - 球部是三角区偏后方较厚的区域
  - 单侧或双侧
- 大小
  - 多变（平均大小为 6mm）
  - 大于 10mm 认为是大型 CPC
- 形态
  - 单发、多发、簇状

超声表现

- CPC 是良性、暂时性的，较常见
  - 中孕期胎儿中 0.3%～3.6% 可见
  - 是 18 三体（trisomy 18，T18）的软指标
  - 如果孤立存在于低风险患者中，不增加非整倍体的风险
  - 大多数在孕 32 周前消失（不需要对 CPC 随访）
- 典型 CPC 表现
  - 包裹于 CP 中的散在的非血管性无回声包块
  - 如果大于 10mm 认为是"大型"脉络丛囊肿
    - 可能与 T18 关联性更大
    - 可能被误认为是脑室扩张
    - 可能吸收较慢，很少产生梗阻
  - 多发和双侧 CPC 常见
- CPC 与 T18 相关性
  - T18 胎儿中有 40%～50% 存在 CPC
  - 在低风险患者中，孤立性 CPC 与 T18 没有相关性
    - 评估患者前设风险
      - 母体血清学生化指标检测
      - 无创产前检查
      - 年龄、家族史、既往孕产史
  - 观察到脉络丛囊肿时，需要寻找其他异常和指标
    - 涉及多系统的主要结构异常
      - 心脏畸形（可能很细微）
    - 胎儿生长受限（后期可能会发生）
    - 微小发现/标记物
      - 双手紧握，重叠指
      - 单脐动脉
      - 摇椅足
- 孤立性 CPC 与 21 三体（trisomy 21，T21）无相关性
- 在颈部透明层厚度扫查时期，很少能看到 CPC

影像学建议

- 最佳影像学方法
  - 常规评估 CP
    - 侧脑室水平横切面
      - 在 2 个正交平面上显示囊肿
  - 不要将后部的三角区脑脊液误认为是 CPC
- 流程建议
  - 观察到 CPC 时，要对解剖结构进行仔细检查
    - 显示生长发育正常，心脏切面，肢体切面
  - 不需要随访显示 CPC 消失

鉴别诊断

脑室内出血

- 脑室内的血液黏附于脉络膜上
- 常伴有脑室扩张，伴或不伴脑实质出血

脉络丛乳头状瘤

- 罕见的血管性脉络丛肿瘤
- 肿瘤产生 CSF，导致脑室扩张

临床问题

表现

- 最常见的体征/症状
  - 孤立性的偶然发现
- 其他体征/症状
  - CPC+ 与 18 三体相关的其他异常

人口统计资料

- 流行病学
  - 中孕期发生率为 0.3%～3.6%
  - T18 胎儿发生率为 30%～50%

自然病史与预后

- 暂时性的良性表现
  - 95% 在诊断后 2 个月内消失
  - 即使持续存在，亦对预后无重要性
  - 与神经发育迟缓无关
- 对 CPC 合并其他异常的预后谨慎判断
  - 取决于遗传学检测结果

诊断要点

考虑

- 了解患者的风险状况
  - 如果风险未知，需要进行遗传咨询
  - 转诊具有时间敏感性

参考文献

1. Yhoshu E et al: Choroid plexus cysts-antenatal course and postnatal outcome in a tertiary hospital in North India. Childs Nerv Syst. 34(12):2449-53, 2018
2. Zhang S et al: A retrospective study of cytogenetic results from amniotic fluid in 5328 fetuses with abnormal obstetric sonographic findings. J Ultrasound Med. 36(9):1809-17, 2017
3. Reddy UM et al: Fetal imaging: executive summary of a joint Eunice Kennedy Shriver National Institute of Child Health and Human Development, Society for Maternal-Fetal Medicine, American Institute of Ultrasound in Medicine, American College of Obstetricians and Gynecologists, American College of Radiology, Society for Pediatric Radiology, and Society of Radiologists in Ultrasound Fetal Imaging Workshop. J Ultrasound Med. 33(5):745-57, 2014
4. Sonek J et al: Second trimester ultrasound markers of fetal aneuploidy. Clin Obstet Gynecol. 57(1):159-81, 2014
5. Kraus I et al: Some observations of the structure of the choroid plexus and its cysts. Prenat Diagn. 22(13):1223-8, 2002

囊肿

要 点

术语
- CSF 聚集封闭在蛛网膜层内

影像学表现
- 脑实质外、含 CSF 的囊肿,囊壁薄
  - 2/3 位于幕上
  - 1/3 位于后颅窝
  - 常单发
  - 使相邻的正常脑实质受压移位
- 大于 90% 在孕 20 周以后发现
- 多数病例颅内其他部位超声检查正常
- 相邻的颅骨板可变薄,呈扇形
- 非血管性病变;彩色多普勒无血流信号
- MR
  - 与 CSF 信号相同;T1WI 低信号,T2WI 高信号
  - 压迫相邻的灰质 - 白质界面
- 可出现快速增长,并引起梗阻性脑积水,这种情况罕见

主要鉴别诊断
- 半球间囊肿 /AVID
  - 不对称性脑室扩张,伴有半球间囊肿和胼胝体发育不全
- 脑穿通性囊肿
- 脑裂畸形
- Dandy-Walker 畸形

临床问题
- 监测囊肿的增长(发生于约 20% 病例中)
- 可能是综合征性的,但孤立存在时通常与非整倍体无相关性
- 如果孤立存在,则预后良好
- 如果肿块有明显占位效应,则可能需要引流术或切除术

诊断要点
- 要对显著囊肿进行多普勒检查,以排除血管畸形

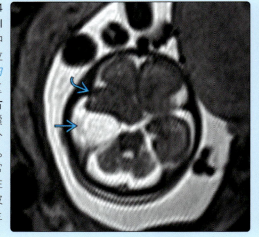
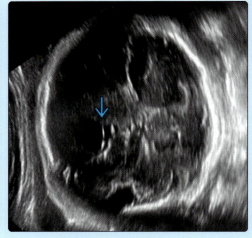

图 2-103 (左图)一例 24 周胎儿的 MR 斜轴位 T2WI 图像显示一蛛网膜囊肿(arachnoid cyst,AC)➡️位于中颅窝,对同侧颞叶➡️有占位效应。MR 可用于区分脑穿通囊肿和 AC。(右图)孕 31 周超声随访显示囊肿位置固定,内有单一薄分隔➡️,大脑其他部位正常。AC 是一种挤压邻近(正常或异常)大脑组织的占位性病变。脑穿通囊肿取代被破坏的大脑组织,因此不产生占位效应。

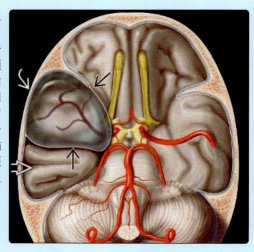
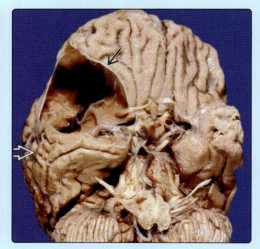

图 2-104 (左图)示意图显示一个中颅窝蛛网膜囊肿,分离的蛛网膜➡️包裹脑脊液。中颅窝扩大,覆盖的颅骨板变薄➡️,颞叶➡️向后移位。(右图)颅脑解剖图像底面观显示一个中颅窝 AC。蛛网膜在囊肿周围分离(即聚集脑脊液)➡️,在脑切除过程中脑脊液流失。颞叶➡️向后移位,中颅窝扩大(摘自 DI:Pediatric Neuro)。

术语

缩写

- 蛛网膜囊肿（arachnoid cyst，AC）

定义

- CSF 聚集封闭在蛛网膜层内

影像学表现

一般特征

- 最佳诊断线索
  - 脑实质外，壁薄，充满脑脊液的囊肿
    - 90% 以上在孕 20 周以后发现
- 位置
  - 胎儿系列
    - 常单发
      - 2/3 位于幕上
      - 1/3 位于颅后窝
    - 产前位于顶盖及大脑半球间较为常见
      - 虽然在成人最常发生在大脑外侧裂，但在产前不常见
- 大小
  - 大小多变
  - 可出现快速增长，并引起梗阻性脑积水，这种情况罕见
- 形态
  - 单发、壁光滑、单房或多房囊肿
  - 使相邻的正常脑实质受压移位

超声表现

- 灰阶超声
  - 边缘光滑，无回声囊肿
  - 多数病例超声检查颅脑结构正常
    - 幕上囊肿中 5% 病例合并胼胝体缺失
  - 幕上囊肿更易导致脑积水，尤其是半球间或顶盖区囊肿
    - 胎儿期约 20% 的 AC 和儿童期 23%AC 会增大→更可能导致脑积水
- 彩色多普勒
  - 非血管性病变
  - 大的囊肿可能使主要的脑血管移位

MR 表现

- 邻近的颅骨可能呈扇形
- 扣紧相邻的灰质 - 白质界面
- 与脑脊液信号相同：MR T1WI 低信号，T2WI 高信号

影像学建议

- 最佳影像学方法
  - 超声筛查用胎儿 MR 证实
  - 胎儿 MR
    - 确定诊断，并与其他颅内囊肿相鉴别
    - 评估相关的结构异常
      - 50% 的胎儿病例在 MR 上会有其他表现
      - 可发现超声上不明显的细微的皮质异常
- 流程建议

  - 寻找合并表现
    - 胼胝体缺失
    - 脑积水
  - 仔细寻找其他异常
    - AC 可能是多发畸形综合征中的一部分
  - 其他异常表现增加了以下诊断的可能性
    - 非整倍体
    - 遗传性疾病

鉴别诊断

半球间囊肿

- AVID 复合征的组成：不对称的脑室扩张，伴半球间囊肿及胼胝体发育不全
- 以脑中线为中心
  - 蛛网膜囊肿在胎儿期常发生在脑表面
- 有占位效应，使邻近脑组织移位
- 不对称性脑室扩张较显著，常可能是最显著特征
- 囊肿可与侧脑室相通
- 可表现为多房

脑穿通囊肿

- 脑组织损伤引起脑梗死产生的结果
- 没有占位效应
- 常与颅内出血相关
- 超声表现可能很轻微
  - 正常结构缺损
  - 轻度脑室扩张
- 寻找脑损伤变化
  - T2WI 上大脑皮质异常的高信号

脑裂畸形

- 脑实质内的裂隙
- 楔形而非圆形
- 可以是双侧且对称的
- MR 上可以观察到内衬以灰质

脉络丛囊肿

- 位于侧脑室脉络丛内
- 可能与 18 三体相关

Dandy-Walker 畸形

- 需与颅后窝蛛网膜囊肿相鉴别
- 窦汇上抬是标志
- 第四脑室与小脑延髓池相通
- 小脑蚓部缺失 / 发育不全

畸胎瘤

- 可以囊性为主
- 通常可观察到软组织 / 钙化成分
- 快速增长→大头畸形

生理性因素

- 鉴别
  - 透明隔腔增宽
  - 韦氏腔

○ 中间帆腔（cavum veli interpositi，CVI）囊肿
- 大小不增长
- 可能随孕周增加而消失
- 平均大小：10mm（范围：10～30mm）
- 病理性囊肿往往更大，并可能随着孕周增加而增大

病理

一般特征

- 病因
  ○ 胚胎发育过程中，蛛网膜的重叠产生了潜在的腔隙
    - 脑脊液填充了潜在腔隙
      □ 囊壁主动分泌脑脊液
      □ 由于脑脊液的搏动造成缓慢扩张
      □ 单向流动（球阀）造成脑脊液聚集
- 遗传学
  ○ 多为散发病例
  ○ 可被视为遗传综合征的一部分
    - 神经纤维瘤病 1 型
    - 家族性蛛网膜囊肿
    - 多发性先天性异常疾病，伴单基因突变：*Xq22*、*9q22*、*14q32.3*、*11p15*
    - Aicardi 综合征：X 连锁显性遗传，男性，致命性
  ○ 8 三体、13 三体、18 三体、20 三体
    - 常多发其他畸形
- 合并异常
  ○ 罕见
    - 脑积水
      □ 肿块效应压迫室间孔 / 中脑导水管→脑脊液循环受阻
    - 胼胝体缺失

临床问题

表现

- 最常见的体征 / 症状
  ○ 多数在孕 20 周后超声筛查时发现
  ○ 有早在早孕期诊断的病例报道（通过阴道超声扫查）
  ○ 有可能是晚发性脑室扩张的原因
    - 在正常解剖学检查后，可因占位效应导致脑室进行性扩张

人口统计资料

- 流行病学
  ○ 真实的产后发病率未知
  ○ 占儿童期占位性病变的 1%
  ○ 占新生儿颅内肿块的 1%
  ○ 占尸检的 0.5%
  ○ 男性多于女性
  ○ 左侧多于右侧

自然病史与预后

- 如合并其他异常，预后取决于伴发异常的情况
- 如果孤立存在，预后良好
  ○ 无论是否治疗，生长发育及智商均位于正常范围
  ○ 预后与脑实质的完整性相关，而非囊肿的体积和位置

○ 许多患者可自行消失
○ 如果伴有明显的占位效应，可能需要分流或切除
- 2020 年对 132 例蛛网膜囊肿患者进行系统回顾
  ○ 68% 结局正常
  ○ 63% 接受了手术干预（与异常结局无关）
  ○ 如果合并综合征 / 遗传学诊断、伴有其他颅内解剖结构异常，则预后较差
- 2016 年对 47 例胎儿进行荟萃分析，其中包括被许多人认为是解剖变异的 CVI
  ○ CVI 囊肿有 23% 在宫内退化，无儿童期不良预后
  ○ 73% 的蛛网膜囊肿（n=24）伴有相关的中枢神经系统异常，14% 有中枢神经系统以外的异常表现
    - 脑室扩张，胼胝体异常
    - 6% 伴有染色体异常（均合并其他异常表现）
  ○ **儿童期**蛛网膜囊肿 23.9% 出现脑室扩张，26.8% 有占位效应
- 29 例行胎儿期 MR 的系列研究发现，73% 病例神经发育结果正常
  ○ 幕下 20 例，幕上 9 例
- 鞍上池 AC 与下丘脑错构瘤有关
  ○ 有性早熟、视力障碍的风险
- 后颅窝 AC 似乎表现良好，没有产生与小脑受压相关的不良结果

处理

- 无产前干预指征
- 可能是综合征性的，但当孤立存在时与非整倍体无明显相关性
- 监测囊肿生长（约 20% 的病例发生）
  ○ 如果脑脊液循环受阻，出现继发性脑积水
  ○ 大头畸形；头部的大小可能会影响分娩的时间和方式
- 传统的手术干预包括囊肿 - 腹膜分流术与囊肿切除术 / 造瘘术
- 产后内镜下囊肿开窗术、囊肿脑室造瘘术及囊肿脑池造瘘术是替代传统方法的新兴技术
  ○ 避免放置分流器产生并发症
- 手术并非没有风险：术后完全恢复的患者占 64%
  ○ 15% 出现轻度神经功能损伤，13% 出现严重恶化，8% 出现死亡

诊断要点

影像判读经验

- 发现明显的囊肿需要进行多普勒检查
  ○ 一目了然地鉴别动静脉畸形或 Galen 静脉瘤
    - 预后完全不同

参考文献

1. Beresford C et al: Prenatal diagnosis of arachnoid cysts: a case series and systematic review. Childs Nerv Syst. 36(4):729-41, 2020
2. Yahal O et al: Prenatal diagnosis of arachnoid cysts: MRI features and neurodevelopmental outcome. Eur J Radiol. 113:232-7, 2019
3. Dell'Asta A et al: Etiology and prognosis of severe ventriculomegaly diagnosed at late gestation. Ultraschall Med. 39(6):675-89, 2018
4. Youssef A et al: Outcome of fetuses with supratentorial extra-axial intracranial cysts: a systematic review. Fetal Diagn Ther. 40(1):1-12, 2016
5. De Keersmaecker B et al: Outcome of 12 antenatally diagnosed fetal arachnoid cysts: case series and review of the literature. Eur J Paediatr Neurol. 19(2):114-21. 2015

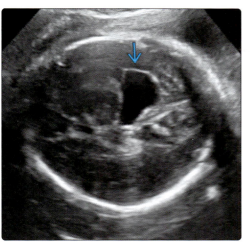
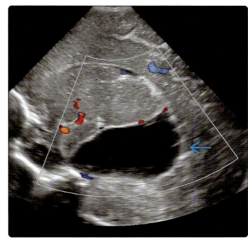

图 2-105 （左图）孕 33 周超声横切面（孕妇体重增加欠佳）意外发现颅中窝有一边界清晰的囊肿 ➡️。胎儿其他结构正常，生长符合孕周。（右图）新生儿头颅超声旁矢状切面显示一单房、非血管性、脑实质外囊肿➡️。婴儿头部大小正常，无临床症状。神经外科将进行临床及 MR 随访，认为不需要干预。

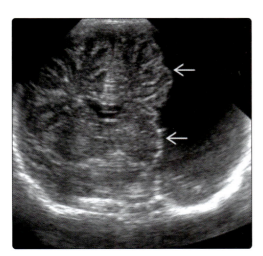
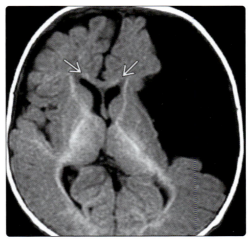

图 2-106 （左图）新生儿头颅超声显示左侧大脑外侧裂处一个大的蛛网膜囊肿➡️，虽然囊肿体积较大，但对颅脑的占位效应较小，中线结构右移相对较轻。（右图）同一病例的 MR T1WI 轴位证实，左侧大脑外侧裂区域一个大的蛛网膜囊肿，压迫同侧大脑半球，但中线结构右移相对较轻。注意胼胝体➡️正常，侧脑室大小正常。

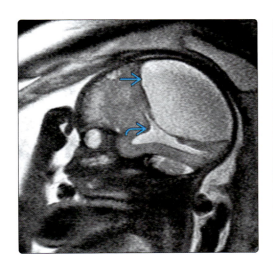
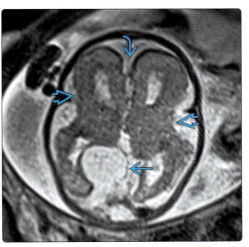

图 2-107 （左图）MR T2WI 矢状位显示顶叶上方一个大的单房性的脑实质外囊肿➡️。侧脑室➡️移位，伴有轻度脑室扩张。本病例产后进行囊肿减压术，以缓解脑室扩张。（右图）另一胎儿轴位 MR T2 HASTE 显示胼胝体缺失➡️，弥漫性皮质发育不良➡️以及一个 AC➡️。在这个病例中，AC 并非主要表现；其预后取决于严重的脑部畸形。

囊肿

要 点

影像学表现

- 回声多样的无血管颅内肿块
  - 多数出血初期是高回声,随着时间推移演变为→等回声→低回声
- 室管膜下和脑室内是最常见的位置
- 常合并脑室扩张
- 贫血继发于出血,增加非免疫性水肿的风险
- 使用 MR 进行评估有助于诊断
  - 急性出血通常为 T1 高信号,T2 低信号
  - 超声可能很难发现小的出血灶

主要鉴别诊断

- 颅内肿瘤
  - 肿瘤可能会出血而掩盖肿块本身
- 感染
- 血管畸形

病理

- 母体和(或)胎儿血压的改变
- 创伤
- 母体血小板减少症/凝血功能障碍

临床问题

- 常在孕 26 周到 33 周之间诊断
- 预后与出血的严重程度和出血范围有关
  - 孤立性生发基质出血→预后良好
  - 大面积出血伴 VM→预后较差
    - 发育迟缓,癫痫发作,胎儿或新生儿死亡
- 可能有必要进行母体凝血/血小板功能障碍检测
- 可能需要进行胎儿输血
- 考虑剖宫产分娩

诊断要点

- 胎儿 MR 有助于对预后的咨询

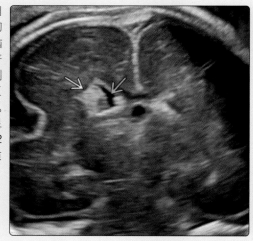
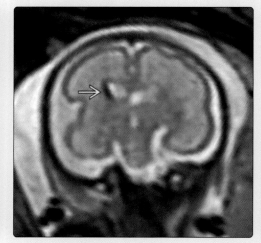

图 2-108 (左图)孕 24 周胎儿经阴道超声冠状切面显示,右侧尾状核丘脑沟➡处的不对称回声,符合 1 级生发基质出血(右侧侧脑室➡)。母体患有 Ⅸ 因子缺乏症(B 型血友病)。(右图)同一患者 MR T2 显示右侧尾状核丘脑沟➡T2 低信号,对应右侧生发基质出血。

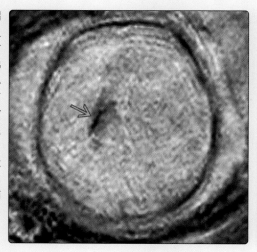
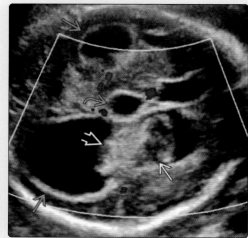

图 2-109 (左图)同一病例孕 26 周 MR T2*GRE 显示磁敏感伪影➡,对应右侧小的生发基质出血。梯度回波序列更容易检出小的出血,建议应用于所有寻找出血的 MR 方案。(右图)另一病例,孕 34 周时超声显示回声杂乱的、脑室内的、无血管的肿块➡,邻近脉络丛➡,混合以血凝块。同时可见脑室扩张(侧脑室➡及第三脑室➡)。

术语

缩写

- 颅内出血(intracranial hemorrhage,ICH)

定义

- 胎儿颅内出血

影像学表现

一般特征

- 最佳诊断线索
  - 无血管的颅内肿块,回声多样
- 位置
  - 按照解剖部位分类
    - 室管膜下(常见)
      - 生发基质出血(germinal matrix hemorrhage,GMH)
    - 脑室内(常见)
    - 脑实质
      - 多见于幕上
    - 硬脑膜下
    - 蛛网膜下
    - 硬膜外(非常罕见)

超声表现

- 多数出血最初表现为高回声,随着时间推移→等回声→低回声
- 正常颅内结构常显示模糊
- GMH与新生儿期表现相似
  - 累及尾状核丘脑沟
- 脑室内出血(intraventricular hemorrhage,IVH)表现多样化
  - 脑室内血凝块
  - 脉络丛形态不规则,呈分叶状
  - 室管膜增厚,回声增强,呈结节状
  - 常合并脑室扩张(ventriculomegaly,VM)
    - 出血可影响脑脊液(cerebrospinal fluid,CSF)再循环
- 强回声的脑实质出血常出现于脑室周围白质及深部灰质核团处
  - 脑穿通畸形可发生在脑实质出血部位
    - 表现为邻近脑室的实质内无回声囊肿
- 硬脑膜下出血将大脑皮质和颅骨板分离
  - 从皮质到颅骨板的正常距离应≤4mm

MR表现

- 出血产物
  - 随出血时间不同,T1/T2信号多样
  - 急性出血期往往为T1高信号,T2低信号(高铁血红蛋白)
- 通过多平面确认血凝块的位置
- 不要与流动伪影相混淆
  - 扩张系统中的脑脊液湍流
    - 不太明确的漩涡信号,非团块状

- 序列间的位置变化引起
- 脑脊液间隙/脑室内分隔与出血和感染相关
- 出血/脑脊液平面
- T2上的大量流空影代表血管畸形的供血/引流血管
- 脑室周围白质软化,脑穿通畸形可见于既往出血

影像学建议

- 查找有无水肿
  - 贫血继发于出血,增加非免疫性水肿的风险
- 寻找血管畸形的原因
  - 畸形血管血栓形成→静脉高压→出血
    - 管状结构/缺乏流空影提示供血血管或引流血管血栓形成
    - 形状/位置可识别Galen静脉畸形
  - 应用彩色多普勒
  - 当病变较大时与高输出量心脏衰竭相关

鉴别诊断

颅内肿瘤

- 体积大,成分混杂,快速增长
- 注意:颅内肿瘤可能出血
  - 可使用彩色多普勒观察肿块周围的血流情况
- 常伴有大头畸形
- 脉络丛乳头状瘤与脑室内血凝块可能相似
  - 高回声的脑室内肿块
    - 肿块内血管增多有助于与出血产物相区分

感染

- 可能会引起破坏性的脑损伤
- 寻找颅内/肝内钙化灶,水肿

缺血

- 脑室周围白质软化
  - 脑室周围白质回声/信号异常
  - 可演变为脑穿通畸形

病理

一般特征

- 病因
  - 可能是解释最终出血或梗死的共同途径
    - 母体/胎儿低血压/组织缺氧→脑水肿→微血管闭塞或破裂
  - 室管膜下出血
    - 妊娠20周后出现生发基质细胞
    - 出血与生发基质血管系统脆弱有关
      - 生发基质在孕32周以前更敏感
      - 胎儿脑灌注的自主神经控制能力不足
      - 微血管损伤结果→出血,静脉梗死
    - 出血产物常延伸至脑室系统
  - 母体和胎儿血压的改变
    - 药物使用:可卡因,阿司匹林

- – 子痫前期毒血症（preeclamptic toxemia，PET）
- – 溶血 - 肝酶升高 - 低血小板（hemolysis-elevated liver enzymes-low platelets，HELLP）综合征
- – 单绒毛膜双胎死亡
  - □ 可导致存活胎儿严重的低血压
  - □ 存活胎儿脑水肿可导致继发出血→小血管闭塞→梗死及出血
- – 母体癫痫
- ○ 创伤
  - – 车祸或家庭暴力
    - □ 最常见的结果是脑实质或硬膜下 / 硬膜外出血
- ○ 母体血小板减少症 / 凝血功能障碍
  - – 胎儿和新生儿同种免疫性血小板减少性紫癜（fetal and neonatal alloimmune thrombocytopenia，FNAIT）
    - □ 胎儿 ICH 占 10%～30%
  - – 母体特发性血小板减少症
    - □ 胎儿颅内出血占比小于 1%
  - – 凝血因子 V 或 X 缺乏
  - – 香豆素或肝素治疗
- ○ 细菌 / 病毒感染
  - – 继发于实质炎症的梗死
    - □ 导致小血管缺血
- ○ 脐带异常
  - – 血栓形成、打结、血肿
- ○ 胎盘异常
  - – 子宫胎盘功能不全
  - – 胎盘早剥 / 前置胎盘
- ○ 胎儿血管畸形
- ○ 羊膜腔穿刺术并发症
  - – 在超声引导下操作应该可避免发生

分期、分级与分类

- ● 新生儿 GMH 分级系统对胎儿的预后意义并不相同
  - ○ 孤立性小的 GMH 在胎儿期少见
- ● 胎儿期 IVH 分类与预后相关
  - ○ 预后良好意味着神经功能正常或轻度神经损伤
  - ○ 1 级：100% 预后良好
    - – 孤立的小的 GMH，轻微脑室扩张→三角区小于 15mm
  - ○ 2 级：50% 预后良好
    - – 局灶性脑室周围出血小于 1cm，重度脑室扩张
  - ○ 3 级：0% 预后良好
    - – 脑室扩张伴脑室周围出血大于 1cm

临床问题

表现

- ● 可无症状，在常规检查时发现
- ● 胎动减少
- ● 胎心监护呈无反应型
- ● 继发于胎儿缺氧的正弦波型胎心监护图
  - ○ 胎儿贫血→氧气输送障碍
- ● 早产

- ○ 尤其合并羊水过多时
  - – 继发于胎儿吞咽功能障碍

人口统计资料

- ● 流行病学
  - ○ 宫内诊断较少见
  - ○ 如能确定诊断，常在孕 26～33 周之间
  - ○ 6% 的死产尸检存在某些类型的出血

自然病史与预后

- ● 远期后遗症
  - ○ 发育迟缓
  - ○ 脑积水
  - ○ 脑性瘫痪、癫痫发作
  - ○ 胎儿或新生儿死亡
- ● 预后与出血的严重程度和范围有关
  - ○ 预后不良 = 死亡或严重的神经功能障碍
    - – 92% 的脑实质出血
    - – 88% 的硬膜下 / 蛛网膜下出血
    - – 45% 的脑室内出血
  - ○ 孤立性生发基质出血→预后良好

处理

- ● 母体凝血功能障碍 / 血小板抗体检测
  - ○ 可能需要进行胎儿输血
  - ○ FNAIT：考虑输注免疫球蛋白 ± 类固醇
    - – 在此种治疗方法应用之前，预后较差
- ● 考虑采用剖宫产分娩
  - ○ 避免经阴道分娩的机械挤压及反复出血的可能
  - ○ 若已存在严重脑实质损伤，可以尝试经阴道分娩
    - – 神经功能受损是由于脑损伤造成的，分娩方式不能改变预后

诊断要点

考虑

- ● 胎儿 MR 有助于预后咨询
  - ○ 超声可能很难发现出血
  - ○ 若在超声检查中偶然发现出血，可使用 MR 进一步评估
    - – 出血范围
    - – 脑室扩张
    - – 涉及脑实质出血，脑穿通畸形
  - ○ MR 有助于识别高危患者的出血

参考文献

1. Adiego B et al: Fetal intracranial hemorrhage. Prenatal diagnosis and postnatal outcomes. J Matern Fetal Neonatal Med. 32(1):21-30, 2019
2. Abdelkader MA et al: Fetal intracranial hemorrhage: sonographic criteria and merits of prenatal diagnosis. J Matern Fetal Neonatal Med. 30(18):2250-6, 2017
3. Putbrese B et al: Findings and differential diagnosis of fetal intracranial haemorrhage and fetal ischaemic brain injury: what is the role of fetal MRI? Br J Radiol. 90(1070):20160253, 2017
4. Sanapo L et al: Fetal intracranial hemorrhage: role of fetal MRI. Prenat Diagn. 37(8):827-36, 2017
5. Delbos F et al: Fetal and neonatal alloimmune thrombocytopenia: predictive factors of intracranial hemorrhage. Transfusion. 56(1):59-66; quiz 58, 2016

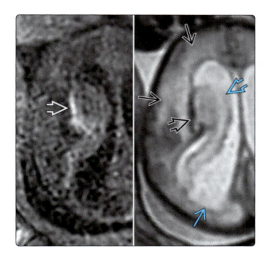 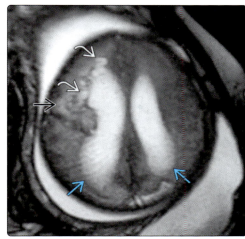

图 2-110　（左图）合成图显示一孕 33 周胎儿合并 ICH。MR T1 加权像显示脑室内血凝块内高信号的出血产物 ➡。T2 加权像显示脑室扩张 ➡ 并伴有脑室内血凝块 ➡，低信号的室管膜下出血产物 ➡，广泛的脑室周围白质信号异常 ➡，均为脑出血后遗症。（右图）同一病例 MR T2 加权像梯度回波显示脑白质信号异常 ➡，脑室扩张 ➡ 及早期脑室周围囊性变（脑穿通畸形）➡。

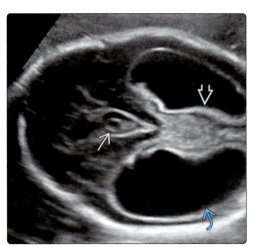 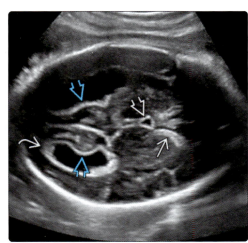

图 2-111　（左图）晚孕期胎儿颅脑超声横切面显示明显脑积水 ➡，第三脑室内有血凝块 ➡。同时注意室管膜增厚且回声增强 ➡，这是既往出血的常见表现。（右图）在这个更轻微的病例中，血凝块出现在前角 ➡ 和枕角 ➡。此外，脑室室管膜增厚并回声增强 ➡，第三脑室轻度扩张 ➡。

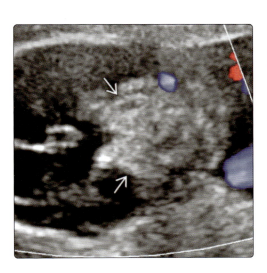 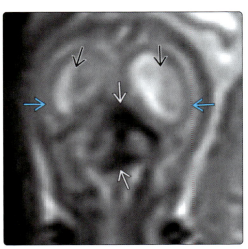

图 2-112　（左图）孕 18 周胎儿超声检查显示后颅窝内有一回声增强的无血流的肿块 ➡，缺乏正常小脑结构。肿块较一周前增大，出现新的脑室扩张（图像未显示）。（右图）同一患者孕 19 周时胎儿 MR T2 加权像显示后颅窝广泛性 T2 低信号出血产物 ➡，脑室扩张 ➡，脑室内出血出现分层 ➡。这是一个不常见的出血位置，引发了对孕妇的检查。

要　点

术语
- 脑软化是指局部的脑实质损伤
- 脑穿通畸形是指与脑室相通的局灶性空洞性病变

影像学表现
- 脑软化通常不易发现；脑室扩张可能是第一线索
  - 受影响的脑室周围白质束回声表现不一
- 脑穿通囊肿：脑实质内，无血流，内充满液体的结构，无占位效应。

主要鉴别诊断
- 脑裂畸形
- 蛛网膜囊肿
- 血管畸形

临床问题
- 紧急分娩不改变预后

- 显然，轻微母体创伤有可能引起破坏性的胎儿脑损伤
- 单绒毛膜双胎之一死亡，另一胎有脑损伤的风险
- 神经发育结果普遍较差
  - 严重发育迟缓
  - 癫痫发作，通常抗惊厥治疗无效

诊断要点
- 对所有可疑病例和高危患者，都应考虑进行胎儿 MR 检查
  - 即使损害严重，超声表现也可能不明显
- 急性损伤时，超声表现正常不能排除脑损伤
  - 在急性损伤发生后的 10~14 天再次影像学检查
- 对任何明显的囊性病变都应进行血流检测
  - 由于"窃血"现象，血管畸形可引发缺血性脑软化
- 要评估脑积水的潜在原因
  - 出血可能是由于遗传疾病导致的，下次妊娠有再发风险

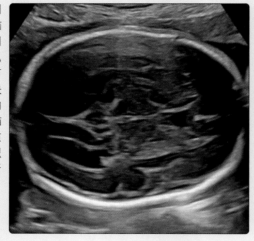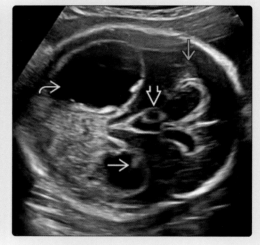

图 2-113 （左图）孕 30 周常规产检横切面显示大脑结构正常。（右图）孕 36 周发展为严重的脑室扩张➡。注意室管膜增厚并呈结节状➡，第三脑室内血凝块➡，及左侧前角周围轻微的脑实质异常➡。这些是脑室间出血并发展为脑实质损伤的征象。当时并未识别所有的征象，做出的诊断为中脑导水管狭窄。

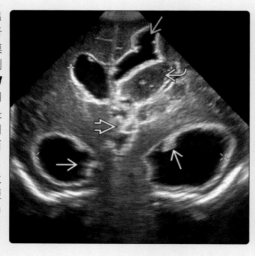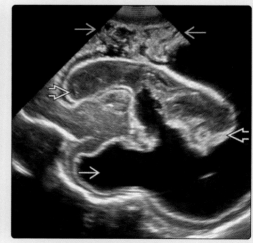

图 2-114 （左图）新生儿出生第一天在我们机构进行头颅超声检查，证实室管膜增厚并呈结节状➡，左侧前角➡和第三脑室内➡有血凝块。在左侧前角周围实质异常的区域，现在是脑穿通囊肿➡。（右图）同一新生儿左侧旁矢状切面显示严重的脑室扩张➡，脑室内大量血凝块➡及大面积的脑室周围出血性梗死➡，其预后较单纯性中脑导水管狭窄差得多。

术语

定义

- **脑软化**
  - 局灶性的脑实质损伤
- **脑穿通畸形**
  - 与脑室相通的局部空洞性病变

影像学表现

一般特征

- 最佳诊断线索
  - 脑室扩张通常是脑软化的首要线索
  - 脑穿通囊肿
    - 脑实质内、无血流、液体充填，无占位效应

超声表现

- **脑软化**
  - 脑积水
    - 脑实质破坏→脑脊液(cerebrospinal fluid, CSF)间隙增大
    - 出血→室管膜炎→脑脊液回流受阻
  - 脑室周围白质(periventricular white matter, PVWM)回声正常或增强
    - 急性期回声常为正常
    - 水肿、出血是对损伤的反应
      - PVWM弥漫性回声增强
      - 正常结构消失
  - 脑室周围白质软化引起PVWM出现瑞士奶酪样表现
    - 迟发性表现
    - 神经胶质细胞对损伤反应的结果
  - 除小脑/脑干以外，单绒毛膜双胎之一死亡另一胎出现脑软化常为缺血所致
- **脑穿通囊肿**
  - 圆形或不规则形囊肿，与脑室系统相通
  - 无血流
    - 血管畸形可能与缺血性脑软化有关
    - 对所有明显的囊肿都应检测血流情况
  - 无占位效应，因为它在被破坏的大脑区域内形成
    - 真性囊肿(如蛛网膜囊肿)有占位效应，会造成邻近脑组织移位
  - 随时间推移表现不同
    - 初期脑室周围出血性梗死→高回声肿块
    - 脑梗死产生的高回声肿块开始吸收→混合性回声碎片，邻近脑室的局灶性扩张
    - 后期为无回声囊腔→形成与脑室相通的囊肿

MR表现

- T1WI
  - 出血区域信号增强
- T2WI

- 脑软化
  - 脑实质弥漫性异常高T2信号，提示存在脑水肿
  - 低T2信号病灶提示可能存在出血或钙化区域
- 脑穿通畸形
  - 囊腔常与脑室相通
  - 囊内液体与脑脊液信号相同
    - 既往出血产生的血液产物表现高T1低T2信号
    - 含铁血黄素沉积在T2WI显示低信号边缘
- DWI
  - 增加对缺血的敏感性
  - 关于胎儿效用的研究正在进行中；常受胎动影响

影像学建议

- 最佳影像学方法
  - MR显示血液产物及实质损伤效果最佳
  - 当晚孕期胎儿为头位时，可使用阴道超声对颅脑结构进行详细评估
- 寻找血管畸形
  - 窃血±静脉高压→脑实质损伤
    - Galen静脉畸形
    - 硬脑膜动静脉瘘
- 检查胎盘早剥
  - 包括使用胎儿MR定位扫描胎盘床
  - 由于血凝块的信号变化，MR较超声更容易发现早剥；超声表现可能很轻微
- 寻找感染征象
- 检查其他部位的缺血性损伤
  - 胎儿低血压具有全身性影响；心脏、肾脏、肠道和颅脑均易发生缺血性损伤

鉴别诊断

脑裂畸形

- 楔形皮质裂隙，内衬以灰质
  - 脑穿通畸形的缺损是破坏性的，因此，**没有**灰质衬里

蛛网膜囊肿

- 脑实质外，造成邻近脑组织移位
  - 可能合并其他颅脑畸形(如胼胝体缺失)
  - 由于占位效应可引起脑积水(如室间孔受挤压变形)

血管畸形

- 多普勒血流检测

病理

一般特征

- 病因
  - 胎儿脑灌注不足
    - 单绒毛膜双胎之一死亡
      - 存活胎出现囊性脑软化的风险＞20%
      - 78例双胎之一死亡的系列研究中，有12例存活胎

存在脑损伤,其中 10 例经产前影像学确认

- □ 复杂性单绒毛膜双胎(双胎输血、选择性生长受限)风险增加
- 由动静脉畸形所引发的血管窃血
- 胎儿干预(如宫内输血、双胎血管激光凝固术)
  - □ 在双胎输血经激光治疗后的活产儿队列中,新生儿严重脑损伤的发生率为 4%～7%
  - □ 早产是脑损伤的主要危险因素,而非激光治疗本身
- ○ 母体因素
  - 低血压,缺氧
    - □ 母体创伤可引起急性且严重的胎儿低血压
    - □ 即使产妇复苏成功,仍有可能引发严重的胎儿损伤
    - □ **必须**在急性损伤发生后的 10～14 天进行扫查
  - 使用药物,特别是可卡因
  - 有使用减肥药物苯丁胺的病例报道
- ○ 感染
  - TORCH(先天性胎儿感染)
  - 绒毛膜羊膜炎,尤其是胎膜早破>48h 未分娩
- ○ 代谢性疾病(如纯合子亚甲基四氢叶酸还原酶突变)
- ○ 致畸剂暴露(如维生素 A)
- ○ 胎儿母体同种免疫性血小板减少性紫癜(fetomaternal alloimmune thrombocytopenia,FMAIT)
  - 母体对胎儿遗传自父亲的血小板抗原的抗体
  - 7%～26% 的 FMAIT 病例发展为颅内出血
    - □ 约 80% 发生在宫内
    - □ 约 40% 发生在妊娠 30 周之前
- *COL4A1/COL4A2* 突变
  - ○ 常染色体显性遗传,表型多样,不完全外显率
    - 脑穿通畸形,小血管疾病伴出血性脑卒中,白质脑病
    - 遗传性血管病合并肾病,动脉瘤及肌肉痉挛综合征
    - Walker-Warburg 综合征
  - ○ 如果胎儿颅内出血合并胎儿期白内障,考虑到 *COL4A1/COL4A2* 突变
- *SUOX* 基因突变导致的孤立性亚硫酸盐氧化酶缺乏症
  - ○ 罕见,常染色体隐性遗传性多囊性脑软化症,类似于缺血缺氧性脑病
  - ○ 早至中孕期,囊肿形成之前即可出现明显皮质发育不良

大体病理和解剖特征

- 脑软化症是一种弥漫性脑损伤
  - ○ 星形细胞增生,胶质分隔
  - ○ 多发性小的实质损伤呈囊性改变
    - 可伴有钙化
    - 与脑脊液(CSF)腔不通
    - 可伴有壁毛糙
- 脑穿通畸形是正常脑实质的局灶性损伤
  - ○ 常为单侧
    - 周围脑组织结构正常
    - 囊壁光滑,胶质细胞反应最小

临床问题

表现

- 脑室扩张可能是脑软化显示的特征

- 脑穿通畸形表现为胎儿颅内碎片状或充满脑脊液的腔隙
  - ○ 早期表现为碎片状,随着时间推移表现为充满脑脊液的腔隙

人口统计资料

- 流行病学
  - ○ 罕见

自然病史与预后

- 神经发育结果一般较差
  - ○ 严重发育迟缓
  - ○ 癫痫发作,通常对抗惊厥药物治疗无效

处理

- 筛查感染、出血因素
- 提供终止妊娠 / 对分娩不予干预
  - ○ 建议进行尸检以确诊
- 急性损伤发生时,紧急分娩不改变结局,只会增加早产的风险
- 产后囊肿切开或开窗术可能有所帮助
  - ○ 30% 轻偏瘫得到改善
  - ○ 严重癫痫发作 62% 得到缓解,24% 得到改善
- 功能成像可实现个体化手术切除规划

诊断要点

考虑

- 所有可疑病例和高风险患者均应行胎儿 MR 检查
- 即使损害严重,超声表现可能仍很轻微

影像判读经验

- 急性损伤发生时,超声表现正常并不能排除脑损伤
  - ○ 在急性损伤发生后 10～14 天进行扫查
- 对任何明显的囊性病变都应进行血流检测
  - ○ 血管畸形可导致"窃血"现象,从而引发缺血性脑软化
- 针对脑积水的潜在原因进行评估
  - ○ 出血可能是由于遗传疾病导致,再次妊娠有再发风险

参考文献

1. Lanna MM et al: Incidence of cerebral injury in monochorionic twin survivors after spontaneous single demise: long-term outcome of a large cohort. Fetal Diagn Ther. 47(1):66-73, 2020
2. Conte G et al: Brain-injured survivors of monochorionic twin pregnancies complicated by single intrauterine death: MR findings in a multicenter study. Radiology. 288(2):582-90, 2018
3. Kirkham FJ et al: Fetal stroke and cerebrovascular disease: advances in understanding from lenticulostriate and venous imaging, alloimmune thrombocytopaenia and monochorionic twins. Eur J Paediatr Neurol. 22(6):989-1005, 2018
4. Lee HF et al: Prenatal brain disruption in isolated sulfite oxidase deficiency. Orphanet J Rare Dis. 12(1):115, 2017
5. McGovern M et al: Novel COL4A2 variant in a large pedigree: consequences and dilemmas. Clin Genet. 92(4):447-8, 2017
6. Williams T et al: Antenatal diagnosis of intracranial haemorrhage and porencephalic cyst. BMJ Case Rep. 2015, 2015

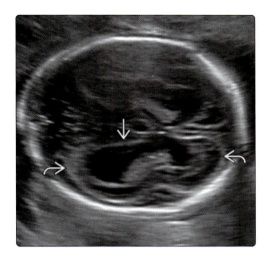 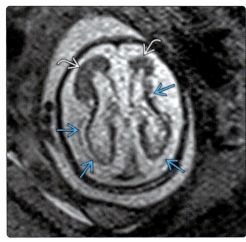

图 2-115 （左图）单绒毛膜双胎之一孕 15 周死亡后，幸存胎儿孕 21 周时颅脑横切面显示，皮质层变薄 ➡ 及脑室扩张 ➡。（右图）同一天，T2WI MR 轴位图像显示严重的皮质损伤伴弥漫性囊性脑软化 ➡，累及大部分脑组织，只保留一部分额叶 ➡ 组织。婴儿活产。3 岁时出现皮质性视觉障碍和严重脑性瘫痪，部分通过手术释放外展肌和腘绳肌，还接受了连续的肉毒杆菌注射。

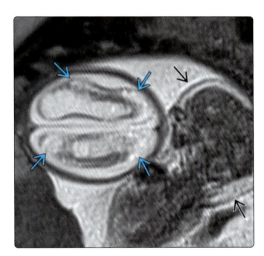 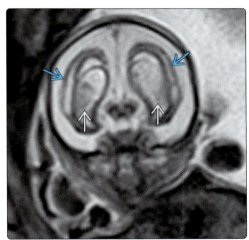

图 2-116 （左图）孕妇孕 21 周时单绒毛膜双胎之一死亡，MR 检查显示大面积皮质损伤 ➡，提示弥漫性脑软化。注意另一个水肿的死亡胎儿 ➡。（右图）同一病例 T2WI MR 冠状面显示弥漫性脑室内血凝块 ➡ 和皮质脑软化 ➡。在孕 19 周时解剖扫查显示颅内结构正常，但双胎之一死亡时间不明。破坏性改变在影像学上有明显表现通常需要 10～14 天。

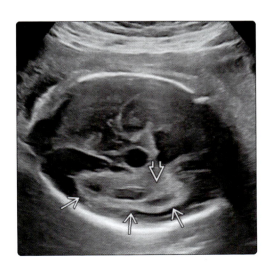 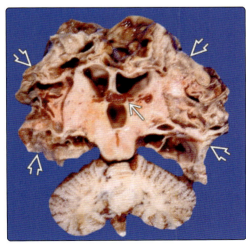

图 2-117 （左图）同一病例孕 27 周超声横切面显示脑室内大量高回声血凝块 ➡，以及脑室周围白质异常回声增强 ➡。患者在孕 35 周时自然分娩。婴儿出生后不久死亡。（右图）尸检标本（最终诊断为双胎输血综合征）显示大脑皮质 ➡ 几乎完全破坏，同时显示出血区域 ➡。小脑和中脑得以保留。

要点

术语
- 大脑半球的破坏

影像学表现
- 颅腔内充满液体, 大脑镰完整, 丘脑、小脑、脑干残存
  - 偶见残余岛状脑组织
  - 脑干可膨入幕上液体中; 不要与前脑无裂畸形中的丘脑融合相混淆
- MR 可很好地鉴别脑组织缺失和因重度脑室扩张引起的脑皮质受压变薄
- Fowler 综合征: 小脑、脑干、脊髓均受累; 存在钙化

主要鉴别诊断
- 无叶型前脑无裂畸形
  - 大脑镰缺失
- 中脑导水管狭窄

- 紧贴颅骨的受压的薄层组织
- 巨大的开唇型脑裂畸形
  - 大型、对称性皮质缺损, 表面覆有灰质
- 非对称性脑室扩张伴半球间囊肿及胼胝体发育不全(asymmetric ventriculomegaly with interhemispheric cyst and dysgenesis of corpus callosum, AVID)
  - 大脑镰存在但不居中, 半球间囊肿, 胼胝体缺失/发育不全

病理
- 通常散发
- Fowler 综合征: 常染色体隐性遗传, *FLVCR2* 突变
- 归因于颈动脉供应区的正常脑组织遭到破坏
  - 内侧颞叶脑组织可能存在, 但前颞叶脑组织始终缺失

临床问题
- 如果继续妊娠, 不进行产程监护或新生儿复苏

图 2-118 (**左图**)孕 26 周, 超声横切面显示大脑半球液化伴高回声碎片➡、残存的脉络丛➡、残存大脑镰➡和枕部岛状脑实质➡。(**右图**)同一病例后颅窝切面显示正常的小脑(游标)、大脑镰➡和丘脑➡。本病例继发于大面积的胎盘早剥。在 Fowler 综合征中, 脑组织破坏较早, 包括后颅窝结构。

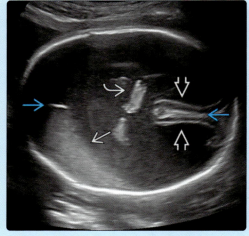
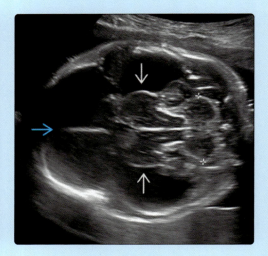

图 2-119 (**左图**)MR 轴位 T2WI 显示大脑镰正常➡, 仅见幕上脑组织残留的碎片➡。无正常脑皮层是积水性无脑畸形的观察特征。MR 对于区分积水性无脑畸形和重度脑积水较为理想, 后者脑实质受压。(**右图**)积水性无脑畸形病例尸检结果显示头颅巨大, 透光试验明显, 提示大部分颅腔内充满液体。注意面部正常。(引自: Osborn's Brain)。

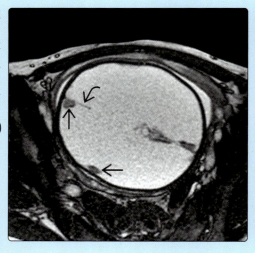
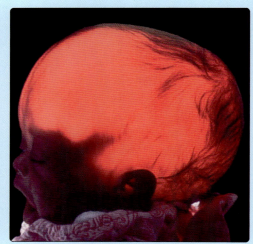

术语

定义

- 大脑半球的破坏

影像学表现

一般特征

- 最佳诊断线索
  - 颅腔充满液体, 大脑镰完整

超声表现

- 灰阶超声
  - 局灶性出血→高回声肿块
  - 全脑缺血→正常标志性结构消失
  - 弥漫性脑实质破坏→脑组织液化→有回声的液体内偶见岛状残余组织
  - 终末期, 无回声液体替代大脑半球
  - 散发病例中, 丘脑、小脑、脑干可残留
    - 脑干可膨入幕上液体中; 不要与前脑无裂畸形中的丘脑融合相混淆
  - Fowler综合征其他特征
    - 小脑、脑干、脊髓均受累
    - 存在钙化
  - 头颅大小通常正常
    - 若脑脊液(cerebrospinal fluid, CSF)持续产生, 重吸收受阻, 可能发生大头畸形

MR表现

- 可很好地鉴别脑组织缺失和因重度脑室扩张引起的脑皮质受压变薄

鉴别诊断

无叶型前脑无裂畸形

- 部分皮质存在伴大脑镰缺失、丘脑融合
- 常合并面部异常

导水管狭窄

- 皮质薄但完整; 可能非常薄
  - 囊腔的占位效应使大脑镰移位
- 侧脑室和第三脑室扩张, 头颅通常很大

开唇型脑裂畸形

- 双侧巨大开唇, 可能类似积水性无脑畸形
  - 大面积对称性皮质缺失, 表面覆有灰质

脑室不对称扩张, 伴半球间囊肿与胼胝体发育不全

- 不对称性脑室扩张; 大脑镰存在但不居中
- 与胼胝体缺失/发育不全有关的半球间囊肿

病理

一般特征

- 病因
  - 归因于对正常大脑的破坏
    - 发生于颈动脉供血区
  - 可能起源不同, 存在多种假说
    - 病毒感染(TORCH)
    - 出血(凝血障碍、血小板减少)
    - 胎儿/母体低血压(双胎输血、胎盘早剥、母体创伤、可卡因滥用)
    - 宫内缺氧(母体一氧化碳中毒); 毒素
- 遗传学
  - 通常为散发
  - Fowler综合征: 常染色体隐性遗传, *FLVCR2* 突变
    - 中枢神经系统和视网膜血管的肾小球样血管病变导致脑、脑干、基底核和脊髓缺血
    - 胎儿运动不能畸形序列征伴神经源性肌萎缩, 多发性翼状胬肉

临床问题

自然病史与预后

- 50%的活产儿在生后1个月内死亡, 其中85%在1岁时死亡
  - 偶有长期存活者, 但无认知功能; 寿命最长的幸存者 > 32岁
    - 管理方案包括控制大头畸形
    - 分流术并发症明显; 脉络丛烧灼术是更好的一线治疗方式
  - 中枢性尿崩症/其他内分泌功能障碍可能需要治疗
- Fowler综合征通常在出生前致死; 只有2名报道的幸存者

处理

- 建议终止妊娠
- 如果继续妊娠, 不进行分娩时监测或新生儿复苏
- 如大头畸形, 可考虑头颅穿刺术以助阴道分娩

诊断列表

建议

- 胎儿MR可用于确诊

影像判读经验

- 前颞叶由颈动脉供血, 内侧颞叶由基底循环供血
  - 积水性无脑畸形时, 内侧颞叶组织可能残留, 但不存在前颞叶组织
- 膨隆的脑干可能类似融合的丘脑, 易与前脑无裂畸形相混淆
  - 重要的是复发风险不同

参考文献

1. Akutsu N et al: Management and problems of prolonged survival with hydranencephaly in the modern treatment era. Childs Nerv Syst. 36(6):1239-43, 2020
2. Omar AT 2nd et al: Hydranencephaly complicated by central diabetes insipidus: report of two cases and systematic review of literature. Childs Nerv Syst. 5(7): 1165-71, 2019
3. Kline-Fath BM et al: Fowler syndrome and fetal MRI findings: a genetic disorder mimicking hydranencephaly/hydrocephalus. Pediatr Radiol. 48(7):1032-4, 2018

破坏性病变

要 点

术语

- 中脑导水管狭窄或阻塞,导致梗阻性脑积水
  - 导致脑室内压升高

影像学表现

- 中至重度脑室扩张(>15mm)
- 脑室扩张可能非常严重,以至于无法辨别正常的脑室解剖结构
- 第三脑室扩张
  - 寻找漏斗状形态的导水管
- 第四脑室不扩张
- 小脑通常正常或因占位效应而受压
- 透明隔腔可能缺失
  - 严重脑积水可导致脑室壁开窗
- 胼胝体变薄或不显示
- 头颅通常很大
- 男性胎儿考虑 X 连锁脑积水

- 检查有无拇指内收-屈曲畸形
- MR 可对中脑导水管,变薄的皮质和细微的中枢神经系统畸形进行更精确的解剖学评估

主要鉴别诊断

- 积水性无脑畸形
- 前脑无裂畸形

病理

- 狭窄可能由出血、先天发育、炎症或感染等原因导致
- 也可见于伴小脑发育不良或顶盖板增厚的疾病

临床问题

- 发育迟缓高达 90%
- X 连锁脑积水→严重智力障碍
  - 男性胎儿再发风险 50%
- 非 X 连锁病例复发风险 4%
- 出生后行脑室分流或内镜下第三脑室造瘘术

图 2-120 (左图)导水管狭窄(aqueductal stenosis,AS)的正中矢状切面示意图显示第三脑室明显扩张,胼胝体拉伸变薄➡以及漏斗状狭窄的中脑导水管➡。注意正常的第四脑室➡。(右图)29 周胎儿颅脑的正中矢状切面显示类似表现,合并拉伸的胼胝体➡。可以看到部分扩张的枕角➡。幕上脑室扩张造成的占位效应压迫小脑➡。

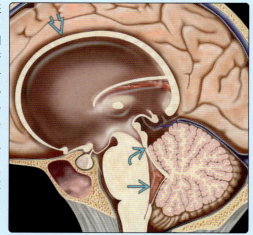 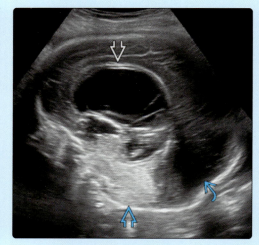

图 2-121 (左图)这例 17 周胎儿脑室明显扩张(注意悬挂的脉络丛➡)。在后颅窝切面上,小脑是正常的➡,但可见第三脑室扩张➡(注意,这个位置太靠后,不可能是透明隔腔)。即使这个较早的孕周,头围测值相较其他指标大了 10 天。(右图)同一胎儿 29 周时出现严重脑积水,第三脑室呈"漏斗"状指向中脑导水管➡。小脑➡正常,是导水管狭窄的重要特征。

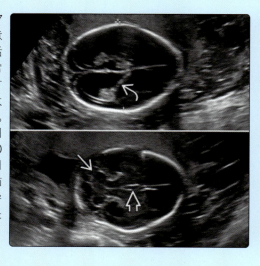 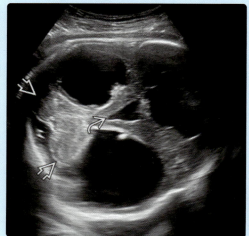

术语

缩写

- 导水管狭窄（aqueductal stenosis，AS）

定义

- 中脑导水管狭窄或闭塞导致梗阻性脑积水
- 脑积水与脑室扩张
  - 脑积水
    - 脑室内压增加
    - 脑室扩张
    - 头颅增大
    - 不相通（梗阻性）
      - □ 脑室系统内的脑脊液循环通路受阻
    - 相通
      - □ 脑脊液重吸收障碍
  - 脑室扩张
    - 脑实质发育异常或破坏性过程的结果
    - 脑室内压正常
    - 脑室增大
    - 头颅大小正常或较小
- 在三角区测量侧脑室
  - 正常：<10mm
  - 轻度扩张：10～12mm
  - 中度扩张：12～15mm
  - 重度扩张：>15mm

影像学表现

一般特征

- 最佳诊断线索
  - 脑积水，后颅窝正常
- 部位
  - 中脑导水管
    - 连接第三脑室和第四脑室
    - 脑室系统最窄的部分
    - 出生时导水管的正常直径：0.5mm（范围：0.2～1.8mm）（译者注：原文单位为 mm²）
  - 狭窄越接近近端，脑积水越严重

超声表现

- 中 - 重度脑室扩张（>15mm）
  - 通常较严重
  - 脑皮质变薄
    - 可能很严重，类似于积水性无脑畸形
- 脉络膜悬挂
  - 脉络丛不能填满侧脑室
- 双侧悬挂征
  - 脉络丛可能会通过扩张的室间孔落入对侧侧脑室内
- 第三脑室扩张
  - 导水管呈漏斗形
- 第四脑室不扩张
  - 严重脑积水可能导致小脑下移和小脑延髓池消失
- 胼胝体常变薄或不显示

- 透明隔腔（cavum septum pellucidum，CSP）可能缺失
  - 严重脑积水导致 CSP 的壁开窗
- 严重者可形成侧脑室憩室
- 头颅常很大
  - 可能导致严重的大头畸形
- 彩色多普勒
  - 在受压的脑实质中寻找血流
  - 追踪大脑中动脉（middle cerebral artery，MCA）
- **X 连锁脑积水**的其他表现
  - 男性胎儿
  - 拇指内收 - 屈曲畸形
    - 50% 的病例存在

MR 表现

- 更精确的解剖学评估
  - 更好地评估变薄的皮质覆盖层
  - 正中矢状面最利于观察中脑导水管
    - 寻找漏斗形指向梗阻点和增厚的顶盖板
    - 用 T1 序列评估导水管处的血块是否为致病因素
  - 后颅窝、第四脑室正常
  - 第三脑室扩张，顶部和底部均有移位；第三脑室隐窝扩张
  - 胼胝体变薄
  - 可能存在脑室周围间质水肿
  - 评估其他脑部异常
- 陷阱：经常看到极度扩张的脑室内有流动伪影
  - 脑脊液在梗阻的脑室系统内呈湍流

影像学建议

- 如果是头位，使用月经阴道探头
- 多数情况下，胎儿磁共振增加了有价值的信息
- 排除脑室扩张的其他原因
  - 后颅窝图像至关重要
    - 在 AS 中通常正常
- 仔细评估残存的脑皮质覆盖层
  - 鉴别 AS 与破坏性损伤或其他先天畸形
  - 多普勒查找 MCA 和受压脑实质内的血流
- 可疑 X 连锁形式
  - 记录性别
  - 仔细观察手部图像
    - 已有早孕期拇指内收的报道
- 完整的遗传学检查和羊膜腔穿刺术
- 每 2～3 周进行一次随访以了解病情进展情况
- 如果既往的孩子有 AS 病史，即使首次检查正常，仍需随访
  - 脑积水可能到妊娠晚期或新生儿期才会出现

鉴别诊断

积水性无脑畸形

- 没有脑组织
  - 多普勒：大脑前 / 中动脉血流不显示
  - 可能有必要行 MR 检查确诊

前脑无裂畸形

- 大脑镰缺失
- 丘脑融合

- 常合并面部畸形
- 头颅通常较小

Chiari Ⅱ型畸形

- 后脑疝合并后颅窝受压
  ○ 小脑延髓池消失
  ○ 小脑环绕中脑（香蕉征）
- 额骨凹陷（柠檬征）
- 脊髓脊膜膨出
- 脑室扩张（通常为临界或轻度）
- 头颅通常不大

脑软化/脑穿通畸形

- 脑实质的破坏过程
- 最常见原因是缺血或感染
- 局灶性破坏
- 进行性脑室扩张
- 头颅不增大

病理

一般特征

- 病因
  ○ 不完全明了，可能是多因素
  ○ 狭窄可能由先天发育、炎症性或感染等原因引起
    - 内衬的室管膜破裂
    - 脑白质水肿
    - 胶质增生和纤维化（此时已不可逆转）
    - 感染：巨细胞病毒、弓形虫、风疹、流感、腮腺炎、梅毒
  ○ 出血和肿瘤亦可导致

遗传学

- ○ 多为散发病例
- ○ X连锁脑积水（Bickers-Adams综合征）
    - 约7%的AS病例为男性
    - 神经细胞黏附分子编码 *L1CAM*（L1）基因突变引起的单基因疾病
    - 男性
    - 拇指内收
    - 严重智力障碍
- 伴发异常
  ○ CRASH：胼胝体发育不全（callosal hypoplasia）、智力受限（mental restriction）、拇指内收（adducted thumbs）、痉挛性截瘫（spastic paraplegia）、X连锁脑积水（X-linked hydrocephalus）
  ○ MASA：智力受限（mental restriction）、失语症（aphasia）、曳行步态（shuffling gait）、拇指内收（adducted thumbs）
  ○ 也可见于伴小脑发育不全或顶盖板增厚的疾病
    - 菱脑融合
    - 肌营养不良蛋白聚糖病（一组异质性的肌营养不良症，由 α-肌营养不良蛋白聚糖异常引起）
      □ 包括 Walker-Warburg 综合征
  ○ 30%的病例可能合并颅外畸形
- 病理生理学
  ○ 导水管管腔通常会在整个妊娠期变窄
    - 邻近中脑结构生长导致的继发性狭窄

○ 导水管狭窄阻碍正常的脑脊液流动
○ 侧脑室和第三脑室继续产生脑脊液
○ 脑室液体压力升高（颅内高压）压迫邻近实质，牵拉胼胝体
○ 压力可能破坏室管膜细胞连接，导致脑室周围水肿、轴突剪切和胶质增生

临床问题

表现

- 最常见的体征/症状
  ○ 常规产科超声检查中发现脑积水
- 可能有既往 AS 患儿史
  ○ 脑积水可能至妊娠晚期或新生儿期才有表现

人口统计资料

- 男：女 =2：1
- 出生人口发病率：0.3：1 000～1.5：1 000
- 在先天性脑积水中约20%

自然病史与预后

- 新生儿死亡率10%～30%
- 发育迟缓高达90%
- X连锁脑积水→严重智力障碍
  ○ 男性胎儿再发风险50%（女性可能是携带者）
- 非X连锁病例再发风险4%

处理

- 羊膜腔穿刺术用于核型和感染筛查
- 头大可能导致难产
- 针对再次妊娠的遗传咨询
- 胎儿分流术已成历史，但现在通过更好、更准确的诊断和技术革新再次被关注
  ○ 正在进行初步研究
- 产后
  ○ 脑室分流
    - 分流术后脑皮质厚度增加
  ○ 内镜下第三脑室造瘘术
    - 在第三脑室较薄的底部穿孔
    - 允许脑脊液从被阻塞的脑室系统进入脚间池（正常脑脊液腔）
    - 损伤周围结构的风险

诊断要点

影像判读经验

- 在诊断 AS 前需仔细寻找脑积水的其他解剖原因

参考文献

1. Etchegaray A et al: Prenatal genetic considerations in congenital ventriculomegaly and hydrocephalus. Childs Nerv Syst. 36(8):1645-60, 2020
2. Guo D et al: A novel nonsense mutation in the L1CAM gene responsible for X-linked congenital hydrocephalus. J Gene Med. e3180, 2020
3. Heaphy-Henault KJ et al: Congenital aqueductal stenosis: findings at fetal MRI that accurately predict a postnatal diagnosis. AJNR Am J Neuroradiol. 39(5):942-8, 2018
4. Ouyang YS et al: Adducted thumb as an isolated morphologic finding: an early sonographic sign of impaired neurodevelopment: A STROBE compliant study. Medicine (Baltimore). 97(38):e12437, 2018

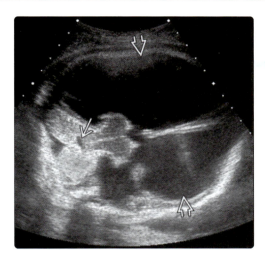 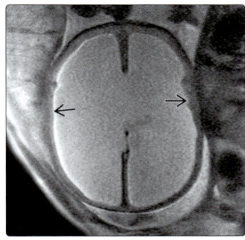

图 2-122 （左图）一例严重的中脑导水管狭窄，通过后颅窝超声斜横切面显示侧脑室极度扩张➡，但小脑和第四脑室➡正常，这提示梗阻点位于这一水平以上的中脑导水管处。（右图）同一病例 MR 轴位 T2WI 显示紧贴颅骨的对称变薄的脑实质➡。MR 在评估残存脑皮质以及鉴别 AS 与积水性无脑畸形和脑穿通畸形方面非常有价值。

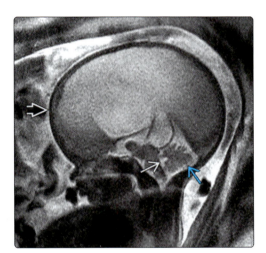 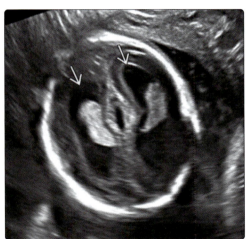

图 2-123 （左图）同一病例 MR 矢状位 T2WI 显示严重脑积水。脑室严重扩张，无法辨别正常的中线解剖结构。注意与面部相比，头颅明显增大➡。后颅窝正常，包括明显正常的第四脑室➡和小脑蚓部➡。（右图）经阴道超声横切面显示 20 周时双侧脑室轻度扩张➡。此胎儿为男性，有一个患有 X 连锁 AS 的同胞。

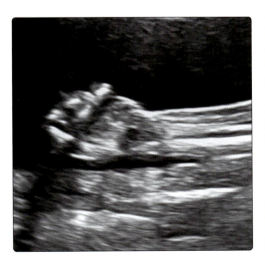 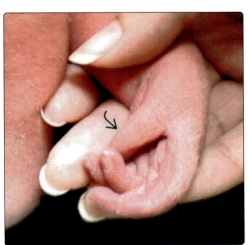

图 2-124 （左图）同一胎儿上肢超声长轴显示手呈握拳状。拇指紧贴手掌，此前的检查从未发现。这一发现高度可疑再发性 X 连锁脑积水，经遗传学检测证实诊断。这种疾病与严重的智力障碍有关，男性胎儿有 50% 的再发风险。（右图）手部临床照片显示典型的拇指内收➡，如 X 连锁脑积水所示。

要 点

术语

- 后颅窝较小伴小脑受压及后脑经枕骨大孔疝出
- 几乎总与开放性神经管缺陷（ONTD）相关

影像学表现

- 后颅窝受压是主要表现
  - 小脑延髓池小或消失是最佳线索
  - 小脑受压（表现不一）
    - 受压严重可导致香蕉征
- 脑室扩张（常见和进行性）
  - 20～24周70%，30～32周85%，分娩时＞90%
- 额骨凹陷（柠檬征）
  - 非特异性、短暂性
- 40%存在合并异常
  - 胼胝体缺失或发育不全
  - 马蹄内翻足
- 可在早孕期诊断
  - 颅内透明层消失

- MR可对大脑和脊柱进行更详细的评估

主要鉴别诊断

- 导水管狭窄
  - 进行性脑室扩张合并大头畸形
  - 小脑延髓池未消失
- 其他原因引起的小脑小
  - 小脑发育不全；菱脑融合

临床问题

- 母体血清甲胎蛋白↑
- 提供遗传咨询/检测
- 生后即行开放性神经管缺陷（ONTD）手术
- 大多数需要分流或脑室造瘘术

诊断要点

- 小脑延髓池消失就足以诊断（无需等待香蕉征）
- 当有 Chiari Ⅱ型畸形征象时，需仔细观察有无开放性神经管缺陷

图 2-125 （左图）Chiari Ⅱ（Ch2）畸形的矢状切面超声显示特征性表现，即后脑疝➡️以及后颅窝变小伴腰部脊髓脊膜膨出➡️。这2种异常几乎总是同时出现。（右图）中孕期胎儿颅脑常规横切面显示 Ch2 的典型特征包括小脑受压（香蕉征）➡️、额骨凹陷（柠檬征）➡️和脑室扩张（游标）。

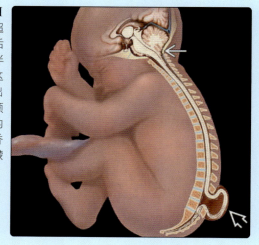
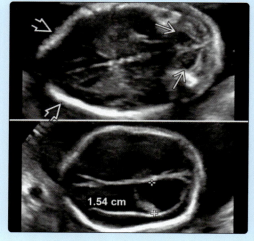

图 2-126 （左图）详细的后脑示意图显示小脑疝➡️，第四脑室受压➡️，以及小脑延髓池消失➡️。其他表现包括胼胝体发育不全➡️，颅顶盖呈喙状➡️，中间块扩大➡️和颈部脊髓呈刺状➡️。（右图）胎儿 MR 显示相似的表现，小脑疝➡️，胼胝体（corpus callosum，CC）后份缺失导致脑沟放射状排列➡️以及只显示偏前部分的扣带回➡️。注意扩张的第三脑室内显著的中间块➡️。

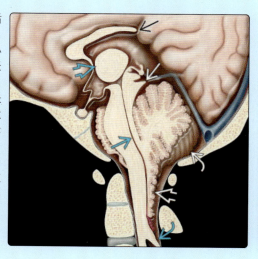
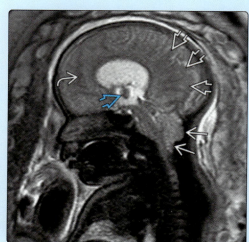

术语

同义词

- Chiari Ⅱ（Chiari 2，Ch2）畸形
- 开放性神经管缺陷（open neural tube defect，ONTD）

定义

- 与后颅窝变小和典型 ONTD 相关的小脑、脑干和颈髓异常

影像学表现

一般特征

- 最佳诊断线索
  - 小脑受压
    - 香蕉征：如果小脑包绕中脑
  - 小脑延髓池（cisterna magna，CM）消失
  - 额骨凹陷（柠檬征）
  - 脑室扩张
  - ONTD

超声表现

- 后颅窝受压
  - CM 变小或消失是最佳诊断线索
    - CM 常规成像：后颅窝横切面
    - CM＜3mm 认为是减小
  - 小脑受压（表现不一）
    - 小脑失去双叶形态
      □ 小脑紧贴枕骨
    - 受压严重导致香蕉征
      □ 小脑包绕中脑
    - 小脑缺失罕见
      □ 小脑自枕骨大孔完全疝出
- 脑室扩张常见且呈进行性
  - 70% 的胎儿出现于 20～24 周
  - 85% 的胎儿出现于 30～32 周
  - 头颅大小进行性变化
    - 多数正常或变小，即使脑室严重扩张
- 额骨凹陷（柠檬征）
  - 非特异性表现（占所有中孕期胎儿的 1%）
  - 短暂性表现，无论有无 ONTD
  - 不能作为独立表现诊断 Ch2
- ONTD 表现
  - 背侧椎骨缺损（在横切面上观察最好）
    - 背部骨化中心外展
    - 无皮肤覆盖
    - 冠状切面最利于评估病变程度
    - 矢状切面和横切面最适合观察囊状物
  - 80% 覆盖有囊性包块
    - 脊髓脊膜膨出（复合性囊性包块）最常见
      □ 包含脊膜＋神经成分
    - 脊膜膨出（单纯无回声囊性包块）
      □ 囊性包块仅有脊膜
  - 20% 的 ONTD 没有囊性包块（更不易发现）
    - 椎骨表现同上，伴有皮肤缺损
    - 神经组织直接暴露于羊水
  - 闭合性脊柱裂（皮肤覆盖）

- 大多数情况下不伴 Ch2 或为轻微 Ch2 表现
- 相关表现
  - 40% 合并其他畸形
  - 幕上畸形
    - 胼胝体缺失或发育不全
    - 半球间囊肿
    - 灰质异位
  - 马蹄内翻足（24%）
  - 脊柱侧凸、脊柱后凸、脊髓拴系
- 通过寻找颅内透明层（intracranial translucency，IT），有可能在早孕期颈项透明层筛查时提示 Ch2
  - IT 消失提示 Ch2
    - IT 及 CM 消失提示 Ch2
    - 脑干向背侧移位
  - 在中孕早期确诊

MR 表现

- MR 可对大脑和脊柱进行更详细的评估
- 后颅窝变小
  - 在多个平面均可见后脑疝
  - 近期报道蚓部 T2 信号↑
    - 见于 1/2 的 Ch2 病例
    - 最可能源于血管源性水肿
- 其他颅脑表现
  - 胼胝体发育不全/缺失
  - 脑回异常，灰质异位
  - 第四脑室受压
  - "喙状"顶盖：继发于四叠体板的受压/变形
  - 中间块扩大：第三脑室内可见丘脑中央黏合
- 其他脊柱表现
  - 颈髓"扭结"伴脊髓呈"刺状"
  - 脊髓空洞
- 有助于指导胎儿手术计划

影像学建议

- 最佳影像学方法
  - 中孕期胎儿颅脑常规切面
    - 横切面成角倾斜显示后颅窝切面
      □ 寻找正常双叶小脑及 CM
    - 侧脑室横切面
      □ 在三角部测量侧脑室
    - 双顶径切面
      □ 观察额骨
    - 可增加具有针对性的矢状切面和冠状切面
  - 常规扫查脊柱横切面和纵切面
- 流程建议
  - 怀疑 Ch2 时，仔细检查 ONTD
    - 没有囊性包块时，ONTD 很难被发现
  - 使用经阴道超声以获得更好的图像
    - 颅脑解剖结构或脊柱缺陷（头位 vs 臀位）
  - 即使诊断时没有出现脑室扩张，也需要随访
  - 考虑胎儿 MR 检查进一步评估颅脑

鉴别诊断

导水管狭窄

- 中脑导水管梗阻

- 小脑正常（与 Ch2 的关键鉴别点）
- 进行性重度脑积水伴大头畸形

菱脑融合

- 小脑半球融合
  - 小脑叶跨越中线及蚓部缺失
- 小球状小脑
- CM 存在

小脑发育不全

- 小脑小但未受压
- 可能不对称性小
- CM 正常或增宽

病理

一般特征

- 病因学
  - 统一理论
    - 尾神经孔闭合失败→后颅窝胚泡膨胀失败
    - Ch2 的表现是后颅窝变小的继发改变
      - 经枕骨大孔后脑疝出
      - 继发脑室扩张
  - ONTD 的病因：主要是散发的和多因素的
    - 叶酸缺乏起一定作用
    - 致畸剂，如抗癫痫药
- 遗传学
  - 合并 ONTD 的非整倍体率为 3%～5%
    - 18 三体（最常见）

分期、分级与分类

- Ch2 的胎儿 MR 分级系统（矢状位）
  - 1 级
    - 无小脑异位 ± 小脑幕向下倾斜
    - 明显的第四脑室
    - 明显的小脑延髓池
  - 2 级
    - 小脑异位
    - 第四脑室消失
    - 明显的小脑延髓池
  - 3 级
    - 小脑异位
    - 第四脑室消失
    - 小脑延髓池消失

临床问题

表现

- 最常见的体征/症状
  - 解剖结构扫查时诊断 Ch2
  - 中孕期孕妇血清甲胎蛋白↑
    - 80% 的 ONTD＞中位数的 2.5 倍

人口统计资料

- 种族特点
  - 西班牙裔＞白人、黑人、亚洲人
    - 美国数据
- 流行病学
  - 脊髓脊膜膨出的出生率 1∶1 000

- 占所有自然流产的 3%
- 再发风险 2%～3%

自然病史与预后

- 增加发病率和死亡率的数据
  - 生后一周内死亡率 5%～10%
  - 90% 存活至 5 岁
- 梗阻性脑积水通常需要治疗
  - 脑室-腹腔分流术（ventriculoperitoneal shunt，VPS）
  - 内镜下第三脑室造瘘术
- 肌肉骨骼功能障碍取决于 ONTD 的部位高度
- 胃肠道/泌尿生殖系统功能障碍常见
  - 少数幸存者大小便自控能力正常

处理

- 分娩方式存在争议（阴道分娩与剖宫产）
- 产后立即 ONTD 手术
  - 覆盖裸露的脊髓
- 70%～80% 需要 VPS
- 可以考虑进行胎儿手术
  - 在专门的胎儿外科中心进行手术
  - Ch2 的后脑受压情况可以逆转
    - 最近的研究显示 81% 的颈髓异位已解决
    - 手术效果取决于分级
      - 35% 的 3 级变成 2 级，余仍为 3 级
  - 脑室扩张无明显改善
  - 据报道对 VPS 的需求↓
    - 胎儿手术组为 39%，非胎儿手术组生后 1 年内为 71%
  - 瘫痪和大小便自控率无变化
  - 早产风险↑
- 用叶酸进行预防治疗
  - 孕前治疗效果最好
  - 每天 4mg 可将复发风险降低 70%（高风险剂量）
  - 所有女性每天 0.4mg（低风险剂量）

诊断要点

建议

- 提供遗传咨询
  - 应进行羊膜腔穿刺术
- 诊断 Ch2 时，查找 ONTD
  - 如果超声未检出 ONTD，可行 MR 检查

影像判读经验

- CM 受压可能是颅内唯一表现
  - 不要等到出现香蕉征和脑室扩张方才诊断
- 勿将受压的小脑误认为小脑延髓池
- ONTD 的颅内表现较脊柱病变更容易观察到

参考文献

1. Ben Miled S et al: Severe and progressive neuronal loss in myelomeningocele begins before 16 weeks of pregnancy. Am J Obstet Gynecol. 223(2):256.e1-9, 2020
2. Donepudi R et al: Trends in ventricle size during pregnancy and its use for prediction of ventriculoperitoneal shunt in fetal myelomeningocele. Ultrasound Obstet Gynecol. 56(5):678-83, 2019
3. Warner HM et al: T2 prolongation in the cerebellar vermis on prenatal MRI of fetuses with Chiari 2 malformations. Clin Radiol. 74(5):408.e19-25, 2019
4. Chapman T et al: Diagnostic imaging of posterior fossa anomalies in the fetus and neonate: part 2, posterior fossa disorders. Clin Imaging. 39(2):167-75, 2015

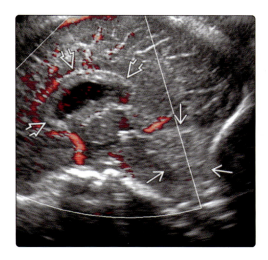 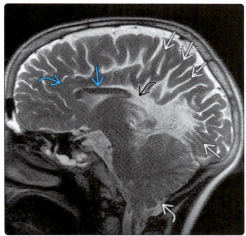

图 2-127 （左图）经阴道超声获取矢状切面显示小脑➡️经枕骨大孔向下疝出。胼胝体➡️发育正常。超声很难获取后颅窝矢状切面。（右图）这例 Ch2➡️患儿，胼胝体➡️后部缺失➡️，注意相应的偏前方的扣带回正常➡️，放射状褶痕➡️与偏后方扣带回缺失有关。胼胝体发育不全与 Ch2 高度相关。

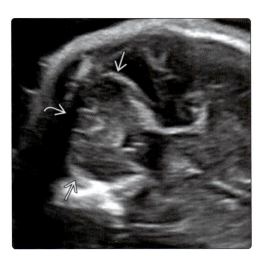 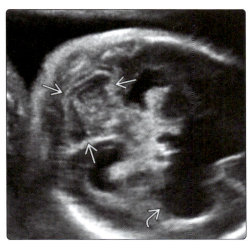

图 2-128 （左图）本例胎儿为脊柱裂合并 Ch2，小脑延髓池消失（蚓部➡️紧贴颅骨）；但小脑➡️仍呈双叶状。（右图）另一胎儿，小脑➡️明显受压，以及脑室明显扩张➡️。两胎儿 ONTD 的表现相似。小脑延髓池消失可能是超声筛查 Ch2 的唯一表现并且应仔细评估胎儿脊柱。并非所有病例都有香蕉征。

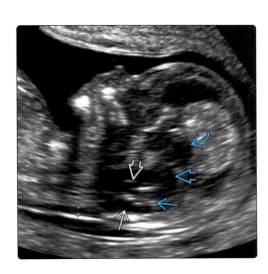 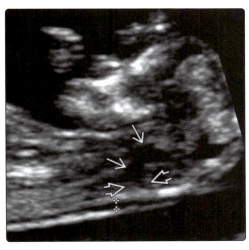

图 2-129 （左图）这例正常 13 周的胎儿，颅内透明层（intracranial translucency，IT）➡️即第四脑室，位于低回声脑干➡️的后方。未来的小脑延髓池➡️即第四脑室内线样高回声的脉络丛➡️后方的第二层透明区。丘脑➡️也可显示。（右图）这例 12 周的脊柱裂胎儿，IT 和小脑延髓池均消失➡️。脑干➡️向下及背侧移位（"弯曲"）。16 周时超声随访证实为 Ch2 及脊柱裂。

要 点

术语
- 后脑疝(Ch2)伴颅颈交界区脑膨出

影像学表现
- 颈部囊性包块、小头畸形、脑室扩张
- 低位枕部、高位颈部的脑膜脑膨出
  - 脑膨出内容物多变
  - 颅骨缺损部位多变
    - 仅枕骨缺损或伴颈椎闭合不全
  - 脊髓拴系到高位闭合不全
- Chiari Ⅱ型畸形特点是诊断必需条件
- 脑室扩张常见(90%)
- 其他幕上脑组织异常常见
- 技巧
  - 如果胎位是头位使用经阴道超声
  - 三维超声可能有助于确定病变范围/囊性包块内容物
  - MR 有助于更详细地解剖评估

主要鉴别诊断
- 枕骨裂露脑畸形
  - 胎头位置固定仰伸
- 枕部脑膨出不伴颈椎闭合不全
  - 孤立存在或为综合征表现之一

临床问题
- 大部分脑组织受累或合并脑畸形者预后不良
  - 受累脑组织通常发育不全且无功能
- 治疗方式是手术
  - 切除脑膨出并关闭缺损处
  - 脑室扩张多需分流术
- 即使修复成功也会造成严重残疾
  - 呼吸困难,喂养困难

诊断要点
- 发现胎儿枕部脑膨出一定要检查颈椎

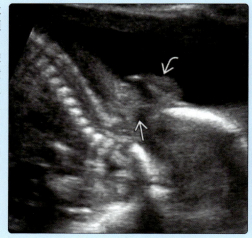
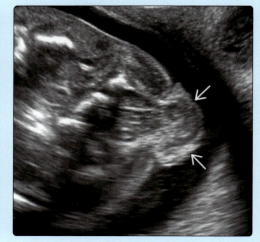

图 2-130 (左图)超声矢状切面显示颅颈交界处的颅骨低位/脊椎高位缺损➜,并有神经组织凸入羊膜腔➡。(右图)经阴道超声横切面扫查同一胎儿颅底,证实枕部脑膨出合并疝出变形的小脑➡。骨性缺损同时累及上段颈椎(未显示)。这个病例是开放型 Chiari Ⅲ型畸形。颈部无明显仰伸,排除枕骨裂露脑畸形。

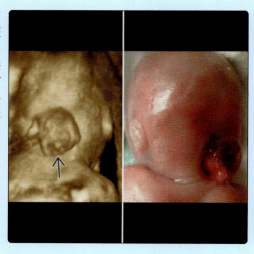
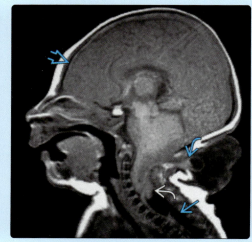

图 2-131 (左图)三维超声(左)显示低位枕骨/高位颈椎开放性神经管缺陷➜,与该胎儿 Chiari Ⅲ型畸形的临床照片(右)相符。(右图)MR 矢状位 T1WI 显示小脑➡通过高位颈椎缺损处疝入充满液体的脑膜囊内。注意 Chiari Ⅱ型畸形表现,包括小脑蚓部疝➡和相关的脊髓空洞➡。这是一例小头畸形,前额倾斜,蛛网膜下腔变小➡。

术语

定义

- 低位枕部或高位颈部脑膨出 + 后脑疝（Chiari Ⅱ型畸形）
- 脊柱闭合不全：影响背神经弓和脊柱内容物的异常谱系

影像学表现

一般特征

- 最佳诊断线索
  - 颈部囊性包块，小头畸形和脑室扩张

超声表现

- 低位枕部/高位颈部脑膜脑膨出
  - 骨性缺损部位多变
    - 仅枕骨缺损或伴有颈椎闭合不全
    - 枕骨大孔受累常见
    - 颈椎上段闭合不全
  - 脑膨出内容物多变
    - 受累的神经组织发育不良
      □ 小脑组织最常受累
      □ 枕叶和顶叶亦可能受累
    - 伴或不伴颈髓受累
    - 可能只有脑脊液
  - 皮肤覆盖多变
- Chiari Ⅱ型畸形表现是诊断的必备条件
  - 后脑受压
    - 小脑向下移位
  - 合并幕上异常
    - 胼胝体发育不全
    - 透明隔腔缺失
    - 灰质异位
- 脑室扩张常见（90%）
- 小头畸形常见（特别是脑膨出较大时）
- 伴发其他畸形高达 10%（最常见于心脏）

MR 表现

- 更好地评估脑膨出内容物及小脑位置
- 其他幕上脑组织异常
- MR 评估相关脊髓异常效果最佳

影像学建议

- 如胎儿为头位，使用经阴道超声

鉴别诊断

枕骨裂露脑畸形

- 广泛的颈/胸/腰椎闭合不全合并枕骨缺损
- 颈部固定过伸→"观星者"胎儿

枕部脑膨出：孤立存在或综合征表现之一

- 不伴颈椎闭合不全
- 不伴 Chiari Ⅱ型畸形
- 梅克尔 - 格鲁贝尔综合征（Meckel-Gruber syndrome）（常染色体隐性遗传）
  - 脑膨出，多囊肾，多指（趾）畸形

临床问题

表现

- 产前超声或新生儿期发现颈部包块
- 若为开放性脊柱裂，孕妇血清甲胎蛋白升高

人口统计资料

- 发病率占所有 Chiari 畸形的 0.6%～4%

自然病史与预后

- 预后取决于脑膨出为神经组织的含量与类型
  - 受累的神经组织多发育不良，通常无功能
  - 预后较好的相关表现
    - 脑干疝出<5cm
    - 膨出物内脑组织<20cm³
- 多数伴有明显的脑室扩张
  - 严重者生后多需接受分流术
- 高发病率和死亡率
  - 呼吸异常
    - 间歇性呼吸暂停
    - 呼吸衰竭
  - 吞咽功能障碍
  - 张力异常
    - 肌张力过高
    - 肌张力缺失
- 新生儿总死亡率 30%

处理

- 手术治疗
  - 以尽可能多地保留神经功能为目的的脑膨出神经组织切除术
  - 畸形的一期闭合
  - 开放性缺陷需立即手术
- 梗阻性脑积水放置分流装置
  - 通常在手术治疗前

诊断要点

考虑

- 若大量脑组织受累或伴有其他严重脑畸形，预后较差
- 提供遗传咨询/检测

影像判读经验

- 对于枕部脑膨出的胎儿，应仔细检查颈椎
  - 孤立性小型枕部脑膨出的预后优于 Chiari Ⅲ型畸形
- MR 检查有助于更精准诊断

参考文献

1. Azahraa Haddad F et al: The newer classifications of the chiari malformations with clarifications: an anatomical review. Clin Anat. 31(3):314-22, 2018
2. Horn SR et al: Chiari malformation clusters describe differing presence of concurrent anomalies based on Chiari type. J Clin Neurosci. 58:165-71, 2018
3. Ivashchuk G et al: Chiari III malformation: a comprehensive review of this enigmatic anomaly. Childs Nerv Syst. 31(11):2035-40, 2015
4. Rani H et al: Chiari III malformation: a rare case with review of literature. Fetal Pediatr Pathol. 32(3):169-74, 2013

后颅窝畸形

要 点

术语

- Dandy-Walker 畸形
  - 第四脑室（4th ventricle，V4）囊性扩张
  - 后颅窝（posterior fossa，PF）增宽伴小脑幕上抬
  - 小脑蚓部完全或部分未发育

影像学表现

- 早孕期评估颈项透明层时
  - 出现后颅窝囊肿的胎儿，其脑干-枕骨（brainstem-occipital bone，BS-OB）距离增大，第四脑室扩张
  - 在一个系列病例中，约43%的第四脑室脉络丛不显示与后颅窝异常相关
- 中/晚孕期
  - 第四脑室扩张归因于与后颅窝囊肿/小脑延髓池相通
  - 窦汇、横窦、小脑幕上抬
  - 小脑蚓部缺失/发育不全
    - 若发育不全，小脑蚓部向上旋转
- 约70%～90%合并其他异常

- MR：脑干变薄、弯曲或呈Z形，预后均较差

主要鉴别诊断

- 永存Blake陷窝囊肿
- 蛛网膜囊肿

病理

- 约50%为非整倍体
- 可能是综合征的部分表现（如 Meckel-Gruber、Walker-Warburg、PHACES）

临床问题

- 2016年的一篇荟萃分析显示，神经系统发育障碍发生率为58.2%

诊断要点

- 矢状切面至关重要，可以评估小脑蚓部的大小、面积、分叶和旋转程度，有助于对后颅窝异常进行更精确地分类

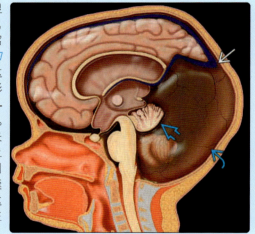
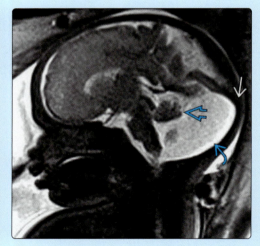

图2-132 （左图）示意图显示残存小脑蚓部上旋，未覆盖的第四脑室与后颅窝（posterior fossa，PF）囊肿相通以及窦汇上抬。这些是 Dandy-Walker 畸形（Dandy-Walker malformation，DWM）的必要表现。（右图）晚孕期，胎儿MR矢状位显示类似表现：窦汇上抬，发育不全的残存蚓部上旋，扩大的PF囊肿，构成DWM诊断。这个病例的幕上脑结构是正常的。

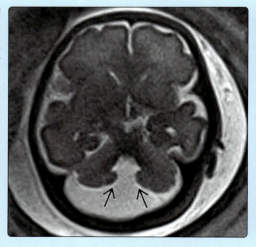
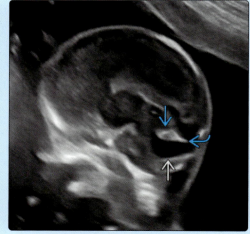

图2-133 （左图）同一病例，轴位MR证实中线处第四脑室开放与较大的囊性后颅窝相通。MR是评估其他相关异常的理想选择，如多小脑回畸形或灰质异位等超声难以发现的异常。（右图）一例15周的胎儿，第四脑室无顶部形成，超声矢状切面显示后颅窝囊肿和蚓部旋转，伴异常蚓尾征。染色体微阵列正常。此例终止妊娠。

术语

缩写

- Dandy-Walker 畸形（Dandy-Walker malformation，DWM）

定义

- DWM
  - 小脑蚓部完全或部分缺失
  - 第四脑室（4th ventricle，V4）囊状扩张
  - 小脑幕、窦汇上抬导致后颅窝（posterior fossa，PF）扩张
- Dandy-Walker 序列：已被弃用，该术语包含了后颅窝畸形谱
  - 后颅窝各种异常之间的区别很细微
  - 以最大限度地精确诊断为目标，因为预后各不相同

影像学表现

一般特征

- 最佳诊断线索
  - 后颅窝扩张合并巨大的蛛网膜（cerebrospinal fluid，CSF）囊肿
    - 第四脑室未覆盖，紧邻后颅窝囊肿

超声表现

- 早孕期评估颈项透明层时
  - 28 例第四脑室脉络丛不显示，1 例假阳性
    - 43% 合并中枢神经系统畸形（6 例脊柱裂、2 例 DWM、2 例 Blake 陷窝囊肿（Blake pouch cyst，BPC）、1 例脑膨出和 1 例小脑延髓池扩张）
    - 71% 为非整倍体（10 例 18 三体、5 例三倍体、3 例 13 三体、1 例特纳综合征（Turner syndrome）和 2 例 21 三体）
  - 观察第四脑室大小；由于第四脑室与小脑延髓池广泛相通的异常情况，第四脑室明显扩张。
    - 出现后颅窝囊肿的胎儿，其脑干 - 枕骨（brainstem-occipital bone，BS-OB）距离增大，第四脑室扩张
- 中/晚孕期
  - 与后颅窝囊肿/小脑延髓池相通导致第四脑室出现异常增宽的形态
  - 窦汇、横窦、小脑幕上抬
  - 蚓部缺失/发育不全
    - 若发育不全，蚓部向上旋转
  - 小脑半球通常异常
  - 需要随访脑积水以了解病情进展
    - 头颅大小可能决定分娩时机及方式
    - 可能仅发生于出生后
- 三维超声
  - 可以采集横切面以重建矢状切面图像
    - 寻找第四脑室顶点
  - 小脑蚓部的方向基于脑干与蚓部间的脑干 - 蚓部夹角（tegmentovermian angle，TVA）
    - 正常接近 0°
    - 若>18° 但<30°，可能是 BPC

- DWM 中>45°
  - 蚓部发育不全或发育不良时，角度为 34.9°±5.4°
- 蚓部面积（vermian area，VA）可能是后颅窝畸形最特异的指标
  - VA/BPD 比值≤1.1 提示蚓部发育不全
- DWM 中脉络丛异常位于后颅窝囊肿的底部
  - BPC 时位于上外侧

MR 表现

- MR 正中矢状位 T2WI 最有价值
  - 残留的蚓部向上旋转
  - 窦汇上抬
  - 蚓尾征
    - MR T2WI 自下蚓部延伸的线状低信号；组织学上第四脑室顶部发育不良
      - 最初在 DWM 或 Walker-Warburg 综合征中被描述，现在于独立病变如小脑蚓部发育不全中被发现
      - 由于早期 MR 分辨率的限制，很难与 BPC 的壁区分，但 BPC 的顶部较薄，小脑蚓部结构正常
  - 评估蚓部小叶的数量
    - 正常蚓部解剖上有 9 个小叶，其中后叶（山坡，蚓叶，蚓结节）的 3 个小叶在胎儿解剖学上无法区分
    - 最大可见值=7，正常可靠检测胎龄>22 周
    - 小叶分化越多，DWM 患儿的神经发育结果越好
      - 胎儿蚓部小叶计数可能会提供更多的预后信息
- 评估脑干
  - 变薄、扭结或呈 Z 形，预后均较差
  - 寻找脑桥

影像学建议

- 根据当地技术水平，推荐使用 MR、3D 超声或二者兼用以更好地评估 PF 畸形和小脑蚓部缺失的程度
  - MR、神经超声学专项检查可识别在超声标准切面上未见的幕上异常
  - 客观评价窦汇位置
    - 直窦、上矢状窦交界处的正常角度为 50°～75°
      - DWM 时，此角度变钝
    - 偶见前小脑幕上抬，窦汇位置相对正常
- 寻找相关胎儿异常
  - 70%～90% 合并其他幕上异常或颅外畸形
- 考虑胎龄
  - 正常菱脑在早孕期呈囊性
  - 妊娠 14 周时 56% 胎儿表现为"不完整"蚓部，17 周时为 6%

鉴别诊断

Blake 陷窝囊肿

- 永久性 Blake 陷窝囊肿导致孤立性蚓部上抬或旋转
- 可能出现小脑蚓部轻度受压和（或）小脑萎缩

小脑延髓池扩张

- 小脑延髓池>10mm
- 蚓部完整，无旋转

- 绝大多数认为是正常变异,但没有长期研究

蛛网膜囊肿

- 蚓部完整,无旋转
- 蛛网膜囊肿占位→小脑及 4V 移位/受压
- 一般偏离中线

蚓部发育不全

- 蚓部缺失/部分缺失,通常旋转
- 窦汇位置正常

小脑损伤

- 小脑半球缺损
- 由于发育过程中的早期损伤(如小脑出血、小脑梗死)

Joubert 综合征

- 实际上是一组复杂的综合征:Joubert 综合征和相关疾病
- 小脑上脚异常伴蚓部发育不全
  - 形成磨牙征
- 无后颅窝囊肿,但可能合并枕部脑膨出

病理

主要特征

- 病因学
  - 胚胎学
    - 神经管形成背侧脑桥曲→菱脑泡顶部的皱褶将其分为前膜区和后膜区(posterior membranous area, PMA)
    - 前膜区(anterior membranous area, AMA)更偏颅骨
      - 蚓部由 AMA 上缘的菱唇发育而成
    - PMA 更偏尾侧
      - 随着小脑的生长,PMA 在小脑蚓部和薄束核间膨大→Blake 陷窝
      - Blake 陷窝最终开窗→Magendie 孔(正中孔)
  - 目前认为 DWM 是由于菱脑顶部整体发育缺陷引起→不同程度的蚓部发育不全,第四脑室出口开窗多变 ± 相关异常
    - 抑制小脑蚓部发育→蚓部未覆盖第四脑室
      - 组织病理学显示所有小叶均存在但发育停滞(早至约 12 周胎儿水平)
      - 机械效应引起第四脑室扩张
      - 遗传梯度影响细胞发育/神经丝蛋白表达
    - 开窗失败→Blake 陷窝增大→异常的蚓部上抬/受压
  - 与环境因素有关,但未被证实
    - 母体糖尿病
    - 酒精
    - 宫内感染
- 遗传学
  - 多为散发
  - 可能是综合征的一部分
- 合并异常
  - 染色体异常约 50%
    - 9、13、18 三体
    - 特纳综合征(45,XO)
  - 梅克尔-格鲁贝尔综合征(Meckel-Gruber syndrome)
    - 脑膨出、多指(趾)畸形、多囊肾
  - Walker-Warburg 综合征
    - 无脑回畸形、脑积水、脑膨出、小眼畸形和白内障
  - PHACES 综合征
    - 后颅窝畸形,面部血管瘤,动脉、心脏、眼异常,胸骨缺陷

临床问题

表现

- 产前
  - 常规产前超声检查偶然发现 ± 脑积水

人口统计资料

- 流行病学
  - 活产儿发病率 1：125 000～1：35 000

自然病史与预后

- 2016 年的一篇荟萃分析显示,神经发育障碍发生率为 58.2%
- 2000～2011 年加拿大的回顾性研究数据
  - 产前检出率 83.4%;确诊孕周中位数为 20 周;30.2% 终止妊娠
  - 剖宫产率 44.4%
  - 在高校医学中心分娩,入住 ICU 天数的中位数为 14 天,"三级围产中心外出生"婴儿为 29 天
- 非综合征性 DWM 的复发风险 1%～5%,如果与常染色体隐性综合征相关,则为 25%

处理

- 羊水穿刺检查胎儿核型
- 产后可能需要脑室和(或)囊肿分流术

诊断要点

考虑

- 3D 超声和(或)胎儿 MR 检测相关异常并评估胎儿蚓部

影像判读经验

- 矢状面是评估后颅窝的关键

报告提示

- 记录蚓部大小、面积、分叶和旋转度,以便对后颅窝异常进行更精确地分类

参考文献

1. AIUM practice parameter for the performance of detailed diagnostic obstetric ultrasound examinations between 12 weeks 0 days and 13 weeks 6 days. J Ultrasound Med. 40(5):E1-16, 2021
2. Garcia-Rodriguez R et al: First-trimester cystic posterior fossa: reference ranges, associated findings, and pregnancy outcomes. J Matern Fetal Neonatal Med. 1-10, 2019
3. Paladini D et al: Hindbrain morphometry and choroid plexus position in differential diagnosis of posterior fossa cystic malformations. Ultrasound Obstet Gynecol. 54(2):207-14, 2019
4. Chapman T et al: Establishment of normative values for the fetal posterior fossa by magnetic resonance imaging. Prenat Diagn. 38(13):1035-41, 2018

第二章 颅脑

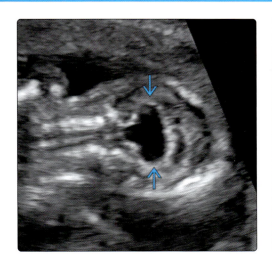

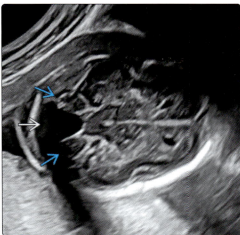

图 2-134 （左图）15 周时后颅窝冠状面超声显示一个较大的囊肿 ➡。当时诊断为 DWM。遗传学检测呈阴性。（右图）同一病例 18 周时斜横切面超声证实为后颅窝囊肿 ➡，蚓部缺失，小脑半球明显分开 ➡。所有后颅窝异常均应进行三维超声矢状面重建以更好地评估蚓部，本病例中完全缺失。本次妊娠终止。

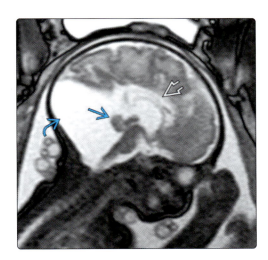

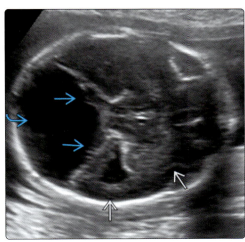

图 2-135 （左图）MR 矢状位 T2 显示 DWM 的典型表现，包括增大的充满液体的后颅窝囊肿 ➡，残存蚓部上旋 ➡ 以及其他幕上异常，包括胼胝体发育不全 ➡。（右图）一例因可疑积水性无脑畸形建议 MR 检查的胎儿，超声斜横切面显示幕上脑组织 ➡，一个大的后颅窝囊肿 ➡，以及小且发育不良的小脑半球 ➡。积水性无脑畸形时幕上脑组织缺失，但小脑存在。

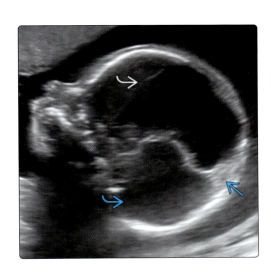

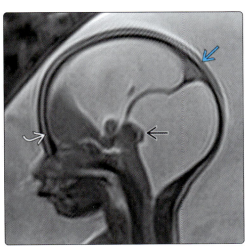

图 2-136 （左图）同一病例超声矢状面显示窦汇上抬 ➡ 和后颅窝囊肿 ➡，这是 DWM 的典型表现。本例合并重度脑积水 ➡，可能误诊为积水性无脑畸形。（右图）MR 证实了超声疑诊的重度脑积水、DWM 伴窦汇上抬 ➡ 以及蚓部发育不全 ➡。大脑组织 ➡ 存在，排除积水性无脑畸形，这是一种致死性疾病。

后颅窝畸形

要　点

术语

- 小脑蚓部部分发育不全或完全缺失

影像学表现

- 颅脑标准切面基础上的斜横平面显示第四脑室（4th ventricle，V4）呈钥匙孔状
- 真正的正中矢状面对评估至关重要
  - 使用 3D 重建 ±MR
    - 没有尖尖的顶点（V4 的最高点），第四脑室三角形消失
    - 蚓部上旋伴脑干 - 蚓部夹角↑（一项研究中为 34.9°±5.4°）
    - 窦汇位置正常
    - 脉络丛位置异常，取决于在 PF 的位置

主要鉴别诊断

- 永存 Blake 陷窝囊肿

- 小脑蚓部正常，上旋
- 小脑延髓池增宽
  - 蚓部形态正常，无旋转
- Joubert 综合征
  - 小脑上脚异常→磨牙征

临床问题

- 据报道预后结果不尽相同，但孤立的下蚓部缺失一般预后较好
  - 可能仍有运动或语言延迟
- 高达 32% 的被诊断为下蚓部发育不全的胎儿出生后 MR 正常
  - 产前过度诊断可能是由于蚓部延迟旋转或延迟关闭引起

诊断要点

- 不要过早诊断：直到 24 周蚓部仍在发育

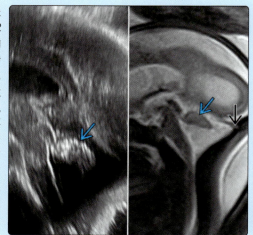
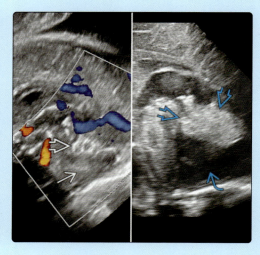

图 2-137 （左图）胎儿矢状面超声（左）和 MR T2（右）显示蚓部发育不全的典型表现，蚓部异常、旋转➡️，但窦汇位置正常➡️。（右图）胎儿超声正中矢状面（左）显示小脑延髓池增宽➡️，蚓部小且发育不良➡️，窦汇位置正常。同一病例的新生儿头颅超声（右）显示蚓部➡️缺乏正常的裂隙和小叶，亦无明显顶部，在扩张的小脑延髓池➡️上方向上旋转。

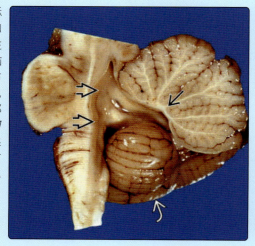
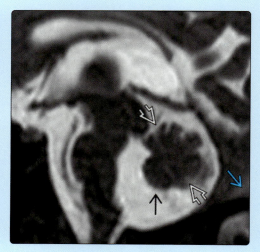

图 2-138 （左图）此病理标本显示了小脑半球➡️是如何被误认成下蚓部的。注意没有尖顶点➡️，第四脑室三角形形态消失➡️，与下方的小脑延髓池相通。（右图）出生后 MR 显示蚓部发育不全➡️，小脑半球➡️向内旋转，类似下蚓部，类似于病理标本。这是出生前后影像学检查的潜在陷阱。注意窦汇位置正常➡️。

术语

定义

- 小脑蚓部部分发育不全或完全缺失

影像学表现

一般特征

- 最佳诊断线索
  - 蚓部缺失或部分缺失
  - 第四脑室（4th ventricle，V4）至少部分与后颅窝（posterior fossa，PF）交通

超声表现

- 早孕期颈项透明层筛查时
  - 第四脑室脉络丛（choroid plexus，CP）不显示与中孕期后颅窝异常密切相关
  - 第四脑室大小↑
    - 第四脑室大小↑，脑干至枕骨距离↑，与后颅窝囊肿相关
- 中/晚孕期
  - 横切面显示第四脑室呈钥匙孔状
  - 尖顶点消失，第四脑室三角形消失，蚓部上旋，窦汇位置正常
  - 脉络丛位置异常，取决于在 PF 的位置

MR 表现

- 正中矢状面最利于观察蚓部
  - 蚓部应覆盖第四脑室，若关闭失败→第四脑室与后颅窝池明显交通
- 超声显示蚓部形态异常
  - 评估蚓部小叶；至 22 周，应可确定 7 个
    - 后叶的 3 个小叶在胎儿影像学上无法区分，解剖学上的 9 个小叶 MR 总共可显示 7 个小叶
    - 小叶数量较少可能与神经发育障碍有关
  - 测量脑干-蚓部夹角（tegmentovermian angle，TVA）
    - 脑干后缘与蚓部之间；正常值接近 0°
    - TVA>45° 与 Dandy-Walker 畸形相关，角度为 34.9°±5.4° 见于蚓部发育不全
  - 潜在陷阱：小脑叶可能向内旋转，形似下蚓部

影像学建议

- 如果胎儿为头位，使用经阴道超声扫查可获得最佳图像分辨率
- 使用三维容积重建真正的正中矢状面；目的是通过后囟获取
  - 正确的扫查平面对诊断蚓部异常至关重要
- 评估蚓部形态并进行生物测量
  - 在正中矢状面上，寻找正常的第四脑室顶点和蚓部原裂、次裂
  - 准确测量蚓部径线/面积，并与标准表进行比较
- 在 24 周前，切勿轻易诊断孤立性蚓部异常
  - <18 周，蚓部不完整可能是正常的

- 14 周时，约 56%
- 17 周时，约 6%

鉴别诊断

Blake 陷窝囊肿

- 蚓部形态正常
- 永存性 Blake 陷窝导致孤立性蚓部上抬或旋转

Joubert 综合征

- 蚓部缺失或部分缺失
- 小脑上脚异常
  - 磨牙征

小脑延髓池增宽

- 蚓部形态及位置正常
- 小脑延髓池>10mm

病理

一般特征

- 病因学
  - 位于菱脑顶部前膜区上缘的菱唇形成蚓部缺陷
  - 蚓部顶尾径不足以覆盖整个第四脑室
    - 可能是蚓部整体发育不全
- 遗传学
  - 多为散发
  - 核型异常约 30%

临床问题

自然病史与预后

- 报道的预后各不相同
  - 孤立性下蚓部缺失预后良好
  - 可仍然存在运动或语言障碍
- 部分胎儿期诊断为蚓部发育不全的病例，出生后 MR 否定诊断
  - 高达 32% 的诊断为下蚓部发育不全的胎儿出生后 MR 正常
  - 宫内过度诊断可能是由于蚓部延迟旋转或延迟关闭引起
  - Blake 陷窝/蛛网膜囊肿压迫下蚓部时，两者也可混淆

诊断要点

影像判读经验

- 不要过早诊断：直至 24 周蚓部仍在发育

参考文献

1. Altmann R et al: Diagnosis of fetal posterior fossa malformations in high-risk pregnancies at 12-14 gestational weeks by transvaginal ultrasound examination. Fetal Diagn Ther. 47(3):182-7, 2020
2. Mckinnon K et al: Biometric assessments of the posterior fossa by fetal MRI: a systematic review. Prenat Diagn. 41(2):258-70, 2020
3. Haratz KK et al: Fourth ventricle index: sonographic marker for severe fetal vermian dysgenesis/agenesis. Ultrasound Obstet Gynecol. 53(3):390-5, 2019
4. Paladini D et al: Hindbrain morphometry and choroid plexus position in differential diagnosis of posterior fossa cystic malformations. Ultrasound Obstet Gynecol. 54(2):207-14, 2019

要　点

术语

- 小脑窝内下蚓部下方的膜区持续囊性外翻

影像学表现

- 蚓部外观正常
  - 实际上，Blake 陷窝囊肿（Blake pouch cyst，BPC）位于结构正常的蚓部下方，蚓部向上旋转
- 旋转导致脑干-蚓部夹角（tegmentovermian angle，TVA）异常
  - 正常接近 0°，18°＜TVA＜30° 时，可疑 BPC
- 小脑延髓池正常或轻微增宽
- 囊肿内部呈无回声，而小脑延髓池内的脑脊液有内部回声
- 多平面成像对诊断该病至关重要
  - 使用 3D 超声或 MR，或两者兼用
  - 一定要观察矢状面

主要鉴别诊断

- Dandy-Walker 畸形

- 蚓部发育不全
- 蛛网膜囊肿
- 小脑延髓池增宽

临床问题

- Blake 陷窝（Blake pouch，BP）是一个正常的胚胎结构，在当前的设备条件下相当常见
- 蚓部正常，无旋转，可显示的 Blake 陷窝囊壁无关紧要
- BP 囊肿意味着 BP 异常膨胀，导致蚓部旋转
  - 有必要仔细寻找有无其他发现并进行随访
  - 孤立性 BPC 患者预后良好

诊断要点

- 任何病例可疑蚓部异常时，需寻找顶点（第四脑室顶点），测量 TVA 和蚓部面积

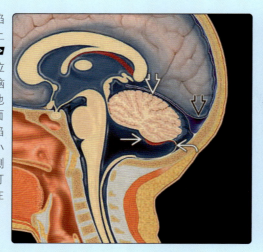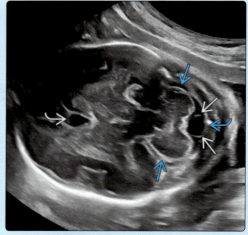

图 2-139　（左图）Blake 陷窝囊肿 ⇗ 示意图，蚓部上旋 ⇒，第四脑室脉络丛 → 移位至其外上缘。窦汇位置 ⇲ 正常。囊肿与第四脑室相通，不与小脑延髓池相通。（右图）后颅窝切面显示一例典型的 Blake 陷窝 ⇗，位于中线处正常小脑 ⇒ 后方，呈无回声，两侧壁外凸 ⇒。透明隔腔 ⇗ 可见提示扫查平面正确。应在所有病例中确认蚓部正常。

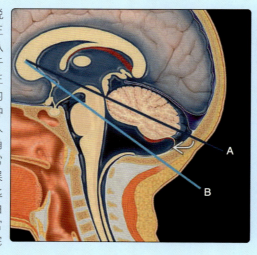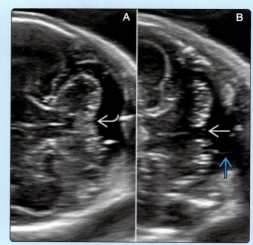

图 2-140　（左图）示意图说明了 Blake 陷窝囊肿合并正常蚓部旋转时为何会误认为蚓部发育不全，这取决于所扫查的平面。A 平面为正常蚓部，B 平面显示明显的蚓部缺损，因为它穿过囊肿 ⇗。（右图）图示为因切入角度不同造成不同倾斜角度的超声图像显示为正常蚓部 ⇗（A 平面）以及被误认为蚓部发育不良的"钥匙孔"征 ⇗（B 平面）。这是由于 Blake 陷窝囊肿 → 在宫内消退。婴儿足月出生，完全正常。

第二章　颅脑

术语

缩写

- Blake 陷窝囊肿（Blake pouch cyst, BPC）

定义

- 由于 Magendie 孔（正中孔）未开窗，导致小脑谷的蚓部下方膜区持续囊性外翻
- 诊断标准
  - 正中矢状面上蚓部大小和结构正常
  - 蚓部逆时针旋转＜30°
  - 小脑延髓池（cisterna magna, CM）正常大小
  - 小脑延髓池间隔可向外侧弯曲
  - 第四脑室（4th ventricle, V4）脉络丛（choroid plexus, CP）位于 BPC 上缘
- Blake 陷窝（Blake pouch, BP）是一个正常的胚胎结构，在当前的设备条件下相当常见

影像学表现

一般特征

- 最佳诊断线索
  - 中线处的后颅窝（posterior fossa, PF）囊肿，伴结构正常但旋转的蚓部，窦汇位置正常

超声表现

- **早孕期**：扫查颈项透明层（nuchal translucency, NT）时（11周0天至13周6天）评估脑部结构至关重要
- 寻找第四脑室脉络丛
  - 第四脑室与小脑延髓池之间的高回声结构
  - 2018 年对 92 个数据集的研究
    - 79% 经腹部，21% 经阴道
  - 28 例示第四脑室脉络丛不显，1 例假阳性
    - 43% 合并中枢神经系统畸形（6 例脊柱裂，2 例 Dandy-Walker 畸形（Dandy-Walker malformation, DWM），2 例 BPC，1 例脑膨出，1 例小脑延髓池增宽）
    - 71% 为非整倍体（18 三体 10 例，三倍体 5 例，13 三体 3 例，特纳综合征（Turner syndrome）1 例，21 三体 2 例）
- 观察第四脑室大小；在一些异常病例中由于第四脑室与小脑延髓池之间广泛交通，第四脑室显著增宽
- 伴有后颅窝囊肿的胎儿脑干 - 枕骨（Brainstem-occipital bone, BS-OB）距离及第四脑室均增大
- **中 / 晚孕期**：在标准切面图像上伴"钥匙孔"征的后颅窝囊肿
  - 第四脑室与小脑延髓池相通提示蚓部异常
- 后颅窝的线状回声代表正常的小脑镰、BP 壁，由前向后延伸。
  - 后颅窝中线处的高回声是小脑镰
  - BP 壁起于小脑蚓部交界处
- 实际上，BPC 位于结构正常的蚓部下方
  - 囊肿内呈无回声，而 CM 的脑脊液（cerebrospinal fluid,

CSF）有内部回声
- 小脑延髓池可能看起来很突出，但通常不会明显增宽
- 可能存在脑室扩张
  - Magendie 孔（正中孔）开窗延迟影响脑脊液循环
- 矢状面对于显示蚓部旋转至关重要
  - 直接获取或通过 3D 容积操作获取
  - 在矢状面上，从下蚓部边缘向枕部延伸的弯曲的细线样回声是 BPC 的顶部
  - 基于 3D 数据集进行矢状面重建的中脑 / 后脑列线图有助于异常 PF 分析
- 第四脑室脉络丛位置正常
  - 2019 年一项经阴道超声（transvaginal ultrasound, TVUS）的研究表明，根据脉络丛位置可以区分 BPC 与 DWM/蚓部发育不全
    - 脉络丛位置正常，位于 BPC 囊肿入口的外上侧
    - 脉络丛位于 DWM 的大囊肿底部，为异常，提示蚓部发育不全

MR 表现

- 小脑半球正常
- 蚓部大小和结构正常
- 在矢状面上可以看到 BPC 的顶部是一层薄膜
- 脑干 - 蚓部夹角（tegmentovermian angle, TVA）异常
  - 沿蚓部腹面画线
  - 沿脑干背面画线
  - TVA 指这两条线相交处的角度
    - 正常接近 0°（20～24 周胎龄（gestational age, GA）的 80 例对照者＜13°）
    - TVA＞18° 但＜30°，可能是 BPC（范围：23.0°±2.8°）
    - TVA＞45° 见于 DWM（范围：63.5°±17.6°）
      - 蚓部发育不全 / 发育不良的相关 TVA 为 34.9°±5.4°
- 第四脑室和 CM 之间明显交通
  - 囊肿通过小脑谷与 V4 相通
    - 直到 Magendie 孔（正中孔）开窗才与 CM 相通
  - 囊肿位于后颅窝的下部
- 可能对下蚓部和小脑内侧半球产生占位效应
  - 3T 成像可以更好地区分轻度蚓部发育不良和蚓部受压
- 第四脑室脉络丛位于 BPC 之上

影像学建议

- 在任何情况下，后颅窝囊肿的关键问题
  - 小脑正常吗？
  - 有无其他的颅脑异常？
  - 是中脑导水管开放吗？
- 根据现有的专业知识，使用经阴道超声、3D 超声和胎儿 MR 确诊
  - 通过三维超声厚层重建显示解剖细节最佳
  - 在矢状面上识别蚓部位置 / 解剖结构 / 生物测量是关键
    - 应用经阴道超声自后囟获取容积数据
  - 测量 TVA、蚓部面积（vermian area, VA）
    - 在任何孕周，若 VA/BPD＞1.1 提示 BPC
  - 寻找从顶点发出的放射状的小脑裂

○ 3D 超声和 MR 都允许在多个平面上"经过"后颅窝

鉴别诊断

Dandy-Walker 畸形

- 窦汇位置抬高
- 蚓部异常；小脑蚓部可能完全未发育
- CM 受压缩小为扩张的第四脑室（后颅窝囊肿）和硬脑膜间的虚拟腔隙

蚓部发育不全

- 窦汇位置正常，蚓部发育异常
  ○ 有时可能会伴发 BPC

蛛网膜囊肿

- 多不发生于中线处
- 窦汇位置正常，蚓部完整但可能受压
- 后颅窝囊肿可能增大 ± 占位效应使枕骨呈扇形

小脑延髓池扩张

- 窦汇位置正常，蚓部完整
- 枕骨可能呈扇形，类似蛛网膜囊肿

病理

一般特征

- 病因学
  ○ BPC 表现为上髓帆向后方囊状膨出进入 CM
  ○ 定义为 Magendie 孔（正中孔）未开孔导致 Blake 陷窝退化失败
  ○ 胚胎学
    - 第 5 周：神经管出现陡弯（脑桥曲），导致第四脑室增大而菱脑顶部薄
    - 第 6 周：菱脑顶部的 2 个区域形成室管膜细胞
      □ 前膜区（anterior membranous area，AMA）
      □ 后膜区（posterior membranous area，PMA）
    - AMA 通常构成蚓部和（或）脉络组织
      □ AMA 发育异常会导致 DWM、蚓部发育不全谱
    - 后膜区最终开孔并形成 Magendie 孔（正中孔）
      □ PMA 发育异常可导致小脑延髓池增大和 BPC
  ○ BP 和 Luschka 孔（侧孔）开窗不充分→流向 CM 的脑脊液失衡
    - BP 与 V4 是连续的
    - BP 与小脑延髓池蛛网膜下腔不相通
- 相关异常
  ○ 在一项 19 例产前病例研究中，42% 存在严重异常（主要是心脏）
    - 2/12 核型为 21 三体

临床问题

表现

- PF 囊肿或增宽

○ 在当前设备条件下，Blake 陷窝囊壁多可显示；如果小脑蚓部位置正常，可能意义不大
○ 如果蚓部正常但旋转，那么存在 BPC；需要仔细扫查有无其他发现并密切随访

自然病史与预后

- 30%～50% 的病例胎儿期自发消退
  ○ 开窗可能会延迟到 28 周
- 孤立性 BPC 预后良好
  ○ 一项 7 例胎儿的系列研究中，由于可疑 DWM 患者考虑终止妊娠
  ○ 孤立性蚓部旋转（而非 DWM）的表现导致决定继续妊娠
  ○ 随访中所有儿童发育正常
    - 截止出版时间 3 例已经随访至 7 岁
- 一项胎儿期诊断为孤立性 BPC 的 5 例新生儿系列研究中，出生后 1～5 年发育正常
- 合并其他幕上异常、进行性脑积水者，预后不好

诊断要点

考虑

- 所有蚓部旋转的胎儿都需要密切随访
- PF 各种畸形之间的差异微妙且难以鉴别，即使是在完整的产后研究中
  ○ 孤立性蚓部旋转预后良好
- 研究表明，尸检结果与产前超声诊断的一致性较差
  ○ 26/44 例产前超声诊断为 DWM 的病例与尸检结果不符
  ○ 在一些研究中，MR 诊断下蚓部异常的假阳性率高达 32%
- 导水管是否通畅对于评估和管理婴幼儿脑积水至关重要

影像判断经验

- 使用超声、MR 或两者兼用进行多平面成像
- 任何情况可疑小脑异常时，需寻找第四脑室顶点并测量 VA 和 TVA 角
- 如果看到 BPC，"看了再看"查找有无其他异常
  ○ 若为多发异常，其非整倍体的风险和预后大不相同

报告提示

- 勿在 18 周前诊断蚓部异常，因为此时蚓部发育尚不完全
- 至 24 周，正常蚓部旋转（即 BPC）可能会与蚓部发育不全相混淆
- 如果蚓部大小和形态正常，预后良好

参考文献

1. Kau T et al: Blake's pouch cysts and differential diagnoses in prenatal and postnatal MRI: a pictorial review. Clin Neuroradiol. 30(3):435-45, 2020
2. Garcia-Rodriguez R et al: First-trimester cystic posterior fossa: reference ranges, associated findings, and pregnancy outcomes. J Matern Fetal Neonatal Med. 1-10, 2019
3. Paladini D et al: Hindbrain morphometry and choroid plexus position in differential diagnosis of posterior fossa cystic malformations. Ultrasound Obstet Gynecol. 54(2):207-14, 2019
4. Pertl B et al: The fetal posterior fossa on prenatal ultrasound imaging: normal longitudinal development and posterior fossa anomalies. Ultraschall Med. 40(6):692-721, 2019
5. Martinez-Ten P et al: Non-visualization of choroid plexus of fourth ventricle as first-trimester predictor of posterior fossa anomalies and chromosomal defects. Ultrasound Obstet Gynecol. 51(2):199-207, 2018

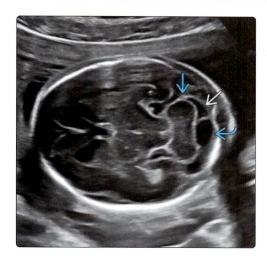

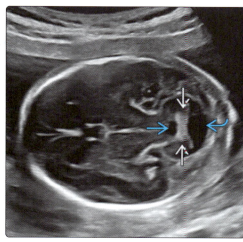

图 2-141 （左图）示例：后颅窝横切面超声显示稍高回声的小脑延髓池 ➡ 内、正常大小的小脑 ➡ 后方可见无回声的 Blake 陷窝囊肿 ➡。（右图）经更靠下的后颅窝切面显示高回声的第四脑室 ➡ 脉络丛 ➡ 覆盖于 Blake 陷窝囊肿 ➡ 的上缘。第四脑室脉络丛受 Dandy-Walker 畸形和蚓部发育不全相关的后颅窝囊肿的影响。

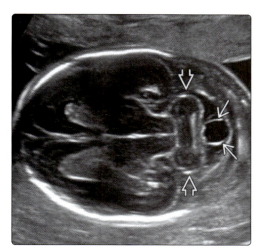

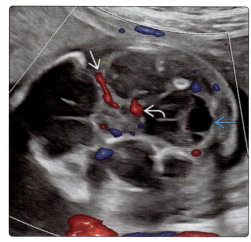

图 2-142 （左图）孕 17 周，使用高分辨率线阵探头在超声横切面显示正常 Blake 陷窝囊壁向外凸出 ➡。小脑 ➡ 和幕上颅脑结构正常。这一现象在随访中消失，与 Magendie 孔开窗时间一致，有时延迟至 24 周。（右图）另一个病例的横切面，彩色多普勒超声证实后颅窝的 Blake 陷窝囊肿 ➡ 无血流信号。大脑中动脉 ➡ 和 Wills 环 ➡ 有血流信号。

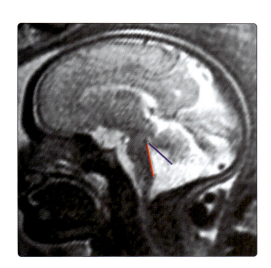

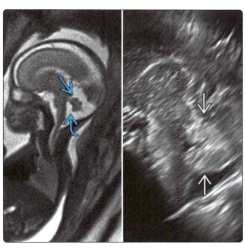

图 2-143 （左图）MR 矢状位 T2WI 显示蚓部旋转。在沿蚓部腹侧表面（蓝色）和延髓的背侧表面（红色）各画一条线，TVA 角即测量两者之间的角度。应接近 0°。（右图）23 周胎儿 MR 矢状位 T2WI（左）显示正常 ➡ 但旋转 ➡ 的蚓部。生后新生儿颅脑超声矢状面显示蚓部形态和位置正常 ➡，与 Magendie 孔开窗时间间隔一致。

要　点

术语

- 小脑延髓池测值＞10mm
- 涉及菱脑顶部的异常谱系中多为良性病变

影像学表现

- 后颅窝脑脊液腔隙扩大
  - 在小脑半球水平斜横切面测量，图像需显示透明隔腔
- 小脑半球形态、大小正常
- 矢状面显示蚓部完全覆盖第四脑室
- 可能显示因脑脊液搏动致颅骨内板呈扇形凹陷
- ＜20% 合并相关异常
  - 脑室扩张最常见

主要鉴别诊断

- Blake 陷窝囊肿
  - 蚓部形态正常，但向上旋转

- 蛛网膜囊肿
  - 观察占位效应对蚓部/脑干的影响
- Dandy-Walker 畸形
  - 窦汇位置抬高
- 蚓部发育不全
  - 蚓部异常，不合并巨大的后颅窝囊肿或窦汇抬高

临床问题

- 多为偶然发现
  - 若孤立存在，预后良好，非整倍体风险较低，正常发育可能性大
- 可能是 18 三体多发异常的部分表现

诊断要点

- 扫查角度过度倾斜会造成小脑延髓池扩张的假象
- 测量小脑横径、蚓部上下径排除小脑发育不全 / 蚓部发育不全

图 2-144　（左图）经胎儿颅脑斜横切面显示主观上后颅窝较宽，测值为 9.2mm，接近正常值上限 10mm。但声像图中未显示透明隔腔（cavum septum pellucidum，CSP），提示扫查平面不正确。（右图）探头轻微调整角度校正扫查平面以包含 CSP ➡，并清楚显示正常的小脑延髓池深度以及小脑半球 ⬘ 和蚓部 ⬗。

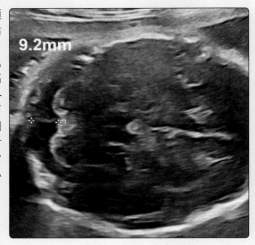
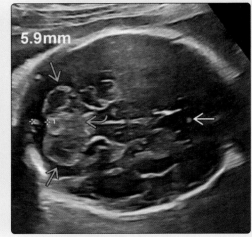

图 2-145　（左图）该图是在胎儿穹窿 ⬗ 水平获取，此胎儿透明隔腔缺失，头颅形态异常 ⬗，提示沿大脑外侧裂底部的多小脑回畸形 ➡。小脑延髓池增宽，测值 17mm。由于患者失访，结局未知。（右图）1 例产前诊断为小脑延髓池增宽，生后新生儿颅脑超声经乳突切面证实了产前发现 ➡。患儿在其他方面都很正常。

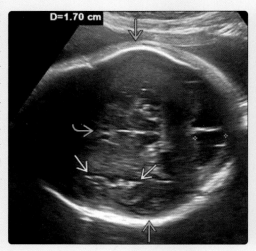
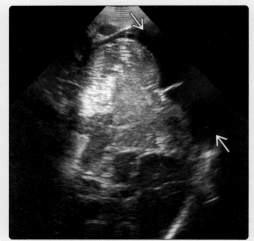

术语

缩写

- 小脑延髓池增宽（mega cisterna magna，MCM）

定义

- 小脑延髓池测值＞10mm

影像学表现

一般特征

- 最佳诊断线索
  - 后颅窝脑脊液（cerebrospinal fluid，CSF）腔隙扩大
- 大小
  - 正常小脑延髓池≤10mm
    - 有数据显示，男性小脑延髓池的平均测值略高

超声表现

- 经小脑半球水平斜横切面上进行测量
  - 测量切面必须包括透明隔腔（cavum septum pellucidum，CSP）
  - 避免倾斜的半冠状面
    - 造成MCM或下蚓部缺失的假象
- 小脑、蚓部、第四脑室（4th ventricle，V4）正常

MR表现

- 轴位显示小脑延髓池增宽
- 矢状位显示蚓部完全覆盖第四脑室
  - 脑干-蚓部夹角正常
  - 小脑蚓部顶点和原裂正常
- 可能显示颅骨内板呈扇形
  - 由于脑脊液搏动

影像学建议

- 仔细评估合并异常
  - 脑室扩张最常见
  - ＜20%合并异常
- 测量小脑横径（transverse cerebellar diameter，TCD）以识别小脑发育不良（cerebellar hypoplasia，CH），可能导致误诊为MCM
  - CH与18三体相关
  - 18三体的表现包括心脏异常、脐膨出、双手紧握、马蹄内翻足或摇椅足、生长受限

鉴别诊断

正常早期小脑发育

- 中孕早期下蚓部可能尚未发育完全
  - 有些胎儿可能要到22～24周才能完全形成

正常形态的蚓部

- **技术失误**
  - 必须在包含CSP的斜横切面进行测量
  - 扫描平面过度倾斜，CSP未显示，会产生假性的MCM，并可能导致颈部皮肤皱褶增厚

- Blake陷窝囊肿
  - 蚓部形态正常，但向上旋转
- 小脑发育不全
  - 外观正常但小脑测值小于胎龄

蚓部异常

- **蛛网膜囊肿**压迫蚓部
  - 含脑脊液的实质外病变
    - 胎儿期1/3位于幕下
    - 占位效应使邻近脑实质受压造成小脑延髓池间隔移位或闭塞
- Dandy-Walker畸形
  - 第四脑室囊性扩张，与增大的小脑延髓池直接相通
  - 窦汇位置上抬
  - 蚓部缺失或发育不全
- 蚓部发育不全
  - 蚓部异常，没有大的后颅窝囊肿或窦汇上抬

病理

一般特征

- 胚胎学
  - 小脑延髓池形成两个隔膜
    - 中线处的腔室位于小脑延髓池两隔膜（即Blake陷窝壁）之间，含有脑脊液
    - 原始脑脊膜腔化（即真正的蛛网膜下腔）形成侧面的腔室
  - Blake马让迪孔的开窗使Blake陷窝（与第四脑室相连）和小脑延髓池之间形成交通
    - 开窗时，Blake马让迪孔变为Magendie孔（正中孔）
  - 开窗延迟导致Blake陷窝/后颅窝增宽
  - 开窗后Blake陷窝减压
    - 蚓部紧靠脑干平卧
    - 后颅窝增大，充满脑脊液→MCM

临床问题

表现

- 多为偶然发现
- 可能是18三体多发异常的表现之一

自然病史与预后

- 若孤立存在，预后良好，非整倍体风险较低，发育正常可能性大

诊断要点

影像判读经验

- 最重要的问题在于小脑小还是小脑延髓池大
- 扫查角度过度倾斜可能会引起MCM的假象
- 仔细记录蚓部/小脑以排除蚓部发育不全/小脑发育不全

参考文献

1. Whitehead MT et al: The fetal falx cerebelli. Pediatr Radiol. 50(7):984-9, 2020
2. Sun L et al: Quantitative ciagnostic advantages of three-dimensional ultrasound volume imaging for fetal posterior fossa anomalies: preliminary establishment of a prediction model. Prenat Diagn. 39(12):1086-95, 2019

后颅窝畸形

术语

- 发育不良是指小但解剖结构完整，由于先天性体积缩小导致

影像学表现

- 可能累及蚓部、小脑半球或整个小脑
- 必须区分小脑延髓池增宽和小脑小，前者通常无临床意义
  - 测量小脑并与正常值进行比较
- 推荐 MR 检查以进行更详细的评估，包括脑干和大脑脚

主要鉴别诊断

- 后颅窝增宽的其他原因
  - Dandy-Walker 畸形
  - 蛛网膜囊肿
  - 小脑延髓池增宽
- 小脑损伤
- 菱脑融合

临床问题

- 如果孤立存在，神经系统后遗症多样但稳定
- 见于很多基因/染色体疾病
- 作为脑桥小脑发育不良的一部分
  - 通常呈进展性，预后不良
  - 可能为常染色体隐性遗传→复发风险为 25%

诊断要点

- 矢状面上，蚓部大小应等于小脑半球
- 冠状面上，18~20 周后蚓部应向下延伸至与小脑半球相同的水平
- 不要将蚓部旋转与蚓部发育不良或发育不全相混淆
  - 24 周以前，正常旋转的蚓部可能会引起混淆；矢状面对于鉴别诊断至关重要
- 当蚓部发育不全伴有小脑横径小、脑桥隆突消失时，应诊断为脑桥小脑发育不良

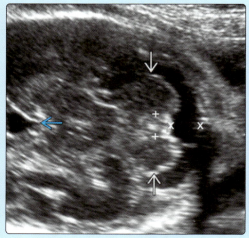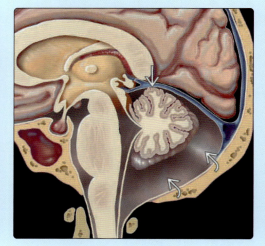

图 2-146 （左图）超声斜横切面显示如何测量小脑横径（transverse cerebellar diameter，TCD）（➡之间），蚓部宽度（+~+）和小脑延髓池深度（x~x）。这是评估 TCD 和第四脑室的最佳平面。透明隔腔➡应显示，以确保倾斜度正确。（右图）矢状示意图显示小脑发育不良。蚓部➡结构正常，但体积减小。这使得后颅窝脑脊液间隙➡看起来较大。

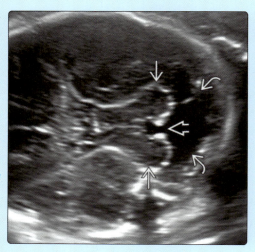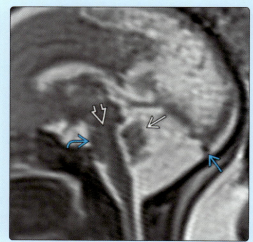

图 2-147 （左图）后颅窝平面显示小脑半球小➡和小脑延髓池增宽➡。本例蚓部存在，但向上旋转，导致小脑半球之间出现钥匙孔征➡。（右图）同一病例，妊娠晚期 MR 矢状位 T2WI 显示蚓部旋转已消失，蚓部➡沿脑干➡平卧。蚓部和半球很小，但本例脑干和脑桥➡正常，窦汇位置➡也正常。

术语

定义

- **发育不良**是指小但解剖结构完整，由先天性体积缩小导致
  - 蚓部、整个小脑、单侧小脑半球、脑桥小脑发育不良亚型
- **小脑萎缩**是指最初小脑正常，与小脑叶相比，小脑裂隙逐渐增大
- **不发育**指结构的缺失；可能是部分缺失（发育不全）或完全缺失

影像学表现

超声表现

- 小脑形态正常，但体积小
  - 一定要将小脑延髓池增宽与小脑小区分开来
- 若仅为小脑蚓部较小，则小脑半球之间可见明显的后颅窝"囊肿"
- 如果只累及一侧小脑半球，则小脑半球大小不对称

MR 表现

- 脑干和脑桥更容易显示
- 如果是单侧的，在冠状平面上寻找倾斜的电话听筒征象，提示 PHACES 综合征
  - 囊肿与不对称扩张的第四脑室相通，使较小的小脑半球向上移位
  - 向上旋转的蚓部与对侧的小脑脚融合→两侧半球之间连接变长并倾斜

影像学建议

- 流程建议
  - 超声
    - 如果胎儿处于头位，经阴道超声可提供高分辨率的矢状面和冠状面图像，或采集容积数据用于 3D 重建
      - 正中矢状面可以显示所有的蚓部小叶、裂沟、顶部和第四脑室形状
    - 蚓部测量方法
      - 一旦获取正确的扫查平面，放大或缩放后颅窝
      - AP 长度定义为最靠前的中央小叶和最后面的蚓结节之间的最大距离
      - 头尾径定义为最靠头侧的山顶和最靠尾侧的蚓垂之间的最大距离
      - 横径是在第四脑室水平测量两侧半球间高回声蚓部的最大左右径
      - 测量 2～3 次，取平均值
    - 小脑横径定义为在第四脑室水平测量小脑半球的最大左右径
  - MR 非常适合多平面成像
    - 冠状位最利于显示半球和蚓部
    - 轴位最适合测量小脑横径/第四脑室大小
    - 矢状位最适合测量蚓部直径、上/下蚓部的比值

鉴别诊断

后颅窝增宽

- Dandy-Walker 畸形
- 蛛网膜囊肿
- 小脑延髓池增宽

小脑损伤

- 小脑发育正常，但有受损→损伤/破坏
- 多数发生于单侧

脑桥小脑发育不良综合征

- 脑桥隆起部位小或缺失
- 脑干较薄，多扭曲或成 Z 形

菱脑融合

- 小脑叶融合伴蚓部缺失
- 小脑叶水平走行

病理

一般特征

- 病因学
  - 第四脑室生发基质的浦肯野细胞或菱唇神经元的正常迁移受到干扰所造成的非特异性结果
  - 可能继发于血管发育异常
- 遗传学
  - 见于很多基因/染色体疾病
    - 9 三体，13 三体，18 三体
    - 微管蛋白病（与基底神经节畸形、胼胝体异常有关）
    - KIFBP（KIAA1279）基因→Goldberg-Shprintzen 综合征伴巨脑回
    - VLDLR 突变→Hutterite 型伴有小头畸形
    - Xp11.21-q24→小脑发育不全伴眼肌麻痹
    - 脆性 X 染色体综合征
    - PDGFRB 中与小脑发育不全相关的新发功能获得性变异
  - 推荐染色体微阵列；在 1 个小型系列研究中，55% 的拷贝数变异具有临床意义
    - 5p15 缺失，6q 末端缺失，X 染色体畸变

临床问题

表现

- 后颅窝异常

自然病史与预后

- 预后主要取决于发育不良的程度，蚓部/脑干受累程度及合并异常
  - 整体发育不良者较孤立的蚓部受累者预后差
  - 在 408 例病列研究中，10% 为胎儿期/新生儿期死亡，

小脑生物学测量				
经阴道矢状切面测量小脑蚓部				
胎龄/周	AP/mm	CC/mm	周长/mm	面积/cm²
21～22	10.6±1.4	11.1±1.1	43.8±3.3	0.9±0.2
29～30	17.5±2.2	17.7±2.1	64.7±6.5	2.3±0.4
39～40	25.7±2.3	25.0±2.6	86.7±7.0	4.9±0.7
经腹部斜横切面测量小脑蚓部				
胎龄/周	AP/mm			
21	5.76±0.83			
28～29	10.4±1.17			
37～38	15.4±1.01			
经腹部斜横切面测量小脑半球周长/面积				
胎龄/周			周长/mm	面积/cm²
20			30.3±2.5	0.74±0.11
30			56.0±5.2	2.5±0.41
40			81.6±5.8	5.28±0.62
经腹部斜横切面测量TCD				
胎龄/周	TCD/mm			
20	20.4±0.9			
30	37.3±1.6			
40	55.8±2.3			
CC=头尾径；TCD=小脑横径；GA=胎龄。数据汇总自 Sherer 等 2007 年，Zalel 等 2002 年和 Malinger 等 2001 年。				

　　9.5% 为非整倍体
- 重度全面性发育迟缓约 60%，重度运动障碍 74%（19 例系列研究）
- 孤立存在：不进展，神经系统发育结局不同
  - 共济失调、肌张力减退、震颤
  - 认知、语言障碍伴蚓部发育不良
  - 斜视、眼球震颤
- 单侧半球发育不良（更准确地描述为"小脑破坏"）
  - 若蚓部未受累，残存脑组织正常，预后相对较好
- 作为脑桥小脑发育不良的一部分
  - 通常呈进行性，预后差
  - 可能有常染色体隐性遗传

诊断要点

影像判读经验

- 在超声冠状面上，18～20 周后，蚓部应向下延伸至与半球相同的水平
- 在矢状面（MR 或 US），蚓部大小等于小脑半球大小
  - 蚓部小→蚓部发育不良，可能是孤立现象
- 注意不要混淆蚓部旋转与蚓部发育不良；矢状面对于区分两者至关重要
  - 测量蚓部和脑干-蚓部夹角

- 注意不要将向内侧移位的小脑半球误认成下蚓部
  - 观察第四脑室的形状和起源于顶点的原裂、次裂

报告提示

- 当蚓部或部分蚓部小，但小叶均存在，且无其他相关异常时，应诊断为蚓部发育不良
- 当蚓部发育不良伴有小脑横径小、脑桥隆起缺失时，应诊断为脑桥小脑发育不良
- 当蚓部部分缺失时，应诊断蚓部发育不全
- 24 周时，正常旋转的蚓部（即 Blake 陷窝开窗延迟）可能与蚓部发育不全相混淆
- 只有早期检查中小脑大小和形态均正常，之后出现生长不足方可诊断小脑萎缩

参考文献

1. Aldinger KA et al: Redefining the etiologic landscape of cerebellar malformations. Am J Hum Genet. 105(3):606-15, 2019
2. Atallah A et al: Fetal and perinatal outcome associated with small cerebellar diameter based on second- or third-trimester ultrasonography. Prenat Diagn. 39(7):536-43, 2019
3. Pertl B et al: The fetal posterior fossa on prenatal ultrasound imaging: normal longitudinal development and posterior fossa anomalies. Ultraschall Med. 40(6):692-721, 2019
4. Pinchefsky EF et al: Developmental outcomes in children with congenital cerebellar malformations. Dev Med Child Neurol. 61(3):350-8, 2019
5. Leibovitz Z et al: The cerebellar "tilted telephone receiver sign" enables prenatal diagnosis of PHACES syndrome. Eur J Paediatr Neurol. 22(6):900-9, 2018

第二章　颅　脑

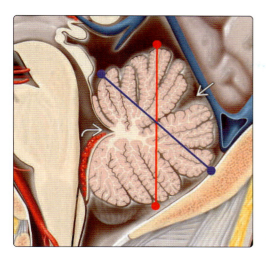

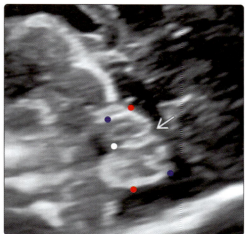

图 2-148 （左图）矢状图显示蚓部小叶。测量头尾径（红线），从上方的山顶到下方的蚓垂。测量 AP 径（蓝线），从中央小叶前方至蚓结节后方（顶点 ➡，原裂 ➡）。（右图）正中矢状面三维重建图像显示了测量点。红点表示头尾径，蓝点表示 AP 径，白点表示顶点。原裂 ➡ 也有标注。

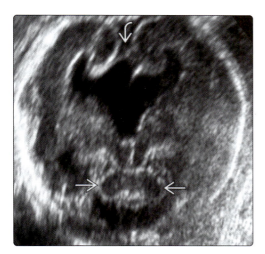

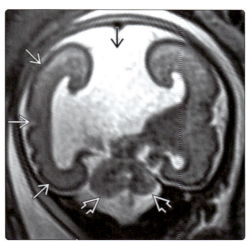

图 2-149 （左图）超声冠状面显示一例 22 周胎儿的小脑小但形态正常 ➡。小脑横径 18mm。其胎龄对应的正常范围为 23.3mm± 1.1mm。合并胼胝体未发育 ➡。（右图）MR 冠状位示胼胝体未发育 ➡、右半球脑沟异常 ➡ 以及小脑发育不良 ➡。婴儿出生后不久夭折。

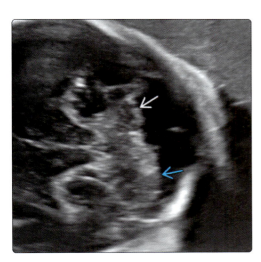

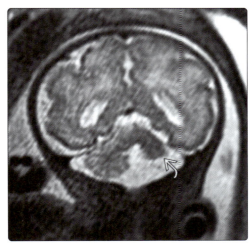

图 2-150 （左图）孕 31 周，超声横切面显示小脑半球不对称；左侧 ➡ 较右侧 ➡ 小。新生儿表现出与小脑发育不良相关的轻度症状，包括眼球震颤。（右图）MR 冠状位显示胎儿左侧小脑半球较小 ➡，此胎儿患有 PHACES 综合征。从专业角度看，这并非发育不良，因为小脑半球的结构是异常的，诊断为单侧小脑损伤更为准确。

要 点

术语

- 小脑半球在中线处融合伴蚓部部分或完全缺失

影像学表现

- 小脑形态异常
- 小脑叶沿水平方向走行并且跨越中线
  - 胎儿期可能难以显示
- 可能合并其他颅内异常
  - 脑积水
  - 胼胝体发育不全/缺失
  - 视隔发育不良
  - 前脑无裂畸形

主要鉴别诊断

- 小脑发育不良
- 单侧小脑半球受损

- Dandy-Walker 畸形
- 蚓部未发育：部分或完全
- Joubert 综合征

临床问题

- 神经系统异常从轻到重不等
  - 产前脑积水似乎是预后不良的特征
- 大部分有一定程度的认知障碍
- 处理
  - 出生后，需要儿科神经学家和内分泌学家进行详细评估
  - 脑积水可能需要放置分流管

诊断要点

- 小的，单叶小脑是菱脑融合的标志
- 胎儿表现，特别是合并明显脑积水时，可能提示严重的极端情况
- 所有胎儿出现严重脑室扩张时，必须详细评估后颅窝结构

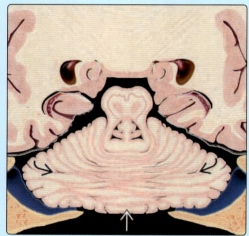
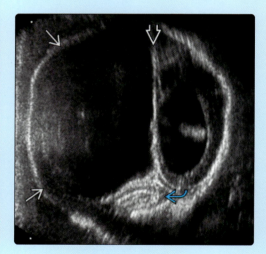

图 2-151 （左图）冠状位视图显示菱脑融合（rhombencephalosynapsis，RES）。小脑呈单叶，蚓部缺失➡。小脑叶➡水平排列。（右图）颅脑冠状面超声显示小脑小但可辨认，具有典型的水平方向的小脑叶➡。注意大脑镰➡不对称移位和巨大的半球间囊肿➡，该胎儿为 AVID 合并 RES。幕上结构异常提示预后差。

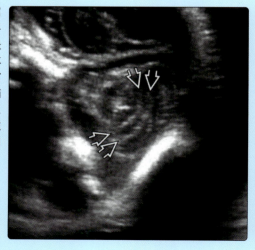
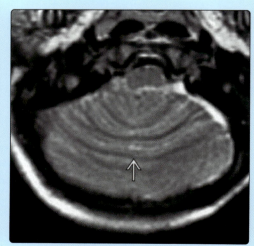

图 2-152 （左图）后颅窝声像图显示小脑小伴水平排列的小脑叶➡。蚓部缺失。此胎儿也合并胼胝体缺失，多与 RES 伴发。（右图）产后 MR 轴位显示小脑半球融合，小脑中线处无正常蚓部组织。高分辨率磁共振清晰显示水平方向的小脑叶➡。

术语

缩写

- 菱脑融合（rhombencephalosynapsis，RES）

定义

- 小脑半球在中线处融合伴蚓部部分或完全缺失

影像学表现

超声表现

- 后颅窝小
- 小脑体积缩小
  - 横径减小较 AP 径减小更明显
- 小脑形态异常
  - 病变较轻时小脑形态可辨认，蚓部缺失
  - 最严重者表现为位于中线处小且不典型的团块
- 第四脑室指数（4th ventricle index，4VI）低于均值 1～2 个标准差（standard deviations，SD）
  - 4VI=斜横切面上左右径/AP 径
  - RES 时，第四脑室可缩小至菱形，甚至缝隙状
- 寻找跨越中线水平方向的小叶
  - 胎儿期可能难以显示，尤其在严重病例
- 胎儿期病例通常合并严重脑室扩张
  - 透明隔腔缺失
  - 穹窿融合
  - AVID
    - 不对称性脑室扩张（asymmetric Ventriculomegaly）
    - 半球间囊肿（interhemispheric cyst）
    - 胼胝体发育不全（dysgenesis of corpus callosum）

MR 表现

- 正中矢状位小脑异常
  - 没有顶点，没有蚓部原裂
- 在轴位上，第四脑室的后端形成狭窄的菱形结构
  - 不像 Dandy-Walker 序列那样为开放性异常
- 报道的多种其他颅内异常：发生率基于产后病例
  - 50% 脑积水：第四脑室脑脊液（cerebrospinal fluid，CSF）流动受阻
  - 71% 胼胝体发育不全/缺失
  - 62% 透明隔腔缺失（其中 70% 合并穹窿融合）
  - 24% 脑桥发育不良
  - 17% 皮质发育不良
  - 7% 前脑无裂畸形

影像学建议

- 如果胎儿为头位，经阴道超声可以提供更清晰的图像
- 经后颅窝三维容积重建矢状面图像
- 胎儿 MR 有助于明确诊断，评估脑、脑干、脑桥
  - 患有 Z 型脑干/脑桥发育不良的新生儿可能无法自主呼吸
    - 为计划分娩、新生儿复苏提供重要信息

鉴别诊断

小脑发育不良

- 小脑小但解剖结构完整
  - 蚓部完整
  - 小脑叶未融合

单侧小脑半球损伤

- 小脑横径因一侧半球缩小而减小
- 蚓部可能正常或有缺失
- 强烈提示 PHACES 综合征

Dandy-Walker 畸形

- 后颅窝增宽
  - 窦汇位置抬高
- 蚓部完全或部分缺失，残存部分上旋
- 小脑半球后后颅窝囊肿分离

蚓部发育不全：部分或完全

- 蚓部形态异常
- 第四脑室钥匙孔征
- 窦汇位置正常

Joubert 综合征

- 小脑脚呈磨牙征
- 第四脑室底前凸
- 小脑中线裂
  - 小脑叶未融合

病理

一般特征

- 遗传学
  - 确切的遗传原因尚不明确
  - 在有子女的患者中未见垂直传播
- 合并异常
  - Gomez-López-Hernández 综合征（又名小脑-三叉神经-皮肤发育不良）
  - VACTERL+脑积水（VACTERL-H 联合征）
  - 视隔发育不良、前脑无裂畸形谱
  - 心血管、呼吸、脊柱分节和泌尿系统异常也有报道
  - 异常面容；眶距过宽；面中部扁平；前额突出；耳低位，向后旋转；单侧颅面短小症
- 胚胎学
  - 非常早期的缺陷，可能在妊娠 33～34 天
  - 蚓部原发性分化失败

大体病理和解剖特征

- 蚓部未发育
- 小脑半球、齿状核、小脑上脚的融合
- 对 40 个 RES 胎儿进行尸检，结果证实与其他脑部异常有关
  - 浦肯野细胞异位、丘融合、导水管分叉/闭锁、丘脑融合、

菱脑融合相关综合征的特征	
Gómez-López-Hernández 综合征	VACTERL 联合征
小脑异常	脊柱缺陷
颅面畸形	肛门闭锁
颅缝早闭	心脏异常
三叉神经麻痹	气管食管瘘
顶枕脱发	食管闭锁
身材矮小	肾脏异常
智力障碍	肢体缺陷（桡侧列多见）
VACTERL 合并脑积水（VACTERL-H）用于在无实验室或临床证据可替代诊断的情况下，VACTERL 中非随机的先天性畸形合并脑积水发生。它是临床定义的，通常，该疾病的 8 个解剖组成部分中至少有 3 个被认为是诊断的必要条件	

- 胼胝体缺失、叶型前脑无裂畸形、神经管缺陷
  ○ 脑桥、延髓受累少见

临床问题

表现

- 脑室扩张伴后颅窝异常

人口统计资料

- 虽然罕见但日益被认识；曾被误诊为孤立性导水管狭窄（AS）
- 对 3 000 例儿童进行 MR 扫描的系列研究中，发病率为 0.13%
  ○ 儿童系列研究排除了终止妊娠、新生儿期死亡的病例，因此真实发病率被低估
- 截至 2018 年，文献中病例超过 150 例

自然病史与预后

- 4 例产前诊断病例的系列研究
  ○ 1 例终止妊娠（RES，AS，未见幕上脑结构畸形）
  ○ 2 例新生儿期死亡（均为多脏器系统的多发异常）
  ○ 1 例在 18 个月时死亡（伴有前脑无裂畸形和多发其他异常）
- 与单纯 AS 相比，RES 合并 AS 的新生儿 ICU 患者需要更早的辅助喂养和神经外科干预
- 寿命通常较短
  ○ 偶尔存活到成年早期
  ○ 有报道，最年长幸存者在诊断时为 55 岁
- 神经系统异常从轻到重程度不等
  ○ 严重程度与合并的幕上畸形有关
  ○ 共济失调（躯干或肢体）
  ○ 无意识的头部运动
    - 持续 8 字形或左右摇头
    - 可能会导致患儿社交孤立
- 癫痫
- 观察到的全方位认知结局
  ○ IQ 范围：73～114（＜85 定义为病理状态）

- 下丘脑垂体轴功能障碍
- 眼部异常
  ○ 眼球运动异常
  ○ 斜视
  ○ 视神经萎缩
  ○ 小眼
- 年长的幸存者
  ○ 双相情感障碍
  ○ 自残行为
  ○ 多动症
  ○ 注意力缺陷障碍
  ○ 小脑认知情感综合征

处理

- 出生后需要儿科神经学家和内分泌学家详细评估
  ○ Gómez-López-Hernández 综合征容易被忽略
- 脑积水可能需要放置分流管

诊断要点

考虑

- 仔细评估 AS 胎儿；在 30 例单一转诊中心的回顾研究中，高达 50% 合并 RES
- 胎儿 MR 对于明确后颅窝畸形非常有价值
- 胎儿表现尤其合并明显的脑室扩张时，可能提示极度严重

影像判读经验

- 小的单叶小脑是 RES 的标志
- 所有胎儿出现严重脑室扩张时，必须详细评估后颅窝结构

参考文献

1. Pertl B et al: The fetal posterior fossa on prenatal ultrasound imaging: normal longitudinal development and posterior fossa anomalies. Ultraschall Med. 40(6):692-721, 2019
2. Aldinger KA et al: Rhombencephalosynapsis: fused cerebellum, confused geneticists. Am J Med Genet C Semin Med Genet. 178(4):432-9, 2018
3. Kline-Fath BM et al: Prenatal aqueduct stenosis: association with rhombence-phalosynapsis and neonatal outcome. Prenat Diagn. 38(13):1028-34, 2018

第二章　颅　脑

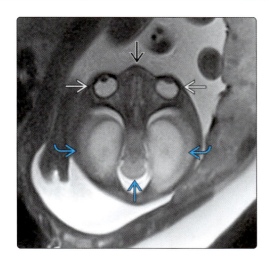

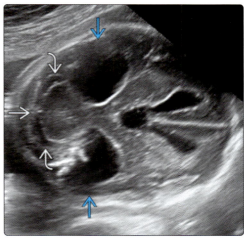

图 2-153 （左图）MR 轴位 T2WI 显示胎儿小脑呈小"团"状➘，伴有重度脑积水➚、眼距过宽➡和鼻梁宽大➡。有报道尸检发现 39/40 例 RES 胎儿面容异常。（右图）一例重度脑室扩张➔胎儿，小脑小且形态失常➡。在诊断为导水管狭窄的病例中，高达 50% 存在 RES。残存的小脑延髓池➔可区分 RES 和 Chiari 畸形中的香蕉状小脑。

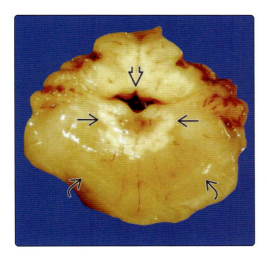

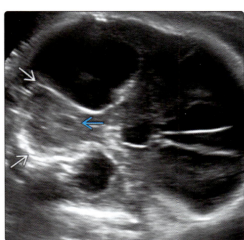

图 2-154 （左图）一例出生后数小时死亡的婴儿，其大体病理显示小脑半球➡与齿状核➔融合以及菱形的第四脑室➔。这些是 RES 的典型表现。（右图）后颅窝横切面示小脑小且无正常形态➡，第四脑室异常➔，左右径较前后径窄，导致第四脑室指数异常。该病例中，第四脑室外观更似缝隙状而非菱形。

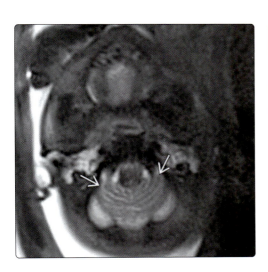

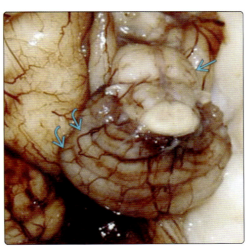

图 2-155 （左图）MR 轴位 T2WI 清晰显示 RES 的特征性水平小脑叶➡。没有中线蚓部或小脑半球分离。（右图）另一例相似病例，脑组织固定后底面观显示水平小脑叶➔。相较于大脑和脑干➔，小脑很小。

后颅窝畸形

要 点

术语

- 深部的脉络膜动脉与 Markowski 胚胎前脑正中静脉之间的动静脉瘘
- Galen 静脉动脉瘤样畸形(vein of Galen aneurysmal malformation, VGAM)实际上是一个误称,但目前仍被广泛用来描述这种瘘

影像学表现

- 从四叠池后部延伸至枕骨的中线处细长血管结构
  - 通过直窦或胚胎镰状窦引流
- 脉冲波图形为动脉化静脉血流
- 血管盗血和静脉高压均可导致不可逆的实质损伤
- 其他脑部表现包括破坏性(如脑室周围白质软化、脑穿通畸形)或发育性(如迁移性)病变
- 连续超声监测用于评估是否出现进展性水肿或颅内实质损伤

主要鉴别诊断

- 硬脑膜窦畸形

临床问题

- 高达 80% 的胎儿心排出量可能被引流至脑循环
- 任何相关异常的存在均可导致预后不良
  - 死亡率高;幸存者可伴有神经系统和心脏损害
  - 最常见的相关异常包括心脏增大和脑室扩张
  - 即使心脏轻度增大,也预示不良结局
- 孤立性 VGAM 不伴其他异常预后较好
- 出生时,血管分流通常增加
  - 流向低阻力胎盘的血流停止
- 出生时出现充血性心力衰竭需要积极治疗
  - 可能需要紧急栓塞

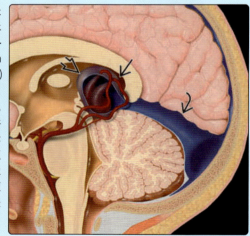
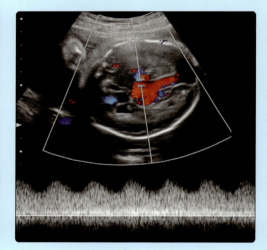

图 2-156 (左图)VGAM 矢状图显示脉络膜后动脉扩张➡,与极度扩张的 Markowski 前脑正中静脉(median prosencephalic vein,MPV)➡形成瘘管。在本例中,MPV 流入扩张的直窦➡。(右图)一例 27 周胎儿的彩色和脉冲多普勒超声显示动静脉瘘的典型表现:高速低阻的动脉血流。这会造成静脉高压和血管盗血,使血液通过瘘管分流,而不是流入发育中的大脑。

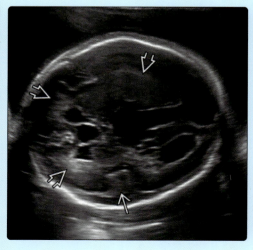
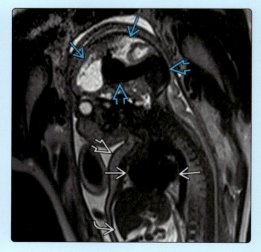

图 2-157 (左图)同一胎儿的横切面灰阶声像图显示 VGAM 对发育中的大脑的破坏性影响。脑白质弥漫性回声增强➡。皮质光滑,外侧裂展开➡,周围蛛网膜下腔增大。(右图)2 周后 MR 矢状位 T2 显示巨大 VGAM 中的流空效应➡。大脑出现明显的缺血性改变➡。胎儿出现水肿,伴有心脏增大➡、皮肤水肿➡和腹水➡。

术语

定义

- 深部的脉络膜动脉与 Markowski 胚胎前脑正中静脉（median prosencephalic vein，MPV）之间的动静脉瘘（arteriovenous fistula，AVF）
  - 通过 MPV 的高流量可阻碍 Galen 静脉形成
- Galen 静脉动脉瘤样畸形（vein of Galen aneurysmal malformation，VGAM）实际上是一个误称，但目前仍被广泛用来描述该类瘘

影像学表现

一般特征

- 最佳诊断线索
  - 中线处扩张的血管结构
- 大小
  - 根据分流量大小不一

超声表现

- 从四叠体池后部延伸至枕骨的中线处细长囊性结构
  - 经直窦引流或经胚胎镰状窦向上引流
- 彩色多普勒显示明显的血流
  - 血栓形成少见
- 脉冲多普勒显示典型高位瘘
  - 脉络膜动脉为高速低阻的动脉血流
  - MPV 为动脉化血流
- 对周围脑组织的影响对判断预后至关重要
  - 血管盗血和静脉高压均可导致不可逆的损伤
  - 脑室周围白质软化是一个重要且预后不良的表现 - 脑室周围白质回声增强和（或）小囊性改变
  - 灰质 - 白质难以区分
  - 脑室扩张
  - 皮质减少
  - 颅内出血
  - 脑穿通畸形
- 发育性病变的发生率增加
  - 多小脑回畸形、灰质异位和其他移行异常
  - 脑裂畸形
- 高输出量的表现
  - 心脏增大的严重程度取决于分流量的大小
  - 三尖瓣反流
  - 颈静脉、上 / 下腔静脉和静脉导管增宽
  - 水肿

MR 表现

- T1WI
  - 适用于出血（高信号灶）
- T2WI
  - 湍流导致的流空信号或混杂信号
  - 寻找外侧裂周围大脑中动脉分支（假供血动脉）的扩张

- 并非直接与瘘管相通，而是在动脉盗血和静脉高压的联合作用下扩张
- 可能是出生后脑软化的预测指标，即使检查时未发现
  - 弥散加权成像作用的进一步研究

影像学建议

- 对于任何颅内囊忡肿块，使用彩色和脉冲多普勒
- 需要密切随访即将出现水肿的征象
- 胎儿 MR 可以更好地评估相关颅脑表现
  - 出血、缺血性改变等
  - 对患者咨询和产后计划很有价值

鉴别诊断

其他动静脉瘘

- AVF 可以发生在大脑的任意位置
  - 85% 幕上，15% 幕下

硬脑膜窦畸形

- 包绕窦汇的脑实质外三角形团块
- 一般来说，血栓形成并随时间推移而减小

静脉窦怒张

- 可见于任何引起高输出量状态的疾病

蛛网膜囊肿

- 脑实质外脑脊液（cerebrospinal fluid，CSF）积聚性病变
- 邻近脑组织移位
- 无多普勒血流

脑穿通畸形

- CSF 积聚的脑实质内病变
  - 不规则或圆形
- 无多普勒血流
- 无占位效应
- 脑室扩张

病理

一般特征

- 病因学
  - 在胚胎发育早期，脉络膜动脉分支通过短暂性中线静脉（MPV）引流
    - MPV 通常在妊娠第 11 周退化
    - 到第 12 周 通过大脑内 / 基底静脉引流以形成 Galen 静脉
  - 若 MPV 退化失败，就会形成 VGAM
    - 原始 AVF 永存，形成高流量状态
- 遗传学
  - 与毛细血管畸形 - 动静脉畸形综合征（RASA1）和遗传性出血性毛细血管扩张症（ENG 和 ACVRL1）相关
  - 部分病例与 EPHB4 基因突变有关

- ○ 与非整倍体无关

大体病理和解剖特征

- 静脉引流
  - ○ 直窦
  - ○ 胚胎镰状窦
    - 更常见
    - 如果胚胎镰状窦存在,则直窦通常不存在
- 脑积水
  - ○ 关于发病原因,有多种理论
    - 导水管受压
    - 静脉高压影响脑脊液吸收
    - 脑萎缩引起脑外间隙增大
- 脑萎缩:2 种可能的病因(可能两者兼而有之)
  - ○ 继发于血管盗血现象
  - ○ 慢性静脉高压

镜下特征

- 动脉→静脉直接连接
- 没有中间的毛细血管容受快速、高容量的血流

临床问题

表现

- 多数病例在晚孕期发现;通常>34 周
  - ○ 已有中孕期的散发报告,最早为 22 周
- 水肿
- 脑积水
- 心脏增大

人口统计资料

- 性别
  - ○ 男:女 =2:1
- 流行病学
  - ○ 少见
  - ○ 在所有血管畸形中<1%,但在儿童血管畸形中占比约 30%
  - ○ 产前诊断中最常见的脑血管畸形

自然病史与预后

- 宫内呈高输出状态
  - ○ 高达 80% 的心排出量可能被转移到脑循环
  - ○ 高输出量心力衰竭
  - ○ 水肿
- 在对来自 1 个机构的 21 例胎儿的研究中,任何相关表现都会导致不良结局(定义为死亡、神经系统或心脏损伤)
  - ○ 最常见的相关表现包括心脏增大(66.7%)和脑室扩张(38.9%)
  - ○ 即使是轻度的心脏增大也与不良预后相关
- 只有当 VGAM 孤立存在不合并其他异常时,预后可能良好(神经系统或心脏状态正常)
  - ○ 同一研究结果显示,21 例胎儿中只有 3 例(14.3%)预后良好

- 出生时,血管分流通常增加
  - ○ 停止流向低阻力胎盘
  - ○ 导致充血性心力衰竭(congestive heart failure, CHF)加重和可能出现急性血流动力学失代偿
  - ○ 颅内血管窃血导致流向身体其他部位的流量减少,包括冠状动脉,从而导致缺血性多器官衰竭
- 对于在出生时被确诊的病例,尽管已经接受治疗,但死亡率仍高达 62%
- 不良预后包括婴儿期肺动脉高压、心源性休克、动脉导管未闭、明显的右向左分流、降主动脉舒张期逆流
- 幸存者的认知障碍可能继发于慢性静脉高压
  - ○ 表现广泛
    - 可以发育正常
      - □ 对于在童年后期发现的病例更有可能
      - □ 自血管内治疗问世以来,整体疗效有所改善
      - □ 早诊断、早治疗势在必行
    - 产前诊断的病例通常存在一定程度的损伤,包括:
      - □ 发育延迟
      - □ 智力障碍
      - □ 癫痫

处理

- 无法宫内治疗
- 对于进展性水肿考虑使用类固醇和早期分娩
- 必须在可以立即进行产后治疗的三级医疗中心分娩
- 积极治疗 CHF
  - ○ 瘘管修补前"争取时间"
  - ○ 在 4~6 个月时干预容易且安全
- 最终需要经导管栓塞,通常需要多次
  - ○ 减少分流
    - 改善高输出 CHF
    - 预防慢性脑静脉高压引起的后果
- 可能需要紧急栓塞
  - ○ 新生儿难治性充血性心力衰竭

诊断要点

考虑

- 胎儿 MR 评估相关颅脑异常

影像判读经验

- 任何明显的脑部囊性病变都应进行彩色多普勒检查
- 早期产前检查对积极管理至关重要
  - ○ 需要密切的超声随访
  - ○ 分娩和治疗计划至关重要

参考文献

1. De Luca C et al: An ACVRL1 gene mutation presenting as vein of Galen malformation at prenatal diagnosis. Am J Med Genet A. 182(5):1255-8, 2020
2. Mochizuki Y et al: Clinical course and management of vein of Galen varix of the neonate: a case report and literature review. Pediatr Neurosurg. 54(4):281-7, 2019
3. Duran D et al: Human genetics and molecular mechanisms of vein of Galen malformation. J Neurosurg Pediatr. 21(4):367-74, 2018
4. Saliou G et al: Pseudofeeders on fetal magnetic resonance imaging predict outcome in vein of Galen malformations. Ann Neurol. 81(2):278-86, 2017

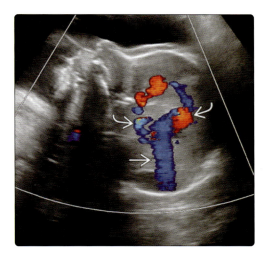

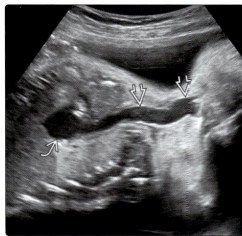

图 2-158 （左图）VGAM 矢状面彩色多普勒超声显示多条扩张的血管 ➡ 汇聚并流入扩张的直窦 ➡。（右图）同一胎儿的颈部超声显示，严重扩张的右侧颈静脉 ➡ 流入增大的右心房 ➡。高达 80% 的心排出量可以通过 VGAM 分流并回流至右心房。高输出量心力衰竭和水肿是常见的并发症。这通常在分娩后流向低阻力胎盘的血流停止后加重。

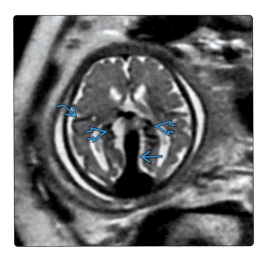

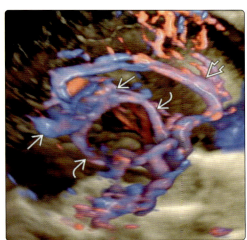

图 2-159 （左图）MR 轴位 T2 显示脉络膜动脉 ➡ 中的流空现象以及一个中线处较大的流空信号 ➡，这是典型的 VGAM。另有一扩张的大脑中动脉分支（假血供 ➡），它与脑软化症的可能性增加有关，即使目前无表现。（右图）3D 彩色多普勒重建显示胼周动脉扩张 ➡，VGAM 的体部 ➡ 有多条深方的脉络膜动脉 ➡ 流入瘘口。三维成像有助于更好地确定血管解剖结构。

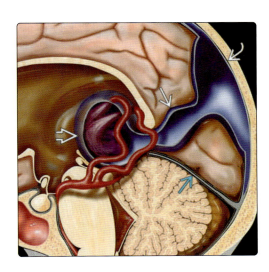

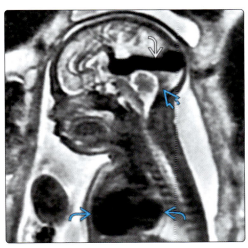

图 2-160 （左图）示意图显示了静脉引流的另一种模式。MPV ➡ 通过胚胎镰状窦 ➡ 向上流入上矢状窦 ➡。当出现这种情况时，直窦通常不显示 ➡。（右图）MR 矢状位 T2 显示一个巨大的 VGAM 通过胚胎镰状窦 ➡ 引流。在应该看到直窦的地方没有流空信号 ➡。还要注意心脏增大 ➡，一种高输出量的并发症。这导致预后非常差。

血管畸形

要　点

术语

- 无中间毛细血管网的异常动静脉连接
  - 85% 发生于幕上，15% 发生于后颅窝
  - 软脑膜、硬脑膜或两者兼有
- Galen 静脉畸形是一种动静脉瘘（arteriovenous fistula，AVF）的特殊命名

影像学表现

- 超声
  - 灰阶图像上的囊样结构
  - 彩色多普勒超声显示扩张的血管"缠结"，其内血流方向交替变化
  - 心脏增大
  - 水肿
  - 胎儿生长受限
- MR
  - T2WI 显示分流血管内存在流空信号
  - 缺血性脑软化
  - 颅内出血

主要鉴别诊断

- 血管瘤
- 颅内囊肿

临床问题

- 预后取决于合并异常，早分娩不能预防缺血性损伤
- 当胎儿"有症状"（如水肿）时，围生期死亡率很高
  - 如果有缺血性脑损伤的证据，考虑舒适护理模式
- 幸存者可选择接受栓塞/手术

诊断要点

- 对于有明显孤立性心脏增大的胎儿，需仔细寻找有无 AVF
- 对于充满液体的颅内病变，一定要使用多普勒超声

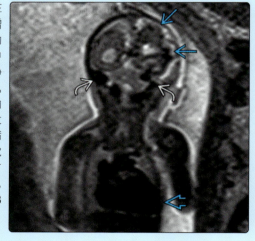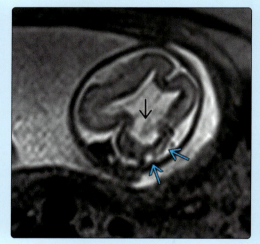

图 2-161　（左图）此患者在超声常规检查中发现心脏增大，转诊进行胎儿超声心动图评估。超声心动图检查中发现扩张的上腔静脉和颈静脉，建议 MR 评估血管分流。可见心脏增大➡️，多处大的流空信号➡️，左侧脑皮质发育不良➡️。**（右图）**同一病例 MR 轴位 T2WI 显示左枕叶脑皮质变薄➡️、脑室扩张➡️，提示缺血性脑损伤。胎儿逐渐出现水肿，在 28 周时发生宫内胎儿死亡。

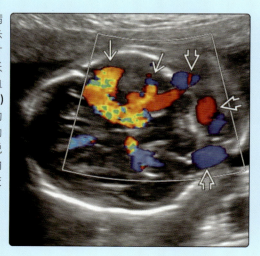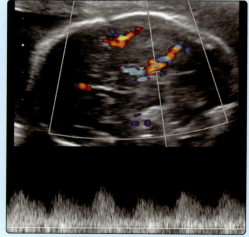

图 2-162　（左图）同一病例的彩色多普勒超声显示 Willis 环左侧分支明显扩张➡️，横窦和乙状窦扩张➡️。彩色多普勒是评估血管病变的首选方法。**（右图）**频谱多普勒显示大脑后动脉呈非常低阻的波形，与动静脉分流一致。此病例说明了对于任何不明原因的心脏增大寻找高流量病变的重要性。

术语

缩写

- 动静脉畸形（arteriovenous malformation，AVM）

定义

- 动静脉瘘（arteriovenous fistula，AVF）是指无中间毛细血管网的异常动静脉连接。
  - Galen 静脉畸形是一种 AVF 的特殊命名

影像学表现

一般特征

- 最佳诊断线索
  - 彩色多普勒超声显示扩张的血管伴血流方向交替变化
- 部位
  - 可发生于颅内的任何位置
    - 85% 位于幕上，15% 位于后颅窝
    - 6 岁以下儿童的产后系列研究：70.6% 发生于中线附近，76.5% 位于幕上
    - 软脑膜、硬脑膜或两者兼有

超声表现

- 颅内表现
  - 灰阶图像上的囊样结构
  - 扩张血管"缠结"
  - 颅内出血或缺血
- 其他表现
  - 颈部血管扩张
  - 心脏增大
    - 存在动静脉瘘时，高达 80% 的胎儿心排出量可能被转移至脑循环
  - 如果分流量足够，可能会发生水肿
- 多普勒表现
  - 高速、低阻的动脉血流
  - 动脉化静脉结构
  - 血管横截面显示红蓝交替

MR 表现

- 分流血管在 T2WI 上表现为流空信号
- 颅内出血、缺血性脑软化

影像学建议

- **流程建议**
  - 专业的胎儿超声心动图检查
  - 监测水肿
  - 寻找缺血性脑损伤

鉴别诊断

Galen 静脉畸形

- 深方的脉络膜动脉与 Markowski 胚胎前脑正中静脉之间的特殊动静脉瘘
- 位于中线处；具有典型表现

血管瘤

- 实性肿块，但可能发生坏死

- 不太可能出现引流静脉/颈部血管扩张

颅内囊肿

- 无多普勒血流

病理

一般特征

- 遗传学
  - *RASA1*-相关疾病是伴有遗传性毛细血管畸形 ±AVM/AVF 的血管畸形综合征或 Parkes Weber 综合征
- 合并异常
  - 高输出量心力衰竭
  - 缺血性脑损伤
    - "盗"血现象
    - 水肿→灌注不足、缺氧
    - 畸形的直接压迫限制脑灌注→萎缩
    - 静脉高压→出血
    - 静脉血栓形成
  - 大的病变可能导致胎儿出现 Kasabach-Merritt 序列征
    - 溶血性贫血、血小板消耗、弥散性血管内凝血

临床问题

表现

- 颅内"囊肿"伴脑室扩张
- 大多数出现在晚孕期；甚至可能早期检查是正常的
- 儿童系列研究的表现症状
  - 癫痫 23.5%，头痛 17.6%，头围增大 11.7%
  - 充血性心力衰竭 11.7%

自然病史与预后

- 无复发风险
- 胎儿"有症状"时围生期死亡率高
- 17 例小儿系列病例研究
  - 56.3% 仅血管内治疗，6.3% 仅开放手术治疗，37.5% 综合治疗
  - 18.8% 并发症发生率，11.7% 死亡

处理

- 无法进行宫内干预
- 早分娩并不能预防缺血性损伤
- 如果出现水肿、脑缺血，提供舒适护理模式
- 如果产后需要进行栓塞/手术，需要在三级中心分娩

诊断要点

考虑

- 胎儿 MR 最有助于显示病变/合并脑病的范围

影像判读经验

- 对于有明显孤立性心脏增大的胎儿，需仔细寻找有无 AVF

参考文献

1. Giorgi L et al: Management and outcomes of neonatal arteriovenous brain malformations with cardiac failure: a 17 years' experience in a tertiary referral center. J Pediatr. 218:85-91.e2, 2020
2. Lv X et al: Pediatric intracranial arteriovenous shunts: advances in diagnosis and treatment. Eur J Paediatr Neurol. 25:29-39, 2020

血管畸形

要　点

术语

- 硬脑膜窦畸形是硬脑膜静脉窦的局部扩张

影像学表现

- 后方的硬脑膜窦畸形大体呈三角形，尖端朝前
- 大部分胎儿病例在确诊时已形成血栓
- 超声
    - 以小脑幕为中心的混合回声肿块，累及窦汇
    - 在横切面图像上横截面可能呈圆形
- MR
    - T1WI 上由于血凝块导致肿块内的高信号区域
    - T2WI 上的低/混杂信号
    - 静脉窦内血凝块延伸形成的高 T1/低 T2 信号的管状区

主要鉴别诊断

- 蛛网膜囊肿
- 其他原因的颅内出血

临床问题

- 诊断时的肿块大小不能预测预后
- 自然转归最常见的是无后遗症的自发消退
- 如果没有相关的静脉高压/缺血，预后非常好
- 如果合并静脉高压，血栓形成/脑室周围出血性梗死可能导致脑破坏

诊断要点

- 窦汇区（Herophili 窦汇）硬脑膜囊样扩张或血栓形成提示后方的硬脑膜窦畸形

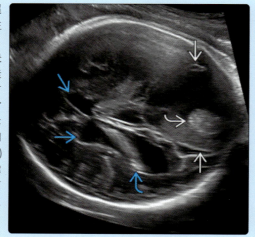
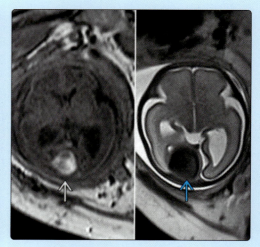

图 2-163　（左图）晚孕期超声横切面显示脑实质外囊性肿块内➡混合性回声↗，使枕叶张开。注意：由于缺乏缺血性脑病的证据，悬挂的脉络丛➡和双侧脑室扩张➡归因于占位效应。（右图）MR 轴位 T1WI（左）显示血栓性硬脑膜窦畸形（dural sinus malformation，DSM）中的高信号血栓➡。MR T2WI（右）显示相应的低信号➡。皮质完整，无缺血性损伤。

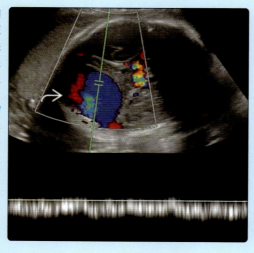
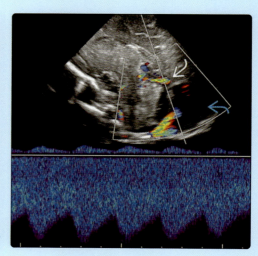

图 2-164　（左图）与典型的血栓性 DSM 不同，本例应用彩色多普勒评估窦汇处囊性肿块➡显示为静脉血流。胎儿出现心脏增大，但无水肿。（右图）新生儿出生时头颅超声确认 DSM➡的动脉供血血管➡。波形阻力很低，符合分流到大静脉腔内。MR 未见缺血性损伤，患儿情况稳定，病灶自发消退，无需干预。

第二章　颅脑

术语

定义

- 硬脑膜窦畸形（dural sinus malformation，DSM）：硬脑膜静脉窦局部扩张

影像学表现

一般特征

- 部位
  ○ 后部
    - 累及窦汇、上矢状窦
    - 蚓部后方，可使蚓部向前移位
  ○ 侧部
    - 侧窦或颈静脉球（胎儿期罕见）
- 形态学
  ○ 后方的 DSM 大体呈三角形，尖端朝前

超声表现

- 大部分胎儿期病例在确诊时已形成血栓
- 以小脑幕为中心的混合性回声团块
- 多普勒表现
  ○ 如果在血栓形成之前发现，则在囊性肿块、肿块壁或供血动脉中出现搏动性血流
  ○ 血栓形成时内部无内流

MR 表现

- DSM
  ○ 血液凝结导致 T1WI 上的高信号
  ○ T2WI 上的低/混杂信号
  ○ 由于血液凝固处于不同时期，可能会呈环形
- 血凝块范围扩大
  ○ 高 T1/低 T2 信号的管状区域符合静脉窦解剖结构
- 寻找有无颅内出血、实质损伤

鉴别诊断

蛛网膜囊肿

- 无回声，应用多普勒没有血流
- 有占位效应但无实质缺血

其他原因引起的颅内出血

- 与外伤史、双胎死亡、血小板减少症有关

动静脉瘘

- 呈高速、低阻脑实质内（非硬脑膜）血管病变
  ○ Galen 静脉畸形是胎儿动静脉瘘最常见的类型

病理

大体病理和解剖特征

- 以窦汇为中心的扩张静脉内血栓
  ○ 静脉高压可导致梗死
    - 静脉吻合较多的病例预后更好，因为静脉引流不受血栓形成影响
    - 胎儿蛛网膜腔不发育；因此不吸收脑脊液，从而导致

静脉高压
- 白质点状出血

临床问题

表现

- 后颅窝混合回声肿块

自然病史与预后

- 回顾 2018 年文献中的 99 例（胎儿期诊断 77 例，产后诊断 22 例）
  ○ 充血性心力衰竭占 25.6%
  ○ 脑室扩张占 27.6%
  ○ 出血占 10.4%
  ○ 实质损伤占 22%
- 22% 终止妊娠
  ○ 脑损伤、心力衰竭、预后不确定、误诊（如 Dandy-Walker 畸形）
- 83% 的胎儿存活，62% 预后良好
  ○ 预后良好表现
    - 肿块大小持续减小
    - 存在血凝块
  ○ 不良预后表现
    - 脑室扩张
    - 实质损伤
    - 动脉化（静脉窦壁或动脉性分支血管内可检测到动脉血流）
  ○ 诊断时的肿块大小不能预测预后
- 自然转归最常见的是无后遗症的自发消退
- 如果出现静脉高压、血栓形成、脑室周围出血性梗死
  ○ 脑性瘫痪（可能很严重）
    - 脑软化
    - 皮质盲
  ○ 癫痫症
- 与母亲或胎儿的凝血功能障碍无关

处理

- 没有特效治疗方法
- 如果存在血流，需监测有无高输出量型心力衰竭
- 如果颅内看起来正常，请让胎儿父母放心
  ○ 在 1～2 个月大时进行 MR 随访
  ○ 对儿童仔细临床评估有无神经发育迟缓

诊断要点

影像判读经验

- 典型表现为病灶呈三角形且位于偏后方
- 如果为孤立表现且无实质损伤证据，预后可能良好

参考文献

1. Cho HJ et al: Thrombosed fetal dural sinus malformation: correlation between prenatal ultrasound and autopsy findings. Fetal Pediatr Pathol. 37(4):287-95, 2018
2. Yang E et al: Imaging features and prognostic factors in fetal and postnatal torcular dural sinus malformations, part II: synthesis of the literature and patient management. J Neurointerv Surg. 10(5):471-5, 2018
3. Yang E et al: Imaging features and prognostic factors in fetal and postnatal torcular dural sinus malformations, part I: review of experience at Boston Children's Hospital. J Neurointerv Surg. 10(5):467-70, 2018

血管畸形

要　点

影像学表现

- 大部分位于幕上
  - 起源点通常难以确定
- 通常是巨大的,充满整个颅穹窿
  - 颅脑结构严重变形
  - 可能通过颅底延伸到口腔
- 大头畸形和脑积水是常见表现
- 通常短期内增长迅速
- 瘤内出血并不罕见,可加重颅内结构变形
- 不同类型的肿瘤,表现可相互重叠
  - 区分组织类型通常很难,亦不必要
- 彩色多普勒对寻找血流至关重要

主要鉴别诊断

- **颅内出血**
  - 通常为高回声,但回声强度因出血时间而异
  - 应用多普勒无血流

病理

- 按发生率排序的组织学类型
  - 畸胎瘤约占胎儿脑肿瘤的 50%
  - 星形细胞瘤
  - 颅咽管瘤
  - 原始神经外胚层肿瘤
  - 脑膜瘤
  - 室管膜瘤

临床问题

- 如果在 30 周前确诊,死亡率为 97%
- 无论何种组织学类型,肿块较大多提示预后较差
  - 良性肿瘤与恶性肿瘤一样具有致死性

诊断要点

- 出现自发性颅内出血时,应考虑有潜在的肿瘤

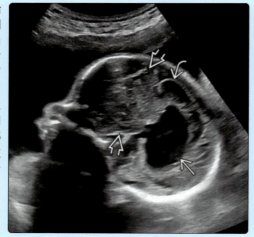 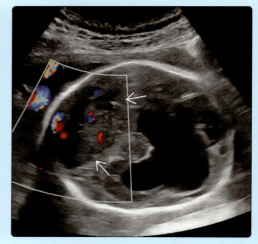

图 2-165 (左图)26 周胎儿颅脑矢状面显示不规则肿块 ➦ 使正常脑实质向后移位 ➦,并导致脑室扩张 ➦。(右图)在斜横切面彩色多普勒超声上,肿块内血流清晰可见 ➦,可与血肿相区别,后者可能具有相似的灰阶表现。本例在 35 周时分娩,婴儿在出生后数小时死亡。病理类型为畸胎瘤。

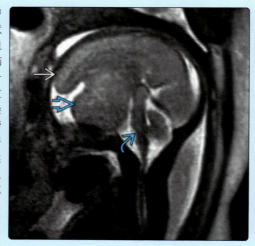 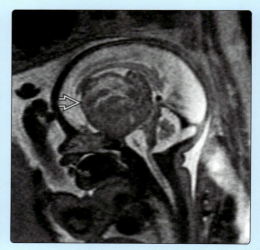

图 2-166 (左图)一例中孕期畸胎瘤胎儿,MR 矢状位 T2WI 显示肿瘤 ➥ 压迫并使大脑移位 ➦ 导致脑干拉长 ➦。(右图)另一例晚孕期胎儿 MR,矢状位 T2WI 显示鞍上肿块的混杂信号 ➦。这是一例颅咽管瘤,但其影像学特征与畸胎瘤难以区分。组织学类型对胎儿脑肿瘤并不重要。损害是由于占位效应破坏正常大脑发育造成的。

颅内肿瘤影像学表现

一般特征

- 最佳诊断线索
  - 颅内实性肿块伴多普勒血流
- 位置
  - 70% 位于幕上
  - 可通过颅底延伸至口腔
- 通常较大并且快速增长
- 大头畸形常见
- 颅内结构严重变形
- 肿瘤内出血并不罕见，导致颅内结构进一步变形
- 脑干可能因肿块而拉长或受压
- 肿块压迫导致脑积水
- 下丘脑功能障碍继发吞咽减少导致羊水过多

超声表现

- 不同类型的肿瘤，表现可相互重叠
  - 区分组织类型通常很难，亦不必要
- 畸胎瘤
  - 最常见的肿瘤（约 50%）
  - 具有囊性及实性成分的混合性肿块
  - 如果看到钙化，有助于诊断，但通常不存在
  - 通常位于中线处
  - 可能会填满整个颅穹窿并侵蚀颅骨
- 星形细胞瘤
  - 实性肿瘤
  - 位于大脑半球
  - 单侧高回声肿块导致中线移位
  - 低级别星形细胞瘤可能生长缓慢
- 颅咽管瘤
  - 鞍上肿块
  - 起源于 Rathke 囊，来自口腔顶部的外胚层憩室
  - 不均匀的混合性肿块
  - 钙化常见
  - 无法与畸胎瘤区分
- 原始神经外胚层肿瘤
  - 高度侵袭性恶性肿瘤，可发生在中枢神经系统的任何部位
- 脑膜瘤
  - 单侧肿块，多造成胎儿颅骨变形
- 室管膜瘤/室管膜母细胞瘤
  - 据报道，室管膜瘤起源于侧脑室和第四脑室
  - 室管膜母细胞瘤多因体积太大而无法确定起源点

影像学建议

- 流程建议
  - 彩色多普勒对于寻找血流至关重要
    - 肿瘤具有不同程度的血管分布
    - 与颅内出血鉴别很重要
      - 颅内肿瘤有出血倾向
      - 仔细评估肿块的边缘
  - 如果继续妊娠，需进行密切监测

鉴别诊断

颅内出血

- 通常为高回声，但可声强度因出血时间而异
- 出现脑软化/脑穿通区域
- 应用多普勒无血流

病理

一般特征

- 遗传学
  - 散发，无复发风险
- 相关异常
  - 通常孤立存在，与综合征无关

临床问题

表现

- 最常见于晚孕期，伴有大头畸形、脑积水或明显肿块
  - 可能增长迅速
  - 可能 2 周前检查结果为正常

人口统计资料

- 流行病学
  - 罕见，活产儿发病率 0.31/1 000 000
  - 在小儿中枢神经系统肿瘤中占比 0.5%～1.5%
  - 在产前肿瘤中占比 10%

自然病史与预后

- 预后不良
  - 宫内死亡常见，1/3 为死产
  - 如果在 30 周前确诊，死亡率为 97%
  - 大部分在分娩后数小时至数日内死亡
  - 有一些幸存者报告为低级别星形细胞瘤
- 无论何种组织学类型，肿块较大多提示预后较差
  - 良性肿瘤与恶性肿瘤一样具有致死性

处理

- 提供终止妊娠
- 可考虑分娩时进行头颅穿刺术
  - 可能需要剖宫产以防止难产，但应尽可能避免
- 产后
  - 手术切除通常是不可能的
  - 禁止放疗
    - 对正常大脑生长发育有严重不良影响
  - 化疗已有使用
  - 幸存者遗留严重的精神运动缺陷

参考文献

1. Feygin T et al: Fetal brain, head, and neck tumors: prenatal imaging and management. Prenat Diagn. 40(10):1203-19, 2020
2. Robles Fradejas M et al: Fetal intracranial immature teratoma: presentation of a case and a systematic review of the literature. J Matern Fetal Neonatal Med. 1-8, 2016
3. Isaacs H: Fetal brain tumors: a review of 154 cases. Am J Perinatol. 26(6):453-66, 2009
4. Isaacs H Jr: I. Perinatal brain tumors: a review of 250 cases. Pediatr Neurol. 27(4):249-61, 2002

肿瘤

要 点

术语

- 源自脑室内脉络丛上皮的良性乳头状肿瘤

影像学表现

- 界限清楚的小叶状高回声肿块
- 最常见部位是侧脑室
  - 多发于三角区
- 脑积水可能是脑脊液分泌过多和肿瘤阻塞所致
  - 通常很严重,导致明显的大头畸形
  - 可能发展迅速
- 实质侵犯提示脉络丛癌

主要鉴别诊断

- 脉络丛囊肿
  - 成簇的小囊肿可能类似混合性肿块
  - 不会引起脑积水

- 脑室内出血
  - 罕见的孤立性脑室内出血
  - 随着时间推移和血液成分的分解会发生变化
- 脑室内脂肪瘤
  - 通常位于中线处,但可能延伸至脑室

临床问题

- 常表现为快速生长和进行性脑积水
  - 考虑提前分娩
- 有报道切除成功率为75%~96%
  - 可能有严重的神经后遗症,包括精神运动迟缓、癫痫发作和四肢瘫痪
- 有可能因血供丰富,发生继发性大出血
  - 术前栓塞和切除前新辅助化疗已有报道

诊断要点

- 虽然预后较不明确,但结局仍优于其他胎儿脑肿瘤

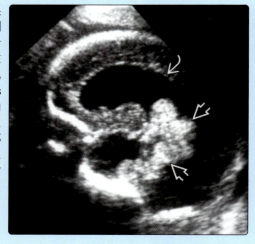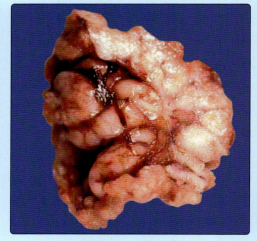

图 2-167 (左图)胎儿头部旁矢状面超声显示右侧脑室三角区内清晰的小叶状高回声肿块➡。存在脑积水➡。这是脉络丛乳头状瘤(choroid plexus papilloma,CPP)最常见的部位,但它们可形成于脑室系统内任何有脉络膜的部位。脑脊液分泌增加可能导致脑积水快速形成。(右图)肿瘤被切除后的大体照片。显示特征性的小叶状、菜花状轮廓。

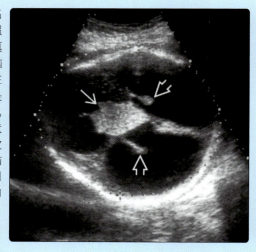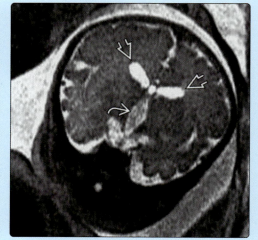

图 2-168 (左图)另一名 CPP 胎儿,颅脑横切面超声显示一高回声团➡充填并扩张第三脑室。重度脑积水、脉络丛悬挂➡。在这种情况下,脑积水可能是由梗阻和过度分泌引起的。(右图)胎儿颅脑 MR 冠状位 T2 显示第三脑室内的软组织肿块➡。其导致侧脑室轻度扩张➡。出生后图像显示明显强化,为典型的 CPP。

术语

缩写

- 脉络丛乳头状瘤（choroid plexus papilloma，CPP）

定义

- 源于脑室内脉络丛上皮的良性乳头状肿瘤
- 非典型 CPP 和脉络丛癌是较少见的更具侵袭性的肿瘤

影像学表现

一般特征

- 最佳诊断线索
  - 与脑积水相关的脑室内强回声团
- 位置
  - 侧脑室最常见，依次为第三脑室和第四脑室
    - 大多数出现在三角区
    - 可能是双侧
- 大小
  - 可能很大，充填整个脑室

超声表现

- 周界清晰的分叶状高回声肿块
- 常伴发脑积水
  - CPP 产生大量脑脊液（cerebrospinal fluid，CSF），因此脑积水往往很严重
    - 可能发展迅速
  - 可能导致明显的大头畸形
- 彩色多普勒显示血流丰富
- 实质侵犯提示脉络丛癌

MR 表现

- T2WI：等至高信号，分叶状肿块
- 含钆的产后 MR 显示肿瘤明显强化

鉴别诊断

脉络丛囊肿

- 脉络丛内的薄壁无回声囊肿
  - 单个或多个
  - 成簇的小囊肿可能类似于混合性肿块
- 不会引起脑积水
- 大多数是一过性的，没有影响
- 可见于 18 三体

脑室内出血

- 通常有脑实质内成分
  - 孤立性脑室内出血不常见
- 随着时间的推移，血液成分发生变化，可出现脑软化/脑穿通畸形

脑室内脂肪瘤

- 通常为中线处脂肪瘤继发性延伸至脑室

- 与胼胝体发育不全有关
  - 会出现枕角扩大但不会出现脑积水

病理

一般特征

- 相关异常
  - 在 Aicardi 综合征和 Li-Fraumeni 综合征中有报道

镜下特征

- 含血管的纤维结缔间叶组织被覆立方上皮或柱状上皮
- 组织学类型为良性，类似非赘生性脉络丛

临床问题

表现

- 最常见的体征/症状
  - 通常出现在晚孕期，伴有肿块和脑积水
    - 可能是由脑脊液过度产生和肿瘤阻塞

人口统计资料

- 流行病学
  - 5%～10% 为先天性脑肿瘤
  - 只有极少数脉络丛癌和非典型 CPP 的个案报告

自然病史与预后

- 多表现为生长迅速和进行性脑积水

处理

- 对于进展快速的脑积水考虑提前分娩
- 宫内头颅穿刺以对脑积水进行减压
  - 有个案报告可提高生存率
- 根据头颅大小决定，可能需要剖宫产
- 计划早期切除者需在三级中心分娩
- 虽然系列研究数据较小，但据报道，切除成功率为 75%～96%
  - 据报道可能有明显的神经系统后遗症，包括精神运动障碍、癫痫发作和四肢瘫痪
- 有可能因血供丰富，发生继发性大出血
  - 术前栓塞和切除前新辅助化疗已有报道
  - 目前对于管理没有共识
- 非典型 CPP 和脉络丛癌预后更差

诊断要点

考虑

- 虽然预后不明确，但结局仍优于其他胎儿脑肿瘤

参考文献

1. Crawford JR et al: Perinatal (fetal and neonatal) choroid plexus tumors: a review. Childs Nerv Syst. 35(6):937-44, 2019
2. Dash C et al: Management of choroid plexus tumors in infants and young children up to 4 years of age: an institutional experience. World Neurosurg. 121:e237-45, 2019
3. Hartge DR et al: Prenatal diagnosis and successful postnatal therapy of an atypical choroid plexus papilloma-case report and review of literature. J Clin Ultrasound. 38(7):377-83, 2010

肿瘤

要　点

影像学表现

- 80% 位于幕上
- 两种类型的半球间脂肪瘤
  - 管状结节型形成巨大肿块,是胎儿中最常见的类型
    - 可能延伸至侧脑室
  - 曲线型环绕胼胝体(corpus callosum, CC)周围
- 中孕期为高回声,但可能不明显,尤其是曲线型
- 寻找胼胝体缺失/发育不全的征象
  - 透明隔腔缺失
  - 枕角扩大
  - 胼胝体短
- 据报道,50%~90%的胼胝体缺失/发育不全伴有脂肪瘤
- 推荐胎儿磁共振
  - 非常适合显示脂肪;因此可以明确诊断并更好地评估相关异常

主要鉴别诊断

- 颅内出血:随着时间的推移,随之发展为脑穿通畸形
- 中枢神经系统肿瘤:巨大的侵袭性肿块

临床问题

- 与眼 - 耳 - 椎(Goldenhar)和 Pai 综合征相关
- 预后取决于是否合并其他异常
  - 如果存在,考虑核型分析
- 孤立存在,一般预后良好

诊断要点

- 脂肪瘤的存在高度怀疑胼胝体缺失/发育不全
- 相反,ACC 时需在中线处寻找有无微小脂肪瘤或囊肿
  - 脂肪瘤常在中孕期检查时被遗漏

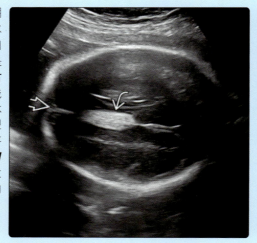
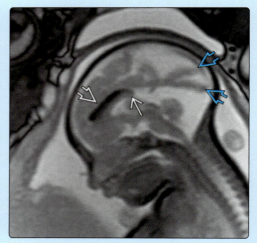

图 2-169 (左图)晚孕期胎儿超声横切面大脑镰水平 ➡ 显示一细长的、高回声的中线处肿块 ➡,这是脂肪瘤的典型表现。(右图)同一病例的矢状位中线 TRUFI 序列显示沿胼胝体顶部走行的低信号曲线型脂肪瘤 ➡。胼胝体前部存在,但终止于中间体部 ➡(压部缺失),造成胼胝体发育不全。注意该点之上的脑回异常呈日光征 ➡。

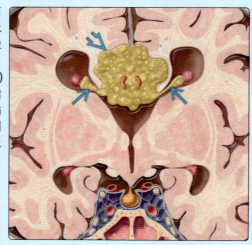
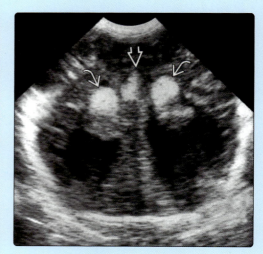

图 2-170 (左图)冠状面示意图显示完全性胼胝体发育不全,伴有较大的半球间管状结节样脂肪瘤 ➡,延伸至侧脑室 ➡。(右图)斜横切面超声显示中线脂肪瘤 ➡,已延伸至双侧脑室 ➡。也请注意泪滴状侧脑室(枕角扩大),这是胼胝体缺失的典型表现。

术语

定义

- 成熟的非肿瘤性脂肪组织肿块
  - 中枢神经系统脂肪瘤实际上是先天性畸形,而非真正的肿瘤

影像学表现

一般特征

- 最佳诊断线索
  - 边界清楚的,高回声的,中线处肿块
- 位置
  - 80% 位于幕上
    - 最常见的脂肪瘤可在宫内诊断
    - 其他位置往往太小,产前观察不到
- 形态学
  - 可能包裹血管和脑神经的分叶状脂肪块
  - 两种类型的半球间脂肪瘤
    - 管状结节型,是胎儿期最常见的类型
      □ 肿块较大
      □ 与胼胝体缺失/发育不全高度相关
    - 曲线型
      □ 环绕胼胝体(corpus callosum, CC)的薄脂肪瘤
      □ 胼胝体可能较短(发育不全的较轻形式),周围高回声带较薄

超声表现

- 在晚孕期,回声强度通常≥顶骨
  - 回声随妊娠进展而增高,中孕期可能不明显,尤其是曲线型
  - 边界可能不规则,延伸至脑实质或脑室
- 寻找胼胝体缺失/发育不全的征象
  - 透明隔腔缺失
  - 枕角扩大(泪滴状侧脑室)
  - 第三脑室上抬,在冠状面呈三叉戟状
  - 据报道,50%~90% 胼胝体缺失/发育不全的胎儿伴有脂肪瘤

MR 表现

- 信号与皮下脂肪层一致,在脂肪抑制序列上信号缺失

影像学建议

- 流程建议
  - 3D 超声有助于更详细地分析胼胝体
    - 可以将不同段的长度/高度与正常生长图表进行比较
    - 胼胝体短是曲线型中最常见的表现
  - 推荐胎儿 MR
    - 对脂肪有特异性,可以明确诊断
    - 评估其他异常情况

鉴别诊断

颅内出血

- 回声可变化,通常不如脂肪瘤回声强

- 形态随时间发生变化

中枢神经系统肿瘤

- 通常较大且具有侵袭性
- 正常颅脑解剖结构被破坏

病理

一般特征

- 遗传学
- 胚胎原始脑膜持续发育不良
  - 正常分化为软脑膜、脑池
  - 错误分化成脂肪
- 合并异常
  - 胼胝体缺失/发育不全
  - 迁移异常,灰质异位
  - 眼-耳-椎(Goldenhar)综合征
    - 耳、鼻、软腭、唇和下颌发育不全
    - 第一和第二鳃弓发育异常
  - Pai 综合征:额鼻发育不良伴正中裂、中线面部息肉和胼周脂肪瘤

临床问题

表现

- 最常见的体征/症状
  - 通常为偶然发现或与胼胝体缺失伴发

人口统计资料

- 罕见,但考虑到典型者肿块较小且生长缓慢,产前发病率可能被低估
- 在尸检系列中发生率:1 : 25 000~1 : 2 500

自然病史与预后

- 预后取决于合并的其他异常
- 孤立存在一般预后良好
- 有婴儿期脂肪瘤生长的报道,因此应进行随访
- 据报道,癫痫发作的发生率增加

处理

- 如果合并其他异常,考虑核型分析
- 对于所有疑似病例推荐 MR

诊断要点

考虑

- 存在脂肪瘤,高度可疑胼胝体缺失/发育不全
- 相反,ACC 时,需在中线处寻找有无微小脂肪瘤或囊肿

参考文献

1. Stoll C et al: Associated anomalies in cases with agenesis of the corpus callosum. Am J Med Genet A. 179(10):2101-11, 2019
2. Shinar S et al: Fetal pericallosal lipomas - clues to diagnosis in the second trimester. Eur J Paediatr Neurol. 22(6):929-34, 2018
3. Atallah A et al: Prenatal diagnosis of pericallosal curvilinear lipoma: specific imaging pattern and diagnostic pitfalls. Ultrasound Obstet Gynecol. 51(2):269-73, 2018
4. Pashaj S et al: Detection of fetal corpus callosum abnormalities by means of 3D ultrasound. Ultraschall Med. 37(2):185-94, 2016

肿瘤

鉴别诊断

常见

- 扫查技术
- 胼胝体缺失
- Chiari Ⅱ型畸形
- 严重脑积水

少见

- 前脑无裂畸形谱
  - 无叶型前脑无裂畸形
  - 半叶型前脑无裂畸形
  - 叶型前脑无裂畸形

少见且重要

- 视隔发育不良
- 脑裂畸形
- 端脑融合畸形

重要信息

鉴别诊断要点

- 透明隔腔（cavum septum pellucidum，CSP）是正常中线发育的重要解剖标志
- 必须区分扫查技术失误和 CSP 真正缺失
- 扫查技术非常重要
  - CSP 应该是测量双顶径和头围的标志
  - 获取图像的切面太高、太低或角度不正确均可导致 CSP 不显示
  - 如果因胎头位置使获取正确的横切面有困难，冠状切面也有帮助
    - 于胼胝体下方前角之间可见 CSP
- CSP 和 vergae 腔，vergae 腔是解剖变异，可能导致混淆
  - vergae 腔是 CSP 向后延续的结构，从后向前退化，因此在 18～20 周常规扫查中通常不显示
  - 如果存在→细长、较大、充满脑脊液的腔隙，可能与半球间囊肿相混淆
  - 不合并其他异常
- CSP 正常表示脑中线发育正常
  - 如果缺失，可能存在明显的畸形，尽管并未立即显现

常见诊断的有用线索

- **扫查技术**
  - 如果扫描平面太高或太低，CSP 不显示
  - 穹窿是正常结构，其平行结构低于 CSP 的正常位置
  - CSP 为充满液体的腔隙：外观呈白线/黑色区域/白线
  - 穹窿：一组平行的黑白线，其间无脑脊液充填
- **胼胝体缺失**
  - 轻度脑室扩张或枕角扩大

- 侧脑室平行走行而非岔开
- 冠状面显示前角外观呈牛角样
- 正中矢状面未见正常的大脑前动脉分支进入胼缘动脉和胼周动脉
- 脑回狭窄：大脑内侧脑回呈日出征
- MR 有助于发现其他颅脑畸形
  - 灰质异位、无脑回畸形、脑回异常
- **陷阱**：大脑半球间的液体可能类似 CSP，但没有线样高回声的壁
- **Chiari Ⅱ型畸形**
  - 脑室扩张，脑室呈方形或角状
  - 香蕉征：小脑疝入枕骨大孔导致小脑弯曲环绕脑干
  - 小脑延髓池消失
  - 柠檬征：两侧额骨凹陷
  - 进行颈项透明层筛查时，可能发现颅内透明层消失
- **严重脑积水**
  - 严重脑积水导致透明隔腔"爆破"
    - 脑脊液压力升高继发透明隔小叶出现开窗
    - 最终，透明隔小叶可能变薄以致不显示或被撕裂
  - 最有可能发生于导水管狭窄

少见诊断的有用线索

- **无叶型前脑无裂畸形**
  - 幕上脑组织未分裂为大脑半球
  - 残余脑组织呈"球"、"杯"或"煎饼"状，伴单一脑室 ± 背侧囊肿
  - 如果背侧囊肿较大，头颅可能较大或小而圆
  - 与严重的面部畸形有关
  - 寻找 13 三体的征象
- **半叶型前脑无裂畸形**
  - 后方脑组织分裂为大脑半球，但前方融合
  - 头型常为圆形
  - 寻找 13 或 18 三体的征象
- **叶型前脑无裂畸形**
  - 两侧大脑半球形成
  - 可能是单一脑回跨越中线相融合
  - 中线融合异常
    - 融合的穹窿在第三脑室形成圆形肿块
      - 对叶型前脑无裂畸形无特异性；也见于菱脑融合、视隔发育不良

罕见诊断的有用线索

- **视隔发育不良**
  - CSP 缺失与各种下丘脑垂体功能障碍和视力损害相关
  - 前角轻度扩张
  - 前角顶部平坦
  - MR 用于排除其他畸形
    - 目前胎儿 MR 无法分辨视神经和视交叉
  - 通过对新生儿进行临床和眼科评估确诊
- **脑裂畸形**

- ○ 皮质缺损从侧脑室表面延伸到软脑膜
- ○ 可能 "封闭" 或 "开放"，单侧或双侧
- ○ 缺损大小从微小到巨大不等，累及大部分额顶叶皮质
- ○ 缺损侧的侧脑室变形→向实质缺损区域隆起
- ○ 双侧巨大开唇型脑裂畸形非常类似积水性无脑畸形
  - 重点观察脑裂畸形裂口表面覆有灰质
  - 积水性无脑畸形是致命的，这是重要区别
  - 巨大开唇型脑裂畸形与神经功能受损有关，但不一定致命
- ○ 陷阱：混响伪影可能导致近场大脑半球显示模糊；神经系统超声检查需要多切面扫查
- 端脑融合畸形
  - ○ 被认为是前脑无裂畸形谱系的变异
  - ○ 可显示两侧大脑半球，但大脑半球背侧部分融合
    - 最常见的融合部位是后额叶

其他重要信息

- CSP 缺失通常提示潜在的颅脑结构异常
- 胼胝体缺失与很多其他颅脑畸形以及无数的综合征有关
  - ○ 胎儿预后多变，可为其父母提供咨询
- 视隔发育不良可有视力障碍/失明以及潜在的下丘脑垂体功能障碍

参考文献

1. Ghassemi N et al: Ultrasound and magnetic resonance imaging of agenesis of the corpus callosum in fetuses: frontal horns and cavum septi pellucidi are clues to earlier diagnosis. J Ultrasound Med. 39(12):2389-403, 2020
2. Maduram A et al: Fetal ultrasound and magnetic resonance imaging findings in suspected septo-optic dysplasia: a diagnostic dilemma. J Ultrasound Med. 39(8):1601-14, 2020
3. Pilliod RA et al: Diagnostic accuracy and clinical outcomes associated with prenatal diagnosis of fetal absent cavum septi pellucidi. Prenat Diagn. 38(6):395-401, 2018

扫查技术

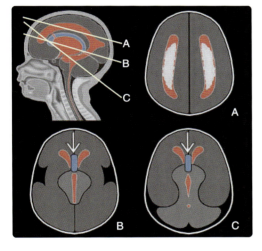

扫查技术

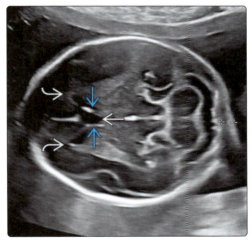

图 2-171 （左图）示意图显示评估胎儿颅脑的标准扫查平面。平面 A 穿过侧脑室，平面 B 穿过透明隔腔（cavum septum pellucidum，CSP）➋和丘脑，平面 C 穿过小脑，以 CSP 为标志，防止扫查角度过度倾斜。（右图）斜横切面超声在平面 C 显示正常 CSP 的盒状结构，它被描述为侧脑室前角➋之间的两条线间➋的腔隙➋。

扫查技术

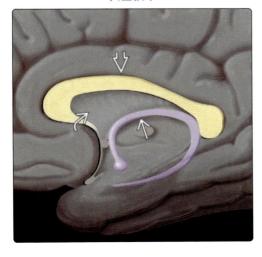

扫查技术

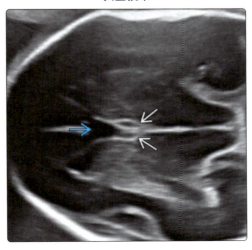

图 2-172 （左图）图示说明了胼胝体➋下方的穹窿➋与 CSP➋的关系。一个略低于 CSP 的扫描平面穿过穹窿体部。由于穹窿是成对的管状结构，不会在横切面上形成盒状结构。（右图）19 周，B、C 平面之间的超声斜切面显示 CSP➋和位于 CSP 下方的一对穹窿➋。

胼胝体缺失

胼胝体缺失

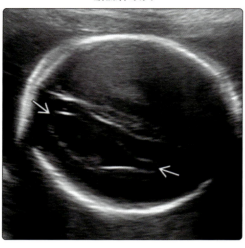 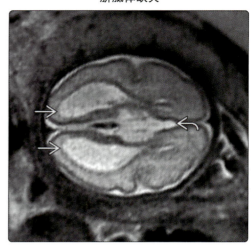

图 2-173 （左图）透明隔腔缺失胎儿的颅脑高位横切面超声显示胼胝体缺失时典型的泪滴状侧脑室➡️。这被称为枕角扩大。（右图）类似病例 MR T2 再次显示枕角扩大➡️，证实病因为胼胝体缺失。注意大脑半球之间的间隙➡️，胼胝体正常应该是可见的。在这个病例中，胼胝体缺失是孤立存在的，婴儿一般情况良好。

Chiari Ⅱ型畸形

Chiari Ⅱ型畸形

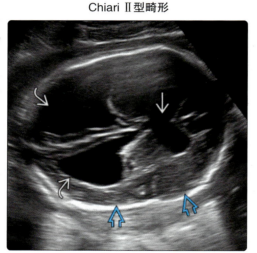 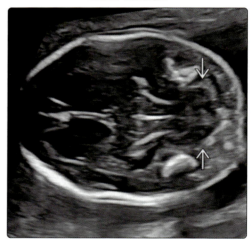

图 2-174 （左图）斜横切面超声示透明隔腔缺失➡️和脑室扩张，呈方形、棱角形➡️，如 Chiari Ⅱ型畸形所示。还要注意脑实质外脑脊液间隙➡️是如何消失的，这样就观察不到与颅骨分离的脑表面回声；这是 Chiari Ⅱ型畸形的另一个常见现象。（右图）后颅窝视图显示"香蕉"小脑➡️和小脑延髓池消失，通常见于开放性神经管缺陷。

半叶型前脑无裂畸形

叶型前脑无裂畸形

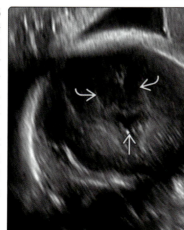 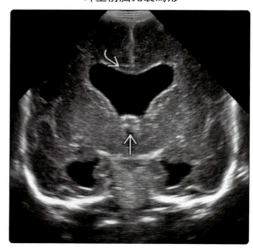

图 2-175 （左图）妊娠 25 周，冠状面超声显示脑回跨越中线相连➡️。半球间间隙➡️并非 CSP；这是半叶型前脑无裂畸形中的一个小的单一脑室。其他图像显示枕叶分裂开。（右图）新生儿头颅超声显示 CSP 缺失，脑室跨越中线相通，胼胝体薄➡️，穹窿融合➡️。MR 通过显示脑回跨越中线相连续证实了叶型前脑无裂畸形的诊断。

第二章 颅脑

视隔发育不良

视隔发育不良

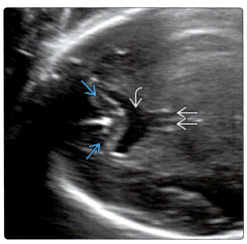

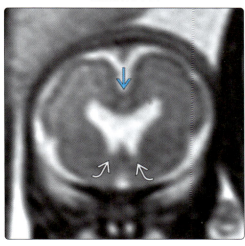

图 2-176 （左图）放大前部图像显示 CSP 缺失 ⇒，穹窿正常 ➡，胼胝体膝部正常 ⇥。通过婴儿的眼科检查证实为视隔发育不良。与孤立性视隔发育不良看似相同，但其实是排除性诊断。（右图）MR 冠状位 T2 证实 CSP 缺失，胼胝体完整 ⇥。注意前角向下的尖端 ➡。这在视隔发育不良中有描述。必须通过眼科检查确诊。

脑裂畸形

脑裂畸形

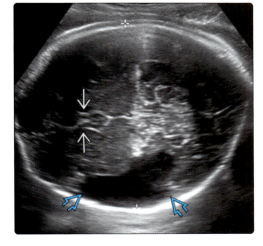

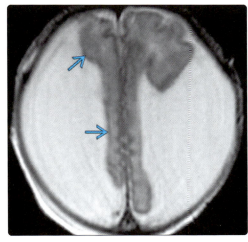

图 2-177 （左图）斜横切面超声显示穹窿 ➡；CSP 缺失。实质楔形缺损 ⇥ 延伸至颅骨穹窿，是开唇型脑裂畸形的典型表现。近场混响伪像可以掩盖双侧缺损，因此要始终从不同的切入点进行多切面扫查。（右图）MR 轴位 T2 显示蛛网膜下腔增宽，宽大开放的颅脑裂隙衬有灰质 ⇥，提示开唇型脑裂畸形。在脑穿通畸形中，裂隙内衬有白质。

端脑融合畸形

端脑融合畸形

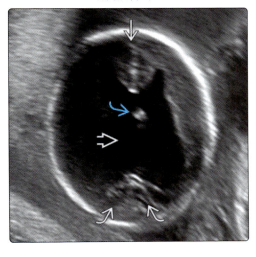

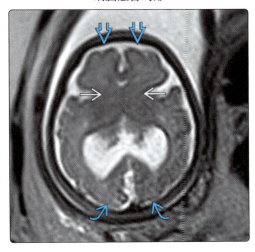

图 2-178 （左图）斜横切面超声显示完整的前部脑中线 ➡ 和分离的枕叶 ➡，但有一个大的单一脑室 ➡ 和中线处融合的脉络丛 ⇥。12 周扫查未见正常蝴蝶征且脉络丛融合。MR 证实为端脑融合畸形。婴儿在出生后几天内死亡。（右图）MR 轴位 T2 显示两侧大脑半球形成，包括额叶 ⇥ 和枕叶 ➡，但有半球间融合 ➡，这是端脑融合畸形的标志。

鉴别诊断

常见

- 孤立性
- 非整倍体/遗传性疾病
  - 21 三体
  - 18 三体
  - 13 三体
- 胼胝体异常
- 导水管狭窄，早期
- Chiari II 型畸形，早期
- 视隔发育不良

少见

- 先天性感染
- 颅内出血

罕见且重要

- 脑软化
- 无脑回畸形

重要信息

鉴别诊断要点

- 轻度脑室扩张（ventriculomegaly，VM）定义为：10mm≤侧脑室宽度≤12mm
  - 12～15mm 为中度 VM
  - ＞15mm 为重度 VM
- 可以是双侧也可以是单侧（同样常见）
- 发病率约 1%；男性胎儿占 65%～75%
- 合适的切面测量侧脑室宽度
  - 在三角区（顶枕沟水平）测量
    - 测量游标放置于内侧壁和外侧壁上
    - 垂直于侧脑室长轴
  - 正常侧脑室宽度＜10mm（中孕期和晚孕期）
    - 正常侧脑室宽度在妊娠 18 周时占大脑半球的 70%，28 周时为 30%
- 5%～14% 轻度脑室扩张者进一步行胎儿 MR
  - 妊娠 22～24 周以上最有价值

常见诊断的有用线索

- 孤立性
  - 无其他异常且遗传学检测结果正常
  - 88%～92% 妊娠结局正常，34% 消退
  - 进展性 VM 预后较差
    - 71% 在随访中出现其他异常
- 非整倍体与遗传性疾病
  - 5% 明显的孤立性脑室扩张核型异常
    - 另有 10%～15% 微阵列结果异常
  - 21 三体
    - 最常见
    - 其他征象：颈部皮肤皱褶增厚（≥6mm），鼻骨缺失/短小，肱骨/股骨短，心内强回声灶，肠管回声增强
    - 典型异常：食管闭锁、十二指肠闭锁、心脏房室通道
  - 18 三体
    - 特征为多发严重畸形和胎儿生长受限（fetal growth restriction，FGR）

- 30% 脑异常
    - VM，Chiari II 型畸形，Dandy-Walker 畸形，小脑发育不全
  - 其他征象：脉络丛囊肿，草莓头，单脐动脉
- 13 三体
  - 90% 以上多发严重畸形并 FGR
  - 前脑无裂畸形是典型异常
    - 严重程度不同（可能是叶状，不易察觉）
  - 中孕期征象很少孤立存在
- 许多遗传综合征都可能出现 VM（如 Walker-Warburg，Meckel，Joubert 等）
- **胼胝体异常**
  - 完全或部分胼胝体（corpus callosum，CC）缺失
    - CC 通常从前向后形成
    - 后部可能缺失
  - 横切面典型征象是枕角扩大
    - "泪滴状" 侧脑室
      - 侧脑室前角尖锐，与大脑镰平行
      - 侧脑室三角区扩张
  - 冠状面侧脑室前角呈三叉戟形
    - 上抬的第三脑室使侧脑室前角向外移位
  - 常合并透明隔腔（cavum septum pellucidum，CSP）缺失
  - 50% 伴有其他脑部异常
  - 10%～20% 为非整倍体
  - 所有轻度 VM 病例中 3% 存在 CC 异常
- **导水管狭窄，早期**
  - 中脑导水管狭窄或堵塞
    - 在第三和第四脑室之间
  - 进行性梗阻性脑积水
    - 侧脑室和第三脑室扩张
    - 通常中孕期为轻度 VM，晚孕期进展为中度或重度 VM
    - 常见继发性巨脑畸形
  - VM 病例中约 5% 是由 X 连锁导致的导水管狭窄（aqueductal stenosis，AS）
    - L1CAM 基因缺陷常见
      - 30% 为 X 连锁
      - 拇指内收是典型征象
    - 男性胎儿复发风险 50%
    - 更严重的发育迟缓
- **Chiari II 型畸形，早期**
  - 后脑疝并开放性脊柱裂
  - 后颅窝受压
    - 小脑延髓池消失
    - 小脑受压；如果小脑环绕中脑则呈 "香蕉状"
  - 额骨表现是非特异性且短暂的
    - 柠檬头由狭窄向前突出的额骨和长头形成
  - 中孕期 VM 常是轻度，1/3 会进展
    - 大多数产后需要分流术
  - 寻找其他异常（30%～40%）
  - 3%～5% 为非整倍体或基因缺陷
- **视隔发育不良**
  - 前部脑中线发育异常
    - 视神经和视交叉发育不全
    - 下丘脑-垂体轴发育不全/功能障碍
    - CSP 消失
  - 影像学表现（US 和 MR）
    - CSP 消失 ± 轻度 VM

– 典型的侧脑室前角形态
   □ 盒状前角的上部分与尖端向下的下部分在冠状面上显示最佳
– 大脑半球完全分开
   □ 与叶状全前脑相鉴别

少见诊断的有用线索

- 先天性感染
  ○ 1%~3% 的病例合并 VM
  ○ 巨细胞病毒(cytomegalovirus, CMV)最常见
  ○ 弓形虫感染次之(罕见)
  ○ 应提供感染检测
    – 孕妇血清学检测
    – 羊水聚合酶链反应(polymerase chain reaction, PCR)
  ○ 脑部影像学表现
    – 脑室周围钙化(晚期后遗症)
    – 室管膜下囊肿、小脑发育不全
    – 其他 MR 表现包括异常脑回和异常白质(white matter, WM)信号
  ○ 胎儿其他部位的影像学表现
    – FGR、水肿、羊水过少、胎盘增厚
    – 肝脏钙化、肝脾肿大
    – 肠管回声增强、腹水
- 颅内出血
  ○ 最常由胎儿 - 新生儿同种免疫性血小板减少性紫癜引起
  ○ 除 VM 之外的其他超声表现
    – 脑室壁高回声
    – 脑室内高回声的血凝块
    – 脑实质出血
  ○ MR 在显示血液方面有优势
    – ↑T1 信号和↓T2 信号

罕见诊断的有用线索

- 脑软化
  ○ 脑实质破坏
  ○ 轻度 VM 为早期表现
    – 脑室周围白质异质性不同
  ○ 囊性变为晚期表现
  ○ 任何原因导致的脑灌注不足(如单绒毛膜双胎之一死亡)

– ±相关颅内出血
○ 感染和致畸原因
   – CMV、弓形虫、Zika 病毒、水痘 - 带状疱疹、维生素 A

- 无脑回畸形
  ○ 异常神经元迁移导致的"光滑"脑
  ○ 轻度 VM 为早期表现
  ○ 超声和 MR 表现(MR 最佳)
    – 大脑外侧裂浅
    – 顶枕沟缺失
    – 脑沟发育不良
    – 灰质异位

其他重要信息

- 为所有病例提供遗传咨询
  ○ 羊膜腔穿刺术进行遗传学检测
    – 推荐进行非整倍体和微阵列检测
  ○ 遗传学筛查包括细胞游离 DNA 检测
    – 如果患者拒绝羊膜腔穿刺术时最常提供
- 为所有患者提供感染检测
- 考虑行胎儿 MR
  ○ 在多达 15% 病例中检测到其他脑部异常
  ○ 释疑需要专业的影像学知识
  ○ 孕周>22~24 周最佳
- 随妊娠进展监测轻度 VM
  ○ 56% 稳定，16%↑，34%↓
  ○ 高达 15% 患者伴有迟发性脑异常
    – 主要是皮质畸形
    – 胎儿 MR 诊断最佳

其他鉴别方法

- 注意头部大小
  ○ VM 合并小头
    – 18 三体、13 三体
    – 胎儿综合征
    – 脑软化、感染
  ○ VM 合并大头
    – 导水管狭窄
    – 21 三体(短头畸形最常见)

孤立性

孤立性

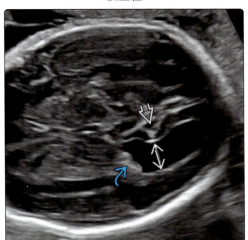

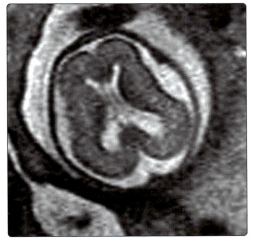

图 2-179 (左图)侧脑室宽度应在三角区➡顶枕沟水平➡测量。脉络丛➡可能在这个标志的前方。这个轻度脑室扩张(ventriculomegaly, VM)胎儿无其他异常，遗传学检测正常。产后新生儿正常。(右图)孕 23 周的孤立性轻度 VM 胎儿行 MR 检查。未发现其他异常，且轻度 VM 最终消失。胎儿 MR 可显示高达 15% 的其他 CNS 表现。

胼胝体异常

胼胝体异常

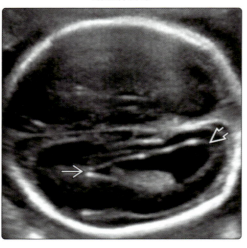
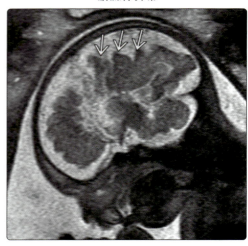

图 2-180 （左图）这是一个胼胝体（corpus callosum，CC）缺失的胎儿，可见典型泪滴状的侧脑室，前面狭窄➡️，后面增宽➡️。这种脑室形态是 CC 异常的典型征象。（右图）胎儿颅脑 MR矢状位是观察与 CC 缺失和扣带回缺失相关的典型放射状脑回➡️的最佳平面。与CC 缺失或发育不全相关的其他中线异常，如囊肿、脂肪瘤和小脑蚓部发育不全。

导水管狭窄，早期

导水管狭窄，早期

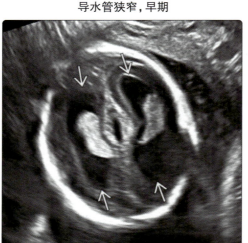
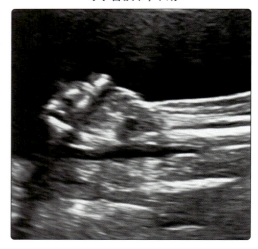

图 2-181 （左图）孕 20 周时经阴道超声横切面显示双侧轻度 VM➡️。该胎儿是男性，其同胞患有 X 连锁导水管狭窄。（右图）同一胎儿手部冠状面显示握拳。两只手始终未张开，拇指内收。这些征象结合羊膜腔穿刺术结果诊断这是第 2 个孩子患 X 连锁导水管狭窄。

Chiari Ⅱ型畸形，早期

Chiari Ⅱ型畸形，早期

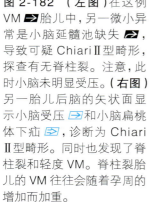
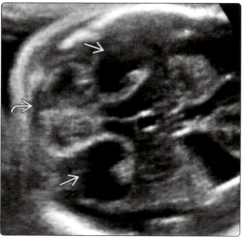
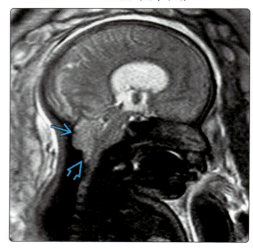

图 2-182 （左图）在这例VM➡️胎儿中，另一微小异常是小脑延髓池缺失➡️，导致可疑 Chiari Ⅱ型畸形，探查有无脊柱裂。注意，此时小脑未明显受压。（右图）另一胎儿后脑的矢状面显示小脑受压➡️和小脑扁桃体下疝➡️，诊断为 ChiariⅡ型畸形。同时也发现了脊柱裂和轻度 VM。脊柱裂胎儿的 VM 往往会随着孕周的增加而加重。

视-隔发育不良

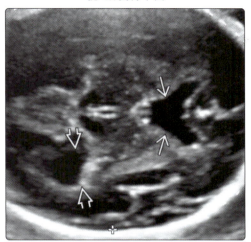

视-隔发育不良

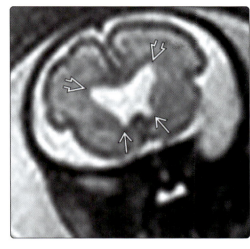

图 2-183 （左图）该胎儿有轻度 VM ➡ 和透明隔腔（cavum septum pellucidum，CSP）消失 ➡。当 CSP 存在时，侧脑室前角显示内部"盒子"，这例前角未显示。（右图）同一患者 MR 冠状位 T2 信号显示视隔发育不良的典型前角形态。前角上部稍微呈"方形"➡，前角下部尖端朝下 ➡。CSP 消失，除此之外，大脑半球是分开的，没有任何融合，排除前脑无裂畸形的诊断。

先天性感染

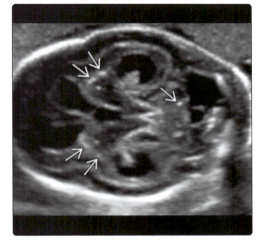

无脑回畸形

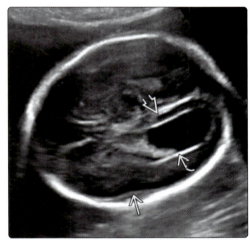

图 2-184 （左图）这例轻度 VM 胎儿羊膜腔穿刺术证实为巨细胞病毒感染，超声横切面显示颅内微小的强回声钙化灶 ➡。（右图）这例 28 周胎儿轻度 VM ➡，其他表现包括大脑外侧裂浅 ➡ 和顶枕沟缺失 ➡。总体而言，对于 28 周来说大脑显得过于平滑。MR 证实为无脑回畸形伴灰质异位。评估大脑外侧裂和顶枕沟应该是所有胎儿神经系统超声检查的内容之一。

颅内出血

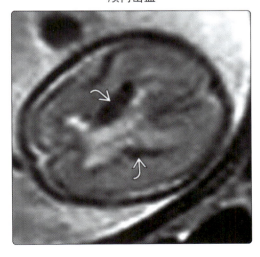

脑软化

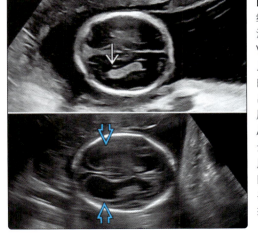

图 2-185 （左图）该例单绒毛膜双胎存在双胎输血，激光治疗 1 周后出现新的 VM。随后进行 MR 检查（23 周），显示侧脑室内低信号的含铁血黄素 ➡，诊断为出血。（右图）这是单绒毛膜双胎妊娠的胎儿 B（胎儿 A 在 19 周时死亡）。胎儿 B 最初正常（上图），无 VM（侧脑室 ➡）。孕 21 周（下图）时 VM ➡ 已经开始出现，并在晚孕期发展成严重的脑软化。

鉴别诊断

常见

- 家族性小头型:相似
- 无脑畸形:相似
- 神经管缺陷
  - 脑膨出
  - 脊柱裂
- 前脑无裂畸形谱

少见

- 皮质发育不良
  - 无脑回畸形
  - 脑裂畸形
  - 其他发育异常(如巨脑回畸形,多小脑回畸形)
- 感染
- 缺血
- 致畸物暴露(如酒精,可卡因)

罕见且重要

- 综合征
  - Wolf-Hirschhorn 综合征
  - Neu Laxova 综合征
  - 史-莱-奥综合征(Smith-Lemli-Opitz syndrome, SLOS)

重要信息

鉴别诊断要点

- 确保测量正确并核实妊娠日期
- 是胎儿整体小还是仅仅头小?
  - 若所有测量值都小,则考虑妊娠日期错误或早发型生长受限
  - 如果头部测量值小于其他参数,则更可能是真正的小头畸形
- 颅骨是否完整且形状正常?
  - 如果不是,考虑无脑畸形,脑膨出,综合征
- 颜面部正常吗?
  - 前脑无裂畸形谱,许多综合征伴有颜面部的异常
- 有钙化吗?
  - 预测感染的良好指标,但可能难以发现
- 有出血的证据吗?
  - 寻找脑室内有无血凝块回声,室管膜结节性增厚,脑穿通畸形
- 母体血清甲胎蛋白是否升高?
  - 如果升高,可能是脊柱裂,无脑畸形,露脑畸形
- 对于大脑正常但头部相对较小的婴儿,评估其脑实质、生长趋势和皮质发育**至关重要**,以防止诊断为小头畸形,这种疾病目前预后不良。

常见诊断的有用线索

- **家族性小头型:相似**

- 家族史很重要
  - 测量父母和兄弟姐妹的头部大小
- 生长速度相称
- 脑回/脑沟的正常发育
- **无脑畸形:相似**
  - 颅骨穹窿无皮肤覆盖
  - 无额骨的眼眶呈蛙眼外观
  - 致死性畸形;如不确定可使用 TVUS
- **脑膨出**
  - 如果是脑组织突出到枕部的脑膨出,则颅骨生长下降
    - 不要将脑膨出和颈部水囊状淋巴管瘤混淆
  - 伴随羊水过少时,可能难以发现综合征性的脑膨出[如梅克尔-格鲁贝尔综合征(Meckel-Gruber syndrome)]
    - 使用最高分辨率探头,包括 TVUS
- **脊柱裂**
  - 头部从大到小不等,如严重脑室扩张则较大
  - 小头畸形患者认知障碍增加
- **前脑无裂畸形谱**
  - 典型表现是单一侧脑室
  - 无叶型常伴有面部异常(如喙鼻、中线裂、独眼畸形)
  - 半叶/叶型伴有透明隔腔缺失,大脑半球不同程度融合
  - 与非整倍体密切相关,尤其是 13 三体

少见诊断的有用线索

- **皮质发育不良**
  - 无脑回畸形
    - 异常平滑的大脑未达到脑回发育的标准
    - 许多无脑回畸形综合征具有常染色体隐性遗传
  - 脑裂畸形
    - 脑室至颅骨的楔形缺损,内衬灰质
    - 透明隔腔缺失
- **感染**
  - Zika 病毒
    - 暴露风险的详细历史记录
    - 羊水中检测到 Zika 病毒 RNA 并不等同于先天性 Zika 病毒综合征
    - 母体感染后,羊水可能会清除 Zika 病毒 RNA
    - 先天性 Zika 病毒感染的 5 个特征似乎是独特的
      - 严重小头畸形伴部分颅骨塌陷,皮质发育异常
      - 脑皮质萎缩,皮质-皮质下交界处有多灶性钙化(点状、营养不良性、线状、带状或粗大)
      - 黄斑瘢痕性改变和局灶性视网膜色素斑
      - 先天性挛缩
      - 明显的早期张力增高和锥体外系受累症状
      - Zika 病毒感染时,也可观察到颅缝过早闭合的小前囟
  - 巨细胞病毒(cytomegalovirus, CMV)
    - 颅脑表现:神经元移行异常,脑室/脑实质囊肿,脑实质钙化
    - 生长受限,心脏肥大,肝脏钙化,肝脾肿大,肠管回声增强

- 母体血清学：IgG 和 IgM 阳性，IgG 低亲和力提示原发性母体感染
  - 基于羊水 CMV 检测明确诊断
- 缺血
  - 单绒毛膜（monochorionic，MC）双胎之一死亡
    - MC 胎盘在双胎之间有明显的血管连接
    - 双胎之一死亡→幸存者也会出现急性低血压
    - 易感组织出现缺血性损伤，特别是脑/心肌
    - MR 比 US 早期诊断更敏感
  - 血管畸形
    - 动静脉分流造成盗血→缺血性脑病
    - 血栓形成/出血→缺血性脑病/脑穿通性囊肿形成
  - 胎儿干预
    - 任何胎儿干预措施都有较小的脑损伤风险
- 致畸物暴露
  - 甲氨蝶呤胚胎病
    - 小头畸形，颅缝早闭
    - 法洛四联症、肺动脉闭锁、肢体短缩畸形、并指畸形
  - 胎儿酒精综合征
    - 小头畸形，生长受限
    - 孕期饮酒史

罕见诊断的有用线索

- Wolf-Hirschhorn 综合征
  - 胎儿生长受限，小头畸形（>80%）
  - 宽鼻梁，眼距增宽；小下颌畸形，唇裂/腭裂
    - 希腊勇士头盔面容
  - 4p16.3 缺失
    - 50% 新发突变
    - 40%～45% 是非平衡重排（如父母平衡重排有复发风险）
- Neu Laxova 综合征

- 生长受限，软组织水肿
- 眼球显著突出
  - 眼睑皮肤缺失是典型临床表现
- 常染色体隐性遗传
- 史 - 莱 - 奥综合征
  - 小头畸形、严重寻发型生长受限、心脏畸形、多指（趾）畸形、性发育障碍
  - 3β- 羟基类固醇 δ（7）-还原酶基因突变
  - 常染色体隐性遗传

其他重要信息

- 儿童小头畸形定义为头围（head circumference，HC）低于同龄儿平均值 2 倍标准差以上
  - 如低于平均值 3 倍标准差以上则更严重
  - 美国活产儿发病率 2/10 000～12/10 000
- 胎儿小头畸形定义为 HC 低于同龄胎儿平均值的 3 倍标准差以上
  - 阳性预测值仅有 46%；然而，WHO 在产前 Zika 病毒感染的管理建议中仍使用该方法
    - 胎儿 HC 测量的是颅骨周长
    - 婴儿 HC 测量的是枕额围，包括头皮，头发
  - 与出生时小头畸形发生率相比，胎儿期明显过度诊断
- 无论病因如何，真正的小头畸形预后较差
  - 脑性瘫痪、发育迟缓、视觉/听觉障碍
  - 与癫痫相关
    - 伴发癫痫时，发育迟缓更严重

参考文献

1. Viens LJ et al: Role of prenatal ultrasonography and amniocentesis in the diagnosis of congenital Zika syndrome: a systematic review. Obstet Gynecol. 135(5):1185-97, 2020
2. De Bie I et al: No. 380-investigation and management of prenatally identified microcephaly. J Obstet Gynaecol Can. 41(6):855-61, 2019

家族性小头型：相似

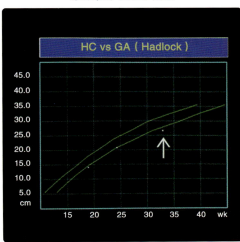

家族性小头型：相似

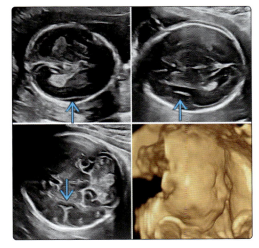

图 2-186　（左图）胎儿头围生长曲线显示晚孕期测量胎儿头小 ➡，小于胎龄的第 2 百分位数。（右图）妊娠 17 周（左上图）、24 周（右上图）和 33 周（左下图）的系列图像显示外侧裂 ➡ 的正常发育，到 33 周时脑岛完全被覆盖。轮廓也正常，无前额倾斜的迹象，如病理性小头畸形。婴儿出生时正常。

神经管缺陷

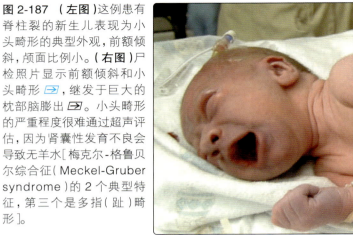

脑膨出

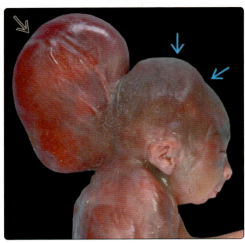

图 2-187 （左图）这例患有脊柱裂的新生儿表现为小头畸形的典型外观，前额倾斜，颅面比例小。（右图）尸检照片显示前额倾斜和小头畸形 ➡️，继发于巨大的枕部脑膨出 ➡️。小头畸形的严重程度很难通过超声评估，因为肾囊性发育不良会导致无羊水[梅克尔-格鲁贝尔综合征（Meckel-Gruber syndrome）的 2 个典型特征，第三个是多指（趾）畸形]。

前脑无裂畸形谱

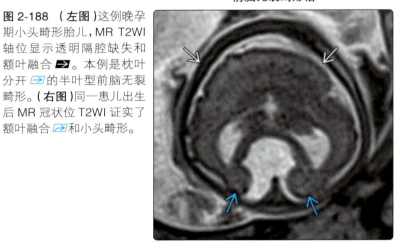

前脑无裂畸形谱

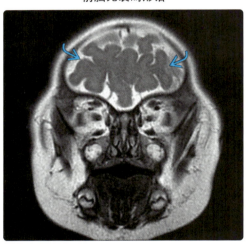

图 2-188 （左图）这例晚孕期小头畸形胎儿，MR T2WI 轴位显示透明隔腔缺失和额叶融合 ➡️。本例是枕叶分开 ➡️ 的半叶型前脑无裂畸形。（右图）同一患儿出生后 MR 冠状位 T2WI 证实了额叶融合 ➡️ 和小头畸形。

皮质发育不良

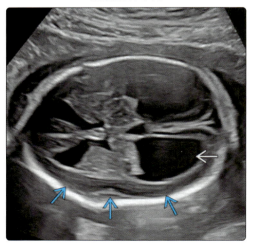

无脑回畸形

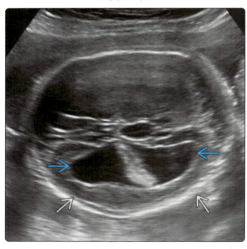

图 2-189 （左图）21 周胎儿颅脑超声横切面显示大脑皮质薄而光滑，大脑外侧裂几乎未发育 ➡️ 和脑室扩张 ➡️。随后胎儿 MR 显示灰质异位和胼胝体发育不全。患者选择终止妊娠。（右图）另一例 27 周胎儿的颅脑超声横切面显示相似的征象，皮质薄而光滑，大脑外侧裂几乎未发育 ➡️ 和脑室扩张 ➡️。产后随访证实是无脑回畸形。

感染

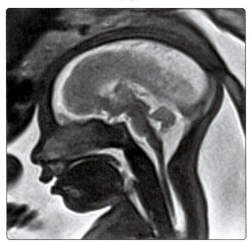

感染

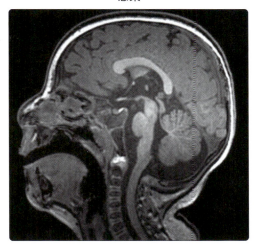

图 2-190 （左图）这是一例先天性巨细胞病毒感染的胎儿，颅脑超声异常，胎儿 MR T2WI 矢状位很好地显示了小头畸形的颅面比例失调。出生时，头颅的体积大约是面部的 8 倍。（右图）1 岁婴儿感染先天性 Zika 病毒，MR T1WI 矢状位再次显示小头畸形的颅面不称。幕上脑组织的体积整体缩小。

缺血

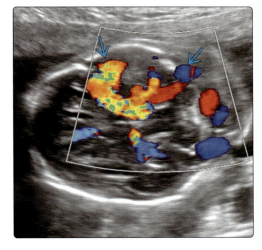

缺血

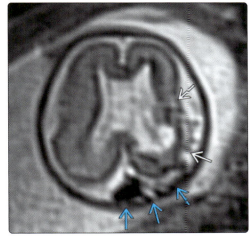

图 2-191 （左图）这例硬脑膜动静脉瘘胎儿，彩色多普勒超声横切面显示胎儿颅内血管明显扩张 ➡️。头小，皮质比预期的薄，这些征象引起了对血管盗血所致缺血的关注。（右图）同一例胎儿 MR 轴位更好地显示了左顶枕区皮质的缺血性损伤 ➡️。注意扩大的硬脑膜静脉窦和杂乱的表面血管间的流空信号 ➡️。

Wolf-Hirschhorn 综合征

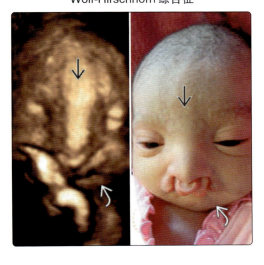

史 - 莱 - 奥综合征

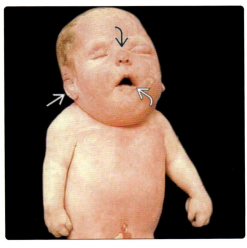

图 2-192 （左图）超声三维成像和临床照片显示 Wolf-Hirschhorn 综合征患者出现小头畸形、眼距过宽、高额头 / 眉间突出 ➡️、小下颌畸形 ➡️、唇裂 / 腭裂和嘴角下垂。（右图）史 - 莱 - 奥综合征（Smith-Lemli-Opitz syndrome，SLOS）的尸检照片显示小头畸形，鼻短而翘，鼻孔前倾 ➡️，短颈，低位耳 ➡️，嘴微张 ➡️。同时婴儿的阴茎小。性发育障碍是 SLOS 的一个特征（Courtesy A.Putnam，MD）。

鉴别诊断

常见

- **形态异常**
  - 扫查技术
  - 长头畸形
  - 短头畸形
  - 柠檬形
  - 草莓形
  - 圆形
  - 斯波尔丁征
  - 颅缝早闭
- **颅骨缺损**
  - 露脑畸形，无脑畸形
  - 脑膨出
  - 羊膜带综合征
- **大小异常**
  - 巨头畸形
  - 小头畸形

少见

- **骨骼发育不良**
  - 矿化减少
    - 成骨不全
    - 软骨成长不全
    - 低磷酸酯酶症
  - 形态异常
    - 软骨发育不全
    - 致死性侏儒Ⅱ型
- **头皮肿块**
  - 血管瘤
  - 淋巴管瘤

重要信息

鉴别诊断要点

- 评估所有病例的颅骨大小、形态和矿化情况
  - 大小
    - 大小是否与胎龄和其他生物参数一致？
  - 形态
    - 能看到标准的解剖平面吗？
    - 如果不能，是因为胎儿位置还是孕妇体型？
    - 使用经阴道超声以获得更高的分辨率
    - 三维超声可进行容积采集
    - 数据处理可重建真实的横切面
  - 矿化情况
    - 10 周后颅骨形成；如果有问题，在 10～14 周内使用经阴道超声以更好地解决
    - 如果颅脑结构显示过清，考虑矿化较差的疾病
    - 探头加压不会使矿化正常的颅骨变形

- 是否有骨性缺损？
  - 从多个平面观察颅骨是必要的
  - 声束折射可能造成缺损假象
  - 必须了解正常的解剖

常见诊断的有用线索

- **扫查技术**
  - 确保丘脑和透明隔腔可见
  - 横切面上大脑镰应从前至后平分大脑
- **长头畸形**
  - 舟状
    - 前后长，左右窄
    - 见于臀位，羊水过少，脊髓脊膜膨出时
- **短头畸形**
  - 前后短，左右宽
  - 有报道见于 21 三体
    - 头部直径增加和股骨 / 肱骨缩短是 21 三体的股骨短标志
- **柠檬形**
  - Chiari Ⅱ 型畸形可见两侧额骨凹陷
    - 所有病例在晚孕期都会消失
  - 也可发生于其他各种情况和 1% 的正常胎儿中
- **草莓形**
  - 18 三体中描述的三角形形状
  - 大多数 18 三体胎儿合并多种其他异常
- **圆形**
  - 如果在错误的扫查切面上测量，可能是技术问题
  - 如果不能识别正常的解剖标记，且从多切面扫查都是圆形头，通常提示颅脑异常
    - 仔细观察前脑缺失 / 前脑无裂畸形谱的特征
- **斯波尔丁征**
  - 胎儿死亡后大脑塌陷，颅骨重叠
- **颅缝早闭**
  - 颅缝早闭导致头形异常
  - 寻找相关疾病的特征（如 Crouzon、Pfeiffer、Apert、骨骼发育不良）
- **露脑畸形、无脑畸形**
  - 露脑畸形：颅骨缺损，但有脑组织
  - 无脑畸形：颅骨穹窿缺失，无脑组织，颅底含有胶质状血管瘤间质
- **脑膨出**
  - 枕部：颅内结构经枕骨缺损处膨出
    - 寻找非整倍体的其他异常或征象
  - 额部：颅内结构经前方颅骨缺损处膨出
    - 寻找眼距过宽，胼胝体发育不良，中线脂肪瘤等相关征象
- **羊膜带综合征**
  - 寻找羊水中条带的线性回声
  - 寻找相应的肢体截断或缩窄
  - 无脑畸形伴非对称性眼眶或面裂→极可能是羊膜带（"切割"损伤）

- 巨头畸形
  - 头部增大:双顶径(biparietal diameter, BPD)(±头围)> 平均值+2倍标准差(standard deviations, SD)
  - 寻找潜在的异常征象(如脑积水、肿瘤、巨脑等)
- 小头畸形
  - 小头:BPD(±头围)<平均值–2SD
  - 见于感染、缺血、综合征、畸形

少见诊断的有用线索

- 成骨不全
  - 颅内结构显示过于清晰,颅骨可压缩
  - 可伴长骨骨折,串珠样肋骨
- 软骨成长不全
  - 特征是椎骨骨化差
- 低磷酸酯酶症
  - 肢体短细,长骨弯曲,在围生期是致死性的

- 软骨发育不全
  - 前额隆起,腰椎前凸,长骨进行性缩短
- 致死性侏儒Ⅱ型
  - 三叶草形头颅、短肢、胸腔狭窄、扁平椎
- 头皮肿块
  - 颅骨正常
  - 起源于头皮的肿块(如淋巴管瘤、血管瘤)

其他重要信息

- 在头部测量和颅骨轮廓评估中操作技术非常重要
- BPD
  - 在丘脑和透明隔腔水平测量
  - 小脑半球不显示
  - 椭圆形横切面中心为脑中线
  - 测量近场颅骨外缘到远场颅骨内缘
- 头围:与BPD相同的平面围绕颅骨外缘测量

扫查手法

扫查手法

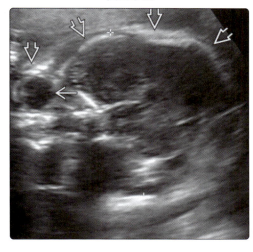
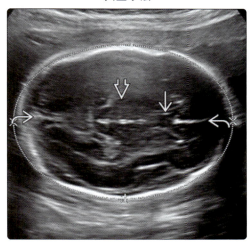

图 2-193 (左图)超声横切面显示头颅轮廓怪异 ➡,因为眼眶 ➡ 包含在此平面内,这是错误的。丘脑和透明隔腔是测量双顶径(biparietal diameter, BPD)平面正确的标志;此图都不显示。(右图)将之前的图像与稍后在同一胎儿获得的图像进行比较。正确的扫查平面显示透明隔腔 ➡、丘脑 ➡ 和脑中线 ➡,头颅当然呈椭圆形。游标标记 BPD,圆点勾勒出头围。

柠檬形

柠檬形

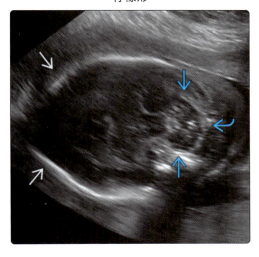
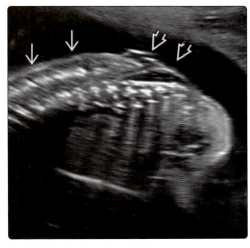

图 2-194 (左图)超声横切面显示 22 周胎儿两侧额骨凹陷 ➡。这一征象提示需仔细评估有无 Chiari Ⅱ型畸形,被香蕉小脑 ➡ 和小脑延髓池消失 ➡ 的征象证实。(右图)注意矢状切面被膜覆盖的骶骨、开放性神经管缺损 ➡ 或脊髓脊膜膨出使皮肤线 ➡ 中断。

柠檬形

柠檬形

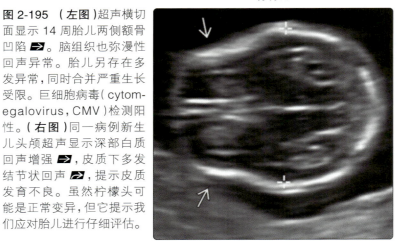
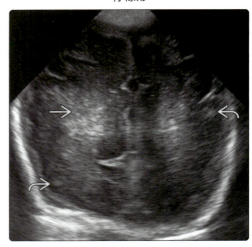

图 2-195 （左图）超声横切面显示 14 周胎儿两侧额骨凹陷➡。脑组织也弥漫性回声异常。胎儿另存在多发异常，同时合并严重生长受限。巨细胞病毒（cytomegalovirus，CMV）检测阳性。（右图）同一病例新生儿头颅超声显示深部白质回声增强➡，皮质下多发结节状回声➡，提示皮质发育不良。虽然柠檬头可能是正常变异，但它提示我们应对胎儿进行仔细评估。

草莓形

草莓形

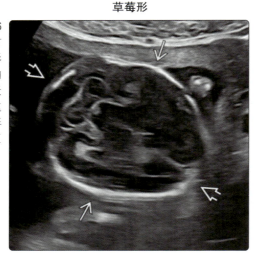
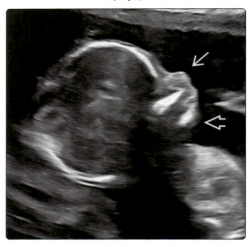

图 2-196 （左图）妊娠 16 周时超声横切面显示左右宽➡、前后短➡的草莓形头颅。（右图）同一胎儿的矢状切面显示了小的朝天鼻➡和小下颌畸形➡。这是一个 18 三体的胎儿，伴发脉络丛囊肿、紧握拳和巨大的脐膨出。

颅缝早闭

颅缝早闭

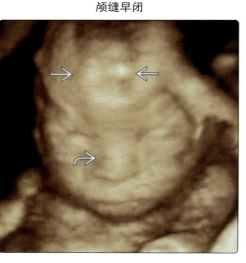
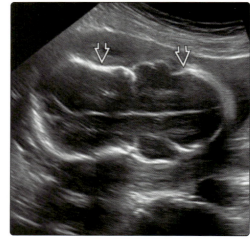

图 2-197 （左图）最终诊断为 Beare-Stevenson cutis gyrata 综合征的胎儿，3D 超声表面渲染成像显示前额明显隆起➡和宽扁鼻➡。（右图）经颅脑超声横切面显示头颅外形呈明显长头形（舟状）➡。该家族患有常染色体显性遗传的颅缝早闭综合征。

颅缝早闭

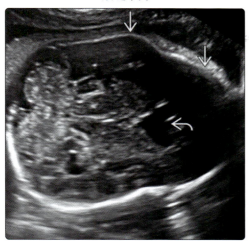

颅缝早闭

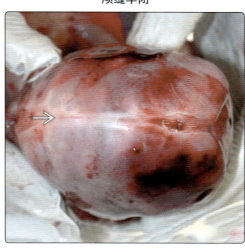

图 2-198 （左图）一例最终诊断为 Pfeiffer 综合征的胎儿，超声斜横切面显示颅骨轮廓异常➡。注意透明隔腔消失➡。颅脑异常可见于伴有颅缝早闭的综合征，包括致死性侏儒、阿佩尔综合征（Apert syndrome）和 *FGFR* 基因家族突变相关的疾病。（右图）一例最终诊断为阿佩尔综合征（Apert syndrome）的 24 周胎儿，尸检图像显示矢状缝过早闭合➡。手套样并指也存在。

露脑畸形，无脑畸形

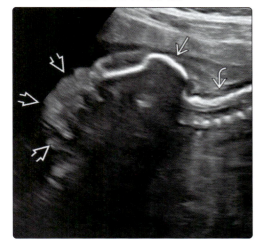

脑膨出

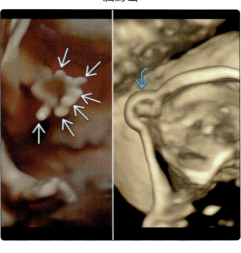

图 2-199 （左图）矢状面显示枕骨➡和颈段脊柱➡正常，但没有明显的颅骨。发育不良的脑组织（血管瘤样间质）➡位于颅底的"碗"中，该征象见于无脑畸形。缺失部分是颅顶。（右图）患有梅克尔 - 格鲁贝尔综合征（Meckel-Gruber syndrome）的胎儿，其枕部脑膨出➡使正常的头颅轮廓变形。还有多指畸形➡。这是该综合征 3 个典型特征中的 2 个，另一个是肾囊性发育不良。

巨头畸形

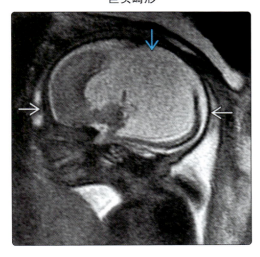

巨头畸形

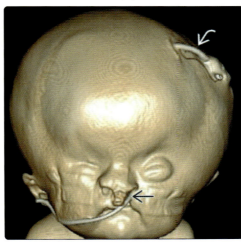

图 2-200 （左图）胎儿 MR 矢状位显示由脑积水引起的巨头畸形➡，伴有胼胝体缺失和一个大的半球间囊肿➡。（右图）一例患有脑积水和巨头畸形婴儿的 CT 3D 表面渲染显示，尽管行脑室腹腔分流术➡，但头部仍然显著增大。婴儿明显有喂养困难（饲管➡）和发育迟缓。

相关鉴别诊断

219

小头畸形

小头畸形

图 2-201 （左图）一例头小的 32 周胎儿，MR T2WI 冠状位显示大脑异常，外侧裂完全开放 ➟，脑组织仍为未成熟的三层表现 ➡。最后诊断为先天性巨细胞病毒感染。（右图）一例无脑回畸形新生儿 MR T2WI 显示颅面比例明显降低以及小脑发育不良 ➡。头围低于平均值 4 个标准差（standard deviations，SD）。小头畸形的原因包括缺血、先天性感染和无脑回畸形。

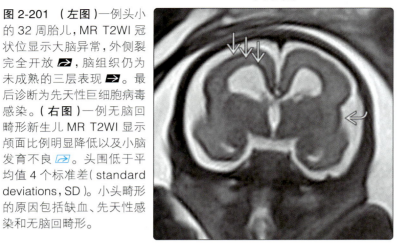
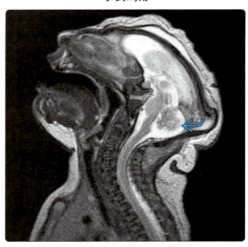

小头畸形

小头畸形

图 2-202 （左图）中孕晚期胎儿 MR 显示小头畸形典型的前额后倾表现 ➟。这个病例中，原因是巨大的枕部脑膨出 ➡，内含大量的脑实质。（右图）一例小头畸形婴儿，MR 矢状位 T1WI 显示颅面比例明显降低伴前额后倾 ➡。胼胝体发育不全 ➡。大脑显示脑沟浅和脑回宽平（巨脑回畸形）。

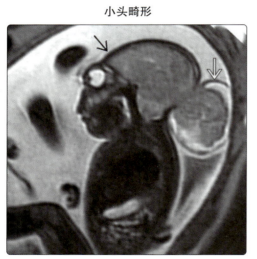
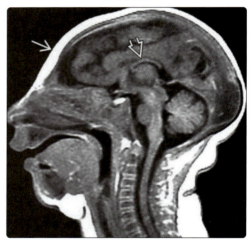

成骨不全

成骨不全

图 2-203 （左图）经腹部超声的横切面显示探头加压可导致胎儿颅骨变形 ➡。这证明颅骨未骨化。还要注意近场大脑是何等清晰；在晚孕期，来自颅骨的混响通常会完全掩盖大脑半球上部的细节。（右图）一名死胎的 X 线片显示多处肋骨骨折，如成骨不全中所见。

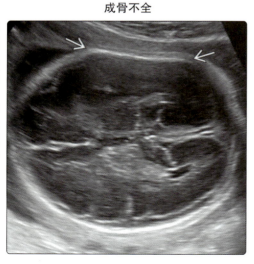
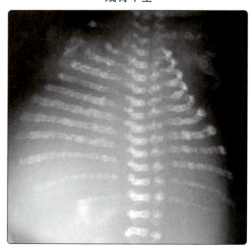

软骨发育不全

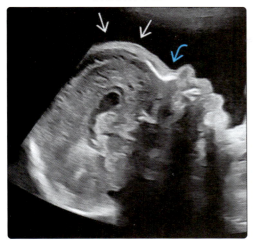

软骨发育不全

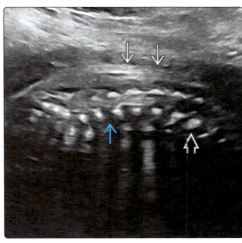

图 2-204 （左图）软骨发育不全胎儿的侧面观显示前额隆起➡、鼻梁凹陷➡。对于四肢短小的胎儿，观察颅骨形状、侧面观、四肢和脊柱有助于鉴别诊断。（右图）同一病例的脊柱超声矢状面显示软骨发育不全患者特有的胸腰椎后凸➡。这也是检查扁平椎的合适平面，因为你可以实时比较椎间盘高度➡和椎体高度➡。

致死性侏儒Ⅱ型

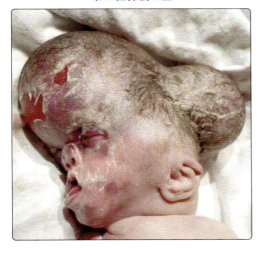

致死性侏儒Ⅱ型

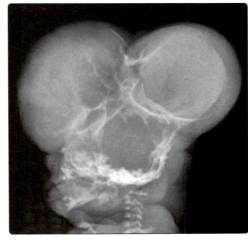

图 2-205 （左图）临床照片显示致死性侏儒Ⅱ型患者颅骨明显变形。被称为三叶草畸形或苜蓿叶状颅骨。（右图）同一病例的尸检X线片显示颅骨严重畸形。这是致死性侏儒Ⅱ型的特征性表现。在致死性侏儒Ⅰ型中，头部形状正常，其标志性特征是"电话听筒状"股骨。

血管瘤

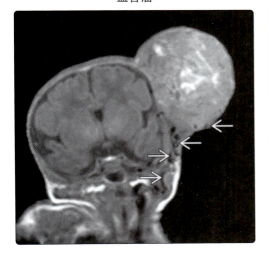

血管瘤

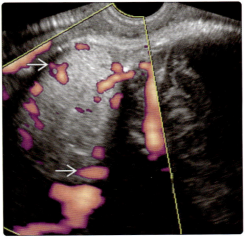

图 2-206 （左图）MR T1WI冠状位显示新生儿头皮血管瘤。这些供应头皮肿块的大血管认为是流空信号➡。大脑解剖结构正常。（右图）经阴道能量多普勒超声显示胎儿头皮肿块内有多条小血管➡。这是头皮血管瘤的典型表现。下面的颅骨是完整的，排除了脑膨出。

鉴别诊断

常见

- 扫查平面错误
- 小脑延髓池增宽
- Dandy-Walker 畸形
- 蚓部发育不全
- Blake 囊肿
- 蛛网膜囊肿

少见

- 小脑发育不良
- 硬脑膜窦畸形
- Galen 静脉畸形

罕见且重要

- Joubert 综合征

重要信息

鉴别诊断要点

- 确保操作方法正确
  - 在斜横切面上测量小脑延髓池深度,同时可见透明隔腔和小脑
- 多平面扫查
  - 标准横切面图像不足以区分各种后颅窝"囊肿"
  - 矢状面对评估小脑蚓部、脑干-蚓部夹角(tegmentovermian angle, TVA)至关重要
- 评估小脑的大小和形状
  - 测量小脑直径
    - 使用精确百分位数的规范表
  - 确定小脑小,而不是后颅窝的增宽使小脑看起来小
    - 如果小脑正常,可怀疑小脑延髓池增宽或后颅窝蛛网膜囊肿
- 评估蚓部的大小、面积、形状和旋转情况
  - 如果蚓部存在,但扭曲/受压,考虑后颅窝蛛网膜囊肿
  - 若蚓部形态正常但有旋转,则最有可能诊断为 Blake 囊肿
- 一定要使用多普勒评估任何囊性表现的结构

常见

- **扫查平面错误**
  - 冠状切面过度倾斜会造成小脑延髓池增宽的错觉
    - 高估胎儿颈部皮肤皱褶厚度
- **小脑延髓池增宽**
  - 增宽的小脑延髓池,测值>10mm
    - 确保测量方法正确
    - 小脑平面应显示透明隔腔
  - 造成小脑相对小的总体印象
  - 实际小脑直径与胎龄相符
  - 通常无临床表现,偶然发现

- 可能是 18 三体的多发异常之一
- **Dandy-Walker 畸形**
  - 蚓部缺失或严重发育不全
  - 后颅窝巨大囊肿
  - 第四脑室与后颅窝囊肿相通
  - 窦汇上移(上矢状窦、直窦和枕窦汇合处)
  - 寻找其他合并异常(见于 70%~90% 的病例)
    - 胼胝体发育不全
    - 灰质异位、皮质发育不良
    - 染色体异常
    - 心脏畸形
- **蚓部发育不全**
  - 蚓部不完全发育和形态异常
  - 第四脑室与小脑延髓池相通
    - 超声横切面显示第四脑室呈锁匙孔征,矢状面 TVA↑
  - 无窦汇上移
  - 避免过度诊断
    - 蚓部在 18 周前并不一定完全形成
    - 过度冠状斜切面扫查可造成蚓部缺失的假象
- **Blake 囊肿**
  - Blake 囊肿位置低于结构正常的蚓部
    - 囊肿使小脑蚓部上移并旋转
    - 旋转导致 TVA 异常
      - 正常接近 0°,<30° 时可能是 Blake 囊肿
  - 小脑延髓池正常或轻度增宽
    - 小脑延髓池间隔向外侧弯曲
    - 囊液呈无回声,而小脑延髓池内的脑脊液有内部回声
- **蛛网膜囊肿**
  - 含脑脊液的脑实质外囊肿
  - 单纯性囊肿;大小不一
  - 无血管
  - 1/3 位于后颅窝
    - 囊肿与第四脑室不相通
    - 蚓部完整
    - 小脑 ± 蚓部可因占位效应而变形

少见

- **小脑发育不良**
  - 小脑横径小于同胎龄预期值
  - 存在正常形成的小脑半球
    - 小脑叶片显示正常(显著的小脑沟见于萎缩而非发育不全)
  - 寻找其他解剖异常
    - 与非整倍体有关,特别是 18 三体
- **硬脑膜窦畸形**
  - 外形大致呈三角形,尖端朝前,但在横切面图像上其横段面可能呈圆形
    - 大多数胎儿在发现时已形成血栓
  - 超声显示以小脑幕为中心的混合回声肿块,累及窦汇
  - MR T1WI 上因为血凝块呈为高信号,T2WI 上呈为低/混合信号
    - 高 T1/低 T2 信号的管状区域可见血栓延伸至静脉窦

- Galen 静脉畸形
  - 深部的脉络膜动脉与胚胎正中前脑 Markowski 静脉之间的动静脉瘘
  - 中线处细长囊性结构
    - 从四叠体池板向后延伸至枕骨
    - 经直窦或更为常见的胚胎镰状窦引流
  - 脉冲多普勒叠加彩色多普勒显示动脉化的静脉血流
- Joubert 综合征
  - 两小脑半球之间中线处的小脑裂
    - 表现为明显的脚间窝
    - 可能伴有脑室扩张，脑膨出，多指（趾）畸形，小阴茎畸形
    - 可与 Dandy-Walker 畸形混淆，但没有窦汇上移
  - 胎儿 MR 和超声显示磨牙征
    - 脚间窝增深
    - 粗而直的小脑上脚
    - 蚓部发育不良

- 中脑异常（前后径↓）
  - 可有胎儿呼吸急促，高达 140～160 次 /min
  - 常染色体隐性遗传病
    - 详细的家族史
    - 遗传咨询对下次妊娠计划有用

参考文献

1. Paladini D et al: Hindbrain morphometry and choroid plexus position in differential diagnosis of posterior fossa cystic malformations. Ultrasound Obstet Gynecol. 54(2):207-14, 2019
2. Pertl B et al: The fetal posterior fossa on prenatal ultrasound imaging: normal longitudinal development and posterior fossa anomalies. Ultraschall Med. 40(6):692-721, 2019
3. Wüest A et al: Enlarged posterior fossa on prenatal imaging: differential diagnosis, associated anomalies and postnatal outcome. Acta Obstet Gynecol Scand. 96(7):837-43, 2017
4. Chapman T et al: Diagnostic imaging of posterior fossa anomalies in the fetus and neonate: part 2, posterior fossa disorders. Clin Imaging. 39(2):167-75, 2015
5. Chapman T et al: Diagnostic imaging of posterior fossa anomalies in the fetus and neonate: part 1, normal anatomy and classification of anomalies. Clin Imaging. 39(1):1-8, 2015

Dandy-Walker 畸形

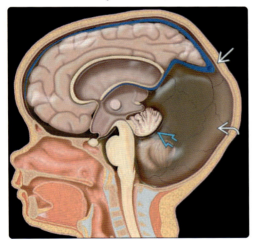

Dandy-Walker 畸形

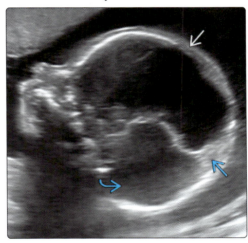

图 2-207　（左图）图像显示残余小脑蚓部 ⇗ 向上旋转、未覆盖的第四脑室与后颅窝囊肿 ⇒ 相通、窦汇 ⇒ 上移。这些都是 Dandy-Walker 畸形的必要表现。（右图）胎儿面部侧面观显示重度脑积水 ⇒ 和 Dandy-Walker 畸形，后者证据为颅后窝大囊肿 ⇗ 和窦汇上移 ⇒。此病例因怀疑积水性无脑畸形行 MR 检查。

Dandy-Walker 畸形

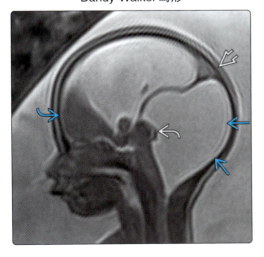

蚓部发育不全

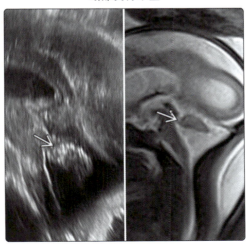

图 2-208　（左图）MR 矢状位显示小脑蚓部小且发育不全 ⇒，窦汇明显上移 ⇒，还有一个大的后颅窝囊肿 ⇒，这是典型的 Dandy-Walker 畸形。还伴重度脑积水，但皮质 ⇒ 的存在排除了积水性无脑畸形。（右图）超声（左）和 MR 图像（右）显示蚓部发育不全。值得注意的是蚓部旋转 ⇒，顶点、原裂和可识别的小叶缺失。蚓部发育不全者既不出现大的后颅窝囊肿，也不出现窦汇上移。

蚓部发育不全

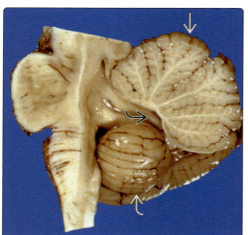

蚓部发育不全

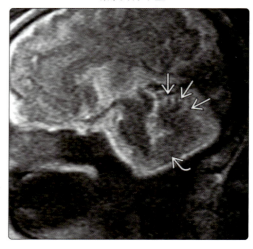

图 2-209 （左图）尸检图像显示了诊断蚓部发育不全的潜在陷阱。当小脑蚓部➡异常小并旋转时，小脑半球内侧➡向中线移位。注意，正常的顶点缺失➡。（右图）MR 矢状位 T2WI 图像（同一患者）对应尸检图像。乍一看，蚓部看起来正常。但是，顶点不尖锐，蚓部（可识别的蚓部小叶➡）小而上抬。小脑半球内侧➡与下蚓部相似。

Blake 囊肿

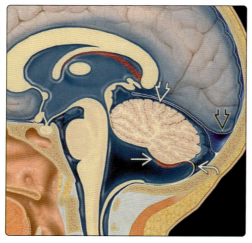

Blake 囊肿

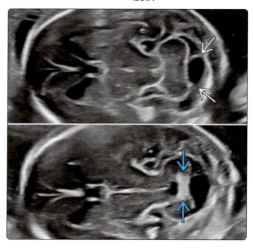

图 2-210 （左图）图示 Blake 陷窝囊肿（Blake pouch cyst, BPC）➡，引起蚓部➡旋转和第四脑室脉络丛➡向上移位。窦汇➡位置正常。BPC 与第四脑室相通，而非小脑延髓池。（右图）上图超声横切面显示孕 19 周正常后颅窝中存在 BPC➡。幕上脑组织正常。下图为另一角度显示覆盖在囊肿上缘的第四脑室脉络丛➡位置正常。

蛛网膜囊肿

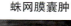
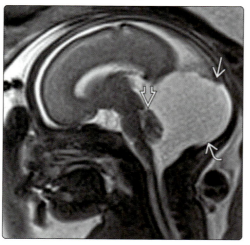

蛛网膜囊肿

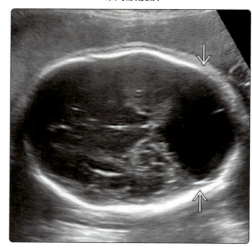

图 2-211 （左图）可疑脑穿通性囊肿的胎儿 MR T2WI 矢状位显示单纯性囊肿➡压迫小脑蚓部➡，并使窦汇上抬➡。占位效应及脑组织未出现破坏排除了脑穿通畸形，脑干 - 蚓部夹角正常排除了 Dandy-Walker 畸形。（右图）同一病例的超声横切面显示囊肿➡使后颅窝扩张。幕上脑组织正常。矢状面对本例正确诊断至关重要。

小脑发育不良

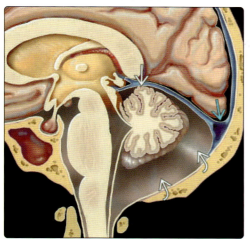

小脑发育不良

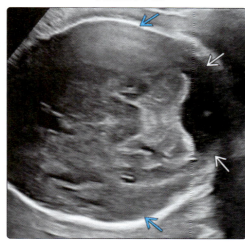

图 2-212 （左图）矢状切面图像显示小脑发育不良。小脑蚓部➡和半球结构正常，但很小。这使得后颅窝空间➡看起来很大。注意窦汇位置正常➡。（右图）超声斜横切面显示唐氏综合征胎儿短头畸形➡和"宽大"后颅窝➡。小脑外观正常但较小，提示小脑发育不良。通常将小脑横径与标准胎龄进行比较。

硬脑膜窦畸形

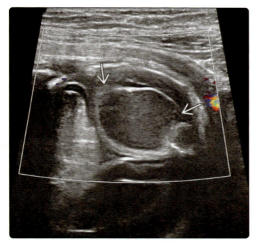

硬脑膜窦畸形

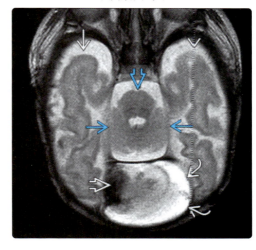

图 2-213 （左图）一例晚孕期典型的血栓性硬脑膜窦畸形（dural sinus malformation，DSM），高分辨率超声显示局限、无血管的脑实质外后颅窝肿块➡。大脑看起来和婴儿出生时一样正常。（右图）本例产前被诊断为血栓性 DSM 的病例，其出生后 MR T2WI 轴位显示大脑➡、小脑➡、脑干➡正常，硬脑膜静脉窦➡中可见一小的血凝块➡。20 周时这个肿块几乎占据了颅腔的 1/2；肿块随着脑的增长而萎缩。

Galen 静脉畸形

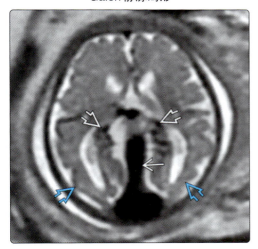

Joubert 综合征

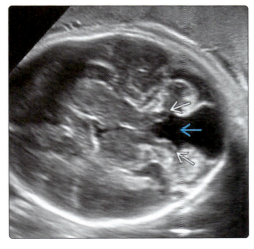

图 2-214 （左图）胎儿 MR T2WI 轴位显示脉络膜动脉的流空信号➡和典型 Galen 静脉畸形脑中线扩大的流空信号➡。皮质明显异常且变薄，尤其是在枕叶➡。（右图）超声斜横切面显示 Joubert 综合征胎儿小脑半球间裂隙➡两侧细长的小脑上脚➡所形成的磨牙征。

（王新霞　冯芳芳　王润丽　魏亚楠　译，栗河舟　李洁　审校）

相关鉴别诊断

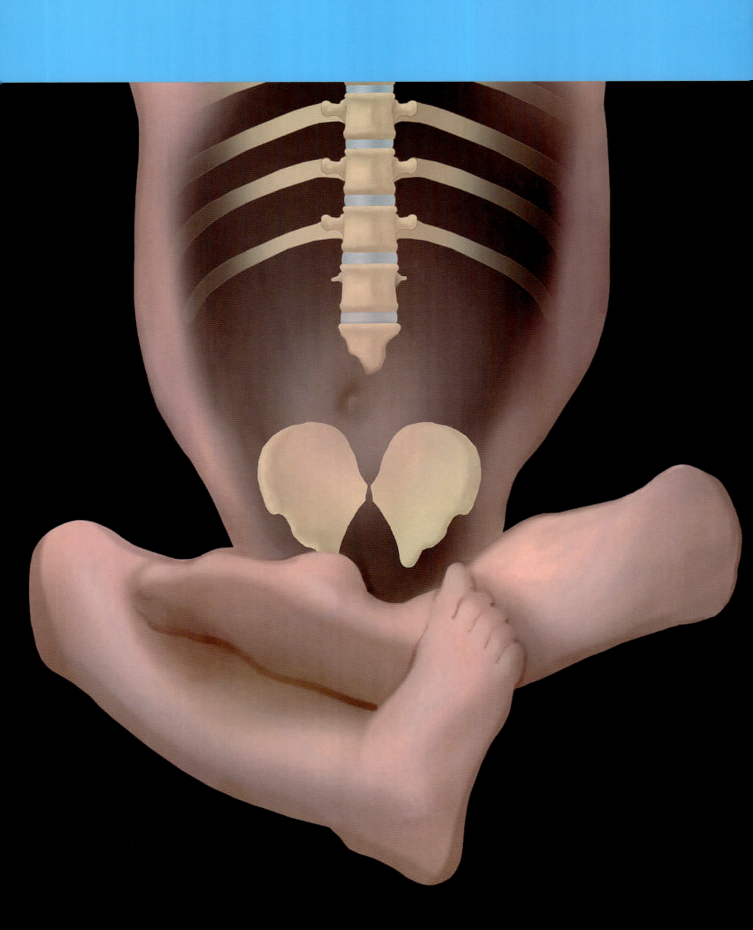

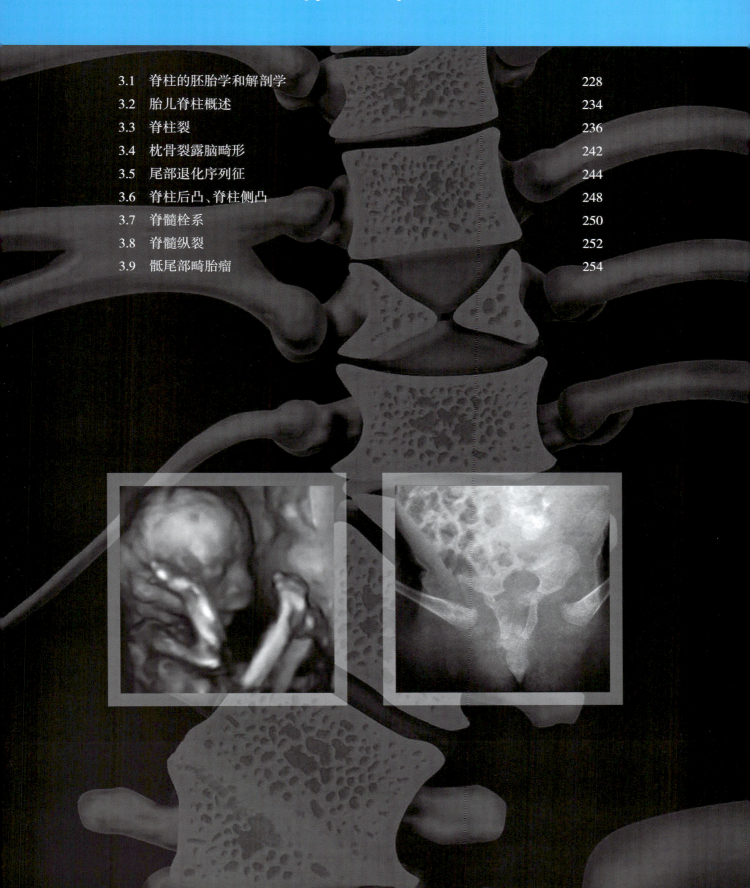

第三章

脊柱

脊髓的发育

胚胎早期发育

- 第 3 周：二胚层胚盘进化为三胚层胚盘
- 三胚层胚盘
  - **外胚层**：羊膜腔的一部分
  - **中胚层**：形成中线处中空的管道（**脊索发育过程**）
    - 沿胚盘的长轴延伸
  - **内胚层**：卵黄囊的一部分
- 第 18 天：脊索和胚内中胚层其余的部分诱导神经板的发育
  - 神经板不断增长、变宽，直到第 21 天，神经胚形成开始
  - 神经板形成大部分中枢神经系统
- 第 21 天：**脊索（原始脊柱）**形成
  - 传递正常神经发育信号的关键结构

神经胚形成

- **初级**：形成脊髓的头侧至圆锥水平
- **次级**：形成脊髓的尾侧至圆锥水平

初级神经胚形成

- 发生在第 18～28 天
  - **神经管的形成**
    - **神经板折叠、抬高，形成凹槽（神经沟）**
    - 神经褶融合
    - 在完全融合之前，神经外胚层细胞诱导神经嵴细胞
    - **神经嵴细胞随后会迁移至身体的各个部位，形成各种组织**
      - 自主神经系统，肾上腺髓质，头部和颈部的组织
  - 神经管的两端暂时开放
    - 和羊水自由交通
    - 神经管头侧和尾侧开放的部位称为**神经孔**
- 同时，脊索两旁的体节分化形成生骨节细胞
  - 椎骨的前体细胞
- 第 22～23 天（4 周）：**神经管闭合始于枕颈水平**
  - 闭合向两端延伸
  - **神经管**：中空的神经管随后形成
    - 脑室系统
    - 脊髓中央管
- 第 24 天：**头侧神经孔完全闭合**
  - 神经管的头侧末端将形成大脑
- 第 26 天：**尾侧神经孔闭合**
  - 神经管的尾侧末端将形成脊髓
- 神经弓的正常发育依赖闭合的神经管

分离

- 初级神经胚形成的最后阶段

- 神经管与上覆的外胚层分离
- 过早分离
  - 周围神经间充质可以进入神经沟和室管膜内层→分化成脂肪
  - 阻止神经管完全闭合
  - 可能导致脂肪瘤畸形谱
    - 硬膜内脂肪瘤
    - 脂肪脊髓脊膜膨出：皮下的脂肪团块通过后方闭合不全的神经管与神经基板/脂肪瘤相连
      - 脂肪脊髓脊膜膨出占隐性脊柱裂的 20%～56%
    - 可能会导致脊髓栓系
      - 脂肪瘤畸形会阻止脊柱伸长过程中脊髓的正常上升
- 不分离
  - 发生分离失败
  - 外胚层-神经外胚层束形成→阻止间充质迁移
  - 导致局部或广泛的脊柱裂和开放性神经管缺陷
    - **脊髓脊膜膨出**：有脊膜和神经组织膨出的开放性神经管缺陷
    - **脊髓囊状膨出**：扩大的脊髓中央管（内部囊肿）通过骨性闭合不全缺陷膨出到扩张的蛛网膜下腔（外部囊肿）
    - **背侧上皮窦**：中线/旁正中线有复层鳞状上皮内衬的窦道
- 初级神经胚形成末期，自胚胎的头侧末端至圆锥水平形成脊柱

次级神经胚形成

- 形成脊髓的尾侧至圆锥水平
- 第 28～48 天：尾侧神经管形成的过程被称为次级神经胚形成或者成管
  - 后神经孔的下方或远端，未分化的细胞形成**原条或尾部细胞群**
    - 一旦尾侧神经孔闭合，神经组织就形成神经索
  - 神经管吻合延伸至尾部隆起
  - **尾部细胞群**形成液泡并融合成末端神经管
    - 第 48 天：未来的圆锥内出现短暂性终末脑室
    - 这些细胞最终形成**脊髓圆锥、马尾和终丝**
- 脊髓末端经历退化分化
  - 发生在随后的妊娠期至产后早期
- **次级神经胚形成不那么精确，导致各种畸形**
  - 脊髓栓系
    - 尾部细胞群发育异常中最常见的病变
    - 脊髓低位并终丝增粗
  - 尾部退化
    - 1 型：脊椎末端缩短，同时圆锥高位终止；严重的相关异常
    - 2 型：低位的脊髓栓系，合并较轻的相关异常
    - 相关异常：肾脏发育不良、肺发育不良、肛门直肠畸形

- 相关的脊柱异常：开放性脊柱裂、分节和融合异常、脊髓分裂畸形
  - **末端脊髓囊状膨出**
    - 脊髓末端水肿，有皮肤覆盖的脊髓囊状膨出
    - 肛门直肠和内脏异常发病率高
  - **骶前脊膜膨出**
    - 大的脊膜膨出穿过扩大的骶孔，形成骶骨前的囊性包块
  - **骶尾部畸胎瘤**
    - 原条不完全退化，留下尾部的残余
    - 其发生是由于残余的干细胞停留（亨森节）→3 个细胞层不同比例的发育成熟和未成熟
- **脊髓上升**
  - 妊娠 12 周时，脊髓延伸至整个发育中的脊柱
  - 与脊髓相比，**脊柱和硬脊膜不同比例伸长**
    - 相对于椎骨，**脊髓圆锥上升**；终丝拉长
  - 神经根从它们各自的椎间孔的水平发出
  - 神经根随后变得更长，以适应脊髓的相对上升
    - 形成**马尾**（圆锥下方神经根的鞘）
- 妊娠 18 周以后，圆锥应在 L3～L4 水平或以上
  - 这个过程一直延续到出生后
    - 2 月龄时，圆锥位于成人水平
      - 最终的位置接近 L1～L2 椎间隙
    - 足月婴儿出生 1 个月后，圆锥低于 L2 水平可能异常
      - 需要评估脊髓栓系

椎体的发育

软骨期

- 第 4 周：**脊索诱导其周围来源于原条的轴旁中胚层**
  - 形成成对的体节块：生肌节和生骨节
  - **生肌节**形成棘突旁的肌肉和上覆的皮肤
  - **生骨节**分为内侧和外侧形成
    - 形成**椎体、椎间盘、脊膜、脊柱韧带（内侧），和脊柱后部结构（外侧）**
    - 从体节迁移并包围邻近的神经管和脊索
    - 生骨节腹侧部分包围脊索，形成椎体雏形
    - 生骨节背侧部分包围神经管，形成神经弓的前体，并产生棘突
    - 被椎体包围的脊索将会退化和消失
    - 椎体间的**残余部分脊索**扩大形成椎间盘的**髓核**
  - **脊索诱导失败**导致神经板的不完全分开→**神经管原肠囊肿或脊髓纵裂**
- 第 6 周：当软骨化中心出现时，椎体发育的软骨期开始
  - **软骨化中心**出现在每个间质椎体
  - 胚胎期末，每个间质椎体的 2 个中心融合
    - 形成软骨**椎体**
  - 同时，**椎弓**中心相互**融合**，并与椎体中心融合
  - 棘突和横突由椎弓软骨化中心延伸发育而来

骨化期

- 椎体骨化从胚胎期开始，到 25 岁结束
- 椎体中心由腹侧和背侧初级骨化中心融合而成
- 在胚胎期末，每个椎骨有 **3 个初级骨化中心**，包括：
  - 椎体
  - 椎弓的各 1/2
- 第 8 周：骨化可见
  - **骨化开始于胸椎下段和腰椎上段区域**
  - 骨化同时向头侧和尾侧进展
- 第 13 周：椎骨 C1～L3 有 3 个骨化中心出现
- 出生时，每个椎骨由 3 个软骨连接的骨性部分组成

椎骨形成和分节异常

- 异常椎骨可能取代正常椎骨或成为多余的椎骨
- 椎骨形成失败（全部或部分）
  - 椎骨形成失败的程度和位置可预测其形态
    - 单侧软骨中心缺陷和骨化失败→**半椎体**
- 椎骨分节失败
  - **阻滞椎**，伴脊柱后部结构融合
- 较严重的分节和融合缺陷→并发畸形发生率增加
  - 神经轴异常：脊髓栓系、异常排列（脊柱后凸、脊柱侧凸）、神经管闭合不全
  - 内脏器官异常

神经管闭合失败

临床意义

- 神经管的任何部位闭合失败都会破坏神经系统的发育并影响上覆椎弓的诱导
- 事件发生的时机导致其他系统受到影响
  - 寻找合并的内脏和肛门直肠畸形
- 寻找神经支配异常的线索
  - 下肢姿势异常

神经管胚胎学

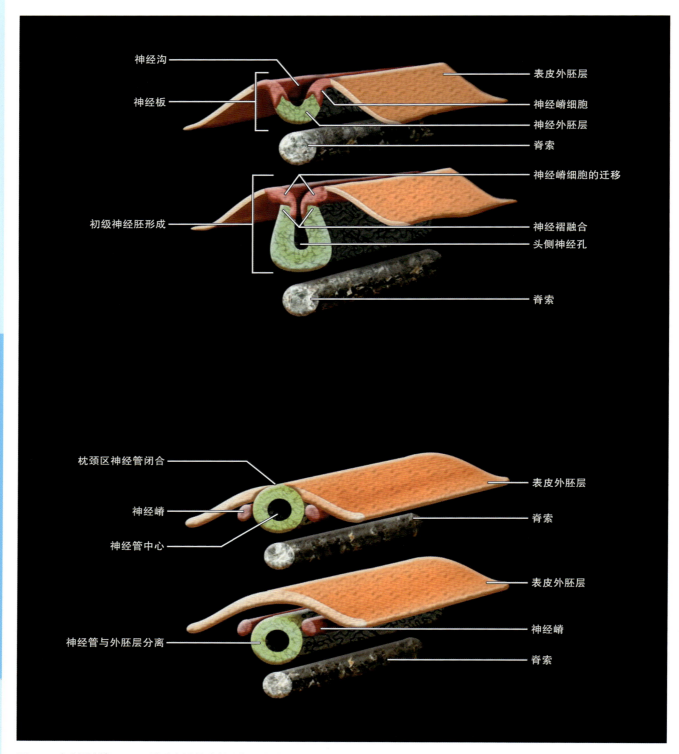

神经沟

神经板

初级神经胚形成

头侧神经孔

表皮外胚层

神经嵴细胞

神经外胚层

脊索

神经嵴细胞的迁移

神经褶融合

头侧神经孔

脊索

枕颈区神经管闭合

神经嵴

神经管中心

神经管与外胚层分离

表皮外胚层

脊索

表皮外胚层

神经嵴

脊索

图 3-1 （上图）第 18 天，脊索（原始脊柱）和胚内中胚层诱导神经板的发育。神经板将会增长、变宽，直到第 21 天，初级神经胚形成开始。神经板折叠并产生神经褶融合。（下图）第 4 周，神经管从枕颈区开始闭合。中空的神经管中心将成为脊髓中央管和大脑的脑室系统。在初级神经胚形成过程中，神经管与上覆的外胚层分离，这一过程称为分离。过早分离导致周围神经间充质进入神经沟，分化为脂肪（硬膜内脂肪瘤）；它还有可能阻止神经管的闭合（脂肪脊髓脊膜膨出）。如果分离失败，就会出现一系列开放性神经管缺陷。

神经管胚胎学

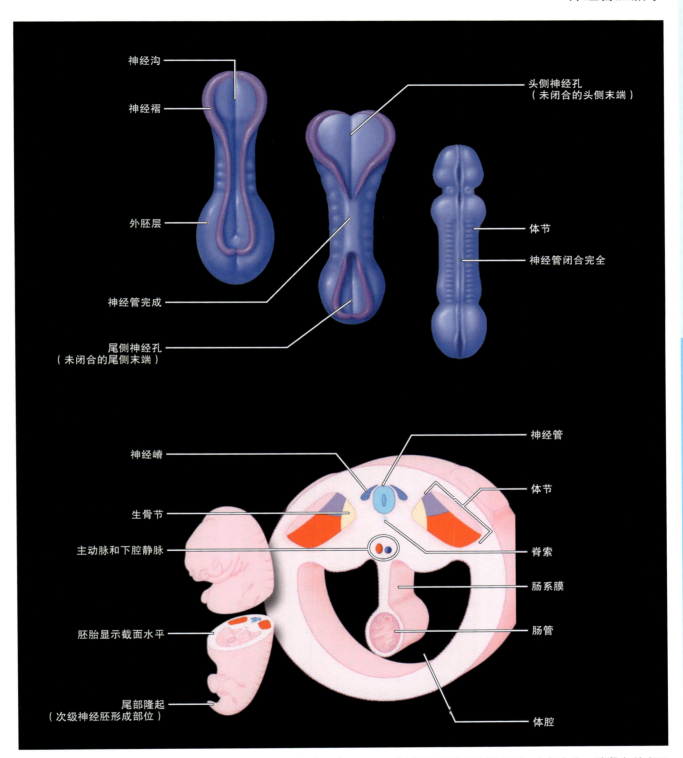

图 3-2 （上图）从上面观神经管闭合的绘图。在两端各有一个开口，即头侧神经孔和尾侧神经孔，它们在这一阶段向羊水开放。头侧神经孔在第 24 天关闭，将变成大脑。尾端在第 26 天关闭。（下图）胚胎模截面上显示神经管，它形成于脊索的背侧。神经管将形成脊髓，神经嵴细胞迁移至全身，形成不同的组织，包括自主神经系统的神经节、肾上腺髓质和头部组织。体节来源于中胚层，形成多种组织。体节内侧是生骨节，将会形成脊柱。次级神经胚形成姈于尾部隆起，形成脊髓圆锥、马尾和终丝。

第三章 脊柱

胎儿脊柱

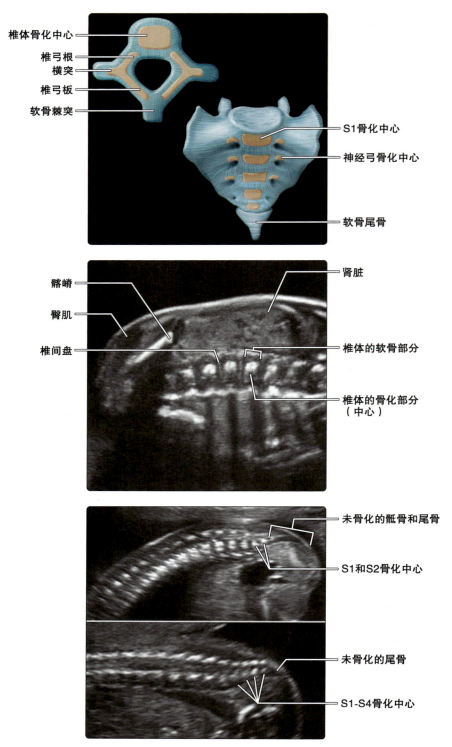

椎体骨化中心
椎弓根
横突
椎弓板
软骨棘突

S1骨化中心
神经弓骨化中心

软骨尾骨

髂嵴
臀肌
椎间盘

肾脏

椎体的软骨部分

椎体的骨化部分
（中心）

未骨化的骶骨和尾骨

S1和S2骨化中心

未骨化的尾骨

S1-S4骨化中心

图 3-3 （上图）轴位绘图显示发育中的椎骨内的正常骨化中心。椎体和神经弓的初级骨化中心（米色）在软骨（蓝色）椎骨内形成。冠状面绘图显示骶骨骨化中心和软骨的正常表现。骶骨和尾骨是椎骨骨化的最后部位。（中图）孕 22 周，腰椎冠状面超声显示椎体内的骨化中心；椎体的其余部分为软骨。（下图）经腹超声矢状位显示 19.5 周（上）腰椎的正常骨化和排列。尾骨和骶骨尚未骨化，这是意料之中的。22 周时（下），有更多的骨化完成。骨化应在 25 周时完成。

胎儿脊柱

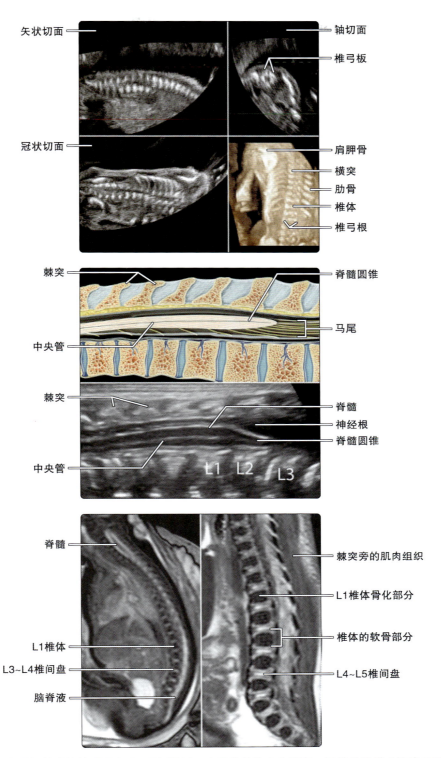

图 3-4 （上图）三维超声是评估脊柱的理想方法，可以通过一次采集获取 3 个平面。三维骨骼模式渲染呈现骨骼视图。（中图）矢状面绘图显示正常的腰椎、脊髓圆锥、马尾和脊髓中央管。胎儿脊柱超声矢状面显示正常的低回声的脊髓和高回声的中央管。与胸段相比，脊髓的腰段稍微变宽。正常脊髓在妊娠期不断上升，妊娠 18 周后应达到或高于 L3~L4 水平，出生 2 个月应达到 L1~L2 水平。（下图）胎儿（左）和新生儿（右）MR T2 矢状位显示神经轴。椎体骨化部分呈低信号，而椎间盘呈高信号。脊髓被高信号的脑脊液包围。MR 是一种很好的工具，可以用来评估神经管闭合不全或超声怀疑的脊髓异常。

影像技术与正常解剖

超声

美国超声医学学会要求留存胎儿脊柱颈椎、胸椎和腰椎。轴向和纵向切面都要留存（冠状面和（或）矢状面，取决于胎儿位置）。由于胎儿活动和位置的原因，通常很难在单个图像中看到整个脊柱的图像。因此，完整的存档通常需要多幅图像。实时评估每个椎体非常重要，一定要特别强调。

16 周时，首先可见椎骨骨化。20～24 周时，整个骨性脊柱可以在标准视图上成像。到妊娠晚期，脊柱更精细的骨性结构，包括椎弓根、椎弓板、横突和棘突明显可见。

中孕期**轴位**切面，可见 3 个骨化中心：2 个侧块和一个中央椎体。侧块由横突、棘突和关节突组成。3 个骨化中心形成一个三角形，侧块在椎管上方形成一个 V 形"帐篷"。**在横切面上应完整扫查脊柱全长**，确保脊髓完全被这个三角形包围。在神经管缺陷的诊断中，脊柱后部结构的外展或分开是一个重要的表现。

在**矢状面**成像时，脊柱呈两条平行的曲线回声（椎体和后部结构）。虽然胎儿姿势不同，脊柱应有 3 个平缓的曲度：颈椎前曲、胸椎后曲和腰椎前曲。这些正常曲度的改变提示需要进一步评估潜在的异常。

冠状面成像对于评估椎体异常和脊柱侧凸非常有用。后部结构在冠状面的正常超声表现为成对的回声线，在颈椎近端增宽，在腰椎稍宽。

除了常规检查，如果胎儿是臀位，且经腹部检查不能显示远端脊柱，可考虑**经阴道扫查**。**三维容积获取**是一种很有用的工具，可以通过一次采集获得所有 3 个平面的图像。使用骨骼模式进行三维重建是评估椎骨异常的理想方法。

磁共振成像

磁共振的优势在于评估脊髓。如果神经管缺陷考虑需要进行胎儿手术，磁共振也是术前标准评估的一部分。当涉及关于脊髓的位置（如脊髓栓系）、外观（如脊髓纵裂）异常或可能存在肿块（如脂肪瘤）时，均应进行 MR 检查。

异常胎儿脊柱的检查方法

完整的脊柱评估是每一个中孕期和晚孕期胎儿检查的重要部分。胎儿的运动、位置和椎体的声影使检查具有挑战性。建立一个扫查模式和要点来评估脊柱以确保准确诊断。在纵向和轴向平面实时评估整个脊柱来完成评估。

脊柱排列正常吗？

理想情况下，在冠状面和矢状面都要进行脊柱排列评估，但用常规技术，这往往是不可能的。任何可疑病例都应进行三维容积获取。脊柱排列异常可能是暂时的或固定不变的；因此，持续动态评估脊柱的姿势是很重要的。如果固定不变，应检查是否有脊髓异常或运动障碍。

冠状面是评估脊柱侧凸的最佳切面。矢状面是评估脊柱后凸的最佳切面。脊柱侧凸和后凸均可由于椎体异常所致。当排列异常时，需仔细评估是否有半椎体、阻滞椎、蝴蝶椎以及神经管闭合不全。还应评估椎体的相对大小，以寻找扁平椎等。

覆盖的软组织是否完整？

观察覆盖脊柱的软组织非常重要。在脊柱和子宫壁之间应可见羊水，以确保覆盖在脊柱上的皮肤是完整的。虽然开放性脊柱缺陷在腰椎较为常见，但它也可能出现在颈椎和胸椎。轴向平面成像非常重要，以确保所有的椎体形态正常，包括脊柱后部结构。

是否有棘突旁肿块？

当出现棘突旁肿块时，确定其来源非常重要。后部囊性肿块可能提示脊膜膨出（仅脊膜和脑脊液）、脊髓脊膜膨出（同时含有神经成分）或末端脊髓囊状膨出（扩张的脊髓中央管通过神经管缺陷疝出）。实性肿块包括脊髓脂肪瘤或骶尾部畸胎瘤，它们可以侵入椎管。

小脑和颅后窝池正常吗？

如果小脑或颅后窝池异常，必须评估脊柱是否有相关异常。几乎 100% 的 Chiari Ⅱ 型畸形都与脊柱裂有关。虽然大多数会有一个膨出的囊，但脊髓膨出（又名，脊髓裂）是一种没有覆盖物的开放性神经管缺陷，如果没有对远端脊柱进行仔细全面的评估，很容易漏诊。如果对一位 Chiari Ⅱ 型患者远端脊柱评估困难，需行 MR 检查。

是否合并其他异常？

椎体异常是 VACTERL 联合征（椎体异常、肛门闭锁、心脏异常、气管食管瘘、食管闭锁、肾脏异常、肢体缺陷）的一个特征。因此当有脊柱异常排列或椎体异常时，有必要高度怀疑是否有其他异常。计数椎体的数量，尤其是腰椎，在一些情况下很重要，如尾部退化序列征时会有不同程度的腰椎下段缺失。

脊髓圆锥位置在哪里？

不同孕周，圆锥的位置不同。18 周时，圆锥应定位于 L3～L4 水平或以上，并逐渐上升，足月时达 L2～L3 水平以上。脊髓栓系可伴神经管缺陷（开放性和闭合性）、VACTERL 联合征和脊柱后凸/侧凸。

不完整的评估

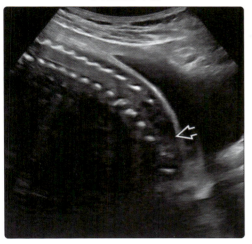

正常腰椎

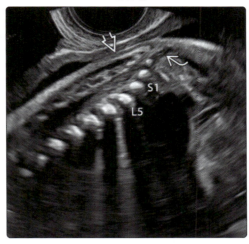

图 3-5　（左图）中孕期胎儿背部倚着子宫壁下段，脊柱远端➡不能得到充分评估。当胎儿臀位时，可以考虑经阴道检查以获得更好的评估。（右图）同一胎儿，经阴道超声图像清楚显示正常的脊柱末端和覆盖的皮肤➡。椎体骨化和排列正常。注意L5～S1处轻微成角，骶骨末端和尾骨未骨化➡。

开放性神经管缺陷

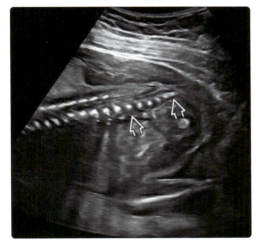

开放性神经管缺陷

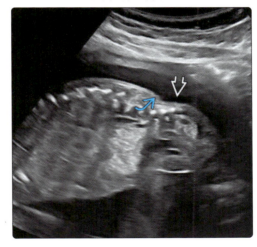

图 3-6　（左图）胎儿脊柱矢状面超声检查显示椎体排列正常➡，但背部倚着子宫壁，无法评估脊柱后部结构和皮肤边缘。（右图）同一胎儿随后检查中，胎体移离子宫壁，末端皮肤边缘不连续清晰显示➡，有开放性神经管缺陷➡。缺陷是开放性的，没有囊覆盖（脊髓膨出）。为了清楚了解脊柱，看到完整的皮肤边缘很重要。

正常脊柱冠状面三维成像

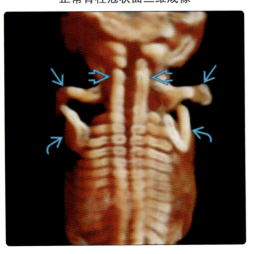

正常脊柱矢状面三维成象

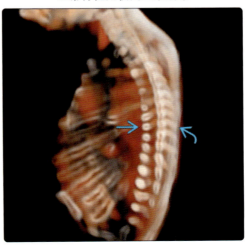

图 3-7　（左图）20 周，胸椎三维重建冠状面显示正常的平行排列的脊柱后部结构。它们通常在颈椎➡和腰椎处变宽，腰椎处变宽程度较小。肋骨、锁骨➡和肩胛骨➡也能清楚显示。（右图）24 周，三维重建矢状面显示正常排列的椎体➡和棘突➡。三维骨骼渲染成像非常有助于评估椎体异常导致的脊柱后凸和脊柱侧凸。

3.3 脊柱裂

术语

- 定义：椎骨缺损+神经内容物暴露
  - 开放性脊柱裂：无皮肤覆盖（90%）
  - 闭合性脊柱裂：有皮肤覆盖（10%）
- 脊膜膨出：仅含有硬脊膜囊
- 脊髓脊膜膨出：膨出的硬脊膜囊内有神经成分
- 脊髓膨出（又称脊髓裂）：神经基板暴露，没有硬脊膜覆盖（平板式）

影像学表现

- 脊膜膨出或脊髓脊膜膨出的囊+Chiari Ⅱ型（80%）
  - 脊膜膨出（无回声的囊，只有硬脊膜/脊膜）
  - 脊髓脊膜膨出（复杂囊性）
- 20% 的开放性脊柱裂没有囊
  - 脊髓是缺陷的一部分
  - 脑部的表现更严重
- 有皮肤覆盖的闭合性脊柱裂通常无 Chiari Ⅱ型表现
- 轴切面上背侧骨化中心向外张开

- 纵切面是确定缺损水平的最佳切面
  - 水平：腰椎＞骶椎＞胸椎＞颈椎

主要鉴别诊断

- 骶尾部畸胎瘤
- 孤立性脊柱侧凸/后凸

临床问题

- 预后取决于缺损的水平和严重程度
- 脊柱缺损在出生后 24h 内外科手术关闭
- 60%～80% 需要治疗脑积水（前 6 个月）
- 胎儿手术可作为一个选择
  - ↓脑室腹腔分流率和改善肢体功能
- 复发风险：服用高剂量叶酸，3%～4% 降至 1%

诊断要点

- 正常小脑延髓池的存在几乎排除了开放性脊柱裂的诊断
- 考虑 MR 检查寻找是否有其他脑部异常

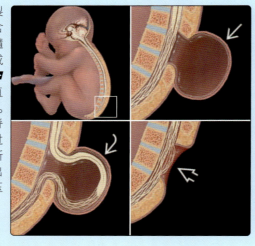
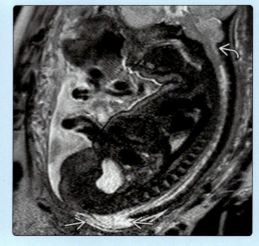

图 3-8 （左图）图示脊柱裂的分类。脊膜膨出➡仅含有脑脊液和硬脊膜，而脊髓脊膜膨出➡还含有神经成分。脊髓裂（脊髓膨出）➡没有囊，脊髓或神经根直接暴露在开放的皮肤表面。（右图）胎儿腰骶段脊髓脊膜膨出➡，小脑蚓部通过枕骨大孔疝出➡。几乎所有的开放性脊柱裂都会出现典型的 Chiari Ⅱ型后脑压迫表现。

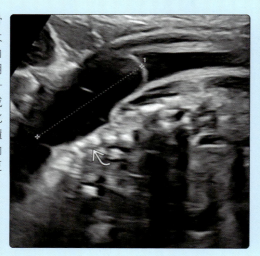
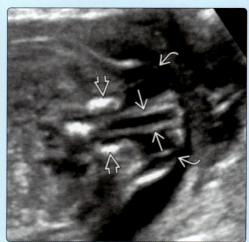

图 3-9 （左图）胎儿骶骨➡旁矢状切面可见一个大的脊膜膨出（游标）。囊内呈无回声（液体填充），无明显神经组织。（右图）另一胎儿腰椎轴切面显示神经成分➡通过张开的背侧骨化中心（椎弓）➡延伸至脊髓脊膜膨出囊内➡。有囊的脊柱裂比脊髓裂（无囊）更常见，也更容易诊断。

术语

同义词

- 显性脊柱裂:开放性脊柱裂

定义

- 椎骨缺损+神经内容物暴露
  - 开放性脊柱裂:无皮肤覆盖(90%)
  - 闭合性脊柱裂:有皮肤覆盖(10%)
- 开放性脊柱裂的亚型
  - 脊膜膨出:仅含有硬脊膜囊(会凸出)
  - 脊髓脊膜膨出:膨出的硬脊膜囊内有神经成分(会凸出)
  - 脊髓膨出(又名脊髓裂):神经基板暴露,无硬脊膜疝出(平板式)
- 受影响的程度取决于最低闭合水平

影像学表现

一般特征

- 最佳诊断线索
  - 脊髓脊膜膨出囊+Chiari Ⅱ型脑部表现
- 位置
  - 73%腰椎>17%骶椎>9%胸椎>1%颈椎

超声表现

- 椎骨表现
  - 轴切面上背侧骨化中心张开
    - V形椎骨
  - 纵切面是评估缺损水平的最佳切面
    - 冠状切面是寻找第12胸椎水平肋骨的最佳切面
    - 矢状切面显示S1椎体处略微成角
    - 确定缺损水平,超声优于MR
  - 如果有囊,矢状面是观察囊的最佳切面
- 80%有囊覆盖
  - 脊膜膨出(无回声的囊,仅含有硬脊膜/脊膜)
  - 脊髓脊膜膨出(复杂囊性)
    - 囊内包含脊膜+神经成分
- 20%无囊覆盖(脊髓裂/脊髓膨出)
  - 开放的脊髓是缺损的一部分
- **有皮肤覆盖的闭合性脊柱裂(通常没有 Chiari Ⅱ型畸形)**
  - 常见脂肪脊髓脊膜膨出和脂肪脊髓膨出
    - 脊柱缺损+椎管脂肪瘤+脊髓栓系
- 脑部表现
  - 99%开放性脊柱裂伴有 Chiari Ⅱ型畸形
    - 小脑延髓池消失(最常见表现)
    - 小脑受压(不同程度)
      □ 香蕉征:小脑围绕中脑弯曲
    - 通常有进行性脑室扩张
    - 额骨凹陷(柠檬头)是暂时性的
  - 缺损的类型不同,脑部表现的严重程度不同
    - 脊髓膨出更严重
- 常见相关异常(20%~30%)
  - 全部伴脊髓栓系
  - 胼胝体发育不全/发育不良
  - 缺损水平脊柱侧凸/后凸
  - 24%伴马蹄内翻足
- 在颈项透明层(NT)筛查时的发现

- 后颅窝受压表现
  - 颅内透明层(IT)↓+其他特征
- NT筛查时,脊柱缺损本身看不清楚
- 报道的检出率为52%~96%

MR 表现

- 识别与 Chiari Ⅱ型相关的其他脑部异常
- 通常能很好地显示脊髓栓系
- 在考虑胎儿手术时需要

影像学建议

- 最佳影像学方法
  - 解剖结构扫查可以发现几乎100%的开放性脊柱裂
  - Chiari Ⅱ型表现是最明显的,驱使进一步寻找
- 流程建议
  - 使用三维多平面成像来识别缺损的水平

鉴别诊断

骶尾部畸胎瘤

- 起源于尾椎的生殖细胞肿瘤
- 骶骨复杂的外生型肿块
  - 很少有单纯囊性
  - 向内部生长很常见
- 无相关 Chiari Ⅱ型畸形

孤立的脊柱侧凸/后凸

- 脊柱异常弯曲
- 通常来自前部椎体的异常
  - 半椎体、融合椎、蝴蝶椎及其他

病理

一般特征

- 病因
  - 神经褶不完全闭合(妊娠5~6周)
  - 微量营养素的作用
    - 血清叶酸↓与神经管缺陷(NTD)发生率↑有关
    - 维生素 B_{12}↓也可能↑NTD的风险
- 遗传学
  - <10%由于遗传综合征或非整倍体所致
    - 18三体,13三体,三倍体
    - 微小缺失和重复
    - 叶酸代谢遗传缺陷
      □ 亚甲基四氢叶酸还原酶(MTHFR),二氢叶酸还原酶(DHFR),其他
  - 如果是遗传因素,很少孤立表现

临床问题

表现

- 最常见的体征/症状
  - 解剖结构检查时发现
  - 中孕期母体血清甲胎蛋白(MSAFP)↑
    - 发现≥90%的开放性神经管缺陷(1%~3%假阳性率)
    - MSAFP在闭合性NTD中不会升高

人口统计资料

- 种族

脊柱裂平面及相关功能

平面	运动功能	感觉功能	预后	成人独立步行率
L1	髋关节屈曲	大腿前上	室内移动 膝关节 - 踝关节 - 足矫形器 用拐杖	需要装置
L2	髋关节内收	大腿前中	与 L1 相似	需要装置
L3	膝关节伸展	大腿下部 胫骨前	社区步行 踝关节 - 足矫形器 ± 拐杖	需要装置
L4	膝关节屈曲 踝关节背屈	内踝	社区步行 踝关节 - 足矫形器 不用拐杖	57%
L5	踝关节背屈	足背	与 L4 相似	91%
S1	踝关节跖屈	足底和两侧	社区步行 不用矫形器	93%

超声评估运动功能的准确性仅约 25%；约 20% 会表现比预期好至少 1 个椎体平面；约 50% 会表现比预期差至少 1 个椎体平面。

- ○ 美国的数据
  - 拉丁美洲人＞白种人＞黑种人＞亚洲人
- 流行病学
  - ○ 发病率因地理区域而异
    - 欧洲，中国，美洲为 0.5：1 000～1：1 000
    - 印度为 4：1 000
  - ○ 全世界每年有 15 万名婴儿

自然病史与预后

- 预后取决于缺损的平面和严重程度
- 无囊的（脊髓膨出）Chiari Ⅱ 型和脑室扩张更严重
  - ○ 脊髓脊膜膨出囊的形成可能对抑制后脑疝有保护作用
  - ○ 大而壁厚的囊，通常脑部表现没有那么严重
- 腰骶部缺损的神经病学预后
  - ○ 大多数孩子接受主流教育
  - ○ 平均认知能力达 70%
  - ○ 12% 明显认知障碍
  - ○ 80% 患儿智商（IQ）＞70
- 胃肠 / 泌尿生殖系统功能障碍
  - ○ ＞90% 患者需要某种形式的膀胱管理
  - ○ 50% 自述膀胱控尿 17 年
  - ○ 90% 有便秘或大便失禁
  - ○ 60%～80% 报道有性功能障碍

处理

- 选择有即刻神经外科处理的中心分娩
  - ○ 无明确证据表明剖宫产可改善预后
  - ○ 小 / 中度病变可经阴道分娩
  - ○ 避免所有含乳胶材料
    - 脊柱裂的婴儿罹患乳胶过敏的风险↑
- 脊柱缺损在出生后 24h 内外科手术关闭
  - ○ 覆盖暴露的脊髓，防止上行感染
  - ○ ± 松解脊髓
- 60%～80% 需要治疗脑积水（前 6 个月）
  - ○ 脑室 - 腹腔分流术，第三脑室造口术
  - ○ 高达 50% 的病例需要进行分流矫正

- 胎儿手术
  - ○ 采用子宫切开术或胎儿镜手术关闭
  - ○ 来自脊髓脊膜膨出治疗研究（MOMS）试验结果
    - 高达 1/3 后脑疝翻转
    - 脑室 - 腹腔分流率↓（82%～40%）
    - 43% 下肢功能改善（≥1 个椎体水平）
    - 30 个月时独立行走率↑（21%～42%）
    - 尿失禁无明显改善
  - ○ 胎儿手术并发症
    - 胎膜早破（46%）
    - 早产（38%）
    - 孕产妇围术期风险（罕见）
  - ○ 目前关于胎儿镜手术的数据较少
- 在随后的妊娠期补充高剂量叶酸，复发风险 3%～4%↓ 至 1%
  - ○ 怀孕前至少 3 个月和早孕期坚持服用叶酸 4mg/d

诊断要点

影像判读经验

- 正常小脑延髓池的存在几乎可以排除开放性脊柱裂的诊断
  - ○ 不能排除闭合性脊柱裂
- Chiari Ⅱ 型畸形通常比脊柱缺损更容易看到
- 尝试识别缺损的最高平面
  - ○ 三维超声有助于诊断
- MR 检查是否有其他脑部异常
- 所有患者都应接受遗传咨询

参考文献

1. Gotha L et al: Fetal spina bifida: what we tell the parents. Prenat Diagn. 40(12):1499-507, 2020
2. Wertaschnigg D et al: Cranial sonographic markers of fetal open spina bifida at 11 to 13 weeks of gestation. Prenat Diagn. 40(3):365-72, 2020
3. Sacco A et al: Fetal surgery for open spina bifida. Obstet Gynaecol. 21(4):271-82, 2019
4. Nagaraj UD et al: Myelomeningocele versus myelocele on fetal MR images: are there differences in brain findings? AJR Am J Roentgenol. 211(6):1376-80, 2018

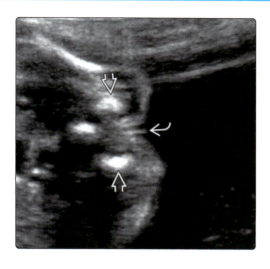

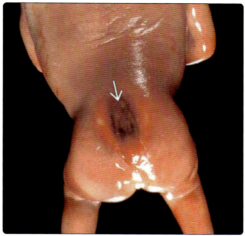

图 3-10 （左图）18 周胎儿，脊柱轴切面显示背侧分开的骨化中心➡，皮肤缺损伴线样回声➡从椎管延伸出。脊髓裂（无囊的开放性脊柱裂）时，脊髓本身是神经成分的一部分。（右图）脊髓裂的临床照片显示皮肤缺损，神经成分暴露➡，无囊覆盖。

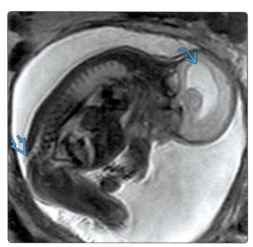

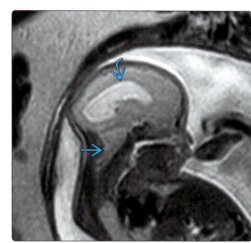

图 3-11 （左图）MR T2 矢状位显示一个肥胖患者，由于超声发现胎儿脑室扩张➡和明显的 Chiari Ⅱ型表现，怀疑脊柱裂。脊柱缺损➡相当小，在骶骨远端。Chiari Ⅱ型表现的严重程度与脊柱裂缺损的大小并不总是相关的，当没有硬脊膜覆盖（脊髓膨出）时，脑部表现通常更重，如本例。（右图）同一病例的脑部图像显示 Chiari Ⅱ型畸形，有明显的小脑疝➡和脑室扩张➡。

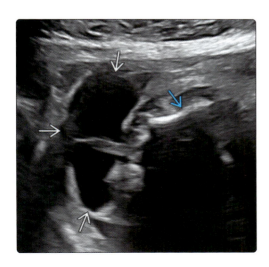

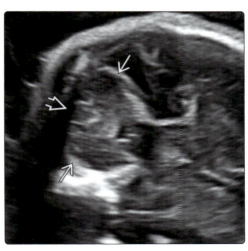

图 3-12 （左图）中等大小的骶骨脊髓脊膜膨出➡的胎儿，Chiari Ⅱ型的表现很轻。近场髂骨翼➡也可以看到。（右图）同一胎儿的后颅窝切面显示小脑两侧半球➡无明显压迫。但小脑延髓池很小➡，这一发现应引起对脊柱的仔细评估。如前所述，Chiari Ⅱ型畸形的严重程度不能预测脊柱裂的严重程度，反之亦然。

图 3-13 （左图）三维多平面和软组织渲染成像显示胸椎中段脊柱缺损➡️，有一个被压扁的囊➡️。表面渲染三维成像（右下）显示皮肤缺损➡️。胎儿的脑部有典型的 Chiari Ⅱ 型表现。（右图）剖宫产后的临床照片显示胸椎脊髓脊膜膨出囊。脊柱裂最常见的部位是腰椎，其次是骶椎。胸椎和颈椎较少见。

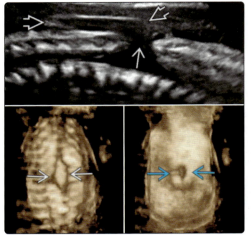
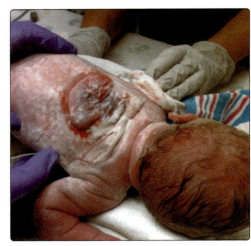

图 3-14 （左图）胎儿胸椎脊膜膨出➡️，矢状面三维成像有助于确定缺损的水平。第 12 肋➡️和 T12 椎体➡️、肩胛骨➡️均可显示。（右图）新生儿 MR 矢状位显示胸椎下段 T7~T8 水平缺损➡️。胸段脊柱裂比腰骶段缺损罕见。超声预测运动功能水平准确性只有 25%。与新生儿评估结果相比，通常超声预测误差在上下 1~2 个椎体水平。

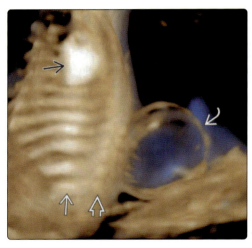
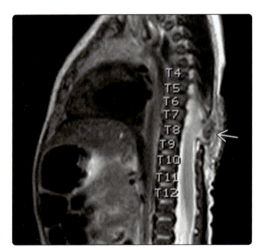

图 3-15 （左图）一个不典型病例的胎儿 MR 显示椎弓根➡️处脊膜膨出➡️，与椎管间没有液体相交通。在缺损水平有脊髓栓系➡️。Chiari Ⅱ 型脑部畸形也存在。（右图）同一病例，新生儿 MR 显示减压后的脊膜膨出囊➡️、腰椎中段局部缺损➡️和脊髓栓系➡️。脊柱裂时，脊髓栓系几乎都存在。

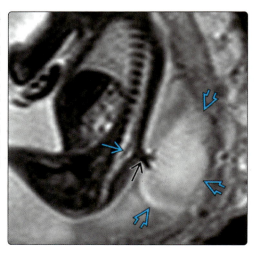
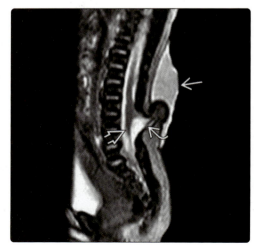

第三章 脊柱

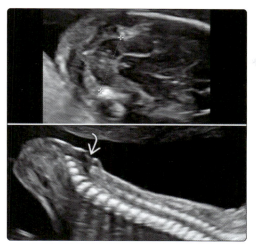

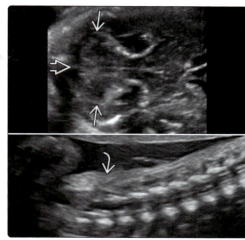

图 3-16 （左图）20 周胎儿后脑受压（游标测量香蕉状小脑），可见小的骶骨缺损 ➔。患者选择进行胎儿手术。（右图）胎儿手术后，32 周图像显示后颅窝解压，小脑延髓池内可见液体 ➔。一个正常的双叶形小脑 ➔，有皮肤覆盖的脊柱 ➔。胎儿手术已被证明可以改善 Chiari Ⅱ 型畸形的相关表现。

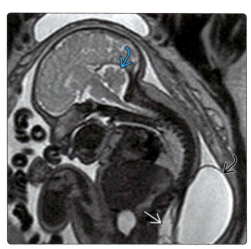

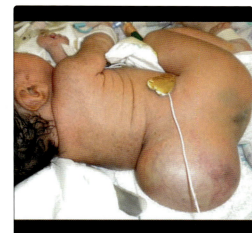

图 3-17 （左图）胎儿 MR 矢状位显示，一个巨大的脊柱包块 ➔ 延伸至椎管 ➔，后颅窝正常。小脑蚓部 ➔ 正常，无受压或疝出。缺乏 Chiari Ⅱ 型的表现，这与超声怀疑该病例为一个大的、有皮肤覆盖的脊柱裂（闭合性神经管缺陷）一致。（右图）分娩后的临床照片证实了有皮肤覆盖的脊柱缺损的诊断。

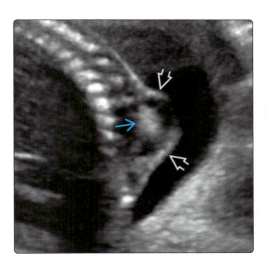

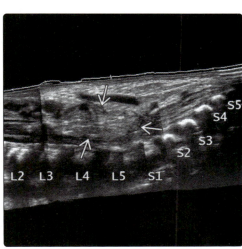

图 3-18 （左图）闭合性神经管缺陷，超声矢状切面显示皮肤 ➔ 延伸在缺损上方。母体血清甲胎蛋白（AFP）无升高，无 Chiari Ⅱ 型畸形。囊内肿物回声 ➔ 为脂肪瘤。（右图）新生儿脊柱超声检查显示脊髓脂肪瘤 ➔，伴有皮肤覆盖的脊柱缺损，与产前表现相似。脊髓脂肪瘤在闭合性和开放性神经管缺陷（脂肪脊膜膨出和脂肪脊髓脊膜膨出）、脊髓栓系中都可以看到。

第三章 脊 柱

要 点

影像学表现

- 早孕期
  - 头臀长比预期的短
  - 头部大，不成比例
  - 经阴道超声仔细扫查，评估脊柱
- 中枢神经系统
  - 颈部极度固定、后屈
  - 枕部脑膨出
  - 神经管闭合不全通常较广泛（脊柱裂）
  - 颈椎缺失或融合
  - 其他脑部异常常见
- 面部
  - 眼眶朝上，"观星者"样
  - 下颌皮肤与胸部相连
- 非中枢神经系统的异常常见

主要鉴别诊断

- 颈椎过伸

- 可能是暂时的
  - 随访可见过伸解除
- Klippel-Feil 综合征
  - 颈椎分节失败
  - 颈部通常不后屈
- 三倍体在早孕期和中孕早期可能有相似的表现
  - 双雌受精表型具有严重的不匀称生长受限，身体小，相对巨头

病理

- 相关异常高达 85%
- 缺损通常累及枕外隆突和枕骨大孔
- 开放性枕骨裂露脑畸形是最常见的类型
  - 有脑膨出
- 闭合性枕骨裂露脑畸形无脑膨出

临床问题

- 无法治疗；致死性畸形

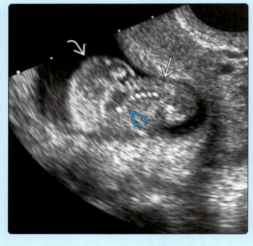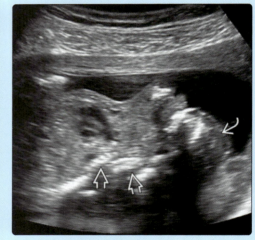

图 3-19　（左图）12 周胎儿经阴道超声显示短小的躯干➡、大的头部➡。胸椎上段和颈椎区域椎体显示异常➡。这些是早孕期枕骨裂露脑畸形的典型特征。（右图）中孕期胎儿枕骨裂露脑畸形，头部明显后仰。躯干上部较短，椎骨➡排列不连续，紊乱。颅骨缺失➡，伴脊柱裂。

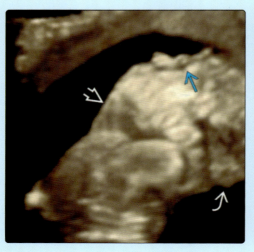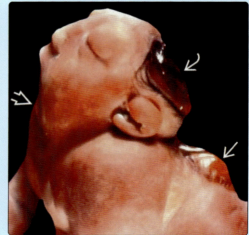

图 3-20　（左图）枕骨裂露脑畸形病例三维超声显示头部明显后仰，眼睛朝上➡，被称为"观星者"姿势。在颅骨底部（枕外隆突）➡有一个很大的开放性神经管缺陷，下巴与胸部相连➡。（右图）临床照片显示枕骨裂露脑畸形合并无脑畸形➡。颈部后屈，下巴与胸部相连➡。还有较大的胸椎缺损➡。

术语

同义词

- 曾被称为"观星者"畸形

影像学表现

一般特征

- 最佳诊断线索
  - 综合多种表现进行诊断
    - 颈部固定后屈
    - 枕部脑膨出
    - 神经管闭合不全，通常较广泛（脊柱裂）

超声表现

- **早孕期**
  - 头部后屈
  - 头部相对于身体显得较大
  - 由于椎体缺失，身体缩短
    - 头臀长（CRL）比预期短
- **颈椎**
  - 固定极度前凸（＞150°）
  - 较大的神经管缺陷，可延伸累及胸椎和腰椎（脊柱裂）
  - 短颈：椎骨缺失或融合
- **面部**
  - 眼眶朝上，"观星者"样
  - 面部轮廓扁平
    - 下颌皮肤与胸部相连
- 常合并的脑部异常：无脑儿、前脑无裂畸形、小头畸形、Dandy-Walker 畸形
- 常合并的身体畸形：脐膨出、膈疝、先天性心脏病、肾脏异常、单脐动脉、马蹄内翻足
- 常合并羊水过多

影像学建议

- 正中矢状切面是评估的最佳切面
  - 头部姿势
  - 头部与身体的相对大小

鉴别诊断

孤立的颈椎过伸

- 在整个检查过程中保持头部仰伸
- 未发现结构异常
  - 随访中过伸解除→正常结局
  - 持续存在
    - 73% 正常
    - 27% 分娩时未知的异常

Klippel-Feil 综合征

- 颈椎分节失败
- 颈部短，有蹼
- 颈部通常不后屈
- 无开放性神经管缺陷

Jarcho-Levin 综合征

- 肋骨和广泛的椎骨分节异常，与 *DLL3* 基因突变有关

- 胸廓小

三倍体

- 双雌受精表型具有严重的不匀称生长受限，身体小，相对巨头
- 在早孕期和中孕早期可能有相似的表现

孤立的开放性神经管缺陷

- 枕部脑膨出
- 颈部脊髓脊膜膨出

病理

一般特征

- 遗传学
  - 通常散发，个案报道有常染色体隐性遗传病例
  - 有非整倍体的报道
    - 13 三体，X 单体，18 三体
- 相关异常高达 85%
  - 几乎每一个器官系统都可能被累及

大体病理和解剖特征

- 缺损通常累及枕外隆突和枕骨大孔
- 开放性枕骨裂露脑畸形是最常见的类型：有脑膨出
- 闭合性枕骨裂露脑畸形：无相关脑膨出

临床问题

表现

- 早孕期：后屈，大头
- 中孕期：明显的神经管缺陷，神经管闭合不全
- 母体血清甲胎蛋白升高

人口统计资料

- 0.1：10 000～10：10 000 出生
- 男：女 =1：9

自然病史与预后

- 致死性畸形
- 再发风险 1%～4%

处理

- 固定后屈姿势可能导致难产
  - 考虑早期引产
  - 避免剖宫产
- 孕前都服用叶酸
  - 4mg/d 剂量可使所有开放性神经管缺陷的风险降低约 70%

诊断要点

影像判读经验

- 过伸可能是暂时性的表现，但应仔细评估是否有结构异常
  - 随访中过伸解除

参考文献

1. Pollazzon M et al: Complex cranio-vertebral malformation: disruption sequence or iniencephaly? Clin Dysmorphol. 27(3):105-8, 2018
2. Diaz Primera R et al: Iniencephaly apertus: prenatal autopsy by sonography and embryoscopy. J Ultrasound Med. 36(10):2188-9, 2017

第三章 脊 柱

要　点

术语

- 腰椎、骶椎及相应脊髓节段出现一系列畸形
  - 神经支配异常影响下肢、胃肠道和泌尿生殖道的发育

影像学表现

- 早孕期超声表现：头臀长（CRL）短
- 中孕期和晚孕期超声表现
  - 纵切面脊柱突然终止
    - 远端脊柱似乎被抹掉
  - 由于骶骨缺失，两侧髂骨翼接近或融合（盾牌征）
  - 下肢姿势固定、萎缩
    - 盘腿姿势，佛状
- 胃肠道和泌尿生殖道异常很常见，且往往很严重
- 24% 合并先天性心脏病
- MR 评估脊髓和圆锥位置最佳

主要鉴别诊断

- 脊髓脊膜膨出

- VACTERL 联合征
- 并腿畸形

临床问题

- 糖尿病母亲所生的婴儿中，1% 有尾部退化序列征（caudal regression sequence，CRS）
- CRS 患儿中，12%～22% 的母亲为糖尿病患者
- 临床结局取决于缺陷水平
  - 神经源性膀胱、运动和感觉障碍常见

诊断要点

- 注意轴平面检查髂骨翼水平脊柱骨化中心；矢状面从肋骨开始数
- 在早孕期 NT 结构检查时，注意是否有 CRS；可以采用经阴道超声
  - 应该特别注意所有患糖尿病的孕妇

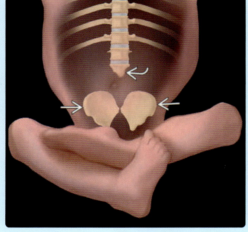
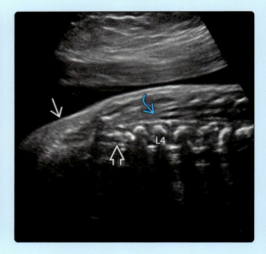

图 3-21　（左图）图示尾部退化序列征（CRS）的特征，包括脊柱的突然终止 ➚，骶骨缺失，以及髂骨翼向中线移位 ➜。骨盆缩短，下肢姿势异常（坐佛状）并萎缩。（右图）脊柱矢状面显示脊柱在腰骶椎交界处终止 ➜，这个位置下方无骶骨。皮肤是完整的 ➜，有脊髓栓系 ➚，圆锥末端异常低，位于 L4 水平。

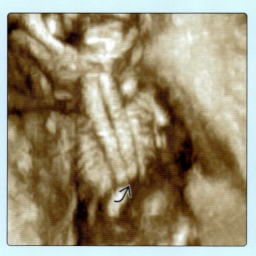
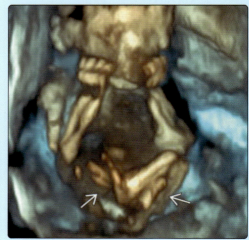

图 3-22　（左图）三维超声显示 20 周的胎儿脊柱于第 12 胸椎处突然终止 ➜。（右图）同一病例表面渲染成像显示，下肢呈典型的盘腿姿势 ➜。母亲是一个血糖控制很差的糖尿病患者，这是 CRS 一个很重要的危险因素。然而，还要认识到，只有 12%～22% 的病例母亲是糖尿病患者，因此，所有胎儿都必须仔细评估脊柱远端。

术语

缩写

- 尾部退化序列征(caudal regression sequence, CRS)

同义词

- 尾部发育不良序列征
- 骶骨发育不全
- 骶骨缺失伴前部脊膜膨出

定义

- 腰椎、骶椎及相应脊髓节段出现一系列畸形
  - 神经支配异常影响下肢、胃肠道和泌尿生殖道的发育

影像学表现

一般特征

- 最佳诊断线索
  - 骶骨缺失伴下肢萎缩可诊断

超声表现

- 早孕期表现
  - 头臀长(CRL)短
  - 脊柱下段突然成角或缺失
  - 颈项透明层(NT)增厚
- 中孕期和晚孕期表现
  - 脊柱突然终止
    - 远端脊柱似乎被抹掉
    - 矢状面观察最佳
  - 腹部轴切面未见脊柱
  - 两侧髂骨翼接近或融合
    - 盾牌征
    - 两侧股骨头间隙减小
  - 躯干短
  - 马蹄内翻足，下肢萎缩
  - 下肢挛缩，非典型姿势
    - 盘腿姿势，坐佛状
    - 髋关节屈曲、伸膝
  - 羊水量正常或增加
  - 胃肠道和泌尿生殖道异常很常见，且往往很严重
    - 胃肠道
      □ 胃肠道表现中肛门直肠闭锁最常见
      □ 十二指肠闭锁，肠旋转不良
    - 泌尿生殖系统
      □ 囊性肾发育不良
      □ 膀胱扩张，肾盂积水
      □ 阴茎阴囊转位，阴茎发育不良，尿道下裂
  - 先天性心脏病(CHD)(约24%)
  - 相关中枢神经系统(CNS)异常: Chiari Ⅱ型

MR 表现

- 评估脊髓的最佳方法
  - 圆锥的位置与预后相关

- 末端越高→预后越差
  - 典型特征是脊髓末端呈楔形或锥形伴高位终止
    - 锥形的背侧缘比腹侧长
- 可伴有其他的脊柱、脊髓异常
  - 脊髓脊膜膨出(35%～50%)
  - 脊髓囊状膨出(15%)
  - 脊髓栓系
  - 脊髓空洞症

影像学建议

- 流程建议
  - 对糖尿病母亲进行早孕期经阴道扫查
    - 尤其是围妊娠期血糖控制差的孕妇
    - 寻找脊柱下段区域是否轮廓异常
    - NT 增厚
  - 脊柱末端变细的胎儿有 CRS 风险
    - 可能在脊柱终止处变细，即使不在骶骨水平
    - 正常脊柱矢状面逐渐变细，直至胎儿臀部水平
  - 冠状切面显示肢骨；向下数腰椎显示有 5 个椎骨
  - 髂嵴水平轴切面显示骶骨
  - 骶骨骨化欠佳直至中孕中期
    - 小于 18 周胎儿不能完全排除
    - 病变较轻的，易漏诊
  - 胎儿超声心动图
    - 糖尿病孕妇应常规检查

鉴别诊断

脊髓脊膜膨出

- 脊柱后部骨化中心张开
- 寻找脊膜膨出囊
- 相关的脑部 Chiari Ⅱ型畸形
  - 小脑延髓池消矢，小脑受压(香蕉征)

VACTERL 联合征

- 合并异常：椎骨-肛门直肠、心脏、气管-食管瘘、肾脏、四肢
- 脊柱异常(融合椎、蝴蝶椎或半椎体)比缺失更多见
- 与母体糖尿病无关

并腿畸形

- 曾被认为是同一畸形谱；很可能与血管起源相关
- 下肢融合，单脐动脉
- 肾缺如/发育不全；羊水过少/无羊水

节段性脊柱发育不良

- 可能与 CRS 同一畸形谱
- 严重的驼背或脊柱后凸
- 发育不良水平的脊髓变细或难以辨认
  - 发育不良水平以下的脊髓增厚，低位

关节挛缩，运动不能序列征

- 挛缩可能导致腿部相似的表现

- 脊柱正常；常累及上肢
- 与母体糖尿病无关

病理

一般特征

- 遗传学
  - 散发；环境因素与遗传易感性相互作用
  - Currarino 综合征：*MNX1*（HLXB9）同源框基因变异；显性
    - 骶骨缺损（通常呈镰刀状），肛门闭锁，前部脊膜膨出
  - *CYP26A1*：维 A 酸代谢严重障碍变异型
    - 维 A 酸代谢异常与 CRS 动物模型密切相关
  - 可能影响 CRS 发展的基因
    - *ISL1*（泌尿系）和 *PTF1A*（胃肠畸形）
    - 与葡萄糖稳态和胰腺功能有关的基因：*SPTBN5*、*MORN1*、*ZNF330*、*CLTCL1*
  - 曾认为 CRS 与 22q11.2 重复综合征相关；通常在 VACTERL 的文中提到
- 胚胎学
  - 胚胎发育在第 4 周前受损；提出的病因学众多
    - 代谢（高血糖）
    - 毒素
      - 有机溶剂和药物暴露，包括米诺地尔、磺胺、维 A 酸、镉
    - 缺血、辐射、极端温度
  - 尾部隆起处次级神经胚形成中断/异常
    - 影响尾部中胚层结构（胃肠和泌尿生殖系统异常）

分期、分级与分类

- CRS1 型：圆锥终止于 L1 或以上水平
  - 椎体缺失较广泛
  - 胎儿期最常见的类型
- CRS 2 型：圆锥低位、脊髓栓系、脊髓增厚
  - 骶骨保留较好
  - 胎儿期诊断罕见；一般在儿童期诊断

大体病理和解剖特征

- 脊柱畸形范围
  - 骶骨异常，下肢正常
  - 骶骨缺失
  - 腰椎下段异常/缺失
    - 偶见累及胸椎
- 四肢
  - 髋关节/膝关节屈曲畸形，马蹄内翻足

临床问题

表现

- 最常见的体征/症状
  - 中孕期，脊柱末端不能显示
  - 下肢姿势异常并萎缩
- 其他体征/症状
  - 有可能在早孕期 NT 检查时发现

- 应特别注意孕前患糖尿病的母亲

人口统计资料

- 流行病学
  - 1/10 000；糖尿病母亲的婴儿 1/350
  - 患 CRS 的婴儿中 12%～22% 为糖尿病母亲所生
    - 血糖控制差被认为是致病因素
    - 然而，也有 CRS 病例没有母亲高血糖/糖尿病史
  - 糖尿病母亲所生的婴儿中，1% 患有 CRS

自然病史与预后

- 病情严重程度，取决于缺陷的水平
  - 轻度步态失调→完全下肢瘫痪和腿部远端萎缩
- 运动障碍＞感觉障碍
  - 运动障碍平面通常高于感觉障碍平面
- 几乎所有患者均有神经源性膀胱功能障碍
- 智力正常

处理

- 孕前母体糖尿病：围妊娠期严加控制
- 胎儿期诊断
  - 孕妇糖尿病检测；无胎儿期干预措施
- 预后和产后护理需进行专业产前咨询
  - 泌尿外科咨询
    - 骶骨异常所致膀胱功能障碍
    - 神经源性膀胱
    - 反流性肾病
    - 防止进行性肾脏发育不良
  - 整形外科
    - 脊柱不稳定
    - 髋关节脱位
    - 关节挛缩，马蹄内翻足
    - 维持正常的坐姿和站立，尽可能不要截肢

诊断要点

考虑

- 胎儿 MR 可以更好地显示脊髓、圆锥水平和相关异常
  - 给予更准确的产前咨询

影像判读经验

- 在轴切面髂骨翼水平检查脊柱骨化中心
- 糖尿病患者，尤其是围妊娠期血糖控制差者，应进行阴道内超声检查，以准确测定日期和早期结构评估
  - 如果日期准确，CRL 短应考虑 CRS 可能

参考文献

1. Warner T et al: Caudal regression syndrome-a review focusing on genetic associations. World Neurosurg. 138:461-7, 2020
2. Mottet N et al: How to explore fetal sacral agenesis without open dysraphism: key prenatal imaging and clinical implications. J Ultrasound Med. 37(7):1807-20, 2018
3. Yadav VK et al: Chilli sign: pathognomonic sign for ruling out sacral agenesis on foetal MRI. J Clin Diagn Res. 11(9):TJ01, 2017
4. González-Quintero VH et al: Sonographic diagnosis of caudal regression in the first trimester of pregnancy. J Ultrasound Med. 21(10):1175-8, 2002

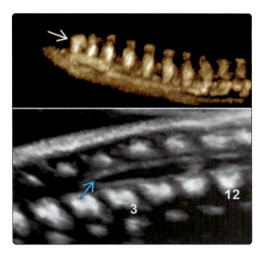

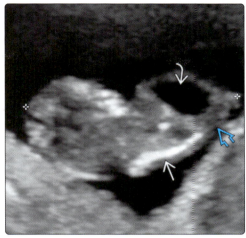

图 3-23 （左图）27 周 CRS 胎儿组合图像显示脊柱在 S1 ➡ 处突然终止，圆锥在 L3/L4 ➡ 处终止。产前超声可以识别圆锥，表现为周边有两条高回声线的暗三角形结构。（右图）CRS 可在早孕期发现。10 周时，头臀长（CRL）比预期小了 2 周。可以看到正在发育的胸椎 ➡，但其远端什么也没有 ➡（同时看到增大的膀胱 ➡）。这个病例后来被证实为 CRS。

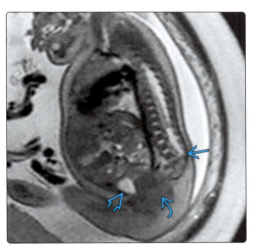

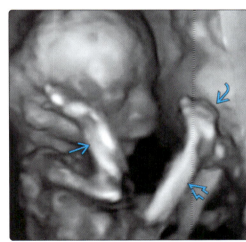

图 3-24 （左图）32 周 CRS 胎儿进行 MR 检查，以评估预后。脊柱在 L1/L2 水平 ➡ 突然中断。膀胱可见 ➡，但直肠区域 ➡ 无正常结构，家属需做好胎儿肛门直肠闭锁的准备。该病例生后已被证实。（右图）同一胎儿三维表面渲染成像显示髋关节屈曲、下肢伸直并萎缩。右侧上肢 ➡ 明显比腿部 ➡ 软组织多。同时注意右侧马蹄内翻足 ➡。

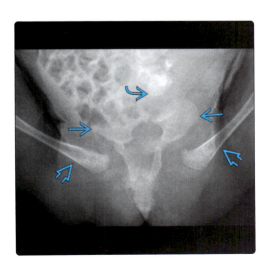

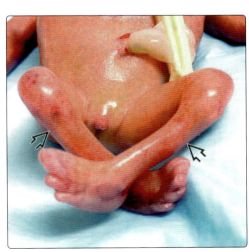

图 3-25 （左图）前后位骨盆 X 线片显示新生儿 CRS 的特征。骶骨发育不全导致两侧髂骨并置，呈盾牌样 ➡。股骨保持屈曲姿势 ➡，腰椎突然终止 ➡，典型的 CRS。（右图）临床照片显示小骨盆伴下肢肌肉萎缩 ➡，这是由于神经支配异常所致。双腿交叉呈经典的佛式。

要　点

术语

- 脊柱侧凸：脊柱向侧方异常成角
- 脊柱后凸：脊柱向前方异常成角

影像学表现

- 纵切面观察最佳
  - 冠状切面观察脊柱侧凸
  - 矢状切面观察脊柱后凸
- 融合异常：半椎体（最常见）、蝴蝶椎或阻滞椎
- 多发椎骨畸形形成"杂乱"的脊柱
- 三维超声骨骼渲染成像是显示椎骨畸形水平和程度的最佳方法
- 肋骨异常（缺失，畸形，融合，颈肋）常见，但易漏诊
  - 颈肋与非整倍体、遗传综合征和不良预后有较高的相关性
- 注意位置性弯曲
  - 无骨性缺失，检查过程中会改变
- 常见的相关异常

- 脊柱裂（评估脑部有无 Chiari 畸形）
- VACTERL 联合征的一个或多个表现
- 脊髓异常：脊髓栓系、瘘管

主要鉴别诊断

- 尾部退化序列征
- 关节挛缩症

临床问题

- 糖尿病母亲的婴儿中更常见
- 1/3 的病例产前漏诊
- 孤立存在不增加非整倍体的风险
- 20%~30% 伴椎管内异常
- 产后评估首选 X 线检查
- 孤立性脊柱侧凸的进展（诊断时＞10°）
  - 25% 侧凸不进展
  - 50% 缓慢进展
  - 25% 快速进展

图 3-26 （左图）脊柱冠状面（上）显示正常的腰椎椎体 ➡ 和椎弓 ➡，胸椎下段脊柱侧凸 ➡。还有一根异常的肋骨 ➡。倾斜平面（下）显示 T10 ➡ 半椎体，造成脊柱侧凸。（右图）产前超声和产后三维骨骼 CT 组合图像显示相对正常的腰椎 ➡ 和"杂乱"的胸椎 ➡。CT 不仅能显示明显的椎骨融合异常，还能显示肋骨缺失和融合 ➡。

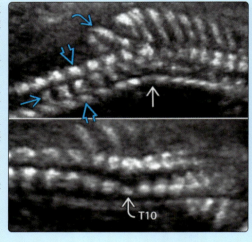
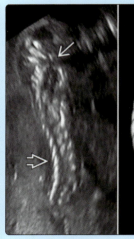
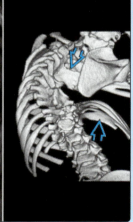

图 3-27 （左图）胎儿三维超声和出生后 X 线组合图像显示多处椎骨融合缺陷。产前发现一处阻滞椎 ➡，产后 X 线证实 ➡。另外两处融合缺陷同时合并半椎体 ➡，形成楔形椎。超声产前未发现。如果怀疑有椎骨异常，应在出生后进行 X 线检查，因为通常还会合并其他异常。（右图）胎儿腰椎后凸 ➡，伴有开放性神经管缺陷。合并相关异常很常见。

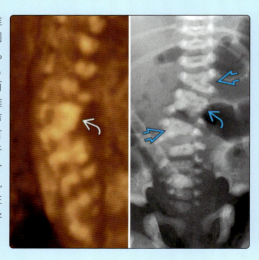
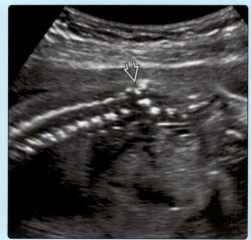

术语

定义

- 椎体异常导致脊柱姿势异常
  - 脊柱侧凸：脊柱向侧方异常成角
  - 脊柱后凸：脊柱向前方异常成角

影像学表现

超声表现

- 纵切面观察最佳
  - 冠状切面观察脊柱侧凸
  - 矢状切面观察脊柱后凸
- 异常类型
  - 半椎体（最常见）
    - 只有 1/2 的椎体发育
    - 三角形的骨头充当楔块
  - 蝴蝶椎
    - 中部未融合
    - "平衡"，所以脊柱侧弯的程度＜半椎体
  - 阻滞椎
    - ≥1 个椎体融合
    - 椎体或后部结构，或两者都有
    - 半椎体可能融合
    - 矩形的大椎骨
  - 多个水平异常提示较严重的畸形
    - 多发椎骨畸形（"杂乱"的脊柱）
  - 没有脊柱侧凸的椎骨异常
    - 可能会随时间进展；需要随访
- 60%~80% 伴发相关异常
  - 肋骨畸形常见（缺失，畸形，融合，颈肋），但易漏诊
    - 颈肋常见于染色体和基因异常；和不良预后有较高的相关性
  - VACTERL 联合征的 1 个或多个表现（椎骨异常、肛门闭锁、心血管异常、气管食管瘘、食管闭锁、肾脏异常、肢体异常）
  - 脊柱裂是先天性脊柱侧凸最常见的原因
  - 脊髓畸形：脊髓栓系、瘘管

影像学建议

- 注意位置性弯曲
  - 无骨性缺失，检查过程中会改变
  - 通常见于晚孕期
- 持续脊柱侧凸/后凸应仔细检查是否有椎骨异常
  - 超声三维骨骼渲染成像是显示椎骨畸形水平和程度的最佳方法

鉴别诊断

尾部退化序列征

- 骶骨缺失，伴不同程度的腰椎缺失
- 下段椎体畸形可能

关节挛缩症

- 先天性多发性关节挛缩
  - 肢体受累较脊柱更多

- 通常无骨性异常

病理

一般特征

- 遗传学
  - 孤立存在不增加非整倍体的风险
  - 非孤立存在可见于非整倍体和 9q33.1q34.11 缺失
- 相关异常
  - Alagille 综合征：椎骨（蝴蝶椎最常见）、肝脏、心脏和眼睛异常
  - Klippel-Feil 综合征：≥2 个颈椎融合，Sprengel 畸形（高肩胛骨），肩胛脊椎骨，耳，泌尿生殖系统和心脏异常
  - 脊椎肋骨发育不全，包括 Jarcho-Levin：脊柱、肋骨异常，胸廓发育不良和呼吸障碍

临床问题

表现

- 最常见的体征/症状
  - 常规检查时发现孤立性脊柱侧凸
  - 先天性脊柱侧凸+多发其他异常
- 1/3 的病例产前漏诊
- 在糖尿病母亲的婴儿中更常见

自然病史与预后

- 预后取决于是否存在其他异常
- 胸廓发育不良综合征
  - 肋骨异常+半侧胸廓凹陷
- 20%~30% 伴有椎管内异常
  - 通常仅在产后 MR 检查时诊断
- 孤立性脊柱侧凸的进展：若诊断时侧凸＞10°
  - 25% 侧凸不进展
  - 50% 缓慢进展
  - 25% 快速进展

处理

- 产后评估首选 X 线检查
- 更复杂的异常可能需要三维 CT 或 MR（评估脊髓最佳）
- 如果是孤立存在，且不严重，可以观察
- 明显的或进展性弯曲可行矫正手术
  - 脊柱融合 ± 椎体切除术
- 胸廓发育不良可行胸廓成形术

诊断要点

影像判读经验

- 检查是否有开放性神经管缺陷
  - 位于曲线顶点处的脊柱缺陷
- 检查是否有其他异常：VACTERL 联合征，尤其心脏异常，很常见

参考文献

1. Lemire GT et al: Retrospective analysis of fetal vertebral defects: associated anomalies, etiologies. and outcome. Am J Med Genet A. 182(4):664-72, 2020
2. Schut PC et al: Cervical ribs and other abnormalities of the vertebral pattern in children with esophageal atresia and anorectal malformations. Pediatr Res. 87(4):773-8, 2020

第三章 脊柱

术语

- 脊髓圆锥（conus medullaris，CM）低位
  - 常伴相关脊柱异常
  - 孤立存在的病例，终丝增粗、变短

影像学表现

- ＞14 周的胎儿＞90% 可以看到 CM
- 不同孕周 CM 位置不同
  - 18 周后不应低于 L3～L4
  - 19～24 周：CM 位于 L2～L3 之间
  - 24～足月：CM 逐渐相对上升，足月时位于 L2～L3 以上
- 确定圆锥水平纵切面最佳
  - 识别 T12 或 S1，计数各腰椎水平
- 相关异常
  - 神经管缺陷（开放性或闭合性）
  - VACTERL 联合征
  - 先天性脊柱侧凸和后凸

主要鉴别诊断

- 终丝囊肿（超声图像易误认为 CM 低位）
- 终室（扩张的 CM 中央管）

病理

- 增粗、纤维化的终丝
- 相关的纤维瘤/脂肪瘤
- 相关的脊柱异常

临床问题

- 体格检查见中线部位皮肤痕迹
  - 痣、脂肪瘤、簇状毛发、血管瘤、皮窦
- 儿童通常出现尿失禁
- 成人通常表现为疼痛、步态痉挛、无力、肌肉萎缩
- 脊髓长期固定紧张，可能导致严重的、永久性的损伤
- 治疗：切除栓系物→稳定神经功能

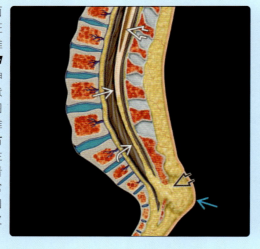
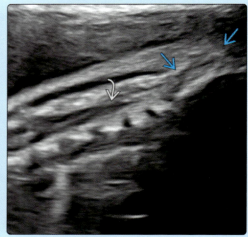

图 3-28 （左图）矢状切面绘图显示脊髓栓系综合征（TCS），脊髓圆锥位于 L4 椎体水平➡。终丝脂肪瘤➡通过脊柱低位缺损➡延伸至背部皮肤➡。同时注意相关的脊髓水肿➡。绘图阐明了典型 TCS 相关的椎体缺损、脂肪瘤和瘘管。（右图）这个胎儿有很小的脊柱缺损，有皮肤覆盖。可以看到三角形脊髓圆锥➡异常低，位于骶骨水平。脂肪回声➡从脊髓圆锥延伸至皮肤。没有 Chiari Ⅱ型表现。

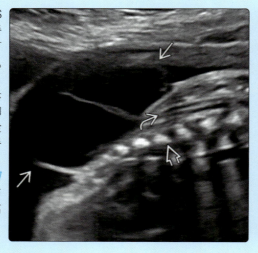
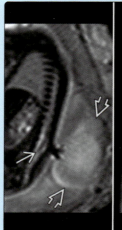
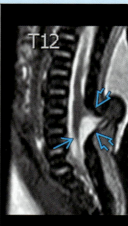

图 3-29 （左图）这例 TCS 胎儿有一个较大的脊髓脊膜膨出囊➡。脊髓圆锥可见➡，位于 S1 水平➡。（右图）另一例脊柱裂胎儿，胎儿 MR 矢状位成像显示一个带蒂的脊膜膨出➡和终止于腰椎下段的脊髓栓系➡。产后影像学证实脊髓栓系，位于 L5 水平➡，还有一个小的骨性缺损➡伴有脊膜膨出囊。TCS 与椎体缺陷，尤其是脊柱裂高度相关。

术语

缩写

- 脊髓栓系综合征（tethered spinal cord syndrome，TCS）

定义

- 脊髓圆锥（CM）低位
  - 孤立存在的病例，终丝增粗、变短
  - 胎儿常伴有相关脊柱异常

影像学表现

一般特征

- 最佳诊断线索
  - 对于胎龄，CM 低位
    - ± 相关的背部肿物 / 异常

影像学建议

- 最佳影像学方法
  - 高分辨率探头，胎儿近场俯卧位
  - ＞14 周胎儿＞90% 可以看到 CM

超声表现

- 因为脊柱比脊髓生长得快，所以不同孕周，脊髓圆锥位置不同
  - 13～18 周：CM 位于 L4 椎体水平
  - 19～24 周：CM 位于 L2～L3 之间
  - 24～足月：逐渐相对上升
    - 足月时位于 L2～L3 以上
  - 18 周后若 CM 低于 L3～L4，诊断 TCS
- 确定 CM 水平
  - 纵切面最佳
  - 识别第 12 根肋骨（T12），再向下数
  - 识别 S1，然后向上数
    - 矢状面 S1 与 L5 呈角度
    - 冠状面 S1 位于髂嵴水平
  - 三维超声有助于识别椎体水平
- 或者，可以测量 CM 到最后一个椎体距离，并与发布的标准数据进行比较
- 神经管缺陷与 TCS 高度相关
  - 开放性脊柱裂（几乎 100% 伴有 TCS）
    - 寻找脑部是否有 Chiari Ⅱ 型表现
  - 闭合性脊柱裂或硬膜内病变（高度相关）
    - 相关的脂肪瘤（软组织，终丝，硬膜内）
    - 纤维粘连和瘢痕
    - 终丝增粗、变短
  - 胎儿脊柱手术往往不能“治愈”TCS，10%～15% 可能有手术并发症
- 其他相关异常
  - 先天性脊柱侧凸和后凸
  - VACTERL 联合征（39% 伴有 TCS）
  - 肛门闭锁（8% 伴有 TCS）

MR 表现

- 更容易显示相关的终丝增粗、脂肪瘤或粘连

鉴别诊断

圆锥正常变异

- 终丝囊肿（超声图像易误认为 CM 低位）
- 终室
  - 脊髓圆锥中央管扩张，不伴 TCS
- 脊髓圆锥低于 L3，但正常
  - 需要产后监测

病理

一般特征

- 相关异常
  - 脊柱异常多见
  - 不合并其他异常的孤立性病例可能有很小的皮肤痕迹（宫内诊断罕见）

大体病理和解剖特征

- 增粗、纤维化的终丝（55%）
- 相关的纤维瘤 / 脂肪瘤（23%）

临床问题

表现

- 最常见的体征 / 症状
  - 产前检查相关的脊柱异常
    - TCS 不影响开放性神经管缺陷胎儿的预后
  - 中线皮肤痕迹
    - 痣、脂肪瘤、簇状毛发、血管瘤或皮窦（胎儿期很难看到）
- 其他体征 / 症状
  - 尿动力学障碍：表现为出生后滴尿
  - 下肢畸形：马蹄内翻足、下肢不等长、肌肉萎缩

自然病史与预后

- 孤立 TCS 可出现在儿童或成人
  - 儿童常表现为尿失禁
  - 成人常表现为疼痛、步态痉挛、无力、肌肉萎缩
- 脊髓长期固定紧张，可能导致严重的、永久性的损伤

处理

- 产前诊断对于家庭咨询和早期治疗很重要
  - 早期手术可改善预后
- 切除栓系物→稳定神经功能

诊断要点

考虑

- TCS 见于有背部包块的胎儿（可能很微小）
- TCS 见于所有开放性或闭合性脊柱裂
  - 缺损的水平比 TCS 更能指示功能

参考文献

1. Dewan MC et al: Fetal surgery for spina bifida. J Neurosurg Pediatr. 24(2):105-14, 2019
2. He SZ et al: Prenatal ultrasound evaluation of the position of conus medullaris for the diagnosis of tethered cord syndrome. Ultrasound Q. 32(4):356-60, 2016
3. Tu A et al: Occult tethered cord syndrome: a review. Childs Nerv Syst. 29(9):1635-40, 2013
4. Blondiaux E et al: Prenatal US evaluation of the spinal cord using high-frequency linear transducers. Pediatr Radiol. 41(3):374-83, 2011

第三章　脊　柱

要　点

术语

- 脊柱裂的罕见类型
- 矢状方向的椎管骨刺,将脊髓分裂成两半

影像学表现

- 椎骨的声影遮挡,超声诊断困难
  - 轴平面观察骨刺最佳(椎管后部强回声灶)
  - 冠状面显示椎管增宽
  - 矢状面最适合评估相关椎体异常
- 相关中枢神经系统异常
  - 脊柱侧凸(80%)
  - 脊髓栓系(75%)
  - 脊髓裂、脊髓脊膜膨出、脂肪脊膜膨出(15%~25%)
- MR 观察脊髓优于超声
  - 评估终丝(脊髓栓系、纤维脂肪瘤)
  - 两半脊髓可在裂开处的上方和下方融合

主要鉴别诊断

- 重复脊髓(双干脊髓)

临床问题

- 占先天性脊柱侧凸的 5%
- 临床症状与脊髓栓系的程度相关
  - 足部畸形(50%)
  - 泌尿功能障碍
- 不伴其他脊柱异常预后良好
- 治疗:脊髓栓系松解、骨刺切除、硬膜修复
  - 减缓症状进展

诊断要点

- 当有椎骨异常时,评估脊髓
- 考虑 MR 进一步评估

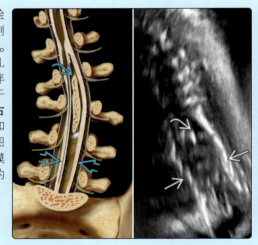
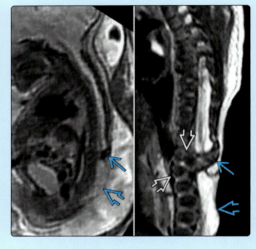

图 3-30 (左图)冠状面绘图显示腰椎侧弯,有一骨刺 将脊髓分裂为两半 。右侧,冠状面成像显示胎儿腰椎后部结构张开 ,伴脊髓脊膜膨出。注意位于缺损上端的骨刺 。(右图)同一病例,胎儿(左)和出生后(右)矢状位 MR 图像显示骨刺 和脊髓脊膜膨出 。注意同一水平的异常椎体 。

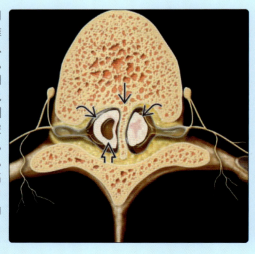
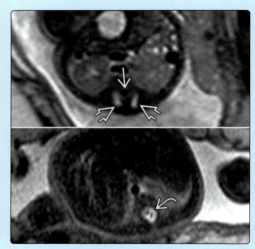

图 3-31 (左图)轴向绘图显示一个骨刺 将中央椎管分隔开,典型的脊髓纵裂。脊髓分裂为两半 。右半脊髓同时有脊髓空洞积水症 ,这种现象可见于 50% 病例的一侧或两侧脊髓。除非很严重,脊髓空洞积水症超声可能看不见。(右图)2 例脊髓纵裂病例。上图,有一个骨刺 分隔两个椎管 。下图,在中央椎管内可见明显两半的脊髓 。

术语

缩写

- 脊髓纵裂畸形（split cord malformation，SCM）

定义

- 矢状方向的椎管骨刺，将脊髓分裂成两半
  - 脊柱裂的罕见类型

影像学表现

一般特征

- 最佳诊断线索
  - 在 1 个中央椎管中，脊髓完全或不完全矢状分为 2 半
  - 轴平面椎管后部有额外的回声灶
- 位置
  - 85% 胸腰段裂开（T9～S1）
    - 单个或多个水平裂开

超声表现

- 当孤立存在并位于椎骨的声影后方时，诊断困难
  - 轴平面观察骨刺最佳
    - 椎管后部强回声
    - 位于脊柱椎弓板之间
      - □ 可为骨性或纤维骨性裂隙/骨刺
      - □ 节段间椎骨融合很常见
    - 强回声裂隙分隔中央椎管
  - 冠状面：椎管增宽
    - 评估相关脊柱侧凸
  - 矢状面：评估相关椎体异常
    - 蝴蝶椎、阻滞椎、半椎体
  - 覆盖皮肤完好
- 相关中枢神经系统异常
  - 脊柱侧凸（80%）
  - 脊髓栓系（75%）
  - 一半或两半脊髓发生脊髓空洞积水症（50%）
  - 脊髓裂、脊髓脊膜膨出、脂肪脊膜膨出（15%～25%）
  - Chiari Ⅱ型（15%～20%）
  - 个案报道合并椎管内畸胎瘤
- 相关内脏异常
  - 马蹄肾、异位肾
  - 子宫卵巢畸形
  - 直肠畸形

MR 表现

- 能更好的评估脊髓
  - 两半脊髓可在裂开处的上方和下方融合
  - 评估终丝（脊髓栓系、纤维脂肪瘤）
- 评估相关脊柱或中枢神经系统异常很有用

鉴别诊断

重复脊髓（双干脊髓）

- 2 条完整的脊髓，每条都有 2 个前角、2 个后角，以及各神经根

病理

分期、分级与分类

- Pang 1 型 SCM
  - 硬膜囊分裂；蛛网膜腔包绕各半侧脊髓
  - 骨性或纤维骨性骨刺
  - 更易出现症状
- Pang 2 型 SCM
  - 单一硬膜囊和蛛网膜腔
  - 无骨性骨刺；± 粘连纤维带栓系脊髓
  - 症状罕见，除非脊髓栓系或脊髓积水

大体病理和解剖特征

- 对称的：每半脊髓包含 1 个中央管，1 个后角/根，1 个前角/根，有软脊膜包绕
- 不对称的：前、后半脊髓不同比例分裂
- 终丝纤维脂肪瘤在所有类型中都很常见

临床问题

表现

- 最常见的体征/症状
  - 通常合并脊柱缺损
    - 占先天性脊柱侧凸的 5%

自然病史与预后

- 症状与脊髓栓系的程度相关
  - 足部畸形（50%）
  - 泌尿功能障碍
- 不伴其他脊柱异常预后良好
- 分裂会抑制正常的运动功能

处理

- 脊髓栓系松解，骨刺切除和硬膜修复→减缓症状进展
- 建议在功能恶化前进行手术

诊断要点

影像判读经验

- 当有椎骨异常时，评估脊髓
- 考虑 MR 进一步评估

参考文献

1. Vissarionov SV et al: Diagnosis and treatment of diastematomyelia in children: a perspective cohort study. Spinal Cord Ser Cases. 4:109, 2018
2. Wei Q et al: The value of prenatal ultrasonographic diagnosis of diastematomyelia. J Ultrasound Med. 36(6):1129-36, 2017
3. Bixenmann BJ et al: Prenatal and postnatal evaluation for syringomyelia in patients with spinal dysraphism. J Neurosurg Pediatr. 14(3):316-21, 2014
4. Lituania M et al: First trimester diagnosis of cervico-thoracic diastematomyelia and diplomyelia using three-dimensional ultrasound. Childs Nerv Syst. 31(12):2245-8, 2015
5. Gavriliu S et al: Diastematomyelia in congenital scoliosis: a report of two cases. Eur Spine J. 23 Suppl 2:262-6, 2014
6. Guo A et al: Fetal syringomyelia. Acta Neuropathol Commun. 2:91, 2014
7. Cheng B et al: Diastematomyelia: a retrospective review of 138 patients. J Bone Joint Surg Br. 94(3):365-72, 2012
8. Li SL et al: Prenatal diagnosis of diastematomyelia: a case report and review of the literature. J Clin Ultrasound. 40(5):301-5, 2012
9. Passoglou V et al: Diastematomyelia: pre- and postnatal multimodal diagnostic approach. JBR-BTR. 94(6):333-5, 2011

第三章　脊　柱

253

要　点

影像学表现

- 外生型混合囊/实性肿块，从骶骨开始延伸
  - 单纯囊性占15%
- 大小不等，但通常较大，有快速生长的可能
- 实性肿瘤可能有明显的动静脉分流
  - 彩色多普勒评估血供状况很必要
- MR评估腹腔内肿瘤范围及对周围器官的影响优于超声
  - 经常用于评估是否累及椎管
- 11%~38%合并相关畸形，主要继发于局部肿瘤生长的占位效应
- 水肿和羊水过多是常见的并发症
- 瘤体内出血常见于较大的实性肿瘤
  - 提示预后非常差
- 每1~3周检查一次，具体根据大小、血供状况等

- 评估发生心血管损害或内出血的迹象

临床问题

- 对胎儿生存而言，实性成分的量和动静脉分流的程度远比肿瘤分型重要
  - 大的、实性、多血管的肿瘤有很高的发病率和死亡率
- 如果有心血管损害的迹象，考虑提早分娩
- 可能需要治疗性羊水减量以缓解羊水过多的症状
- 胎儿预后明显比新生儿差
  - 胎儿期诊断：30%~50%死亡率
  - 水肿几乎普遍致命
  - 囊性肿瘤预后较好
- 母体并发症包括子痫前期、镜像综合征和HELLP综合征
- 约20%出现长期功能障碍
  - 肛门直肠和泌尿功能障碍，下肢运动障碍

第三章　脊　柱

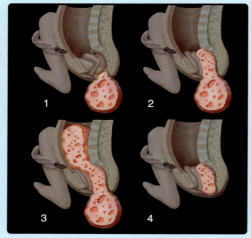
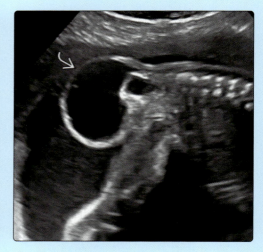

图3-32　（左图）绘图显示骶尾部畸胎瘤（SCGT）的手术分型。1型瘤体主要位于体外，骶骨前部分很少；2型瘤体向骶骨前间隙延伸；3型瘤体向上延伸至腹部；4型瘤体完全位于体内。（右图）18周胎儿，脊柱末端矢状面超声扫查，显示一个以囊性为主的SCGT➡。这个病例在产前整个妊娠期保持稳定，产前也无并发症。囊性SCGT一般预后良好。

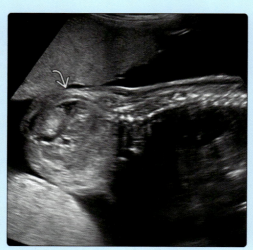
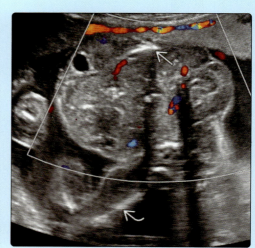

图3-33　（左图）作为对比，这是一个大小相似的实性SCGT病例➡，胎儿19.5周。（右图）在4周内，肿瘤增长显著（可与下肢对比➡）。此肿块具有畸胎瘤几个典型的特征，包括内部血管增生和钙化➡。实性肿瘤可生长迅速，预后较差。该胎儿在26周时出现水肿和宫内死亡（IUFD）。

术语

缩写

- 骶尾部畸胎瘤（sacrococcygeal teratoma，SCGT）

定义

- 来源于三个胚层的肿瘤
- 70%～80% 的畸胎瘤位于骶尾部

影像学表现

一般特征

- 最佳诊断线索
  - 自骶骨开始延伸的外生型，混合囊/实性肿块
- 大小
  - 大小不等，但通常较大
  - 大小并不是影响预后的独立因素
    - 实性成分的量，更为重要
  - 具有快速生长的可能

超声表现

- 灰阶超声
  - 不均质、混合囊/实性肿块
    - 单纯囊性占 15%
    - 可能有钙化
  - 通常延伸至骨盆或腹部
    - 这对于肿瘤分型和手术计划很重要
  - 水肿提示预后很差
  - 胎盘肿大也提示高输出衰竭
  - 常见羊水过多
  - 羊水过少很少发生
    - 继发于骨盆内肿块阻塞尿路
  - 短期内可能快速增长
  - 瘤内出血
    - 常见于大的实性肿瘤
    - 预后很差的征象
  - 大的肿瘤可能会出现包膜破裂
  - 11%～38% 伴有相关畸形；主要是局部效应，继发于肿瘤占位效应
    - 肾积水，肾发育不良
    - 下尿路梗阻
    - 阴道积水，隐睾
    - 肛门直肠畸形
    - 髋关节脱位，马蹄内翻足
- 彩色多普勒
  - 彩色多普勒评估血供很重要
  - 实性肿瘤可能有明显的动静脉分流
    - 有水肿的风险
    - 剪切力会导致红细胞破坏和胎儿贫血

MR 表现

- 可以更好的评估肿瘤腹内部分及对其他器官的影响
  - 更准确的分型和制订出生后治疗方案
  - 更准确的诊断瘤为出血
  - 常用于评估是否累及椎管

影像学建议

- 评估即将发生心血管损害的迹象
  - 肿瘤生长
  - 羊水指数
  - 胎盘的厚度
  - 心胸比（正常约 50%）
  - 高输出状态的早期征象
    - 下腔静脉直径＞1cm
    - 降主动脉流速增加（＞120cm/s）
    - 联合心室输出量增加（＞500ml/kg/min）
- 大的实性肿瘤有发生水肿的风险
  - 每 1～3 周检查一次，具体根据肿瘤大小、血供、成分等
- 计算肿瘤体积/胎儿体重比（fetal weight ratio，TFR）
  - 肿瘤体积：肿瘤长×宽×高×0.523
  - 除以胎儿估测体重
  - 24 周前，TFR＞0.095 预测胎儿预后不良，TFR＞0.12 预测母体手术风险增加

鉴别诊断

脊髓脊膜膨出

- 囊内包含脊膜+神经成分
- 背部骨化中心张开
- 大多数病例囊向后方延伸
- 前方脊髓脊膜膨出可能很难与 SCGT 鉴别
  - 通常看脑部是否有 Chiari Ⅱ 型表现
- 注意：脊髓脊膜膨出和 SCGT 可能同时发生

末端脊髓囊状膨出

- 闭合性脊柱裂，有皮肤覆盖的、大的背部肿块
- 水肿、低位、栓系的脊髓横穿背侧脊膜膨出，终止于扩张的末端囊肿（脊髓囊状膨出）
- 常伴有肛门直肠和内脏异常

其他实性肿瘤

- 有肉瘤的个案报道
- 一般为盆腔内，无体外部分
- 都非常罕见

病理

一般特征

- 病因
  - 胚胎学
    - 在妊娠 4～6 周，原始生殖细胞从卵黄囊迁移到生殖嵴，然后合或原始性索，形成性腺
    - 未合并的细胞通常消失
    - 未合并的多能细胞持续分裂，导致畸胎瘤

- 遗传学
  - 大多数散发
  - 家族性 SCGT 罕见,被认为是常染色体显性遗传,涉及染色体 7q36 区域的 *MNX1*(HLXB9)

分期、分级与分类

- 美国小儿外科学会
  - 1 型:瘤体主要位于体外,骶骨前部分很少
  - 2 型:位于体外和体内,延伸至骶骨前间隙
  - 3 型:位于体外和体内,延伸至腹部
  - 4 型:完全位于体内,无体外部分
    - 最可能发生恶变(出生后)
    - 实性肿瘤比囊性肿瘤更容易发生恶变
  - 肿瘤分型对于胎儿预后并不那么重要
    - 实性成分的量和动静脉分流的程度对胎儿生存更重要

临床问题

表现

- 最常见的体征/症状
  - 在早孕后期发现,但通常在中孕期有明显包块时才诊断
  - 大小>孕周
    - 羊水过多和大包块
  - 分娩时表现
    - 6%~13% 难产
    - 肿瘤撕裂
    - 胎儿失血

人口统计资料

- 流行病学
  - 最常见的新生儿肿瘤
  - 活产 1:40 000~1:35 000
    - 胎儿宫内死亡和终止妊娠的发生率较高
  - 男:女 =1:4
  - 恶变(男>女)

自然病史与预后

- 产前未诊断对胎儿和母亲有潜在的严重后果
- 重大的产科并发症占 81%
- 胎儿预后明显比新生儿差
  - 胎儿期诊断:死亡率 30%~50%
    - 高输出状态导致的水肿
    - 肿瘤内出血,肿瘤破裂
  - 新生儿期诊断:死亡率≤5%
  - 如果体内部分(4 型)未诊断,到成年期可能会恶变
- 预后不良因素
  - 体积大、实性
  - 早期即诊断
  - 血供明显
  - 水肿几乎普遍致命
- 囊性预后较好
  - 血管较少→出血、水肿的风险降低

- 母体并发症
  - 妊娠剧吐
  - 子痫前期
  - 镜像综合征
    - 母体液体潴留和血液稀释
    - 渐进性母体水肿,"镜像"反映患病胎儿
    - 需要立即分娩
  - 早产
  - HELLP 综合征(溶血、肝酶升高、血小板降低)
- 长期功能障碍约 20%
  - 肛门直肠和泌尿功能障碍,下肢运动障碍
    - 尿失禁、排尿困难、肾盂肾炎和便秘最常见
  - 预后差相关:1min Apgar 评分低、肿瘤较大需骶腹联合切除、手术损伤盆腔器官、组织学不成熟或恶性

处理

- 有症状的羊水过多可行羊水减量
- 肿瘤较大,需行剖宫产术
  - 囊性病变的抽吸,或许能经阴道分娩
- 有心血管损害迹象需提早分娩
  - 一个大型中心研究显示,高风险患者在 27～32 周分娩,生存率高于预期
- 对预后差的病例可考虑胎儿手术
  - 切除体外部分,分娩后再行完全手术
  - 射频消融术已被应用,但有严重的组织损伤的风险
- 出生后手术必须完全切除体内部分
  - 不完全切除可能出现局部复发或恶变
  - α-甲胎蛋白升高,但应在 1 岁时降至正常水平
    - 监测复发的有用指标

诊断要点

影像判读经验

- 胎儿/新生儿存活最关键的问题
  - 成分:实性比囊性预后差
  - 血供:有血管的肿块出现显著动静脉分流→高输出衰竭→水肿
  - 相关异常
  - 并发症:水肿、羊水过多、肿瘤出血或破裂
- 严密随访有风险的胎儿

参考文献

1. Masahata K et al: Long-term functional outcome of sacrococcygeal teratoma after resection in neonates and infants: a single-center experience. Pediatr Surg Int. 36(11):1327-32, 2020
2. Gebb JS et al: High tumor volume to fetal weight ratio is associated with worse fetal outcomes and increased maternal risk in fetuses with sacrococcygeal teratoma. Fetal Diagn Ther. 45(2):94-101, 2019
3. Hambraeus M et al: Long-term outcome of sacrococcygeal teratoma: a controlled cohort study of urinary tract and bowel dysfunction and predictors of poor outcome. J Pediatr. 198:131-6.e2, 2018
4. Lee SM et al: Antenatal prediction of neonatal survival in sacrococcygeal teratoma. J Ultrasound Med. 37(8):2003-9, 2018
5. Kremer ME et al: Hemorrhage is the most common cause of neonatal mortality in patients with sacrococcygeal teratoma. J Pediatr Surg. 51(11):1826-9, 2016

第三章　脊　柱

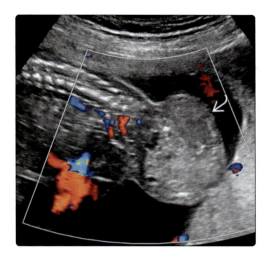
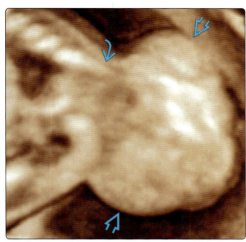

图 3-34 （左图）虽然这例 SCGT 是实性的 ➡，但内部血供很少。虽然它在妊娠期间增大了，但生长速度并不快，胎儿也无危险的迹象。（右图）同一病例三维超声显示脊柱末端 ➡ 下方肿块，包膜光滑 ➡。三维成像对产前咨询非常有用，比二维图像更容易让患儿父母理解。

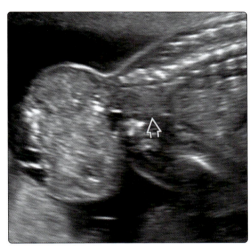
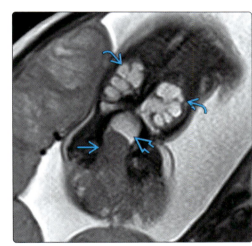

图 3-35 （左图）评估肿块的腹腔内范围很重要，可以正确分型和评估其对其他器官的影响。本例中，超声检查怀疑肿瘤向骨盆内延伸 ➡。这种病例建议 MR 检查，因为 MR 的软组织对比度更好，可以更准确地界定解剖范围。（右图）同一病例 MR T2 显示明确的骨盆内延伸 ➡（2 型 SCGT），膀胱受压 ➡ 并肾积水 ➡。

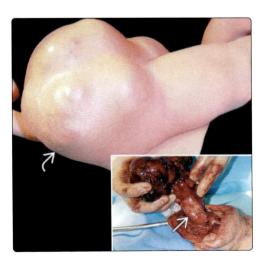
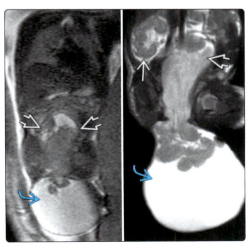

图 3-36 （左图）临床照片显示一个明显的外生型肿块 ➡ 位于骶尾部区域。术中照片（插图）显示体内部分 ➡ 被切除。这很重要，因为任何未切除的部分都有恶变的风险。（右图）SCGT 胎儿（左）和出生后（右）MR 冠状位图像显示体外部分囊性为主 ➡，体内部分大量软组织 ➡ 向上延伸至肾脏水平 ➡（3 型）。

第三章 脊 柱

图 3-37 （左图）矢状位 MR T2 成像（左）清晰显示一例 SCGT ↗ 向骨盆内延伸 ➡。大多数胎儿成像采用 T2 加权序列，但 T1（右）序列对评估肠道很有用，胎粪呈高信号。在这个病例中，直肠前移 ➡，但完好无损。（右图）出生后照片显示肛门明显前移 ➡。术后照片（插图）显示，即使肿块非常大，也可以有良好的结果。

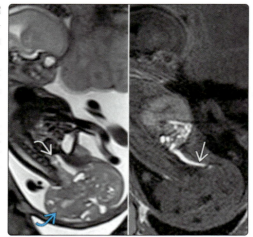
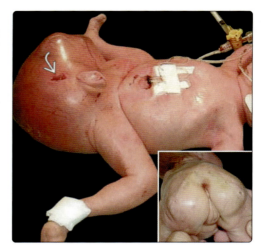

图 3-38 （左图）矢状位 MR T2 成像显示一例 SCGT，体外部分呈实性并且很大 ↗，还有一囊性部分 ➡ 延伸至中腹部。膀胱被向前和向头侧推挤 ➡。最重要的是，有软组织水肿 ➡，担心是正在进展的积水，预后不良的征象。（右图）分娩后的临床照片显示躯干周围水肿，尤其腿部 ➡。下肢水肿可能是全身水肿的一部分，也可能是由于淋巴管和血管回流阻塞所致。

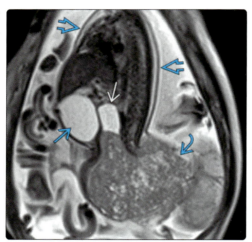
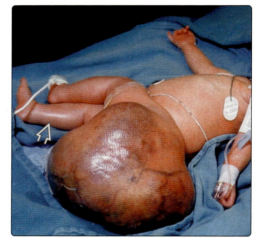

图 3-39 （左图）一例较大的 SCGT 横切面显示动静脉瘘（AVF）内湍流 ➡。（右图）同一病例腹部超声斜轴切面显示下腔静脉显著增宽 ⬆。由于肝脏肿大，腹部隆起 ➡。AVF 可导致水肿，不仅是由于高输出衰竭，还由于瘘管内剪切力造成的胎儿贫血。水肿是严重的并发症，胎儿死亡风险高。

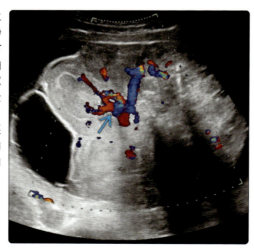
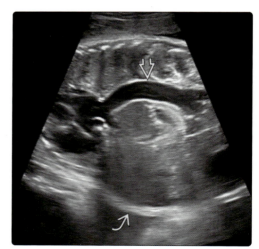

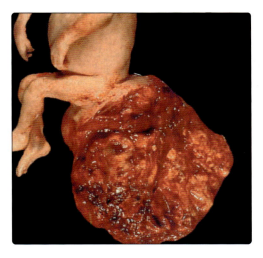

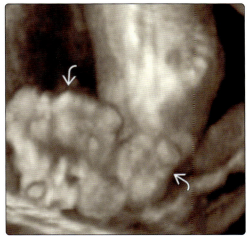

图 3-40 （左图）尸检病例，SCGT 的切面显示明显的肿瘤内出血。这是富血管大肿瘤的潜在并发症之一。（右图）另一个潜在的并发症是肿瘤破裂。这个胎儿 17.5 周，三维超声显示一个 6cm、不规则、分叶状、无包膜的实性包块➡。羊水中漂浮有杂物，大脑中动脉多普勒检查发现胎儿贫血。22 周时发生胎儿宫内死亡。分娩时证实包膜破裂。

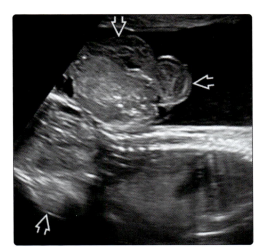

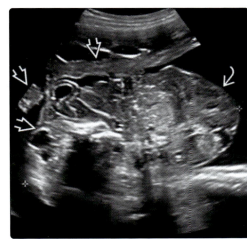

图 3-41 （左图）24 周，超声矢状面显示一个非常大、小叶状、边界清楚的实性包块➡。（右图）26 周时，包块最大径从 7cm 增加到 14cm。然而这只是一部分➡，还有大的漂浮碎片➡，考虑包膜破裂。随后很快出现严重的羊水过多，胎儿心动过速和胎动减少。胎儿通过紧急剖宫产分娩。

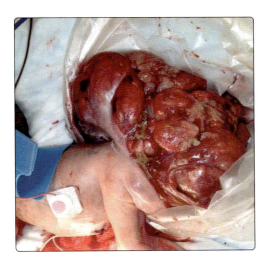

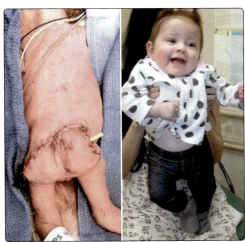

图 3-42 （左图）这是同一病例产后立即拍摄的照片，显示明显的包膜破裂。（右图）稳定后，患儿接受手术切除肿物。左侧为术后照片。术后随访时的照片显示一个 11 个月的非常快乐和健康的小女孩。她有轻微的下肢痉挛，但其他发育正常。

（张君玲 译，栗河舟 吴娟 审校）

第三章 脊柱

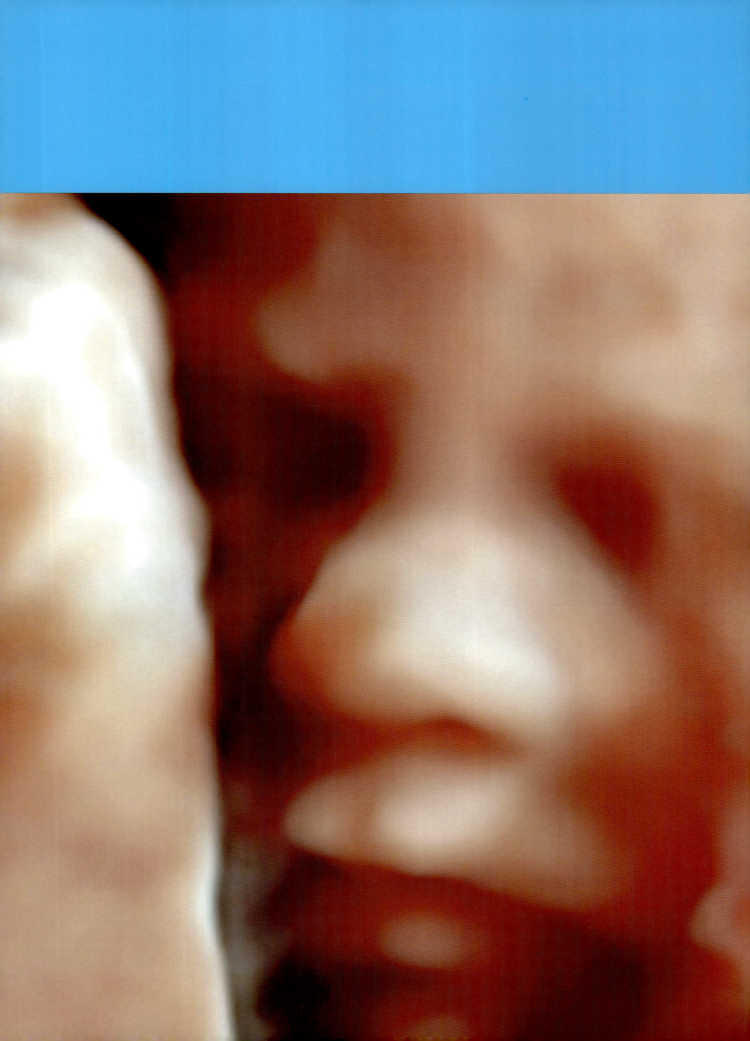

第四章

面部和颈部

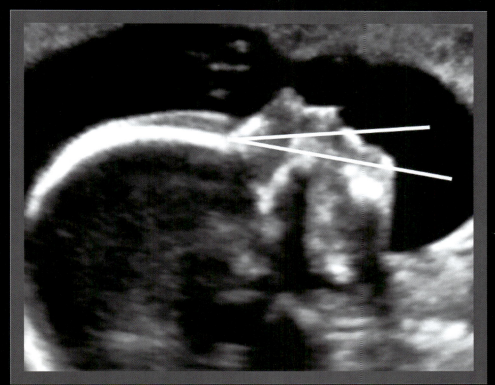

一般概念

鳃弓（Branchial Arches，BA）

- 在胚胎发育的第4周和第5周形成
- 4对鳃弓呈间充质组织条出现
- 鳃弓被鳃裂隔开
  - 又名鳃沟
- 鳃弓和沟的胚胎组成
  - 外部外胚层
  - 中央中胚层
  - 内部内胚层
  - 移行的神经嵴细胞

鳃弓隆起

- **突起**
- 胚基板
  - 迁移和融合形成面部
- 迁移和融合失败导致常见的面部异常

淋巴管

- 最初成对的淋巴管是分离的
- 然后淋巴管与静脉系统融合
- 引流头部，颈部，上肢组织
- 形成失败或融合失败导致淋巴系统疾病/管阻塞

鼻、唇和腭

额鼻突

- 前颅组织隆起
- 容纳前脑

鼻基板

- 在额鼻突（frontonasal prominence，FNP）上发育
  - 胚胎期第5周
- 两侧椭圆形增厚区
- 最终外翻
  - 形成鼻窝

内侧+外侧鼻突

- 在FNP上发育
  - 胚胎期第6周
- 鼻缘间充质增生
  - 马蹄形升高区
- 鼻窝加深形成鼻囊
  - 鼻囊向背侧和上方生长
  - 口腔和鼻腔之间初步分离
  - 原始鼻后孔形成于原发腭的后部
    - 口鼻膜破裂
- 内侧鼻突融合
  - 中线内侧突融合
  - 形成上颌间段
    - 成为嘴唇的人中

上颌突

- 胚胎期第5～8周
- 始于原始口腔侧面成对的膨隆
  - 向中线迅速扩大和生长
- 与外侧鼻突融合
  - 形成成对的人中柱
    - 在鼻孔下方

腭

- 胚胎期第6～12周
- 由2个原基形成
- **原发腭**
  - 上颌间段最内侧部分
    - 来源于内侧鼻突
  - 楔形段
  - 最终成为成人硬腭的一小部分
    - 上颌前端至切牙孔
    - 包括切牙
- **继发腭**
  - 大部分硬腭和软腭的原基
  - 从上颌突发展而来
    - 外侧腭突
  - 两侧腭突向中线及上方生长
    - 在舌上方发育
  - 外侧腭突相互融合
    - 内侧相互融合
    - 前方与原发腭融合
    - 上方与鼻中隔融合
  - 神经嵴细胞同时使腭骨化
    - 后面部分没有骨化（软腭）

下颌骨和耳

下颌骨

- 胚胎第4～8周
- 下巴是面部形成的第一部分
- 成对的下颌突
  - 原始口腔的尾侧边界
  - 第4周结束前于内侧融合
- 一部分Meckel软骨迁移
  - 形成中耳的砧骨和锤骨

耳

- 胚胎第4～8周
- 内耳起源于后脑
- 中耳起源于第一咽囊
- 外耳来自第一鳃沟
  - 下颌突起的下方和背侧
    - 早期耳位于未来颈部的上部
    - 随着下颌骨的发育向侧面和上方迁移
  - 外耳来自6对耳丘

眼

晶状体基板

- 第3周在FNP上形成
- 由前脑的视泡诱导
  - 成为晶状体囊泡和最终的晶状体
  - 血管供应来自玻璃体动脉
- 形成视杯
  - 先增大，后内陷

眼眶

- 来自环绕视泡的间充质
  - 神经嵴细胞
- 由7块颅骨组成的眼眶壁
  - 上方：额骨
  - 下方：上颌骨、颧骨
  - 内侧：额骨，泪骨，上颌骨
  - 外侧：颧骨，额骨

淋巴系统

淋巴囊

- 在第 5 周末开始发育
  - 在心血管系统之后 2 周
- 与血管伴行发育
- 淋巴囊形成于相邻间充质间隙的融合 / 扩张
- 6 个初级淋巴囊
  - 成对的颈静脉淋巴囊
    - 锁骨下和颈内静脉交界处
    - 引流头、颈、胸、上肢
  - 乳糜池
    - 膈下淋巴囊
    - 沿着后腹壁
  - 腹膜后（肠系膜）淋巴囊
    - 肠系膜根部
    - 后腹壁，乳糜池前
  - 成对的髂淋巴囊
    - 髂静脉和后主静脉交界处
    - 引流腹壁、骨盆、下肢
    - 连接乳糜池
- 淋巴囊最终形成淋巴结群
  - 上乳糜池除外
- 淋巴管从淋巴囊中生长出来，与静脉系统相连

胸导管

- 2 条通道连接颈静脉囊和乳糜池
  - 左、右胸导管
- 双导管之间发生吻合和消退
- 最终的胸导管解剖
  - 上部来自左导管
  - 中央部来自吻合处
  - 尾部来自右导管
- 胸导管解剖变异常见

常见异常的胚胎学

唇腭裂

- 唇裂 ± 原发腭裂（最常见）
  - 上颌突与鼻突融合失败
    - 导致唇沟持续存在
  - 包括唇 ± 原发腭（通常涉及）
    - 切牙孔为原发腭和继发腭的分界
    - 此类型的继发腭完整
  - 罕见病例
    - 孤立的正中唇裂
    - 孤立的双侧唇裂
- 腭裂 ± 唇裂
  - 外侧腭突融合失败
    - 相互不融合
    - 与鼻中隔不融合
    - 通常涉及唇 + 原发腭和继发腭
  - 孤立性腭裂（唇和原发腭完整）
    - 切牙孔后方
- 罕见面裂
  - 侧面或横向面裂
    - 从嘴到耳
  - 面斜裂

- 上唇至眼眶内侧缘
  - 下颌正中裂

眼异常

- 眼距过宽和眼距过窄
  - 眼迁移跟随前脑迁移
    - 前脑无裂畸形：眼距过窄，独眼畸形
  - 与颅面骨发育不全相关
- 眼 / 眼眶缺如或缺损
  - 视泡或晶状体基板形成失败
  - 包括先天性白内障

下颌畸形

- 第一鳃弓缺陷
  - 神经嵴细胞迁移不良
- 常见相关综合征
  - Pierre Robin 序列征
    - 下颌发育不良
    - 腭裂 + 耳发育异常
  - 特雷彻·柯林斯综合征（Treacher Collins syndrome）
    - 下颌骨颜面发育不全
    - 眼和耳异常

耳异常

- 耳低位
  - 耳随下颌骨发育而迁移
    - 小下颏与耳低位相关
- 耳丘发育异常
  - 耳郭附属物（副耳）
  - 耳重复
  - 无耳畸形（耳缺如），小耳畸形（小耳）

口鼻畸形

- 鼻缺失
  - 没有形成成对的鼻基板
- 单鼻孔
  - 只形成 1 个鼻基板
- 鼻裂
  - 内侧鼻突未完全融合
- 先天性小口畸形（小口）
  - 间充质团过度融合

淋巴管瘤

- 扩张的原始淋巴管
  - 弥漫性先天性淋巴水肿
  - 局灶性囊性肿块
- 颈部水囊状淋巴管瘤
  - 颈静脉囊→静脉连接失败
  - 颈背部和侧颈部的原发积液
    - 多房性积液
  - 与胎儿水肿和非整倍体有关
    - 特纳综合征（Turner syndrome）最常见
    - 21 三体第二常见
- 体部淋巴管瘤
  - 位置
    - 腋窝（最常见）
    - 腹腔、腹膜后
    - 四肢
  - 通常是巨大的浸润性囊性肿块

面部和腭的胚胎发育

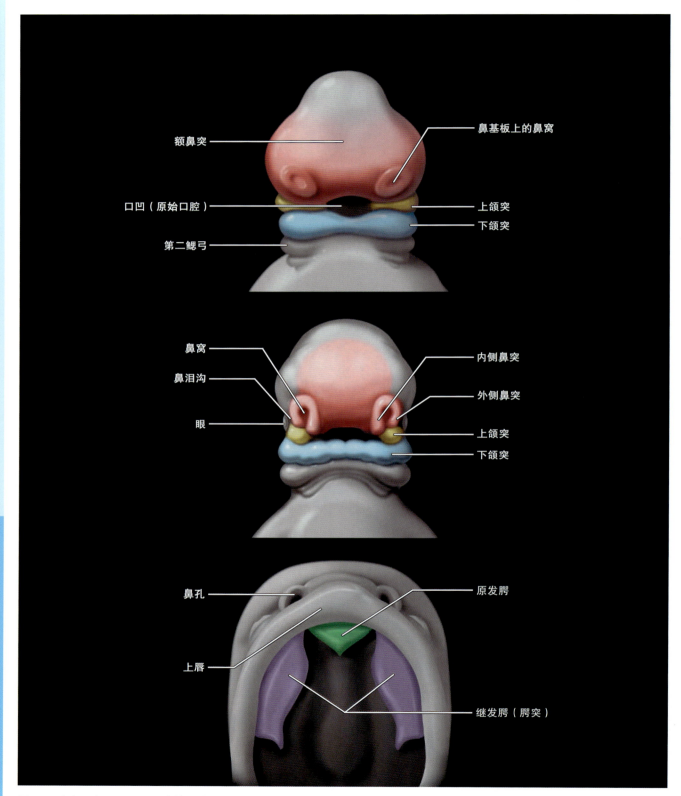

额鼻突

鼻基板上的鼻窝

口凹（原始口腔）

上颌突

下颌突

第二鳃弓

鼻窝

内侧鼻突

鼻泪沟

外侧鼻突

眼

上颌突

下颌突

鼻孔

原发腭

上唇

继发腭（腭突）

图 4-1　（上图）图示 5 周胚胎的冠状面。面部由第 4 周出现的 5 个原基形成（额鼻突，2 个上颌突和 2 个下颌突）。到第 5 周时，两侧下颌突已经融合。鼻窝在一对增厚的外胚层区（即鼻基板）上形成。（中图）图示 6 周胚胎的冠状面。鼻窝发生了内陷。内侧鼻突将相互融合成上颌间突，随后形成上唇人中。此外，上颌突与上颌间突融合形成完整的上唇。（下图）图示 7～8 周腭的轴切面。原发腭起源于背侧的上颌间突，继发腭起源于上颌突，直到第 10 周才发生完全融合。

面部和耳的胚胎发育

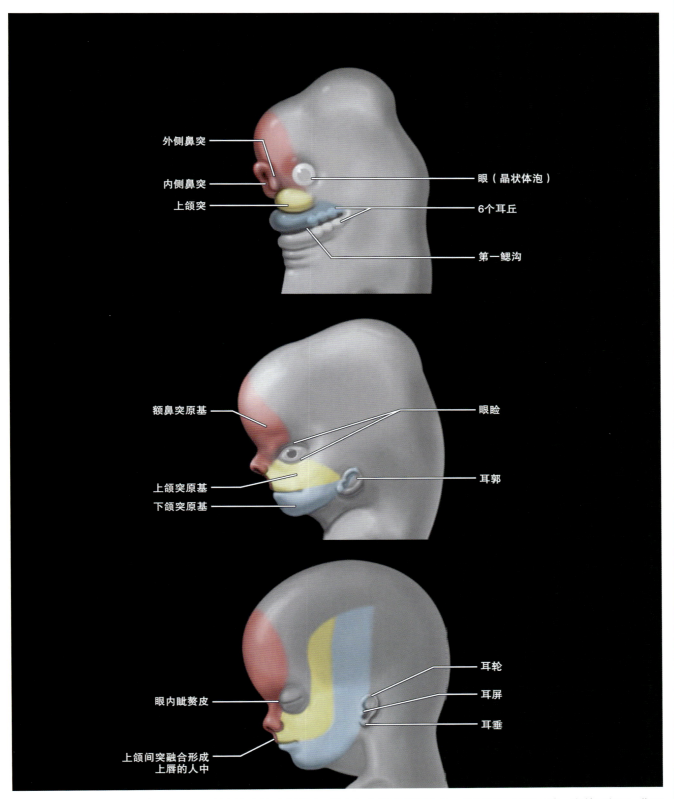

外侧鼻突

内侧鼻突

上颌突

眼（晶状体泡）

6个耳丘

第一鳃沟

额鼻突原基

眼睑

上颌突原基

下颌突原基

耳郭

眼内眦赘皮

耳轮

耳屏

耳垂

上颌间突融合形成
上唇的人中

第四章　面部和颈部

图 4-2　（上图）5 周胚胎的侧面图显示外侧鼻突和内侧鼻突，尚未与上颌突相互融合。外耳耳丘起源于第一和第二鳃弓，位于第一鳃沟的两侧。（中图）10 周胚胎的侧面图显示眼睑和外耳的发育。在这个时期耳的位置偏中间且位置低。随着下颌骨的生长，耳向外和向上迁移。（下图）14 周胎儿的侧面图显示唇的人中是由成对的内侧鼻突之间的融合而形成。人中和上颌突也已融合。此时耳已处于它的最终位置，耳轮的上缘与眼内眦赘皮位于同一水平。

眼

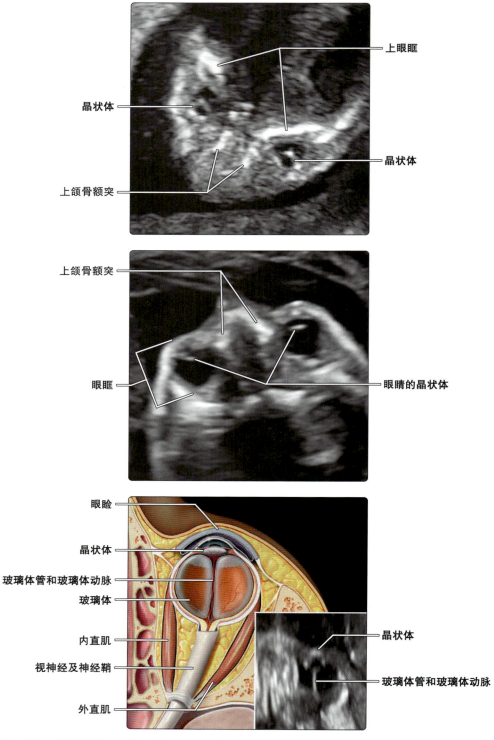

上眼眶

晶状体

晶状体

上颌骨额突

上颌骨额突

眼眶

眼睛的晶状体

眼睑

晶状体

玻璃体管和玻璃体动脉

玻璃体

内直肌

视神经及神经鞘

外直肌

晶状体

玻璃体管和玻璃体动脉

图 4-3 （上图）13 周胎儿经阴道超声冠状切面显示额骨和上颌骨额突构成骨性眼眶的上缘和内侧缘。即使在早孕期，胎儿的眼和晶状体仍可以观察得很清楚。（中图）结构扫查时，眼眶常规横切面显示两侧上颌骨额突、眼眶和薄的椭圆形晶状体。（下图）经正常眼眶的示意图和超声横切面显示玻璃体动脉从视盘延伸到晶状体。这是一条在胎儿期能够被观察到的正常血管，向发育中的晶状体供血。然而，在新生儿和儿童中，永存玻璃体动脉可能与眼部病变有关，比如玻璃体积血。

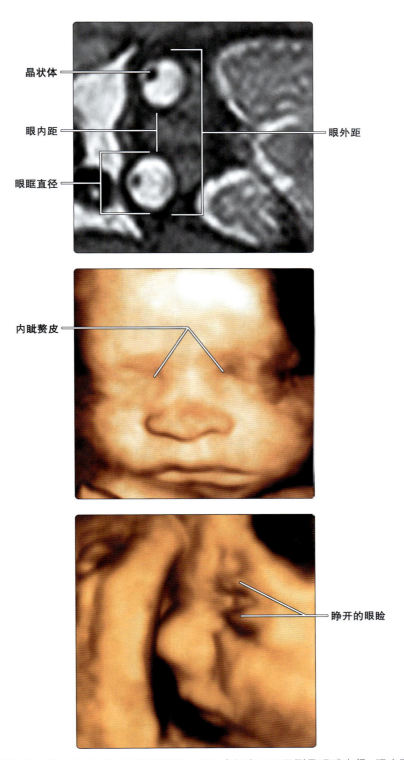

晶状体

眼内距

眼眶直径

眼外距

内眦赘皮

睁开的眼睑

图 4-4 （**上图**）中孕晚期胎儿的 T2 MR 轴位显示双侧眼眶。MR 或超声可用于测量眼球直径、眼内距和眼外距。在 MR 上，眼球的晶状体呈低信号。（**中图**）晚孕期胎儿面部 3D 超声显示眼睛、鼻子和嘴唇。眼内距和双眼内眦赘皮可以很好地显示。（**下图**）胎儿侧面的 3D 超声显示眼睛睁开。在晚孕期通常能观察到眼睛睁开和闭上。此外，在实时成像时眼球运动也很常见。

鼻

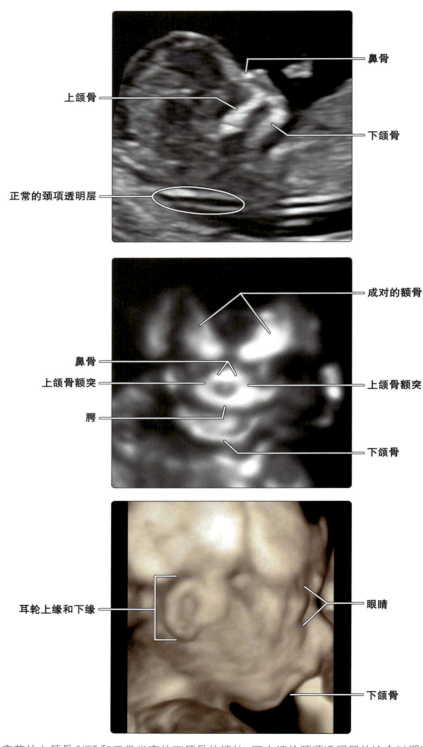

图 4-5 （上图）鼻骨、完整的上颌骨"框"和正常发育的下颌骨的评估，可在评价颈项透明层的这个时期进行。腭裂会表现为上颌骨中的回声缺失。鼻骨延迟骨化与非整倍体和遗传缺陷有关。（中图）13 周胎儿的 3D 超声骨骼重建冠状面清晰显示了鼻后三角，由上方成对的鼻骨，外侧的上颌骨额突及下方的原发腭组成。鼻后三角中断，可能为鼻骨缺失或腭裂。（下图）3D 表面渲染的侧面图显示耳位于正常位置，其上缘达眼睛中间水平。虽然这个胎儿的下颌骨轻微有点后缩，但在这个胎儿是正常的。耳低位与下颌畸形密切相关。

唇和腭

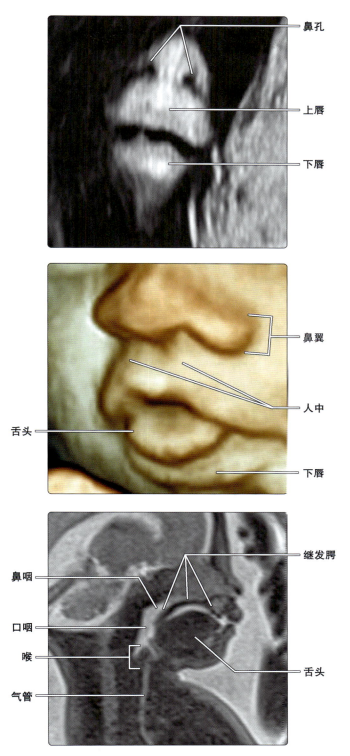

鼻孔

上唇

下唇

鼻翼

人中

舌头

下唇

继发腭

鼻咽

口咽

喉

气管

舌头

图 4-6 （**上图**）正常鼻唇冠状面显示两个正常的圆形鼻孔和完整的上唇。这个常规切面是中孕期解剖扫查的一部分。（**中图**）3D 表面渲染成像能极好的显示面部细节。在这张图像上，可以清楚地看到正常的鼻尖，圆润的鼻翼，上唇有人中，排除了唇裂和鼻畸形，此外，还可以间歇性地看到双唇之间的舌尖。类似这样的影像，逐常能给患者带来很多欢乐，并让超声医师有机会观察到正常的胎儿行为。（**下图**）27 周胎儿的 T2 MR 显示了完整的继发腭，包括后方的软腭。在口腔中舌头上方的明亮高信号液体，提供了极好的对比度，使得腭能够清楚地呈现。也可以看到充满液体的咽向下延伸至上段气管。

头面部骨骼

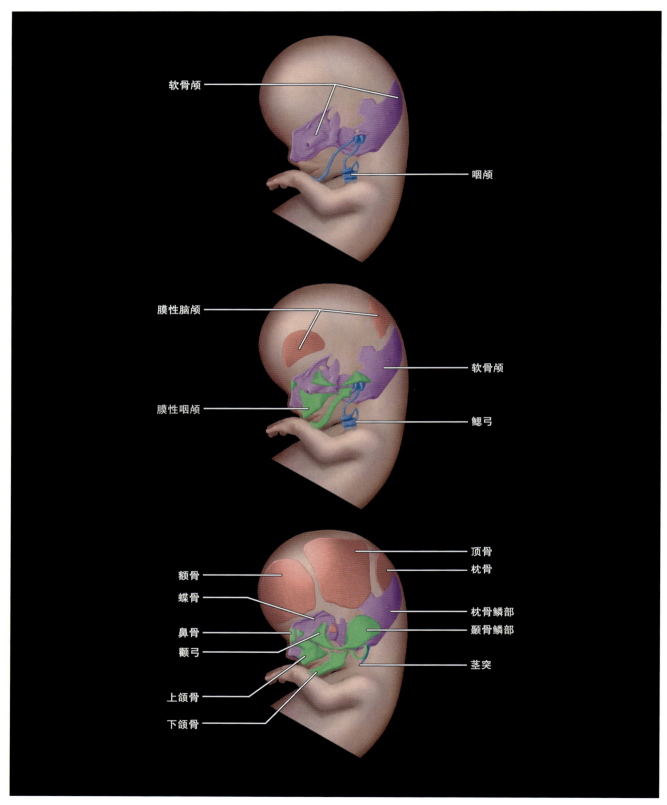

图 4-7 （**上图**）图示为胚胎头部的软骨骨骼。紫色代表发育中的软骨颅；蓝色代表正在发育的鳃弓的咽颅。软骨颅起源于脊索，是颅底的前身。从鳃弓衍生出的面颅，形成面部骨骼。（**中图**）随着膜性脑颅（脑周围的保护壳）和膜性咽颅的发育，软骨颅和部分鳃弓逐渐骨化。（**下图**）图示颅骨最终由软骨颅、鳃弓、膜性咽颅和膜性脑颅发育而来。

颅骨和骨缝

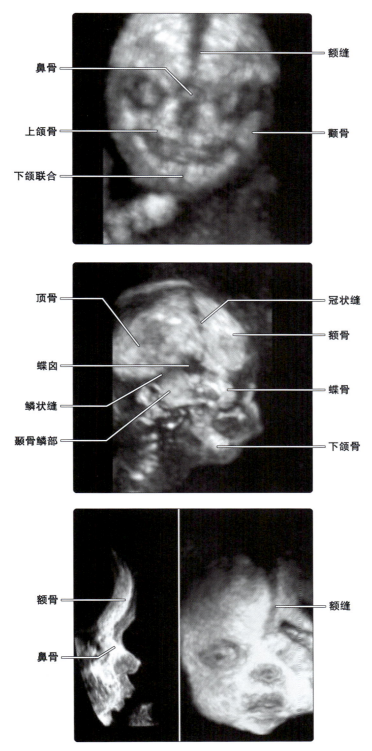

鼻骨

额缝

上颌骨

颧骨

下颌联合

顶骨

冠状缝

额骨

蝶囟

蝶骨

鳞状缝

颞骨鳞部

下颌骨

额骨

鼻骨

额缝

图 4-8 （上图）20 周胎儿 3D 超声骨骼重建冠状面显示正常的颅骨和骨缝。（中图）颅骨三维骨骼重建显示正常骨骼和骨缝发育。对于考虑头颅形状异常的病例，这些特殊的切面有助于发现颅缝早闭。（下图）这个胎儿额骨有轻微"隆起"，3D 骨骼后处理图像显示了中线处正常开放的额缝。因此，头颅上的这个表现不是由额缝早闭所造成，此新生儿是正常的。

第四章　面部和颈部

淋巴系统胚胎学

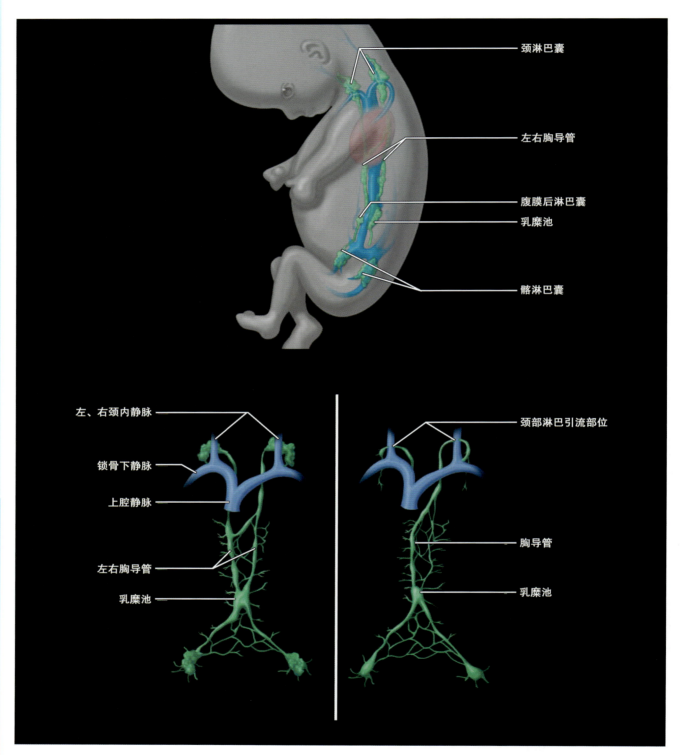

图 4-9 （上图）6～7 周胚胎的示意图显示，在静脉连接建立之前，淋巴囊收集淋巴液。下肢和下半身的淋巴液流入髂外静脉和髂内静脉。（下图）第 7 周（左图）和第 17 周（右图）的淋巴系统图显示，最初有一对胸导管。在大多数胚胎中，左胸导管尾侧和右胸导管头侧萎缩，形成一条越过中线的胸导管。上半身淋巴引流多发生在颈静脉与锁骨下静脉交界处。

颈部水囊状淋巴管瘤

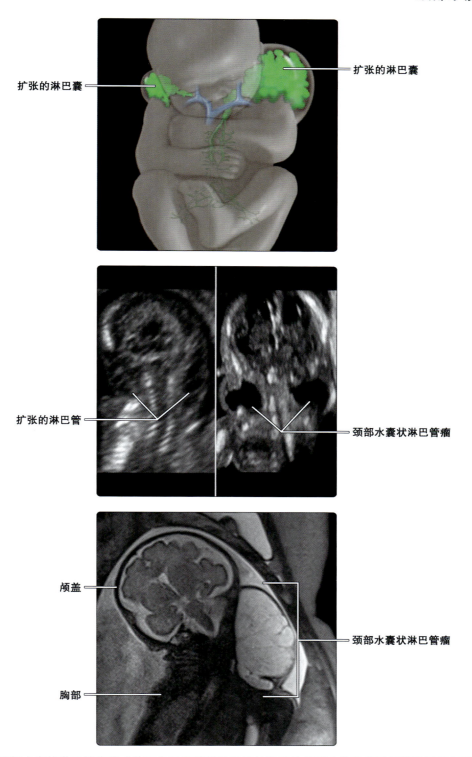

扩张的淋巴囊

扩张的淋巴囊

扩张的淋巴管

颈部水囊状淋巴管瘤

颅盖

颈部水囊状淋巴管瘤

胸部

图 4-10 （上图）颈部水囊状淋巴管瘤形成的图像显示颈静脉引流处静脉连接建立失败导致颈静脉淋巴囊严重扩张。（中图）由于严重程度及发生孕周不同，颈部水囊状淋巴管瘤的表现可不相同。（左图）12 周胎儿的超声冠状面显示外侧淋巴囊扩张。这个胎儿同时出现后方颈项透明层增厚伴分隔（早期的颈部水囊状淋巴管瘤）。右图为 17 周胎儿双侧颈部囊性肿块。颈部水囊状淋巴管瘤与非整倍体、遗传缺陷和综合征高度相关，应建议行遗传学检测。（下图）中孕晚期胎儿 T2 MR 显示典型颈部水囊状淋巴管瘤，内伴有分隔。胎头向肿块对侧倾斜。MR 有助于观察水囊状淋巴管瘤与气道的关系，并有助于制订分娩方案。

引言

由于多种原因，胎儿面部评估是胎儿解剖评估的重要组成部分。对患者来说，胎儿面部成像是超声检查中最令人期待的内容之一，并已被证明可以提升与胎儿的情感连接。利用 3D 超声技术，胎儿的脸看起来就像一张照片，瞬间显示出每个人独特的面部遗传特征。

对胎儿面部的全面评估依赖于胎儿鼻、唇、侧面轮廓、眼眶、上颌骨和下颌骨的标准切面。当胎儿有结构异常的风险或在标准切面的检查中发现异常时，建议对胎儿耳、颈、颅骨和颅缝这些结构进行额外的切面检查。

此外，随着影像学设备的改进和对解剖细节的关注，许多在中孕或晚孕期发现的典型异常，现在可以在妊娠早期被检测到，也就是在进行颈项透明层（NT）评估的时期。

影像技术与正常解剖

鼻和唇

上唇成像的标准切面是**鼻唇冠状切面**（"口鼻切面"）。使探头呈一定角度，这样鼻孔、鼻尖和上唇都能清楚显示。正常的图像会显示圆形的鼻孔和完整的上唇，如果存在唇裂，应仔细评估上颌骨，因为腭裂几乎总伴发唇裂。

在**侧面观**评估鼻骨。鼻骨可在早孕期显示，在中孕期和晚孕期进行测量。鼻骨长度的正常数据表已发布。鼻骨短小、面中部异常、小下颌都是可从该切面发现的异常。

下颌骨、上颌骨和面中部

矢状**侧切面**是早孕期和中孕期的标准解剖切面。详细结构检查的其他标准切面包括**上颌骨横切面**和**下颌骨横切面**。

虽然大多数面中部和下颌的异常在侧面观上可以清楚地通过主观识别，但下颌和面部角度的客观测量值已发表（表）。比如：**上颌 - 鼻根 - 下颌（MNM）角**测量的是从鼻骨与额骨交界点至上颌骨前缘的连线与从鼻骨同一交界点到下颌骨前缘的连线两者间的夹角。在 16～36 周，该角度为 13.5°（95% 置信区间为 13.3°～13.8°，范围为 9°～19.6°）。MNM 角增大与下颌后缩、下颌畸形或上颌前突有关。MNM 角减小与面中部发育不全相关（常见于 21 三体、阿佩尔综合征（Apert syndrome）、致死性侏儒和其他综合征）。

直接**下颌骨测量值**也可以与列线图相比较（表）。在颞下颌关节水平的下颌横切面中，一个对称的 U 形是由下颌体形成的。在这个切面中可以测量横径和前后径（内缘到内缘）。

在 NT 筛查时，侧面观上可显示完整的高回声**上颌骨"框"**（任何 >1.5mm 的缺损都可疑为腭裂）。在中孕期，腭裂可以在横切面或侧面观上看到，并与唇裂密切相关。孤立性软组织腭裂常易漏诊，但如果胎儿出现小颌，则需怀疑软腭裂。MR 和 3D 超声属于辅助检查。

眼

评价眼的标准切面是**眼眶横切面**。如果怀疑眼距过窄或眼距过宽，可以通过这个切面测量眼内距和眼外距。此外，还应注意眼球和晶状体。玻璃体中央动脉常见于中孕期，多在晚孕期退化。在晚孕期胎儿通常会睁眼和闭眼，当然 3D 超声可以很好地显示眼睛。

耳

耳在妊娠期间呈线性生长。**耳长**可以在矢状面或冠状面测量，并与公布的标准数据进行比较。正常的耳长约是双顶径的 1/3。耳的位置也可以通过 2D 或 3D 超声来评估；耳轮的顶部应与眼睛内眦线位于同一水平。耳低位通常与下颌畸形有关。通过 3D 超声能极好的显示异常的耳部形态。

颈部

在解剖扫查中，后颅窝切面（**颈后皮肤皱褶切面**）和侧切面分别显示后颈部和前颈部。一般不常规获取额外的颈部切面；不过颈部肿块往往很大，超声医生在常规扫查面部和胸部时就会注意到。为了准确测量肿块的大小，可以去获取任何颈部肿块的正交切面。此外，一些胎儿有患甲状腺肿的风险，可以去识别和测量胎儿甲状腺。**甲状腺轴切面**位于甲状腺最大径水平。在这个切面上可以识别出中央的气道和周围的颈部血管。可以测量甲状腺周长，并与标准数据进行比较。如果有甲状腺肿的情况，额外的冠状面和矢状面是有帮助的。

面颈部异常的诊断方法

3D 超声何时有用？

3D 超声有助于更好地显示正常解剖结构。例如，如果无法获取侧切面，但可以获得面部冠状切面，那么在面部冠状切面上进行 3D 扫描将产生正交的多平面图。在这种情况下，正中矢状切面可以作为标准侧切面。横切面重建可用于观察眼睛、上颌骨和下颌骨。

3D 超声也是一个强大的工具，可以使面部异常更好地可视化。从不同的角度观察异常，可以更好地评估缺陷。此外，患者和家属可以通过表面渲染的面部图更好地了解异常，许多颌面外科医生在产前咨询时都很喜欢 3D 视图。

胎儿 MR 何时有用？

MR 具有优越的软组织对比能力并且没有骨骼伪影，可以更好地评估口腔和颈部的深层结构。有孤立性腭裂风险的胎儿可能会受益于胎儿 MR。此外，为了更好地评估胎儿气道的通畅性，患有颈部肿块（如畸胎瘤、淋巴管瘤或巨大甲状腺肿）的胎儿可能从 MR 中获益。

眼和眼眶直径 /mm			
胎龄 / 周	眼外间距平均值（第 5～95 百分位数）	眼内间距平均值（第 5～95 百分位数）	眼眶直径平均值（第 10～90 百分位数）
20	33（26～41）	12（8～17）	9.8（8.6～11.3）
22	37（30～44）	14（9～18）	10.4（9.5～11.3）
24	41（33～48）	15（10～19）	11.6（10.7～12.5）
25	43（35～50）	16（10～19）	11.2（10.3～12.6）

眼和眼眶直径 /mm（续）

胎龄/周	眼外间距平均值（第5～95百分位数）	眼内间距平均值（第5～95百分位数）	眼眶直径平均值（第10～90百分位数）
26	44（36～51）	16（11～20）	12.7（11～14.5）
27	46（38～53）	17（11～20）	13.0（11.9～14.8）
28	47（39～54）	17（12～21）	13.0（12.1～14.1）
29	48（41～56）	18（12～21）	13.9（12.6～15.7）
30	50（42～57）	18（13～22）	14.2（13.3～15.4）
31	51（43～58）	18（13～22）	14.2（13.3～15.4）
32	52（45～60）	18（14～23）	14.4（12.2～17.5）
34	54（47～62）	19（15～24）	15.8（14.6～16.9）
36	56（49～64）	20（16～25）	15.8（14.6～16.9）

改编自 Mayden KL et al：Orbital diameters：a new parameter for prenatal diagnosis and dating. Am J Obstet Gynecol. 144：289，1982；Goldstein I et al：Growth of the fetal orbit and lens in normal pregnancies. Ultrasound Obstet Gynecol 12：175-179，1998。

下颌骨测值 /mm

胎龄/周	横径，平均值（2SD范围）	前后径，平均值（2SD范围）
17～18	18.5（15.1～21.8）	11.3（9.4～13.2）
19～20	20.9（15.8～26.1）	13.4（9.1～17.6）
22	26.7（20.3～33.1）	17.6（13.5～21.8）
24	29.5（22.9～36.0）	19.5（15.4～23.6）
26～28	33.1（29.5～36.7）	23.2（17.5～28.8）
29～31	36.1（27.2～44.9）	26.3（22.2～30.4）

SD=标准差。

改编自 Zalel Y et al：The fetal mandible：an in utero sonographic evaluation between 11-and 31-weeks gestation. Prenat Diagn. 26：163-167，2006。

用于诊断小颌畸形的面部角

角的名称	由下列线构成的夹角	小颌畸形的标准
下颌面部角	垂直于鼻根部的线与下颏至上唇连线的夹角	＜49.2°
额鼻颏角	额骨至鼻尖的连线与下颏至鼻尖连线的夹角	＜142°
上颌-鼻根-下颌角	鼻根至上颌骨前缘连线与鼻根至下颌骨前缘连线的夹角	＞16.9°

改编自 Lu J et al：Objective assessment of the fetal facial profile at second and third trimester of pregnancy. Prenat Diagn. 39（2）：107-115，2019。

甲状腺周长 /cm

胎龄/周	甲状腺周长平均值（第10～90百分位数）	胎龄/周	甲状腺周长平均值（第10～90百分位数）
20	2.5（1.9～3.2）	30	4.0（3.1～4.8）
22	2.8（2.1～3.4）	32	4.4（3.5～5.2）
24	3.0（2.3～3.7）	34	4.8（3.9～5.7）
26	3.3（2.5～4.0）	36	5.3（4.3～6.2）
27	3.4（2.7～4.2）	37	5.5（4.6～6.5）

改编自 Ranzini AC et al：Ultrasonography of the fetal thyroid：nomograms based on biparietal diameter and gestational age. J Ultrasound Med. 20：613-617，2001。

第四章 面部和颈部

图 4-11 （左图）在对这个胎儿进行结构扫查时，可以很好地显示正常的鼻和上唇。鼻翼 ➔ 弧度正常，上唇 ➔ 完整。唇裂往往发生在鼻孔的正下方，因此，发现上唇中央部完整是令人放心的。（右图）3D 超声也可用于评估胎儿面部。当面部前方有足够的羊水并且没有胎儿其他部位遮挡时，可以获得美观的面部图像并能显示出家族性特征。

鼻唇冠状切面（20 周）

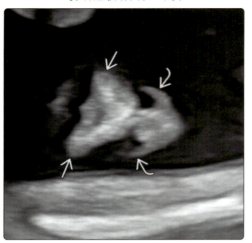

正常面部 3D 图（晚孕期）

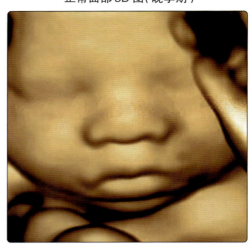

图 4-12 （左图）上颌 - 鼻根 - 下颌（MNM）角是由鼻骨与额骨的交界点 ➔ 至上颌骨前缘 ➔ 的连线与同一鼻额骨交界点至下颌骨前顶点 ➔ 的连线所形成的夹角。正常的 MNM 角始终接近 13°，当角大于 17° 时，与下颌畸形 / 小颌畸形相关。（右图）经下颌骨横切面显示在下颌支 ➔ 测量下颌骨宽径，以及测量下颌骨的前后径 ➔ 的标志。

正常的上颌 - 鼻根 - 下颌角（20 周）

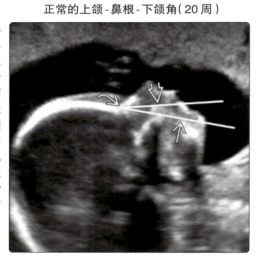

正常下颌骨横切面

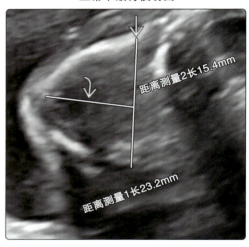

距离测量 2 长 15.4mm

距离测量 1 长 23.2mm

图 4-13 （左图）前面可见完整的上颌骨牙槽嵴 ➔ 伴牙蕾。后面可见继发硬腭 ➔ 和充满液体的口咽 ➔。（右图）经鼻、腭的冠状面显示完整的鼻后三角，由两侧上颌骨额突（译者注）➔ 和上颌骨牙槽嵴 ➔ 组成。这不是一个常规的解剖切面，但在怀疑鼻或腭异常时，可以作为附加切面。

正常上颌骨横切面（20 周）

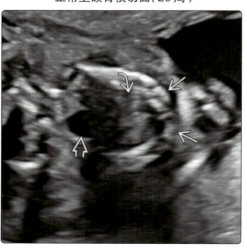

鼻后三角切面

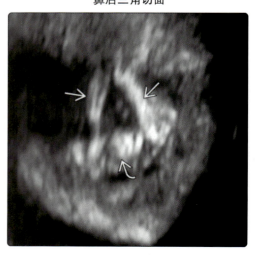

眼眶横切面（20 周）

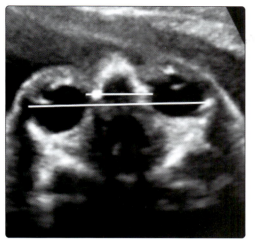

正常晶状体和玻璃体管（20 周）

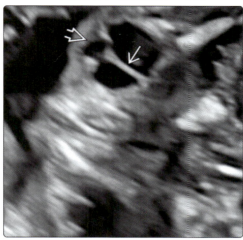

图 4-14 （左图）在详细的结构扫查中，需要常规获得经眼眶的横切面。如果怀疑眼距过窄或过宽，可测量眼外距（长线）和眼内距（短线）。通过"目测"，正常两眼之间可以放入第三个眼球。（右图）眼球横切面显示一条线样高回声 ➡ 从眼球背侧延伸至晶状体 ➡。这是玻璃体管，承载着玻璃体动脉，为发育中的晶状体提供营养。

正常胎儿耳部位置

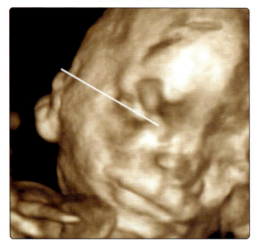

正常孕晚期胎儿面部

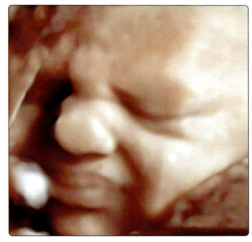

图 4-15 （左图）3D 超声对耳部形态和位置的显示优于 2D 超声。耳的顶部应位于眼内眦水平。耳低位与许多综合征和下颌异常有关。（右图）通过 3D 和 4D 超声观察胎儿的面部特征和表情，可以增进亲子关系。所观察到的妊娠期积极改变包括减少焦虑和提升对自我护理重要性的意识。

正常胎儿颅缝（20 周）

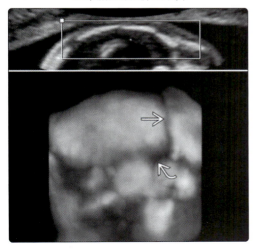

胎儿甲状腺周长

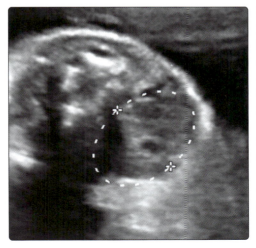

图 4-16 （左图）上图显示为评估近场颅骨而放置的 3D 取样框。下图是成像结果。冠状缝 ➡、蝶囟 ➡ 和其他颅缝清晰可见。将取样框"紧贴"感兴趣区域放置是很重要的。（右图）在甲状腺疾病的高危胎儿中，测量胎儿甲状腺周长，并与标准值进行比较。本例中，甲状腺周长为 7.5cm，对于任何胎龄来说都过大，所以提示胎儿甲状腺肿。

要 点

术语

- 唇裂伴或不伴腭裂（CL±CP）
  - 大于80%的唇裂合并腭裂
- 原发腭：牙槽嵴（前内侧）
- 继发腭：牙槽嵴的背侧（软腭+硬腭）

影像学表现

- 做产前诊断时最好是描述性的
  - 完全唇裂：唇裂延伸至鼻孔
  - 不完全唇裂：唇裂未延伸至鼻孔
  - 腭裂+唇裂累及牙槽嵴
    - 不同程度延伸至继发腭
  - 孤立性腭裂只涉及继发腭
    - 唇和牙槽嵴完整
- 单侧唇裂+腭裂（最常见）
  - 唇裂+牙槽嵴缺损
  - 同侧鼻孔扁平
- 单侧唇裂无腭裂（完整的牙槽嵴）

- 双侧唇裂/腭裂（双侧牙槽嵴裂）
  - 侧切面显示上颌前突
- 正中唇裂/腭裂（上颌骨内侧缺失）
  - 扁平且发育不良的鼻子（侧面观显示最佳）
- 孤立性腭裂（继发腭缺损）
  - 与下颌畸形密切相关
- 合并异常
  - 正中和双侧唇裂/腭裂更可能有遗传缺陷（罕见为孤立性表现）
    - 13三体、18三体、>200个综合征
  - 大脑和心脏异常

临床问题

- 多学科治疗
- 术前鼻-牙槽骨塑形
- 外科治疗
  - 唇裂常在2～3个月时修复
  - 腭裂常在9～12个月时修复
  - 71%进行二次手术

图4-17 （左图）图示唇裂和腭裂类型。图中1为唇裂不伴腭裂（少见），2为单侧唇裂+腭裂（最常见），3为双侧唇裂+腭裂，4为正中唇裂/腭裂。相关异常，如鼻翼扁平 ➡ 和上颌前突 ➡。（右图）唇裂+腭裂胎儿的经鼻唇超声冠状切面显示扁平的鼻翼 ➡ 和唇裂 ➡。横切面显示腭裂最佳。对侧完整的唇 ➡ 和正常的鼻翼 ➡ 也可见。

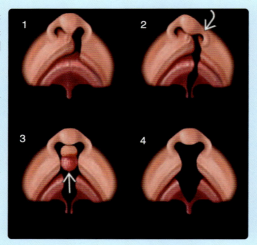
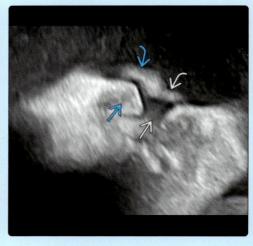

图4-18 （左图）单侧完全性唇裂+腭裂患儿临床照片显示扁平的鼻翼。唇裂延伸至鼻孔，腭裂累及牙槽嵴 ➡（越过牙槽嵴 ➡）。腭裂背侧的延伸很难在产前表现出来。（右图）同一患儿在唇腭裂修复术后的临床照片显示轻微畸形。在青春期可以进行进一步的唇或鼻腔矫正。现代外科技术取得了极好的效果。

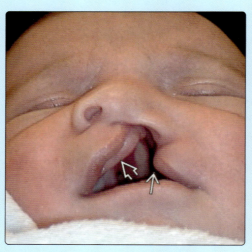
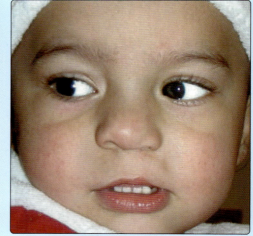

术语

同义词

- 唇裂(CL)
- 腭裂(CP)
- 唇裂伴或不伴腭裂: CL±CP

定义

- 原发腭: 牙槽嵴
- 继发腭: 牙槽嵴背侧硬+软腭

影像学表现

一般特征

- 最佳诊断线索
  - 分类不同, 最好是描述性的
    - 完全唇裂: 裂隙延伸至鼻孔
    - 不完全唇裂: 裂隙没有延伸至鼻孔
    - 腭裂与唇裂相关
      □ 大于80%的唇裂合并有腭裂
      □ 牙槽嵴缺损±不同程度的继发腭裂
    - 孤立性腭裂(仅累及继发腭)
      □ 唇及牙槽嵴完整; 裂隙位于背侧
      □ 不同程度的软腭和硬腭
  - 单侧唇腭裂是最常见的类型
- 部位
  - 单侧、双侧、正中
  - 左侧多于右侧, 大小不一

超声表现

- 胎儿鼻、唇、腭、下颌骨成像
  - 软组织鼻唇斜冠状切面
    - 显示正常的圆形鼻孔和完整的上唇
  - 正中矢状切面
    - 显示鼻骨, 完整的腭, 正常的鼻-上颌骨-下颌骨排列(最适合显示下颌畸形)
  - 腭和下颌骨横切面图像
  - 3D超声可辅助诊断
    - 多平面显示腭缺损有优势
    - 表面渲染模式图(显示严重性最佳)
  - MR可辅助诊断, 最适于孤立性腭裂
- 单侧唇腭裂(最常见)
  - 唇裂+牙槽嵴裂
  - 常伴同侧鼻翼扁平
  - 腭裂背侧受累程度不一
    - 横切面图像最适合显示背侧腭的延伸
  - 可能看到液体通过腭缺损处从口腔延伸至鼻腔(冠状切面或侧切面显示最佳)
- 单侧唇裂不合并腭裂
  - 只有完全或不完全唇裂
  - 无牙槽缺损
  - 鼻翼正常或轻微扁平
- 双侧唇裂/腭裂
  - 侧切面显示上颌前突
    - 鼻下方类团块样区域
    - 前腭(原发腭)中间发育不良且前移
  - 唇裂在横切面和冠状面上显示最佳
    - 表现并非不明显但易误诊

- 常伴随严重的鼻孔畸形
- 正中唇裂/腭裂
  - 前部正中唇/腭缺损
  - 通常缺口很大
  - 相关面中部发育不全
    - 侧切面显示面中部扁平
    - 扁平发育不良的鼻子"塌陷"
    - 上颌骨后移
- 孤立性腭裂(仅累及继发腭)
  - 硬腭、软腭或两者兼有
  - 横切面和矢状切面最佳
    - 通过腭缺损进入鼻腔的液体是线索
    - 硬腭声影可能会影响诊断
  - 与下颌畸形密切相关
  - 舌通过腭缺损向后上移位, 可能导致气道阻塞和吞咽障碍
    - 严重者羊水过多
    - MR评估气道最佳
- 早孕期在颈项透明层检查时诊断
  - 在面颈部常规矢状切面上颌骨间隙
    - 上颌骨间隙大于1.5mm考虑为异常
      □ 报道其检出率高达90%
  - 在这个时期可观察到上颌前突
    - 侧面轮廓异常伴有上颌前突+间隙
    - 考虑双侧腭裂
  - 冠状面鼻后三角断裂
    - 三角形=2侧鼻骨形成三角形顶点, 完整的上颌骨形成三角形的底
- 合并异常和非整倍体
  - 正中和双侧唇裂/腭裂
    - 13三体(T13)多于18三体(T18)
    - 前脑无裂畸形
  - 很多综合征合并唇裂/腭裂
    - 患有综合征的胎儿极少出现孤立性唇裂/腭裂
  - 很多综合征合并下颌畸形和腭裂
    - Robin序列征(Pierre Robin综合征)
    - 特雷彻·柯林斯综合征(Treacher Collins syndrome)

影像学建议

- 最佳成像方法
  - 在常规鼻/唇冠状切面之外增加上颌骨和下颌骨横切面
  - 3D超声诊断更精准
    - 表面渲染图像显示可识别的面部
      □ 家庭心理准备
    - 沿腭部的弧形取样线
    - 取样容积从面部内侧到外侧
  - 仔细观察是否有其他异常
    - 5%有大脑异常(可能很轻微)
    - 考虑专业的超声心动图
- 流程建议
  - 遗传咨询
    - 非整倍体风险↑
    - 综合征患儿风险↑
    - 双侧和正中唇裂/腭裂具有较高的相关性
  - 孕期咨询口腔面部专业团队

MR表现

- 软腭的最佳显示方法
- 为分娩计划评估气道
- 使用MR电影技术(评估气道和吞咽)

鉴别诊断

羊膜带综合征

- 羊膜破裂伴胎儿缠绕
- 切割型面部缺陷
  - 不符合胚胎学模式, 呈不对称的不规则裂隙
- 其他体壁/四肢缺损
  - 怪异的腹壁缺损
  - 截肢

面部肿块

- 畸胎瘤(上颌畸胎瘤)
  - 鼻或口腔来源
  - 可以和上颌前突相似
- 额叶脑膨出
  - 骨缺损+脑/脑膜膨出
- 血管或淋巴管畸形
  - 淋巴管瘤, 血管瘤
  - 浅表的, 腭部完整

病理

一般特征

- 病因学
  - 胚胎学
    - 唇裂±腭裂(胚胎发育的第6周)
      □ 内侧鼻突相互融合失败±上颌突融合失败
    - 孤立性腭裂(胚胎发育的第7~10周)
      □ 继发腭未能与原发腭融合
    - 正中唇裂/腭裂(胚胎发育第4周)
      □ 额鼻突未形成
  - 母体暴露与唇裂/腭裂有关
    - 吸烟、酒精
    - 有机溶剂、农用药剂
    - 营养缺乏: 叶酸、锌
    - 维A酸和抗惊厥药物
      □ 地西泮、苯妥英、苯巴比妥
- 遗传学
  - 11%与170个单基因综合征相关
  - 唇裂+腭裂是>200个遗传综合征的特征
  - 孤立性腭裂是>400个遗传综合征的特征
  - 若是13三体或18三体, 常能发现其他异常
- 合并异常
  - 唇裂±腭裂(活产数据)
    - 70%是孤立性的, 30%合并有其他缺陷
  - 孤立性腭裂(活产数据)
    - 27%伴发可识别的综合征

临床问题

表现

- 最常见的体征/症状
  - 常规扫查时偶然发现
  - 唇裂/腭裂+相关异常
- 其他体征/症状
  - 吞咽困难导致羊水过多

人口统计资料

- 性别

  - 在唇裂±腭裂中, 男性多于女性
    - 白人和日本人中比例≥2:1
  - 孤立性腭裂中, 男性少于女性
- 种族
  - 唇裂±腭裂
    - 1:600 亚洲人
    - 1:1 000 白种人
    - 1:2 500 黑种人
  - 孤立性腭裂比例增加: 加拿大、北欧
- 流行病学
  - 全世界活产儿中比例为1:700
  - 80%的唇裂婴儿伴有腭裂

自然病史与预后

- 孤立发生时预后良好(通过手术修复)
- 相关的颅面问题
  - 喂养困难
  - 听力、语言障碍

处理

- 多学科治疗
  - 整形外科、颌面外科、正畸科、口腔科
  - 耳鼻喉科、言语治疗、听力学
  - 咨询, 心理支持
- 术前鼻-牙槽骨塑形(PNAM)装置
  - 唇贴±口内矫正器
    - 鼻支架、松紧带、上颌弓装置
- 外科治疗
  - 唇裂常在2~3个月时修复
  - 腭裂常在9~12个月时修复
  - 宽大的缺损需延迟修复(术前鼻-牙槽骨塑形较多)
  - 手术次数
    - 1次手术占5%, 2次占71%, 3次占22%, ≥4次占2%
- 未来胎儿镜手术?
  - 胎儿皮肤/骨愈合后遗留最少的瘢痕/骨痂
  - 目前只用于危及生命的情况

诊断要点

考虑

- 妊娠期间转诊至唇裂/腭裂门诊
  - 在孩子出生之前, 父母要学习鼻-牙槽骨塑形(PNAM)方法

影像判读经验

- >80%唇裂伴有腭裂
  - 如果没有发现腭裂, 需反复扫查或考虑MR检查
- 预判腭裂延伸程度的准确度不同
  - 3D超声和MR是有用的
- 若胎儿有下颌畸形, 应仔细排查腭裂
  - 如果腭显示不清楚, 可以考虑MR

参考文献

1. D'Ambrosio V et al: Fetal tongue posture associated with micrognathia: An ultrasound marker of cleft secondary palate? J Clin Ultrasound. 48(1):48-51, 2020

2. Fan KL et al: Coordination of the Fetal Medicine Institute and the Cleft and Craniofacial Center: application to early management of infants with cleft lip and palate. J Craniofac Surg. 30(7):2061-4, 2019

3. Zheng W et al: The prenatal diagnosis and classification of cleft palate: the role and value of magnetic resonance imaging. Eur Radiol. 29(10):5600-6, 2019

4. Abramson ZR et al: Radiology of cleft lip and palate: imaging for the prenatal period and throughout Life. Radiographics. 35(7):2053-63, 2015

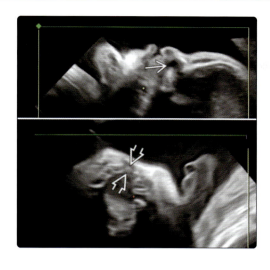

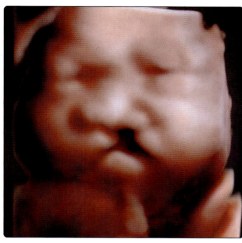

图 4-19 （左图）该胎儿产前诊断为单侧唇裂，3D 多平面模式的横切面图像显示额外的牙槽嵴缺损 ➡。超声矢状面显示液体由口腔延伸至鼻腔 ➡。根据这些表现，可以很有信心的诊断腭裂。（右图）同一胎儿（同一扫查）的软组织渲染成像可以更好地直观地显示唇裂/腭裂。这些图像可以让家属做好准备，并向颅面部的团队展示这些发现的严重程度。

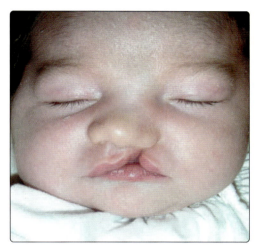

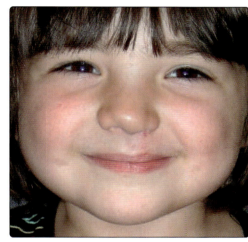

图 4-20 （左图）在这个新生儿中，由于唇裂没有完全延伸至鼻孔，所以称为不完全性唇裂。牙槽嵴腭裂存在，左侧鼻翼扁平。完全性和不完全性的唇裂都与腭裂高度相关。腭裂在宫内可能难以诊断。（右图）同一患儿修复术后的临床照片。

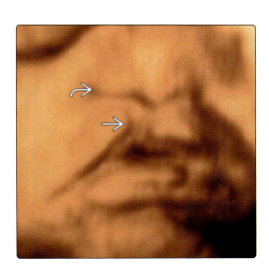

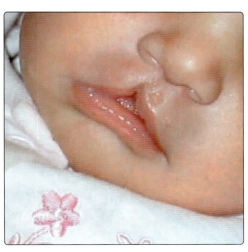

图 4-21 （左图）不完全性唇裂的 3D 超声显示为轻微的单侧唇裂 ➡，没有延伸至鼻孔 ➡。牙槽嵴显示完整。（右图）同一病例的产后照片证实了不伴腭裂的不完全性唇裂的产前诊断。不到 20% 的（完全性或不完全性）唇裂病例有完整的牙槽嵴。

图 4-22 （**左图**）单侧完全性唇裂的典型冠状面鼻/上唇图像表现为唇部缺损 ➡ 延伸至患侧扁平的鼻孔 ➡。（**右图**）同一病例胎儿 MR 经腭部轴位图像显示小的唇缺损 ➡ 及伴发的腭裂 ➡。在本例中，虽然超声怀疑有牙槽嵴裂，但 MR 显示牙槽嵴裂更有优势。

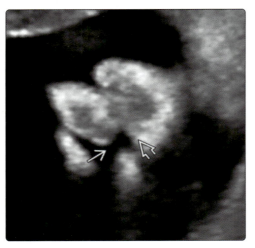
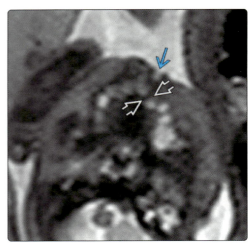

图 4-23 （**左图**）在该 13 周胎儿进行颈项透明层测量（测量游标）时，发现上颌骨有缺损 ➡，上颌骨向前移位 ➡（即早期的上颌前突）。该家庭选择绒毛取样，而不是母体血清筛查。（**右图**）同一胎儿 20 周 3D 表面渲染超声成像证实为双侧唇裂 ➡ 和团块样上颌前突 ➡。核型结果正常。

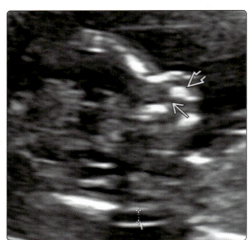
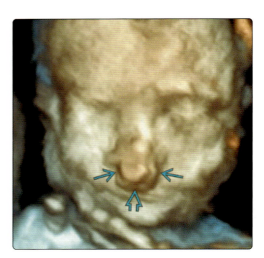

图 4-24 （**左图**）双侧完全性唇裂并腭裂的患儿临床照片显示了前方突出的上颌骨。这种团块样组织导致胎儿侧面观上的上颌前突。（**右图**）同一病例的术后修复照片说明了在对胎儿进行这样的诊断后，转诊到颌面外科团队的重要性。家人有机会在分娩前学习如何使用术前矫治器。此外，在第一次见到孩子之前，他们可以看到"前后对比"的照片。

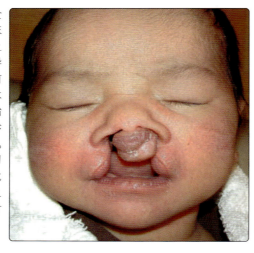
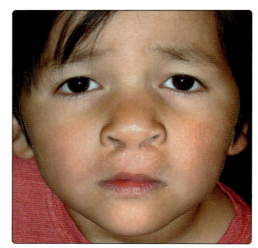

第四章 面部和颈部

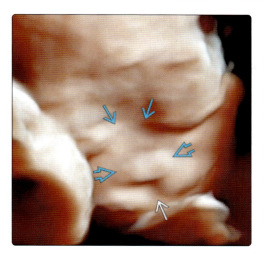
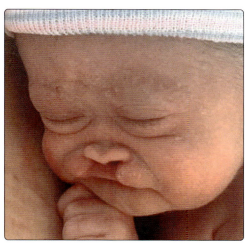

图 4-25 （左图）胎儿面部 3D 表面渲染超声成像显示正中唇裂➡️，鼻子扁平有缺陷➡️，和双眼距离近(眼距过窄)➡️。胎儿也有无叶型前脑无裂畸形。然而，核型结果是正常的。（右图）分娩后的照片证实了产前诊断。这家人选择了舒适护理，孩子在出生两周时死亡。正中唇裂/腭裂与中线处脑异常高度相关，通常在前脑无裂畸形谱系中。这两种缺陷都与 13 三体有关。

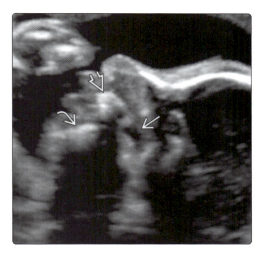
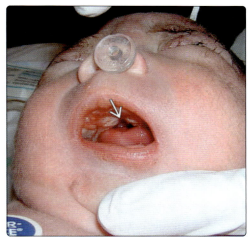

图 4-26 （左图）胎儿侧面图显示小下颌➡️，在完整的牙槽嵴➡️后方，可以观察到腭背侧的缺损处由液体充填➡️。孤立性腭裂与下颌畸形高度相关。（右图）同一病例的产后照片显示背侧的软腭缺损➡️和小下颌。由于上述异常造成气道阻塞，所以放置了鼻腔导气管。

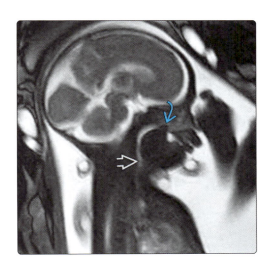
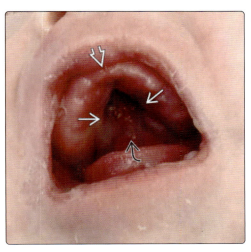

图 4-27 （左图）一个被诊断为小颌畸形的胎儿在 25 周进行了胎儿 MR 检查。侧面观显示舌向后上移位，舌尖➡️向腭部缺损延伸。在舌背侧和下方可见充满液体的气道➡️，提示没有明显的阻塞。（右图）一名小颌畸形伴腭裂的患儿临床照片显示一较大缺损，同时累及硬腭➡️和软腭➡️，牙槽嵴(原发腭)➡️未受累。腭裂与小下颌密切相关。

要点

术语

- 先天性泪囊突出（CD）是鼻泪管阻塞，导致泪囊眼眶端形成囊肿的一种变异。

影像学表现

- 位于眼球内下侧的薄壁圆形囊肿
  - 无回声或低回声
  - 平均大小 5mm，但大小不一
- 25% 双侧 ± 鼻内延伸
- 如果泪囊囊肿较大且为双侧，考虑 MR
  - 评估鼻内延伸状况最佳

主要鉴别诊断

- 额/鼻脑膨出
  - 寻找颅骨缺损 ± 眼距过宽
- 淋巴管瘤
  - 多囊性肿块伴浸润
- 血管瘤和皮样囊肿（胎儿期罕见）

病理

- 近端和远端导管阻塞都会导致黏液或羊水在封闭空间内聚集

临床表现

- 20% 在子宫内消退
- 75%～85% 在出生后第一年消退
- 保守治疗
  - 按摩、手动减压、局部热敷
- 如果保守治疗失败，手术治疗
  - 内镜下囊肿造口术
- 并发症
  - 新生儿鼻塞（大囊肿）
  - 泪囊炎

诊断要点

- 泪囊突出是晚孕期的诊断；因此，如果在中孕期发现眼眶肿块，考虑其他诊断。

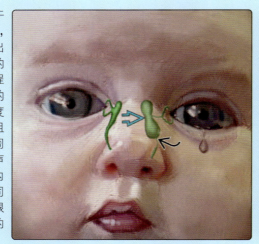
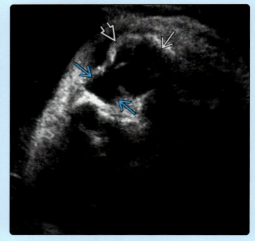

图 4-28 （左图）图示由于远端 Hasner 瓣 ↗ 阻塞，导致左侧先天性泪囊突出（CD）⇥。右侧可见正常的泪液引流系统。阻塞的程度不同会导致不同程度的鼻泪囊扩张，如果扩张幅度较大，可能会向鼻内延伸阻塞呼吸。（右图）通过 32 周胎儿眼眶的斜横切面超声显示了一个位于眼球 ⇢ 内侧的囊肿 ⇥。请注意，同时也可以观察到正常的眼睛晶状体 ⇢。这是 CD 的典型位置和表现。

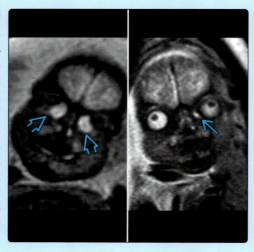
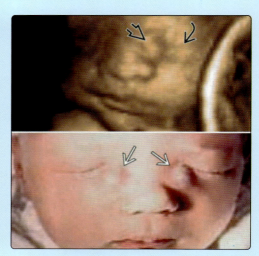

图 4-29 （左图）MR 组合图显示 2 个不同的 CD 胎儿。左边图片显示的是超声观察到的大型双侧 CD ⇥。右边图片是一个单侧小的 CD ⇥，在胎儿颅脑 MR 上偶然发现。（右图）3D 超声表面渲染图显示，在这例双侧 CD 的 30 周胎儿中，鼻子上方和左眼之间 ↗ 出现局灶性肿胀 ⇥。另一例双侧 CD 患儿的临床照片显示面部局灶性肿胀 ⇢。CD 通常略带蓝色（在图中左侧囊肿显示最佳）。

术语

缩写

- 先天性泪囊突出（congenital dacryocystocele，CD）

同义词

- 黏液囊肿、泪囊羊水囊肿、泪管囊肿

定义

- CD 是鼻泪管阻塞（NLDO）导致泪囊眼眶端囊肿形成的一种变异。

影像学表现

一般特征

- 部位
  - 眼球的内下方
  - 25% 双侧 ± 鼻内延伸
- 大小
  - 平均大小约 5mm

超声表现

- 位于眼球内下方的薄壁圆形囊肿
  - 无回声或低回声
  - 较大时像额外的眼球
- 最常于晚孕期发现，且为孤立性表现
  - 平均为妊娠 30 周（范围：27～32 周）
- 20% 在子宫内消退

影像学建议

- 最佳成像方法
  - 眼眶的常规横切面
    - 通过冠状切面和 3D 成像进行确认
  - 3D 成像最适合显示面部肿胀处（展示给家人）
- 流程建议
  - 眼眶横切面应为常规扫查的一部分
  - 如果是双侧大 CD，则考虑 MR 检查
    - 鼻内延伸可能会导致呼吸窘迫（罕见）
    - 基于虚拟导航的三维重建

鉴别诊断

额/鼻脑膨出

- 伴有颅骨缺损
  - 可能是单纯囊性（脑膜膨出）
- 伴有眼距过宽
- 胎儿 MR 有助于鉴别诊断

淋巴管瘤

- 很少在眼眶上孤立出现
- 大而多囊性肿块伴浸润

血管瘤和皮样囊肿

- 在胎儿期都很罕见
- 血管瘤
  - 主要涉及皮肤
    - 眼睑受累
    - 比泪囊突出更靠外侧
- 皮样囊肿
  - 位置深于血管瘤

- 85% 伴有骨质改变

病理

一般特征

- 病因学
  - 近端和远端鼻泪管阻塞（NLDO）都会导致黏液或羊水在封闭空间内积聚
    - Hasner 瓣下梗阻
    - Rosenmüller 瓣上梗阻
- 遗传学
  - 孤立发现时与非整倍体无关

镜下特征

- 阻塞导管内的黏液囊肿

临床问题

表现

- 最常见的体征/症状
  - 晚孕期偶然发现

人口统计资料

- 流行病学
  - 鼻泪管阻塞的患儿中 CD 发生率小于 2%
  - 鼻泪管阻塞（不伴有 CD）很常见（新生儿的 20%～30%）

自然病史与预后

- 新生儿内眦下内侧（上下眼睑交汇处）浅蓝色局灶性肿胀
- 通常不需要外科手术就能解决
  - 20% 在子宫内消退
  - 75%～85% 在生后的第一年消退
  - 较大的病变需要手术引流
- 并发症
  - 新生儿鼻塞
    - 向鼻内延伸的双侧 CD 病例
    - 分娩时可能会出现气道急症
  - 泪囊炎
    - 是眼科急症

处理

- 首先采取保守治疗方法
  - 按摩、手动减压、局部热敷
- 保守治疗失败时手术治疗
  - 内镜下囊肿造口术

诊断要点

考虑

- 泪囊囊肿是晚孕期的诊断；因此，如果在结构扫查时出现眼眶肿块，考虑其他诊断。

报告提示

- 提醒临床医生，双侧大的囊肿可能合并分娩时呼吸困难。

参考文献

1. Castro PT et al: Evaluation of fetal nasal cavity in bilateral congenital dacryocystocele: 3D reconstruction and virtual navigation by magnetic resonance imaging. Ultrasound Obstet Gynecol. 55(1):141-3, 2020
2. Miranda-Rivas A et al: Congenital dacryocystocele: sonographic evaluation of 11 cases. J AAPOS. 22(5):390-2, 2018
3. Ondeck CL et al: Ultrasonographic prenatal imaging of fetal ocular and orbital abnormalities. Surv Ophthalmol. 63(6):745-53, 2018

要点

术语

- 眼组织裂隙或缺损

影像学表现

- 胎儿 MR 显示最佳，因为眼眶顶部在超声中存在声影
- T2WI 上从眼球突出的高信号
  - 视神经插入处眼球轮廓局部隆起
- 可单侧或双侧
  - 如果是双侧，则更可能是综合征

病理

- 胎儿胚胎闭合缺陷与视网膜神经节细胞发育缺陷

临床问题

- 患病率为 1.4∶10 000
  - 在印度最常见
- 预后取决于真正的病因

- 与多种综合征有关
  - Aicardi 综合征
  - CHARGE 综合征
  - COACH 综合征
  - PHACES 综合征
  - 肾 - 视神经乳头缺损综合征
  - Walker-Warburg 综合征
  - 戈尔登哈尔综合征（Goldenhar syndrome）（眼 - 耳 - 脊椎畸形综合征）
  - 胎儿酒精综合征
- 可能与视网膜脱离和小眼畸形有关
- 儿童视力障碍和失明的重要原因

诊断要点

- 如果在 MR 检查中发现其他异常，可能提示诊断为特定的综合征
- 在胎儿颅脑 MR 上注意检查眼眶内容物和眼球轮廓

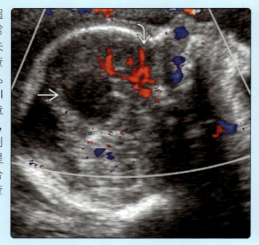
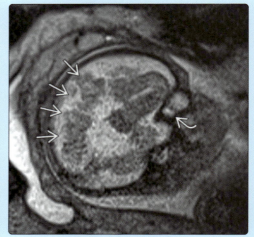

图 4-30 （左图）中线处超声显示胎儿大脑前动脉异常分支➡，伴有胼胝体缺失和颅内囊肿➡。记得检查大脑结构异常胎儿的眼睛。（右图）晚孕期矢状位 T2WI MR 证实胼胝体缺失（注意放射状排列的脑回➡），但也显示了一个意想不到的眼结构缺损➡，从而提示这个女胎为 Aicardi 综合征。后经新生儿眼科检查确诊。

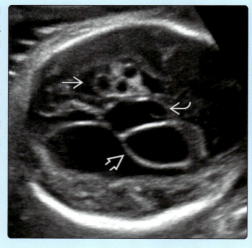
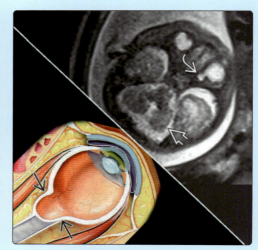

图 4-31 （左图）晚孕期超声横切面显示一名胼胝体缺失的女胎合并复杂的颅脑畸形，包括脉络丛囊肿➡、脑室内囊肿➡、半球间囊肿➡和小脑异常。（右图）同一胎儿的轴位 T2WI MR 显示左侧小脑半球较小➡和一侧视盘缺损➡。示意图显示眼球后部在视神经乳头插入处，有一处局灶性缺损➡，为典型的视盘缺损。Aicardi 综合征在出生时被证实。

第四章　面部和颈部

术语

定义

- 眼组织裂隙或缺损
  - 视盘缺损仅限于视盘
  - 脉络膜视网膜缺损与视盘分离，或延伸至视盘以外

影像学表现

一般特征

- 胎儿 MR 显像最佳，因为眼眶顶部在超声中存在声影

超声表现

- 在患有综合征的胎儿中可能出现多种异常
- 合并小眼畸形时，有使用 3D 超声检出的病例报道

MR 表现

- T2WI 上从眼球突出的高信号
  - 视神经插入处眼球轮廓局灶性隆起
- 偶发时可能为单侧
- 若为双侧，更可能为综合征

鉴别诊断

小眼畸形、无眼畸形

- 小且畸形的眼睛 = 小眼畸形
  - 与综合征相关；寻找多个异常
- 眼睛缺失 = 无眼畸形
  - 在前脑无裂畸形中寻找独眼畸形（中央单个眼眶）
- 眼部异常在颅脑畸形的胎儿中很常见；经常被忽视，但这对父母来说非常重要
  - 在所有大脑或面部异常的胎儿中，检查他们的眼睛大小、对称性和位置

病理

一般特征

- 病因学
  - 胎儿胚裂闭合缺陷与视网膜神经节细胞发育缺陷
    - 胚裂沿着视杯和视茎向鼻下方延伸
    - 融合通常发生在第 5～7 周之间
      □ 正常的眼球和神经形成所需
  - 与先天性 Zika 病毒感染有关
- 遗传学
  - 肾 - 视神经乳头缺损综合征：常染色体显性遗传
  - Aicardi 综合征：X 连锁遗传
  - 三倍体

临床问题

表现

- 通常被视为综合征的一部分
  - Aicardi 综合征：婴儿痉挛症、胼胝体缺失和脉络膜视网膜缺损
  - CHARGE 综合征：眼结构缺损（C）、心脏缺陷（H）、后鼻孔闭锁（A）、生长受限（R）、生殖器异常（G）、耳异常（E）
  - COACH 综合征：小脑蚓部发育不良 / 发育不全（C）、智力发育不全（O）（智力障碍）、共济失调（A）、眼结构缺损（C）、肝纤维化（H）
  - PHACES 综合征：后颅窝畸形（P）、血管瘤（H）、动脉异常（A）、心脏缺陷（C）、眼异常（E）、胸骨（S）或腹部缺陷
  - 肾 - 视神经乳头缺损综合征：肾发育不全 / 发育不良和视神经异常
  - Walker-Warburg 综合征：与脑和眼异常相关的先天性肌营养不良
  - 戈尔登哈尔综合征（Goldenhar syndrome）（眼 - 耳 - 脊椎畸形综合征）：尸检证明小眼畸形中眼结构缺损
  - 胎儿酒精综合征：眼睛是酒精的主要靶点；在受影响的儿童中经常观察到视神经发育不良、小眼畸形和眼结构缺损
- 可能与视网膜脱离有关
  - 在正常的无回声眼球内寻找线样回声
- 可能与小眼畸形有关
  - 生物测量表可用；用另一只眼睛作为对照标准

人口统计资料

- 患病率为 1.4：10 000
  - 在印度最常见
  - 印度 83 例病例系列：43% 为近亲父母，19% 有阳性家族史，13% 有农药暴露史

自然病史与预后

- 由于和许多综合征相关，预后取决于真正的病因
  - Aicardi：智力低下，严重的智力损伤
  - PHACES：血管畸形决定预后
  - 肾 - 视神经乳头缺损综合征：常染色体显性、表型多种多样
- 许多亚致死型病例报道与严重生长受限和发育迟缓相关
- 儿童视力障碍和失明的重要原因
  - 与小眼畸形相关时预后最差

诊断要点

考虑

- 产前诊断困难：可能仅在 MR 上被检出
- 合并小眼畸形时，有使用 3D 超声检出的病例报道
- 可能提示特定的综合征诊断

影像判读经验

- 在胎儿颅脑 MR 上注意检查眼眶内容物和眼球轮廓

参考文献

1. Skriapa Manta A et al: Optic disc coloboma in children - prevalence, clinical characteristics and associated morbidity. Acta Ophthalmol. 97(5):478-85, 2019
2. Guevara JG et al: Ocular abnormalities in congenital Zika syndrome: a case report, and review of the literature. J Med Case Rep. 12(1):161, 2018
3. Hanssens S et al: Prenatal diagnosis of retinal coloboma: interest of the three dimensional ultrasonography. Eur J Obstet Gynecol Reprod Biol. 201:219-20, 2016

要 点

术语
- 起源于鼻或口咽部的畸胎瘤

影像学表现
- 充满口腔并从口腔和（或）鼻腔突出
- 主要为实性或者囊/实混合性
- 诊断时通常较大
  - 可能会迅速增长到巨大尺寸
- 可经蝶窦向颅内延伸
  - 向颅内延伸显著时预后差
- 羊水过多可继发于咽部梗阻
  - 通常严重并可能导致早产
- 实性成分血供丰富伴有动静脉分流
- 有水肿和胎儿死亡的风险
- 推荐使用 MR 更好地显示解剖结构
  - 向颅内延伸
  - 气道

主要鉴别诊断
- 双侧唇腭裂
  - 上颌前突可表现为软组织肿块
- 牙龈瘤
  - 来源于牙槽嵴的小而光滑的、圆形的软组织肿块

临床问题
- 如不能建立气道可导致死亡
- 通过子宫外产时处理（ex utero intrapartum treatment，EXIT）程序显著提高了存活率
- 与其他颈部肿块不同，畸胎瘤通常需要立即切除（EXIT 切除）
- 重要的是要记住，尽管 EXIT 成功，大多数婴儿仍处于危重状态，往往需要长期住院治疗

诊断要点
- 任何巨大的、蕈伞样的口腔肿物实际上都可以诊断为畸胎瘤

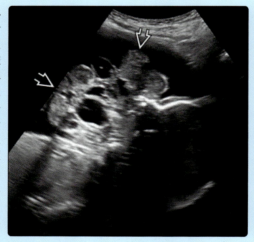
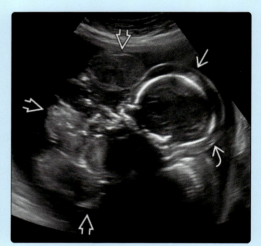

图 4-32 （左图）24 周胎儿面部矢状面超声显示一个巨大的、以实性为主的、复杂性肿物➡，从胎儿口腔呈蕈伞样长出。咽部阻塞会导致羊水过多，这可能会很严重。（右图）这是一例 20 周胎儿的巨大上颌畸胎瘤➡。上颌畸胎瘤可以长到巨大的尺寸，在短短的 1～2 周内大小翻倍。实性区域可能血供丰富，并且导致高输出量心力衰竭和水肿➡。还要注意颈部过伸➡。这个胎儿发生宫内死亡。

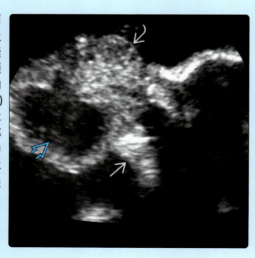
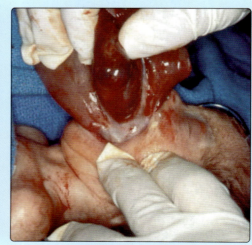

图 4-33 （左图）胎儿侧面超声矢状面显示一个巨大的肿块从口腔突出，含有囊性➡和实性➡成分。下颌保持在一个固定的、张开的位置（下颌骨➡）。（右图）图示为同一胎儿的 EXIT 术中照片。胎儿通过剖宫产部分分娩，而胎盘和脐带保持完整，以维持子宫胎盘气体交换，直到气道建立。肿块通常立即切除（EXIT 切除）。

第四章 面部和颈部

术语

定义

- 起源于鼻或口咽部的畸胎瘤

影像学表现

一般特征

- 最佳诊断线索
  - 大的、蕈伞样的口腔肿物
  - 钙化实际上是病理现象，但见于不足 1/2 的病例，且超声可能看不到
- 位置
  - 最常见于硬腭或软腭
  - 充满口腔并从口腔和（或）鼻腔突出
  - 可经蝶窦向颅内延伸
    - 产生脑实质外肿块
    - 可引起颅内结构明显变形

超声表现

- 主要为实性或混合囊性/实性
  - 诊断时通常较大
  - 可以是巨大的，通常比胎儿头大
- 通常会使周围解剖结构变形
  - 下颌保持在固定的、张开的位置
  - 眼距过宽，眼球突出
  - 颈部过伸
- 羊水过多可继发于咽部阻塞
- 肿块实性部分常血供丰富
- 可能存在动静脉分流
- 较大肿块可能会发生水肿

MR 表现

- 更好地显示气道
- 对评估颅内受累很重要

影像学建议

- 薄层扫描
  - 肿瘤生长快速，短短的 1~2 周内大小翻倍
  - 仔细评估大脑是否有向颅内延伸
  - 监测羊水过多和水肿是否加重

鉴别诊断

双侧唇腭裂

- 上颌前突可表现为软组织肿块
- 冠状/横切面显示双侧裂隙

牙龈瘤

- 先天性牙龈颗粒细胞瘤
- 光滑的、圆形的，软组织肿块
- 回声均匀
- 多数 <2cm
- 女性多见（女：男 =10：1）

羊膜带综合征

- 可能因"切割"缺陷导致面部肿块

罕见肿瘤

- **鼻胶质瘤**：用词不当，因为这是发育不良的脑组织，而不是肿瘤
  - 多发生在鼻梁或鼻腔内/周围
  - 边界清晰的圆形、卵圆形或息肉状肿块
- **皮样囊肿**：经盲孔沿硬脑膜膨出物生长
- **软组织肿瘤**可导致面部肿块
  - 血管瘤、肌母细胞瘤、纤维瘤病、肌纤维瘤病、纤维肉瘤、横纹肌肉瘤

病理

一般特征

- 遗传学
  - 散发；无再发风险
- 合并异常
  - 腭裂：肿块所致的机械性阻塞，阻碍两侧腭突向中线融合
  - 罕见的颅面裂和重复畸形：裂鼻、二裂舌，甚至面部重复畸形（双面畸形）

临床问题

自然病史与预后

- 可能表现为子宫内快速生长
- 如无法建立气道可导致死亡
  - 即使采用了最大限度的应急措施，也会发生缺氧、酸中毒和缺氧性脑损伤
- 子宫外产时处理（ex utero intrapartum treatment，EXIT）显著提高了存活率
  - 大样本研究中，头颈部肿物气道建立率为 79%，总生存率为 69%
  - 在另一项专门针对头颈部畸胎瘤（鼻/口咽和颈部）的研究中，死亡率为 23%
  - 重要的是要记住，尽管 EXIT 成功，大多数婴儿仍处于危重状态，往往需要长期住院治疗

处理

- 终止妊娠
- 如果继续妊娠，则需要在能够开展 EXIT 的三级医疗机构分娩
- EXIT 为气道建立提供可控环境
  - 胎儿经剖宫产部分娩出；维持子宫胎盘气体交换直到气道建立
- 与其他颈部肿块不同，畸胎瘤通常需要立即切除（EXIT 切除）

诊断要点

考虑

- MR 可以更好地显示解剖结构并评估向颅内延伸情况

影像判读经验

- 任何巨大的、蕈伞样的口腔肿物实际上都可以诊断为畸胎瘤

参考文献

1. Kirishima M et al: An autopsy case of epignathus (immature teratoma of the soft palate) with intracranial extension but without brain invasion: case report and literature review. Diagn Pathol. 13(1):99, 2018
2. Butler CR et al: Ex utero intrapartum treatment (EXIT) for upper airway obstruction. Curr Opin Otolaryngol Head Neck Surg. 25(2):119-26, 2017

要点

术语

- 定义
  - 特发于前牙槽嵴牙龈的良性软组织肿瘤
  - 上颌骨或者下颌骨表面
- 同义词
  - 先天性颗粒细胞瘤
  - 牙龈颗粒细胞瘤
  - Neumann 瘤

影像学表现

- 超声表现
  - 前口腔肿块
    - 鼻唇冠状面显示最佳
      - 嘴唇在口腔肿块周围张开
    - 无蒂或有蒂的孤立性肿物
      - 均质或轻微不均质
    - 晚孕期肿块
      - 所有报道的病例胎儿均>26 周
      - 结构扫查时未显示,即使在回顾时也未显示
    - 大小不一
      - 已报道 3~80mm
      - 多数为 10~20mm
    - 血供不同
  - 上颌骨比下颌骨更多见
    - 常见于上颌骨前牙龈表面,至少是下颌骨的 2~3 倍
- MR 表现
  - 诊断准确率通常优于超声
    - 能够提供更精确的解剖定位
    - 显示完整的腭和起源于前牙槽嵴的肿块
  - 最适合评估气道
  - 实时电影序列可以评估吞咽
  - 信号特征
    - T1 加权像上与肌肉等信号
    - T2 加权像上从均质到非均质

主要鉴别诊断

- 双侧唇腭裂
  - 上颌前突类似口腔肿块
- 上颌畸胎瘤
  - 起源于鼻或口咽部的畸胎瘤
  - 大的、不规则形的,混合性回声
  - 血管比牙龈瘤多
- 巨舌
  - 舌头增大
  - 不匹配口腔、类似肿块

病理

- 起源于间充质
- 可疑激素影响
  - 解释了女性胎儿发病率增加的原因

临床问题

- 妊娠期间
  - 监测大小、气道和吞咽情况以计划分娩
    - 可能需要子宫外产时处理(ex utero intrapartum treatment, EXIT)分娩
  - 晚孕期口腔肿块可能导致羊水过多
    - 胎儿不成熟风险增加
    - 早产风险增加
  - 无已知合并异常
  - 女:男 =10:1
- 分娩后肿瘤大小稳定或缩小
  - 如果肿瘤较大,可能造成气道阻塞,机械性喂养困难
  - 肿块纤维化和(或)较少母体激素的影响使瘤体变小
- 处理
  - 保守性手术切除
    - 容易切除
    - 切除以避免未来的牙列中断
  - 无报道再发风险
  - 无恶变风险

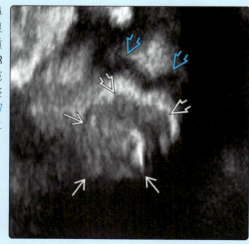 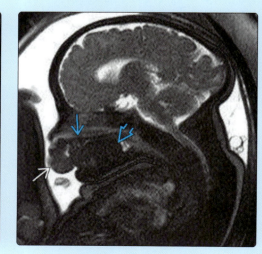

图 4-34 (左图)胎儿鼻孔➡和上唇➡的冠状面显示晚孕期胎儿的一个不均质口腔肿块➡。(右图)MR评估胎儿气道及肿块的范围。该肿块➡起源于完整腭➡的牙槽表面,与舌➡分开。阴道分娩成功,新生儿无任何呼吸道症状。

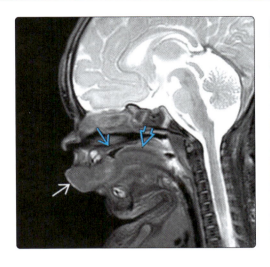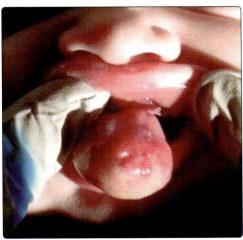

图 4-35 （左图）新生儿牙龈瘤的 MR 显示肿块 ➡ 起源于完整腭 ⇨ 的前表面。舌 ⇨ 向后移位。（右图）产后照片显示起源于牙槽突牙龈表面的牙龈瘤。容易切除。

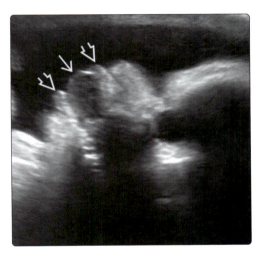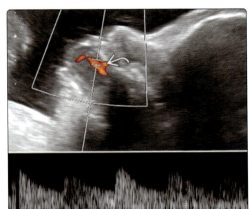

图 4-36 （左图）晚孕期胎儿侧面观显示上、下唇 ⇨ 之间有均匀的口腔肿块 ➡。（右图）矢状面彩色多普勒超声结合彩色及频谱多普勒显示该肿块内有血管蒂 ➡，其起源于上牙槽嵴。上颌骨起源的牙龈瘤比下颌骨更常见。

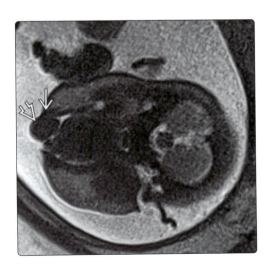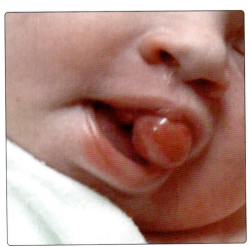

图 4-37 （左图）这例晚孕期胎儿有一个小的牙龈瘤，MR 能最佳显示肿块 ➡ 起源于上颌骨前牙槽嵴 ➡。（右图）临床照片证实一个圆形局限性的肿块起源于上颌牙槽嵴。患者正常经阴道分娩。婴儿能无障碍地呼吸和哺乳，肿块切除后无并发症。组织学检查证实为牙龈瘤。

4.8 甲状腺肿

要点

术语

- 甲状腺增大是由于甲状腺功能亢进或甲状腺功能减退导致的
  - 85%～90% 为母体格雷夫斯病（Graves disease，GD）所致

影像学表现

- 增大的甲状腺保持轮廓和形态
- 甲状腺肿的占位效应
  - 气管压迫→出生时气道受损
  - 可能阻碍吞咽→羊水过多
- 胎儿甲状腺功能亢进表现
  - 血管腺、心动过速、胎儿生长受限
- 胎儿甲状腺功能减退表现
  - 腺体增大，相对少血供
- MR 表现
  - 评估气道最佳
  - T2 信号随碘浓度而变化
    - 低信号腺体提示甲状腺功能亢进状态
    - 高信号腺体提示甲状腺功能减退状态

临床问题

- 胎儿甲状腺肿可能是腺体功能障碍的最早期迹象
- 常见表现：监测 GD 患者时发现甲状腺肿
- 通过 TRAb 水平评估 + 胎儿甲状腺大小监测进行评估
  - TRAb 水平达正常上限的 2～3 倍时，与胎儿甲状腺功能异常的相关性较高
- 早期诊断和治疗，预后良好
- 根据甲状腺肿的病因决定治疗方法
- 胎儿巨大甲状腺肿的治疗策略
  - 如果颈部过伸，则选择剖宫产分娩
  - 如果气道受损，则选择子宫外产时处理（ex utero intra-partum treatment，EXIT）分娩
  - 胎儿内镜气管插管是一种新的治疗方法

诊断要点

- 监测高危患者 20 周及以后的甲状腺大小对早期诊断和治疗至关重要。

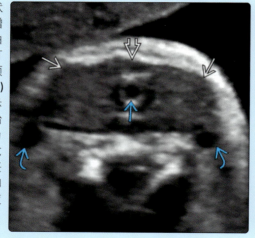
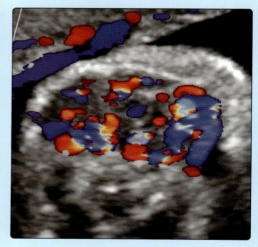

图 4-38 （左图）胎儿甲状腺肿的超声横切面显示增大的甲状腺左、右叶 ➡ 由前方峡部连接 ➡。中央可见充满液体的气管 ➡，颈动脉 ➡ 向后移位。（右图）同一病例，彩色多普勒显示腺体弥漫性血管增多。胎儿合并心动过速。本例为典型的胎儿甲状腺功能亢进引起的甲状腺肿，该妊娠合并母体格雷夫斯病和母体促甲状腺素抗体滴度升高。

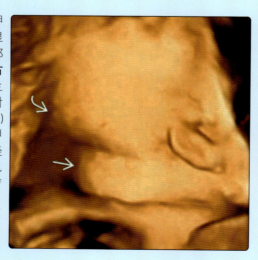
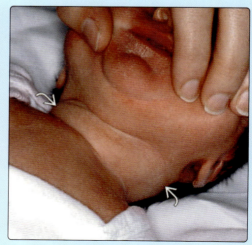

图 4-39 （左图）晚孕期甲状腺肿胎儿的三维超声显示颈前部"隆起" ➡。头部持续伸展（下颏 ➡）。（右图）临床照片显示 1 例新生儿成功应用羊膜腔内注射左旋甲状腺素（Synthroid）治疗甲状腺功能减退和甲状腺肿。皮肤冗余，仍有轻微的甲状腺肿 ➡，但婴儿甲状腺功能正常，这是治疗的目标。

术语

缩写

- 格雷夫斯病（Graves disease，GD）
- 促甲状腺素受体抗体（thyroid-stimulating hormone receptor antibodies，TRAb）
- 抗甲状腺药物（antithyroid drugs，ATD）

定义

- 甲状腺功能亢进或甲状腺功能减退导致的胎儿甲状腺肿大（85%～90% 由母体 GD 引起）
  - 胎儿甲状腺功能亢进状态是由母体 TRAb 升高引起
  - 胎儿甲状腺功能减退状态是由母体 ATD 水平升高或者地方性碘缺乏导致的
  - 罕见，甲状腺肿可能存在于甲状腺功能正常的胎儿

影像学表现

一般特征

- 最佳诊断线索
  - 甲状腺肿大形成的颈前部对称的均匀回声的肿块

超声表现

- 增大的甲状腺保持轮廓和形态
  - 横切面显示腺体位于气管前方和两侧
    - 两侧叶外侧可见颈动脉和颈静脉
  - 冠状面补充显示从上到下的范围
    - 气管和血管的长轴切面
- 横切面上测量甲状腺周长和直径
  - 可用的标准大小数据
- 甲状腺肿占位效应的并发症
  - 食管梗阻引起羊水过多
  - 气管压迫导致气道损伤
  - 颈部过伸→难产
- **甲状腺功能亢进表现**
  - 彩色多普勒显示甲状腺内血流弥漫性增多
  - 心动过速和肺动脉高压
    - 可导致水肿、高输出量心力衰竭、宫内胎儿死亡（intrauterine fetal demise，IUFD）
  - 胎儿生长受限（fetal growth restriction，FGR）
  - 加速骨成熟，包括颅缝早闭
- **甲状腺功能减退表现**
  - 彩色多普勒显示只有腺体外周血流增多
  - 骨成熟延迟

必要时行侵入性操作

- 脐带穿刺是金标准
  - 直接检测胎儿甲状腺素（thyroid hormone，TH）水平
- 羊膜腔穿刺术检测促甲状腺素（thyroid-stimulating hormone，TSH）水平
  - 因母体 TSH 的作用导致结果不同

MR 表现

- T1WI：与肌肉组织相比，信号均匀增强
  - 有助于区分甲状腺肿和其他颈部肿块
- T2WI：信号随着碘浓度而变化
  - 当腺体信号低于肌肉信号时，提示甲状腺功能亢进（提示碘浓度升高）
  - 当腺体信号高于肌肉信号时，提示甲状腺功能减退（提示碘浓度减低）
  - 评估气管/食管梗阻程度的最佳方法
    - 气管通常被视为充满液体的圆柱状结构

- 如果不显示→出生时气道损伤的风险增高

影像学建议

- GD 患者的胎儿甲状腺大小的监测
  - 从 20 周开始，每月测量
- 其他胎儿监测
  - 胎儿生长、羊水、心率
  - 注意水肿的征象
- 如果出现甲状腺肿，需更频繁的监测，考虑 MR

鉴别诊断

颈部畸胎瘤

- 常呈大而不规则形状的肿块
  - 呈混合回声，可伴不规则钙化
  - 可延伸至纵隔
- 多数表现为快速增长

颈神经母细胞瘤（非常罕见）

- 不均匀、实性、颈后肿块，伴或不伴有微钙化

病理

一般特征

- 病因学
  - 孕妇 GD 占 85%～90%
    - 母体（TRAb）经胎盘转运→胎儿甲状腺功能亢进
    - 母体（ATD）经胎盘转运→胎儿甲状腺功能减退
  - 胎儿甲状腺功能减退的其他原因（罕见）
    - 地方性碘缺乏、先天性甲状腺代谢异常、母体使用锂
  - 甲状腺功能亢进的其他原因（罕见）
    - McCune-Albright 综合征、常染色体显性遗传性甲状腺功能亢进、其他遗传原因

临床问题

表现

- 监测 GD 患者时发现甲状腺肿
  - TRAb 水平评估+胎儿甲状腺大小监测
  - TRAb 水平达正常上限的 2～3 倍时，与胎儿甲状腺功能异常的相关性更高
- 偶然发现的颈前部肿块
  - 胎儿甲状腺肿可能是腺体功能障碍的最早期征象

人口统计资料

- 流行病学
  - 在已知 GD 的患者中
    - 2% 的新生儿会患有新生儿 GD
    - 接受 ATD 治疗的 GD
      - 10%～15% 的新生儿伴有甲状腺功能减退
  - 总体而言 1∶3 500 新生儿存在甲状腺功能减退
    - 缺碘地区的发病率↑

自然病史与预后

- 早期诊断和治疗，预后良好

处理

- 根据甲状腺肿的病因决定治疗方法
  - 胎儿甲状腺功能亢进和胎儿甲状腺功能减退
- 胎儿甲状腺功能亢进的治疗
  - 直接给孕妇服用 ATD
    - 增加母体 ATD 并监测胎儿反应

甲状腺周长/cm			
GA/周	TC 平均值（第 10～90 百分位数）	GA/周	TC 平均值（第 10～90 百分位数）
18	2.4（1.8～3.0）	28	3.6（2.8～4.4）
19	2.5（1.8～3.1）	29	3.8（3.0～4.6）
20	2.5（1.9～3.2）	30	4.0（3.1～4.8）
21	2.6（2.0～3.3）	31	4.2（3.3～5.0）
22	2.8（2.1～3.4）	32	4.4（3.5～5.2）
23	2.9（2.2～3.6）	33	4.6（3.7～5.5）
24	3.0（2.3～3.7）	34	4.8（3.9～5.7）
25	3.1（2.4～3.9）	35	4.8（3.9～5.7）
26	3.3（2.5～4.0）	36	5.3（4.3～6.2）
27	3.4（2.7～4.2）	37	5.5（4.6～6.5）
GA=孕龄，TC=甲状腺周长。			

Modified from Ranzini AC et al：Ultrasonography of the fetal thyroid：nomograms based on biparietal diameter and gestational age. J Ultrasound Med. 20：613-617, 2001。

- 左旋甲状腺素替代治疗维持母体甲状腺功能正常
  - 丙硫氧嘧啶（propylthiouracil，PTU）是一线药物
  - 如果在早孕期使用甲巯咪唑（methimazole，MMI），则与胎儿异常有关
  - 如果需要紧急治疗，使用碘化钾和 ATD 联合用药
    - 碘化钾抑制激素分泌
      - 快速起效（数小时内）
    - 需要增加胎儿监测
  - 重症病例（心动过速、水肿）使用 β-肾上腺素受体阻滞剂（即普萘洛尔）
- 胎儿甲状腺功能减退的治疗
  - 孕妇减少或停用 ATD
  - 直接用 TH 治疗胎儿
    - 羊水内注射（胎儿吞咽 TH）
    - 脐静脉或胎儿肌内注射
  - 即使接受胎儿治疗后仍有多达 1/3 的新生儿出现甲状腺功能减退
- 胎儿巨大甲状腺肿的治疗策略
  - 如果颈部过伸，剖宫产分娩
    - 将难产风险降至最低
  - 子宫外产时处理（ex utero intrapartum treatment，EXIT）分娩
    - 分娩出头颈部
      - 在胎儿有胎盘支持时建立气道
    - 气道通路和支持方法
      - 插管、喉镜检查、支气管镜检查、气管造口术
  - 胎儿内镜气管插管是一种新的治疗方法
    - 宫内胎儿镜下经口气管插管
    - 确保在分娩前气管通畅

给所有患有格雷夫斯病或有格雷夫斯病史的孕妇的建议

- 连续监测 TRAb 水平
  - 妊娠开始；20～24 周重复
  - 如果 TRAb 水平为正常上限的 2～3 倍，则进行更密切的监测

- 保持孕妇甲状腺功能正常
  - 每 4～6 周监测一次甲状腺功能
  - 检查整个孕期治疗的依从性

诊断要点

考虑

- 高危患者 20 周及以后监测甲状腺大小
  - 胎儿甲状腺肿可能是甲状腺功能异常需要治疗的第一线索
- 单独存在甲状腺肿不能确定胎儿是甲状腺功能减退还是甲状腺功能亢进
  - 甲状腺血供丰富提示甲状腺功能亢进
  - MR T2 序列高信号提示甲状腺功能减退
- 直接测量胎儿甲状腺素水平对于甲状腺肿的病因诊断可能是必要的
  - 采集胎儿血液或羊水进行检测
- 甲状腺肿较大时需评估气道梗阻情况
  - 超声线索明显
  - MR 是金标准
  - 制订合适的分娩方案
- 胎儿甲状腺对碘的变化敏感，但母体做 CT（使用碘造影剂）暴露于碘不会对新生儿甲状腺功能产生负面影响

参考文献

1. Iijima S: Current knowledge about the in utero and peripartum management of fetal goiter associated with maternal Graves' disease. Eur J Obstet Gynecol Reprod Biol X. 3:100027, 2019
2. Panaitescu AM et al: Maternal autoimmune disorders and fetal defects. J Matern Fetal Neonatal Med. 31(13):1798-806, 2018
3. Léger J: Management of fetal and neonatal Graves' disease. Horm Res Paediatr. 87(1):1-6, 2017
4. Donnelly MA et al: Early severe fetal Graves disease in a mother after thyroid ablation and thyroidectomy. Obstet Gynecol. 125(5):1059-62, 2015
5. Mastrolia SA et al: Antenatal diagnosis and treatment of hypothyroid fetal goiter in an euthyroid mother: a case report and review of literature. J Matern Fetal Neonatal Med. 1-7, 2014
6. Polak M et al: Fetal thyroidology. Best Pract Res Clin Endocrinol Metab. 28(2):161-73, 2014

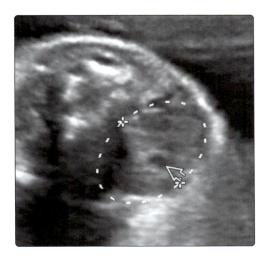
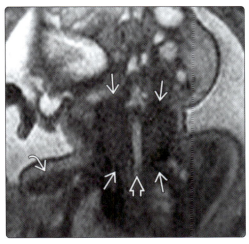

图 4-40 （左图）测量甲状腺肿胎儿的甲状腺周长。测量沿甲状腺边缘进行，包括气管 ➡。该测量结果与已公布的标准数据进行比较。（右图）甲状腺功能亢进继发甲状腺肿 ➡ 的 28 周胎儿 MR 冠状位 T2 显示气道通畅 ➡。甲状腺信号强度等同于胎儿肌肉 ➡ 或略暗。T2 的甲状腺信号由腺体中的碘含量决定。

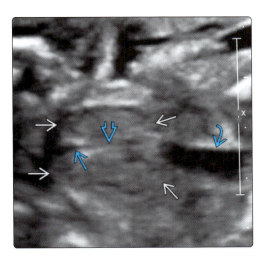
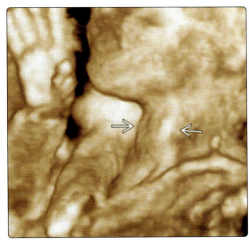

图 4-41 （左图）24 周的甲状腺肿胎儿冠状面超声显示腺体增大 ➡ 导致气道阻塞。近端气管扩张 ➡，腺体内气管闭塞 ➡ 和下方少量积液 ➡。在这些病例中，气道评估至关重要。（右图）同一胎儿颈部的表面渲染视图显示与甲状腺肿相关的软组织隆起 ➡。甲状腺肿可在中孕早期发现，建议早期治疗。

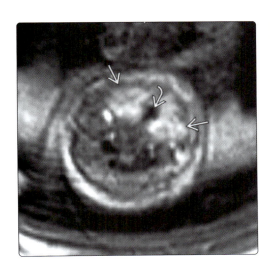
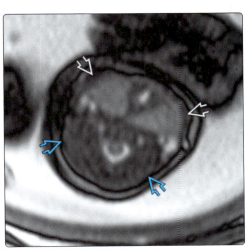

图 4-42 （左图）甲状腺肿 ➡ 的 MR T1 显示整个腺体呈高信号。这是胎儿甲状腺的特征，有助于甲状腺肿和其他颈部肿块的鉴别。充满液体的气管 ➡ 呈低信号。（右图）同一病例的轴位 MR T2 显示甲状腺肿 ➡ 与肌肉组织 ➡ 相比信号强度更高。T2 加权成像信号增强提示低碘水平，与甲状腺功能减退作为甲状腺肿的病因最为一致。

第四章　面部和颈部

4.9 颈部水囊状淋巴管瘤

要　点

术语

- 定义：颈部淋巴管瘤
- 单囊或多囊性淋巴系统异常，导致颈部液体异常聚集

影像学表现

- 颈后及外侧充满液体的肿块
  - 内部多发线样分隔（最常见）
  - 单房可仅显示项韧带
  - 虽然大小不一，但通常较大
- 颈部水囊状淋巴管瘤（cystic hygroma，CH）常伴水肿
  - 水肿定义为 2 个解剖部位内有液体
  - CH 算作 1 个部位
- CH 与非整倍体高度相关（2/3 的病例）
  - 以 X 单体为标志的染色体异常（特纳综合征）
  - 21 三体是第二常见的
  - 其他：18 三体、13 三体、三倍体
- 早孕期 CH：颈项透明层（nuchal translucency，NT）非常厚（典型者＞5mm）

主要鉴别诊断

- 身体/躯干淋巴管瘤
- 枕部脑膨出
- 头皮血管瘤
- 颈部畸胎瘤

临床问题

- CH 还与其他遗传综合征相关
  - 努南综合征（Noonan syndrome）最常见
  - 微阵列可诊断
- 如果出现水肿或其他异常，发病率和死亡率显著增加
- 少部分在子宫内可消失（＜20%）
  - 整倍体胎儿中小 CH 的可能性更大

诊断要点

- 对所有病例进行诊断性遗传学检测
- 仔细观察是否合并其他异常
- 考虑胎儿超声心动图

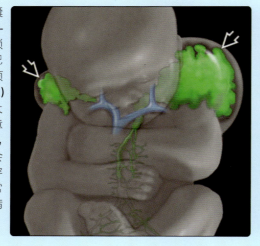
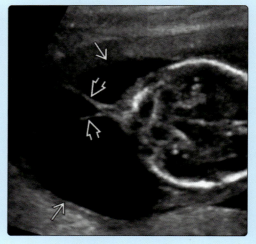

图 4-43　（左图）颈部水囊状淋巴管瘤（cystic hygroma，CH）是由于未能与锁骨下静脉建立正常的淋巴静脉连接所致。这导致颈部淋巴囊 ➡ 扩张。（右图）18 周水肿胎儿可见一个大的 CH ➡ 伴分隔 ➡。注意 CH 充满了颅后的羊膜腔，如果不注意到分隔，可能会被误认为是羊水。羊膜腔穿刺术显示核型正常。CH 常伴有水肿，甚至在整倍体病例中也是如此，预后很差。

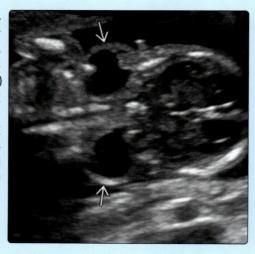
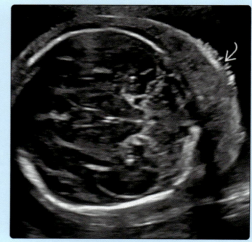

图 4-44　（左图）17 周胎儿双侧颈部囊性肿块 ➡。行羊膜腔穿刺术，结果正常。超声心动图也正常，并在孕期进行超声监测。（右图）虽然 CH 消失了，但胎儿在中孕晚期出现水肿。图中可见孕 27 周时颈后皮肤皱褶增厚 ➡（图中未显示伴随的胸腔积液和腹水）。CH 是一种淋巴管疾病，与水肿高度相关。

术语

缩写

- 颈部水囊状淋巴管瘤(cystic hygroma, CH)

同义词

- 颈部淋巴管瘤

定义

- 单囊或多囊性淋巴系统异常,导致颈部液体异常聚集

影像学表现

一般特征

- 最佳诊断线索
  - 颈后及外侧充满液体的肿块
    - 最常见的是有分隔型
    - 然而,新定义包括无分隔的 CH

超声表现

- 颈后/外侧囊性肿块
  - 后颅窝横切面上显示最佳
  - 矢状面和冠状面可显示肿块范围
- 内部多发线样分隔(最常见)
  - 粗的中线分隔为项韧带
- 单房可仅显示项韧带
- 虽然大小不一,但 CH 通常较大
  - 可以像羊水一样
    - 有时 CH 是羊膜腔穿刺术唯一的液体来源
  - 小的 CH 可以演变成增厚的颈后皮肤皱褶
  - 约 15% 可消失不伴后遗症
- CH 常伴水肿
  - 淋巴功能紊乱→胎儿液体过多聚集
  - 水肿定义为 2 个解剖部位出现液体
    - CH 算作 1 个部位
    - 第二个常见部位为皮肤水肿(全身性水肿)
    - 腹水,胸腔积液,心包积液
- 中孕期 CH
  - 约 2/3 为非整倍体
  - X 单体[特纳综合征(Turner syndrome)]:最常见
    - CH 是 X 单体的标志性表现
    - 心血管异常(60%)
      □ 左心发育不良
      □ 主动脉缩窄
    - 马蹄肾:肾脏下极融合
      □ 寻找主动脉前方融合的肾组织
    - 轻度身材矮小:股骨/肱骨短
    - 性别分化障碍
      □ 混合性性腺发育障碍症,嵌合体(45X/46XY)
  - 21 三体(Trisomy 21, T21):第二常见
    - 颈部皮肤皱褶增厚比 CH 更常见
      □ 合并 T21 的 CH 往往较小
    - 寻找 T21 的相关标记物
      □ 鼻骨小、肠管回声增强、心内强回声灶、轻度尿路扩张、肱骨/股骨短等。
    - 寻找 T21 的其他相关异常
      □ 房室通道、十二指肠闭锁
  - 18 三体(trisomy 18, T18)
    - 可发现多处其他严重异常

- 胎儿生长受限(fetal growth restriction, FGR)
  - 13 三体(trisomy 13, T13)
    - 其他严重畸形
      □ 前脑无裂畸形是标志性异常
    - FGR
- 早孕期 CH:颈项透明层(nuchal translucency, NT)增厚
  - 往往 NT 比较厚(典型的>5mm)
    - ±分隔
  - ±水肿(可能很轻微)
  - 早孕期 CH 和非整倍体(55%~66%)
    - X 单体和 T21 最常见
    - T18 和 T13 第二常见
    - 三倍体、嵌合体、其他(5%~7%)
  - 寻找非整倍体的其他标记
    - 鼻骨缺失
    - 静脉导管血流反向
    - 其他严重畸形
- 正常核型胎儿的 CH
  - 主要考虑努南综合征(Noonan syndrome)
    - 表型类似于 X 单体
    - 女性或男性胎儿
  - 合并 CH 的整倍体胎儿中 15% 存在心脏缺陷

影像学建议

- 最佳成像方法
  - 11~14 周的 NT 筛查
  - 中孕期颈后皮肤皱褶声像图
- 流程建议
  - 立即提供遗传咨询,以便提供诊断性遗传学检测
    - 早孕期绒毛膜绒毛吸取术
    - 中孕期进行羊膜腔穿刺术
      □ 检测除了核型评估外,还包括微阵列分析
    - 记住,无创性产前检查(游离细胞 DNA)只是一种筛查
  - 即使在早孕期,也要仔细查找其他异常
  - 所有病例均考虑胎儿超声心动图
  - 超声监测很重要
    - 胎儿水肿和宫内死亡的风险增加
    - 随着胎儿的生长可能会出现其他异常

鉴别诊断

身体/躯干淋巴管瘤

- 非颈部囊性肿块
  - 往往较大且有分隔
- 腋窝是最常见的部位,但在任何部位都可发生
- 浸润性肿物
  - 胎儿 MR 有助于显示病变范围
  - 预后与受累的结构有关
- 与非整倍体无关

枕部脑膨出

- 开放性神经管缺陷引起的颈后肿块
- 查找颅骨缺损部位
  - 累及不同量的脑组织/脑膜
  - 颅内解剖结构异常
  - 后颅窝内容物暴露于羊水中
- 相关
  - 梅克尔-格鲁贝尔综合征(Meckel-Gruber syndrome)
  - 非整倍体(T13 最常见)

头皮血管瘤

- 枕部的头皮血管瘤与小 CH 看起来可以一样
- 彩色多普勒可显示典型血流

颈部畸胎瘤

- 生殖细胞肿瘤
  - 常见侵袭性生长
  - 可能是恶性的
- 最常见为颈前部
  - 胎儿颈部常过度伸展
  - 伴有气道阻塞
- 实性或囊实混合性肿块
  - ±钙化

病理

一般特征

- 病因学
  - 静脉至淋巴管连接失败→充盈液体的空间膨胀→液体负荷过重时出现水肿
- 遗传学
  - 与非整倍体高度相关（2/3 病例）
    - X 单体（特纳综合征）和 T21
      - 44% 的病例发生在近期系列报道中
      - 在一些研究中，T21 在早孕期更常见
    - T18（15%）
    - T13（5%）
    - 三倍体（2%）
    - 其他：嵌合体、不平衡易位、重复、缺失、倒置、性染色体异常
  - 遗传性淋巴水肿和遗传综合征
    - 努南综合征（Noonan syndrome）最常见
      - 常染色体显性遗传的 RAS 病
      - 微阵列分析用于诊断
      - 整倍体胎儿中 CH 的发病率为 40%
    - Cornelia de Lange 综合征
    - 快乐木偶综合征（Angelman syndrome）
    - 其他多种罕见综合征
    - 骨骼发育不良
  - 拷贝数变异（微阵列结果）
    - 22q11.2 缺失或重复
    - 10q26.12q26.3 缺失，1p36 缺失，4p 缺失
- 合并异常
  - 心血管异常（最常见）
  - 骨骼畸形（第二常见）
  - 描述涉及的其他异常种类繁多
    - 中枢神经系统，体壁，泌尿道

镜下特征

- 海绵状淋巴间隙
- 内衬扁平内皮细胞

临床问题

表现

- 最常见的体征/症状
  - 通过超声筛查发现遗传缺陷
    - NT 与结构筛查
  - 母体血清筛查结果异常
    - 无创性产前检查（游离细胞胎儿 DNA）
      - X 单体的检出率为 89%
    - 四联筛查
      - X 单体的检出率仅为 53%
- 其他体征/症状
  - 水肿
  - 胎儿异常
  - 胎儿死亡

人口统计资料

- 年龄
  - 据报道胎儿为整倍体或 X 单体时，孕妇平均年龄为 29～30 岁
  - T21/T13/T18 与高龄孕妇（分娩时≥35 岁）有关
- 性别
  - 女＞男（与 X 单体有关）
- 流行病学
  - 据报道发病率为 1∶1 000～1∶285

自然病史与预后

- 早孕期诊断的患者高达 90% 预后不良
  - NTs 越厚，预后越差
- 相关遗传学缺陷及重大异常与预后密切相关
- 如果遗传学检查正常（包括微阵列检测）且无重大畸形，则高达 70% 的胎儿预后良好
- 水肿与预后不良相关
- 15% 宫内可消失
  - 整倍体胎儿中小 CH 的可能性更大

处理

- 浸润性 CH 的手术完全切除往往难度翻倍
  - 术后复发（15%）
- 硬化剂直接注入 CH
  - 博来霉素或 OK-432 最常见

诊断要点

考虑

- 立即提供遗传咨询
  - 非侵入性遗传学检测只是一种筛查
  - 对所有 CH 病例进行诊断性遗传学检测

影像判读经验

- 查找其他异常和水肿

报告提示

- 考虑对所有 CH 胎儿进行超声心动图检查

参考文献

1. Aymelek HS et al: Genetic burden and outcome of cystic hygromas detected antenatally: results of 93 pregnancies from a single center in the northern region of Turkey. J Med Ultrasound. 27(4):181-6, 2019
2. Noia G et al: Cystic hygroma: a preliminary genetic study and a short review from the literature. Lymphat Res Biol. 17(1):30-9, 2019
3. Schreurs L et al: First trimester cystic hygroma colli: retrospective analysis in a tertiary center. Eur J Obstet Gynecol Reprod Biol. 231:60-4, 2018
4. Chen YN et al: Prenatal ultrasound evaluation and outcome of pregnancy with fetal cystic hygromas and lymphangiomas. J Med Ultrasound. 25(1):12- 5, 2017
5. Scholl J et al: First trimester cystic hygroma: does early detection matter? Prenat Diagn. 36(5):432-6, 2016

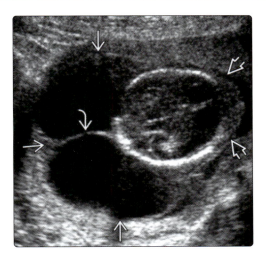

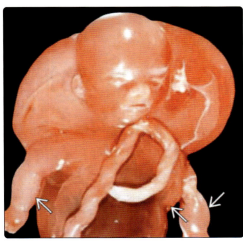

图 4-45 （左图）超声横切面显示一个较大的 CH ➡，包含一个中央分隔 ➡，即项韧带。此外，皮肤增厚累及头皮 ➡。这个胎儿合并心发育不良。左侧心脏缺陷和 CH 是特纳综合征（Turner syndrome）（X 单体）的标志性表现。（右图）特纳综合征（Turner syndrome）胎儿的尸检照片显示巨大的 CH 以及体壁和肢体水肿 ➡。CH、水肿与特纳综合征（Turner syndrome）常相关。

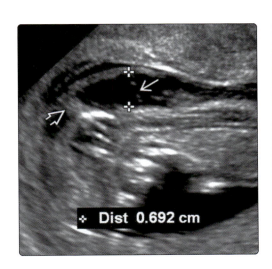

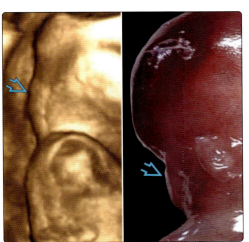

图 4-46 （左图）这例 12 周胎儿的颈项透明层（nuchal translucency，NT）非常厚，6.9mm。注意存在一个较厚的（可能是项韧带）➡和一个薄的分隔 ➡。绒毛膜绒毛吸取术（chorionic villus sampling，CVS）结果为不平衡易位。（右图）这例 21 三体的 3D 超声和大体照片显示颈部增厚 ➡，这是由复杂的 CH 所致。这是 21 三体的常见表现。CH 病例中 2/3 存在非整倍体，应始终进行遗传学检测。

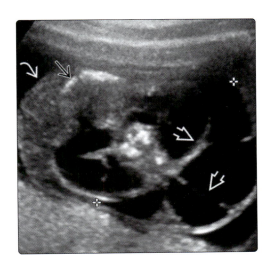

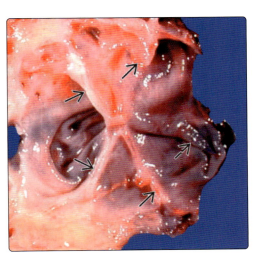

图 4-47 （左图）本例核型和微阵列结果正常的胎儿，可见一个有分隔 ➡的巨大 CH（游标）。也要注意下颌骨 ➡邻近的皮肤增厚（全身性水肿）➡，提示水肿。（右图）CH 的大体病理显示内部多处分隔 ➡。CHs 是由扩张的淋巴囊组成的光滑囊性肿块，由单层扁平内皮细胞排列而成。

要 点

影像学表现

- 颈前部肿块,常较大
  - 典型的为囊实混合性
- 常见羊水过多,可能很严重
  - 气道阻塞→羊水过多、口咽积液
- 彩色多普勒可评估血供状况
  - 肿块可能引起高输出量心力衰竭和水肿
- 对颈部结构的侵入或压迫进行详细的超声评估
- 建议使用 MR 来更好地描述肿瘤范围和气道通畅情况
  - 肿瘤的解剖受累对于分娩和手术计划至关重要
    - 颈动脉,口腔底部,腮腺
    - 颅内,颅底
    - 上纵隔
  - 肺体积小可提示肺发育不良

主要鉴别诊断

- **颈部水囊状淋巴管瘤**
  - 颈后/颈侧有分隔的囊性肿块
- **甲状腺肿**
  - 高回声颈部肿物,维持甲状腺轮廓

临床问题

- 头部常过伸或歪向一侧
  - 可能很严重→胎位不正和难产,妨碍阴道分娩
- 可在子宫内快速生长
  - 估计肿瘤体积,有助于监测肿瘤大小的增长
- 如果继续妊娠,需要在具备子宫外产时处理(ex utero intrapartum treatment,EXIT)的三级医疗机构分娩
  - 提供可控环境以建立气道
  - 生存率显著改善(死亡率 23% vs 80%～100%)
- 对于新生儿期的幸存者,远期功能和认知结局良好

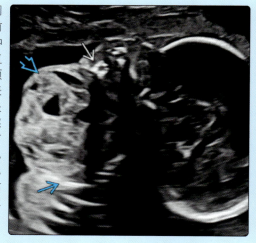
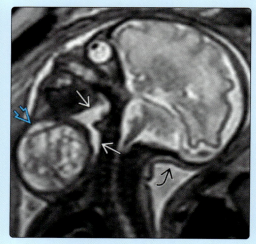

图 4-48 (左图)孕 24 周的胎儿侧面超声显示颈前部有一个巨大的囊实性肿块 ⇨,从下颌骨 ➡ 一直延伸到锁骨 ➡。这是颈部畸胎瘤的典型部位和表现。(右图)31 周时 MR 矢状位 T2 显示颈前部囊实性肿块 ⇨。口咽部充液扩张 ➡,提示肿块引起阻塞。注意头部位置过度伸展 ⬈。建议 MR 检查更好地评估气道,以协助分娩和手术计划。

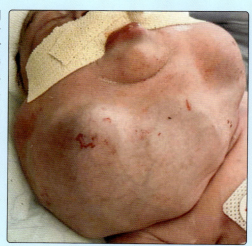
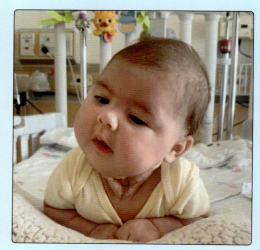

图 4-49 (左图)同一病例出生当天的照片显示,颈前部巨大肿块约 13cm。EXIT 术中,经支气管镜放置气管内导管以保护气道。在情况稳定和产后评估后,切除肿块。(右图)同一个婴儿,3 个月时表现良好,头部控制正常。注意颈部周围因肿瘤牵拉而多余的皮肤。实施 EXIT 手术能大大提高这些病例的存活率。

影像学表现

超声表现

- 颈前囊实性肿块
  - 往往较大，可能是巨大的
- 常延伸至累及周围结构
  - 向上延伸至口底、腮腺
  - 向下延伸至上纵隔
- 钙化实际上是畸胎瘤的特征性表现，但并不常见（＜20%）
- 肿块较大时，头部位置过度伸展或偏斜
- 咽部/食管上段梗阻导致羊水过多
- 大型畸胎瘤可能会导致水肿
- 彩色多普勒显示实性部分血供丰富
- 3D 超声
  - 更好地评估肿块范围
  - 有助于为父母提供清晰直观的咨询

MR 表现

- 确定解剖范围和气道通畅的最佳方式
  - 寻找充液的咽、气管
  - 电影回放序列有助于评估吞咽

影像学建议

- 胸部、头部和面部的常规检查几乎可以发现所有病例
- 评估正常颈部结构有无侵入、压迫或移位
  - 彩色多普勒评估颈动脉
  - 详细评估鼻咽和口咽
  - 注意吞咽和呼吸
- 建议使用 MR 来更好地描述肿瘤和气道之间的关系
- 密切随访
  - 可能会快速增长至巨大体积
    - 估测肿瘤体积有助于监测大小的增长
  - 监测羊水过多和水肿

鉴别诊断

颈部水囊状淋巴管瘤

- 颈后及颈侧的囊性肿块
- 内有分隔
  - 常见多个薄分隔
  - 中线厚分隔为项韧带
- 不应有实性成分

甲状腺肿

- 颈部均匀高回声的肿块
- 维持正常的甲状腺轮廓

软组织肿瘤

- 均罕见：血管瘤、纤维瘤病、肌纤维瘤病、纤维肉瘤、横纹肌肉瘤、神经母细胞瘤

病理

分期、分级与分类

- 畸胎瘤分为成熟畸胎瘤和未成熟畸胎瘤
- 大小、血供和位置比组织学更重要

临床问题

表现

- 最常见的体征/症状
  - 颈前部明显的软组织肿块
    - 头部往往过度伸展或向一侧偏斜
  - 羊水过多

人口统计资料

- 流行病学
  - 头颈部是仅次于骶尾部的第二常见畸胎瘤部位
  - 男女比例相等

自然病史与预后

- 羊水过多可能导致早产
- 颈部过度伸展→胎位不正和难产，妨碍阴道分娩
- 如果无法建立气道，可导致死亡
  - 未经适当处理的颈部畸胎瘤新生儿死亡率为 80%～100%
- 通过子宫外产时处理（EXIT）可显著提高存活率
  - 大多数头颈部肿块可以通过子宫外产时处理（ex utero intrapartum treament，EXIT）成功建立气道
  - 头颈部畸胎瘤死亡率 23%（鼻/口咽+颈部）
    - 常见肺发育不良，可导致新生儿死亡
- 对于新生儿期的幸存者，远期功能和认知结局良好

处理

- 可以终止妊娠
- 如果继续妊娠，在具备 EXIT 能力的三级医疗机构分娩
- EXIT 为建立气道提供受控环境
  - 剖宫产部分分娩胎儿，胎盘和脐带保持完整
    - 维持子宫胎盘气体交换
- 根据肿块大小和位置，可能需要立即切除（EXIT 切除）

诊断要点

考虑

- 分娩计划至关重要，尤其是对于较大肿块
  - 转诊至具备 EXIT 能力的三级医疗机构

参考文献

1. Shamshirsaz AA et al: Perinatal characteristics and early childhood follow up after ex-utero intrapartum treatment for head and neck teratomas by prenatal diagnosis. Prenat Diagn. 41(4):497-504, 2021
2. Simonini C et al: Fetal teratomas - a retrospective observational single-center study. Prenat Diagn. 41(3):301-7, 2021
3. Jiang S et al: Ex utero intrapartum treatment (EXIT) for fetal neck masses: a tertiary center experience and literature review. Int J Pediatr Otorhinolaryngol. 127:109642, 2019
4. Brodsky JR et al: Teratoma of the neonatal head and neck: a 41-year experience. Int J Ped atr Otorhinolaryngol. 97:66-71, 2017

鉴别诊断

常见

- 眼距过宽
- 眼距过窄

少见

- 眼球突出
- 泪囊突出
- 无眼畸形/小眼畸形

罕见且重要

- 眼眶肿块及肿块样病变
  - 淋巴血管畸形
  - 眼结构缺损
  - 肿瘤
  - 额部脑膨出
- 先天性白内障

重要信息

鉴别诊断要点

- 一般概念
  - 眼眶:包含眼球、眼外肌、泪腺和神经血管结构的骨性空间
    - 锥形:尖端在后,底部在前
      - 外侧壁:最厚且暴露最多
      - 内侧壁:薄且邻近筛窦
  - 大多数眼眶异常的病因
    - 与非整倍体或遗传综合征相关
    - 与胎儿颅骨发育异常相关
- 评估胎儿眼眶是结构扫查的常规部分
  - 骨性眼眶水平的横切面为标准
    - 冠状切面,增加 3D 超声
  - 常规评估眼球和晶状体(最早 13 周)
    - 晶状体:前方为具有低回声中心的强回声环
  - 怀疑异常时还需胎儿 MR 检查
- 眼眶生物学测量
  - 眼内距(interocular distance,IOD)
    - 两眼眶之间的内缘-内缘
  - 眼外距(binocular distance,BOD)
    - 两眼眶外缘-外缘
  - 眼球直径(ocular diameter,OD)
    - 单个骨性眼眶直径
- 正常生物学测量的 1/3 法则
  - 正常 IOD=OD(第三只眼可以放在两眼眶之间)
- 可用的眼眶标准数据图表(超声和 MR)
  - 胎龄与 OD、IOD、BOD 值的关系
  - IOD/BOD 百分位数,眼眶容积
- 面部预测大脑
  - 当发现眼眶异常时,查找脑部异常
  - 查找其他面部异常;增加 3D 超声
    - 包括细微的发现,如唇红边界缺损

常见诊断的有用线索

- 眼距过宽
  - 两眼相距太远
    - 定义:IOD>第 95 百分位数
    - BOD↑特征不太突出
  - 相关
    - 非整倍体,遗传综合征
    - 脑中线处异常及相关综合征
      - 胼胝体发育不全+相关异常
      - 影像学表现可能很细微
    - 相关的颅面部缺陷
      - 双侧或大的单侧唇腭裂
      - 颅缝早闭
      - 额鼻发育不良
  - 已提出的病因
    - 蝶骨小翼早期骨化使眼眶固定在分散位置
    - 发育失败或异常累及鼻囊或颅底
- 眼距过窄
  - 双眼距离太近
    - 定义:IOD<第 5 百分位数
    - 也常伴 BOD↓
  - 眼距过窄很少是孤立性表现
    - 主要与前脑无裂畸形相关
    - 颅骨形成异常继发眼距过窄
      - 额缝骨性连接
      - 任何原因导致的小头畸形
  - 独眼畸形是最严重的类型
    - 单一骨性眼眶伴眼球不同程度倍增
    - 发育不良的组织可能覆盖眼眶
  - 合并的鼻异常
    - 喙鼻(眼眶上方的管状鼻)
    - 头发育不全畸胎(喙鼻位于眼水平)
    - 猴头畸形(眶下扁平鼻;单鼻孔)
  - 合并唇腭裂(正中唇腭裂最常见)

少见诊断的有用线索

- 眼球突出
  - 外生眼(眼球向前移位)
  - 相关异常
    - 颅缝早闭(Apert、Crouzon、Pfeiffer,其他)
    - 眼眶肿块及肿块样病变
- 泪囊突出
  - 泪道扩张
    - 由于鼻泪管阻塞
    - 可能较大,导致鼻塞
  - 眼眶内侧囊肿(单侧或双侧)
  - 大多数在子宫内或出生后 1 年内消失
- 无眼畸形/小眼畸形
  - 眼球缺如或小眼球
    - 视泡未能正常形成
    - 眼睑、结膜和泪器存在
    - 单侧或双侧
    - 新生儿患病率:0.2/10 000~0.4/10 000
  - 合并染色体/遗传异常
    - 13 三体,18 三体,视隔发育不良
    - SOX2 相关眼病
    - Walker-Warburg 综合征
    - CHARGE 综合征
      - 眼组织缺损、心脏异常、鼻后孔闭锁、发育迟缓、生殖器及耳异常
  - 继发性无眼畸形
    - 感染
      - 巨细胞病毒(cytomegalovirus,CMV)最常见
    - 毒物或代谢性损伤

□ 最常见于维生素 A 异常低或异常高
- 血管损伤

罕见诊断的有用线索

- 眼眶肿块及肿块样病变
  - 眶内囊性肿块
    - 淋巴血管畸形
      □ 淋巴管瘤, 血管瘤
    - 眼组织缺损
      □ 眼球后部缺损→玻璃体液疝出
      □ MR 比超声更清晰
      □ 合并小眼畸形
    - 先天性囊性眼 (罕见)
      □ 眼球未形成是因为视泡没有内陷, 囊肿在眼眶内取代了眼球
  - 眼眶内实性肿块
    - 肿瘤
      □ 胎儿期畸胎瘤最常见
      □ 少见肿瘤: 视网膜母细胞瘤、横纹肌肉瘤、淋巴瘤和白血病
      □ 通常较大且有血管
      □ 眼球可能移位或破坏
      □ 单侧眼球突出最常见
      □ 骨性眼眶变形或被破坏
    - 额部脑膨出
      □ 内侧 ± 上方眼眶壁缺损伴颅内容物疝出使眼球移位
      □ 可能表现为眼距过宽

- 先天性白内障
  - 定义: 异常晶状体混浊
    - 原发性 (最常见) 或继发性 (感染)
    - 单侧或双侧
  - 不同的超声表现
    - 晶状体均匀混浊
    - 正常晶状体位置呈强回声
    - 晶状体的正常低回声中心缺失
    - 晶状体边缘厚且不规则
  - 先天性感染是许多病例的病因
    - 通常存在多种其他表现

其他重要信息

- 3D 超声在大多数病例中有使用价值
  - 观察软组织最佳
  - 骨骼渲染图像
    - 面裂骨缺损
    - 骨缝融合 (颅缝早闭)
  - 有助于更好地展示异常
    - 父母, 遗传顾问, 外科医生
- 胎儿 MR 的作用
  - 有助于识别细微和额外的脑部异常
  - 更好地描绘肿瘤的范围

其他鉴别思路

- 眼距过窄相关异常
  - 13 三体、18 三体、其他综合征
  - 小头畸形及其相关异常
  - 颅缝早闭 (特别是三角头畸形)
- 眼距过宽相关异常
  - 胼胝体发育不全
    - 相关异常包括大脑半球间囊肿 + 大头畸形
  - 颅缝早闭
    - Carpenter 综合征、阿佩尔综合征 (Apert syndrome)、克鲁宗综合征 (Crouzon syndrome) 等
    - 致死性侏儒, 等等
  - 非整倍体、综合征和遗传缺陷
    - 特纳综合征 (Turner syndrome), 13 三体等
  - 其他原因
    - 前脑膨出
    - 面中线肿块或面中裂
    - 毒性暴露: 抗癫痫药物使用, 等等
- 眼球突出相关异常
  - 颅缝早闭综合征
  - Treacher-Collins 综合征
  - Neu-Laxova 综合征
- 无眼畸形/小眼畸形的病因
  - 感染
  - 单基因突变
  - X 线暴露

眼距过宽

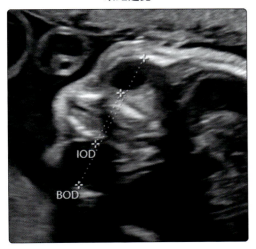

眼距过宽

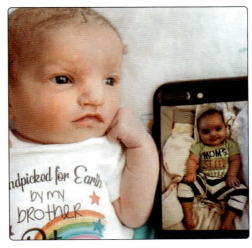

图 4-50 (左图) 一例 Wolf-Hirschhorn 综合征 (Wolf-Hirschhorn syndrome, WHS) 的胎儿显示轻微眼距过宽。眼内距 (interocular distance, IOD) 大于第 95 百分位, 眼外距 (binocular distance, BOD) 正常。附加的面部 3D 超声显示轻度 WHS 特征。(右图) 经家人同意分享的新生儿照片, 显示了 WHS 的眼距过宽和其他特征。插图是新生儿的哥哥, 他也患有 WHS 伴眼距过宽, 但不幸去世了。

眼距过宽

眼距过宽

图 4-51 （左图）IOD 为 17mm，眼眶大小正常，为 9mm。在正常胎儿中，IOD 与眼眶直径大致相同。两眼眶从中线向外侧移位。（右图）该胎儿面部的 3D 表面渲染超声显示眼距过宽和一个宽而畸形的鼻子，纵向裂使鼻孔 ➡ 向两侧移位。最终诊断为鼻上颌发育不良。使面部增宽的颅面异常也会导致眼距过宽。

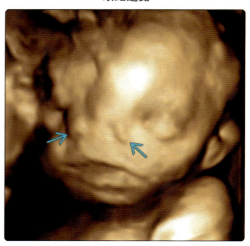

眼距过宽

眼距过宽

图 4-52 （左图）这例胎儿眼距过宽 ➡，伴有双侧唇腭裂和前腭发育不良导致的继发性颌前肿块 ➡。（右图）一例双侧唇腭裂的新生儿，扁平的宽鼻和眼距过宽被认为更为常见。大的单侧唇腭裂也与眼距过宽有关，通常比双侧病例的表现稍轻。相反，正中唇／腭裂与眼距过窄关系更为密切。

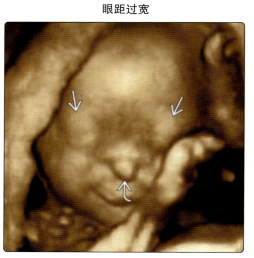

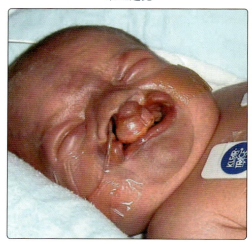

眼距过窄

眼距过窄

图 4-53 （左图）这例前脑无裂畸形（未显示）和 13 三体的胎儿中，IOD ➡ 减小。注意在结构扫查时眼球和晶状体 ➡ 清晰可见，其他方面也正常。（右图）另一例 13 三体胎儿中，可以看到典型的面部特征，包括眼距过窄 ➡，扁平且畸形的鼻子以及正中唇腭裂。眼距过窄很少是一个孤立的表现，它与前脑无裂畸形高度相关，是 13 三体的一个标志性异常。

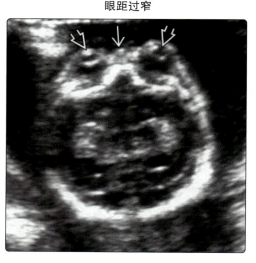

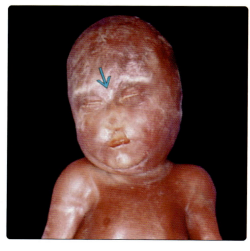

眼距过窄

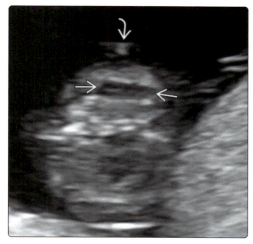

眼距过窄

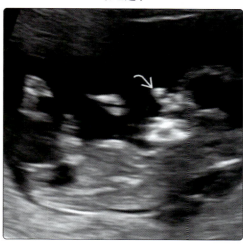

图 4-54 （左图）在颈项透明层（nuchal translucency, NT）筛查和早期结构评估时获得的面部冠状切面中，可以看到两个相邻的眼眶 ➡️，低于喙鼻 ➡️。（右图）同一胎儿的矢状面证实了喙鼻 ➡️。其他异常包括前脑无裂畸形和仅有肠管的脐膨出。绒毛膜绒毛吸取术结果诊断为 13 三体。眼球和晶状体在早期可以被看到，这个病例表明在 NT 筛查时可以检测出与眼距过窄相关的严重异常。

眼距过窄

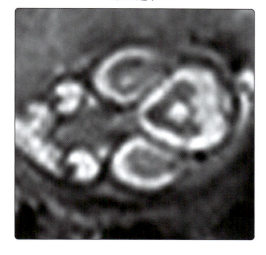

眼距过窄

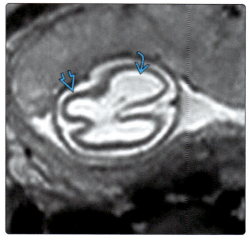

图 4-55 （左图）患有小头畸形和腹水的胎儿两眼眶紧邻。进行 MR 检查以查找其他异常。（右图）同一胎儿脑部附加轴位图显示脑室扩张 ➡️ 和脑萎缩 ➡️。羊膜腔穿刺术结果显示为巨细胞病毒（cytomegalovirus, CMV）感染，这是导致小头畸形的原因，并在后续的超声检查中看到脑组织钙化。CMV 是导致小头畸形、眼距过窄以及无眼畸形和小眼畸形的原因。

眼球突出

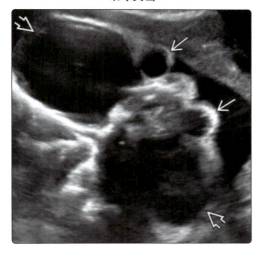

眼球突出

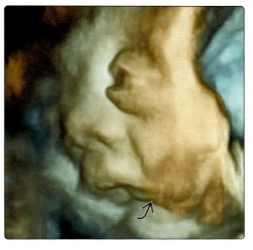

图 4-56 （左图）这例因颅缝早闭 ➡️ 导致严重短头畸形的胎儿，眼眶浅，双眼球突出 ➡️。（右图）同一胎儿因 Carpenter 综合征而发生严重的颅缝早闭，其面部 3D 超声显示双眼球突出。面部扁平，小颌畸形 ➡️，且整个检查过程中眼睛未闭合。显著且严重的颅缝早闭与最严重的双眼球突出有关。

泪囊突出

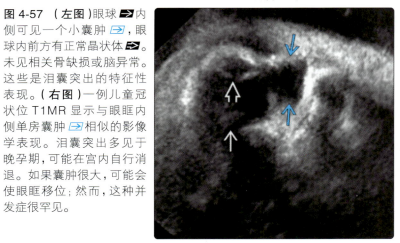

泪囊突出

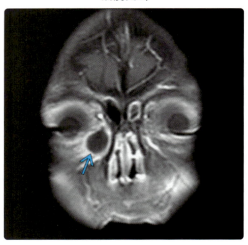

图 4-57 （左图）眼球➡内侧可见一个小囊肿➡，眼球内前方有正常晶状体➡。未见相关骨缺损或脑异常。这些是泪囊突出的特征性表现。（右图）一例儿童冠状位 T1MR 显示与眼眶内侧单房囊肿➡相似的影像学表现。泪囊突出多见于晚孕期，可能在宫内自行消退。如果囊肿很大，可能会使眼眶移位；然而，这种并发症很罕见。

无眼畸形/小眼畸形

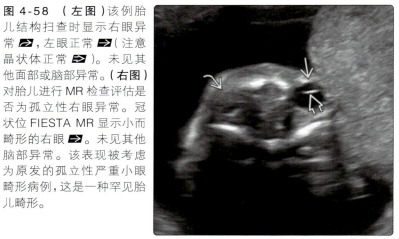

无眼畸形/小眼畸形

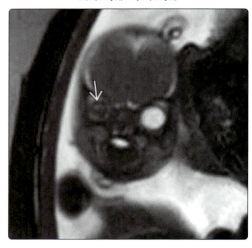

图 4-58 （左图）该例胎儿结构扫查时显示右眼异常➡，左眼正常➡（注意晶状体正常➡）。未见其他面部或脑部异常。（右图）对胎儿进行 MR 检查评估是否为孤立性右眼异常。冠状位 FIESTA MR 显示小而畸形的右眼➡。未见其他脑部异常。该表现被考虑为原发的孤立性严重小眼畸形病例，这是一种罕见胎儿畸形。

无眼畸形/小眼畸形

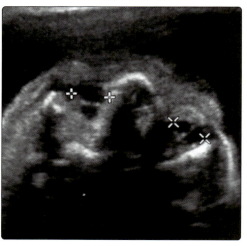

眶内肿块及肿块样病变

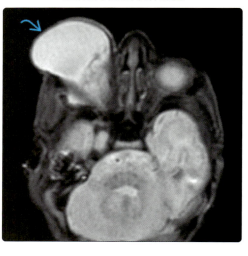

图 4-59 （左图）这例三倍体胎儿显示双侧小眼眶并内部组织异常（游标），并伴有其他微小特征。注意眼球异常，没有可辨认的晶状体。（右图）这例先天性囊性眼的新生儿，轴位 T2MR 显示右眼眶➡内有一个巨大的囊性肿块，没有晶状体。先天性囊性眼是由于初级视神经囊泡在发育早期内陷失败而发生的，因此形成的是囊肿而不是眼球。

淋巴血管畸形

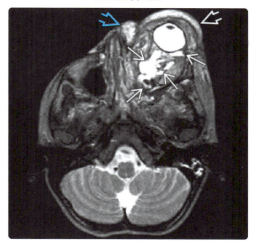

眼结构缺损

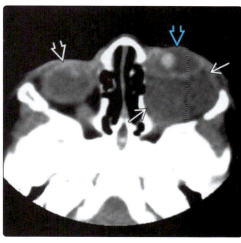

图4-60 (左图)儿童眼眶浸润性多房囊性肿块➡引起眼球突出。本例被诊断为淋巴管瘤。注意淋巴水肿导致的皮肤增厚累及眼睑➡。眼鼻之间➡可见一个较小的淋巴管瘤。(右图)轴位CT显示左眼球➡移位且小于右眼球➡,这是继发于眼球后囊性肿块,该例为眼结构缺损➡。小眼畸形与眼结构缺损有关。

眼结构缺损

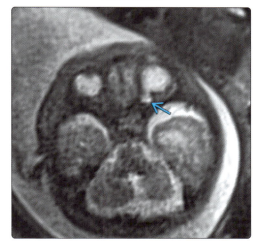

肿瘤

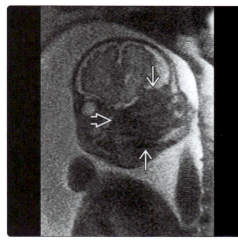

图4-61 (左图)经眼眶水平的轴位T2MR显示在视神经插入处的眼球轮廓中有一局灶性后凸➡。在胎儿期,眼结构缺损常与综合征相关,包括Aicardi、CHARGE和PHACES。(右图)冠状位胎儿MR显示一个实性肿块,即眼眶横纹肌肉瘤,该肿块以左眼眶➡为中心并侵犯周围结构,包括鼻腔➡。胎儿眼眶肿瘤很罕见。

先天性白内障

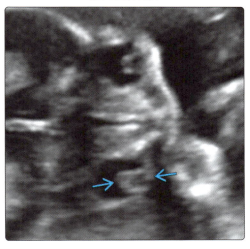

先天性白内障

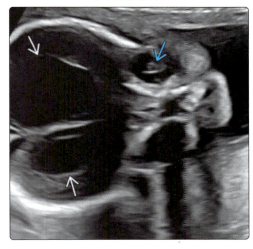

图4-62 (左图)通过眼眶的超声横切面显示双眼白内障。眼睛的晶状体出现异常的强回声(尤其是图中远场左侧的晶状体➡)。(右图)同一胎儿的冠状切面显示右侧晶状体的异常局灶强回声➡(横切面上看不清楚)。此胎儿有多发异常,包括双侧严重的脑室扩张➡。出生后,该新生儿被证实患有双侧先天性白内障。

相关鉴别诊断

鉴别诊断

常见

- 与耳异常相关的先天性综合征
  - 特雷彻·柯林斯综合征（Treacher Collins syndrome）
  - 戈尔登哈尔综合征（Goldenhar syndrome）
  - Pierre Robin 序列征

少见

- 孤立性耳异常
  - 耳前皮肤病变
  - 缺陷耳
  - 低位耳
- 不典型耳形态
  - 垂耳
  - 招风耳

重要信息

鉴别诊断要点

- 下颌骨较小时，查找耳异常
  - 耳和下颌骨的胚胎学相关
  - 小颏通常先在侧面观上被怀疑
  - 下颌畸形和小颌畸形也与腭裂（最常见于后部软组织缺损）高度相关
    - MR 可以最佳显示上腭缺损和舌的位置
    - 补充三维多平面视图
      - 查找上腭缺损和从口腔后部进入鼻腔的继发性液体
    - 舌上移（舌后坠）至腭缺损处并可能引起气道阻塞
  - 严重者合并羊水过多
    - 从气道梗阻到影响吞咽
    - 大多在晚孕期
  - 可能需要子宫外产时处理（ex utero intrapartum treatment，EXIT）
    - 通过剖宫产娩出胎头，并在身体其他部位娩出前建立气道
  - 下颌畸形和小颌畸形与许多综合征和遗传异常有关
- 查找其他面部特征
  - 有助于对特定综合征进行可能的诊断
  - 眼、鼻和口的外观
  - 头形
  - 3D 是获得胎儿面部完整图像的最佳方法
- 孤立性耳异常更常见，但常漏诊
  - 耳切面不常规作为结构扫查内容
- 正常耳位置
  - 耳轮顶端与眼内眦平齐
  - 耳平贴着颅骨
    - 多变且遵循遗传规律
- 耳大小评估
  - 耳长 =1/3 双顶径
    - 可用的标准数据表
  - 耳宽度不同
- 使用 3D 超声评估耳郭形态
  - 耳轮是耳郭最外侧的弯曲
  - 对耳轮为 Y 型内侧耳郭

- 耳屏覆盖外耳道之上
- 对耳屏朝向耳屏
- 胎儿 MR 是评估内耳的最佳选择
  - 在妊娠后期有更好的诊断价值
    - >25～28 周
  - 外耳道（external auditory canal，EAC）
    - 在横切面上最佳
    - 通常在 28 周后明显
      - 外胚层栓退化后
      - 残余栓发育为鼓膜
    - 查找双侧充满液体的 EAC
      - 在一项研究中，正常胎儿仅 59% 显示 EAC；因此，耳异常诊断是有限的
  - 中耳
    - 听小骨在 T2 上被视为信号空洞结构
      - 很难区分每一块听小骨
    - 通常在 25 周后可见
  - 前庭和半规管
    - 横切面最佳
    - 11 周前形成
    - 外侧半规管最后形成
      - 看到外侧半规管可以确信其余部分正常形成
    - 查找与半规管分离的前庭
  - 耳蜗
    - 冠状面最佳
    - 随着胎龄的增长，耳蜗的螺旋显示更好
    - 耳蜗异常的严重程度
      - 完全未发育
      - 耳蜗发育不良
      - 无螺旋（囊腔）

常见诊断的有用线索

- **特雷彻·柯林斯综合征（Treacher Collins syndrome）**
  - 第一鳃弓发育障碍
  - 常为常染色体显性遗传
  - 典型的面部特征（严重程度不一）表现为颧骨和下颌发育不良
    - 小颏
    - 异常形状的耳畸形
    - 眼睑向下倾斜
    - 从浅眼眶突出的眼睛
  - 内耳往往发育最好
    - 中耳和 EAC 发育情况不同
    - 几乎都有听力障碍
  - 腭裂常见
    - 继发于合并的小颏
- **戈尔登哈尔综合征（Goldenhar syndrome）**
  - 眼-耳-脊椎畸形谱的一部分
    - 第一和第二鳃弓及中间结构的复杂发育障碍
  - 半侧面部肢体发育不良是特征性表现
    - 1/2 的下颌很小
    - 一只耳受累或非对称性耳异常
    - 轻度病例仅有单侧耳异常
  - 高达 2/3 合并其他异常
    - 先天性心脏异常
      - 最常见
    - 泌尿生殖系统异常

- □ 第二常见
  - 中枢神经系统异常
  - 肌肉骨骼异常
  - 大多数病例是散发性的
    - 少数是家族性的
- Pierre Robin 序列征
  - 标志性表现
    - 小颌畸形
    - U 形腭裂
    - 舌后坠
  - 常见耳低位
    - 耳郭通常发育良好
    - 中耳和内耳常见异常
    - 大多数儿童有听力障碍
  - MR 显示腭裂最佳
  - 如果发现其他异常，考虑其他综合征

少见诊断的有用线索

- 耳前皮肤病变
  - 皮赘或沿下颌线的赘生物
    - 可能首先注意到脸颊肿块
    - 耳郭相关的分裂异常
  - 常孤立发生
    - 患病率约为 1%，但在宫内常漏诊
      - □ 散发性，但在世界上的一些地区发病率较高
    - 孤立性病例在胎儿期常漏诊
    - 合并听力障碍高达 20%
  - 合并的综合征（非孤立）
    - Treacher Collins
    - 眼 - 耳 - 脊椎畸形谱
    - 鳃裂 - 耳 - 肾综合征
- 缺陷耳
  - 小耳畸形
    - 单侧或双侧小耳（如果是孤立性，往往漏诊）
    - ± 耳部组成部分缺失
  - 无耳畸形
    - 无外耳（单侧或双侧）
  - 很少为孤立性表现
- 低位耳

- 耳轮的顶端低于内眦线
- 合并下颌畸形 / 小颌畸形
  - Pierre Robin 序列征
  - 特雷彻·柯林斯综合征（Treacher Collins syndrome）
  - Nager 综合征
  - 遗传异常，包括非整倍体
- 严重时很少为孤立性表现
- 垂耳
  - 上耳软骨变形
    - 耳顶部向下卷曲
  - 常呈孤立性，胎儿超声检查漏诊
    - 据报道常染色体显性遗传
  - 可能合并其他异常
    - 其他伴软骨缺损的综合征
    - 严重时为无脑畸形
- 招风耳
  - 耳从头部突出 > 25°
  - 最常见为特发性 / 正常变异
    - 显示耳不是低位

其他重要信息

- 如果存在严重羊水过少，耳低位和缺陷可能是由压迫引起的
- 合并非整倍体
  - 21 三体
    - 垂耳，低位耳
    - 其他面部特征
      - □ 鼻骨发育不良，面中部扁平
  - 18 三体
    - 低位耳，缺陷耳
    - 其他面部特征
      - □ 眼距过宽，朝天鼻，小下颏
  - 13 三体
    - 低位耳，缺陷耳
    - 其他面部特征
      - □ 独眼 / 眼距过窄、喙鼻 / 单鼻孔 / 缺陷鼻、小嘴
  - 特纳综合征（Turner syndrome）
    - 高达 1/4 合并耳郭异常
    - 中耳异常常见
    - 1/2 合并听力障碍

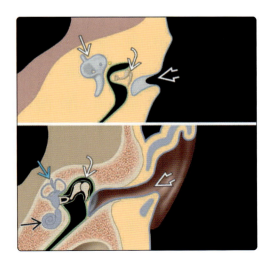

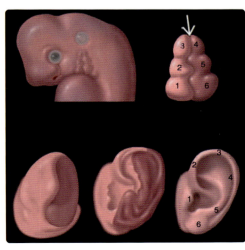

图 4-63 （左图）内耳由听板 ➡ 发育而来，形成耳蜗 ➡ 和半规管 ➡ 。听小骨 ➡ 位于中耳并在 15～20 周发育成熟。外耳道 ➡ 在胎儿期延长，并在儿童后期达到其最终形状。（右图）耳郭由 6 个耳丘发育而来（1、2、3 来自第一鳃弓，4、5、6 来自第二鳃弓）。耳丘与第 1 咽沟相邻 ➡ ，图中显示了耳丘形成正常外耳时的最终位置。

特雷彻·柯林斯综合征（Treacher Collins syndrome）

特雷彻·柯林斯综合征（Treacher Collins syndrome）

图4-64 （**左图**）这例特雷彻·柯林斯综合征（Treacher Collins syndrome，TCS）的胎儿，多个切面显示一侧缺陷耳 ➡。表面渲染视图很好地显示了异常耳的形态 ➡ 以及下颌 ➡ 及颧骨发育不良，这是眼睑下斜 ➡ 和鼻子突出的原因。（**右图**）1例TCS胎儿MR显示内耳发育良好 ➡，中耳和外耳道未发育 ➡。注意到这些特有的表现可以准确诊断TCS。

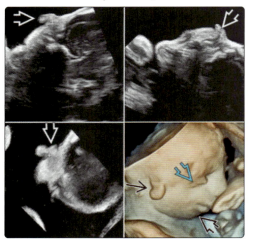

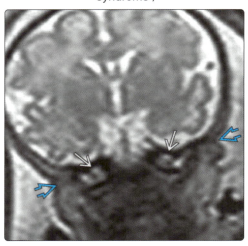

戈尔登哈尔综合征（Goldenhar syndrome）

戈尔登哈尔综合征（Goldenhar syndrome）

图4-65 （**左图**）图中可见小下颌 ➡ 和畸形的、小而位置低的左耳 ➡。注意耳明显低于眼睛 ➡，耳郭未完全成形。然而，右耳完全正常。（**右图**）同一患儿的临床照片显示小耳畸形合并左耳畸形、有缺陷、位置低。外耳道明显缺失。下颌骨仅左侧较小。

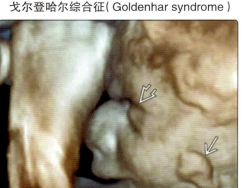

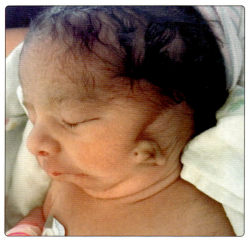

戈尔登哈尔综合征（Goldenhar syndrome）

戈尔登哈尔综合征（Goldenhar syndrome）

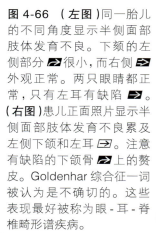

图4-66 （**左图**）同一胎儿的不同角度显示半侧面部肢体发育不良。下颌的左侧部分 ➡ 很小，而右侧 ➡ 外观正常。两只眼睛都正常，只有左耳有缺陷 ➡。（**右图**）患儿正面照片显示半侧面部肢体发育不良累及左侧下颌和左耳 ➡。注意有缺陷的下颌骨 ➡ 上的赘皮。Goldenhar综合征一词被认为是不确切的。这些表现最好被称为眼-耳-脊椎畸形谱疾病。

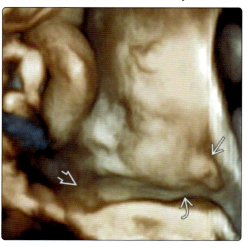

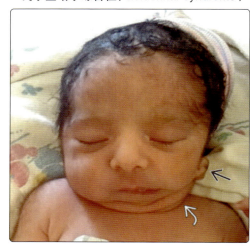

Pierre Robin 序列征

Pierre Robin 序列征

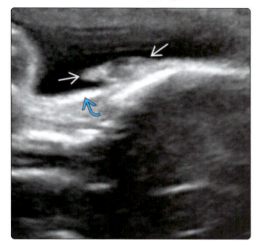

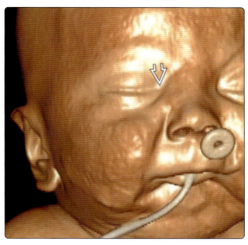

图 4-67 （左图）本例下颌畸形的胎儿，耳 ➡️ 发育良好，长度正常，但位置低（耳垂延伸至上颈部 ➡️ ）。胎儿 MR 还显示腭裂。未发现其他异常。（右图）Pierre Robin 序列征患儿的 3D 表面渲染图像显示形状良好的低位耳和小下颏。耳的顶端应该和眼内眦 ➡️ 处于同一水平。Pierre-Robin 儿童患听力障碍的风险较高，主要是由于中耳问题。

缺陷耳

耳前皮肤病变

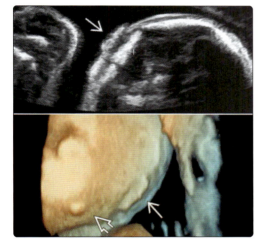

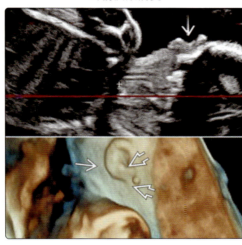

图 4-68 （左图）这例 22 周胎儿因面颊小肿块而转诊，但除此之外，结构扫查未发现其他异常。由于沿下颌线的皮肤病变常与耳异常相关，因此对同侧耳行 3D 超声检查。除皮赘 ➡️ 外，还可见扁平、有缺陷的低位耳 ➡️。（右图）同一胎儿的对侧耳发育良好 ➡️，但可见另外 2 个耳前皮赘 ➡️。本例下颌骨正常，耳异常是孤立性表现。

垂耳

垂耳

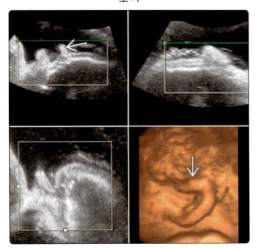

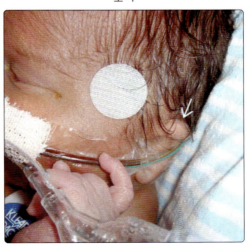

图 4-69 （左图）二维超声显示该胎儿耳外观不标准。3D 超声显示耳顶部弯曲远离头部并向下卷曲 ➡️。（右图）同一新生儿的临床照片证实了诊断 ➡️。婴儿还存在其他多种异常。垂耳是由上耳软骨异常引起的，可能是一种孤立性表现，没有明显的临床后遗症或合并严重异常，如无脑畸形。

鉴别诊断

常见

- 技术性
- 特发性
- 羊水过少
- 非整倍体
  - 18 三体
  - 13 三体

少见

- 羊膜带综合征

罕见且重要

- Pierre Robin 序列征
- 糖尿病胚胎病
- 特雷彻·柯林斯综合征（Treacher Collins syndrome）
- Cornelia de Lange 综合征
- 无下颌并耳畸形
- 其他命名的综合征/疾病

重要信息

鉴别诊断要点

- 的确是小颌畸形还是由于扫描平面不正确的技术性原因？
- 使用 3D 超声
  - 有助于评估其他畸形特征（如耳位不正、耳畸形、眼定位）
  - 容积采集增加了分析真正正中矢状面轮廓的可能性
  - 表面渲染是从不同角度定性评估下颏的方法
    - 帮助父母了解外观和咨询治疗计划
- 下颌骨测量
  - 可使用一些参考值进行大量测量
    - 下颌指数
    - 下颌骨面积
    - 下颌面部角，下颌角
    - 下颌骨宽度：上颌骨宽度比

常见诊断的有用线索

- 技术性
  - 扫描平面不正确
- 特发性
  - 真正孤立性的小下颌，在其他方面正常的胎儿，可能是家族性的；看看父母双方
  - 显然小颌畸形和其他表现还无法使用当前技术做出统一诊断
    - 很可能这些病例中有许多是由于尚未确定的基因变异引起的
- 羊水过少
  - 小颌畸形、钩形鼻、低位耳、赘皮、足内翻、关节挛缩是 Potter 序列征的全部特征

- 18 三体
  - 面部特征包括小颌畸形和裂
  - 通常合并生长受限和多发异常
    - 脐膨出、先天性心脏病、手指定位异常、关节挛缩/桡侧列畸形、中枢神经系统异常、先天性膈疝
- 13 三体
  - 通常合并生长受限和多发异常
  - 严重的脑部/面部异常（前脑无裂畸形、独眼畸形、喙鼻）

少见诊断的有用线索

- 羊膜带综合征
  - 随机收缩/截肢缺陷；切割缺陷
  - 下颌骨发育不良与羊膜带导致的面横裂有关
  - 必须仔细寻找羊膜带，因为无明显复发风险
    - 羊水中的线性回声从胎儿部位延伸到子宫壁
    - 胎儿表现为被束缚或处于固定位置

罕见诊断的有用线索

- Pierre Robin 序列征
  - 小颌畸形通常很严重
  - 当唇完整时 U 型腭裂在超声上难以显示，但在 MR 上较明显
  - 舌后坠（舌向后移位），在 MR 上也更容易观察到
- 糖尿病胚胎病
  - 尾退化序列征 ± 肢体畸形
  - 脑部畸形，包括前脑无裂畸形
  - 先天性心脏病，尤其是大动脉转位和右室双出口
  - 长期糖尿病→胎儿生长受限、羊水过少
  - 胃肠道畸形（如肛门直肠闭锁）
  - 泌尿生殖系统畸形（如肾脏缺如）
- 特雷彻·柯林斯综合征（Treacher Collins syndrome）
  - 颧骨发育不全
  - 睑裂下斜
  - 小耳畸形
- Cornelia de Lange 综合征
  - 典型面容：上唇突出，月牙形嘴，小下颌，细拱形眉，长睫毛
  - 上肢短缩缺陷
  - 先天性膈疝，偶有双侧
  - 胎儿生长受限
- 无下颌并耳畸形
  - 极为罕见但致命的异常
    - 胎儿因小口畸形不能吞咽→明显羊水过多
    - 无舌或口舌发育不良
    - 无颌畸形或下颌发育不良
    - 并耳畸形：低位内旋耳
- 其他命名的综合征/疾病
  - 在线孟德尔人类遗传（Online Mendelian Inheritance in Man，OMIM）数据库包括 510 个命名的疾病是以小颌畸形为特征
  - 存在小颌畸形要仔细查找其他异常并进行正规胎儿超声心动图检查

- 22q11 缺失与小颌畸形和圆锥动脉干畸形相关
  - □ 胸腺发育不良
  - □ 宽鼻梁与球形鼻
  - □ 手指和脚趾细长
  - 心脏缺陷常见于 Wolf-Hirschhorn 综合征（4p16.3 半合子缺失）
- 重要的是要认识到常染色体隐性遗传病有 25% 的复发风险
  - Neu-Laxova 综合征
    - 伴有生长受限的致死性综合征
    - 小头畸形、眼球突出、眼睑缺如
  - Nager 综合征
    - 严重小颌畸形和颧骨发育不良
    - 桡侧列畸形谱
    - 据报道存活率为 28%

其他重要信息

- 小颌畸形可能合并骨骼发育不良
  - 测量长骨长度，评估骨密度/形态

- 观察椎体大小、脊柱形态
- 如果合并耳异常，也可能合并肾脏畸形
  - 有必要进行新生儿肾脏超声检查
- 其他可能的并发症
  - 羊水过多→早产风险增加
  - 呼吸窘迫±进食困难
  - 修复通常需要≥1 次外科手术
- 应对家系进行临床遗传学评估
  - 遗传/综合征疾病风险增加
    - 获取详细的家族史
    - 除非确实是孤立性或轻微的，否则应考虑对受累婴儿进行详细的遗传学检测

参考文献

1. Puricelli MD et al: International Pediatric Otolaryngology Group (IPOG): consensus recommendations on the prenatal and perinatal management of anticipated airway obstruction. Int J Pediatr Otorhinolaryngol. 138:110281, 2020
2. Mouthon L et al: Prenatal diagnosis of micrognathia in 41 fetuses: retrospective analysis of outcome and genetic etiologies. Am J Med Genet A. 179(12):2365-73, 2019

18 三体

18 三体

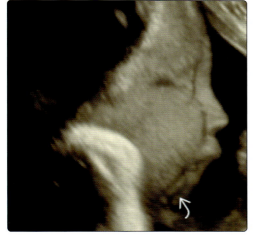

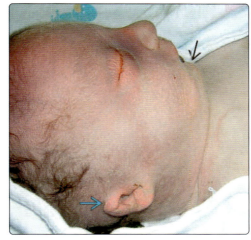

图 4-70 （左图）3D 表面渲染轮廓图显示胎儿有严重的小颌畸形 ➔ 并伴有多种其他异常。最终诊断为 18 三体。（右图）一例 18 三体近足月宫内死亡后的临床照片显示小颌畸形 ➔、低位耳 ➔ 以及小头。

13 三体

13 三体

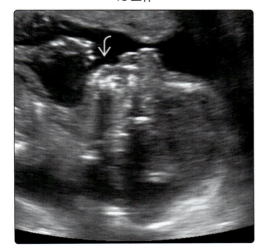

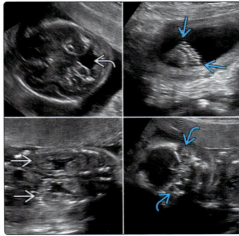

图 4-71 （左图）侧面图显示明确的小颌畸形 ➔。发现后需仔细评估其他异常。（右图）同一胎儿的其他图像显示后颅窝囊肿 ➔、多趾 ➔、肾增大回声增强 ➔、眼距过宽伴发育不良的小眼球 ➔。行羊膜腔穿刺术，诊断为 13 三体。

Pierre Robin 序列征

Pierre Robin 序列征

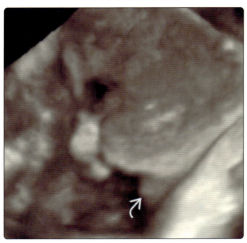
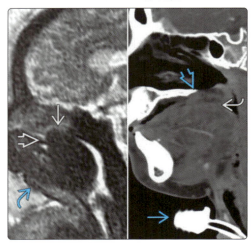

图 4-72 （左图）母体糖尿病的胎儿侧面图被误认为笑着的胖脸颊宝宝。事实上，存在严重的下颌后缩 ➜，婴儿出生时诊断 Pierre Robin 序列征。（右图）矢状位 HASTE MR 显示舌后坠伴舌尖 ➜ 卡在腭裂处 ➜ 及严重的小颌畸形 ➜。CT 扫描显示硬腭缺损 ➜ 及舌位置异常 ➜。该患儿因气道阻塞不得不行气管切开术 ➜。

Pierre Robin 序列征

Pierre Robin 序列征

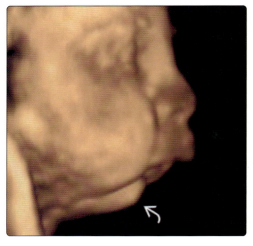
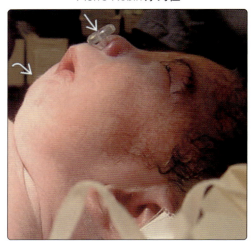

图 4-73 （左图）3D 侧面图显示小下颌 ➜，说明这例 Pierre Robin 序列征胎儿存在小颌畸形。（右图）婴儿的临床照片证实了小颌畸形 ➜。本例采用鼻咽通气道 ➜ 处理气道阻塞。大多数 Pierre Robin 患儿可以保守治疗。在正常生长的情况下，气道损伤缓解，很少患儿需要气管切开术。

糖尿病胚胎病

特雷彻·柯林斯综合征（Treacher Collins syndrome）

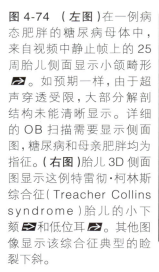
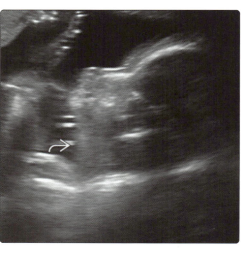
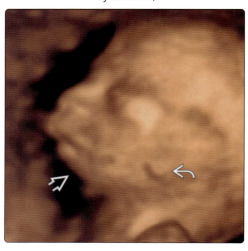

图 4-74 （左图）在一例病态肥胖的糖尿病母体中，来自视频中静止帧上的 25 周胎儿侧面显示小颌畸形 ➜。如预期一样，由于超声穿透受限，大部分解剖结构未能清晰显示。详细的 OB 扫描需要显示侧面图，糖尿病和母亲肥胖均为指征。（右图）胎儿 3D 侧面图显示这例特雷彻·柯林斯综合征（Treacher Collins syndrome）胎儿的小下颌 ➜ 和低位耳 ➜。其他图像显示该综合征典型的睑裂下斜。

Cornelia de Lange 综合征

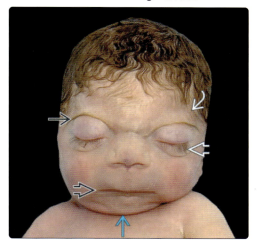

Cornelia de Lange 综合征

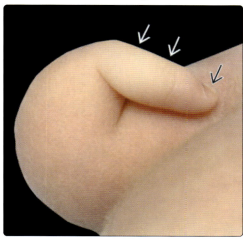

图 4-75 （左图）妊娠 36 周出生的早产儿表现为典型的 Cornelia de Lange 综合征的面部特征，包括多毛、低发际线、长睫毛、细笔眉毛、薄嘴唇和小颌畸形。尸检时发现一个巨大的右侧先天性膈疝。（右图）双侧肢体短缩缺陷也存在。这是一个上肢的特写镜头，显示伴有成形指甲的单指。

其他命名的综合征/疾病

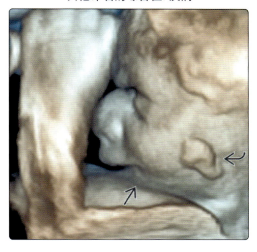

其他命名的综合征/疾病

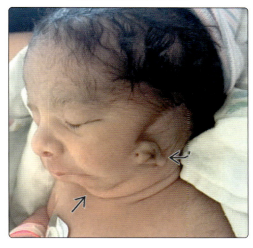

图 4-76 （左图）3D 表面渲染超声显示严重的小颌畸形和异常的低位耳。（右图）出生时的临床照片证实了小颌畸形和异常耳的声像图表现。有一些面部不对称，本例最终诊断为 Coldenhar 综合征，这是眼-耳-脊椎畸形谱（oculo-auriculo-vertebral spectrum, OAVS）最严重的情况。目前，在线人类孟德尔遗传（Online Mendelian Inheritance in Man, OMIM）数据库包括 510 个命名疾病以小颌畸形为特征。

其他命名的综合征/疾病

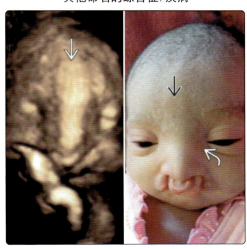

其他命名的综合征/疾病

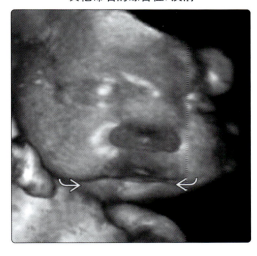

图 4-77 （左图）患有小颌畸形和双侧唇腭裂的胎儿 3D 超声显示希腊战士头盔样鼻。羊膜腔穿刺术证实为 Wolf-Hirschhorn 综合征。该婴儿具有典型的面部表现，即眉间突出、鼻根宽、眼距过宽和睑裂上斜。（右图）这例患有小颌畸形和短肢的胎儿最终诊断为骨发育不全症，这是一种非常罕见的、围生期致死性骨骼发育不良。致死性是由于呼吸系统损伤。

鉴别诊断

常见

- 特发性
- 21 三体

少见

- Beckwith-Wiedemann 综合征
- 口腔肿物（相似）
  - 牙龈瘤
  - 上颌畸胎瘤

罕见且重要

- 特纳综合征（Turner syndrome）
- 舌淋巴管瘤

重要信息

鉴别诊断要点

- 正常的胎儿运动包括吞咽、吮吸拇指和舌头运动
- 巨舌指的是舌头太大，无法纳入口腔
- 唐氏综合征胎儿在晚孕期可能会出现伸舌运动
  - 由于肌张力松弛，舌头间歇性伸出
- 如果舌头看起来"太容易看见"，仔细查找面裂
  - 鼻 / 唇冠状切面
  - 牙蕾横切面
  - 3D 超声多平面重建
- 口腔肿物容易混淆
  - 有时很难分辨肿块是起源于舌头还是上腭

常见诊断的有用线索

- **特发性**
  - 其中许多是正常的短暂现象
    - 稍后复查舌头是否缩回口腔

- 结构正常的胎儿
- **21 三体**
  - 更常见的是伸舌而不是真正的巨舌
  - 结合先验风险查找超声标记物
    - 异常：先天性心脏病，尤其是房室间隔缺损；十二指肠和食管闭锁
    - 标记物：鼻骨缺失、颈部皮肤皱褶增厚、轻度脑室扩张、肠管回声增强、尿路扩张、肱骨 / 股骨短、先天性指（趾）侧弯 / 草鞋足

少见诊断的有用线索

- **Beckwith-Wiedemann 综合征**
  - 巨舌占 97%
  - 胎儿过度生长占 88%
  - 脐膨出 / 脐疝占 80%
  - 脏器肿大
  - 耳垂凹坑或折痕
- **牙龈瘤**
  - 起源于牙槽嵴，以口腔的一侧为中心
  - 与舌头分开
- **上颌畸胎瘤**
  - 典型的巨大肿块伴有囊性 / 实性 / 钙化成分
  - 由于吞咽障碍常见羊水过多

罕见诊断的有用线索

- **特纳综合征（Turner syndrome）**
  - 由于下颌后缩、高弓腭和巨舌，可能有喂养困难 / 阻塞性睡眠呼吸暂停
  - 早孕期：颈项透明层增厚 / 颈部水囊状淋巴管瘤
  - 中 / 晚孕期：水肿、主动脉缩窄、马蹄肾、长骨缩短
- **舌淋巴管瘤**
  - 在头颈部淋巴管瘤中罕见
  - 儿童期比胎儿期更容易出现

特发性　　　　　　　　　　　　　　　特发性

图 4-78 （左图）晚孕期矢状面显示患有内脏异位和复杂先天性心脏病的胎儿有一个非常大的舌头 ➡。插图是来自同一研究的 3D 冠状面，清楚地显示了舌适合于口腔 ➡。临床上，巨舌意味着舌头不能被口腔所容纳。（右图）回缩时，舌头 ➡ 应很容易进入口腔。一定要复查以确定舌头是持续伸出还是暂时的表现。

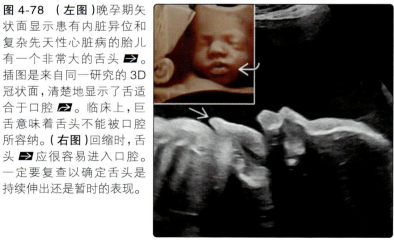
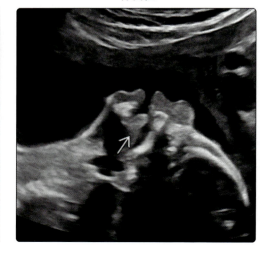

21 三体

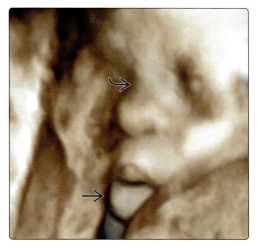

21 三体

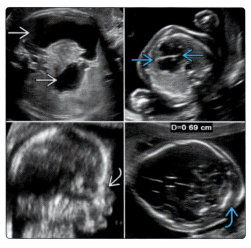

图 4-79 （左图）21 三体胎儿的 3D 表面重建显示突出的舌头➡️和扁平的鼻梁➡️。检查时可看到吐舌。（右图）唐氏综合征的表现包括十二指肠闭锁（充满液体的胃和十二指肠形成双泡）➡️、房室间隔缺损（房室瓣位于同一水平而非正常的室间隔附着点位差）➡️、鼻骨缺失➡️、颈部皮肤皱褶增厚➡️。

Beckwith-Wiedemann 综合征

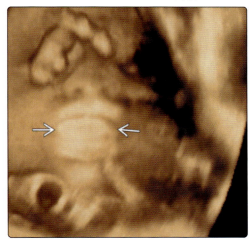

Beckwith-Wiedemann 综合征

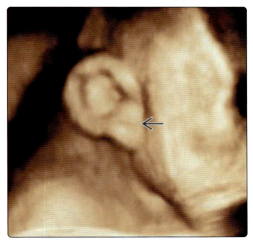

图 4-80 （左图）胎儿舌头➡️肿大，并且持续从口腔伸出。这一特征通常在 3D 图像上显示最佳。这例 Beckwith-Wiedemann 综合征（Beckwith-Wiedemann syndrome，BWS）胎儿也存在肝脾肿大。（右图）3D 表面渲染视图显示耳小叶的横向折痕➡️。耳的表现有助于综合征的定性。耳轮凹坑和耳垂折痕是 BWS 的特征。

牙龈瘤

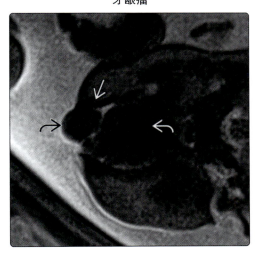

特纳综合征（Turner syndrome）

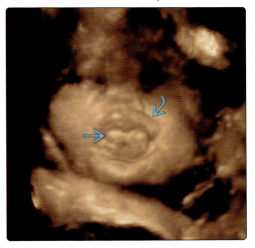

图 4-81 （左图）先天性牙龈瘤➡️是一种起源于牙槽嵴➡️的良性肿块。它突出于嘴唇之间，但不会像舌头那样进出口腔。本例患者因可疑畸胎瘤转诊。肿块与舌头➡️是分开的，并具有均匀的中等信号。生后证实为牙龈瘤。（右图）特纳综合征（Turner syndrome）胎儿有一个巨大的颈部水囊状淋巴管瘤、主动脉缩窄、明显的唇➡️、舌➡️水肿。整个检查过程中舌持续伸出。

（王铭 王蒙蒙 马澜 译，李洁 王新霞 审校）

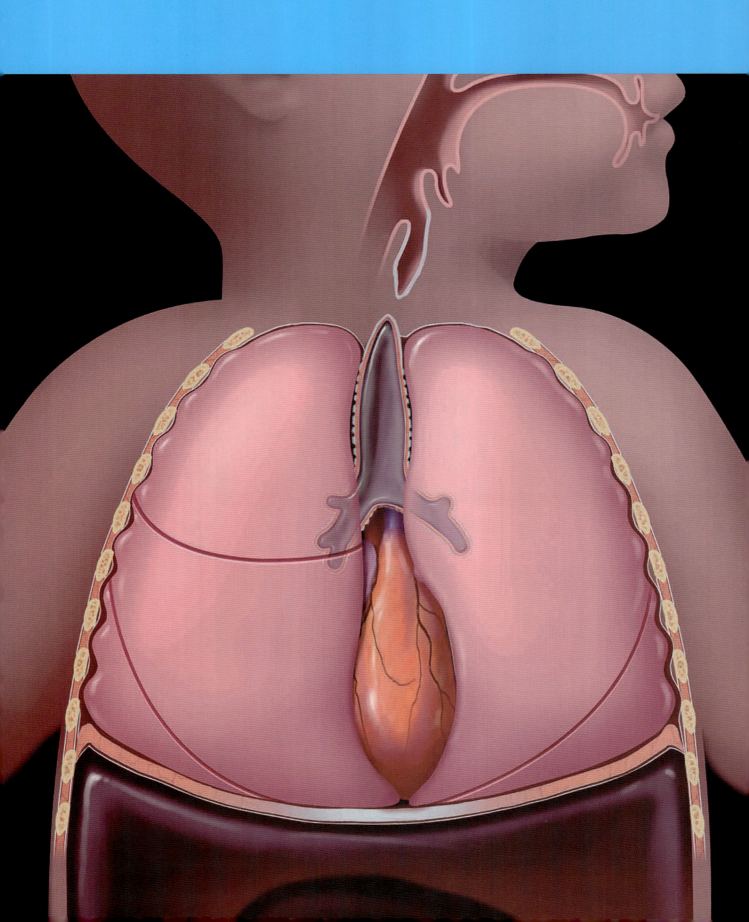

第五章

胸　　部

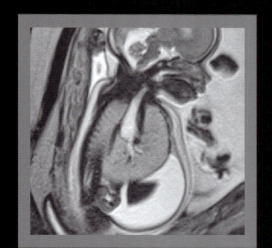
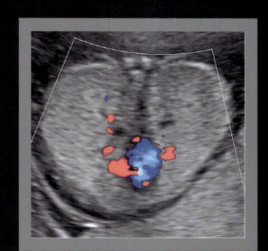

一般概念

肺发育概述

- 喉和气管
  - 原始喉起源于喉气管沟
  - 原始气管与前肠及发育中的食管分离
- 支气管
  - 气管芽分枝成 2 个原始支气管芽
  - 支气管芽是双侧主支气管的前体
- 肺
  - 原始支气管序贯分支
  - 形成不同的肺叶
  - 形成不同的肺段
- 远端气道和肺实质
  - 内胚层和中胚层成分的相互作用使肺得以正常发育
  - 原始气道连续分支
  - 周围间质进行性血管化
  - 肺泡-毛细血管界面的发育
  - 产后气道的发育和成熟
- 胸膜发育
  - 发育中的肺突入体腔
  - 胸膜腔和心包腔分离
  - 胸膜包围两侧胸腔内的肺脏
- 5 个发育阶段
  - 胚胎期
  - 假腺期
  - 小管期
  - 囊泡期
  - 肺泡期

胚胎期（26 天～6 周）

喉气管沟

- 受精后 26～28 天发育
- 出现于原始咽和第 4 对咽囊的尾部
- 纵向生长

呼吸憩室或肺芽

- 受精后 4 周发育
- 喉气管沟尾部长出袋状突起
- 向尾侧生长
- 包埋于中胚层来源的内脏间质

气管芽

- 末端肺芽球状增大
- 从原始咽向尾部生长
- 近端通过原始喉入口连接前肠

气管食管隔

- 发育中的气管芽两侧形成纵向的气管食管褶

- 两侧气管食管褶向内侧生长
- 气管食管褶于中线融合形成气管食管隔
- 原始气管与发育中的食管分离

主支气管芽和分支

- 原始气管芽向左右分支（受精后第 5 周）
  - 右支气管芽：较大且垂直走向
  - 左支气管芽：较小且水平走向
- 主支气管芽分枝成 2 个原始肺叶支气管
  - 右肺上叶支气管→右肺上叶支气管
  - 右肺下叶支气管→原始中间支气管
    - 右肺中叶支气管
    - 右肺下叶支气管
  - 左肺上叶支气管→左肺上叶支气管
  - 左肺下叶支气管→左肺下叶支气管
- 原始肺叶支气管分支成原始肺段支气管

假腺期（6～16 周）

重要信息

- 所有主要气道形成
  - 支气管发育完全至终末细支气管水平
- 所有支气管肺段在受精后 7 周形成

显微形态学

- 肺呈腺样
- 受精后 13 周气管支气管软骨、黏液腺和纤毛形成
- 原始气道内衬由内胚层衍生的柱状上皮
- 原始气道被由中胚层衍生的间充质组织包围
- 无肺泡-毛细血管界面

生理意义

- 无法呼吸
- 无宫外存活的可能

小管期（16～28 周）

重要信息

- 肺持续血管化
- 原始气道持续发育
  - 终末细支气管产生 2 个或更多呼吸性细支气管
  - 呼吸性细支气管产生 3～6 个肺泡管
  - 少量终末囊泡发育
- 终末囊泡中 2 型肺泡细胞内的层状包涵体，具有产生表面活性剂的潜力

显微形态学

- 原始气道管腔持续扩大
- 气道上皮持续变薄
- 上皮分化为 1 型和 2 型细胞
- 气道被有所减少但仍较多的间充质组织分隔开

生理意义

- 表面活性剂产生受限
- 在小管期晚期呼吸是可能的
- 新生儿在重症监护和适当的生命支持下有存活的可能性

囊泡期(28～36周)

重要信息

- 越来越多的终末囊泡发育
- 原始肺泡-毛细血管界面建立
- 表面活性剂生产潜力增加

显微形态学

- 气道持续分化
- 气道上皮持续变薄
- 一些毛细血管紧靠并凸入发育中的肺泡
- 终末囊泡开始接近成人肺泡的形态

生理意义

- 呼吸并充分气体交换成为可能
- 在适当生命支持下早产儿可以存活

肺泡期(36周～8岁)

重要信息

- 远端气道继续发育,原始肺泡沿呼吸性细支气管和终末囊泡形成
- 薄肺泡毛细血管膜形成
- 出生后肺发育
  - 出生时有 2 400 万个终末囊泡和肺泡,而成人肺部有 3 亿个
  - 出生后 1 年内肺泡数量增加 5 倍
  - 8 岁时 95% 的成人肺泡形成

显微形态学

- 终末囊泡内衬上皮持续变薄
- 原始肺泡形成
- 邻近的毛细血管膨入终末囊泡

生理意义

- 几乎成熟的肺泡-毛细血管界面出现
- 充足的表面活性剂产生
- 无需外部支持即可进行呼吸

其他发育要求

容积要求

- 正常肺发育需要足够的胸腔容积
- 胸腔肿块(尤其是膈疝)和胸壁异常(如骨骼发育不良)限制了肺生长的空间

羊水要求

- 羊水和胎儿呼吸是肺正常发育所必需的
- 羊水过少对肺发育有严重的不良影响
  - 胎儿受压导致肺生长空间减少
  - 呼吸运动受限,肺液流入羊膜腔

血液循环要求

- 血液循环影响肺发育
  - 肺动脉沿发育中的气道发育
  - 原始间充质内血生成形成毛细血管网
  - 肺静脉和淋巴管沿肺段边界发育
- 右侧梗阻性病变使肺血流量减少,随后肺发育不良

横膈发育

- 胚胎起源复杂,具有 4 种胚胎学结构
  - 横膈膜:形成大部分中心腱
  - 胸腹隔膜:膈肌的大部分,由膈神经支配
  - 体壁轴旁中胚层:膈肌外缘
  - 食管间充质:凝结形成膈肌脚

胸腺

- 起源于第三咽囊
- 在第 4～7 周之间,胸腺原基迁移到胸腔
  - 胸骨后方上纵隔
  - 融合形成双叶腺体
- 一旦形成,淋巴细胞浸润腺体
- 围生期较大且高度活跃
  - 继续生长直到青春期,然后在成年期开始逐渐萎缩
- 可能与胸部肿块混淆
  - 寻找"胸腺框"以确认它是胸腺
    - 胸腺的两侧是内乳动脉,锁骨下动脉的分支
    - 上纵隔彩色多普勒超声,在三血管平面,显示胸腺在两侧内乳动脉之间,形成方框样表现。

新生儿肺

第一次呼吸

- 膈肌收缩
- 肺血管变化
  - 充满液体的肺导致高阻力肺循环
    - 出生前小部分心排出量进入肺部
  - 伴随第一次呼吸,肺扩张
    - 血管舒张
    - 肺血流量增加
    - 通过淋巴管和毛细血管清除胎儿肺液
- 表面活性剂的作用
  - 肺泡扩张导致 2 型肺泡上皮细胞释放表面活性剂
  - 剩余肺泡内液体的表面张力降低
  - 表面积减少,表面活性剂活性增加
  - 防止呼气时肺泡塌陷

肺发育

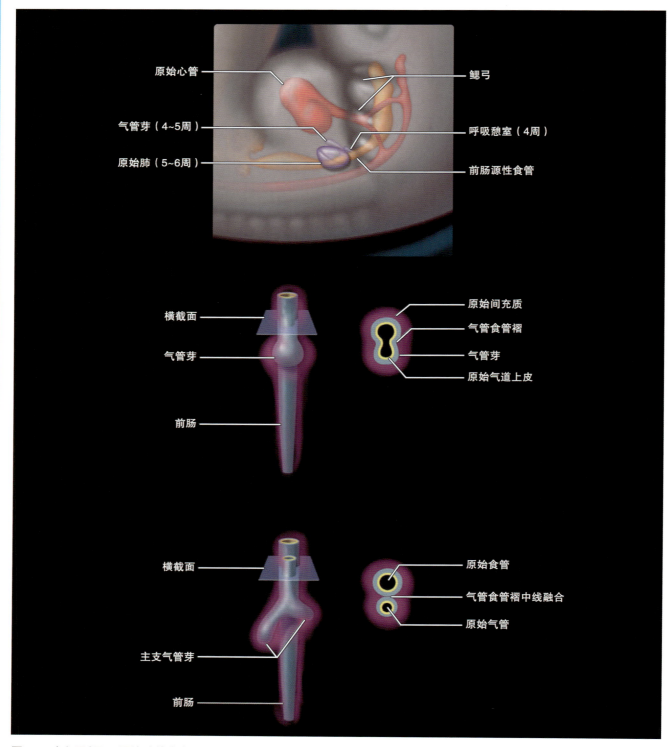

原始心管

气管芽（4~5周）

原始肺（5~6周）

鳃弓

呼吸憩室（4周）

前肠源性食管

横截面

气管芽

前肠

原始间充质

气管食管褶

气管芽

原始气道上皮

横截面

主支气管芽

前肠

原始食管

气管食管褶中线融合

原始气管

图 5-1　（上图）图示原始肺的发育。呼吸憩室位于靠近原始食管的喉气管沟，第 4 对咽囊的尾端。显示了呼吸憩室到气管芽和原始肺的顺序演变。注意发育中的气管支气管树和肺与原始食管的密切关系。（中图）图示气管芽，前肠腹侧的一个突起，被中胚层衍生的间充质包围，内衬内胚层衍生的上皮细胞。横平面（右）显示了气管芽和前肠之间的连通。显示双侧纵向气管食管褶的形成。（下图）图示主支气管芽垂直发育。气管食管褶在中线融合，将气管与食管分开。

肺发育

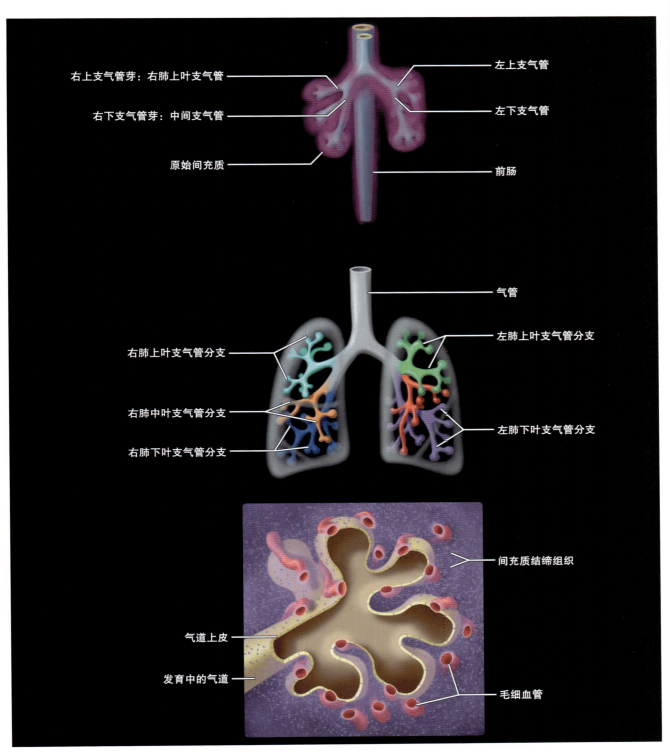

右上支气管芽：右肺上叶支气管

左上支气管

右下支气管芽：中间支气管

左下支气管

原始间充质

前肠

气管

右肺上叶支气管分支

左肺上叶支气管分支

右肺中叶支气管分支

右肺下叶支气管分支

左肺下叶支气管分支

间充质结缔组织

气道上皮

发育中的气道

毛细血管

图 5-2 （上图）在妊娠 42 天时，支气管芽继续伸长和分枝，形成始基叶支气管。远端原始气道的进一步生长和分支形成始基段支气管。始基中间支气管形成原始的右中叶和右下叶支气管。（中图）妊娠 10 周左右的气管支气管发育分化出始基肺叶支气管分支（以不同颜色显示）和肺段支气管分支。绿色和红色的支气管分支代表原始左上叶的不同部分。出现可辨认的肺叶。原始气管支气管树与周围原始间充质之间的相互作用诱导肺实质的发育。（下图）图示肺发育的肺泡阶段（36 周至 8 岁），气道持续扩大，周围结缔组织较少。气道上皮薄，许多毛细血管凸入气道腔，形成成熟的肺泡 - 毛细血管界面。出生后气道持续发育一直到儿童时期。

气道

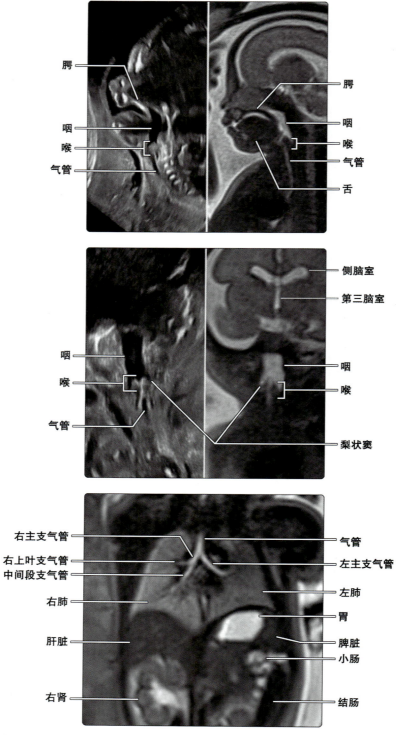

图 5-3 （**上图**）上呼吸道由咽和喉组成。咽分为 3 个部分：鼻咽，从颅底至软腭；口咽，从软腭至会厌上缘；喉咽，或下咽部，位于会厌下方，向前进入喉，向后进入食管。（**中图**）上呼吸道的冠状面超声和 MR T2 成像显示咽和喉。梨状窦，也称为梨状隐窝，是下咽部的一部分，位于喉部开口的两侧。吞咽时，食物从喉部侧移进入梨状窦，再漏入食管。（**下图**）胸部冠状面 MR T2 成像显示，与低信号肝脏相比，肺脏信号相对较高。充满液体的结构，包括气管、支气管、胃和小肠，都是非常高的信号，在 T2 加权序列上很容易区分。

胸腺与肺

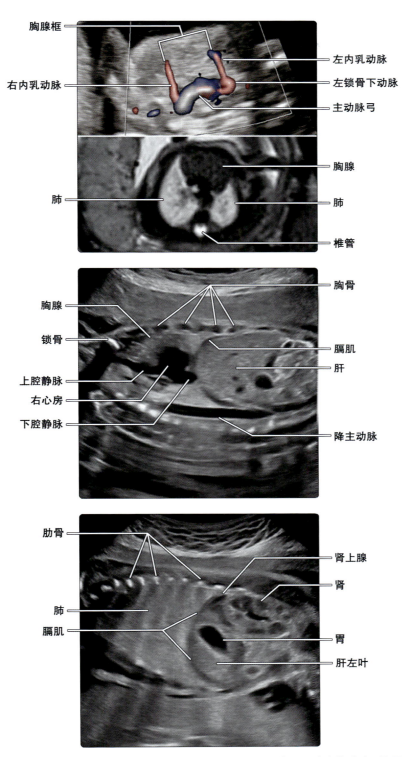

图 5-4　（上图）上纵隔横切面彩色多普勒（上图）显示 "胸腺框"。内乳动脉，锁骨下动脉的分支，位于胸腺的侧面，形成一个方框样表现。如果怀疑胸腺发育不全，如 22q11 缺失综合征，可以进行胸腺测量。大致相同水平 MR T2 轴位（下图）显示，与肺相比，胸腺呈低信号。胎儿的胸腺非常明显，不应被误认为是纵隔肿块。（中图）通过胎儿胸部的正中矢状面超声显示胸腺位于前纵隔上部，心脏的前方。（下图）左半胸的矢状面超声显示膈肌，这是一层很薄的、低回声的肌肉带。在这个切面评估膈肌最佳，以确保其完整可见。肺呈均匀的高回声，随着妊娠的进展，回声逐渐增强。

影像技术与正常解剖

超声表现

美国超声医学研究所要求在标准的胸部检查中应有四腔心和流出道。未规定肺的评估；然而，心脏视图以及膈肌图像可以充分评估肺脏，并且可以排除明显的胸部肿块。详细的检查指南要求对肺、膈肌和肋骨进行额外的检查。

在四腔心切面上，心脏约占胸腔的1/3。心胸比可通过将心脏周长除以胸围（TC）计算得出，正常值约为50%。比值增加通常表明心脏扩大，但也可能是由于胸腔小。

胎儿心脏有一条水平线，应在真正的横切面成像。如果看到1根连续的肋骨，则该切面是正确的。如果探头倾斜，可能会给人以膈疝的错误印象。如果看到多根肋骨，则图像是斜的，因此是不正确的。

评估四腔心切面时，画一条从椎体中央穿过胸骨的假想线，将胸部一分为二。只有右心房应该完全在这条线的右侧。再沿着室间隔画第二条假想线；这两条线之间的角度表示心轴，约为45°。

在妊娠早期，肺的回声与肝脏相似，随着胎龄的增加肺脏回声增强。可惜，这种回声的增强与肺成熟度无关，不能用于预测肺发育不全。这种均匀回声中的任何异常都表明存在肿块。

膈肌呈薄的拱形低回声带。必须从前到后完全成像，矢状面成像最佳。

如果只在偏前的冠状面观察，可能会漏诊先天性膈疝（CDH）。

胎儿的呼吸运动在实时检查过程中可以观察到，这对于正常的肺发育至关重要。胎儿肺液是肺生长和成熟所必需的，在呼吸过程中，肺液与羊水有复杂的交换。除了生长因子外，胎儿肺液还起到支架的作用，使发育中的气道保持扩张。胎儿肺液减少，通常是羊水过少的结果，导致肺发育不全，而胎儿肺液增加（如气管闭锁）则导致过度生长和提前成熟。呼吸也是胎儿整体健康状况的一个指标，也是生物物理特征的一个组成部分。

MR 表现

MR 在评估胎儿胸部肿块，尤其是 CDH 时，是一种有用的辅助手段。其优越的软组织对比度很容易区分肝脏、肺和肠。

在 T1 加权成像上，肺呈中等信号强度，与周围软组织没有显著差异；大多数肺部肿块用这个序列不能得到很好地评估。T1 加权成像的价值主要在于评估 CDH。肝脏的信号强度高于肺，充满液体的小肠信号强度低，但充满胎粪的大肠信号强度高。

在 T2 加权成像上，肺的信号强度高于周围的肌肉组织。在整个妊娠期间，肺的信号逐渐增强，反映了增大的肺泡内的液体。相比之下，肝脏的信号强度明显较低，这使得该序列非常适合确定 CDH 中是否有肝脏疝入。与正常肺相比，受

压的肺信号会降低（即含液体较少），可能难以显示。

胸腺常可见，不应与胸部肿块混淆。它在 T2 加权成像上呈中等信号，位于纵隔上部，通常显示角状边界。

胎儿胸部肿块评估

在观察胎儿胸部和进行适当的胸部肿块鉴别时，有一个系统的方法非常重要。以下问题形成一个评估框架。每个诊断要点将在后续章节中详细讨论。

胸廓大小正常吗？

除非担心胸廓小（如骨发育不良或羊水过少），一般不会进行胸围（TC）测量。胸围在四腔心切面测量，不包括软组织。这可以与相对胎龄的预期值进行比较或计算与腹围（AC）的比率。整个妊娠期 TC：AC 比值稳定，正常值 > 0.8。胸廓增大并不常见，但却是先天性高位气道阻塞序列征（CHAOS）的一个显著特征。

心轴是否偏移？

心轴的任何改变都高度怀疑胸部肿块或心脏缺陷。虽然心轴正常排除了大部分明显的胸部肿块，但是小肿块不一定使心轴偏移，可能会漏诊。

胃在哪里？

胃位于胸腔是左侧膈疝的主要征象。然而，需要注意的是，左侧膈疝可能仅包含肠和（或）肝脏，而胃仍位于膈肌下方。右侧膈疝，胃位于腹部，但通常比正常情况下更靠近中线。

肿块是囊性的还是实性的？

一旦确定存在胸部肿块，这是首要也是最重要的问题。虽然这两种鉴别存在重叠［先天性肺气道畸形（CPAM）和 CDH 均可能呈囊性或实性］，但这是鉴别诊断的出发点。

如果是囊性，是单纯囊性还是复杂囊性？

胸腔内的单纯囊肿更可能是前肠重复畸形囊肿，而复杂囊肿更可能是 CDH、大囊型 CPAM 或淋巴管瘤。不应将胸腔积液与囊性肿块混淆。肺会漂浮在积液中，呈翼状外观，而囊性肿块会使肺受压移位。

如果是实性的，多普勒显示什么？

先天性肺气道畸形的血供（动脉和静脉）来自肺循环。肺隔离症有显著的来自主动脉的供血血管。含有肝脏的先天性膈疝可以显示肝静脉和门静脉。

肿块在哪儿？

肺隔离症几乎总是在左肺基底部（或膈肌下方），而先天性肺气道畸形的位置较多变，两侧发生概率均等。先天性肺叶阻塞更常见于上叶（左侧多于右侧）。双侧胸部肿块较少见，但包括双侧先天性肺气道畸形、双侧先天性膈疝或先天性高位气道阻塞序列征。

肿块是否超出胸壁？

淋巴管瘤大部分位于皮下组织，伴有继发性胸腔内受累。畸胎瘤位于纵隔，但可以通过胸廓入口延伸到颈部。

有水肿吗？

任何胸部肿块都有可能引起水肿。水肿的发展是一个预后不良的迹象，可能需要临床干预（如囊肿引流、类固醇、早

期分娩）。所有胸部肿块都应仔细监测是否出现水肿。

先天性膈疝是一个有趣的例外，因为水肿很少发生。原因尚不完全清楚，可能是膈肌开放性缺损减小了对纵隔结构的压力。

是否有其他异常?

许多胸部肿块是孤立存在的。先天性膈疝是个例外，其与染色体异常、其他结构异常和综合征高度相关。仔细评估心脏尤为重要。由于心轴往往扭转，可能更难以充分评估，因此需要专门的胎儿心脏超声检查。

肺发育不全的可能性有多大?

这是评估任何有胸部肿块的胎儿最重要的问题。遗憾的是，这不是一个容易可答的问题。目前还没有普遍接受的预测发育不全的标准，而且存在过多的测量和比率。此外，并非所有的胸部肿块都是一样的。先天性膈疝更容易导致肺发育不全，因此预后比同等大小的肺肿块差。

这可能是胎儿正常呼吸扰乱和肿块占位效应的结果。肺头比是先天性膈疝肺发育不全最广泛使用的预测指标。

正常心轴

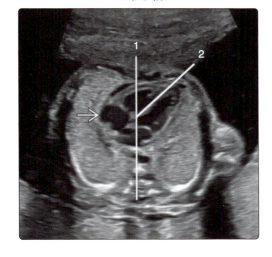

膈肌

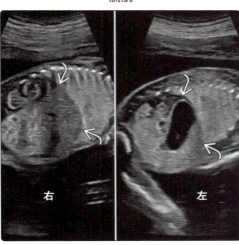

右　　　左

图 5-5　（左图）四腔心水平横切面超声图像显示右心房 ➡️ 是唯一完全越过中线的腔室（线 1）。室间隔（线 2）显示心轴，约为 45°。（右图）组合图显示左右两侧膈肌。膈肌是一个薄的、拱形的低回声带 ➡️。作为一个单独的结构可能很难辨别，但腹部脏器和回声较强的肺之间应该有明确的界限。

不正确的扫查平面

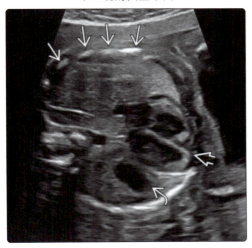

正确的扫查平面

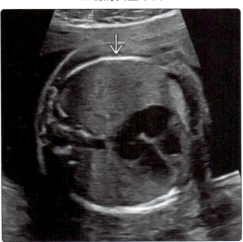

图 5-6　（左图）通过胎儿胸部的斜横切面超声图像显示了先天性膈疝的假象。胃 ➡️ 似乎与心脏相邻 ➡️。注意可以看到多根肋骨 ➡️，表明这不是一个真正的横切面。（右图）当扫查平面校正后，可以看到单根连续的肋骨 ➡️，以及正常的四腔心切面。必须在正确的横切面上扫查，避免误诊。

术语

- Bochdalek 疝（膈肌后侧缺损）最常见

影像学表现

- 在矢状面上成像整个膈肌
  - 膈肌前侧冠状面成像可能看起来是正常的
- 左侧先天性膈疝（CDH）（85%）
  - 胃通常在胸腔内：位置较靠后或在心脏后的，提示肝脏也有疝入
  - 心脏右移
  - 高达 85% 有肝脏疝入（肝脏上移）：使用彩色多普勒识别门静脉和肝静脉
- 右侧先天性膈疝（13%）：胃在下方；可能与胸部肿块混淆
- 双侧先天性膈疝（2%）：如果胃位于胸腔内，但纵隔移位轻微时高度怀疑
- 计算肺头比（LHR）和观测/期待（O/E）LHR；LHR<1.0，预后不良

- MR 能很好的识别疝内容物和计算肺容积；观测/期待胎儿肺总容积（O/E TFLV）<0.25→↑死亡率、体外膜氧合（ECMO）、慢性肺部疾病

病理

- 高达 50% 的病例出现相关异常
  - 结构异常（尤其是心脏）、染色体异常和综合征均有报道
  - 所有先天性膈疝胎儿均应进行核型分析

临床问题

- 第一步：确定先天性膈疝是孤立存在或合并其他异常；如果合并其他异常→预后不良
- 如果孤立存在，其他预后指标很重要
  - 超声 O/E LHR、磁共振 O/E TFLV 和肝膈疝是最佳生存预测指标
- 所有先天性膈疝胎儿都需在三级医疗机构分娩
- 超声比值可以通过在线围产医学计算器中输入数据来计算

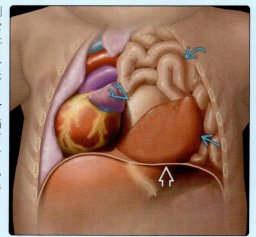
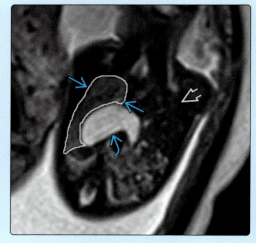

图 5-7 （左图）图示左侧 Bochdalek 疝，胎儿期最常见的 CDH。后部缺损，肝脏➡、胃➡、肠➡疝入胸腔。膈肌前部➡完好无损。如果仅在冠状面观察，膈肌缺损可能被漏诊。（右图）在 MR 成像上，通过描记肺区➡，合计出肺脏面积，然后乘以层面厚度，可以计算出胎儿肺总容积。也可以使用后处理软件（肝➡胃➡）。

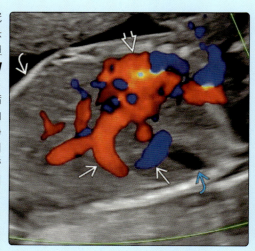
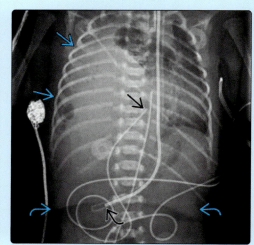

图 5-8 （左图）22 周时冠状位超声（近场为左）显示右侧先天性膈疝伴肝和胆囊➡疝入胸腔。肝血管➡延伸到胸腔，心脏左旋➡，腹围小➡。（右图）同一病例的产后 X 线片显示较大的右侧先天性膈疝➡。脐静脉置留导管走行➡，表明肝脏位于胸腔内。肠内导管显示胃位于腹腔内➡。同时注意舟状腹➡。

术语

缩写

- 先天性膈疝（CDH）

定义

- 腹腔内容物经膈肌缺损处疝入胸腔
  - Bochdalek 孔：后部缺损
    - 胎儿中最常见的类型
  - Morgagni 孔：前部缺损
    - 右侧多见

影像学表现

超声表现

- 左侧先天性膈疝（85%）
  - 胃通常在胸腔内
  - 右移位：心脏移向右侧胸腔
    - 小的先天性膈疝可能会被漏诊，特别是胃没有疝出的情况下
      - 心脏位置异常可能是唯一的线索
  - 晚孕期可能出现羊水过多
  - 高达 85% 有肝脏疝入（肝脏上移）
    - 典型的，左叶疝入，邻近心脏
    - 胃向后移位
    - 使用多普勒追踪门静脉和肝静脉
- 右侧先天性膈疝（13%）
  - 包含肝脏 ± 胆囊 ± 肠管
  - 胃常位于膈肌下方，但靠近中线
  - 左移位：心脏移向左侧胸腔
- 双侧先天性膈疝（2%）
  - 当胃位于胸腔内，但纵隔移位轻微时高度怀疑
- 腹围小

MR 表现

- 能很好的识别疝内容物和测量肺容积
  - 小肠：T1 低信号，T2 高信号
  - 胎粪充盈的结肠：T1 高信号，T2 低信号
  - 肝脏：T1 高信号，T2 低信号
    - 比较膈肌上下的肝脏信号
      - 膈肌上方信号较高，提示一定程度的血管损伤（肝衰竭）。
  - 肺：T2 成像，随胎龄增加信号增强，但不足以预测发育不全

影像学建议

- 在矢状面上观察整个膈肌
  - 大多数先天性膈疝位于后部；膈肌前部冠状面可能看起来正常
- 高频探头有助于区分疝入的肠管和肝脏
- 寻找周围的膜（疝囊）
  - 见于 10%～15% 的病例→预后较好

- 所有先天性膈疝都需要进行胎儿超声心动图检查
- 记录胃的位置
  - 最轻微到最严重的异常：左侧胸腔前部，左侧胸腔中后部，右侧胸腔心脏后方
    - 反映肝脏疝入程度
  - 对于左侧先天性膈疝，越多的位置异常与死亡率、体外膜氧合（ECMO）、非初级 CDH 修复、延长呼吸支持呈线性相关
  - 位于腹腔内的胃预示良好的呼吸状态，无需体外膜氧合

预测

- 超声比值可以通过在线围产医学计算器输入数据来计算
- 肺头比（LHR）
  - 对侧肺脏面积除以头围（以 mm 为单位）
  - 在四腔心横切面上计算肺面积
    - 描记法：沿可见的肺边缘描记（不包括纵隔结构）
      - 最一致的专家共识，许多指南中的首选方法
    - 最长径法：肺横断面上最长的两个正交测量值相乘
      - 据报道更常用，但可能高估面积
    - 理想图像为，胎儿脊柱位于 3 点或 6 点钟位置，对侧肺位于近场，最小的肋骨声影
      - 采用 2～3 组测量中的最佳值
  - LHR<1.0：高死亡率和幸存者显著发病率
  - LHR 1.0～1.4：通常需要 ECMO
  - LHR>1.4：预后好
- 观测/期待（O：E）LHR
  - 根据胎龄进行校正
  - 死亡率的良好预测指标
    - O：E LHR<25%：12%～30% 的生存率
    - O：E LHR>35%：65%～88% 的生存率
- MR 胎儿肺总容积（TFLV）
  - 使用容积软件测量，或将所有描记的肺面积（同侧 + 对侧）相加并乘以层面厚度
    - 一些研究表明操作者的经验会影响准确性
  - 可获得 18～38 周胎龄的各孕周正常肺容量数据
  - 计算 MR O：E TFLV
    - O：E TFLV<0.25→↑死亡率、ECMO 和慢性肺病（CLD）
    - 死亡率的良好预测指标
      - O：E TFLV<25%：0～25% 的生存率
      - O：E TFLV 25%～35%：25%～69% 的生存率
      - O：E TFLV>35%：75%～89% 的生存率
- 超声 O：E LHR 和 MR O：E TFLV
  - 预测所有孕周的生存率、ECMO、CLD
  - 与左侧 CDH 统计学显著相关，但与右侧 CDH 无显著相关
    - 32 周前与左侧 CDH 相关性最好

鉴别诊断

先天性肺气道畸形

- 大囊型很像胃和肠管

预后指标		
表现	预后较差	预后较好
肝膈疝	有	无
肺头比（LHR）	<1.0	>1.4
观测/期待肺头比（O∶E LHR），胎儿肺总容积（TFLV）	<25%	>35%
胃泡位置	胸腔后部或心脏后方	正常位置或胸腔前部
相关异常	<10%～15% 生存率	孤立存在、遗传学正常

先天性膈疝相关综合征	
综合征	主要特征
Fryns 综合征	CDH，面部畸形、小颌畸形、眼距过宽、指发育不全、肾和脑异常
Cornelia de Lange 综合征	上肢缺陷（通常严重）、上唇突出的小颌畸形、早发型生长受限、CDH 和其他胃肠道异常、智力障碍、多毛症
Pallister-Killian 综合征（12p 四体性）	CDH，肢根型肢体缩短，心脏异常，多指/趾畸形，智力障碍，色素沉着异常，张力减退
Donnai-Barrow 综合征	CDH，脐膨出、眼距过宽、胼胝体发育不全、内耳畸形
CDH= 先天性膈疝。报道 5%～10% 的病例有相关综合征；发现 CDH，注意寻找其他异常。	

病理

一般特征

- 遗传学
  - <2%，常染色体显性遗传、隐性遗传和 X 连锁遗传均有报道。
- 相关异常
  - 40%～50% 的 CDH；最常见的是心脏异常
- 染色体异常常见
  - 所有胎儿均应进行核型分析

临床问题

表现

- 最常见的症状/体征
  - 胸腔囊性肿块，心脏位置异常

人口统计资料

- 1∶4 000～1∶2 400 活产；占所有先天性畸形的 8%

自然病史与预后

- 肺发育不全比其他类似大小的胸部肿块更严重
- 动脉壁肌层肥大导致肺动脉高压和持续的胎儿循环
  - 持续性肺动脉高压大于 2～3 周与 CLD 相关
  - 幸存者发病率的重要原因
  - 与肝脏上移、胃位置异常、LHR<1 相关
- 预后不良的因素
  - 合并其他异常，24 周前诊断
  - 肝膈疝→生存率约 50%
  - 较大或双侧 CDH，羊水过多
  - LHR<1.0，O∶E LHR 和 TFLV<25%→↑新生儿死亡率

- 无肝膈疝的孤立性 CDH：约 80% 生存率

处理

- 所有 CDH 均需在三级医疗机构分娩
  - 产前类固醇、表面活性剂、高频振荡通气、吸入氧化亚氮、允许性高碳酸血症
  - 可能需要 ECMO
- 预后不良组，子宫外产时处理（EXIT）转 ECMO 是最佳策略
- 胎儿镜气管封堵术（FETO）
  - 重度 CDH 胎儿 28 周前可考虑
  - 纳入标准：肝脏上移，LHR<1.0，核型正常，无其他异常
  - 球囊在气管隆突和声带之间充气；胎儿肺液潴留促进胎肺成熟
  - 34 周时通过胎儿镜取出球囊或超声引导下刺破球囊
    - 如果放置时间过长可能有害
  - 提高重度 CDH 的生存率（OR 值：13.3）

诊断要点

影像判读经验

- 使用多普勒评估肝脏位置
- 超声斜横平面可能导致假阳性诊断

参考文献

1. Perinatology: Lung-to-head ratio calculator. Accessed June 26, 2020. http://perinatology.com/calculators/LHR.htm
2. Meyers ML et al: Fetal lung volumes by MRI: normal weekly values from 18 through 38 weeks' gestation. AJR Am J Roentgenol. 211(2):432-8, 2018
3. Oluyomi-Obi T et al: Antenatal predictors of outcome in prenatally diagnosed congenital diaphragmatic hernia (CDH). J Pediatr Surg. 52(5):881-8, 2017
4. Kastenholz KE et al: Correlation of observed-to-expected MRI fetal lung volume and ultrasound lung-to-head ratio at different gestational times in fetuses with congenital diaphragmatic hernia. AJR Am J Roentgenol. 206(4):856-66, 2016

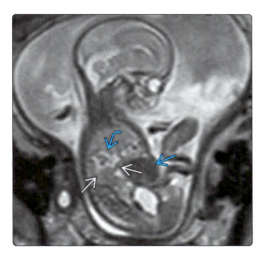
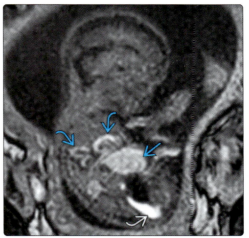

图 5-9　（左图）21 周胎儿 MR T2 成像显示左侧膈肌后部缺损➡，CDH 最常见的类型。T2 高信号的肠管➡疝入到胸腔，而肝脏➡在腹腔内。（右图）同一患者 MR T1 成像显示直肠内非常高 T1 信号的胎粪➡以及轻度高信号的胸腔内肠管➡，证实了 CDH 的诊断。同时注意 T1 高信号的腹腔内肝脏➡。

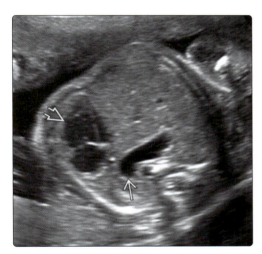
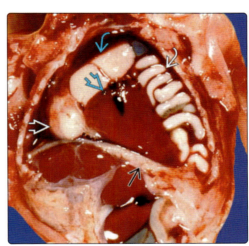

图 5-10　（左图）胎儿胸部超声横切面显示心脏➡靠近右侧胸壁（向右移位）。胃位于胸腔内靠后，且位于心脏后方➡。胃泡位于心脏后方与预后较差相关。（右图）另一病例尸检显示小肠➡和肝➡经后部膈肌缺损疝入左侧胸腔。左肺➡上移，心脏➡位于右侧胸腔。注意前部膈肌➡是完整的。

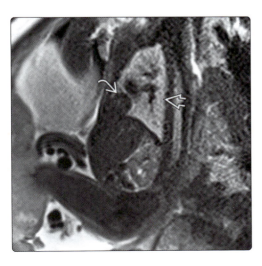
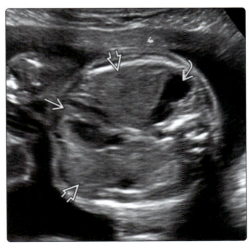

图 5-11　（左图）MR T2 矢状位成像显示肝脏➡通过小的前部 Morgagni 孔疝入。这在胎儿中很少见，是"肝脏上移不好"的一个例外。注意疝入的肝脏对肺➡的影响很小。（右图）这个胎儿因为左侧 CDH 而来就诊，胃泡➡明显疝入胸腔。此病例的关键是注意心轴➡约为 0°，心脏没有移位到右侧胸腔。这是诊断双侧 CDH 的线索，肝脏➡疝入双侧胸腔。

要　点

术语

- 先天性肺气道畸形（CPAM）：先天性囊性腺瘤样畸形（CCAM）的更新术语

影像学表现

- 从实性外观（微囊型）到单房或多房囊性病变（大囊型）不等
  - 微囊型：囊肿＜5mm；大囊型：至少一个囊肿≥5mm
- 血供来自肺动脉
- 95%为单侧，仅影响1个肺叶
- 计算CPAM体积比（CVR）
  - CPAM体积/头围
  - CVR＞1.6→水肿、胎儿死亡的风险增加
- 经常监测直到CPAM增长稳定，通常到29周

主要鉴别诊断

- 支气管肺隔离症（BPS）
- 混合性病变（CPAM+BPS）
- 先天性膈疝（CDH）

临床问题

- 稳定的病变可以观察，无需干预
  - 大多数会在29周稳定或开始消退
- 2/3的CPAM在中孕期增大，25～26周左右CVR达峰值
- 1/3的CPAM保持相对稳定，然后在妊娠晚期消退
- 高危病变（CVR＞1.6和（或）水肿）服用倍他米松
- 水肿严重影响预后
  - 采用期待治疗的胎儿和新生儿死亡率为95%
  - 服用倍他米松的死亡率为20%～47%
- 所有病变产后都需要检查，即使它在宫内消退
  - 如有症状可产后切除，如无症状可延迟切除

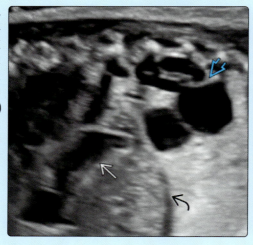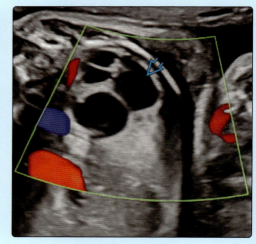

图5-12　（左图）28周胎儿胸腹部超声矢状切面显示典型的大囊型先天性肺气道畸形（CPAM）➚。膈肌完整➔，充盈的胃➡位置正常，这些可以区分CPAM和先天性膈疝（CDH）。（右图）同一病例超声横切面显示无血流的大囊肿➘。CPAM的血液供应来自肺动脉循环，但不一定都能显示。

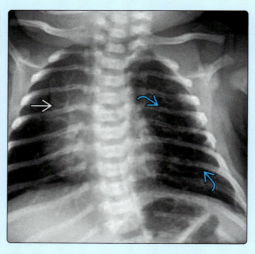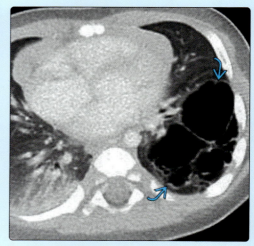

图5-13　（左图）同一病例出生后第2天X线片显示左肺囊性透亮➘，心脏纵隔向右移位➡，符合CPAM。该患儿无症状，出院回家定期进行门诊检查。（右图）同一病例在3个月时的CECT显示典型的左下叶CPAM的表现，囊内有空气滞留➚。未发现体循环供血血管，这可以区分CPAM与混合性病变/支气管肺隔离症（BPS）。

术语

同义词

- 先天性肺气道畸形（CPAM）
  - 更新的术语，反映了肺气道形态的发育障碍
- 先天性囊性腺瘤样畸形（CCAM）
  - 旧名称，反映了一些（但不是全部）病变中的囊性和腺瘤性组织学成分

影像学表现

一般特征

- 最佳诊断线索
  - 肺动脉供血的实性或囊性肺肿块
- 大小
  - 大小可变，可以是巨大的
    - 心脏常移位至对侧胸腔
      - 如果 CPAM 是等回声和实性的，心脏位置异常是有用的影像学线索
  - 可能会在胎儿或新生儿期自行消退
- 形态学
  - 从实性外观（微囊型）到单房或多房囊性病变（大囊型）不等
  - 95% 为单侧，仅影响 1 个肺叶
  - 两侧无差异

超声表现

- 大囊型 CPAM
  - 至少一个囊肿＞5mm
  - 通常有大小不一的多个囊肿
  - 可能是单个大囊肿
  - 边界不清
- 微囊型 CPAM
  - 囊肿＜5mm
  - 回声均匀
  - 肿块边界清晰
- 彩色多普勒
  - 血供来自肺动脉
  - 静脉引流至肺静脉
    - 更难显示
- 水肿
  - 最重要的预后预测指标
  - 发生率＜10%
  - 如果不治疗，95% 死亡率
- 羊水过多
  - 可能是食管压迫所致
  - 与水肿有关

MR 表现

- 微囊型：均匀的 T2 高信号肿块
- 大囊型：T2 高信号伴散发的囊肿
- 采用 MR 计算 CPAM 体积比（CVR）或进行预后分类没有额外的益处

- 可用来区别 CDH 及超声不能明确诊断的其他病变

影像学建议

- 应用彩色多普勒识别供血血管
- 计算 CVR
  - 通过测量 3 个正交维度径线计算 CPAM 体积
    - 长 × 宽 × 高 ×C.52
  - 然后 CPAM 体积除以头围
  - 可以使用在线围产医学计算器计算 CVR
  - CVR＞1.6→增加水肿、胎儿死亡的风险
- 每周或每两周监测一次，直到 CPAM 增长稳定
  - 如果出现水肿迹象，则监测需更频繁
  - 大多数 CPAM 在中孕期增长，25～26 周左右 CVR 达峰值
- 若消退或大小稳定且无水肿，可延长检查间隔时间

鉴别诊断

支气管肺隔离症

- 灰阶图像与微囊型 CPAM 难以区分
- 供血血管来自主动脉
- 90% 位于左侧，下叶为主
- 同侧胸腔积液高度提示

混合性病变（先天性肺气道畸形 + 支气管肺隔离症）

- 体循环供应囊性肺肿块时考虑
- 组织学显示两种病变
- 多达 50% 的肺肿块同时具有 CPAM 和支气管肺隔离症（BPS）两种组织学

先天性膈疝

- 充盈的胃位置异常
- 腹围小
- 肠蠕动有助于明确诊断

支气管阻塞

- 回声均匀
- 上叶更常见
  - 左上叶＞右中叶＞右上叶＞＞下叶
- 可能是原发性支气管异常或黏稠分泌物堵塞
  - 可自行缓解
- 产后表现为先天性肺叶过度充气

先天性高位气道阻塞序列征

- 可能与双侧 CPAM 混淆
- 对称的，双侧肺增大
- 膈肌翻转
- 液体充盈的气管和支气管，腹水

其他囊性肿块

- 支气管源性囊肿、食管重复囊肿、神经肠源性囊肿
  - 神经肠源性囊肿通常伴有胸骨异常
- 和肺相比，更常与纵隔相关

畸胎瘤

- 实性和囊性成分
- 钙化是最特征性表现
- 纵隔或心包

病理

一般特征

- 遗传学
  - 无遗传因素
  - 无再发风险
- 相关异常
  - 见于 3%～12%
    - 最常见的是其他肺部畸形,包括隔离肺,和肾脏异常

分期、分级与分类

- 病理分期系统(0～4 型)基于囊肿大小,上皮成分和实性成分
- 宫内超声分类:大囊型与微囊型
  - 对于治疗决策来说,要实用得多
  - 大囊型:至少一个囊肿≥5mm
    - 通常有多个大小不一的囊肿
  - 微囊型:囊肿<5mm
    - 实性回声肿块

临床问题

表现

- 通常是偶然发现
  - 囊性或高回声的肺部肿块
- 如果出现羊水过多,胎儿可能体型较大

人口统计资料

- 流行病学
  - 最常见的胎儿肺部肿块
    - 占所有病变的 75%

自然病史与预后

- 产前
  - 没有水肿:95% 的生存率,即使在诊断时很大
  - 水肿明显影响预后,如果 CVR>1.6,风险增加
    - 采用期待治疗的胎儿和新生儿死亡率为 95%
    - 使用倍他米松后死亡率降低至 20%～47%
  - 2/3 的 CPAM 在中孕期增大,25～26 周左右 CVR 达峰值
    - 大多数病变的大小增加约 2 倍
  - 1/3 的 CPAM 保持相对稳定,然后在妊娠晚期消退
  - 大多数会在 29 周稳定或开始消退
  - 以大囊肿为主的 CPAM 可能无法预测其生长
- 产后
  - 感染风险
  - 肺部恶性肿瘤的风险(约 9%)
    - 婴幼儿:胸膜肺母细胞瘤、横纹肌肉瘤
    - 大龄儿童和成人:支气管肺泡癌

- 产前 CVR 与产后 CT 病变大小和手术切除的可能性相关

处理

- 稳定的病变可以观察,无需干预
- 倍他米松用于高危病变(CVR>1.6 和(或)水肿)
  - 减缓 CPAM 生长并改善水肿
    - 类固醇对 CPAM 的作用机制尚不清楚
  - 微囊型病变比大囊型病变更敏感
- 32 周后水肿
  - 提前分娩
  - 立即手术切除
  - 可在分娩时行产时手术切除
- 32 周前水肿
  - 大囊型 CPAM
    - 采用胸腔羊膜分流术进行囊肿引流
      - 如果采取临时措施,液体将重新积聚
  - 微囊型 CPAM
    - 倍他米松一线疗法
      - 每日 1 次肌内注射 12.5mg,连续 2 天
      - 可能需要多个疗程
    - 只有在类固醇治疗无效时才考虑宫内切除术
      - 纳入标准包括核型正常,无其他异常
- 在三级医疗机构分娩
  - 有新生儿并发症的风险,包括空气潴留和气胸
  - 较大的病变可能需要体外膜氧合
- 所有病变产后都需要检查,即使它在宫内消退
  - 对比增强 CT(CXR 不敏感)
- 有症状的患者建议手术切除
- 无症状 CPAM 的治疗有争议
  - 早期切除
    - 避免出现症状,避免发生恶性肿瘤的可能
    - 婴儿期切除证实是安全的
    - 最大限度地改善肺的生长
  - 延迟切除
    - 可能自发消退
    - 避免过度治疗

诊断要点

影像判读经验

- 水肿是唯一最重要的预后预测指标

参考文献

1. Shulman R et al: Fetal congenital pulmonary airway malformation: the role of an objective measurement of cardiomediastinal shift. Am J Perinatol. 36(3):225-32, 2019
2. David M et al: Prenatal and postnatal management of congenital pulmonary airway malformation. Neonatology. 110(2):101-15, 2016
3. Hellmund A et al: Prenatal diagnosis and evaluation of sonographic predictors for intervention and adverse outcome in congenital pulmonary airway malformation. PLoS One. 11(3):e0150474, 2016
4. Macardle CA et al: Surveillance of fetal lung lesions using the congenital pulmonary airway malformation volume ratio: natural history and outcomes. Prenat Diagn. 36(3):282-9, 2016
5. Euser AG et al: Comparison of congenital pulmonary airway malformation volume ratios calculated by ultrasound and magnetic resonance imaging. J Matern Fetal Neonatal Med. 1-6, 2015

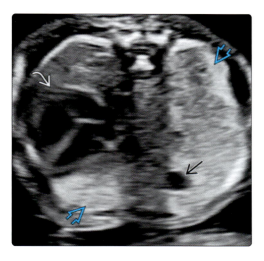
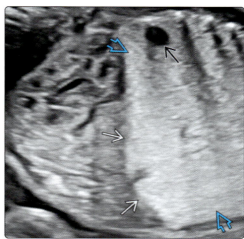

图 5-14 （左图）22 周胎儿胸部超声横切面显示左侧一个非常大的、高回声的 CPAM ⊋，有一些大囊肿（>5mm）⊟。心脏明显移位到右侧胸腔 ➡。（右图）同一病例的超声矢状面显示高回声的 CPAM ⊋ 和一个大囊肿 ⊟。一半膈肌翻转 ➡。大囊肿的存在有助于区分 CPAM 和其他高回声的胸部病变，如支气管阻塞、先天性高位气道阻塞综合征（CHAOS）和 BPS。

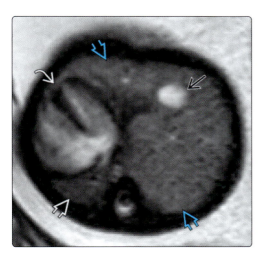
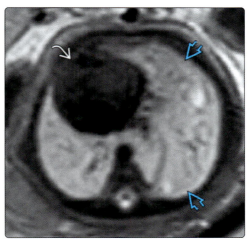

图 5-15 （左图）同一病例 22 周胎儿 MR T2 成像显示相对 T2 高信号的左肺 CPAM ⊋ 伴有大囊肿 ⊟。心脏纵隔移位 ➡ 和小的、相对低信号的对侧肺 ➡。（右图）同一病例 34 周时的胎儿 MR 显示 CPAM 大小相对减小 ⊟ 对心脏的占位效应减轻 ➡。CPAM 体积比（CVR）在妊娠 27 周时达峰值 2.4，但胎儿从未出现水肿。

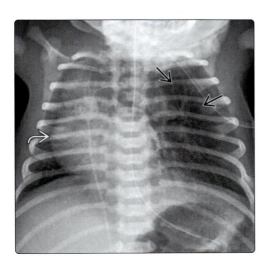
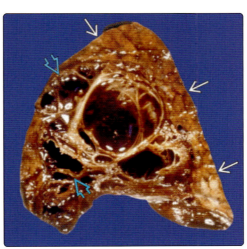

图 5-16 （左图）同一病例出生后第 3 天的 X 线片显示左侧胸腔的囊性透光区 ⊟，心脏纵隔向右移位 ➡。该患儿在出生后第 7 天出院，计划随后手术。（右图）一例大囊型 CPAM 切除的肺下叶大体病理显示多个不规则囊肿 ⊋，仅在边缘见一小部分正常的肺实质 ➡。

要　点

术语

- 未与气管支气管树相连的肺组织，由异常的体循环供血

影像学表现

- 回声均匀，实性肿块
  - 80% 左侧，下肺为主
  - 85%～90% 膈上
  - 10%～15% 膈下
  - 妊娠晚期可能与肺回声一致
- 供血血管来自主动脉是最特异的影像学表现
- 胸腔内支气管肺隔离症（BPS）
  - 高回声，三角形的病变，邻近膈肌
  - 6%～10% 有同侧胸腔积液
- 腹部 BPS
  - 高回声的肿块使胃前移
  - 与肾上腺无关
- CVR 通常在妊娠 26～28 周达峰值

主要鉴别诊断

- 先天性肺气道畸形（CPAM）
  - 微囊性 CPAM 超声表现与 BPS 相似
- 混合性病变（BPS+CPAM）
  - 体循环供应囊性肺肿块时考虑
- 神经母细胞瘤
  - 膈下型 BPS 最常见的鉴别诊断
  - 更常见于右侧，囊性

临床问题

- 占产前诊断的肺部肿块的 1/3
- 相关异常高达 50%
  - BPS 最常与先天性膈疝相关，但经常被漏诊
- 孤立存在时预后良好（据报道生存率为 100%）
- 胸水 ± 水肿时需要干预
- 大部分在出生后进行切除

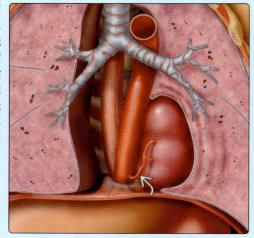
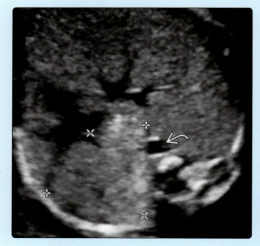

图 5-17 （左图）图示左下肺内侧的叶外型隔离肺。血供➜来自主动脉。被覆独立的胸膜，与气管支气管树没有交通。（右图）32 周胎儿胸部超声显示一个实性的、高回声的左下肺部肿块（卡尺），邻近主动脉➜。左侧胸腔中下部是支气管肺隔离症（BPS）的典型位置。

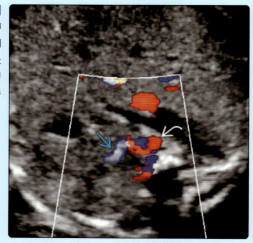
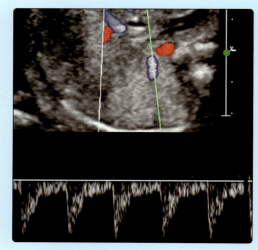

图 5-18 （左图）同一病例的彩色多普勒超声显示肿块的供血动脉⇨起源于胸主动脉➜。体循环供血是 BPS 的特征。（右图）脉冲多普勒超声显示 BPS 供养血管的典型动脉波形。

术语

缩写

- 支气管肺隔离症（BPS）

定义

- 未与气管支气管树相连的无功能肺组织，由异常的体循环供血

影像学表现

一般特征

- 最佳诊断线索
  - 实性、高回声的肺部肿块，由主动脉供血
- 位置
  - 85%～90% 膈上
  - 10%～15% 膈下
    - 可能是膈肌内
  - 80% 左侧，下肺为主
- 大小
  - 通常小至中等大小
    - 也可能很大
- 形态
  - 边缘清晰、回声均匀的高回声肿块
  - 三角形或叶形

超声表现

- 胸腔内 BPS
  - 回声均匀的高回声
    - 妊娠晚期可与正常肺回声一致
  - 通常位于左下肺内侧
    - 在下叶和膈肌之间
  - 6%～10% 有同侧胸腔积液
    - 可能导致张力性胸水
  - 病灶较大时心脏纵隔移位
  - 自发性消退常见，尤其是在妊娠晚期
- 腹腔内 BPS
  - 通常也是左侧
  - 高回声的肿块使胃前移
  - 与肾上腺分离
    - 与神经母细胞瘤的鉴别很重要
- 彩色多普勒
  - 供血血管来自体循环
    - 胸主动脉最常见
    - 腹主动脉上段 / 腹腔干起源也可见
    - 可能有不只 1 个供养血管
  - 静脉引流通常很难显示
    - 可能引流入体循环（奇静脉、下腔静脉（IVC））或者肺循环
- 脉冲多普勒
  - 供血血管波形与主动脉相似

MR 表现

- 边界清晰、T2 均匀高信号肿块
- 供血血管不一定能显示

- 可能会也可能不会看到起自主动脉的 T2 流空信号
- 对于大多数 BPS 来说不是必需的
- 对某些病例有帮助
  - 合并其他异常（尤其是 CDH）
  - 膈下病变
    - 均匀的 T2 高信号更考虑 BPS，而不是神经母细胞瘤

影像学建议

- 使用彩色多普勒识别供血血管
  - 检查主动脉直至肾动脉水平
- 密切随访病变
  - 使用先天性肺气道畸形（CPAM）体积比（CVR）连续观测病变大小
    - CVR=（长 × 宽 × 高 ×0.52）/ 头围
  - CVR 通常在妊娠 26～28 周达到峰值
  - 监测胸腔积液和（或）水肿
- 仔细评估其他异常
  - 高达 50% 可见
  - 先天性膈疝（CDH）最常见
    - 当与 CDH 共存时，BPS 常漏诊
  - 相关的心脏、胃肠道（GI）、泌尿生殖系统（GU）、骨骼异常也有报道
  - 其他异常是预后的重要决定因素

鉴别诊断

胸部肿块

- CPAM
  - 微囊型 CPAM 具有相似的超声表现
  - 供血血管来自肺动脉
  - 回流入肺静脉
  - 两侧发病机会均等
- 混合性病变（BPS+CPAM）
  - 体循环供应囊性肺肿块时考虑
  - 50% 的高回声肺部肿块具有双重组织学表现
- 畸胎瘤
  - 纵隔或心包
  - 钙化是最特征性表现
  - 胸腔或心包积液
  - 无主动脉供血血管
- 支气管狭窄 / 闭锁
  - 闭锁支气管段局部肺过度生长
    - 与先天性高位气道阻塞有相似的病理生理学
  - 回声均匀
  - 上叶更常见
  - 正常脉管系统

肾上腺肿块

- 神经母细胞瘤
  - 右侧更常见
  - 可能是囊性的
  - 无供血血管
  - 源于肾上腺
    - 未显示正常的同侧肾上腺
  - 直到晚孕期才出现
- 肾上腺出血

- ○ 宫内不常见
- ○ 血肿随着时间推移可发生变化

支气管肺隔离症病理

一般特征

- 病因学
  - ○ 胚胎学
    - 气管支气管树从原始前肠分裂时出现早期损伤假说
    - 随后气管支气管树异位出芽
    - 常与肠道异常有关
- 遗传学
  - ○ 散发
  - ○ 无再发风险
- 相关异常
  - ○ 高达 50%
    - CDH 最常见

大体病理和解剖特征

- 2 个病理亚型
  - ○ 叶外型隔离肺
    - 在胎儿中更常见
    - 单独的胸膜覆盖
    - 经体循环静脉回流
    - 组织学:扩张的细支气管、肺泡和胸膜下淋巴管
  - ○ 叶内型隔离肺
    - 在胎儿中不常见
    - 没有单独的胸膜覆盖
    - 引流入肺静脉
    - 组织学:慢性炎症和纤维化

镜下特征

- 高达 50% 的 BPS 与 CPAM 有组织学重叠(混合性病变)

临床问题

表现

- 通常偶然发现
  - ○ 可能有同侧胸腔积液
- 通常在中孕期诊断

人口统计资料

- 流行病学
  - ○ 占产前诊断的肺部病变的 1/3
    - 仅次于 CPAM,第二常见

自然病史与预后

- 相关异常是预后的重要决定因素
- 孤立存在时预后很好
  - ○ CVR 通常在妊娠 26～28 周达到峰值
  - ○ 80% 的病例随后 CVR 减小
  - ○ 一组 103 例孤立 BPS 胎儿研究报告存活率为 100%
- 胸腔积液 ± 水肿(5%～10%)
  - ○ 胸腔积液的可能机制
    - BPS 的狭窄血管蒂扭转,静脉流出梗阻
      - □ 可能是间歇性的
    - 异常淋巴管渗漏

- ○ 心血管损害会进展为全身水肿吗
  - 血管和心脏受压→右心衰竭
- ○ CVR 峰值越高,风险越高
  - 当 CVR<0.75 时,胸腔积液 ± 水肿的阴性预测值为 98%
- 产后
  - ○ 大多数是无症状的
  - ○ 有些需要呼吸支持
    - CVR 峰值越高,宫内胸腔积液 ± 水肿和早产的风险越高
    - 当 CVR<0.75 时,出生时呼吸窘迫的阴性预测值为 96%
  - ○ 相关异常可能在出生后被发现

处理

- 产前
  - ○ 无并发症时无需治疗
  - ○ 胸腔积液 ± 水肿需干预
    - 母体倍他米松
    - 胸腔积液引流或胸腔羊膜分流
    - 胎儿手术和血管激光消融已被用于治疗伴有大量胸腔积液和(或)水肿的 BPS
      - □ 胎儿 BPS 血管激光消融:2 个系列研究(共 20 名患者)报告围产儿存活率为 100%
      - □ 可能需要不止一次的消融来凝固供血血管
      - □ 减少产后隔离肺切除术的需要
- 产后
  - ○ 所有病例均应行增强 CT 或 MR 检查
    - 胸片不敏感
    - 扫查范围直至肾动脉水平,以发现可能的上腹部供血血管
  - ○ 栓塞供血动脉
  - ○ 手术结扎和切除
    - 大部分产后切除
    - 对于消退或无症状的病变可能不需要切除

诊断要点

考虑

- 高回声的肺部肿块+同侧胸腔积液
- 当评估 CDH 时,注意检查是否合并 BPS

影像判读经验

- 多普勒评估异常动脉供血对诊断至关重要
- 大部分在妊娠晚期缩小

参考文献

1. Cho MK et al: Prenatal sonographic markers of the outcome in fetuses with bronchopulmonary sequestration. J Clin Ultrasound. 48(2):89-96, 2020
2. Cruz-Martínez R et al: Thoracic changes after full laser ablation of the feeding artery in fetuses with bronchopulmonary sequestration. Fetal Diagn Ther. 44(3):166-72, 2018
3. Gottschalk I et al: Outcome of bronchopulmonary sequestration with massive pleural effusion after intrafetal vascular laser ablation. Fetal Diagn Ther. 44(2):149-55, 2018
4. Riley JS et al: Prenatal growth characteristics and pre/postnatal management of bronchopulmonary sequestrations. J Pediatr Surg. 53(2):265-9, 2018
5. Cruz-Martinez R et al: Fetal laser surgery prevents fetal death and avoids the need for neonatal sequestrectomy in cases with bronchopulmonary sequestration. Ultrasound Obstet Gynecol. 46(5):627-8, 2015

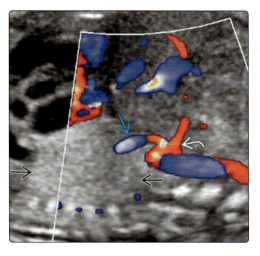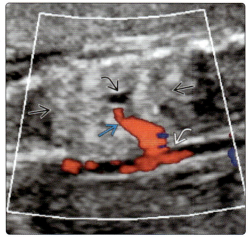

图 5-19　（左图）23 周 BPS 胎儿胸部和上腹部矢状面彩色多普勒超声显示供血血管 →起自上腹部的腹腔干 ➔，向头侧走行供应高回声的左下肺肿块 →。（右图）21 周胎儿胸部冠状面彩色多普勒超声显示一个大的高回声的左下肺肿块 →，动脉供应 → 来自胸主动脉 ➔。还有一个小囊 → 在肿块内，提示这可能是一个混合性病变。

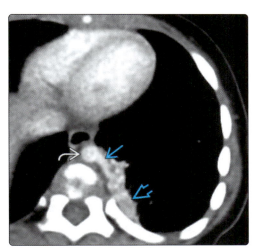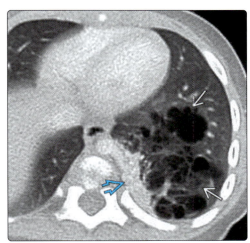

图 5-20　（左图）6 个月患儿 CECT 显示左下肺内侧强化 →，有起源于胸主动脉 ➔的供血动脉 →，典型的 BPS。（右图）同一患儿的肺窗显示多个囊肿 →，邻近 BPS →。这种表现提示混合性病变，同时具有 BPS 和先天性肺气道畸形（CPAM）的组织学成分。

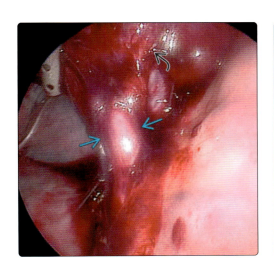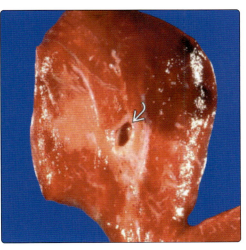

图 5-21　（左图）同一患者的术中照片显示供血血管 →至肺肿块 →。最终病理诊断为同时具有 BPS 和 CPAM 组织学成分的混合性病变。混合性病变见于高达 50% 的高回声肺肿块。（右图）切除的 BPS 的切面显示一个实性肿块，有光滑的胸膜覆盖和中央供血血管 ➔。该血管起源于体循环，通常是主动脉，一般很容易通过彩色多普勒识别。

5.6 支气管源性囊肿

要 点

术语

- 支气管源性囊肿是前肠重复囊肿家族的一种,前肠重复囊肿还包括肠源性囊肿和神经肠源性囊肿

影像学表现

- 可能位于纵隔或肺实质
  - 多数位于中纵隔或后纵隔
    - 最常见的部位是气管周围/隆突
  - 肺实质的囊肿通常位于肺的内侧 1/3
- 颈部和皮下(通常是上胸部)也有报道
- 单房的,单纯性囊肿
- 几乎总是单发
- 可能含有高回声的碎片,难以与周围组织区分开来
- 可能会产生占位效应并压迫食管或邻近的支气管,尤其较大时
  - 纵隔结构明显受压时,可出现羊水过多或水肿
- 彩色多普勒无血流显示

主要鉴别诊断

- 先天性肺气道畸形(CPAM)
  - 通常更复杂并多房,但单房 CPAM 可能具有类似的表现
- 食管重复囊肿
  - 可以是圆形或管状
  - 位于后纵隔
- 神经肠源性囊肿
  - 与脊柱异常相关

病理

- 在妊娠第 26～40 天之间出现额外或异常的前肠芽

临床问题

- 通常产前偶然发现
- 建议产后手术切除

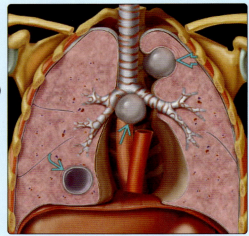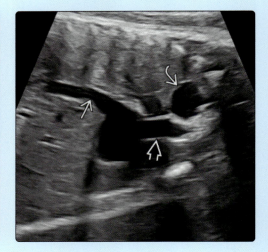

图 5-22 (左图)图示支气管源性囊肿最常见的位置,包括邻近脊柱的后纵隔 ➡;与气管支气管树相关,通常在隆突周围 ➡;以及肺脏内侧的实质内 ➡。(右图)这个双腔静脉切面(上腔静脉 ➡,下腔静脉 ➡)显示一个靠近脊柱的单纯单房囊肿 ➡。这是支气管源性囊肿的典型表现和部位。彩色多普勒显示无血流信号。

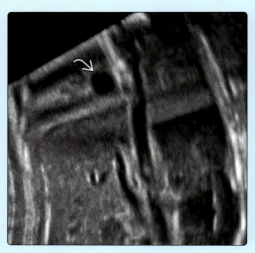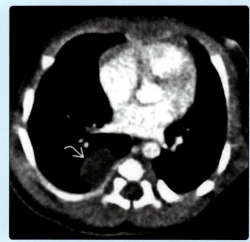

图 5-23 (左图)超声冠状面显示位于中央的单房囊性病变 ➡,就在膈肌上方。由于病变靠近脊柱,鉴别诊断时要考虑神经肠源性囊肿,但未发现脊柱异常。(右图)产后 CECT 轴位显示一个单纯单房囊肿 ➡。相邻的椎体正常。于 6 个月大时囊肿切除,证实为支气管源性囊肿。

术语

定义

- 支气管源性囊肿是前肠重复囊肿家族的一种
  - 支气管源性囊肿,肠源性囊肿,神经肠源性囊肿

影像学表现

一般特征

- 位置
  - 可位于纵隔或肺实质内
  - 纵隔更常见
    - 大多数位于中纵隔或后纵隔
    - 通常为气管周围、隆突或肺门
  - 肺部位置
    - 大部分位于肺内侧 1/3
    - 下叶更多见
  - 颈部和皮下(通常为上胸部)也有报道
  - 胸腺、膈肌、心包及腹膜后少见
- 大小
  - 大小不等,但通常很小

超声表现

- 单房,单纯性囊肿
  - 罕见多房
- 几乎总是单发
- 可能含有高回声的碎片,难以与周围组织区分开来
- 可能会产生占位效应并压迫食管或邻近的支气管,尤其较大时
  - 食管梗阻时羊水过多
  - 严重的支气管梗阻导致阻塞点远端胎儿肺液潴留,形成肺段扩张,回声增强
    - 可能与高回声的肺肿块相似
- 彩色多普勒无血流信号

MR 表现

- T1WI 低信号
- T2WI 高信号

影像学建议

- 流程建议
  - 仔细检查有无脊柱异常
    - 如有,更可能是神经肠源性囊肿
  - 若怀疑脊柱异常,应行 MR 检查

鉴别诊断

先天性肺气道畸形

- 通常更为复杂、多房,但单房的先天性肺气道畸形(CPAM)可有类似的表现
- 更常见

食管重复囊肿

- 可为圆形或管状

- 始终位于后纵隔
- 可延伸至膈肌下方

神经肠源性囊肿

- 源于前肠与脊索的不完全分离
- 与脊柱异常相关
  - 半椎体,蝴蝶椎,椎骨缺失,胸部脊膜膨出
- 囊肿与椎管相通
- 通常呈双叶表现

病理

一般特征

- 病因学
  - 在妊娠第 26~40 天之间出现额外或异常的前肠芽
    - 异常萌芽不与周围的原始间充质接触;因此,不能诱导肺实质形成
    - 早期出芽导致纵隔囊肿
    - 后期出芽导致肺实质囊肿
  - 与前肠的原始沟通通常会退化,导致盲端囊袋或囊肿

镜下特征

- 由于异常萌芽的发育与原始中央气道相同,其壁含有支气管成分;因此称为支气管源性

临床问题

表现

- 通常产前偶然发现

自然病史与预后

- 一般对妊娠没有影响
- 在少数情况下,大囊肿可能具有明显的占位效应,导致纵隔结构受压和水肿
  - 子宫外产时处理(EXIT)已用于气道损伤
- 婴儿可能出现呼吸窘迫或喂养困难
- 年龄较大的儿童可能出现感染
- 可能无症状,以后偶然发现
- 与恶性肿瘤相关,最常见的是儿童胸膜肺母细胞瘤和成人细支气管肺泡癌

处理

- 有报道大囊肿行宫内抽吸
- 建议产后手术切除
  - 可能与气管支气管树有共用的壁,在切除时需要修复

参考文献

1. Rampersad R et al: Foregut duplications in the superior mediastinum: beware of a common wall with the tracheo-bronchial tree. Pediatr Surg Int. 35(6):673-7, 2019
2. Casagrande A et al: Association between congenital lung malformations and lung tumors in children and adults: a systematic review. J Thorac Oncol. 11(11):1837-45, 2016
3. Jiang JH et al: Differences in the distribution and presentation of bronchogenic cysts between adults and children. J Pediatr Surg. 50(3):399-401, 2015

5.7 先天性高位气道阻塞序列征

要 点

术语

- 由于闭锁、狭窄或喉蹼引起的高位气道阻塞（气管或喉部）

影像学表现

- 双肺增大，回声增强
- 心脏看起来很小，处于中线位置
- 阻塞点远端的气管和支气管扩张，充满液体
- 膈肌平直或翻转
- 腹水常见，可能是大量腹水
  - 胸腔内高压阻碍淋巴和静脉回流
- 颈部冠状切面彩色多普勒超声观察喉部
  - 在呼吸过程中观察液体的流动
  - 声带的打开和关闭表明阻塞程度不严重
- 50% 的病例伴有相关异常
  - 通常有一个或多个 VACTERL 联合征的表现

主要鉴别诊断

- 双侧先天性肺气道畸形
  - 气管和支气管不会充满液体

病理

- 阻塞导致胎儿肺液潴留，随后过度发育

临床问题

- 计划分娩至关重要
  - EXIT（子宫外产时处理）行气管切开术
- 即使有合适的方案，长期预后也很差

诊断要点

- 对称、均匀的肺肿大是本质特征
- 影像学的目的是确定梗阻的部位和严重程度，以协助咨询和治疗计划

图 5-24 （左图）图示高位气管闭锁 ➡️ 伴有远端气管及支气管扩张。膈肌翻转，伴有腹水 ➡️。心脏被增大的双肺压迫在中线处。肺在肋骨之间凸起 ⇦。（右图）四腔心水平胸部横切面超声显示心脏 ➡️ 向中线移位，并被增大的、高回声的双肺压迫。支气管充液扩张 ➡️。伴有皮肤水肿增厚 ➡️ 和腹水（未展示）。

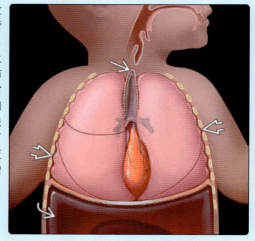
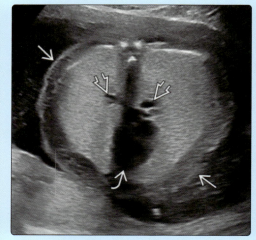

图 5-25 （左图）胎儿胸部冠状位 MR T2 成像显示双肺明显过度扩张、膈肌翻转 ⬀、气管 ➡️ 和支气管 ➡️ 扩张。（右图）同一病例的矢状位 MR T2 成像显示喉部梗阻处一粗暗带 ➡️，远端气管扩张。伴皮肤水肿 ⬀ 和腹水 ➡️。腹水通常是大量的，因为胸腔内高压阻碍静脉和淋巴回流。

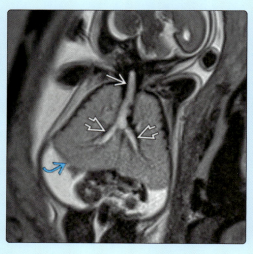
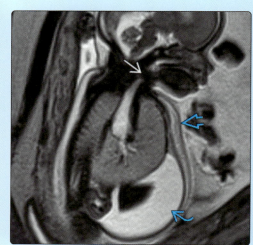

术语

缩写

- 先天性高位气道阻塞序列征（CHAOS）

定义

- 由于闭锁、狭窄或喉蹼引起的高位气道阻塞（气管或喉部）
- 广义地用来描述继发于任何阻塞性肿块（如颈部畸胎瘤）的肺部表现

影像学表现

一般特征

- 最佳诊断线索
  - 双肺增大，回声增强

超声表现

- 显著的肺部表现
  - 对称的、双侧增大
  - 均匀高回声
- 心脏移位至中线，显得很小
  - 被增大的双肺压迫
  - 四腔心切面最明显
- 膈肌平直或翻转
- 腹水常见，可能是大量腹水
  - 胸腔内高压阻碍淋巴和静脉回流
- 可能出现全身水肿，但腹水是主要特征
- 羊水过多和羊水过少均有报道
  - 羊水过多更为常见
- 50% 的病例伴有其他异常
  - VACTERL 联合征的一个或多个特征（椎骨、肛门闭锁、心脏、气管食管瘘、肾脏和肢体异常）
    - 肾脏和心脏异常最常见
  - 如有食管瘘，可对肺有减压作用
  - 气管闭锁可能在分娩后才会被诊断

MR 表现

- T2WI：肺信号增强
- 在寻找气道阻塞点方面，通常优于超声
  - 梗阻点远端气管和支气管扩张

影像学建议

- 流程建议
  - 颈部冠状切面彩色多普勒超声观察喉部
    - 在呼吸过程中观察液体的流动，声带的打开和关闭表明阻塞程度不严重，如喉蹼
  - 考虑胎儿超声心动图检查
    - 心脏因受压可能难以评估
    - 心脏异常预后不良
  - 建议 MR 检查，解剖结构显示更清晰
    - 沿气管平面平行扫查，以确定阻塞部位

鉴别诊断

双侧先天性肺气道畸形

- 气管和支气管不会充满液体

病理

一般特征

- 病因学
  - 中段前肠仅形成食管
  - 气管无内胚层
  - 阻塞导致胎儿肺液潴留，随后过度发育
    - 同预期胎龄相比，肺更成熟
    - 体积更大
    - 肺泡数量更多
- 遗传学
  - 一般认为是散发的
  - 在一些家族中存在常染色体显性遗传
- 相关异常
  - Fraser 综合征：气管闭锁，隐眼，并指/趾，泌尿生殖系统异常，耳异常

临床问题

自然病史与预后

- 如果未被识别、分娩计划未建立，将会导致死亡
- 如果是不完全闭锁，预后较好
  - 喉蹼或狭窄
- 曾有报道子宫内症状改善
  - 可能是由于气道自发穿孔或瘘管形成
- 长期预后差
  - 活产新生儿有膈肌功能障碍、气管软化和毛细血管渗漏综合征
  - 婴幼儿期以后很少存活

处理

- 计划分娩至关重要
  - EXIT（宫外产时治疗）行气管切开术
    - 建立气道时维持子宫胎盘循环
- 有先天性喉蹼采用胎儿镜成功的案例报道

诊断要点

影像判读经验

- 对称、均匀的肺肿大是本质特征
- 影像学的目的是确定梗阻的部位和严重程度，以协助咨询和治疗计划

参考文献

1. Nolan HR et al: Congenital high airway obstruction syndrome (CHAOS): natural history, prenatal management strategies, and outcomes at a single comprehensive fetal center. J Pediatr Surg. 54(6):1153-8, 2019
2. Lago Leal V et al: Prenatal diagnosis of congenital high airway obstruction syndrome. Indian J Radiol Imaging. 28(3):366-8, 2018
3. Miital S et al: An antenatal diagnosis: congenital high airway obstruction. Ann Card Anaesth. 20(3):335-6, 2017

要　点

术语

- 先天性肺叶过度膨胀（congenital lobar overinflation, CLO）：由于支气管不完全梗阻，导致≥1个肺叶过度膨胀
  - 异常支气管起单向阀门作用→产前阻塞通液，产后阻塞通气

影像学表现

- 左肺上叶（约 1/2）＞右肺中叶＞右肺上叶≫下叶或＞1 个肺叶
- 回声均匀的肺肿块，无囊肿或无无体循环动脉供血
- 可能多血管
- 产前仅约 1/4 被检出
  - 在胎儿期发现的病例中，大多数被诊断为先天性肺气道畸形（CPAM）

主要鉴别诊断

- 微囊型 CPAM

  - 产前最常见的类似 CLO 的病变；影像学表现广泛重叠→经常误诊

病理

- 1 型（经典 CLO）：支气管阻塞→空气滞留和过度膨胀
  - 支气管阻塞可以是内在的或外在的
- 2 型：与支气管闭锁相关

临床问题

- 罕见：出生率为 1/30 000～1/20 000
- 约占先天性肺部畸形的 10%
- 新生儿进行性呼吸急促，胸壁扩张不对称，呼吸音减低
- 90% 在出生后 1 年内切除
- 临床预后很好

诊断要点

- 对于回声均匀、无大囊肿或无体循环动脉供血的肺肿块，应将 CLO 纳入鉴别
- 使用彩色多普勒检查受累肺内是否有血管增多

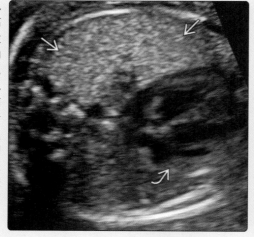
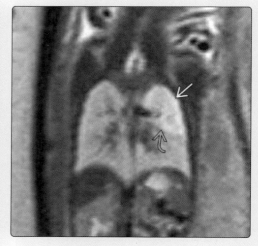

图 5-26　（左图）24 周胎儿胸部超声显示左上肺均匀高回声病变➡。肿块内未发现大囊肿或体循环供血动脉。心脏轻微向右移位➡。（右图）同一病例 29 周胎儿 MR 表现为均匀一致的 T2 高信号病变➡位于左肺上叶（LUL）（注意线性裂隙➦）。病变内未发现囊肿。位置和外观更支持先天性肺叶过度膨胀（CLO）的诊断，而不是 CPAM。LUL 是 CLO 最常见的位置。

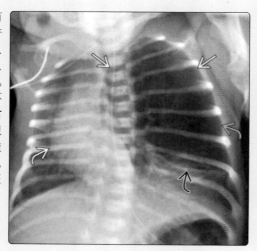
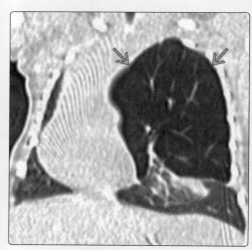

图 5-27　（左图）一名患有呼吸窘迫的 9 天大男婴的产后胸片显示，LU 升高透光、过度膨胀➡，对心脏➡、纵隔、左下叶有占位效应。注意裂隙的下移➦以及不对称的左侧肋间距➦。（右图）同一患者胸部 CT 表现与 X 线片相似，包括高透光、过度膨胀的 LUL➦。进行了左肺上叶切除术，证实为 CLO。

术语

缩写

- 先天性肺叶过度膨胀(congenital lobar overinflation, CLO)

同义词

- 先天性大叶性肺气肿

定义

- 由于支气管不完全梗阻,导致≥1个肺叶过度膨胀
  - 异常支气管起单向阀门作用→产前阻塞通液,产后阻塞通气

影像学表现

一般特征

- 最佳诊断线索
  - 回声均匀的肺肿块,无囊肿或无体循环动脉供血
- 位置
  - 左肺上叶(LUL)>右肺中叶(RML)>右肺上叶(RUL)≫下叶或>1个肺叶

超声表现

- 均匀回声肺肿块±占位效应
  - 无大囊肿或扩张的中央支气管
- 可能血管增多
  - 血管延伸至肺周围
- 大多数在妊娠晚期表现为等回声和(或)体积减小
- 产前仅约1/4被检出
  - 其他先天性肺部畸形约3/4产前被诊断

MR表现

- 与正常肺相比,为均匀的T2高信号
  - 肺段或肺叶分布,无散在囊肿

鉴别诊断

微囊型先天性肺气道畸形

- 产前最常见的类似CLO的病变;影像学表现广泛重叠→经常误诊

支气管肺隔离症

- 重点观察:体循环动脉供血

支气管闭锁

- 重点观察:扩张的、充满液体/黏液的中央气道
- 与CLO相关

病理

一般特征

- 病因学
  - 1/2病因不明
  - 内在或外在因素导致支气管阻塞
    - 支气管受压/软骨缺失或发育缺陷→呼气时气体滞留
  - 多肺泡肺叶;放射状肺泡数量增加

- 相关异常
  - 心脏异常高达20%

分期、分级与分类

- 1型(经典CLO):支气管阻塞→空气滞留和过度膨胀
  - 内在原因:支气管软骨缺失或发育不良
  - 外在原因:血管异常、胸部肿块(支气管源性囊肿等)
- 2型:与支气管闭锁相关
  - 好发于下叶

大体病理和解剖特征

- 肺叶或肺段肺泡过度膨胀
  - 无潜在实质发育不良

临床问题

表现

- 最常见症状/体征
  - 产前:超声筛查时偶然发现高回声的肺部病变
  - 产后:呼吸窘迫

人口统计资料

- 罕见:出生率为1/30 000~1/20 000
  - 约占先天性肺部畸形的10%
- 男性多见:约占60%

自然病史与预后

- 新生儿进行性呼吸急促,胸壁扩张不对称,呼吸音减低
  - 1/3出生时无症状
    - 几乎都是出生6个月内诊断
  - 快速进行性的空气滞留→张力性气胸样生理学机制
    - 正压通气会加重病情
  - 出生后出现呼吸道症状的可能性是其他先天性肺部病变的3倍
  - 可呈惰性/慢性临床表现
- 新生儿胸片肺实质透光(90%)
- CT是诊断金标准
  - 肺叶过度膨胀 = 对邻近结构的占位效应

处理

- 切除受累肺叶
  - 严重呼吸窘迫可能需要紧急手术切除
- 90%在1岁内切除
- 临床预后很好

诊断要点

考虑

- 对于回声均匀、无大囊肿或无体循环动脉供血的肺肿块,应将CLO纳入鉴别
- 使用彩色多普勒检查受累肺内是否有血管增多

参考文献

1. Kunisaki SM et al: Current operative management of congenital lobar emphysema in children: a report from the Midwest Pediatric Surgery Consortium. J Pediatr Surg. 54(6):1138-42, 2019
2. Oliver ER et al: Congenital lobar overinflation: a rare enigmatic lung lesion on prenatal ultrasound and magnetic resonance imaging. J Ultrasound Med. 38(5):1229-39, 2019

要 点

影像学表现

- 心脏位置异常,无胸部肿块或膈疝
  - 心脏纵隔移向缺如/小的肺
- 右肺发育不全更常见(约 2/3)
- 50%～75% 有相关异常
  - 血管和心脏异常最常见
- MR 在大多数情况下是有帮助的

主要鉴别诊断

- 先天性膈疝(CDH)
  - 左侧 CDH→心脏右移
    - 胃、肠位于胸腔,± 肝脏
  - 右侧 CDH→心脏左移
    - 肝脏位于胸腔
- 心脏位置异常的其他原因
  - 先天性肺气道畸形
  - 支气管肺隔离症

- 先天性心脏病

病理

- 分类包括肺缺如、发育不全、发育不良

临床问题

- 考虑进行遗传咨询和检测
  - 当合并其他异常时,70% 遗传学异常
- 预后取决于相关异常
  - 孤立存在和部分发育不全→预后良好
- 产后 CT 和(或)MR 通常是必要的
  - 血管解剖学异常往往无法在产前明确

诊断要点

- 原因不明的心脏位置异常时考虑该诊断
  - 比如,超声心动图正常,没有胸部肿块,膈肌完整
- 心脏位置异常,建议进行超声心动图检查
- 部分发育不全的表现可能不易发现

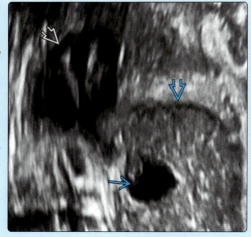 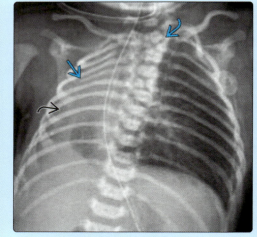

图 5-28 (左图)31 周胎儿胸部及上腹部冠状面超声显示,相对于正常左侧的胃➡,心脏严重移位至右侧胸腔(右移心)。左侧膈肌完整➡,排除左侧 CDH。(右图)同一患儿出生后胸片显示右半胸➡不透亮,心脏和纵隔向右移位。合并椎体➡和肋骨➡异常。

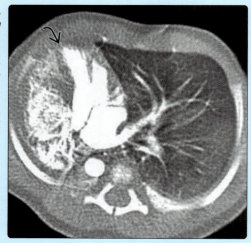 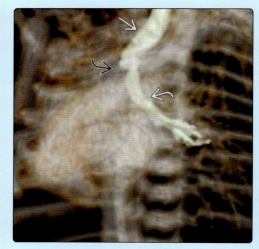

图 5-29 (左图)同一患儿出生后 CTA 显示心脏➡位于右半胸,未见右肺组织。(右图)同一患儿三维重建证实了右肺发育不全的诊断。气管➡、左侧支气管➡向右移位,右侧支气管缺失➡。未见右侧肺动脉、肺静脉及肺组织。

术语

定义

- 肺组织发育失败
  - 单侧＞双侧
    - 双侧肺发育不全无法存活
  - 畸形谱从肺发育不良→部分发育不全→完全发育不全

影像学表现

一般特征

- 最佳诊断线索
  - 心脏纵隔移位至病变侧半胸
    - 右移位＞左移位
- 位置
  - 右肺发育不全更常见（约 2/3）

超声表现

- 心脏位置或心轴异常
  - 心脏纵隔移向缺如/小的肺
    - 无对侧胸部肿块或膈疝
  - 如果是部分发育不全或发育不良，可能不易发现
- 彩色多普勒：同侧肺动脉缺如
- 相关异常常见（50%～75%）
  - 血管和心脏异常最常见
    - 还有泌尿生殖系统、胃肠道、脊柱异常
  - VACTERL，22q11 相关

MR 表现

- 完全或部分肺缺如，心脏向同侧移位
  - 充满液体的气道显示更佳
- 诊断更明确（特异性 98%）
  - 清晰显示完整的膈肌
  - 将肺的信号强度与肝脏、胸腺、肠道和胸部肿块区分开来
  - 没有来自骨骼的阴影

鉴别诊断

先天性膈疝

- 由于占位效应，心脏纵隔移离疝处
- 左侧先天性膈疝（CDH）→心脏右移
  - 胃、小肠、结肠位于左侧胸腔，±肝脏
- 右侧 CDH→心脏左移
  - 肝位于右侧胸腔，胃的位置可能正常
    - 应用彩色多普勒评估门静脉、肝静脉位置

心脏位置/心轴异常的其他原因

- 先天性肺气道畸形
  - 高回声的肺肿块 ± 大囊肿
- 支气管肺隔离症
  - 体循环动脉供血的高回声肺肿块
- 先天性心脏病
  - 心脏位置/心轴异常可能是结构性心脏病的第一线索

病理

一般特征

- 病因学
  - 血管病因学假说
    - 未充分发育的支气管动脉阻碍了肺芽的发育
- 遗传学
  - 当合并其他异常时，70% 遗传学异常

分期、分级与分类

- 肺缺如
  - 肺组织、支气管和脉管系统完全缺如
- 肺发育不全
  - 肺组织完全缺如，有始基支气管
- 肺发育不良
  - 肺和支气管未充分发育
  - 可能继发于羊水过少/限制性胸部病变

临床问题

表现

- 最常见症状/体征
  - 四腔心切面心脏位置和（或）心轴异常

人口统计资料

- 流行病学
  - 罕见：活产儿发病率 2/100 000～3/100 000

自然病史与预后

- 预后取决于相关异常
- 孤立存在和部分发育不全→预后良好
  - 可能在儿童期或以后偶然发现
- 产后 CT 和（或）MR 通常是必要的
  - CTA/MRA 能很好的评价相关血管异常
    - 肺动脉吊带　主动脉弓解剖异常，左上腔静脉（SVC）
  - CT 显示气道解剖结构最佳

处理

- 有进行膈肌手术以稳定纵隔的报道

诊断要点

考虑

- 原因不明的心脏位置异常时考虑该诊断
  - 比如，超声心动图正常，没有胸部肿块，膈肌完整
- 预后取决于相关异常
- 参考遗传咨询

参考文献

1. Nguyen LN et al: Bilateral pulmonary agenesis: a rare and unexpected finding in a newborn. AJP Rep. 6(2):e246-9, 2016
2. Dinamarco PV et al: Pulmonary agenesis and respiratory failure in childhood. Autops Case Rep. 5( ):29-32, 2015
3. Muensterer O et al: Fulmonary agenesis and associated pulmonary hypertension: a case report and review on variability, therapy, and outcome. European J Pediatr Surg Rep. 3(1):33-9, 2015

5.10 淋巴管瘤

要点

术语

- 先天性淋巴血管畸形

影像学表现

- 非颈部的复杂囊性肿块
  - 通常较大且有分隔
    - 不同厚度的分隔 ± 血管分布
  - 无实性成分
- 20% 的淋巴管瘤是非颈部的
  - 大多数累及腋窝
  - 可以发生在任何位置
    - 躯干 ± 腿部
    - 腹腔内（肠系膜）
- 常为渐进性和浸润性
  - MR 可以更好地显示肿块的浸润性
  - 评估胎儿气道
  - 压迫邻近器官
- 水肿不是常见的并发症

主要鉴别诊断

- 颈部水囊状淋巴管瘤（CH）
  - 66% 与染色体异常有关
- Klippel-Trenaunay-Weber 综合征
  - 大的皮肤血管瘤
- 其他腹部囊性肿块（当病变位于肠系膜时）

临床问题

- 影像学结果是分娩计划的关键
  - 有气道损伤或肩难产的风险
- 2% 遗传学异常
- 治疗：手术切除或硬化治疗
- 生存率接近 100%
  - 比颈部 CH 要好得多

诊断要点

- 如果囊肿因囊内出血而回声增高，需评估胎儿贫血

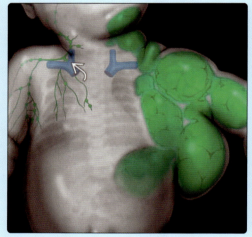
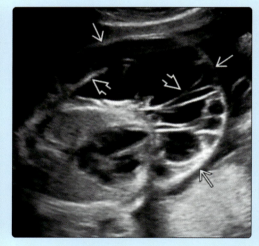

图 5-30 （左图）图示左侧囊性淋巴管瘤（CL），累及腋窝、手臂和胸部。由于淋巴管和静脉系统之间缺乏连通，形成了多个囊肿。右侧为正常淋巴引流解剖，颈静脉淋巴管连接开放 ➡。（右图）CL 胎儿 ➡ 胸部横切面超声显示一个大的多房囊性肿块内有无数分隔 ➡。无实性组织。该肿块累及腋窝、胸部、手臂和颈部。

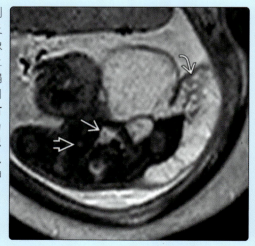
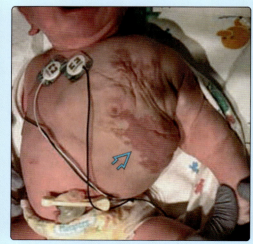

图 5-31 （左图）同一病例行胎儿 MR 检查。下颈部及上胸部的轴位 MR T2 成像显示 CL 浸润至上胸腔/上纵隔 ➡。气管 ➡ 轻度偏移，但未梗阻。注意 CL 同时向下延伸到左臂 ➡。（右图）分娩后的最终诊断为伴有毛细血管畸形的淋巴管瘤，可以解释葡萄酒色斑 ➡。腋窝 CL 通常延伸至腋窝以外的手臂和躯干，正如这个孩子所见。

术语

同义词

- 囊性淋巴管瘤（CL）
- 非颈部水囊状淋巴管瘤（CH）
  ○ 颈部 CH 常见，被认为是独立的诊断
  ○ 80% 的 CL 为 CH（预后不同）
- 腋窝淋巴管瘤

定义

- 先天性淋巴血管畸形
- 淋巴管与静脉系统之间的连接缺陷导致进行性浸润性囊性肿块

影像学表现

一般特征

- 最佳诊断线索
  ○ 多房有分隔的囊性肿块
    – "蜂窝状"
- 位置
  ○ 70% 累及腋窝（通常为双侧）
  ○ 30% 其他位置
    – 肠系膜（腹内）
    – 躯干、四肢
    – 颈部前方和侧边（非 CH）
- 大小
  ○ 大小不等，产前病例通常较大
- 形态
  ○ 有分隔的复杂囊性肿块
  ○ 不太可能是单房的；通常较小，左侧更常见

超声表现

- 灰阶超声
  ○ CL 的一般特征
    – 透声好的囊肿，无实性组织
      □ ↑回声、液平提示囊内出血
    – 不同厚度的隔膜 ± 血管分布
    – CL 通常会在孕期增大
    – 浸润性难以估计
    – 相关异常罕见
    – 相关水肿罕见
  ○ 腋窝 CL
    – 手臂和胸壁之间的囊性肿块
    – 可以向下延伸至手臂
      □ 手臂抬起离开胎儿躯干
    – 常浸润胸部肌肉组织
      □ 可生长至纵隔
    – 长期受压导致的肋骨畸形常见
    – 出现少量相关胸腔积液
    – 早孕期腋窝 CL
      □ 通常是暂时的，且不分成小腔
      □ ↑非整倍体相关
  ○ 躯干和肢体 CL
    – 囊性肿块累及胎儿躯干 ± 下肢
      □ 继发性淋巴水肿常见
      □ 肢体姿势异常
    – 通常不对称
    – 水肿罕见
  ○ 肠系膜 CL

– 复杂的囊性腹腔内肿块
– ±腹部器官受压
– ±腹水

MR 表现

- T1WI 低信号，T2WI 高信号
- MR 可以更好地显示肿块的浸润性
  ○ 最适合评估气道压迫

影像学建议

- 流程建议
  ○ 定期超声检查和胎儿 MR 评估肿块大小和对邻近结构的影响
  ○ 如囊肿内出血，需排除胎儿贫血
    – 评估大脑中动脉收缩期峰值流速
  ○ 为了分娩可考虑抽吸较大囊肿

鉴别诊断

颈部水囊状淋巴管瘤

- >80% 的淋巴管瘤为 CH
- 位于颈部后外侧
- 有分隔比单房的更常见
- 2/3 有染色体异常
  ○ X 单体（特纳综合征（Turner syndrome））和 21 三体最常见
  ○ 其他三体、努南综合征等
- 胎儿水肿常见

Klippel-Trenaunay-Weber 综合征

- 大的皮肤血管瘤
  ○ 囊性成分较 CL 少（有实性成分）
  ○ 多普勒显示 ↑血流信号
- 相关肢体肥大
  ○ 长骨不对称
  ○ 局部巨体

血管瘤

- 皮肤深处的血管扩张
  ○ 多普勒显示血流信号
- 存在实性成分
- 头皮是常见部位
- 可以像 CL 一样有浸润性

其他腹部囊性肿块

- 卵巢囊肿
- 肠重复囊肿
- 胎粪假性囊肿

病理

一般特征

- 病因学
  ○ 原始淋巴囊与淋巴管分离
  ○ 淋巴管和静脉血管连接受损
  ○ 可以在身体的任何部位发生
    – 颈部和腋窝最常见
- 遗传学
  ○ 孤立发生时非整倍体的风险低
  ○ 报道 2% 的染色体异常

- 包括多倍体,嵌合体,其他

淋巴管瘤

- 相关异常
  - 肌肉骨骼先天性畸形
    - 继发于占位效应
  - 少量胸腔积液和腹水常见
    - 可能是一过性的
    - 严重水肿不常见,但也会发生

大体病理和解剖特征

- 组织学良性肿瘤,伴有大量囊腔
- CL 具有快速生长和局部侵犯的特点
- 浸润特征
  - 皮肤、肌肉、神经血管结构
  - 对内部结构的占位效应
    - 气道、肾脏、心脏

镜下特征

- 肿瘤壁
  - 内皮细胞衬里
  - 平滑肌束
- 细小受压的毛细血管
- 淋巴间隙
  - 淋巴细胞
  - 红细胞罕见

临床问题

表现

- 最常见症状/体征
  - 常规检查时偶然发现
    - 解剖结构筛查时比 NT 筛查时更多见
  - 很少与水肿相关
    - 不同于颈部 CH(与水肿高度相关)

人口统计资料

- 年龄
  - 与孕妇高龄(AMA)不相关
- 性别
  - 男、女均等
- 流行病学
  - 胎儿发病率 0.8:10 000～18:10 000
  - 活产儿发病率 1:6 000
  - 20% 的淋巴管瘤是非颈部的

自然病史与预后

- 一些 CL 会自行消失
  - 29% 部分消退
  - 在一项研究中,9% 子宫内消退,18%2 岁前消退
  - 小且无分隔的,更容易消退
- 通常情况下,CL 会在孕期生长
- 胎儿和新生儿并发症
  - 胎儿生长受限
  - 胎儿贫血 ± 水肿
  - 难产
    - 肩难产
    - 常首选剖宫产
  - 若肿物累及气道,则新生儿呼吸系统受损
    - 在三级医疗中心分娩

- 气道明显受压时可能有必要进行子宫外产时处理(EXIT)
  - 肿块分娩损伤
    - 出血,感染,皮肤坏死
- 长期并发症
  - 预后取决于肿块的大小和位置
    - 功能障碍常见
    - 淋巴水肿
    - 感染
    - 出血
  - 复发
    - 微囊型复发最常见
    - 进一步手术治疗或硬化治疗
- 存活率接近 100%
  - 比颈部 CH 要好得多

处理

- 产前
  - 通常不进行治疗
  - 超声引导下进行大囊肿抽液
    - 分娩前减小体积
  - 有报道胎儿肿块行产前硬化治疗
    - 硬化剂 OK-432
      - 灭活的链球菌生物制剂
- 产后
  - 手术切除
    - 期望完全切除
    - 浸润重要结构常见
      - 使切除困难
    - 如果不完全切除,可能会术后复发
  - 硬化疗法
    - 药物直接注射入囊肿
      - 博来霉素、OK-432、多西环素、酒精
    - 单独使用或与手术切除联合使用

诊断要点

考虑

- 全身任何部位的大型多房囊性肿块都可以考虑淋巴管瘤的诊断
  - 特别是腋窝受累时
- 所有病例均应考虑进行胎儿 MR 检查
  - 更好的组织分辨力
  - 更好地显示肿块范围
    - 气道评估最佳
  - 与出生后 MR 表现相关性好
- 建议遗传学咨询
  - 虽然不太可能,但 2% 会出现遗传异常

影像判读经验

- 当一个腋窝发现 CL 时,寻找双侧肿物
- 使用多普勒评估分隔上血流

参考文献

1. Saccone G et al: Prenatal ultrasound diagnosis of fetal chest wall cystic lymphangioma: an Italian case series. Eur J Obstet Gynecol Reprod Biol. 236:139-42, 2019
2. Li JL et al: Fetal lymphangioma: prenatal diagnosis on ultrasound, treatment, and prognosis. Eur J Obstet Gynecol Reprod Biol. 231:268-73, 2018
3. Tongsong T et al: Natural course of fetal axillary lymphangioma based on prenatal ultrasound studies. J Ultrasound Med. 37(5):1273-81, 2018
4. Koelblinger C et al: Fetal magnetic resonance imaging of lymphangiomas. J Perinat Med. 41(4):437-43, 2013

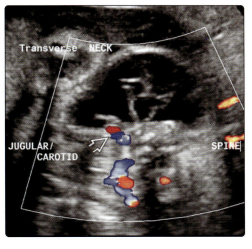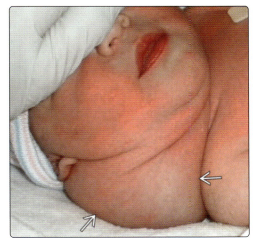

图 5-32 （左图）颈部右前外侧有分隔的肿块横切面彩色多普勒超声显示该肿块无血流信号，符合淋巴管瘤。肿块紧邻但未包绕颈静脉和颈动脉➡️。没有发现更深层次的浸润。（右图）新生儿照片显示颈部前外侧肿块➡️。正如产前影像学所示，分娩过程简单，不需要插管。注意，虽然是颈部，但这并不是与非整倍体相关的典型颈后 CH。

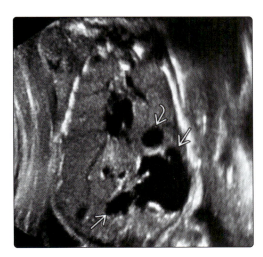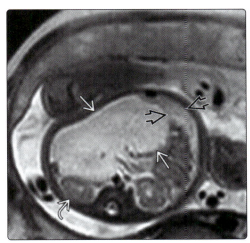

图 5-33 （左图）23 周胎儿胸部和腹部冠状面显示腹部囊性肿块➡️，位于胃➡️下方。怀疑肠系膜 CL，未见其他腹腔内异常。肿块增大，胎儿出现腹水。（右图）32 周胎儿 MR 显示 T2WI 高信号 CL➡️，与腹水信号➡️相似。同侧肾脏受压➡️。这是典型的 CL，这个肿块在孕期增大。然而，胎儿没有出现水肿。

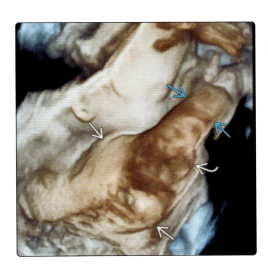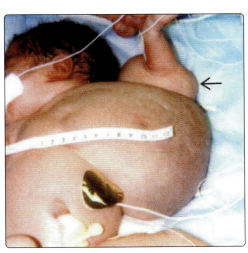

图 5-34 （左图）腋窝 CL 胎儿的三维超声表面渲染成像显示手臂外展并抬高（注意肘部➡️）。此外，上臂直径➡️与前臂➡️相比显著增大，继发于腋窝 CL 浸润手臂。（右图）另一个病例的临床照片显示，一名新生儿患有巨大的腋窝淋巴管瘤，累及胸壁、腋窝和上臂➡️。正如产前常见的那样，手臂明显外展。肩难产是腋窝 CL 的并发症。

要 点

影像学表现

- 复杂的非均质肿块
  - 既含有囊性成分,也含有实性成分
- 大多数起源于上纵隔,位于中线处
  - 肺被推向侧方
  - 心脏受压下移
- 水肿常见,且如果肿块较大时,可能会出现严重水肿
- MR有助于确定肿块范围和评估气道
  - 气道不能清晰显示并不一定意味着侵犯,可能仍然是开放的,但是被肿块压迫

主要鉴别诊断

- 心包畸胎瘤
  - 常有大量心包积液
- 淋巴管瘤

- 有分隔的囊性肿块,无明显实性成分
- 可侵犯胸部和纵隔,但大部分在颈部或腋窝
- 先天性肺气道畸形和支气管肺隔离症
  - 起源于肺,而非纵隔

临床问题

- 大多数出现在妊娠晚期
  - 妊娠中期检查可能正常,反映了快速生长的潜力
- 伴有水肿的大肿块通常是致命的
- 可能需要进行宫外产时治疗(EXIT)以建立气道,然后立即切除肿块
- 对于成功切除的患者,肺发育不良的程度和气管状况是关键的预后指标
  - 即使气道未受侵犯,继发于外部压迫的气管软化也很常见

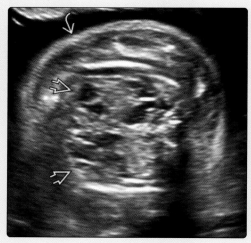
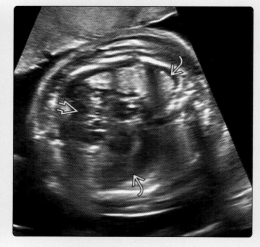

图 5-35 (左图)上胸部超声横切面显示一个复杂肿块➡,含有囊性和实性部分,充满胸腔。还有明显的皮肤水肿➡。(右图)同一病例,更下方超声图像显示,肿块➡位于中线位置,肺➡被推向侧方,周围有少量积液。这表明肿块起源于纵隔,而不是肺部。

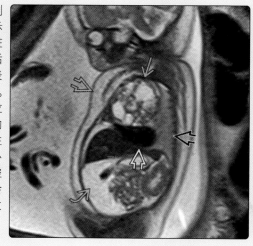
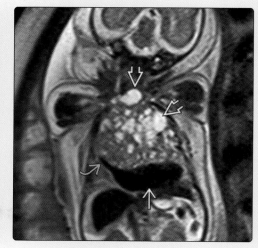

图 5-36 (左图)同一病例的矢状位MR T2成像显示上纵隔巨大肿块➡,心脏受压下移➡,肺被压向后方➡。有明显的水肿表现,皮肤水肿和腹水➡。(右图)同一病例的冠状位MR T2成像显示了肿块的复杂性,有高信号的囊性病变➡以及实性成分。心脏受压➡靠近膈肌,上腔静脉➡向侧方移位。这会严重影响静脉回流,导致水肿。

术语

定义

- 由三个胚层细胞构成的肿瘤

影像学表现

一般特征

- 最佳诊断线索
  - 位于胸腔中部的肿块内的钙化
- 位置
  - 大多数起源于纵隔
    - 通常位于上纵隔前部
  - 肺内畸胎瘤极为罕见
- 大小
  - 大小不等，但通常较大
  - 可在短时间内迅速增长

超声表现

- 复杂的非均质肿块
  - 既含有囊性成分，也含有实性成分
  - 钙化是最特征性表现，但并非所有病例都存在
- 胸腔内中线部位
  - 肺被推向两侧
    - 通常周边有胸腔积液，有助于肿瘤显示
  - 心脏受压下移
- 胸腔积液
  - 孤立存在或伴水肿
- 水肿常见，且如果肿块较大时，可能会出现严重水肿
  - 压迫静脉和淋巴回流
- 食管/气管受压导致羊水过多
- 彩色多普勒
  - 血供多少不等
  - 无主要供血血管
    - 有助于与其他肺部肿块鉴别

MR 表现

- 评估肿瘤范围和气道的最佳方式
  - 气道不能清晰显示并不一定意味着侵犯
    - 可能仍然是开放的，但是被肿块压迫

鉴别诊断

心包畸胎瘤

- 比纵隔或肺内畸胎瘤更常见
- 常有大量心包积液
  - 心包积液将双肺压向后方；而胸腔积液时，肺脏位于其内，轮廓清晰（呈翼状外观）
- 可能位于心包内（最常见）或心包外

淋巴管瘤

- 有分隔的囊性肿块
  - 无明显的实性部分或钙化
  - 彩色多普勒无血流显示
- 可能侵犯胸腔和纵隔
- 大部分会在胸腔之外的颈部或腋窝

肺部肿块

- 起源于肺实质，而不是纵隔
- 先天性肺气道畸形可能为囊性或实性
  - 血供来自肺动脉
- 支气管肺隔离症回声均匀
  - 体循环供血，通常为主动脉
- 两者都没有钙化

神经母细胞瘤

- 多见于腹部，但也可能发生于胸部
- 起源于后方脊柱两侧的神经嵴细胞

临床问题

表现

- 大多数出现在妊娠晚期
  - 胸部肿块
  - 水肿
  - 羊水过多
- 妊娠中期检查可能正常
  - 反映了肿块的快速生长

人口统计资料

- 流行病学
  - 小于 10% 的胎儿畸胎瘤发生在胸部
    - 大多数是心包的
    - 纵隔畸胎瘤很少见

自然病史与预后

- 多变，取决于肿块的大小和局部受累的程度
- 伴有水肿的大肿块通常是致命的
- 对于新生儿期切除的患者，肺发育不良的程度和气管状况是关键的预后指标
  - 即使气道未受侵犯，继发于外部压迫的气管软化也很常见
    - 通常会导致较高的发病率

处理

- 有报道行子宫内切除
- 可能需要进行宫外产时处理（EXIT）建立气道
- 立即切除肿块
  - 需要多学科合作

诊断要点

考虑

- 当胸部肿块位于中线位置时
- 当胸部肿块出现钙化时

参考文献

1. Darouich S et al: Fetal mediastinal teratoma: misinterpretation as congenital cystic lesions of the lung on prenatal ultrasound. J Clin Ultrasound. 48(5):287-90, 2019
2. Agarwal A et al: EXIT procedure for fetal mediastinal teratoma with large pericardial effusion: a case report with review of literature. J Matern Fetal Neonatal Med. 31(8):1099-103, 2018
3. Gong W et al: A case report of fetal malignant immature mediastinal teratoma. Clin Exp Obstet Gynecol. 44(3):496-8, 2017

鉴别诊断

常见

- 胸腺（陷阱）
- 微囊型先天性肺气道畸形
- 支气管肺隔离症
- 先天性膈疝

少见

- 畸胎瘤
  - 纵隔畸胎瘤
  - 心包畸胎瘤
- 气道阻塞
  - 先天性高位气道阻塞序列征
  - 支气管狭窄/闭锁

基本信息

鉴别诊断要点

- 多普勒是诊断胸部实性肿块的关键
  - 先天性肺气道畸形（CPAM）的动脉供应来自肺循环
  - 隔离肺有来自主动脉的明显血供
  - 含有肝脏的膈疝会显示门静脉/肝静脉
  - 其他肿块可能会显示血流，但通常无占优势的血管供应
- 病变部位
  - 下叶病变可能是 CPAM 或隔离肺
    - 右侧偏向 CPAM
    - 左侧可能是 CPAM 或隔离肺
  - 上叶病变偏向支气管狭窄/闭锁
  - 双侧病变
    - 先天性高位气道阻塞序列征（CHAOS）：严重的胸部增大、气管/支气管积液、腹水
    - 双侧 CPAM
    - 双侧先天性膈疝（CDH）
      - 胃看起来似位于左侧的囊性肿块
- 肿块是否被液体包围？
  - 心包积液与胸腔积液
    - 如果量很多，可能会混淆
    - 心包积液：双肺受压后移
    - 胸腔积液：肺漂浮在液体中，呈翼状外观
  - 心包积液常见于心包畸胎瘤
  - 单侧胸腔积液提示隔离肺，尤其是大量时
  - 双侧胸腔积液可为全身水肿的一部分
    - 最常见于 CPAM
- 肺部肿块消失
  - CPAM 和隔离肺均常见

常见诊断的有用线索

- 胸腺（陷阱）
  - 正常胎儿胸腺在妊娠晚期相当大，可能被误认为胸部肿块
  - 与肺相比回声略低，有细线状条纹
  - 寻找"胸腺框"，以确认它是胸腺

- 胸腺的两侧是内乳动脉，锁骨下动脉的分支
- 上纵隔彩色多普勒超声，在三血管平面，显示胸腺在两侧内乳动脉之间，形成边框样表现。

- 微囊型先天性肺气道畸形
  - 形态不同，从实性（微囊型）到复杂囊性肿块（大囊型），或者甚至单房性肿块
  - 微囊型 CPAM 表现为实性病变
    - 囊肿<5mm
    - 回声均匀、边界清晰的肿块
    - 95% 为单侧，仅影响 1 个肺叶
    - 两侧无差异
    - 更常见于下叶，靠近膈肌
  - 彩色多普勒
    - 血供来自肺动脉
    - 静脉引流至肺静脉
      - 可能难以显示
  - 20～26 周生长最快
    - 可能在怀孕后期退化甚至消失
  - 可能并发水肿（<10%）
- 支气管肺隔离症
  - 回声均匀，边缘清晰，呈三角形
  - 90% 位于左侧肺基底部
  - 90% 膈上，10% 膈下
  - 彩色多普勒
    - 供养血管来自主动脉（可能不只 1 个）
    - 静脉引流至下腔静脉或奇静脉
  - 单侧胸腔积液占 6%～10%
    - 可能引起张力性胸腔积液
  - 如果存在肉眼可见的囊肿，考虑混合性病变（CPAM+隔离肺）
- 先天性膈疝
  - 右侧膈疝更可能表现为实性肿块，因为胃仍位于膈肌下方
    - 胃可能比平时更靠近中间
  - 疝内容物的回声不同
    - 肝脏多为低回声，肠道多为高回声
  - 肝脏和肺可能很难区分
    - 使用多普勒寻找肝/门静脉
    - 胎儿 MR 是评估疝内容物的最佳手段
  - 双侧膈疝可能很难诊断
    - 心轴异常可能是唯一的线索
      - 心尖更靠近中线
    - 腹围<预期值
  - CDH 的肺发育不全比同等大小的其他胸部肿块更严重
    - 不仅仅是因为占位效应，膈肌异常也会影响肺的发育
  - 高达 50% 的患者存在相关异常，包括染色体异常

不常见诊断的有用线索

- 纵隔畸胎瘤
  - 通常起源于前纵隔，并可越过中线
    - 可通过胸廓入口延伸至颈部
  - 既含有实性成分，也含有囊性成分
  - 钙化是最特征性表现，但并不总是存在
- 实性/有回声的胸部肿块
  - 经常表现出快速生长

- 心包畸胎瘤
  - 可以位于心包内或心包外
  - 心包内肿块总是伴有心包积液
    - 可能是大量的，并被误认为是胸腔积液
    - 有心脏压塞的风险
- 先天性高位气道阻塞序列征
  - 由闭锁、狭窄或喉蹼引起的气管或喉阻塞
    - 胎儿肺液潴留导致过度发育
  - 对称的，通常很明显的，双侧肺增大
    - 胸围增大
  - 肺部呈弥漫性高回声
  - 气管和支气管充液
  - 造成严重的占位效应
    - 膈肌翻转
    - 心脏受压，位于中线
  - 腹水，通常很严重

支气管狭窄/闭锁

- 支气管发育中断，管腔狭窄
- 轻微的异常可能无法在产前检出
  - 新生儿期可能出现空气滞留（先天性肺叶过度膨胀）
- 更严重的狭窄/闭锁表现为回声均匀的肺部肿块
  - 与CPAM表现有明显重叠，但可能更极端
  - 与CHAOS一样，潴留的胎儿肺液会导致过度发育
  - 可能造成显著的占位效应
- 更常见于上叶
  - 左肺上叶 > 右肺中叶 > 右肺上叶
  - 下叶不常见

其他重要信息

- 所有病例都应进行产后检查，即使肿块在子宫内消失
  - 肿块没有真正消失，只是常规检查无法识别
  - 行出生后对比增强CT或MR检查
    - 胸部X线可能不会显示病变

胸腺（陷阱）

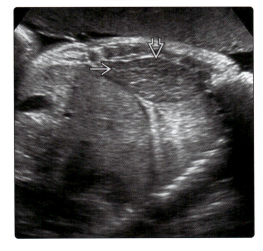

胸腺（陷阱）

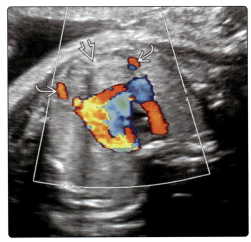

图5-37 （左图）晚孕期胎儿胸部矢状面显示低回声实性胸部肿块➡。与肺相比，回声更接近肝脏，并有细线状条纹➡。靠前的位置和影像学表现是典型的正常胸腺，在胎儿期可以非常明显。（右图）如果有疑问，用彩色多普勒观察横切面。胸腺➡两侧都有内乳动脉➡，形成了所谓的"胸腺框"。

微囊型先天性肺气道畸形

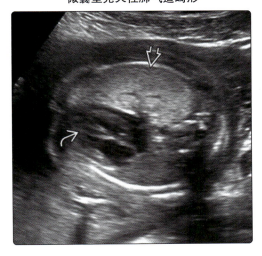

微囊型先天性肺气道畸形

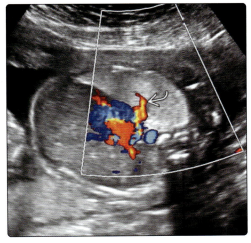

图5-38 （左图）胎儿胸部横切面超声显示回声均匀的肺肿块➡，导致心轴➡偏移。支气管肺隔离症和微囊型先天性肺气道畸形（CPAM）可能具有相同的灰阶超声表现，必须使用彩色多普勒来区分这些肿块。（右图）同一病例的彩色多普勒超声显示来自肺动脉的供血血管➡。这是CPAM的典型表现。

支气管肺隔离症

支气管肺隔离症

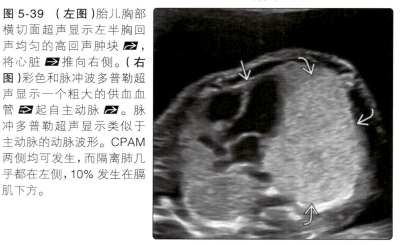
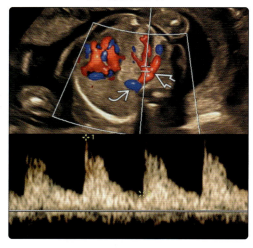

图5-39 （左图）胎儿胸部横切面超声显示左半胸回声均匀的高回声肿块➡，将心脏➡推向右侧。（右图）彩色和脉冲波多普勒超声显示一个粗大的供血血管➡起自主动脉➡。脉冲多普勒超声显示类似于主动脉的动脉波形。CPAM两侧均可发生，而隔离肺几乎都在左侧，10%发生在膈肌下方。

先天性膈疝

先天性膈疝

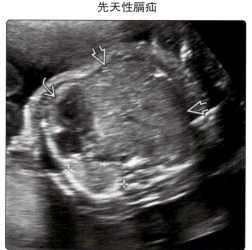
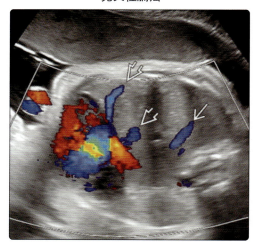

图5-40 （左图）右侧膈疝胎儿的胸部横切面超声显示肝脏➡表现为均匀、回声略低的胸部肿块，心脏移位➡靠近胸壁。受压的左肺用卡尺测量。（右图）另一例右侧先天性膈疝（CDH）胎儿斜横切面超声显示2条肝静脉➡流向右心房和1条门静脉➡。多普勒是评估肺部肿块的重要部分。

纵隔畸胎瘤

纵隔畸胎瘤

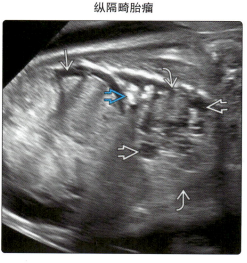
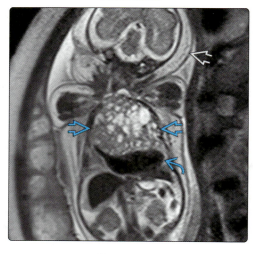

图5-41 （左图）胸腔前部冠状面超声显示一个较大的复杂肿块➡。双肺（未显示）受压向后。肿块包含一些囊性区域➡和钙化➡。钙化是畸胎瘤最特异的表现，但并不总是存在。可见腹水➡。畸胎瘤能以非常快的速度生长，并迅速导致胎儿失代偿。（右图）冠状位MR T2成像（同一病例）显示心脏➡被肿块➡严重压迫，导致水肿。注意明显的皮肤增厚➡。

心包畸胎瘤

心包畸胎瘤

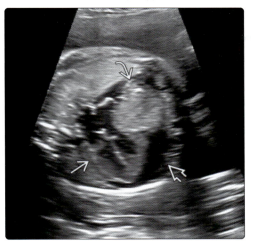

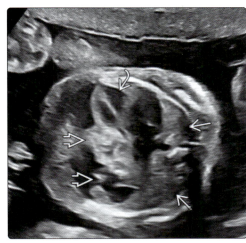

图 5-42 （**左图**）25 周胎儿超声横切面四腔心水平显示一个高回声的肿块 ➡，周围有大量心包积液 ➡。心脏 ➡ 受压并向后移位。（**右图**）这是另一例较大的，且更复杂的心包内畸胎瘤 ➡，有囊性和实性成分（心脏 ➡）。有大量心包积液，双肺 ➡ 受压后移。

先天性高位气道阻塞序列征

先天性高位气道阻塞序列征

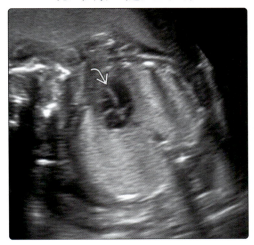

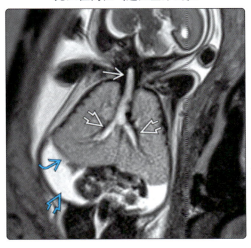

图 5-43 （**左图**）胎儿胸部横切面超声显示双肺过度扩张，心脏受压且位于中线处 ➡。这阻碍了静脉和淋巴回流，并且经常有严重的腹水。气管梗阻导致胎儿肺液潴留，继而过度生长。（**右图**）胎儿胸部冠状位 MR T2 成像显示双肺明显过度扩张，膈肌翻转 ➡，气管 ➡、支气管 ➡ 扩张。可见腹水 ➡。

支气管狭窄/闭锁

支气管狭窄/闭锁

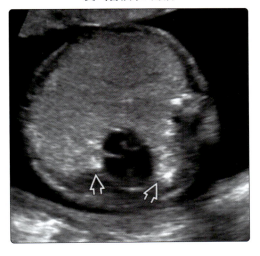

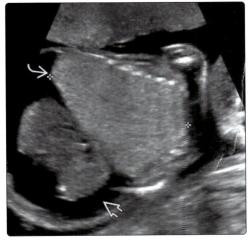

图 5-44 （**左图**）一例确诊的左肺上叶支气管闭锁胎儿的胸部横切面超声显示左肺显著增大。它在心脏周围生长并包裹心脏 ➡。（**右图**）同一病例左侧胸部超声矢状面显示膈肌翻转 ➡、大量腹水 ➡。表现与 CHAOS 相似，除了只有一侧肺受累。轻型可能无法在胎儿期检出，出生后可出现空气滞留（先天性肺叶过度膨胀）。

鉴别诊断

常见

- 先天性膈疝
- 大囊型先天性肺气道畸形

少见

- 淋巴管瘤
- 支气管源性囊肿
- 神经肠源性囊肿

基本信息

鉴别诊断要点

- 胃在哪里?
  - 如果位于膈下,先天性膈疝(CDH)的可能性较小
    - 没有胃疝入(小肠、肝脏)的 CDH 通常表现为实性或高回声的肿块
- 单纯性囊肿与复杂囊性肿块
  - 支气管源性囊肿和神经肠源性囊肿更可能是单房单纯性囊肿
  - CDH、大囊型先天性肺气道畸形(CPAM)和淋巴管瘤通常是大的复杂性肿块
- 肿块是否延伸至胸壁以外?
  - 淋巴管瘤大部分位于皮下组织,而不是胸腔
- 评估脊柱
  - 神经肠源性囊肿常伴有胸骨异常

常见诊断的有用线索

- 先天性膈疝
  - 左侧多见(80%~90%)
  - 胃和扩张的肠管导致胸部出现囊性肿块
    - 当肝脏也疝入时,胃位于后方
    - 伴肝脏疝入者预后较差
  - 腹围小于预期
  - 高达 50% 的患者会出现相关异常,包括染色体异常
- 大囊型先天性肺气道畸形
  - 形态不同,从实性(微囊型)到复杂囊性肿块(大囊型),甚至单房性肿块
  - 动脉血供和静脉引流均为肺循环
  - 胃在膈肌下方
  - 腹围正常
  - 95% 为单侧,仅影响 1 个肺叶
  - 两侧无差异

不常见诊断的有用线索

- 淋巴管瘤
  - 复杂囊性体壁肿块
    - 内透声佳
    - 不同厚度的分隔
    - 没有实性成分
  - 可以位于任何部位的软组织,最常见的是腋窝
  - 腋窝肿块,通常位于手臂和胸壁之间
    - 肋骨畸形常见
  - 纵隔受累,常见于颈前肿块的延伸
- 支气管源性囊肿
  - 多数位于纵隔,通常位于气管旁、隆突或肺门
  - 偶见于肺部,通常位于肺内侧 1/3
- 神经肠源性囊肿
  - 位于脊柱中线
    - 脊柱胸段最常见,其次为颈段
  - 哑铃形,延伸至椎管内,高度提示
  - 椎骨异常(分裂和融合)高达 50%
  - 病因学认为是脊索层与内胚层(原始前肠)的不完全分离
    - 小段的原始肠道被困在发育中的椎管内

先天性膈疝

先天性膈疝

图 5-45 (左图)一例 CDH 胎儿超声横切面显示胃 ➡ 位于胸腔后部靠近脊柱。心脏 ➡ 被推向右侧胸壁。胃的位置表明肝脏向上疝入 ➡,即使它显示不清。伴有胃和肠的 CDH 是囊性肺部肿块的常见和重要原因。(右图)一例左侧 CDH 轴位 MR T2WI 显示胃泡 ➡、肝左叶 ➡、结肠 ➡ 和小肠 ➡ 疝入。心脏 ➡ 向右移位,胸腔后部可见一部分右肺 ➡。

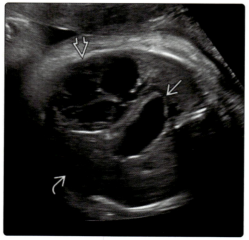

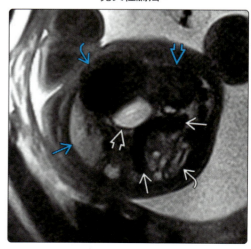

大囊型先天性肺气道畸形

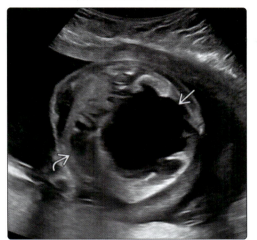

大囊型先天性肺气道畸形

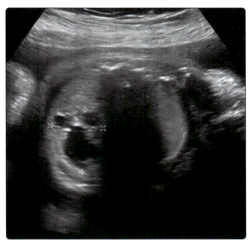

图 5-46 （左图）先天性肺气道畸形（CPAM）可以表现为囊性或实性胸部肿块。这例 CPAM 有一个明显的大囊肿 ➡ 推挤并压迫心脏 ⤵。（右图）这例 CPAM（测量游标）外观更复杂，有数个囊肿。一定要扫查矢状面，确保膈肌完整，以排除 CDH。使用彩色多普勒寻找来自肺循环的血供。

淋巴管瘤

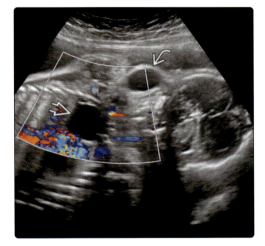

淋巴管瘤

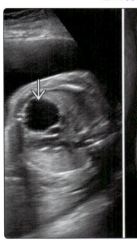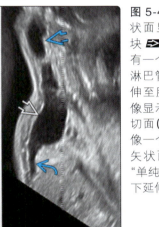

图 5-47 （左图）上胸部冠状面显示一个囊性胸部肿块 ➡，但颈部软组织内也有一个囊肿 ➡。这是一个淋巴管瘤，通过胸廓入口延伸至胸部。（右图）合成图像显示一个淋巴管瘤，从横切面（左图）观察时看起来像一个单纯的囊肿 ➡。从矢状面（右图）观察，那个"单纯囊肿" ➡ 从颈部 ⇦ 向下延伸至膈肌 ⤵。

支气管源性囊肿

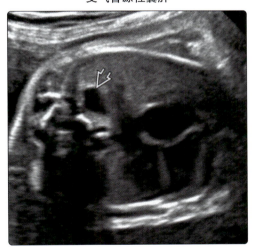

神经肠源性囊肿

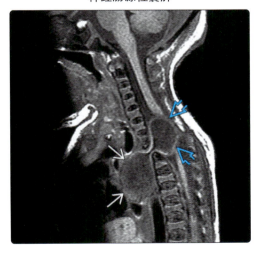

图 5-48 （左图）胸部横切面超声显示一个位于中央的单房小囊肿 ➡，在整个妊娠期保持稳定。支气管源性囊肿通常发生在纵隔或肺内侧 1/3 处。（右图）一例患有神经肠源性囊肿婴儿的矢状位 MR 显示一个典型的哑铃形，位于椎管 ⇦ 和后纵隔 ➡。脊椎异常很常见，可以作为诊断的线索。建议胎儿 MR 检查以更好地评估椎管内情况。

（王莹莹 译，王新霞　周昌荣 审校）

第六章

心　脏

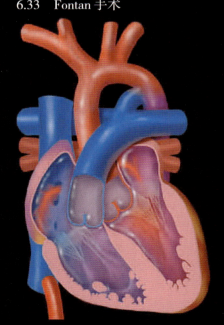

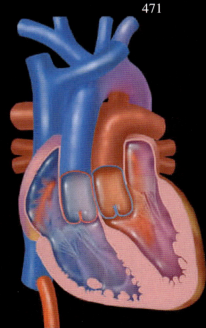

胚胎学概述

心脏发育场

- 心脏的形成来自 2 个区域；第一、二生心区
- 第一生心区（心脏新月形结构）
  ○ 在 16～18 天形成，依赖于建立方向的正常信号
  ○ 心脏祖细胞起源于**脏壁中胚层**
  ○ 生血管细胞团形成**心内膜管**
  ○ 胚体折叠使心管位于腹侧中线部位
  ○ 心管在中线处融合形成**原始心管**（primitive heart tube）
- 第二生心区
  ○ 促成 22～28 天时的心脏发育
  ○ **咽部中胚层**的心脏祖细胞有助于形成心管的动脉端／静脉端
    - 流出道，右心室（right ventricle，RV），心房
    - 参与心肌、平滑肌发育
  ○ 信号在分化、延长和成袢中起关键作用

原始心管

- 由被心肌外套层、心胶质包围的内皮细胞组成
- 从尾端到头端（或静脉端到动脉端）
  ○ 静脉窦，原始心房，原始心室，心球，动脉干
    - 主动脉弓部血管起源于动脉端
    - 动脉干分成升主动脉、肺动脉（pulmonary artery，PA）
- 大约第 4 周心管开始**收缩**
- 第 5 周建立有效循环

袢

- 早在生心区时期就存在控制偏侧性的基因差异表达
- **差异生长**使心管折叠呈 U 形
  ○ 28 天发育成典型的心脏形状
- 静脉端固定于背侧
- 心房向头侧迁移
- 动脉末端**向右侧和腹侧弯曲**

间隔

- 妊娠 30～40 天出现
- 心房
  ○ **原发隔**自上而下生长与心内膜垫对接
    - 与心内膜垫融合关闭**原发孔**
    - 原发隔中部细胞凋亡产生**继发孔**
  ○ 原发隔右侧长出**继发隔**
  ○ 继发隔开窗形成卵圆孔
- 房室通道
  ○ 最初朝向原始心室［发育中的左心室（left ventricle，LV）］
  ○ 到第 5 周，球室嵴将心室平均分开
  ○ 前、后、外侧**心内膜垫**向内生长
    - 细胞来源于心内膜或神经嵴
  ○ 心内膜垫融合形成二尖瓣／三尖瓣（mitral/tricuspid valve，

MV/TV），分开心房和心室
- 心室
  ○ 被肌部间隔分开；肌部间隔随心室向下生长而生长发育
  ○ 膜部间隔由下心内膜垫延伸而成
  ○ 流出道间隔由心球中的流出道内膜垫延伸而成
- 大动脉
  ○ 圆锥和动脉干隆起产生**心内膜嵴**
  ○ 第 7 周，心内膜嵴生长分隔大动脉
  ○ 大动脉呈螺旋状是由于
    - 动脉干嵴的上下方向
    - 圆锥嵴的左右方向
    - 第二生心区通过信号通路引导神经嵴细胞

动脉胚胎学

主动脉弓

- 成对的背主动脉在脊索两侧的间充质中发育
  ○ 脊索是发育中身体的原始中轴
- 随胚胎头端弯曲，心管旋转进入胸腔
- 背主动脉随之弯曲→形成第一主动脉弓
- 一系列其他弓的发育和退化→形成成人的动脉解剖结构
  ○ 6 对弓为**咽弓**供血，与其同侧的背主动脉相连
    - 右侧背主动脉、第 1 弓、第 2 弓和第 5 弓退化
    - 第 3 弓→发育成颈内动脉
  ○ 左侧第 4 弓→发育成主动脉弓
  ○ 右侧第 4 弓→发育成右锁骨下动脉
  ○ 左侧第 6 弓→发育成动脉导管和左肺动脉
  ○ 右侧第 6 弓→发育成右肺动脉
- 成对的背主动脉于第 4 胸椎到第 4 腰椎水平融合→形成中线处单一主动脉

圆锥动脉干

- 圆锥动脉干构成原始心管的流出道
- 心内膜嵴生长将动脉干分为升主动脉和肺动脉
  ○ 同样过程形成**主动脉瓣和肺动脉瓣**
- 主动脉瓣通常在肺动脉瓣的右后方
- 最初有 2 个动脉下圆锥
  ○ 肺动脉下圆锥持续存在
  ○ 主动脉下圆锥再吸收
    - 主动脉和二尖瓣之间的纤维连接
    - 主动脉"锚定"入左心室
      □ 房室通道中的鹅颈征因室间隔与主动脉间连续性缺失所致

肺动脉

- 位于主动脉根部的左前方
- 胎儿期主肺动脉（main pulmonary artery，MPA）发出 3 个分支，即动脉导管、左肺动脉和右肺动脉
- 成人的主肺动脉在离开心包时分成左、右两支
  ○ 动脉导管萎缩，成为动脉韧带

静脉胚胎学

静脉窦

- 有左、右角
- 每个角均接收**卵黄静脉**、**脐静脉**和**主静脉**
- 由于差异生长，窦口向右移汇入发育中的右心房（right atrium，RA）

体静脉发育

- 右前主静脉→发育成上腔静脉（superior vena cava，SVC）
- 左前主静脉退化消失，左静脉窦角→发育成冠状静脉窦
  - 左前主静脉持续存在形成左上腔静脉
- 卵黄静脉引流卵黄囊，发育为肝/门静脉系统
- 左脐静脉（umbilical vein，UV）通过**静脉导管**将**含氧**胎盘血引流入胎儿心脏
- 右脐静脉退化消失
- 脐静脉同样通过门静脉窦进入肝脏
  - 脐静脉闭锁变为静脉韧带

心脏解剖

节段命名法

- 根据形态学来确定心脏的每个节段
- 基于节段、相对位置、如何连接描述心脏解剖

正常心腔/血管形态

- 卵圆窝缘、较大的锥形心耳、梳状肌延伸到心耳外和界嵴，这些解剖结构用于确定 RA
  - 除非内脏异位，胎儿右心房的标志是与体静脉连接
- **左心房**（left atrium，LA）：左心耳呈手指状、梳状肌局限于心耳内、无界嵴，这些特征用于确定左心房
  - 除非内脏异位或完全型肺静脉异位引流（total anomalous pulmonary venous return，TAPVR），胎儿左心房的标志是与肺静脉连接
- **右心室**的肌小梁丰富，具有**节制索**
  - 三尖瓣属于右心室
    - 比二尖瓣更靠近心尖，附着于室间隔和右心室游离壁
  - 胎儿右心室的标志是节制索
- **左心室壁光滑**，心尖部小梁发育细小
  - 二尖瓣属于左心室；仅附着于左心室游离壁
  - 胎儿左心室的标志是内壁光滑/无节制索
- **肺动脉**应发自右心室，较早分成动脉导管、左肺动脉和右肺动脉
- **主动脉**应发自左心室；主动脉弓顶端发出头颈部血管
  - 继续延伸至降主动脉，降主动脉在峡部远端与动脉导管

相连

血液循环

胎儿胎盘

- 动脉将血液**运离心脏**
  - 主动脉将血液输送至大脑和身体
  - **脐动脉**（髂内动脉分支）将去氧血从心脏输送到胎盘
    - 变为成人的脐内侧韧带
  - 主肺动脉通过动脉导管将血液从右心室输送至全身
    - 肺不是胎儿期的气体交换部位，只有少量血液进入肺
- 静脉将血液输送至心脏
  - **脐静脉**将含氧血从胎盘带回心脏
    - 含氧血优先通过卵圆孔到左心，进入大脑
  - 下腔静脉（inferior vena cava，IVC）将去氧血从身体输送到右心房
  - SVC 将去氧血从头部输送到右心房
- 胎儿心输出量的分配与成人有很大不同
  - **动脉导管**连接主肺动脉和降主动脉
    - 允许右心室中的含氧血绕过肺部直接进入身体
      - 变为成人的**动脉韧带**
  - 胎儿联合心输出量（combined cardiac output，CCO）：右心室占 55%，左心室占 45%
    - 约 40% 联合心输出量→经**动脉导管**到达体内
    - 约 15% 联合心输出量→经肺动脉分支进入肺
    - 约 30% 联合心输出量→经升主动脉进入大脑
    - 约 10% 联合心输出量→经主动脉弓/主动脉峡部和降主动脉到达身体
    - 约 3% 联合心输出量→经冠状动脉进入心脏
- 血流通路优化了含氧血向头部的输送
  - 含氧的脐静脉血通过静脉导管和下腔静脉进入右心房
    - 射流优先穿过卵圆孔到左心房、左心室
    - 含氧量最高的血液灌注大脑和心脏
  - 去氧的体静脉血经上腔静脉和下腔静脉引流至右心房
    - 射流优先进入右心室

新生儿

- 开始呼吸时肺内氧气增加，肺动脉随之扩张
  - **肺动脉阻力降低**
- 夹闭脐带时，低阻力的动脉胎盘连接被去除
  - **体循环动脉阻力增加**
- 最终，通过动脉导管血流量减少，而主肺动脉血流量增加
  - 动脉导管关闭
- 肺静脉将含氧血从肺部输送到左心房
- 左心房压力增加使卵圆孔瓣关闭

原始心管

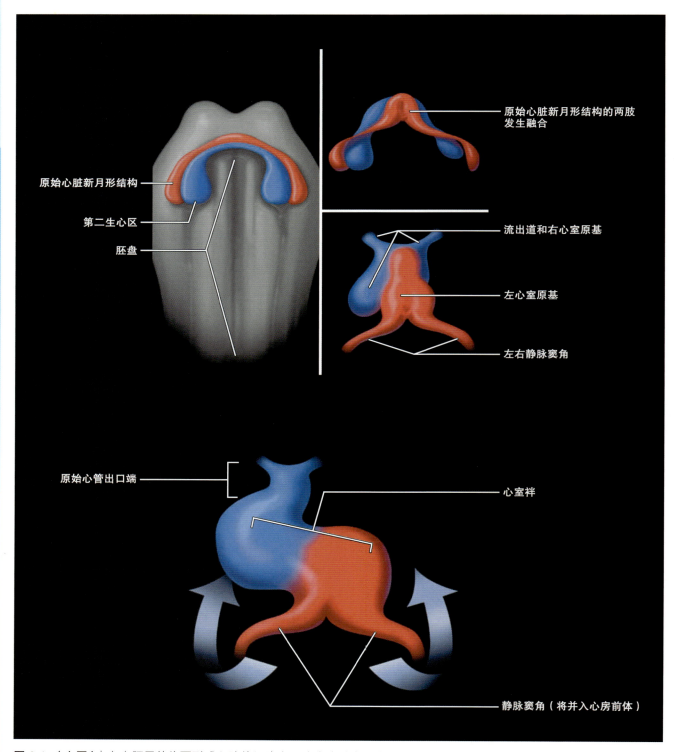

图6-1 （上图）来自中胚层的将要形成心脏的细胞在胚胎头端形成原始心脏新月形结构。第二生心区为流出道和右心室的原基之处，与原始心脏新月形结构毗邻，靠其内侧。随胚胎伸长和折叠，新月形结构的肢在中线相遇并融合，形成了心管（进入胸腔）。（下图）在标准右袢中由于差异生长，随心管延长，直线形心管将自行旋转和折叠，将心室移到左右两侧。近侧静脉端固定于背侧成为心房的一部分，而动脉端向右、腹侧弯曲成为流出道。

四腔心脏

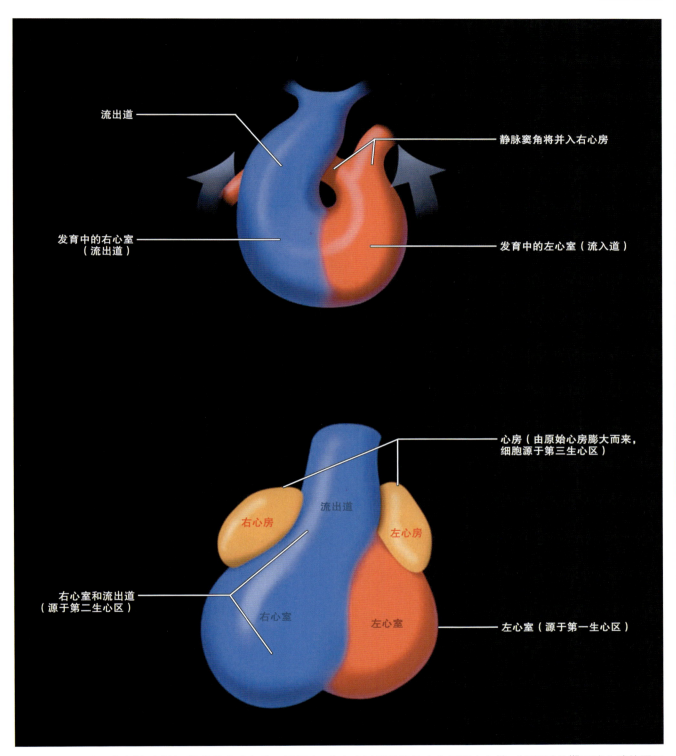

流出道

静脉窦角将并入右心房

发育中的右心室
（流出道）

发育中的左心室（流入道）

心房（由原始心房膨大而来，
细胞源于第三生心区）

右心房

左心房

流出道

右心室和流出道
（源于第二生心区）

右心室

左心室

左心室（源于第一生心区）

引言和概述

图 6-2 （上图）细胞生长形成袢，最终发育成心腔。图示左、右心室以及最终的右心房和大血管。（下图）早期四腔心脏简要示意图。左心室起源于第一生心区（红色），右心室和流出道起源于第二生心区（蓝色）。第三生心区（橙色）促进心房形成，并为心室提供细胞成分。

胎儿血液循环

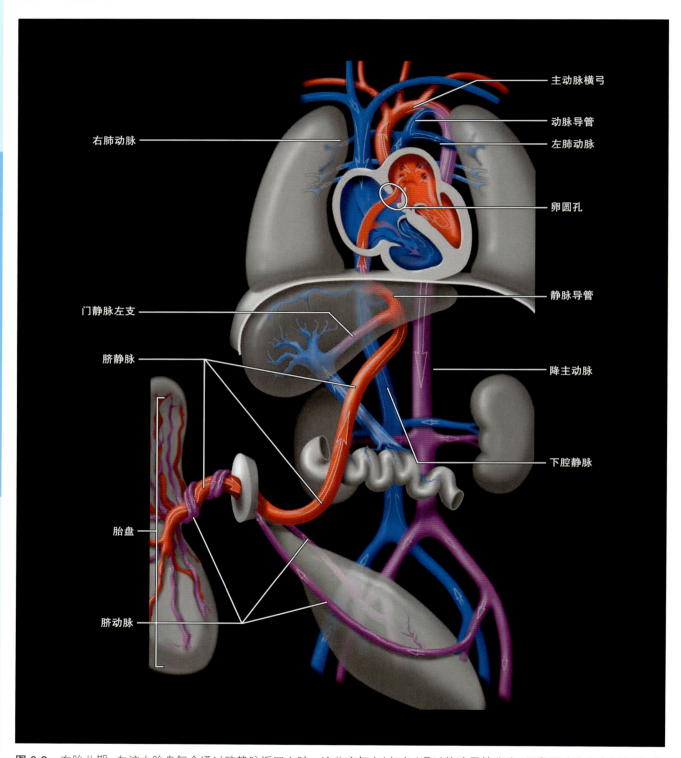

主动脉横弓

动脉导管

左肺动脉

右肺动脉

卵圆孔

静脉导管

门静脉左支

脐静脉

降主动脉

下腔静脉

胎盘

脐动脉

图 6-3　在胎儿期，血液由胎盘氧合通过脐静脉返回心脏。这些高氧血（红色）通过静脉导管分流，经卵圆孔流入左侧心脏，为头部供血。去氧血（蓝色）通过上、下腔静脉返回右心房，这些血液优先流入右心室，右心室将少量血液泵入肺动脉，大部分血液将流过动脉导管。

产后血液循环

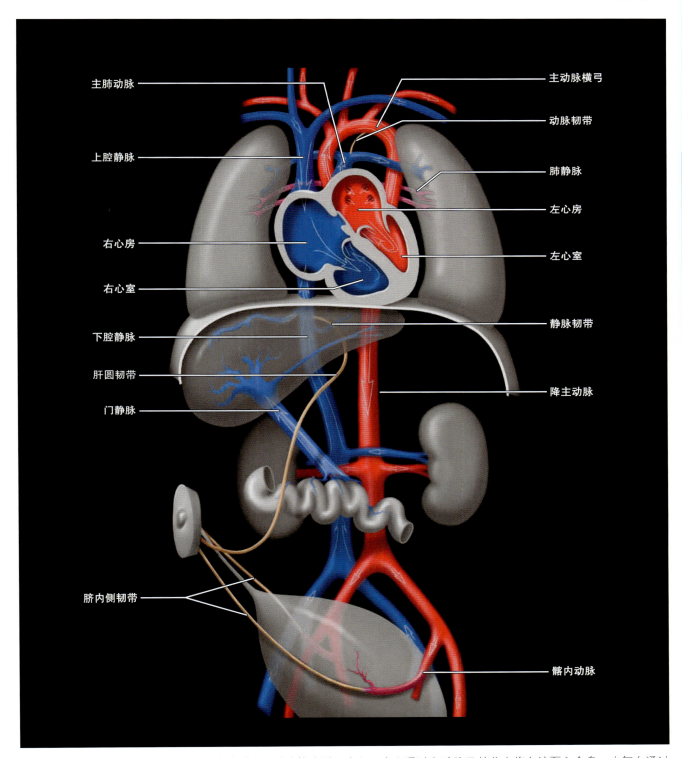

主肺动脉

上腔静脉

右心房

右心室

下腔静脉

肝圆韧带

门静脉

脐内侧韧带

主动脉横弓

动脉韧带

肺静脉

左心房

左心室

静脉韧带

降主动脉

髂内动脉

图 6-4 在成人血液循环中,血液在肺部氧合,通过肺静脉返回左心。左心通过主动脉及其分支将血液泵入全身。去氧血通过上、下腔静脉返回到右心,右心将去氧血泵入肺部进行气体交换。脐动脉成为脐内侧韧带,脐静脉成为肝圆韧带,动脉导管成为动脉韧带。

四腔心、左室流出道、右室流出道切面

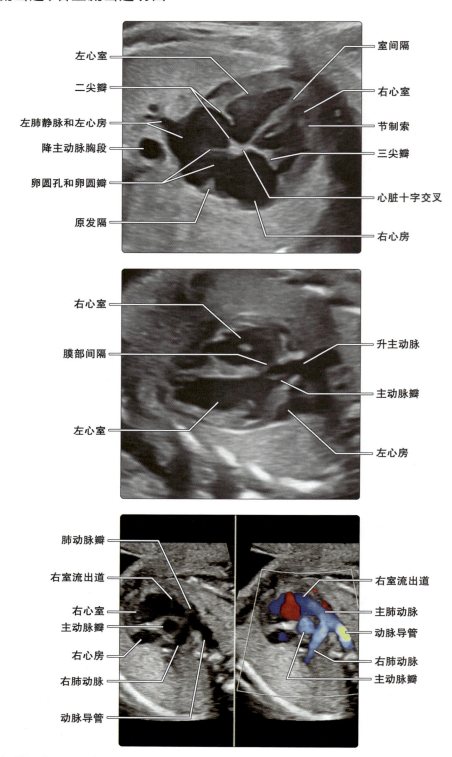

图 6-5 （上图）横切面超声显示正常心脏四腔心切面。心轴大约 45°。右心室在前，根据节制索识别右心室；左心室壁光滑。房、室间隔与心脏的"十"字交叉相连。三尖瓣隔叶比二尖瓣稍靠近心尖。卵圆孔从右至左打开。（中图）左室流出道（left ventricular outflow tract，LVOT）切面是评价膜部室间隔的最佳切面。该区域的缺损可以是单纯膜周部室间隔缺损，也可与右室流出道（right ventricular outflow tract，RVOT）或圆锥动脉干病变有关，如法洛四联症或右室双出口。（下图）这是标准 RVOT 二维灰阶和彩色血流图。这是主动脉瓣水平短轴切面。此切面可见主肺动脉和动脉导管，动脉导管向后朝脊柱走行，与降主动脉汇合。

解剖变异：左上腔静脉

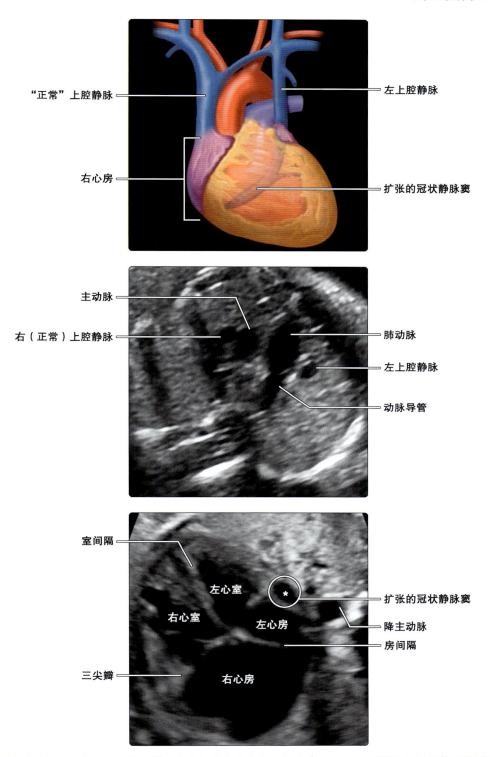

图 6-6 （上图）图示解剖变异 - 永存左上腔静脉，这是由于左前主静脉退化失败。左上腔静脉经冠状静脉窦引流入右心房，因血容量增加，冠状静脉窦增大。四腔心切面可见增大的冠状静脉窦。（中图）三血管切面显示正常的右侧上腔静脉、主动脉、肺动脉向后延伸至动脉导管。左侧可见第 4 根血管，即左上腔静脉。（下图）四腔心切面显示冠状静脉窦（ * ）扩张，这一发现需怀疑存在永存左上腔静脉。

影像技术与正常解剖

很多专业协会已经发布了胎儿心脏影像学检查的具体建议。特别是在美国，用于常规和系统产科超声检查的最新操作术语（current procedural terminology，CPT）代码包括心脏图像的具体标准。常规扫查主要记录四腔心切面和两个流出道切面。系统扫查需要增加其他切面，包括三血管切面、主动脉弓切面和双腔静脉切面。

通过确立胎儿左、右、前、后、上、下方位来**确定胎儿体位**至关重要。不能仅依靠器官位置判断，因为器官位置可能异常，特别在内脏异位时。一旦确立左右，除胎儿脊柱外，心脏和胃也可作为参考。

确定胎儿在母体盆腔中的位置且正确识别胎儿左、右侧后，应从横切胎儿胸部（轴向）开始扫查。横向扫查正常胎儿可见胃和心脏位于左侧，下腔静脉汇入右心房。向头侧扫查，可获取心脏**四腔心切面**。旋转探头直至每侧仅显示一根肋骨，即获取了真正的胸部横切面。四腔心切面应显示**十字交叉**（两组房室瓣（atrioventricular，AV）和房间隔、室间隔间的交叉点），从此图向下倾斜可见**冠状静脉窦**；向上倾斜可见**左室流出道和主动脉瓣**。

在横切面上从左室流出道继续向头侧扫查，可见**右室流出道**和肺动脉瓣。正常心脏的肺动脉瓣位于主动脉瓣左前方，并延续为肺动脉，与主动脉直角交叉。在三血管切面中，**动脉导管**直接朝向后方的降主动脉；升主动脉位于主肺动脉右侧；可以看到上腔静脉（superior vena cava，SVC）横切面，其在主动脉右侧进入右心房。继续横向扫查，可见主动脉横弓位于动脉导管的上方。

区别**大动脉**在于其形态特征，而非其与心脏的连接。在肺动脉瓣之后，**主肺动脉**很快分为右肺动脉、左肺动脉和动脉导管，而**主动脉**则在距离主动脉瓣一段距离后发出头颈部血管（向上朝头侧走行）。此外，主动脉弓位于导管弓的上方。

从四腔心切面旋转 90° 到矢状面扫查，只需稍微调整探头位置即可获取心室短轴切面、**双腔静脉长轴切面、导管弓切面和主动脉弓切面**。

具备获取所有上述切面的能力是评估胎儿心脏的第一步。第二步，也是更重要的一步，即识别这些结构并确定其是否正常的能力。胎儿心脏正常表现如下。

- 心脏位于胎儿左侧胸腔，心轴：45°（±15°）
- 两个心房和两个心室，两侧心腔大小和壁厚大致相等
- 两组房室瓣（三尖瓣开向右心室，二尖瓣开向左心室），大小相等；开放自如；相互轻微偏移，三尖瓣更靠近心尖

- 卵圆孔可使来自胎盘的含氧血直接进入左心房，除卵圆孔外，房间隔和室间隔均完整并在"十字交叉"处相连
- 四腔心切面见两根肺静脉引流入左心房
- 形态学右心室应为前方的心室；依据三尖瓣附着于室间隔和增厚的节制索可以确定右心室
- 形态学左心室应为后方的心室，在胸腔内更偏左侧；心室壁光滑，相应的二尖瓣仅附着于游离壁
- 两个心室均达到心尖，均收缩良好
- 大血管离开心脏时彼此交叉，肺动脉位于主动脉前方
- 肺动脉应大于主动脉
- 导管弓和主动脉弓宽敞畅通，前向血流

胎儿心脏检查方法

评估胎儿心脏前需先确定内脏位置。从四腔心切面开始在横切面上下扫查足以识别几乎所有胎儿心脏的正常特征及很多异常。

心脏和胃泡在同一侧吗？

正常情况下，胃和心尖同位于左侧。如果二者均位于右侧，就要考虑完全内脏反位，预后良好。然而，如果心脏和胃不在同侧，即存在内脏异位或内脏不定位。内脏异位并发复杂先天性心脏病的可能性非常高。

心轴正常吗？

心脏位于左侧胸腔，心轴大约 45°（从脊柱到胸骨画一条线，再沿室间隔长轴画另一条线，以此确定心轴）。正常胎儿心轴 30°～60°。如果心轴异常，需考虑心脏是否被"推"或"拉"至一边；极少数情况下，心脏位于胸腔外（异位心）。先天性膈疝和先天性肺气道畸形可能会"推挤"心脏或使心脏移位。如果一侧肺发育不良，心脏可被"拉"到一边。

心脏大小正常吗？

心脏约占胸围 1/2，正常范围为 0.55±0.05。比例增加通常表示心脏扩大（心脏肥大），但也可能是胸廓发育不良导致胸腔狭小。心脏肥大有心源性和非心源性因素。

心脏肥大的心脏原因有多种。多心腔增大可见于原发性心肌病或继发于心律失常。Ebstein 畸形引起三尖瓣关闭不全，继发于此病变的孤立性右心房增大使心脏总周长急剧增加。主动脉瓣狭窄严重时左心室增大。右心室增大可见于主动脉缩窄和动脉导管提前收缩。

心脏肥大的非心脏原因通常由容量负荷过重引起，主要分为 2 大类：双胎相关的心力衰竭和血管分流。多胎妊娠需要评估绒毛膜性，因为双胎输血和双胎反向动脉灌注只发生于单绒毛膜胎盘。心脏增大也可见于静脉导管缺如或血管分

流引起的容量负荷过重,包括骶尾部畸胎瘤、绒毛膜血管瘤和 Galen 静脉畸形。最后,贫血会造成高输出状态,也会导致心脏肥大。

存在心腔不对称吗?

一般来说,两**心房**大小大致相等。通常目测判断,但也可以测量并与正常参考值比较。完全型肺静脉异位引流时左心房变小。如前所述,严重三尖瓣反流时,右心房可能很大。

正常胎儿两**心室**大小大致相等。如果不对称,必须确定是一个心室扩大或另一心室发育不良;令人惊讶的是,这样区分往往具有挑战性。使用房室瓣环直径的正常参考值有助于诊断所有相关缺陷。应多切面评估是否两个心室都构成心尖(即两个心室都达到心尖)。可能只有一个心室,这时需要确定心室形态。

正常心脏的两组**房室瓣**大小相当,三尖瓣略大于二尖瓣。与二尖瓣相比,三尖瓣也应该更靠近心尖。房室瓣在同一平面应怀疑房室通道型缺损。如果只有一组房室瓣,是三尖瓣还是二尖瓣?这个判定有助于识别哪个心室没有正确形成。

单心室伴一组房室瓣考虑左心发育不良综合征或三尖瓣闭锁。少数情况下,两个房室瓣流入单一的左心室,这种情况称为左室双入口。

单组共同房室瓣血流流入两个心室考虑**房室间隔缺损**,即**房室通道畸形**。这是由于在心脏发育过程中,单一房室瓣未分离为两个独立的瓣膜。完全型同时存在房间隔缺损和室间隔缺损(ventricular septal defect, VSD);部分型仅有原发隔缺损。在室间隔上方,共同房室瓣可以"均衡"或"不均衡"。如果房室瓣均等连接两个心室,为均衡型;如果血流更多地流向一个心室,则为不均衡型。不均衡程度决定修复后心脏行使单心室功能还是正常双心室功能。

大血管不对称吗?

详细评估大动脉至关重要,因为很多复杂心脏疾病四腔心切面可能正常。确定大血管数目(一条还是两条)及其与室间隔的位置关系。只有**一条大动脉**表明胎儿存在**永存动脉干**或一组半月瓣闭锁(**肺动脉闭锁或主动脉闭锁**)。室间隔完整的半月瓣闭锁会导致相应心室出现明显病理特征,即心室小或发育不良。然而合并室间隔缺损时,即使半月瓣闭锁或狭窄,心室大小也可正常。半月瓣膜性闭锁或严重狭窄时瓣环也可表现正常,因此需要彩色多普勒确定血流方向和血流受限。

正常情况下,大血管离开心脏时呈交叉关系。如果其平行发出一定不正常,最常见的原因是**转位**。在矢状切面上头颈部血管从前方大血管发出也是异常,需要考虑转位。

如果主动脉瓣通畅但升主动脉似乎很小,寻找有无**主动脉缩窄**或**主动脉弓中断**。主动脉弓中断会合并室间隔缺损和升主动脉细小,弓上发出一支或多支头颈部血管。降主动脉完全由动脉导管供血,升主动脉与降主动脉间无血流连接。

多普勒正常吗?

评估所有胎儿心脏都应使用**彩色多普勒**。基于多普勒的物理性质,当声束平行于血流方向时可获得最佳图像。如果声束垂直于血流方向,即使血流正常,也会出现多普勒信号不足。理想情况下,彩色多普勒评估应按照**从静脉到动脉血流的顺序**进行。

从脐静脉、脐动脉和静脉导管血流开始。下腔静脉和上腔静脉的血流应进入右心房。记录卵圆孔从右到左分流非常重要,因为血流反向提示左侧流出道梗阻。

应记录到舒张期过两个房室瓣的血流为层流以及收缩期无瓣膜反流。彩色多普勒检查室间隔也有助于识别室间隔缺损,仅使用二维显像可能无法观察到太小的室间隔缺损。

应用彩色多普勒显示肺静脉,并应用脉冲多普勒查证肺静脉进入左心房。肺动脉瓣和主动脉瓣内呈前向血流,还应寻找是否存在反流。正常动脉导管的血流方向为从右到左;而**肺动脉闭锁**时,血流将从主动脉逆流进入肺动脉。**主动脉闭锁**时,流向头部和心脏的血会从动脉导管沿主动脉弓逆行。

脉冲多普勒是彩色多普勒的有效辅助手段,因为他可以确定血流方向、血流模式(静脉或动脉)和血流速度,血流速度根据被检测的部位不同而变化。脉冲多普勒还可以获得**通过任何瓣膜的平均速度**。这可以用来计算通过瓣膜的**血容量** $Q=V_{mean}\times\pi\times D^2/4$,有助于心室功能差时评估心输出量,或跟踪随访容量负荷病变中的心输出量。

心率怎么样?

节律失常在常规扫查中相当常见,但多为良性和自限性。扫查者具备识别良性节律失常能力对于常规产科超声检查至关重要。有时,四腔心切面灰阶图像可观察到心律失常,而 M 型和脉冲多普勒技术有助于对心律失常定性。详细分析心脏节律需要精确测量心率,心房和心室收缩之间的关系以及测量心动周期中特定节点间的时间间隔。

在 M 型模式下,放置 1 条取样线使其同时穿过心房和心室;根据时间绘制运动以便测量心率和对照时间。使用**脉冲多普勒**,取样容积可置于左室流入道(血流通过二尖瓣处)与流出道(血流通过主动脉瓣处)相邻处,可同时获得两条轨迹。这样可以识别正常心脏搏动,也可以看到心室、心房提前搏动(以及后者是否传导)。还有其他部位可用于类似的检查目的，例如上腔静脉 - 主动脉，非常适合测量 PR 间期。

临床意义

先天性心脏病与非整倍体密切相关，即使染色体正常，也可能是特定综合征的诊断指标。产前诊断并在具备相应专业能力的机构计划分娩，可最大限度地提高可手术病例获得良好结果的可能。

参考文献

1. AIUM practice parameter for the performance of fetal echocardiography. J Ultrasound Med. 39(1):E5-16, 2020
2. AIUM practice parameter for the performance of detailed second- and third-trimester diagnostic obstetric ultrasound examinations. J Ultrasound Med. 38(12):3093-100, 2019
3. Donofrio MT et al: Diagnosis and treatment of fetal cardiac disease: a scientific statement from the American Heart Association. Circulation. 129(21):2183-242, 2014
4. Wacker-Gussmann A et al: Diagnosis and treatment of fetal arrhythmia. Am J Perinatol. 31(7):617-28, 2014

图 6-7（**左图**）示意图显示确定胎儿内脏位置所需步骤。胎儿头先露 ➡，脊柱 ➡ 位于母体左侧。此时胎儿右侧最靠近母体腹壁，而心尖和胃应朝向母体脊柱。（**右图**）同一胎儿腹部横切面显示内脏正位，肝脏 ➡ 位于右侧，胃 ➡ 在左侧，心尖应与胃同侧。

确定内脏位置

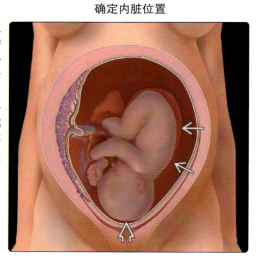

确定内脏位置

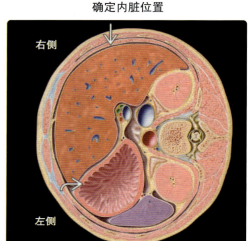

图 6-8（**左图**）示意图显示正常胎儿心脏和循环。富氧血从脐静脉经卵圆孔 ➡ 分流到左心房，再进入主动脉，灌注大脑和心肌。右心室输出的大部分血液绕过肺部进入动脉导管 ➡，汇入降主动脉 ➡。（**右图**）四腔心切面显示心轴正常 45°。图示心脏的十字交叉 ➡ 将两组房室瓣与心房 ➡、心室 ➡ 分开。

胎儿循环

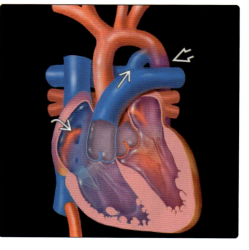

四腔心切面

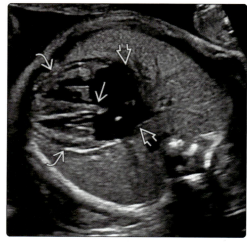

左室流出道

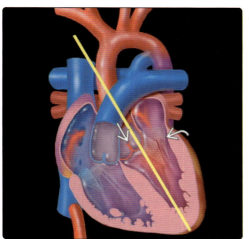

左室流出道

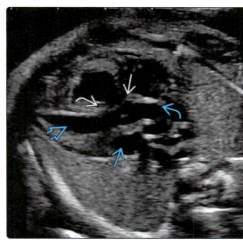

图 6-9 （左图）左室流出道（left ventricular outflow tract，LVOT）切面示意图显示左心室长轴和主动脉根部 ➡️。二尖瓣 ➡️ 将左心房与左心室分开。（右图）LVOT 声像图显示 LVOT 无梗阻、主动脉瓣 ➡️ 正常。室间隔完整 ➡️。在四腔心切面向头侧偏转探头可获取此切面。血流路径为从左心房 ➡️ 到左心室 ➡️ 后至升主动脉 ➡️。

右室流出道

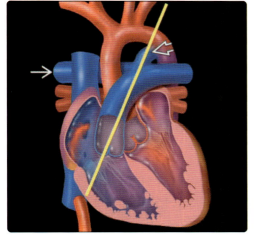

右室流出道

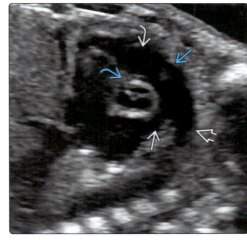

图 6-10 （左图）右室流出道（right ventricular outflow tract，RVOT）切面示意图显示主肺动脉长轴。沿胎儿主动脉根部周围可见动脉导管 ➡️ 与右肺动脉 ➡️ 间的"分叉"。（右图）主动脉瓣水平短轴切面显示主动脉瓣 ➡️、肺动脉瓣 ➡️ 正常。主肺动脉分成动脉导管 ➡️ 和右肺动脉 ➡️，注意 RVOT 宽敞通畅 ➡️。

导管弓

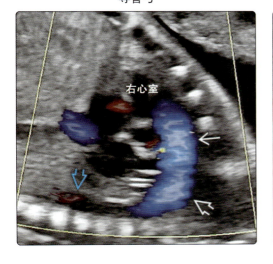

右心室

主动脉弓

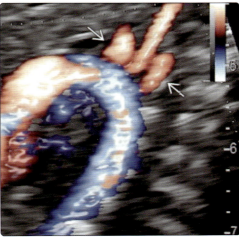

图 6-11 （左图）RVOT 导管弓切面显示右心室延续到主肺动脉 ➡️ 和导管弓 ➡️，并继续延伸至降主动脉 ➡️，注意导管弓内为前向层流。（右图）主动脉弓切面的彩色多普勒图像显示到横膈膜的几乎整个主动脉。可以看到三条头颈部血管 ➡️ 内的血流都朝上方的头侧流动。也要注意当血流环绕横弓时颜色的变化。

引言和概述

三血管切面

三血管切面

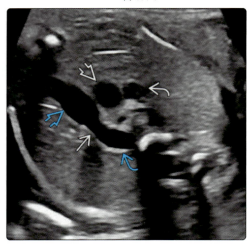

图 6-12　（左图）示意图说明获取三血管切面（3-vessel view，3VV）的扫查平面，这是观察流出道的另一种方法。这是从四腔心切面横向扫查的一部分，显示上腔静脉（superior vena cava，SVC）➡、主动脉➡和动脉导管➡。（右图）3VV 显示主肺动脉➡分出动脉导管➡，动脉导管直接向后汇入降主动脉➡。3VV 里的另外两条血管是升主动脉➡和 SVC➡。

斜三血管切面

三血管气管切面

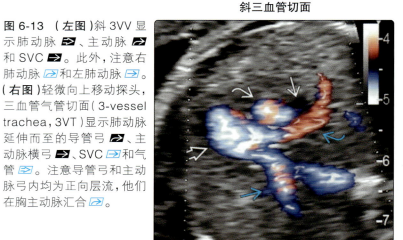

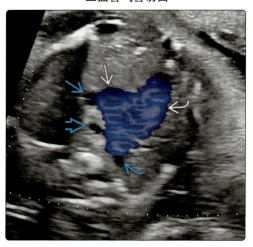

图 6-13　（左图）斜 3VV 显示肺动脉➡、主动脉➡和 SVC➡。此外，注意右肺动脉➡和左肺动脉➡。（右图）轻微向上移动探头，三血管气管切面（3-vessel trachea，3VT）显示肺动脉延伸而至的导管弓➡、主动脉横弓➡、SVC➡和气管➡。注意导管弓和主动脉弓内均为正向层流，他们在胸主动脉汇合➡。

正常彩色多普勒

异常（三尖瓣反流）

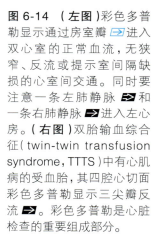

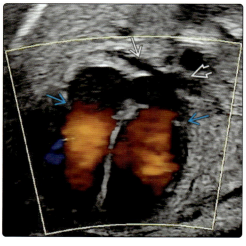

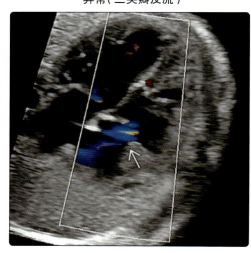

图 6-14　（左图）彩色多普勒显示通过房室瓣➡进入双心室的正常血流，无狭窄、反流或提示室间隔缺损的心室间交通。同时要注意一条左肺静脉➡和一条右肺静脉➡进入左心房。（右图）双胎输血综合征（twin-twin transfusion syndrome，TTTS）中有心肌病的受血胎，其四腔心切面彩色多普勒显示三尖瓣反流➡。彩色多普勒是心脏检查的重要组成部分。

短轴切面

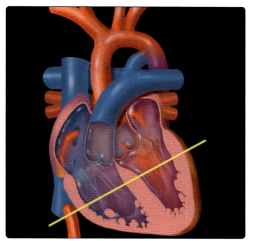

短轴切面

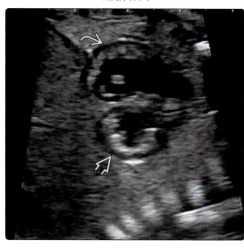

图 6-15 （左图）双心室短轴切面扫查平面示意图。这个心脏横断面允许并排比较心室大小和心室"收缩"。（右图）短轴超声心动图图示两心室横断面。左心室 ➡ 位于右心室 ➡ 后方，这是评价心室功能的良好平面。

双腔静脉切面

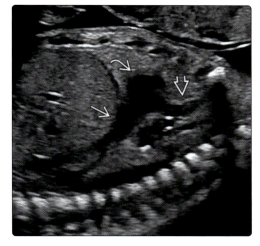

肺静脉

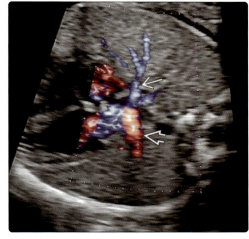

图 6-16 （左图）矢状切面向右倾斜可显示腔静脉切面，可见下腔静脉 ➡、SVC ➡ 汇入右心房 ➡，在此切面中也可识别肝静脉。（右图）四腔心切面彩色多普勒显示一支左肺静脉 ➡、一支右肺静脉 ➡ 正常进入左心房。（译者注：原著为左肺静脉 ➡、右肺静脉 ➡）。

正常节律

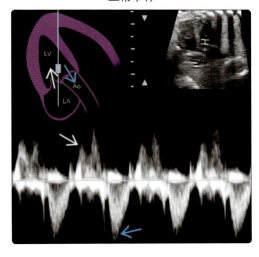

室上性心动过速

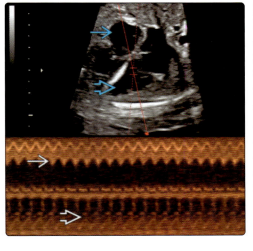

图 6-17 （左图）图示使用脉冲多普勒在二尖瓣流入道处 ➡（波形在基线之上）放置取样门检测心房率。取样门同时获取了心室流出道 ➡ 波形，注意波形位于基线之下，这样可评估正常房室传导。（右图）图示室上性心动过速患者的取样线穿过心房 ➡ 和心室 ➡，心房收缩波 ➡ 位于顶部，心室收缩波 ➡ 位于底部，呈1：1传导。

要　点

术语

- 内脏异位综合征：腹腔内脏器在身体左右轴上的排列异常
  - 也称内脏不定位，指内脏器官的偏侧性既不是内脏正位（正常）也不是内脏反位（内脏正位的镜像）
- 左房异构（译者注：右房异构）：无脾，双右侧结构
- 右房异构（译者注：左房异构）：多脾，双左侧结构

影像学表现

- 心脏和胃在相反的两边
- 较大的中位肝
- 心脏异常可发生于每个水平：心房、房室、心室、心室大动脉
- 各种异常可有多种组合，但遵循偏侧性模式
  - 例如，下腔静脉离断发生于大约90%的左房异构；圆锥动脉干畸形在右房异构中更为常见

病理

- 内脏异位在临床上和遗传学上呈现多样性
- 非整倍体很少并发内脏异位综合征

临床问题

- 在宫内诊断者中左房异构更为常见
  - 与完全性心脏传导阻滞→水肿→胎儿宫内死亡相关
- 右房异构产后更为常见
  - 单心室伴流出道异常
- 预后取决于相关心脏畸形的类型和严重程度
  - 现如今早期生存率已经改善，但是单心室合并完全型肺静脉异位引流者预后仍然很差
  - 甚至在早期新生儿之后，死亡率和发病率仍然很高

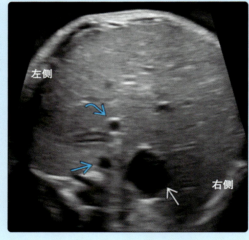
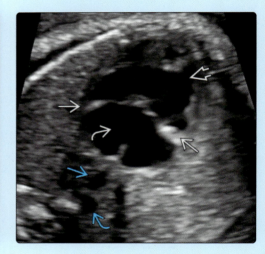

图 6-18　（左图）腹部超声横切面显示胃 ➡ 在右边，IVC ↗ 在主动脉 ➡ 的前方（没有中断），提示内脏异位综合征，右房异构型。（右图）四腔心切面显示单心室 ↗、共同房室瓣 ➡、大型原发孔房间隔缺损（atrial septal defect，ASD）↗，符合房室通道畸形。还要注意心房与降主动脉 ↗ 之间的肺静脉共腔 ↗，这符合内脏异位综合征，右房异构型。

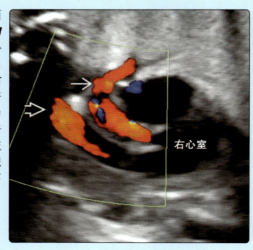
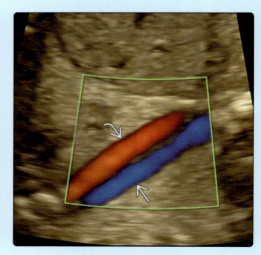

图 6-19　（左图）长轴切面彩色多普勒显示主动脉 ➡ 和肺动脉 ➡ 血流均从右心室发出，这是右室双出口，在右房异构中很常见。（右图）胸部矢状切面彩色多普勒超声显示主动脉 ↗ 内为正常前向血流，其后方的奇静脉 ➡ 非常明显，内为流向头侧的血流。这些表现符合胎儿左房异构中的下腔静脉离断和奇静脉延续。

术语

同义词

- 内脏异位综合征
- 内脏异位症
- 内脏不定位
- 多个术语用于类似的解剖组合造成术语混乱
  - 下面列出的术语用于某些表现的特定组合（不一定是同义的）
- 右房（RA）异构
  - 无脾
  - 双右侧结构
- 左房（LA）异构
  - 多脾
  - 双左侧结构

定义

- 胸腹腔内脏器在身体左右轴上的排列异常
  - 意味着内脏器官的偏侧性既不是心房正位（正常）也不是心房反位（心房正位的镜像）

影像学表现

一般特征

- 最佳诊断线索
  - 心脏和胃在相反的两侧
  - 腹主动脉和下腔静脉（inferior vena cava, IVC）位置关系异常
  - 较大的中位肝
  - 完全性心脏传导阻滞见于复杂先天性心脏病（congenital heart disease, CHD）

超声表现

- 灰阶超声
  - LA 异构中 IVC 离断
    - 肝静脉直接回流入心房
    - 主动脉后方的奇静脉（IVC 的延续血管）扩张
  - RA 异构时 IVC 在主动脉前方，二者位于脊柱同侧
  - 双上腔静脉（superior vena cava, SVC）
    - LA/RA 异构均可见到
  - 胃的位置异常
    - 胃位于右侧、左侧或中央，取决于肝脏的位置
  - 中位肝
  - LA 异构中胆囊可能缺失
- 彩色多普勒
  - 识别和追踪体静脉与肺静脉走行

超声心动图表现

- 应对所有病例进行胎儿超声心动图检查以更详细地评估心脏
- 心脏异常可发生于每个水平

- 心房、房室（AV）、心室、心室大动脉
- 出现任意组合的异常，但有规律
  - 以下列出了各类内脏异构最常见的 CHD 类型
- **LA 异构**
  - 约 90% 存在 IVC 离断
  - 25%～40% 为右位心
  - 30%～40% 存在双侧 SVC
  - 10%～40% 存在肺静脉异位引流（PAPVR），通常是部分型
  - 80% 存在单心房/房间隔缺损（ASD）
  - 大约 60% 存在房室通道畸形
  - 10%～15% 存在单心室
  - 35%～40% 存在流出道梗阻
  - 15%～30% 存在圆锥动脉干畸形
    - 肺动脉狭窄/闭锁
    - 大动脉转位
  - "海绵状"心肌异常
  - 25%～30% 存在完全性心脏传导阻滞
- **RA 异构**
  - 20%～40% 为右位心
  - 40%～70% 存在双侧 SVC
  - 40%～70% 存在完全型肺静脉异位引流（total anomalous pulmonary venous return, TAPVR）
  - 90% 存在单心房/ASD
  - 70%～85% 存在房室通道畸形
  - 超过 50% 存在单心室
  - 80% 存在圆锥动脉干畸形
    - 右室双出口（double-outlet right ventricle, DORV）
    - 肺动脉狭窄/闭锁
    - 大动脉转位

影像学建议

- 流程建议
  - 如果心脏和胃位于胸部/腹部相反的两侧
    - 仔细检查有无心脏异常
      - 如果发现一种异常，请寻找两种
      - 如果发现两种异常，请寻找更多
    - 寻找体静脉和肺静脉异常
    - 寻找中位肝
  - 完整地解剖扫查

鉴别诊断

心脏位置异常

- 胸部肿块引起心轴异常或心脏右移
  - 先天性膈疝（congenital diaphragmatic hernia, CDH）
  - 先天性肺气道畸形
  - 支气管肺隔离症
- 右位心
- 完全性内脏反位

胃位置异常

- 由于 CDH 或肺缺如引起的移位

病理

一般特征

- 遗传学
  - 大多数病例是散发的
  - 遗传异质性，有几种已知的内脏异位基因（*NODAL*、*ZIC3*、*CFC1*、*FOXH1*、*LEFTY2*、*GDF1*、*ACVR2B*）
  - 家族性复发见于显性遗传和 X- 连锁隐性遗传（*ZIC3*）
  - 即使在具有相同突变的家庭成员中也存在临床异质性
  - 染色体缺失 / 重复或非整倍体是不常见的原因
  - 从原发性纤毛运动不良症（primary ciliary dyskinesia，PCD）中辨别出内脏异位患者，对呼吸治疗具有重要意义
- 伴发畸形
  - 左房异构
    - 双侧左心耳（手指状）
    - 96% 存在多脾
    - 双肺均为两叶并动脉下支气管
    - 胃异位
    - 大约 70% 存在肠旋转不良
    - 肝脏形态异常，位于中央
    - 肝外胆管闭锁
    - 胆囊缺如 / 发育不良或位于中线
    - 窦房结缺失
      - □ 常见于房性异位心律、交界性心律或心脏传导阻滞
  - 右房异构
    - 双侧右心耳（金字塔形）
    - 74% 存在无脾
    - 双肺均为三叶并动脉上支气管
    - 球形肝脏位于中央
    - 60% 的胃位于中线或左侧
    - 大约 70% 存在肠旋转不良
    - 存在两个窦房结；常伴有室上性心动过速
  - 符合内脏异位类的广谱畸形
    - 右位心 + 腹腔内脏正位
    - 左位心 + 腹腔内脏反位
    - 也有文献报道脾正常的异构病例
- 胚胎学
  - 中线发育区缺陷或偏侧性序列征
  - 胚胎发育在 28～35 天之间受损
  - 妊娠第 5 周一系列心脏发育停止

临床问题

表现

- 最常见的症状 / 体征
  - 胎儿期
    - 内脏位置异常
    - 下腔静脉离断伴奇静脉延续
    - 中位肝
    - 两种及以上类型的先天性心脏病
    - 心脏传导阻滞
  - 出生后
    - 从无发绀到发绀，表现高度多变
    - 器官位置改变导致胸部 X 光片异常

人口统计资料

- 流行病学
  - LA 异构，男：女 =1：2
  - RA 异构，男：女 =2：1
  - 大约占所有 CHD 婴儿的 4%
  - 大约占心脏位置异常婴儿的 30%
  - 在宫内诊断中 LA 异构更为常见
    - 与完全性心脏传导阻滞→水肿→胎儿宫内死亡相关
      - □ 大约 12% 发生水肿
  - 产后病例中 RA 异构更为常见

自然病史与预后

- 取决于相关心脏畸形的类型和严重程度
  - 现如今早期生存率已经提高
- 双心室矫治的远期预后优于单心室
- 死亡率增加的伴发畸形
  - 肺静脉梗阻
  - 中度及中度以上的房室瓣反流
  - 单心室
- 生存率不同，并且依赖于单心室循环还是双心室循环
  - 合并完全型肺静脉异位引流预后更差
    - 如果单心室合并完全型肺静脉异位引流，出院存活率为 57%
- 发病率仍然是影响因素
  - 心律失常、血栓栓塞事件、肠梗阻、感染

处理

- 如果除了 CHD 之外还有多种异常，考虑遗传学检测
- 详述遗传史
- 产前心脏科咨询
- 在三级医疗机构分娩
  - 前列腺素对动脉导管依赖性病变患者的生存可能是必要的
  - 梗阻性完全型肺静脉异位引流需要急诊外科手术
- 必须在出生后的第一周进行解除流出道梗阻的手术
- 在出生后 6 个月内另外行单心室姑息手术
- 对于复杂的体静脉畸形，可能有必要另外进行手术治疗

诊断要点

考虑

- 在超声扫查中检查所有胎儿的内脏位置

影像判读经验

- 两种及以上心脏缺陷强烈提示内脏异位
- 下腔静脉离断强烈提示左房异构
- 单心室 + 房室通道畸形 + 右室流出道梗阻 =RA 异构

参考文献

1. Liu H et al: Next-generation sequencing in a series of 80 fetuses with complex cardiac malformations and/or heterotaxy. Hum Mutat. 41(12):2167-78, 2020
2. Buca DIP et al: Outcome of prenatally diagnosed fetal heterotaxy: systematic review and meta-analysis. Ultrasound Obstet Gynecol. 51(3):323-30, 2018

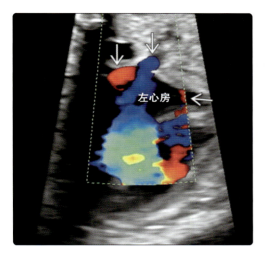

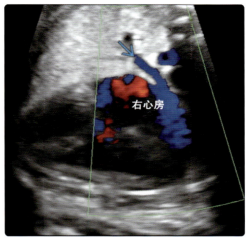

图 6-20 （左图）放大的四腔心切面显示肺静脉（pulmonary vein，PV）从左侧 ➡ 进入左侧心房，这并不意味着所有肺静脉引流正常，因此也必须寻找右侧肺静脉，以排除部分型肺静脉异位引流。（右图）同一例患者，PV ➡ 从右肺进入右侧心房。左房异构中右肺静脉进入右侧心房，左肺静脉进入左侧心房，因为二者都是形态学左心房。

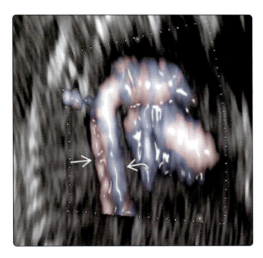

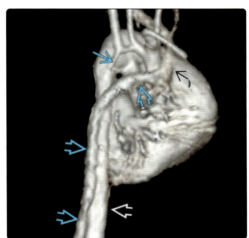

图 6-21 （左图）彩色多普勒超声矢状切面显示主动脉 ➡ 后方的奇静脉 ➡ 异常明显，其血流朝向头侧。符合胎儿左房异构下腔静脉离断。（右图）左房异构患者的产后磁共振血管造影显示主动脉 ➡ 后方有延续下腔静脉的奇静脉 ➡。奇静脉引流至上腔静脉 ➡。此外，还有严重的主动脉缩窄 ➡ 伴横弓发育不良。

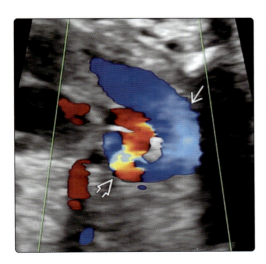

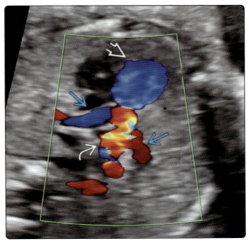

图 6-22 （左图）一例肺动脉闭锁病例的矢状切面图显示主动脉弓内 ➡ 呈前向血流，动脉导管内 ➡ 呈反方向的逆行血流。正常情况下，导管弓和主动脉弓内的血流方向相同。（右图）同一患者的三血管切面显示主动脉 ➡（前）和肺动脉 ➡（后）之间的异常关系。由于肺动脉闭锁，来自动脉导管 ➡ 的反向血流进入肺动脉分支，这在内脏异位中很常见。

要 点

术语

- 胎儿心脏完全或部分位于胸腔外的异常

影像学表现

- 经阴道超声（transvaginal ultrasound，TVUS）使早孕期诊断异位心成为可能，甚至在 9 周之前
- 辨别心轴异常与位置异常
- 寻找具体特征
  - 体蒂异常
    - 固定的胎儿/胎盘关系对诊断至关重要
  - 羊膜束带综合征
    - 将胎儿系于子宫壁上的束带呈细线样回声
  - Cantrell 五联征
- 仔细观察是否有其他异常
  - 脐膨出增加 18 三体的风险
- 行规范的胎儿超声心动图检查
  - 至少部分预后取决于相关先天性心脏病（congenital heart disease，CHD）的复杂性

主要鉴别诊断

- 胸骨裂
  - 预后取决于并存的 CHD，如果孤立存在则预后良好

病理

- 基于位置区分亚型
  - 颈型（3%～5%）
  - 胸型（60%～65%）
  - 胸腹型（7%～20%）
  - 腹型（10%～30%）
- 相关 CHD 的发生率为 83%
- 文献报道与 18 三体、三倍体和 45, XO 相关

临床问题

- 预后非常差
- 存活婴儿术后丢失率显著

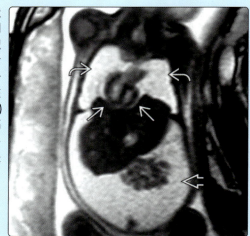
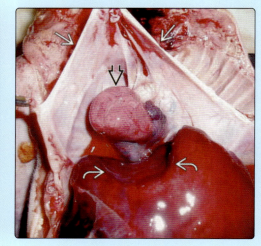

图 6-23 （左图）MR 冠状位 T2 加权像显示晚孕期水肿胎。注意大量胸腔积液 ➘ 和腹水 ➘，以及被衬托出的肝脏轮廓 ➘。这个胎儿有胸腹型异位心，心脏 "嵌套" 在肝脏里。（右图）同一病例的大体病理，将膈肌 ➘ 掀开，可见腹腔内心脏 ⊿ 在肝穹窿压出一个缺损 ➘。

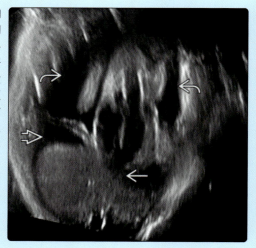
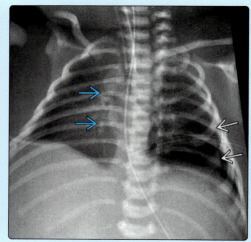

图 6-24 （左图）另一例胸腹型异位心的超声冠状切面显示心脏向中心旋转，心尖 ➘ 朝下。心脏延伸到脐带的底部，脐带插入腹壁的位置偏高。胸水 ➘ 和腹水 ⊿ 提示胎儿水肿。（右图）出生时因不能有效呼吸而插管，插管后的胸部 X 光片显示纵隔轮廓 ➘ 异常，左侧胸腔置管后出现左侧气胸 ➘。本病例的先天性心脏病无法手术。

术语

定义

- 胎儿心脏完全或部分位于胸腔外的异常

影像学表现

一般特征

- 最佳诊断线索
  - 心脏位置异常

超声表现

- 应用现代设备普遍在早孕期诊断
  - 文献报道 3 例头臀长 10～21mm 的胚胎期诊断（即 9 周前）
    - 在短期随访中全部死亡
- 胸腔外可见心脏
- 肺可能发育不良
- 彩色多普勒有助于确认心脏位置异常
- 与颈项透明层增厚及严重畸形相关
  - Cantrell 五联征
  - 体蒂异常
- 三维
  - 提供整体观
  - 对父母咨询有用
    - 表面渲染图像看起来比二维的"切面"更逼真

MR 表现

- MR 可能有助于寻找其他异常
- 评估胸腹壁缺损程度以制订手术计划
- T2 加权像上可以测量肺面积
  - 切面相加可计算肺容积
  - 有正常参考值
    - 技术要点：只测量肺，不测量肺门血管及纵隔结构

影像学建议

- 流程建议
  - 必须区分开心轴异常与位置异常
  - 心轴异常通常是由于占位效应所致
    - 心脏往往在胸腔内，仅仅是移位
      - 胸部肿块，如膈疝，会将心脏推到胸腔的另一侧
      - 肺缺如/发育不良把心脏拉向患侧
  - 绒毛膜性对双胎妊娠很重要；如果是双绒毛膜，考虑选择性减胎
  - 仔细寻找其他异常表现以作出具体诊断
  - 羊膜束带综合征
    - 缺陷分布异常、不易辨认
    - 通常是严重的颅面缺损（如果涉及头颅，通常是致命的）
    - 截肢或截指

- 四肢缢痕，远端水肿
- 束带与畸形柱连
- 羊水中的束带呈薄膜状，但可能难以分辨
- 改变母亲体位，寻找束缚胎儿的部位
  - 体蒂异常
    - 伴有多种异常的复杂致死疾病
    - 脐带短或缺失
    - 腹膜开放并与反折在胎盘表面的羊膜相连
      - 脊柱侧凸为其突出特征
      - 胎儿/胎盘固定对诊断至关重要
      - 异位心胎儿通常可以在羊膜囊内活动
  - Cantrell 五联征
    - 1958 年 Cantrell 描述了伴有异位心的特殊综合征
      - 脐上中线腹壁缺损
      - 膈面心包缺损
      - 膈肌前部缺损
      - 胸骨下部缺损
      - 先天性心脏病（CHD）
  - 当出现如下其他异常，增加非整倍体的风险
    - 脐膨出使 18 三体的风险增加
    - 即使缺乏 Cantrell 五联征的全部疾病谱，异位心也与 18 三体相关
  - 进行规范的胎儿超声心动图检查
    - 常有结构畸形
    - 至少部分预后取决于相关 CHD 的复杂性
    - 大血管的解剖对外科修复计划至关重要
  - 测量胸围，追踪胸部生长情况
    - 肺发育不良是预后不良的指标

鉴别诊断

胸骨裂

- 诊断线索为前胸壁中线处变薄凹陷，传导心脏搏动
- 心脏位于胸腔内
  - 有皮肤覆盖
  - 心包完整
- 预后取决于合并的 CHD
  - 孤立性胸骨裂预后良好

病理

一般特征

- 病因学
  - 许多理论
    - 前胸壁融合不良
      - 胚胎胸骨的成对软骨条融合失败
    - 胎儿折叠异常
    - 血管破坏
    - 区域性缺隙
- 遗传学
  - 通常散发

- ○ 已报道的与其相关的染色体异常
  - 18 三体
  - Turner 综合征（45，XO）
  - 三倍体
  - 46，XX 17q+
- 合并异常
  - ○ 异位心时 CHD 的发生率为 83%
    - 室间隔缺损（100%）
    - 房间隔缺损（53%）
    - 法洛四联症（20%）
    - 左心室憩室（20%）
    - 圆锥动脉干畸形的发生率高低不同
    - 大血管扭曲
  - ○ 合并的非心脏畸形
    - 脐膨出（60%）
    - 面裂（10%）
    - 非特异性的外观异常
    - 胸腔小，伴肺发育不良

分期、分级与分类

- 根据位置分类
  - ○ 颈型（3%～5%）
  - ○ 胸型（60%～65%）
    - 最常见的亚型，心脏通过胸骨裂移位到胸腔外
      - □ 部分型：透过皮肤可见心脏搏动
      - □ 完全型：无心包覆盖的裸心移位到胸腔外
  - ○ 胸腹型（7%～20%）
    - 基本上与 Cantrell 五联征一样
  - ○ 腹型（10%～30%）

临床问题

表现

- 最常见的症状 / 体征
  - ○ 超声检查心脏位置异常
- 其他症状 / 体征
  - ○ 有几例在出生时诊断的报道

人口统计资料

- 流行病学
  - ○ 在美国，每一百万活产儿中约 5.5～7.9 个发生异位心
    - 由于终止妊娠 / 胎儿宫内死亡，产前发生率更高
      - □ 在 15 年的早孕期筛查中发病率为 0.05%
  - ○ 新生儿 Cantrell 五联征发生率为 1：200 000～1：65 000

自然病史与预后

- Cantrell 五联征
  - ○ 取决于心内异常和相关畸形的严重程度
  - ○ 如果胎儿期检出，通常是致命的
- 胸骨裂
  - ○ 可以通过手术修复
  - ○ 如果心脏结构正常，预后良好
- 异位心的长期预后很难预测
  - ○ 2017 年的病例系列报道包含了来自两家转诊中心的 17

个病例
  - 6 例胸型，11 例胸腹型
    - □ 15/17 伴 CHD，66% 为圆锥动脉干畸形
  - 11 例活产，8 例积极治疗
  - 无 CHD 者 2 例死亡，6 例心脏干预治疗后存活；2 例长期通气支持
  - ○ 7 例系列报道在早孕期诊断
    - 2 个活产，最长存活 3 个月
  - ○ 一个机构的 10 例系列报道称均为致死性结局
    - 3 例终止妊娠，1 例宫内死亡，1 例出生时死亡
    - 5 例 4～37 天死亡
      - □ 心力衰竭，心脏骤停，败血症
  - ○ 另一家机构的 13 例系列报道中，存活率为 38.5%
    - 报道时最年长的幸存者年龄为 9 岁
    - 所有长期幸存者都进行了分期修复手术
      - □ 对心脏进行软组织覆盖
      - □ 心脏完全复位进入胸腔
      - □ 结构性心脏病的修复（可能需要多次手术）
      - □ 胸壁重建
- 术后丢失率显著
  - ○ 极重度脓毒症
  - ○ 呼吸衰竭
  - ○ 循环衰竭
    - 由于大血管的走行异常而引起的流入和流出问题
    - CHD 或憩室切除术继发的心功能不全
- 病例报道称，双胎中未受累的胎儿预后良好

处理

- 规范的胎儿超声心动图检查
- 建议核型检查
- 建议终止妊娠
  - ○ 如果是双绒毛膜双胎，可用注射氯化钾选择性减胎
- 如果继续妊娠，可选方案包括
  - ○ 分娩时舒适护理，不予干预
  - ○ 在三级医疗机构计划分娩
    - 剖腹产，以避免损伤外露的心脏
    - 尝试手术修复

诊断要点

考虑

- 预后非常差
- 家庭需要全面地咨询和支持
- 3D 重建图像可能更容易让家庭理解

参考文献

1. Türkyilmaz G et al: Prenatal diagnosis and management of ectopia cordis: varied presentation spectrum. Fetal Pediatr Pathol. 38(2):127-37, 2019
2. Atallah H et al: Prenatal diagnosis of ectopia cordis in a twin fetus. Arch Gynecol Obstet. 298(4):841-2, 2018
3. Escobar-Diaz MC et al: The fetus with ectopia cordis: experience and expectations from two centers. Pediatr Cardiol. 38(3):531-8, 2017
4. Sepulveda W et al: Sonographic diagnosis of ectopia cordis before 9weeks of gestation. Prenat Diagn. 34(12):1231-2, 2014
5. Sepulveda W et al: Ectopia cordis in a first-trimester sonographic screening program for aneuploidy. J Ultrasound Med. 32(5):865-71, 2013

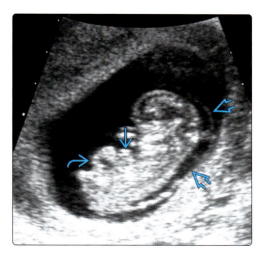

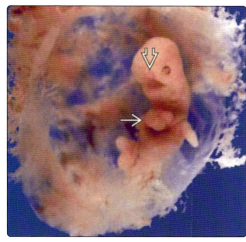

图 6-25 （左图）早孕期超声矢状切面显示水囊状淋巴管瘤 ⮕、脐膨出 ⮕ 和异位心 ⮕。计划进行绒毛活检术（chorionic villus sampling，CVS）之前发生宫内死胎。一般认为，异位心胚胎的早期丢失率高。（右图）早孕期自然流产的妊娠囊显示胎儿异位心 ⮕，还有面正中裂 ⮕（From DP：Placenta.）。

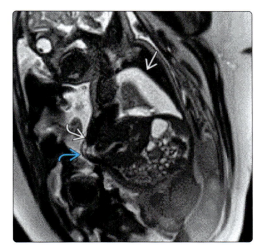

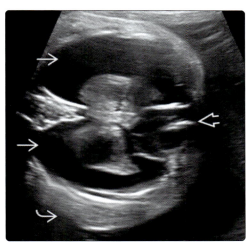

图 6-26 （左图）MR 矢状位 T2 HASTE 序列评估疑似 Cantrell 五联征，显示心尖 ⮕ 移位至脐带 ⮕ 根部，1 周前做过超声检查，现在新出现大量胸水 ⮕。（右图）1 周后超声横切面显示除了胸水 ⮕（心脏 ⮕），还出现皮肤增厚 ⮕，即水肿呈阶段发展。婴儿剖宫产，无反应需要插管，由于合并的 CHD 无法手术，患儿在出生后 2 天内死亡。

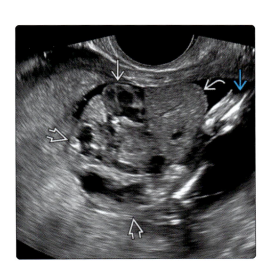

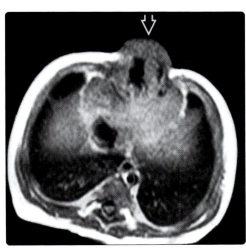

图 6-27 （左图）经阴道超声显示心脏 ⮕ 和肝脏 ⮕ 位于胸腹腔外，内脏附着在胎盘 ⮕ 上，没有正常的脐带（注意下肢 ⮕），这是一例体蒂异常。（右图）异位心活婴的 MR 轴位 T1 加权像显示"裸露"的心脏 ⮕ 穿过胸壁皮肤和皮下脂肪。通常进行分期手术修复，不仅要处理异位的心脏，而且还要处理所有合并的结构异常，这些异常很常见，而且往往很复杂。

要　点

术语

- 室间隔缺损按部位分类
  - 膜周部：临近主动脉瓣下方左室流出道的缺损
  - 肌部：室间隔肌部从心尖到心底任何部位的缺损
  - 流出道：肺动脉瓣下方右室流出道的缺损
  - 流入道：缺损位于膜部间隔的后下方、三尖瓣隔叶下方

影像学表现

- 室间隔回声失落是潜在的陷阱
  - 尽量让声束垂直于室间隔成像
  - 如果在心尖四腔切面上看到室间隔缺损，请在长轴切面上确认，反之亦然
- 小的肌部室间隔缺损在灰阶或彩色多普勒超声上可能都看不到
- 彩色多普勒有助于确认血流通过缺损

- 需要专项胎儿超声心动图检查，因为 50% 的病例合并相关心脏异常

病理

- 膜周部（75%）：法洛四联症，右室双出口（double-outlet right ventricle，DORV）
- 肌部（10%～15%）：可能多发
- 流出道（5%）：永存动脉干
- 流入道（5%～8%）：房室间隔缺损的组成部分

临床问题

- 作为孤立性病变占所有先天性心脏病的 20%
- 短期和长期预后良好
  - 手术死亡率 0.5%

诊断要点

- 血流动力学变化显著的病变会更大→更容易被检出

图 6-28　（左图）示意图显示室间隔中间肌部缺损➦，使含氧血从左心室流向右心室，提高了主肺动脉➦的氧饱和度。（右图）室间隔中部可见一大型肌部室间隔缺损➡。尽量垂直于室间隔扫查。如果平行于室间隔扫查常出现信号衰减，可被误诊为室间隔缺损。

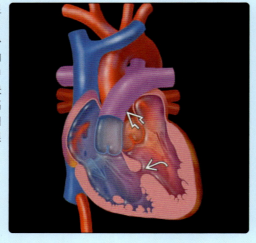
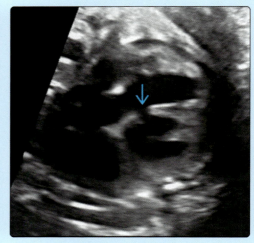

图 6-29　（左图）超声心动图显示法洛四联症胎儿的膜周部室间隔缺损➡伴主动脉骑跨➦。类似这种室间隔缺损和主动脉骑跨的图像也可见于永存动脉干、右室双出口和室间隔缺损型肺动脉闭锁。（右图）这里显示室间隔缺损➡向后对位不良，主动脉瓣下方存在肌肉组织➦，导致 LVOT 狭窄。主动脉瓣➦小而增厚，这与主动脉弓梗阻有关。

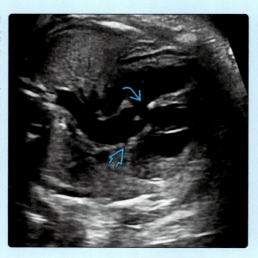
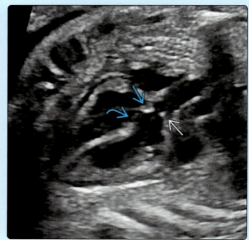

术语

缩写

- 室间隔缺损（ventricular septal defect，VSD）

定义

- **膜周部**：紧邻主动脉瓣下方左室流出道的缺损
- **肌部**：室间隔肌部从心尖到心底任何部位的缺损
- **流出道**：肺动脉瓣下方右室流出道的缺损
- **流入道**：缺损位于膜部间隔的后下方、三尖瓣隔叶下方

影像学表现

一般特征

- 最佳诊断线索
  - 室间隔上的缺损

超声心动图表现

- 超声心动图
  - 室间隔回声失落是潜在的陷阱
    - 尽量让声束垂直于室间隔成像
    - 室间隔与主动脉瓣环连续完整，排除了此处的 VSD
    - 如果在心尖四腔切面上看到，请在长轴切面上确认，反之亦然
  - 小的肌部 VSD 在灰阶或彩色多普勒超声上可能都看不到
- 彩色多普勒
  - 彩色多普勒有助于确认血流通过缺损
  - 若为单向分流，则寻找其他改变心室压力平衡的异常（如流出道梗阻）
- 常常合并其他心脏畸形

影像学建议

- 流程建议
  - 如果有室间隔缺损
    - 确定其位置（膜周部、肌部、流出道、流入道）
    - 对心脏进行完整的节段分析（50% 伴发心脏畸形）
  - 全面探查其他心外解剖结构异常

鉴别诊断

房室间隔缺损

- 缺损累及房间隔和室间隔
- 共同房室瓣骑跨于室间隔缺损之上

右室双出口

- 二尖瓣和主动脉瓣之间不连续
- 主动脉起源于 RV（＞50%）多于 LV

病理

一般特征

- 遗传学
  - 染色体异常的发生率＞40%

分期、分级与分类

- 膜周部（75%）：法洛四联症，右室双出口（double-outlet right ventricle，DORV）
- 肌部（10%～15%）：可能多发
- 流出道（5%）：永存动脉干
- 流入道（5%～8%）：房室间隔缺损（atrioventricular septal defect，AVSD）的组成部分

临床问题

人口统计资料

- 流行病学
  - 为孤立性病变时占所有先天性心脏病的 20%
  - 活产儿发生率 2：1 000～3：1 000

自然病史与预后

- 多变，取决于
  - 位置
    - 流出道和流入道的 VSD 很有可能需要手术关闭
    - 膜周部和肌部室间隔缺损自然闭合率高（分别为 1/3 和 2/3）
  - 缺损的大小和左向右分流的程度
    - 微小的肌部室间隔缺损在一岁以内自然闭合
    - 小的室间隔缺损，通常在膜周，常在随后的儿童期闭合或保持无症状
    - 血流动力学变化显著的大型 VSD（大于主动脉瓣环的 50%）会发展为充血性心力衰竭，通常需要手术治疗
  - 50% 存在相关心脏异常
- 如果有以下情况，则手术修复
  - 其他复杂 CHD 的一部分
  - 最大限度药物治疗失败
- 短期和长期预后良好
  - 手术死亡率 0.5%
- 再发风险
  - 一个孩子：3%；两个孩子：10%
  - 母亲 VSD：6%～10%；父亲：2%

处理

- 如果合并其他心脏缺陷或心外畸形，建议遗传学检测
- 产前进行儿童心脏病学咨询
- 如果缺损较大或缺损为复杂先天性心脏病的一部分，转诊到三级医疗中心
- 根治方案
  - 心包或涤纶补片修补

诊断要点

影像判读经验

- 在左室流出道切面中检查室间隔与主动脉瓣环间的连续性，以排除膜周部室间隔缺损
- 保持声束垂直于室间隔；避免膜部和肌部交界处回声失落所致的 VSD 假象

参考文献

1. Svirsky R et al: The genetic and clinical outcome of isolated fetal muscular ventricular septal defect (VSD). J Matern Fetal Neonatal Med. 32(17):2837-41, 2019

要　点

术语

- 心脏中央缺损，累及房间隔、室间隔、房室瓣和传导系统
- 房室间隔缺损可以均衡或不均衡
  - 均衡型缺损：右心室和左心室的大小相同，房室瓣与两侧心室平均连接
  - 不均衡型缺损：一个心室获得大部分流入的血流，相当于单心室
- 缺损可以是完全型或部分型
  - 部分型：原发孔型房间隔缺损（atrial septal defect，ASD）、二尖瓣环和三尖瓣环独立、二尖瓣裂
  - 完全型：原发孔型 ASD、靠近流入道的室间隔缺损、只有一个瓣环的共同房室瓣

影像学表现

- 四腔心切面上心脏十字交叉消失

- 正常情况下，房间隔和室间隔在心脏的十字交叉处相连接，房室瓣被分隔到两个不同的瓣环中
- 单一房室瓣在收缩期呈直线横穿心脏
  - 确定房室瓣与心室连接
  - 心室小提示不均衡型房室间隔缺损
- 原发孔型房间隔缺损和流入道室间隔缺损
- 左室流出道呈"鹅颈征"畸形

病理

- 高达 50% 的胎儿病例合并 21 三体
- 20%～30% 为其他染色体异常或综合征
- 15%～20% 存在内脏异位
- 常见其他心脏畸形

临床问题

- 21 三体不是不良手术结局的独立危险因素
- 活产儿短期和长期手术预后良好（20 年生存率为 95%）

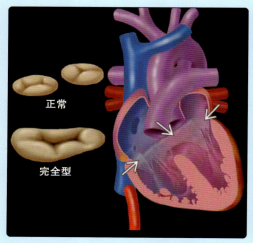
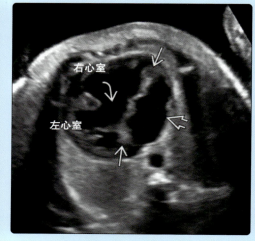

图 6-30　（左图）示意图显示一个完全或共同房室瓣➡横跨于心脏中央缺损处，累及房间隔和室间隔。心脏中血液的混合导致主动脉和主肺动脉的氧饱和度相似。（右图）这张图像显示室间隔缺损➡非常大，几乎没有房间隔➡，一组瓣膜➡跨越了两个心室。这看起来是均衡型房室间隔缺损，因为心室大小相似。

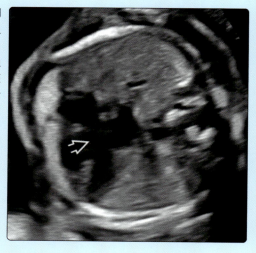
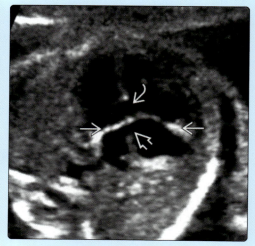

图 6-31　（左图）四腔心切面舒张期（房室瓣打开）显示心脏的十字交叉缺失➡，房间隔缺损和室间隔缺损都很大，这看起来像心脏的中心消失了。（右图）胎儿超声心动图四腔心切面显示均衡型房室间隔缺损，收缩期仅有一个共同房室瓣➡，房间隔缺损➡和室间隔缺损➡相延续。无正常的房室瓣位置偏差。

术语

缩写

- 房室间隔缺损（atrioventricular septal defect，AVSD）

同义词

- 房室（AV）通道
- 心内膜垫缺损

定义

- 心脏中央缺损，包括
  - 房间隔［房间隔缺损（atrial septal defect，ASD）］
  - 室间隔［室间隔缺损（ventricular septal defect，VSD）］
  - 房室瓣
  - 传导系统路径异常
- 房室间隔缺损可以均衡或不均衡
  - **均衡型**：右心室（RV）和左心室（LV）的大小相同，房室瓣与两侧心室平均连接
  - **不均衡型**：一个心室获得大部分流入的血流，相当于单心室
- 房室间隔缺损可以是完全型或部分型
  - 部分型：原发孔型 ASD、二尖瓣环和三尖瓣环独立、二尖瓣裂
    - 过渡型：也有小型流入道 VSD 的部分型 AVSD，密集的腱索附着遮挡了一部分室间隔缺损
  - 完全型：原发孔型 ASD、靠近流入道的 VSD、只有一个瓣环的共同房室瓣
    - 中间型：有一个共同瓣环和不同左、右房室瓣口的完全型 AVSD

影像学表现

一般特征

- 最佳诊断线索
  - 四腔心切面上心脏十字交叉消失
    - 正常情况下，房间隔和室间隔在心脏的十字交叉处相接，房室瓣被分隔到两个不同的瓣环中
  - 存在 ASD 和 VSD
  - 无正常的房室瓣位置偏差（即房室瓣在同一平面上）

超声心动图表现

- 单一房室瓣在收缩期呈直线横穿心脏
  - 正常的三尖瓣附着点比二尖瓣附着点（向心尖）偏移 1～2mm
    - 因为单一房室瓣有上、下桥叶，所以房室瓣位差就不存在了
  - 常见房室瓣反流
  - 确定房室瓣与心室的连接很重要
    - 心室小提示不均衡型房室间隔缺损

- 原发孔型房间隔缺损，还存在典型的正常卵圆孔
- 流入道室间隔缺损
- 左室流出道（left ventricular outflow tract，LVOT）呈"鹅颈征"畸形
  - LVOT 被拉长、变窄，略呈水平倾斜
  - 由于主动脉和二尖瓣之间连续性缺失，主动脉根部移位
- 彩色多普勒
  - 评估房室瓣狭窄或通过房室瓣的湍流
  - 评估瓣膜反流
  - 评估通过室间隔缺损和房间隔缺损的血流
- 脉冲多普勒
  - 用于评估是否存在瓣膜狭窄或梗阻
- 常见的其他心脏畸形
  - 法洛四联症
  - 右室双出口
  - 左心梗阻
  - 内脏异位综合征

影像学建议

- 流程建议
  - 如果发现房室瓣在同一水平
    - 寻找原发孔型 ASD
    - 寻找流入道 VSD
    - 评估房室瓣反流
    - 评估合并心脏缺陷
    - 寻找内脏异位综合征的征象，特别是下腔静脉离断
  - 确定心室优势（均衡或不均衡）
  - 确定是完全型还是部分型
  - 检查心率和心律
    - 传导系统受累→心动过缓或心脏传导阻滞提示可能与内脏异位有关
  - 全面解剖检查其他异常
    - 与 21 三体密切相关
      - 颈背部皮肤增厚、肢根型肢体短小、十二指肠闭锁、肠管回声增强、肾盂扩张、先天性指（趾）弯曲

鉴别诊断

大型室间隔缺损

- 房室瓣正常
- 房间隔的原发隔完整

大型房间隔缺损

- 房室瓣正常
- 室间隔完整

内脏异位综合征

- 多发其他心脏缺陷
- 右房异构或左房异构

病理

一般特征

- 病因学
  - 胚胎学
    - 心内膜垫不能正常形成、生长或融合
    - 正确的房室分隔
      □ 需要早期上皮-间质转化
      □ 需要晚期心肌化才能完成分离
    - 原始房室通道在孕 6 周后仍存在
- 遗传学
  - 高达 50% 的胎儿存在 21 三体
  - 20%～30% 合并其他染色体异常或综合征
    - 18 三体、13 三体、内脏异位综合征
- 伴随畸形
  - 15%～20% 存在内脏异位综合征
  - 其他心脏畸形，如法洛四联症、右室双出口、左心梗阻
    - 发现于 10% 的 21 三体患者
    - 发现于 33% 的非唐氏综合征患者

分期、分级与分类

- AVSD 的 Rastelli 分类
  - A 型（最常见）
    - 上桥瓣附着于室间隔嵴上
  - B 型（最少见）
    - 上桥瓣附于室间隔右侧
  - C 型
    - 上桥瓣自由漂浮于左室游离壁到右室游离壁之上
- 不均衡型房室间隔缺损左、右优势型的附加分类

临床问题

表现

- 常规超声检查发现四腔心切面异常
  - 共同房室瓣，单一的瓣环与 ASD 和 VSD 相邻
- 早在 12～14 周发现完全型房室通道畸形

人口统计资料

- 流行病学
  - 占先天性心脏病的 4%～5%
  - 活产儿发生率 0.34：1 000

自然病史与预后

- 产前
  - 胎儿发生率 > 活产儿发生率
    - 丢失率反映了与非整倍体/内脏异位/其他心脏畸形的高度相关
  - 如果是孤立存在，妊娠期通常没有并发症
- 产后
  - **完全型（均衡型）AVSD** 出生后稳定，但是由于间隔缺损处的血液混合，可能氧饱和度较低
    - 大多数会生长至 4～6 个月择期手术修复
    - 延迟手术修复增加肺动脉高压的可能性，预后较差
  - **不均衡型房室间隔缺损**通常需要在出生后第一周干预或手术
    - 预后与单心室相似

    □ 房室瓣明显反流者，预后更差
  - 由于单心室泵血，本身预期寿命有限
  - 21 三体患者的风险甚至更高
  - **部分型房室间隔缺损**可能在需要手术干预前的数年表现良好
  - 短期和长期手术效果良好
    - 手术死亡率 < 1%
    - 20 年生存率为 95%
    - 10%～20% 的患者需要再次手术，通常为房室瓣反流或 LVOT 梗阻
  - 21 三体并非不良手术结局的独立危险因素
    - 由于冗余的房室瓣组织使手术修复更容易，结局往往更好
    - 上呼吸道阻塞和由此继发的肺动脉高压发生率高，这影响其自然病史
- 再发风险
  - 一个孩子：2%～3%
  - 两个孩子：10%
  - 双亲患有 AVSD 且染色体正常：2%～6%
    - 母亲患病比父亲患病的影响更大

处理

- 鼓励遗传学检测
  - 与非整倍体/21 三体密切相关
- 儿童心脏科/新生儿科的产前咨询
- 如果继续妊娠，复杂的病例转诊到三级中心分娩，而简单的病例在当地分娩
  - 无提前分娩或剖宫产指征
  - 出生时极少需要处理，除非伴有其他异常或者是不均衡型房室间隔缺损
- 确定性治疗
  - 完整修复均衡型房室间隔缺损
  - 单心室姑息治疗不均衡型房室间隔缺损
  - 部分型房室间隔缺损的临床观察及处理
    - 常在儿童期手术，新生儿期手术不常见

诊断要点

考虑

- 所有病例均进行规范胎儿超声心动图检查
  - 每种类型的 AVSD 管理、预后和治疗都有很大的差异
  - 其差异化要求评估心室大小和房室瓣与心室的连接

影像判读经验

- 大约 50% 的孤立性 AVSD 患者为 21 三体

参考文献

1. Belfrage K et al: Initial fetal to initial postnatal echocardiogram in uncomplicated atrioventricular septal defects: do significant changes occur? Echocardiography. 37(12):2102-6, 2020
2. Słodki M et al: Prenatal atrioventricular septal defect (AVSD) as a planned congenital heart disease with different outcome depending on the presence of the coexisting extracardiac abnormalities (ECA) and/or malformations (ECM). J Matern Fetal Neonatal Med. 33(15):2635-41, 2020
3. Airaksinen R et al: Complete atrioventricular septal defect: evolution of results in a single center during 50 years. Ann Thorac Surg. 107(6):1824-30, 2019
4. Mery CM et al: Contemporary outcomes after repair of isolated and complex complete atrioventricular septal defect. Ann Thorac Surg. 106(5):1429-37, 2018
5. Calkoen EE et al: Atrioventricular septal defect: from embryonic development to long-term follow-up. Int J Cardiol. 202:784-95, 2016

第六章　心　脏

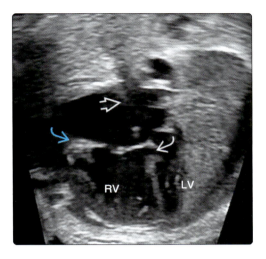

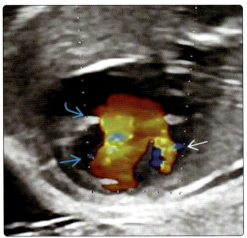

图 6-32 （左图）这是一个左心室小于右心室的不均衡型房室间隔缺损病例。可见流入道室间隔缺损 ➡ 和极少的房间隔 ➡。房室瓣显示在同一水平 ➡。（右图）类似的彩色多普勒图像显示，与较小的左心室 ➡ 相比，血流穿过共同房室瓣 ➡ 优先进入右心室 ➡。本例中左心室功能不全，出生后接受单心室姑息治疗。

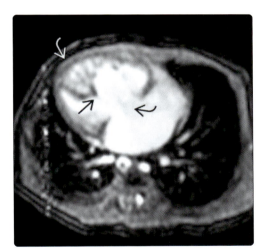

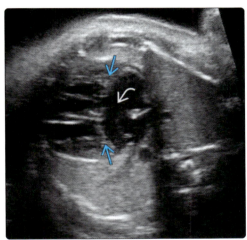

图 6-33 （左图）新生儿心脏 MR 轴位切面显示大型 AVSD ➡。房间隔缺如，大型流入道 VSD（在室间隔 ➡ 顶部）。还要注意心轴异常，心尖朝右 ➡。（右图）四腔心切面显示单一房室瓣 ➡ 伴大的原发孔型房间隔缺损 ➡。在静态图像中可能很难看到 VSD，但单一房室瓣和原发孔房间隔缺损是不正常的，符合部分型 AVSD。

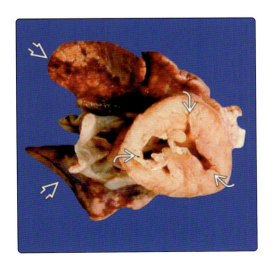

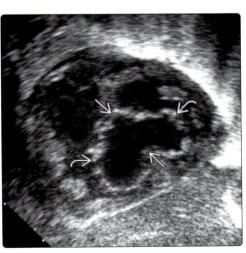

图 6-34 （左图）胎儿 AVSD 的大体病理标本。这个截面类似短轴切面，显示单一共同房室瓣 ➡。因为还有肺发育不良，所以肺较小 ➡。（右图）超声心动图剑突下短轴切面显示与大体解剖标本一致的单一、均衡型共同房室瓣 ➡，注意室间隔平面将左右分开 ➡。

间隔缺损

389

要 点

术语

- 卵圆瓣冗长

影像学表现

- 卵圆瓣呈气球样改变
  - 至少延伸到左心房的一半
- 可能与左心房壁或二尖瓣周期性接触
- 过于冗余的卵圆瓣甚至可能穿过二尖瓣形成疝
  - 可引起左室流入道梗阻
- 随心动周期运动而飘动（水母状）
- 检查心律
  - 高达 36% 的患者会出现房性期前收缩（premature atrial contraction, PAC）

主要鉴别诊断

- 正常卵圆孔
  - 卵圆瓣突入左心房，但活动度不大

- 呈线形；没有足够的组织以形成气球状

病理

- 与非整倍体无关
- PAC 可能是由于冗长的卵圆瓣与左心房壁周期性接触或刺激窦房结所致

临床问题

- 真实人群发病率未知
- 1.2% 的胎儿因为各种原因接受胎儿超声检查
- 5.4% 的胎儿因心律失常而转诊
- 大型系列研究（＞1 000 例）中没有胎儿发展为显著心律失常

诊断要点

- 孤立性房间隔膨出瘤为良性病变
- 通过定期听诊监测心律紊乱
- 如果伴有 PAC，发展为快速型心律失常的风险很小

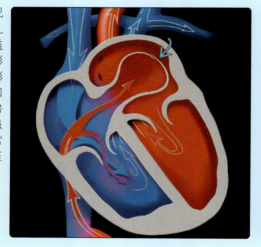
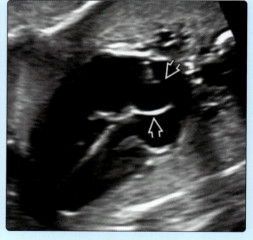

图 6-35 （左图）正常情况下，胎儿的血液穿过卵圆孔从右向左流动。有时，覆盖的卵圆瓣冗长，呈气球样膨入左心房 ➡ 形成房间隔膨出瘤。（右图）胎儿心脏四腔心切面显示突入左心房内的房间隔膨出瘤 ➡。虽然定义不同，但卵圆瓣异常冗长被认为需至少延伸至左心房的一半。

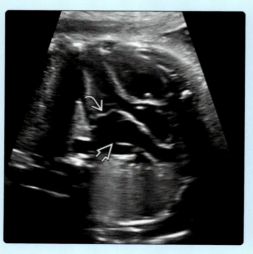
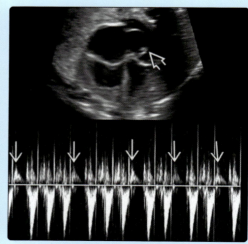

图 6-36 （左图）LVOT 切面显示左心房内房间隔膨出瘤 ➡，在心动周期中可能与左心房壁接触，如果非常冗长，甚至可以通过二尖瓣 ➡ 脱垂。碰触左房壁或刺激窦房结可诱发 PAC。（右图）脉冲多普勒显示 PAC ➡，可以与存在房间隔膨出瘤 ➡ 有关。这通常是一种良性心律失常，极少发展为室上性心动过速。

术语

同义词

- 卵圆孔瘤
- 原发隔瘤
- 原发隔瓣冗长

定义

- 卵圆瓣冗长
- 不同的文献对冗长的定义并不相同
  - 卵圆瓣至少延伸到左心房的一半
  - 卵圆瓣的漂移超出房间隔平面5毫米以上
  - 卵圆瓣活动异常

影像学表现

一般特征

- 卵圆瓣呈气球样改变
  - 可能与左心房壁或二尖瓣周期性接触
  - 过于冗余的卵圆瓣甚至可能穿过二尖瓣形成疝
    - 可引起左室流入道梗阻
      - 如果长期存在,有左心发育不良的危险
- 随心动周期运动而飘动
  - 被描述为水母状

影像学建议

- 检查心律
  - 高达36%的患者会出现房性期前收缩(premature atrial contraction, PAC)
  - 罕见阵发性或持续性室上性心动过速
- 寻找其他结构异常

鉴别诊断

正常卵圆孔

- 正常卵圆瓣随心动周期活动度小
- 在四腔心切面上看到飘入左心房
  - 呈线形瓣;没有足够的组织以形成气球状
- 心房水平反向分流时,卵圆瓣飘入右心房
  - 见于左心梗阻

病理

一般特征

- 病因学
  - 病因不明
    - 可能是原发隔组织异常薄软
- 遗传学
  - 与非整倍体无关
- 伴随畸形
  - PAC可能由于
    - 冗长的卵圆瓣周期性接触左心房壁
    - 卵圆瓣基底部可刺激窦房(sinoatrial, SA)结
    - SA结传导间歇阻滞

- 胚胎学
  - 原发隔:薄片状组织从共同心房顶部向室间隔方向生长
    - 持续生长,直到与心内膜垫连接
    - 心房之间留孔:原发孔和继发孔
  - 继发隔:较厚的肌性片状组织发育成后下方的真房间隔
    - 靠近右心房底部保持开放(卵圆孔)
  - 原发隔片状组织(卵圆瓣)通常覆盖卵圆孔
    - 由于右→左分流,胎儿左心房内可见卵圆瓣

临床问题

表现

- 最常见的症状/体征
  - 在常规产科超声检查四腔心切面上观察
  - 可在评估胎儿PAC或心律失常时发现

人口统计资料

- 流行病学
  - 胎儿
    - 真实人群发病率未知
    - 1.2%的胎儿因为各种原因接受胎儿超声检查
    - 5.4%的胎儿因心律失常而转诊
  - 青壮年
    - 如果早产,房间隔膨出瘤发病率较高
    - 卒中的危险因素

自然病史与预后

- 与PAC相关
- 大型系列研究(>1 000例)中胎儿无明显心律失常
- 所有婴儿在3个月大时为正常窦性心律

处理

- 通过定期听诊监测心律失常
- 如果有明显的左室流入道梗阻,则采用母体高氧治疗
  - 增加胎儿肺静脉回流
  - 改变左心室几何形状
  - 促进主动脉峡部的顺行血流

诊断要点

影像判读经验

- 孤立性房间隔膨出瘤为良性病变
- 如果伴有PAC,进展为快速型心律失常的风险非常小

参考文献

1. Santos AC et al: Fetal atrial septal aneurysm: a differential diagnosis of aortic arch retrograde flow. BMJ Case Rep. 13(1), 2020
2. Jaeggi E et al: Fetal and neonatal arrhythmias. Clin Perinatol. 43(1):99-112, 2016
3. Sun HY et al: Unusual consequence of a fetal atrial septal aneurysm. Clin Case Rep. 3(6):368-9, 2015
4. Bassareo PP et al: High prevalence of interatrial septal aneurysm in young adults who were born preterm. J Matern Fetal Neonatal Med. 27(11):1123-8, 2014
5. Yozgat Y et al: Importance of close follow-up in the fetus with premature atrial contractions accompanied by atrial septal aneurysm: a case report. Case Rep Obstet Gynecol. 2013:391085, 2013
6. Hung JH et al: Prenatal diagnosis of atrial septal aneurysm. J Clin Ultrasound. 36(1):51-2, 2008

间隔缺损

要 点

术语

- 三尖瓣（tricuspid valve，TV）隔叶和后叶向心尖移位
- TV 闭合点降至右心室（right ventricle，RV）内，而不是在房室交界处
  - 导致右心室"心房化"

影像学表现

- 心脏增大主要由右心房（right atrium，RA）扩大所致
  - 扩张通常非常严重；"胸壁到胸壁"心
- 隔叶和后叶与下方心肌粘连导致功能性瓣环向心尖方向移位至 RV
- 三尖瓣前叶较长，呈帆状，或冗长
- 瓣膜发育不良 + 瓣叶错位→三尖瓣反流
- 功能性右心室小
- 肺动脉通常小或闭锁

- 可有肺功能不全，预后差
- 监测心律失常：室上性心动过速或心房扑动时→预后更差

临床问题

- 解剖异常的程度和临床结局差异很大
  - GOSE 评分（RA 加房化 RV 与功能 RV 加左心的比率）根据 4 个等级帮助判断预后
  - 1 级比率＜0.5；超过 90% 存活
  - 4 级比率大于 1.5；预计死亡率为 100%
- 动脉导管不开放时，过肺动脉瓣的前向血流缺失是致命的
- 宫内死亡率是 45%
- 如果瓣膜轻度下移，患者的一般情况很好，可能维持很长时间不需要手术，甚至根本不用做手术

诊断要点

- TV 异常移位是诊断 Ebstein 畸形的关键

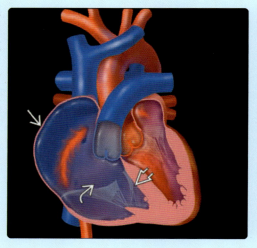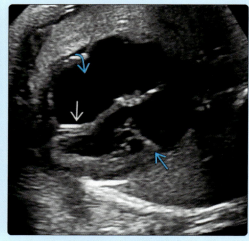

图 6-37 （左图）Ebstein 畸形示意图显示较大的 RA ➡，包括 RV "房化"的流入道部分 ➡。注意隔叶向下移位和异常附着 ➡。（右图）四腔心切面显示三尖瓣隔叶向心尖移位 ➡，导致 RV "房化" ➡。二尖瓣平面如图所示 ➡。这个病例只有轻微的心脏增大。该患者在出生后出院回家，不需要手术干预。

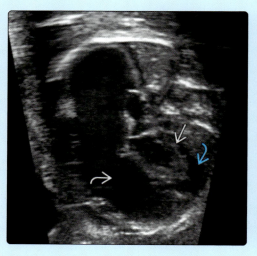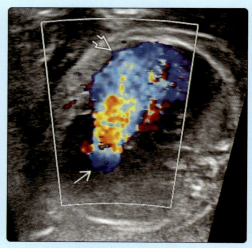

图 6-38 （左图）Ebstein 畸形胎儿的四腔心切面显示心脏严重扩张。由于三尖瓣向下移位太远，在这个切面中无法看到瓣叶，导致 RV 有很大一部分"房化" ➡。LV 大小正常 ➡。还有少量心包积液 ➡。（右图）同一患者的彩色多普勒显示严重反流起始于 RV 内偏下方 ➡。注意反流是如何充满 RA 的 ➡。

术语

定义

- TV 隔叶和后叶向心尖移位
  - TV 闭合点降至 RV 内,而不是在房室交界处
    - 导致 RV"心房化"

影像学表现

一般特征

- 最佳诊断线索
  - RA 扩大 +TV 向心尖部移位
    - 正常三尖瓣在室间隔上比二尖瓣仅低 1~2mm

超声心动图表现

- 心脏增大通常非常严重("胸壁到胸壁"心)
  - 主要由于右心房扩大
- 隔叶和后叶与下方心肌粘连(分层失败)
  - 导致功能性瓣环向心尖方向移位至 RV
- RV 的"心房化"部分扩张
  - 功能性右心室小;通常只有肌部和流出道部存在
- 三尖瓣前叶较长,呈帆状,或冗长
- 右侧房室连接处或真正的三尖瓣环处扩张
- 瓣膜发育不良 + 瓣叶错位→三尖瓣反流
- 由于前向血流减少,通常肺动脉会小或闭锁
- 彩色多普勒
  - 有助于显示三尖瓣反流
  - 评估是否有血流通过肺动脉瓣和肺动脉瓣关闭不全

影像学建议

- 流程建议
  - 如果心脏明显增大
    - 看 RA 大小
    - 评估 TV 的水平
    - 评估三尖瓣反流程度
      - 如果严重,水肿的风险增加
  - 寻找合并结构异常(30%)
    - 肺动脉狭窄或闭锁
  - 评估心律失常
    - 室上性心动过速或心房扑动时→预后更差

鉴别诊断

三尖瓣发育不良

- TV 位置正常
- 瓣叶增厚并发育不良,但可以自由活动
- 伴 RA 扩张时三尖瓣反流可以很严重
- 一般 RV 大小正常

病理

一般特征

- 病因学
  - 未知;研究表明存在遗传、生殖和环境风险因素

临床问题

表现

- 常规产科扫查发现心脏增大,通常很巨大

人口统计资料

- 流行病学
  - 占先天性心脏病的 1%
  - 活产儿发病率 0.005:1 000~0.025:1 000
  - 男 = 女

自然病史与预后

- 解剖异常的程度和临床预后差异很大
- 宫内死亡率为 45%
- 大奥蒙德街医院超声心动图(Great Ormond Street Echocordiogram,GOSE)评分
  - RA 加房化 RV 与功能 RV 加左心的比率
    - 1 级　比率小于 0.5;超过 90% 存活
    - 2 级　比率 0.5~0.99;超过 90% 存活
    - 3 级　比率 1~1.49;儿童死亡率高达 45%
    - 4 级　比率大于 1.5;预计死亡率为 100%
- 动脉导管不开放时,过肺动脉瓣的前向血流缺失是致命的
  - 会合并肺动脉瓣关闭不全,预后差
- 成人 Ebstein 畸形中期生存率良好,40 岁时 100%,50 岁时 95%,60 岁时 81%
- 再发风险:一个孩子(1%),两个患病的兄弟姐妹(3%)

处理

- 提供遗传学检测:Ebstein 畸形在 21 三体、18 三体中已有描述
- 儿童心脏科/新生儿科的产前咨询
- 在三级中心计划分娩;提前分娩不能改善预后
- 心力衰竭或严重发绀的病人,必须手术
  - 可能为单心室或双心室修复
- 如果瓣膜轻度下移,患者的一般情况很好,可能维持很长时间不需要手术,甚至根本不用做手术

诊断要点

影像判读经验

- TV 异常移位是诊断 Ebstein 畸形的关键

参考文献

1. Freud LR et al: Risk factors for mortality and circulatory outcome among neonates prenatally diagnosed with Ebstein anomaly or tricuspid valve dysplasia: a multicenter study. J Am Heart Assoc. 9(21):e016684, 2020

右心畸形

图 6-39 （左图）四腔心切面彩色多普勒显示严重的三尖瓣反流起始于 RV 内偏下方➡️，符合 Ebstein 畸形。二尖瓣➡️位置正常。（右图）尸检图像显示，RA 已经被打开，向下观察被红点勾勒出来的三尖瓣环，隔叶的附着点➡️在瓣环的下方。

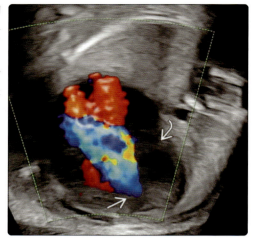
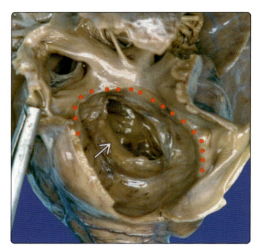

图 6-40 （左图）胎儿胸部横切面显示心脏显著增大，伴右心房严重扩张➡️和"房化"RV➡️。左室大小正常➡️。肺脏➡️被显著增大的心脏挤压。（右图）同一病人的矢状面显示严重扩张的右心房和"房化"RV➡️，与之相比 LV➡️正常。这是一例孕 22 周的严重 Ebstein 畸形。患者选择终止妊娠。

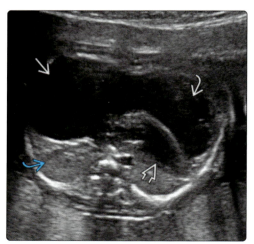
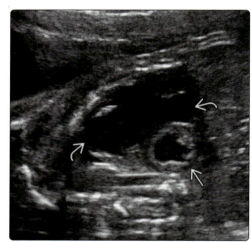

图 6-41 （左图）Ebstein 畸形胎儿的胸部冠状面（RA 扩大➡️）显示正在发展的水肿，有心包积液➡️、胸水➡️和皮肤增厚➡️。（右图）同一病例胸片显示胸壁到胸壁心。由于已知经导管逆向灌注肺动脉，她接受了前列腺素治疗，但即使采用高流量鼻导管，也无法供氧。虽然需要紧急插管术，但是经手术修复她活下来了。

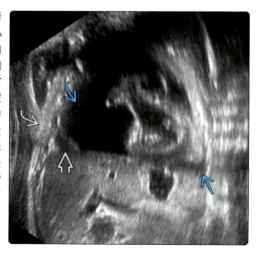
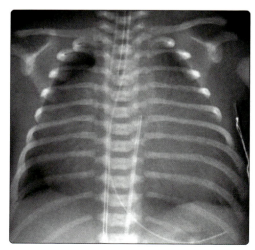

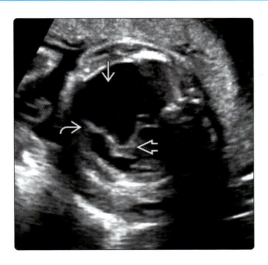

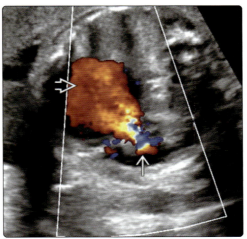

图 6-42 （左图）通过四腔心水平的胸腔横切面显示右心房扩张➡️，三尖瓣瓣尖增厚，隔叶➡️仅轻微移位到真正瓣环➡️的下方。考虑到心脏的整体大小，显然一定存在明显的反流。（右图）同一图像的彩色多普勒显示，严重反流➡️起始于 RV 内偏下方，符合 Ebstein 畸形。注意反流充满右心房➡️。

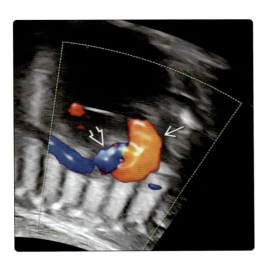

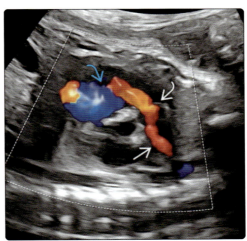

图 6-43 （左图）主动脉弓切面显示主动脉内呈前向血流➡️，动脉导管内呈逆向血流➡️。这见于严重三尖瓣反流时功能性肺动脉闭锁。RV 无法产生足够的压力打开肺动脉瓣。（右图）RVOT 显示肺动脉内来自动脉导管的逆向血流➡️穿过肺动脉瓣（肺动脉瓣关闭不全）➡️。三尖瓣反流严重➡️，这种情况预后不良。

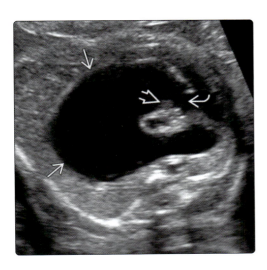

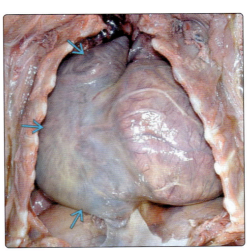

图 6-44 （左图）胎儿胸部横切面显示心脏极度扩张，主要为右心房扩张➡️，仅仅有三尖瓣隔叶的残迹➡️，导致瓣叶大面积对合不良➡️，严重反流。（右图）Ebstein 畸形病例的尸检显示胸壁到胸壁心。心包已被切除，展现出严重扩大的右心房➡️占据了胸腔的大部分。［致谢 L.Erickson，PA（ASCP）］

要　点

术语

- 三尖瓣（tricuspid valve，TV）增厚且发育不良

影像学表现

- 三尖瓣位置正常
- 瓣叶增厚、呈结节状或不规则
  - 导致三尖瓣功能不全或反流→引起右心房增大，进展为水肿的风险增加
- 常伴有肺动脉狭窄/闭锁
- 评估心律失常

主要鉴别诊断

- Ebstein 畸形
  - 也有 TV 发育不良和三尖瓣反流，但关键的区别是 TV 隔叶和后叶向心尖方向移位
  - 导致 RV 心房化

- 功能 RV 小

病理

- Ebstein 畸形和 TV 发育不良有类似的病理生理学

临床问题

- 分娩后，由于心房水平右向左分流，可出现发绀
  - 听诊时有明显的反流性收缩期杂音
- 可无需任何干预就能显著改善
  - 由于出生后肺血管阻力（pulmonary vascular resistance，PVR）迅速下降
- 在宫内或出生后出现严重的肺动脉反流，预后较差
  - 胎儿死亡率为 17%，不包括终止妊娠
  - 在包括 Ebstein 畸形和 TV 发育不良婴幼儿的大型研究中，新生儿死亡率为 32%
- 严重发绀的心力衰竭患者必须手术，这些患者不能随着时间的推移和 PVR 下降而改善

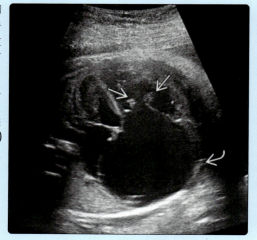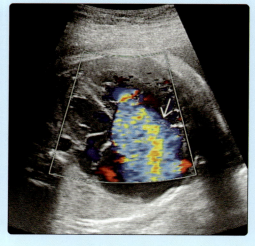

图 6-45 （左图）四腔心切面显示心脏增大，右心房严重扩大 ➡。三尖瓣位置正常，但瓣尖增厚，发育不良 ➡。瓣叶没有接触，存在对合缺陷。瓣叶位置正常有别于 Ebstein 畸形，Ebstein 畸形有瓣叶向心尖移位和右心室小。（右图）相应的彩色多普勒超声显示三尖瓣严重反流 ➡。

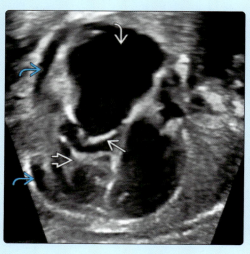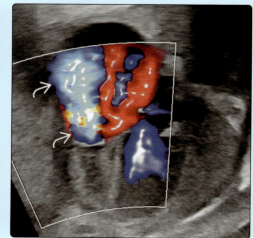

图 6-46 （左图）四腔心切面显示心脏增大，右心房严重扩大 ➡。三尖瓣位置正常，但瓣叶增厚 ➡。右心室大小正常，肌小梁明显增粗 ➡。注意心包积液 ➡ 是可能出现水肿的迹象。（右图）同一张图像应用彩色多普勒显示三尖瓣严重反流 ➡，一条很宽的射流冲入右心房。

第六章　心　脏

术语

缩写

- 三尖瓣（tricuspid valve，TV）发育不良

定义

- TV 增厚并发育不良
- 瓣叶位于正常瓣环处

影像学表现

一般特征

- 最佳诊断线索
  - 心脏增大
    - RA 扩大
  - 三尖瓣增厚且发育不良
    - 严重反流
- 形态学
  - 三尖瓣位置正常
  - 瓣叶增厚、呈结节状或不规则
    - 导致三尖瓣功能不全或反流→引起右心房增大，进展为水肿的风险增加
  - 常伴有肺动脉狭窄/闭锁

影像学建议

- 流程建议
  - 如果有明显心脏增大，确定哪个心腔扩张
    - 如果扩大的心腔是 RA
      - □ 评估 TV 位置水平
      - □ 评估三尖瓣反流程度
    - 评估右心室大小
  - 寻找相关结构畸形
    - 肺动脉狭窄/闭锁
      - □ 过肺动脉瓣的逆向血流是胎儿或新生儿死亡的危险因素
    - 动脉导管内逆向血流提示右心室血容量不足
  - 评估心律失常

鉴别诊断

Ebstein 畸形

- 也有三尖瓣发育不良和反流，但伴有如下其他表现
- TV 隔叶和后叶向心尖方向移位，使瓣膜的关闭点降至右心室
  - 导致右心室心房化
    - 心脏增大主要由 RA 扩大所致
    - 通常巨大（"胸壁到胸壁"心）
- 功能性右心室很小，通常只存在肌部和流出道部
- 由于血流量减少，肺动脉通常小或闭锁

病理

一般特征

- Ebstein 和 TV 发育不良有类似的病理生理学

临床问题

表现

- 宫内
  - 产科常规扫查发现因右心房扩大导致心脏增大
  - 如果三尖瓣反流严重，可出现水肿
- 出生后
  - 由于心房水平右向左分流，可出现发绀
  - 听诊时有明显的反流性收缩期杂音
  - 可能出现在婴儿后期、儿童期或成年期，取决于三尖瓣功能障碍的程度

人口统计资料

- 流行病学
  - 罕见情况

自然病史与预后

- 可无需任何干预就能显著改善
  - 由于出生后肺血管阻力（pulmonary vascular resistance，PVR）迅速下降
    - 大量使用氧气有助于降低 PVR
  - 随着右心室压力的降低
    - 瓣叶对合改善，反流减少
    - RV 和 RA 减小
    - 较低的 RA 压力减少了心房水平右向左分流，发绀缓解
- 在宫内或出生后出现肺动脉反流，预后较差
  - 胎儿死亡率为 17%，不包括终止妊娠
  - 在包括 Ebstein 畸形和 TV 发育不良婴幼儿的大型研究中，新生儿死亡率为 32%

处理

- 儿童心脏科/新生儿科的产前咨询
- 在三级医疗中心分娩
  - 确保准确诊断和治疗
  - 充分使用氧气降低 PVR
- 严重发绀的心力衰竭患者必须手术，这些患者不能随着时间的推移和 PVR 下降而改善
  - 在老年患者中，瓣环成形术通常成功率更高
  - 很少需要更换三尖瓣

诊断要点

影像判读经验

- 瓣尖增厚，发育不良，造成严重的三尖瓣反流，但是瓣的位置正常

参考文献

1. Wang S et al: Extracardiac Doppler indices predict perinatal mortality in fetuses with Ebstein anomaly and tricuspid valve dysplasia. Prenat Diagn. 41(3):332-40, 2021
2. Selamet Tierney ES et al: Assessment of progressive pathophysiology after early prenatal diagnosis of the Ebstein anomaly or tricuspid valve dysplasia. Am J Cardiol. 119(1):106-11, 2017

右心畸形

要　点

术语

- 三尖瓣(tricuspid valve, TV)功能性缺失
  - 右心房和右心室(right ventricle, RV)之间不相通

影像学表现

- 四腔心切面上 RV 小、TV 呈厚片状
- 导致心房水平被迫右向左分流
- 也常合并室间隔缺损(ventricular septal defect, VSD)
  - 当大血管正常连接时,血液从左心室(left ventricle, LV)进入肺循环的唯一途径
- 据报道,高达 20% 的患者伴有其他心脏异常
  - 常见肺动脉瓣狭窄或闭锁

病理

- 1 型:大动脉关系正常(72%)
- 2 型:右转位(25%)
- 3 型:左转位(3%)
- 4 型:永存动脉干(罕见)

临床问题

- 未经治疗者,1 年死亡率为 90%
- 目前的手术经验来自经产前诊断的患者
  - 1 个月生存率 91%,1 年生存率 83%
  - 10 年生存率 83%
- 预后差的指标
  - 染色体异常或综合征的存在
  - 体外膜氧合的应用

诊断要点

- 如果看到 TV 呈厚片状,且 RV 发育不良
  - 评估心室大动脉连接关系
  - 寻找室间隔缺损及其大小/流出道梗阻
  - 大动脉右转位时,另外寻找是否有主动脉/弓梗阻

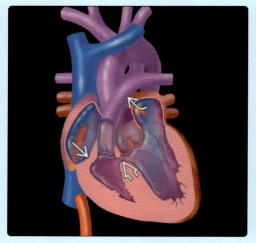
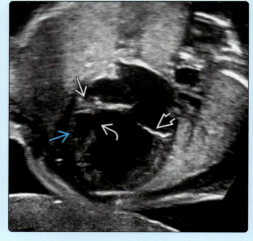

图 6-47 （左图）示意图显示三尖瓣缺失➡、右心室发育不良和室间隔缺损➡,室间隔缺损使血液进入发育不良的肺动脉➡。血液在左心房和左心室内混合。（右图）四腔心切面显示典型的三尖瓣闭锁➡。二尖瓣外观正常➡。室间隔缺损➡,使血液进入发育不良的右心室➡。

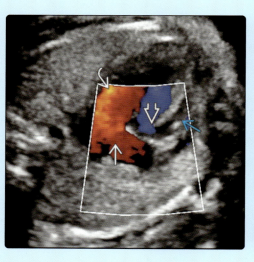
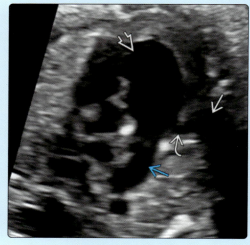

图 6-48 （左图）彩色多普勒超声显示血液穿过房间隔缺损➡右向左分流,然后进入左心室➡。还可以看到一些血液穿过室间隔缺损➡进入右心室➡。（右图）评估流出道显示一条大血管从左心室发出,没有发出分支➡,所以这是主动脉,由于它起源于左心室➡,符合正常的大动脉连接关系。还可以看到室间隔缺损➡与小的右心室➡相通。

第六章　心　脏

术语

缩写

- 三尖瓣闭锁（tricuspid atresia，TA）

定义

- 三尖瓣（TV）功能性缺失
  - 右心房和右心室之间不相通

影像学表现

一般特征

- 最佳诊断线索
  - 四腔心切面显示右心室小、三尖瓣呈厚片状

超声心动图表现

- TV 呈厚片状，没有运动
  - 导致心房水平通过房间隔缺损或卵圆孔强制右向左分流
- RV：小，不构成心尖，功能通常下降
- 常合并室间隔缺损（VSD）
  - 当大血管连接正常时，室间隔缺损是血液从左心室进入肺循环的唯一途径
- 高达 20% 的患者报道有其他心脏异常
  - 肺动脉狭窄/闭锁
  - 二尖瓣异常
  - 大动脉右转位
    - 主动脉发自小的 RV
    - 常合并主动脉缩窄，尤其是如果 VSD 较小
- 彩色多普勒
  - 确定没有血流穿过 TV
  - 显示心房水平右向左分流
  - 帮助确认室间隔缺损
  - 评估肺动脉闭锁时流出道梗阻或动脉导管内逆向血流

影像学建议

- 流程建议
  - 如果发现 TV 呈厚片状，且 RV 发育不良
    - 评估心室大动脉连接关系
    - 寻找室间隔缺损及其大小/流出道梗阻
    - 大动脉右转位时，另外寻找是否有主动脉/弓梗阻

鉴别诊断

室间隔完整型肺动脉闭锁

- TV 开放但是通常不正常
- RV 小而肥厚，可存在冠状动脉窦状间隙

左心室双入口

- 心室左袢
- 通常有 2 个正常的房室瓣（atrioventricular，AV），但 1 个可发生闭锁

不均衡型左侧优势型房室间隔缺损

- RV 小，不构成心尖
- 共同房室瓣，存在流入道 VSD 和原发孔型 ASD

病理

一般特征

- 遗传学
  - TA 闭锁 22q11 微缺失高达 8%

分期、分级与分类

- 1 型：大动脉关系正常（72%）
- 2 型：右转位（25%）
- 3 型：左转位（3%）
- 4 型：永存动脉干（罕见）

临床问题

人口统计资料

- 流行病学
  - 活产儿 0.05∶1 000；男＝女

自然病史与预后

- 未经治疗，1 年死亡率为 90%
- 目前的手术经验
  - 1 个月生存率 91%，1 年生存率 83%
  - 幸存到 Fontan 手术的患儿手术死亡率＜2%
  - 10 年生存率为 83%
- 预后差的指标
  - 低出生体重
  - 严重 RV 发育不良
  - 合并主动脉弓异常
  - 需应用体外膜氧合
  - 有染色体异常或综合征

处理

- 儿童心脏科/新生儿科的产前咨询
- 在三级医疗中心计划分娩
- 医学管理
  - 输注前列腺素以维持动脉导管通畅
  - 评估肺循环和体循环血流是否充足以确定是否需要手术
- 外科治疗
  - 若第 1 周肺血流不足行 B-T 分流术
  - 4～6 个月时行双向 Glenn 手术：上腔静脉连接到右肺动脉（pulmonary artery）
  - 2～4 岁行 Fontan 手术：下腔静脉通过管道连接到右 PA
  - 大动脉右转位时进行主动脉弓重建及缩窄修复和 PA 环缩
- 少数病例需心脏移植

诊断要点

影像判读经验

- 右心室发育不良伴厚片状三尖瓣是诊断三尖瓣闭锁的关键

参考文献

1. Sumal AS et al: Tricuspid atresia: where are we now? J Card Surg. 35(7):1609-17, 2020
2. Alsoufi B et al: Influence of morphology and initial surgical strategy on survival of infants with tricuspid atresia. Ann Thorac Surg. 100(4):1403-9; discussion 1409-10, 2015

右心畸形

要　点

术语

- 肺动脉瓣（pulmonary valve, PV）水平右室流出道梗阻
  - 肺动脉狭窄（pulmonary stenosis, PS）：过 PV 的高速湍流
  - 肺动脉闭锁（pulmonary atresia, PA）：没有过 PV 的前向血流

影像学表现

- PS
  - 肺动脉瓣环小或正常，但增厚
  - PV 增厚，可能无法完全打开；主肺动脉内形成高速射流，且可能出现狭窄后扩张
  - 严重时，RV 可小而肥厚
- 室间隔完整（intact ventricular septum, IVS）型 PA
  - 没有过 PV 的前向血流
  - PV 可能看起来形态很好，但是打不开

- RV 肥厚，大小不同
- 可能存在冠状动脉瘘
- 三尖瓣大小与反流程度不同的谱系疾病；可能决定手术方式

病理

- PS 可见于 Noonan 综合征、Williams 综合征、Alagille 综合征和 LEOPARD 综合征；双胎输血综合征的受血儿

临床问题

- 严重 PS 和 PA 的肺循环依赖于动脉导管
- 孤立性 PS：大概 1/3 改善，1/3 保持不变，1/3 加重
- PA-IVS 需要早期干预；有些实现了双心室修复，有些需要单心室姑息手术

诊断要点

- 动脉导管内逆向血流 = 动脉导管依赖性肺循环

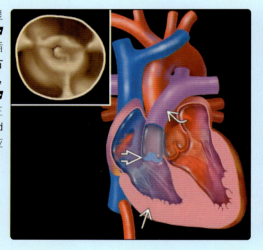
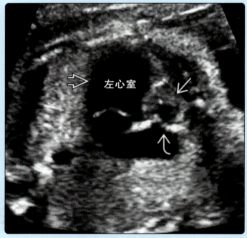

图 6-49　（左图）示意图显示 PV 增厚 ➡，RV 肥厚 ➡ 和肺动脉发育不良 ➡。插图显示异常增厚的 PV。（右图）RV ➡ 发育不良、肥厚，左室大小正常 ➡。TV ➡ 严重发育不良，但启闭正常，无三尖瓣反流（tricuspid regurgitation, TR）。因此，应高度怀疑存在冠状动脉瘘。

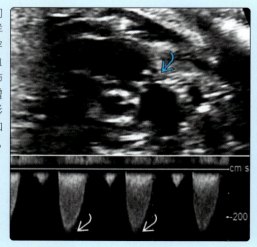
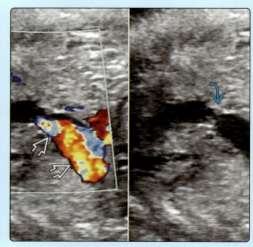

图 6-50　（左图）短轴切面显示 PV 增厚、呈幕顶样 ➡。脉冲波多普勒显示穿过异常 PV 加速的高速血流 ➡，符合 PS。（右图）肺动脉流出道切面展示出增厚、呈幕顶样的 PV ➡。彩色多普勒显示穿过 PV 时加速的湍流血流 ➡，符合 PS。

第六章　心脏

术语

缩写

- 肺动脉狭窄（pulmonary stenosis，PS）
- 室间隔完整（intact ventricular septum，IVS）型肺动脉闭锁（pulmonary atresia，PA）
  - PA 合并 VSD 被认为属于法洛四联症（tetralogy of Fallot，TOF）范畴

定义

- 肺动脉瓣（pulmonary valve，PV）水平右心室流出道梗阻

影像学表现

一般特征

- 最佳诊断线索
  - PS：过 PV 的高速湍流
  - PA：没有过 PV 的前向血流
    - PV 可能看起来形状很好，但打不开

超声心动图表现

- PS
  - 肺动脉瓣环可以减小或大小正常
  - PV 增厚，可能无法完全打开
  - 可见主肺动脉（main pulmonary artery，MPA）狭窄后扩张
  - 严重时 RV 可小而肥厚
- 肺动脉闭锁伴室间隔完整
  - 四腔心切面异常
    - 右心室大小各不相同
      - 几乎不存在
      - 小
      - 正常
  - RV 肥厚
  - 右心室功能可能降低
  - 进入 RV 的血液必须流出来
    - 通过三尖瓣反流（tricuspid regurgitation，TR）或冠状动脉瘘
      - 存在冠状动脉瘘者（窦状间隙持续存在的结果）冠状动脉供血来自右心室，而不是主动脉
      - 右心室高压为冠状动脉血流提供驱动压力
      - 如果 TR 严重，通常不存在冠状动脉瘘
  - TV 大小和 TR 程度的各不相同
  - 当存在 TR 时，RA 可增大
  - PV 可大小正常，形态良好，但是无法打开
  - 肺动脉通常有共汇，由动脉导管反向供给
- 彩色多普勒
  - 评估 PV 无血流通过或呈湍流
  - 评估是否存在 TR
  - 评估动脉导管内的逆向血流（见于 PA，有时见于严重 PS）
  - 评估心房水平的分流（通常为右向左分流）

- 脉冲多普勒
  - 在 PS 中评估 PV 的跨瓣压差
  - 评估 TV 的跨瓣压差，以估计 RV 压力，通常是高的

影像学建议

- 流程建议
  - 如果通过 PV 的血流为湍流（PS）
    - 评估瓣膜打开程度和狭窄程度
    - 评估动脉导管内血流方向
  - 如果可疑肺动脉闭锁伴室间隔完整
    - 观察 TV 大小
      - 与 TR 程度和 RV 大小相关
      - TR 越多→TV 更大→RV 更大
    - 观察 RV 大小
    - 观察 RV 功能，功能可能会受限
      - 随着 RV 的减压，右心功能改善
    - 通过降低奈奎斯特极限来寻找 RV 到冠状动脉瘘的血流
      - 沿心脏外壁或室间隔内检查
    - 评估 TV 的异常及三尖瓣反流程度
      - 大约 4%～10% 为 Ebstein 样三尖瓣
    - 评估肺动脉
      - 通常有共汇，MPA 段大小正常
    - 存在严重 TR 时评估有无水肿的证据

鉴别诊断

法洛四联症

- 漏斗部前移形成肺动脉狭窄
  - 可发生肺动脉闭锁（法洛四联症伴肺动脉闭锁也可归类为肺动脉闭锁伴室间隔缺损）
- 必须存在室间隔缺损
- 主动脉骑跨于室间隔缺损之上

三尖瓣闭锁

- TV 呈厚片状，无运动
- RV 不构成心尖
- 通常有 VSD
- PV 可闭锁

永存动脉干

- 大部分患者肺动脉起自共同动脉干
- 几乎总是存在 VSD
- 心室腔大小正常

病理

一般特征

- 病因学
  - 心脏分隔后出现异常
  - 与双胎输血综合征（twin-twin transfusion syndrome，TTTS）

相关的 PS
- 需要激光治疗的 TTTS 受血儿中, 大约 20% 存在 PV 异常
  - 激光治疗后一般改善, 但可能持续存在
- 遗传学
  - PS 可见于 Noonan 综合征、Williams 综合征、Alagille 综合征和 LEOPARD 综合征
  - 肺动脉闭锁伴室间隔完整中罕见遗传学异常和心外畸形

分期、分级与分类

- PS: 根据过 PV 的血流量和动脉导管内的血流方向进行分类
  - 严重者动脉导管内有逆向血流, 而且为动脉导管依赖性
- 肺动脉闭锁伴室间隔完整: 根据三尖瓣反流的程度, 三尖瓣的大小, RV 的大小, 是否有冠状动脉连接进行分类
  - 一般来说, 如果 TR 少, 那么 TV 和 RV 会更小
    - 更有可能有冠状动脉连接
    - 更可能是单心室
  - TR 越多, TV 和 RV 会更大
    - 不太可能有冠状动脉连接
      - 可能有严重的 TR 和 RA 扩张
  - 寻找胎儿单心室或双心室结局预测指标的多项研究
    - TV Z 评分>–3, 与双心室循环相关
    - RV 依赖的冠状动脉循环导致单心室循环
      - 冠状动脉狭窄、中断或无冠状动脉连接
      - 冠状动脉瘘可能看不出来
      - 产前无法确定冠状动脉循环的依赖

临床问题

表现

- 过 PV 的湍流或无前向血流
- 常规超声检查可能有四腔心切面异常

人口统计资料

- PS 占全部先天性心脏病(congenital heart disease, CHD)的 10%
  - 胎儿期大约 1%; 更为严重的情况
  - 婴儿期 3%~4%
  - 轻度病例出现在儿童时期或之后
- PA 占 CHD 的 3%
  - 发病率: 每 10 万活产 8 例
  - 有些病例可能是由胎儿 PS 进展而来
- 性别: 男=女

自然病史与预后

- PS
  - 取决于相关疾病
  - 孤立性 PS: 大概 1/3 改善, 1/3 维持不变, 1/3 加重
- 肺动脉闭锁伴室间隔完整
  - 那些有严重 TR 的胎儿, 由于水肿和心律失常, 容易死亡
  - 出生时缺氧是典型表现
    - 需要前列腺素治疗

- 需要在出生后第 1 周内进行干预
  - 总体 20 年生存率: 大约 66%
    - 根治术后存活出院率: 98%
- 依赖 RV 冠脉循环的患者可能发生心肌缺血, 需要心脏移植才能长期生存

处理

- 虽然罕见, 但是已有成功实施胎儿肺动脉瓣成形术
  - RV 和 TV 的手术后生长
  - 有些已经成功地完成了双心室修复
  - 导致大约 12% 的胎儿死亡
- 儿童心脏科/新生儿科的产前咨询
- 在三级医疗中心分娩
- 严重 PS 和 PA 患者肺循环依赖于动脉导管
  - 必须输注前列腺素
- PS 治疗包括球囊瓣膜成形术, 取决于压差
  - 小于 40mmHg 为轻度; 没有必要干预
  - 40~70mmHg 为中度; 酌情干预
  - 大于 70mmHg 为重度; 必须干预
  - 在以后的生活中可能需要其他干预
- 肺动脉闭锁室间隔完整的治疗
  - 如果觉得 RV 足够大且没有 RV 依赖性冠脉循环, 经导管球囊瓣膜成形术或射频穿孔为一线干预手段
  - 如果不建议打开瓣膜, 可能需要 Blalock-Taussig-Thomas 姑息分流术或动脉导管(patent ductus arteriosus, PDA)未闭支架置入术
  - 一些患者实现了双心室修复
    - 他们的 RV 腔通常较大, 而且 TR 较多
  - 许多患者需要单心室姑息治疗
    - 他们的 RV 腔小或存在 RV 依赖性冠脉循环
    - 如果有心肌缺血的证据, 有些人甚至需要心脏移植

诊断要点

考虑

- 遗传评估
  - 不良结局的独立危险因素

影像判读经验

- 动脉导管内逆向血流=动脉导管依赖性肺循环

参考文献

1. Gottschalk I et al: Severe pulmonary stenosis or atresia with intact ventricular septum in the fetus: the natural history. Fetal Diagn Ther. 47(5):420-28, 2020
2. Hogan WJ et al: Fetal cardiac intervention for pulmonary atresia with intact ventricular septum: International Fetal Cardiac Intervention Registry. Fetal Diagn Ther. 1-9, 2020
3. Wright LK et al: Long-term outcomes after intervention for pulmonary atresia with intact ventricular septum. Heart. 105(13):1007-13, 2019
4. Cao L et al: Prenatal echocardiographic predictors of postnatal management strategy in the fetus with right ventricle hypoplasia and pulmonary atresia or stenosis. Pediatr Cardiol. 38(8):1562-8, 2017
5. Carrillo SA et al: Surgical repair of pulmonary atresia with ventricular septal defect and major aortopulmonary collaterals with absent intrapericardial pulmonary arteries. Ann Thorac Surg. 100(2):606-14, 2015
6. Schneider AW et al: More than 25 years of experience in managing pulmonary atresia with intact ventricular septum. Ann Thorac Surg. 98(5):1680-6, 2014

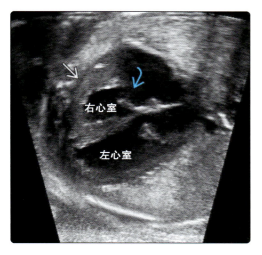

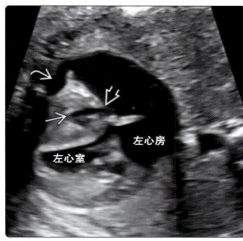

图 6-51　（左图）肺动脉闭锁伴室间隔完整胎儿四腔心切面显示 RV 壁肥厚 ➡，RV 腔发育不良。TV ⬆ 只是轻度发育不良。这个病人做了新生儿瓣膜成形术，现在情况良好。（右图）患有更为严重的肺动脉闭锁伴室间隔完整胎儿的四腔心切面图显示 RV ➡ 肥厚，严重发育不良。TV ➡ 非常小。在增厚的 RV 前有少量心包积液 ➡，这相当于需要早期手术干预的单心室。

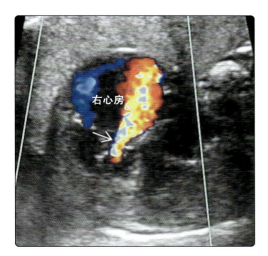

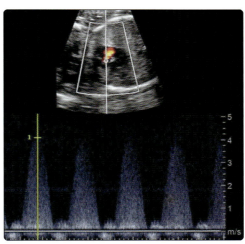

图 6-52　（左图）四腔心切面彩色多普勒图像显示 TV 中度反流 ➡。三尖瓣反流程度提示本例肺动脉闭锁伴室间隔完整患者不存在冠状动脉瘘。（右图）彩色多普勒超声显示 TR 速度为 4m/s 或压差为 64mmHg，这是非常高的，符合严重肺动脉狭窄或肺动脉闭锁伴室间隔完整。

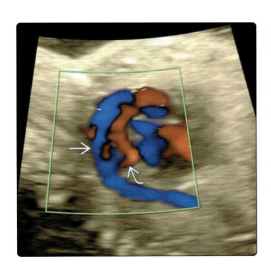

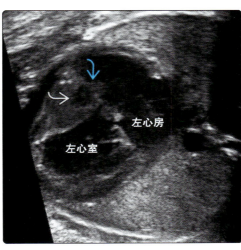

图 6-53　（左图）彩色多普勒超声显示主动脉弓内为前向血流 ➡，而动脉导管内为逆向血流 ➡，提示肺动脉血流不足，这是导管依赖性病变。（右图）肺动脉闭锁伴室间隔完整胎儿的四腔心切面显示与正常 LV 相比，RV 腔很小 ➡，TV 也很小 ⬆。彩色多普勒会看到 TR 非常少。这个病人也有冠状动脉瘘，将行单心室旁路姑息手术。

要　点

术语

- 左心室（left ventricle，LV）发育不良伴
  - 二尖瓣狭窄/闭锁
  - 主动脉瓣狭窄/闭锁
  - 升主动脉发育不良和主动脉缩窄

影像学表现

- LV 小或不存在
  - 可见 LV 心内膜回声明亮，提示心内膜弹力纤维增生症（endocardial fibroelastosis，EFE）
  - 左心室不构成心尖
- 右心室（right ventricle，RV）扩大，功能良好
  - 由于扩大以容纳额外的血液，RV 包裹住 LV 心尖下方
- 房间隔由左向右弯曲，表明了血流的方向
- 升主动脉和主动脉横弓通常很小
- 主动脉弓逆向充盈＝动脉导管依赖性

临床问题

- 如果不治疗，数天/数周内死亡
- 如果继续怀孕，主要的选择是
  - 舒适护理→不进行产时监测，在任何机构分娩
  - 外科干预→在心脏外科专长的三级中心计划分娩
  - 杂交手术→在三级中心计划分娩，优先采用导管/手术为基础的方法
- 改进外科技术→提高生存率
  - 许多中心一期 Norwood 手术成功率＞85%
  - 几乎 100% 需要 Glenn 和 Fontan 手术（二期和三期）
  - 长期生存率未知，但是目前的技术使 6 年生存率达60%～65%

诊断要点

- 胎儿超声心动图对于这种疾病特异性强

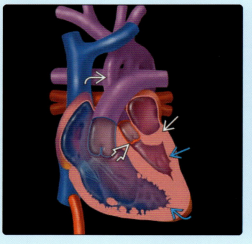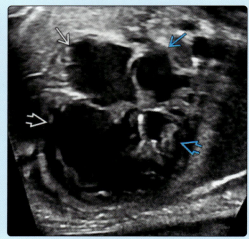

图 6-54　（左图）左心发育不良综合征（hypoplastic left heart syndrome，HLHS）示意图显示二尖瓣闭锁➡和主动脉瓣闭锁➡。心室大小不对称，RV➡构成心尖，LV➡发育不良。升主动脉➡也发育不良。（右图）四腔心切面展示出左心发育不良的典型图像。RA➡和RV➡增大。LA➡和LV➡很小，LV 不构成心尖，收缩功能差。

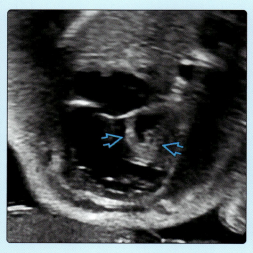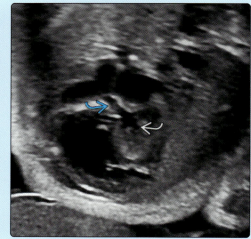

图 6-55　（左图）四腔心切面展现出另一张左心发育不良的典型图像。LV 的心肌➡远比其余的心肌回声强，符合 EFE。（右图）这是同一患者的另一切面，倾斜探头显示左室流出道（left ventricular outflow tract，LVOT）。除了 LV➡发育不良，升主动脉也非常小➡。

术语

缩写

- 左心发育不良综合征（hypoplastic left heart syndrome，HLHS）

同义词

- 左心发育不良，LV 发育不良

定义

- LV 发育不良伴
  - 二尖瓣狭窄/二尖瓣闭锁
  - 主动脉瓣狭窄（aortic stenosis，AS）/主动脉闭锁
  - 升主动脉发育不良和主动脉缩窄

影像学表现

一般特征

- 最佳诊断线索
  - 四腔心切面异常，即 LV 小，不构成心尖

超声心动图表现

- 超声图像
  - 心房
    - 房间隔从左向右弯曲
      - 左心房血流的唯一出口
    - 偶尔心房水平分流受限
      - 肺静脉扩张，血流反向
    - LA 发育不良，RA 扩大
  - 三尖瓣
    - 瓣环扩大，但瓣膜通常正常或轻度发育不良
  - RV
    - 扩大，常包裹 LV 心尖下方
    - 肥厚，功能良好
  - 肺动脉总是扩张
  - 动脉导管（ductus arteriosus，DA）粗大
  - 二尖瓣
    - 闭锁或严重发育不良及狭窄
  - LV
    - 小或不存在
    - 可以观察到 LV 心内膜回声明亮，代表 EFE
  - 主动脉瓣
    - 闭锁或严重发育不良和狭窄
  - 升主动脉及主动脉横弓通常很小
    - 通常与主动脉缩窄相关
- 彩色多普勒
  - 证实二尖瓣和主动脉瓣无过瓣血流或血流极少
  - 经卵圆孔左向右分流
  - 主动脉弓内来自 DA 的逆向血流
  - 在 LV 心肌内可见心室冠状动脉连接
  - 评估是否存在三尖瓣反流
- 脉冲多普勒
  - 确认血流方向和梗阻程度
  - 可通过评估肺静脉血流模式量化房间隔梗阻的程度

影像学建议

- 流程建议
  - 如果仅见一个心室
    - 确认剩余心室的形态
    - 评估是否存在 EFE
      - 左心室心内膜回声明亮
    - 寻找心室冠状动脉连接
      - 多见于二尖瓣狭窄和主动脉闭锁
  - 评估过房室瓣的血流
    - 二尖瓣狭窄与闭锁
    - 有无三尖瓣反流
  - 评估过半月瓣的血流
    - 主动脉瓣狭窄与闭锁
  - 评估主动脉弓内血流
    - 大部分可见主动脉缩窄
    - 主动脉弓内充满来自 DA 的逆向血流
  - 评估心房水平分流方向
    - 通过卵圆孔左向右分流
    - 如果房间隔分流受限或房间隔完整，进行肺静脉多普勒检查

鉴别诊断

严重的主动脉瓣狭窄

- 过主动脉瓣为前向血流
- 二尖瓣大小正常
- 左室可构成心尖

主动脉缩窄

- 二尖瓣和主动脉瓣可能正常或较小
- LV 一般构成心尖
  - 考虑与 Turner 综合征和 Shone 综合征相关

Shone 综合征

- 完全型包括二尖瓣瓣上隔膜、降落伞二尖瓣、主动脉瓣下狭窄和主动脉缩窄
- 广义的定义通常包括二尖瓣狭窄和主动脉瓣狭窄以及主动脉瓣上狭窄
- 换句话说，同时发生多处左侧梗阻

病理

一般特征

- 病因学
  - 存在多种理论，没有统一的解释
  - 心脏发育早期的结构缺陷，可能是进展性的
  - 功能决定形态，胚胎学观点
    - 主动脉闭锁→LV 没有血液流出→LV 和主动脉发育不良
    - 二尖瓣闭锁→LV 没有血液流入→LV 和主动脉发育不良
  - 严重 AS 可导致心肌缺血并发展为 HLHS
- 遗传学
  - 强有力的证据表明存在遗传因素，在家族中再发风险相

当高
- 家系分析显示,在 HLHS 患者的一级亲属中,心脏异常(二叶主动脉瓣、AS、主动脉缩窄、HLHS)发生率为 12%
  ○ HLHS 没有特定的共同致病基因(由于高度遗传异质性),但存在遗传相关性
    - *GJA1*、*NKX2～5*、*HAND1*
  ○ HLHS 与一些染色体异常的相关性
    - 据报道,特纳综合征(45,XO)胎儿的比例高达 13%
    - 18 三体和 13 三体
    - Jacobsen 综合征(11q 远端缺失)10%
- 伴随畸形
  ○ 在 10% 的尸检病例中存在非心脏异常

大体病理和解剖特征

- EFE
  ○ 心内膜层增厚,有丰富的胶原蛋白和弹性组织,可能是缺血所致
  ○ 通常伴有主动脉闭锁或严重 AS

临床问题

表现

- 大多数病例是在 18～20 周常规扫查时发现
- 四腔心切面异常

人口统计资料

- 流行病学
  ○ 占先天性心脏病的 2.8%
  ○ 活产儿发生率 0.1：1 000
  ○ 男性占多数,55%～67%

自然病史与预后

- 产前诊断
  ○ 20% 的胎儿宫内死亡
- 新生儿最严重的先天性心脏病
  ○ 如果不治疗,数天/数周内死亡
- 围产期状态更稳定者→为更好的手术候选人
  ○ 立即开始输注前列腺素
- 改进手术技术→提高生存率
  ○ 在许多中心,Norwood 一期手术成功率>85%
  ○ Glenn 和 Fontan(二期和三期)手术接近 100%
  ○ 长期生存情况未知
    - 受多种因素影响,在当今时代可能会有所改善
    - 最近的大型研究表明,6 岁儿童的死亡率仍高达 35%～40%
  ○ 执行杂交手术的医疗中心占总病例的 15%,死亡率较高,为 30%
  ○ 早产、小于胎龄儿(small for gestational age,SGA)、心外畸形和遗传学异常者的预后更差
- 再发风险
  ○ 1 个兄弟姐妹的再发风险为 2%,2 个为 6%

处理

- 提供遗传学检测
  ○ 遗传学异常发生率 5%～15%

- Turner 综合征最常见
- 考虑到致死率和不确定的长期预后,可建议终止妊娠
  ○ 终止妊娠取决于许多因素,但频率正在减少,至少在美国是这样
- 如果继续妊娠,有几种选择
  ○ 舒适护理→不进行产时监测,在任何机构分娩
  ○ 外科干预→在心脏外科专长的三级中心计划分娩
  ○ 杂交方案→在三级中心计划分娩,能优先采用导管/手术的治疗方法
  ○ 心脏移植→通常在出生时不提供,但在手术失败时可选择
- **3 期姑息手术最常见**
  ○ 1 期(Norwood):生后第一周
    - 由肺动脉、主动脉和移植物重建新主动脉
    - 房间隔切开术
    - 肺动脉血流由 Blalock-Taussig 分流管供应或 RV-肺动脉管道供应(改良 Sano 手术)
  ○ 2 期(Glenn):3～6 个月
    - 上腔静脉与右肺动脉连接
    - 一些机构也进行半 Fontan 手术
  ○ 3 期(Fontan):2～5 岁
    - 下腔静脉至右肺动脉的管道
    - 可为心内侧隧道或心外导管
    - 导管至右心房开窗常用于体循环减压
- 杂交姑息术
  ○ 包括出生后导管支架置入和双侧 PA 环缩
  ○ 采用复杂的二期手术,即 Norwood 手术和 4～6 月大时 Glenn 手术重建主动脉弓
- 心脏移植
  ○ 目前主要用于手术失败或具有高危特征(严重三尖瓣反流)的患者
  ○ 等待时的死亡率不容忽视
- 已报道胎儿期干预可防止 HLHS 的发展
  ○ 重度胎儿 AS 行球囊瓣膜成形术
    - 有胎儿死亡的风险(大约 11%)
    - 约 1/2 的患者成功出院,约 43% 的患者实现双心室循环

诊断要点

考虑

- 胎儿超声心动图对这种疾病的特异性很高
  ○ 95% 经产前确诊

影像判读经验

- LV 小,不构成心尖,收缩功能差
- 二尖瓣/主动脉瓣从小到不存在
- 升主动脉发育不良,伴来自 DA 的逆向血流

参考文献

1. Friedman KG et al: Fetal cardiac interventions: where do we stand? Arch Cardiovasc Dis. 113(2):121-8, 2020
2. Cao JY et al: Long term survival of hypoplastic left heart syndrome infants: meta-analysis comparing outcomes from the modified Blalock-Taussig shunt and the right ventricle to pulmonary artery shunt. Int J Cardiol. 254:107-16, 2018
3. Mechak JT et al: Effects of gestational age on early survivability in neonates with hypoplastic left heart syndrome. Am J Cardiol. 122(7):1222-30, 2018

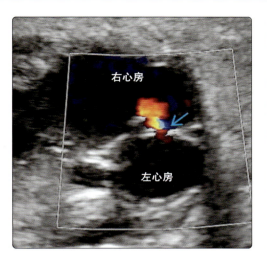

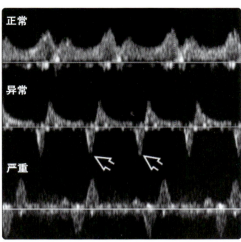

图 6-56 （左图）HLHS 的房间隔图像显示 LA 小，房间隔向右心房内弯曲。有一个小的心房间交通，左向右血流加速 ➡️，考虑心房间血流受限。（右图）肺静脉脉冲多普勒显示上方为正常的正向血流频谱图像。心房收缩期血流反向 ➡️ 为异常，反映心房水平血流受限。底部的频谱图像显示反向血流和正向血流一样多。这需要在出生后进行紧急干预，以获得生存机会。

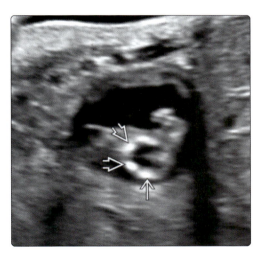

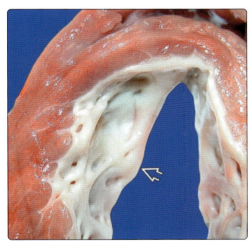

图 6-57 （左图）LV 短轴切面显示其几乎是一个完美的圆圈 ➡️。注意心肌内的斑片状高回声区域 ➡️，反映 EFE。（右图）LV 大体标本显示白色、不透明、增厚的心内膜 ➡️，肌小梁平坦，为典型的 EFE。胶原蛋白和弹性纤维在心内膜内沉积形成 EFE，使心室在超声上表现出明亮的回声（From DP：Cardiovascular）。

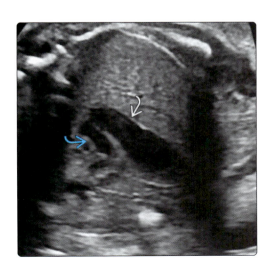

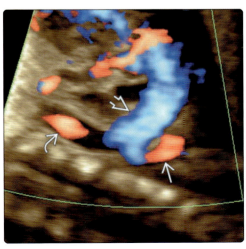

图 6-58 （左图）三血管切面显示与粗大的动脉导管 ➡️ 相比主动脉横弓 ➡️ 发育不良，启用彩色多普勒可以看到主动脉内逆向血流。这是典型的 HLHS。主动脉横弓可能很小，以至于难以识别。（右图）HLHS 主动脉弓矢状面显示，由于左心室血流不足，头颈部血管由动脉导管 ➡️ 供应，主动脉横弓内 ➡️ 呈逆向血流，降主动脉 ➡️ 的血流全部来自动脉导管。

左心畸形

要　点

术语

- 主动脉缩窄：主动脉弓的狭窄
- 主动脉弓中断：主动脉腔的闭塞

影像学表现

- 主动脉缩窄
  - 可以是局限性缩窄或者长段缩窄
  - 心室大小不对称（RV＞LV）
  - 主动脉瓣直径＜肺动脉瓣直径
  - 二尖瓣＜三尖瓣
  - 横弓和峡部发育不良提示主动脉缩窄
  - 彩色多普勒可显示
    - 狭窄区域的汇聚湍流
    - 通过卵圆孔左向右分流
    - 主动脉横弓内反流或逆向血流
    - 在横弓和峡部内呈连续性血流
- 主动脉弓中断（interrupted aortic arch，IAA）

- 未见正常的拐杖糖征
- 主动脉弓发出的一条或多条头颈部血管直行进入颈部
- 由动脉导管重建降主动脉
- 主动脉弓中断很少单独发生
  - 几乎总是存在室间隔缺损伴漏斗间隔后移

病理

- 35% 的 Turner 综合征患者有主动脉缩窄
- 22q11 缺失（DiGeorge 综合征）
  - 出现于超过 50% 的 IAA 患者中

临床问题

- 主动脉缩窄占先天性心脏病的 6%～8%
- 早期弓修复简单易行，预后良好
  - 正常预期寿命
  - 有经验的医生再狭窄率＜10%
- 主动脉缩窄的再发风险
  - 一个兄弟姐妹（2%），两个兄弟姐妹（6%），母亲（4%），父亲（2%）

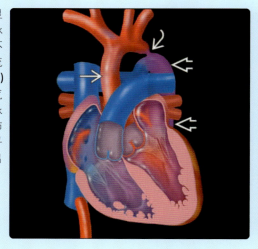
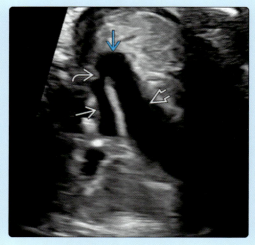

图 6-59　（左图）示意图显示头颈部血管远端主动脉缩窄➡️伴升主动脉发育不良➡️。降主动脉➡️的血流主要来自动脉导管。（右图）主动脉缩窄的斜三血管-气管切面显示细小的主动脉横弓➡️和旁边粗大的主肺动脉➡️。注意峡部➡️似乎进入了导管弓➡️，呈现出后方支架的样子。

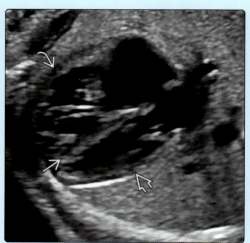
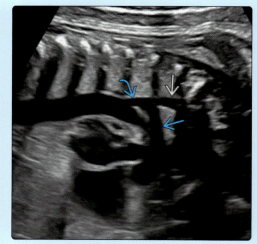

图 6-60　（左图）当右心室➡️与左心室➡️相比增大时，即使左心室仍然构成心尖（室间隔➡️），也增加对主动脉弓异常的怀疑。正确的瓣膜测量和主动脉弓评估是确诊的必要条件。（右图）矢状面显示主动脉横弓➡️发育不良。峡部很小➡️，插入导管弓。注意锁骨下动脉➡️向下移位。

术语

缩写

- 主动脉缩窄（coarctation of aorta, COA）
- 主动脉弓中断（interrupted aortic arch, IAA）

定义

- **主动脉缩窄**
  - 主动脉弓的狭窄
  - 可以是局限性缩窄或者长段缩窄
    - 典型的局限性缩窄为主动脉峡部的狭窄
      - □ 左锁骨下动脉发出部位远端及动脉导管插入点近端之间的主动脉
- **IAA**
  - 升主动脉供应 1 条或多条头颈部血管
  - 动脉导管通畅，供应下半身

影像学表现

一般特征

- 最佳诊断线索
  - 主动脉峡部连续减小为主动脉缩窄
  - 进行性左、右侧大小不一致，包括瓣膜和大血管
  - 主动脉弓中断时看不到拐杖糖征

超声心动图表现

- **主动脉缩窄**
  - 心室大小不对称
  - 主动脉瓣环直径＜肺动脉瓣环直径
    - 主动脉瓣环与肺动脉瓣环的直径之比小于 0.6 提示主动脉缩窄
  - 二尖瓣环小于三尖瓣环
    - 二尖瓣环与三尖瓣环直径之比＜0.6 提示主动脉缩窄
  - 主动脉横弓/峡部发育不良提示主动脉缩窄
    - 峡部直径 Z 值＜-2（译者注：原著为 Z 值＜2）
    - 主动脉横弓测值＜3mm
    - 峡部与导管内径之比＜0.7
  - 峡部区域后方的支架征提示主动脉缩窄
  - 颈动脉与左锁骨下动脉之间距离越大，主动脉缩窄的可能性越大
  - 彩色多普勒
    - 在狭窄区域可出现会聚湍流
    - 伴左室流出道梗阻时通过卵圆孔为左向右分流
      - □ 左心室压力增加→左心房压力增加→卵圆孔血流方向改变，变成左向右分流
    - 主动脉横弓内逆向血流
    - 主动脉横弓和峡部内呈连续血流
  - 脉冲多普勒
    - 可显示缩窄远端流速增加或呈连续血流
- **主动脉弓中断**

- 升主动脉弓发出的一条或多条头颈部血管直行进入颈部
- 降主动脉像正常胎儿一样由动脉导管供应
- 通常伴发对位不良型室间隔缺损
- 左室流出道（left ventricular outflow tract, LVOT）、主动脉瓣和升主动脉通常较小，它们只供应头部

影像学建议

- 流程建议
  - 结合系统测量和较大的孕周提高诊断的准确性
  - 如果发现心室不对称［右心室（right ventricle, RV）＞左心室］
    - 连续测量三动脉横弓、峡部和导管
    - 连续测量房室瓣和半月瓣
    - 使用彩色和脉冲多普勒评估弓部的湍流及流速增快
  - 寻找相关畸形
    - 主动脉瓣狭窄（可能是二叶瓣；胎儿期诊断困难）
    - 圆锥动脉干畸形
    - 50% 存在室间隔缺损
    - 与 Shone 综合征相关的二尖瓣疾病
      - □ 二尖瓣瓣上环
      - □ 降落伞二尖瓣
    - 左侧上腔静脉
  - 仔细检查是否有其他心外畸形
    - Turner 综合征
      - □ 颈部水囊状淋巴管瘤
      - □ 特征性表现为"穹顶样"足部水肿

鉴别诊断

造成左心流出道梗阻的其他原因

- 孤立性主动脉瓣狭窄
  - 由于血流减少，升主动脉和主动脉横弓细小
  - 严重者主动脉弓部可见逆向血流
- 左心发育不良综合征
  - 左心室不构成心尖
  - 严重二尖瓣狭窄/闭锁
  - 严重主动脉瓣狭窄/闭锁

心室不对称的其他原因

- 右心增大
  - 静脉回流增加的分流性病变

病理

一般特征

- 病因学
  - 左侧第 4 和第 6 主动脉弓发育异常导致主动脉缩窄
  - 两个主要发育理论
    - 血流动力学理论
      - □ 从左心室流经主动脉弓的血流减少导致发育不良
    - 导管组织理论（产后的过程）

□ 导管闭合时，其组织将主动脉壁拉向导管口，造成狭窄

- 遗传学
  ○ Turner 综合征（45，XO）
    - 35% 的 Turner 综合征患者有主动脉缩窄
  ○ 22q11 缺失（DiGeorge 综合征）
    - 发生于超过 50% 的主动脉弓中断患者
    - 右位主动脉弓伴左锁骨下动脉迷走更常见
  ○ *NOTCH1* 突变与左侧梗阻性病变有关
- 伴随畸形
  ○ 心脏畸形很常见
    - 85% 存在二叶主动脉瓣
    - 35% 存在 VSD
    - 二尖瓣畸形，尤其与 Shone 综合征相关
  ○ 25% 存在非心脏异常

分期、分级与分类

- 主动脉缩窄
  ○ 孤立性或单纯性缩窄
  ○ 复杂性缩窄
    - 主动脉缩窄 + 复杂心内结构异常，包括 VSD
- IAA
  ○ A 型：左锁骨下动脉远端
  ○ B 型：左颈总动脉和左锁骨下动脉之间（最常见）
  ○ C 型：无名动脉与左颈总动脉之间（最罕见）

临床问题

表现

- 早孕期颈项透明层厚度异常
  ○ 非整倍体标记物，也与先天性心脏病（congenital heart disease，CHD）相关
- 心室不对称，RV 大于 LV
- 更具体的是主动脉横弓发育不良或主动脉弓切面缺失

人口统计资料

- 流行病学
  ○ 主动脉缩窄占 CHD 的 6%～8%
  ○ 活产儿发生率 0.2：1 000～0.6：1 000
  ○ 男女比率 1.3：1～1.7：1
  ○ IAA 在 CHD 中的占比 <1.5%

自然病史与预后

- 弓发育不良可在妊娠过程中进展
- CoA 的预后取决于合并相关异常和诊断的时间
  ○ 早期弓修复简单易行，预后良好
    - 正常预期寿命
    - 有经验者再狭窄率 <10%
  ○ 重症患者延误诊断
    - 出现心血管功能衰竭
    - 常常住院时间更长，但长期预后仍然很差
  ○ 轻症患者延误诊断

- 上肢发生体循环高血压
- 进行性左心室肥厚
- 预后较差，主要由于增加了继发性病变的发病率
- 由于内源性主动脉壁异常，Turner 综合征的预后较差
- IAA
  ○ 很少单独发生
    - 几乎总是存在 VSD 伴漏斗间隔后移
- COA 的再发风险
  ○ 1 名患病兄弟姐妹（2%），2 名患病兄弟姐妹（6%），母亲患病（4%），父亲患病（2%）

处理

- 建议遗传学检测
  ○ 女性主动脉缩窄患者检测 Turner 综合征
  ○ IAA 患者，荧光原位杂交（fluorescence in situ hybridization，FISH）检测 22q11 缺失
- 儿童心脏科/新生儿科的产前咨询
- 在三级医疗中心分娩
- 因为体循环灌注依赖动脉导管，分娩时的目标是保持导管通畅
  ○ 前列腺素输注
  ○ 避免辅助供氧
- 主动脉缩窄的最终治疗方法主要是手术修复
  ○ 扩大的端端吻合或端侧吻合切除术是最常见的修复方式
    - 有经验者单纯性弓修复术的死亡率 <1%
    - 伴发 VSD 者手术修复的死亡率提高到 2.5%
    - 伴发其他主要心脏畸形者将手术修复的死亡率增加到近 5%
  ○ 在孤立性缩窄手术中极少应用锁骨下动脉片主动脉成形术和补片主动脉成形术
- 球囊成形术
  ○ 与再狭窄相关
  ○ 目前主要用于支架置入术后的复发和晚期诊断
- IAA 最终的治疗方法主要是手术修复
  ○ 1 年死亡率高达 20%，5 年死亡率为 28%
    - 部分原因可能是遗传综合征的发病率增加

诊断要点

考虑

- 规范的胎儿超声心动图
  ○ 主动脉缩窄，尤其是局限性狭窄，可能很难诊断
    - 主要是由于存在动脉导管开放
  ○ 表现正常的高危胎儿仍需产后评估

参考文献

1. Contro E et al: Prediction of neonatal coarctation of the aorta at fetal echocardiography: a scoring system. J Matern Fetal Neonatal Med. 1-10, 2020
2. Vigneswaran TV et al: Early postnatal echocardiography in neonates with a prenatal suspicion of coarctation of the aorta. Pediatr Cardiol. 41(4):772-80, 2020
3. Morgan CT et al: Improving prenatal diagnosis of coarctation of the aorta. Can J Cardiol. 35(4):453-61, 2019
4. Familiari A et al: Risk factors for coarctation of the aorta on prenatal ultrasound: a systematic review and meta-analysis. Circulation. 135(8):772- 85, 2017

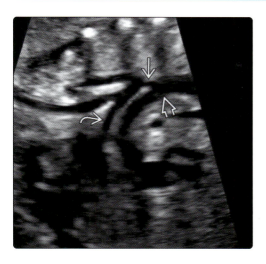
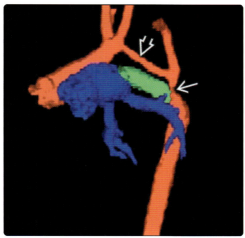

图 6-61 （左图）这张图显示局限性主动脉缩窄 ➡，因为峡部好像几乎进入了动脉导管的顶部 ➡，也要注意横弓明显发育不良 ➡。（右图）这是心脏 CT 血管造影的三维彩色编码模型的斜侧位图。主动脉（红色）显示弓发育不良 ➡，峡部明显变窄 ➡。粗大开放的动脉导管（绿色）连接肺动脉（蓝色）和降主动脉（From DI: Pediatrics）。

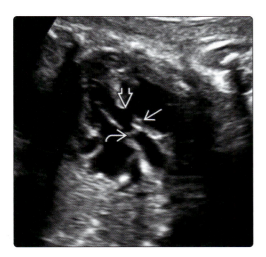
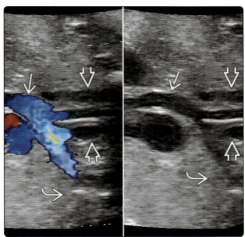

图 6-62 （左图）这张图像显示存在室间隔缺损 ➡ 和主动脉瓣发育小 ➡ 时漏斗部向后偏移 ➡，这是主动脉弓中断的典型伴发异常。（右图）彩色和灰阶矢状切面图显示发育不良的升主动脉 ➡，发出头颈部血管 ➡，但没有主动脉弓的其余部分 ➡，符合主动脉弓中断。降主动脉由动脉导管供应。

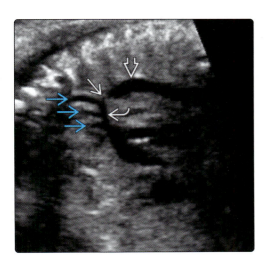
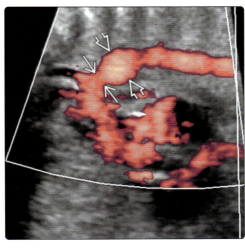

图 6-63 （左图）图像显示横弓 ➡ 逐渐变细。三条头颈部血管 ➡ 均可见，峡部 ➡ 在进入降主动脉 ➡ 之前，变得非常狭窄。（右图）同一患者的彩色多普勒显示我们如何被彩色编码所欺骗，使一个结构（这个病例是峡部 ➡）看起来比实际大。最突出的是降主动脉在动脉导管插入的部分异常膨大 ➡，可能有助于诊断主动脉缩窄。

要　点

术语

- 通过主动脉瓣的血流梗阻
  - 主动脉瓣狭窄
  - 主动脉瓣下狭窄：持续的或动态的
  - 主动脉瓣上狭窄：主动脉近端狭窄

影像学表现

- 主动脉瓣狭窄（aortic stenosis，AS）
  - 瓣膜常为二叶瓣（胎儿期难以发现）
- 重度 AS→主动脉内血流极少
  - 主动脉弓由动脉导管逆向灌注
    - 主动脉横弓内反向血流提示导管依赖性
- 主动脉瓣下（主动脉下）狭窄
  - 肌性狭窄：存在不对称间隔肥厚
  - 纤维性狭窄：存在从室间隔到二尖瓣的隔膜

- 主动脉瓣上狭窄
  - 通常在窦管交界处存在嵴样结构

临床问题

- 占所有先天性心脏病的 3%～8%
  - 60%～75% 为主动脉瓣狭窄
  - 10%～20% 为主动脉瓣下狭窄
- 导管依赖性严重 AS 在出生时需要使用前列腺素
- 如果左心室大小足够，球囊瓣膜成形术是治疗主动脉瓣狭窄的一线治疗方法
- 随梗阻严重程度和合并异常不同，预后不同
  - 轻度瓣膜狭窄（平均压差：<25mmHg）进展缓慢，通常在 40～60 岁时需要干预
  - 中度瓣膜狭窄（平均压差：25～40mmHg）可能需要手术或非手术干预
  - 严重瓣膜狭窄（平均压差：>40mmHg）需要手术或非手术（基于导管）干预

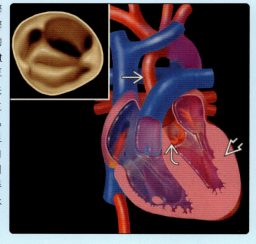 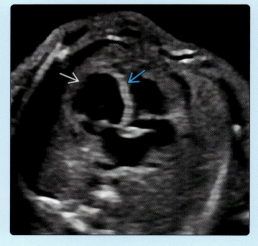

图 6-64 （左图）主动脉瓣狭窄示意图显示主动脉瓣环小、瓣叶增厚➡，升主动脉发育不良➡，左心室（left ventricle，LV）心肌肥厚➡。插入图片显示一个关闭状态的二叶瓣。这是主动脉瓣狭窄最常见的类型。（右图）心脏四腔心切面显示左心室扩张➡，伴心内膜弹力纤维增生症（心肌回声增强）➡。注意 LV 变得更偏球形，这在严重主动脉瓣狭窄中很常见。

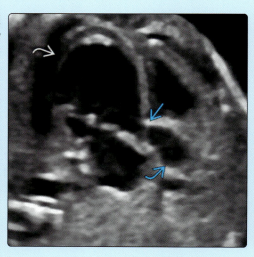 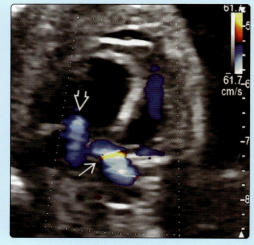

图 6-65 （左图）左室流出道切面（left ventricular outflow tract，LVOT）显示 LV 扩张➡伴主动脉瓣增厚➡。升主动脉也扩张➡，这种表现可在主动脉瓣狭窄中看到（狭窄后扩张）。（右图）同一患者的彩色多普勒超声显示过主动脉瓣血流加速➡，与主动脉瓣狭窄表现一致。同时存在二尖瓣反流➡，这常见于主动脉瓣狭窄。

术语

缩写

- 主动脉瓣狭窄(aortic stenosis, AS)

定义

- 通过主动脉瓣的血流梗阻
  - 主动脉瓣狭窄
  - 主动脉瓣下狭窄:持续的或动态的
  - 主动脉瓣上狭窄:主动脉近端狭窄

影像学表现

一般特征

- 最佳诊断线索
  - 过主动脉瓣存在高速湍流

超声表现

- LV 可增大、减小或正常
  - 可出现向心性肥大
  - 可出现心室壁回声增强(即心内膜弹力纤维增生症)
  - LV 功能可减低
  - 右心室(right ventricle, RV)可增大,以补偿心输出量
- 主动脉瓣狭窄
  - 主动脉瓣瓣叶增厚
  - 瓣膜常为二叶瓣(胎儿期难以发现)
- 主动脉瓣下(主动脉下)狭窄
  - 肌性狭窄:存在不对称间隔肥厚
  - 纤维性狭窄:存在从室间隔到二尖瓣瓣叶的隔膜(更常见)
- 主动脉瓣上狭窄
  - 通常在窦管交界处存在嵴样结构
  - 升主动脉近端呈沙漏状
- 彩色多普勒
  - 左室流出道内可见湍流
    - 起始处可位于主动脉瓣、主动脉瓣下或主动脉瓣上
  - 严重 AS→主动脉内血流极少
    - 由于缺乏前向血流,主动脉弓内为动脉导管逆向灌注的反向血流
    - 左室压力增高导致二尖瓣反流
    - 过卵圆孔为左向右分流
      - 左房压力增加,因此过卵圆孔血流方向改变为左向右分流
- 脉冲多普勒
  - 用于测量过主动脉瓣、主动脉瓣上和主动脉瓣下的压差
    - 压差大小可能不能反映狭窄的严重程度
      - 由于动脉导管的存在
      - 由于不同程度的心功能不全
  - 评估心房水平分流的受限
  - 评估过二尖瓣处的梗阻

影像学建议

- 流程建议
  - 如果 LV 增大/减小,回声增强伴心功能降低
    - 评估过主动脉瓣的血流量
    - 观察升主动脉和主动脉横弓内的血流方向
    - 寻找是否存在二尖瓣反流
    - 评估过房间隔的血流方向
  - 如果过主动脉瓣血流为湍流
    - 评估主动脉瓣(环)大小
    - 观察主动脉瓣上和瓣下是否有狭窄
    - 用彩色多普勒观察湍流起始处
  - 寻找相关的心脏畸形(30% 的胎儿)
    - 主动脉缩窄/主动脉弓中断
    - 考虑 Shone 综合征
  - 监测生长受限
    - 由于胎盘灌注不良导致发生风险增加
  - 监测左心发育不良综合征的进展
    - 产后管理比孤立性 AS 更为复杂
  - 详细筛查其他心外畸形
    - Williams 综合征(主动脉瓣上狭窄)
      - 颜面和肾脏异常

鉴别诊断

左室流出道梗阻性疾病谱

- 左心发育不良
  - LV 未构成心尖
  - 通常与严重的主动脉瓣和二尖瓣发育不良或闭锁有关
  - 可能是宫内严重 AS 的最终阶段
- 主动脉缩窄和主动脉弓中断
  - 观察峡部是否发育不良或缺失
  - RV 大于 LV
  - 主肺动脉大于主动脉,三尖瓣(环)大于二尖瓣(环)
- Shone 综合征
  - 经典型包括二尖瓣瓣上隔膜、降落伞二尖瓣、主动脉瓣下狭窄和主动脉缩窄
  - 定义通常扩展至包括二尖瓣狭窄、主动脉瓣狭窄和主动脉瓣上狭窄
  - 换句话说,即同时发生多处左侧梗阻

病理

一般特征

- 病因学
  - 环境和遗传因素复杂的相互作用,尚不明确
    - 存在遗传学相关的有力证据
    - 机械因素,如血流动力学异常,认为也有涉及
  - 二叶主动脉瓣
    - 由主动脉两个瓣叶部分或完全融合形成
    - 二叶瓣类型存在较大差异

- 部分患者与囊性中膜坏死相关
  - □ 导致升主动脉扩张，并有主动脉夹层或主动脉破裂的风险
  - ○ 主动脉瓣下狭窄
    - 围绕左室流出道存在纤维肌性组织的环或嵴
    - 也可以是弥漫性、管道样
    - 异常组织与二尖瓣密切相关或"系于"二尖瓣
  - ○ 主动脉瓣上狭窄
    - 动脉壁中层内弹性蛋白减少
      - □ 弹性降低，平滑肌肥大，胶原蛋白增加
    - 通常局限于窦管连接处，但也可累及动脉的其他部分
- 遗传学
  - ○ AS 可以发生在遗传综合征中
    - Turner 综合征（45, XO）、Jacobsen 综合征
  - ○ 单基因常染色体显性遗传也有报道
    - 家庭成员患有左心发育不全综合征和主动脉二叶瓣
    - 主动脉二叶瓣与 NOTCH1 基因突变相关
  - ○ **再发风险**
    - **主动脉瓣狭窄**
      - □ 1 个兄弟姐妹（2%）；2 个兄弟姐妹（6%）
      - □ 母亲患病（13%～18%）；父亲患病（3%）
    - **主动脉瓣下狭窄**
      - □ 大多数病例是散发的，产后进展
      - □ 许多人认为这是获得性疾病，而不是先天性的
    - **主动脉瓣上狭窄**
      - □ 30%～50% 为 Williams 综合征；常染色体显性遗传；7q11.23 弹性蛋白 ELN 基因缺失

临床问题

表现

- 最常见的胎儿表现是在常规产前筛查中发现四腔心切面异常

人口统计资料

- 流行病学
  - ○ 人群中二叶主动脉瓣发生率为 1.3%
    - 最常见的先天性心脏畸形之一
  - ○ AS 占所有先天性心脏病的 3%～8%
    - 主动脉瓣狭窄占 60%～75%
    - 主动脉瓣下狭窄占 10%～20%
    - 主动脉瓣上狭窄罕见

自然病史与预后

- 预后随梗阻严重程度和合并异常而异
  - ○ 轻度瓣膜狭窄（平均压差：<25mmHg）进展缓慢，通常在 40～60 岁时需要干预
  - ○ 中度瓣膜狭窄（平均压差：25～40mmHg）可能需要手术或非手术干预
  - ○ 严重瓣膜狭窄（平均压差：>40mmHg）需要手术或非手术（基于导管）干预
  - ○ 胎儿病例往往更严重，常进展为左心发育不良

- 球囊主动脉瓣成形术做为初始治疗方法已普遍取代开放式外科瓣膜切开手术
  - ○ 据估计，新生儿 15 年无置换生存率为 85%，婴幼儿为 94%，年长者为 100%
- 儿童期诊断的主动脉瓣下狭窄通常进展
  - ○ 超过 50% 的病例存在合并心脏异常
  - ○ 常导致主动脉瓣反流，促使早期治疗
- 主动脉瓣上狭窄在婴儿期很少需要干预，但会进展
  - ○ 50% 存在主动脉瓣异常
  - ○ 冠状动脉狭窄是导致猝死的常见原因
- 二叶主动脉瓣患者通常无症状
  - ○ 通常在晚年 50 岁左右发展为严重 AS
  - ○ 可较早发生主动脉根部或升主动脉扩张

处理

- 胎儿期对严重 AS 的患儿进行球囊瓣膜成形术希望能防止进展为左心发育不良
  - ○ 选择标准
    - AS 诊断明确且存在前向血流
    - 向左心发育不良综合征进展
    - 存在手术成功和双心室结局的可能性
      - □ LV 长轴 Z 值>0
      - □ LV 短轴 Z 值>0
      - □ 主动脉瓣环 Z 值>-3.5
      - □ 二尖瓣瓣环 Z 值>-2.0
      - □ 二尖瓣或主动脉瓣最大收缩压差≥20mmHg
      - □ 每项 1 分；分值≥4 表明产前干预胎儿可能受益
  - ○ 高达 82% 的病例手术成功
  - ○ 产前干预存在胎儿死亡风险（约 11%）
  - ○ 53% 存活至出院
    - 只有 43% 的存活者实现了双心室循环
- 如果是导管依赖性严重 AS，出生时需要用前列腺素
- 如果 LV 大小足够，主动脉瓣狭窄型 AS 首选球囊瓣膜成形术
- 主动脉瓣修复/置换术在患者的一生中很常见
  - ○ 如果主动脉根部内径大于 40mm，通常需要同时更换
- 主动脉瓣下和瓣上狭窄发生进展需要手术干预
- 存活者需要终生随访

诊断要点

影像判读经验

- 使用彩色多普勒确定湍流的起源
  - ○ 评估是在主动脉瓣、主动脉瓣上还是主动脉瓣下水平
- 主动脉横弓内反向血流提示导管依赖性

参考文献

1. Friedman KG et al: Fetal cardiac interventions: where do we stand? Arch Cardiovasc Dis. 113(2):121-8, 2020
2. Friedman KG et al: Improved technical success, postnatal outcome and refined predictors of outcome for fetal aortic valvuloplasty. Ultrasound Obstet Gynecol. 52(2):212-20, 2018

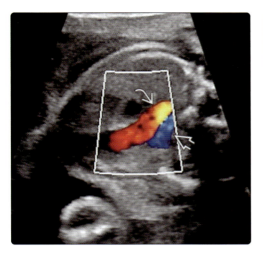
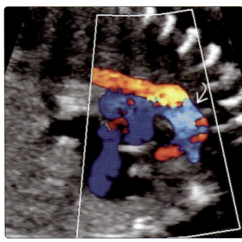

图 6-66 （左图）3VT 切面（脊柱朝上）显示导管弓➡和主动脉弓➡。正常胎儿中，两弓均有前向血流（均为红色）。在这个病例中，主动脉弓内为逆向血流（蓝色）。（右图）同一患者的主动脉弓矢状切面同样显示主动脉弓内有逆向血流（蓝色）➡，表明没有足够的前向血流从 LV 流向主动脉瓣。主动脉横弓内为反向血流提示头部血管的血流灌注为导管依赖性。

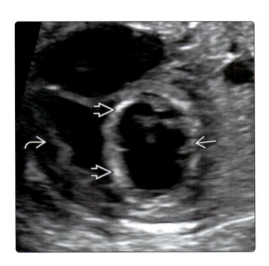
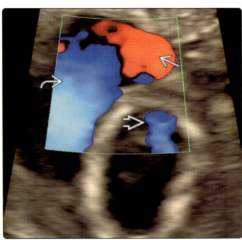

图 6-67 （左图）四腔心切面显示，与 RV 相比➡，LV 扩张➡，较正常更偏球形且回声增强，特别是间隔处➡。这些特征提示主动脉瓣狭窄导致后负荷增加造成异常心肌反应。（右图）同一图像的彩色多普勒血流图显示，心房水平左向右分流➡，与三尖瓣相比➡，过二尖瓣血流极少➡。这也表明下游发生梗阻（主动脉瓣狭窄），使血液流向右侧。

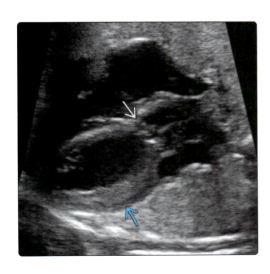
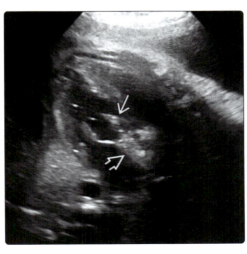

图 6-68 （左图）LVOT 切面显示主动脉瓣异常增厚➡，LV 壁增厚并轻度扩张➡。（右图）胎儿主动脉瓣成形术中图像显示 LVOT 中的导丝➡，球囊在主动脉瓣处扩张➡。该患者手术成功，在出生后实现双心室循环。

要点

术语

- 完全型肺静脉异位引流(total anomalous pulmonary venous return, TAPVR)指所有肺静脉连接到左心房(left atrium, LA)以外的部位,通常是体静脉,最终回流入右心房(right atrium, RA)
  - 心上型 TAPVR
    - 向头侧引流,通常经垂直静脉引流入无名(头臂)静脉
  - 心内型 TAPVR
    - 直接引流入心脏,通常经冠状静脉窦
  - 心下型 TAPVR
    - 向足侧引流,向膈肌下方走行
  - 混合型 TAPVR
    - 肺静脉各支分别回流入不同部位,或每组肺静脉回流入不同部位

影像学表现

- 四腔心切面 LA 与降主动脉(descending aorta, DAo)之间的距离增宽
- 肺静脉与 LA 之间未见连接
- 细树枝征:心房后方、降主动脉前方可见血管汇聚呈管状
- TAPVR 引流入无名静脉时,三血管气管切面可见异常,在左侧可见第 4 支血管(垂直静脉)

病理

- 心下型几乎都存在静脉梗阻
  - 肺静脉回流受阻→无氧合血回流入心脏→循环衰竭
- 心上型中,在左支气管/左肺动脉之间的(引流)静脉也可能出现梗阻

临床问题

- 梗阻型 TAPVR 是外科急症
- 非梗阻型 TAPVR 可择期手术治疗,但通常在出生后前几周内完成
- 手术治疗即将所有的肺静脉连接回 LA
- 相对健康的婴幼儿择期手术的死亡率<5%

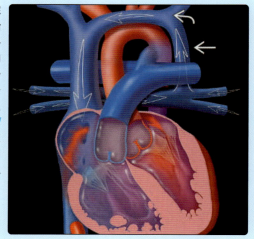
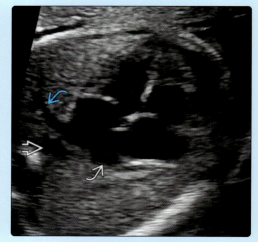

图 6-69 (左图)心上型完全型肺静脉异位引流的胎儿循环图显示,肺静脉在心脏后方汇集,通过上行的垂直静脉 ➦ 引流入无名静脉 ➜,肺血回流入右心房而不是左心房。(右图)正常四腔心切面显示左侧 ⇨ 和右侧 ➜ 肺静脉回流入左心房。同时可以看到正常胎儿中降主动脉 ➠ 与 LA 后壁之间的距离很近。

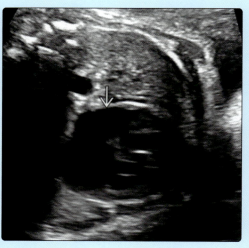
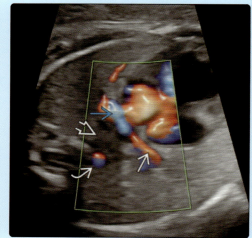

图 6-70 (左图)四腔心切面显示左房后壁光滑 ➜,未见静脉开口。肺静脉与 LA 之间未见连接对诊断 TAPVR 非常敏感,但除非特别关注,很容易被忽视。(右图)四腔心切面(彩色多普勒血流图)显示左侧 ⇨ 和右侧 ➜ 肺静脉进入心房后方的共汇处。注意心房和降主动脉 ➜ 之间的距离增加 ➠。

术语

缩写

- 完全型肺静脉异位引流（total anomalous pulmonary venous return，TAPVR）
- 完全型（TAPVC）和部分型（PAPVC）肺静脉异位连接
  - 对于更复杂的心脏病，在语义上区分肺静脉如何连接及最终回流部位

同义词

- 全肺静脉异位引流（total anomalous pulmonary venous drainage，TAPVD）
- 全部肺静脉

定义

- TAPVR 指所有肺静脉（pulmonary vein，PV）连接到 LA 以外的部位，通常是体静脉，并最终回流入 RA
  - **心上型 TAPVR**
    - 向头侧引流，通常经垂直静脉引流入无名静脉
  - **心内型 TAPVR**
    - 直接引流入心脏，通常经冠状静脉窦
  - **心下型 TAPVR**
    - 向足侧引流，向膈肌下方走行
    - 引流静脉通过肝脏（门静脉系统）回流入心脏
    - 引流静脉通常垂直走行、长且细，在胎儿中难以识别
  - **混合型 TAPVR**
    - 肺静脉各支分别回流入不同部位，或每组静脉回流入不同部位
      - 例如，右侧 2 支肺静脉引流到心上部位，同时左侧 2 支肺静脉引流到膈下
- 部分型肺静脉异位引流（partial anomalous pulmonary venous return，PAPVR）
  - 1 支或 2 支肺静脉异位引流，其余正常回流入左房

影像学表现

一般特征

- 最佳诊断线索
  - 四腔心切面 DAo 与 LA 之间的距离增加
    - 可以测量左房后空间指数：LA 到 DAo 的间距与 DAo 内径比值
    - 于收缩末期四腔心切面测量
      - 在沿心脏十字交叉至 DAo 中心的连线上测量 LA 后壁到 DAo 前壁的距离
      - DAo 内径测量从内侧缘到内侧缘
    - LA 后空间指数截断值为 1.0 时对产前发现 TAPVR 具有较高的敏感性
      - 敏感度：100%；特异度：89%
  - 细树枝征：心房后方、DAo 前方可见血管汇聚呈管状

- 在 2013 年发表的回顾性系列研究中可见于 96% 的病例
  - PV 与 LA 之间未见连接是高度敏感的征象
    - 与 RA 相比，LA 通常较小

超声表现

- 胎儿超声心动图
  - LA 后壁光滑　无肺静脉开口，特别是在四腔心切面
  - 肺静脉于 LA 后方，向远离心脏的方向引流至头侧或膈下
    - 必须使用彩色多普勒显示血流方向
  - 冠状静脉窦明显扩张
    - 见于心内型
  - 在上腹部/肝脏横切面，主动脉前方可见异常静脉结构
    - 提示向膈下引流的心下型
  - TAPVR 引流入无名静脉时引起三血管气管切面异常
    - 在左侧看到第 4 支血管（即垂直静脉）
- 产后超声心动图
  - 心房水平右向左分流
  - LA 小（从肺部回流的静脉减少或缺失）
  - 肺静脉向远离心脏的方向引流（向头侧或膈下）
  - 心下型 TAPVR 几乎总在肝水平发生梗阻，出生时需急诊手术
    - PV 回流受阻→无氧合血回流入心脏→循环衰竭
  - 心上型 TAPVR
    - 当垂直静脉向上引流至无名静脉时，可在左支气管/左肺动脉之间发生梗阻
      - 由于心上型 TAPVR 发生率更高，实际上较膈下的梗阻更多见

影像学建议

- 流程建议
  - 在产前超声筛查中难以识别孤立性 TAPVR
    - 产前检出率约 6%～12%
  - 在任何复杂心脏异常中仔细观察 PV
    - 使用彩色多普勒
      - 降低奈奎斯特（Nyquist）极限，以观察肺静脉血流

鉴别诊断

部分型肺静脉异位引流

- Scimitar 综合征（弯刀综合征）
  - 右肺发育不良
  - 右侧 PV 未回流入 LA，而是引流入下腔静脉
- 上腔静脉型 ASD
  - 右上肺静脉通常经上腔静脉引流入 RA，而不是 LA
- 孤立性 PV 异常
  - 左上肺静脉可引流入无名静脉
  - 通常单独存在，没有临床意义

病理

一般特征

- 病因学
  - PV 总干与 LA 后壁融合失败
    - 有一些因子,如信号素和血小板衍生生长因子受体 α,它们可以引导肺静脉连接到 LA
    - 当相关因子缺乏,肺静脉丛与相邻的体静脉形成异常连接
  - 导致不同类型肺静脉异常连接

分期、分级与分类

- 解剖学
  - 心上型:49%
  - 心内型:16%
  - 心下型:26%
  - 混合型:9%

大体病理和解剖特征

- 心下型几乎都存在静脉梗阻
- 心上型中,垂直静脉向上引流至无名静脉时,可在左支气管/左肺动脉之间发生梗阻

临床问题

表现

- 产前
  - 作为复杂 CHD 或内脏异位的一部分而被检出
    - 预后取决于潜在的心脏结构异常
    - TAPVR 的存在显著增加死亡率,并可能导致无法进行矫治
  - 孤立性 TAPVR 诊断非常困难
    - 检查 LA 和 DAo 之间距离是否增加
    - 四腔心切面可见"细树枝征"
- 产后
  - 出生时肺血流量增加显著改变了 PV 的容量,需要立即处理
    - 非梗阻型
      - 氧饱和度轻度降低
      - 新生儿期的心血管功能稳定
    - 梗阻型
      - 呼吸窘迫和心脏衰竭
      - 在新生儿期临床表现非常不稳定
  - 即使胎儿期超声检查结果正常,出院前也要检查婴儿的氧饱和度
  - 如果有任何疑问,应进行产后超声心动图检查

人口统计资料

- 流行病学
  - 66% 的病例为孤立性,33% 与 CHD 相关
    - 约 20%~25% 与内脏异位相关

- 家族史很重要
  - 一个队列研究中 4% 的病例有一级亲属患严重 CHD
  - Baltimore-Washington 的婴幼儿研究中:患 TAPVR 的新生儿,约 5% 有 CHD 家族史
    - 有家族史的病例约 50% 为心下型 TAPVR

自然病史与预后

- 胎儿心输出量只有约 8% 流向肺部,所以胎儿的 PV 小
- 在成人血液循环中,PV 将氧合血输送到心脏
  - PV 引流异常:氧合血→体静脉/RA→缺氧
    - 氧合血进入左侧循环的唯一途径是通过卵圆孔未闭、动脉导管未闭形成混合血
- 约 25%~50% 的病例发生肺静脉梗阻
- 手术治疗将所有的肺静脉连接回 LA
  - **非梗阻型** TAPVR 可以择期手术治疗,但通常在生后前几周内完成
  - **梗阻型** TAPVR 是外科急症
    - 使用前列腺素可能会使新生儿病情恶化
      - 虽然让血液流向肺部,但出口梗阻,加重肺充血
    - 甚至可能需要体外膜氧合(extracorporeal membrane oxygenation, ECMO)支持
    - 若婴幼儿术前病情危重,术后重症监护通常会延长
- 复杂病例中,心脏结构畸形决定预后
  - 单心室循环,心房异构者预后尤其差
- 孤立性 TAPVR
  - 相对健康的婴幼儿,择期手术的死亡率小于 5%
  - 长期预后好
    - 手术治疗恢复正常血液循环:预期生长发育正常
- 有些存在 PV 结构本身的异常
  - 进行性 PV 狭窄很难治疗
    - 预后非常差

诊断要点

考虑

- 产前诊断非常困难,尤其是孤立性

影像判读经验

- 系统地评价四腔心切面
  - 注意扩张的冠状静脉窦,LA 后空间增加,在任何地方存在"额外"的血管

参考文献

1. Sinha M et al: Type A3 truncus arteriosus with infracardiac total anomalous pulmonary venous return and single ventricle physiology: a triad of tribulations. J Cardiovasc Comput Tomogr. 14(6):e137-8, 2020
2. Bakker MK et al: Prenatal diagnosis and prevalence of critical congenital heart defects: an international retrospective cohort study. BMJ Open. 9(7):e028139, 2019
3. Domadia S et al: Neonatal outcomes in total anomalous pulmonary venous return: the role of prenatal diagnosis and pulmonary venous obstruction. Pediatr Cardiol. 39(7):1346-54, 2018
4. Paladini D et al: Prenatal diagnosis of total and partial anomalous pulmonary venous connection: multicenter cohort study and meta-analysis. Ultrasound Obstet Gynecol. 52(1):24-34, 2018
5. Ganesan S et al: Prenatal findings in total anomalous pulmonary venous return: a diagnostic road map starts with obstetric screening views. J Ultrasound Med. 33(7):1193-207, 2014

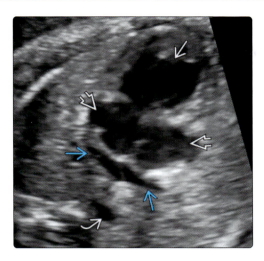
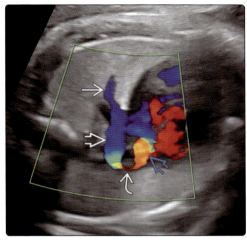

图 6-71 （左图）四腔心切面显示心房➡️与降主动脉➡️之间有一个管状结构或细树枝征➡️。此胎儿患有内脏异位综合征，并伴有严重不均衡型房室通道畸形，形成单心室➡️。（右图）四腔心切面彩色多普勒显示 PV 起自左肺➡️穿过心脏后方➡️，直接进入 SVC ➡️。注意 SVC 入口处的狭窄➡️，引起该部位血流梗阻。

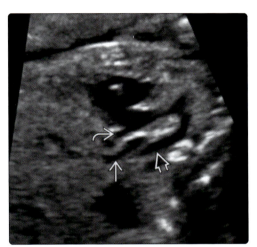
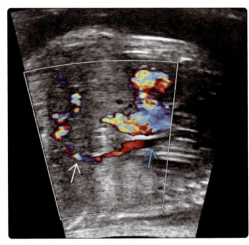

图 6-72 （左图）心下型 TAPVR 胎儿超声心动图矢状切面显示，下腔静脉➡️后方、降主动脉➡️前方有一支血管➡️。（右图）正中矢状切面略偏转彩色多普勒血流图显示，肺静脉于心脏后方形成共腔➡️，可见垂直静脉➡️向下引流入肝脏。产后，氧合血的引流几乎都是在肝脏水平发生梗阻，出生后需急诊手术。

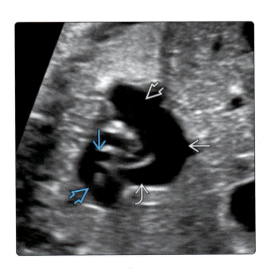
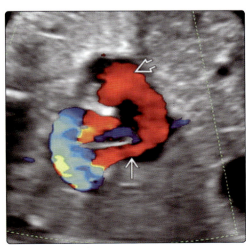

图 6-73 （左图）超声心动图矢状切面显示一个明显扩张的静脉结构➡️进入冠状静脉窦➡️，随后引流入右心房➡️，右心房也同样扩张。这个平面非常靠后，可以看到肺动脉分支➡️和动脉导管➡️。（右图）同一图像的彩色血流图显示引流静脉➡️回流入冠状静脉窦和右心房➡️。该患者 4 支肺静脉全部经冠状静脉窦引流至心脏。

左心畸形

419

要 点

术语

- 包含4个要素的先天性心脏病
  - 室间隔缺损
  - 主动脉骑跨
  - 右室流出道梗阻
  - 右心室肥厚
- 变异型包括肺动脉闭锁（pulmonary atresia，PA）合并 VSD（PA-VSD）和法洛四联症合并肺动脉瓣缺如（tetralogy of Fallot with absent pulmonary valve，ToF-APV）

影像学表现

- 主动脉骑跨于大的膜周部 VSD 之上
- RVOT 梗阻
  - 漏斗部前移
  - 肺动脉瓣通常发育异常且小
  - 可能同时存在瓣下狭窄、瓣膜狭窄或瓣上狭窄

- PA-VSD：由于肺动脉闭锁，主动脉为唯一流出道
- ToF-APV
  - 彩色多普勒可见过肺动脉瓣的往返血流
  - 肺动脉和分支明显增宽

临床问题

- 最常见的发绀型先天性心脏病
  - 占活产儿先天性心脏病的 7%～10%
- 高达 45% 的胎儿病例、25% 的活产病例存在染色体异常
  - 21 三体（可能存在 ToF 合并房室间隔缺损）、18 三体、13 三体，以及 22q11 缺失综合征
- 如果为孤立性，根治术后短期和长期预后良好
  - 活产儿的存活率大于 98%
- ToF-APV 和 PA-VSD 患者预后较差

诊断要点

- 95% 的胎儿四腔心切面正常
- 对流出道进行评估是诊断的关键

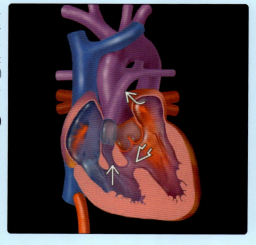
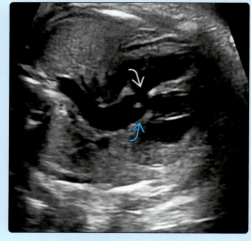

图 6-74 （左图）示意图显示，漏斗部前移引起肺动脉发育不良 ↗，并导致右室流出道狭窄 ➡。室间隔缺损 ➡ 可以使血液在（心脏）基底部混合，但四联症的存在，使所有血液从右向左分流，导致低氧血症。（右图）图像显示，大的膜周部室间隔缺损 ➡，合并主动脉骑跨 ▱，这是法洛四联症的经典表现，但不能依靠这个表现下诊断。

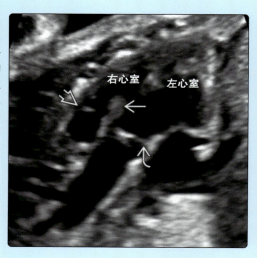
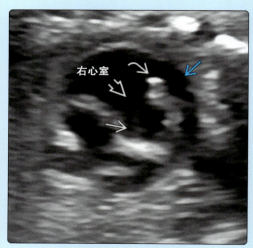

图 6-75 （左图）图像显示，漏斗部前移 ➡ 至右室流出道（RVOT）内。瓣环水平的肺动脉 ➡ 明显小于主动脉，（注意主动脉瓣 ➡），这是该疾病的一个典型表现。（右图）图像显示主动脉的横切面 ➡。一个大的室间隔缺损 ➡，和因漏斗部向前上方移位 ➡ 导致的右室流出道减小 ▱。这是在发现室间隔缺损和主动脉骑跨后，你想要获得的能够确诊法洛四联症的图片。

术语

缩写

- 法洛四联症（tetralogy of Fallot，TOF）

定义

- 法洛四联症包含 4 个组成部分
  - 主动脉骑跨
  - 室间隔缺损
  - 右室流出道梗阻
  - 右心室肥厚
- 一些人将肺动脉闭锁（pulmonary atresia，PA）合并 VSD（PA-VSD）归为法洛四联症的严重形式
  - PA-VSD 可能存在粗大主肺侧支动脉（major aortopulmonary collateral artery，MAPCA）

影像学表现

一般特征

- 最佳诊断线索
  - 主动脉扩张，骑跨于 VSD 上

超声表现

- 超过 95% 的产前病例四腔心切面正常
- 对流出道进行评估是做出诊断的关键
  - 主动脉骑跨于大的膜周部室间隔缺损，骑跨率不同
    - 主动脉内径增大
      □ RVOT 梗阻 +VSD= 通过主动脉血流量增加
  - RVOT 梗阻
    - 漏斗部前移
    - 肺动脉瓣通常发育异常且小
    - 可能同时存在瓣下狭窄、瓣膜狭窄或瓣上狭窄
- 彩色多普勒
  - 评估流出道的前向血流和反流
  - 评估过 VSD 的血流
- PA-VSD 的特征是肺动脉非常小或 RVOT 不存在，合并 VSD
  - 肺动脉通常发育不良
  - 肺动脉由动脉导管逆向灌注或 MAPCA 供应
    - 可能仅有 MAPCA，没有真正的肺动脉分支
- ToF 合并肺动脉瓣缺如（ToF-APV）的特征是肺动脉（pulmonary artery）和分支明显增宽
  - 可压迫支气管，影响肺发育
  - 彩色多普勒显示过肺动脉瓣为往返血流
  - 动脉导管通常缺失
  - 水肿风险增加，15%～20%
    - ToF-APV+ 水肿 = 在一个系列研究中 80% 胎儿发生宫内死亡

影像学建议

- 如果发现主动脉骑跨于 VSD 上
  - 寻找是否存在 RVOT 梗阻及梗阻水平
    - 评估肺动脉分支大小和连续性

- 如果肺动脉闭锁，寻找肺血供来源
  - 动脉导管逆向灌注或 MAPCA
- 寻找需要早期干预/手术的特征
  - 动脉导管内逆向血流
  - 肺动脉及肺动脉瓣停止发育
  - 肺动脉瓣环大小（Z 值）
- 寻找合并的心脏异常表现
  - 右位主动脉弓（25%）
  - 房室间隔缺损（完全型房室通道畸形）
  - 左上腔静脉回流入冠状静脉窦
  - 肺动脉分支不连续或"缺失"
    - 右侧或左侧肺动脉可由动脉导管供血
- 详细检查是否存在心外异常
  - 如果存在其他异常，非整倍体/综合征的风险增加

鉴别诊断

右室双出口

- 从心脏发出时流出道平行走行
- 两条大动脉都发自 RV
- 二尖瓣和主动脉瓣之间不连续

孤立性膜周部室间隔缺损

- 室间隔缺损，无明显主动脉骑跨
- 无肺动脉狭窄或肺动脉下狭窄

病理

一般特征

- 病因学
  - 多因素：环境和遗传因素的相互作用
  - 母亲糖尿病（相对风险 3：1）
  - 母体苯丙酮尿症，使用维甲酸和三甲双酮时，发生风险增加
- 传统分为综合征 ToF 和非综合征 ToF
  - 包括染色体和遗传因素
    - 21 三体（可能有完全型房室通道畸形）
    - 18 三体、13 三体
    - 22q11 缺失综合征
      □ 更常见于 ToF-APV（32%）和 PA-VSD（24%）
      □ 伴右位主动脉弓时发生风险增加
    - JAG1、NOTCH2 基因突变与 Alagille 综合征相关
    - 可能由基因突变或拷贝数变异（copy number variants，CNV）导致
      □ CHL1、NKX2-1、GSTT1
    - 可能由单基因突变导致
      □ NKX2.5、ZFPM2、GATA4、GATA6、NOTCH1
    - 可能与 CHARGE 综合征或 VACTERL 综合征相关
- 胚胎学
  - 过程复杂，机制仍不明确
  - 原发病理变化可能是肺动脉下漏斗部发育不全
  - 基本特征是流出道（漏斗部）间隔向前上方移位
    - 动脉分隔不均→主动脉大于肺动脉
    - 主肺动脉间隔与室间隔对位不良→VSD

- 大血管(主动脉)骑跨于 VSD 上
  ○ 在妊娠早期,肺有双重血供
    - 从第 6 主动脉弓起源的分支增大,形成真正的肺动脉
    - 从胸主动脉发出的分支变小并消失
      □ 如果 RV 与肺动脉没有连接,这些与胸主动脉连接的血管持续存在即成为侧支血管
      □ 这些患者将会发展为 PA-VSD 和 MAPCA

分期、分级与分类

- 3 大类
  ○ ToF 伴肺动脉狭窄
    - 可根据狭窄程度分为 2 类
      □ 轻度或无狭窄 = "粉色" ToF
      □ 中度至重度狭窄 = "蓝色" ToF
  ○ ToF 合并肺动脉闭锁
    - 根据 MAPCA 存在与否进一步分类
  ○ ToF-APV

大体病理和解剖特征

- 漏斗部狭窄
  ○ 漏斗间隔向前上方移位
  ○ 漏斗间隔、游离壁和隔缘肉柱肥大
- 肺动脉瓣
  ○ 单叶 / 二叶 / 三叶
  ○ 瓣膜增厚,活动受限
- 肺动脉分支
  ○ 可有局灶性或弥漫性梗阻或发育不良
- VSD
  ○ 通常为膜周部

临床问题

人口统计资料

- 流行病学
  ○ 最常见的青紫型先天性心脏病
    - 占先天性心脏病活产儿的 7%～10%
    - 活产儿中比例为 0.2∶1 000～0.5∶1 000

自然病史与预后

- 高达 45% 的胎儿病例存在染色体异常
  ○ 预后由是否存在非整倍体/综合征决定
    - 如为 13 三体或 18 三体,预后极差
- 若不伴染色体异常和其他异常,根治手术后短期和长期预后良好
  ○ 25 年生存率为 94.5%
  ○ 再干预率为 32% 或更高,主要是由于肺动脉瓣反流 / 狭窄
- 对于肺动脉闭锁(PA)和一些被归类为"蓝色" ToF 的患者,在根治手术前需要进行姑息治疗
  ○ 肺动脉瓣球囊扩张
  ○ Blalock-Taussig 分流或导管支架
- PA-VSD 预后较差
  ○ 许多患者需要分期手术治疗
  ○ 结局多变

- 有些异常可能无法完全修复
- 预后不良指标
  - 低出生体重,男性,肺动脉不连续或缺如,MAPCA,22q11 缺失
- ToF-APV 患者预后最差
  ○ 出生生存率: 约 50%
  ○ 新生儿期后的生存率: 约 85%
  ○ 主要由于存在严重的呼吸系统问题
    - 由扩张的肺动脉分支压迫支气管造成
  ○ 合并胎儿水肿→预后不良
- 再发风险
  ○ 1 个孩子: 2.5%, 2 个孩子: 8%, 父母: 3%～4%

处理

- 鼓励遗传学检测
  ○ 45% 的产前病例异常
  ○ 10% 的活产儿异常(本组中多为 22q 缺失)
- 产前新生儿科/小儿心脏科咨询
- 在三级医疗中心分娩
- 对进行性 RVOT 梗阻进行随访
  ○ 决定出生后是否需要使用前列腺素
  ○ 如果 RVOT 梗阻严重 / 肺动脉发育不良,可能需要早期干预
- ToF 手术治疗
  ○ 关闭 VSD
  ○ 重建 RVOT
    - 切除漏斗部(肌肉)同时保留瓣、跨瓣环补片或 RV- 肺动脉管道建立
- PA-VSD 手术治疗
  ○ 取决于固有肺动脉是否存在
  ○ 常需要行中央分流至肺动脉或早期单源化 MAPCA
    - 单源化使 MAPCA 能够与固有肺动脉缝合在一起
    - 有时需要多次手术将所有 MAPCA 接入肺动脉分支
  ○ 如果可行,完整手术治疗应该同时能够关闭 VSD 和建立 RV 到肺动脉的通道

诊断要点

影像判读经验

- 95% 的胎儿四腔心切面正常
- 对流出道进行评估是诊断的关键

参考文献

1. DeVore GR et al: Evaluation of fetal cardiac size and shape: a new screening tool to identify fetuses at risk for tetralogy of Fallot. J Ultrasound Med. ePub, 2021
2. De Robertis V et al: Tetralogy of Fallot and outlet ventricular septal defect with anterior malalignment detected at early fetal echocardiography. Fetal Diagn Ther. 1-7, 2020
3. Smith CA et al: Long-term outcomes of tetralogy of Fallot: a study from the pediatric cardiac care consortium. JAMA Cardiol. 4(1):34-41, 2019
4. Zhou J et al: Fetal pulmonary atresia with ventricular septal defect: features, associations, and outcome in fetuses with different pulmonary circulation supply types. Prenat Diagn. 39(12):1047-53, 2019
5. Axt-Fliedner R et al: Absent pulmonary valve syndrome - diagnosis, associations, and outcome in 71 prenatally diagnosed cases. Prenat Diagn. 37(8):812-9, 2017
6. Zhao Y et al: Prenatal and postnatal survival of fetal tetralogy of Fallot: a meta-analysis of perinatal outcomes and associated genetic disorders. J Ultrasound Med. 35(5):905-15, 2016

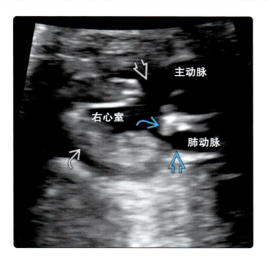

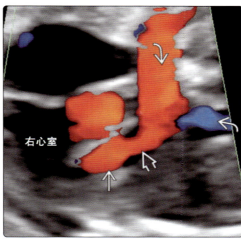

图 6-76 （左图）四腔心切面略偏斜显示主动脉骑跨、VSD ➡ 和 RV 肥厚 ➡、肺动脉瓣 ➡ 及主肺动脉发育不良。注意漏斗部的前移 ➡，使 RVOT 变小。（右图）RVOT ➡ 的彩色多普勒显示血液流经肺动脉瓣 ➡ 进入肺动脉分支 ➡，其内为层流，提示没有狭窄。如果肺动脉瓣和主肺动脉正常地生长发育，我们可以乐观地认为这个孩子将是一个"粉色四联症"。

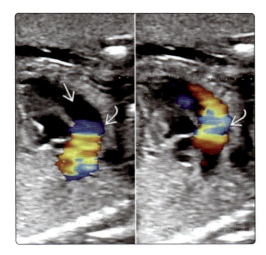

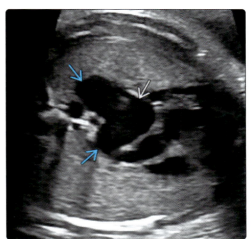

图 6-77 （左图）这个病例为法洛四联症合并肺动脉瓣缺如，其 RVOT ➡ 彩色多普勒血流图显示过肺动脉瓣的血液往返流动 ➡，符合严重瓣膜功能不全表现。（右图）横切面显示主肺动脉 ➡ 和肺动脉分支 ➡ 明显扩张，这是典型的法洛四联症合并肺动脉瓣缺如。这些病例发生水肿的风险增加。

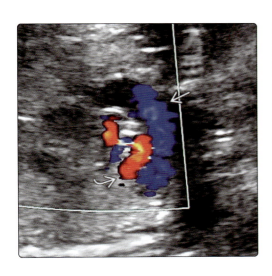

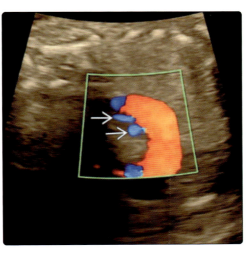

图 6-78 （左图）ToF 胎儿主动脉弓矢状面图像显示，主动脉内为前向血流 ➡，动脉导管内为逆向血流 ➡。这表明肺血流量不足，为导管依赖性。（右图）ToF 病例的主动脉弓图像显示，多条血管 ➡ 自主动脉下方发出供应肺，与 MAPCA 的表现一致。将彩色标尺调低更容易识别出这些结构。

要　点

术语

- 大动脉转位（transposition of great artery，TGA）
  - 心室大动脉连接不一致
  - 主动脉发自 RV
  - 肺动脉发自 LV
- 先天性矫正型大动脉转位（congenitally corrected TGA，cc-TGA）
  - 房室连接和心室大动脉连接均不一致
  - 右心房→LV→肺动脉
  - 左心房→RV→主动脉

影像学表现

- TGA 的四腔心切面正常
  - 流出道在离开心脏时呈平行状态
  - VSD（40%～45%）
  - 左室流出道梗阻（25%）

- 在 cc-TGA 中，心室左袢，而非右袢，使形态学 LV 位于右侧，形态学 RV 位于左侧
  - 流出道在离开心脏时呈平行状态
  - VSD（60%～80%）
  - 右侧心室流出道梗阻（30%～50%）

临床问题

- 胎儿死亡不常见，但是若不治疗，产后 TGA 为致死性
- TGA 出生后循环
  - 胎儿循环是必要的，以混合血液、输送氧合血到组织
  - 建议在出生后第 1 周行大动脉调转术
- cc-TGA 出生后循环
  - 来自肺部的氧合血像正常情况一样到达体循环
  - 未手术者可存活至 50 岁，但现在手术修复更常见

诊断要点

- 流出道平行→严重的先天性心脏病
- 在 D-TGA 中，靠后的大动脉分支早（即肺动脉）

图 6-79 （左图）图示在不伴 VSD 的单纯大动脉转位中，主动脉 ➡ 发自 RV，肺动脉 ➡ 发自左心室。大动脉本应交叉，变为平行。（右图）四腔心切面显示两条大动脉平行，肺动脉（分支早）➡ 发自偏后方的 LV，主动脉 ➡ 发自偏前方的 RV。同时合并 VSD ➡。

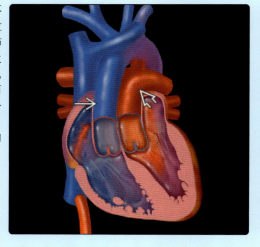
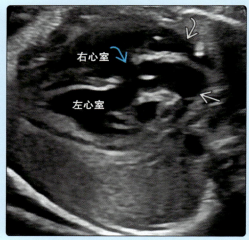

图 6-80 （左图）流出道切面显示大动脉平行发出，肺动脉（分支早）➡ 发自偏后方的 LV ➡，具有头颈部血管分支的主动脉 ➡ 发自偏前方的 RV ➡。本例没有 VSD。（右图）相似图像的彩色多普勒血流图显示血流平行。通过寻找分支血管来识别每条动脉。肺动脉分支早 ➡，主动脉发出头颈部血管 ➡，该患者的主动脉弓正常，无缩窄 ➡。

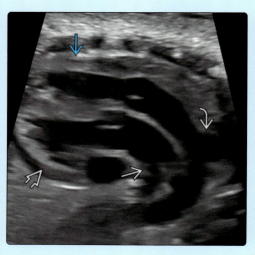
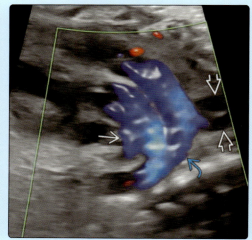

术语

同义词

- 大动脉转位(transposition of great artery, TGA)
  - D-转位
  - 右转位
- 先天性矫正型大动脉转位(congenitally corrected TGA, cc-TGA)
  - L-转位
  - 心室反位
  - 左转位

定义

- TGA:心室大动脉连接不一致
  - 主动脉发自 RV
  - 肺动脉发自 LV
  - 根据是否存在 VSD 进一步分类
- cc-TGA:房室连接和心室大动脉连接均不一致
  - 右心房→LV→肺动脉
  - 左心房→RV→主动脉

影像学表现

一般特征

- 最佳诊断线索
  - 流出道在离开心脏时呈平行状态
  - 在 D-TGA 中,靠后的大动脉分支早(即肺动脉)

超声表现

- TGA
  - 四腔心切面正常
  - 流出道在离开心脏时呈平行状态
    - 靠后的动脉(肺动脉)分叉
      - 发自 LV
    - 靠前的动脉(主动脉)发出弓/头颈部血管
      - 发自 RV
    - 合并病变
      - VSD(40%~45%)
      - 左侧心室流出道梗阻(25%)
      - 主动脉缩窄(5%)
      - 房室瓣异常(5%)
      - 常见冠状动脉走行异常
- cc-TGA
  - 心室左袢,而非右袢,使形态学 LV 位于右侧,形态学 RV 位于左侧
  - 流出道在离开心脏时呈平行状态
    - 靠前的心室为 LV,室间隔面光滑,无节制索附着
    - 靠后的心室为 RV,肌小梁形成,有调节束,室间隔面可见节制索附着
    - 肺动脉于偏前方发自 LV
    - 主动脉于偏后方发自 RV

- 合并病变
  - VSD(60%~80%)
  - 右侧的解剖左心室流出道梗阻(30%~50%)
  - 体循环房室瓣异常(90%)(通常无血流动力学意义);特别是 Ebstein 畸形
- 彩色多普勒
  - 评估狭窄、血流湍流、瓣膜反流
  - 评估过 VSD 的血流
  - 评估过卵圆孔的血流
- 脉冲多普勒
  - 用于评估过主动脉瓣/肺动脉瓣和主动脉弓之间的压差
    - 在梗阻性病变中可见高速血流或湍流

影像学建议

- 流程建议
  - 如果流出道呈平行状态
    - 评估心室形态以识别 LV/RV
    - 评估心室大动脉连接
    - 区分主动脉与肺动脉,观察是否存在流出道梗阻
    - 观察是否存在 VSD
  - 通过准确判断房室连接和心室大动脉连接来区分 TGA 和 cc-TGA
  - 检查内脏位置
    - 右房异构/无脾综合征中 80% 存在圆锥动脉干畸形,包括 TGA

鉴别诊断

右室双出口

- 总是存在 VSD
- 房室连接正常
- 流出道平行,但两者都主要发自 RV
- 大动脉关系可能正常或转位

法洛四联症

- 总是存在 VSD
- 房室连接正常
- 流出道不平行,主动脉骑跨于 VSD 上
- 肺动脉发自 RV,合并肺动脉或肺动脉下狭窄

病理

一般特征

- 病因学
  - TGA 被认为是由于主动脉下圆锥异常生长所致
    - 主动脉瓣被推向前上方,置于 RV 上方
    - 同时肺动脉下圆锥发育失败使肺动脉瓣无法向前移动
  - cc-TGA 由心袢异常导致
    - 心管左袢,而不是正常的右袢
      - 形态学 LV 位于右侧,形态学 RV 位于左侧
- 遗传学
  - 很少与非整倍体相关

分期、分级与分类

- **TGA**
  - TGA 合并室间隔完整或小的 VSD（60%）（即所谓单纯 TGA）
  - TGA 合并大的 VSD（25%）
  - TGA 合并 VSD 和 LV 流出道梗阻（10%）
  - TGA 合并室间隔完整和 LV 流出道梗阻（5%）

临床问题

表现

- 常规超声检查显示流出道平行
- cc-TGA 中形态学 LV 位于右侧

人口统计资料

- 流行病学
  - TGA 占 CHD 的 5%～7%
  - 在活产儿中的比例：0.21：1 000～0.31：1 000
    - 60%～70% 的患儿为男性
  - cc-TGA 占 CHD 的 0.05%

自然病史与预后

- 胎儿死亡不常见，但是若不治疗，产后 TGA 为致死性
  - **TGA 出生后循环**
    - 肺循环和体循环仅通过动脉导管和卵圆孔交通
      - 血液平行流动，而不是串联流动，非常低效且异常
      - 蓝色的血液进入身体，红色的血液进入肺部
      - 需要通过胎儿期的循环通道混合血液，将氧合血送到组织中
    - 出生时，卵圆孔/动脉导管关闭→体肺循环完全分离→缺氧死亡
    - 如果存在 VSD，血液可以部分混合，但通常仍需要卵圆孔或动脉导管开放
      - 可能需要球囊扩张或房间隔扩大术（Rashkind 手术），促进血液混合，以提高身体的血氧饱和度
    - 手术将在出生后第 1 周内完成
      - 在进展为肺动脉高压之前
      - 在 LV 适应低压力的肺循环之前
  - **cc-TGA 的出生后循环**
    - 来自肺部的氧合血像正常情况一样到达体循环
      - 问题在于 RV 原本并不是终生将血液泵入体循环的心室
    - 合并异常决定了早期预后和手术选择
      - 肺动脉狭窄和/或 Ebstein 畸形让问题更复杂
    - 在修复前和修复后有发生传导功能障碍的风险
      - 10% 可能出现先天性心脏传导阻滞，持续发生风险每年约 2%
  - **治疗的短期和长期预后良好**
    - TGA 长期（20 年以上）生存率接近 97%
      - 动脉调转术的早期死亡率低于 3%
      - 1%～2% 的晚期死亡率主要是由于冠状动脉并发症
      - 肺动脉分支狭窄是常见的遗留问题（5%～30%）
  - 无相关异常的 cc-TGA 患者，未手术者可存活至 50 多岁
    - 生理性修复维持 RV 为体循环心室
    - 解剖修复或双调转术使 LV 为体循环心室
- 再发风险
  - 1 个兄弟姐妹：1.5%；2 个兄弟姐妹：5%

处理

- **TGA**
  - 通常不与非整倍体相关
  - 转诊至三级医疗中心分娩
    - 一线治疗是输注前列腺素，以防止动脉导管关闭
    - 球囊房间隔造口术（Rashkind）允许心房水平左向右分流
      - 可能是改善氧合的必要条件
      - 产前预测手术需求存在挑战
  - 最佳治疗为在第一周内进行动脉调转术
    - 横断大血管并重新连接到相应心室
    - 冠状动脉重新移植到转位的主动脉上
- **cc-TGA**
  - 转诊至三级医疗中心进行分娩
  - 大多数在出生后无需立即进行干预
  - 没有 VSD：不考虑干预
  - 合并 VSD±肺动脉狭窄：外科手术选择不同
    - 同时行心房调转与 Rastelli 术
    - 双调转（心房和动脉调转）
  - 患有严重三尖瓣反流（Ebstein 畸形）的患者预后不良可能性更大

诊断要点

考虑

- 规范胎儿超声心动图检查
  - TGA 和 cc-TGA 预后不同，治疗不同
  - 鉴别需要识别心室/心室大动脉连接
- 四腔心切面正常不能排除严重圆锥动脉干畸形

影像判读经验

- 流出道平行→严重 CHD
- 在 D-TGA 中，靠后的大动脉分支早（即肺动脉）

参考文献

1. Hautala J et al: Perinatal and perioperative factors associated with mortality and an increased need for hospital care in infants with transposition of the great arteries: a nationwide 11-year population-based cohort. Acta Obstet Gynecol Scand. 99(12):1728-35, 2020
2. Walter C et al: Comprehensive functional echocardiographic assessment of transposition of the great arteries: from fetus to newborn. Pediatr Cardiol. 41(4):687-94, 2020
3. Kutty S et al: Contemporary management and outcomes in congenitally corrected transposition of the great arteries. Heart. 104(14):1148-55, 2018
4. Tuo G et al: Prenatal echocardiographic assessment of foramen ovale appearance in fetuses with D-transposition of the great arteries and impact on neonatal outcome. Fetal Diagn Ther. 42(1):48-56, 2017
5. Debost-Legrand A et al: Impact of prenatal diagnosis on the outcome of patients with a transposition of great arteries: a 24-year population-based study. Birth Defects Res A Clin Mol Teratol. 106(3):178-84, 2015
6. Escobar-Diaz MC et al: Prenatal diagnosis of transposition of the great arteries over a 20-year period: improved but imperfect. Ultrasound Obstet Gynecol. 45(6):678-82, 2015

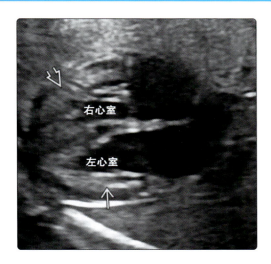

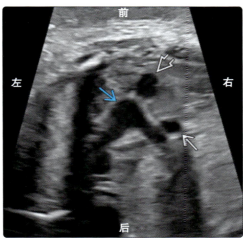

图 6-81　（左图）TGA 胎儿的四腔心切面正常，RV ➡靠前，LV ➡靠后。这种表现表明自四腔心切面向上扫查到大血管对发现涉及大动脉的先天性心脏病非常重要。（右图）D-TGA 中三血管切面异常。超声显示主动脉 ➡靠前，位于肺动脉 ➡（注意血管分支）右侧。上腔静脉位置正常，位于右侧 ➡。通常情况下，主动脉应位于肺动脉和上腔静脉之间。

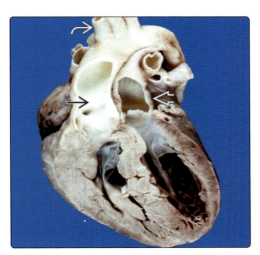

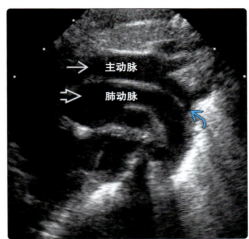

图 6-82　（左图）大体病理显示为 D-TGA。主动脉 ➡发自位置正常的 RV。注意观察头颈部血管 ➡以识别主动脉。肺动脉发自 LV。（右图）流出道切面显示主动脉 ➡位于肺动脉 ➡前方。注意两条血管之间管径的差异。如果 TGA 合并 VSD 的患者存在这种情况，一定要观察是否存在主动脉弓的梗阻。此患者有主动脉缩窄 ➡，可以清楚看到主动脉横弓和峡部发育不良。

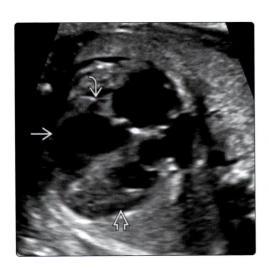

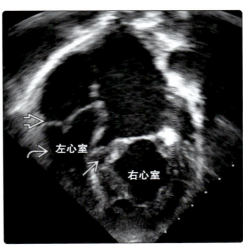

图 6-83　（左图）cc-TGA 患者的四腔心切面显示，形态学 LV ➡（壁光滑）位于形态学 RV ➡（更多小梁结构）前方。注意二尖瓣的瓣装置 ➡仅与游离壁连接，表明这是 LV。（右图）四腔心切面显示 cc-TGA 合并三尖瓣 Ebstein 畸形。注意 LV 壁光滑，位于右侧 ➡，二尖瓣正常 ➡，同时可见三尖瓣增厚、下移 ➡，形态学 RV 位于左侧。

要 点

术语

- 单支大动脉（动脉干）自心脏发出
  - 发出主动脉和肺动脉

影像学表现

- 单一动脉瓣，有1～5个瓣叶
  - 可能导致狭窄±反流
- 室间隔缺损（ventricular septal defect，VSD）
- 21%～36%存在右位主动脉弓
- 10%～19%存在主动脉弓中断
- 对其他心外异常（21%～30%）进行全面系统地检查

病理

- 原始动脉干位于近端的圆锥和远端的主动脉弓之间
  - 动脉干膨大使动脉干管腔分隔为两个通道：升主动脉和肺动脉干
    - 管腔分隔失败→单支离心大动脉
    - 圆锥间隔发育不良或缺失形成大的VSD
- 1型：主肺动脉短，通常发自共同动脉干左侧
  - 最常见的形式；占所有病例的48%～68%
- 2型：肺动脉分支分别发自共同动脉干
- 3型：一支肺动脉发自升主动脉
- 4型：主动脉弓发育不良
  - 包括主动脉弓中断、导管前缩窄或严重的主动脉弓发育不良/闭锁

临床问题

- 预后取决于合并异常
- 活产患儿中40%存在22q11缺失
- 根治法是早期、完全的手术修复
  - 预后良好，生存率为90%
  - 如果伴有主动脉弓中断，预后可能较差

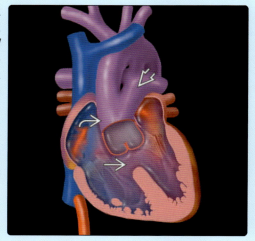
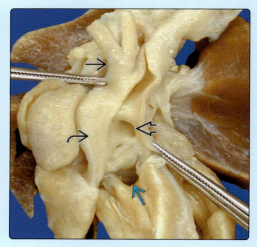

图 6-84 （左图）示意图显示示共同动脉干➴骑跨于室间隔缺损➴上。肺动脉➴自共同动脉干发出，离开心脏后很快分支，符合1型永存动脉干。（右图）永存动脉干的大体病理显示流出道VSD➴和离开心脏的共同动脉干➴。左侧发出一分支➴形成肺动脉。注意头颈部血管➴自共同动脉干发出。

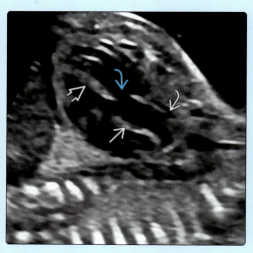
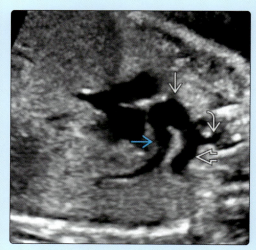

图 6-85 （左图）图像显示一个大的VSD➴，单一大动脉➴骑跨于室间隔➴上。可见肺动脉发自共同动脉干➴，符合永存动脉干。（右图）流出道切面显示单一大动脉➴离开心脏，发出肺动脉➴和主动脉➴，通过头颈部血管（可能是无名动脉，➴）来识别主动脉。在这个切面中看不到肺动脉的分支，所以还不能确定永存动脉干的类型。

○ 对其他心外异常(21%～30%)进行全面系统地检查

术语

同义词

- 共同动脉干(truncus arteriosus communis)
- 永存动脉干(persistent truncus arteriosus)
- 大动脉共干(common arterial trunk)

定义

- 单支大动脉(动脉干)自心脏发出
  ○ 发出冠状动脉、肺动脉和主动脉
  ○ 永存动脉干与肺动脉瓣闭锁的鉴别在于肺动脉发自单一大动脉

影像学表现

超声表现

- 共同动脉干离开心脏,发出
  ○ 升主动脉,且通常还有主动脉弓
  ○ 主肺动脉±肺动脉分支
  ○ 冠状动脉
- 68%～83%的患者共同动脉干发自双心室;其余全部发自右心室或左心室
- 单一动脉瓣,1～5个瓣叶
  ○ 共同动脉干瓣膜常发育不良
    - 狭窄、反流或两者都有
    - 严重狭窄或反流导致患者预后较差
- VSD,流出道型最常见
- 21%～36%存在右位主动脉弓
- 10%～19%存在主动脉弓中断
- 动脉导管
  ○ 约50%动脉导管缺失
  ○ 主动脉弓中断时,动脉导管可能很粗大
- 冠状动脉异常常见
- 彩色多普勒
  ○ 可显示共同动脉干狭窄和反流
  ○ 有助于VSD的检出
  ○ 显示主动脉弓内的血流模式,以帮助诊断主动脉弓中断
- 脉冲多普勒
  ○ 如果存在共同动脉干狭窄,可帮助评估狭窄程度

影像学建议

- 流程建议
  ○ 如果发现大血管骑跨于VSD上
    - 观察它是否发出头颈部血管
    - 观察肺动脉是否自该血管发出
    - 仔细观察瓣膜是否存在狭窄和反流
  ○ 寻找合并异常
    - 右位主动脉弓
    - 主动脉弓中断
    - 肺动脉分支起源异常

鉴别诊断

肺动脉闭锁合并室间隔缺损

- 主动脉骑跨于VSD
- 肺血供来源于
  ○ 动脉导管逆向灌注和/或降主动脉侧支血管供应

法洛四联症

- 肺动脉发自右心室,通常瓣环小
- 主动脉骑跨于VSD
- 漏斗间隔前移→流出道梗阻

右室双出口

- 通常存在VSD
- 流出道平行,但两者全部或主要发自右心室
  ○ 两者可并列或前后排列
- 大动脉位置关系可能正常或转位

病理

一般特征

- 病因学
  ○ 孕妇糖尿病,包括妊娠期糖尿病,已被认为是危险因素
  ○ 已发生在异卵双胞胎、兄弟姐妹中
  ○ 发育缺陷
    - 耳朵、颌、唇和腭畸形
    - 胸腺/甲状旁腺缺如/发育不良
    - 心血管异常,特别是圆锥动脉干畸形
- 遗传学
  ○ 永存动脉干活产患儿中40%存在22q11缺失综合征
    - 22号染色体微缺失
      □ 10%的患者有永存动脉干
      □ 右位主动脉弓和分支异常更常见
  ○ 可发生在13、18、21三体,8号染色体重组综合征,单基因综合征如CHARGE
- 胚胎学
  ○ 胚胎期动脉干是位于近端圆锥和远端主动脉弓系统之间的正常结构
  ○ 动脉干膨大将动脉干管腔分隔为两个通道
    - 升主动脉和肺动脉干
  ○ 动脉干间隔与发育中的圆锥间隔融合,形成
    - 肺动脉干发自右心室
    - 主动脉发自左心室
  ○ 动脉干螺旋过程使大动脉形成前后和正交关系
  ○ 圆锥间隔发育不良或缺失→大的VSD
  ○ 如果动脉干膨大、管腔不分隔→单一血管离开心脏
    - 胚胎学中,这种先天性心脏病应被称为永存动脉干
    - 肺循环/体循环/冠状动脉循环均发自单一血管

大体病理和解剖特征

- 共同动脉瓣通常有 3 个瓣叶（69%）
  - 可为 1～5 个瓣叶
- 分类系统
  - 由 Collett 和 Edwards（1949）建立，1976 年被 Calder 和 Van Praggh 修订
    - A 型：存在 VSD
    - B 型：室间隔完整（非常罕见）
- A 型进一步划分
  - 亚组 1 或 1 型
    - 主肺动脉短，通常发自共同动脉干左侧
    - 最常见的类型（占所有病例的 48%～68%）
  - 亚组 2 或 2 型
    - 肺动脉分支分别发自共同动脉干
    - 占所有病例的 29%～48%
  - 亚组 3 或 3 型
    - 一支肺动脉发自升主动脉
    - 另一支肺动脉发自导管（常见）或粗大主肺动脉侧支
    - 占所有病例的 6%～10%
  - 亚组 4 或 4 型
    - 主动脉弓发育不良
    - 包括主动脉弓中断、导管前缩窄或严重的主动脉弓发育不良/闭锁
    - 占所有病例的 10%～19%

临床问题

表现

- 最常见的症状/体征
  - 胎儿
    - 单一大动脉（共同动脉干）离开心脏，骑跨于 VSD
    - 冠状动脉、主动脉和肺动脉发自共同动脉干
  - 婴幼儿或儿童
    - 存活者肺循环容量负荷过重发生早
    - 随后发生心力衰竭导致生长发育不良
    - 由于血流量增加，氧饱和度通常正常
  - 22q11 缺失综合征
    - 特殊面容
    - 发育迟缓
    - 低钙血症
    - 由 T 细胞功能障碍引起的免疫缺陷

人口统计资料

- 流行病学
  - 永存动脉干占先天性心脏病的 1.2%（0.7%～2.5%）
  - 占活产儿比例：0.006：1 000
  - 男女比例相同

自然病史与预后

- 包含 141 个病例的系列研究
  - 30% 在胎儿期诊断
    - 40% 终止妊娠
  - 术前死亡人数占 3%
  - 早期生存率：90%

- 再发风险
  - 1 个兄弟姐妹受累：1%
  - 2 个兄弟姐妹受累：3%
  - 如果子代有 22q11 缺失需要亲本核型来准确评估再发风险
    - 父母可能有微缺失，但没有心脏疾病
- 除非主动脉弓中断或一支肺动脉发自动脉导管，通常不依赖于前列腺素
- 出生时，大量左向右分流使血液优先进入肺动脉
  - 未治疗→体循环压力泵入肺，会引起肺动脉高压，从而导致发绀
    - 不经治疗，1 周岁的死亡率为 85%
    - 确诊后很少不进行治疗
- 预后取决于
  - 肺循环
    - 肺动脉不连续或仅有侧支血管＝预后较差
    - 如果发现较晚，出现肺动脉高压，可能没有手术机会
  - 共同动脉瓣功能
    - 狭窄或关闭不全影响发病率和死亡率
    - 如果瓣膜病变加重会导致容量负荷过重和循环衰竭

处理

- 建议遗传学检测
  - 活产患儿中 40% 存在 22q11 缺失
- 父母产前咨询新生儿科/儿童心脏科
- 在有多学科团队的三级医疗中心计划分娩
- 早期、完全的手术修复是根治治疗
  - 关闭 VSD 至共同动脉瓣
  - 将肺动脉/肺动脉分支从共同动脉干剥离，用同种移植导管连接到右心室
  - 必要时修复共同动脉瓣
- 需要再干预很常见，特别是要置换右心室-肺动脉管道

诊断要点

考虑

- 规范的胎儿超声心动图检查
- 评估与 22q11 缺失相关的异常

影像判读经验

- 观察是否存在发自心脏的单一大血管
  - 在近端发出分支→肺动脉的判断标准
  - 观察是否存在共同动脉瓣狭窄/反流

参考文献

1. Ordonez MV et al: Feasibility of wave intensity analysis in patients with conotruncal anomalies before and after pregnancy: new physiological insights? Front Pediatr. 8:557407, 2020
2. Buckley JR et al: Multicenter analysis of early childhood outcomes after repair of truncus arteriosus. Ann Thorac Surg. 107(2):553-59, 2019
3. Mastropietro CW et al: Characteristics and operative outcomes for children undergoing repair of truncus arteriosus: A contemporary multicenter analysis. J Thorac Cardiovasc Surg. 157(6):2386-2398.e4, 2019
4. Gómez O et al: Accuracy of fetal echocardiography in the differential diagnosis between truncus arteriosus and pulmonary atresia with ventricular septal defect. Fetal Diagn Ther. 39(2):90-9, 2015
5. Lee MY et al: Variety of prenatally diagnosed congenital heart disease in 22q11.2 deletion syndrome. Obstet Gynecol Sci. 57(1):11-6, 2014

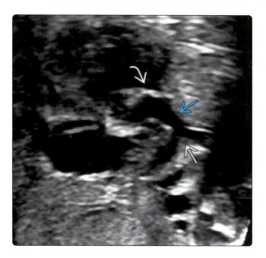

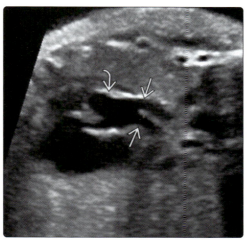

图 6-86 （左图）流出道切面显示血流自单一发育不良的瓣膜 ➡ 离开心脏进入单一血管 ➡，该血管发出较早并分支形成肺动脉 ➡，属于永存动脉干 1 型。在这里看不到主动脉。（右图）另一病例中，可见单一大动脉 ➡，很早发出两个分支 ➡。这是分别发出的肺动脉分支，属于永存动脉干 2 型。

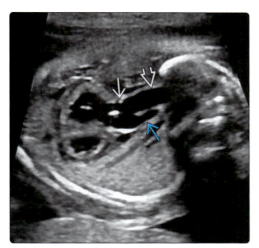

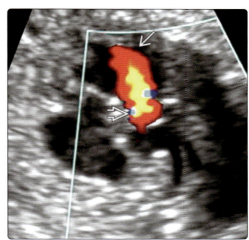

图 6-87 （左图）流出道切面显示单一大动脉 ➡ 离开心脏。它发出肺动脉 ➡ 和主动脉 ➡。在这个切面中看不到肺动脉的分支，因此永存动脉干的类型未知。（右图）共同动脉瓣的彩色多普勒超声显示其严重关闭不全 ➡，反流达到心室的心尖部 ➡。这证明瓣膜发育不良，通常预示患者的预后较差。

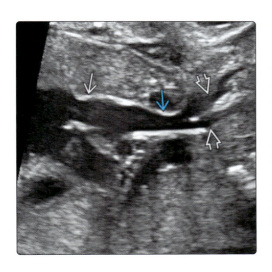

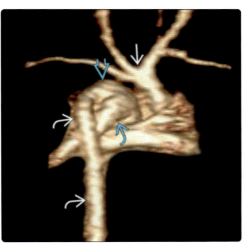

图 6-88 （左图）流出道切面显示单一大动脉 ➡ 离开心脏。它发出升主动脉 ➡，升主动脉具有 2 条向上走行的头颈部血管 ➡。注意主动脉弓未显示，考虑主动脉弓中断，符合 4 型永存动脉干。（右图）4 型永存动脉干的三维磁共振血管造影，从背部看主动脉弓中断 ➡，动脉导管开放 ➡ 通向降主动脉 ➡，肺动脉分支自共同动脉干根部发出 ➡。

圆锥动脉干畸形

431

要　点

术语

- 两条大动脉主要起源于 RV,存在多种类型

影像学表现

- 右室双出口根据大动脉的相对位置关系和 VSD 的相对位置关系分型
  - 40% 为法洛四联症型:主动脉下 VSD 伴 PS(最常见)
    - 主动脉位于肺动脉的右后方
  - 20% 为大动脉转位型:肺动脉下 VSD(Taussig-Bing 畸形)
    - 主动脉位于肺动脉的右前方
  - 15% 为 VSD 型:主动脉下 VSD 不伴 PS
  - 10% 为双动脉下 VSD
  - <10% 为与大动脉无关型或远离大动脉型 VSD
- 在 50% 的患者中存在 PS

- 主动脉瓣/二尖瓣或肺动脉瓣/二尖瓣不连续
  - 半月瓣与房室瓣均不存在纤维连接

病理

- 与母亲糖尿病相关
- 建议遗传学检测,因为产前诊断中 40% 存在遗传学异常
- 心外异常很常见(约 66%)

临床问题

- 病理生理由大动脉位置关系和 VSD 位置决定
- 如果染色体正常,无内脏异位,实现双心室修复,早期及长期预后良好

诊断要点

- 流出道平行永远不是正常情况

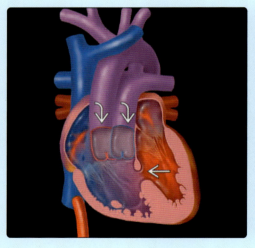
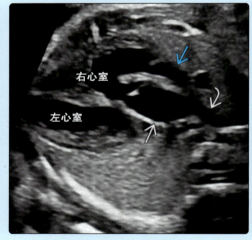

图 6-89　(左图)示意图显示两条大动脉 ➤ 均发自 RV。VSD ➤ 的存在使氧合血分流到 RV,在主动脉和肺动脉内血氧饱和度相似。(右图)流出道切面显示两条大动脉平行发自 RV。肺动脉 ➤ 在后,可以看到肺动脉分支 ➤。主动脉 ➡ 在前,较小。这是大动脉转位型 DORV。

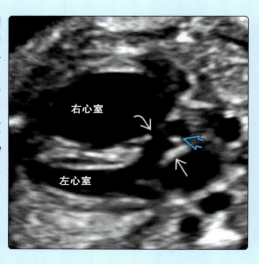
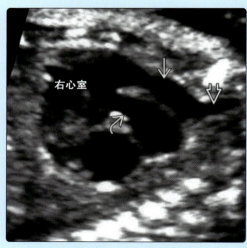

图 6-90　(左图)另一例 DORV 显示二尖瓣/主动脉瓣不连续 ➤,主动脉瓣 ➡ 超过 50% 对应 RV。VSD ➤ 位于主动脉下,属于法洛四联症型 DORV。(右图)矢状面图像显示从 RV 发出 2 个流出道。肺动脉 ➤ 在后,主动脉 ➤ 在前。可见一支头颈部血管 ➤ 发自主动脉横弓。这是大动脉转位型 DORV。

第六章　心　脏

术语

缩写

- 右室双出口（double-outlet right ventricle，DORV）

定义

- 两条大动脉主要发自 RV
  - 半月瓣与房室瓣之间均没有纤维连接
  - 通常存在 VSD

影像学表现

超声表现

- 两条大动脉均超过 50% 发自 RV，存在多种类型
  - 法洛四联症型：主动脉位于肺动脉的右后方
  - 大动脉转位型：主动脉位于肺动脉的右前方
  - 主动脉和肺动脉并排时存在多种变异
- 主动脉瓣/二尖瓣或肺动脉瓣/二尖瓣之间不连续
  - 由于存在不同程度的圆锥间隔
- DORV 根据大动脉和 VSD 的相对位置关系分型
  - VSD 和大动脉的相对位置关系由圆锥发育决定
    - 40% 为法洛四联症型：主动脉下 VSD 伴 PS（最常见）
    - 20% 为大动脉转位型：肺动脉下 VSD（Taussig-Bing 畸形）
    - 15% 为 VSD 型：主动脉下 VSD 不伴 PS
    - 10% 为双动脉下 VSD
    - <10% 为与大动脉无关型或远离大动脉型 VSD
- 在 50% 的患者中存在 PS
  - 可以是肺动脉瓣狭窄或肺动脉瓣下狭窄

影像学建议

- 如果流出道平行
  - 评估两者是否都发自 RV
  - 评估两者的相对位置
  - 观察 VSD 的位置
- 寻找合并的心脏异常表现
  - 流出道梗阻
  - 二尖瓣异常（闭锁、狭窄、骑跨）和房室间隔缺损
  - 主动脉缩窄或主动脉弓中断
  - 冠状动脉异常
- 寻找内脏异位综合征的特征

鉴别诊断

D-大动脉转位

- 流出道平行
- 主动脉发自形态学 RV，肺动脉发自形态学 LV

法洛四联症

- 流出道的关系正常（即，不平行）
- 主动脉骑跨于 VSD，二尖瓣与主动脉瓣连续

病理

一般特征

- 建议遗传学检测，因为产前诊断中 40% 存在遗传学异常
  - 可能与 18、13 或 21 三体相关
  - 它可以是 CHARGE 或内脏异位综合征的表现
  - 心外异常很常见（约 66%）
- 与母亲的糖尿病相关
- 胚胎学
  - 主动脉/肺动脉圆锥左移失败→大血管与 RV 相连

临床问题

人口统计资料

- 流行病学
  - 占所有先天性心脏病的比例小于 1%

自然病史与预后

- 如果染色体正常，无内脏异位，实现双心室修复，早期及长期预后良好
  - 95% 的长期幸存者无运动受限
- 26%～42% 的儿童在初次修复后的某个阶段需要再次手术
- 有些则需要单心室姑息治疗

处理

- 是否需要立即治疗取决于合并异常
  - 如果合并严重 PS，婴幼儿存在动脉导管依赖性
  - 如果合并主动脉缩窄，婴幼儿存在动脉导管依赖性
    - 出生时可能需要前列腺素来维持动脉导管的开放
- 矫治手术的时间和类型取决于
  - 大动脉的关系、VSD 是否存在及位置
    - 关闭 VSD±肺动脉流出道疏通
    - 大动脉转位型（Taussig-Bing 畸形）行动脉调转术
      - 如果存在主动脉缩窄行主动脉弓重建术
  - 合并异常
    - 二尖瓣闭锁或复杂解剖异常时行单心室姑息手术
    - 主动脉缩窄或主动脉弓中断时修复主动脉弓
- 矫治目标：重建 LV 为体循环心室，并修复所有相关病变

诊断要点

影像判读经验

- 流出道平行永远不是正常情况

参考文献

1. Corno AF et al: Narrative review of assessing the surgical options for double outlet right ventricle. Transl Pediatr. 10(1):165-76, 2021
2. Oladunjoye O et al: Repair of double outlet right ventricle: midterm outcomes. J Thorac Cardiovasc Surg. S0022-5223(19)31694-0, 2019
3. Meng H et al: Biventricular repair of double outlet right ventricle: preoperative echocardiography and surgical outcomes. World J Pediatr Congenit Heart Surg. 8(3):354-60, 2017
4. Li S et al: Surgical outcomes of 380 patients with double outlet right ventricle who underwent biventricular repair. J Thorac Cardiovasc Surg. 148(3):817-24, 2014

圆锥动脉干畸形

要 点

影像学表现

- 心室内小亮点（＜3mm）
  - 心室内明亮的强回声灶，回声类似骨骼
  - 85% 位于左心室，4% 位于右心室，12% 位于双心室
  - 注意陷阱
- 心内强回声灶（intracardiac echogenic focus，IEF）通常在整倍体胎儿中偶然发现
- IEF 不是心脏缺陷（无相关功能障碍）
- 与 21 三体（T21）相关性低
  - 寻找 T21 的其他标志物
  - 与母亲的遗传学筛查结果相关
- 如果存在严重畸形，与 13 三体（T13）相关

主要鉴别诊断

- 横纹肌瘤
  - 回声均匀的高回声心肌肿块
- 房室间隔缺损
  - 残余瓣膜类似心内强回声灶

病理

- 可能来自乳头肌内的微钙化

临床问题

- 4%～8% 的整倍体胎儿
  - 20%～30% 的亚洲胎儿存在 IEF
    - 可能与母亲的体重指数相关，而不是真正的种族原因
- 15%～30% 的 21 三体胎儿存在 IEF（很少为孤立性）
  - 寻找 21 三体的其他标志物
- 30%～40% 的 13 三体胎儿存在 IEF（几乎均为非孤立性）
  - 胎儿存在严重异常

诊断要点

- 低危患者中孤立性 IEF 被认为是正常变异
- 如果回声低于骨骼，就不要诊断 IEF
  - 降低增益，直接比较 IEF 与骨骼回声
- 回顾病历表来评估患者的先验风险
- 低危患者不需要随访

第六章 心脏

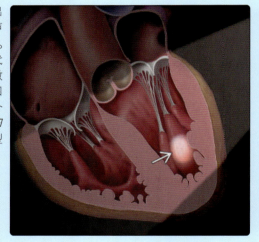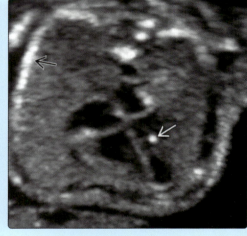

图 6-91 （左图）左室流出道示意图显示心内强回声灶 ➡ 与 LV 乳头肌相关。IEF 最常发生于 LV，可能代表乳头肌穿孔不完全或微钙化。（右图）正常胎儿的四腔心切面显示 LV 内的一个强光点 ➡，回声像骨骼 ➡ 一样明亮。这是 IEF 的典型位置和超声表现。

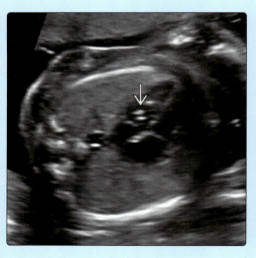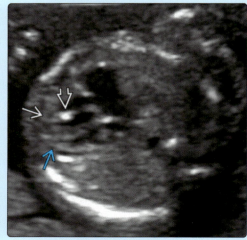

图 6-92 （左图）此病例存在多个心内强回声灶（IEF），四腔心切面可显示该心脏其他结构正常，LV 内有数个点状明亮回声 ➡。胎儿其他结构和心脏其他方面都正常。（右图）此胎儿为非整倍体（13 三体），LV ➡ 小于 RV ➡，提示心脏异常，RV 内可见心内强回声灶 ➡。孤立性 IEF 与非整倍体无关；然而，IEF 和其他标记物或异常同时存在时，非整倍体风险增加。

术语

缩写

- 心内强回声灶（intracardiac echogenic focus，IEF）

同义词

- 心内强回声灶（echogenic intracardiac focus，EIF）
- 心内强回声灶（intracardiac echogenic focus，ICEF）
- 心内强回声灶（echogenic cardiac focus，ECF）

定义

- 乳头肌局灶性回声增强

影像学表现

一般特征

- 最佳诊断线索
  - 心室内小亮点
- 位置
  - 85% 位于 LV，4% 位于 RV，12% 位于双心室

超声表现

- 心室内明亮的强回声灶，回声类似骨骼
  - 当心尖朝向探头时，观察效果最好
    - 在正交的切面上变成线状
  - IEF 通常是孤立性的，偶然发现
    - 与心脏异常或心功能障碍无关
  - 通常仅有一个 IEF
- IEF 与 21 三体（T21）的相关性
  - 低风险患者中 21 三体的风险无增加
    - 孕妇筛查结果为低风险
      - 行无创 DNA 或四联筛查更放心
  - 孤立性存在时的似然比（likelihood ratio，LR）1.4～1.8
    - 很少会将低风险患者变成高风险患者
  - 如果发现 21 三体的其他标志物，风险增加
- IEF 与 13 三体（T13）的相关性
  - 通常合并心脏异常
  - 几乎总是存在其他严重的标志性异常

影像学建议

- 流程建议
  - 寻找 21 三体的其他异常和标志物
  - 注意陷阱
    - 正常乳头肌回声较强（弱于骨骼回声）
    - RV 心尖部调节束（回声更低）
    - 从室间隔到 LV 壁的 LV "假腱索"
  - 对母体进行非整倍体先验风险评估
  - 对解剖结构扫查正常的低风险患者无需随访超声和超声心动图

鉴别诊断

横纹肌瘤

- 回声均匀的高回声心肌肿块
  - 起源于心脏间隔、心室壁或心房
  - 通常多发
- 超过 50% 患结节性硬化症

房室间隔缺损

- 心脏中央结构缺失
- 外侧残余二尖瓣和三尖瓣类似 IEF
- 与非整倍体高度相关（主要为 21 三体）

病理

一般特征

- 病因学
  - 乳头肌内的微钙化
  - 乳头肌或腱索不完全穿孔
- 遗传学
  - 通常为整倍体胎儿
  - 与非整倍体和遗传缺陷相关（21 三体，13 三体，其他）

临床问题

表现

- 最常见的症状/体征
  - 低危患者在解剖扫查时偶然发现

人口统计资料

- 流行病学
  - 见于 4%～8% 的整倍体胎儿
  - 见于 15%～30% 的 21 三体胎儿
  - 见于 30%～40% 的 13 三体胎儿
  - 种族差异可能由于母亲体重指数（body mass index，BMI）导致显示率不同
    - 20%～30% 的亚洲胎儿有 IEF
  - 多发 IEF 可能会增加非整倍体的发生风险
    - 在一项大型研究中，8.5% 为 21 三体

自然病史与预后

- 在低危患者中孤立性存在预后良好
  - 与心脏功能障碍无关

诊断要点

考虑

- 低危患者中孤立性 IEF 被认为是正常表现

影像判读经验

- 回声低于骨骼时不诊断 IEF
  - 降低增益，直到只能看到 IEF 和骨骼，以确认诊断是否正确
- 回顾病历来评估患者的先验风险
- 低危患者不需要随访

参考文献

1. He M et al: Chromosomal microarray analysis for the detection of chromosome abnormalities in fetuses with echogenic intracardiac focus in women without high-risk factors. Medicine (Baltimore). 99(5):e19014, 2020
2. Chiu G et al: Intracardiac echogenic focus and its location: association with congenital heart defects. J Matern Fetal Neonatal Med. 32(18):3074-8, 2019
3. Winter TC et al: How to integrate cell-free DNA screening with sonographic markers for aneuploidy: an update. AJR Am J Roentgenol. 210(4):906-12, 2018
4. Reddy UM et al: Fetal imaging: executive summary of a joint Eunice Kennedy Shriver National Institute of Child Health and Human Development, Society for Maternal-Fetal Medicine, American Institute of Ultrasound in Medicine, American College of Obstetricians and Gynecologists, American College of Radiology, Society for Pediatric Radiology, and Society of Radiologists in Ultrasound Fetal Imaging Workshop. J Ultrasound Med. 33(5):745-57, 2014

心肌和心包异常

要　点

术语

- 肥厚性心肌病（hypertrophic cardiomyopathy，HCM）
  - 原发性心肌病变
    - 左心室（壁）增厚但左心室（腔）不扩张
    - 不存在其他引起心肌肥厚的心脏或全身性疾病
- 扩张性心肌病（dilated cardiomyopathy，DCM）
  - 心脏扩大，收缩功能降低
  - 许多疾病进展的最终结局，导致心力衰竭

影像学表现

- HCM
  - 特征性表现为心肌不对称增厚
    - 最常累及室间隔
    - 可局限于心尖部或游离壁
  - 可为对称性（向心性肥大）
  - 心功能正常或亢进
    - 左室流出道的压差增大
  - 舒张功能障碍
- DCM
  - 心脏扩大
  - 心肌收缩力差
    - 可累及右心室、左心室，或两者均受累
  - 解剖结构正常，无瓣膜梗阻

病理

- 可能是许多疾病进展的最终结局
  - 特发性疾病，遗传性疾病，代谢性疾病，炎症性疾病，家族性疾病，肾脏疾病，双胎输血综合征，高输出状态

临床问题

- 出现水肿是预后差的征象
- 心肌病（所有类型）占新生儿心脏病的 2%
  - 原发性/家族性类型的年死亡风险为 1%
  - Barth（巴思）综合征患者往往在新生儿早期死亡

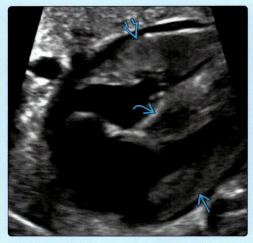
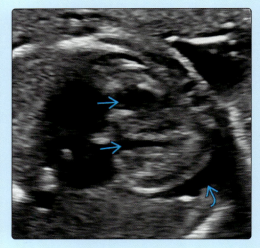

图 6-93 （左图）糖尿病母亲的胎儿四腔心切面显示，室间隔➡、右心室游离壁➡、左心室游离壁➡均明显增厚。左心室腔收缩期近闭塞。（右图）四腔心切面显示右心室和左心室严重肥厚。肥厚造成心室腔近闭塞➡。同时存在少量心包积液➡。这个胎儿有严重的肾脏疾病。肥厚可能由后负荷增高（高血压）导致。

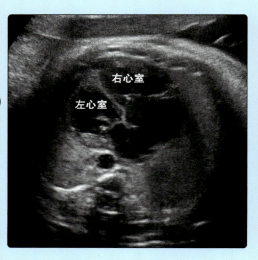
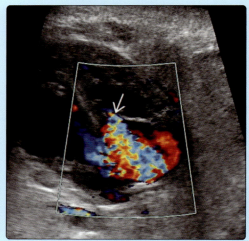

图 6-94 （左图）四腔心切面显示心脏扩大。右心室和左心室均扩张。在这种情况下，应评估是否存在心外容量负荷病变。此胎儿患有特发性扩张性心肌病。（右图）同一胎儿四腔心切面的彩色多普勒血流图显示中至重度三尖瓣反流➡，这与心功能下降和心室扩张有关。

术语

缩写

- 肥厚性心肌病（hypertrophic cardiomyopathy, HCM）
- 扩张性心肌病（dilated cardiomyopathy, DCM）

同义词

- HCM：特发性肥厚性主动脉瓣下狭窄（idiopathic hypertrophic subaortic stenosis, IHSS）
- HCM：肥厚性阻塞性心肌病（hypertrophic obstructive cardiomyopathy, HOCM）

定义

- HCM
  - 原发性心肌病变
    - 左心室（壁）增厚但左心室（腔）不扩张
    - 不存在其他引起心肌肥厚的心脏或全身性疾病
- DCM
  - 心脏扩大，收缩功能降低
  - 许多疾病进展的最终结局，导致心力衰竭

影像学表现

一般特征

- 最佳诊断线索
  - HCM：心肌增厚
  - DCM：心室扩张，心功能差

超声心动图表现

- HCM
  - 特征性表现为心肌不对称增厚
    - 最常累及室间隔
    - 可局限于心尖部或游离壁
  - 可为对称性（例如，向心性肥大）
  - 心功能正常或亢进
  - 脉冲多普勒
    - 左室流出道的压差增大
      - 达峰延迟提示血流梗阻
      - 由于二尖瓣收缩期前向运动（systolic anterior motion, SAM）
    - 心功能失代偿表现
      - 下腔静脉和静脉导管内出现逆向血流
      - 脐静脉搏动
    - 舒张功能障碍的表现
      - 二尖瓣流入道多普勒异常
  - 彩色多普勒
    - 心腔中部梗阻的表现
      - 由于主动脉瓣下狭窄或二尖瓣SAM，左室流出道内为湍流
    - 房室瓣反流
      - 收缩期彩色血流反流"射"回心房
- DCM
  - 心脏扩大
  - 心肌收缩力差

- 可累及右心室、左心室，或两者均受累
  - 心肌可变薄、可增厚
  - 解剖结构正常，无瓣膜梗阻

影像学建议

- 流程建议
  - 测量心室壁厚度
    - 于乳头肌水平测量
    - 舒张末期测量，心外膜至心内膜面
  - 四腔心切面测量心腔内径
    - 舒张末期内径（end-diastolic diameter, EDD）：舒张末期最大径
    - 收缩末期内径（end-systolic diameter, ESD）：收缩末期最短径
  - 通过心室缩短分数（ventricular shortening fraction, VSF）或射血分数测量心功能
  - 心输出量测量
    - 区分高心输出量和低心输出量
  - 使用心血管整体评分来评估胎儿健康，评估包括以下指标
    - 水肿，脐静脉和脐动脉多普勒，心脏大小和心功能
  - HCM
    - 评估双心室的受累情况
    - 评估左心室受累为对称性或非对称性
    - 排除梗阻原因
      - 瓣膜狭窄
      - （动脉）导管收缩
      - （主动脉）缩窄（胎儿期很难排除）
  - DCM
    - 评估双心室受累情况
    - 排除梗阻原因
      - 严重主动脉瓣狭窄
    - 排除心律失常所致心肌病
      - 胎儿室上性心动过速或心脏传导阻滞
    - 排除导致高心输出量心衰的原因
      - 贫血、双胎输血综合征（twin-twin transfusion syndrome, TTTS）、双胎反向动脉灌注（twin reversed arterial perfusion, TRAP）、动静脉畸形（arteriovenous malformation, AVM）（Galen静脉畸形）、胎儿肿瘤（骶尾部畸胎瘤）

鉴别诊断

流出道梗阻

- 左室流出道或右室流出道梗阻
  - 可导致心肌肥厚，与HCM类似

横纹肌瘤

- 累及室间隔时与HCM类似
- 通常为多发肿块，比周围心肌回声高

假性心脏扩大

- 心脏大小正常，胸腔减小
  - 肺发育不良
  - 骨骼发育不良

病理

一般特征

- 病因学
  - 44% 为特发性
  - 41% 为遗传、代谢原因
    - 母体糖尿病：1 型，2 型，妊娠期糖尿病罕见
    - Noonan（努南）综合征：只有单基因疾病可能在宫内诊断
      - LEOPARD 综合征：相关但由同一基因不同的错义突变导致
    - X 连锁：Barth、Duchenne 和 Becker 肌营养不良
    - Pompe（庞贝）病
      - 肌纤维糖原浸润，广泛肥大
  - 15% 为炎症性疾病
    - 感染后
    - 抗干燥综合征相关抗原 A（抗 -SSA，亦称抗 -Ro）抗体
  - 胎儿肾脏疾病
    - 可能部分与引起胎儿高血压相关
  - TTTS
    - 受血儿心脏负荷增加导致 "TTTS 受血儿心肌病"
    - 可伴三尖瓣和二尖瓣反流
    - 获得性瓣膜发育不良也可累及三尖瓣和二尖瓣，以及右室流出道和肺动脉瓣，导致流出道梗阻或肺动脉狭窄
      - 通常在分娩或激光治疗后改善或解决，但可持续存在
      - 在激光治疗出现之前受血儿出现获得性肺动脉狭窄或闭锁的比例约 11%
  - 其他高心排状态：贫血、血管畸形（Galen 静脉畸形）、血管性肿瘤（骶尾部畸胎瘤）
- 生理学
  - 心室壁和室间隔增厚
  - 增厚的心肌僵硬
  - 顺应性降低→充盈减少→心输出量减少
- HCM 可导致舒张功能障碍
  - 心肌灌注发生在舒张期
  - 舒张功能障碍→心肌缺血 / 心肌病

临床问题

表现

- 在常规产科超声检查中观察到心脏增大
- 糖尿病母亲的胎儿自中孕期开始心脏大小 / 心肌厚度逐渐增加
- 大多数原发性 / 家族性病例出现在晚孕期

人口统计资料

- 流行病学
  - 心肌病（所有类型）占新生儿心脏病的 2%
  - HCM：占活产儿比例为 1∶500，或占一般人群的 0.2%
  - DCM：胎儿超声心动图检查的检出率小于 1%
    - 在心脏病中（的比例）可能低估，因为潜在的病例占绝大多数

自然病史与预后

- 不论潜在原因如何，水肿都是预后不良的征象
- 取决于病因
  - 胎儿死亡率各报道不一，可高达 63%
  - 水肿、皮肤水肿、二尖瓣和三尖瓣反流与胎儿或产后死亡相关
- 糖尿病母亲的胎儿
  - 室间隔或游离壁的增厚不成比例
    - 渐进性，但倾向于在孕 30 周后发生
    - 通常在出生后自行消退，很少患者有症状
- 原发性 / 家族性类型
  - 每年的死亡风险：1%
  - Barth（巴思）综合征患者通常在新生儿早期死亡
  - 胎儿超声心动图正常并不意味出生后无异常
    - 家族型可能直到青春期或青春期后才会有临床表现
    - Duchenne（杜氏）、Becker（贝克）肌营养不良患者在青少年时期发生进行性心肌病

处理

- 尽可能识别并治疗潜在病变
  - 对 TTTS 或 TRAP 行激光 / 射频消融术
  - 早期分娩或胎儿肿物切除手术
  - 宫内输血治疗胎儿贫血
- 详细的家族史，遗传咨询
  - 如果母亲没有糖尿病，考虑对父母行超声心动图检查
  - 对某些类型可进行遗传学检测
    - 伦理困境在于，存在基因突变不等于有致病性
  - 先天代谢异常通常是常染色体隐性遗传
    - 可能需要特殊治疗 / 饮食等方法
- 监测 HCM 的进展→流出道梗阻
- 检查是否存在相关心律失常
- 转诊至三级医疗中心，以协商分娩计划
  - 详细的产后评估
    - 准确诊断对父母进行预后 / 再发风险咨询很重要

诊断要点

考虑

- 对所有病例来说规范的胎儿超声心动图检查非常重要
  - 排除结构畸形
  - 识别心律失常
  - 评估基础心功能和心输出量
  - 获得心血管整体评分

影像判读经验

- 一定要检查是否存在机械性梗阻
- 对高危胎儿，测量心功能
- 对存在明显孤立性心脏增大的胎儿，一定要检查是否存在分流性病变。

参考文献

1. Zaban NB et al: Fetal echocardiography is useful for screening fetuses with a family history of cardiomyopathy. Pediatr Cardiol. 41(8):1766-72, 2020
2. Yamamoto H et al: Prediction of postnatal clinical course in primary congenital dilated cardiomyopathy. Pediatr Int. 61(12):1196-201, 2019
3. Ezon DS et al: Echocardiographic parameters and outcomes in primary fetal cardiomyopathy. J Ultrasound Med. 35(9):1949-55, 2016
4. Weber R et al: Spectrum and outcome of primary cardiomyopathies diagnosed during fetal life. JACC Heart Fail. 2(4):403-11, 2014

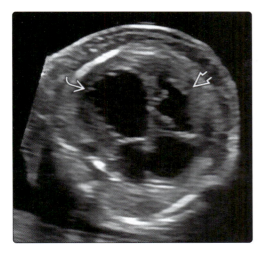

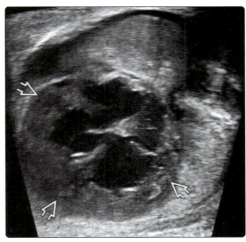

图 6-95 （左图）四腔心切面显示严重的心脏增大，从图中可以看到对左心室 ➡️ 影响较右心室 ➡️ 大。这个胎儿患扩张性心肌病伴水肿，出生后不久就死亡了。（右图）四腔心切面显示心脏增大。此外，左心室和右心室扩张，心室壁严重肥厚并心肌异常 ➡️。既往妊娠也存在心肌病并导致胎儿死亡。高度提示这是一种家族性心肌病，并建议进行遗传学检测。

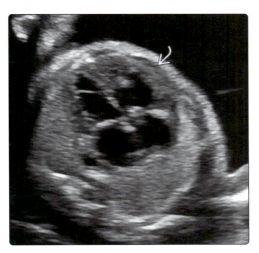

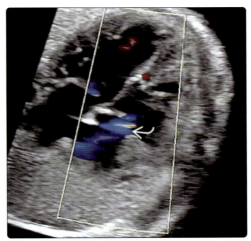

图 6-96 （左图）双胎输血综合征受血儿的四腔心切面显示心脏增大伴右心室肥厚 ➡️。（右图）同一患儿的彩色多普勒评估显示，存在三尖瓣反流 ➡️。由于来自供血儿的容量负荷，双胎输血综合征受血儿出现心肌病很常见。获得性瓣膜发育不良可累及肺动脉瓣，导致（右室）流出道梗阻或肺动脉狭窄。

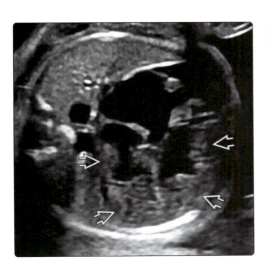

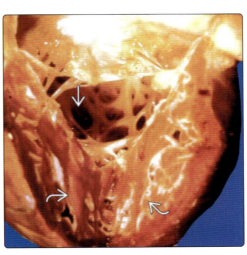

图 6-97 （左图）四腔心切面显示严重的心脏增大，心脏几乎占据了整个胸腔。心室严重肥大，心肌回声异常、致密化不全或海绵状 ➡️。此胎儿患内脏异位（左房异构）伴心脏传导阻滞，并水肿。（右图）大体病理显示心肌致密化不全，肌小梁过度增生 ➡️ 及较深的肌小梁陷窝 ➡️，形成超声显示的海绵状表现。

要　点

术语

- 先天性、由异常肌细胞形成的心脏错构瘤

影像学表现

- 周界清,回声均匀,高回声,心肌肿块
- 通常为多发肿块;最常见于心室,但也可出现在任何地方
- 随访观察梗阻、心律失常或水肿的征象
  - 16% 会发生临床显著性心律失常
- 大的或多发病变在宫内增长的概率高
- 32 周后生长放缓

病理

- 不管肿瘤数量如何,与结节性硬化症(TS)有很强的相关性
- 结节性硬化症(TS)为常染色体显性遗传,表型多变
  - 约 30% 的病例为遗传性
  - 其他病例由新发突变引起
  - 由 *TSC1* 或 *TSC2* 基因突变引起

临床问题

- 如果在宫内或出生后 6 个月内无并发症,心脏预后良好
  - 通常自然消退
- 如果存在心功能障碍,预后不良
  - 肿块的占位效应引起流入道或流出道血流梗阻或反流
- 在选择有限的严重病例中考虑使用 mTOR(哺乳动物雷帕霉素靶蛋白)抑制剂
- TS 临床表现三联征:癫痫发作、智力障碍、皮肤血管纤维瘤

诊断要点

- 推荐神经系统超声专项检查和胎儿颅脑磁共振检查,评估是否存在室管膜下结节和皮质/皮质下结节
- 即便胎儿期检查正常,所有病例在产后均应行颅脑磁共振检查

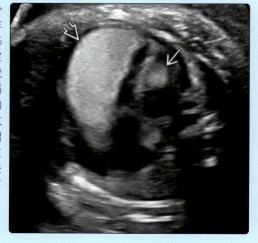
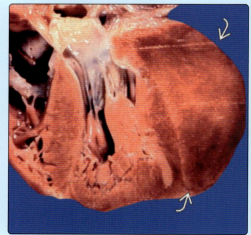

图 6-98 （左图）四腔心切面显示右心室有一个非常大的高回声肿块➡,基本上阻塞了大部分右心室腔。左心室内另可见一较小的肿块➡附着于室间隔上。（右图）在一个类似的病例中,大体病理显示横纹肌瘤➡导致左室壁明显增厚。很难辨别出真正的左心室游离壁,手术切除这些类型的横纹肌瘤非常具有挑战性。

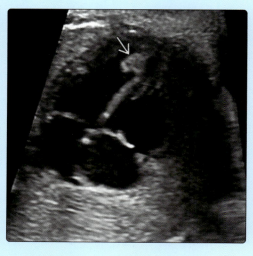
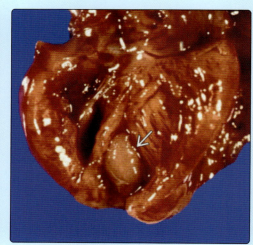

图 6-99 （左图）四腔心切面显示一个小的、高回声的、周界清的肿块➡,位于左室心尖部,附着在室间隔上。最初这是一个单发病变,后来在妊娠后期发现了其他的肿块。横纹肌瘤是结节性硬化症最常见的胎儿表现,所有患者都应该转诊进行遗传咨询。（右图）在一个类似的病例中,大体病理显示一个周界清的肿块➡从左室壁沿室间隔表面生长。

术语

定义

- 先天性、由异常肌细胞形成的心脏错构瘤

影像学表现

一般特征

- 最佳诊断线索
  - 周界清，回声均匀，高回声，心内肿块
  - 通常为多个肿块
    - 最常见于心室，但也可出现在心脏其他部位

影像学建议

- 最佳成像方法
  - 二维超声心动图筛查心脏横纹肌瘤，评估心功能和血流
  - 磁共振用于颅内结节的评估
- 如果发现心脏肿块
  - 寻找其他肿块，它们可能很小，难以识别
  - 评估位置，对肿块进行描述
    - 累及心肌的均匀性、高回声肿块
    - 室间隔/心室更常见，但可以在心脏其他部位
    - 无血流
    - 肿块很小时，可能表现为单纯的室壁增厚
  - 寻找是否存在心律失常
    - 房性期前收缩或室性期前收缩
    - 室上性心动过速
    - 窦性心动过缓
  - 寻找是否有梗阻的征象
    - 可能会影响心室的流入道或流出道
    - 可能表现为瓣膜反流或狭窄
    - 心脏做功增加以克服梗阻→室壁肥厚
  - 监测是否有水肿的迹象
    - 腹水，胸腔积液，心包积液，皮肤增厚
- **寻找是否存在结节性硬化症(TS)的其他表现**
  - 即使是孤立的，可能性也很大；如为多个心脏肿块(可能性)接近 100%
  - 室管膜下结节通常难以通过超声识别
    - 沿着侧脑室壁观察是否有细微的不规则
  - 推荐胎儿颅脑磁共振检查
    - 室管膜下结节和皮质/皮质下结节
      - T1WI 上呈高信号
      - T2WI 上呈低信号
    - 室管膜下巨细胞星形细胞瘤
      - 肿块靠近 Monro(室间)孔
      - 可能导致脑积水
      - 宫内诊断罕见
  - 肾囊肿
- 即使胎儿期检查正常，所有病例产后均应行颅脑磁共振检查
  - 胎儿期表现可能很难辨别

- 可使用钆(造影剂)
- 所有病例出生后均行专项超声心动图检查

鉴别诊断

心包畸胎瘤

- 罕见肿瘤，通常为良性
- 心包(不是心肌)肿瘤
  - 外生性生长(不在心腔内)
  - 常位于心脏右前缘
- 回声不均匀伴钙化
- 含实性和囊性成分
- 通常伴有心包积液
- 由于心包积液和心脏受压，可导致心力衰竭
  - 症状更多地与(肿块)大小和位置相关，与组织学无关
  - 胎儿心包穿刺术可预防心脏压塞
- 出生后手术切除通常可治愈

纤维瘤

- 通常是孤立性
- 良性增殖性结缔组织
  - 可浸润正常心肌
- 通常起自室间隔或左心室游离壁
  - 右心室可受累
- (室)壁内实性高回声病变
  - 偶可因囊性变，出现回声不均匀
- 可能合并心包积液
- 出生后 MR
  - T1WI 为等信号
  - T2WI 为低信号
  - 强增强

血管瘤

- 高回声
- 多普勒超声显示血流分布多样
- 可发生于心包
- 出现心脏症状
  - 心包积液或胸腔积液
  - 心律失常
  - 心力衰竭
- 可存在无症状病变
  - 可自然转归
- 产后 CT 显示有明显增强

黏液瘤

- 黏液瘤在宫内罕见
  - 大多数起自房间隔/卵圆孔区域
  - 左心房＞右心房

心内强回声灶

- 与乳头肌相关
  - 较小(通常小于 3mm)

○ 非常明亮（与骨骼回声类似）
○ 78% 在左心室
- 与 21 三体和 13 三体相关
  ○ 需要评估其他相关的表现

病理

一般特征

- 病因学
  ○ 尚不清楚，但研究表明母体激素可能在胎儿横纹肌瘤的生长发育中起作用
- 遗传学
  ○ 与 TS 强相关，无论肿瘤数量
    - 多发肿块相关性几乎 100%
  ○ 约 50% 的 TS 患者患有心脏横纹肌瘤
  ○ TS 是常染色体显性遗传，表型各异
    - 患者的子代遗传突变风险为 50%
    - 约 1/3 病例为遗传性
    - 另外 2/3 的病例为新发突变
  ○ 由 TSC1 或 TSC2 基因突变引起
    - TSC1 已被定位到 9q 染色体上
    - TSC2 已被定位到 16p 染色体上

大体病理和解剖特征

- 良性肿瘤
- 周界清、无包膜、白色或灰白色、室壁内或心室腔内结节

镜下特征

- 大的、圆形、富含糖原的空泡细胞
  ○ 细胞质自细胞核延伸到细胞膜，或被称作蜘蛛状细胞
- 归为错构瘤，即无法进行有丝分裂的细胞

临床问题

表现

- 通常为偶然发现
- 可在评估胎儿心律失常甚至水肿时被注意到
- 可在妊娠早期发现
  ○ 随妊娠进展，可能会发现更多的肿块
  ○ 产前可逐渐增大，然后在出生后退化

人口统计资料

- 最常见的胎儿心脏肿瘤（90%）

自然病史与预后

- 产前临床病程通常是良性的
- 可以增长或保持稳定
  ○ 大部分在妊娠中期和妊娠晚期增长
  ○ 孕 32 周后，增长速度减慢
  ○ 大的或多个病变更可能在宫内增长
  ○ 较小的或单个的病变在宫内可能保持稳定或生长缓慢
- 通常会在产后自然消退

- 如果在宫内或产后 6 个月内无并发症，心脏预后良好
- 如果存在心功能障碍，预后不良
  ○ 由于肿块占位效应导致流入道或流出道梗阻或反流
- 16% 的病例发生具有临床意义的心律失常
  ○ 与 Wolff-Parkinson-White 综合征相关
- TS 的临床表现三联征：癫痫发作、智力障碍、皮肤血管纤维瘤
- TS 相关的神经精神异常表明在 TS 中存在脑功能障碍
  ○ 攻击性行为、自闭症谱系障碍、智力障碍、精神障碍、神经心理障碍、学校/职业障碍
- 大多数发病率和死亡率与中枢神经系统肿瘤相关，它们往往在大小和数量上有进展
- 其他产前未显现的异常包括
  ○ 肾脏：血管平滑肌脂肪瘤
  ○ 肺：淋巴管平滑肌瘤病，多灶性微小结节样肺细胞增生
  ○ 眼：视网膜错构瘤，视网膜色素脱失斑
  ○ 多发性皮肤和软组织肿块：鲨革斑、指（趾）甲纤维瘤、色素脱失斑、口腔内纤维瘤

处理

- 产前
  ○ 仅在血流动力学梗阻引起水肿时考虑提前分娩
  ○ 产前可能不需要抗心律失常药物治疗
  ○ 遗传咨询
  ○ 在严重血流动力学异常病例中，对母体使用 mTOR 抑制剂（西罗莫司，Sirolimus）有成功消退横纹肌瘤的病例报道
- 产后
  ○ 大多数不经治疗就消退
  ○ 新生儿很少需要针对心力衰竭的医疗处理
  ○ 如果对心功能有不利影响或引起室性心动过速，则进行手术切除

诊断要点

考虑

- 胎儿超声心动图监测心功能及梗阻或反流的进展
- 胎儿 MR 评估其他 TS 的征象

影像判读经验

- 多发性横纹肌瘤强烈提示 TS
- 横纹肌瘤较其他心脏肿瘤更不易引起心包积液

参考文献

1. Okmen F et al: Outcomes of antenatally diagnosed fetal cardiac tumors: a 10-year experience at a single tertiary referral center. J Matern Fetal Neonatal Med. 1-6, 2020
2. Altmann J et al: Clinical outcome of prenatally suspected cardiac rhabdomyomas of the fetus. J Perinat Med. 48(1):74-81, 2019
3. Barnes BT et al: Maternal Sirolimus therapy for fetal cardiac rhabdomyomas. N Engl J Med. 378(19):1844-5, 2018
4. Randle SC: Tuberous sclerosis complex: a review. Pediatr Ann. 46(4):e166-71, 2017
5. Choudhry S et al: Rapid resolution of cardiac rhabdomyomas following everolimus therapy. BMJ Case Rep, 2015
6. Wacker-Gussmann A et al: Fetal arrhythmias associated with cardiac rhabdomyomas. Heart Rhythm. 11(4):677-83, 2014

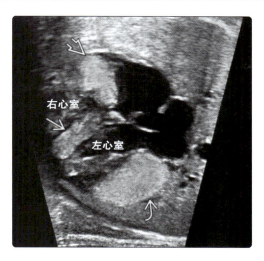

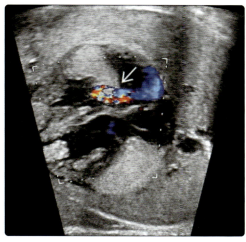

图 6-100 （左图）胎儿心脏四腔心切面显示左心室和右心室有多个大肿块。一个与三尖瓣相关 ➡️，可能会影响瓣膜的功能。另一个与左室游离壁相关 ➡️。在右心室 ➡️ 中另有多个肿块，符合横纹肌瘤表现。（右图）同一胎儿心脏四腔心切面彩色多普勒血流图显示，由于大的横纹肌瘤影响瓣膜功能，造成明显的三尖瓣反流 ➡️。

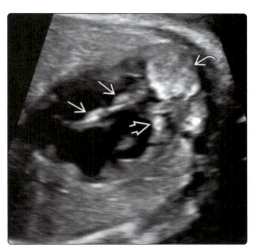

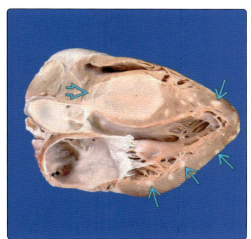

图 6-101 （左图）四腔心切面显示，在左心室（LV）侧的室间隔 ➡️ 和右心室（RV）➡️ 均有多个小肿块，最大的肿块出现在心尖部 ➡️。（右图）大体病理显示心肌内有许多小肿瘤 ➡️，同时室间隔内有一个大肿瘤 ➡️。这样的小肿块在产前扫查中可能会被忽略，但具有重要的临床意义。多发性肿块与结节性硬化症的相关性接近100%，这在本病例中得到证实。

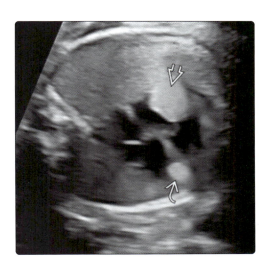

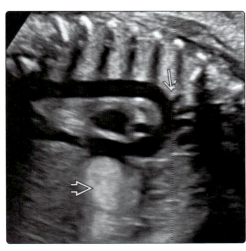

图 6-102 （左图）四腔心切面显示右心房游离壁有一个较大的肿块 ➡️，左室心尖部室间隔处有一个较小的肿块 ➡️。虽然横纹肌瘤在心房是不常见的，但它确实可发生（在心房）。（右图）同一患者的矢状面显示一个发育良好的主动脉弓，有三条头部血管 ➡️，但注意右心房处有大肿块 ➡️。大多数横纹肌瘤在孕 32 周后稳定，并在出生后自然消退。

心肌和心包异常

443

术语

- 心包腔内液体积聚过多

影像学表现

- 心脏外周液体积聚，包绕全部或部分心脏
  - 测值必须大于 2mm 才考虑为异常
  - 在标准四腔心切面显示最佳
  - 如果围绕着心房和心室，更明显
- 液体仅沿一侧心室壁分布属于正常
- 如果积液量大，可见心脏在"水袋"中跳动，肺组织向后移位
- 心肌外层 1~6mm 可为低回声，类似心包积液

病理

- 病因学
  - 心脏异常
  - 先天性感染

- 高心排状态
- 胎儿内分泌异常

临床问题

- 通常在常规筛查中偶然发现
  - 在 506 例常规产前筛查中，0.02% 的胎儿有孤立性心包积液
- 病程与病因相关
  - 如果是孤立性、少量，则不需要治疗
  - 合并胎儿水肿，整体预后差
- 当积液量大于 2mm 或为高危患者时，需要进行随访检查
- 尽可能地治疗潜在的病因
- 有病例报道，存在心脏压塞风险的大量心包积液时行心包穿刺术

诊断要点

- 可能需要规范的胎儿超声心动图检查
- 心包积液可能是水肿的第一个征象，尤其是病因为心源性时

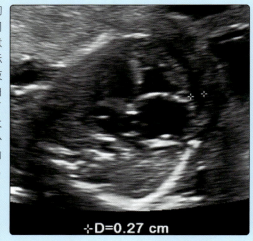
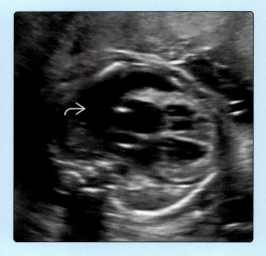

图 6-103 （左图）四腔心切面显示 20 周胎儿的心脏周围有少量心包积液。注意它已超过房室瓣水平（游标放置处）。1 周后随访，积液消退。（右图）这个胎儿由于细小病毒感染而出现了水肿。注意可见心脏增大和大量心包积液➡包绕心房和心室。需要进行宫内输血，但最终的结局良好，水肿消退，婴儿健康。

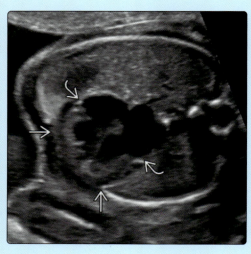
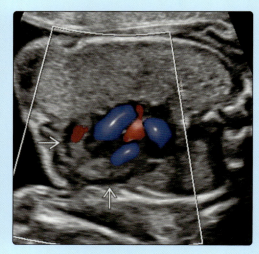

图 6-104 （左图）超声横切面显示致密的心室肌外层➡，仅延伸到房室瓣➡水平。超声动态观察，可见收缩，可与心包积液鉴别。（右图）另一种区分这两者的方法是使用彩色多普勒。心脏搏动引起积液的运动，从而"充满"彩色。心肌外周➡在灰阶和彩色多普勒血流图上没有变化。这是诊断少量心包积液的一个常见陷阱。

术语

缩写

- 心包积液(pericardial effusion,PE)

影像学表现

超声表现

- 心脏外周液体积聚超过 2mm,部分或全部包绕心脏
  - 液体仅沿一侧心室壁分布属于正常
- 在标准四腔心切面显示最佳
  - 使用彩色多普勒确认少量心包积液
    - 积液随心脏搏动流动,会显示彩色"血流"表现,而心肌致密化外层没有这种表现
  - 大量心包积液不要与胸腔积液混淆,后者包绕肺组织
  - 心包积液使心包腔扩张,将肺组织向侧后方推移

影像学建议

- 需要全面的胎儿评估排除严重的病理性情况
- 寻找其他水肿的迹象
- 寻找先天性感染的迹象
  - 肝脏和/或脑部钙化,肠道回声增强
- 寻找贫血的迹象
  - 测量大脑中动脉收缩期峰值流速,得出峰值流速位于胎龄中位数的倍数
- 寻找引起高输出量的分流性病变
- 单绒毛膜双羊膜囊双胎存在双胎输血综合征(twin-twin transfusion syndrome,TTTS)的风险
  - 两个胎儿都有心脏损伤的风险
- 仔细查找非整倍体的特征
- 心包畸胎瘤
  - 积液量往往非常大
  - 可能会造成心脏压塞
- 心脏憩室
  - 心室壁局限性瘤样突出,瘤颈部较薄
  - 伴发心包积液,可为大量心包积液
  - 彩色多普勒显示血流在憩室内流动
- 如果发现大量心包积液而无上述病因,应进行详细胎儿超声心动图检查
  - 寻找结构异常、评估心律、基础(心)功能

鉴别诊断

正常心肌外层

- 心肌外层 1～6mm 可为低回声,类似积液
  - 外层环形肌纤维形成这种效应
- 可见环绕心室,不包绕心房

胸腔积液

- 积液包绕肺部,而不是心脏
- 大量胸腔积液→肺组织受到周边压力→中央的肺部塌陷→天使翼表现

病理

一般特征

- 病因学

- 心脏异常
  - 心律失常、结构异常、心肌病
- 宫内感染
  - 巨细胞病毒(cytomegalovirus,CMV)、风疹、弓形虫病、细小病毒 B19、梅毒
- 高心输出状态
  - TTTS、AVM、肿瘤、贫血
- 胎儿内分泌异常
  - 胎儿甲状腺功能亢进或减低可表现为水肿

临床问题

人口统计资料

- 流行病学
  - 在 506 例常规产科扫查中 0.02% 的胎儿有孤立性心包积液
    - 最大测量值:3mm,所有结局均正常

自然病史与预后

- 病因不同,预后不同;如为孤立性预后一般良好
- 如与胎儿水肿柜关则预后不良
  - 当心包积液出现较早时,水肿更有可能与心脏异常有关
  - 当心包积液出现较晚时,水肿更可能是由于其他原因
- 心脏憩室
  - 伴发大量心包积液可导致心脏压塞和水肿
  - 有心包穿刺木成功的报道

处理

- 如果为孤立性少量心包积液,无需治疗
- 当积液量大于 2mm 或高危患者时,需要进行随访检查
- 特别是发现心脏病变时,考虑行核型分析
- 感染筛查
- 尽可能地治疗潜在的病因
  - 药物治疗心律失常
  - 治疗 TTTS
  - 宫内输血治疗胎儿贫血
- 有病例报道行心包穿刺术、心包羊膜腔分流器置入
- 有病例报道行宫外产时手术(ex utero intrapartum treatment,EXIT)稳定胎儿/切除胸膜或心包畸胎瘤

参考文献

1. Schoeneberg LA et al: A fetal presentation of a ruptured right ventricular diverticulum. Pediatr Cardiol. ePub, 2021
2. Agarwal A et al: EXIT procedure for fetal mediastinal teratoma with large pericardial effusion: a case report with review of literature. J Matern Fetal Neonatal Med. 31(8):1099-103, 2018
3. Shitara Y et al: Cytokine profiles in pericardial effusion in a down syndrome infant with transient abnormal myelopoiesis. Tohoku J Exp Med. 241(2):149-53, 2017
4. Hichijo A et al: A case of fetal parvovirus b19 myocarditis that caused terminal heart failure. Case Rep Obstet Gynecol. 2014:463571, 2014
5. Kyeong KS et al: Clinical outcomes of prenatally diagnosed cases of isolated and nonisolated pericardial effusion. Fetal Diagn Ther. 36(4):320-5, 2014
6. Slesnick TC et al: Characteristics and outcomes of fetuses with pericardial effusions. Am J Cardiol. 96(4):599-601, 2005
7. Dizon-Townson DS et al: A prospective evaluation of fetal pericardial fluid in 506 second-trimester low-risk pregnancies. Obstet Gynecol. 90(6):958-61, 1997

要　点

术语

- 源于心包的肿瘤

影像学表现

- 可位于心包内(最常见);心包外;或罕见于心内
- 通常相当大,据报道范围在2～15cm
- 同时包含实性和囊性成分
  - 钙化是畸胎瘤最特异的表现,但通常不显示
- 心包畸胎瘤时总是合并心包积液
  - 可为大量,易被误认为是胸腔积液
    - 心包积液挤压肺部向后移位
    - 肺组织漂浮在胸腔积液内(翼状表现)
- 肿块和心包积液压迫心脏和大血管常引起水肿
- 心包外畸胎瘤与肺部肿块难以区分

- 寻找是否附着在心包

主要鉴别诊断

- 横纹肌瘤
  - 心肌(非心包)肿块
  - 实时超声观察评估对确定肿块来源非常重要
- 纵隔畸胎瘤
  - 可能有胸腔(非心包)积液

临床问题

- 发生在胸腔的畸胎瘤小于10%,但大多数都在心包
- 通常为致命性,特别是存在水肿时
- 监测水肿的发生,并考虑转诊到胎儿手术中心
  - 有胎儿手术成功切除(肿块)的报道

图 6-105 (左图)孕25周胎儿的四腔心横切面超声显示,一个高回声肿块 ➘ 被大量心包积液 ➘ 包绕。心脏 ➡ 受压后移。(右图)同一病例的上下腔静脉矢状切面显示,右心房 ➡ 受肿块压迫,上腔静脉和下腔静脉扩张。注意有大量的心包积液 ➡。畸胎瘤和心包积液均抑制心功能和静脉回流。

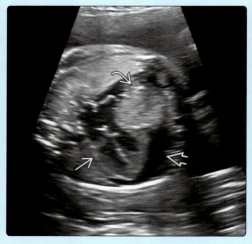
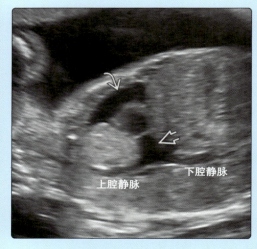

图 6-106 (左图)同一病例两周后超声,冠状切面显示畸胎瘤 ➚ 明显增长,出现新的水肿表现(皮肤增厚 ➡,腹水 ➡)。并可显示大量心包积液 ➡ 的一部分。(右图)尸检照片(同一病例)显示畸胎瘤 ➡ 位于明显膨胀的心包腔 ➡ 内,基本上充满整个胸腔。心脏受压后移。大多数心包畸胎瘤在心包内,如此例所示,并且多伴发心包积液,可为大量心包积液。

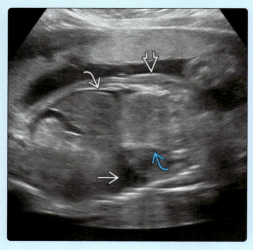
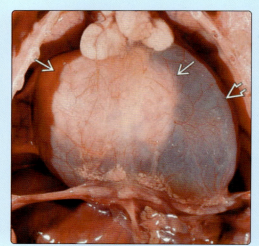

术语

定义

- 源于心包的肿瘤，包含三个胚层细胞成分

影像学表现

一般特征

- 最佳诊断线索
  - 心包内肿块伴大量胸腔积液
- 位置
  - 心包起源，外生性生长
  - 常位于心脏右前缘
  - 可位于心包内（最常见）；心包外；或罕见于心内
- 大小
  - 通常相当大，据报道范围在 2～15cm

超声表现

- 具有囊性和实性成分的复杂异质性肿块
- 钙化是畸胎瘤最特异的表现
  - 有助于区别于其他肿块，但通常不显示
- 心包内
  - 最常见的位置
  - 常伴发心包积液
    - 可能为大量，被误认为是胸腔积液
      - 心包积液压迫肺组织向后移位
      - 肺组织漂浮于胸腔积液中（翼状表现）
  - 水肿是常见的合并异常
    - 心脏和大血管受压
- 心包外
  - 检查是否附着在心包上
- 心脏内非常罕见
- 彩色多普勒
  - 血管分布多变

鉴别诊断

横纹肌瘤

- 心肌（非心包）肿块
- 表现为心内高回声肿块
- 多发生于室间隔或心室游离壁

肺部肿块

- 与心包外畸胎瘤难以区分
  - 先天性肺气道畸形
  - 支气管肺隔离症
- 可能有胸腔（非心包）积液
- 均无钙化

纵隔畸胎瘤

- 通常发生在上纵隔，心脏受压下移
- 可能有胸腔（不是心包）积液
- 较心包畸胎瘤少见

病理

大体病理和解剖特征

- 多分叶状肿块，含实性和囊性成分

镜下特征

- 未成熟和成熟畸胎瘤均有报道
- 主要成分包括未成熟的间充质、上皮细胞和神经组织

临床问题

表现

- 最常见的症状/体征
  - 妊娠中晚期扫查时（发现）胸部肿块
  - 大量心包积液和水肿
- 其他症状/体征
  - 甲胎蛋白（α-fetoprotein，AFP）可能升高

人口统计资料

- 发生在胸部的畸胎瘤小于 10%，绝大多数位于心包
- 为胎儿第二常见心脏肿瘤，横纹肌瘤为第一常见

自然病史与预后

- 有宫内干预存活的病例报告
- 通常为致命性，特别是存在水肿时

处理

- 宫内治疗
  - 心包穿刺术
  - 心包腔-羊膜腔引流术
  - 有报道胎儿手术成功切除（肿块）
  - 存在进展性水肿时给予类固醇和提前分娩
- 如果为活产儿，则需要立即切除
  - 有宫外产时手术（ex utero intrapartum treatment，EXIT）成功切除的报道
  - 如果仅累及心包，则可切除，预后良好
  - 合并心脏扩大者预后不佳

诊断要点

影像判读经验

- 注意鉴别大量心包积液与胸腔积液
- 实时评估对确定肿块位于心外（畸胎瘤）或心肌（横纹肌瘤）非常关键。

参考文献

1. Simonini C et al: Fetal teratomas - a retrospective observational single-center study. Prenat Diagn. 41(3):301-7, 2021
2. Yuan SM: Fetal intrapericardial teratomas: an update. Z Geburtshilfe Neonatol. 224(4):187-93, 2020
3. Federici D et al: Neonatal intrapericardial teratoma. J Card Surg. 33(5):296-7, 2018
4. Nassr AA et al: Prenatal management of fetal intrapericardial teratoma: a systematic review. Prenat Diagn. 37(9):849-63, 2017
5. Rychik J et al: Fetal intrapericardial teratoma: natural history and management including successful in utero surgery. Am J Obstet Gynecol. 215(6):780.e1-7, 2016
6. Fagiana AM et al: Management of a fetal intrapericardial teratoma: a case report and review of the literature. Congenit Heart Dis. 5(1):51-5, 2010
7. Niewiadomska-Jarosik K et al: Prenatal diagnosis and follow-up of 23 cases of cardiac tumors. Prenat Diagn. 30(9):882-7, 2010

要 点

术语

- 异位搏动指心脏正常起搏点以外的部位提前出现的额外搏动
  - 心肌内的任何部位(心房或心室)均可产生额外搏动,从而产生不规则的节律
- 心搏阻滞:心房搏动未传导至心室
  - 提前出现的心房搏动发生阻滞时,房室结通常没问题,为正常变异

影像学表现

- M型取样线需要放置在适当的位置,以便同时记录心房和心室活动
  - 多普勒取样容积放置在左室流入道和邻近的流出道
    - 显示朝一个方向的心房充盈和相反方向的心室射血
  - 在升主动脉和上腔静脉或肺动脉和(肺)静脉处进行多普勒取样

- 静脉内正常逆向血流(心房收缩)和动脉内正向血流(相同方向)
- 房性期前收缩(premature atrial contraction, PAC)
  - 心动周期中心房提前收缩,随后心室收缩(传导)或不收缩(阻滞)
- 室性期前收缩(premature ventricular contraction, PVC)
  - 心动周期中心室提前收缩,在其之前无心房收缩

临床问题

- 1%~2%的妊娠会有心律失常
- 有(临床)意义者小于10%
- 房性期前收缩/室性期前收缩占90%
  - 最常见于妊娠晚期
- 自限性:大多数于分娩后恢复,引起新生儿问题极罕见
- 如果频发房性期前收缩,有2%~5%的风险发生室上性心动过速

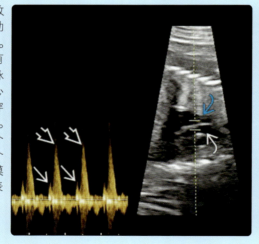
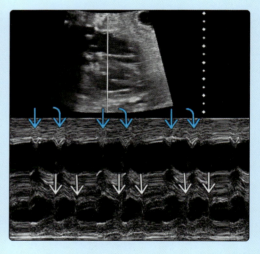

图 6-107 (左图)光标放置于上腔静脉 ⤴ 和升主动脉 ➔,为正常1:1传导。心房收缩时,上腔静脉内有少量逆向血流 ➔;主动脉内 ➔ 为前向血流,代表心室收缩。(右图)M型同时穿过心房 ➔ 壁和心室 ➔ 壁。每一个另外的搏动都是一个房性期前收缩 ⤴,伴随一个代偿间歇,形成短-长-短模式。房性期前收缩下传的表现为心室收缩。

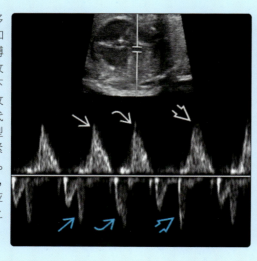
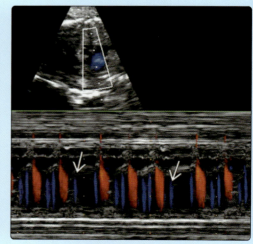

图 6-108 (左图)脉冲多普勒显示左室流入道 ➔ 和流出道 ➔。在两次正常搏动后,出现一个房性期前收缩 ⤴ 并下传 ➔。接着在下一个心房收缩 ➔ 和心室收缩 ➔ 之前,有一个延迟(代偿间歇)。(右图)彩色M型显示左室流入道(蓝色),紧接着是心室流出道(红色)。可见两个房性期前收缩 ➔,传导均阻滞,因为未见相应心室流出血流信号。注意之后出现的心跳延迟。

术语

定义

- 异位搏动指心脏正常起搏点以外的部位提前出现的额外搏动
  - 心肌内的任何地方(心房或心室)均可产生额外的搏动,从而产生不规则的节律
- 二联律:每两次出现一次异位搏动
- 三联律:每三次出现一次异位搏动
- 成对(和三连):连续2(和3)次异位搏动
- 心搏阻滞:心房搏动未下传到心室
  - 正常的窦性搏动阻滞时,通常存在房室结的问题
  - 房性期前收缩阻滞时,房室结通常没有问题;通常是正常变异

影像学表现

超声心动图表现

- M型
  - 光标需要放置在适当的位置,以便同时记录心房和心室的活动
  - 心室活动也可以通过半月瓣开放(心室射血)来记录
- 脉冲多普勒
  - 多普勒取样容积置于左室流入道和邻近的流出道内
    - 显示被动和主动的心房充盈和相反方向的心室射血
  - 多普勒取样容积放置于升主动脉和上腔静脉或是肺动脉和肺静脉
    - 静脉内正常逆向血流(开始心房收缩)和对应于心室射血的动脉内前向血流(同一方向)
    - 两种方法都可以评估心房和心室收缩的(AV)间期
  - **房性期前收缩(premature atrial contraction, PAC)**
    - 心动周期中心房提前收缩,随后心室收缩(下传)或不收缩(阻滞)
    - 窦房结复位恢复窦性心律前存在代偿间歇
  - **室性期前收缩(premature ventricular contraction, PVC)**
    - 心动周期中心室提前收缩,在其之前无心房收缩
    - 无代偿间歇,窦房结如常搏动

影像学建议

- 最佳成像方法
  - 需要多平面成像及使用多种技术来比较房室收缩情况
- 流程建议
  - 确定频率、节律和房室之间的关系
  - 放大脉冲多普勒取样门,以同时获取两个部位的血流
  - 评估心脏的大小和功能
    - 大多数心律失常发生在结构正常的心脏,但需要检查是否存在先天性心脏病

鉴别诊断

室上性心动过速

- 房室关系 1:1

- 典型心率220～280次/分,可为间歇性

心房扑动

- 心房率通常为 300～500 次/分
- 房室传导阻滞变化导致心室率不规则
  - 如为 2:1 传导阻滞,则心室率规则

二度心脏传导阻滞

- Ⅰ型:从心房收缩到心室收缩的时间间隔逐渐增加,最终心搏脱落(一次)
- Ⅱ型:心房至心室的传导时间延长,且与心室的非传导间歇保持恒定

病理

一般特征

- 正常的心脏传导组织和冲动发生
  - 窦房结(心脏起搏点)通常位于右心房顶部,决定着心率
  - 房室结位于心脏的十字交叉附近,同样位于右侧
    - 房室结减缓了来自窦房结的冲动,并通过希氏-浦肯野纤维系统将其传递到心室
  - 冲动从希氏束导入心室,引起心室收缩
- 额外的搏动可以从心肌的任何地方产生,因为所有的细胞都参与电活动

临床问题

表现

- 最常见的症状/体征
  - 超声筛查或胎儿心率检查时发现心律异常

人口统计资料

- 流行病学
  - 1%～2% 的妊娠会有心律失常
    - 有(临床)意义者小于 10%
    - 房性期前收缩/室性期前收缩占 90%
      - 最常见于妊娠晚期
    - 胎儿频发房性期前收缩
      - 有 2%～5% 的风险发生室上性心动过速;如果多个搏动阻滞发生风险更高

自然病史与预后

- PAC 和 PVC
  - 自限性:大多数于分娩后恢复,引起新生儿问题极罕见

处理

- PAC/PVC 通常不需要治疗

参考文献

1. Carvalho JS: Fetal dysrhythmias. Best Pract Res Clin Obstet Gynaecol. 58:28-41, 2019
2. Donofrio MT et al: Diagnosis and treatment of fetal cardiac disease: a scientific statement from the American Heart Association. Circulation. 129(21):2183-242, 2014

要 点

术语

- 室上性心动过速（supraventricular tachycardia，SVT）：起源点位于心室以上的心动过速；心率通常大于 200（次/min）
- 室性心动过速：心室率超过心房率

影像学表现

- 四腔心切面二维超声对比心房和心室收缩
- 脉冲多普勒 ±M 型 ± 彩色多普勒
  - 可用于评估心房和心室收缩之间时间间期

病理

- 房室折返性室上性心动过速（包括 Wolf-Parkinson-White 综合征）
  - 最常见的胎儿快速型心律失常

- 通过房室结从心房正常传导到心室
- 额外通路将心室冲动折返回心房
- 房室结从不应期恢复后，再次传导冲动，形成环路
- 心房扑动
  - 心房内单一再传导回路，非常快
  - 房室阻滞可变，通常为 2∶1

临床问题

- 1%～2% 的妊娠出现胎儿心律失常
  - 只有约 10% 有临床意义
- 间歇性室上速和未出现水肿的室上速预后一般良好
- 持续性心动过速的胎儿 40%～75% 会出现水肿
  - 当（水肿）存在时，治疗会更加复杂和紧急
  - 很难达到药物治疗的浓度，因此心脏很难转复

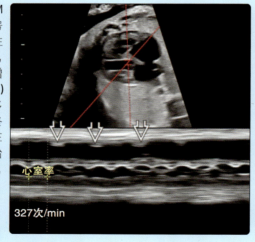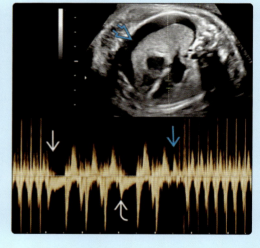

图 6-109 （左图）解剖 M 型取样线呈约 45° 穿过心房和心室，是一例罕见的室性心动过速，心房率正常➡️，约为 150 次/min，心室率增快，为 327 次/min。（右图）左室流入道和流出道的多普勒频谱显示，心动过速终止➡️和重启➡️之间，存在心房异位搏动➡️。这个胎儿还有大量胸腔积液➡️，已经出现水肿。

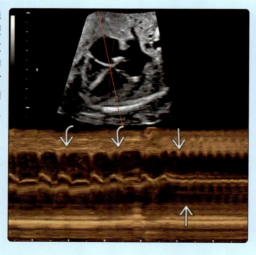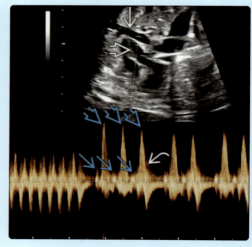

图 6-110 （左图）同时通过右心房和左心室的 M 型取样显示频发房性期前收缩➡️，最终触发室上性心动过速，呈 1∶1 传导➡️。（右图）同时通过上腔静脉➡️和主动脉➡️的多普勒取样显示，室上性心动过速终止，并开始正常的窦性心律（上腔静脉频谱➡️代表心房收缩；主动脉频谱➡️代表心室收缩），持续三个心动周期，随后出现一个未下传的房性期前收缩➡️。

第六章 心脏

术语

定义

- 室上性心动过速（supraventricular tachycardia，SVT）
  - 起源点位于心室以上的心动过速
  - 心率通常大于 200 次 /min
  - 可有 1∶1 的房室传导或不同类型的心脏传导阻滞（例如，2∶1）
  - 类型
    - 自动节律
      - □ 窦性心动过速
      - □ 心房异位性心动过速
    - 折返性节律
      - □ 房室折返
      - □ 心房扑动
- 室性心动过速
  - 心室率大于心房率

影像学表现

一般特征

- 最佳诊断线索
  - 持续快速心率，大于 200 次 /min
  - 除心房扑动伴房室传导阻滞外，折返型心率无变异性
  - 应进行 M 型超声或脉冲多普勒超声检查，以确定心律失常的类型
    - 在缺少心电图时确定 "机械时间间期"

超声心动图表现

- M 型
  - 使 M 型取样线同时穿过心房和心室
    - 评估心房率和心室率
      - □ 可使用 M 型分别为每个腔室取样来比较心率
      - □ 或使用解剖 M 型垂直于每个腔室取样，描记一个心动周期
  - 也可使用彩色 M 型来评估心室流入道和流出道血流，类似于脉冲多普勒
- 脉冲多普勒
  - 多普勒取样容积置于左心室内二尖瓣和左室流出道交界处
    - 二尖瓣流入血流对应心房率
    - 左室流出血流方向相反，对应心室率
  - 多普勒取样容积置于升主动脉和上腔静脉内或肺动脉和肺静脉内
    - 静脉内逆向血流（上腔静脉）或血流停止（肺静脉）对应心房开始收缩
    - 动脉内前向血流对应心室射血
    - 上腔静脉 / 主动脉的多普勒血流方向一致
  - 可评估心房收缩和心室收缩之间的时间间期
    - PR 间期和 VA 时间（从心室返回到心房的时间）
- 彩色多普勒
  - 用于显示房室瓣反流

影像学建议

- 最佳成像方法

- 四腔心切面二维超声比较心房和心室收缩
- 脉冲多普勒 ±M 型 ± 彩色多普勒测量时间间期
- 如果能行胎儿心磁图检查，很有帮助
- 大多数心动过速发生在正常心脏，但要检查是否存在先天性心脏病
- 评估心脏的大小和功能
  - 通过测量心胸周长比来评估大小
  - 可主观判断或使用心室射血分数评估心功能，评估时应结合房室瓣反流程度
- 评估胎儿整体健康状况
  - 寻找是否存在水肿
  - 寻找血流动力学失代偿的迹象
    - 观察下腔静脉、静脉导管和脐静脉血流的变化
  - 评估胎儿生物物理评分

鉴别诊断

窦性心动过速

- 房室关系 1∶1
- 心率通常高达 ＿80 次 /min，可能更高

心房异位搏动性心动过速

- 房室关系 1∶1
- 心率持续可变，范围在 180～220 次 /min

房室折返

- **最常见的胎儿快速型心律失常**
- 通常都被称为室上性心动过速，尽管这个术语不具特异性
- 房室关系 1∶1
  - 典型心率为 230～280 次 /min，可为间歇性

交界异位搏动性心动过速

- 房室关系 1∶1，心率通常为 160～210 次 /min，非持续性
- 通常与 SSA/Ro 抗体相关，并伴心脏传导阻滞
- 相对罕见，可针对潜在病因治疗

心房扑动

- 心房率大于心室率
  - 心房率：300～500 次 /min，规则
- 房室传导比率可变（可为 2∶1、3∶1，或在检查过程中发生变化）

室性心动过速

- 心室率大于心房率
  - 无特征心率，房室分离
  - 有报道在 170～400 次 /min
- 胎儿期罕见

病理

一般特征

- 病因学
  - **窦性心动过速**

- 正常窦性心率，但心率增快，主要由母体的情况导致，如甲亢、发热、败血症或药物等
  - 心房异位搏动性心动过速
    - 与心房窦房结不同的异常细胞团，去极化速度更快
    - 可为持续性伴心率增高或减低，取决于交感神经紧张性
  - 房室折返性室上性心动过速（包括 Wolf-Parkinson-White 综合征）
    - 从心房向心室通过房室结的正常传导
    - 额外通路将心室冲动传导回心房
    - 房室结从不应期中恢复，再次传导冲动，形成环路
  - 心房扑动
    - 心房内单一折返回路，其速度非常快
    - 可伴不同类型的房室传导阻滞，但通常为 2：1
  - 室性心动过速
    - 病灶存在于心室，引起心动过速，通常为阵发性
    - 与房室传导阻滞相关，当这两者共存时，很可能出现长 QT 综合征
- 遗传学
  - 散发
  - 少数为家族性预激综合征
- 血流动力学
  - 心室率大于 230 次/min→胎儿中心静脉压升高
  - 静脉压升高→下腔静脉内血液逆流
  - （心室）舒张期缩短→心肌灌注减少
  - 缺血性心室扩张→房室瓣反流
  - 房室瓣反流→静脉压进一步升高/肝脏充血
  - 最终结局是心力衰竭/水肿

临床问题

表现

- 常规检查时发现胎儿心率异常
- 据报道大多数病例出现在妊娠晚期
  - 范围：18～42 周

人口统计资料

- 流行病学
  - 1%～2% 的妊娠出现胎儿心律失常
    - 仅约 10% 有临床意义
  - 存在快速型心律失常的胎儿
    - 65%～93% 为房室折返性室上性心动过速
    - 7%～29% 为心房扑动
    - 室性心动过速小于 4%
  - 心房期前收缩的胎儿 2%～5% 会发展为室上性心动过速

自然病史与预后

- 所有患儿均需进行产后心脏评估
- 在新生儿期心律失常可复发或持续存在
  - 据报道心房扑动/室上性心动过速的胎儿比例约 35%～60%
  - 8%～10% 合并室上性心动过速的胎儿将被诊断为 Wolf-Parkinson-White 综合征
- 间歇性室上性心动过速的胎儿一般预后良好

- 持续快速型心律失常的胎儿 40%～75% 存在或发生水肿
  - 治疗复杂
  - 很难达到药物治疗的浓度
- 胎儿整体死亡率：约 10%
  - 合并水肿时结局更差：约 35%
- 最近的报道显示，缺血性脑损伤可能与水肿相关

处理

- 多学科团队最有效
- 如果胎龄允许，分娩可能是最简单的治疗选择
- **窦性心动过速**
  - 不需要治疗；更重要的是仔细寻找和评估病因
- **间歇性房室折返性室上性心动过速**
  - 严密观察保守治疗
    - 重视随访，因为持续室上性心动过速可能在 24 小时内出现水肿
  - 可能会自然消退
- **持续性房室折返性室上性心动过速，无血流动力学失代偿**
  - 有报道地高辛、氟卡尼或索他洛尔等作为一线单药治疗，但治疗成功率不同
    - 在非随机多中心研究中，在 5 天的治疗后，不同药物对室上性心动过速的转复成功率，地高辛（57%），氟卡尼（59%），索他洛尔（38%）
- **持续性房室折返性室上性心动过速伴血流动力学失代偿（水肿）**
  - 由于血药浓度低，通过单药治疗心率不太可能转复
  - 需要联合药物治疗或（产后）直接治疗成功率才能达到 65%
    - 常联合用药，即地高辛和氟卡尼，或地高辛和索他洛尔
- **心房扑动**
  - 索他洛尔对心房扑动的终止率较高
  - 在水肿胎儿中可能需要联合其他药物治疗

诊断要点

考虑

- 详细的胎儿超声心动图
  - 寻找是否存在相关的结构异常
  - 评估基础心功能
  - 寻找水肿的迹象

影像判读经验

- 由于治疗方法不同，判别快速型心律失常的类型至关重要

参考文献

1. O'Leary ET et al: Low mortality in fetal supraventricular tachycardia: outcomes in a 30-year single-institution experience. J Cardiovasc Electrophysiol. 31(5):1105-13, 2020
2. Carvalho JS: Fetal dysrhythmias. Best Pract Res Clin Obstet Gynaecol. 58:28-41, 2019
3. Hinkle KA et al: Postnatal outcomes of fetal supraventricular tachycardia: a multicenter study. Pediatr Cardiol. 38(7):1317-23, 2017
4. Jaeggi E et al: Fetal and neonatal arrhythmias. Clin Perinatol. 43(1):99-112, 2016
5. Donofrio MT et al: Diagnosis and treatment of fetal cardiac disease: a scientific statement from the American Heart Association. Circulation. 129(21):2183-242, 2014

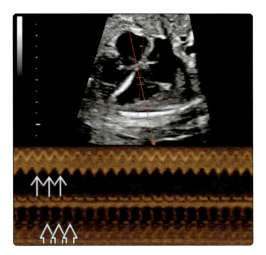

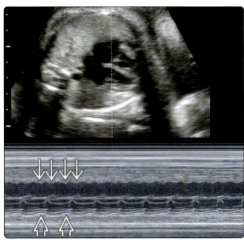

图 6-111 （左图）将 M 型取样线斜穿过、平均分右心房和左心室。我们可以看到心房收缩➡和心室收缩➡呈 1∶1 的模式。心率为 250 次 /min，符合折返性室上性心动过速的表现。（右图）同样将 M 型取样线斜穿过、平均分右心房和左心室。这例心房收缩➡的速率为 450 次 /min，心室收缩➡的速率为 225 次 /min，符合心房扑动伴 2∶1 传导的房室传导阻滞。

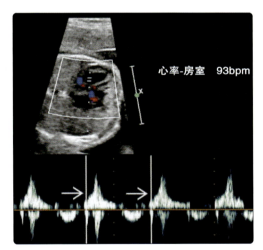

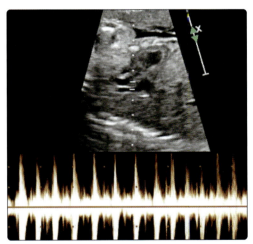

图 6-112 （左图）图像显示，在刚开始检查时，发现患者似乎存在窦性心动过缓。注意这里是二尖瓣血流频谱➡，心率为 93 次 /min。（右图）同一患者在之后的检查，脉冲多普勒显示室上性心动过速，以 1∶1 传导，心率为 215 次 /min。将多普勒取样容积置于升主动脉和上腔静脉内。可显示 2∶1 传导的房室传导阻滞。这符合长 QT 综合征患儿的表现。不幸的是，这个胎儿在宫内死亡。

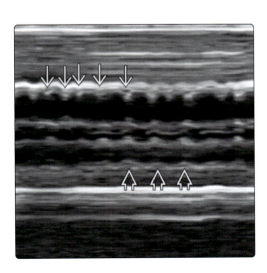

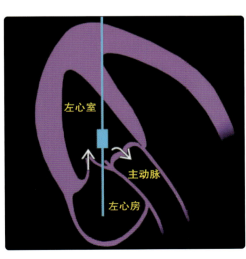

图 6-113 （左图）M 型超声心动图显示心房率➡存在高变异性，范围 150～390 次 /min。注意心室率➡似乎没有变化。这可见于房颤或多源性房性心动过速。（右图）示意图显示使用二尖瓣流入道和主动脉流出道评估心律失常时多普勒取样容积的放置部位。心尖朝向探头时，心房收缩时的血流➡朝向探头，而心室收缩时的血流➡背离探头。

要 点

术语

- 心率异常减慢,小于 100 次/min
- 良性一过性心动过缓
  - 由迷走神经刺激引起;通常来自探头压力
  - 随压力释放迅速恢复至正常心率
- 心脏完全性传导阻滞(complete heart block, CHB)
  - 心房到心室传导失败
- 房性期前收缩阻滞
  - 心房提前搏动,心室不跟随搏动

影像学表现

- 使用 M 型来评估房室的相关性和心率
- 脉冲多普勒评估机械 PR 间隔
  - 多普勒取样容积置于左室流入道和流出道内,升主动脉和上腔静脉内或肺动脉和肺静脉内

病理

- 50% 与心脏异常相关,特别是左房异构(内脏异位)
- 完全性房室传导阻滞不伴心脏疾病
  - 50% 的病例母亲患有结缔组织病
  - 抗 SSA/Ro± 抗 SSB/La 抗体在(孕)16 周时开始穿过胎盘
  - 胎儿/新生儿心肌中含有体内最高浓度的 Ro 抗原
  - 母体抗体与胎儿抗原结合导致胎儿心脏传导系统炎症/纤维化

临床问题

- 妊娠早期出现心动过缓,妊娠失败率高
- 若母亲患有狼疮,胎儿发生完全性房室传导阻滞的风险高达 5%
- 有抗 Ro/La 抗体和既往生过完全性房室传导阻滞孩子的母亲,再发风险高达 20%
- 结构正常/无水肿→存活率为 90%
- 如存在结构异常,预后不良
- 心率小于 50 次/min,死亡率增加

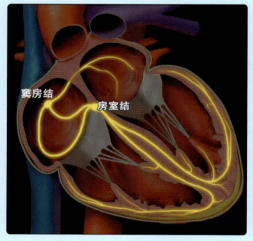
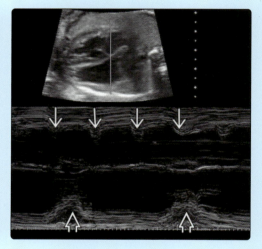

图 6-114 (左图)示意图显示传导系统的结构。窦房结提供窦性或心房搏动。(冲动)传导移动到房室结,经室间隔将冲动传导至心室。(右图)图像显示 M 型取样线穿过右心房和左心室。描记显示心房收缩多次 ➡ 和心室收缩较少 ➡,两者不相关,与完全性房室传导阻滞表现一致。

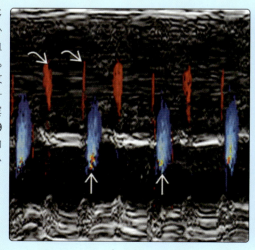
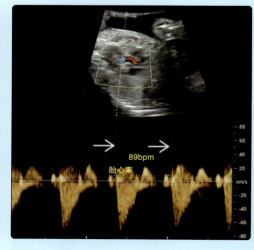

图 6-115 (左图)彩色多普勒超声 M 型(红色 = 心室流入血流,蓝色 = 流出血流)显示二度房室传导阻滞。2:1 传导阻滞,即心房每收缩二次 ➡,心室收缩 ➡ 一次。(右图)图像显示为窦性心动过缓患者,心率为 89 次/min。取样线置于主动脉血流开始处 ➡,测定心室率。

第六章 心脏

术语

定义

- 心率异常减慢,小于 100 次/min
- **良性一过性心动过缓**
  - 胎儿心率减慢,然后快速、逐步恢复
  - 迷走神经刺激所致
- **窦性或房性心动过缓**
  - 通常为 90~130 次/min
  - 房室传导正常
- **一度房室传导阻滞**
  - PR 间期延长,但保持 1∶1 房室传导
- **二度房室传导阻滞**
  - PR 间期延长,房室间歇性传导,房室传导阻滞
- **完全性房室传导阻滞(complete heart block,CHB)**
  - 心房率正常
  - 心室率单独减慢(40~90 次/min)
    - 由心房到心室传导失败导致
- **房性期前收缩(premature atrial contraction,PAC)下传阻滞**
  - 心房提前搏动,心室不跟随搏动

影像学表现

一般特征

- 50% 的患者心脏解剖结构正常
- 50% 伴结构异常

超声心动图表现

- **M 型**
  - 使 M 型取样线同时穿过心房和心室
    - 评估心房率和心室率
    - 心室活动也可以通过半月瓣开放(心室射血)来记录
  - 如果有两条 M 线,可以一条放置在心房,一条放置在心室,来分别测定心房率、心室率
- **脉冲多普勒**
  - 多普勒取样容积置于左室流入道和邻近的流出道内
    - 二尖瓣流入血流对应心房率
    - 左室流出血流方向(与流入道血流)相反,对应心室率
  - 也可以在升主动脉和上腔静脉内,或肺动脉和肺静脉内进行多普勒取样
    - 上腔静脉中的逆向血流或肺静脉中血流消失对应心房开始收缩
    - 主动脉或肺动脉内前向血流对应心室射血
  - 可评估心房收缩和心室收缩的间期(机械 PR 间期)

影像学建议

- **最佳成像方法**
  - 四腔心切面二维超声比较心房收缩和心室收缩
  - M 型(超声)显示房室相关性和心率
  - 脉冲多普勒评估机械 PR 间期

- **流程建议**
  - 心率是否小于 100 次/min
    - 评估是一过性还是持续性,规则还是不规则
    - 检查有无胎儿窘迫的迹象
    - 如果(胎儿状况)稳定,确定心率、房室关系和 PR 间期
  - 寻找完全性房室传导阻滞胎儿中常见的心脏结构异常
    - 房室间隔缺损
    - 房室连接不一致
    - 内脏异位综合征
  - 评估心肌功能
  - 评估胎儿的健康状况,监测胎儿的生长发育
  - 评估心脏大小(心脏肥大)
    - 通过测量心胸周长比来确定
  - 寻找血流动力学失代偿的迹象
    - 严重主动脉瓣反流
    - 腔静脉内血流逆向
    - 静脉导管内血流逆向
    - 脐静脉搏动
  - 寻找有无水肿的迹象
  - 使用脐动脉多普勒监测胎盘血管阻力
    - 胎盘功能不良的风险增高
    - 胎盘阻力增加可能会导致水肿,但不会进一步降低心率

鉴别诊断

良性一过性心动过缓

- 可能是由于探头对胎儿或脐带加压所致
- 随着探头压力的释放,心率迅速恢复正常

窦性或房性心动过缓

- 窦房结功能障碍
- 长 QT 综合征
- 胎儿窘迫

部分性房室传导阻滞

- 一度房室传导阻滞
  - 不太容易被发现,被认为是正常变异,但可能是更高程度房室传导阻滞的前期
- 二度房室传导阻滞
  - Ⅰ型:PR 间期逐渐增加,直至脱落一次搏动
  - Ⅱ型:PR 间期延长、恒定,间断性搏动不下传
  - 也可继发于长 QT 综合征

完全性房室传导阻滞

- 心房收缩和心室收缩相互独立、不相关
- 节律可规则或不规则,这取决于室性期前收缩是否存在

房性期前收缩下传阻滞

- 间歇性,心房提前搏动,不传导到心室
- 无疾病或传导组织异常
- 节律可规则或不规则,取决于搏动阻滞的频率

病理

一般特征

- 病因学
  - 50% 的完全性房室传导阻滞与心脏异常相关,特别是左房异构(内脏异位)
  - 50% 的完全性房室传导阻滞(胎儿的)母亲患自身免疫性疾病,在孤立性完全性房室传导阻滞中的比例约 90%
    - 抗 SSA/Ro± 抗 SSB/La 抗体在(孕)16～24 周之间,或更晚孕周,穿过胎盘
    - 胎儿/新生儿心肌中含有体内最高浓度的 Ro 抗原
    - 母体抗体与胎儿抗原结合
    - 胎儿心脏传导系统和心肌发生炎症/纤维化
  - 也可能存在其他未知的协同因素
    - 大多数具有抗 SSA/Ro 和抗 SSB/La 抗体的母亲妊娠正常
- 血流动力学
  - 心率小于 100 次/min→可导致进行性心室扩张
  - 心室扩张→房室瓣环变形
  - 三尖瓣反流→右房压力增加
  - 静脉压力增高→肝充血、腹水、胸水和水肿(胎儿水肿)

临床问题

表现

- 在常规检查中发现心动过缓
  - 一过性提示传导组织正常
  - 持续性提示传导组织异常

人口统计资料

- 流行病学
  - 完全性房室传导阻滞(患儿)占活产儿比例 1：20 000
    - 由于内脏异位综合征相关的患儿丢失率,胎儿发病率可能更高
  - 完全性房室传导阻滞占所有胎儿心律失常的 9%
  - 抗体阳性母亲的胎儿发生完全性房室传导阻滞的风险为 2%～5%

自然病史与预后

- 妊娠早期出现心动过缓,妊娠失败率高
  - 幸存者可能存在结构异常,特别是内脏异位综合征
- 心率小于 50 次/min,死亡率增加
  - 约 15%～25% 会出现胎儿水肿
  - 宫内胎儿死亡率约 75%
- 伴结构异常时预后不良
  - 生存率小于 15%
- 结构正常/无水肿→存活率为 90%
- 在高危妊娠中,监测胎儿 PR 间期
  - (PR 间期)延长可能是免疫介导疾病的首发表现
  - 多普勒超声家庭监测可行,并可能成功识别完全性房室传导阻滞的进展
- 如果心动过缓由母亲抗体导致,则新生儿狼疮综合征的风险显著增加
  - 通常在 6 个月后消失,因为抗体从婴幼儿血液循环中清除
  - 综合征可消退,但对传导系统造成永久性损害
- 一些系列研究显示心脏传导阻滞的儿童发展为扩张型心肌病的发生率非常高
  - 幸存者需要进行密切的心脏随访
- 再发风险
  - 既往生育过 CHB 胎儿或有抗 Ro/La 抗体的母亲再次生育 CHB 患儿的风险高达 20%
  - 既往生育的孩子患有新生儿狼疮并出现 CHB,则母亲再次生育 CHB 患儿的风险为 25%～64%

处理

- 由风湿病专家对孕产妇进行评估
  - 完全性房室传导阻滞、结构正常的胎儿中 90% 母亲抗体筛查阳性
- 治疗目的
  - 抑制胎儿炎症反应
    - 使用类固醇、血浆置换和静脉注射免疫球蛋白等的作用有限
  - 提高胎儿心率
    - β受体激动剂(如,特步他林)
      - 足量使用以增加胎儿心率时孕妇耐受性差
      - 效果似乎也是短暂的
    - 胎儿心脏起搏器已经运用,但并不能阻止胎儿死亡
- 考虑剖宫产
  - 阴道分娩的压力可导致急性失代偿
  - 由于心动过缓产时监测异常困难
- 在能够提供心脏病学支持的三级中心进行分娩
  - 为了存活,可能需要紧急安装临时心脏起搏器
  - 最终治疗需要永久性心脏起搏器

诊断要点

考虑

- 规范的胎儿超声心动图
  - 寻找相关的结构异常
  - 评估基础心功能
  - 寻找有无水肿的迹象
- 目的是为了确定病因,因为它会影响治疗和预后

影像判读经验

- 心动过缓伴结构异常的预后差
- 胎儿患完全性房室传导阻滞可能是母体自身免疫性疾病的首发表现

参考文献

1. Carvalho JS: Fetal dysrhythmias. Best Pract Res Clin Obstet Gynaecol. 58:28-41, 2019
2. Evers PD et al: Prenatal heart block screening in mothers with SSA/SSB autoantibodies: targeted screening protocol is a cost-effective strategy. Congenit Heart Dis. 14(2):221-9, 2019
3. Pruetz JD et al: Prenatal diagnosis and management of congenital complete heart block. Birth Defects Res. 111(8):380-8, 2019

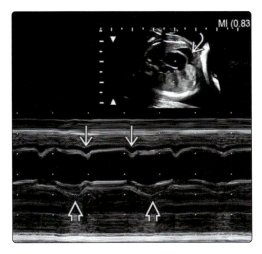

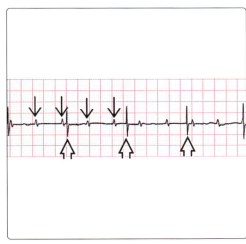

图 6-116 （左图）如图示 M 型取样线穿过前方的心房和后方的心室。心室率 ➡ 缓慢，心房率 ➡ 正常，该患者为完全性房室传导阻滞，（心房与心室活动）完全分离。还要注意存在心包积液 ➡。（右图）出生后的心电图显示完全性房室传导阻滞，P 波 ➡（心房收缩）在传导过程中没有变化，速率为 140 次/min。与 QRS 复合体 ➡（心室收缩）完全分离，心室率为 60 次/min，传导过程中无变化。

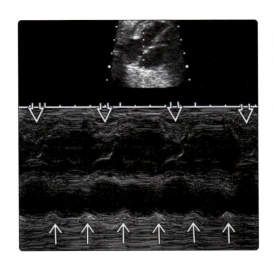

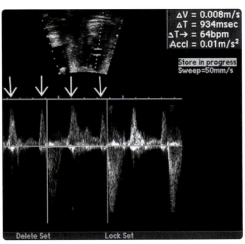

图 6-117 （左图）M 型显示长 QT 间期导致的二度 II 型房室传导阻滞，每第二个心房搏动 ➡ 未传导到心室 ➡。这也可能是房性期前收缩未下传，但心房搏动间期会有所不同。（右图）图像为同一二度 II 型房室传导阻滞患者的脉冲波多普勒。二尖瓣流入血流（心房搏动）在基线上方 ➡，主动脉流出血流（心室搏动）在基线下方。（心房）每隔一次搏动未下传。

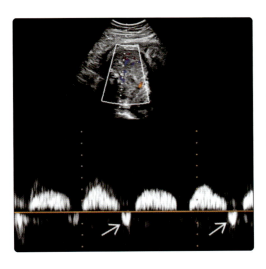

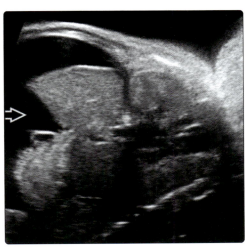

图 6-118 （左图）脉冲多普勒超声显示在心房收缩期静脉导管内血流逆向，在基线下方 ➡。这意味着该房室传导阻滞和水肿患儿的右房压显著升高。（右图）图像显示该房室传导阻滞和水肿患儿存在腹水 ➡。这种合并症通常预后差，治疗困难。

鉴别诊断

常见

- **胸腔占位性病变**
  - 先天性膈疝
  - 先天性肺气道畸形
  - 支气管肺隔离症
  - 胸腔积液
  - 畸胎瘤
- **心脏原因**
  - 心腔不对称
  - 圆锥动脉干畸形
  - 内脏异位,心脾综合征

少见

- 肺缺如

罕见且重要

- 异位心

重要信息

鉴别诊断要点

- 重要的是进行系统扫查
- 所有产科检查,首先确定胎位
  - 判断胎儿的左、右解剖方位
- 检查胃泡位置
- 检查心尖朝向
- 胃泡和心尖朝向均位于胎儿左侧
  - 如果均同位于右侧,很可能是预后良好的完全内脏反位
  - 如果两者位于对侧,可能是内脏异位综合征
    - 常与复杂先天性心脏病密切相关
    - 左房异构
      - □ 共同心房/房间隔缺损占80%
      - □ 下腔静脉(inferior vena cava, IVC)离断占70%以上
    - 右房异构
      - □ 完全型肺静脉异位引流占50%~70%
      - □ 圆锥动脉干畸形占80%
- 四腔心切面为(胎儿心脏的)经胸轴切面
  - 两侧肋骨对称且呈C形
- 中孕期心轴正常范围35°~45°
  - 从脊柱到胸骨画线
  - 沿室间隔长轴画线
- 右移心:心脏位于右侧胸腔,心尖仍朝向左侧
  - 继发于心外原因(肿块,肺缺如)
- 右位心:心尖朝向右侧
  - 与内脏异位综合征密切相关
- 流出道切面是检查的重要切面
- 如果技术允许条件下,三血管和三血管气管切面现在是常规扫查一部分
- 早孕期进行心轴测量,有助于先天性心脏病早期发现
  - 2015年发表的研究中11周0天至14周6天,平均心轴为44.5±7.4°
    - 之前的研究平均心轴为47.6°±5.6°
    - 注意,11周0天至11周6天的心轴大于12周0天至14周6天
  - 197例先天性心脏病胎儿中有2/3存在心轴异常
    - 异常心轴定义:大于97.5百分位数或小于2.5百分位数或无法识别
    - 与单独或联合使用颈项透明层、三尖瓣反流或静脉导管A波反向相比,诊断先天性心脏病的效果更好
  - 胎儿颈项透明层扫查时注意观察心轴
- 如果心轴异常
  - 心脏是否在胸腔内发生移位?
    - 可能被肿块、大量胸腔积液"推"到一侧
    - 如果肺发育小或缺失,心脏可被"拉"到一侧
    - 纵隔肿块可将心脏向下推挤
  - 异位心指心脏位于胸腔外
    - 腹腔内
    - 胸腔外
  - 心内结构是否正常?
    - 正常左、右心房
    - 正常左、右心室
    - 正常流出道在离开心脏时交叉
    - 心房与心室连接一致
    - 心室与大动脉连接一致

常见诊断的有用线索

- **先天性膈疝**
  - 胃泡/肠管±肝脏疝入胸腔
  - 心脏向远离疝侧移位
    - 在双侧膈疝中,可能有轻微的心脏移位
  - 观察胸腔内是否有蠕动
  - 冠状切面扫查,观察膈肌"桶柄样"运动
  - 用彩色多普勒超声观察肝脏血管
  - 与非整倍体密切相关
    - 肝脏疝入越多,预后越差
- **先天性肺气道畸形**
  - 胸腔肿块血供来自肺动脉分支
  - 可能是均匀的回声或多囊性回声
    - 大囊肿型:直径>5mm的1个以上的囊肿
      - □ 可能有一个大囊肿
    - 微小囊肿:多个微小囊形成的均匀实性回声
  - 心脏由肿块推挤
  - 右侧等同于左侧
- **支气管肺隔离症**
  - 回声均匀的肿块,血供来自主动脉
  - 常见于胸腔左侧,心脏向右侧移位
    - 罕见伴有张力性胸腔积液
- **胸腔积液**
  - 大量孤立性胸腔积液可使心脏移位
  - 寻找漂浮的肺脏
  - 注意与心包积液鉴别
    - 包裹心脏,肺脏受压、后移
- **畸胎瘤**
  - 复杂囊性/实性肿块±钙化
  - 纵隔畸胎瘤可延伸至颈部

- 心腔不对称
  - 哪个心室异常？
    - 是单心室吗？〔例如非均衡性房室间隔缺损（atrioventricular septal defect，AVSD）〕
  - 右心增大
    - 分流性病变合并静脉回流增加
      □ 检查有无血管畸形、富血供的肿瘤
    - 早期水肿
    - 严重胎盘功能不全
    - 左室流出道梗阻
  - 右心室小
    - 肺动脉闭锁（pulmonary atresia，PA）/狭窄
      □ 尤其是合并室间隔缺损（ventricular septal defect，VSD）时右心室大小可能正常
    - 左侧优势型非均衡性 AVSD
  - 左心室小
    - 左心发育不良综合征
      □ 可见扩张的、功能差的回声增强的左心室，伴随心内膜弹力纤维增生
    - 右侧优势型非均衡性 AVSD
  - 右心房增大
    - Ebstein 畸形
    - 三尖瓣发育不良
    - 肺动脉狭窄/闭锁
- 圆锥动脉干畸形
  - 四腔心切面往往显示正常
  - 每一个病例都要观察流出道切面
    - 单一流出道：如果心室腔大小正常、存在室间隔缺损，最有可能是永存动脉干
    - 平行流出道：大动脉转位或右室双出口
    - 主动脉扩张，骑跨在室间隔上伴分开的、小的肺动脉：法洛四联症
- 内脏异位，心脾综合征
  - 所有胎儿检查时，确定胎方位：胃泡和心尖应位于胎儿左侧
  - 寻找离断的下腔静脉，奇静脉延续至上腔静脉

- 膈肌水平位于主动脉后方的静脉血管
- 四腔心切面左心房后方可见两个大小相似的血管
  - 寻找横切面，中位肝
  - 复杂性先天性心脏病
    - 常见房室间隔缺损
    - 常见单心室
    - 常见流出道异常
    - 体静脉和肺静脉异常
      □ 寻找左房后方肺静脉异位连接的"树枝征"

少见诊断的有用线索

- 肺缺如
  - 心脏移位至肺缺失一侧的胸腔
  - 肺缺失侧的膈肌升高但存在
  - 无膈疝或肺部肿块"推挤"心脏的征象
  - 寻找其他相关的脊椎异常或先天性心脏病
  - 寻找与 VACTERL 联合征相关的其他特征（脊柱异常、肛门闭锁、心脏畸形、气管食管瘘、肾脏异常、肢体异常）

罕见诊断的有用线索

- 心脏异位
  - 心脏位置异常：胸腔外或腹腔内
  - 如果是胸外心，则应寻找是否合并羊膜束带
  - Cantrell 五联征
    - 膈肌前部缺损
    - 中线腹壁缺损
    - 心脏异常
    - 膈部心包缺损
    - 胸骨下段缺损

其他重要信息

- 内脏异位综合征的预后取决于合并心脏疾病的复杂性；并发完全性心脏传导阻滞通常是致命的
- 膈疝的预后取决于肝脏位置和心脏异常的存在，肝脏疝入或复杂的心脏异常者预后更差

相关鉴别诊断

先天性膈疝

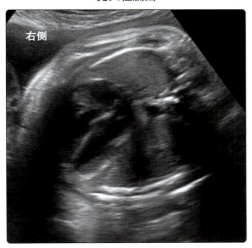

右侧

先天性膈疝

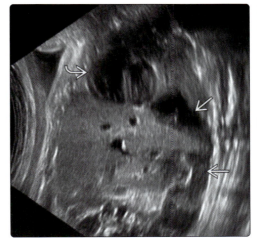

图 6-119 （左图）胸部横切面显示心脏向右轻微移位。病人进一步做胎儿超声心动图检查。由于心脏的结构是正常的，认为胎儿无大碍。注意，心脏不在正常位置可能是被推挤或牵拉。（右图）同一患者的冠状位显示结肠 ➡ 位于左侧胸腔，提示左侧膈疝并解释了心脏右移 ➡ 的原因。希望在家分娩改为在医院分娩。

先天性膈疝

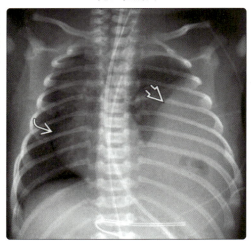

先天性膈疝

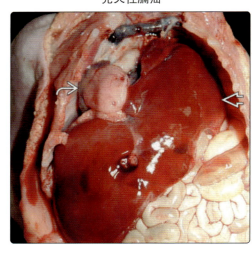

图 6-120 （左图）新生儿胸片显示由于肝脏上升形成左侧膈疝 ⮕，导致心脏 ⮕ 向右侧胸壁移位。这次分娩由一个多学科团队协助完成，婴儿在术后表现良好。（右图）尸检照片显示左侧膈疝，肝脏疝入胸腔。将近 1/2 肝脏 ⮕ 进入左半胸腔，心脏 ⮕ 移位，几乎无可测量的肺组织。肝脏疝入胸腔比肝脏留在腹腔的预后差。

先天性肺气道畸形

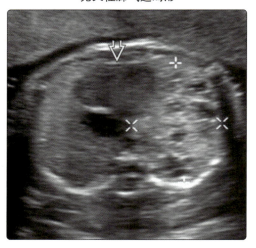

先天性肺气道畸形

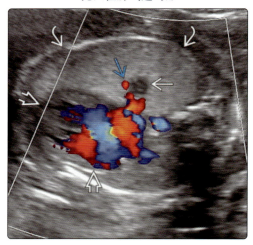

图 6-121 （左图）超声横切面显示一个 3.7cm×2.9cm 的高回声肿块，存在散在的细小囊肿，符合先天性肺气道畸形超声表现。肿块引起心脏移位 ⮕。记住一条平分胸部的线应该穿过左心房和右心室。（右图）横切面彩色多普勒超声显示一高回声肿块 ⮕，肉眼可见小囊肿 ⮕。血液供应来自肺动脉分支 ⮕，符合先天性肺气道畸形。注意心脏 ⮕ 移位。

支气管肺隔离症

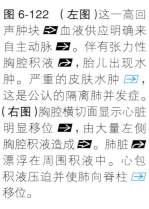
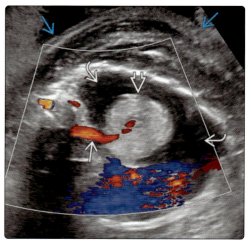

胸腔积液

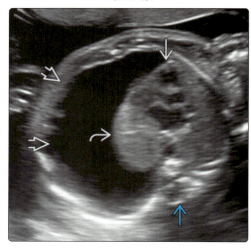

图 6-122 （左图）这一高回声肿块 ⮕ 血液供应明确来自主动脉 ⮕。伴有张力性胸腔积液 ⮕，胎儿出现水肿。严重的皮肤水肿 ⮕，这是公认的隔离肺并发症。（右图）胸腔横切面显示心脏明显移位 ⮕，由大量左侧胸腔积液造成 ⮕。肺脏 ⮕ 漂浮在周围积液中。心包积液压迫并使肺向脊柱 ⮕ 移位。

畸胎瘤

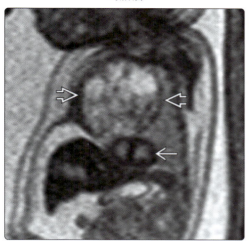

畸胎瘤

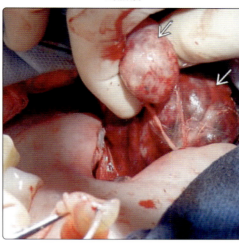

相关鉴别诊断

图 6-123 （左图）T2WI 胎儿磁共振右侧旁矢状位显示心脏被一个巨大的纵隔畸胎瘤 ➡️ 推向下方。在这个平面上看到心室 ➡️ 的短轴切面，表明心脏存在旋转。该婴儿在畸胎瘤切除术后，有较长时间的心功能不全，但最终完全恢复。（右图）手术照片显示肿块 ➡️ 通过胸骨正中切口切除。随着胸腔打开，心脏压力减轻，婴儿的病情迅速稳定下来。

心腔不对称

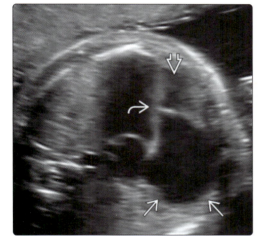

心腔不对称

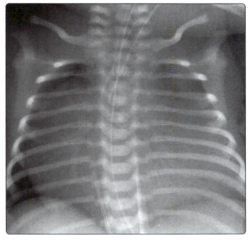

图 6-124 （左图）四腔心切面显示 Ebstein 畸形胎儿右心房明显增大 ➡️，继发心轴异常。注意三尖瓣隔叶下移 ➡️，导致右心室心房化。因此，功能性右心室部分 ➡️ 明显变小。（右图）Ebstein 畸形婴儿的胸部正位片显示右心房明显增大，形成"胸壁到胸壁"心。

心腔不对称

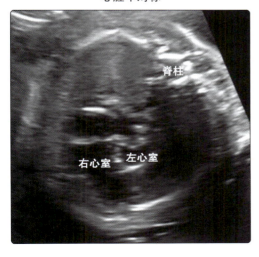

圆锥动脉干畸形

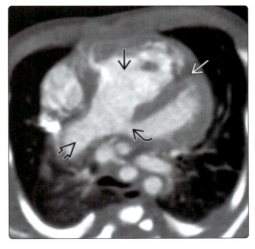

图 6-125 （左图）左心发育不良综合征胎儿四腔心切面：右心室扩大，包裹在左心室周围，左心室小、不构成心尖。（右图）CECT 轴位显示主动脉 ➡️ 明显骑跨右心室上方 ➡️，但是通过大的室间隔缺损 ➡️ 与左心室相通。注意心轴异常，约60°（室间隔平面）➡️。

圆锥动脉干畸形

圆锥动脉干畸形

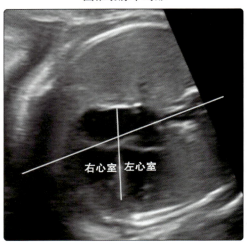

图 6-126 （左图）右室双出口胎儿，右室流出道切面显示：两条大动脉呈并列关系 ➡，均发自右心室 ➥。（右图）法洛四联症胎儿，四腔心切面唯一的异常是心轴异常。流出道切面是诊断圆锥动脉干畸形的重要切面，自 2018 年以来，技术允许条件下，三血管和三血管气管切面是常规扫查必须获得的切面。

右心室 左心室

内脏异位，心脾综合征

内脏异位，心脾综合征

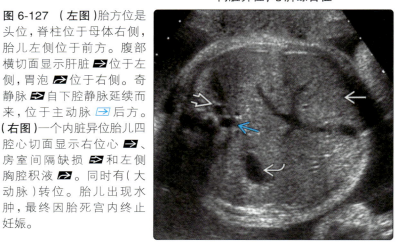

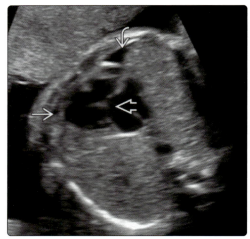

图 6-127 （左图）胎方位是头位，脊柱位于母体右侧，胎儿左侧位于前方。腹部横切面显示肝脏 ➡ 位于左侧，胃泡 ➥ 位于右侧。奇静脉 ➥ 自下腔静脉延续而来，位于主动脉 ➔ 后方。（右图）一个内脏异位胎儿四腔心切面显示右位心 ➡、房室间隔缺损 ➥ 和左侧胸腔积液 ➥。同时有（大动脉）转位。胎儿出现水肿，最终因胎死宫内终止妊娠。

内脏异位，心脾综合征

内脏异位，心脾综合征

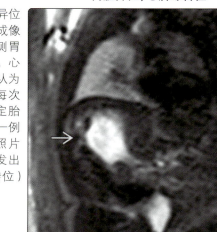

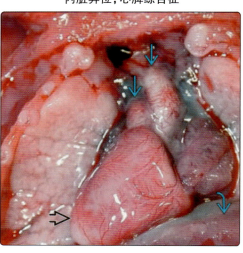

图 6-128 （左图）内脏异位胎儿的磁共振 T2 加权成像冠状位很好地显示右侧胃泡 ➡ 和左侧肝脏 ➥。心尖 ➥ 朝向左侧。不要认为胃泡一直位于左侧。每次胎儿扫查中要首先确定胎儿左、右方位。（右图）一例内脏异位病例的尸检照片显示右位心 ➥、平行发出的流出道 ➔（本例为转位）和左侧肝脏 ➔。

肺缺如

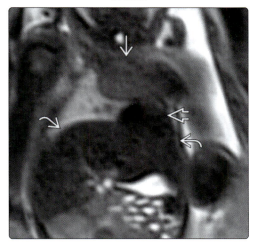

肺缺如

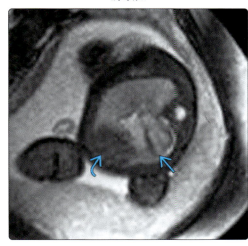

图 6-129 （**左图**）为测量肺容积，对本例膈疝胎儿进行 MR 检查，T2WI 显示胎儿膈肌 ➡ 完整。由于左肺缺如，心脏 ➡ 向左移位。注意胸腺 ➡。（**右图**）同一病例的轴向 TRUFI 序列显示心尖 ➡ 向后旋转。由于膈肌上抬，而不是膈疝，肝脏 ➡ 位于心脏前方。

肺缺如

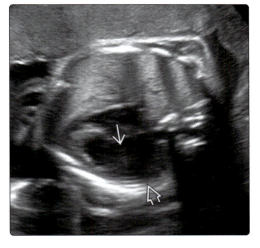

肺缺如

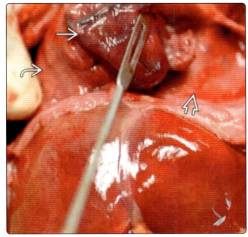

图 6-130 （**左图**）同一病例的胸部横切面超声显示心尖 ➡ 朝后。注意室间隔 ➡ 平面。本例为孤立性单侧左肺缺如，患儿预后良好。（**右图**）一例多发性异常病例的大体病理，包括巨大的脑膨出，右肺存在 ➡ 和"空虚"的左半胸腔 ➡，心脏 ➡ 回缩。新生儿在分娩后几分钟内死亡。

异位心

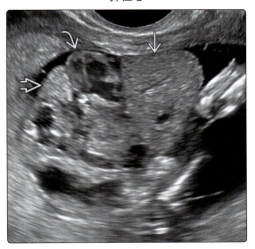

异位心

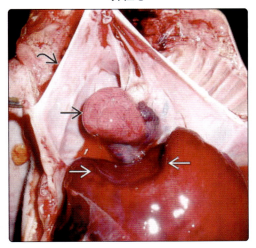

图 6-131 （**左图**）孕 16 周经阴道超声显示心脏 ➡、肝脏 ➡ 和部分肺脏 ➡ 位于胸腔之外，由羊膜束带造成广泛胸腹裂和胸外异位心脏。无法描记测量心轴的直线。（**右图**）大体病理显示心脏 ➡ 位于抬高和牵拉的横膈膜下 ➡。注意在肝穹隆处形成的占位效应 ➡。这是一例腹型异位心。

鉴别诊断

常见

- 左心发育不良综合征
- 三尖瓣闭锁
- 室间隔完整型肺动脉瓣闭锁
- 主动脉缩窄

少见

- 非均衡性房室间隔缺损
- Ebstein 畸形
- 三尖瓣发育不良
- 左室双入口

基本信息

鉴别诊断要点

- 是 1 个还是 2 个心室？
  ○ 如果只有 1 个心室，是形态学左心室，还是右心室？
  ○ 如果 2 个心室，它们是否都达到心尖部？
- 是 1 个或 2 个房室瓣膜？
  ○ 如果只有 1 个房室瓣，是三尖瓣、二尖瓣，还是共同房室瓣？
  ○ 房室瓣大小是否正常？
  ○ 瓣膜附着位置是在同一水平或者错位？
    - 正常三尖瓣附着点较二尖瓣更近心尖
    - 当瓣膜处于同一平面时，考虑房室间隔缺损
  ○ 是否有房室瓣反流？
- 有 1 或 2 条大动脉？
  ○ 大动脉内径是否正常？
  ○ 血流是否由心脏流入两条大动脉？
  ○ 动脉导管是否向 1 条大动脉灌注？
    - 血管无来自心脏的前向血流，经动脉导管逆向灌注

常见诊断的有用线索

- **左心发育不良综合征**
  ○ 四腔心切面异常，左心室小，不形成心尖
    - 可见左室心内膜弹力纤维增生，左室壁回声增强
    - 左心室功能差
  ○ 由于卵圆孔的血流反向，房间隔由左房凸向右房
    - 流向左心室的前向血流很少或缺如，造成左心房（left atrium，LA）血液流入右心房（right atrium，RA）
  ○ 通常主动脉瓣闭锁和/或内径细小
  ○ 升主动脉和主动脉横弓部内径细小
  ○ 右心室扩大
- **三尖瓣闭锁**
  ○ 四腔心切面异常
    - 右心室小，不形成心尖，功能差
  ○ 三尖瓣呈厚片状且无启闭活动
  ○ 和正常一样，房间隔由右房凸向左房

- 没有前向血流进入右心室，因此所有的血（经卵圆孔）由右心房进入左心房
  ○ 室间隔缺损（ventricular septal defect，VSD）通常存在，为从 RV 发出的大动脉提供血流
  ○ RV 发出的大动脉的大小取决于 VSD 的大小
  ○ 大动脉关系
    - 正常关系：肺动脉发自右心室
    - 转位：主动脉发自右心室
  ○ 左心室正常或增大，心功能正常
- **室间隔完整型肺动脉瓣闭锁**
  ○ 四腔心切面异常
    - 右室肥厚且右室腔可能小
    - 右心室功能差
  ○ 通常三尖瓣发育不良
    - 但是，可能出现三尖瓣大小正常而伴明显反流的情况
  ○ 检查右心室壁是否有异常冠状动脉血流
    - 提示冠状动脉瘘存在
    - 三尖瓣反流（tricuspid regurgitation，TR）时冠状动脉血流通常正常
  ○ 动脉导管内血流反向
    - 肺动脉内血流从主动脉弓逆向灌注，而不是由右心室顺向灌注
  ○ 动脉导管走行较正常陡直
  ○ 通常肺动脉内径正常
- **主动脉缩窄**
  ○ 由于动脉导管的存在，没有诊断缩窄的单一可靠证据，因此要结合多种因素
    - 右心室比左心室轻微或显著增大
    - 主动脉内径（较小）和肺动脉内径（较大）比例失调
    - 二尖瓣（较小）和三尖瓣（较大）比例失调
    - 主动脉弓横部发育不良多见，降主动脉近端可能有后支架征
    - 主动脉峡部与动脉导管比值可能减小
    - 心房水平左向右分流，无二尖瓣或主动脉瓣狭窄
    - 主动脉弓横部内血流反向
      □ 缩窄部位无前向血流；主动脉弓横弓部接受来自动脉导管的逆向血流
  ○ 对之前提到的心脏结构进行连续随访，非常有助于观察其生长发育正常与否
  ○ 如果看不到"拐杖状"主动脉弓，要寻找是否存在主动脉弓中断

少见诊断的有用线索

- **非均衡性房室间隔缺损**
  ○ 四腔心切面："十"字交叉结构消失
    - 存在原发性房间隔缺损
    - 存在流入道室间隔缺损
  ○ 单个房室瓣可能较多与一侧心室相通
    - 相通较少一侧心室发育不良
    - 四腔心切面瓣膜附着点在同一水平，是诊断线索
      □ 正常情况下，三尖瓣和二尖瓣在室间隔上附着有错位
  ○ 容易合并其他心脏畸形

- 寻找内脏异位综合征的特征
  - 位置异常（例如，右位心，胃泡位于右侧）
  - 中位肝和脾脏异常
  - 异常静脉回流，尤其是下腔静脉延续为奇静脉
- 查找 21 三体标志
- **Ebstein 畸形**
  - 附着于室间隔的三尖瓣隔叶向心尖部移位
  - 前瓣瓣叶常呈帆状
  - "房化" 右心室
    - 右心房显著增大
    - 功能性右心室小
  - 不同程度的三尖瓣反流
  - 通常肺动脉内径细小或有功能性闭锁
    - 严重 TR→缺乏流向 RV 的前向血流
  - 心胸比较正常明显增大，可达 80%，称 "胸壁到胸壁" 心脏
- **三尖瓣发育不良**
  - 瓣叶附着在正常位置
  - 瓣叶增厚、结节状，形态不规则
  - 严重三尖瓣反流→右心房扩大
  - 通常合并肺动脉狭窄或闭锁
  - 左心室腔大小正常，功能良好
- **左室双入口**
  - 四腔心切面异常
  - 右心室小，不参与心尖构成
  - 两个房室瓣与左心室相连
  - 常存在室间隔缺损为发自右心室的大动脉供血
  - 发自右心室的大动脉管腔内径大小取决于室间隔缺损大小
  - 大动脉之间关系
    - 正常关系：肺动脉发自右心室
    - 转位：主动脉发自右心室
  - 左心室大小正常到扩大，功能正常

其他重要信息

- 左心发育不良综合征（hypoplastic left heart syndrome，HLHS），三尖瓣闭锁（tricuspid atresia，TA），非均衡性房室间隔缺损，左室双入口（double-inlet LV，DILV）
  - 均考虑单心室，需要三期手术姑息治疗
    - Norwood 手术后行 Glenn 和 Fontan 手术
  - 左心发育不良综合征结局
    - 短期生存率有所改善，但长期生存率仍不理想
    - 肝脏、肠道和肺部情况是长期关注的主要问题
  - 三尖瓣闭锁和左心室双入口较左心发育不良综合征预后良好
  - 非均衡房室间隔缺损的结局存在差异
    - 取决于哪个心室占优势
    - 取决于合并的相关异常，如内脏异位
- 室间隔完整型肺动脉闭锁预后较差
  - 尽早通过右心室前向血流或者 Blalock-Taussig 分流术促进肺动脉血流循环
  - 冠状动脉瘘存在，可能无法应用导管介入对右心室减压
    - 存在时猝死风险增加
    - 可能需要心脏移植
  - 有些患者需要 Glenn 和 Fontan 手术，进行单心室修复
- 三尖瓣发育不良预后良好
  - 出生后血氧饱和度增加 + 肺血管阻力降低，通常会显著减少三尖瓣反流
  - 可能不需要手术治疗
- 主动脉缩窄的生存率高且长期预后良好
  - 孤立性主动脉弓修补术的死亡率 <1%，合并室间隔缺损的修补术死亡率为 2.5%
  - 85%～90% 的患者一生中无需额外干预，预期寿命正常
    - 即使在出生时患有左心结构发育不良，也是由左心室构成心尖

参考文献

1. Weber RW et al: Prenatal diagnosis of single ventricle physiology impacts on cardiac morbidity and mortality. Pediatr Cardiol. 40(1):61-70, 2019
2. Quartermain MD et al: Left ventricle to right ventricle size discrepancy in the fetus: the presence of critical congenital heart disease can be reliably predicted. J Am Soc Echocardiogr. 22(11):1296-301, 2009

相关鉴别诊断

左心发育不良综合征

左心发育不良综合征

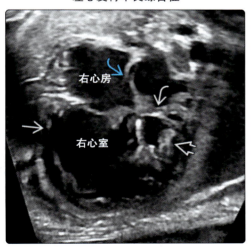
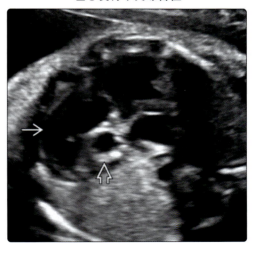

图 6-132 （左图）超声心动图四腔心切面显示扩大的右心室 ➡ 和小的或发育不良的左心室 ➲。这个病例同时伴有二尖瓣闭锁 ↗，造成所有来自肺的血流在房间隔水平呈左向右分流 ➲。（右图）超声心动图四腔心切面显示右心室增大 ➡，构成心尖部分，左心室腔极小伴有心内膜回声明显增强 ➲，符合左心发育不良综合征的诊断。该病人同时存在二尖瓣和主动脉瓣闭锁。注意右心室的心尖部，包裹不构成心尖的左心室。

三尖瓣闭锁　　　　　　　　　三尖瓣闭锁

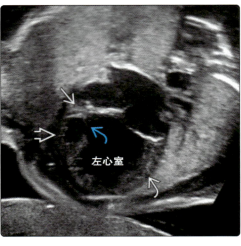 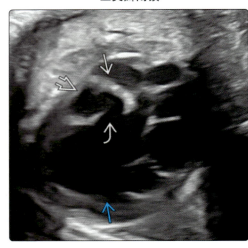

图 6-133 　（左图）超声心动图四腔心切面显示三尖瓣呈厚片状闭锁 ➡️，右心室腔非常小 ➡️。血液通过室间隔缺损 ➡️ 进入右心室。左心室扩大和左室壁增厚 ➡️。（右图）一个类似病例的超声心动图四腔心切面显示三尖瓣闭锁 ➡️ 和小的右心室 ➡️，接收室间隔缺损的血流 ➡️。左心室 ➡️ 扩大。注意观察大血管之间的关系，以免漏诊相关的大动脉转位。

室间隔完整型肺动脉瓣闭锁　　　室间隔完整型肺动脉瓣闭锁

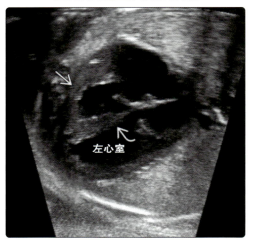 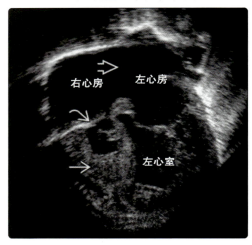

图 6-134 　（左图）室间隔完整型肺动脉瓣闭锁中的四腔心切面显示右心室 ➡️ 肥厚和发育不良，左心室构成心尖部分，外观正常。室间隔 ➡️ 连续性完整。进入 RV 的血液无法排出，常伴随三尖瓣反流或冠状动脉瘘。（右图）另一病例超声心动图四腔心切面显示右心室 ➡️ 肥厚和发育不良，三尖瓣发育不良 ➡️。其他影像显示肺动脉闭锁。注意大的房间隔缺损 ➡️。

主动脉缩窄　　　　　　　　　主动脉缩窄

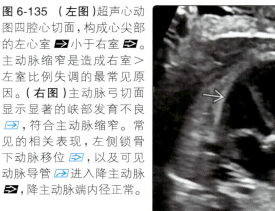 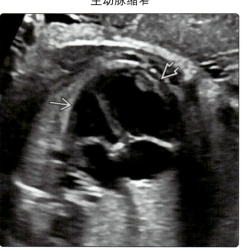 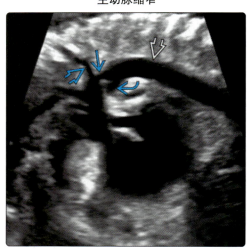

图 6-135 　（左图）超声心动图四腔心切面，构成心尖部的左心室 ➡️ 小于右室 ➡️。主动脉缩窄是造成右室 > 左室比例失调的最常见原因。（右图）主动脉弓切面显示显著的峡部发育不良 ➡️，符合主动脉缩窄。常见的相关表现，左侧锁骨下动脉移位 ➡️，以及可见动脉导管 ➡️ 进入降主动脉 ➡️，降主动脉端内径正常。

主动脉缩窄

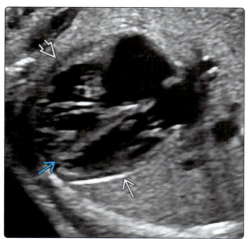

非均衡性房室间隔缺损

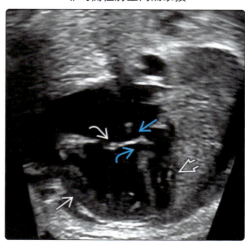

图 6-136　（左图）超声心动图四腔心切面显示：构成心尖的左心室 ➡ 小于右心室 ➡（室间隔）➡，应该仔细检查流出道，主动脉缩窄是形成这一表现的常见原因。（右图）超声心动图四腔心切面显示右室优势型房室间隔缺损，右室 ➡ 相对于左室 ➡ 很大。存在单一的共同房室瓣 ➡。可见原发孔型房间隔缺损 ➡ 和流入道室间隔缺损 ➡。

Ebstein 畸形

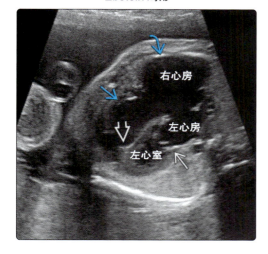

三尖瓣发育不良

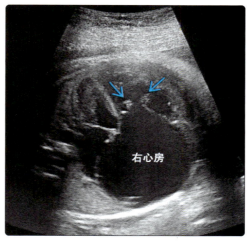

图 6-137　（左图）超声心动图四腔心切面显示二尖瓣 ➡ 位于正常位置，左心正常。三尖瓣隔瓣 ➡ 位置下移，造成右心室的房化 ➡ 和右心房扩大 ➡，符合三尖瓣下移畸形。（右图）超声心动图四腔心显示三尖瓣叶 ➡ 增厚且发育不良，闭合不全。关闭不全导致三尖瓣反流，从而导致右心房明显扩大。

左心室双入口

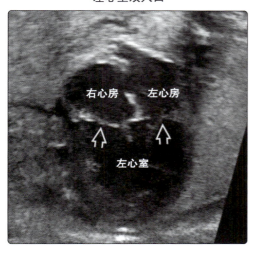

左心室双入口

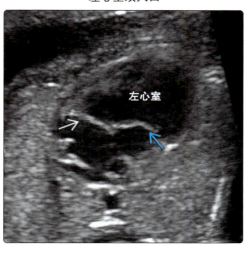

图 6-138　（左图）超声心动图四腔心切面显示右、左心房通过两个独立的房室瓣 ➡ 进入一个左心室，符合左心室双入口。右心室，未显示，很小，不参与心尖构成。通常存在室间隔缺损。大动脉关系正常或转位。（右图）另一例左心室双入口的四腔心切面显示右侧 ➡、左侧 ➡ 房室瓣进入一个左心室。

要　点

背景/适应证

- 增加导管依赖性发绀型心脏病肺血流的处理（又称蓝婴手术）
- 1944 年，Alfred Blalock 博士、Helen Taussig 博士和 Vivien Theodore Thomas 开发了传统/经典的 Blalock-Taussig（BT）分流术
  - 锁骨下动脉结扎与切断，锁骨下动脉近端与肺动脉端侧吻合
  - 由于并发症，现在很少使用
    - 过度分流、神经损伤和潜在的同侧上肢发育障碍
- 通常出生后 1 周进行手术处理

手术治疗

- 现在使用改良的 BT 分流术
- 在锁骨下动脉和同侧肺动脉之间放置人工血管（GORE-TEX）
  - 主动脉弓对侧

- 通常直径为 3～4mm

临床问题

- 无法进行彻底修复时，可以进行姑息手术来改善肺血流
  - 模拟动脉导管的作用，将更多的血液分流到肺部以进行氧合
- 用于多种复杂心脏畸形治疗
  - 肺动脉闭锁/狭窄
  - 三尖瓣闭锁
  - 法洛四联症
  - 左心发育不良综合征
    - Norwood 式式的一部分；三期手术中的第一期手术
- 在下一次手术前让婴儿有生长发育的时间
  - 通常间隔 4～5 月
- 并发症
  - 狭窄/血栓/闭塞
  - 移植物周围血肿
  - 假性动脉瘤

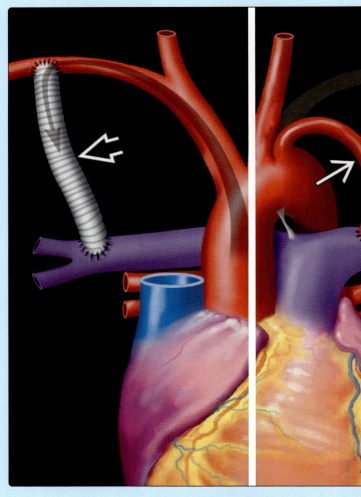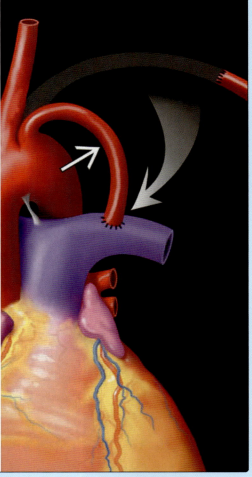

图 6-139　解剖左侧显示传统 B-T 分流术➡。锁骨下动脉与肺动脉端侧吻合。现在大部分被改良 B-T 分流术替代，如右图所示。将 GORE-TEX 移植物➡置于锁骨下动脉与肺动脉之间，主动脉弓对侧（通常位于右侧）。这是一种姑息手术，增加导管依赖性发绀型心脏病的肺血流量。如果目前不能进行根治手术，B-T 手术可促进婴儿有时间生长。

要 点

背景/适应证

- 作为三期手术中的第一步,用于纠正单心室生理,最常见的是左心发育不良综合征
  - 三期手术中最复杂一期
- 将右心室转换成为肺循环和体循环同时供血的主泵心室
- 出生后数天内进行

手术治疗

- 体循环建立
  - 动脉导管结扎
  - 肺动脉主干与左、右肺动脉隔断
  - 肺动脉与发育不良主动脉吻合,重建新的主动脉
    - 通常需要同种人工补片
  - 建立从右心室发出的单一无梗阻动脉干供应体循环

- 肺循环供血
  - 人工血管 B-T 分流
    - 放置于锁骨下动脉与同侧肺动脉之间
  - Sano 分流代替 BT 分流
    - 建立右心室与肺动脉之间的心外管道
    - 右心室流出道切开一小口
    - 4~6mm 人工血管连接右心室与肺动脉之间,新主动脉左侧
- 心房切口
  - 含氧血自由从左心房进入右心房
  - 右心房接受来自上、下腔静脉的去氧血液和来自肺静脉的含氧血液
  - 右心室将混合含氧血通过新主动脉泵入体循环,通过分流管道泵入肺循环
    - 氧饱和度在 75%~80%

先天性心脏病手术

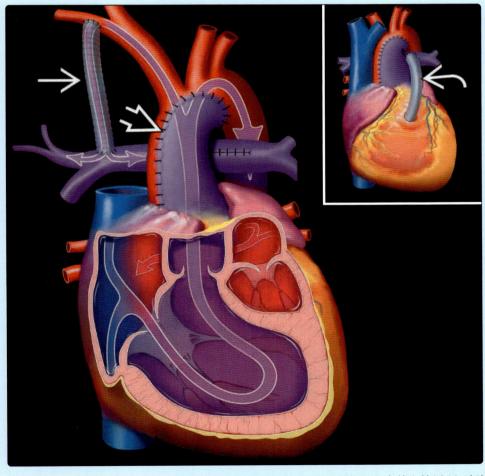

图 6-140 在 Norwood 手术中,通过将肺动脉与发育不良的主动脉吻合,形成一条供应全身的血管(新主动脉)➡。肺循环由改良 Blalock-Taussig(BT)分流术 ➡ 或 Sano 分流(插图)建立。Sano 分流 ➡ 是在右心室和肺动脉之间建立一根导管。最终,切开房间隔,使含氧血液从左房向右房自由流动,并与从体循环回流的去氧血液混合。右心室成为肺循环和体循环同时供血的主泵心室。

要 点

背景/适应证

- 单心室生理学纠正的第二阶段手术
  - 左心发育不良综合征（最常见）、三尖瓣闭锁、非均衡性房室间隔缺损（atrioventricular septal defect, AVSD）、左室双入口均考虑为单心室
- 目的是减少右心室需要泵出的血液量，并使血液从上半身被动流向肺部
  - 直接将上腔静脉（superior vena cava, SVC）连接到肺循环，直接绕过右心
- 也称为双向 Glenn 分流术，血液流向左、右肺；最初的手术只流向右肺
- 取代 B-T 分流术和 Sano 分流术
- 右心室只向体循环供血
- 通常在出生后 3～6 个月进行
  - 到了这个年龄，肺血管阻力降低，在不借助右心泵血的情况下，全身血液也可回流入肺循环

外科手术

- 替代现有的肺分流术（Blalock-Taussig 或 Sano）
- 在上腔静脉、心房交界处将上腔静脉与右心房分离，心房端缝合
- 分离的 SVC 与右肺动脉（PA）端侧吻合
- 上腔静脉血同时流向左、右肺动脉
- 作为手术的一部分，奇静脉和半奇静脉被结扎

临床问题

- 最终 Fontan 手术前的中间姑息手术
- 通过减少容量负荷，双向 Glenn 分流术可以减少单心室壁压力，减轻房室瓣功能不全
- 血液被动流经肺部
- 氧饱和度达 75%～85%

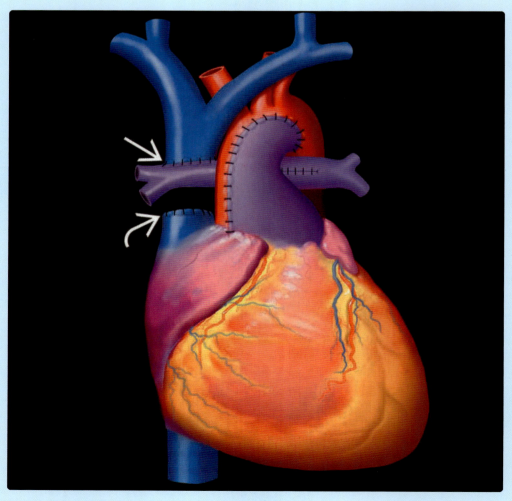

图 6-141　Glenn 分流术中，上腔静脉（superior vena cava, SVC）与右心房分离开，原连接处被缝合 ⮑。然后，SVC 连接到肺动脉 ➡，将身体上 1/2 的去氧血液直接引流入肺部，并绕过心脏。现在，流入肺部的血液是被动充盈的。这减少了单心室的压力，因为它现在只需要把血液泵入体循环。这是 Fontan 手术前的一个姑息性手术，完成了肺循环和体循环的分离。

要　点

背景/适应证

- 单心室生理学纠正的第三阶段手术
- 目标是直接建立完整的腔静脉-肺动脉循环,以及独立的体循环和肺循环
  - Glenn 分流术已经完成身体上 1/2 的血液回流,Fontan 手术通过下腔静脉改道来完成全部回流
- 在肺部形成持续的被动血流
- 改良包括经典型(右心耳至肺动脉汇合)、心房内导管或心外导管
- 在心包内但在心脏外的心外导管 Fontan 手术现在更受青睐
- 通常在 2 至 5 岁之间进行

外科手术

- **建立肺循环**
  - 下腔静脉从右心房分离
  - 人造移植管下方连接下腔静脉,上方连接右肺动脉

- 通常 Fontan 回路和右心房之间开一小窗
  - 防止肺容量负荷过重
  - 缓冲任何体循环静脉压的增加

临床问题

- 三期手术的手术死亡率
  - 第一期(最高死亡率):10%～15%
  - 第二期和第三期:1%～3%
- 短期生存率持续改善,但长期生存率仍然有限
  - 接受 1 期手术的婴儿估计 3～6 年生存率为 60%～70%
  - 幸存者的预期寿命:35～40 岁
- 大多数患者持续存在心脏问题,包括发绀、心律失常、瓣膜或心室功能障碍
  - 最终可能需要心脏移植
- 神经发育迟缓可能是一个重要的问题
- 需要长期关注肝脏、肠道和肺部问题

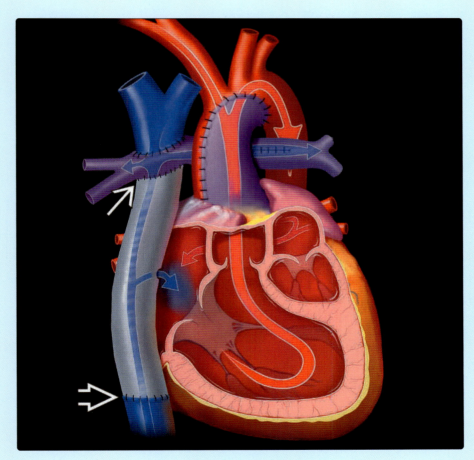

图 6-142　Fontan 手术是左心发育不良综合征矫治的最后阶段。下腔静脉(inferior vena cava, IVC)与右心房分离,并与人造移植物 ➡ 吻合。然后将移植物连接到肺动脉 ➡,形成独立的腔肺循环。移植物和右心房之间通常做一个小的开窗,作为一个"弹出阀",以防止因体循环压力变化而导致肺容量过重。随着血液循环的分离,右心室向身体输送氧含量更高的血液。氧饱和度通常为 88%～93%。

(刘云　曾庆汝　高静 译,吴娟　韩瑞征 审校)

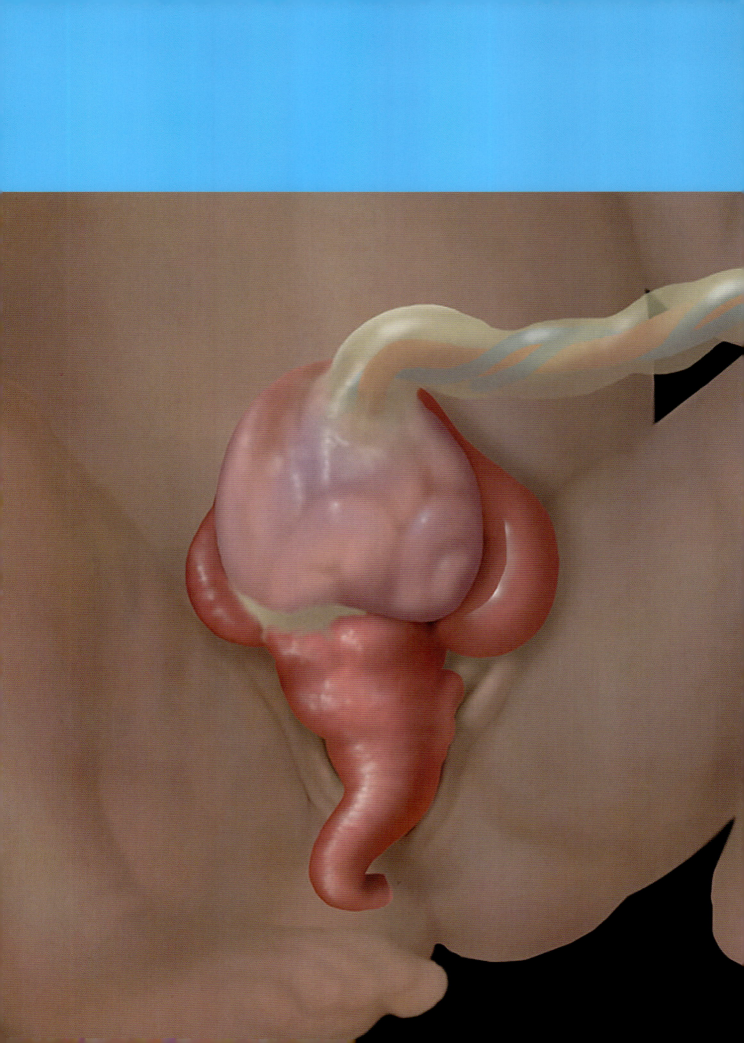

第七章
腹壁和胃肠道

早期胚胎发育

第2周：受孕后8～14天

- **2S规则**
  - 胚细胞分为2层：上胚层和下胚层
  - 滋养层产生2种组织：细胞滋养层和合体滋养层
  - 胚泡腔重塑2次：初级卵黄囊和次级**卵黄囊**
  - 出现2个新腔：羊膜腔和绒毛膜腔
  - 胚外中胚层分为2层，内衬于绒毛膜腔：体壁中胚层和脏壁中胚层

第3周：受孕后15～21天

- 双层盘→三层盘（原肠形成开始）
- **原肠胚形成**：三个原始胚层形成过程
  - **外胚层**→表面外胚层（表皮、毛发、指甲、口腔内层、肛门、鼻孔、汗腺）和神经外胚层（中枢和外周神经系统）
  - **中胚层**→平滑肌、结缔组织、血管、心血管系统大部分、血细胞、骨髓、骨骼、横纹肌、生殖和排泄器官
  - **内胚层**→呼吸道与胃肠道黏膜上皮，包括进入胃肠道的腺体和肝脏、胰腺的腺细胞
- 肠道中胚层分隔内、外胚层，但有2个区域中胚层缺失
  - 口咽膜（未来口咽腔）和泄殖腔膜（未来尿道和肛门区域）
- 第16天，**尿囊**从卵黄囊尾侧向外膨出，延伸至体蒂
  - 参与人体膀胱发育和早期血液形成
  - 随膀胱增大发育为脐尿管
  - 尿囊血管发育为脐动脉和脐静脉

第4周：受孕后22～28天

- 快速生长导致胚胎折叠
  - 4个方向折叠：头侧、尾侧、左侧、右侧
- 折叠导致卵黄蒂变窄，更靠近体蒂
- **脐环**包绕卵黄蒂和体蒂
- 尿囊被包入体蒂内
- 三层胚盘的侧边向腹侧折叠，移向卵黄蒂和体蒂，形成**体壁**

第5周：受孕后29～35天

- 内脏在前肠尾部肠系膜内发育
- 胃被两侧胃系膜悬吊，开始旋转
  - **胃背系膜**：脾脏、胰体-尾的发育部位
  - **胃腹系膜**：肝脏、胆管、胰头的发育部位
    - 胃腹系膜的背侧部分发育为小网膜
    - 小网膜包括肝胃韧带和肝十二指肠韧带
- **前肠**：尾侧至肝芽，形成食管、胃和十二指肠近端
- **中肠**：肝芽至横结肠前2/3，开放融入卵黄囊

- 肠管开始变长→形成原始肠袢（通过卵黄管与卵黄囊相连）
  - 袢轴是肠系膜上动脉（SMA）
  - 卵黄管与体蒂开始融合
- **后肠**：形成横结肠后1/3、降结肠、乙状结肠、直肠和肛管上段
  - 后肠内胚层同样形成膀胱和尿道内壁
  - 后肠尾端终止于内衬内胚层的泄殖腔
    - 泄殖腔包括尿囊基底部
  - 中胚层组织板即**尿直肠隔**，位于后肠和尿囊基底部间

第6～7周：受孕后36～49天

- 卵黄蒂和体蒂融合形成**脐带**
  - 卵黄蒂萎缩：若未完全退化→盲端从回肠末端膨出，形成**梅克尔憩室**
- **生理性中肠疝**
  - 中肠长度增加，肠道体积超过身体容纳能力→疝入脐带底部
  - 肠管围绕肠系膜上动脉逆时针旋转90°（从胚胎前方观察）
  - 从尿直肠隔向泄殖腔膜长出皱褶，将泄殖腔分为直肠和泌尿生殖窦
    - 泄殖腔膜分为肛门膜和泌尿生殖膜

第8周：受孕后50～58天

- 尿直肠隔、两侧中胚层皱襞和泄殖腔膜融合形成会阴体，分隔胃肠道和泌尿生殖系统
- 泄殖腔膜在第8周开始破裂，形成后肠肛门开口和泌尿生殖窦腹侧开口

第9周

- 腹腔增大至足以容纳肠管，肠管开始退回腹腔

第10周

- 肠管退回腹腔后，再旋转180°，共旋转270°

腹部血管

动脉

- 发自主动脉的胎儿大动脉向前穿过背侧肠系膜，供应肠管和肠系膜内结构
- 脐肠系膜动脉供应卵黄囊
  - 在背侧肠系膜逐渐融合形成动脉
  - **腹腔动脉供应前肠，肠系膜上动脉**供应中肠，**肠系膜下动脉**供应后肠

静脉

- **脐静脉**

- 将含氧血从胎盘输送到胎儿（肝脏的主要血液来源）
- 经腹系膜（成人**镰状韧带**）腹侧进入肝脏
- 脐静脉闭塞→**圆韧带**
- 卵黄静脉
  - 在妊娠前几周，将血液从卵黄囊输送至胚胎的成对血管
  - 在肝内产生静脉丛
    - 肝静脉、门静脉和血窦的前体
  - 近端肝外的静脉→**门静脉系统**
    - 将血液（和营养物质）从肠道输送至肝脏
  - 卵黄静脉近端→**肝静脉前体**
    - 通过下腔静脉（IVC）将血液从肝脏输送到心脏
- 静脉导管
  - 来源于左脐静脉（右脐静脉退化后）
  - 绕过肝脏将脐静脉血液输送到下腔静脉和心脏
  - 富氧血优先通过卵圆孔进入左心房和心室
    - 高氧血供应大脑和心脏
  - 新生儿期退化为**静脉韧带**
- 门静脉窦
  - 胎儿期，部分富氧血从脐静脉分流至肝实质

腹部器官

腹部内脏

- 消化道
  - 前肠（食管、胃、十二指肠）
  - 中肠（小肠、升结肠、横结肠及结肠脾曲）
  - 后肠（降结肠、乙状结肠和直肠）
- 肠系膜内结构由腹侧或背侧前肠憩室发育而成
- 肠系膜起支撑作用

小肠与大肠

- **十二指肠**
  - 在胚胎发育早期位于腹膜内，有十二指肠系膜
    - 腹侧胰腺也位于十二指肠系膜内
  - 当升结肠系膜与后腹壁融合，十二指肠和胰腺被固定于腹膜后，成为腹膜后器官
- **小肠**
  - 在背系膜内发育
  - 随小肠系膜延长，并持续到成年
- **大肠（结肠）**
  - 在背系膜内发育成直管
- **升结肠**和**降结肠**肠系膜消失，变为腹膜后结构
  - 常见变异：由于结肠系膜持续存在，升结肠具有可动性

- 易患肠扭转和梗阻（盲肠扭转）

肝脏

- 起源于前肠腹侧芽
- 肝脏快速生长是腹膜间隙和肠系膜扭曲的主要因素
- 肝脏逆时针旋转，在肝裸区连接于**膈肌右侧**
- 肝脏旋转导致右侧腹膜间隙向胃左后方延伸
  - 变成**小网膜囊（网膜囊）**

脾脏

- 在胃背系膜内发育，系膜延伸形成**胃脾韧带**
  - 韧带内有**胃短血管**，形成小网膜囊（网膜囊）的左前壁
  - 胃脾韧带尾侧延长，从胃向**下垂（悬垂状）**
    - 形成**大网膜**和**胃结肠韧带**
  - 大网膜和胃结肠韧带内有**胃网膜血管**

胰腺

- 在**背系膜**的背侧部分内发育
  - 仅残留较短的**脾肾韧带**
    - 内有**脾血管**和**胰尾**
    - 形成**小网膜囊**的左后壁
- 胰腺成为腹膜后器官

腹膜间隙

- **腹系膜**吸收使成人左右腹膜腔相通
- 肠系膜脏器的复杂旋转、融合和生长的不同导致成人腹膜和腹膜后间隙的常见变异

发育过程中的选择性缺陷

脐膨出

- 未能持续折叠导致脐环闭合失败或者生理性中肠疝的回纳失败
- 因膨出器官不同，其发病机制可能有所不同

腹裂

- 可能涉及多种发病机制
- 右侧腹襞折叠失败，导致体蒂和卵黄蒂未融合成脐带；或因右侧腹襞和脐带结合处局部腹壁薄弱使肠管被挤出

Cantrell 五联征

- 受孕后 14～18 天头褶口胚层发育异常

18 天胚胎

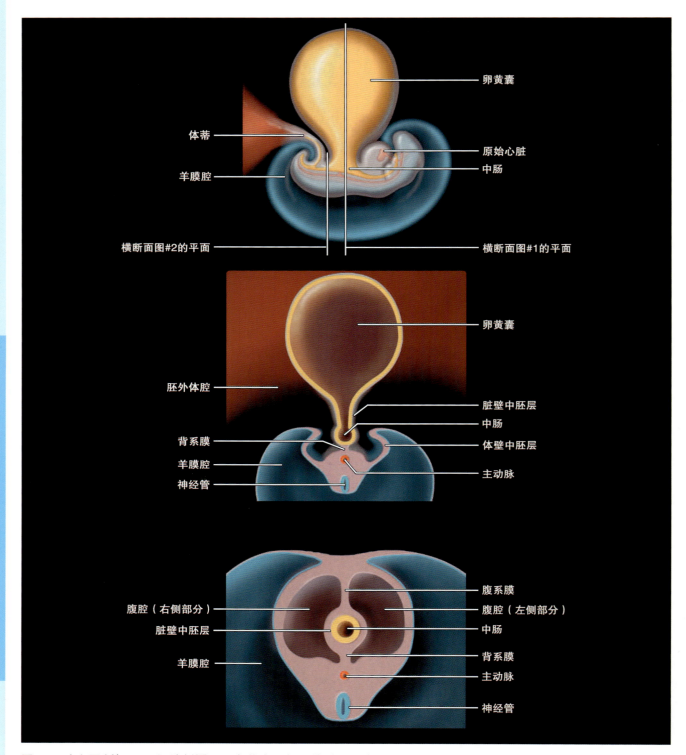

图 7-1 （**上图**）第 18 天胚胎侧面观。卵黄囊顶部以管道形式作为部分原始肠道。管道头端变为前肠，尾端变为后肠。（**中图**）沿平面 1 横断面图（在侧面图中已标明）显示此时中肠与卵黄囊存在广泛相通。（**下图**）沿平面 2 更靠近远端足侧的横断面图（在侧面图中已标明）显示肠管被背系膜和腹系膜悬吊。

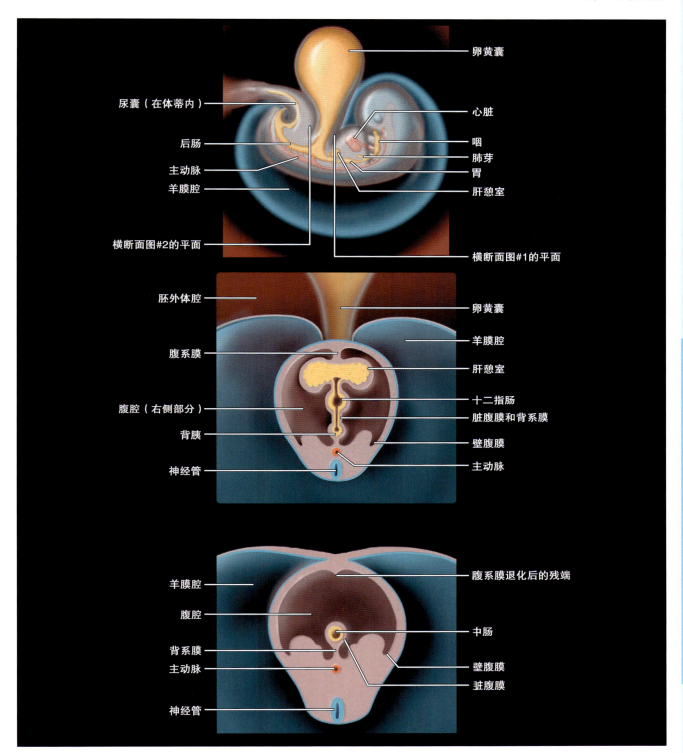

图 7-2 （**上图**）第 4 周胚胎侧面观。前肠发出咽、肺芽、胃，尿囊连接体蒂和后肠。卵黄囊与原始肠管广泛相通。发育畸形包括前肠属支间的交通，如气管食管瘘。（**中图**）沿平面 1 横断面图（在侧面图中已标明）显示前肠腹芽发出肝，背系膜发出胰腺。（**下图**）沿平面 2 横断面图（在侧面图中已标明）显示腹系膜开始退化，左右腹腔相通。

引言和概述

肠旋转

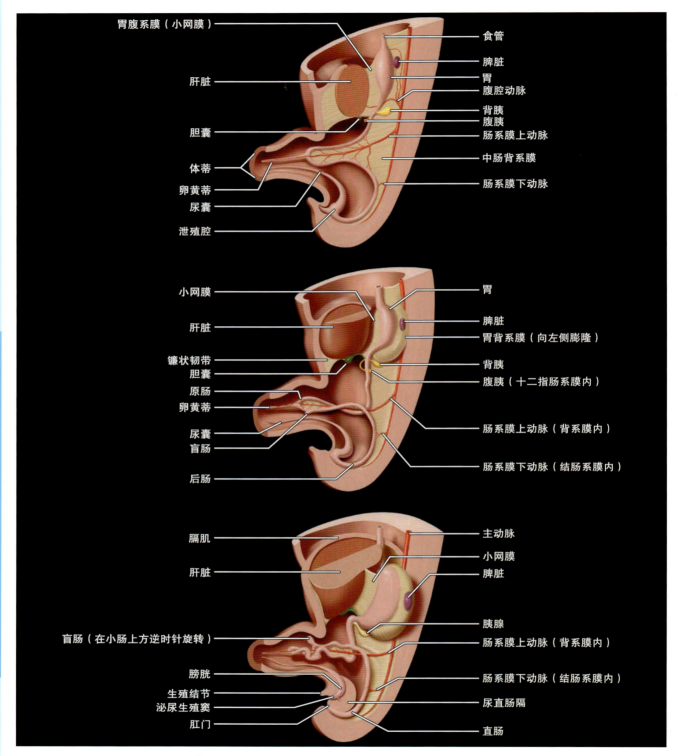

图 7-3 （上图）原肠随背系膜开始伸长。肝憩室形成胆道系统和腹胰。肠动脉供应已经明确：腹腔动脉(前肠)、肠系膜上动脉(中肠)、肠系膜下动脉(后肠)。**(中图)**肝脏在腹系膜内增大，腹系膜随后退化，残留镰状韧带和小网膜。原肠伸长并疝入脐带。**(下图)**肝脏继续迅速增大。仅残存腹系膜尾部(镰状韧带)，胃背系膜伸长形成小网膜囊左侧尾部。肠道继续发育，并以背系膜内肠系膜上动脉为中心逆时针旋转(正面观)。泌尿生殖窦与肛门、直肠分离，常见发育畸形包括肠旋转不良、脐膨出和肛门闭锁。

第七章 腹壁和胃肠道

肠旋转

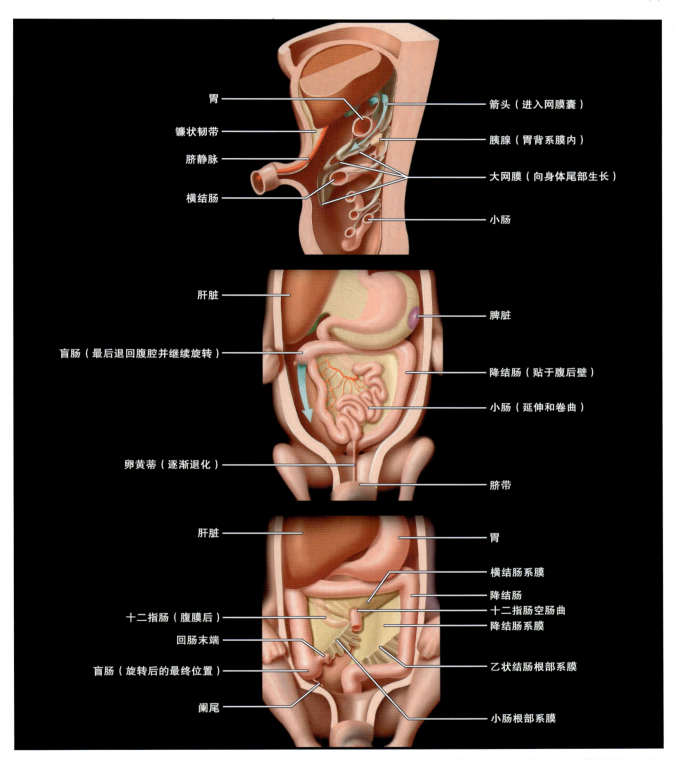

胃　　　　　　　　　　　　　　　　箭头（进入网膜囊）

镰状韧带　　　　　　　　　　　　　胰腺（胃背系膜内）

脐静脉　　　　　　　　　　　　　　大网膜（向身体尾部生长）

横结肠　　　　　　　　　　　　　　小肠

肝脏　　　　　　　　　　　　　　　脾脏

盲肠（最后退回腹腔并继续旋转）　　降结肠（贴于腹后壁）

　　　　　　　　　　　　　　　　　小肠（延伸和卷曲）

卵黄蒂（逐渐退化）

　　　　　　　　　　　　　　　　　脐带

肝脏　　　　　　　　　　　　　　　胃

　　　　　　　　　　　　　　　　　横结肠系膜

　　　　　　　　　　　　　　　　　降结肠

十二指肠（腹膜后）　　　　　　　　十二指肠空肠曲

回肠末端　　　　　　　　　　　　　降结肠系膜

盲肠（旋转后的最终位置）　　　　　乙状结肠根部系膜

阑尾　　　　　　　　　　　　　　　小肠根部系膜

图 7-4（**上图**）脐静脉沿镰状韧带尾侧缘（游离缘）进入肝脏。大网膜叶向左向下伸长，扩大网膜囊，覆盖横结肠和小肠。（**中图**）受孕 10 周后（按末次月经为 12 周），小肠退回腹腔。连接卵黄囊与原肠的卵黄蒂逐渐退化。盲肠最后退回并逆时针旋转至右下象限。发育畸形包括部分卵黄蒂持续存在（梅克尔憩室）和肠旋转不良。（**下图**）妊娠 4～5 月时，升结肠和降结肠通过结肠系膜固定于腹膜后。小肠、横结肠和乙状结肠留于腹膜内被各自肠系膜悬吊。

口腔及肛门的形成

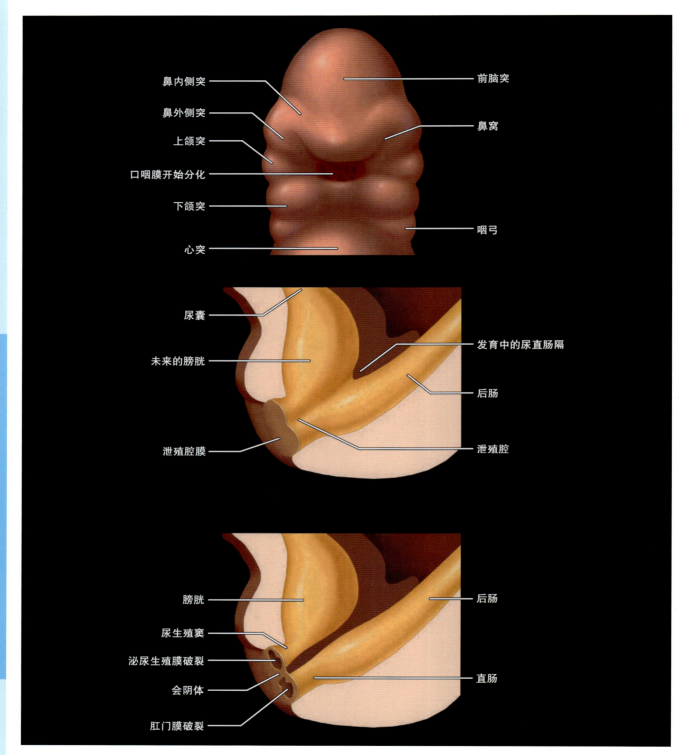

图7-5 （上图）除口咽膜和泄殖腔膜外，肠道内、外胚层均被中胚层分隔开。这些缺少中胚层的区域退化形成口咽腔、尿道、肛门区。此图显示第4周口咽膜开始分裂形成口凹或者说原始嘴。（中图）妊娠第6～7周，在后肠和尿囊间的尿直肠隔中胚层板开始向泄殖腔膜生长，后与泄殖腔膜融合，将其分成肛门膜和尿生殖膜，并形成会阴体。（下图）妊娠第8周末，肛门膜破裂，从后肠到达身体外部。尿道在泌尿生殖窦内形成。

肝脏、门静脉及肝静脉

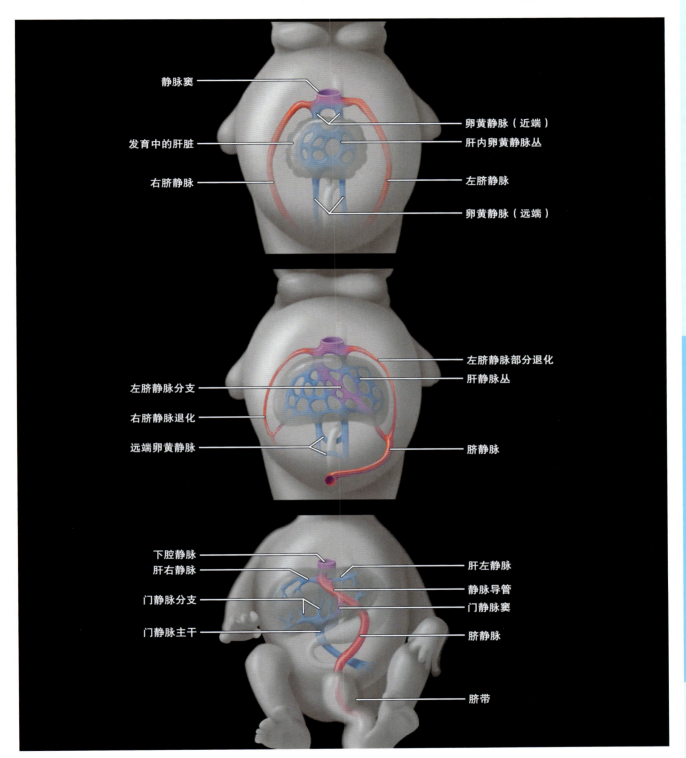

静脉窦

卵黄静脉（近端）

发育中的肝脏

肝内卵黄静脉丛

右脐静脉

左脐静脉

卵黄静脉（远端）

左脐静脉部分退化

肝静脉丛

左脐静脉分支

右脐静脉退化

远端卵黄静脉

脐静脉

下腔静脉

肝左静脉

肝右静脉

静脉导管

门静脉分支

门静脉窦

门静脉主干

脐静脉

脐带

图 7-6 （上图）卵黄静脉收集卵黄囊和肝脏内分支血流，形成肝窦和静脉系统。它们再次汇合形成卵黄静脉近端，与（最初）成对脐静脉汇合后进入心脏静脉窦。（中图）右脐静脉和大部分左脐静脉退化。左脐静脉发出一大分支进入肝脏，与来自卵黄静脉的静脉丛相吻合。肝外（远端）卵黄静脉形成门静脉系统前体。（下图）门静脉窦输送部分富氧血至肝脏。卵黄静脉近端部分演变成肝静脉，使血液从肝脏回流到心脏。卵黄静脉远端发育为门静脉系统，使血液从肠道回流入肝窦。

胎儿腹部解剖

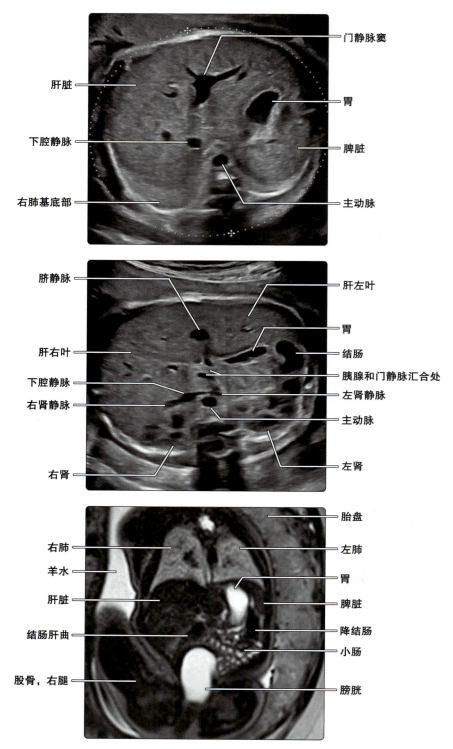

图7-7 (上图)32周胎儿上腹部横切面显示门静脉窦,脐静脉在此处与左门静脉近端相连。肝、脾呈均匀低回声,肺基底段呈偏高回声。(中图)在稍低水平,腹部解剖结构显示更为详细。(下图)T2MR HASTE序列显示MR对比分辨率优势。肺脏信号强度高于低信号的肝脏和脾脏。膀胱、胃和小肠均为充满液体的结构,信号强度非常高。结肠中胎粪为低信号。由于对比分辨率良好,MR是评估膈疝内容物的理想检查方法。

胎儿腹部解剖

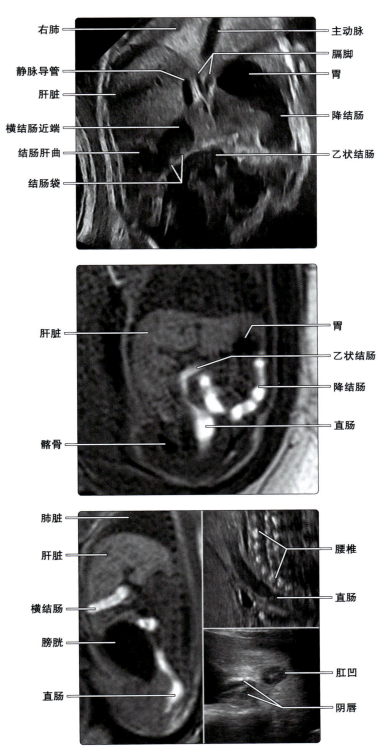

右肺 — 主动脉
膈脚
静脉导管 — 胃
肝脏
横结肠近端 — 降结肠
结肠肝曲
结肠袋 — 乙状结肠

肝脏 — 胃
乙状结肠
降结肠
直肠
髂骨

肺脏 — 腰椎
肝脏
横结肠 — 直肠
膀胱
直肠 — 肛凹
阴唇

图 7-8　（**上图**）晚孕期胎儿结肠清晰显示，切勿与腹部囊性肿块相混淆。（**中图**）T2WI MR 是评估大部分胎儿解剖结构的主要序列，T1WI 对评估结肠尤其有用，因胎粪在该序列呈明显高信号。T1WI 肝实质信号较 T2WI 高。除结肠外，T1WI 对评估高信号的血液也有价值。（**下图**）肛门直肠畸形是一组复杂异常，需从结肠至肛门完整评估。矢状位 T1WI MR（**左**）显示正常直肠逐渐变细。超声检查结肠（**右上**）较为困难，但如果怀疑肛门直肠畸形，均应行会阴处肛门检查（**右下**），其具有典型甜甜圈或 "靶环" 征，包括低回声区的括约肌和高回声的黏膜。

影像技术与正常解剖

常规切面和结构

胃为左上腹充满液体的结构。正常时心脏、胃均位于解剖左侧（正位）。在检查过程中，胃的大小和形状会发生变化；液体可间歇进入十二指肠球部，但不应持续。

胎儿腹部横切面脐带两侧必须有液体，以便确认脐带**插入位置**腹壁的完整性。必要时可刺激胎儿运动，以创造更好的声窗，尤其在晚孕期，胎儿膝部经常蜷缩紧贴腹壁。正常脐带包括 2 条动脉和 1 条静脉，可在脐带腹壁入口处观察，确认脐带有三条血管最简单的方法是应用彩色多普勒检测走行于膀胱两侧的脐动脉。

膈肌呈薄带状低回声。务必从前到后完整观察，矢状切面最佳。仅在前冠状面观察，可能会漏诊先天性膈疝。

应用高分辨率成像通常可观察口咽和喉部。吞咽时**食管**可间歇性显示，但食管闭锁时食管持续扩张。切记应用彩色多普勒确认充满液体的结构位于颈部血管之间。

妊娠早期**肠道**表现为中等回声"充填"，但到妊娠中期即可识别管状肠襻。晚孕期，正常胎粪**充盈的结肠**表现为低回声管状结构。会阴部横切面可以看到**肛凹**，肛门黏膜呈高回声，周围的肛门括约肌呈低回声。

胎儿**肝脏**相对较大，横贯上腹部，左叶位于胃前。门静脉和肝静脉以及脐静脉与门静脉左支汇合处（门静脉窦）均可显示。脾脏位于胃后方，与肝脏回声相同或稍低。妊娠中期**胆囊**清晰可显示，勿与腹部囊肿混淆。

三维超声

三维超声可以获取胎儿容积数据集进行离线处理。数据可以显示为类似于 CT 或 MR 的连续"切片"。当向家庭成员提供关于巨大或不常见腹壁缺损的预后咨询时，表面渲染成像非常有用，可提供胎儿"真实"图像。

多普勒超声

任何明显的囊肿均应使用多普勒确认不是血管。评估静脉导管波形可用于早孕期非整倍体筛查，也是心脏可能异常的早期指标。在妊娠中期及以后，静脉导管多普勒可用于监测生长受限以及高输出量胎儿的心脏应变（例如双胎输血综合征中的泵血胎，或者肿块，如骶尾部畸胎瘤）。

多普勒评估有助于腹部肿块的鉴别诊断。由主动脉供应的肾上肿块为叶外型隔离肺；而有"斑点状"血流且无滋养血管者更可能是神经母细胞瘤。连续多普勒评估可用于监测血管病变，如脐静脉曲张。

磁共振成像

胎儿 MR 有助于评估不典型腹壁缺损、不常见腹盆腔或腹壁肿块以及复杂的偏侧疾病（如异位综合征）。T2WI 序列可提供良好的软组织对比，解剖细节显示更好。实性器官特别是肝脏、脾脏和肾脏，均能很好显示。充满液体的胃和小肠，T2WI 呈高信号。

T1WI 序列检测高信号的胎粪和血液成份结构效果良好。易于追踪结肠走向，考虑肛门直肠畸形时，增添有价值的信息。

腹壁概述

脐带腹壁入口是否正常？

脐带插入位置正常可排除大多数腹壁缺损。缺损远离脐带腹壁入口较罕见，仅脐带插入位置切面可能无法显示。

腹壁是否完整？

腹壁缺损时腹腔内容物外露。**腹裂**为最常见类型，通常位于脐带腹壁入口右侧，无被膜覆盖。小肠是最常见的外露器官，胃、大肠及其他结构也会受累。肝脏受累少见，累及肝脏提示预后更差。

脐膨出包括肠道挤出至脐根部。脐带插入点位于覆盖被膜上。通常累及小肠，肝脏也很常见。部分"巨型"脐膨出可大于胎儿腹部。脐膨出很少破裂，一旦发生与腹裂难以鉴别。切记早孕期会出现生理性中肠疝，但 12 周后肠管位于腹外均为异常。

染色体及其他结构异常可见于腹裂，但更常见于脐膨出，对预后有不良影响。脐膨出仅包含小肠的非整倍体发生风险极高。发现腹壁缺损时仔细寻找其他结构异常至关重要。

腹壁缺损也可见于不常见位置。

- 低的耻骨上肿块可能与**膀胱或泄殖腔外翻**有关；二者膀胱均未显示，但泄殖腔外翻时会有肠管膨出，呈象鼻征
- 脐部以上缺损伴膈肌、心脏异常，见于 Cantrell **五联征**
- 其他不常见或罕见分裂缺陷可见于**羊膜带**或**体蒂异常**

胎儿能自由活动吗？

如果胎儿"黏附"于胎盘，几乎可以确定**体蒂异常**。此时脐带缺失或很短。受限于**羊膜带**内的胎儿也可固定于同一位置。

羊水中有线性回声吗？

胎儿腹裂合并膜性束带或相关缺陷，如面部异常或颅裂，会增加**羊膜带综合征**的诊断信心。

胃肠道概述

腹部内脏的位置是什么？

通过确定胎儿左右初步定位。一旦发现任何可能的非对称性异常，应再次确认胎儿左右。胎儿胃通常位于左上腹。若在中线（罕见）或右侧，可能为孤立**腹部位置异常**或更复杂的内脏异位。同样，肝脏和胆囊位置可为偏侧异常线索。较大的肝叶应位于胎儿右侧，肝脏位于中线或主要位于左侧，可见于**内脏异位**。心房的特殊解剖结构决定了偏侧异常是否

与内脏异位相关。

腹部大小正常吗?

根据美国超声医学会(AIUM)指南,在真正横切面——显示胎儿脐静脉与门静脉窦交界水平和胃泡,沿皮肤外缘测量**腹围(AC)**。AC 与其他生物测量参数用于计算胎儿体重/平均胎龄,也有助于判断胎儿生长异常。

AC 通常可提供胎儿生长异常的信息。AC 低于正常范围常见于胎儿生长不良,包括胎儿生长受限。胎盘功能差时,可出现头颅、长骨正常的非对称性生长。腹围小常见于正常腹腔内容物到了腹腔之外,如腹裂,或到了胸腔,如膈疝。

胎儿过度生长(如母体糖尿病的巨大胎儿),AC 高于正常范围。大的腹部肿物、胎儿肠管或膀胱扩张,AC 也会增大。过度生长综合征如 Beckwith-Wiedemann,因肾脏和肝脏增大使 AC 增大。

胃显示了吗?

胃通常在早孕期可显示,约 14 周后应被可靠识别。若未显示,需短期随访确认是否存在。真正胃缺如极为罕见。多次检查腹部未见胃底时,最常见原因是近端胃肠道梗阻(如食管闭锁)。阻止正常吞咽的神经系统异常也可导致胃持续小或"缺失"。其合并的羊水过多常在妊娠晚期出现。

当胎儿腹腔内观察不到胃泡时,重要的是确定胃的位置是否异常,如膈疝时位于胸腔内。同样重要的是要记住腹部胃泡显示也不能完全排除膈疝。

胃的大小和形状正常吗?

胃泡持续减小可见于吞咽减少或食管闭锁伴气管食管瘘时胃可能通过瘘管部分充盈。

胃泡非常大有时可能是暂时性的或远端胃肠道梗阻的进展期。所谓的双泡征是**十二指肠梗阻**的超声表现,最常见的原因是十二指肠闭锁,妊娠晚期通常出现严重羊水过多。

有腹部肿块吗?

腹部肿块的特征取决于其位置和表现(囊性、实性或混合性;有血流或无血流),这些信息有助于鉴别诊断。腹部**囊性肿块**较为常见。

- 早孕期后期下腹部大的中线囊性肿块可能是**下尿路梗阻**导致的膀胱增大,如后尿道瓣膜或梅干腹综合征;巨膀胱也被认为是 18 三体的早期征象。
- 妊娠晚期女胎单侧单纯性或混合性囊性肿块,最常见于**卵巢囊肿**,通常无需治疗。
- **肠袢扩张**可表现为囊性,可能与闭锁有关;宫内**扭转**可导致局部肠管扩张;不规则囊肿伴"蛋壳样"强回声常见于肠穿孔继发的**胎粪性假性囊肿**。
- 其他肠囊性肿块可能是肠重复畸形或肠系膜囊肿。
- 盆腔内前方与膀胱上部及脐部相邻的囊性包块,可能是**脐**

尿管未闭,也可伴有脐尿管囊肿。

- 当泌尿生殖道和结肠不分离时,为永存泄殖腔,典型表现为阴道有分隔,阴道明显扩张,由尿液、阴道分泌物和胎粪混合产生液-液平面;可以与膀胱区分开,膀胱仅包含无回声的尿液,大小形态可变化。

实性肿块少见,从器官来源开始鉴别诊断。最常见的肝脏肿块是先天性血管瘤,通常有明显的血管成份。肾上方实性肿块可能是神经母细胞瘤或膈下型隔离肺。寄生胎是一种囊实性肿块,通常很大。骶尾部畸胎瘤大部分为外生性,但量化腹内部分至关重要,因其为分期标准的一部分且影响预后。

腹部有钙化吗?

腹部钙化的鉴别诊断同样取决于位置。**肝脏**内局部钙化灶可存在于团块中,而弥漫性钙化多见于宫内感染,巨细胞病毒感染最常见。

肝脏表面钙化灶实际上为腹膜内,这与宫内肠穿孔密切相关。寻找与此相关的肠管回声增强或肠管扩张、少量腹水,和/或胎粪性囊肿以权衡诊断。

肠管内钙化表明胎粪与尿液混合,提示远端肠道与膀胱发育异常。这些"胎粪珠"随肠蠕动在肠腔内滚动,应仔细观察肛窝以发现相关的肛门闭锁。

肠管有回声增强吗?

高频探头可能造成肠管回声增强的假象,在大量随访前,应用低频探头(<5MHz)确认是否持续存在。除非肠管回声**等于骨骼回声**,否则不应认为回声增强。肠管回声增强需要考虑几个原因。有近期妊娠出血,胎儿**吞咽血液**可导致肠管回声增强,通常不需干预处理。需要进一步寻找的原因包括**非整倍体、宫内感染(病毒性)、囊性纤维化**和肠道发育异常早期,如肠**闭锁**在肠管扩张前出现肠管回声增强。双胎输血时,肠管回声增强可能与严重生长受限和血流动力学损伤导致的肠管局部**缺血**有关。

有腹水吗?

注意区分真假腹水。**假性腹水**是腹壁肌肉组织造成的陷阱,表现为皮下极低线状回声,在脐带腹壁入口处未包裹脐血管。

同种异体免疫、持续心动过速或其他心脏失代偿原因的高危胎儿,腹水是其**即将发生水肿**的第一征象。应查找水肿的其他因素,因为这可能对胎儿长期预后产生不良影响。已知血管肿瘤(如畸胎瘤)的胎儿若出现腹水,会因**高输出量心力衰竭**存在宫内死亡风险。此时胎龄和肿瘤类型将决定治疗方案的选择。

腹水也可能是由**腹腔脏器穿孔**(肠或膀胱)引起,需仔细评估胃肠道和泌尿生殖系统。

图 7-9 （左图）10 周 1 天胎儿矢状切面超声显示疝入脐根部 ➡ 的生理性中肠疝 ⬏。必须熟悉这种正常表现，避免误认为腹壁缺损。（右图）9 周 5 天胎儿 3D 超声显示类似表现。脐带 ⮕ 插入疝出肠管的顶端 ➡。在早孕期结束前，肠管回纳入腹腔。

生理性疝

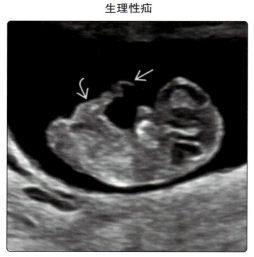

生理性疝

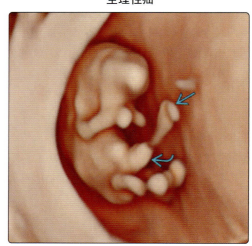

图 7-10 （左图）脐带插入部位仅一侧部分显示 ➡，另一侧位于胎儿下肢下方，被完全遮挡。除非两侧皮肤均显示，否则无法明确脐带插入部位。（右图）同一胎儿数分钟后复查，插入部位两侧皮肤 ➡ 清晰显示。腹壁缺损可形成一系列复杂畸形，分析脐带插入部位对腹壁缺损明确诊断至关重要。

脐带插入部位

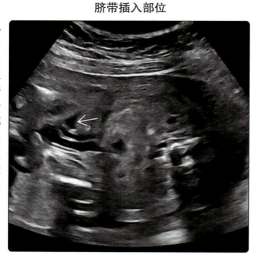

脐带插入部位

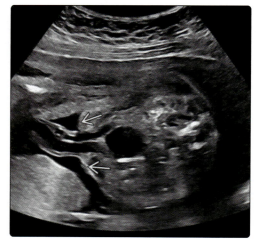

假性腹水

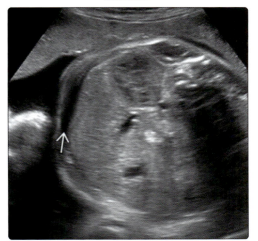

假性腹水

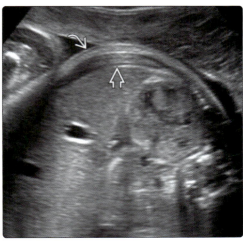

图 7-11　(左图)横切面超声显示低回声腹壁肌肉组织所致假性腹水➡。平行于腹壁扫查时，此种表现尤其明显。(右图)垂直扫查同一区域时，可清晰显示腹壁呈分层状，紧邻高回声的皮下脂肪➡下方，由 3 层腹壁肌肉组织➡组成。

肠管

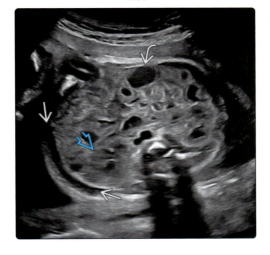

腹围

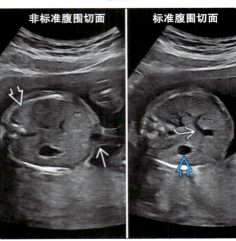

非标准腹围切面　　标准腹围切面

图 7-12　(左图)晚孕期胎儿管状小肠肠袢清晰可见。结肠➡更为明显，切勿误认为囊性肿块。本例另可见假性腹水➡。注意此低回声带延伸至肾脏后方➡，所以不可能是腹水。(右图)超声显示脐静脉进入门静脉窦，形成弯钩状➡背离胃泡➡，在此切面水平正确测量腹围。左图角度明显倾斜，可见两侧肺底➡和脐带插入部位➡。

肛凹

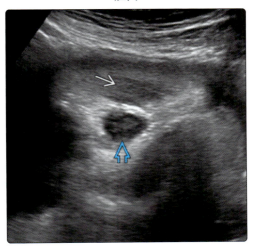

肛凹

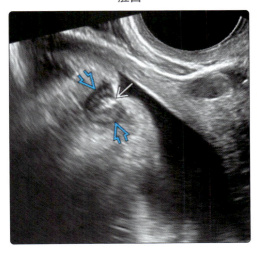

图 7-13　(左图)会阴部横切面超声显示肛凹呈甜甜圈状或靶环征，中间为高回声黏膜➡。肛环位于臀肌之间中线处，注意线状肌纤维➡。(右图)臀位胎儿经阴道超声冠状面显示肛门直肠复合体细节。可见正常肛门括约肌处外凹，直肠壁肌肉呈层状分布➡，以及高回声黏膜➡。

要　点

术语

- 肠管自右侧旁正中腹壁缺损处脱出
- 单纯性腹裂最常见
- 复杂性腹裂（12%～15%）
  - 胎儿期主要表现是肠道扩张
  - 肠道并发症：闭锁、狭窄、肠扭转、穿孔、缺血

影像学表现

- 脐带插入位置正常和肠管外翻
  - 肠管自由漂浮（无被膜覆盖）
  - 可在早孕期确诊（>12周）
- 体外肠管扩张很常见
- 腹内肠管扩张对肠道病理的预测意义更大
- 羊水过少较羊水过多更常见
- 14%合并其他异常
- 常见胎儿生长受限

主要鉴别诊断

- 脐疝
- 体蒂异常
- 羊膜带综合征
- 泄殖腔外翻
- 生理性中肠疝

病理

- 大多散发，无特定遗传缺陷

临床问题

- 与孕妇年龄过小有关
- 单纯腹裂生存率接近100%
- 复杂性腹裂死亡率接近30%
- 并发症
  - 宫内死亡（4%～5%）
  - 胎儿生长受限（25%）
  - 肠闭锁（15%）
  - 短肠综合征，运动障碍（15%）

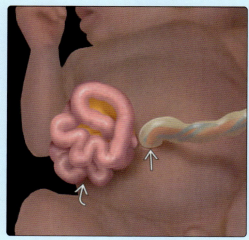
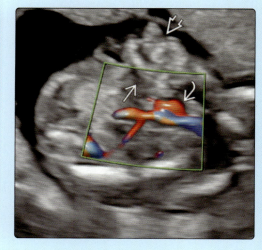

图 7-14　（左图）腹裂示意图显示腹壁缺损伴小肠外翻➥。缺损位于正常脐带插入部位右侧➡。（右图）妊娠 17 周腹裂胎儿，脐带腹壁插入位置正常➥，其右侧存在一小的腹壁缺损➡，继发肠管外翻➡，注意肠管表面无被膜覆盖。

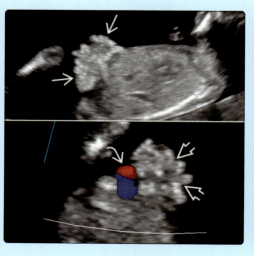
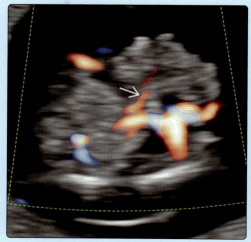

图 7-15　（左图）由于 12 周后生理性中肠疝减小，腹裂可在早孕后期检出。13 周胎儿清晰显示体外肠➡。羊水将肠袢分离➡，证实无被膜覆盖。脐带插入腹壁➥，缺损位于旁正中。（右图）妊娠 13 周腹裂胎儿，畸形清晰显示。彩色多普勒显示肠系膜上动脉（SMA）➡延伸至体外肠管。

术语

定义

- 腹壁全层旁正中缺损,肠管外翻,无被膜覆盖
  - 几乎均为右侧缺损
- 出生后分类(胎儿表现具有提示意义)
  - 单纯性腹裂(80%~90%)
    - 无肠道并发症
    - 胎儿肠管无明显扩张
  - 复杂性腹裂(Complex gastroschisis,CG)(11%~28%)
    - 肠道并发症:闭锁、狭窄、肠扭转、穿孔、缺血
    - 主要特征是肠道扩张
  - 腹裂伴体外肝脏(2%~16%)
    - 胎儿超声检查显示体外肝

影像学表现

一般特征

- 最佳诊断线索
  - 肠管外翻于正常脐带腹壁插入(UCI)位置右侧
    - 小肠总是受累
    - 大肠常受累
    - 典型特征为大量肠管脱出
  - 肠管自由漂浮(无被膜覆盖)
  - 14%病例合并其他异常
    - 心脏、中枢神经系统、肌肉发育不良

超声表现

- 灰阶超声
  - 肠管扩张可作为复杂性腹裂的预测因子
    - 腹内肠管扩张(intraabdominal bowel dilation,IABD)是复杂性腹裂最具有提示性的肠道病理改变
      - □ 大于6~7mm为扩张
      - □ 大于14mm时闭锁概率增加(29%)
    - 常见腹外肠管扩张(extraabdominal bowel dilation,EABD)
      - □ 88%病例可见,主要在晚孕期
      - □ 大于10~15mm为明显扩张
      - □ 预测复杂性腹裂的价值较IABD低
  - 肠壁异常提示复杂性腹裂
    - 增厚,回声增强,表面粗糙,结节状
      - □ 纤维状浆膜沉积物
    - 由于外伤和羊水暴露
  - 胃和膀胱常被拉向脐带插入位置
    - 可间歇性或永久性在腹腔外
  - 提示肠管病变呈病理性进展的表现
    - 随妊娠进展,腹内肠管扩张进展为腹外肠管扩张
      - □ 提示肠闭锁或扭转
    - 腹内肠管扩张后出现腹水
      - □ 提示肠破裂
    - 罕见腹裂"消失"
      - □ 缺损狭小→肠管绞窄→肠断裂
  - 羊水过少远多于羊水过多
    - 羊水过多提示近端梗阻
  - 胎儿生长受限(fetal growth restriction,FGR)常见

- 脉冲多普勒
  - 异常脐动脉波形与FGR、肠梗阻、胎儿死亡有关
  - 评估肠系膜上动脉不能预测肠道情况和胎儿结局
- 彩色多普勒
  - 显示正常脐带插入位置最佳

影像学建议

- 流程建议
  - <12周时,可在颈项透明层(nuchal translucency,NT)检查时诊断
    - 腹裂:肠管在脐带插入位置右侧脱出
    - <12周,肠管膨出于脐带插入位置底部则为生理性中肠疝
    - >12周,肝脏、肠管或两者均膨出于脐带插入位置底部则为脐膨出
  - 缺损较小时,扫查时观察脐带插入位置两侧腹壁至关重要
- 晚孕期密切监测胎儿损伤
  - 进行性生长受限可导致早产
  - 胎儿生理物理评分和胎儿监测
  - 仅肠道并发症很少导致早产

鉴别诊断

脐膨出

- 腹壁中央缺损和有腹膜覆盖
  - 最常见的是:肝脏及部分肠管膨出
  - 脐带插入部位位于脐膨出的囊上(有时会偏位)
- 单纯肠管膨出可与腹裂相似
  - 肠管不能自由漂浮,脐带插入膨出的囊上
- 脐膨出破裂罕见,但是可以类似腹裂
- 与非整倍体相关
  - 其他结构异常更为常见

体蒂异常

- 形态各异的腹壁缺损
  - 常见胸腔内容物外翻
  - 常见脊柱侧凸和肢体缺陷
- 胎儿黏附于胎盘
  - 脐带短
- 几乎总是致命

羊膜带综合征

- 表现形式和严重程度各异
- 身体多部位受累
- 头颈部受累常见
- "分裂"缺陷不遵循正常胚胎发育

泄殖腔外翻

- 膀胱缺失和仅包含肠管的脐膨出
- 下腹壁缺损
  - 脐带插入位置低和其下方的软组织肿块
  - 膀胱黏膜或膀胱分裂
- 常见生殖器和肾脏异常

正常生理性中肠疝

- 11~12周肠管回纳入腹腔

- 不超过 1cm
- 始终位于中线处脐带插入位置基底部

病理

一般特征

- 病因学
  - 体襞折叠异常和间充质缺乏
  - 先前的血管相关理论不太可能
- 遗传学
  - 大多散发
    - 再发风险大约 1%
  - 家族性病例报告（罕见）
  - 与非整倍体相关性小于脐膨出
    - 无特异性基因缺陷的报道
- 相关异常
  - 所有病例均为肠旋转不良或不旋转
  - 非胃肠道异常（10%～20%）
    - 心脏异常（最常见）
    - 中枢神经系统异常
      - □ 视隔发育不良，大脑发育不良
      - □ 脊髓栓系
    - 肾脏异常
    - 肢体异常
      - □ 肌发育不良：关节挛缩的常见形式
      - □ 足内翻
  - 其他胃肠道异常
    - 胆囊发育不全，梅克尔憩室

大体病理和解剖特征

- 腹壁缺损较小（<5cm）
- 外露的肠祥发生炎症和水肿
- 闭锁倾向于多节段或长节段
- 左侧腹壁缺损罕见

临床问题

表现

- 胎儿超声诊断敏感度高
  - 多在妊娠中期结构扫查时诊断
  - 可在早孕期（>12周）诊断
- 中孕期孕妇血清甲胎蛋白增高（95%）
  - 高达 7MoM
  - 因缺少包膜，膨出肠管较脐膨出更大

人口统计资料

- 流行病学
  - 发生率 4.9：10 000（2006—2012）
    - 发病率较 1995 年（2.3：10 000）有所升高
  - 母亲年龄过小是明确风险因素
    - 青少年母亲比年龄≥25 岁母亲发病率高 6～10 倍
    - 平均年龄：在大多数研究中为 21～22 岁
  - 其他风险因素
    - 烟草（20%～30%）
    - 使用非法药物（6%）
    - 低收入
    - 低体重指数
    - 母体感染

自然病史与预后

- 单纯性腹裂：存活率接近 100%
- 复杂性腹裂：如果出生时伴有缺血、闭锁或穿孔，存活率为 70%
- 伴肝脏膨出的腹裂预后差
  - 通常认为：如果肝脏完全受累为致命性
- 并发症（主要是复杂性腹裂）
  - 胎儿宫内死亡（IUFD）（4%～5%）
    - 普通人群的风险增加 7 倍（0.6%）
  - 宫内生长受限（25%）
  - 肠闭锁（15%）
    - 腹内肠管扩张>14mm 时肠闭锁发生率为 29%
    - 未见腹内肠管扩张者（<7mm）仍占 9%
  - 坏死性小肠结肠炎（2%）
  - 肠穿孔
- 10%～15% 持续性残疾
  - 运动障碍
  - 短肠综合征
  - 长期需要肠外营养
    - 肝脏疾病的相关风险增加

处理

- 尽管在分娩时机上存在争议，但推荐经阴道分娩
  - 目前共识是尽早分娩
    - 37 周至 40 周
- 如果可能，单次手术达到复位与闭合
  - 主要用于单纯性腹裂
- Silo 袋通常非常必要
  - 肠管置于预制袋内，每日缩减/挤压
  - 使用 Silo 袋小于 5 天，其治疗效果与一期封闭类似
    - 对达到完全喂养的年龄没有影响
    - 不影响总住院时间
  - Silo 袋使用时间>5 天预示多项不良结局
  - Silo 袋使用与呼吸机使用天数增加相关
- 闭锁不能马上切除
  - 肠肿胀减轻后 4～6 周后进行手术
- 建议在三级医疗机构分娩
  - 仔细控制体液和热量流失

诊断要点

影像判读经验

- 在 NT 筛查时进行胎儿解剖扫查
  - 12 周后可诊断腹壁缺损
- 肠道表现恶化很少导致早产
  - 腹裂合并早产预后更差
- 在妊娠晚期仔细监测以避免胎儿宫内死亡
  - 进行准确的生物物理评分、脐带多普勒评估和胎儿生长研究

参考文献

1. Revels JW et al: An algorithmic approach to complex fetal abdominal wall defects. AJR Am J Roentgenol. 214(1):218-31, 2020
2. Sherer DM et al: Prenatal sonography of extracorporeal ductus venosus in association with large fetal gastroschisis. J Clin Ultrasound. 48(7):416-8, 2020
3. Haddock C et al: Understanding gastroschisis and its clinical management: where are we? Expert Rev Gastroenterol Hepatol. 12(4):405-15, 2018
4. Oakes MC et al: Advances in prenatal and perinatal diagnosis and management of gastroschisis. Semin Pediatr Surg. 27(5):289-99, 2018
5. Pakdaman R et al: Complex abdominal wall defects: appearances at prenatal imaging. Radiographics. 35(2):636-49, 2015
6. Goetzinger KR et al: Sonographic predictors of postnatal bowel atresia in fetal gastroschisis. Ultrasound Obstet Gynecol. 43(4):420-5, 2014

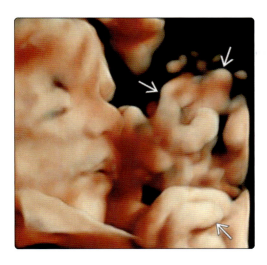 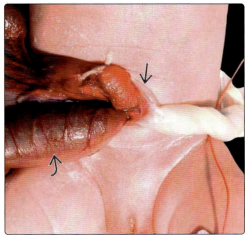

图 7-16 （左图）中孕晚期单纯性腹裂胎儿，其面部前方可见自由漂浮的未扩张肠袢➡️。该图片很好地说明了腹裂时通常有大量肠管外翻。（右图）腹裂婴儿临床照片显示缺陷的典型表现，肠管从脐带插入位置右侧脱出➡️。注意本例复杂性腹裂中肠管扩张➡️。

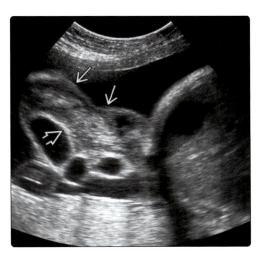 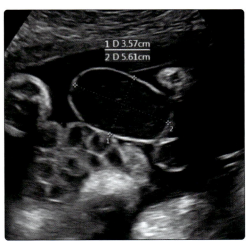

图 7-17 （左图）体外肠粘连僵直，无法自由移动。肠壁增厚和回声增强➡️，一层假膜状纤维包裹体外肠管➡️。肠管暴露于羊水中可引起这种反应。（右图）复杂性腹裂胎儿，新生儿诊断为结肠闭锁，存在局限性、进行性腹外肠管扩张（EABD）。闭锁大多与腹内肠管扩张（IABD）有关。

1 D 3.57cm
2 D 5.61cm

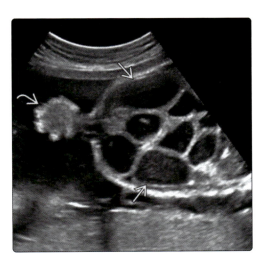 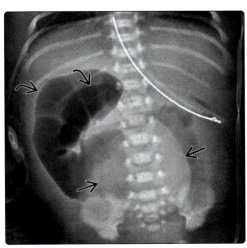

图 7-18 （左图）本例胎儿为复杂性腹裂，羊水过多，腹内肠管明显扩张➡️，体外肠管明显变小➡️。这一征象提示存在明显肠道损伤，高度可疑复杂性腹裂。（右图）使用 Silo 袋治疗➡️新生儿腹裂，腹部肠管扩张➡️提示肠损伤，如闭锁、缺血或肠扭转。复杂性腹裂是出生后诊断。

图 7-19 (**左图**)罕见型腹裂伴肝脏膨出,三维表面渲染超声显示肝脏 ➡ 及大量肠管 ➡ 外翻。(**右图**)同一病例大体病理标本显示整个肝脏 ➡、肠管(小肠、和大肠)和胃 ➡ 均裸露于腹腔外。注意脐带插入位置 ➡ 正常和右侧缺损 ➡。此类型腹裂常为致死性。

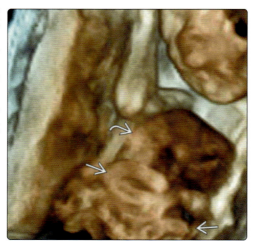
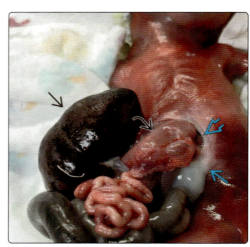

图 7-20 (**左图**)晚孕期胎儿膀胱 ➡ 通过缺损膨出,位于脐带插入部位 ➡ 的旁正中侧。另可见重复肾并肾积水 ➡。这些是新发现。初次手术复位后,肾积水消失。(**右图**)另一例胎儿体外膀胱的三维超声显示小肠未扩张。体外膀胱可能为暂时性表现,与更差的结局无关。

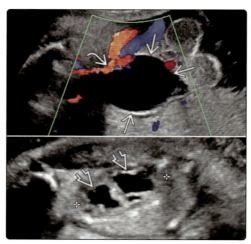
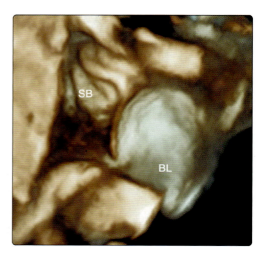

图 7-21 (**左图**)腹裂和肌发育不良胎儿,双腿持续保持极度伸展 ➡,脚趾呈尖状 ➡。体外肠管未扩张 ➡。(**右图**)另一例腹裂和肌发育不良儿童的临床照片显示手腕弯曲、手挛缩紧握 ➡。肌发育不良是关节挛缩的最常见形式,与腹裂有关。

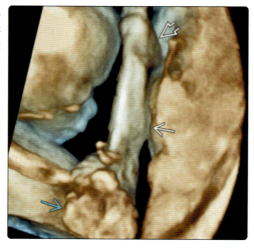
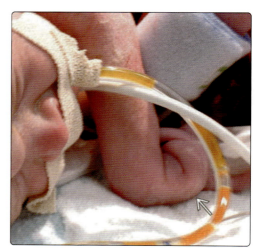

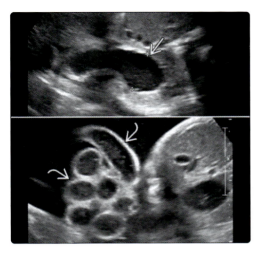

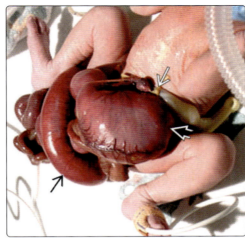

图 7-22 （左图）本例腹外肠管扩张 ➥ 胎儿的胃部分外露 ➥，腹内肠管正常。（右图）腹裂早产儿照片显示胃 ➥ 和小肠 ➥ 在脐带插入处 ➥ 右侧外翻扩张。胃疝出与预后差无关，但早产与发病率、死亡率增加有关。

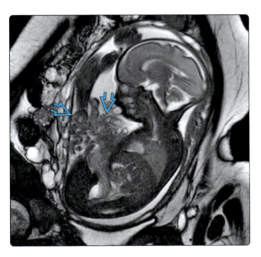

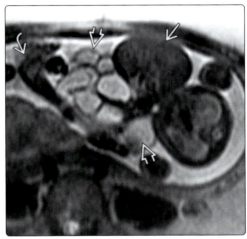

图 7-23 （左图）单纯性腹裂胎儿矢状位 T2WI MR 显示肠管膨出 ➥，无明显扩张。羊水量减少，这是一种常见合并症（From DI：Pediatrics.）。（右图）另一例腹裂并肝脏膨出 ➥ 胎儿轴位 T2WI MR 显示另一种伴发异常——足内翻 ➥。虽然 MR 并非诊断腹裂的必要检查，但可以很好地显示扩张、自由漂浮的高信号肠管 ➥。

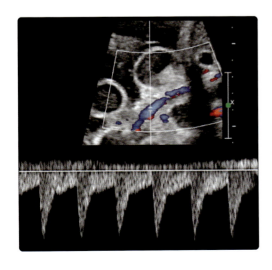

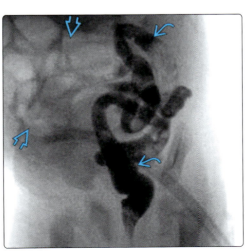

图 7-24 （左图）腹裂胎儿肠系膜上动脉血流显示良好。肠系膜上动脉血流参数对肠管健康的预测价值报道不一致。（右图）腹裂修补和小肠梗阻新生儿对比造影显示所有结肠 ➥ 均位于腹部左侧。所有腹裂胎儿均存在一定程度的肠旋转不良。这种情况下，存在完全旋转不良/不旋转，结肠完全位于左侧，右侧为扩张充气的小肠 ➥。

要　点

术语

- 腹壁中线缺损,腹内容物自脐带基底部膨出,表面有被膜覆盖

影像学表现

- 肝脏与小肠均疝出是最常见的类型
  - 可仅有肠管疝出,肝脏在腹腔内
- 脐带插入被膜上(不总是居中)
  - 彩色多普勒是显示脐带插入点的最佳方法
- 如果缺损直径>5cm 或肝膨出>50% 则为巨型脐膨出
- 腹水最常见

主要鉴别诊断

- 生理性肠疝
  - 妊娠 11~12 周时肠管回纳入腹腔
  - 突出不应超过 1cm
  - 正常情况下,肝脏一定不会膨出

- 腹裂
- 脐带囊肿:脐膨出常伴发脐带囊肿、华通胶黏液性变

病理

- 常见相关异常(高达 80%)
  - 染色体异常 30%~40%
    - 仅有肠管膨出时风险增加
  - 心脏缺陷:50% 相关异常
  - 胃肠道:40% 相关异常
- 伴有脐膨出的综合征
  - Beckwith-Wiedemann 综合征
  - Cantrell 五联征
  - 泄殖腔外翻/OEIS 综合征

临床问题

- 伴发畸形不同,死亡率差异较大
- 染色体正常,不合并综合征且无其他明显异常,存活率>90%
- 早产率增加;与高死亡率相关

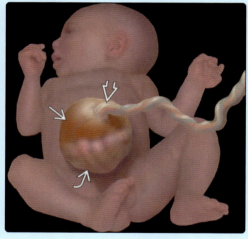
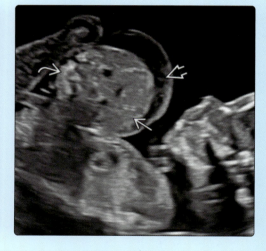

图 7-25　(左图)图示为脐膨出最常见类型。平滑的腹壁中线缺损,伴有小肠➚和肝脏➘膨出,有被膜覆盖,脐带直接插入➡膨出囊上。(右图)妊娠 18 周胎儿,巨型脐膨出包含肝脏➡和肠管➤。注意被膜增厚➡。

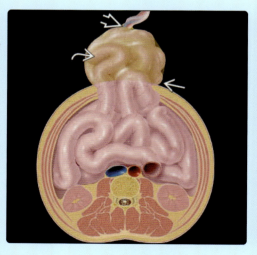
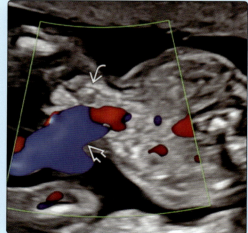

图 7-26　(左图)仅包含小肠的少见型脐膨出。图示被膜覆盖缺损➡,小肠膨出➡和脐带插入在膜上➡。仅小肠受累的脐膨出非整倍体风险更大。(右图)18 周胎儿横切面超声显示脐带插入脐膨出囊的外侧➡,脐膨出包含回声增强的肠管➡。如本例所示,脐带并非一定居中插入。

术语

定义

- 腹壁中线缺损,表面有被膜覆盖,腹腔内容物疝入脐带基底部。

影像学表现

一般特征

- 最佳诊断线索
  - 腹壁中线缺损,轮廓平滑
  - 彩色多普勒显示脐带插入脐膨出
- 位置
  - 腹壁中央,包括脐带插入部位
- 大小
  - 根据膨出物不同而异
    - 肝脏受累者脐膨出较大(缺损>5cm 或肝脏膨出>50% 即为巨型脐膨出)
    - 如果肝脏不受累为小型脐膨出(仅肠管膨出)

超声表现

- 超声可清晰显示膨出物
  - 肝脏和小肠膨出最常见
    - 缺损较大时可包括脾、膀胱、胃
  - 仅肠管膨出
    - 肝脏在体内
    - 囊内回声增强(肠管萎瘪)
    - 观察蠕动
    - 因被膜保护,膨出的肠管一般正常
- 脐膨出膜
  - 内层腹膜+外层羊膜
    - 华通胶夹在腹膜和羊膜之间
  - 大多较薄,可呈多囊
    - 可能是华通胶囊性变
- 脐带插入被膜上
  - 通常居中,但也可偏心
- 彩色多普勒是评估脐带插入部位的最佳方法
  - 有助于识别膨出物
    - 囊内包含肝血管证明肝脏受累
    - 在早孕期检查静脉导管
- 常见腹水
  - 通常在妊娠晚期出现
  - 肠管漂浮在腹水中,与腹裂时漂浮在羊水中的肠管相似
- 并发症包括膜破裂
  - 类似腹裂
  - 内容物不再受"保护",而是接触羊水
  - 没有膜覆盖,肠壁可能会增厚和扩张
- 常见羊水过多

MR 表现

- T1WI
  - 最易识别受累结肠

- 胎粪:T1 序列信号明亮
- T2WI
  - 肝脏:T2 序列信号较暗
  - 充满液体的肠管:T2 序列信号明亮
  - 计算肺体积对于肝脏受累的巨型脐膨出可能有用
    - 巨型脐膨出肺发育不良的风险增加

影像学建议

- 最佳成像方法
  - 获取脐带插入部位的完整图像
    - 所有切面体壁均完整显示
- 流程建议
  - 在颈项透明层(NT)筛查时评估脐带插入部位
    - 12 周后体外肠不应显示
    - 正常肝脏一定不能位于体外
- 测量腹围时排除脐膨出
  - 生物测量应排除 AC 判断胎龄
  - 体重评估常不准确
- 仔细寻找其他异常
  - 针对性胎儿超声心动图检查
  - 综合征的评估

鉴别诊断

生理性中肠疝

- 正常胚胎发育过程,因早孕期中肠快速生长引起
- 妊娠 11~12 周,肠管回纳入腹腔
- 不应超过 1cm
- 正常肝脏绝不位于体外

腹裂

- 脐旁腹壁缺损(超过 95% 发生于右侧)
  - 脐带正常插入腹壁
- 无膜覆盖:肠管自由漂浮
- 很少累及肝脏(肝脏受累时预后差)

脐带囊肿

- 脐膨出常伴发脐带囊肿
- 近腹壁插入点的囊肿类似肠疝
- 早孕期囊肿可消退
- 脐肠系膜管囊肿
  - 可能与脐膨出有关
  - 来自脐肠系膜管遗迹,靠近胎儿插入部位
- 尿囊囊肿
  - 与脐尿管未闭相关
  - 总是靠近胎儿插入点
- 华通胶黏液性变
  - 与脐膨出相关(或孤立出现)

体蒂异常

- 胎儿黏附于胎盘,内脏外翻
- 特点:不典型的较大腹壁缺损、脊柱侧凸和肢体缺陷
- 脐带短为典型表现:无游离脐带

合并脐膨出的综合征	
综合征	**主要特征**
Beckwith-Wiedemann 综合征	巨舌,脐膨出,器官肿大,巨体
Cantrell 五联征	高位脐膨出,心脏异位,心内异常,胸骨/心包/膈缺损
泄殖腔外翻/OEIS 综合征	脐膨出(常为低位),膀胱外翻,肛门闭锁,脊柱畸形
由于潜在染色体异常、非染色体综合征和复合畸形,75% 的脐膨出伴发其他畸形	

羊膜带综合征

- 身体多部位受累("勒痕"缺陷)
- 不符合正常胚胎发育过程的畸形

泄殖腔外翻/OEIS 综合征

- 脐下体壁缺损
- 膀胱缺失(膀胱开向腹壁)
- 相关的泌尿生殖系统和脊柱畸形

脐疝

- 疝表面有皮肤和皮下脂肪覆盖
- 仅肠管受累的小型脐膨出与脐疝鉴别困难

病理

一般特征

- 病因学
  - 包含肝脏的脐膨出
    - 体壁闭合原发性失败(5～8 周)
  - 仅累及肠管的脐膨出(肝脏位于体内)
    - 生理性中肠疝还纳失败(6～10 周)
- 遗传学
  - 染色体异常:宫内 30%～40%
    - 18 三体(最常见)、13 三体、21 三体
    - 由于宫内死亡或终止妊娠,出生时染色体异常不常见
  - 与脐膨出相关的综合征:Beckwith-Wiedemann 综合征,Cantrell 五联征,膀胱外翻/OEIS 综合征
- 相关异常
  - 常见其他结构异常(25%～30%)
    - 心脏畸形:50% 相关异常
    - 胃肠道畸形:40% 相关异常
      - 肠旋转不良常持续存在
    - 其他:肌肉骨骼系统,中枢神经系统,泌尿生殖系统
- 约 20% 脐膨出为孤立性异常
- 产前只能发现 1/3 相关异常

分期、分级与分类

- 2 大类型
  - 肝脏受累的脐膨出
    - 腹部其他器官也可能膨出
    - 如果缺损直径>5cm 或肝膨出>50% 即为巨型脐膨出
  - 仅肠管受累的脐膨出(不含肝脏)
    - 结构和染色体异常风险增加
      - 报道中非整倍体率高达 60%

临床问题

表现

- 母体血清甲胎蛋白水平升高(70%)

人口统计资料

- 流行病学
  - 活产儿发病率 1.9/10 000
  - 男性略多(男:女=1.2)
  - 多见于孕妇年龄>35 岁或<20 岁、多胎妊娠

自然病史与预后

- 出生 1 年内脐膨出总死亡率为 29%
  - 伴发畸形不同,死亡率差异大
  - 染色体正常不合并综合征且无其他明显异常,存活率>90%
  - 病变大小影响发病率和死亡率
    - 巨型脐膨出常出现运动功能迟缓(82%)
  - 75% 的死亡发生在 1 个月内
- 早产率增加,脐膨出合并早产者死亡率增加
- 宫内破裂罕见

处理

- 在三级医疗机构分娩
- 剖宫产和阴道分娩有争议
  - 大型脐膨出更倾向于剖宫产
    - 腹部难产或器官损伤的风险降低
- 外科治疗方式取决于脐膨出大小
  - 如果脐膨出小,则一期闭合
  - 如果脐膨出较大,则延迟手术闭合
- 目前尚无胎儿脐膨出干预指征

诊断要点

影像判读经验

- 在 NT 筛查时观察有无脐膨出
- 染色体异常或综合征更可能与仅肠管受累的小型脐膨出有关
- 均应进行遗传学检测
- 鉴于相关异常和结局,与腹裂相鉴别至关重要

参考文献

1. Adams AD et al: Omphalocele-what should we tell the prospective parents? Prenat Diagn. 41(4):486-96, 2021
2. Verla MA et al: Prenatal diagnosis and management of omphalocele. Semin Pediatr Surg. 28(2):84-8, 2019
3. Marshall J et al: Prevalence, correlates, and outcomes of omphalocele in the United States, 1995-2005. Obstet Gynecol. 126(2):284-93, 2015

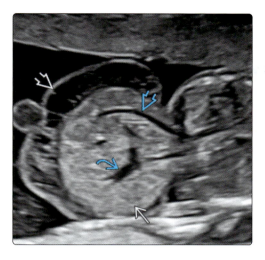
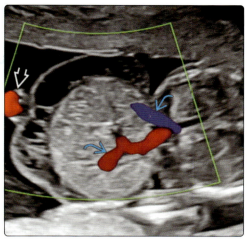

图 7-27 （左图）妊娠 18 周胎儿横切面超声显示肝脏受累的脐膨出➡️。识别肝血管（门静脉➡️、肝静脉➡️）有助于确认膨出物。被膜广泛囊性增厚➡️。（右图）同一病例彩色多普勒超声显示肝内血管➡️，证实脐膨出物含肝脏。注意脐带插入膨出的囊上➡️。

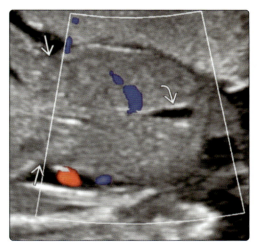
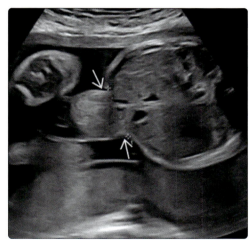

图 7-28 （左图）21 周胎儿彩色多普勒超声显示胆囊➡️位于脐膨出的囊内（腹壁缺损➡️）。通过识别胆囊定位肝脏与脐膨出关系是另一种方法。（右图）本例 30 周胎儿为肝脏受累的脐膨出。测量腹壁缺损直径➡️有助于对脐膨出分型及制定出生后手术计划，本例缺损直径为 3cm。

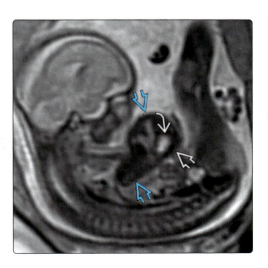
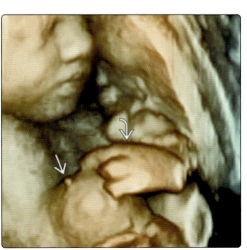

图 7-29 （左图）23 周胎儿矢状位 T2MR 显示脐膨出包含肝脏。体内、外肝脏均呈低信号➡️。胆囊位于膨出囊内，呈高信号➡️。脐带流空影插入膨出囊的下方➡️。（右图）三维表面渲染超声显示胎儿手➡️在脐膨出上➡️。如果操作娴熟，3D 技术可向孕妇和转诊医生更直观地展示异常。

腹壁缺陷

497

图 7-30 （左图）轴位 T2MR 显示中孕期巨型脐膨出胎儿。肝脏 ⇦ 和部分胃 ⇨ 膨出。腹部 ⇨ 和膨出囊内 ⇦ 均见大量腹水。（右图）类似病例临床图片显示巨型脐膨出的被膜塌陷 ⇨。膨出的囊因大量腹水而肿胀。膨出囊内有肝脏 ⇨ 和肠管 ➤。

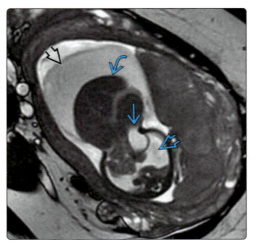
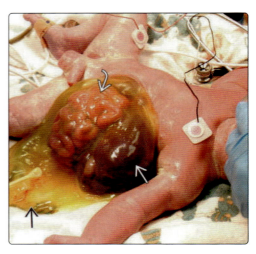

图 7-31 （左图）21 周，包含肝脏的大的脐膨出胎儿，超声检查显示胆囊 ➤ 和胃 ⇨ 被脐膨出拉向前方。同时注意脐膨出被膜囊性变 ⇨。（右图）新生儿临床照片显示脐膨出与脐带插入膨出囊 ⇨ 上。注意膨出囊和脐带很厚 ⇨。核型结果显示 18 号染色体部分缺失。

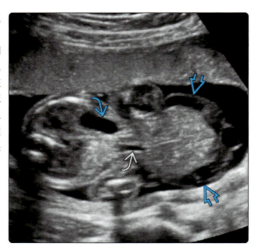
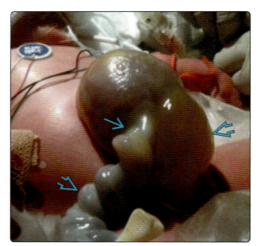

图 7-32 （左图）脐膨出可能是更复杂畸形的一部分。本例心尖 ➤ 延伸至脐膨出囊的上部 ⇨。脐膨出位置较正常靠上，即典型 Cantrell 五联征。（右图）同一病例分娩后临床照片显示有皮肤覆盖的胸骨缺损 ➤。婴儿呼吸、哭闹时，可在囊内间断观察到心尖搏动。

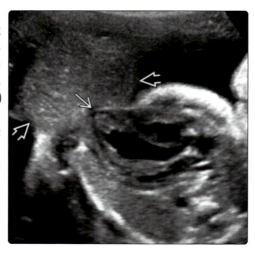
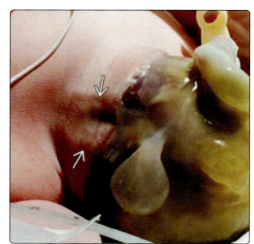

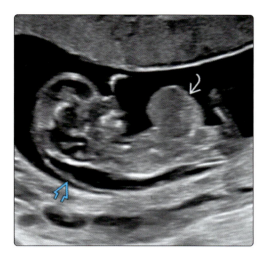

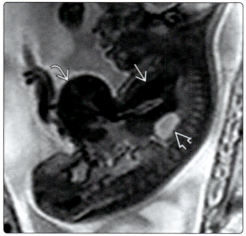

图 7-33 （左图）早孕期胎儿矢状切面超声显示 NT 增厚➡️和包含低回声肝脏➡️的脐膨出。11～12 周前，体外肠可为生理性，但体外肝脏一定是异常的。（右图）胎儿矢状位 T2MR 显示脐膨出和左侧膈疝。肝右叶位于体外➡️，肝左叶位于胸部➡️、胸内胃的前方➡️。其他异常，包括先天性膈疝，常见于脐膨出且会影响预后。

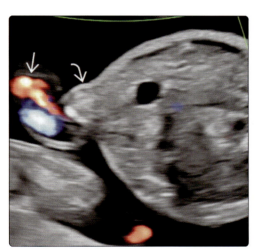

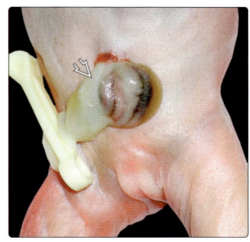

图 7-34 （左图）彩色多普勒超声显示小型脐膨出➡️和脐带内包含 2 根血管➡️。本例羊膜腔穿刺结果显示为 18 三体。（右图）一例 13 三体死产临床照片显示仅包含肠管的脐膨出（无肝）。脐带插入小缺损顶端➡️。仅肠管受累的脐膨出可能很小，但与非整倍体密切相关。

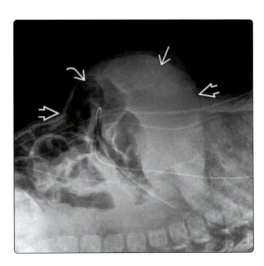

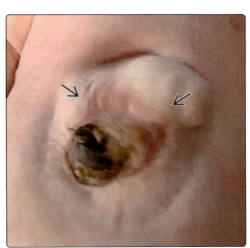

图 7-35 （左图）腹部侧位 X 线片显示 6 月龄婴儿未修复的脐膨出，肝脏➡️和肠管➡️通过腹壁缺损➡️向前膨出。（右图）本例照片显示脐膨出膜上皮化➡️，为延迟手术修复做准备。

要 点

术语

- 包含 5 种经典异常的复杂畸形
  - 腹壁中线缺损
  - 胸骨下部缺损/裂
  - 膈肌前部缺损
  - 心包膈部缺损
  - 心内畸形

影像学表现

- 腹壁高位缺损
  - 文献报道 60%～90% 存在脐膨出
  - 腹裂不常见
- 膈肌/胸骨缺损的严重程度决定心脏和纵隔移位程度
- 早孕期可诊断：心脏异位，脐膨出，NT 增厚
- 对可能存活病例建议胎儿超声心动图检查明确心内结构有无异常

主要鉴别诊断

- 单纯脐膨出
- 体蒂异常
- 羊膜带综合征

病理

- 被认为是胚胎期 14～18 天腹侧中胚层形成和迁移异常所致
  - 横膈膜与胸侧皱襞融合失败所致

临床问题

- 5 种异常并非一直并存
- 预后取决于畸形严重程度，但产前发现通常致命

诊断要点

- 心脏异位和脐膨出同时存在为特异性表现
- 仅有微小缺陷或表现不完全的综合征，产前可能难以诊断

图 7-36 （左图）此图显示胎儿 Cantrell 五联征的 2 个特异畸形：脐膨出 ➡ 和心脏异位 ➡。脐膨出通常位于高位腹壁，心脏可位于膨出囊内或其上方。（右图）中孕期解剖扫查矢状切面超声显示宽基底的高位脐膨出 ➡ 伴心脏异位 ➡。此外，还有左心发育不良。胎儿活动自如，无羊膜束带。最终诊断 Cantrell 五联征。

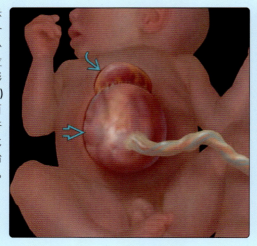
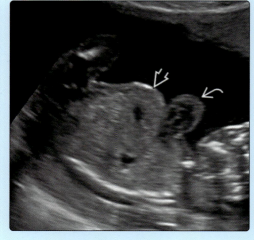

图 7-37 （左图）上腹部横切面超声显示包含肝脏的大型脐膨出 ➡，心尖 ➡ 穿过胸骨缺损突出。还存在复杂的心脏缺陷和心包积液 ➡。（右图）同一病例三维重建图像显示大型脐膨出顶部 ➡ 突出的心尖 ➡。Cantrell 五联征被认为是横膈膜和胸侧皱襞融合失败所致。

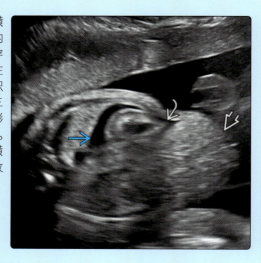
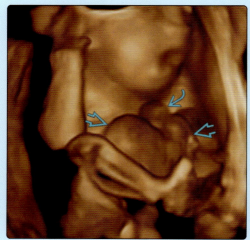

术语

定义

- 包含5种经典异常的复杂畸形
  - 腹壁中线缺损
  - 胸骨下部缺损/裂
  - 膈肌前部缺损
  - 心包膈部缺损
  - 心内畸形

影像学表现

一般特征

- 最佳诊断线索
  - 心脏异位伴脐膨出

超声表现

- 腹壁高位缺损
  - 60%～90%报告病例存在脐膨出
    - 可能含有胃、肝、肠和心脏
    - 常累及上腹部/胸部
  - 少见腹裂伴腹腔脏器膨出
  - 更小的缺损如腹直肌分离,可能无法识别
- 膈肌/胸骨缺损的严重程度决定心脏和纵隔移位程度
  - 缺损较大时心脏完全在外部
  - 缺损较小伴心脏膨出时,心轴向中线移位
- 心脏异常
  - 间隔缺损最常见
    - 房间隔缺损(50%)
    - 室间隔缺损(20%)
  - 法洛四联症
  - Ebstein 畸形
  - 左心室憩室
- 胸腔或心包积液
- 膈肌前部和心包缺损难以发现,但如果发现其他畸形,应进行针对性检查
- 早孕期可诊断:心脏异位,脐膨出,NT增厚

影像学建议

- 对可能存活病例行胎儿超声心动图检查以明确相关心脏异常

鉴别诊断

孤立心脏异位

- 心脏自胸骨裂中疝出
  - 胸壁可能完整
- 不合并五联征中其他畸形

孤立脐膨出

- 无心脏和膈肌异常

体蒂异常

- 严重扭曲的胎儿黏附于胎盘
- 无游离脐带

羊膜带综合征

- 通常累及头部和颈部("勒痕"缺损)
- 多发肢体缺陷
- 寻找羊膜带

病理

一般特征

- 病因学
  - 认为是胚胎期14～18天腹侧中胚层形成和迁移异常所致
    - 横膈膜与胸侧皱襞融合失败所致
  - 导致面裂和脑膨出的原因认为是中线发育区域缺损
- 遗传学
  - 多数散发,无复发风险
  - 家族性和X连锁隐性病例已有报道
  - 染色体:18三体、21三体、13三体均有报道
- 相关异常
  - 颅面和椎体异常
    - 唇腭裂
    - 露脑畸形,脑膨出
  - 更常见于辅助生殖技术(assisted reproductive technology, ART)

分期、分级与分类

- 5种畸形并不一定并发
  - 1级:5种畸形均存在
  - 2级:4种畸形,包括心内和腹壁异常
  - 3级:胸骨缺损伴其他各种异常表现

临床问题

自然病史与预后

- 预后取决于畸形的严重程度,但产前发现通常致命
  - 大约1/3的足月妊娠发生死产
- 活产婴儿存活率高达20%
  - 心脏畸形的严重程度是本组病例最重要的预后指标

处理

- 非整倍体核型检查
- 关于终止妊娠的咨询
- 对于可手术的病变,通常需要分期手术修复

诊断要点

影像判读经验

- 心脏异位和脐膨出并存极具特异性
- 仅有微小缺陷或表现不完全的综合征,产前可能难以诊断

参考文献

1. Grigore M et al: Cantrell syndrome in the first trimester of pregnancy: imagistic findings and literature review. Med Ultrason. 22(2):189-96, 2020
2. Williams AP et al: Pentalogy of Cantrell. Semin Pediatr Surg. 28(2):106-10, 2019
3. Kaul B et al: 5, 4, 3, 2, 1: embryologic variants of pentalogy of Cantrell. J Surg Res. 199(1): 141-8, 2015

腹壁缺陷

要　点

术语

- 以内脏器官附着于胎盘伴脐带短或缺失为特征的致死性畸形

影像学表现

- 畸形胎儿与胎盘不可分离
  - 胸腹壁大面积缺损
  - 脐带非常短或缺失
  - 脊柱侧凸为显著特征
  - 肢体畸形常见
- 妊娠中晚期羊水过少
- 彩色多普勒有助于寻找脐带以及区分易混淆的解剖结构
- 三维超声有助于确定解剖关系,尤其在妊娠早期

主要鉴别诊断

- 羊膜带综合征

- 严重病例可能难以区分
- 通常脐带正常

病理

- 胚外体腔持续存在
- 脐带血管嵌入羊膜片,与腹壁缺损皮肤缘相连
- 表型描述包括:胎盘 - 腹部(60%)型和胎盘 - 颅骨型伴颅面缺损(40%)

临床问题

- 与核型异常无关
- 无已知再发风险

诊断要点

- 腹壁缺损、脊柱侧凸和胎儿固定三种表现并存时最可能明确诊断
- NT 检查时应警惕
  - 早期诊断可更早/更安全地终止妊娠

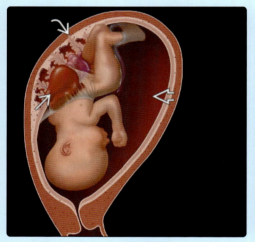
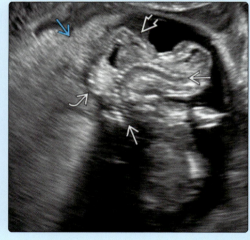

图 7-38 (左图)图示胎儿体壁广泛缺损,内脏➡附着于胎盘➡。胎体固定致脊柱侧凸。上半部分胎体位于羊膜腔内➡,下半部分位于胚外体腔。未见正常游离脐带。(右图)妊娠 13 周经阴道超声检查显示严重脊柱侧凸➡,呈 U 形弯曲,肝脏➡和肠管➡翻出体外附着于胎盘➡。

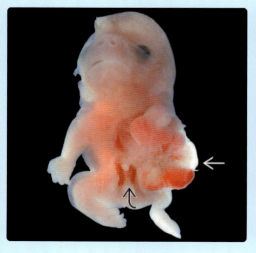
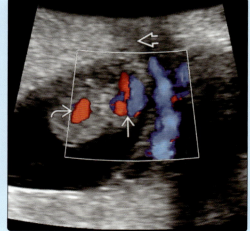

图 7-39 (左图)本例为严重的胸腹壁缺损,腹部内容物➡和膀胱➡膨出。四肢不对称。这些均为体蒂异常的特征,是胚胎早期发生的畸形。(From DP: Placenta.)(右图)彩色多普勒超声有助于评估复杂腹壁缺损。本例中未见正常游离脐带。来自外翻肝脏的血管➡直接进入胎盘➡,同时显示心脏➡。

术语

同义词

- 肢体-体壁综合征(如果同时存在肢体异常可初步诊断)
  - 实际上很多为羊膜带所致

定义

- 争议性：单纯畸形特征是内脏器官黏附于胎盘，而脐带短或缺失

影像学表现

一般特征

- 最佳诊断线索
  - 异常胎儿与胎盘紧密相连
    - 严重变形，解剖标志完全消失
    - 通常大的体壁缺损伴胸腹脏器完全外翻

超声表现

- 多发畸形的复杂组合
  - 胸腹壁大面积缺损，无膜覆盖
  - 脐带非常短/缺失
    - 可见从胎盘表面至胎儿躯干的血管
  - 脊柱侧凸为显著特征
    - 通常严重，有多个锐角成角点
    - 颈部常过伸(阴道分娩困难)
  - 常见肢体缺陷、肢体位置异常
  - 中晚孕期羊水过少
- 早孕期诊断
  - 胎儿全部或部分位于羊膜腔外
    - 正常胎儿完全位于羊膜腔内，由脐带悬吊
  - 未见正常脐带
    - 脐带最早可在8周时被识别
    - 头臀长与脐带长度比值异常(正常情况下为1：1)

影像学建议

- 在母体不同体位扫查以显示胎儿/胎盘关系固定
- 寻找正常游离的脐带袢
- 应用彩色多普勒识别胎儿/胎盘血管连接
- 彩色多普勒超声常有助于识别混乱的解剖结构
  - 通过形态学和脐静脉走行确定肝脏位置
  - 确定胎儿血管的标志(如髂血管分支、肾动脉)
- 三维超声已被证实对确定解剖关系可能有价值
  - 妊娠早期表现良好，妊娠后期可能受羊水过少/胎儿拥挤限制

MR表现

- 非诊断需要，超声表现通常很明显

鉴别诊断

羊膜带综合征

- 寻找从胎儿固定部位延伸到子宫壁的条带
- 肢体截断或环缩可能性更大

Cantrell五联征

- 胎儿可移动，脐带正常
- 颅骨和肢体缺陷并非综合征的一部分

泄殖腔外翻

- 脱垂肠管不黏附于胎盘

孤立脐膨出

- 胎儿可移动，脐带正常

孤立腹裂

- 胎儿可移动，脐带正常
- 肠管在羊水中自由漂浮，不黏附于胎盘

病理

一般特征

- 病因学
  - 早期胚盘(ED)原发性外胚层发育失败理论
    - 胚盘侧缘向腹侧折叠形成侧腹壁
    - 发育过程由外胚层细胞分裂增加启动
    - 细胞分裂异常→腹侧体壁断裂
    - 受累位置越低越可能改变体蒂的胚胎学发育→胎儿体壁/羊膜/胎盘连接
    - 早期胚盘-羊膜连接的尾部受累→异常局限于下腹壁中线/泄殖腔区域
  - 早期胚胎血流受损理论
    - 腹壁闭合失败→胚外体腔持续存在
  - 胎盘-腹部和胎盘-颅面表型描述
    - 胎盘-腹部型(无颅面缺损)占60%
      - 被解释为胚胎发育不良、胚胎折叠过程异常
      - 体蒂/卵黄蒂融合失败→脐带短或缺失
      - 羊膜/绒毛膜融合失败，羊膜不能覆盖脐带
      - 羊膜与胎儿腹膜缺损边缘连接
    - 胎盘-颅骨型(合并颅面缺损)占40%
      - 可用早期血管破裂解释
- 遗传学
  - 散发性，无核型异常，无已知再发风险
  - 多见于同卵双胞胎
    - 可能表现不一致
  - 推测参与偏侧和尾侧发育的基因可能异常
    - HOX基因、FGF2、转化生长因子β/活化素/BMP4、WNT1~8和SHH
- 相关异常
  - 几乎所有病例中均为多发畸形
    - 心脏(心脏异位，结构缺陷)
    - 先天性膈疝或膈肌缺失
    - 肾脏异常(肾积水、不发育、囊性发育不良)
    - 肠闭锁
    - 脊柱侧凸
    - 面裂，脑膨出
    - 肢体异常

体蒂异常与羊膜带综合征

	体蒂异常	羊膜带综合征
脐带腹壁插入位置	缺失	可变：正常到腹裂
脐带	短或缺失	通常正常，但可能被包裹
胎儿活动	胎儿腹部黏附于胎盘上	羊膜带系于缺损处，胎儿未黏附于胎盘
腹壁缺损	内脏外翻	可变：正常到腹裂
脊柱	固定，严重脊柱侧凸	取决于羊膜带束缚程度

体蒂异常是前腹壁和脐带发育失败所致。羊膜带综合征是由于羊膜破裂，各种表现取决于羊膜带黏附的胎儿解剖结构。

大体病理和解剖特征

- 胚外体腔持续存在
- 前体壁缺损，伴肝脏、肠管外翻，伴或不伴心脏外翻
  - 所有器官均可能受累
- 脐带畸形，未完全被羊膜覆盖
- 脐带血管嵌入与腹壁缺损皮肤缘相连的羊膜片

临床问题

表现

- NT 筛查时解剖异常
  - 通常与 NT 增厚有关
- 母体血清甲胎蛋白显著升高
- 妊娠中期解剖扫查异常

人口统计资料

- 流行病学
  - 罕见，文献报道发病率从 1：42 000 到 1：14 000 不等
  - 约占 1970—1989 年丹麦出生总数的 0.12：10 000（总共 16 例）
    - 9/16 死产，7/16 围产期死亡
  - 英国早孕期筛查发病率 1：7 500
    - 发病率更高归因于早期自然流产
  - 危险因素
    - 使用酒精、烟草、大麻
    - 40% 既往生育患有任何异常的儿童
    - 文献报道发生于体外受精后

自然病史与预后

- 死亡
- 频繁自然流产

处理

- 无核型异常报道，无需进行羊膜腔穿刺术

- 提供终止妊娠，但目标是获取完整胎儿进行尸检
  - 早孕晚期/中孕早期终止妊娠对母体最安全
- 对家庭的心理支持
- 未终止妊娠则阴道分娩
  - 最好避免剖宫产，但因胎儿畸形导致难产可能需要剖宫产
    - 至少 1 例报道子宫破裂（既往有子宫瘢痕）
  - 分娩时无胎儿监护
  - 胎儿未复苏

诊断要点

考虑

- 腹壁缺损和脊柱侧凸时诊断可能性最大

影像判读经验

- 胎儿黏附于胎盘，伴有严重脊柱和肢体异常
- 胎儿部分或全部位于羊膜腔外

参考文献

1. Nagase H et al: Prenatal ultrasonographic findings and fetal/neonatal outcomes of body stalk anomaly. Congenit Anom (Kyoto). ePub, 2021
2. Martín-Alguacil N: Anatomy-based diagnostic criteria for complex body wall anomalies (CBWA). Mol Genet Genomic Med. 8(10):e1465, 2020
3. Gulczyński J et al: Limb body wall complex - the history of the entity and presentation of our series of cases. Pol J Pathol. 70(1):33-41, 2019
4. Caldas R et al: Dichorionic twins discordant for body-stalk anomaly: a management challenge. BMJ Case Rep. 2018, 2018
5. Coleman PW et al: Fetal MRI in the identification of a fetal ventral wall defect spectrum. AJP Rep. 8(4):e264-76, 2018
6. Bijok J et al: Complex malformations involving the fetal body wall - definition and classification issues. Prenat Diagn. 37(10):1033-9, 2017
7. Gajzer DC et al: Possible genetic origin of limb-body wall complex. Fetal Pediatr Pathol. 34(4):257-70, 2015
8. Kocherla K et al: Prenatal diagnosis of body stalk complex: a rare entity and review of literature. Indian J Radiol Imaging. 25(1):67-70, 2015
9. Pakdaman R et al: Complex abdominal wall defects: appearances at prenatal imaging. Radiographics. 35(2):636-49, 2015

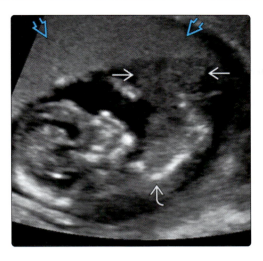

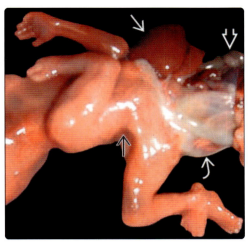

图 7-40 （左图）腹部内容物外翻➡并黏附于胎盘上➡伴严重脊柱侧凸➡，但颅脑表现正常。只有1条脐动脉，无游离脐带。这一系列发现为典型体蒂异常。（右图）相似方位的尸检图像显示严重脊柱侧凸➡、肝➡和肠管➡外翻、大型腹壁缺损边缘的羊膜反折➡。颅骨和颅内结构正常。

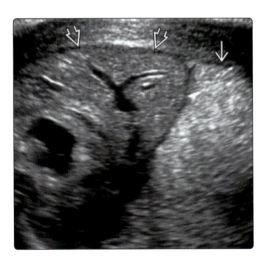

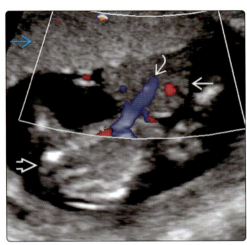

图 7-41 （左图）体蒂异常表现可能令人费解。经阴道高分辨率超声扫查显示本例肝脏位于胎体外➡，并黏附于胎盘上➡，从而证实诊断。（右图）彩色多普勒超声显示脐静脉➡从胎盘➡经体外肝➡进入胎儿躯干➡，体外肝附着于胎盘上。缺少正常脐带是体蒂异常的特征性表现。

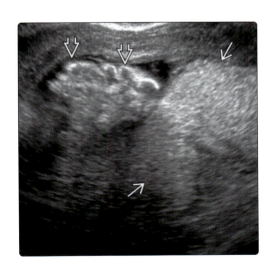

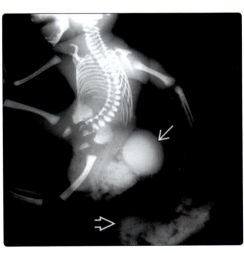

图 7-42 （左图）超声显示体外肠管➡始终紧靠胎盘➡。有膜性结构提示为仅含肠管的脐膨出，但此处没有膜。无正常脐带、脐带插入部位和胎位固定均提示体蒂异常。（右图）尸检X线片显示体蒂异常。明显脊柱侧凸伴腹腔内容物➡膨出，后者与胎盘➡粘连。分娩时连接被离断。

术语

- 膀胱外翻(BE)：下腹壁闭合失败导致膀胱外翻
- 外翻尿道上裂综合征(EEC)：从尿道上裂到膀胱外翻到泄殖腔外翻畸形谱

影像学表现

- 充满液体的膀胱不显示
- 获取经躯干正中矢状切面，如未见膀胱
  ○ 外露的膀胱后壁形成软组织肿块
  ○ 低于正常脐带插入位置(到生殖结节的距离减小)
- 耻骨联合宽度增加
- 无论性别，生殖器异常都很常见
- 寻找肛窝并与泄殖腔外翻相鉴别，后者预后较差

主要鉴别诊断

- 无膀胱：肾脏异常或其他导致无尿的情况
- 泄殖腔外翻：肠管经腹壁缺损膨出→象鼻征

临床问题

- 轻型与尿道和外括约肌外翻有关
- 严重者伴广泛的耻骨联合分离和生殖器缺陷
- 手术修复的目标
  ○ 安全封闭腹壁
  ○ 尿控，肾功能保留
  ○ 充分的美容和功能性生殖器重建

诊断要点

- 无膀胱和羊水正常时，常考虑本病

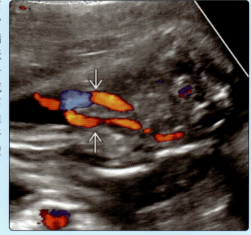
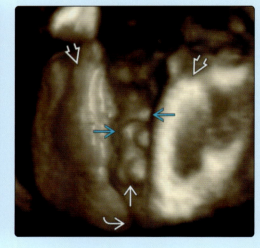

图 7-43　(左图)斜横切面超声显示脐动脉➡。正常膀胱为两条脐动脉间充满液体的结构，该病例膀胱始终未显示。(右图)同一病例会阴三维表面渲染成像显示肛门未闭➡。双下肢➡间可见阴囊➡，二维图像显示睾丸下降。由于膀胱黏膜外翻炎症，下腹壁轮廓➡异常"凹凸不平"。

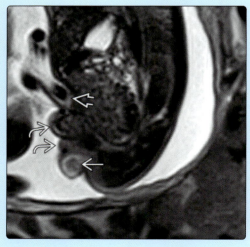
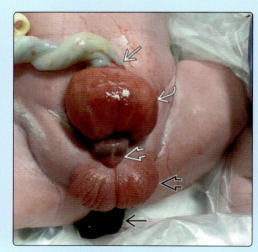

图 7-44　(左图)同一胎儿矢状位 T2WI MR 显示腹部脐带插入位置低➡、膀胱黏膜外翻➡和阴囊内的正常睾丸➡。T1WI证实直肠正常。超声显示肛窝正常。(右图)婴儿出生时临床照片证实脐带插入位置低➡、膀胱黏膜外翻➡和小且异常的阴茎➡，如此构成声像图中凹凸不平的表现。阴囊正常➡，胎粪➡排出证明肛门通畅。

术语

定义

- 膀胱外翻（BE）
  - 下腹壁闭合失败，导致膀胱外翻
- 外翻尿道上裂综合征（EEC）
  - 从尿道上裂到膀胱外翻到泄殖腔外翻的畸形谱
  - 缺陷包括泌尿生殖系统/肌肉骨骼系统、骨盆、盆底、腹壁、脊柱和肛门

影像学表现

超声表现

- 胎儿盆腔内未见充满液体的膀胱
  - 勿将盆腔囊性结构与膀胱混淆
    - 正常膀胱在扫查过程中会反复充盈和排空
    - 脐动脉包绕膀胱，从髂内动脉延伸到脐
- 膀胱后壁形成下腹部前壁软组织肿块
  - 炎症性息肉形成"凹凸不平"的表面
- 脐带插入位置（UCI）比正常的要低
  - 中孕早期胎儿膀胱未显示，测量脐带插入位置到生殖结节的距离
    - 膀胱外翻胎儿的距离小于同孕龄第 5 百分位
    - 膀胱正常的胎儿其测量值正常
- 是否存在耻骨联合分离（PD）
  - 868 例胎儿；测量可行率 71%；有经验者，提高至 95%
  - 耻骨骨化点从 27 周开始一直能显示
  - 耻骨联合分离＞10mm 伴无膀胱即为膀胱外翻
    - 23 例膀胱外翻胎儿耻骨联合异常分离（15.74mm±3.9mm）
- 羊水正常

MR 表现

- MR 有助于评估肾脏、生殖器、结肠/肛门直肠的解剖、脊柱
  - T1WI 对显示正常直肠和肛门尤其有用，排除泄殖腔外翻

放射学表现

- 耻骨广泛分离
- 髋骨外翻

影像学建议

- 流程建议
  - 如膀胱未显示，获取正中矢状切面
    - 腹壁外形异常，脐带插入位置低，脐带插入部位至生殖器结节距离减小
  - 获取三维表面渲染声像图评估外生殖器
  - 正常胎儿膀胱排空时，小心误诊
  - 任何原因的无尿都会导致膀胱不显示
    - 均伴有羊水过少/无羊水
    - 膀胱外翻羊水量正常
  - 仔细评估生殖器

- 无论性别，与殖器异常都很常见
  - 特别注意观察肛窝
    - 如未见，高度怀疑泄殖腔外翻

鉴别诊断

膀胱不显示

- 膀胱存在，但未充盈尿液
- 羊水过少是所有这些病变的显著特征
- **肾脏异常导致的无尿**
  - 肾不发育
    - 无羊水
    - 肾组织未显示
    - 肾上腺平卧
  - 常染色体隐性遗传多囊肾病
    - 双肾增大、回声增强
  - 双侧多囊性发育不良肾
    - 双侧肾窝多囊性肿块
- **严重胎盘功能不全**
  - 胎儿生长受限
  - 羊水过少
  - 脐血管多普勒异常
- **双胎输血综合征**
  - 双胎之供血胎，羊水过少，膀胱不显示
  - 双胎之受血胎将合并羊水过多伴或不伴膀胱增大

泄殖腔外翻

- 肠管经腹壁缺损膨出→象鼻征
- 肛门闭锁
- 常伴发多种异常，如脊髓脊膜膨出和脐膨出

病理

一般特征

- 病因学
  - 未知且有争议，可能与产妇吸烟、高龄有关
    - 一种假说认为是胚胎早期发生的缺陷
    - 另一种假说认为组织形成时变形/破坏，且位置异常
    - 脐下腹壁、膀胱前壁、尿道裂开，生殖器张开，耻骨联合分离
- 基因学
  - EEC 可能与基因低表达和过度表达的相互作用有关
  - 相关基因的多个报道
    - *TP63* 在泌尿生殖系统发育（膀胱上皮、包皮）中起重要作用
    - *FGF10* 基因敲除小鼠有可重复性的肛门直肠畸形、尿道隔融合异常
    - EEC 基因可能存在于 4q31.21～22 和 19q13.31～41 的关键区域
    - 全基因组相关研究在 5q11.1 发现了膀胱外翻的重要位点，假设 *ISL1* 是致病基因，但 2018 年瑞典对于 125

例病例的研究没有检测到 *ISL1* 基因的致病变异
- ○ 有膀胱外翻与 21 三体、13 三体相关的报道
- 相关异常
  - ○ 7% 新生儿脊柱畸形（神经管闭合不全；脊柱侧凸）
  - ○ 腹股沟疝
  - ○ 男性
    - 75% 男性胎儿产前出现尿道上裂
    - 阴茎短而分裂
    - 睾丸下降不良
  - ○ 女性
    - 阴蒂裂开
    - 双子宫
    - 双阴道

临床问题

表现

- 未显示充盈的膀胱
- 母体血清甲胎蛋白升高

人口统计资料

- 流行病学
  - ○ 1∶50 000～1∶10 出生率
  - ○ 男性∶女性 =2.8∶1

自然病史与预后

- 与妊娠并发症或围产期死亡率增加无关
- 严重程度不一
  - ○ 轻型伴尿道和外括约肌外翻
  - ○ 重症合并耻骨联合广泛分离和生殖器缺陷
- 骨盆重建对于骨盆肌肉适当生长至关重要
  - ○ 改良膀胱颈部成形→改善长期排尿自控能力
- 2019 年病例报道发现 12 例肾脏解剖均正常／羊水量均正常
  - ○ 1 例终止妊娠，11 例活产者进行重建手术
- QUALEX（膀胱外翻的生活质量）研究表明，膀胱外翻重建患者的生活质量下降
  - ○ 严重损害青少年总体健康状况
  - ○ 对家庭活动产生不良影响
  - ○ 父母负面情绪影响
  - ○ 男性勃起功能障碍
    - 性高潮功能下降，尤其是多次尿失禁手术后
- 功能表现最有可能预测健康相关生活质量评分
- 常见盆腔器官脱垂
  - ○ 肛提肌裂孔较正常宽 2 倍
  - ○ 肛提肌后位
  - ○ 即使未分娩也会发生
  - ○ 正确的骨盆固定术可改善肌肉解剖结构
- 成年女性面临不孕、产科管理问题
  - ○ 多推荐剖宫产分娩
- 翻出的膀胱罹患膀胱腺癌风险增加

- ○ 若婴儿期后修复，风险增加 4%

处理

- 如果胎儿性别不明，可考虑无创 DNA／羊膜腔穿刺术
- 产前咨询小儿泌尿外科
- 最好在三级医疗中心分娩
- 外科修复目标
  - ○ 安全闭合腹壁
  - ○ 保留肾功能且排尿自控
    - 预计儿童时期尿控率为 80%
  - ○ 满足美容需求和功能性生殖器重建
    - 男性
      - □ Ⅰ 期修复延迟大于 72 小时可使睾酮增加，促进阴茎发育
      - □ 绒毛膜促性腺激素可促进阴茎皮肤生长，促进睾丸下降
    - 女性
      - □ 常见阴道狭窄
      - □ 20～30 岁时行阴道成形术成功率高
- 手术治疗可分阶段进行，也可施行 Ⅰ 期完全修复术
  - ○ Ⅰ 期修复良好是长期排尿自控最重要的因素
  - ○ 膀胱完全一期修复与膀胱容量更好地发育相关
    - 30 例（57% 为男性）中男性肾脏预后较差
    - 无慢性肾脏疾病 2 期以上患者
    - 输尿管再植入术后 73% 出现持续性反流、肾盂积水加重或反复感染
- 心理和情感问题可能需要长期的多学科治疗
- 男 - 女变性手术目前几乎从未实施过
  - ○ 宫内期间接触雄激素被认为可决定性别
- 利用干细胞／细胞基质实现细胞种子生物支架治疗的生物工程研究正在进行中

诊断要点

影像判读经验

- 与泄殖腔外翻鉴别至关重要，后者预后更差
- 膀胱未显示和羊水正常时，通常需要考虑本病

参考文献

1. Hall SA et al: New insights on the basic science of bladder exstrophy-epispadias complex. Urology. 147:256-63, 2021
2. Antomarchi J et al: The pubic diastasis measurement, a key element for the diagnosis, management, and prognosis of the bladder exstrophy. Fetal Diagn Ther. 45(6):435-40, 2019
3. Mallmann MR et al: Isolated bladder exstrophy in prenatal diagnosis. Arch Gynecol Obstet. 300(2):355-63, 2019
4. Vilanova-Sanchez A et al: Obstetrical outcomes in adult patients born with complex anorectal malformations and cloacal anomalies: a literature review. J Pediatr Adolesc Gynecol. 32(1):7-14, 2019
5. Arkani S et al: Evaluation of the ISL1 gene in the pathogenesis of bladder exstrophy in a Swedish cohort. Hum Genome Var. 5:18009, 2018
6. Victoria T et al: Fetal anterior abdominal wall defects: prenatal imaging by magnetic resonance imaging. Pediatr Radiol. 48(4):499-512, 2018

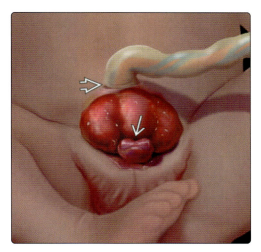

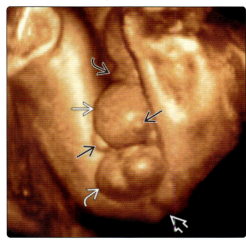

图 7-45 （左图）膀胱外翻示意图：膀胱外翻，黏膜外露。同时合并尿道上裂➡️。生殖器异常通常伴有膀胱外翻。脐带插入位置➡️位于腹壁缺损上方，但通常低于正常位置。（右图）3D超声显示阴囊➡️和肛门➡️正常。膀胱黏膜外翻➡️形成下腹壁肿块伴二裂阴茎➡️。脐带插入位置低，位于缺损顶端➡️。

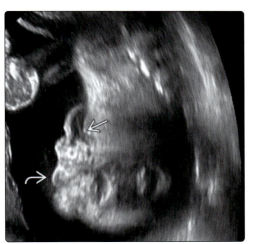

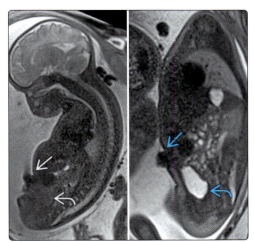

图 7-46 （左图）矢状切面超声显示低于脐带插入点（低于正常位置）➡️的前腹壁➡️外形不规则。正常膀胱位置未显示充满液体的结构。分娩时证实为膀胱外翻。（右图）矢状位 T2 HASTE 序列显示双胎之一膀胱外翻，脐带插入位置低➡️和膀胱未显示➡️。相比之下，双胎中另一胎儿膀胱➡️和脐带插入位置➡️正常。

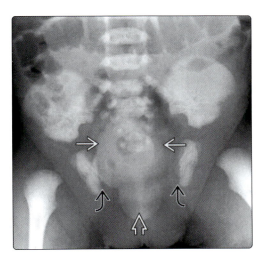

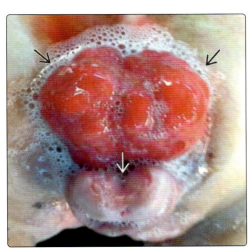

图 7-47 （左图）骨盆 X 线片显示广泛分离的耻骨联合➡️上方的软组织影➡️。软组织影来自膀胱，膀胱外翻于皮肤表面，与周围空气形成反射界面。同时注意相邻异常阴茎的软组织阴影➡️。（右图）同一婴儿术前照片显示外翻的膀胱➡️黏膜水肿，阴茎异常伴尿道上裂➡️。

要　点

术语

- 泄殖腔外翻（CE）主要表现：膀胱外翻、后肠脱垂和肛门闭锁
- 外翻-尿道上裂综合征（EEC）
  - 畸形范围从尿道上裂到膀胱外翻以及泄殖腔外翻
  - 缺陷包括泌尿生殖系统/肌肉骨骼系统、骨盆、盆底、腹壁、脊柱、肛门
- Carey 等根据回顾所有可能存在的缺陷提出 OEIS 综合征
  - 脐膨出
  - 膀胱外翻
  - 肛门闭锁
  - 脊柱畸形

影像学表现

- 正常膀胱不显示

- 肛门闭锁（肛环不显示）
- 下腹壁缺损
  - 肠管脱垂呈象鼻征

主要鉴别诊断

- 其他异常的腹壁缺损
  - 羊膜带综合征
  - 体蒂异常

临床问题

- 预后取决于缺损和相关畸形的严重程度
- 产后存活率良好，但发病率高、社会心理后果严重
- 多数患者控便功能预后不良，但可通过肠道管理保持清洁

诊断要点

- 发现胎儿多种异常总是呈"尿布状分布"

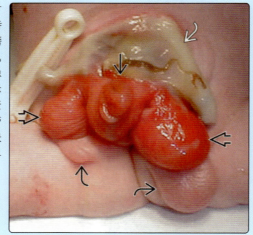
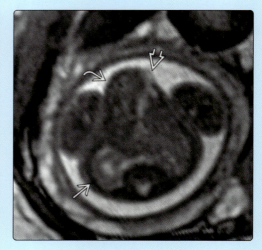

图 7-48 （左图）临床照片显示泄殖腔外翻的典型特征，包括脐膨出膜➜和膀胱◪之间的肠脱垂➜。右侧显示阴囊分裂◪和隐睾。（右图）轴位 MR 显示胎儿下腹壁缺损，超声检查无膀胱或肛凹，显示脐带插入➜脐膨出➜，形成缺损的上部。注意仅显示单肾➜。

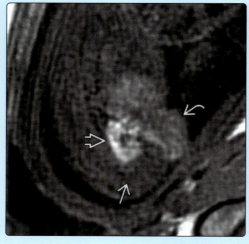
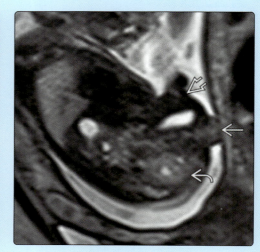

图 7-49 （左图）同一病例矢状位 T1WI MR 证实部分肝脏膨出➜。结肠➜中高信号胎粪很容易观察到，但骶前间隙➜信号缺失提示直肠缺失。（右图）同一病例矢状位 T2WI MR 显示腹壁缺损，肠管受累➜，并确定脐带插入➜脐膨出，形成缺损的上部。以上均为泄殖腔外翻的典型表现。盆腔内异位肾➜。

术语

定义

- 泄殖腔外翻（CE）主要表现：膀胱外翻、后肠脱垂和肛门闭锁
  - 男性半膀胱有输尿管/输精管口，女性有子宫阴道管
  - 半膀胱侧面开口于小肠/盲肠膀胱小肠/封闭大肠的侧面开口
  - 64% 出现脐膨出（非必要诊断）
- 外翻尿道上裂综合征（EEC）
  - 畸形范围从尿道上裂到膀胱外翻到泄殖腔外翻
  - 缺陷包括泌尿生殖系统/肌肉骨骼系统、骨盆、盆底、腹壁、脊柱、肛门
- Carey 等人根据回顾所有可能存在的缺陷提出 OEIS 综合征
  - 脐膨出
  - 膀胱外翻
  - 肛门闭锁
  - 脊柱畸形（包括椎体畸形、神经管闭合不全、骶骨缺陷）
- 目前出生缺陷登记使用其他术语描述与泄殖腔外翻有关的组合
  - OEI：脐膨出（Omphalocele），外翻（exstrophy），肛门闭锁（imperforate anus）
  - EIS：外翻（Exstrophy），肛门闭锁（imperforate anus），脊柱畸形（spine abnormality）

影像学表现

一般特征

- 最佳诊断线索
  - 下腹前壁缺损，肠管受累，膀胱缺失

超声表现

- 正常膀胱缺失
- 肛门闭锁（缺少正常肛环）
- 下腹壁缺损
  - 两半侧膀胱间的肠管疝出
  - 肠管脱垂呈象鼻征
  - 大部分泄殖腔外翻病例中，脐膨出（即膜边界）形成缺损上部
- 60% 尿路异常（可导致羊水过少）
- OEIS 综合征的脊柱异常
  - 半椎体和椎体缺如
  - 30%～70% 脊髓脊膜膨出
- 20%～45% 足内翻

MR 表现

- 膀胱不显示，腹盆轮廓隆起，直肠和结肠无胎粪
  - T1WI 对评估结肠/直肠/肛门价值较高
    - 胎粪信号高
- 脊柱相关畸形
  - 脊髓栓系，脊髓脂肪瘤，脂肪脊髓脊膜膨出，终末脊髓囊肿
- 泌尿生殖系统相关畸形
  - 发育不良/盆腔肾，阴道积液

影像学建议

- 流程建议
  - 应用彩色多普勒确定脐动脉和脐带插入位置
  - 获取脊柱/生殖器/腹壁异常胎儿会阴部切面评估肛凹
  - 三维容积采集可能有用
    - 生殖器表面渲染图像显示阴囊/阴茎分裂
  - 考虑 MR
    - 结合 T1 和 T2WI 可区分大肠/小肠和其他充满液体的结构
    - 大脑、脊髓细节
  - 考虑胎儿超声心动图
    - 先天性心脏病可能影响患者承受多次手术的能力

鉴别诊断

膀胱外翻

- 膀胱开放，不规则下腹前壁缺损
- 直肠/肛门正常，无肠疝

羊膜带综合征

- "勒痕"缺陷→腹裂
- 可见从缺损处延伸至子宫壁的线状条带

体蒂异常

- 大型胸腹缺损
- 胎儿黏附于胎盘上，脐带插入部位不明确
- 脐带短或缺失

孤立脐膨出

- 膨出的所有腹部内容物包含于膨出囊内
- 膀胱正常

病理

一般特征

- 病因学
  - 根据人类胚胎组织病理学研究，泄殖腔外翻极有可能由胚胎尾突的早期缺陷所致
  - 近期的动物/人类研究表明与泄殖腔膜无关；病因是很多讨论的主题
    - 有学者认为膀胱外翻和泄殖腔外翻胚胎起源不同
    - 有学者认为泄殖腔外翻在尿道上裂-膀胱外翻复合畸形中最为严重
- 遗传学
  - 表明遗传成分的特征
    - 患者子女发病率增加 400 倍
    - 同卵双胞胎的一致率（62%）高于异卵双胞胎（11%）

外翻与单纯腹壁缺损的鉴别诊断				
	泄殖腔外翻	膀胱外翻	脐膨出	腹裂
脐带插入位置	膜上或下腹壁	低、腹壁上	膜上	腹壁
膜	合并脐膨出者有膜	无	存在	无
游离肠管	有	无	无	有
膀胱显示	未显示	未显示	显示	显示
肛环显示	未显示	未显示	显示	显示
膀胱和泄殖腔外翻是严重程度高于腹裂和脐膨出的腹壁缺损，修复更为复杂，会对患者及家属产生持续性身体和社会心理影响				

- – p63 表达异常（尚未发现突变）
- – 4q31.21～22 和 19q13.31～41 的关键区域可能含有 EEC 基因
- 伴发畸形
  - ○ 14.5% 病例伴发其他异常
    - – 单脐动脉、马蹄肾、肾发育不全、肢体缺陷、肠闭锁、脊柱裂以外的脊柱异常、"脑积水"、心脏缺陷
    - – 直肠膀胱瘘，直肠阴道瘘或累及直肠、阴道和膀胱的复杂瘘管
  - ○ 与脊柱裂相关的脑积水
    - – 患儿需接受多次手术，且运动障碍发生率高

临床问题

表现

- 腹壁缺损伴多发病灶

人口统计资料

- 流行病学
  - ○ 1：400 000～1：200 000 出生率（2007 年报道纽约活产儿发生率 1：158 730）
  - ○ 国际出生缺陷监测和研究中心评估了 120 例
    - – 22.6% 为 OEIS
    - – 32.8% 为 OEI
    - – 18% 为 EIS

自然病史与预后

- 活产 71.5%，死产 15.6%，终止妊娠 12.9%
  - ○ 51.1% 在 37 周前分娩
- 预后取决于缺陷和相关畸形的严重程度
  - ○ 1960 年前，死亡率 100%；20 世纪 80 年代预计存活率 90%
  - ○ 需多次外科手术
  - ○ 对幸存者心理评估提示发病率高和心理社会后果严重
- 来自荷兰的 20 个病例（1974—2014）
  - ○ 6/20 生后第一年死亡
  - ○ 11/14 幸存者行回肠末端造瘘或结肠末端造瘘，3/14 幸存者行肠疏通术（2 例可控便）
  - ○ 11/14 尿失禁

- ○ 6/9 XY 患者变性为女性；所有 XX 患者需要阴道/外阴重建术
- 约翰霍普金斯大学的 77 例外科患者
  - ○ 47/77 例患者行盲肠成形术，后行末端结肠造瘘术（因此有可能进行肠疏通术）
  - ○ 30/77 患者回肠造瘘术（明显的体液和电解质紊乱）
  - ○ 4/77 患者患短肠综合征
- 约翰霍普金斯大学对 34 例初次膀胱闭合成功和 26 例初次膀胱闭合失败病例进行比较
  - ○ 耻骨联合分离较大患者更易失败
  - ○ 延迟初次缝合、骨盆截骨、外固定可提高初次缝合成功率
- 辛辛那提儿童医院经验
  - ○ 为了最大限度发挥身体应对潜能，所有可用后肠必须用于初始结肠造口，而非泌尿生殖系统重建
  - ○ 预后：多数患者控便功能较差，但可通过肠道管理保持清洁（提高生活质量）

处理

- 在对疾病性质和长期后遗症适当咨询后，建议终止妊娠
- 无创 DNA/核型用于确定遗传性别
- 如果继续妊娠，联合多学科专家进行产前全面咨询
- 干细胞治疗和组织工程为泄殖腔外翻的管理开辟了新的研究途径和前景

诊断要点

影像判读经验

- 寻找胎儿呈"尿布状分布"的多种异常

参考文献

1. Gondo K et al: Clues and pitfalls in prenatal diagnosis of classic cloacal exstrophy using ultrasonography and magnetic resonance imaging: a case with sequential observation from 17 to 30weeks' gestation and literature review. J Obstet Gynecol Res. 46(8):1443-9, 2020
2. Weiss DA et al: Key anatomic findings on fetal ultrasound and MRI in the prenatal diagnosis of bladder and cloacal exstrophy. J Pediatr Urol. 16(5):665-71, 2020
3. Arteaga-Vázquez J et al: OEIS complex: prevalence, clinical, and epidemiologic findings in a multicenter Mexican birth defects surveillance program. Birth Defects Res. 111(11):666-71, 2019
4. Vilanova-Sanchez A et al: Obstetrical outcomes in adult patients born with complex anorectal malformations and cloacal anomalies: a literature review. J Pediatr Adolesc Gynecol. 32(1):7-14, 2019

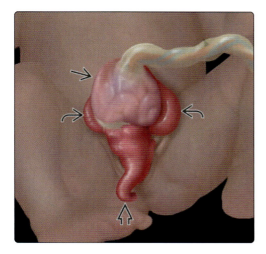

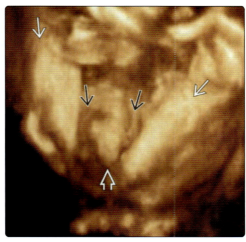

图 7-50 （左图）泄殖腔外翻示意图显示脐膨出 ➡️ 伴末端回肠 ➡️ 脱垂于两个外翻的半侧膀胱间 ➡️。肠脱垂形似象鼻。注意脐膨出非诊断必要条件。（右图）三维表面渲染重建，旋转角度显示腹壁缺损被胎儿双腿 ➡️ 框住，肠管脱垂于外翻的两半侧膀胱 ➡️ 间，形成象鼻征 ➡️。

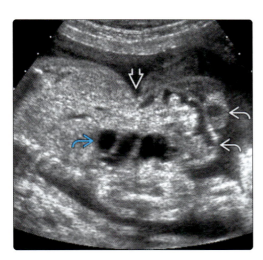

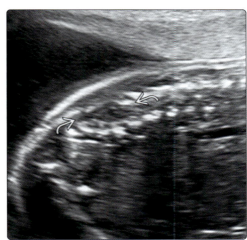

图 7-51 （左图）另一例下腹壁缺损，肠袢 ➡️ 正好位于脐带插入位置 ➡️ 下方。存在双侧肾积水（图中未展示）。管状结构 ➡️ 为迂曲扩张的输尿管，可追踪至腹壁缺损处。膀胱未显示。（右图）另一病例矢状切面超声显示脊柱远端闭合性（即皮肤覆盖）神经管缺陷 ➡️。OEIS 首字母缩写中 S 包括所有类型的脊柱畸形。

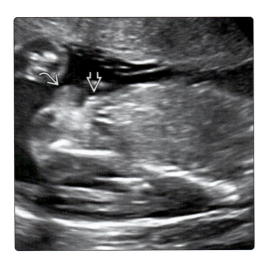

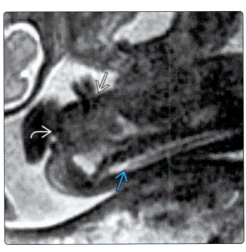

图 7-52 （左图）另一例矢状切面超声显示膀胱缺失和腹壁缺损，突起组织 ➡️ 低于脐带插入部位 ➡️。勿将膨出的肠管误认为阴茎。本例未见正常生殖器。（右图）同一病例胎儿矢状位 T2WI MR 证实为泄殖腔外翻，脐带下方 ➡️ 腹部轮廓不规则 ➡️，膀胱和直肠缺失。此外 MR 显示存在脊髓栓系 ➡️。

要点

术语

- 食管闭锁常合并气管食管瘘（TEF）
- 近端闭锁伴远端 TEF 为最常见类型

影像学表现

- 胃泡小或无
  - 胃"小"通常很难界定
  - 胎儿胃泡大小会在数小时内发生变化
  - 需对可疑病例进行后续扫描
- 囊袋征
  - 吞咽时食管近端暂时性充盈
  - 重点检查颈部、上胸部
  - 胎儿 MR 有助于疑难病例鉴别诊断
- 胎儿生长受限发生率高达 40%
- 羊水过多
  - 20 周前很少发生

- 此前，胎儿吞咽不是羊水动力学的重要组成部分

病理

- 50% 以上合并其他异常
- 30% 与 VACTERL 有关
- 母体糖尿病是危险因素

临床问题

- 所有胎儿均应行染色体核型检查
  - 文献报道 5%~44% 存在非整倍体（18 三体和 21 三体）
- 在三级医疗机构分娩，分娩后可行早期手术干预
- 常见长期后遗症包括食管运动障碍、吻合口狭窄、复发性气管食管瘘

诊断要点

- 羊水过多出现前，超声检查难以发现食管闭锁
  - 胃泡小时应高度怀疑并随访观察
- 不要混淆正常咽和食管袋

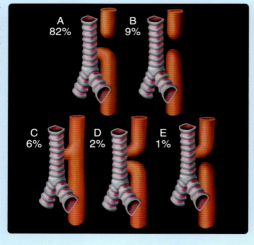
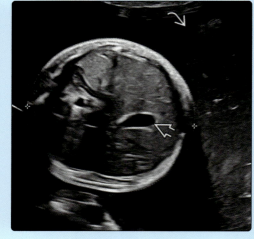

图 7-53　（左图）图示食管闭锁（EA）发生率和类型。EA 伴远端气管食管瘘（TEF）（A）最多见。其他类型根据发生率排序，包括无瘘食管闭锁（B），"H"形瘘无食管闭锁（C），食管闭锁伴有近端和远端瘘（D）及食管闭锁伴有近端瘘（E）。（右图）28 周腹部横切面超声显示胆囊 ⇨，但无胃泡。以及羊水过多 ⇨。

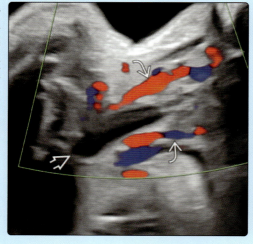
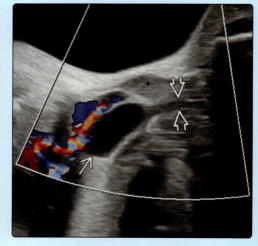

图 7-54　（左图）同一胎儿颈部冠状面彩色多普勒超声显示食管闭锁处存在囊袋征 ⇨。观察囊袋盲端随胎儿吞咽扩张和收缩。颈动脉 ⇨ 位于囊袋两侧。（右图）同一病例矢状切面显示萎瘪的食管 ⇨ 位于囊袋以上 ⇨。胎儿胃泡小或未显示时，颈部扫查至关重要。

术语

定义

- 食管闭锁常伴有气管食管瘘（TEF）
  - 90% 以上存在瘘
  - 近端闭锁伴远端气管食管瘘是最常见类型

影像学表现

一般特征

- 最佳诊断线索
  - 中晚孕期胃泡小、羊水过多、胎儿生长受限（FGR）并发
- 羊水过多出现前常漏诊
- 文献报道食道闭锁超声检出灵敏度：小于 50%

超声表现

- 胃泡小或不显示
  - 完全不显示提示无气管食管瘘或瘘管狭小
- 囊袋征
  - 吞咽时食管近端暂时性充盈
  - 非特异性：可见于正常胎儿，不应作为诊断闭锁的唯一标准
    - 正常情况下囊性回声位于锁骨上方；若位置低，更可能是 EA
- 常伴十二指肠闭锁（DA）
  - 若存在气管食管瘘，产前可能无法诊断食管闭锁合并十二指肠闭锁
    - 胃分泌物可通过瘘口引流
  - 若不存在气管食管瘘，食管远端、胃和十二指肠形成闭合 "C 形环"
    - 在此独立循环中，正常分泌物积聚
    - 可能导致明显扩张
    - 可在早孕期发现
  - 21 三体风险增高
- 胎儿宫内生长受限
  - 高达 40%
  - 妊娠后期羊水对胎儿生长至关重要
    - 胃肠道梗阻位置越高，生长受限越明显
  - 中孕晚期和晚孕期表现
- 羊水过多
  - 很少在 20 周前出现
    - 此前，胎儿吞咽不是羊水动力学的重要组成部分
- 部分 VACTERL 综合征（椎体异常、肛门闭锁、心脏畸形、气管食管瘘/食管闭锁、肾脏异常、肢体畸形）

MR 表现

- 胃泡小及羊水过多时，有助于寻找食管袋
  - 胎儿 MR 显示食管闭锁的阳性预测值明显较高
- 可应用动态序列观察吞咽

影像学建议

- 通常很难界定胃泡 "小"
  - 无界定的可重复性测量方法
  - 不同胎儿间与同一胎儿数小时内的胃泡大小均不同
    - 与吞咽和蠕动有关

- 多数情况下需靠经验评估大小
- 应对所有胃泡小胎儿进行随访观察
  - 正常胎儿胃泡小可为暂时性，尤其在早孕期和中孕期
  - 多次检查持续存在，病理性可能性大
  - 出现羊水过多时非常可疑
- 进行重点检查
  - 尤其注意颈部和上胸部有无食管袋
    - 食管袋随吞咽会扩张
    - 需与正常下咽部解剖结构鉴别
      - 气管与会厌相连，管壁较厚，不可膨胀，易于识别为与此不相关的结构
      - 食管位置较气管偏后
  - 确定食管袋远端位置
    - 远端终止于颈部较终止于纵隔预后更差
- 评估
  - 生长发育
  - 羊水
  - FGR 合并羊水过多高度可疑异常
    - 此时多考虑食管闭锁
- 寻找其他异常
  - 50% 以上合并其他畸形
  - 尤其重视 VACTERL 综合征相关畸形
- 应用胎儿超声心动图检查心脏畸形

鉴别诊断

胃泡小或未显示原因

- 先天性膈疝
  - 胃泡位于胸部
  - 小肠和肝脏可能位于胸腔
  - 胸腔内肿块可蠕动具有特异性
  - 心轴偏移
  - 腹围小
  - 羊水过多
- 异常吞咽
  - 中枢神经系统异常
  - 神经肌肉疾病
    - 关节挛缩
  - 唇腭裂

病理

一般特征

- 病因学
  - 胚胎学
    - 前肠分裂不完全
    - 正常情况下气管食管隔分隔腹侧（呼吸）和背侧（消化）
    - 机制尚未明确
  - 推测无气管食管瘘闭锁段存在局部血管损伤
  - 母体糖尿病是危险因素
- 遗传学
  - 大多散发
  - 染色体
    - 5%～44% 食管闭锁病例报告为非整倍体
    - 18 三体（T18）最常见，还有 21 三体

肠道畸形

- – 食管闭锁不合并气管食管瘘更常见于 21 三体
- 10% 确定为遗传综合征
  - – Feingold 综合征
    - □ 家族性综合征性胃肠道闭锁的最常见原因
    - □ 30%～40% 食管闭锁合并气管食管瘘
    - □ 小头畸形，并指，先天性指/趾侧弯
    - □ *MYCN* 基因突变
  - – CHARGE 综合征
    - □ 眼缺损（Coloboma）、心脏畸形（heart malformation）、后鼻孔闭锁（choanal atresia）、生长发育迟缓（retardation of growth and/or development）、生殖器异常（genital anomaly）、耳畸形（ear anomaly）
    - □ 食管闭锁/气管食管瘘发生率为 10%
    - □ 2/3 有 *CHD7* 基因突变
  - – AEG 综合征
    - □ 无眼畸形（anophthalmia）、食管闭锁（esophageal atresia）、生殖器异常（genital anomaly）
    - □ *SQX2* 基因突变
  - – Pllister-Hall 综合征
    - □ 轴后多指，肛门闭锁，下丘脑错构瘤，肾异常，喉气管食管裂
    - □ *GLI3* 基因突变
  - 血小板减少和桡骨缺失（TAR）综合征和范科尼贫血病例报道
- 50% 以上至少有一种相关异常
  - 先天性心脏异常
  - 常出现多发性肠闭锁
  - 肠旋转不良
  - 约 30% 食管闭锁/气管食管瘘病例存在 VACTERL 综合征的其他畸形
    - – 62%VACTERL 病例出现食管闭锁/气管食管瘘
  - 中枢神经系统畸形
  - 胆道闭锁病例报告

分期、分级与分类

- EA 类型和百分比
  - 近端闭锁伴远端气管食管瘘（82%）
  - 近、远端闭锁，无瘘（9%）
  - H 型瘘无闭锁（6%）
  - 闭锁伴近端和远端瘘管（2%）
  - 近端气管食管瘘伴远端闭锁（1%）

临床问题

表现

- 羊水过多
- 胃泡小
- VACTERL 综合征或 18 三体、21 三体中其他更明显畸形
- 出生后：咳嗽、流涎、窒息
  - 复发性肺炎（H 型）

人口统计资料

- 活产儿发生率 1∶3 000～1∶2 000
- 男性略多于女性

自然病史与预后

- 宫内检出者死亡率 22%～75%
- 90% 以上出生后第 1 天确诊
- 活产婴儿中死亡率高达 24%
  - 败血症是最常见死亡原因
  - 心脏畸形对新生儿生存率影响最大
- 即使孤立，长期后遗症也很常见
  - 食管运动障碍率接近 100%
  - 吻合口狭窄（18%～50%）
  - 复发性气管食管瘘（高达 10%）
  - 进食困难、胃食管返流、误吸、气管软化

处理

- 家族史/综合征的遗传咨询
- 所有胎儿均应行染色体核型检查
- 羊水减量术治疗严重羊水过多
  - 减少子宫刺激
  - 产妇心理安慰
- 分娩前咨询儿科医生
- 在可进行分娩后早期手术干预的三级医疗机构分娩
- 手术矫治，尤其是长段闭锁，通常需要分期手术和长期住院
- 基于严重程度选择手术方式
  - 闭锁段切除与再吻合
  - 胃造瘘生长后再吻合术
  - 结肠间置术与胃牵拉术/置管术
  - Foker 手术：实时主动牵拉食道→一期吻合

诊断要点

影像判读经验

- 羊水过多出现前，超声检查难以发现食管闭锁
  - 胃泡小时应高度怀疑并随访观察
  - 正常胎儿可短暂出现囊袋征
  - 不要混淆正常咽和食管袋
- 胃泡小和羊水过多时，胎儿 MR 可用于鉴别食管袋
- FGR 合并羊水过多时应仔细查找异常，包括食管闭锁

参考文献

1. Bell JC et al: Survival of infants born with esophageal atresia among 24 international birth defects surveillance programs. Birth Defects Res. ePub, 2021
2. Castro P et al: Dynamic study by magnetic resonance imaging in the evaluation of fetal esophageal atresia. Ultrasound Obstet Gynecol. 56(6):949-51, 2020
3. Dall'Asta A et al: Sonographic demonstration of fetal esophagus using three-dimensional ultrasound imaging. Ultrasound Obstet Gynecol. 54(6):746-51, 2019

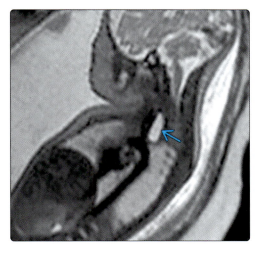
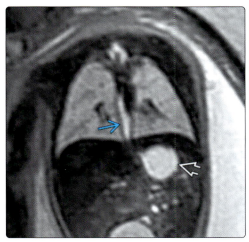

图 7-55 （左图）晚孕期胎儿胸部斜矢状位 MR 显示羊水过多和胃泡小，其食管近端为充满液体的食管袋 ➡。怀疑食管闭锁时，胎儿 MR 是一种有用的确诊方法。（右图）同一病例冠状位 MR 显示食管远端 ➡，由于存在连接食管远端和气管隆突的气管食管瘘（产后修复时证实），胃泡充盈 ➡。食管闭锁伴远端气管食管瘘是最常见的亚型。

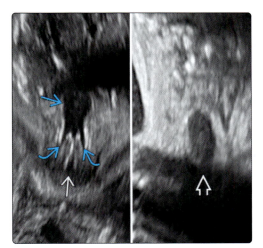
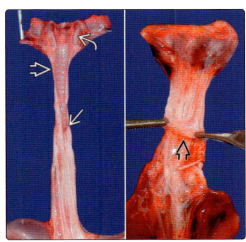

图 7-56 （左图）食道闭锁胎儿的颈部冠状切面超声显示咽部 ➡ 正常，梨状窦向下延伸至喉头两侧尖点 ➡。气管 ➡ 继续向下方延伸，平滑椭圆形的食管袋 ➡ 位于后方。勿将正常咽与食管闭锁混淆。（右图）左图中将梨状窦分开，显示喉 ➡ 和气管 ➡。存在远端气管食管瘘 ➡。右图中食管近端终止于囊袋盲端 ➡，如超声所见。

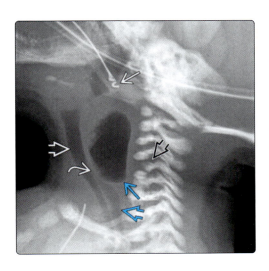
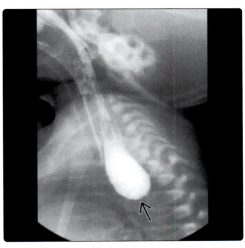

图 7-57 （左图）侧位气道 X 线片显示高位、有盲端、充气扩张的食管袋 ➡。胃肠管 ➡ 插入口咽部。一束气体填充连接气管 ➡ 与食管远端 ➡ 的气管食管瘘 ➡ 中。这例 VACTERL 综合征新生儿同样存在颈椎椎体异常 ➡。（右图）非离子造影侧位片显示食管闭锁，食管末端呈囊状 ➡。其末端明显较前例远。

肠道畸形

517

要 点

术语

- 先天性十二指肠梗阻是广义术语
  - 包括十二指肠闭锁(DA)、狭窄、十二指肠隔膜或环状胰腺

影像学表现

- 双泡征:充满液体的胃泡和十二指肠
- 持续性十二指肠积液通常不正常
- 实时成像显示胃蠕动亢进
- 胎儿胃食管反流可使胃压力间歇性减轻
- 羊水过多

主要鉴别诊断

- 远端闭锁
  - 空肠、回肠、结肠、肛门
- 腹部囊肿
  - 与胃不相通

- 羊水过多通常不典型

病理

- 十二指肠是肠梗阻最常见的部位
  - 中晚孕期最常见
- 30% 十二指肠闭锁为 21 三体
- 21 三体病例中 3%~8% 为十二指肠闭锁
- 50%~70% 十二指肠闭锁病例合并其他畸形
  - 心脏和其他胃肠道畸形最为常见

临床问题

- 所有胎儿均应行染色体核型检查
- 胎儿病例总死亡率 15%~40%
  - 取决于相关异常
- 孤立性畸形活产儿,及时手术治疗者存活率 90%~95%
- 通常在新生儿出生后即刻手术矫治

诊断要点

- 胃泡持续充盈证实诊断

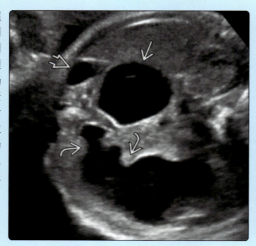 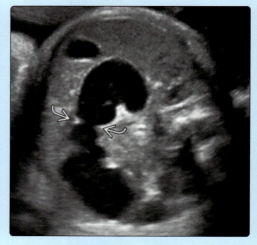

图 7-58 (左图)晚孕期超声显示胃泡扩张,皱襞明显 ➡。十二指肠球部明显增大 ➡,羊水过多。胆囊 ➡ 所在位置被十二指肠球部替代。产前无创检查显示 21 三体。(右图)实时成像显示扩张的胃泡通过开放的幽门 ➡ 与十二指肠相连,排除腹部囊性肿块。实时成像中可见蠕动亢进和通过幽门的液体流动。

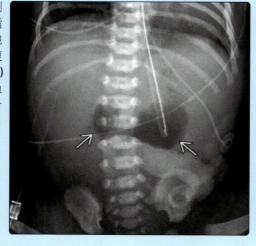 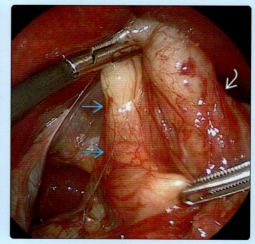

图 7-59 (左图)同一病例出生后 X 线片证实十二指肠闭锁(DA)的典型双泡征 ➡。由于近端闭锁,腹部其余部位无气体。(右图)出生后几天内,DA 患儿通常行腹腔镜十二指肠吻合术以绕过闭锁/梗阻区 ➡,注意胃 ➡。

术语

同义词

- 先天性十二指肠梗阻是广义术语
  - 包括十二指肠闭锁（DA）、狭窄、十二指肠隔膜或环状胰腺

定义

- 正常十二指肠腔化缺失，导致部分（隔膜/狭窄）或完全梗阻（闭锁）

影像学表现

一般特征

- 最佳诊断线索
  - 实时成像显示扩张的胃泡与十二指肠相连
- 十二指肠是肠梗阻最常见部位
- 正常胃切迹可能与其表现类似
- 持续性十二指肠积液通常不正常

超声表现

- 双泡
  - 充满液体的胃泡和十二指肠
  - 常见于 20 周后
  - 已有妊娠早期诊断的报道
    - 预后可能更差
  - 实时成像可显示胃蠕动亢进
- 羊水过多
  - 24 周前常检测不到
  - 多数病例在妊娠晚期出现，通常很严重
  - 液体常呈无回声
    - 至少部分胎儿胃部因胃食管反流得以间歇性减压
- 合并其他胃肠道畸形也很常见
  - 食管闭锁（EA）
    - 若无气管食管瘘，液体可积聚在食道远端、胃和十二指肠形成 C 形环
  - 远端肠闭锁，旋转不良
  - 胆道或胆囊闭锁
- 其他相关异常
  - 心脏畸形占 37%
  - 骨骼异常
    - 脊椎异常，尾部退化综合征
    - 桡骨畸形，足内翻
  - 泌尿生殖系统
    - 肾积水
    - 多囊性发育不良肾
- 胎儿生长受限
  - 摄入羊水对妊娠后期胎儿生长至关重要
  - 胃肠道梗阻位置越高，生长受限越明显
- 染色体异常
  - 30% 十二指肠闭锁胎儿为 21 三体
  - 食管闭锁合并十二指肠闭锁→21 三体风险更大
- 十二指肠梗阻的其他原因，包括十二指肠隔膜/狭窄、环状胰腺或 Ladd 索带压迫，可能到妊娠晚期才能发现
  - 当十二指肠球部不扩张且为正常细长表现时，应考虑该病
  - 羊水过多不严重

MR 表现

- 充满液体的胃和十二指肠
  - T1WI 呈低信号，T2WI 呈高信号
- MR 提供远端肠道相关信息，有利于寻找其他部位闭锁

影像学建议

- 胃泡与十二指肠相连才能确诊
- 寻找 21 三体的其他征象
  - 心脏畸形
    - 房室间隔缺损 + 十二指肠闭锁→21 三体风险大
    - 室间隔缺损，法洛四联症
  - 胃肠道：食管闭锁，脐膨出
  - 其他征象
    - 颈项皮肤增厚
    - 股骨和肱骨短
    - 鼻骨缺失或发育不全
    - 轻度脑室扩张
    - 肠管回声增强
    - 心内点状强回声
    - 肾盂扩张
    - 第五指/趾弯曲，草鞋足
- 与心脏异常高度相关，建议胎儿超声心动图检查
- 随访羊水过多

鉴别诊断

远端闭锁

- 空肠、回肠、结肠、肛门
- 远端肠管多处扩张

胃窦隔膜/闭锁

- 单泡
  - 胃扩张
  - 十二指肠不显示
- 较十二指肠闭锁少见

腹部囊肿

- 不与胃泡相通
- 通常不存在羊水过多
- 先天性胆总管囊肿
  - 右侧，靠近胆囊
  - 胆管与囊肿相通
- 卵巢囊肿
  - 仅限女性
  - 通常妊娠晚期才会出现
- 重复囊肿
  - 十二指肠重复囊肿与十二指肠闭锁难以区分
  - 大部分重复囊肿位于远段肠管
    - 回肠为最常见位置
- 肠系膜囊肿
  - 单房或多房囊性肿块
  - 常较大，肠管多位

病理

一般特征

- 病因学
  - 2种胚胎发育理论
    - 6~9周十二指肠管腔再通失败（被广泛认可）
    - 发育中的肠道发生血管损伤
- 遗传学
  - 大多散发
  - 染色体
    - 30% 十二指肠闭锁病例为21三体
    - 3%~8% 的21三体存在十二指肠闭锁
  - Feingold 综合征：家族综合征性胃肠道闭锁最常见的原因
    - 16%~31% 合并十二指肠闭锁
    - 小头畸形，小下颌畸形，并指（趾）畸形，指（趾）弯曲
    - 常染色体显性遗传；*MYCN* 基因突变
  - Mitchell-Riley 综合征（*RFX6*）：新生儿糖尿病，胰腺发育不全或环状胰腺，十二指肠和空肠闭锁，胆囊缺如
  - 异位综合征（*ZIC3*）和 4q22.3 微缺失的报道
- 相关异常
  - 50%~70% 的十二指肠闭锁合并其他异常
    - 心脏
    - 其他胃肠道
    - 骨骼
    - 泌尿生殖系统

分期、分级与分类

- Ⅰ型（最常见）
  - 肠壁和肠系膜完整
  - 隔膜状梗阻
  - 肠管近段直径远大于远段
- Ⅱ型
  - 闭锁两端由纤维条索连接
- Ⅲ型
  - 闭锁两端为盲端，中间无条索
  - 楔形肠系膜缺损

大体病理和解剖特征

- 最常累及十二指肠第二、三节段
- 梗阻点大部分靠近 Vater 壶腹
- 可能为不全梗阻（隔膜）
  - 21三体风险相同
- 常见环状胰腺

临床问题

表现

- 解剖扫查时偶然发现
- 遗传学检测异常（21三体）
- 羊水过多
- 新生儿临床表现
  - 呕吐
    - 85% 有胆汁
    - 15% 无胆汁：梗阻点位于 Vater 壶腹近端

人口统计资料

- 出生率 1~3：10 000
- 21三体胎儿最常见的胃肠道异常

自然病史与预后

- 取决于相关异常
- 胎儿总体死亡率 15%~40%
  - 即使孤立存在，同样存在晚孕期宫内死亡风险
- 如果十二指肠闭锁是活产儿的孤立性缺陷，及时手术治疗，存活率为 90%~95%
  - 如果十二指肠闭锁孤立存在，21三体不会增加死亡风险
- 再发风险与普通人群相同

处理

- 所有胎儿均应行染色体核型检查
- 遗传咨询
- 羊水减量术治疗严重羊水过多
  - 减少子宫刺激
  - 产妇心理安慰
- 分娩后立即经口胃抽吸
- 产后腹部平片
  - 若发现充满气体的双泡，术前无需其他胃肠道检查
  - 如果十二指肠远端有气体，需上消化道造影评估隔膜/狭窄
- 通常在出生后数天内进行手术矫治
  - 目前采用腹腔镜下十二指肠吻合术修复，非传统腹部横切口
  - 立即修复的禁忌证
    - 需先修复严重心脏畸形
    - 临床表现不稳定（呼吸功能不全、体液或电解质紊乱）

诊断要点

考虑

- 妊娠早期十二指肠闭锁合并食管闭锁时，胃肠扩张明显（呈 C 环），羊水过多
  - 21三体可能性大

影像判读经验

- 与胃泡相连可证实诊断
- 正常胃蠕动和明显的胃切迹可类似十二指肠闭锁
  - 寻找第二个泡的位置
    - 胃窦位于前方
    - 十二指肠位于胃内侧

参考文献

1. Bishop JC et al: The double bubble sign: duodenal atresia and associated genetic etiologies. Fetal Diagn Ther. 47(2):98-103, 2020
2. Schindewolf E et al: Genetic counseling for fetal gastrointestinal anomalies. Curr Opin Obstet Gynecol. 32(2):134-9, 2020
3. Kim JY et al: Association between prenatal sonographic findings of duodenal obstruction and adverse outcomes. J Ultrasound Med. 35(9):1931-8, 2016
4. Parmentier B et al: Laparoscopic management of congenital duodenal atresia or stenosis: a single-center early experience. J Pediatr Surg. 50(11):1833-6, 2015
5. Stoll C et al: Associated congenital anomalies among cases with Down syndrome. Eur J Med Genet. 58(12):674-80, 2015
6. Chen QJ et al: Congenital duodenal obstruction in neonates: a decade's experience from one center. World J Pediatr. 10(3):238-44, 2014

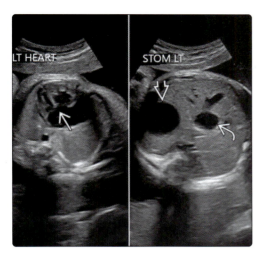

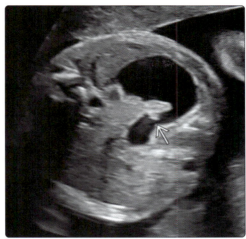

图 7-60 （左图）图示 21 三体胎儿最经典的 2 个畸形：房室间隔缺损（AVSD）➡️和十二指肠闭锁。胃泡➡️通常位于左侧腹部，其内侧的第二个小囊肿为十二指肠➡️（双泡）。（右图）稍倾斜切面证实两"泡"经幽门➡️相连，证实为十二指肠闭锁。30% 十二指肠闭锁患者为 21 三体。合并 AVSD 时高度可疑 21 三体。

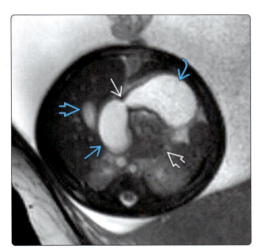

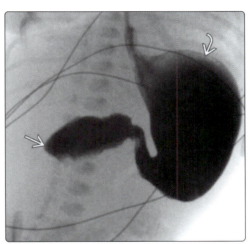

图 7-61 （左图）36 周胎儿轴位 T2MR 显示十二指肠闭锁，胃➡️、幽门➡️和十二指肠球部扩张➡️形成双泡征。胆囊➡️可用于定位。远端肠管➡️萎瘪（From DI：Pediatrics）。（右图）出生后上消化道造影显示十二指肠闭锁的典型特征，胃泡扩张➡️、十二指肠扩张➡️，盲端止于 Vater 壶腹附近。这是典型发生部位。

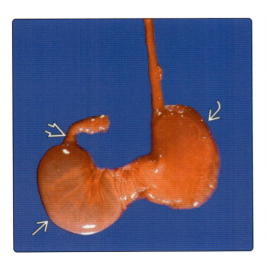

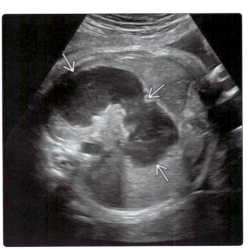

图 7-62 （左图）尸检照片显示十二指肠闭锁部位➡️，闭锁导致近端十二指肠➡️和胃泡扩张➡️。（右图）19 周胎儿横切面超声显示胃、幽门和十二指肠明显扩张，形成 C 形环➡️。C 形环提示十二指肠闭锁合并食管闭锁，形成闭合环。常在妊娠早期出现，伴严重胃肠扩张和羊水过多。针对胎儿颈部寻找食管袋盲端。

肠道畸形

要 点

术语

- 累及 1 个或多节段的小肠狭窄或闭锁

影像学表现

- 正常小肠直径小于 7mm
- 妊娠中期肠管回声增强可能是闭锁的第一征象
- 扩张、充液的肠袢进行性增大
  - "三泡征"提示近段空肠闭锁
  - "腊肠样"肠袢
- 实时超声下梗阻段肠管蠕动亢进
- 羊水过多更可能伴有近段肠管闭锁
  - 通常发生在 26 周后
- 存在肠穿孔和胎粪性腹膜炎的风险
  - 常见于回肠梗阻
- 胎儿 MR 有助于确定梗阻部位
- 超声显示肠内容物回声杂乱且 T1MR 信号强度高，提示低位肠梗阻

- 获取直肠或肛门声像图以排除肛门闭锁

主要鉴别诊断

- 胎粪性肠梗阻
- 肛门闭锁

病理

- 发育过程中血管损伤理论最受认可
- 常合并其他胃肠道异常
  - 腹裂、肠扭转、肠套叠、肠旋转不良
- 胃肠道以外异常罕见

临床问题

- 存活率大于 90%
- 远期预后取决于切除的肠管长度和伴发畸形
  - 长期后遗症包括短肠综合征、肠蠕动障碍和功能性肠梗阻
- 由于胎粪性肠梗阻与空回肠闭锁表现可能相同，因此建议对所有低位肠梗阻病例进行囊性纤维化检查

第七章 腹壁和胃肠道

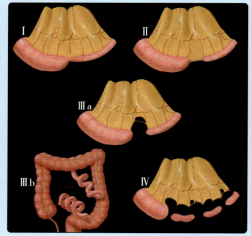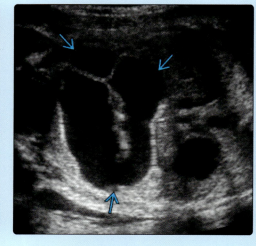

图 7-63 （左图）空肠回肠闭锁外科分型：Ⅰ型：膜性肠闭锁；Ⅱ型：肠闭锁两端有纤维条索相连，不合并肠系膜缺损；Ⅲa 型：肠闭锁合并肠系膜缺损；Ⅲb 型：被称为"苹果皮样"肠闭锁；Ⅳ型：多发性肠闭锁。Ⅲb 型更有可能为家族性。（右图）斜横切面显示空肠闭锁的典型表现：上腹部"腊肠样"扩张的肠袢➡️。实时超声评估肠蠕动对于确认肠梗阻与复杂囊性肿块很重要。

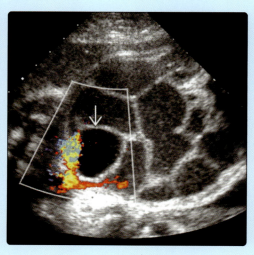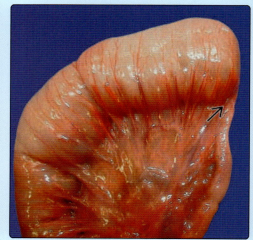

图 7-64 （左图）斜横切面彩色多普勒超声显示脐动脉在无回声的膀胱周围走行➡️。本例回肠闭锁中腹部其余部分充满扩张的低回声肠袢。肠内容物回声越杂乱，梗阻位置越低。（右图）同一病例术中照片显示异常扩张的回肠终止于纤维索带➡️。肠系膜完整，为Ⅱ型肠闭锁。

术语

定义

- 累及 1 个或多个节段的小肠狭窄或闭锁

影像学表现

一般特征

- 最佳诊断线索
  - 扩张的小肠蠕动亢进, 高度提示梗阻
- 定位
  - 空肠和回肠闭锁发生率大致相等
  - 空肠和回肠同时受累占 7%
- 据报道, 超声诊断空肠闭锁的敏感性高达 100%, 诊断回肠闭锁敏感性达 75%

超声表现

- 正常小肠
  - 直径小于 7mm
  - 中孕晚期和晚孕期通常可以显示
    - 一般可见肠蠕动
- 闭锁
  - 妊娠中期肠管回声增强可能是闭锁第一征象
  - 形成扩张、充液的肠袢
    - 肠内容物(肠液)通常呈低回声
  - "三泡征"提示近段空肠闭锁
  - "腊肠样"肠袢
  - 实时超声下梗阻段肠管蠕动亢进
  - 妊娠晚期肠管持续扩张
    - 肠管直径大于 17mm 合并羊水过多可增加诊断特异性
  - 极少数可表现为囊肿样
    - 蠕动可用于鉴别肠闭锁与其他腹部囊肿
  - 也常合并胃扩张
    - 多见于空肠闭锁
    - 可较肠管扩张早出现
- 羊水过多
  - 孕 26 周前可能不出现
  - 出现早晚和严重程度取决于闭锁部位
    - 闭锁越靠近段, 羊水过多越早出现
    - 远段空肠梗阻, 羊水过多发生率小于 50%; 回肠梗阻中羊水过多发生率更低
- 有引起肠穿孔和胎粪性腹膜炎的风险
  - 腹水
  - 腹膜钙化
  - 假性囊肿
  - 多见于远段闭锁
- 胎儿生长受限(FGR)
  - 近段闭锁更容易发生胎儿生长受限
  - 羊水的摄入对妊娠后半期胎儿生长很重要

MR 表现

- 可更好确定梗阻部位
- 梗阻的充液肠袢

- T1WI 呈低信号, T2WI 呈高信号
  - 梗阻越靠近远段, T1WI 信号越高
- 每个单独的梗阻节段之间信号强度不同
  - 依此可诊断多发闭锁
- 寻找正常结肠
  - T1WI 上胎粪为高信号

影像学建议

- 流程建议
  - 随访检查频次增加
    - 胎儿生长发育
    - 羊水过多
    - 肠管进行性扩张
    - 肠穿孔
  - 获取直肠或肛门声像图以排除肛门闭锁
- 很难确定梗阻点, 尤其是多段肠管扩张时; 可采用 MR
- 超声下肠道内容物回声越杂乱, T1WI MR 信号越高, 梗阻位置越低

鉴别诊断

胎粪性肠梗阻

- 胎粪聚集于回肠远端致梗阻
- 与闭锁难以区分
- 与囊性纤维化高度相关
  - 在妊娠中期检查时, 肠管回声增强

肠扭转

- 肠管缺血导致梗死
- 扩张肠管无蠕动
- 出血和坏死导致肠内容物回声不均
- 早期鉴别困难

肛门闭锁

- 胎儿大、小肠难以区分
- 肛门"靶环征"消失: 高回声黏膜层与环形低回声肌层
- 与 VACTERL 综合征相关

输尿管扩张

- 管状结构可能被误认为肠管
- 常伴膀胱扩张
  - 后尿道瓣膜, 腹肌发育缺陷综合征(Prune-belly 综合征, 梅干腹综合征)

正常结肠

- 晚孕期可明显显示
  - 正常直径小于 18mm

十二指肠闭锁

- "双泡征"
- 除十二指肠外, 余肠管无扩张

腹腔囊肿

- 单一囊肿, 非管状

- 无蠕动

病理

一般特征

- 病因
  - 发育过程中血管损伤理论最受认可；多种可能的机制
    - 肠旋转时肠系膜动脉扭转（妊娠第6～12周）
    - 胎儿低血压
    - 血管畸形
    - 宫内肠扭转、肠套叠、腹裂
    - 母体使用可卡因
- 遗传
  - 多为散发性
  - "苹果皮样"闭锁有家族性病例报道
  - Feingold综合征（常染色体显性遗传，常见表型：动脉导管未闭，特定的学习障碍，食指中节指骨不发育或发育低下，无脾等，译者注）
    - 家族性综合征胃肠道闭锁最常见的病因
    - 3%～16%有空肠闭锁；12%有多发性闭锁
    - 小头畸形，并指/趾，先天性指/趾侧弯
- 相关异常
  - 常合并其他胃肠道异常
    - 腹裂
    - 肠旋转不良
      - □ 寻找肠系膜上静脉（SMV），正常情况下位于肠系膜上动脉（SMA）右侧
      - □ 肠旋转不良时：肠系膜上静脉位于肠系膜上动脉左侧
      - □ 有肠扭转风险
  - 胃肠道外异常罕见
- 空肠与回肠闭锁
  - 空肠闭锁
    - 多发性闭锁（Ⅳ型）常见
    - 肠管扩张更明显
      - □ 胃扩张可能性更大
    - 穿孔概率较小
    - 与FGR高度相关
  - 回肠闭锁
    - 通常是一处闭锁
    - 较早发生穿孔，很少扩张
    - 通常不合并羊水过多

分期、分级与分类

- Ⅰ型：膜性闭锁
  - 有膜状或蹼样隔膜阻塞肠管
  - 无肠系膜缺损
  - 肠管长度正常
- Ⅱ型：两盲端间有纤维条索相连
  - 无肠系膜缺损
  - 肠管长度正常
- Ⅲa型：两盲端完全分离
  - V形肠系膜缺损
  - 肠管短
- Ⅲb型：长段相邻空肠和回肠受累（罕见的家族性）
  - 其余肠管呈螺旋形的"苹果皮样"
  - 肠系膜缺损大

- Ⅳ型：多发性小肠闭锁

临床问题

表现

- 出生前：中孕晚期和晚孕期，肠管扩张、可有羊水过多
- 出生后：腹胀、胎粪排出失败、胆汁性呕吐

人口统计资料

- 活产儿发生率1/5 000～1/3 000
- 所有肠闭锁中占比39%

自然病史与预后

- 空肠闭锁
  - 与早产相关性较高
    - 可能继发于羊水过多
  - 常合并FGR
    - 羊水是胎儿的营养来源
  - 更有可能是多发性闭锁
    - 因梗阻远端的肠管萎瘪，产前无法检测多发性闭锁
- 回肠闭锁
  - 穿孔可能性大
- 存活率大于90%
  - 影响预后的负面因素
    - 闭锁段长度增加
    - 多发闭锁
    - 近段闭锁比远段闭锁预后差
    - 肠穿孔
    - 肠扭转
- 长期预后取决于切除肠管的长度和伴发畸形
  - 短肠综合征、肠蠕动功能障碍和功能性肠梗阻等潜在并发症

处理

- 羊膜腔穿刺术或父母囊性纤维化筛查
- 羊水减量术治疗重度羊水过多
  - 减少子宫激惹
  - 孕妇的心理安慰
- 外科切除受累肠管
  - 可能需要分期手术：肠造瘘，二期肠吻合
  - 术后病程取决于手术的复杂性
    - 可能需要延长住院时间和肠外营养

诊断要点

考虑

- 建议对所有低位肠梗阻病例进行囊性纤维化检测
  - 胎粪性肠梗阻可能与低位肠闭锁表现相同

参考文献

1. Huang L et al: Antenatal predictors of intestinal pathologies in fetal bowel dilatation. J Paediatr Child Health. 56(7):1097-100, 2020
2. Li X et al: Appearance of fetal intestinal obstruction on fetal MRI. Prenat Diagn. 40(11):1398-407, 2020
3. Lau PE et al: Prenatal diagnosis and outcome of fetal gastrointestinal obstruction. J Pediatr Surg. 52(5):722-5, 2017
4. Rubio EI et al: Prenatal magnetic resonance and ultrasonographic findings in small-bowel obstruction: imaging clues and postnatal outcomes. Pediatr Radiol. 47(4):411-21, 2017

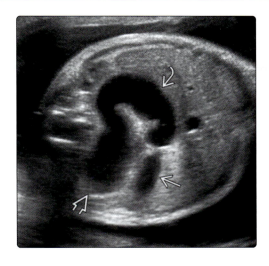 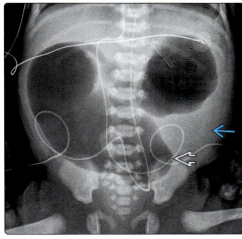

图 7-65 （左图）孕 31 周胎儿，羊水过多，扩张的肠袢可自胃�追踪至十二指肠➚，盲端终止于近段空肠➩。高位肠梗阻常合并羊水过多。（右图）出生后经鼻饲管注入空气后，X 线片显示近段空肠呈盲端➩，远段腹部无气体➩。手术证实为近段空肠闭锁。

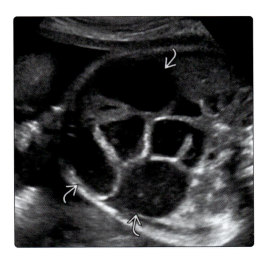 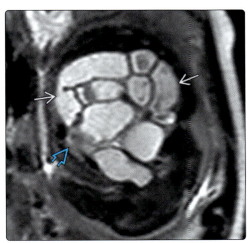

图 7-66 （左图）孕 30 周，腹部横切面超声显示多个扩张肠袢➩，呈低回声。因胎粪性肠梗阻与回肠闭锁表现相同，需进行囊性纤维化检查。（右图）同一胎儿矢状位 T2MR 显示多个肠袢充液扩张➩。梗阻点位于远段空肠或近段回肠，此处肠管内径恢复正常➩。胎儿 MR 有助于确定梗阻位置。

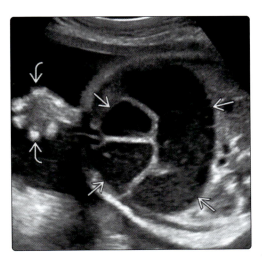 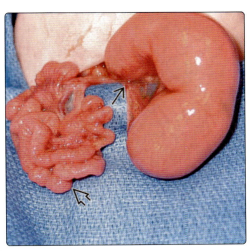

图 7-67 （左图）腹裂胎儿➩腹腔内小肠袢扩张➩。肠道闭锁常合并其他胃肠道异常。空肠 - 空肠端端吻合术治疗空肠闭锁。（右图）另一例空肠闭锁术中照片示空肠袢明显扩张，远段正常肠管萎瘪➩伴肠系膜缺损➩，为Ⅲa 型闭锁。

术语

- 结肠闭锁或狭窄
- 部位：结肠任意段
  - 升结肠（28%）
  - 结肠脾曲（25%）
  - 横结肠（23%）
  - 降结肠和乙状结肠（20%）
  - 结肠肝曲（3%）
- 最少见的肠闭锁（<10%）

影像学表现

- 单一扩张肠袢为特征性表现
  - 在结肠框位置
  - 肠内容物回声较小肠闭锁增强
  - 可能会看到肠内容物分层
- 是否合并小肠扩张，取决于回盲瓣功能
- 常在晚孕期诊断

- 寻找肛凹，以排除肛门闭锁
- MR 有助于显示扩张的结肠
  - 胎粪在 T1 加权像呈高信号

主要鉴别诊断

- 肛门闭锁
- 空肠或回肠闭锁
- 泄殖腔畸形

临床问题

- 外科分为 4 种类型
- 与先天性巨结肠有关
  - 预后较差
  - 肠管连续性外科根治手术前要进行直肠活检
- 闭锁远端结肠细小
- 治疗
  - 一期肠切除、肠吻合术
  - 结肠造瘘，二期吻合术

第七章 腹壁和胃肠道

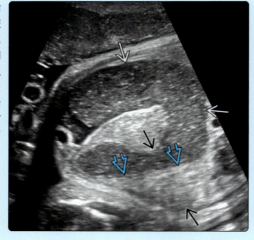
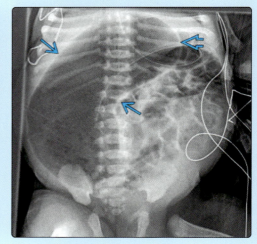

图 7-68 （左图）晚孕期胎儿结肠闭锁典型表现：腹腔周围单一扩张的肠袢 ➡️。注意肠内容物回声增强和远场肠袢 ➡️ 内碎屑分层现象 ➡️。扩张的肠内容物回声增强，提示肠腔内含有胎粪，因此可能是结肠。（右图）结肠闭锁新生儿，升结肠异常扩张 ➡️，横结肠中部 ➡️ 突然萎瘪。

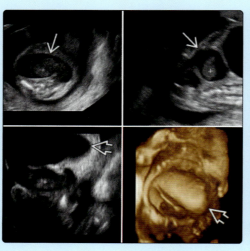
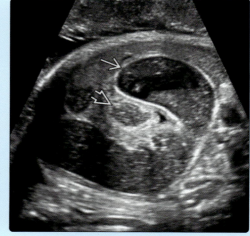

图 7-69 （左图）22 周胎儿，多平面和三维成像显示肠袢扩张 ➡️ 和低回声的肠内容物。冠状切面清晰显示盲端肠袢 ➡️ 和"相框"形态特征。注意，妊娠中期很难发现结肠闭锁。（右图）同一胎儿 34 周，因胎粪充填结肠扩张。肠袢盲端 ➡️ 再现。继发小肠扩张 ➡️，提示回盲瓣功能不全。肛凹正常。

术语

缩写

- 结肠闭锁（CA）

定义

- 累及结肠的 1 个或多个狭窄或闭锁节段

影像学表现

一般特征

- 部位
  - 升结肠（28%）
  - 结肠脾曲（25%）
  - 横结肠（23%）
  - 降结肠和乙状结肠（20%）
  - 结肠肝曲（3%）

超声表现

- 单一肠袢扩张
  - 在结肠框位置
  - 在扩张的结肠中寻找结肠袋
  - 扩张的肠内容物回声较小肠闭锁增强
  - 可能显示肠内容物分层
- 伴/不伴小肠扩张
  - 取决于回盲瓣功能
  - 如果回盲瓣功能正常，肠袢梗阻形成闭环
    - 更易穿孔
- 穿孔导致腹水
  - 引发胎粪性腹膜炎，回声增强
  - 早期穿孔，腹水呈无回声（不含胎粪）

MR 表现

- 在 T1 加权像，含有胎粪的结肠呈高信号
- 可显示远端萎瘪的结肠

影像学建议

- 流程建议
  - 观察会阴部有无肛凹（以排除肛门闭锁导致的结肠扩张）

鉴别诊断

肛门闭锁

- 在宫内，高位肛门闭锁常合并结肠扩张
- 和 VACTERL 综合征有关

空肠或回肠闭锁

- "三泡征"-近段空肠闭锁
- 小肠和结肠在腹部位置不同
- 肠内容物回声较结肠闭锁低

泄殖腔畸形

- 仅见于女性胎儿
- 盆腔内泄殖腔或阴道积液

病理

一般特征

- 病因
  - 经典的血管损伤理论
    - 血栓形成、肠扭转、肠绞窄→肠坏死→肠道重吸收
  - 胚胎期形态形成紊乱理论
- 相关异常
  - 47% 病例伴发相关异常
  - 先天性巨结肠（2%～8%）
    - 主要问题是治疗方案
      - 一期吻合或暂时性造瘘
  - 多发性肠闭锁
  - 腹壁缺损
  - 肠旋转不良
  - 胆总管囊肿

分期、分级与分类

- 外科分型
  - 1 型：隔膜型闭锁
  - 2 型：结肠盲端 + 纤维条索 + 肠系膜完整
  - 3 型：两结肠盲端完全不相连
  - 4 型：多发闭锁

临床问题

表现

- 最常见的体征/症状
  - 新生儿期进行性肠管扩张
  - 2/3 的病例术前未确诊
- 其他体征/症状
  - 远端结肠细小

人口统计资料

- 流行病学
  - 活产儿发生率：1/66 000
  - 在所有肠闭锁中占比＜10%
- 危险因素
  - 孕妇使用缩血管药物
    - 可卡因、安非他明、尼古丁、血管收缩剂

自然病史与预后

- 闭锁合并先天性巨结肠预后较差

处理

- 一期肠切除、肠吻合术
  - 近段扩张的结肠功能较差
  - 切除至内径正常段后再吻合
- 一期造瘘，二期肠吻合术
- 建议在肠吻合前行直肠活检以排除先天性巨结肠

诊断要点

影像判读经验

- 扩张的结肠符合典型的相框形态

参考文献

1. Ishii D et al: Congenital multiple colonic atresias with intestinal malrotation: a case report. Surg Case Rep. 6(1):60, 2020
2. Zhou JL et al: Radiological feature of colonic atresia. Arch Dis Child Fetal Neonatal Ed. 103(3) F263, 2018
3. El-Asmar KM et al: Colonic atresia: association with other anomalies. J Neonatal Surg. 5(4):47, 2016
4. Goruppi I et al: Role of intraluminal bowel echogenicity on prenatal ultrasounds to determine the anatomical level of intestinal atresia. J Matern Fetal Neonatal Med 1-6, 2016

肠道畸形

要 点

术语

- 高位闭锁（肛提肌以上）、低位闭锁（肛提肌以下）

影像学表现

- 正常肛凹或靶环征不显示
- 13～16 周盆腔内出现腊肠样扩张的肠袢，中孕期可能消失，晚孕期再现
  - 孤立存在时可能漏诊，如果仅行中孕期超声检查，更易漏诊
- 肠腔内粪石样钙化
  - 膀胱结肠瘘所致
- T1WI MR 较易显示直肠会阴部开口
  - 直肠内充满胎粪呈高信号，易于识别（T2WI 呈低信号）

主要鉴别诊断

- 晚孕期正常结肠
- 小肠闭锁

病理

- 大部分与其他异常有关，尤其是泌尿生殖系统
- 与 VACTERL 综合征、OEIS 综合征有关
  - 尿直肠隔畸形序列征
- 文献报道与 18 三体、21 三体有关，多为散发

临床问题

- 进行核型检测，尤其是多发异常
  - 染色体正常不能排除综合征
- 预后取决于相关畸形
- 单纯肛门闭锁预后相对较好
- 需紧急外科手术减压
- 再发风险（发病率）3%～4%

诊断要点

- 出现任何肠管、脊柱或生殖器异常时，应注重观察直肠/肛门

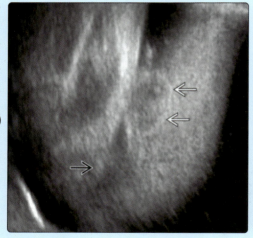
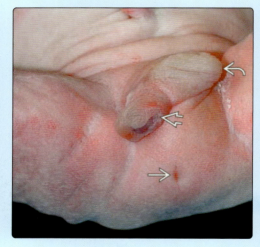

图 7-70 （左图）双绒双胎之一，横切面超声显示会阴部。在预期肛门位置未见肛凹或"靶环征"（由周边环绕的低回声肌层和中间高回声黏膜层组成）➡️，且阴茎短小、末端变钝、睾丸未降（阴囊空虚）➡️。（右图）临床照片显示会阴部开口极小 ➡️，提示低位肛门闭锁。以及睾丸未降 ➡️和尿道下裂➡️。

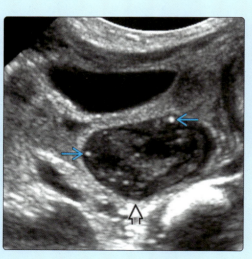
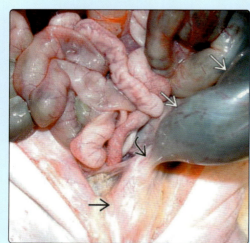

图 7-71 （左图）本例肛门闭锁合并 VACTERL 综合征胎儿腹部横切面超声显示直肠扩张 ➡️，含有钙化的粪石 ➡️。排泄性膀胱尿路造影证实直肠与膀胱间有瘘管。（右图）另一病例尸检照片显示扩张结肠末端 ➡️与膀胱 ➡️间有瘘管 ➡️连接。尿液和胎粪混合导致钙化，形成超声所见的"粪石"。

术语

定义

- 高位肛门闭锁：在肛提肌以上，不合并会阴瘘
- 低位肛门闭锁：在肛提肌以下，合并会阴瘘

影像学表现

超声表现

- 不能显示正常的肛凹或"靶环征"
  - 正常横切面表现：低回声环内有高回声黏膜
  - 正常冠状面表现：低回声壁之间的高回声黏膜线，延伸至会阴
  - 从 20 周开始，无其他异常表现表明直肠发育正常
- 肠管可能扩张
- U 形或 V 形肠管，不向会阴部延伸
- 高位闭锁常合并泌尿道瘘和胎粪钙化
  - 寻找肠腔内粪石移动

MR 表现

- T1WI 能清晰显示直肠延伸至会阴开口
  - 直肠内充满胎粪呈高信号，易于识别（T2WI 呈低信号）
    - 不论性别，均紧邻膀胱
    - 20 周以后应延伸至膀胱颈下方 10mm 以上
  - 正常直肠最大直径在 24 周时为 8mm，35～38 周时为 16～18mm
  - MR 在 20 周以后最佳，20 周以前胎粪不易被识别
- 若泄殖腔存留，会出现除膀胱和直肠外的第三个结构（扩张的阴道）
- 可以显示出在超声上显示不满意的肠管扩张
- 直肠尿道瘘者 T2 加权像上信号增高（正常胎粪为低信号）

影像学建议

- 流程建议
  - 当有任何肠道、脊柱远端或生殖器异常时，请注意扫查直肠/肛门
  - 均需行胎儿超声心动图检查

鉴别诊断

晚孕期正常结肠

- 通常明显显示：直径不超过 18mm

近段肠道闭锁

- 比远段闭锁症状出现更早，肛门正常

病理

一般特征

- 相关异常
  - 产前诊断病例中 80%～90% 合并其他异常，这一比例在出生后诊断病例中为 50%

临床问题

表现

- 在 13～16 周盆腔为出现腊肠样扩张的肠袢，中孕期可能会消失，晚孕期再出现
- 其他异常为主要诊断，针对性扫查才能发现伴发肛门闭锁

人口统计资料

- 流行病学
  - 占活产数的 1∶5 000～1∶1 500
  - 男女比例约 3∶2

自然病史与预后

- 取决于相关畸形，单纯肛门闭锁预后相对较好
- 低位肛门闭锁，出生后手术修复
- 高位肛门闭锁，结肠造瘘，1～3 个月后手术修复
- 再发风险（发病率）3%～4%

诊断要点

影像判读经验

- 发现任何肠道、脊柱或生殖器异常时，注意扫查直肠/肛门

参考文献

1. Ahn JH et al: Accompanied anomalies in anal atresia or tracheo-esophageal fistula: comparison with or without VACTERL association. Birth Defects Res. ePub, 2021
2. Su YM et al: Prenatal evaluation for detection of anorectal atresia: value of ultrasound. J Ultrasound Med. 38(6):1501-9, 2019
3. Bronshtein M et al: Transient distention of right posterior located sigma, a new sonographic sign for the prenatal diagnosis of anal atresia. J Clin Ultrasound. 45(3):160-2, 2017

肛凹缺失

	腹壁缺损	膀胱	粪石	多发异常
单纯肛门闭锁	否	正常	可能有	否
泄殖腔畸形	否	萎瘪	盆腔囊肿内液-液分层	否
泄殖腔外翻	是	缺失	否	是
VACTERL 综合征	否	大部分正常	可能有	是
AWD=腹壁缺损；VACTERL 综合征的肾脏异常可导致尿量减少和膀胱变小。				

肠道畸形

要 点

术语

- 胚胎发育早期泄殖腔分裂失败导致的复杂畸形
- 解剖异常程度与发育停止的时间有关
  - 从泌尿生殖窦(两个会阴开口)到泄殖腔发育不全(无会阴开口)
  - 经典泄殖腔定义为尿道、阴道和后肠汇合成共同通道,通过单个会阴开口排泄

影像学表现

- 膀胱后方囊性包块(阴道积液)伴液 - 液分层或液体 - 碎屑分层
  - 约80%病例存在子宫、阴道重复畸形,主要表现为阴道积液
  - 阴道重复者在锥形积液中可见线形隔膜
- 合并其他异常比例很高;泌尿生殖系统、肠道和腰骶部最常见
- 对会阴进行高分辨率成像,寻找生殖器异常和肛凹缺失
- T1MR 未见填充胎粪的高信号直肠

临床问题

- 在新生儿期立即引流阴道积液至关重要
- 手术修复目标是大小便可控和性功能正常

诊断要点

- 1/2 以上病例因无阴道积液,不会出现囊性包块
- 无阴道积液时,发现泌尿生殖系统、腰骶部及远端肠道异常也应警惕泄殖腔异常

图 7-72 (左图)图示典型泄殖腔畸形的阴道纵隔➡️和双子宫畸形↪️。阴道较子宫扩张明显,扩张可能很严重。可经输卵管逆流导致腹水。(右图)盆腔 MR T2WI 显示双阴道➡️,逐渐变细并梗阻↪️。注意与会阴部关系➡️,提示高位梗阻。羊水过少常见。

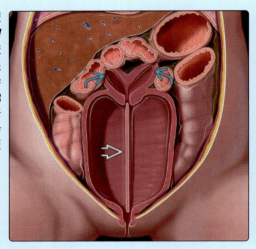 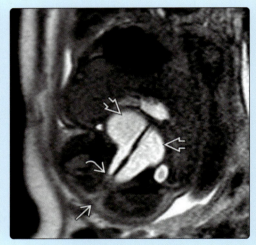

图 7-73 (左图)冠状切面超声显示液体 - 碎屑分层↪️,代表阻塞的双阴道中的分层碎屑(注意阴道纵隔➡️)。碎屑来源于尿液与阴道分泌物(有或无胎粪)混合物。(右图)冠状位 T2WI MR 显示垂直方向的阴道纵隔➡️,此病例中出现不对称性扩张,右侧显著增大。两侧都有液平➡️。注意会阴扁平➡️,无正常直肠。

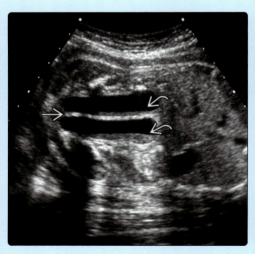 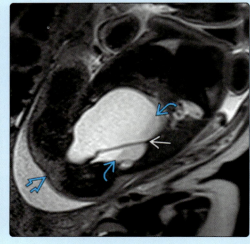

术语

定义

- 胚胎发育早期泄殖腔分裂失败导致的包括先天性后肠和泌尿生殖系统异常的系列复杂畸形
  - **泄殖腔发育不全**：最严重的形式，完全没有会阴开口
  - **经典（永存）泄殖腔**：泌尿、生殖和后肠结构汇合成单一共同通道
  - **泌尿生殖窦**：在正常尿道的位置，由一共同通道引流尿道和阴道（泌尿生殖窦），肛门位置正常
  - **后泄殖腔**：泌尿生殖窦向后偏移，引流至直肠前壁
  - **泄殖腔变异型**：泌尿生殖窦伴肛门向前移位
- 泄殖腔是下水道的拉丁语

影像学表现

一般特征

- 最佳诊断线索
  - 膀胱后有分隔的囊性肿块（阴道积水）伴液-液或液体-碎屑分层
    - 垂直的阴道隔形成双叶形
      - 可能不对称，一侧明显较大
- 大小
  - 在妊娠后期可能会随尿液增多而增大
- 形态
  - 圆锥形、充满液体的团块呈漏斗样延伸至会阴，常有单一直隔

超声表现

- 膀胱后方盆腔囊性包块
  - 尿液与阴道分泌物、有或无胎粪的混合物形成液体-碎屑分层
  - 在约80%阴道积水的病例中可观察到垂直的阴道隔
    - 双子宫（米勒管）畸形也很常见，但在产前不常见
    - 阴道壁显著膨胀，子宫则不然
- 常见泌尿系统异常
  - 双侧肾盂积水
    - 外因性输尿管梗阻
    - 膀胱出口梗阻
  - 多囊性发育不良肾
  - 肾盂输尿管梗阻
  - 肾异位或发育不全
  - 膀胱异常
    - 膀胱缺失/膀胱萎瘪
      - 尿液优先进入顺应性好的阴道而使膀胱萎瘪
    - 膀胱扩张
      - 最初，尿液通过输卵管减压
      - 最终，化学刺激可能会阻塞输卵管，导致阴道和膀胱进行性扩张
- 肛凹缺失

- 腹水
  - 经输卵管逆流的尿性腹水
- 不同程度的肠扩张/梗阻
  - 阴道积水压迫所致
  - 肠闭锁
  - 警惕肠结石：尿液与胎粪混合形成小的、可移动的腔内结石（"大理石"）
- 生殖器外观模糊
- 常见羊水过少
- 远端脊柱和脊髓异常
  - 尾部退化序列征，骶骨发育不全
  - 脊髓栓系
- 先天性心脏异常
- 肢体缺陷

MR 表现

- T1WI：无正常充满胎粪的高信号直肠
  - 轻度泌尿生殖窦畸形可有正常直肠
- T2WI：高信号囊性肿块伴低信号碎屑分层
  - 双子宫双阴道
  - 尿路异常，包括膀胱前移、肾异常、肾积水和输尿管积水
  - 腰骶部异常，脊髓栓系

影像学建议

- 最佳成像工具
  - 应用超声认真追踪扫查结构，以确定器官来源及梗阻部位
  - 选择高分辨率超声评价胎儿会阴部
  - 应用胎儿 MR 寻找 T1 加权像呈高信号的直肠并进一步评估泌尿生殖系统解剖
- 流程建议
  - 经胎儿盆腔矢状位薄层扫描 T2 序列评估阴道与会阴的关系
  - 矢状面 T1 加权像梯度回波序列寻找充满胎粪的直肠及直肠与会阴的关系
  - 仔细寻找其他常见先天异常
  - 进行胎儿超声心动图检查

鉴别诊断

孤立性阴道积液

- 单房，无双阴道
- 肛凹正常
- 正常胎粪充盈的直肠
- 尽管可能由于肿块压迫而梗阻，肾脏和膀胱通常发育正常

卵巢囊肿

- 通常远离中线
- 肾脏、膀胱和肛凹正常

腹部/盆腔淋巴管瘤

- 肾脏、膀胱正常

- 壁薄、多房样结构
- 侵入周围器官

盆腔异位肾梗阻

- 寻找扩张的肾盏
- 肾窝空虚并肾上腺平卧

肠重复囊肿

- 囊壁有分层提示为肠道,以此区分肠道与泌尿道

病理

- 病因学
  - 胚胎发育停滞
    - 泄殖腔持续到第 5 周,此时尿直肠隔将泌尿生殖窦(前)与肛门直肠(后)分开
    - 泌尿生殖窦进一步分化为膀胱/尿道和阴道
  - 音猬因子(一种分泌蛋白质,在发育过程中控制神经祖细胞、神经元和神经胶质细胞的形成,译者注)、同源框、激素失调和遗传原因都与之有关
- 遗传学
  - 与非整倍体无关

大体病理和解剖特征

- 会阴口数量是出生时诊断的关键
  - 无会阴口
    - 诊断泄殖腔发育不全
      - □ 泌尿生殖系统和后肠与会阴完全缺乏连接
  - 单一会阴口
    - 诊断泄殖腔畸形
    - 共同通道引流膀胱、阴道和直肠
    - 会阴口的位置对手术和预后具有重要意义(即靠后开口的后泄殖腔较轻,因为肛门完整)
  - 两个会阴口
    - 泌尿生殖窦
      - □ 共同通道引流尿道及阴道(泌尿生殖道窦)伴肛门正常
    - 泄殖腔变异型
      - □ 泌尿生殖窦伴邻近的肛门向前移位

临床问题

表现

- 最常见的体征/症状
  - 常规产前筛查发现盆腔囊性肿块
- 22%~25%病例出生时有阴道积液
  - 无阴道积液会明显降低产前诊断的敏感性
    - 仔细注意其他支持诊断的伴发异常可提高检出率
- 产前影像学检查常漏诊
  - 回顾性分析发现仅6%提出诊断

人口统计资料

- 流行病学
  - 泌尿生殖窦:活产儿发生率0.6∶10 000
  - 经典泄殖腔:活产儿发生率1∶50 000~1∶20 000

自然病史与预后

- 泄殖腔畸形一般为非致死性
  - 泄殖腔发育不全是个例外,很少存活至新生儿期后
- 发病率与共同通道长度和肛门位置有关
  - 短泄殖腔(<3cm)术后失禁率较低
    - 排尿节制:72%
    - 自主排便:68%
  - 长泄殖腔(>3cm)术后失禁率较高,尤其是尿失禁
    - 排尿节制:28%
    - 自主排便:44%
  - 肛门位置正常表示完整的齿状线、神经支配和肌肉组织
    - 手术效果好,自主排便率高
- 20%~50%有一定程度的肾功能损害

处理

- 新生儿期早期进行手术以实现大小便控制和正常性功能
- 新生儿期即时引流阴道积液非常重要
- 出生后早期结肠造瘘术,可行或不行膀胱镜检查、阴道镜检查
- 短泄殖腔的外科修复更为简单,可在大多数儿科医院进行
- 长泄殖腔的外科修复更为复杂,应由受过专业训练和有经验人员在专业中心进行

诊断要点

影像判读经验

- 盆腔囊性包块伴液体-碎屑分层应怀疑泄殖腔异常
- 泄殖腔的产前诊断易被忽视
  - 仅30%~50%病例出现阴道积液
- 泌尿生殖系统、腰骶部和肠道异常也应引起怀疑
  - 如果存在这些异常表现,一定仔细评估会阴部
  - 几乎所有23~34周胎儿均可见正常肛凹

参考文献

1. Thomas DFM: The embryology of persistent cloaca and urogenital sinus malformations. Asian J Androl. 22(2):124-8, 2020
2. Dannull KA et al: The spectrum of cloacal malformations: how to differentiate each entity prenatally with fetal MRI. Pediatr Radiol. 49(3):387- 98, 2019
3. Wood RJ et al: Cloacal malformations: technical aspects of the reconstruction and factors which predict surgical complexity. Front Pediatr. 7:240, 2019
4. Acién P et al: The presentation and management of complex female genital malformations. Hum Reprod Update. 22(1):48-69, 2016
5. Peiro JL et al: Prenatal diagnosis of cloacal malformation. Semin Pediatr Surg. 25(2):71-5, 2016
6. Winkler NS et al: Cloacal malformation: embryology, anatomy, and prenatal imaging features. J Ultrasound Med. 31(11):1843-55, 2012

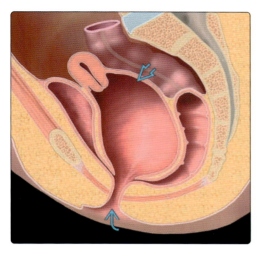 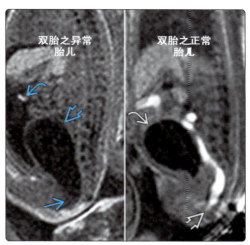

图 7-74　（左图）矢状切面图像显示单一共同通道（泄殖腔）↗，阴道积液⇨对直肠和膀胱产生占位效应。（右图）矢状位 T1WI MR 图像显示双胎中存在异常者有泄殖腔。双胎中正常胎儿可见高信号、充满胎粪的直肠延伸至会阴➡以及低信号、充满液体的膀胱➡。泄殖腔畸形胎儿直肠未显示。扩张的阴道⇨漏斗朝向会阴⇨，推挤膀胱向前移位➡。

双胎之异常胎儿　　双胎之正常胎儿

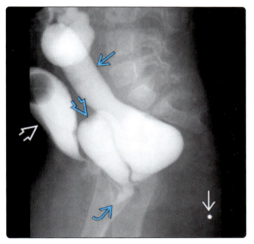 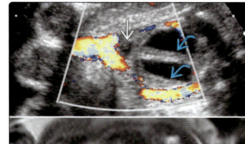 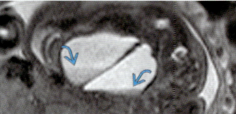

图 7-75　（左图）膀胱➡和结肠⇨同时注射造影剂显示阴道⇨充盈，3 个结构汇聚为一小的泄殖腔⇨。在肛门位置放置一个标记物➡。（右图）泄殖腔畸形的超声和 MR 图像显示一有分隔的盆腔囊性肿块，存在液体 - 碎屑分层⇨和膀胱萎瘪➡。尿液顺流入正常阴道使其逐渐膨胀。腹水可经输卵管逆流。

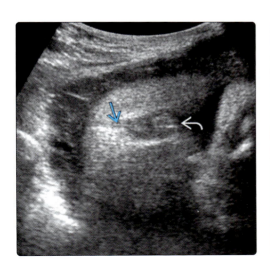 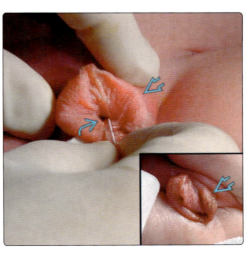

图 7-76　（左图）经腹超声检查胎儿会阴，正常肛门位置⇨未见肛凹。阴唇位于前方➡，被确诊为典型泄殖腔，有 1 个会阴口。（右图）会阴部临床照片显示阴唇异常➡，打开可见单孔⇨，诊断为泄殖腔。此开口代表膀胱、阴道和直肠的共同引流通道。

肠道畸形

要 点

术语

- 肠系膜扭转引起闭环梗阻
  - 引起严重梗阻和血管损害

影像学表现

- 肠扩张,尤其是单个扭结环
  - 形成"咖啡豆征"
- 腔内低回声内容物来源于梗死、坏死和出血
  - 引起液 - 液平或液体 - 碎屑分层
- 腹水常见
- 可并发穿孔和胎粪性腹膜炎
- 实时评估很重要
  - 梗死肠失去蠕动功能
- 寻找旋转的肠系膜血管(漩涡征)
- 随着胎儿整体状况的恶化,可能出现水肿

主要鉴别诊断

- 空肠、回肠闭锁
  - 梗阻的肠祥常见蠕动亢进

病理

- 大多数与旋转不良有关,伴有短小的可移动肠系膜附着

临床问题

- "患病"胎儿胎动减少,无应激试验无反应
- 可导致胎死宫内
- 应考虑紧急分娩
- 结局与扭转时坏疽段长度和胎龄相关

诊断要点

- 之前正常妊娠中新发扩张肠祥,需考虑肠扭转

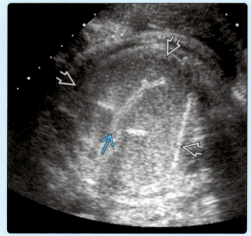
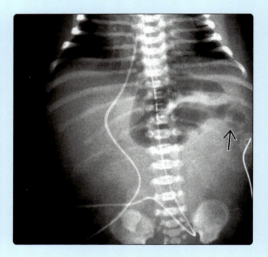

图 7-77 (左图)36 周胎儿腹部横切面超声显示单个肠段扩张 ➦。内充满等回声碎屑,动态观察无蠕动。注意中间的强回声线 ➢ 形成咖啡豆征。(右图)产后 X 线片显示腹部膨隆,肠梗阻部位气体 ➢ 突然消失。扭转一般发生于旋转不良时。这是突发事件,在妊娠早期胎儿扫查中多正常。

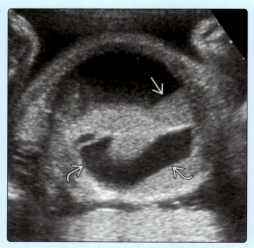
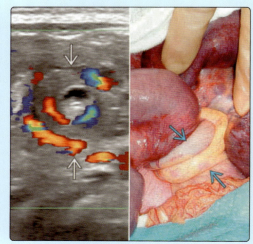

图 7-78 (左图)胃水平 ➦ 横切面超声显示肠祥扩张,伴液 - 液平 ➢。这是扭转征象之一,提示出血和坏死。手术证实小肠扭转伴广泛肠梗死。(右图)新生儿彩色多普勒超声显示漩涡征 ➢。肠系膜呈团块状,血管旋转。术中照片显示肠系膜扭转 ➢,周围肠管扩张,色暗。(From DI: Pediatrics)。

术语

定义

- 肠系膜扭转引起的闭环梗阻
  - 引起严重梗阻和血管损害

影像学表现

超声表现

- 肠襻扩张
  - 单个扭结环非常具有提示性
    - 形成"咖啡豆征"
  - 梗阻近端可见多个扩张的肠襻
- 妊娠早期扫查可正常
  - 扭转是突发事件，通常大于 27 周
- 腔内低回声内容物为梗死、坏死和出血
  - 形成液 - 液平或液体 - 碎屑分层（据报道 39% 病例中出现）
- 彩色多普勒显示漩涡征
  - 肠系膜血管扭转
  - 最具特异性声像图，仅 77% 病例有此征象
  - 在团块状肠系膜内出现血管球
- 腹水
  - 常见，伴或不伴肠穿孔
  - 穿孔可导致胎粪性腹膜炎伴假性囊肿和腹膜钙化
- 胎儿整体情况恶化时可能出现水肿

影像学建议

- 实时评估很重要
  - 梗阻的肠管蠕动功能丧失
    - 肠襻梗阻但尚未坏死，常伴有蠕动亢进
- 彩色多普勒重点扫查肠系膜上动静脉
- 三维容积采集与多平面重建评价肠系膜
- 因与胎儿贫血相关，所以需要关注大脑中动脉多普勒

鉴别诊断

空肠，回肠闭锁

- 梗阻的肠襻通常蠕动亢进
- 随孕周增大，肠管扩张可能保持稳定或进展
  - 不同于肠扭转的突然扩张
- 也可能穿孔并引起胎粪性腹膜炎/形成假性囊肿

十二指肠闭锁

- "双泡征"
- 动态观察胃与十二指肠相通

肠套叠

- 极罕见，宫内难以诊断
- 在肠套叠部位寻找靶环征
- 可能与闭锁表现难以区分

病理

一般特征

- 病因
  - 大多数与旋转不良有关，伴有短小的可移动肠系膜附着
  - 胎儿病例一般累及小肠
- 遗传
  - 散发，与染色体无关
- 相关异常
  - 空肠/回肠闭锁可与肠扭转并存
  - 囊性纤维化发病率增加
  - 新生儿病例队列中存在先天性膈疝、腹裂、脐膨出和腹部内脏异位

临床问题

表现

- 肠管扩张，通常在妊娠晚期出现
  - 可能之前检查正常
- "患病"胎儿胎动减少，无应激试验无反应

人口统计资料

- 流行病学
  - 活产儿肠旋转不良发生率 1∶6 000，此为肠扭转的诱发因素
    - 宫内肠扭转少见

自然病史与预后

- 可导致胎死宫内
- 有自行复位的文献报道
- 结局不定
  - 与扭转时坏疽段长度和胎龄有关
  - 晚发和即刻切除者预后较好

处理

- 应考虑紧急分娩
- 分娩时需要儿外科医生会诊立即手术

诊断要点

考虑

- 之前正常妊娠，新发肠襻扩张

影像判读经验

- 可疑征象：扩张的低回声肠襻蠕动消失并出现腹水
  - 超声表现反映血管损害与肠梗死

参考文献

1. Huang L et al: Antenatal predictors of intestinal pathologies in fetal bowel dilatation. J Paediar Child Health. 56(7):1097-100, 2020
2. Bartholmot C et al: Prenatal diagnosis of antenatal midgut volvulus: specific ultrasound features. Prenat Diagn. 39(1):16-25, 2019
3. Sciarrone A et al: Fetal midgut volvulus: report of eight cases. J Matern Fetal Neonatal Med. 29(8):1322-7, 2016

肠道畸形

要 点

术语

- 胃肠道重复,有肠壁和肌层
  - 前肠占 40%
  - 中肠和后肠占 60%
    - 回肠为最常见部位
- 分为囊肿型(80%)或管状型(20%)
  - 管状型可能与肠道相通,通常在宫内难以发现

影像学表现

- 肠道特征:高回声黏膜和浆膜间存在低回声肌层
- 获取聚焦于囊肿的放大高频图像以评估囊壁
- 几乎不引起肠梗阻
- 不同位置的囊肿表现各异
  - 食管:通常伴有椎体异常
    - 可能导致口腔肿块和气道阻塞
  - 胃:表现为胃腔内囊肿
  - 肠:孤立性腹腔囊肿

主要鉴别诊断

- 肠系膜囊肿
  - 通常是多房
  - 单房囊肿可能与肠道囊肿表现相同
- 卵巢囊肿
  - 女性胎儿最常见的腹部囊性肿块
- 胎粪性假性囊肿
  - 壁厚,形态不规则
  - 胎粪性腹膜炎的其他后遗症
- 胆总管囊肿
  - 寻找和囊肿连通的胆管

诊断要点

- 仔细观察囊壁有无各层肠壁形成的环状外观(肠道特征)

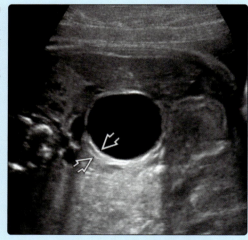
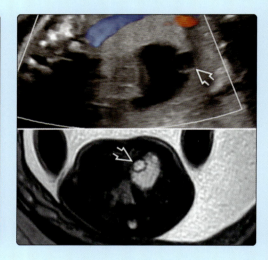

图 7-79 (左图)腹部囊肿高频超声检查显示明显三层肠壁特征 ➡:高回声黏膜层、低回声肌层和高回声浆膜层。虽然与其他腹部囊肿存在重叠表现,但这些特征使肠重复囊肿成为最可能的诊断(手术证实)。(右图)膈疝胎儿矢状切面超声和轴位 T2MR 显示胃腔内囊肿 ➡,是典型的胃重复囊肿。

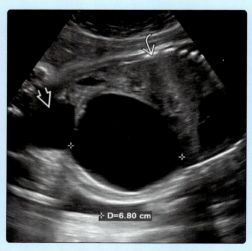
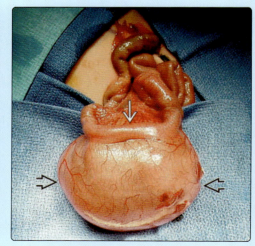

图 7-80 (左图)35 周胎儿斜冠状切面超声显示腹部一巨大的无回声囊肿(膀胱 ➡,肝脏 ➡)。囊肿较大时,肠壁被拉伸,肠道特征可能不明显使特异性诊断更加困难。(右图)同一病例术中照片显示大的囊肿 ➡ 附着于回肠袢 ➡。组织学证实为肠重复囊肿。重复囊肿可发生在胃肠道任何部位,回肠最常见。

术语

定义

- 胃肠道重复，有肠壁和肌肉层
  - 可为囊肿型（80%）或管状型（20%）

影像学表现

一般特征

- 最佳诊断线索
  - 厚壁囊肿伴囊壁分层（肠道特征）
- 定位
  - 前肠占40%
  - 中肠和后肠占60%
    - 回肠为最常见部位

超声表现

- 液体常呈无回声，但也可有回声
- 不同位置的囊肿表现各异
  - 肠：孤立性腹腔囊肿
  - 胃：表现为胃腔内囊肿
  - 食管
    - 个位数的病例报道中，病变发生在舌根部，导致口腔包块及气道阻塞
    - 纵隔囊肿
    - 通常与椎体异常有关，尤其是半椎体
- 可能有多个
- 很少引起肠梗阻，导致肠管扩张
- 管状型可能与肠道相通，因此无积液
  - 宫内难以发现
- 高频成像可以分辨高、低回声相间的多层结构
  - 黏膜层，黏膜下肌层，黏膜下层，固有肌层，浆膜层
  - 宫内通常仅显示3层
    - 低回声的肌层位于高回声的黏膜层与浆膜层之间

影像学建议

- 确定囊肿位于腹腔内，与泌尿系统无关
  - 大多数腹部囊性包块与泌尿系统有关
- 获取放大的高分辨率图像，观察壁的厚度和形态
  - 囊肿后壁更易评估
- 随访肠管扩张、羊水过多病例

鉴别诊断

肠系膜囊肿

- 通常为多房
- 单房肠系膜囊肿可能与肠道囊肿表现相同
- 很少引起肠梗阻

卵巢囊肿

- 女性胎儿最常见的腹部囊性肿块
- 通常晚孕期出现

胎粪假性囊肿

- 厚而不规则的壁
- 胎粪性腹膜炎的其他后遗症
  - 腹膜钙化，肠管扩张

胆总管囊肿

- 右上腹部
- 寻找和囊肿相连的胆管

肠管扩张

- 呈管状
- 内容物呈无回声（肠液）
- 确定存在肠蠕动

脐尿管囊肿

- 位于腹中线膀胱和脐带插入点之间

病理

一般特征

- 胚胎学：2个主要理论
  - 异常再通
    - 早期消化道为实性
    - 正常腔化由发育中的空泡融合而成
    - 如果空泡分裂成两组并有隔膜，就会发生重复
  - 脊索异常分离
    - 解释了食管重复畸形与椎体异常的关系

临床问题

表现

- 宫内
  - 通常偶然发现
  - 可能引起肠梗阻
- 大多数出现在儿童时期
  - 肠套叠，出血，腹痛
  - 大多数在2岁前被诊断

处理

- 产后检查明确诊断
- 外科切除

诊断要点

影像判读经验

- 切记观察囊壁有无各层肠壁形成的环状外观（肠道特征）
  - 虽然这种表现高度提示肠重复囊肿，但仍与其他腹部囊肿存在重叠
  - 需要产后评估

参考文献

1. Kapadia SG et al: In utero ileal volvulus and intestinal perforation associated with enteric duplication cyst presenting with preterm labour and acute abdomen in newborn. BMJ Case Rep. 12(11), 2019
2. Gerscovich EO et al: A reminder of peristalsis as a useful tool in the prenatal differential diagnosis of abdominal cystic masses. J Ultrason. 17(69):129-32, 2017

要 点

术语

- 宫内肠穿孔导致化学性腹膜炎

影像学表现

- 85%病例有腹腔内钙化
- 分布于腹膜表面
  - 沿肝包膜最清楚
  - 也可能在阴囊内（胎粪性睾丸鞘膜炎）
- 腹水由溢出物和炎症反应所致
- 封闭穿孔引起胎粪性假性囊肿
  - 壁厚，形态不规则
- 肠梗阻继发胎粪性腹膜炎时可见肠管扩张
- 缺血导致穿孔，无肠管扩张

病理

- 提出 2 种穿孔机制

- 原发性缺血或肠道异常
- 有穿孔风险的肠道异常：闭锁（远端比近端风险更大）、胎粪性肠梗阻、肠扭转

临床问题

- 囊性纤维化的遗传咨询
- 穿孔在宫内自行愈合，无长期后遗症
- 复杂性腹膜炎（肠管扩张、持续性假性囊肿、腹水）患者必须在三级医疗机构分娩并计划手术干预
- 肠闭锁、早产儿和低体重儿发病率/死亡率最高

诊断要点

- 胎粪性腹膜炎的肝脏钙化位于被膜表面，而感染引起肝实质内钙化
  - 当在两个部位发现钙化时，考虑感染引发穿孔

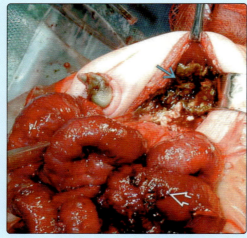
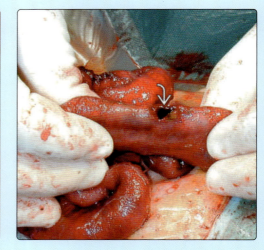

图 7-81　（左图）术中照片显示腹腔内有大量胎粪➡️溢出。肠袢增厚，浆膜表面沾满胎粪➡️。（右图）穿孔部位➡️位于回肠远端。没有肠道扩张或闭锁的迹象，穿孔很可能是由于局部缺血所致。

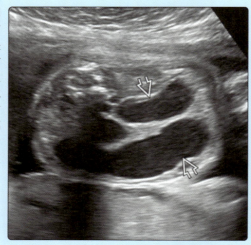
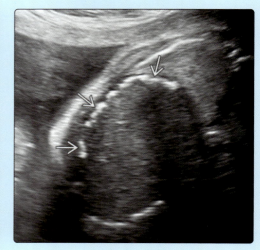

图 7-82　（左图）本例 29 周回肠闭锁胎儿显示多个扩张的小肠袢➡️。肠闭锁是穿孔的重要危险因素。（右图）同一病例，没有腹水，但肝脏矢状切面上可见钙化沿被膜分布➡️，提示之前有胎粪性腹膜炎穿孔。钙化位于被膜上而非感染时位于实质内，确定这一点至关重要。

术语

定义

- 宫内肠穿孔导致的化学性腹膜炎

影像学表现

一般特征

- 最佳诊断线索
  - 腹水、钙化和肠管扩张同时存在可确定诊断

超声表现

- 超声表现依穿孔时间和严重程度不同而异
- 钙化是最具特异性表现
  - 85% 病例存在腹腔内钙化
  - 种植于腹膜表面
    - 肝被膜常常最明显
      - □ 须与肝脏实质内钙化相鉴别
  - 也可能在阴囊内 (胎粪性睾丸鞘膜炎)
    - 胎儿鞘状突未闭
- 腹水是由溢出物和炎症反应所致
  - 通常为胎粪性腹膜炎的第一征象
- 肠管回声增强可能是多种因素共同作用的结果
  - 潜在肠道异常 (如囊性纤维化) 或胎粪浸入浆膜表面
- 肠管扩张
  - 胎粪性腹膜炎继发于肠梗阻
    - 肠闭锁
    - 肠扭转
    - 胎粪性肠梗阻
    - 肠套叠
  - 缺血导致的穿孔无肠管扩张
- 胎粪假性囊肿
  - 封闭穿孔的区域
  - 壁厚不规则, 可能有钙化
  - 内有多种回声
  - 可能比较大或多发
- 羊水过多
  - 一般是肠梗阻所致

影像学建议

- 初步诊断后, 需多次随访检查
  - 需要计划分娩和产后检查
  - 可随肠道扩张和腹胀加重, 病情恶化
  - 可完全恢复, 无后遗症
- 尽可能确定穿孔原因
  - 肠道扩张最可能是原发性肠道异常所致
    - 是否有肠道蠕动
    - 扩张肠袢无蠕动, 考虑肠扭转
  - 是否有感染征象
    - 感染可能导致血管损害和穿孔
    - 肝实质内和肝包膜钙化
    - 颅内钙化
    - 胎儿生长受限

鉴别诊断

引起肠管回声增强的病因

- 肠管回声强度等于或高于骨骼回声
- 无钙化, 故无声影
- 常呈团块样
- 仔细寻找相关疾病
  - 非整倍体 (21 三体)
  - 宫内感染
  - 胎儿生长受限
  - 囊性纤维化
    - 胎粪性肠梗阻可能发展为肠梗阻, 有穿孔危险

腹部钙化的病因

- 感染
  - 肝实质内散在点状钙化
    - 常无声影
  - 可能是由多种微生物引起的
    - 巨细胞病毒
    - 弓形虫
    - 细小病毒
    - 水痘
  - 感染可导致缺血, 因此, 可能同时有穿孔和感染的征象
- 胆结石
  - 胆囊内 1 个或多个强回声灶
  - 晚孕期发现
  - 可能存在声影或彗星尾混响伪像
  - 通常在出生后第一年内消退
- 肠结石
  - 肠腔内胎粪钙化
  - 可在肠腔内移动
    - 像小 "弹珠"
  - 称为膀胱肠瘘
    - 最常见于肛门闭锁

腹水

- 尿
  - 仅腹腔积液
  - 与尿路梗阻有关
    - 肾积水
    - 膀胱出口梗阻
    - 可有局灶性积液 (尿性囊肿)
- 水肿
  - 腹水 + 其他 1 处积液
  - 原因众多
    - 免疫性和非免疫性
  - 切记检查心脏结构、心率和心律

腹腔囊肿

- 其他囊肿无钙化, 形态通常更规则
  - **胆总管囊肿**
    - 右上腹囊肿
    - 追踪胆管进入囊肿可以确诊

- ○ 肠重复囊肿
  - – 低回声肠壁伴高回声黏膜（肠道特征）
- **肠系膜淋巴管瘤**
  - ○ 一般壁薄光滑
  - ○ 可为多发分隔
- **卵巢囊肿**
  - ○ 女性胎儿
  - ○ 晚孕期发生
  - ○ 伴出血或扭转时内透声差
- **脐尿管囊肿**
  - ○ 位于腹中线，膀胱和脐带插入点之间

病理

一般特征

- 病因
  - ○ 提出 2 种穿孔机制：原发性缺血或肠道异常
    - – 肠道穿孔→胎粪溢出进入腹膜腔
    - – 炎症反应强烈
    - – 粘连→形成"囊肿"
    - – 肠袢可被固定于"囊肿"内
    - – 炎症导致钙化
  - ○ 肠道异常有穿孔风险
    - – 闭锁（远端闭锁肠穿孔风险大于近端闭锁）
    - – 胎粪性肠梗阻
    - – 肠扭转
    - – 肠套叠
  - ○ 孕妇使用可卡因可能导致胎儿肠缺血
  - ○ 有母体肝炎后胎儿胎粪性腹膜炎的报道
  - ○ 宫内感染
- 遗传
  - ○ 8% 的胎儿病例有囊性纤维化
    - – 15%～40% 产后病例
    - – 常染色体隐性遗传：再发风险 25%

大体病理和解剖特征

- 依严重程度而异
- 可见广泛的纤维性粘连，肠袢肥厚、色暗
- 在穿孔肠壁周围形成假性囊肿
- 肠闭锁

临床问题

表现

- 最常见的体征 / 症状
  - ○ 偶见腹膜钙化或腹腔囊肿
  - ○ 因肠管扩张而随访的病例出现新发腹水
    - – 穿孔后 1～2 周可见钙化

人口统计资料

- 活产儿发病率 1：35 000
- 胎儿发病率高于新生儿发病率
  - ○ 说明宫内较轻病例痊愈后无临床后遗症

自然病史与预后

- 可能是胎儿期偶然发现

- ○ 穿孔可宫内自行闭合
  - – 通常在孕早期发现
  - – 无出生后后遗症
  - – 腹部拍片偶见钙化
- ○ 新发表现往往与明显肠道病理改变有关
- 新生儿期诊断者预后较差
  - ○ 囊性纤维化病例比例较高
  - ○ 可能发生细菌性腹膜炎
  - ○ 有并发症者死亡率约 10%
    - – 随着新生儿重症监护和手术技术的进步，存活率提高
    - – 肠闭锁、早产和低出生体重儿风险最大

处理

- 囊性纤维化的遗传咨询
  - ○ 考虑对父母进行检测以判断是否为携带者
    - – 如果是携带者，羊膜腔穿刺术可直接检测胎儿有无基因突变
- **单纯性腹膜炎**：仅钙化
  - ○ 常规的分娩计划
  - ○ 出生后评估
    - – 腹部体格检查
    - – 腹部超声和 / 或腹部 X 线片
    - – 如果正常，患儿可进食
    - – 单纯性腹膜炎需要手术干预的可能性很低
- **复杂性腹膜炎**：肠扩张、持续性假性囊肿、腹水
  - ○ 在三级医疗机构分娩
  - ○ 由新生儿科 / 儿外科医生评估
  - ○ 大多数需要手术治疗
    - – 一期肠切除后直接再吻合术或一期造瘘后分期手术
- 宫内治疗已应用于进行性腹水增多和羊水过多
  - ○ 胎儿腹水穿刺及 / 或假性囊肿引流
  - ○ 有注射尿胰蛋白酶抑制剂（抗炎药）治疗腹水的病例报道

诊断要点

影像判读经验

- 胎粪性腹膜炎的肝脏钙化位于被膜表面，而感染引起肝实质内钙化
  - ○ 当在两个部位发现钙化时，考虑感染引发穿孔

参考文献

1. Shinar S et al: Fetal meconium peritonitis - prenatal findings and postnatal outcome: a case series, systematic review, and meta-analysis. Ultraschall Med. ePub, 2020
2. Chen CW et al: Value of prenatal diagnosis of meconium peritoneum: comparison of outcomes of prenatal and postnatal diagnosis. Medicine (Baltimore). 98(39):e17079, 2019
3. Caro-Domínguez P et al: Meconium peritonitis: the role of postnatal radiographic and sonographic findings in predicting the need for surgery. Pediatr Radiol. 48(12):1755-62, 2018
4. He F et al: Using prenatal MRI to define features of meconium peritonitis: an overall outcome. Clin Radiol. 73(2):135-40, 2018
5. Ping LM et al: Meconium peritonitis: correlation of antenatal diagnosis and postnatal outcome - an institutional experience over 10 years. Fetal Diagn Ther. 42(1):57-62, 2017
6. Alanbuki AH et al: Meconium periorchitis: a case report and literature review. Can Urol Assoc J. 7(7-8):E495-8, 2013

第七章　腹壁和胃肠道

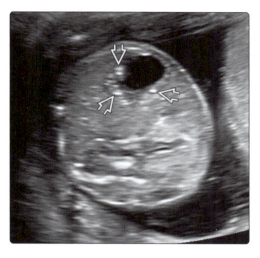

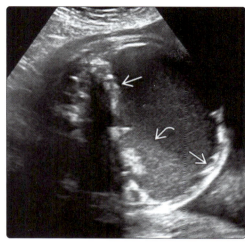

图 7-83 （左图）19 周胎儿横切面超声显示一不规则的腹部假性囊肿，周围有明亮钙化➡。这在随访扫查中得到确诊。出生后 X 线片显示右上腹钙化，但其他方面及体格检查正常。（右图）相反，本例为 22 周胎儿巨大假性囊肿。注意高回声的不规则壁➡和碎屑分层➡。手术中显示内疝伴扭转引起空肠中部穿孔。（From DI：Pediatrics）。

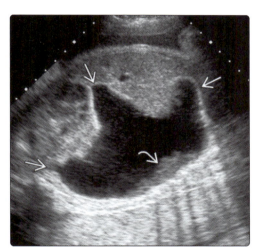

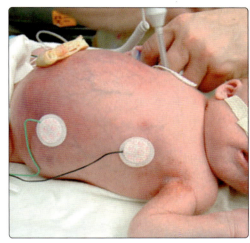

图 7-84 （左图）肠闭锁胎儿可见一大的腹部囊性肿块，囊肿轮廓成角➡，这有助于与其他类型的腹部囊性肿块鉴别，后者外观更圆。肿块内有内部碎屑分层➡。（右图）同一病例分娩后照片显示婴儿腹部膨隆，色暗。手术证实为回肠闭锁伴穿孔，并发胎粪性腹膜炎和假性囊肿。

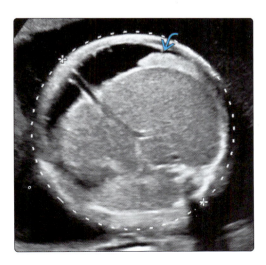

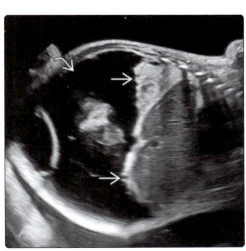

图 7-85 （左图）32 周胎儿肠扭转致肠穿孔后的急性胎粪性腹膜炎。孕妇自觉胎动减少。无应激试验无反应，生物物理评分无运动或呼吸。肝表面可见胎粪➡。（右图）同一病例冠状切面超声显示肝包膜表面有块状胎粪➡，另见大量腹水➡。需要立即分娩及手术切除梗死穿孔的肠管。

要 点

术语

- 淋巴管畸形（淋巴管瘤），单房者有时称肠系膜囊肿
- 小肠肠系膜是腹部最常见的发生部位，但也有报道位于腹膜后

影像学表现

- 从单房到复杂性囊肿表现各不相同
  - 通常有隔膜且厚薄不一
- 腹部通常大而膨隆
- 仔细观察轮廓：横切面可呈椭圆形或 U 形，与腹壁轮廓一致
- 包块较大时可与腹水相混淆
  - 肠管会因包块移位，而非漂浮于腹水中
  - 肿块即使较大，肠梗阻也不常见
- 彩色多普勒显示无血流
- 宫内转归不同

- 可能保持稳定、消退或增大
- 随孕周增加，内部分隔可能会更加明显

主要鉴别诊断

- 肠闭锁
- 其他腹腔囊肿：胎粪性假性囊肿、肠重复囊肿、卵巢囊肿、脐尿管囊肿、胆总管囊肿

临床问题

- 出生后通常需要 CT 或 MR 检查大包块的完整范围
- 囊肿引流常因液体再积聚而失败
  - 异位淋巴组织与淋巴系统缺少相关性
- 大多数采用外科手术切除，但硬化疗法已有效地用于治疗某些病变

诊断要点

- 与泌尿系统无关的腹腔巨大多房性包块最有可能为肠系膜淋巴管瘤

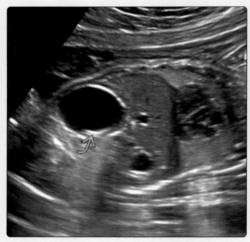
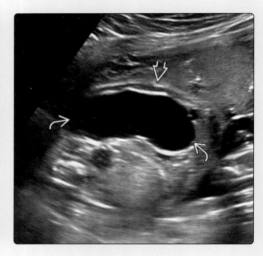

图 7-86 （左图）28 周胎儿腹部冠状面超声显示右上腹肝缘下方一大的单房囊肿 ➚。（右图）横切面呈卵圆形、椭圆形 ➙，与腹壁平行 ➙。形态学提示淋巴管瘤。随访这些病变很重要，因其可随妊娠进展而生长、使腹围增大。

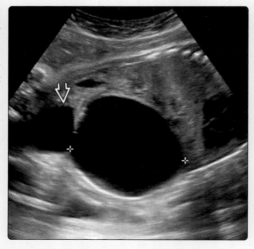
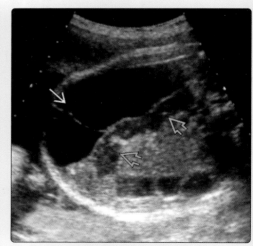

图 7-87 （左图）孕 34 周，囊肿（游标）明显增大，从肝脏边缘延伸至膀胱顶 ➙。囊肿仍为单纯性，尽管很大，但无肠梗阻。虽然包块较大，但婴儿没有喂养困难。切除后证实为淋巴管瘤。（右图）胎儿腹部超声斜横切面显示一个相对单纯的无回声肠系膜淋巴管瘤，内部存在一条分隔 ➙，注意肠管 ➚ 因包块移位。

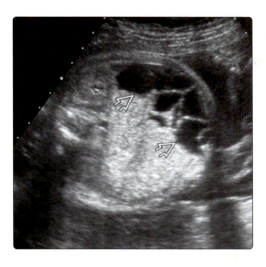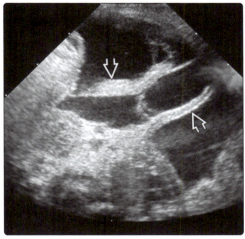

图 7-88　（左图）胎儿腹部横切面超声显示前腹部一多房囊性包块 ➡。彩色多普勒超声显示无血流。孕期保持稳定。（右图）同一病例出生第 1 天腹部超声图像显示囊性包块伴多发厚分隔 ➡。婴儿无喂养困难，推迟至 6 月龄时手术切除。组织学表现为淋巴管扩张被覆内皮细胞，是典型的肠系膜淋巴管瘤。

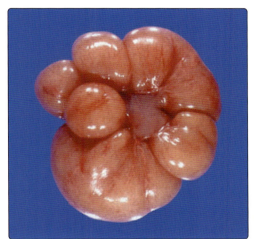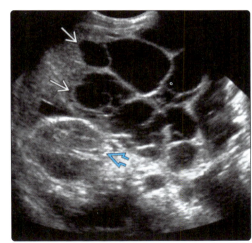

图 7-89　（左图）另一相似淋巴管瘤病例大体照片，分隔将其分为多个大小不一的囊腔。这是其典型超声表现。（右图）新生儿腹部可触及包块，斜横切面超声显示一极其复杂的囊性包块，占据大部分腹腔，有多发厚分隔。包块似乎累及肝包膜 ➡ 且紧邻右肾 ➡。

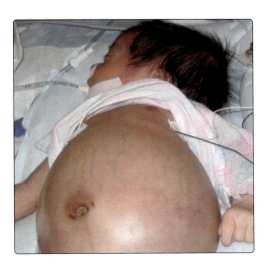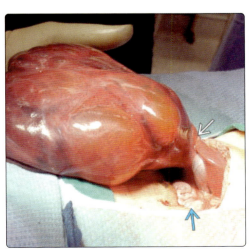

图 7-90　（左图）同一病例出生后 13 天临床照片显示因包块较大腹部明显膨隆。（右图）该病例术中照片显示大的分叶状包块附着于肝包膜 ➡。注意尽管包块很大，但无肠梗阻 ➡。手术切除是最终治疗方法，但硬化疗法也已经用于治疗某些病变。病理证实为复杂性淋巴管瘤。婴儿康复，无并发症。

腹膜畸形

术语

- 胆囊（gallbladder，GB）内的强回声物质
  - 结石、胆泥或二者都有

影像学表现

- 胆囊腔内的系列表现
  - 胆泥：弥漫性强回声物质
  - 结石：多发点状强回声
- 各种伪影
  - 声影不明显（如果存在）
  - 胆固醇晶体形成的彗星尾征
  - 彩色多普勒闪烁伪影
- 确认病灶在胆囊腔内
  - 不是在肝脏内或肝脏表面
- 正常胎儿胆囊
  - 妊娠14周后持续存在
  - 大小与胎龄呈线性正相关
  - 妊娠30周以后胆囊大小：长径23～26mm，宽径6～8mm

主要鉴别诊断

- 肝脏强回声
  - 感染导致钙化
  - 肿瘤伴有钙化
  - 血管瘤
- 胎粪性腹膜炎
  - 腹膜表面钙化（肝包膜）
  - 伴或不伴腹水
  - 伴或不伴肠管扩张

病理

- 胆囊结石可能来自胎儿胆囊内长期存在的胆汁酸结晶
- 胆泥可能来自胆囊的黏液成分
- 与非整倍体无明显相关性

临床问题

- 几乎全部在1岁内自发消退
- 很少需要手术治疗

图 7-91 （左图）胎儿胆囊（GB）➡内可见多发点状强回声灶。其中一点状强回声⇨显示彗星尾征➡。胆泥或结石中的胆固醇晶体会引起彗星尾混响伪像。（右图）同一胎儿超声随访见强回声⇨数量增多，占据至少1/2囊腔，考虑胆囊结石增多。意料之中，这些结石在出生后第1年分解消失。胆囊结石在出生后很少有症状。

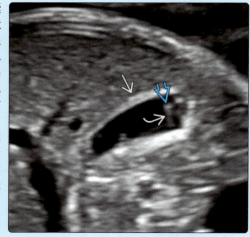
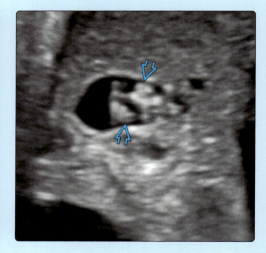

图 7-92 （左图）位于脐静脉➡右侧的胆囊➡内有强回声物质➡。这是在妊娠晚期胎儿中偶然发现。（右图）同一胎儿彩色多普勒超声显示明显闪烁伪像➡。小结石表面粗糙产生彩色信号，误认为湍流。注意门静脉➡和脐静脉➡的正常彩色血流信号。闪烁伪像可用于寻找小到无声影的结石。闪烁伪像存在证明胆囊有结石，而非胆泥。

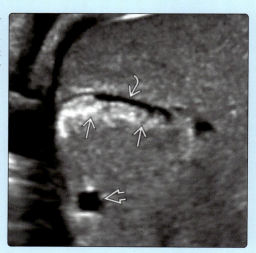
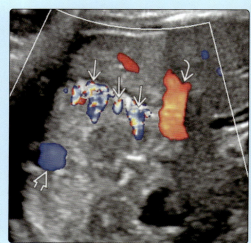

术语

定义

- 胆囊（gallbladder，GB）内的强回声物质

影像学表现

一般特征

- 最佳诊断线索
  - 妊娠晚期胆囊内的强回声物质
    - 妊娠32周前诊断罕见

超声表现

- 正常胎儿胆囊妊娠14周后可见
  - 形状：无回声、卵圆形、壁薄
  - 位置：右上腹
    - 肝内脐静脉右侧
    - 早期在肝内，随后变为肝下
  - 大小
    - 大小与胎龄呈线性正相关
    - 单次检查期间大小稳定
      - □ 研究显示胆囊正弦收缩与母体摄入食物无关
- 胆囊内的强回声物质各种各样
  - 胆泥、结石或二者都有
    - 胆泥：弥漫性强回声物质
    - 结石：多发点状强回声
  - 声影不明显（如果存在）；表明有结石
  - 胆固醇结晶产生彗星尾征
  - 彩色多普勒显示闪烁伪像
    - 类似脉冲多普勒混沌流
    - 胆泥或结石表面粗糙产生的伪影
  - 不同数量的物质
    - 从充满囊腔到小点状
- 充满强回声物质的胆囊与肝脏或腹膜钙化相似
  - 在胆囊壁和胆泥/结石间寻找新月形胆汁

影像学建议

- 流程建议
  - 确认病灶在胆囊内而非肝内
  - 打开彩色多普勒寻找闪烁伪像

鉴别诊断

肝脏强回声

- 感染引起的钙化
  - 弓形虫、巨细胞病毒、水痘
- 肿瘤伴钙化
  - 肝母细胞瘤、畸胎瘤、神经母细胞瘤
- 血管瘤：强回声肿块无钙化

胎粪性腹膜炎

- 腹膜表面钙化（肝包膜）
- 常伴其他表现：腹水、肠管扩张、肠管回声增强

病理

一般特征

- 病因学
  - 病因不明确
    - 胆泥呈弥漫性强回声，来自胆囊内的黏液成分（并非胆汁）
    - 胆囊结石可能来自胎儿胆囊（很少完全收缩）中长期存在的胆汁酸结晶
  - 提示与胎儿病例相关的原因
    - 胎盘早剥：间接胆红素升高
    - 母体雌激素对胎儿胆汁的影响
      - □ 胆固醇升高，胆汁酸降低
  - 新生儿病例的相关因素
    - 溶血：同族异体免疫、镰状细胞性贫血、球形红细胞增多症、地中海贫血
    - 胆汁淤积：胆道畸形、肝功能障碍、使用美沙酮
    - 其他：家族倾向、败血症
- 遗传学
  - 与非整倍体无明显相关性
- 相关异常
  - 胆总管囊肿（罕见）

临床问题

表现

- 最常见症状/体征
  - 妊娠晚期胎儿中偶然的孤立性发现
    - 几乎都在妊娠32周以后发现

人口统计资料

- 流行病学
  - 一项包括4 026例晚孕期胎儿的大型研究中，胆囊结石占比0.47%
    - 42%是胆泥，58%是结石

自然病史与预示

- 大多数文献报道称胆结石/胆泥在出生后1年内自然消失

处理

- 通常不需要
- 使用熊去氧胆酸存在争议

诊断要点

影像判读经验

- 胎儿胆结石并非都有声影
- 考虑出生后对婴儿进行超声监测
  - 分娩后立即确认
  - 6月龄和1岁时随访明确是否消退

参考文献

1. Sepulveda W et al: Echogenic material in the fetal gallbladder: prevalence, sonographic spectrum, and perinatal outcome in an unselected thirdtrimester population. J Matern Fetal Neonatal Med. 33(7):1162-70, 2020
2. Hurni Y et al: Fetal cholelithiasis: antenatal diagnosis and neonatal follow-up in a case of twin pregnancy - a case report and review of the literature. Ultrasound Int Open. 3(1):E8-12, 2017
3. Troyano-Luque J et al: Short and long term outcomes associated with fetal cholelithiasis: a report of two cases with antenatal diagnosis and postnatal follow-up. Case Rep Obstet Gynecol. 2014:714271, 2014
4. Triunfo S et al: Fetal cholelithiasis: a diagnostic update and a literature review. Clin Med Insights Case Rep. 6:153-8, 2013

肝胆畸形

要　点

术语

- 胆总管囊肿（choledochal cyst, CC）：先天性肝外胆管伴 / 不伴肝内胆管囊性扩张
- 1 型（胆总管囊状或梭状扩张）在胎儿病例中占比 80%～90%

影像学表现

- 右上腹（right upper quadrant, RUQ）囊肿
  - 肝下，且与胆囊分开
  - 寻找进入囊肿的短管状胆管
  - 彩色多普勒显示与肝门关系
- 考虑应用 MR 显示胆道连接
- 随妊娠进展，会逐渐变大

主要鉴别诊断

- 其他右上腹囊肿
  - 十二指肠重复囊肿

- 罕见：肝囊肿、胆囊重复
- 脐静脉曲张
- 囊性胆道闭锁：10% 伴胆总管囊肿
  - 胆囊可能缺如、小或正常

临床问题

- 在解剖扫查时往往孤立存在
- 治疗与预后
  - 早期手术干预（前 3 个月内）
    - 早期手术治疗效果更好
    - 晚期治疗导致胆汁淤积→胆汁性肝硬化→肝纤维化→肝衰竭
  - 外科切除（开腹或腹腔镜）
    - 囊肿切除，Roux-en-Y 肝和空肠吻合

诊断要点

- 右上腹囊肿，与胆囊分开，与胆管相通是其特征性表现
- 胆囊存在并不能排除胆道闭锁

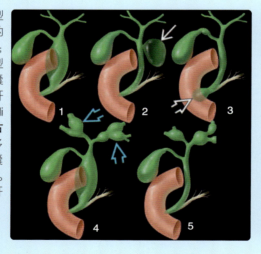
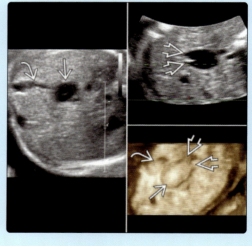

图 7-93 （左图）Todani 1 型为胆总管扩张，是最常见的胆总管囊肿，通常见于宫内；2 型为胆总管憩室➡，3 型为十二指肠壁内段胆总管囊状扩张➡，4 型为 1 型伴肝内胆管扩张➡，5 型为 Caroli 病（仅肝内胆管扩张）。（右图）25 周胎儿胆总管囊肿，多平面和 3D 成像显示单房囊肿➡与胆囊（GB）➡分开。囊肿与轻度扩张的左、右肝管➡相通。这是诊断关键。

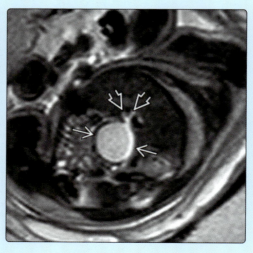
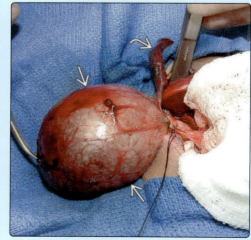

图 7-94 （左图）32 周胎儿 1 型胆总管囊肿 MR 冠状面 T2WI 显示胆总管囊肿➡位于肝脏下方，与胆管连接➡。超声可见一单独的胆囊（未展示），MR 更易显示其与胆道连接。（右图）另一患儿术中照片显示胆囊➡旁一大的胆总管囊肿➡。1 型胆总管囊肿的根治方法是囊肿切除和胆汁分流。如果不治疗，胆汁淤积易形成结石，并可能发展为胆汁性肝硬化和肝衰竭。

术语

定义

- 胆总管囊肿(choledochal cyst, CC):先天性肝外胆管伴/不伴肝内胆管囊性扩张
  - 胆总管囊肿是"不全"梗阻
- 囊性胆道闭锁(cystic biliary atresia, CBA):肝外胆管尾端呈盲端
  - 胆道完全梗阻
  - 13%~44%胆总管囊肿伴囊性胆道闭锁
- 胆道闭锁(Biliary atresia, BA):肝内和肝外胆管进行性纤维闭塞性疾病

影像学表现

一般特征

- 最佳诊断线索
  - 起源于肝门的右上腹(RUQ)囊肿,与胆囊(GB)分开

超声表现

- 右上腹单房囊性肿块,位于肝脏下方
  - 寻找进入胆总管的短管状左、右肝管
- 胆囊大小可不同
  - 如果胆囊小或缺如,可以考虑胆道闭锁/囊性胆道闭锁
- 随妊娠进展,胆总管囊肿会逐渐增大
- 彩色多普勒显示邻近肝门
  - 排除脐静脉曲张所致右上腹囊肿

MR 表现

- T1 加权像呈低信号,T2 加权像呈高信号
  - 寻找进入胆总管囊肿的胆管

鉴别诊断

右上腹其他囊肿

- 肠重复囊肿(十二指肠)
- 肝囊肿(位于肝实质内)
- 胆囊重复
- 肠系膜囊肿
- 胎粪性假性囊肿
- 卵巢囊肿(妊娠晚期诊断)

囊性胆道闭锁

- 10% 病例合并胆总管囊肿
- 胆囊可能缺如、小或正常

脐静脉曲张

- 彩色多普勒确认血流

病理

分期、分级与分类

- Todani 修改的 Alonso-Lej 分类
  - 1 型:肝外胆管囊性、囊状或梭状扩张(50%~90%)
    - 1A 型:胆总管囊性扩张
    - 1B 型:肝外胆管节段性扩张
    - 1C 型:肝外胆管弥漫性扩张
  - 2 型:胆总管憩室(2%~3%)
  - 3 型:十二指肠壁内段胆总管囊状扩张(2%~6%)
  - 4 型:肝内胆管及肝外胆管均扩张(18%~20%)
  - 5 型:先天性肝内胆管扩张症(Caroli 病)(罕见)
- Visser 分级更具临床相关性
  - 1 型和 4 型胆总管囊肿可认为是同疾病谱
    - 同样需要手术干预
  - 2 型、3 型和 5 型胆总管囊肿考虑为不同病变
    - 治疗策略不同

临床问题

表现

- 最常在解剖扫查时首次发现
  - 目前解剖扫查常规检查胆囊
  - 已有报道在颈项透明层(NT)筛查时检出
  - 往往是孤立发现
- 儿童期表现为小儿阻塞性胆管病
  - 黄疸(最常见)、疼痛、肿块

人口统计资料

- 3% 的胎儿腹部囊肿为胆总管囊肿
- 亚洲国家发生率 1:10 000,如中国、日本
  - 1/3 病例来自日本
- 亚洲以外地区发病率 1:150 000~1:100 000
- 女:男比例 3:1~4:1
- 13%~44% 胆总管囊肿伴囊性胆道闭锁

自然病史与预后

- 早期手术治疗效果较好
  - 不治疗会导致胆汁淤积→胆汁性肝硬化→肝纤维化→肝衰竭
- 如果存在囊性胆道闭锁,预后更差
- 胆管癌的危险因素
  - 终生发病风险 10%~15%
  - 早期治疗会降低风险

处理

- 早期手术干预(出生后 3 个月内)
  - 胆总管囊肿切除和 Roux-en-Y 肝空肠吻合术
  - 开腹或腹腔镜手术

诊断要点

影像判读经验

- 右上腹囊肿,与胆囊相邻,与胆管相通是其特征性表现
- 胆囊存在并不能排除囊性胆道闭锁
- MR 可能有帮助,特别是当胆总管囊肿很大时
  - 寻找是否存在肝内胆管扩张

参考文献

1. Hattori K et al: Cyst size in fetuses with biliary cystic malformation: an exploration of the etiology of congenital biliary dilatation. Pediatr Gastroenterol Hepatol Nutr. 23(6):531-8, 2020
2. Mahalik SK et al: Cystic biliary atresia or atretic choledochal cyst: a continuum in infantile obstructive cholangiopathy. Fetal Pediatr Pathol. 38(6):477-83, 2019
3. Sanna E et al: Fetal abdominal cysts: antenatal course and postnatal outcomes. J Perinat Med. 47(4):418-21, 2019
4. Tang J et al: Differentiation between cystic biliary atresia and choledochal cyst: a retrospective analysis. J Paediatr Child Health. 54(4):383-9, 2018
5. Weng R et al: Prenatal diagnosis and prognosis assessment of congenital choledochal cyst in 21 cases. J Obstet Gynaecol. 36(3):324-7, 2016
6. Cong X et al: Evaluation and screening ultrasonic signs in the diagnosis of fetal biliary cystic malformation. J Matern Fetal Neonatal Med. 28(17):2100-5, 2015

肝胆畸形

要 点

术语

- 脾内先天性良性上皮囊肿

影像学表现

- 左上腹单纯性囊肿
- 囊肿与肾上腺和肾脏无关
- 通常小；据报道：3～20mm
- 使用高分辨率扫描技术很容易显示脾脏
  - 尽可能使用高分辨率探头
  - 正常脾脏呈均匀低回声，略低于肝脏
- 通常孤立存在，无其他异常表现
- MR 可能会确诊，但一般不需要
  - T1 和 T2 序列上胎儿脾脏信号均低于肝脏（胎儿以红髓为主）
  - 囊肿在 T1WI 呈低信号，在 T2WI 呈示高信号

主要鉴别诊断

- 胃重复囊肿
  - 与胃壁密切相关，常凸入胃腔
- 重复肾的集合系统
  - 上位肾梗阻可能与囊肿混淆
- 神经母细胞瘤
  - 消退期病变呈囊性，但更复杂

临床问题

- 大多数出现在妊娠晚期
- 约 50% 在宫内或出生后 6 月龄内自行消退
- 出生后超声检查明确诊断
  - 较大者生后随访几年，以确保稳定
- 无引流或手术并发症的报道

诊断要点

- 评估左上腹肾脏上方肿块时，一定从解剖学角度考虑并考虑到脾囊肿

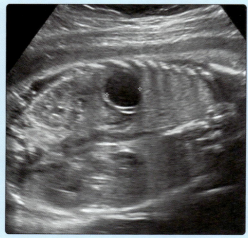 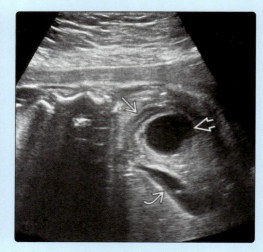

图 7-95 （左图）应用 4MHz 探头获取胎儿腹部冠状切面显示左上腹囊肿（游标），超声医师最初认为是肾囊肿。（右图）使用 7～9MHz 高分辨率探头扫查同一胎儿，解剖结构显示更清晰。囊肿 ⇨ 明显位于脾实质内、胃后方 ⇨、左肾上腺外侧 ⇨。根据母体体型使用最高频率探头，可使解剖结构显示最佳。

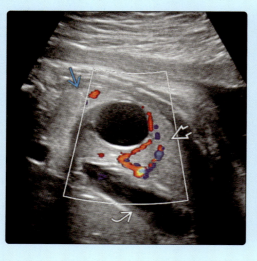 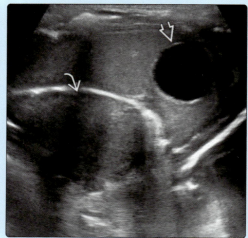

图 7-96 （左图）左上腹斜横切面彩色多普勒图像显示胃 ⇨、高回声的肺底 ⇨ 和均匀低回声的脾脏 ⇨。脾囊肿呈无回声，同其他单纯性囊肿一样，多普勒超声显示无血流。在整个孕期，囊肿无明显变化。（右图）同一病例出生后随访同样显示单纯脾囊肿 ⇨，此时胃内充满气体，伴混杂声影。脾囊肿常在出生后 6 个月内消失。较大者需随访。

术语

定义

- 脾内先天性良性上皮囊肿

影像学表现

一般特征

- 最佳诊断线索
  - 左上腹单纯型囊肿
- 位置
  - 胃后方,肾上腺外侧
- 大小
  - 通常小;据报道:3～20mm

超声表现

- 单纯无回声囊肿
- 正常脾脏呈均匀低回声,略低于肝脏
- 彩色多普勒显示无血流
  - 囊肿周围脾血管移位
- 通常孤立存在,无其他异常

MR 表现

- T1 和 T2 序列上胎儿脾脏信号均低于肝脏
  - 胎儿和新生儿以红髓为主,因此呈低信号
  - 随淋巴系统成熟和白髓增生,T2 序列信号强度增加,8 岁时高于肝脏
- 在所有序列上囊肿都是单纯液体
  - T1WI 低信号
  - T2WI 高信号
- 很少需要,但可能会更好地显示与胃分开

影像学建议

- 最佳成像工具
  - 在孕妇体形限制范围内尽可能使用高频探头
    - 借助高分辨率扫查技术,脾脏清晰显示
    - 显示囊肿与肾上腺/肾无关,位于脾脏实质内

鉴别诊断

胃重复囊肿

- 与胃壁密切相关,常凸入胃腔
  - 通常沿胃大弯走行
- 囊壁可能较厚,但胃壁三层特征较远端肠囊肿少见

重复肾的集合系统

- 上位肾梗阻可能与囊肿混淆
  - 由异位输尿管引流,异位输尿管可能会扩张
- 下位肾可正常或因反流继发扩张
- 上、下位肾由肾实质带分隔
- 检查膀胱是否有输尿管囊肿

神经母细胞瘤

- 起源于肾上腺

- 消退期肿块呈囊性,但通常更为复杂

淋巴管瘤

- 淋巴管畸形
- 复杂囊性肿块;单房少见
- 80% 位于颈部,15% 位于胸部,5% 位于其他部位,包括腹膜后

病理

一般特征

- 发病机制尚不清楚,提出了几种假说
  - 间皮内层的干细胞产生液体分泌物,形成囊肿
  - 起源于脾脏正常淋巴间隙

临床问题

表现

- 最常见的症状/体征
  - 通常在腹围切面偶然发现
- 文献报道最早见于妊娠 17 周
- 大多数见于妊娠晚期

人口统计资料

- 罕见
- 2007—2017 年的最大病例组是 14 例
  - 2 例有两个囊肿,1 例有三个囊肿

自然病史与预后

- 良性病变
- 出生后无症状
- 约 50% 在宫内或 6 月龄自然消失

处理

- 出生后超声确诊
  - 较大者出生后随访几年,以确保稳定
- 无引流或手术并发症的报道

诊断要点

考虑

- 虽然胎儿脾脏并非常规扫查内容,但多数可以显示,特别是使用高频探头时

影像判读经验

- 在评估左上腹肾脏上方肿块时,一定要从解剖学角度思考,并考虑到脾囊肿

参考文献

1. Schwab ME et al: Imaging modalities and management of prenatally diagnosed suprarenal masses: an updated literature review and the experience at a high volume Fetal Treatment Center. J Matern Fetal Neonatal Med. 1-8, 2020
2. Sauvageot C et al: Prenatal and postnatal evolution of isolated fetal splenic cysts. Prenat Diagn. 38(6):390-4, 2018
3. Sepulveda W et al: Splenic cyst as a rare cause of fetal abdominal cystic mass: a multicenter series of nine cases and review of the literature. Ultrasound. 26(1):22-31, 2018

肝胆畸形

7.22 妊娠同族免疫性肝病

要 点

术语

- 妊娠同族免疫性肝病（GALD）：母胎 IgG 介导的针对胎儿肝脏的同族免疫疾病
- 新生儿血色素沉着症和新生儿肝衰竭的最常见原因

影像学表现

- 原因不明的反复水肿
  - 腹水是 GALD 水肿的最早征象
- 胎盘肿大
- 脾肿大伴肝硬化，肝大小正常或缩小
- 胎儿生长受限但多普勒正常
- MR T2 序列显示肝脏信号明显减低
- 新生儿 MR 显示肝外铁沉着

主要鉴别诊断

- 水肿的其他原因：胎儿贫血、感染（最常见的是巨细胞病毒）、综合征和伴淋巴系统异常的非整倍体

病理

- 母体 IgG 结合胎儿肝细胞抗原→激活补体介导的级联反应→肝损伤
- 肝损伤→肝内外铁摄取增加
- 对抗原的敏感性发生在妊娠早期

临床问题

- 无 GALD 血清学筛查试验
- 最常出现于先前妊娠合并水肿或先前新生儿肝衰竭的患者
  - 报道再发风险 85%～100%
- 未接受治疗的新生儿存活率 10%～20%
- 接受治疗的新生儿生存率 75%～80%
- 产前高剂量 IVIG 的存活率 99%

诊断要点

- 所有不明原因的水肿病例均考虑行胎儿 MR
- MR 显示胎儿肝脏呈异常低信号是最佳影像学线索

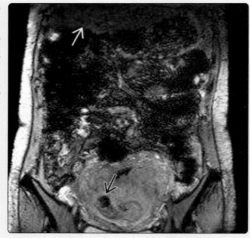

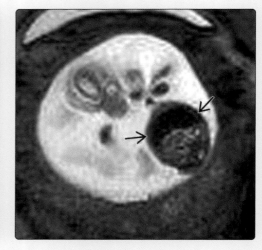

图 7-97 （**左图**）大视野冠状位 MR T2* 加权像比较妊娠期同族免疫性肝病（GALD）风险孕妇的胎儿肝脏 ⇨ 与母体肝脏 ➡ 信号强度。胎儿肝脏信号明显减低，提示铁异常沉积。正常应该与母体肝脏信号相似。孕妇接受了 IVIG 治疗，出生时婴儿仅肝酶轻度升高，1 岁后痊愈。（**右图**）小视野 MR T2 加权像显示胎儿肝脏 ⇨ 信号非常低。

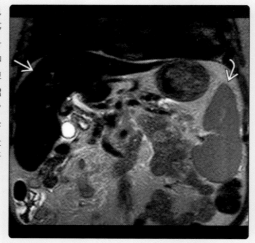

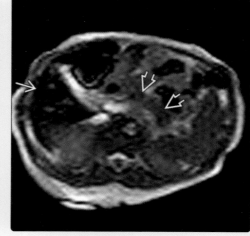

图 7-98 （**左图**）肝脏血色素沉积症新生儿 MR T2 序列显示肝脏 ➡ 萎缩，信号明显减低。还有轻微脾肿大 ➡。正常肝脏信号与脾脏相似。（**右图**）轴位 MR T2* 显示肝脏 ➡ 信号非常低，胰腺 ➡ 信号也减低，诊断为肝外铁沉着。GALD 是新生儿血色素沉积症和新生儿肝衰竭最常见的原因。

术语

缩写

- 妊娠同族免疫性肝病（GALD）

定义

- 新生儿血色素沉积症（NH）：肝内、外铁超载相关的肝损伤，保护了网状内皮系统
  - NH 是由多种原因引起的表型
  - GALD 是 NH 和新生儿肝衰竭（NLF）最常见的原因（＞95%）
  - 其他 NH 原因（＜5%）：感染、代谢紊乱、胆汁酸先天合成错误、其他
- GALD：母胎免疫球蛋白 G（IgG）介导的针对胎儿肝脏的同族免疫紊乱
- 铁沉着：组织中铁的过量沉积

影像学表现

一般特征

- 最佳诊断线索
  - 不明原因的反复水肿

超声表现

- 胎儿腹水
  - 腹水是 GALD 水肿的最早征象
- 皮肤水肿
- 胎盘肿大（伴有水肿）
- 脾肿大伴肝硬化，肝脏大小正常或缩小
- 胎儿生长受限（FGR）但多普勒正常
  - 脐动脉波形正常
- 羊水过少

MR 表现

- T2 和 T2* 序列胎儿肝脏信号明显减低
  - 正常胎儿肝脏与母体肝脏信号相似
- 新生儿 MR 显示肝外铁沉着
  - 特别是胰腺和心肌
  - 其他器官：甲状腺、唾液腺

鉴别诊断

引起水肿的其他原因

- 胎儿贫血
  - 大脑中动脉（MCA）收缩期峰值速度增快
  - GALD 的 MCA 收缩期峰值通常正常
- 胎儿感染（巨细胞病毒最常见）
  - 肝脾肿大是梅毒的主要特征
  - 消失表明治疗效果良好
- 伴淋巴系统异常的综合征和非整倍体
  - 21 三体综合征多于 18 三体、13 三体综合征
  - Turner 综合征
  - Beckwith-Wiedemann 综合征

病理

一般特征

- 母体 IgG 结合胎儿肝细胞抗原→激活补体介导的级联反应→肝损伤

- 肝损伤→铁调素生成↓→铁转运入肝↑→运铁蛋白↓→肝外铁摄取↑
- 对抗原的敏感性发生在妊娠早期
  - 肝母细胞形成后，肝细胞成熟前

大体病理和解剖特征

- 肝纤维化或肝坏死、肝外铁黄素沉着

临床问题

表现

- 最常见的症状/体征
  - 胎儿水肿
  - NLF 通常在出生后数小时内出现
  - 无 GALD 血清学筛查试验
    - 尚未发现母体同族异体抗体

人口统计资料

- 最常出现在妊娠合并水肿史的患者或新生儿 NLF
- 但首次怀孕也有可能出现 GALD
  - 母体的敏感性发生在妊娠早期
  - 一项研究发现 1/2 病例为首次怀孕

自然病史与预后

- 据报道再发风险 85%～100%
- 未接受治疗的新生儿存活率为 10%～20%
- 接受治疗的新生儿生存率为 75%～80%
- 宫内治疗效果良好
  - 一项 188 例患者静脉注射免疫球蛋白（VIG）的研究显示生存率 99%

处理

- 大剂量 IVIG 产前治疗
  - 妊娠期每周 1g/kg 剂量
  - 建议早期开始（孕 14～18 周）
- IVIG 和新生儿换血

诊断要点

考虑

- 不明原因妊娠期水肿史患者出现相关表现，诊断 GALD
- 建议对不明原因水肿和胎儿死亡病例进行尸检和组织取样，寻找铁沉着
- 有 GALD 风险孕妇妊娠早期使用 IVIG 治疗防止再发
  - 胎儿肝脏损伤和水肿发生前
- 所有不明原因的水肿胎儿行 MR 检查

影像判读经验

- MRI 显示胎儿肝脏信号异常减低是最佳影像学线索
- 腹水不伴典型肝肿大（非特异性）

参考文献

1. Larson-Nath C et al. Neonatal acute liver failure. Clin Perinatol. 47(1):25-39, 2020
2. Sciard C et al: Prenatal imaging features suggestive of liver gestational allo immune disease. J Gynecol Obstet Hum Reprod. 48(1):61-4, 2019
3. Taylor SA et al: The effects of gestational alloimmune liver disease on fetal and infant morbidity and mortality. J Pediatr. 196:123-8.e1, 2018
4. Heissat S et al: Neonatal hemochromatosis: diagnostic work-up based on a series of 56 cases of fetal death and neonatal liver failure. J Pediatr. 166(1):66-73, 2015

肝胆畸形

要 点

术语

- 肝外胆管缺如或严重缺陷

影像学表现

- 胆囊通常缺如或异常
  - 可能看到不规则的线性液体聚集("幽灵胆囊")
- 正常胎儿胆囊可在 15 周时识别
  - 如果胆囊未显示,需要让孕妇返回重复扫查
- 肝脏回声通常正常,但可能有肝肿大和/或纤维化改变
- 通常不存在胆管扩张(肝内或肝外)

主要鉴别诊断

- 胆囊不显示的其他原因:囊性纤维化、异位胆囊和胆囊不发育

病理

- 10%～25% 可能存在其他异常
- 胆道闭锁-脾畸形(BASM)综合征

临床问题

- 大多数出现在新生儿期,黄疸伴进行性高结合(直接)胆红素血症
- 不治疗会致命
- 如果<2 月龄时进行 Kasai 门肠吻合术,短期有效率 90%;如果>3 月龄手术,有效率下降至 50% 以下
- 大多数患者最终都需要肝移植

诊断要点

- 产前诊断胆道闭锁具有挑战性,几乎从未确诊;但胆囊缺如应提示新生儿早期评估以指导临床治疗
  - 早期干预可改善预后

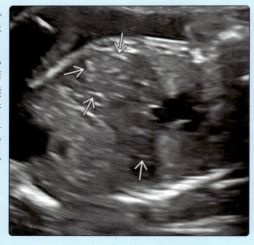
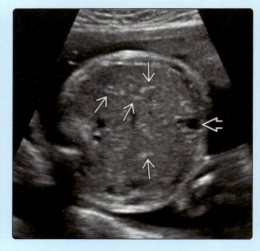

图 7-99 (左图)23 周胎儿腹部冠状切面超声检查未见胆囊。肝脏回声不均匀,遍布明显的线状病灶➡。与感染表现相似,但感染筛查阴性。(右图)孕 27 周横切面图像证实胆囊缺如(脐静脉➡)。肝肿大,再次显示线状病灶➡,代表门静脉周围纤维化。这些发现高度怀疑胆道闭锁。

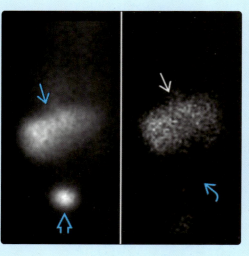
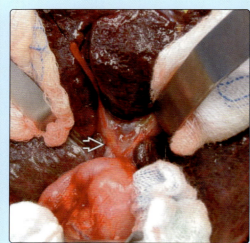

图 7-100 (左图)同一病例出生后行肝胆动态显像肝胆闪烁扫描。流动阶段(脐静脉)可见肝内摄取➡,伴肾脏分泌物进入膀胱➡。24 小时后(右)肝内仍见放射性示踪剂➡,但肠管内无活性物质➡,证实胆道闭锁。(右图)Kasai 手术术中照片显示肝脏不规则、变色(与慢性胆汁淤积有关),肝门处➡无胆总管。(From DI: Pediatrics)。

术语

定义

- 肝外胆管缺如或严重缺陷

影像学表现

一般特征

- 最佳诊断线索
  - 无胆囊(GB)

超声表现

- 胆囊通常不显示或异常
  - 可能看到不规则线样液体积聚("幽灵胆囊")
- 正常胎儿胆囊15周可被识别
  - 肝内脐静脉右侧和肝脏下方的卵圆形囊状结构
  - 胎儿胆囊是胎儿详细解剖检查的一部分
- 通常不存在胆管扩张(肝内或肝外)
  - 罕见囊性胆道闭锁
- 肝脏回声多正常,但可有肝肿大和/或纤维化改变
  - 门脉周围纤维化形成的不均匀线性高回声

影像学建议

- 流程建议
  - 如果胆囊未显示,请患者复查
  - 测量肝脏,详细评估,寻找纤维化改变
- 出生后评估
  - 首先进行超声检查
    - 胆囊小/不规则或不存在
    - 胆管闭塞、增厚并回声增强,门静脉分叉处前方呈三角条索
  - 肝胆闪烁扫描显示肠内无放射性示踪剂排泄
    - 需服用苯巴比妥5天进行预处理以获得最佳准确度
      □ 肝微粒体酶的强效诱导剂,增强胆道排泄,提高准确性

鉴别诊断

胆囊不显示的其他原因

- 囊性纤维化、异位胆囊和胆囊不发育

胆总管囊肿

- 表现与囊性胆囊闭锁有重叠

Alagille综合征

- 肝内胆管稀疏、畸形
- 肺动脉狭窄,特殊面容,蝴蝶椎,中枢神经系统动脉异常

病理

一般特征

- 病因学

  - 在围产期恶化的肝外胆管发育不良、闭锁或纤维化
  - 可能是病因不明的产前胆管炎症所致
  - 可能为感染伴有进行性T细胞介导的胆管炎性闭塞
- 相关异常
  - 10%~25%可能有其他异常
  - 胆道闭锁-脾畸形(BASM)综合征
    - 多脾
    - 水平肝
    - 下腔静脉离断(IVC)
    - 心脏异常

临床问题

表现

- 多出现在新生儿期,黄疸伴进行性高结合(直接)胆红素血症
  - 在新生儿胆汁淤积症病例中,胆道闭锁占比1/2

人口统计资料

- 活产儿发生率 1/20 000~1/14 000
- 无性别或种族倾向

自然病史与预后

- 不处理会致命
- 小儿肝移植最常见的原因

处理

- 需要及时手术干预
- 如果生后2月龄时行Kasai门肠吻合术,短期有效率90%;如果>3月龄,有效率降至50%以下
- Kasai手术后3月内总胆红素不低于2mg/dL,则预后不良
- Kasai手术后,肝脏通常表现为逐渐纤维化/肝硬化伴门脉高压、脾肿大和静脉曲张
- 自体肝20年生存率为21%~44%
- 大多数患者最终需要肝移植

诊断要点

考虑

- 产前诊断先天性胆道闭锁具有挑战性,几乎从未明确诊断
  - 无相关异常(如肝肿大),<10%的胆囊缺如为胆道闭锁
  - 胆道闭锁者胆囊可显示
- 尽管特异性低 但胆囊缺如应提示新生儿早期评估,以指导临床管理
  - 早期干预改善预后

参考文献

1. Jensen KK et al: Fetal hepatomegaly: causes and associations. Radiographics. 40(2):589-604, 2020
2. Shaughnessy MP et al: Antenatally detected liver and biliary pathology. Semin Pediatr Surg. 29(4):150939, 2020
3. Mahalik SK et al: Cystic biliary atresia or atretic choledochal cyst: a continuum in infantile obstructive cholangiopathy. Fetal Pediatr Pathol. 38(6):477-83, 2019

要 点

术语

- 文献中术语使用混淆，不同术语可能描述了相同病变
- 国际脉管性疾病研究学会现将胎儿病变归类为先天性血管瘤
  - 真正的良性血管肿瘤，发生在软组织或内脏，特别是肝脏
  - 快速消退型先天性血管瘤（RICH）是最常见的亚型，病名可描述其生物学行为

影像学表现

- 边界清楚，实性为主的肿块，可有坏死和纤维化区域，尤其是较大时
- 彩色多普勒显示血流丰富，动静脉分流明显
  - 如果出现坏死/纤维化，外周有血流，中心血流减少
- 可能出现血小板减少、贫血
  - 考虑行大脑中动脉多普勒监测贫血

主要鉴别诊断

- 肝母细胞瘤
- 间叶性错构瘤

病理

- 最常见的胎儿肝脏肿瘤
- GLUT-1 免疫组化染色阴性，使其在组织学上有别于其他病变

临床问题

- 水肿可导致胎儿死亡
- 出生时体积最大
- 一旦分娩且保持稳定，预后良好
  - RICH 将在 14 月龄时消失
  - NICH（非消退亚型）不会消失，并可随患儿生长发育等比例增长；可能需要手术切除
- 积极支持治疗充血性心力衰竭

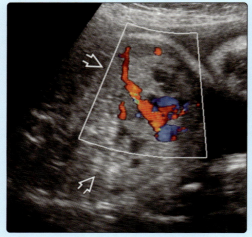
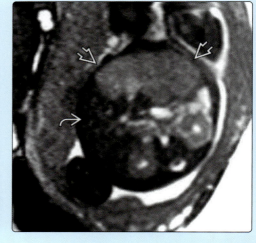

图 7-101 （左图）彩色多普勒超声显示胎儿肝脏的不均质肿块 ➡，血流明显增多。这是先天性血管瘤的典型表现。可能发生明显的动静脉分流，导致心脏增大、水肿和羊水过多。还可能发生胎儿贫血。需密切监测。（右图）同一病例 34 周轴位 T2WI MR 显示正常低信号的胎儿肝脏 ➡ 内出现一大的、边界清楚、信号稍高的肿块 ➡。

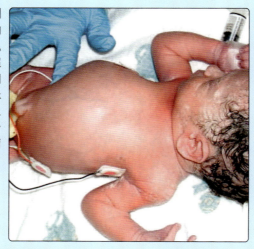
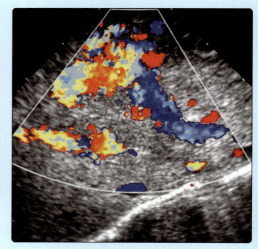

图 7-102 （左图）同一病例出生时临床照片显示，大的肝脏肿块使腹部明显膨隆。（右图）出生后 1 天行肝脏超声检查，与产前超声表现相似。肿块内存在明显动静脉分流，是典型的先天性肝血管瘤。婴儿病情稳定，给予保守治疗。先天性肝血管瘤（RICH）通常在出生后 14 月龄内消退，无需手术切除。

术语

同义词

- 肝血管性病变的发病机制尚不完全清楚,因此术语使用混乱
  - 多个术语可能用于相同病变
  - 文献中常为血管内皮瘤,实为侵袭性更强的血管肿瘤,通常出现于成年期

定义

- 国际脉管性疾病研究学会现将胎儿病变归为先天性血管瘤
  - 真正的良性血管肿瘤,发生于软组织或内脏,尤其是肝脏
    - 勿与成年期海绵状血管瘤(用词不妥)混淆,后者实为静脉畸形,非肿瘤
  - 关于生物学行为的进一步分类
    - 快速消退型先天性血管瘤(RICH)
      - □ 最常见的亚型
    - 非消退型先天性血管瘤(NICH)
  - 婴幼儿血管瘤是另一种不同疾病,在出生后最初几周发生,但很少在出生时出现
    - 多灶性大小不等的结节

影像学表现

超声表现

- 边界清楚,实性为主的肿块,可有坏死和纤维化区域,特别是较大时
- 彩色多普勒显示血流丰富,动静脉分流明显
  - 如果出现坏死/纤维化,外周有血流,中心血流减少
- 高输出量心力衰竭可导致心脏增大、羊水过多和水肿
- 可能出现血小板减少、贫血

MR 表现

- T1WI:低信号强度肿块;可能出现与出血相关的高强度区域
- T2WI:与正常肝脏相比,信号较高,但中心信号的变化取决于血液产物、坏死、纤维化

影像学建议

- 流程建议
  - 密切随访观察生长和水肿情况
  - 考虑行大脑中动脉(MCA)多普勒监测贫血

鉴别诊断

肝母细胞瘤

- 实性回声肿块
- 彩色多普勒显示血流较少,无大血管

间叶性错构瘤

- 主要为囊性或囊/实混合性肿块

转移性神经母细胞瘤

- 多发或弥漫浸润性肝肿块

- 寻找肾上腺实性肿块

病理

一般特征

- 遗传学
  - GNAQ 和 GNA11 致癌基因突变
    - 在 RICH 和 NICH 两种类型中均有表达;因此,还有其他因素影响其生物学行为
- 葡萄糖转运蛋白-1(GLUT-1)免疫组化染色呈阴性
  - 将其与 GLUT-1 阳性的婴幼儿肝血管瘤区分开来

临床问题

表现

- 胎儿期表现
  - 肝脏肿块、羊水过多、水肿
  - 多见于妊娠晚期
- 产后表现
  - 腹部膨隆,可触及肿块
  - 高输出量充血性心力衰竭、呼吸窘迫
  - 血小板减少、贫血
    - 非卡梅现象,病程呈侵袭性且危及生命,仅与卡波西型血管内皮瘤和丛状血管瘤相关
  - 15% 患者有皮肤血管瘤,这可能提示寻找肝脏病灶

自然病史与预后

- 水肿可导致胎儿死亡
- 出生时体积最大
- 围产期常见瘤内出血和血栓形成
  - 归因于胎儿期到出生后血流的突然转变
- 一旦分娩且保持稳定,预后良好
  - RICH 将在出生后 14 月龄内逐渐消失
  - NICH 不会消失,并可随患儿生长发育等比例增长;可能需要手术切除

处理

- 密切监测是否水肿,如果有心血管损害迹象,应考虑提前分娩
- 腹围增大可能导致难产
- 皮质类固醇激素已成功用于增长快速的胎儿期肿块
- 大部分无需产后治疗
- 对充血性心力衰竭者进行积极支持治疗
  - 皮质类固醇激素和普萘洛尔
  - 已行动脉栓塞和外科切除术者结局各不相同

参考文献

1. Triana P et al: Congenital hepatic hemangiomas: clinical, histologic, and genetic correlation. J Pediatr Surg. 55(10):2170-6, 2020
2. Chaturvedi A et al: Ultrasound with Doppler evaluation of congenital hepatic vascular shunts. Pediatr Radiol. 48(11):1658-71, 2018
3. Iacobas I et al: Guidance document for hepatic hemangioma (infantile and congenital) evaluation and monitoring. J Pediatr. 203:294-300.e2, 2018
4. International Society for the Study of Vascular Anomalies: 2018 Classification. Accessed May 2, 2021. https://www.issva.org/classification

肝胆畸形

要 点

术语

- 良性肝脏肿瘤，由大的充满液体的囊肿组成，周围环绕疏松间质组织

影像学表现

- 大且复杂的囊实混合性包块
  - 囊肿大小不一，但通常较大
- 多重分隔可形成瑞士奶酪征
- 彩色多普勒显示血流很少或无血流
- 羊水过多常见
- 水肿是预后不良征象

主要鉴别诊断

- 肠系膜淋巴管瘤
  - 通常位于腹腔，但也可累及肝包膜或肝实质
- 先天性肝血管瘤

- 彩色多普勒显示血流增多
- 胆总管囊肿

病理

- 与胎盘间叶发育不良有关

临床问题

- 可快速增长
- 预后与大小和对周围器官的压迫有关
- 较大病变可行产前囊肿引流
- 手术可以治愈，若包块巨大，不一定可行
- 围产期诊断者较儿童期较晚诊断者预后更不确定

诊断要点

- 肝内或毗邻肝的腹部囊性包块可考虑间叶性错构瘤
  - 儿童期 20% 为外生型
- 密切随访所有单纯性肝囊肿，因为间叶性错构瘤可快速生长

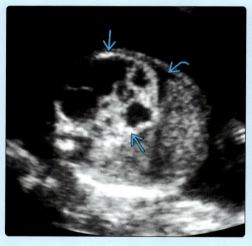
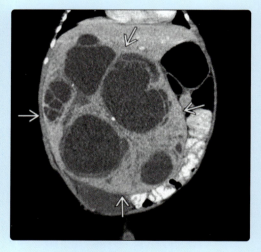

图 7-103 （左图）胎儿腹部横切面超声显示一囊/实混合性、外生性肝脏包块 ➡ 和少量腹水 ➡。彩色多普勒检查未见血流。间叶性错构瘤可有蒂，表现为腹部囊性包块。（右图）另一相似病例产后冠状位 CT 显示一巨大的复杂囊性包块 ➡，起源于肝右叶并延伸至腹腔。有多个大小不等、复杂程度不等的囊肿，被杂乱的软组织分隔。

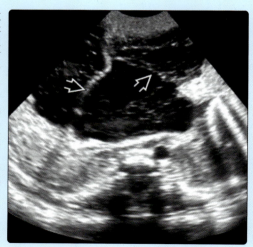
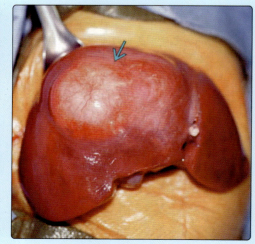

图 7-104 （左图）晚孕期发现肝内囊性包块，新生儿肝脏超声检查显示囊内多发厚分隔 ➡ 和高回声物质。彩色多普勒检查无血流。（右图）同一病例术中照片显示肝被膜下的包块 ➡ 隆起。间叶性错构瘤是良性肿瘤，手术可以治愈，但若包块巨大，可能无法手术。围产期诊断者较儿童期较晚诊断者预后更不确定。

术语

定义

- 良性肝脏肿瘤，由大且充满液体的囊肿组成，周围环绕疏松的间质组织

影像学表现

一般特征

- 最佳诊断线索
  - 肝脏多房囊性包块
- 位置（基于儿童期）
  - 肝右叶：75%；肝左叶：20%；两叶均有：5%
  - 有蒂者高达 20%

超声表现

- 灰阶超声
  - 大且复杂的囊实混合性包块
    - 囊肿大小不一，通常较大
  - 多条分隔时呈瑞士奶酪征
    - 分隔厚或薄
  - 囊内可呈无回声或充满高回声物质
  - 羊水过多常见
  - 水肿是预后不良的标志
- 彩色多普勒血流很少或没有血流

MR 表现

- T2WI
  - 高信号的囊肿被低信号的间质包围

鉴别诊断

先天性肝血管瘤

- 血供丰富的不均质肿块
  - 低回声、高回声或混合性回声
  - 肿块内透声佳，但大的囊腔并非如此
  - 彩色多普勒显示血流增多
- 最常见的胎儿肝脏肿块

肠系膜淋巴管瘤

- 腹部单房或多房囊性肿块
- 可能有类似表现
- 通常位于腹腔，但也可累及肝包膜或肝实质

胆总管囊肿

- 肝门处单房、细长囊肿
- 寻找进入囊肿的短管状胆管

病理

一般特征

- 病因学
  - 原始肝间充质发育畸形假说

- 囊肿可能由间充质组织的缺血性变性形成
  - 涉及 19q13 染色体突变
  - 已报告与雄激素/双亲嵌合体（ABM）有关
    - ABM 也易导致胎盘间叶发育不良
- 相关异常
  - 胎盘间叶发育不良
    - 胎盘增厚伴多发囊肿
    - 如果二者都存在，预后较差
  - 据报道可与 DICER1 和 Beckwith-Wiedemann 综合征伴发
    - DICER1 综合征：易患胸膜肺母细胞瘤和其他儿童肿瘤

临床问题

表现

- 最常见的症状/体征
  - 妊娠晚期通常表现为腹部囊性包块
  - 据报道，妊娠中期小的肝囊肿生长迅速
  - 母体血清甲胎蛋白升高

人口统计资料

- 虽然少见，但 194 例围产期肝肿瘤中占比 23%
- 仅次于先天性血管瘤的常见肝肿瘤

自然病史与预后

- 增长速度可能较快
- 预后与大小及对周围器官的压迫有关
  - 对比儿童期较晚诊断者，围产期诊断者预后更不确定
    - 有宫内胎儿死亡风险
    - 可手术切除的活产儿长期生存率为 90%

预后

- 大的病灶可考虑产前囊肿引流
- 如果腹围较大可能需要剖宫产
- 手术可以治愈，如果包块巨大，不一定可行
  - 不完全切除囊肿造袋术（次优）与肝移植治疗不可切除的病灶

诊断要点

考虑

- 肝内或毗邻肝的所有腹部囊性包块均需考虑间叶性错构瘤
  - 注意可呈外生型

影像判读经验

- 由于间叶性错构瘤可快速生长，因此需密切随访所有单纯性肝囊肿

参考文献

1. Katzenstein HM et al: Neonatal liver tumors. Clin Perinatol. 48(1):83-99, 2021
2. Apellaniz-Ruiz M et al: Mesenchymal hamartoma of the liver and DICER1 syndrome. N Engl J Med. 380(19):1834-42, 2019
3. Fernandez-Pineda I et al: Differential diagnosis and management of liver tumors in infants. World J Hepatol. 6(7):486-95, 2014
4. Bhargava P et al: Radiologic-pathologic correlation of uncommon mesenchymal liver tumors. Curr Probl Diagn Radiol. 42(5):183-90, 2013

肝
胆
畸
形

要 点

术语

- 恶性肝胚胎瘤

影像学表现

- 边界清晰的实性肿块
  - 纤维隔膜形成轮辐征
- 坏死/出血可呈现囊性表现
- 杂乱的轻至中度血管增生
  - 无先天性肝血管瘤中的粗大血管
- 母体血清甲胎蛋白可能升高
- 如果宫内诊断，预后很差

主要鉴别诊断

- 先天性肝血管瘤
  - 比肝母细胞瘤血管多
- 间叶性错构瘤

- 囊性或囊/实混合性包块为主

病理

- 与 Beckwith-Wiedemann 综合征相关
  - 生长过度综合征，易患儿童肿瘤，特别是肾母细胞瘤和肝母细胞瘤
  - 巨舌症是最一致的胎儿期表现
  - 肝、肾肿大
  - 胎盘间叶发育不良

临床问题

- 约 5% 胎儿肿瘤好发于肝脏，多为良性
  - 先天性肝血管瘤，间叶性错构瘤
- 恶性胎儿肝肿瘤罕见
  - 大的孤立性肿块可考虑肝母细胞瘤
  - 21 三体和肝、脾肿大胎儿可考虑白血病
  - 如果发现神经母细胞瘤，一定要仔细评估有无肝脏转移

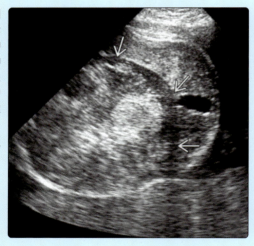
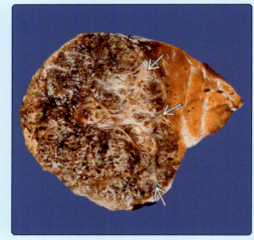

图 7-105 （左图）肝母细胞瘤胎儿横切面超声显示界限清楚、大的肝脏实性肿块 ➡。辐轮征用于描述肿块内部回声不均匀。彩色多普勒仅显示轻度血管增生。（右图）同一病例肝脏解剖照片显示肿块界限清楚，突显的纤维带 ➡ 延伸至假包膜，与超声征象一致。

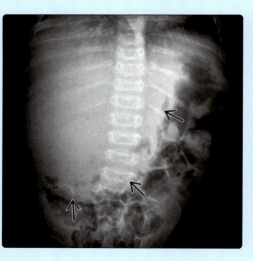
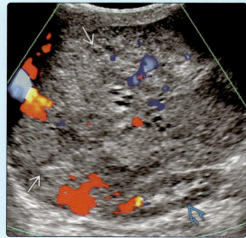

图 7-106 （左图）婴儿腹部 X 线片显示明显增大的肝脏 ➡ 导致肠道气体移位，腹部可触及肿块。（右图）同一病例彩色多普勒超声显示一大且欠均匀的实性肿块 ➡，取代大部分肝右叶（注意大小参照正常右肾 ➡）。内部可见少量紊乱血管，但是没有先天性肝血管瘤中所见的引流血管扩张。（From DI：Pediatrics）。

术语

定义

- 恶性胚胎性肝脏肿瘤，由上皮细胞组成，偶有上皮和间充质细胞混合而成

影像学表现

超声表现

- 实性高回声肿块
- 病变周围的假包膜形成明确边界
  - 倾向于推挤而非侵入邻近结构
- 轮辐征表现为不同的低回声和高回声区域
  - 由纤维隔膜形成的征象
- 彩色多普勒显示轻-中度血管增生，血流紊乱
  - 无先天性肝血管瘤中所见的大血管
- 偶见钙化
  - 更常见于出生后病例
- 可能有自发性坏死/出血
  - 肿块中会出现更多的囊性区域、回声更不均匀
- 如果非常大，起源器官可能很难确定
- 可能出现水肿和羊水过多

影像学建议

- 流程建议
  - 确认肿块位于肝脏内
    - 大的肾脏、肾上腺和腹膜后肿块可被误认为肝脏肿块
  - 进行详细地多普勒分析
    - 血管丰富伴动静脉分流有利于先天性肝血管瘤（良性肿瘤）的诊断

鉴别诊断

先天性肝血管瘤

- 最常见的胎儿肝脏肿块
- 通常血供丰富
- 动静脉分流可引起水肿

间叶性错构瘤

- 主要为囊性或囊/实混合性肿块
- 血管并未增多

转移性神经母细胞瘤

- 25% 神经母细胞瘤病例有肝转移
- 肝转移可呈弥漫性浸润或形成分散病灶

病理

一般特征

- 遗传学
  - 可能是家族性
  - 11 号染色体短臂
    - 类似横纹肌肉瘤和肾母细胞瘤
- 与 Beckwith-Wiedemann 综合征（BWS）相关
  - 生长过度综合征，易患儿童肿瘤，特别是肾母细胞瘤和肝母细胞瘤
  - 生长调节基因 11p15.5 的表观遗传改变引起的多基因疾病
  - 5%～10% 的 BWS 患者 *CDKN1C* 突变，*CDKN1C* 是一种激酶抑制剂，对细胞生长和增殖起负调控作用
  - 巨舌症是最一致的胎儿期发现
  - 肾脏较大，回声多正常，存在低回声的肾锥体
  - 常见肝肿大
  - 腹围大：合并肝、肾肿大
  - 脐膨出，通常较小
  - 胎盘间叶发育不良
  - 胎儿肝母细胞瘤和肾母细胞瘤罕见但有报道

临床问题

表现

- 常见体征/症状
  - 右上腹部大肿块
  - 肝肿大
  - 水肿
- 其他体征/症状
  - 母体血清甲胎蛋白可能升高
    - 虽然病例少，但报道中 50% 胎儿肝母细胞瘤会升高
  - 如果胎儿水肿，可有镜像综合征
- 产后
  - 腹部可触及肿块，喂养困难

人口统计资料

- 流行病学特征
  - 约 5% 胎儿肿瘤发生于肝脏，大多数为良性（先天性肝血管瘤，间叶性错构瘤）
    - 194 例围产期原发性肝肿瘤中，肝母细胞瘤占比 16.5%

自然病史与预后

- 如果宫内诊断，预后极差
  - 全身广泛转移常发生于围生期
    - 最常见部位：大脑、骨骼和胎盘
    - 肺通常不受累，可能归因于胎儿的循环模式
- 接受手术者死亡率 75%

处理

- 分娩前进行儿科手术咨询，讨论可切除性和治疗方案
- 考虑剖宫产
  - 有产时肿瘤破裂报道

参考文献

1. Yoo GHY et al: Rare cause of emergency in the first week of life: congenital hepatoblastoma (case report). Oxf Med Case Reports. 2020(2):omaa002, 2020
2. Zivot A et al: Congenital hepatoblastoma and Beckwith-Wiedemann syndrome. J Pediatr Hematol Oncol 42(8):e798-800, 2020
3. Sharma D et al: Hepatoblastoma. Semin Diagn Pathol. 34(2):192-200, 2017

肝胆畸形

鉴别诊断

常见

- 特发性(正常变异)
- 染色体异常
  - 21 三体综合征
  - 其他相关非整倍体
    - 18 三体综合征
    - 13 三体综合征
    - 性染色体异常
- 先天性感染
  - 巨细胞病毒
  - 细小病毒 B19
  - 弓形虫
- 囊性纤维化
- 胃肠道结构畸形
  - 小肠闭锁

少见

- 胎粪性腹膜炎(相似)
- 羊膜腔内出血→摄入血液

罕见且重要

- 肠缺血

重要信息

鉴别诊断要点

- 诊断肠管回声增强(EB)需慎重
  - 定义:胎儿肠道回声等于或高于邻近骨骼回声
    - 常与髂嵴相比较
  - 避免假阳性诊断
    - 高频探头可导致假 EB
      - 使用 3.5~5.0MHz 探头进行诊断
    - 降低增益并将 EB 与骨骼比较
      - 肠管先于骨骼“消失”吗?
  - 在妊娠中期诊断 EB
    - 通常在解剖扫查时诊断 EB
- 与弥漫性 EB 相比,局限性 EB 异常可能性大
- EB 患病率:0.2%~2%(80%~90% 为特发性)

常见诊断的有用线索

- **21 三体综合征**
  - 最常见;寻找其他标记物、畸形
  - 颈部皮肤褶皱增厚(NF)是最有意义的标记物
- **先天性感染**
  - **巨细胞病毒**
    - 最常见;小头畸形,胎儿生长受限(FGR),肝肿大,水肿
  - **细小病毒 B19**
    - 与水肿前贫血相关
    - 评估大脑中动脉收缩期峰值流速
- **囊性纤维化**
  - 北欧高加索人发病率高
  - 伴或不伴肠梗阻(肠管直径>7mm)
    - 胎粪性肠梗阻、小肠闭锁

少见诊断的有用线索

- **胎粪性腹膜炎(相似)**
  - 肠穿孔→腹膜炎
  - 线性和点状回声/钙化;勾勒肝脏和肠道轮廓
  - 假性囊肿=封闭的液体
  - 肠闭锁引起肠扩张
- **羊膜腔内出血→摄入血液**
  - 通常短暂
  - 依据胃内分层作为诊断线索
  - 寻找有无胎盘早剥/围生期出血

罕见诊断的有用线索

- **肠缺血**
  - 胎儿低血压导致
  - 与双胎输血综合征有关

其他重要信息

- 不良后果总体发生率 6%~15%,即使是孤立性 EB
- 13% 孤立 EB 发展为 FGR
  - 建议进行生长监测(28~32 周)
- 50% 的 EB 伴肠管扩张需要手术
  - 肠管扩张往往较晚发生,即妊娠晚期
- 当 EB 非孤立表现时,50% 预后不良

21 三体综合征

21 三体综合征

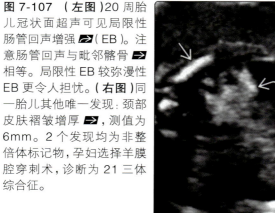

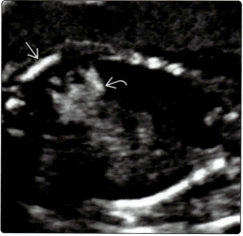

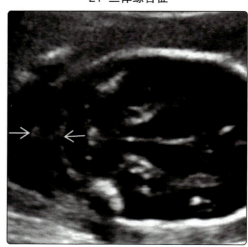

图 7-107 **(左图)**20 周胎儿冠状面超声可见局限性肠管回声增强 ➡(EB)。注意肠管回声与毗邻髂骨 ➡ 相等。局限性 EB 较弥漫性 EB 更令人担忧。**(右图)**同一胎儿其他唯一发现:颈部皮肤褶皱增厚 ➡,测值为 6mm。2 个发现均为非整倍体标记物,孕妇选择羊膜腔穿刺术,诊断为 21 三体综合征。

巨细胞病毒

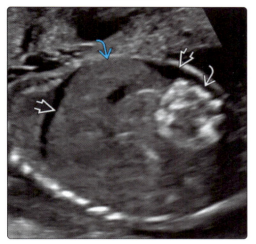

巨细胞病毒

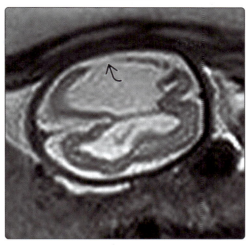

图 7-108（左图）本例胎儿为巨细胞病毒（CMV）感染引起 EB ➡️，其他发现包括腹水 ➡️、肝肿大 ➡️（肝长度测量值＞第 95 百分位数）、小头畸形和脑室扩张。（右图）同一胎儿 MR 显示明显脑萎缩和脑裂畸形 ➡️。EB 是与胎儿感染有关的一种表现，而 CMV 是胎儿最常见的病毒感染。推荐行羊膜腔穿刺术进行聚合酶链反应以明确诊断 CMV。

囊性纤维化

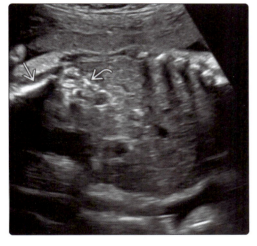

囊性纤维化

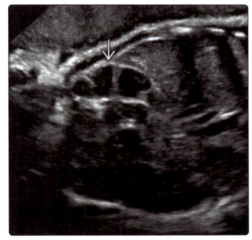

图 7-109（左图）20 周囊性纤维化（CF）胎儿，发现 EB，行 CF 检测。26 周时，肠管 ➡️ 仍局限性回声增强，但未扩张。注意髂骨 ➡️ 附近的 EB。（右图）同一胎儿 32 周随访检查肠管扩张 ➡️，怀疑 CF 合并肠梗阻。稠厚胎粪可引起远端小范围梗阻（胎粪性肠梗阻）。CF 同样增加肠闭锁发生率。

胎粪性腹膜炎（相似）

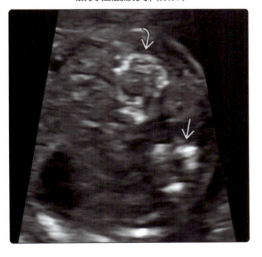

胎粪性腹膜炎（相似）

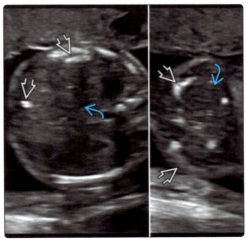

图 7-110（左图）胎儿腹部横切面超声显示 EB ➡️，肠管回声与骨骼相等（注意脊柱 ➡️）。注意回声呈曲线状和斑块状。（右图）同一胎儿其他发现（左：上腹部横切面；右：肝前冠状切面）：肝脏 ➡️ 表面多发点、线状高回声 ➡️，提示 EB 可能源于胎粪性腹膜炎。本例胎儿从未出现肠扩张，新生儿正常。

鉴别诊断

常见

- 假性腹水（相似）
- 水肿
- 肠穿孔

少见

- 尿性腹水
- 感染
- 心律不齐

罕见且重要

- 妊娠同族免疫性肝病
- 遗传性代谢缺陷
- 先天性高位气道梗阻序列

重要信息

鉴别诊断要点

- 腹腔内液体包绕肠管和实质脏器，勾勒镰状韧带轮廓
- 腹水可能是即将发生水肿的第一征象

常见诊断的有用线索

- 假性腹水（相似）
  - 腹壁肌肉组织与腹水相似，尤其当扫查角度倾斜时
    - 止于脐带腹壁入口及向后与肋骨连接处
    - 使用高频探头垂直于腹壁以清晰显示肌肉层
- 水肿
  - 体内 2 个部位有积液：皮肤水肿、胸腔积液、腹水、心包积液
  - 免疫性或非免疫性（多重原因）

- 肠穿孔
  - 寻找胎粪性腹膜炎的征象
    - 腹腔钙化、胎粪性假性囊肿
  - 抽取液体中消化酶含量高

少见诊断的有用线索

- 尿性腹水
  - 通常与下尿路梗阻（LUTO）有关
    - 寻找后尿道瓣膜或尿道闭锁的证据
    - 少见原因：梅干腹或巨膀胱 - 小结肠
  - 腹腔内膀胱破裂；膀胱萎瘪、壁增厚
  - 上尿路穿孔（如肾盂输尿管连接处梗阻）造成腹膜后尿性囊肿而非尿性腹水
  - 抽取的尿性腹水中总蛋白含量低
- 感染
  - 腹水可能孤立存在，但水肿更常见
  - 寻找肝内或颅内钙化
  - 感染性腹水中 β-2 微球蛋白含量高
- 心律不齐
  - 任何原因导致心脏失代偿，第一征象多为腹水
    - 心动过速：心率持续＞180～200 次/min
    - 心动过缓：心率＜100 次/min
      - 通常伴结构异常（约 50%）

罕见诊断的有用线索

- 妊娠同族免疫性肝病（GALD）
  - 原因不明的生长受限、羊水过少、腹水
    - 如果确诊，可静脉注射免疫球蛋白进行治疗
- 遗传性代谢缺陷
  - 在最初归类为特发性非免疫性水肿的病例中，29.6% 为溶酶体贮积病
  - 抽取腹水中可见空泡细胞
- 先天性高位气道梗阻序列
  - 由于心功能受损，肺脏体积增大、回声增强，伴有腹水

假性腹水（相似）　　　　　　　　　　　水肿

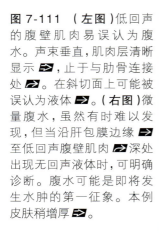

图 7-111　（左图）低回声的腹壁肌肉易误认为腹水。声束垂直，肌肉层清晰显示 ➡，止于与肋骨连接处 ➡。在斜切面上可能被误认为液体 ➡。（右图）微量腹水，虽然有时难以发现，但当沿肝包膜边缘 ➡ 至低回声腹壁肌肉 ➡ 深处出现无回声液体时，可明确诊断。腹水可能是即将发生水肿的第一征象。本例皮肤稍增厚 ➡。

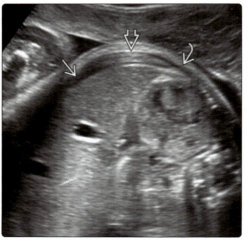

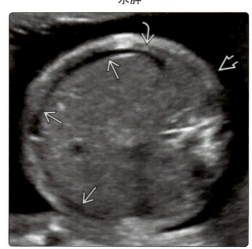

肠穿孔

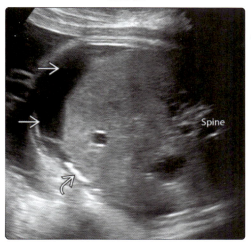

尿性腹水

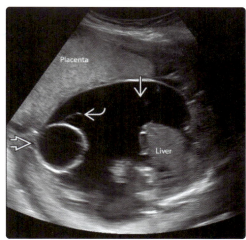

图7-112　（左图）肝脏前方可见腹水➡️，包膜钙化➡️。这是胎粪性腹膜炎伴腹水的典型表现，继发于肠穿孔。（右图）20周男性胎儿后尿道瓣膜，无羊水，大量腹水➡️、脐尿管未闭➡️及膀胱破裂、部分萎瘪、壁增厚➡️。胎儿未能存活。

尿性腹水

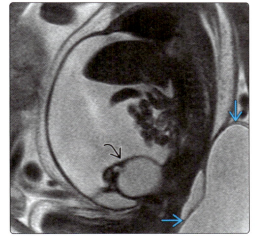

感染

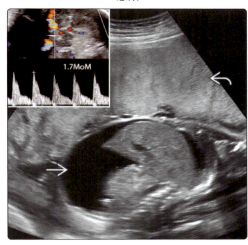

图7-113　（左图）尿性腹水使腹部膨隆。注意膀胱壁厚、部分萎瘪➡️。其他异常包括神经管缺陷➡️、法洛四联症、肛门闭锁、生殖器模糊和左肾缺如。胎儿未能存活。（右图）大量腹水➡️和明显肿大的胎盘➡️。大脑中动脉多普勒（插图）显示收缩期峰值流速为1.7MoM。本例为细小病毒感染，3次宫内输血后近足月时健康出生。

先天性高位气道梗阻序列

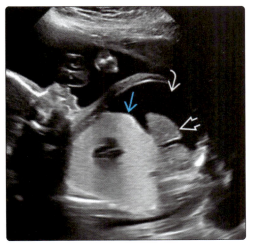

先天性高位气道梗阻序列

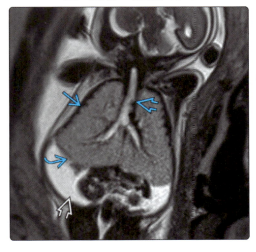

图7-114　（左图）矢状切面超声显示膈肌反向➡️，肺脏增大、回声增强伴大量腹水➡️，勾勒肝脏轮廓➡️。（右图）同一病例冠状位T2MR显示肺脏明显增大伴膈肌反向➡️和腹水➡️，气管支气管树充液扩张➡️，增大的肺脏自肋间隙膨出➡️，这是CHAOS的所有典型表现。腹水继发于静脉和淋巴回流受阻，常为大量且进行性增加。

鉴别诊断

常见

- **泌尿道**
  - 多囊性发育不良肾
  - 肾盂输尿管连接部梗阻
  - 下尿路梗阻
  - 尿性囊肿
- **消化道**
  - 肠闭锁
  - 胎粪性假性囊肿

少见

- 卵巢囊肿
- 淋巴管瘤、肠系膜囊肿
- 肠重复囊肿

罕见且重要

- 胆总管囊肿
- 脐尿管异常
- 神经母细胞瘤
- 脾囊肿
- 寄生胎，畸胎瘤
- 阴道积液
- 泄殖腔畸形

重要信息

鉴别诊断要点

- 位于正常结构内吗？
  - 大部分腹部囊性包块来自泌尿道
  - 其次是胃肠道
- 是单纯性囊肿还是复杂性囊性包块？
  - 分隔，内有碎屑回声
- 囊壁的特点是什么？
  - 壁薄、壁厚、钙化、肠管特征
- 检查过程中或两次检查对比形状固定还是有所变化？

常见诊断的有用线索

- **多囊性发育不良肾**
  - 多发囊肿，大小不等且互不相通，无明显肾实质
  - 肾形消失
  - 宫内进展不同：可能消失、保持稳定或生长
  - 可能巨大，越过中线
- **肾盂输尿管连接部梗阻**
  - 与扩张的肾盏相通
  - 在肾盂输尿管连接处（UPJ）突然终止，无输尿管或膀胱扩张
  - 严重梗阻时可表现为大囊肿，无正常实质残留
- **下尿路梗阻**
  - 后尿道瓣膜是最常见的原因

- 寻找后尿道扩张形成的钥匙孔征
  - 梅干腹综合征和尿道闭锁少见
  - 输尿管扩张和肾积水常见
  - 巨膀胱是 18 三体的特征；寻找其他异常
- **尿性囊肿**
  - 肾脏集合系统自发性破裂进入腹膜后
  - 寻找梗阻肾脏附近的包裹性积液
- **肠闭锁**
  - 可发生于胃肠道任何部位
  - 管状、腊肠样形状
  - 囊性包块内的蠕动波是其特征性病理改变
- **胎粪性假性囊肿**
  - 肠穿孔
  - 壁不规则增厚
  - 寻找胎粪性腹膜炎的其他表现
    - 腹腔内钙化，肠管扩张，腹水

少见诊断的有用线索

- **卵巢囊肿**
  - 晚孕期女性胎儿单房囊肿，首先考虑卵巢囊肿
  - 子囊征
    - 沿优势囊壁分布的小囊肿
    - 卵巢来源的高度特异性（高达 100%）征象（敏感性 82%）
  - 偶尔可能有分隔
  - 如果内部回声杂乱，应考虑扭转
  - 偶尔发现在上腹部
    - 支撑韧带松弛，可以移位
  - 有时可能是双侧
- **淋巴管瘤、肠系膜囊肿**
  - 薄壁囊性包块
  - 可为单房或多房，有 1 个或多个分隔
  - 可以非常复杂，在器官周围蔓延，并从腹部向外延伸
  - 液体回声多变，通常为无回声
- **肠重复囊肿**
  - 孤立的厚壁囊肿
  - 寻找肠管特征
    - 分层征，即黏膜呈高回声、肌层呈低回声、浆膜呈高回声
    - 宫内常难以观察
  - 很少会引起肠梗阻

罕见诊断的有用线索

- **胆总管囊肿**
  - 肝外和/或肝内胆管囊性扩张
  - 胎儿期最常见表现为右上腹单纯性单房囊肿
    - 横切面呈圆形，纵切面呈梭形
  - 追踪胆管进入囊肿可证实诊断
- **脐尿管异常**
  - 包括孤立性囊肿和脐尿管未闭
  - 与膀胱相通，证实为脐尿管未闭

- 膀胱可能表现为拉长的 8 字形或缩腰状
- 可延伸至脐带根部
  - 伴尿囊囊肿
- 随孕周增加,可能会消失
- **神经母细胞瘤**
  - 起源于肾上腺
  - 约 50% 为囊性
  - 表现复杂,分隔较厚
  - 囊性神经母细胞瘤预后良好
- **脾囊肿**
  - 偶然发现,无临床意义
  - 可能会表现为肾上腺囊性肿块,并与囊性神经母细胞瘤相混淆
  - 使用高频探头确认位于脾实质内
- **寄生胎,畸胎瘤**
  - 两个疾病间有重叠特征
    - 寄生胎分化更好,必须有脊柱成分

- 囊肿内有较大的复杂实性成分
- 钙化,包括形成良好的骨骼,是特征性表现
- 据报道大部分位于上腹部腹膜后
- 寄生胎被认为是由于单绒毛膜双羊膜囊双胎一胎寄生于另一胎中
- **阴道积液**
  - 囊性包块(扩张的阴道)位于膀胱后方
  - 不同之处在于泄殖腔畸形阴道有分隔
  - 外生殖器正常
- **泄殖腔畸形**
  - 典型泄殖腔畸形:膀胱、阴道和直肠相通,于会阴部形成单一开口(泄殖腔)
  - 阴道常重复,形成纵向有分隔的包块
  - 胎粪、阴道分泌物和尿液混合形成液体-碎屑分层
  - 生殖器异常,阴唇/阴蒂形成异常;无肛凹
  - 也可能出现肾积水和腰骶部异常
  - 据报道,部分病例腹水源于输卵管逆流

多囊性发育不良肾

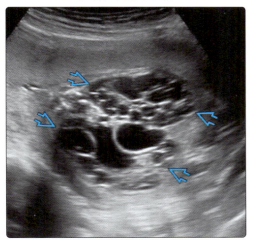

多囊性发育不良肾

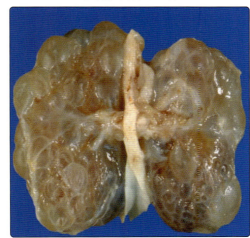

图 7-115 (左图)多囊性发育不良肾通常肾体积很大,充满大小不等的囊肿,动态观察囊肿互不相通,这有别于肾积水。若本例为双侧,则无羊水。注意肾脏 ➡ 充满腹部,腹围增大。(右图)大体标本显示肾脏完全被囊肿取代,无正常肾实质(From DP:Kidney,2e)。

肾盂输尿管连接部梗阻

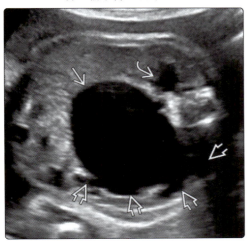

肾盂输尿管连接部梗阻

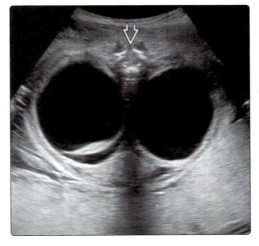

图 7-116 (左图)32 周胎儿一侧 UPJO,表现为一大的腹部囊肿 ➡。囊肿周围扩张的肾盏 ➡ 是诊断线索。右肾肾盂 ➡ 测量值<7mm(正常)。出生后诊断为重度 UPJO,需手术治疗。(右图)本例为双侧 UPJO。完全梗阻时,正常解剖结构消失。这些大的"囊肿"实际来源于肾脏的线索是其后方毗邻脊柱 ➡。

下尿路梗阻

下尿路梗阻

图 7-117 （左图）梅干腹综合征胎儿，超声扫查腹部发现膀胱明显增大 ➡ 和输尿管扩张 ⇨。（右图）斜矢状切面超声显示部分输尿管明显扩张 ⇨（注意小且回声增强的肾脏 ➡）。尸检图片同样显示输尿管呈"蛇形" ⇨ 贯穿腹部。超声下易与扩张的肠管相混淆，但尿液呈无回声且无蠕动波。

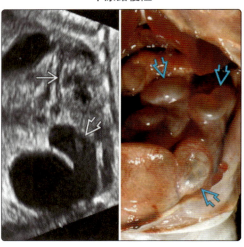

尿性囊肿

肠闭锁

图 7-118 （左图）经右腹部冠状切面超声显示无回声的包裹性积液 ⇨ 推挤肾脏向中线移位。这是因 UPJO ⇨、肾盏破裂所致的尿性囊肿。（右图）30 周回肠闭锁胎儿，腹部横切面超声显示多个扩张的肠袢 ➡，表现为多发分隔的肿块。肠腔内容物回声稍增强而非无回声。观察到蠕动波可证实囊性包块实为扩张的肠管。

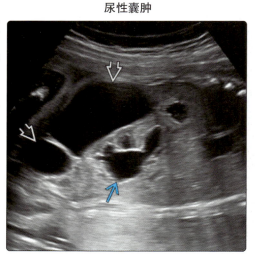

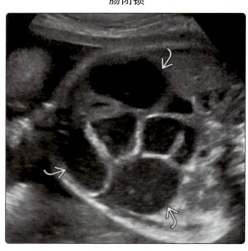

胎粪性假性囊肿

胎粪性假性囊肿

图 7-119 （左图）回肠闭锁胎儿腹部可见一较大的囊性包块。囊肿外形成角 ➡，这有助于与其他类型的腹部囊性包块区分。内部有碎屑，可见分层 ⇨。（右图）34 周肠穿孔和胎粪性腹膜炎胎儿，其冠状位 T2MR 显示较大的腹部包裹性积液 ⇨，与周围肠管分开。请注意厚且不规则的囊壁和碎屑分层 ⇨，这是胎粪性假性囊肿的典型特征。（From DI: Pediatrics, 3e）。

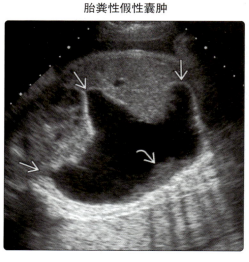

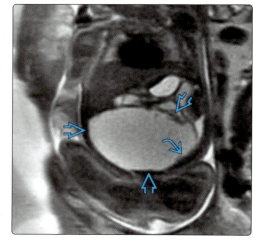

卵巢囊肿

卵巢囊肿

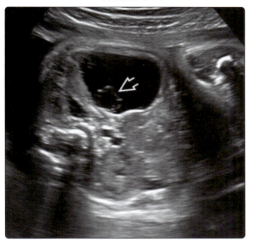

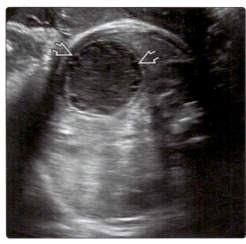

图 7-120 （左图）晚孕期女性胎儿新发现一巨大的腹部囊肿。子囊 ⇨ 存在对卵巢来源具有高度特异性。卵巢囊肿是女性胎儿腹腔囊肿的最常见原因，但晚孕期前罕见。（右图）当卵巢囊肿内回声杂乱时，需考虑出血或扭转。本例囊肿外周可见部分小囊 ⇨，中央髓质回声增强，为扭转特征。

淋巴管瘤,肠系膜囊肿

肠重复囊肿

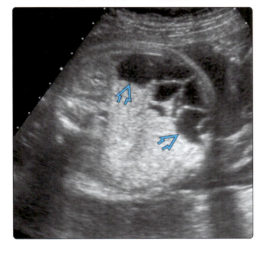

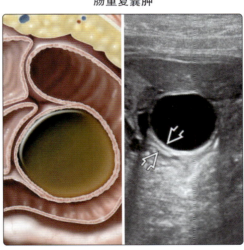

图 7-121 （左图）横切面超声显示前腹部多房囊性肿块 ⇨。无蠕动波，彩色多普勒超声未见血流。肠系膜淋巴管瘤表现多样，从单房囊肿到大的复杂肿块。（右图）肠重复囊肿呈圆形或椭圆形，壁厚且边界清晰。使用高频探头寻找三层肠壁特征 ⇨，包括高回声的黏膜、低回声的肌层和高回声的浆膜。

胆总管囊肿

胆总管囊肿

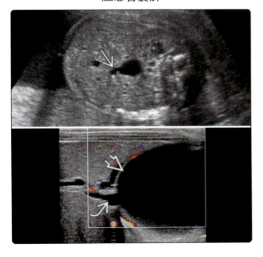

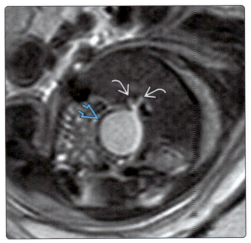

图 7-122 （左图）产前检查（上）发现上腹部囊肿。可见一类似胆管的小管状结构 ⇨ 与之相连。出生后检查（下）证实胆管扩张 ⇨ 和胆总管囊肿 ⇨。（右图）32 周胎儿斜冠状位 T2MR 清晰显示肝下囊肿 ⇨ 与胆道 ⇨ 相通，诊断为胆总管囊肿。

脐尿管异常

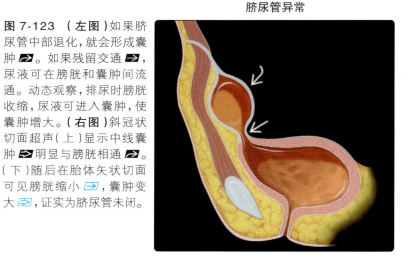

脐尿管异常

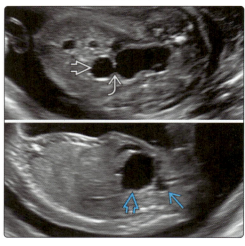

图 7-123 （左图）如果脐尿管中部退化，就会形成囊肿↷。如果残留交通➡，尿液可在膀胱和囊肿间流通。动态观察，排尿时膀胱收缩，尿液可进入囊肿，使囊肿增大。（右图）斜冠状切面超声（上）显示中线囊肿➡明显与膀胱相通➡。（下）随后在胎体矢状切面可见膀胱缩小⇨，囊肿变大⇨，证实为脐尿管未闭。

神经母细胞瘤

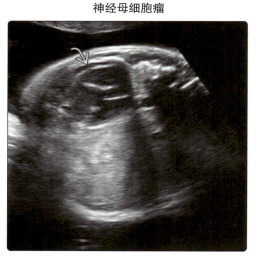

神经母细胞瘤

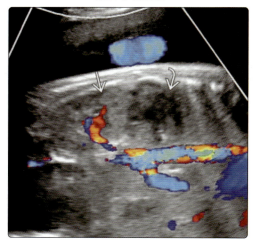

图 7-124 （左图）上腹部横切面扫查显示一复杂囊性包块➡。（右图）冠状切面扫查显示肿块➡位于肾上腺，向下推挤肾脏➡。鉴于该囊肿为肾上腺囊肿，鉴别诊断也需考虑到肾上腺出血，但此囊肿未发生变化。随肾上腺出血吸收，其表现会发生变化、体积会减小。出生后证实为神经母细胞瘤。

脾囊肿

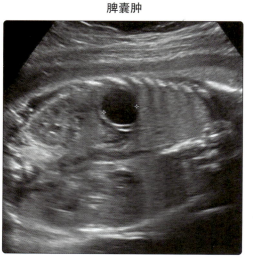

脾囊肿

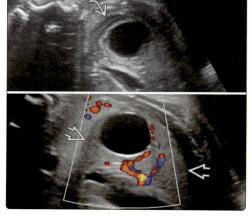

图 7-125 （左图）22周胎儿左侧肾上腺单纯性囊肿。鉴别诊断最初考虑囊性神经母细胞瘤。（右图）1月后随访，使用高频探头检查，清晰显示囊肿位于脾脏➡内，与正常肾上腺➡分开。脾囊肿为良性，无临床意义。

寄生胎、畸胎瘤

寄生胎、畸胎瘤

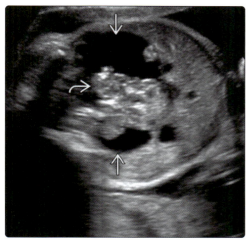

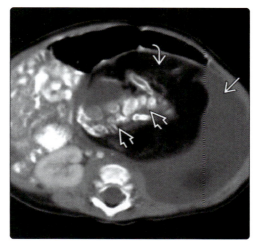

图 7-126 （左图）横切面超声显示一囊性肿块 ➡️，中央有大的实性成分 ➡️，存在钙化。钙化、包括形成良好的骨骼，是畸胎瘤的特征性表现。（右图）新生儿轴位CECT 显示左上腹复杂肿块，内含液体 ➡️、脂肪 ➡️ 和分化良好的脊柱 ➡️。这符合寄生胎的严格标准，被认为是单绒毛膜双胎的畸变。

阴道积液

阴道积液

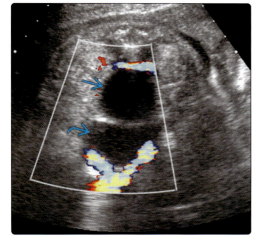

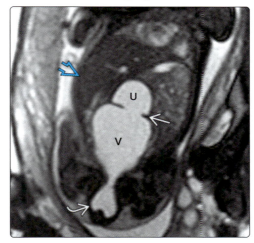

图 7-127 （左图）横切面超声显示正常膀胱 ➡️ 后方的单房无回声囊性肿块 ➡️，代表梗阻的阴道内充满子宫和阴道分泌物。（右图）同一病例冠状位 T2MR 显示阴道（V）和子宫（U）明显扩张，向上延伸至肝 ➡️ 水平。宫颈开放 ➡️，阴道远端在会阴 ➡️ 处隆起。分娩时证实为阴道积液继发于处女膜闭锁。

泄殖腔畸形

泄殖腔畸形

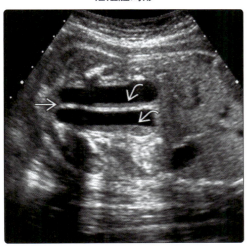

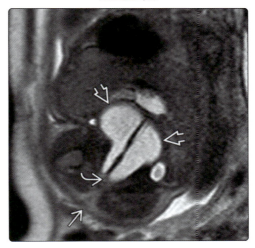

图 7-128 （左图）冠状切面超声显示阻塞、有分隔的阴道内存在液体-碎屑分层征 ➡️（注意线样分隔 ➡️）。碎屑由尿液、阴道分泌物、有或无胎粪混合而成。（右图）冠状位 T2MR 显示盆腔内 ➡️ 扩张、有分隔的阴道 ➡️ 逐渐变窄，形成梗阻。注意与会阴 ➡️ 关系，提示高位梗阻。存在常见的伴发异常-羊水过少。

鉴别诊断

常见

- 非免疫性水肿
- 胎儿贫血
- 感染
  - 巨细胞病毒
  - 微小病毒 B19
  - 先天性梅毒

少见

- 21 三体
  - 短暂髓系造血异常
  - 白血病
- Beckwith-Wiedemann 综合征

罕见且重要

- 肝脏肿瘤
  - 先天性肝血管瘤
  - 间叶性错构瘤
  - 肝母细胞瘤
  - 神经母细胞瘤转移
- 溶酶体贮积病
  - 戈谢病
  - 尼曼-皮克病
  - GM1 神经节苷脂贮积症
  - 黏多糖贮积症 Ⅳa 型（Morqui）
  - 酸性脂酶缺乏症（又称沃尔曼病）
  - 唾液酸贮积症
- 妊娠同族免疫性肝病

重要信息

鉴别诊断要点

- 肝脏压力增加致脐静脉扩张，可能是肝肿大的第一线索
- 其他征象包括腹围增加，肝脏增大越过右肾下极，胃泡向外侧移位
- 在冠状面或矢状面测量肝脏长径：从膈顶到最下缘
  - 肝肿大定义为＞95th 百分位
- 脾肿大常伴肝肿大

常见诊断的有用线索

- 非免疫性水肿
  - 肝肿大可能是即将发生水肿的首要体征之一
  - 多重因素引起，包括
    - 心脏：结构性异常或心律不齐
    - 胎儿肿块：有动静脉分流的富血管肿块或阻碍静脉回流的肿块
    - 非整倍体，胎盘绒毛膜血管瘤，双胎输血综合征（TTTS）

- 胎儿贫血
  - 水肿性肝充血或髓外造血可引起肝肿大
    - 胎儿肝脏在红细胞生成中起主要作用
  - 可以是免疫介导性或非免疫性
  - 免疫介导性贫血
    - 母体抗体进入胎盘，导致胎儿红细胞溶解
    - 恒河猴（Rh）D 最常见，但其他次要抗原或蛋白质也可引起母体致敏
  - 非免疫性胎儿贫血
    - 遗传性贫血（如 α- 或 β- 地中海贫血）、先天性感染（如细小病毒）、胎儿出血和双胎贫血-红细胞增多序列征
  - 贫血导致大脑中动脉（MCA）收缩期峰值速度（PSV）增快
- 感染
  - 肝肿大可见于任何感染，巨细胞病毒（CMV）、细小病毒及梅毒最常见
    - 肝肿大是梅毒的标志
      - 最先发现但治疗后最后消退
  - 寻找肝脏内点状钙化，无声影，不一定都存在
  - 另存在其他征象，尤其是 CMV 感染时
    - 颅内钙化（脑室周围、皮质）、脑室扩大、肠管回声增强、生长受限

少见诊断的有用线索

- 21 三体
  - 短暂髓系造血异常
    - 这种类型最常见于胎儿/新生儿
    - 类似急性髓系白血病的髓系异常增殖
    - 可在高达 10% 的 21 三体新生儿外周血涂片中看到
    - 自行消退；但 20%～30% 会发展为髓系白血病
    - 肝肿大，伴或不伴脾肿大，可在晚孕期发生
  - 白血病
    - 髓系白血病是最常见的类型
    - 肝脾肿大常见，可能会很严重
    - 有 CATA1 突变者预后多较好；但出现水肿胎儿存在死亡风险
      - 考虑宫内输血或提前分娩
- Beckwith-Wiedemann 综合征
  - 生长调节基因 11p15.5 的表观遗传改变引起的多基因印迹障碍
  - 3 个特征表现：巨大儿、巨舌、脐膨出
  - 器官肿大（肝肿大＋肾肿大）导致腹围增加可能是第一诊断线索

罕见诊断的有用线索

- 先天性肝血管瘤
  - 彩色多普勒显示实性富血管肿块内血流增加
  - 伴明显动静脉分流时常见心脏肥大、水肿
- 间叶性错构瘤
  - 良性，肝脏囊性或混合性回声肿块
  - 彩色多普勒显示无血流或少量血流

- **肝母细胞瘤**
  - 罕见的恶性、实性高回声肿块
  - 彩色多普勒显示有血流,但较血管内皮瘤少
- **神经母细胞瘤转移**
  - 最常见转移至肝脏的胎儿原发性肿瘤
    - 其他转移性胎儿肿瘤极其罕见
  - 25% 神经母细胞瘤存在肝转移
  - 可能呈浸润性或局灶性
  - 寻找肾上腺肿块(原发肿瘤)
- **溶酶体贮积病**
  - 先天性代谢缺陷,缺乏能分解某些脂类或碳水化合物的特定酶
  - 约有 50 种不同疾病影响各个器官系统
  - 均为罕见疾病,但此类型疾病的活产儿发生率为 1/8 000
  - 常出现于婴儿期或儿童期,症状逐渐恶化
  - 有时可在宫内即表现出典型水肿
    - 溶酶体贮积病(LSD)可能是 1/3 不明原因水肿的病因

- 大部分为常染色体隐性遗传→未来妊娠再发风险 25%
  - **戈谢病**
    - 围产期致死亚型
    - 肝脾肿大、水肿
    - 运动减少/关节挛缩
    - 鱼鳞病、面部畸形
    - 脑室扩大、小头畸形
    - 德系犹太人发病率增加
  - **尼曼-皮克病**
    - 胎儿腹水、肠管回声增强和肝肿大是最常见表现
    - 脾肿大发生于中孕晚期或晚孕期
- **妊娠同族免疫性肝病**
  - 母胎 IgG 介导的针对胎儿肝脏的同族免疫性疾病
  - MR T2 序列显示肝脏信号明显减低

参考文献

1. Jensen KK et al: Fetal hepatomegaly: causes and associations. Radiographics. 40(2):589-604, 2020

非免疫性水肿

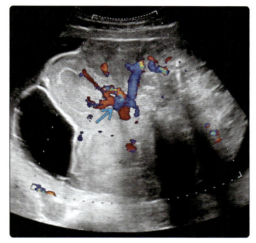

非免疫性水肿

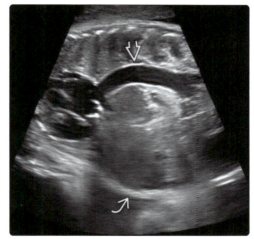

图 7-129 (左图)大的骶尾部畸胎瘤横切面显示动静脉瘘 ⟹ 内的湍流。(右图)同一病例腹部斜矢状切面超声显示下腔静脉 ⇒ 明显增宽和肝肿大 ⇗ 导致腹部膨隆。大的肿块会使胎儿代谢需求增加,从而增加水肿发生风险。肝肿大通常为伴发异常。

胎儿贫血

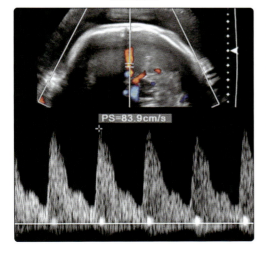

PS=83.9cm/s

胎儿贫血

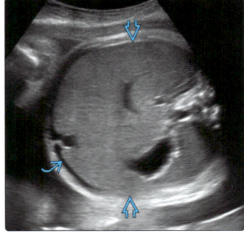

图 7-130 (左图)32 周 Rh 血型不合胎儿的大脑中动脉多普勒显示收缩期峰值流速增快,为 1.8MoM,需要输血。(右图)同一胎儿腹部横切面显示肝肿大 ⇒ 和少量腹水 ⇗。胎儿肝脏在红细胞生成中起主要作用,贫血时会增大。遗传性贫血、先天性感染、胎儿出血和双胎贫血-红细胞增多序列征是胎儿贫血的非免疫性原因。

巨细胞病毒

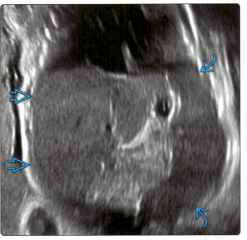

巨细胞病毒

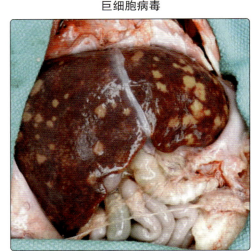

图 7-131 （左图）巨细胞病毒（CMV）感染引起胎儿肝脾肿大，可见肝脏增大 ➡️，但最醒目的是明显增大的脾脏 ➡️。胎儿贫血继发髓外造血，导致脾脏增大。（右图）一例有症状的先天性巨细胞病毒感染（CMV）新生儿进行抗病毒治疗，因持续性病毒血症，存活至 4 月龄，尸检显示肝脏明显增大，肝脏坏死形成大量白色区域。（From DP：Placenta）

先天性梅毒

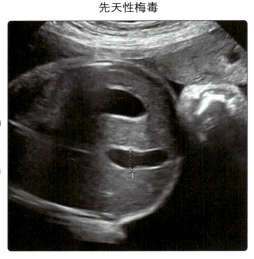

白血病

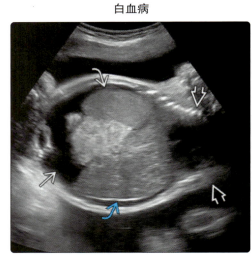

图 7-132 （左图）先天性梅毒胎儿，发现脐静脉扩张（游标），可疑肝肿大。发现脐静脉扩张时，应该测量肝脏。肝肿大是先天性梅毒的标志性特征，常最早发现且治疗后最后消退。（右图）21 三体、白血病胎儿，腹部冠状切面超声显示肝、脾明显肿大（肝脏 ➡️，脾脏 ➡️）和腹水 ➡️。注意与正常胸部 ➡️ 相比，腹部明显膨隆。

白血病

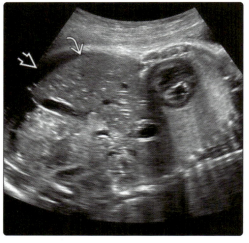

白血病

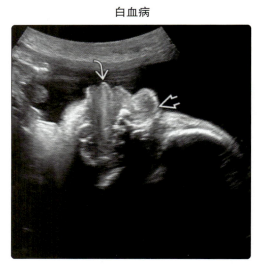

图 7-133 （左图）本例胎儿晚孕期被转诊以评估水肿情况。腹部增大，存在肝脏肿大 ➡️ 及少量腹水 ➡️。（右图）同一病例面部侧面观显示鼻骨缺失 ➡️，舌体明显突出 ➡️。推断为 21 三体合并白血病，分娩时证实。白细胞计数 > 300 000，其中 93% 为原始细胞。胎儿白血病与唐氏综合征密切相关，通常预后良好。

Beckwith-Wiedemann 综合征

Beckwith-Wiedemann 综合征

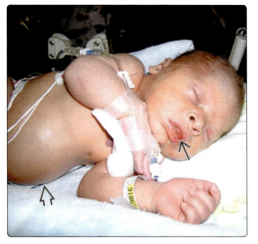

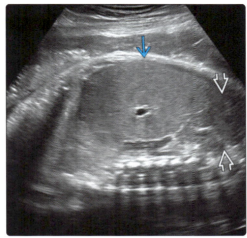

图 7-134 （左图）BWS 婴儿，足月出生，临床照片显示本病的数个特征。患儿外观巨大，因肝脏、肾脏明显增大使腹部膨隆➡️。巨舌，舌体突出嘴唇➡️。（右图）BWS 胎儿腹部纵切面显示肝脏明显肿大，腹部异常膨隆➡️。图中另见部分增大的肾脏➡️。

先天性肝血管瘤

先天性肝血管瘤

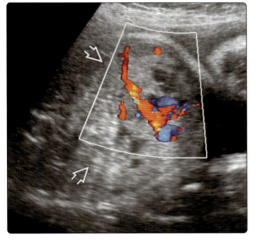

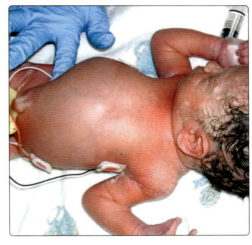

图 7-135 （左图）胎儿肝脏彩色多普勒超声显示不均质肿块➡️，血流明显增加。这是先天性血管瘤的典型表现。可发生明显动静脉分流，导致心脏增大、水肿和羊水过多。也可能发生胎儿贫血。这需要密切监测。（右图）同一患儿出生后临床照片显示，巨大的肝脏肿块使腹部明显隆起。

神经母细胞瘤转移

尼曼-匹克病

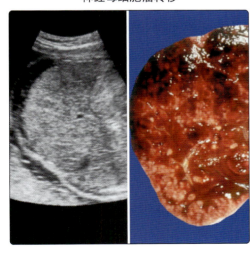

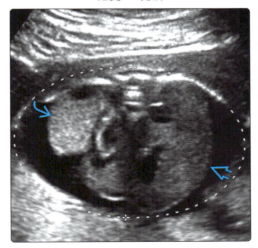

图 7-136 （左图）一例神经母细胞瘤胎儿肝脏超声显示肝脏内部回声异常不均，尸检标本证实继发于弥漫性浸润转移。（右图）腹水水肿大的胎儿脾脏➡️、肝脏➡️清晰显示。染色体非整倍体和感染病因检查呈阴性，之后筛查确定胎儿父母为 NPD-C 携带者。溶酶体贮积病是水肿的一个重要原因，通常被忽视。

（杨坡　袁瑞　周昌荣　魏亚楠 译，刘云　王润丽 审校）

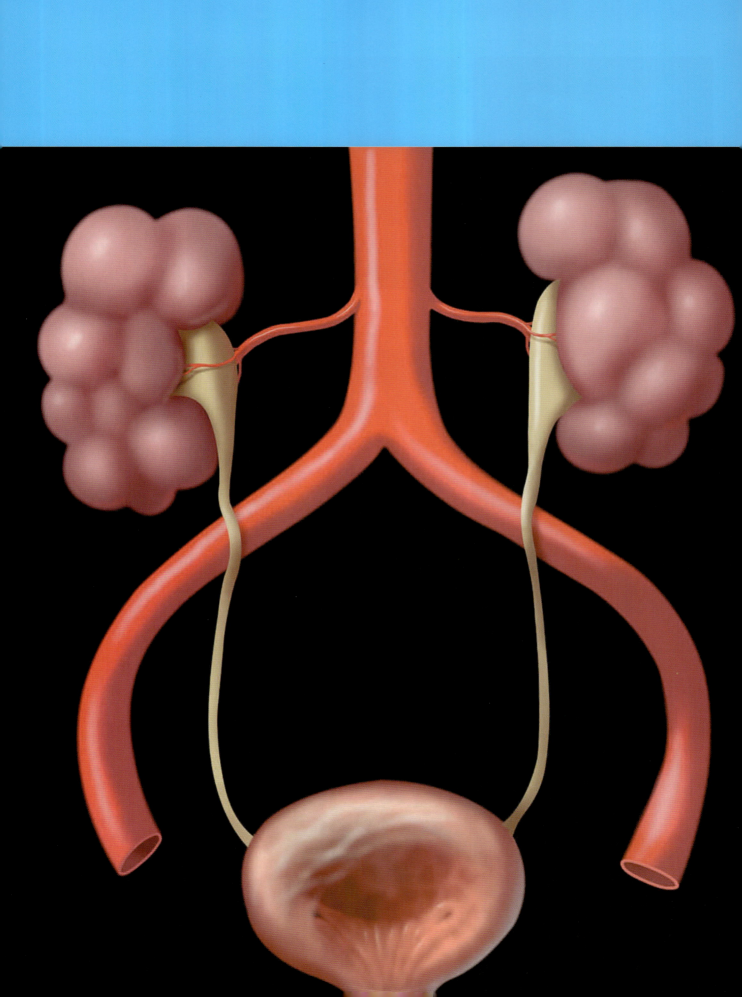

第八章
泌尿生殖系统

泌尿系统的发育

肾脏的形成

- 发育阶段与原始动物（如无脊椎动物、两栖动物）相似
  - 反映了进化史
- **3 组肾脏结构依次递增进化完善：前肾、中肾、后肾**（前肾、中肾、后肾单独出现）
  - **肾脏结构的形成和退化遵循头尾顺序**
- 在颈部区域形成无功能的原始**生肾节**
  - 低等脊椎动物的**前肾**遗迹形成原始肾脏
  - 第 4 周退化，被中肾替代
- **中肾**沿上段胸椎到第三腰椎发育，形成细长有功能的原始肾脏
- 胚胎 24 天，**中肾（wolffian）管**首先出现在胸部中肾区域的背外侧
  - 向尾侧生长，并与膀胱腹外侧壁融合
  - 中肾管与中肾小管连接，并从中肾小管排出尿液
- 10 周后，中肾小管功能消失并退化
  - 女性胎儿中肾管退化，男性胎儿中肾管持续存在并形成部分生殖道
- **输尿管芽**（也称后肾憩室）从中肾管远端发出
  - 诱导骶部中胚层（**后肾原基**）发育形成**后肾**，即最终的肾脏
  - 输尿管芽和后肾原基相互诱导
    - 输尿管芽诱导后肾原基形成肾单位
    - 相反，后肾原基诱导输尿管芽分支形成肾盏
- 输尿管芽与后肾原基不能有效相互作用导致畸形
  - **肾脏不发育**
    - 输尿管芽接触后肾原基失败
  - **多囊性发育不良肾**（提出的机制）
    - 输尿管芽未能适当地向后肾发出信号，导致集合管发育异常，进而引起肾单位缺失、间质扩张和囊肿形成
    - 极早期的输尿管梗阻导致肾脏发育不良（后肾组织不能形成肾单位）

肾脏的上升

- 最初肾脏（后肾）位于盆腔较低处，双肾紧靠，肾门朝前
- 肾脏最终上升至腹膜后侧的机制尚不完全清楚，胚胎向尾侧生长可能是主要的促成因素
- 随肾脏相继从髂动脉和主动脉募集动脉血，其血供发生改变
  - 上方新的动脉分支形成、下方的动脉分支退化
- 随肾脏上升，肾盂向内侧旋转约 90°
- 9 周时肾脏与肾上腺接触，上升完成
- 肾脏上升异常的相关畸形
  - **异位肾**
    - 肾脏位置通常低伴旋转异常
  - **交叉异位融合肾和其他肾脏融合异常**

- 后肾上升前发生融合导致的各种表现
  - **马蹄肾**
    - 双侧后肾下极融合
    - 卡在肠系膜下动脉下方
  - **副肾动脉**
    - 在上升过程中，通常短暂存在的肾动脉退化失败

膀胱

- 泄殖腔（拉丁语意为下水道）是早期连接泌尿道、胃肠道和生殖道的一个共同腔室
  - 尿直肠隔将其分为前方的**泌尿生殖窦**和后方的**肛门直肠**
    - 泄殖腔膜破裂后，二者均开口于会阴部
- 泌尿生殖窦有三个主要组成部分
  - 头侧部分是**尿囊**
    - 从膀胱延伸至卵黄囊的连接蒂
    - 腹内部分延伸成为**脐尿管**，即成人的**脐正中韧带**
  - 中间的囊泡部分形成**膀胱**
  - 尾侧部分于女性形成**阴道下段**，于男性形成**尿道海绵体部**
- 中肾管远端及与之相连的输尿管并入膀胱背面
  - 在这一过程中，**输尿管合并至膀胱三角**的上方
  - **中肾管孔向内下移动**并进入尿道前列腺部，形成射精管

肾上腺的发育

皮质和髓质

- 皮质和髓质来自两种不同组织
  - **皮质**
    - 其形成来自中胚层
    - 分 3 个区域：**球状带、束状带、网状带**
    - 出生时只有球状带和束状带
    - 3 岁前网状带不能识别
  - **髓质**
    - 其形成来自交感神经节的神经嵴细胞（译者注：原著为神经休息细胞）
- 相对体型而言，**胎儿肾上腺较成人大 10～20 倍**
  - 尤其是孕早期，可能被误认为胎儿肾脏
    - 在羊水过少出现前，肾不发育可能漏诊
  - 体积大是因为肾上腺皮质
    - 出生第一年随肾上腺皮质退化迅速变小

男性生殖系统的发育

中肾（Wolffian）管

- 男性胎儿持续存在并形成部分生殖道
  - 附睾
  - 输精管
  - 精囊
  - 射精管

睾丸

- 来源于生殖嵴，胚胎生殖嵴从 T6 延伸至 S2
- **由三种细胞系组成**，形成原始性索
  - 生殖细胞
  - 支持细胞
  - 间质细胞
- 生殖细胞
  - 形成于卵黄囊壁，沿后肠迁移至生殖嵴
  - 在成熟睾丸中形成生精细胞
- 支持细胞
  - **分泌米勒管抑制因子**
    - 导致副中肾管（米勒管）退化
  - 成为成年男性精子发育的支持网
    - 形成紧密连接（血-睾屏障）
- 间质细胞
  - **生成睾酮的主要来源**
  - 位于间质内
  - 促使中肾（wolffian）管分化为男性生殖道

阴囊

- 来源于**阴唇阴囊褶**
  - 受睾酮影响皱褶隆起并形成双侧阴囊
    - 融合点是**正中缝**
      - 沿会阴从肛门延伸至阴茎腹侧表面
  - **鞘状突**是腹膜袜状外突，穿过腹壁延伸至双侧阴囊内
    - 于睾丸发育前形成
    - 随同**引带**（从睾丸延伸到阴唇阴囊褶的韧带索）协助睾丸下降

睾丸下降

- 孕 7～12 周，睾丸下降至盆腔
  - 整个下降过程中睾丸都位于腹膜后，与鞘状突后壁关系密切
  - 在腹股沟内环口附近，直到第 7 个月开始通过腹股沟管下降至双侧阴囊内
- 通过腹壁下降时形成**精索和阴囊的各层结构**
  - 横筋膜→精索内筋膜
  - 内斜肌→提睾肌和筋膜
  - 外斜肌→精索外筋膜
  - 肉膜肌和筋膜嵌入皮肤下方的疏松结缔组织内

- 鞘状突关闭并形成鞘膜
- 睾丸下降不全导致隐睾症

前列腺

- 第 10 周，内胚层从尿道前列腺部外翻芽生，并发育形成前列腺索
- 随睾酮水平升高，这些前列腺索发育形成腺泡
- 其余腺体由周围的间充质形成，并分化为间质和平滑肌

女性生殖系统的发育

卵巢

- 直到第 7 周，男性和女性的性腺发育完全相同
- 如果没有来自 Y 染色体的**睾丸决定因子**，卵巢就会发育
- 原始性索退化，生殖嵴的间皮细胞形成次级性索
- **次级性索**内的原始主殖细胞形成卵泡细胞
  - **生殖细胞经历第 1 次减数分裂**，直至青春期才进一步发育
- 卵巢同睾丸一样借助引带下降

子宫

- 来源于成对的**副中肾（米勒）管**
- 中肾管外侧形成副中肾管
  - 与中肾管内侧的泌尿生殖窦连接
  - 没有 Y 染色体，副中肾管将会继续发育形成子宫
- 成对的副中肾管在中线处融合
  - 融合形成**子宫阴道管**，发育为子宫和阴道上段
  - 残留未融合的部分发育为**输卵管**
- **阴道下段由泌尿生殖窦形成**
- 米勒管发育和/或融合失败导致**先天性子宫畸形**疾病谱
  - I 类：子宫不发育或发育不全
  - II 类：单角子宫
    - 单个宫角，可能存在残角
  - III 类：双子宫
    - 两个独立的、不相连的宫角
  - IV 类：双角子宫
    - 子宫外部轮廓呈凹形或心形
  - V 类：纵隔子宫
    - 外部轮廓正常
- 米勒管异常通常与肾脏异常相关
  - 如果发现胎儿肾脏异常，考虑产后进行盆腔超声检查
  - 新生儿早期子宫常清晰显示

肾脏的发育

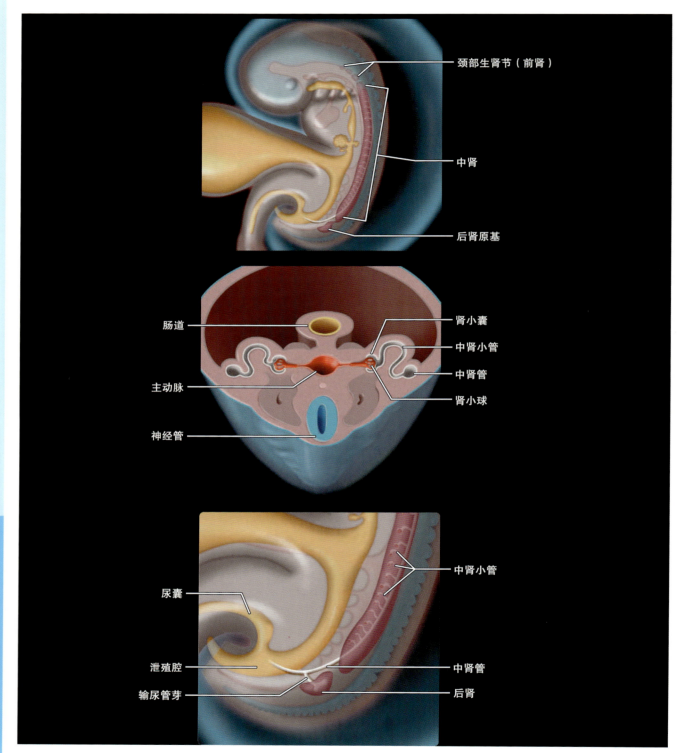

图 8-1 （上图）人类胚胎发育的 3 组肾脏结构遵循头尾顺序形成并退化。前肾为过渡性，没有功能。中肾同样会退化，但在男性，中肾管远端持续存在形成生殖道的一部分。（中图）胚胎横切面显示中肾。胚胎第 4 周，中肾管和中肾小管形成。来自主动脉的分支血管到达中肾小管的末端并形成肾小球。虽然人类胚胎的中肾已实现了排泄功能，但随着后肾形成中肾退化。（下图）当输尿管芽诱导后肾原基形成后肾（第三组肾脏），即最终的肾脏形成。

膀胱的发育

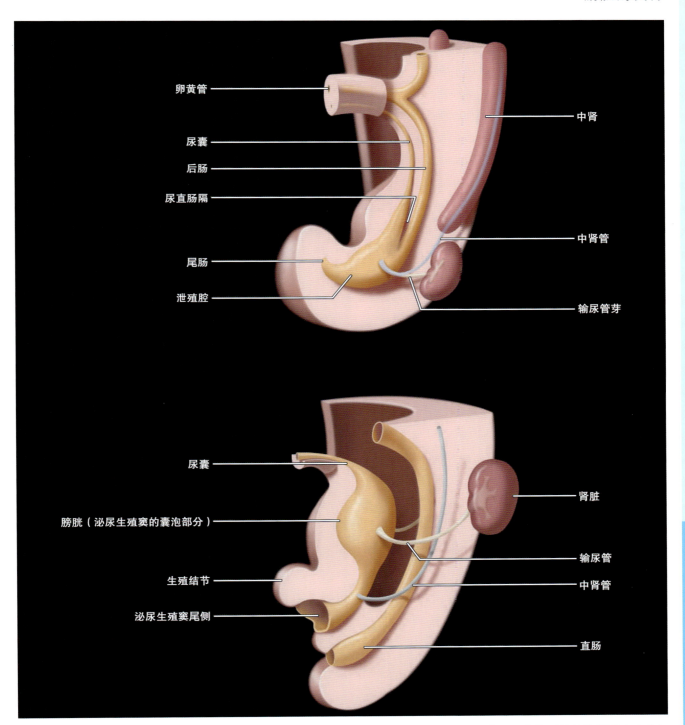

图 8-2 （上图）泄殖腔是早期连接泌尿道、胃肠道和生殖道的一个共同腔室。4～6 周，尿直肠隔将位于前方的泌尿生殖窦与后方的直肠分隔开。（下图）泌尿生殖窦最大的囊泡形成膀胱。膀胱与上方的尿囊直接相连。尿囊最终退化形成脐尿管。泌尿生殖窦尾部将形成女性阴道下段和男性尿道海绵体部。输尿管芽并入膀胱后部形成膀胱三角区的上部，而中肾管向内下迁移，最终作为射精管插入尿道前列腺部。

肾脏上升

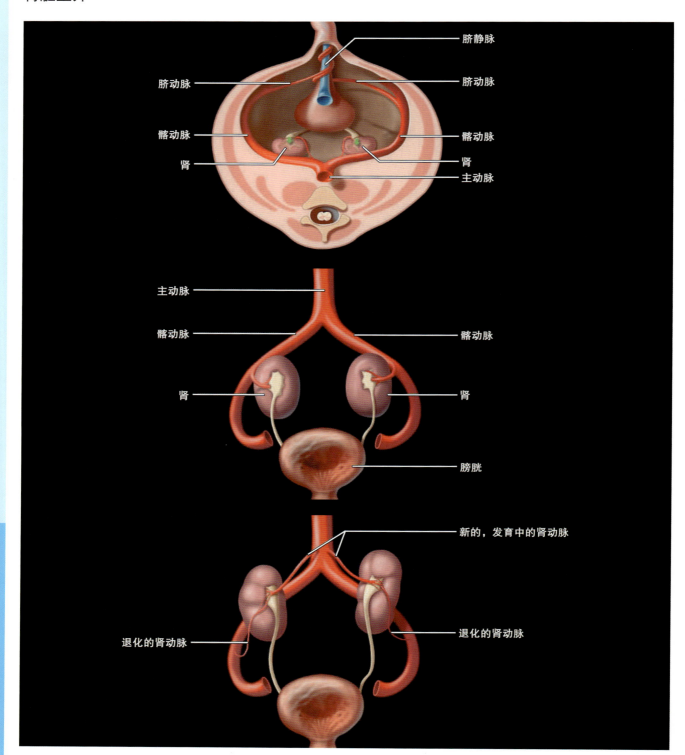

图 8-3 （上图）俯瞰图显示肾脏位于胎儿盆腔下部。最终肾脏由称为后肾原基的骶部特化中胚层形成。请注意，虽然脐静脉携带富氧血液，但在这组图片中蓝色表示静脉，红色表示动脉。（中图）双肾紧靠，甚至可能直接相连，导致各种融合畸形。肾门和肾盂均朝向前方。最初形成时，动脉供应来自髂动脉。（下图）随肾脏上升，位于上方的肾动脉形成，下方的肾动脉退化。

肾脏上升

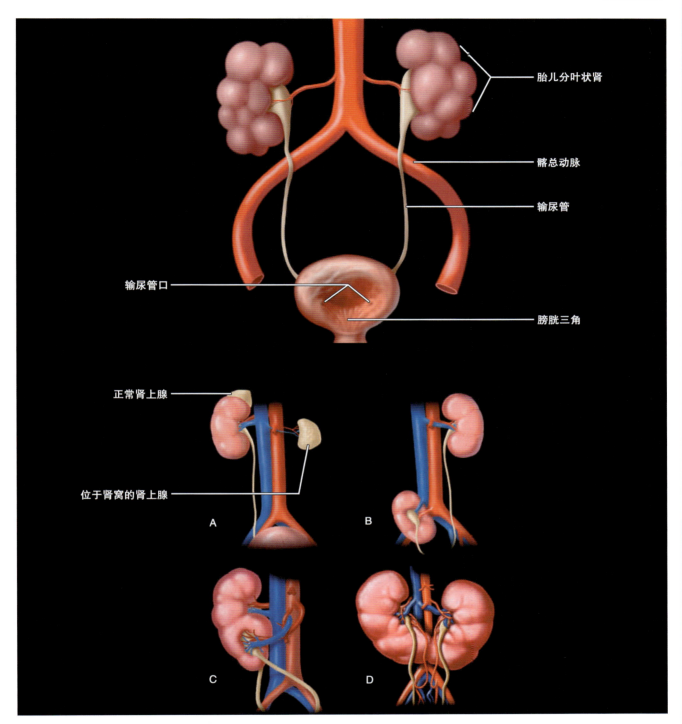

图 8-4（**上图**）正常情况下，每个肾脏会保留一条主肾动脉。副肾动脉是一种常见的解剖变异，是肾脏上升过程中短暂存在的动脉退化失败所致。胎儿肾脏具有明显的小叶轮廓（胎儿分叶状肾），反映了形成肾盏的输尿管芽和形成肾单位的后肾原基间的发育过程。（**下图**）肾脏发育和上升异常导致一系列异常。肾脏发育变异包括单侧肾脏不发育（A）、盆腔肾（B）、交叉异位融合肾（C）和马蹄肾（D）。肾脏形成、融合和上升失败导致这些异常。

女性生殖系统

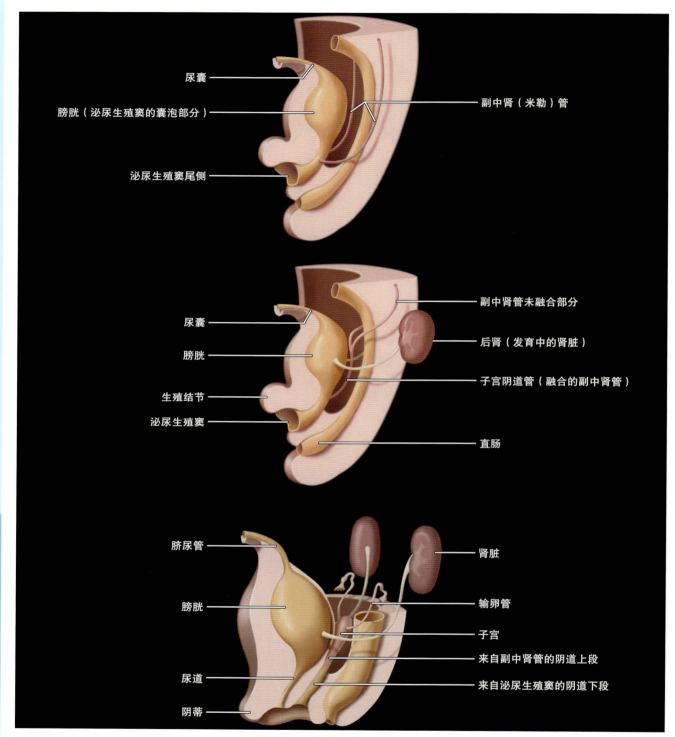

尿囊

膀胱（泌尿生殖窦的囊泡部分）

泌尿生殖窦尾侧

副中肾（米勒）管

尿囊

膀胱

生殖结节

泌尿生殖窦

副中肾管未融合部分

后肾（发育中的肾脏）

子宫阴道管（融合的副中肾管）

直肠

脐尿管

膀胱

尿道

阴蒂

肾脏

输卵管

子宫

来自副中肾管的阴道上段

来自泌尿生殖窦的阴道下段

图 8-5 （上图）输卵管、子宫和阴道上段均来自成对的副中肾管（米勒管），在中肾管外侧中线的两侧发育形成（女性胎儿的中肾管退化）。（中图）副中肾管必须在中线处汇合并融合形成子宫和阴道上段（子宫阴道管）。未融合部分将形成双侧输卵管。肾脏（后肾）发育与子宫发育密切相关，肾脏异常常与米勒管异常共存。（下图）阴道远端（显示为黄色）由尾侧的泌尿生殖窦形成，尾侧泌尿生殖窦分裂为前方的尿道和后方的阴道。尿囊退化形成脐尿管。

男性生殖系统

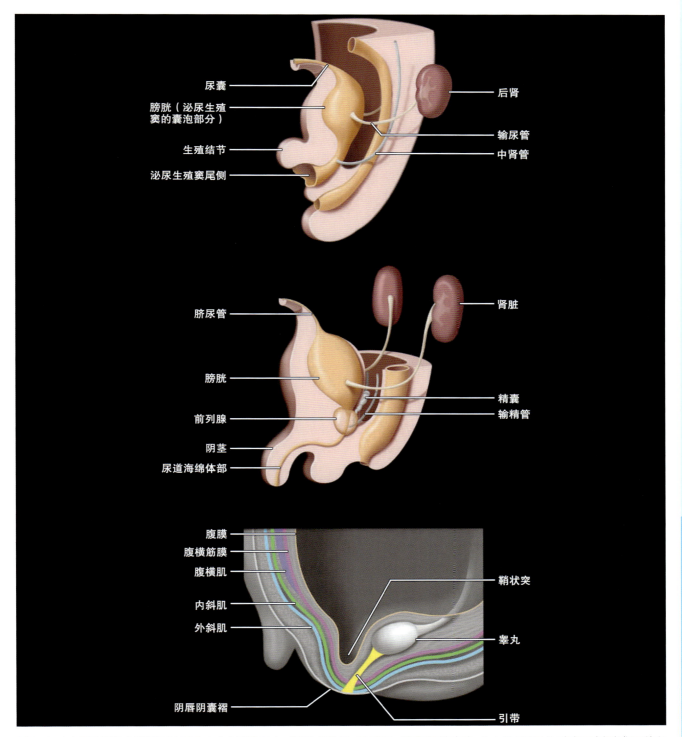

图 8-6 （上图）男性中肾管（仅显示 1 个）持续存在，将形成附睾、输精管、精囊和射精管。（中图）泌尿生殖窦尾侧形成尿道海绵体部。尿囊退化形成脐尿管。前列腺由尿道前列腺部和周围间充质的内胚层外翻形成。（下图）鞘状突是腹膜袜状外突穿过腹壁向尾部延伸而成。其在发育中的睾丸前方，并协同引带（从睾丸延伸至阴唇阴囊褶的韧带索）帮助睾丸下降。鞘状突外突时被延伸的腹壁筋膜包裹，最终形成阴囊和精索。

影像技术与正常解剖

超声

美国超声医学学会要求记录所有中、晚孕期胎儿的肾脏和膀胱。胎儿性别评估仅用于确定多胎妊娠的合子性以及医学需要时。还应定性或半定量评估羊水量（amniotic fluid volume，AFV）。这些被视为最低要求；如果有任何可疑异常，均应进行详细检查。

泌尿生殖系统包括**肾脏、输尿管、膀胱、尿道、肾上腺以及内外生殖器**。为了识别病理过程，需要了解每个结构的正常发育表现。

可在妊娠12~14周通过经阴道超声检查**肾脏**，内部结构最早可在妊娠16~18周识别。肾脏外部轮廓呈小叶状（胎儿分叶状肾），这一表现也可能持续至成年。肾皮质呈中等回声，低回声的髓质锥体在肾盂周围对称排列。有适用于肾脏所有维度的参考值，但根据经验，以mm为单位的肾脏长度近似孕周。整个孕期肾脏周长与腹围比值稳定，为0.27~0.30。

孕27周前，**肾盂前后径**（anterior-posterior renal pelvis diameter，APRPD）应<4mm，28周至足月测值应<7mm。测值增大与病理过程有关，包括梗阻和反流。APRPD在16~27周时为4~7mm，≥28周时为7~10mm，不伴肾盏扩张或肾实质异常被视为低风险，但应在孕32周及以后复查。如果APRPD超出上述范围或存在肾盏扩张及肾实质回声改变，需要密切随访。

彩色多普勒超声有助于评估胎儿血管。怀疑**肾脏不发育**时，识别肾动脉至关重要。请注意，腰动脉和肾上腺动脉可能非常明显，以至于被误认为肾动脉。彩色多普勒也可用于识别脐动脉之间的膀胱。该切面还可记录2条脐动脉；肾脏异常也可能与单脐动脉相关。

正常肾上腺具有典型的冰淇淋三明治外观，表现为高回声的髓质（冰淇淋填充物）被低回声的皮质包绕。正常胎儿肾上腺呈三角形或Y形，相较于胎儿肾脏而言，相对较大。

尽管不需要评估低风险妊娠**胎儿性别**，但这通常是父母最迫切关注的问题。早孕期男性胎儿阴茎和女性胎儿阴蒂表现相似。虽然在女性胎儿指向尾端，男性胎儿指向头端，但在能明确识别前避免胎儿性别鉴定更为明智。如果无法确定胎儿性别（如可能存在性发育异常），应仔细检查是否存在各种综合征和非整倍体异常。

当诊断结果仅影响一种性别或仅影响性别必须相同的单绒毛膜双胎（如双胎输血综合征）时，评估性别至关重要。

每次中孕期和晚孕期检查均需评估AFV。可以主观评估或通过测量羊水池深度半定量评估AFV。**最大（或最深）羊水垂直深度**（maximum（or deepest）vertical pocket，MVP）是测量宫腔内羊水最大深度前后距离，避开胎儿部位和脐带。"垂直"，顾名思义，测量值是将探头垂直于地面（译者注：原著为母体腹部）获得。倾斜测量重复性差，可能导致

错误评估羊水量。正常值为2~8cm，<2cm提示羊水过少，>8cm提示羊水过多。**羊水指数**（amniotic fluid index，AFI）是指宫腔4个象限羊水池垂直深度之和。可能很难判断宫腔内充满的是液体还是脐带，尤其是在妊娠晚期。应用彩色多普勒区分非常有用。AFI随胎龄变化，正常范围5~20cm。

MR表现

当超声显示受限时，MR非常有帮助，T2WI对评估肾脏解剖结构至关重要。肾实质是中等信号（即低于液体，高于肝脏或肌肉），而集合系统和膀胱因包含尿液呈高信号。肾上腺在妊娠后期显示最佳；T2WI呈低信号，类似肝脏，髓质信号稍高。

T1WI可以鉴别肾上腺出血（高信号血液成分）和胎儿神经母细胞瘤（中等信号肿块）。充满胎粪的肠道呈高信号，这有助于鉴别肠道和充满尿液的低信号结构。如果担心泄殖腔或肠道异常，MR也有助于观察结肠和直肠走行及确定肛门位置和通畅度。

泌尿系统异常概述

评估腹部任何异常的第一步是确定泌尿道或胃肠道是否受累。胎儿的腹膜边界并不总是清晰可见，因此确定哪个器官系统受累时需要谨慎。扩张的管状结构可能是输尿管扩张或肠梗阻。实质性肿块可能来自肾脏（如中胚叶肾瘤）、肾上腺（如神经母细胞瘤）或肝脏（如先天性血管瘤）。一旦确定泌尿系统为起源部位，有一个系统的方法形成恰当的鉴别诊断很重要。

有两个肾脏吗？如果是，它们在哪里？

如果双肾缺如，中孕期会出现羊水过少。**直到妊娠16周，肾脏才成为羊水的主要来源**。妊娠早期肾上腺非常明显，除非仔细评估，否则可能会漏诊肾不发育。如果在中孕期后羊水量正常，则必须至少有一个肾脏。仔细评估肾窝，如果只有一个肾脏，仔细检查另一肾脏是否缺失（单侧肾脏不发育）或位置异常（如盆腔肾、交叉异位融合肾）。

肾脏大小和回声是否正常？

肾脏回声增强可能出现在纤毛病综合征（如常染色体隐性遗传多囊肾病和Meckel-Gruber综合征）或与非整倍体相关，通常为13三体。这些情况下肾脏通常会增大，有时甚至巨大。梗阻性囊性发育不良肾的肾脏回声也可能增强，但肾脏通常很小，并且应该有明显的尿路梗阻表现。Beckwith-Wiedemann综合征也可表现为肾脏增大，但皮髓质分化通常正常。

单侧肾脏增大的鉴别诊断包括单侧肾脏不发育伴对侧肾脏代偿性肥大、交叉异位融合肾、重复肾重复集合系统、中胚叶肾瘤和肾静脉血栓形成。

肾脏无回声结构是肾囊肿还是肾积水？

在提出这个问题前，一定要确保是无回声结构，而非低回声的肾锥体，晚孕期肾锥体可以非常明显。如果肾脏内确实存在囊性区域，实时动态评估至关重要。如果

其与**中央部的肾盂连接**，寻找肾积水的原因（如肾盂输尿管连接部（ureteropelvic junction，UPJ）梗阻、输尿管膀胱连接部梗阻和膀胱出口梗阻）。如果互不相通或与肾盂不相连，则需要鉴别**散在多发囊肿**的病因（如多囊性发育不良肾（multicystic dysplastic kidney，MCDK）、肾脏囊性发育不良）。

输尿管可显示吗？

超声检查不能显示正常输尿管。如果输尿管扩张，则考虑梗阻、反流或先天性巨输尿管。

膀胱大小正常吗？

在扫查过程中，膀胱应当充盈并排空。务必在检查开始和结束时检查膀胱，以确保膀胱过大或过小是持续存在的。

膀胱不显示最常见的原因是尿液产生失败，此时需要寻找双侧肾脏畸形。这也可能发生于肾灌注减少（如胎儿生长受限、双胎输血综合征的供血儿）。一些结构畸形阻碍了膀胱的正常发育，包括泄殖腔畸形和膀胱外翻。

如果膀胱扩张且无法排空，应考虑后尿道瓣膜（PUV）和梅干腹综合征。尿道海绵体部扩张的男性胎儿伴有膀胱扩张，可与梅干腹综合征和 PUV 相区分，PUV 扩张的后尿道与膀胱形成典型的钥匙孔征。膀胱梗阻导致羊水过少或无羊水。

如果女性胎儿盆腔内持续存在充满液体的结构，则考虑泄殖腔畸形。如果存在液体 - 碎屑分层或垂直分隔，应首先考虑泄殖腔畸形。卵巢囊肿可见于晚孕期，位于膀胱周边或上方。

肾上腺的大小和形态正常吗？

肾脏不发育时，肾上腺失去其正常三角形外观，变平进入肾窝，可能被误认为肾脏。这就是**肾上腺平卧征**。肾上腺增大不常见，但可见于先天性肾上腺皮质增生症（寻找女性胎儿的男性化表现）。

肾脏上方肿块的鉴别诊断包括神经母细胞瘤、肾上腺出血或叶外型肺隔离症。后者是一种肺脏畸形，实际上并非源于肾上腺。欲诊断此病，请寻找受压移位的正常肾上腺。彩色多普勒显示一条主要的滋养血管发自主动脉。

外生殖器正常吗？

外生殖器异常或性别不明可见于性发育异常（如先天性肾上腺皮质增生症）、影响膀胱发育的结构畸形序列征（如膀胱外翻）、非整倍体异常（如 13 三体、18 三体、三倍体）和综合征（如史 - 莱 - 奥综合征、Prader-Willi 综合征）。

临床意义

泌尿生殖系统异常可以致命（如双肾不发育）或无关紧要（如卵巢囊肿）。系统的评估方法有助于正确诊断，这对于患者咨询、正确的妊娠管理和产后评估至关重要。

中孕期肾上腺、肾脏

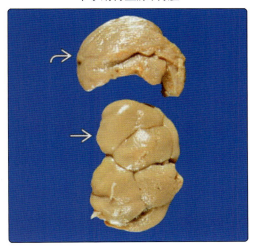

中孕期肾上腺、肾脏

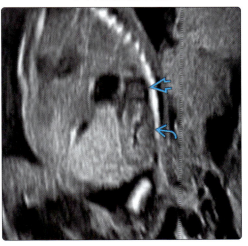

图 8-7 （左图）中孕期胎儿大体病理标本显示，与肾脏 ➡（注意胎儿分叶状肾）相比，胎儿肾上腺 ➘ 相对较大。相对体型而言，胎儿肾上腺较成人大 10～20 倍。（右图）矢状切面超声显示 16 周胎儿肾脏 ➚ 上方非常明显的肾上腺 ➚。认识这种正常表现很重要，不要将正常肾上腺误认为肿块。

晚孕期肾脏

晚孕期肾脏

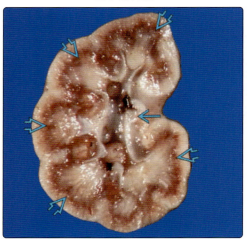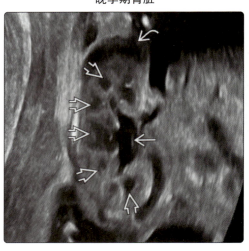

图 8-8 （左图）晚孕期胎儿肾脏冠状切面显示肾皮质边缘（胎儿分叶状肾）呈分叶状，不同的肾锥体 ➡ 在肾盂 ➡ 周围对称排列。（右图）晚孕期胎儿肾脏冠状切面超声显示正常的皮髓质分界，肾盂 ➡ 周围有明显的低回声髓质锥体 ➡。不要将其误认为扩张的肾盏。肾上腺 ➡ 清晰可见。

肾上腺

膀胱

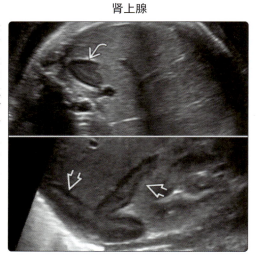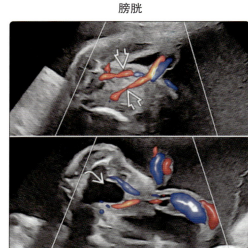

图 8-9 （左图）组合图展示了胎儿肾上腺 ➡ 横切面声像图和新生儿肾上腺 ➡ 矢状切面声像图。高回声的髓质和低回声的皮质形成冰淇淋三明治征，折叠呈 V 形、Y 形或三角帽状。（右图）上图两条脐动脉 ➡ 之间无明显膀胱。下图检查结束时膀胱 ➡ 开始充盈。检查过程中膀胱常有变化。

肾上腺

肾脏

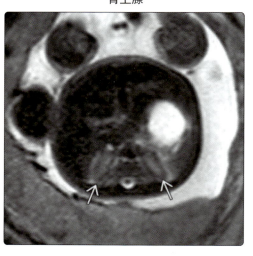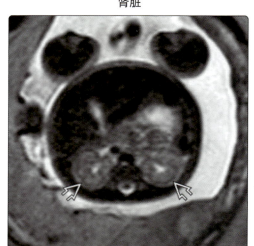

图 8-10 （左图）轴位 T2W-IMR 显示晚孕期胎儿肾上腺 ➡ 的信号强度和结构正常。注意低信号的皮质和高信号的髓质，形成冰淇淋三明治的 MR 表现。（右图）紧靠肾上腺下方是中等信号的肾脏 ➡，肾盂呈高信号。皮髓质分界正常，髓质锥体信号高于皮质。

肾盂输尿管连接部梗阻与多囊性发育不良肾

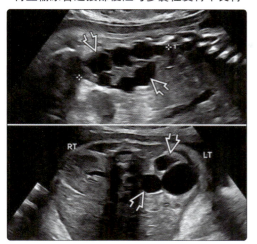

肾盂输尿管连接部梗阻与多囊性发育不良肾

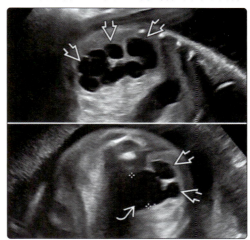

图 8-11 （左图）矢状切面超声（上图）显示左肾内多个无回声结构➡，横切面（下图）显示相互分开。这是 MCDK，而非肾积水。（右图）本例相反，外周的"囊肿"➡与中央的肾盂➡相通。这个胎儿有严重的 UPJO。尽管矢状切面表现相似，但诊断完全不同。多平面和实时动态评估是明确诊断的关键。

肾动脉

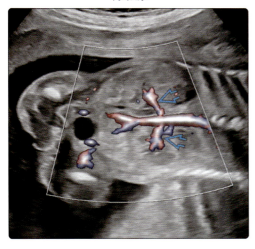

重复肾动脉

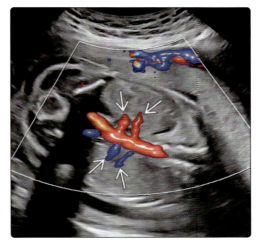

图 8-12 （左图）冠状切面彩色多普勒超声显示 20 周胎儿双侧肾动脉➡。彩色多普勒对于评估肾缺如或异位肾尤为重要。（右图）本例存在双侧重复肾动脉➡。副肾动脉是一种解剖变异，其原因是肾脏上升过程中正常短暂存在的肾动脉退化失败。这些可能见于重复肾或正常肾脏，如本例。

男性外生殖器

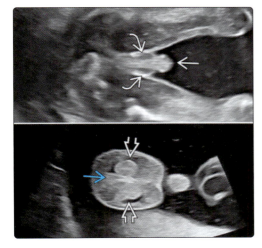

女性外生殖器

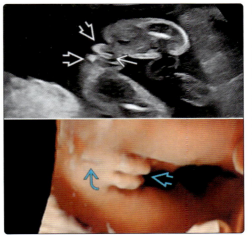

图 8-13 （左图）（上图）19周男性胎儿的阴茎➡清晰显示，但睾丸尚未下降至阴囊内➡。32 周（下图）下降完成，睾丸➡清晰可见（中隔➡）。（右图）中孕期女性胎儿灰阶图像显示阴蒂➡，为阴唇➡间的明显线样回声。晚孕期 3D 超声显示位于正常肛门➡前方的阴唇➡。3D 超声对评估性发育异常很有帮助。

引言和概述

587

要 点

影像学表现

- 最佳线索：肾盂前后径（anteroposterior renal pelvis diameter，APRPD）增大
  - 在横切面（脊柱位于 12 点或 6 点）测量肾盂前后径
- 正常 APRPD
  - 胎龄（gestational age，GA）16～27 周时＜4mm
  - GA≥28 周时＜7mm
- 产前尿路扩张（urinary tract dilation，UTD）分类系统
  - UTD A1→低风险
    - 轻度肾盂扩张
  - UTD A2～3→风险增加
    - 中至重度肾盂扩张
    - 任何肾盏或输尿管扩张
    - 任何肾实质或膀胱异常
    - 提示需要增加胎儿监测频次
    - 羊水过少可能性更大
- 相关异常：21 三体的次要标记物

临床问题

- UTD 妊娠期诊断率 1%～2%
  - 男：女 =2：1
- 暂时性/生理性：50%～70%
- 常见病理原因包括反流、肾盂输尿管连接部（ureteropelvic Junction，UPJ）梗阻、下尿路梗阻（lower urinary tract obstruction，LUTO）
- UTD 进展时生后发生泌尿系统疾病的可能性增加
- UTD A1：80% 以上出生后消失
- UTD A2～3：对抗生素治疗和出生后手术的需求增加

诊断要点

- 泌尿系统形态提示梗阻程度
  - 尿路完整显示很重要
- 仔细评估有无肾实质受损征象
  - 回声增强、皮质囊肿、皮髓质分界消失
  - 如果肾脏回声高于肝/脾，考虑囊性发育不良肾

图 8-14 （左图）孕 20 周，超声显示右侧肾盂轻度扩张（5 毫米）（UTD A1）。轻度 UTD 通常为生理性。准确测量肾盂前后径，必须在横切面上将卡尺正确置于肾盂和肾实质交界处➡。（右图）孕 34 周，超声显示单侧肾盂➡和肾盏⇨扩张（UTD A2～3）。孕中期解剖扫查时发现双侧 UTD A1。左侧 UTD 进展使产后罹患泌尿系统疾病的可能性增加。右侧 UTD 消退可能是生理性。

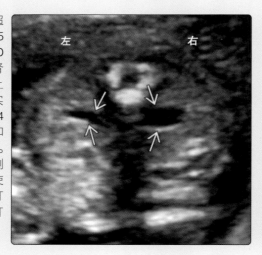
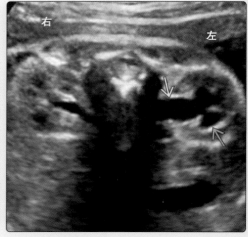

图 8-15 （左图）超声显示 22 周胎儿双侧肾盂轻度扩张（UTD A1）➡。本例胎儿另有胃泡小和室间隔缺损（VSD）（图片未展示），经羊膜腔穿刺术证实为 21 三体。（右图）纵切面超声显示 26 周胎儿肾盏扩张⇨和肾实质回声异常。肾实质回声改变包括皮质回声增强➡（大于脾脏回声）和皮髓质分界消失➡，这两种改变都提示梗阻导致肾脏损伤。这被归类为 UTD A2～3。

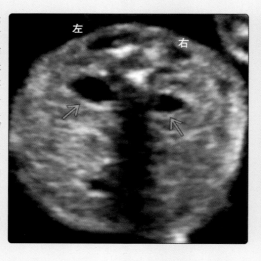
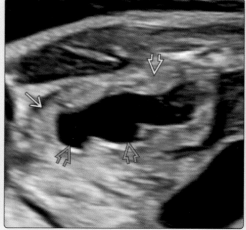

术语

缩写

- 尿路扩张（urinary tract dilation，UTD）

同义词

- 肾盂扩张（pelviectasis），肾盂扩张（pyelectasis），肾积水

定义

- 尿液积聚使肾脏集合系统扩张
  - 多种病因

影像学表现

一般特征

- 最佳诊断线索
  - 肾盂前后径（anteroposterior renal pelvis diameter，APRPD）增大

超声表现

- 中晚孕期评估肾脏
  - 在横切面及纵切面观察两侧肾脏
  - 横切面测量肾盂前后径（如果可行，脊柱位于 12 点钟或 6 点钟）
    - 正常肾盂前后径
      □ 胎龄（GA）16～27 周时＜4mm
      □ GA≥28 周时＜7mm
    - 游标置于肾盂与肾实质交界处
  - 正常肾实质
    - 等于或低于肝/脾回声
      □ 晚孕期皮质和髓质锥体分界更明显
      □ 晚孕期正常的低回声锥体类似肾盏扩张
    - 肾实质厚度
      □ 主观评估肾实质有无异常变薄
- UTD
  - 肾内和/或肾外肾盂扩张并充满液体
    - 双侧或单侧
  - 纵切面有助于形态学观察
    - 中央或周围的肾盏扩张
    - 重复集合系统
  - 整体评估泌尿系统
    - 输尿管扩张
    - 膀胱异常
  - 评估羊水量
- 轻度 UTD 可随妊娠进展
  - 单侧或不对称性 UTD 进展可能性更大
  - 梗阻病因
    - 下尿路梗阻（lower urinary tract obstruction，LUTO）
    - 肾盂输尿管连接部（ureteropelvic junction，UPJ）梗阻
    - 输尿管口囊肿
      □ 与重复集合系统、异位输尿管相关
    - 输尿管膀胱连接部（ureterovesical junction，UVJ）梗阻
  - 其他病因
    - 膀胱输尿管反流
      □ 可见于重复集合系统
    - 先天性巨输尿管
    - 泄殖腔畸形疾病谱

影像学建议

- 最佳成像方法
  - 充分显示整个尿路

- 流程建议
  - UTD 产前（anteratal，A）分类系统（2 类）
    - UTD A1→低风险
    - UTD A2～3→风险增加
    - 诊断标准和管理建议见表 1～3
  - UTD 产后（postnatal，P）分类系统（3 类）
    - 出生 48 小时后超声检查
    - UTD P1→低风险
      □ 10mm≤APFPD＜15mm
      □ 中央肾盏扩张
    - UTD P2→中风险
      □ APRPD≥15mm
      □ 周围肾盏扩张和/或输尿管异常
      □ 肾实质和膀胱正常
    - UTD P3→高风险
      □ P2 标准+任何肾实质或膀胱异常

鉴别诊断

肾盂输尿管连接部梗阻

- 输尿管与肾盂连接处梗阻
- 肾盂扩张+不同程度的肾盏扩张
- 解剖扫查可能表现为轻度 UTD

下尿路梗阻

- 尿道或膀胱出口梗阻
- 更容易出现双侧 UTD 和羊水过少

病理

一般特征

- 病因学
  - 轻度 UTD：50%～70% 为生理性，会随孕周增加而消失
  - 母体孕酮被认为是影响因素
  - 其他病因包括梗阻和反流
- 遗传学
  - 通常是孤立异常
- 相关异常
  - 非整倍体的次要标记
    - 最常见：21 三体
      □ 尤其是双侧 UTD A1

临床问题

表现

- 最常见的症状/体征
  - 低风险患者偶然发现
  - 与其他非整倍体标记相关

人口统计资料

- 性别
  - 男：女 =2∶1
- 流行病学
  - UTD 妊娠期诊断率 1%～2%

自然病史与预后

- 最常见病因
  - 暂时性/生理性：50%～70%
  - 膀胱输尿管反流：10%～40%
  - UPJO：10%～30%
  - LUTO：10%～15%

尿路扩张: 根据肾盂前后径的产前分类	
16～27 周 6 天, 肾盂 AP 径	**≥28 周, 肾盂 AP 径**
正常	
＜4mm	＜7mm
尿路扩张 A1(低风险)	
≥4mm, ＜7mm	≥7mm, ＜10mm
尿路扩张 A2～3(风险增加)	
≥7mm	≥10mm
AP=前后径, A1=产前 1 类, A2～3=产前 2～3 类。	

产前诊断: 尿路扩张 A1 和尿路扩张 A2～3	
尿路扩张 A1	**尿路扩张 A2～3(以下任何一种)**
中央肾盏扩张或无肾盏扩张	周围肾盏扩张
肾实质厚度正常	肾实质厚度异常
肾实质外观正常	肾实质外观异常
输尿管正常	输尿管异常
膀胱正常	膀胱异常
没有不明原因的羊水过少	可疑泌尿系统异常导致羊水过少

尿路扩张 A1(低风险)和 A2～3(风险增加)的风险管理	
尿路扩张 A1 的管理	**尿路扩张 A2～3 的管理**
产前: ≥32 周, 超声随访检查	产前: 最初 4～6 周随访; 有时, 需要更严密的随访或引流术
出生后	
首次超声检查: ＞48 小时至 1 月龄	首次超声检查: ＞48 小时至 1 月龄
第 2 次超声检查: 1～6 月龄	有时需要更严密的随访
其他考虑因素	
修正非整倍体风险	产前、产后需咨询肾病科和/或泌尿外科专家

- UTD A1: ≥80% 产后消失
- UTD A2～3: 对抗生素治疗和产后手术的需求增加

诊断要点

考虑

- 评估母体非整倍体风险

影像判读经验

- 大多数 UTD A1 为暂时性、生理性
  - 32 周随访
  - 如果随访中消失, 无需进一步跟进
- 泌尿系统形态提示梗阻严重程度
  - 任何肾盏、输尿管或膀胱扩张都是异常
- 仔细评估肾实质有无损伤征象
  - 回声增强、肾皮质囊肿、皮髓质分界消失
  - 任何肾脏实质回声改变都不正常
- 出生后检查选择
  - 超声检查(出生后 48 小时以上)
    - 新生儿脱水会低估扩张程度
  - 排尿性膀胱尿道造影评估反流情况

参考文献

1. Gray MC et al: Assessment of urinary tract dilation grading amongst pediatric urologists. J Pediatr Urol. 16(4):457.e1-6, 2020
2. Nelson CP et al: Interobserver reliability of the antenatal consensus classification system for urinary tract dilatation. J Ultrasound Med. 39(3):551-7, 2020
3. Braga LH et al: Society for Fetal Urology classification vs urinary tract dilation grading system for prognostication in prenatal hydronephrosis: a time to resolution analysis. J Urol. 199(6):1615-21, 2018
4. Mileto A et al: Fetal urinary tract anomalies: review of pathophysiology, imaging, and management. AJR Am J Roentgenol. 210(5):1010-21, 2018
5. Kaspar CDW et al: The antenatal urinary tract dilation classification system accurately predicts severity of kidney and urinary tract abnormalities. J Pediatr Urol. 13(5):485.e1-7, 2017

第八章 泌尿生殖系统

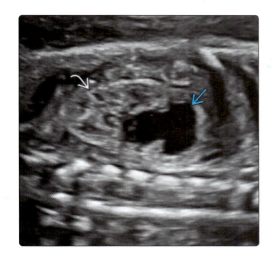

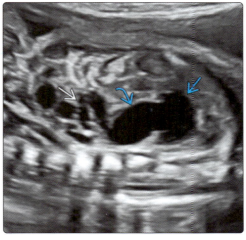

图 8-16 （左图）24 周，纵切面超声显示扩张的肾盏仅累及肾脏上极 ➡️，提示肾脏重复集合系统。肾下极未扩张 ➡️。（右图）同一病例斜切面超声显示扩张的输尿管 ➡️ 引流上极扩张的肾内肾盂 ➡️ 和肾外肾盂 ➡️。反流、梗阻、异位插入或输尿管口囊肿可导致重复集合系统的输尿管扩张。如果可能，尝试观察盆腔内输尿管插入情况。

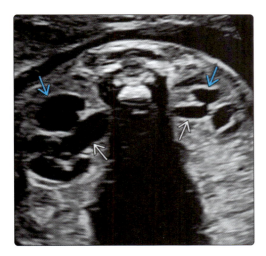

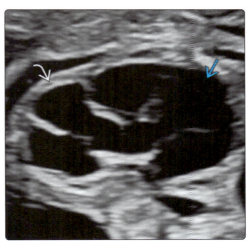

图 8-17 （左图）26 周，横切面超声显示双侧肾盂不对称 ➡️ 和肾盏扩张 ➡️（UTD A2～3）。进行性梗阻更可能导致严重 UTD。（右图）纵切面超声显示受累较严重肾脏的肾盏明显扩张 ➡️，肾实质的皮质菲薄 ➡️，提示慢性梗阻导致肾脏损伤。

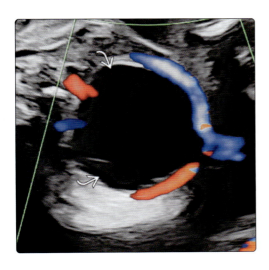

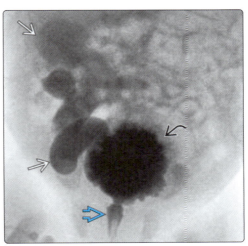

图 8-18 （左图）同一病例盆腔超声显示膀胱明显扩张 ➡️。男性胎儿下尿路梗阻（LUTO）最常见于后尿道瓣膜（PUV）。本例妊娠期羊水量正常，这对肺成熟至关重要。（右图）同一病例出生后排尿性膀胱尿道造影证实为后尿道瓣膜。注意膀胱小梁形成 ➡️ 和后尿道扩张 ➡️，这是典型的后尿道瓣膜。还有严重的右侧膀胱输尿管反流 ➡️。

要 点

影像学表现

- 肾上腺以球形而非三角形充填空虚的肾窝
  - 肾上腺形状和位置可类似肾脏
- 空虚肾窝中的结肠也可能类似肾脏
- 肾动脉缺如
  - 彩色多普勒证实诊断
  - 警惕肾上腺动脉或腰动脉类似肾动脉
- 高达 90% 病例对侧肾脏代偿性肥大
- 寻找相关异常表现
  - 单脐动脉
  - VACTERL 联合征

主要鉴别诊断

- 盆腔肾或其他异位肾（交叉异位融合肾、不对称性马蹄肾）

病理

- 与多种染色体异常相关
- 可能存在米勒管/子宫重复畸形

临床问题

- 通常偶然发现
- 活产儿发病率高达 1：1 000
- 生后超声检查明确诊断
  - 包括检查女童子宫，以评估是否存在米勒管异常
    - 新生儿早期扫查，此时子宫和子宫内膜容易显示
    - 仍受母体激素影响

诊断要点

- 排除诊断法，排除异位肾
- 如果中孕期诊断，则晚孕期随访，以更好地评估可能的盆腔肾

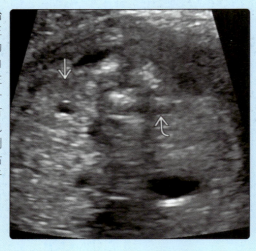
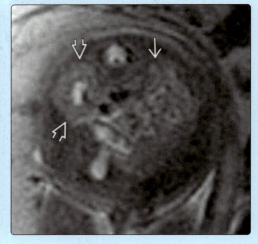

图 8-19 （左图）中孕期胎儿腹部横切面显示右肾正常 ➡。肾盂内的液体有助于识别肾脏。左侧肾窝内未见肾脏显示，可见部分左侧肾上腺 ➡。（右图）同一胎儿轴位 T2WI MR 显示右肾存在 ➡。左侧肾窝可见肠管 ➡。在明确诊断单侧肾脏不发育前，需仔细评估异位肾的位置，最常见于盆腔。

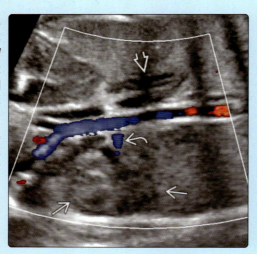
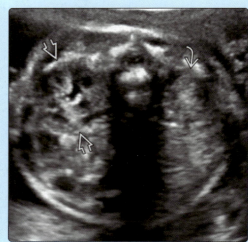

图 8-20 （左图）多普勒超声有助于确认肾动脉缺失。本例左肾动脉 ➡ 和左肾 ➡ 存在，右肾动脉缺失。注意右侧肾上腺 ➡ 平卧于右侧肾窝。（右图）结肠 ➡ 可形似肾脏。因此需要与正常位置的肾脏 ➡ 进行比较。晚孕期肾脏可见明显的皮髓质分界和肾盂。孤立肾常代偿性肥大。

术语

定义

- 单侧肾脏缺如

影像学表现

一般特征

- 最佳诊断线索
  - 肾窝空虚
  - 排除性诊断：寻找其他位置发育异常的异位肾
    - 盆腔肾
    - 马蹄肾
    - 交叉异位融合肾
- 位置
  - 左侧多于右侧

超声表现

- 灰阶超声
  - 肾窝空虚
    - 在横切面和纵切面上确认
  - 肾脏代偿性增大
    - 大小＞第 95 百分位数
    - 高达 90% 病例中出现
      □ 最早出现在孕 20 周
    - 测量大小并与正常参考值对照
  - 肾上腺填充空虚的肾窝
    - 球形而非三角形（煎饼状肾上腺）
    - 平卧征
    - 可以类似肾脏
  - 空虚肾窝中的结肠也可能类似肾脏
    - 通常在中晚孕期更明显
- 彩色多普勒
  - 确定诊断
    - 主动脉冠状切面
      □ 肾动脉于 L2 椎体水平起自主动脉
    - 肾上腺动脉或腰动脉可类似肾动脉
      □ 腹腔动脉和肠系膜上动脉也在肾动脉附近

MR 表现

- 仅在超声检查结果不确定或存在其他异常时应用

影像学建议

- 流程建议
  - 使用彩色多普勒检查肾动脉
    - 常规检查髂动脉以排除盆腔肾
  - 评估对侧肾窝
    - 肾脏形态和大小
  - 仔细寻找盆腔肾
- 寻找相关表现
  - 单脐动脉
  - VACTERL 综合征相关的其他异常

鉴别诊断

盆腔肾

- 寻找膀胱附近的肾形肿块
- 血液供应可能来自远端主动脉或髂动脉

肾脏萎缩

- 肾脏存在，很小且无功能

不对称型马蹄肾

- 肾实质呈马蹄形横穿中线（峡部）

交叉异位融合肾

- 两肾脏位于身体同侧

病理

一般特征

- 病因学
  - 输尿管芽（ureteric bud，UB）诱导后肾原基（metanephric blastema，MB）失败
- 遗传学
  - 据报道与多种染色体异常有关
    - 21 三体综合征，45X 嵌合体，22q11 微缺失
- 相关异常
  - 米勒管畸形
    - 子宫重复畸形
  - 可见于 VACTERL 综合征
  - 单脐动脉

临床问题

表现

- 胎儿期偶然发现

人口统计资料

- 发病率：产前超声检查 1：3 000

自然病史与预后

- 保留的肾脏增大
  - 对损伤、中毒或缺血性损伤的易感性增加
- 高血压患病率 50%
- 蛋白尿、肾功能不全发生率增加

处理

- 出生后超声检查确诊
  - 包括评估女童子宫，以评估是否存在米勒管异常
    - 新生儿早期扫查，此时子宫和子宫内膜容易显示
      □ 仍受母体激素影响

诊断要点

影像判读经验

- 如果中孕期诊断，则晚孕期随访，以更好地评估可能的盆腔肾

参考文献

1. Güngör T et al: Retrospective evaluation of children with unilateral renal agenesis. Pediatr Nephrol. ePub, 2021
2. Friedman MA et al: Screening for mullerian anomalies in patients with unilateral renal agenesis: Leveraging early detection to prevent complications. J Pediatr Urol. 14(2):144-9, 2018
3. Laurichesse Delmas H et al: Congenital unilateral renal agenesis: prevalence, prenatal diagnosis, associated anomalies. Data from two birth-defect registries. Birth Defects Res. 109(15):1204-11, 2017
4. Clinton CM et al: Unilateral fetal renal abnormalities: are they really isolated? J Ultrasound Med. 35(3):561-4, 2016

要 点

术语

- 重复肾集合系统分别引流上位肾和下位肾
  - 可能完全重复或部分重复

影像学表现

- 重复肾较对侧肾脏大
  - 大多数肾脏长径大于第 95 百分位数
- 双侧重复肾占比 10%～20%
- 两条单独的输尿管分别引流上位肾和下位肾
  - 上位肾经异位输尿管引流，伴膀胱内输尿管口囊肿；易梗阻
  - 下位肾经正常开口的输尿管引流；易反流
- 典型的上位肾集合系统扩张
  - 下位肾集合系统也可能扩张，但程度较轻

主要鉴别诊断

- 肾盂输尿管连接部梗阻

临床问题

- 是最常见的先天性泌尿系统畸形
- 通常偶然发现
- 女性更常见
  - 50% 受累女性存在妇科畸形
- 上位肾梗阻容易因尿潴留而感染
  - 产前诊断可早期干预，降低尿脓毒血症和肾功能损害风险
  - 通常无需宫内治疗

诊断要点

- 肾积水（单侧或双侧）时需评估是否存在重复肾
- 上位肾扩张和膀胱内囊性肿块可诊断重复肾合并输尿管口囊肿
- 出生后对女童进行盆腔超声或 MR 检查，以寻找相关妇科畸形

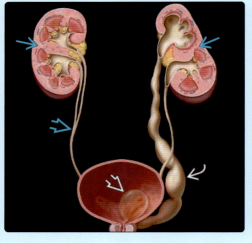
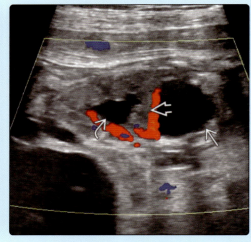

图 8-21 （左图）图示双侧重复集合系统，一条肾实质带➡️将两极分开。右肾的两条输尿管➡️汇成一条正常输尿管进入膀胱。左侧上位肾梗阻伴输尿管扩张➡️和异位输尿管口囊肿➡️，输尿管插入正常位置下方。（右图）冠状切面视图显示重复肾，一条肾实质带➡️分隔扩张更明显的上位肾➡️与下位肾➡️。

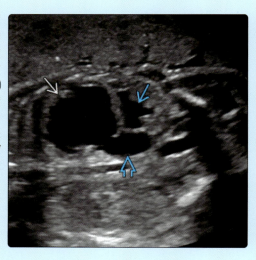
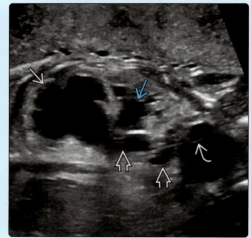

图 8-22 （左图）冠状切面超声（头位于左侧）显示增大的重复肾，上位肾明显扩张➡️。下位肾➡️轻度扩张。重复输尿管（上位➡️）部分显示。（右图）同一病例稍低扫查水平图像显示输尿管口囊肿➡️，此处是弯曲扩张的上位输尿管➡️插入膀胱位置。由于膀胱输尿管反流，下位肾➡️表现为轻度尿路扩张，扩张程度较梗阻的上位肾轻➡️，这是典型表现。

术语

定义

- 重复肾集合系统分别引流上位肾和下位肾

影像学表现

一般特征

- 最佳诊断线索
  - 上位肾集合系统扩张+输尿管口囊肿即可诊断
- Weigert-Meyer 定律
  - 上位输尿管异位插入正常输尿管的内下方
    - 通常合并膀胱内输尿管口囊肿
  - 上位梗阻
  - 下位反流
- 双侧重复肾占 10%~20%

超声表现

- 肾脏
  - 肾脏大小不对称
    - 受累肾脏大于对侧
    - 如果肾脏未积水,单侧肾脏增大可能是重复肾的唯一线索
  - 上位肾和下位肾被肾实质带分隔
  - 上位肾集合系统扩张
    - 勿将扩张的肾盏与囊肿混淆
    - 矢状切面或冠状切面探查"囊肿"与肾盂相连
  - 严重梗阻可能会导致发育不良
    - 肾实质变薄回声增强,伴或不伴囊肿
  - 反流可导致下位肾扩张;扩张程度通常较上位肾轻
- 输尿管
  - 两条独立的输尿管分别引流上位肾和下位肾
    - 上位肾由异位输尿管引流
      - 末端通常存在输尿管口囊肿
      - 肾盂和输尿管常因梗阻而扩张
    - 下位肾由正常位置的输尿管引流
      - 异位输尿管口囊肿使正常输尿管的膀胱输尿管连接处扭曲
      - 可能发生膀胱输尿管反流
  - 异位输尿管
    - 插入膀胱最常见
    - 也可能插入膀胱外部位
      - 男性射精管、输精管、附睾和精囊
      - 女性子宫和阴道
      - 尿道(最不常见)
- 膀胱
  - 输尿管口囊肿合并异位输尿管
  - 输尿管口囊肿表现为膀胱内的薄壁气球样结构
    - 通常很大
    - 可导致膀胱出口梗阻

- 可造成对侧输尿管/肾梗阻
- 可脱垂在膀胱内、外
- 如果输尿管口囊肿狙塞膀胱出口,可能导致羊水过少

影像学建议

- 肾积水时,一定要寻找重复肾的其他征象
  - 下位肾正常
  - 双肾大小不对称
  - 输尿管扩张
  - 输尿管口囊肿
- 在横切面和纵切面评估肾脏
  - 仅横切面评估可误诊为肾盂输尿管连接部梗阻
  - 下位肾可能下移,难以显示
  - 测量长度
    - 大于同孕周儿第 95 百分位数
- 检查过程中多次评估膀胱
  - 如果膀胱空虚,输尿管口囊肿可能被误认为膀胱
  - 扩张的膀胱可能压迫输尿管口囊肿
- 实时追踪集合系统
  - 肾盂→输尿管→输尿管口囊肿
- 每发现 1 个异常时,寻找其他异常
  - 对侧肾脏畸形,女性胎儿米勒管畸形
  - 多种异常综合征(如 VACTERL 综合征)

鉴别诊断

肾盂输尿管连接部梗阻

- 肾盂扩张,输尿管不扩张
- 没有输尿管口囊肿

反流

- 整个集合系统扩张
- 两次扫查可能会发生变化

单纯输尿管口囊肿

- 输尿管插入位置正常
- 与重复肾无关

先天性巨输尿管

- 输尿管梭形扩张、膀胱正常
- 肾积水可变化
- 通常为单侧(左侧多于右侧)
- 男性多见

肾脏增大的其他原因

- 多囊性发育不良肾
- 中胚叶肾瘤
- Beckwith-wiedemann 综合征
  - 与脐膨出、巨舌有关
- 常染色体隐性遗传多囊肾病
  - 双肾体积增大并回声增强

病理

一般特征

- 病因学
  - 输尿管芽过早分裂或重复
    - 副输尿管芽同样插入后肾原基
    - 每个输尿管芽均诱导肾单位形成
  - 左侧多于右侧
  - 集合系统可能完全重复或部分重复
    - 部分重复多见
    - 2 组肾盂肾盏, 1 条或 2 条输尿管, 后者在插入膀胱前相连
- 遗传学
  - 散发
  - 家族倾向报道
  - 与普通人群相比, 染色体微阵列检查不会增加受益
    - 143 例重复集合系统中发现 2 例致病性微阵列异常 (1.4%), 与普通人群无显著差异
- 合并异常
  - 50% 受累女性出现妇科畸形
  - 肾脏异常(包括重复肾)通常与其他畸形并发

分期、分级与分类

- 分类为尿路扩张(urinary tract dilation, UTD)A2~3, 泌尿系统疾病的风险增加, 需要产后评估
  - 为避免脱水影响, 通常在出生 48 小时后进行评估
  - 根据临床症状(如输尿管口囊肿导致膀胱出口梗阻)可能需要更早进行手术

临床问题

表现

- 最常见的症状/体征
  - 在常规超声检查中偶然发现
  - 可在评估胎儿肾积水时发现

人口统计资料

- 流行病学
  - 重复畸形伴异位输尿管口囊肿
    - 活产儿发病率 1 : 9 000
  - 重复畸形不伴输尿管口囊肿(部分, 不完全)
    - 两条输尿管在插入膀胱前汇合为单条输尿管
    - 普通人群发病率 1 : 150
- 最常见的先天性泌尿系统畸形
  - 83%~90% 为单侧
  - 50% 以上重复畸形合并输尿管口囊肿
- 女性更常见

自然病史与预后

- 预后取决于梗阻和反流所致的肾脏损伤程度
- 产前诊断可降低尿脓毒血症和肾损伤风险
  - 梗阻的上位肾易因尿潴留发生感染
    - 确诊后需从出生开始预防性使用抗生素
    - 降低新生儿尿路感染风险
- 产前、产后诊断对结局的改善

- 术前感染发生率明显降低
- 矫正后感染复发率明显降低
- 解决反流的需求增加
- 矫正时年龄更小
- 早期外科干预可保护肾脏功能
- 如果宫内未确诊重复畸形伴梗阻/反流, 通常在婴儿期出现症状
  - 反复尿路感染
  - 肾积水
  - 尿潴留
  - 女童入厕训练失败, 男童输尿管异位插入导致附睾炎

处理

- 通常无需宫内治疗
  - 输尿管口囊肿导致膀胱出口梗阻, 羊水过少时考虑切开术
- 出生后需要完成的工作
  - 泌尿科咨询
  - 肾脏、膀胱超声检查
  - 排尿性膀胱尿道造影(voiding cystourethrogram, VCUG)显示输尿管口囊肿的动态表现
    - VCUG 显示百合花下垂征
      - 尿液经正常输尿管反流至下位肾
      - 梗阻的上位肾向下推挤下位肾肾盏
  - 放射性核素肾扫描评估肾功能
  - 复杂病例 MR 可能有用
    - 有助于评估女性患者相关妇科畸形
- 出生后基于异常严重程度选择手术治疗
  - 内镜下输尿管口囊肿切开/去顶术
    - 尤其在感染或梗阻时
    - 可能会使输尿管口囊肿由梗阻性转为反流性
  - 输尿管再植术
  - 半侧肾输尿管切除术
    - 如果上位肾功能不良, 采用此种手术
  - 根据分级和相关畸形, 反流可以保守治疗(药物)或手术治疗

诊断要点

考虑

- 出现肾积水(单侧或双侧)时, 需评估是否存在重复肾
- 出生后女童需行盆腔超声或 MR 检查寻找妇科相关畸形

影像判读经验

- 发现上位肾扩张和膀胱内囊性肿块可诊断重复肾畸形伴输尿管口囊肿
- 多数重复肾长径大于同孕周儿第 95 百分位数

参考文献

1. Bascietto F et al: Prenatal imaging features and postnatal outcomes of isolated fetal duplex renal collecting system: a systematic review and metaanalysis. Prenat Diagn. 40(4):424-31, 2020
2. Ji H et al: Prenatal diagnosis of renal duplication by magnetic resonance imaging. J Matern Fetal Neonatal Med. 33(14):2342-7, 2020
3. Didier RA et al: The duplicated collecting system of the urinary tract: embryology, imaging appearances and clinical considerations. Pediatr Radiol. 47(11):1526-38, 2017

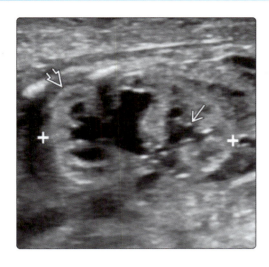

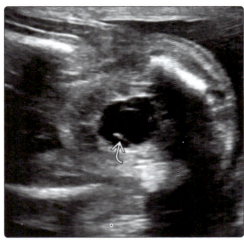

图 8-23 （左图）28 周典型重复肾。Weigert-Meyer 定律表明上位肾 ➡ 梗阻，下位输尿管反流。下位肾 ➡ 通常表现为轻度尿路扩张，但不如上位肾严重。（右图）需评估膀胱以寻找输尿管口囊肿 �，这通常与重复集合系统中的上位肾梗阻有关。

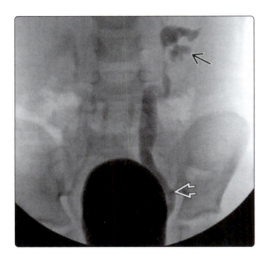

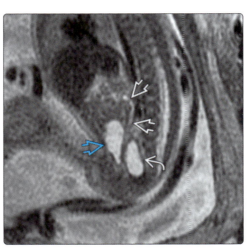

图 8-24 （左图）出生后排尿性膀胱尿道造影（VCUG）显示重复集合系统呈百合花下垂征。梗阻的上位肾未显示对比剂且形成占位效应作用于下位肾，对比剂反流至下位肾 ➡，形成此种表现。可见下位输尿管 ➡ 向预期位置移行。（右图）一例更罕见的异位输尿管，矢状位 T2MR 显示输尿管 ➡ 插入阴道导致阴道积液 ➡。膀胱 ➡ 受压向前移位。

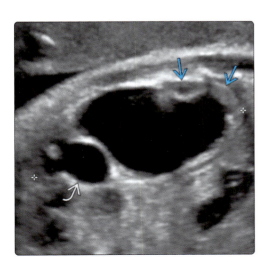

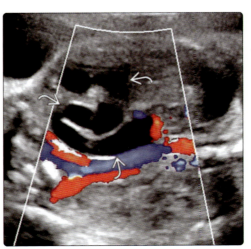

图 8-25 （左图）严重肾积水时，梗阻的上位肾周围残存少量肾实质 ➡。肾脏形同一囊性肿块，尤其下位肾 ➡ 同时扩张时。检查膀胱和输尿管对正确诊断很重要。（右图）异位输尿管 ➡ 扩张至膀胱水平（输尿管口囊肿未显示）。输尿管内呈无回声且缺少蠕动，基于这些特点可与肠管鉴别。

要点

影像学表现

- 肾窝空虚伴同侧盆腔肾
  - 检查髂骨翼或膀胱附近
  - 可能体积较小、形态异常
- 对侧肾脏未代偿性增大
  - 除非盆腔肾无功能
- 彩色多普勒显示血供不固定
  - 血供来自主动脉远端、髂动脉、骶正中动脉或髂内动脉
- 晚孕期更易识别肾实质形态
  - 平均诊断孕周：25 周
  - 空虚肾窝中的结肠可能类似肾脏，尤其在孕早期
- 可并发肾脏病理改变
  - 反流，肾盂输尿管连接部梗阻，多囊性发育不良肾
- 如果表现为盆腔肿块，考虑 MR

主要鉴别诊断

- 单侧肾脏不发育
- 马蹄肾
- 盆腔肿块

病理

- 可能与发育不良、发育不全、肾功能不全有关

临床问题

- 通常偶然发现
- 高达 37% 单侧肾窝空虚实际存在盆腔肾
  - 可能到晚孕期才能确诊

诊断要点

- 单侧肾脏不显示时，中孕后期或晚孕期超声随访可能有助于诊断盆腔肾

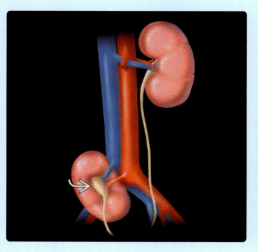
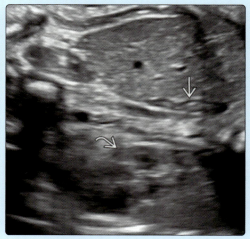

图 8-26 （左图）盆腔肾由肾脏正常上升过程停滞造成，通常位于髂窝，就在膀胱上方。血液供应不固定，最常来自主动脉远端或髂动脉。通常旋转异常，肾门朝向前方➡️。（右图）孕 23 周双肾冠状切面显示一侧肾窝空虚，肾上腺呈"平卧征"➡️，提示肾脏缺失或异位。对侧正常肾脏➡️部分显示。

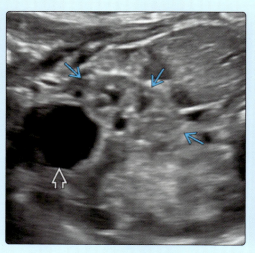
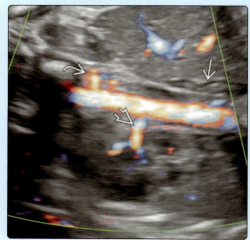

图 8-27 （左图）观察盆腔时，邻近膀胱➡️可见一侧异位肾➡️。一侧肾窝空虚时，需仔细寻找异位肾脏。（右图）同一病例冠状切面彩色多普勒超声显示单侧肾动脉➡️起源于主动脉（肾上腺➡️）。未见对侧正常的肾动脉，但在主动脉分支上可见一条异位的肾动脉分支，该分支➡️通向盆腔肾。

术语

定义

- 位于盆腔的异位肾

影像学表现

一般特征

- 最佳诊断线索
  - 肾窝空虚、羊水量正常
  - 对侧肾（译者注：原著为异位肾）未代偿性增大
  - 异位肾位于胎儿骨盆内
- 位置
  - 位于膀胱上方
- 大小
  - 可能比正常肾脏小
- 形态学
  - 形态可能异常
    - 旋转异常
    - 肾外肾盏
    - 易发生梗阻、反流、外伤性损伤、感染和形成结石

超声表现

- 灰阶超声
  - 肾窝空虚
    - 肾上腺充填空虚的肾窝
      □ 平卧征
    - 空虚肾窝中的结肠可能类似肾脏
    - 高达 37% 单侧肾窝空虚且羊水量正常的胎儿实际上存在盆腔肾
  - 盆腔肾
    - 在中孕早期通常很难看到
      □ 类似肠管回声
    - 检查髂骨翼或膀胱附近
    - 妊娠晚期更易识别肾实质形态
      □ 寻找低回声的肾锥体
    - 常旋转异常，肾门朝向前方
    - 可并发肾脏病理改变
      □ 反流
      □ 肾盂输尿管连接部梗阻
      □ 慢性梗阻致肾脏囊性发育不良
      □ 多囊性发育不良肾
    - 与单侧肾脏不发育相比，对侧肾脏未代偿性增大
- 彩色多普勒
  - 同侧空虚肾窝中无肾动脉
  - 盆腔肾的血液供应不固定
    - 来自主动脉或主动脉分叉远端的一条或多条血管

MR 表现

- 仅用于解决问题时
  - 有助于区分盆腔肾和肠管
  - 有助于区分肾实质和盆腔实性肿块或囊性肿块

影像学建议

- 对于明显单侧肾脏不发育的病例，应坚持寻找缺失的肾脏

- 尤其是如果现有肾脏没有代偿性增大
- 可能在中孕晚期或晚孕期发现盆腔肾

鉴别诊断

单侧肾脏不发育

- 孤立肾并代偿性增大

马蹄肾

- 融合位置不对称可能导致单侧肾脏位置低

交叉异位融合肾

- 双侧肾脏在腹膜后同侧融合

病理

一般特征

- 病因学
  - 在胚胎发育过程中，肾实质形成，但是不能正常上升
    - 可能伴发肾脏发育不良、发育不全、肾功能不全

临床问题

表现

- 最常见的症状/体征
  - 通常偶然发现

人口统计资料

- 37% 单侧肾窝空虚

自然病史与预后

- 通常无症状
- 以后可能会出现并发症
  - 膀胱输尿管反流发生泌尿系感染
  - 肾结石
  - 肾血管性高血压

处理

- 出生后超声检查确诊
  - 女性需考虑寻找米勒管畸形
- 核医学评估肾功能

诊断要点

影像判读经验

- 肾窝空虚并不一定是肾脏不发育
- 假如单侧肾脏明显不发育，中孕后期或晚孕期超声随访可能有助于诊断盆腔肾

参考文献

1. Tam T et al: Embryology of the urogenital tract; a practical overview for urogynecologic surgeons. Int Urogynecol J. 32(2):239-47, 2021
2. Bingham G et al: Pelvic kidney. StatPearls [Internet]. StatPearls Publishing, 2020
3. Eid S et al: Pelvic kidney: a review of the literature. Cureus. 10(6):e2775, 2018
4. Sagi-Dain L et al: Chromosomal microarray findings in pregnancies with an isolated pelvic kidney. J Perinat Med. 47(1):30-4, 2018

要 点

术语

- 融合、上升异常
- 肾脏融合呈马蹄形
- 峡部是桥接组织,通常位于肾下极之间

影像学表现

- 可以对称或不对称
  - 左侧通常较右侧更长/更大
- 较正常肾脏位置低
- 旋转不良常见
  - 下极朝向中央
  - 97% 肾盂位于肾实质腹侧
- 峡部位于主动脉前方
  - 可能是实质或纤维组织连接
  - 上升过程中被肠系膜下动脉"阻挡"
- 彩色多普勒显示血液供应不固定
- 由于输尿管走行异常,可能合并肾盂输尿管连接部(UPJ)梗阻
  - 可能有多条输尿管

主要鉴别诊断

- 交叉异位融合肾

临床问题

- 一项包括 380 名儿童的研究中(年龄中位数 2.8 岁),约 1/2 罹患肾脏、肾外疾病或综合征
  - 特纳综合征是最常见的非整倍体异常
  - VACTERL 综合征
  - 肾积水
  - 膀胱输尿管反流
  - 尿路结石、肾盂肾炎
- 预后取决于是否存在非整倍体异常或综合征
- 孤立存在不增加非整倍体风险

诊断要点

- 如果峡部较薄,可能会漏诊马蹄肾
  - 向下向内寻找
- 寻找相关异常

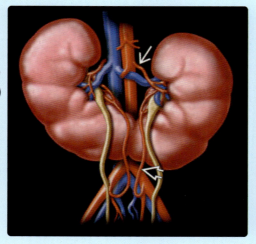
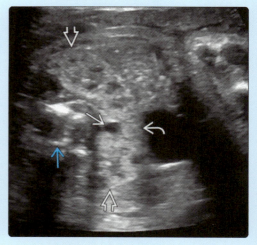

图 8-28 (左图)马蹄肾示意图显示双肾下极向中线延伸,贯穿中线并在峡部相连。血液供应不固定,最常来自自主动脉 ➡ 和/或髂动脉 ➡。(右图)斜切面超声显示马蹄肾,双侧肾脏部分 ➡ 通过位于主动脉 ➡ 前方的桥接肾实质(峡部)➡ 相连。主动脉和椎体 ➡ 前方显示肾实质应怀疑马蹄肾。

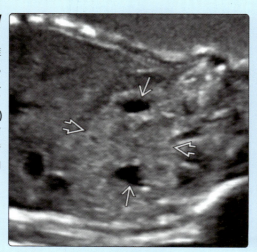
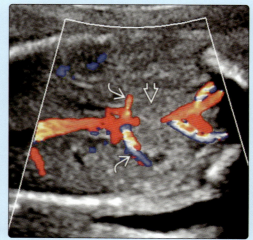

图 8-29 (左图)马蹄肾 ➡ 可以类似腹部肿块。然而,实质存在低回声的髓质锥体和相对高回声的皮质。充满液体的肾盂 ➡ 也可以是一个线索,表明"肿块"实际上是马蹄肾。(右图)冠状切面彩色多普勒超声显示肾动脉 ➡ 走行异常弯曲,这是由于融合肾 ➡ 的峡部产生了占位效应。

术语

定义

- 肾脏融合呈马蹄形
  - 峡部是桥接组织，通常位于肾下极之间

影像学表现

一般特征

- 最佳诊断线索
  - 肾脏形态异常
- 形态学
  - 马蹄形结构
    - 下极融合最常见
  - 可以对称或不对称
    - 左侧通常比右侧更长/更大
  - 可能有多条输尿管

超声表现

- 灰阶超声
  - 肾下极由峡部连接
    - 峡部可以是实质或纤维组织
    - 下极朝向中央
  - 旋转不良常见
    - 97%肾盂位于肾实质腹侧
    - 寻找朝向前方的肾盂
  - 肾脏位置较正常更低
  - 长轴弯曲或呈弧形
  - 下极逐渐变细或伸长
    - 肾下缘边界不清
  - 肾上极融合罕见
    - 倒马蹄形或甜甜圈状
  - 可能有肾盂输尿管连接部（ureteropelvic junction，UPJ）梗阻
    - 寻找肾盂典型的子弹头征
    - 输尿管不扩张
- 彩色多普勒
  - 血液供应不固定
    - 起源于主动脉和/或髂动脉
    - 来自肠系膜下动脉、骶正中动脉或膈动脉更罕见
  - 静脉回流同样不固定

影像学建议

- 冠状切面有助于肾脏定位
  - 也用于识别中线前方的峡部组织
- 晚孕期检查最准确

鉴别诊断

交叉异位融合肾

- 两个肾脏位于同侧
- 正常位置肾脏的下极与异位肾脏的上极融合最常见

病理

一般特征

- 病因学

- 融合和上升异常
  - 由于肠系膜下动脉的机械性梗阻，导致峡部上升受阻
  - 融合阻止肾脏内旋，并使肾门朝向前方
- 肾下极融合最常见
  - 峡部位于主动脉前方
  - 肠系膜下动脉限制肾脏下极上升
    - 导致肾脏相对位置低
- 输尿管插入肾盂位置通常向侧上方移位
  - 可能导致引流不良、反流和梗阻

临床问题

表现

- 偶然发现
- 单侧肾窝空虚的少见原因
  - 盆腔肾更常见
- 输尿管走行异常可导致肾盂输尿管连接部梗阻
- 与其他更严重的异常相关
  - 特纳综合征
  - VACTERL综合征
  - 18三体

人口统计资料

- 一般人群发生率1∶400
- 男∶女约2∶1

自然病史与预后

- 孤立发现不增加非整倍体风险
- 一项包括380名儿童的研究中（中位年龄2.8岁），约1/2罹患肾脏、肾外疾病或综合征
  - 46.1%存在肾脏并发症
    - 最常见肾积水、膀胱输尿管反流、结石、肾盂肾炎
  - 50%罹患肾外疾病或综合征
    - 特纳综合征
    - 胃肠道和脊柱异常最常见
    - 尾部退化综合征
  - 预后取决于是否存在非整倍体或综合征

处理

- 生后行肾脏超声检查确诊
  - 女性应考虑是否存在累及子宫的米勒管畸形

诊断要点

影像判读经验

- 如果峡部较薄，可能会漏诊马蹄肾
  - 下极朝向内侧可能为更佳诊断线索
- 寻找相关异常（VACTERL联合征）

参考文献

1. Sagi-Dain L et al: Isolated fetal horseshoe kidney does not seem to increase the risk for abnormal chromosomal microarray results. Eur J Obstet Gynecol Reprod Biol. 222:80-3, 2018
2. Je BK et al: Incidence and spectrum of renal complications and extrarenal diseases and syndromes in 380 children and young adults with horseshoe kidney. AJR Am J Roentgenol. 205(6):1306-14, 2015

肾脏发育变异

要　点

术语

- 发育中的肾脏上升异常，双肾位于胎儿同侧
  - 上侧肾脏位于正常位置（位置正常）
  - 下侧肾脏上升至同侧（异位肾），位于下极
  - 90% 异位肾与正常位置肾融合，10% 未融合

影像学表现

- 一侧肾窝空虚
  - 肾上腺、结肠充填空虚肾窝，二者都可能被误认为肾脏
- 另一侧肾脏增大并分叶
- 异位肾常旋转不良且形似肿块；寻找低回声的髓质锥体以识别异位的肾实质
- 彩色多普勒记录肾动脉：供应异位肾和正常位置肾的动脉不固定
- 双侧输尿管插入膀胱位置正常

主要鉴别诊断

- 不对称型马蹄肾

要点

- 单侧肾脏不发育
- 盆腔肾

病理

- 相关异常
  - 肛门闭锁
  - 骨骼畸形
  - 子宫异常

临床问题

- 通常终生无症状
- 左侧到右侧交叉多于右侧到左侧

诊断要点

- 肾窝空虚并不一定是肾脏不发育
  - 寻找交叉异位融合肾或盆腔肾
- 评估所见肾脏的形态、大小和血液供应

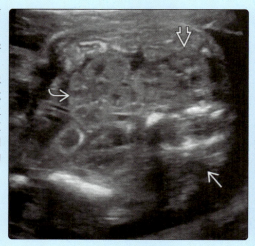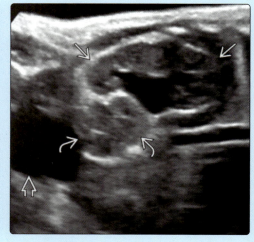

图 8-30 （左图）斜横切面超声显示一侧肾窝空虚➡，另一侧肾脏巨大且形状异常。后方的肾脏➡正常，前 / 内侧结构➡为交叉融合肾。（右图）孕 36 周冠状切面超声显示右肾➡肾盂分离。同侧可见异位的左侧小肾脏➡与右肾下极相邻，位于膀胱➡上方。切勿误认为肿块。

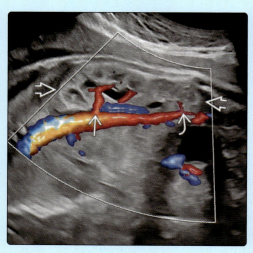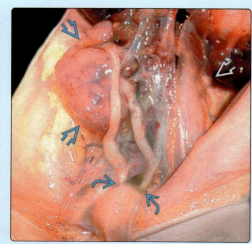

图 8-31 （左图）彩色多普勒超声显示交叉异位融合肾➡多条肾动脉。上方正常位置肾脏的血供来自主动脉➡，下方异位肾脏的血供来自髂动脉➡。（右图）尸检标本显示左侧肾窝空虚➡，右侧为交叉异位融合肾➡。请注意，下方异位肾脏的输尿管穿过中线，两条输尿管插入膀胱位置正常➡。

术语

定义

- 发育中的肾脏上升异常，双肾位于胎儿同侧
  - 上侧肾脏位于正常位置（位置正常）
  - 下侧肾脏上升至同侧（异位肾），位于下极
  - 90% 融合，10% 未融合

影像学表现

一般特征

- 最佳诊断线索
  - 一侧肾窝空虚
  - 另一侧肾脏增大并呈分叶状
- 形态学
  - 异位肾常旋转不良
    - 肾盂旋转与融合发生时间有关
  - 输尿管越过中线，插入膀胱位置正常
  - 亚型包括
    - 下方异位
    - 乙状或 S 型
    - 块状或蛋糕形
    - L 型或纵列型
    - 圆盘形、盾牌形或甜甜圈状
    - 上方异位

超声表现

- 灰阶超声
  - 肾窝空虚
    - 通常在横切面评估
      - 长轴切面确认
    - 肾上腺、结肠充填空虚肾窝都可被误认为肾脏
    - 肾上腺变平，呈平卧征
      - 呈球状而非三角形
  - 另一肾脏形态异常
    - 90% 交叉异位肾与另一侧肾脏融合
      - 其余各种结构均未融合
    - 融合形成不典型、增大的双叶肾脏
  - 与马蹄肾相比，更朝向尾端，轴向旋转程度更大
- 彩色多普勒
  - 两条肾动脉均位于形态异常的肾脏同侧
  - 异位肾和正常肾的动脉血供不固定
    - 不同水平的主动脉
    - 髂动脉

MR 表现

- 如果怀疑盆腔肿块实为先天融合异常，MR 可能有帮助

影像学建议

- 评估低回声髓质锥体有助于识别异位肾的肾实质
- 使用多普勒确认异位肾的动脉

鉴别诊断

不对称型马蹄肾

- 异常融合通常位于下极

盆腔肾

- 胎儿盆腔异位肾与空虚的肾窝位于同侧

单侧肾脏不发育

- 一侧肾脏完全缺如

病理

一般特征

- 病因学
  - 后肾原基在肾脏上升前融合
- 合并异常
  - 肛门闭锁（4%）
  - 骨骼畸形（4%）
  - 子宫畸形
  - 更罕见的合并异常
    - 心脏间隔缺损
    - 尿道下裂
    - 隐睾症
    - 尿道瓣膜

临床问题

表现

- 通常偶然发现
- 仅在发现其他异常时考虑非整倍体或综合征

人口统计资料

- 活产儿发生率 1：7 000
- 男女比例 3：2
- 左侧到右侧交叉多于右侧到左侧

自然病史与预后

- 通常终生无症状
- 尿路并发症发生风险与马蹄肾相似
  - 感染、肾结石、肾积水

处理

- 出生后需要超声检查明确诊断
  - 包括女性子宫

诊断要点

影像判读经验

- 肾窝空虚并不一定是肾不发育
  - 仔细评估所见肾脏的形态、大小和血液供应
  - 寻找异位肾或盆腔肾
- 不对称型马蹄肾可能与交叉异位融合肾相似

参考文献

1. Loganathan AK et al: Crossed fused renal ectopia in children: a review of clinical profile, surgical challenges, and outcome. J Pediatr Urol. 15(4):315-21, 2019
2. Bhatt K et al: Crossed fused renal ectopia. J Urol. 191(2):475-6, 2014

肾脏发育变异

○ 马蹄内翻足,其他关节挛缩

术语

● 肾组织完全缺失

影像学表现

● 中孕中期/晚孕期无羊水
● 肾窝或胎儿腹部其他部位未见肾脏
● 潜在陷阱
  ○ 早孕期胎儿肾上腺相对较大,几乎与肾脏等大
    – 寻找典型的盘状结构和三层征
  ○ 陷阱:晚孕期肠管位于肾窝内
● 用彩色多普勒评估肾动脉
● 胎儿膀胱无尿
● 相关异常
  ○ 肺发育不良

临床问题

● 即使双肾不发育,妊娠早期羊水也可能正常
  ○ 16 周前,肾脏对羊水量的贡献小
● 早发性无羊水预后差
● 如果不干预,双肾不发育致命
● 有连续羊膜腔灌注可改善新生儿肺功能的病例报道
  ○ 多中心试验研究正在进行
● Potter 序列征(羊水过少序列征)
  ○ 子宫压迫和缺少运动与面容异常、肢体畸形有关
● 可见于非整倍体,并作为综合征的一部分

诊断要点

● 疑难或诊断不明病例应考虑胎儿 MR 确诊

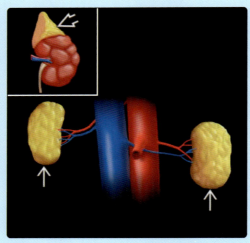
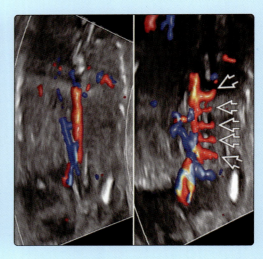

图 8-32 (左图)示意图显示与肾脏相比,正常胎儿肾上腺➡体积相对较大(插图)。肾脏不发育时,肾上腺失去三角形态,呈扁平状➡充填肾窝。(右图)冠状切面彩色多普勒显示诊断肾脏不发育的潜在陷阱。左图显示肾脏缺失,没有肾动脉。略倾斜像显示多条腰动脉➡,其中 1 条可能被误认为肾动脉。

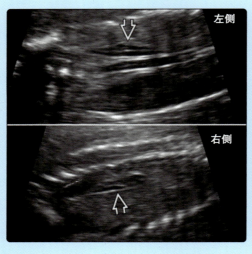
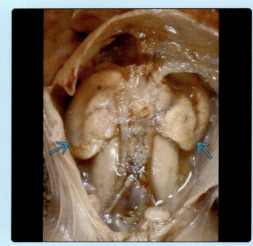

图 8-33 (左图)孕 20 周,胎儿肾不发育,双侧肾窝内可见扁平、平卧的肾上腺➡。合并无羊水会加大扫查难度。(右图)肾脏缺如,肾上腺➡位于腹膜后,呈扁平盘状,可被误认为肾脏,尤其在孕早期。尿液生成不足造成羊水过少,进而导致严重的肺发育不良。

术语

同义词

- Potter 综合征
  - 无羊水伴面容异常、肢体畸形
  - 非肾脏不发育的特有表现
    - 可见于多种病因引起的无羊水

定义

- 肾组织完全缺失

影像学表现

超声表现

- 中孕中期/晚孕期无羊水
  - 妊娠早期肾性无羊水（early pregnancy renal anhydramnios，EPRA），导致 22 周时胎儿无羊水
- 肾上腺平卧、变平
  - 如果肾脏缺失，肾上腺不能折叠成正常 Y 形或三角帽状结构
  - 胎儿肾上腺相对较大
    - 孕早期几乎与肾脏等大
  - 肾脏缺失时占据肾窝
- 膀胱不显示
  - 膀胱结构存在，但无法显示
  - 不产生尿液
- 彩色多普勒
  - 没有明显的肾动脉
  - 在脐动脉之间寻找膀胱
- 相关异常
  - 肺发育不良
    - 与腹部相比，胸腔相对较小
    - 评估胸围（超声）或肺体积（MR），并与参考值比较
  - 马蹄内翻足，其他关节挛缩
  - 先天性心脏病占 14%

MR 表现

- 泌尿系统正常
  - 正常肾脏在 15 周时清晰可见
  - 肾实质是中等信号
  - T2WI 上集合系统中的尿液呈高信号
  - 肾上腺信号较正常肾实质低，类似于骨骼肌
- 双肾不发育
  - 无明显肾组织
  - 扁平、盘状的肾上腺位于肾窝内
  - 胎儿膀胱无尿
  - 无羊水
- 检查盆腔肾或其他解剖变异
- 用于评估肺脏体积
- MR 图像质量同超声一样，同样受羊水过少影响

影像学建议

- 诊断肾脏不发育时**警惕陷阱**
  - 区分肾脏和肾上腺
    - 胎儿肾上腺非常明显，尤其是在孕早期
      - 肾不发育系列病理改变中已描述肾上腺肥大
    - 肾上腺呈冰淇淋三明治或分层征
      - 低回声的皮质间有高回声的肾上腺髓质
      - 肾不发育时，肾上腺呈扁平、盘状或平卧征
    - 正常肾脏可见皮髓质分界，锥体呈低回声（随妊娠进展更为明显）
  - 诊断陷阱：妊娠晚期肠管位于肾窝内
    - 寻找蠕动征
    - 仔细评估形态学；回声可能类似肾脏，但没有锥体
  - 彩色多普勒可能将其他腹部血管误认为肾动脉
- 膀胱未充盈
  - 实时观察膀胱变化
    - 如果大小和形状改变，一定有尿液产生
  - 可能会看到含有黏液分泌物的小膀胱，尤其是 MR 检查
    - 不要误以为是产生的尿液
- 使用经阴道超声
  - 胎儿肾脏最早 12 周可显示
- 疑难或诊断不明病例考虑胎儿 MR 确诊

鉴别诊断

羊水过少病因

- 胎膜早破
  - 胎儿膀胱可以充盈并排空
  - 肾脏存在且正常
    - 利用彩色多普勒评估肾动脉
- 严重胎儿生长受限
  - 肾脏存在且正常
  - 胎儿膀胱可以充盈并排空
  - 脐动脉多普勒可能异常
- 双侧多囊性发育不良肾
  - 肾实质被多个大小不等的囊肿取代
  - 最常导致功能性肾脏不发育和无羊水
- 常染色体隐性遗传多囊肾病
  - 肾脏增大并回声增强

膀胱不显示病因

- 没有尿液生成
  - 肾灌注不良
    - 双胎输血综合征中的供血儿将血液分流至受血儿
      - 供血儿肾灌注减少
      - 肾灌注减少→尿液生成减少→膀胱不显示
  - 肾实质异常/缺失
- 膀胱外翻
  - 尿液生成正常→羊水量正常
  - 膀胱敞开于腹壁

- 寻找脐带插入点下方的软组织肿块
- 膀胱破裂
  - 将出现尿性腹水
  - 常伴远端梗阻（如后尿道瓣膜）
  - 寻找继发性梗阻性肾脏病变

病理

一般特征

- 病因学
  - 输尿管芽诱导后肾原基失败
    - 无肾单位形成
    - 一些研究表明与母体糖尿病、孕前肥胖、吸烟、早期饮酒有关
  - 进行性无羊水
    - 从 16 周开始，肾脏参与羊水形成
      - 18 周前胎盘/胎膜/脐带产生大部分羊水
- 遗传学
  - 7 三体、10 三体、21 三体、22 三体中可见
  - 鳃-耳-肾综合征（Melnick-Fraser 综合征）
    - 常染色体显性遗传变异表达
    - 基因突变：*EYA1* 占 40%、*SIX1* 和 *SIX5*
    - 耳聋，耳畸形，鳃裂囊肿，肾脏异常，包括肾不发育
  - Pallister-Hall 综合征
    - 常染色体显性遗传
    - 基因突变：*GLI3*
    - 生长受限、小眼畸形、面部畸形（包括唇裂/腭裂）、先天性心脏病、肾脏不发育/发育不良、骨骼异常（包括多指/并指畸形）
  - 肾发育不良/发育不全
    - 常染色体显性遗传伴表达变异
    - 基因突变：*GREB1L*
    - 生殖器异常，多种肾脏异常，包括肾不发育
  - 脑-眼-面综合征
    - 常染色体隐性遗传
    - 基因突变：*ERCC1*、*ERCC2*、*ERCC5* 或 *ERCC6*
    - 小颌畸形、关节挛缩、肾脏异常
- 相关异常
  - Potter 序列征（羊水过少序列征）
    - 体征继发于缺乏运动和子宫壁压迫
    - 特征面容：面部宽大、扁平，钩形鼻，低位耳且异常折叠，下颌后缩，眼距增大伴明显的睑下皱襞
    - 棍状手和足
  - 肾脏不发育可能是 VACTERL 综合征的一部分
    - 脊柱，肛门直肠畸形，心脏异常，气管食管瘘，肾脏和肢体异常
  - 并肢畸形
    - 下肢融合
      - 需要仔细检查四肢
      - 因继发无羊水通常很难显示
    - 正常锥形的腰骶椎消失
    - 双肾不发育，双侧多囊性发育不良肾

临床问题

表现

- 结构扫查时羊水过少/无羊水

人口统计资料

- 男女比例 3∶1
- 新生儿发生率 1∶6 000～1∶3 000

自然病史与预后

- 如果不干预，双肾不发育是致死性
  - 33% 死胎
  - 幸存者死于肺发育不良引起的呼吸衰竭
- 有行多次羊膜腔灌注术的病例及 1 例单羊膜囊妊娠并双胎之一正常的病例存活超过婴儿期

报告提示

- 基于存在致死性胎儿结构异常的咨询
  - 酌情建议终止妊娠
  - 如果继续妊娠，强调出生时不干预的重要性
- 正在选定的研究机构进行肾源性无羊水胎儿治疗（RAFT）试验
  - 研究连续羊膜腔灌注对肺发育的影响
  - 纳入标准
    - 22 周前无羊水
    - 26 周前符合条件者进行首次羊膜腔灌注
    - 核型正常
    - 无其他明显异常

诊断要点

考虑

- 任何早发性严重羊水过少都预后不良
  - 双肾不发育通常被认为是致死性
  - 旨在明确诊断，以便为父母提供合适建议

影像判读经验

- 即使双肾不发育，早孕期羊水量亦正常
- 肾上腺或结肠可被误认为肾脏
  - 疑难病例使用 MR

参考文献

1. Jelin AC et al: Etiology and management of early pregnancy renal anhydramnios: is there a place for serial amnioinfusions? Prenat Diagn. 40(5):528-37, 2020
2. Huber C et al: Update on the prenatal diagnosis and outcomes of fetal bilateral renal agenesis. Obstet Gynecol Surv. 74(5):298-302, 2019
3. O'Hare EM et al: Amnioinfusions to treat early onset anhydramnios caused by renal anomalies: background and rationale for the renal anhydramnios fetal therapy trial. Fetal Diagn Ther. 45(6):365-72, 2019
4. van der Ven AT et al: Novel insights into the pathogenesis of monogenic congenital anomalies of the kidney and urinary tract. J Am Soc Nephrol. 29(1):36-50, 2018
5. Spiro JE et al: Renal oligo- and anhydramnios: cause, course and outcome-a single-center study. Arch Gynecol Obstet. 292(2):327-36, 2015
6. Ulkumen BA et al: Outcomes and management strategies in pregnancies with early onset oligohydramnios. Clin Exp Obstet Gynecol. 42(3):355-7, 2015

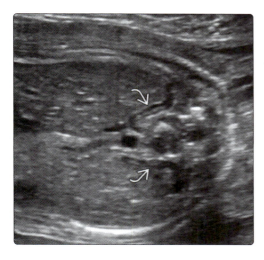
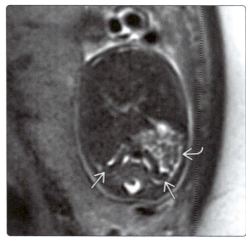

图 8-34 （左图）22 周，经肾窝斜横切面超声显示扁平的肾上腺 ➜，但没有肾实质，也无羊水。这些是肾脏不发育的主要影像学特征。（右图）斜轴位 T2WI MR 显示肾上腺 ➜ 和肠管 ➜ 位于肾窝内，没有肾脏。超声疑似肾不发育者，MR 可以确诊；但羊水过少也会影响 MR 检查（注意胎儿周围缺乏高信号的液体）。

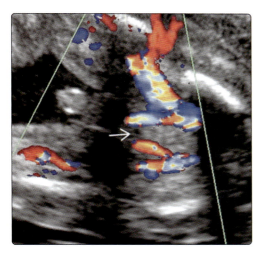
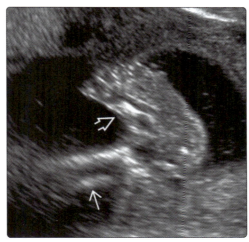

图 8-35 （左图）羊膜腔灌注后，横切面彩色多普勒超声显示两条脐动脉之间膀胱预期位置未见膀胱显示 ➜。肾脏不发育时，膀胱解剖结构存在；但尿液生成不足会导致膀胱壁持续塌陷。（右图）羊膜腔灌注后，更容易评估胎儿其他异常。通常会出现马蹄内翻足 ➜ 和其他关节挛缩（胫骨和腓骨 ➜）

肾脏畸形

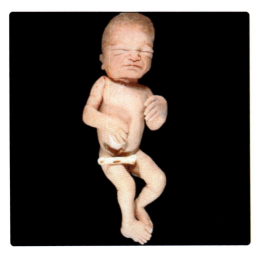
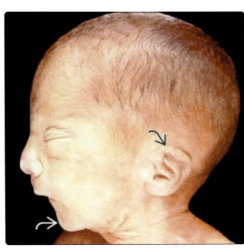

图 8-36 （左图）一例肾脏不发育足月出生婴儿的临床照片显示典型的很深的皮肤皱纹，和四肢姿势异常，这归因于羊水缺乏。（右图）同一婴儿的侧脸图显示了 Potter 序列征中的典型面容。扁平鼻，低位耳并异常折叠 ➜，还有小颌畸形 ➜。

8.10 肾盂输尿管连接部梗阻

要　点

影像学表现

- 标志性表现：肾盂和肾盏扩张，在肾盂输尿管连接部（ureteropelvic junction，UPJ）突然变窄
- 任何肾盏扩张都不正常
  - 显示肾盏与肾盂连接
- 肾脏常增大
- 肾盂呈漏斗状
- 严重时出现梗阻性肾脏发育不良
  - 回声增强、形成囊肿、皮质变薄
- 输尿管和膀胱正常
- 相关异常
  - 对侧肾脏异常：25%
  - 双侧 UPJ 梗阻：10%～30%
  - 肾外异常：10%

主要鉴别诊断

- 多囊性发育不良肾
- 继发于下尿路梗阻的上尿路扩张

临床问题

- 最常见的尿路梗阻性病变
- 通常是孤立异常
- 单侧预后良好
- 产前 APRPD≥10mm，增加肾功能不全的风险
- 产前 APRPD>14mm，与产后需要手术干预密切相关
- 对于严重梗阻，早期手术干预可改善肾功能
- 肾盂成形术：手术切除狭窄的 UPJ 段

诊断要点

- 使用 UTD 分类系统
  - 风险分级
  - 规范产前和产后随访
- UPJ 在宫内可能进展迅速
- 监测对侧肾脏和羊水量

图 8-37 （左图）图示肾盂输尿管连接部（UPJ）狭窄，导致肾盂和肾盏扩张。注意延长的漏斗状肾外肾盂以及扩张肾盂与近端正常内径输尿管间的突然转变。**（右图）**33 周肾脏纵切面超声显示漏斗状延长的肾外肾盂和肾盏扩张，为典型 UPJO。注意肾皮质变薄。

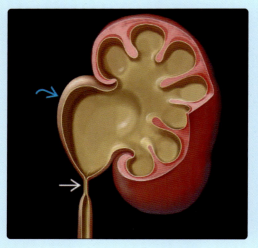

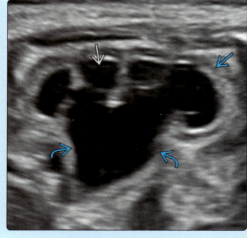

图 8-38 （左图）30 周肾脏冠状切面超声显示左侧肾盂和肾盏扩张，为典型的 UPJO。右肾回声增强，伴不规则囊肿、无正常肾实质，提示多囊性发育不良肾。**（右图）**孕 22 周肾脏冠状切面超声显示双侧肾盂明显增大，膀胱和输尿管正常，最可能的诊断是双侧 UPJO。严重梗阻不可能自行消失。

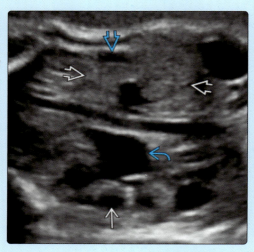

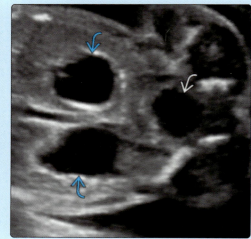

术语

缩写

- 肾盂输尿管连接部(ureteropelvic junction,UPJ)梗阻

同义词

- 先天性肾积水

定义

- 在肾外肾盂与输尿管连接部的上尿路梗阻

影像学表现

一般特征

- 最佳诊断线索
  - 肾盂和肾盏扩张,无输尿管或膀胱扩张
- 位置
  - 左侧多于右侧
  - 双侧占10%~30%

超声表现

- 标志性发现:肾盂扩张
  - 延长的漏斗状肾盂在UPJ突然变细
    - 梗阻可在宫内明显进展
  - 肾盂前后径(anterior-posterior renal pelvis diameter,APRPD)增大
    - 16~27周时≥4mm
    - ≥28周时≥7mm
  - 输尿管和膀胱正常是诊断的关键
- 肾盏扩张
  - 与肾盂相连,借此与囊肿区别
  - 严重时肾盏可能变平,形如肾盂;类似巨大的单房囊肿
- 肾脏常增大
- 严重梗阻→肾脏发育不良
  - 实质回声增强
    - 肾脏回声强于肝/脾回声为异常
  - 皮髓质分界不清
    - 晚孕期更容易识别
  - 皮质囊肿
    - 起初很小,可能会逐渐增大
  - 皮质变薄
- 尿性囊肿伴重度梗阻(罕见)
  - 梗阻肾旁液体积聚
    - 肾盏破裂→液体积聚
  - 肾损害风险没有降低
- 双侧UPJO:10%~30%
- 对侧肾脏异常:25%
  - 多囊性发育不良肾
  - 肾不发育
  - 膀胱输尿管反流(出生后诊断)
- 肾外异常:10%
- 羊水量是最重要的预后指标
  - 单侧UPJO,羊水量通常正常
  - 严重双侧梗阻,羊水过少
    - 胎儿有肺发育不良风险
  - 少数病例羊水过多
    - 肾浓缩功能下降→尿量增加

影像学建议

- 最佳成像方法
  - 肾脏的横切面和纵切面观
- 流程建议
  - 诊断时的APRPD和肾实质表现决定随访建议
  - 羊水评估非常重要
  - 评估梗阻性囊性发育不良肾
  - 产后评估方案取决于严重程度
    - 产后超声检查(出生48小时之后)
    - 排尿性膀胱尿道造影
    - 核医学肾功能检查

鉴别诊断

多囊性发育不良肾

- 肾组织被囊肿取代(肾脏外形常消失)
  - 囊肿互不相通
  - 大小不等的不规则形囊肿
- 宫内肾脏体积大;可能会随时间推移而萎缩
- 可能与梗阻后囊性发育不良肾类似
- 肾功能差或无肾功能

引起上尿路扩张的下尿路梗阻

- 寻找扩张的膀胱,伴或不伴输尿管扩张
- 膀胱出口梗阻
  - 膀胱增大,常合并壁厚
  - 后尿道瓣膜是最常见的诊断
- Prune-belly综合征(梅干腹综合征)
- 膀胱输尿管反流(产前很少诊断)
- 重复肾集合系统
  - 上位输尿管口囊肿
  - 下位输尿管反流

病理

一般特征

- 病因学
  - 可能病因:UPJ处平滑肌细胞不成熟
    - 蠕动协调性受损
  - 1/3有副交叉血管
    - 血管向前跨越UPJ
    - 可能会造成纤维疤痕
  - 神经支配也可能受损(类似于先天性巨结肠)
- 遗传学
  - 散在发病
  - 孤立病例与非整倍体无关
- 相关异常
  - 对侧肾脏异常:25%
  - 双侧UPJ梗阻:10%~30%
  - 非泌尿生殖系统异常:10%

分期、分级与分类

- 尿路扩张(UTD)分类系统
  - UTD A1(低风险)
    - 16~27周时,4mm≤APRPD<7mm
    - ≥28周时,7mm≤APRPD<10mm

尿路扩张的产前随访建议		
UTD 分类	超声表现	随访和建议
UTA A1（低风险）	16～27 周：4mm≤APRPD＜7mm	≥32 周增加一次随访
	≥28 周：7mm≤APRPD＜10mm	
UTD A2～3（风险增加）	16～27 周：APRPD≥7mm 或肾盏扩张或输尿管扩张或肾实质异常	4～6 周内随访（如果双侧受累或羊水过少，采取这种做法更为适宜）；考虑专家咨询
	≥28 周：APRPD≥10mm 或肾盏扩张或输尿管扩张或肾实质异常	
APRPD= 肾盂前后径。		

Modified from Nguyen HT et al: Multidisciplinary consensus on the classification of prenatal and postnatal urinary tract dilation（UTD classification system）. J Pediatr Urol. 10（6）: 982-998, 2014。

- 中央性或无肾盏扩张
  - UTD A2～3（产后尿路病变风险增加）
    - 16～27 周时，APRPD≥7mm
    - ≥28 周时，APRPD≥10mm
    - 周围肾盏扩张，输尿管、膀胱或肾实质异常

大体病理和解剖特征

- UPJ 的输尿管腔通常存在
  - 完全闭锁罕见

临床问题

表现

- 常见症状/体征
  - 解剖扫查或因其他原因随访时偶然发现的单侧病变
  - 与对侧肾脏异常有关
  - 与羊水异常有关

人口统计资料

- 流行病学
  - 产前检测到的 UTD 中，肾盂输尿管连接部梗阻高达 50%
  - 活产儿 1：2 000～1：750
  - 男＞女（2：1）
  - 最常见的梗阻性尿路疾病

自然病史与预后

- 单侧 UPJ 伴对侧肾脏正常，预后良好
- 大部分患者存在部分梗阻
- 产前 APRPD≥10mm，肾功能不全风险增加
  - 译者注：应为 APRPD 与肾实质厚度比值＞2.1 提示 UPJ 梗阻
    - 考虑更严密的产前和产后监测
- 预后不良的相关因素
  - 双侧肾脏异常
  - 孤立肾受累
  - 早期羊水过少
    - 存在肺发育不良风险
    - 其他（非泌尿生殖系统）异常
- 产后表现
  - 腹部肿块或疼痛

- 尿路感染
- 血尿
- 新生儿检查
  - 分娩 48 小时后超声检查
    - 新生儿期脱水低估肾积水
  - 根据严重程度和临床表现增加检查
    - 排尿期膀胱尿道造影评估反流
    - 核医学肾功能扫描
    - 横断面成像
      - CT/MR 血管造影：评估交叉的肾动脉
      - MR 尿路造影：评估解剖和功能

处理

- 很少需要产前干预
- 严重梗阻不太可能自行缓解
- 如果肾功能受损→外科手术
  - 肾盂成形术（95% 成功，5% 复发）
    - 切除 UPJ 狭窄段
- 产前 APRPD＞14mm 与产后手术干预密切相关
- 对于严重的产前梗阻，早期手术干预可改善肾功能
  - APRPD 增加，梗阻性肾图，分肾功能＜40%

诊断要点

影像判读经验

- 肾盂可能会延长并向膀胱延伸
  - 不要与扩张的输尿管混淆
- 严重 UPJO 可能形同单房囊肿
  - 肾盏可能会消失
  - 寻找变薄的肾实质
- 正常肾锥体在妊娠晚期呈低回声，与肾盏类似

参考文献

1. Passoni NM et al: Managing ureteropelvic junction obstruction in the young infant. Front Pediatr. 8:242, 2020
2. Babu R et al: Pathological changes in ureterovesical and ureteropelvic junction obstruction explained by fetal ureter histology. J Pediatr Urol. 15(3):240.e1-7, 2019
3. Jiang D et al: Functional and morphological outcomes of pyeloplasty at different ages in prenatally diagnosed Society of Fetal Urology grades 3-4 ureteropelvic junction obstruction: Is it safe to wait? Urology. 101:45-49, 2017

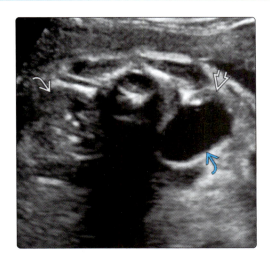
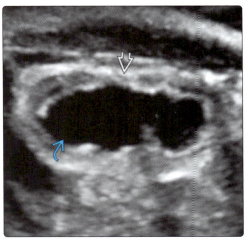

图 8-39　(左图)孕 32 周肾脏超声横切面显示仅左侧肾盂➦扩张。与正常右肾➜相比，左肾实质回声增强➡。(右图)同一患者左肾纵切面超声显示肾盂扩张➦和肾实质的皮质回声增强➜，失去正常的皮髓质分界。实质改变提示慢性梗阻导致肾脏损伤，肾功能不全的风险增加。

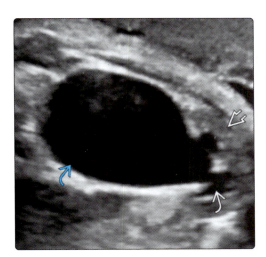
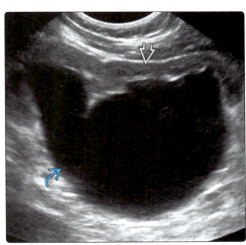

图 8-40　(左图)孕 36 周胎儿肾脏纵切面超声显示左侧肾盂➦明显增大，肾盏扩张➜，实质的皮质变薄➡。本例 APRPD 在整个孕期增加，提示 UPJ 梗阻严重。(右图)同一名患者出生后 2 个月超声检查显示肾盂持续性扩张➦，实质的皮质变薄、回声增强➜。该患者的分肾功能＜40%，UPJ 严重梗阻，进行了肾盂成形术。

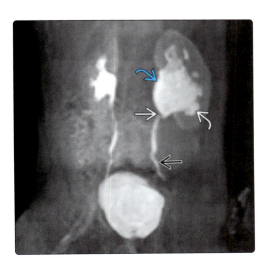
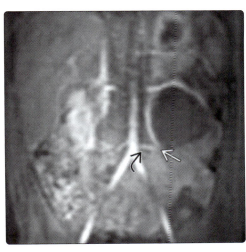

图 8-41　(左图)图示一例 3 岁儿童左侧 UPJ 梗阻的 MR 尿路造影冠状切面最大密度投影重建图像。左侧肾盂➦和肾盏➜扩张，UPJ➡处内径突然改变，输尿管正常➡。(右图)同一病例对比增强 MR 尿路造影显示，左侧副肾动脉➣在梗阻水平➡跨过 UPJ。交叉血管可对 UPJ 造成外源性压迫，导致梗阻。

要 点

术语

- 严重梗阻的泌尿系统破裂→尿液漏出,形成肾周包裹性积液

影像学表现

- 无回声的液体围绕或邻近梗阻的肾脏
  - 呈椭圆形或新月形
- 伴有严重的尿路梗阻
  - 肾盂输尿管连接部(UPJ)梗阻
  - 下尿路梗阻(LUTO)
    - 后尿道瓣膜最常见
    - 寻找增大的膀胱
  - 肾实质回声增强,伴或不伴囊性改变
- 识别同侧的肾脏和囊肿,考虑MR

主要鉴别诊断

- 淋巴管瘤

- 肠系膜囊肿/肠重复囊肿
- 胎粪性假性囊肿
- UPJ伴巨大肾盂扩张
- 多囊性发育不良肾

临床问题

- 存在尿性囊肿证实梗阻程度严重且预后更差
- 胎儿尿性囊肿可能在宫内或出生后消退
  - 通常反映受累肾脏少尿/无尿
    - 不会改变预后
- 如果担心腹难产,可考虑尿性囊肿引流
  - 引流不能改善肾脏功能

诊断要点

- 达腰椎侧面的积液最有可能来自泌尿系统
- 严密监测对侧肾脏、羊水量和尿性囊肿的大小

图 8-42 (左图)一例 24 周左侧肾盂输尿管连接部(UPJ)梗阻胎儿的超声检查显示,由于腹膜后积液➘,左肾➡向上移位。与既往超声相比,新发积液,肾盂扩张➘程度减轻,符合尿性囊肿。右肾➘正常。(右图)一例 34 周严重下尿路梗阻胎儿超声显示右侧肾盂扩张➘。左肾(未显示)被一巨大的尿性囊肿➘取代,这是一个新发现。注意羊水过少。

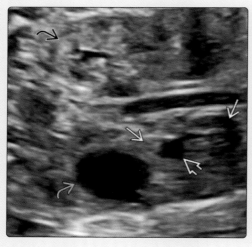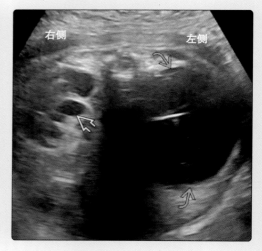

图 8-43 (左图)一例 25 周胎儿单侧 UPJO 超声表现。注意肾皮质回声增强➡,伴肾盂、肾盏扩张➘和肾周大量积液➘。集合系统严重梗阻时,肾周积液很可能是尿性囊肿。(右图)同一患者超声横切面显示尿性囊肿➘达腰椎,回声增强的左肾➡和扩张的集合系统➘(部分被脊柱声影遮挡)向中线内侧移位。注意右肾➡正常。

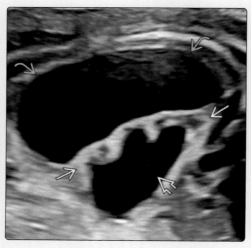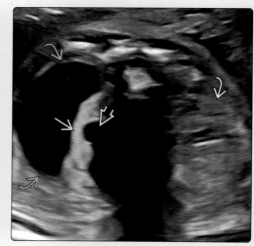

术语

定义

- 严重梗阻的泌尿系统破裂→尿液漏出，形成肾周包裹性积液

影像学表现

一般特征

- 最佳诊断线索
  - 单房肾周囊肿导致肾脏移位
- 位置
  - 两侧发生率相同
- 大小
  - 任何大小，可以很大→肾脏扭曲/移位
- 形态学
  - 椭圆形或新月形

超声表现

- 无回声的液体围绕或邻近梗阻的肾脏
  - 当囊肿大时会取代肾脏和其他器官
    - 同侧肾脏可能很难看到
  - 单房较有分隔的更常见
  - 60% 是单侧
- 伴严重尿路梗阻
  - 肾盂输尿管连接部（UPJ）梗阻
  - 下尿路梗阻（LUTO）
    - 后尿道瓣膜是 LUTO 最常见的原因
  - 梗阻后肾实质异常表现不同
    - 肾实质回声增强，伴或不伴囊肿
  - 尿路扩张的程度不等
    - 可能会形成尿性囊肿而得以减压

MR 表现

- MR 检查有助于显示移位的同侧肾脏

鉴别诊断

淋巴管瘤

- 多房性跨区域囊性肿块
- 更常见于胸部

肠系膜囊肿

- 腹腔囊肿
- 可能会推挤肾脏向脊柱移位

肠重复囊肿

- 十二指肠或空肠近端囊肿可类似肾周积液
- 寻找肠道特征

胎粪性假性囊肿

- 寻找腹膜钙化灶

UPJ 伴巨大肾盂扩张

- 可类似囊肿
- 寻找与肾盂相通并扩张的肾盏

多囊性发育不良肾

- 多发不规则囊肿取代肾实质

- 肾脏正常外形消失

病理

一般特征

- 病因学
  - 重度梗阻→肾盏穹隆破裂
    - 很少出现肾盂或皮质穿孔
  - 重度梗阻最常见原因
    - 下尿路梗阻
    - 肾盂输尿管连接部梗阻

大体病理和解剖特征

- 肾筋膜旁或腹膜后间隙积液
  - 肾外尿液会导致脂肪分解、炎症和纤维化

临床问题

表现

- 最常见的症状/体征
  - 胎儿梗阻性尿路疾病的继发表现
- 其他症状/体征
  - 可被误诊为肾脏囊肿或腹腔囊肿

人口统计资料

- 性别
  - 70% 为男性
- 流行病学
  - 3%～17% 的下尿路梗阻新生儿有尿性囊肿

自然病史与预后

- 存在尿性囊肿提示严重尿路梗阻
- 随访所有与尿性囊肿同侧的肾脏都显示其功能降低或无功能
- 胎儿尿性囊肿可在宫内或出生后消退
  - 通常反映受累的肾脏少尿/无尿
  - 不会改变预后

处理

- 如果担心腹难产，可考虑引流尿性囊肿
- 引流对肾功能无用
- 如果肾脏仍有功能，尿性囊肿会重新积聚

诊断要点

影像判读经验

- 积液达腰椎外侧最有可能来自泌尿系统
- 寻找被尿性囊肿向前内或后外侧移位的肾脏
  - 可考虑 MR 识别同侧肾脏
  - 尿性囊肿可被误认为极度扩张的肾盂
- 存在尿性囊肿肾脏可能无功能；仔细观察对侧肾脏和羊水量

参考文献

1. Drera B et al: Ultrasound follow-up of an unusual giant urinoma in a newborn. J Ultrasound. 21(1):65-8, 2018
2. Zhang H et al: Prenatal drainage of fetal urinoma with polyhydramnios: a case report and literature review. J Matern Fetal Neonatal Med. 31(2):264-6, 2018
3. Ruano R et al: Defining and predicting 'intrauterine fetal renal failure' in congenital lower urinary tract obstruction. Pediatr Nephrol. 31(4):605-12, 2016

肾脏畸形

要　点

术语

- 梗阻性肾发育不良（obstructive renal dysplasia, ORD）
- 泌尿系统梗阻→肾实质破坏和囊肿形成

影像学表现

- 首先发现肾实质回声增强
  - 肾脏回声高于肝脏（正常等于或低于肝脏）
- 皮质囊肿
  - 早期囊肿位于周边（呈"念珠状"）
  - 进展为大小不等的囊肿
- 不同程度的尿路扩张（urinary tract dilation, UTD）
- 羊水量不等
  - 双侧 ORD→严重羊水过少
- 超声可呈现 ORD 进展过程
  - UTD→肾脏回声增强→周围皮质小囊肿→大囊肿
- 与 ORD 相关的泌尿系统异常
  - 男性胎儿的后尿道瓣膜（posterior urethral valve, PUV）
  - 肾盂输尿管连接部（ureteropelvic junction, UPJ）梗阻

- 重复肾伴梗阻
- 原发性膀胱输尿管连接部梗阻（罕见）
- MR 对疑难病例很有帮助
  - 严重羊水过少超声检查受限
  - T2WI 囊性肾呈高信号

主要鉴别诊断

- 多囊性发育不良肾
- 非梗阻性肾发育不良
- 常染色体隐性遗传多囊肾病

病理

- 肾单位液体潴留和压力增大→皮质囊肿
- 肾单位/肾小管诱导减弱→肾单位数量减少

诊断要点

- 单个或多个肾脏回声增强是肾发育不良的重要发现和预测指标
- 可疑 ORD，寻找皮质下小囊肿

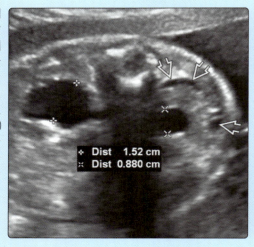
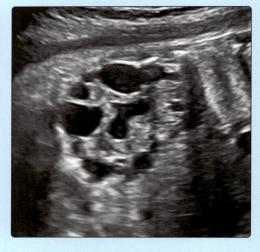

图 8-44　（左图）本例双侧肾盂扩张胎儿左侧肾盂前后径（x 形游标）小于右侧（＋形游标）。然而，可以看到右肾皮质下小囊肿➡️，表明梗阻导致肾发育不良。**（右图）**同一胎儿晚孕期双侧肾盂输尿管连接部（UPJ）梗阻，皮质囊肿增大，进一步形成肾实质囊肿。这一进展表明梗阻导致严重肾损害。

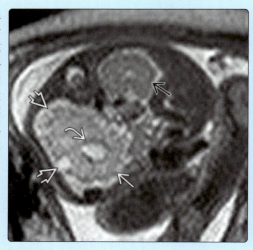
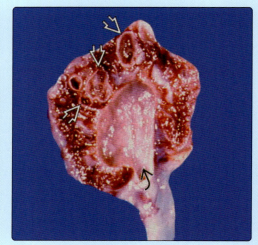

图 8-45　（左图）肾盂输尿管连接部梗阻和梗阻性肾发育不良（ORD）胎儿轴位 MR 显示左肾➡️增大，伴肾盂扩张➡️和囊肿导致的皮质形态不规则➡️。注意相比右肾➡️，左肾信号整体增强。**（右图）**ORD 大体病理显示肾盂扩张➡️和发育不良的肾实质内大小不等的囊肿➡️。因长期梗阻，肾脏萎缩且发育不良。ORD 肾脏大小不一，尤其在胎儿期。

术语

缩写

- 梗阻性肾发育不良(obstructive renal dysplasia, ORD)

同义词

- 先天性梗阻性尿路疾病
- 梗阻性肾病

定义

- 泌尿系统梗阻→肾实质发育不良

影像学表现

一般特征

- 最佳诊断线索
  - 尿路扩张(urinary tract dilation, UTD)和肾脏回声增强伴或不伴大囊肿
- 位置
  - 双侧下尿路梗阻(lower urinary tract obstruction, LUTO)
  - 单侧上尿路梗阻
  - 节段性部分性泌尿系统梗阻

超声表现

- 首先发现肾实质回声增强
  - 肾脏回声高于肝脏(正常等于或低于肝脏)
  - 皮髓质分界(corticomedullary distinction, CMD)消失
    - 但通常很难在正常胎儿中看到皮髓质分界
- 皮质囊肿
  - 早期囊肿位于周边(呈"念珠状")
  - 进展为大小不等的囊肿
  - 肾脏可完全被囊肿替代
    - 肾脏形态可能失常
- 集合系统不同程度扩张
  - 肾脏可能增大、减小或正常
    - 减小为晚期表现
  - 有或无输尿管扩张,即使存在下尿路梗阻
- 超声可显示 ORD 的进展
  - UTD→肾脏回声弥漫性增强→周围皮质小囊肿→大囊肿
- 羊水量不等
  - 单侧进展,羊水量正常
  - 双侧 ORD→羊水过少
- 与 ORD 相关的泌尿系统异常
  - 下尿路梗阻
    - 男性胎儿后尿道瓣膜(posterior urethral valve, PUV)
      - 膀胱扩张、壁厚
      - 尿道钥匙孔征
      - 有或无输尿管扩张
    - 女性胎儿泄殖腔或泌尿生殖窦畸形
      - 寻找扩张且充液的阴道
      - 尿道闭锁罕见(男性和女性)
  - 肾盂输尿管连接部(ureteropelvic junction, UPJ)梗阻
    - UTD 仅累及肾盂和肾盏
      - 输尿管连接处的肾盂呈子弹形
    - 必须区分囊肿与扩张的肾盏
    - 多达 1/3 为双侧 UPJ
  - 重复肾伴梗阻
    - 独特的 ORD 模式仅影响上位肾

- 上位肾梗阻伴异位输尿管口囊肿(膀胱内球囊状的结构)
  - 上位肾 ORD 可类似肾脏或肾上腺肿块
- 原发性膀胱输尿管连接部梗阻(罕见)
  - 迂曲扩张的输尿管类似扩张的肠管
  - 有或无原发性输尿管口囊肿

影像学建议

- 流程建议
  - 在所有尿路扩张病例中寻找 ORD
  - 充分显示膀胱对所有 UTD 胎儿至关重要
    - 下尿路梗阻是导致 ORD 的最常见原因
    - 注意膀胱壁厚度和回声
    - 检查后尿道有无扩张
  - 主观、客观评估羊水量
  - 胎儿性别对鉴别诊断很重要

MR 表现

- MR 对疑难病例很有帮助
  - 继发导致羊水过少,清晰度差
  - 巨大的膀胱或输尿管扩张会遮挡肾脏
- T2WI 囊性肾呈高信号
  - 可能显示超声未见的囊肿

鉴别诊断

多囊性发育不良肾

- 肾脏组织完全被囊肿取代
  - 肾脏形态失常
  - 可能由于输尿管/肾盏漏斗状闭锁
  - 形同晚期 ORD
- 未见 UTD 相关表现(与 ORD 的关键区别)
- 几乎所有患者都没有明显的肾功能
- 是否存活取决于对侧肾脏功能
  - 20% 为双侧多囊性发育不良肾(multicystic dysplastic kidney, MCDK)
  - 40% 伴对侧肾脏异常

上尿路扩张(严重肾积水)

- 扩张的肾盏可误认为囊肿
  - 寻找肾盏与肾盂连接
  - 三维多平面成像有助于识别
  - UPJO 是最常见的原因

非梗阻性肾发育不良

- 最常见的继发于非整倍体/综合征
- 常见染色体异常
  - 13 三体,18 三体
- 综合征
  - Meckel-Gruber 综合征
    - 囊性肾,脑膨出,多指/趾
  - 结节性硬化症
  - Von Hippel-Lindau 病

常染色体隐性遗传多囊肾病

- 双肾增大、回声增强
  - 因反射界面增多,由肾小管扩张继发所致
  - 肾脏功能程度不一
  - 通常合并严重羊水过少

病理

一般特征

- 病因学
  - 肾单位液体潴留和压力增加→皮质囊肿
  - 肾单位/肾小管诱导减弱→肾单位数量减少
- 遗传学
  - 有巨大囊肿的胎儿中 15% 有遗传缺陷
    - 18 三体和 13 三体最常见
    - 通过微阵列和基因组测序检测到其他异常

大体病理和解剖特征

- 囊肿最早位于肾包膜下生肾区

镜下特征

- 肾单位的任何部位都可形成囊肿
  - 肾小球、肾小管、集合管
- 囊肿间的正常肾单位岛
  - 与 MCDK 不同，MCDK 中罕见正常肾单位

临床问题

表现

- 最常见的症状和体征
  - 单侧 ORD 最常在常规检查中被发现
    - UTD+ 肾囊肿
  - 双侧 ORD 羊水过少
    - 胎儿膀胱扩张
    - 宫高小于胎龄
- 其他症状和体征
  - 非泌尿系统异常：继发于非整倍体/综合征

人口统计资料

- 性别
  - 男性多于女性（肾盂输尿管连接部梗阻和下尿路梗阻在男性胎儿中更常见）
- 泌尿系统异常发生率：妊娠期发生率 1∶1 000～1∶250
  - 20% 为梗阻性尿路疾病
- LUTO 新生儿患病率：2.2/10 000～3.3/10 000
  - 后尿道瓣膜多于尿道闭锁

自然病史与预后

- ORD 是最常见的先天性泌尿系统异常，可导致儿童进行性慢性肾病
- 所有具有 ORD 超声特征的肾脏都会出现一定程度的肾功能不全
  - 肾脏是否健康取决于健康肾单位的数量
  - 超声特征与肾功能不全程度无直接关系
    - 与尿生化结果无关
  - 胎儿尿液分析并不能完全预测功能，但如果考虑膀胱引流，可以留取
  - 肾功能生物标志物可更好地预测出生后肾功能
    - 检测到 12 种胎儿尿肽
    - 仍需膀胱穿刺术评估
  - 连续胎儿血清 β- 微球蛋白值可更好地预测肾功能
    - 需要连续有创胎儿血液采样
- 双侧 ORD 发病率和死亡率增加

- 早期重度羊水过少→肺发育不良
- 早期后尿道瓣膜预后最差
  - 几乎所有小于 25 周的后尿道瓣膜都存在 ORD
- 其他长期后遗症
  - 高血压、蛋白尿、进行性肾病

处理

- 胎儿介入手术
  - 大多数研究表明引流术并不能改善肾功能
  - 一些研究表明肺发育不良的严重程度越低，存活率越高
  - LUTO 产前膀胱引流术
    - 放置膀胱羊膜腔分流器
  - 胎儿镜下后尿道瓣膜切除术
    - 胎儿镜下经腹壁将套管针置入膀胱内
    - 直观显示后尿道瓣膜并手术切除
  - 所有手术治疗对胎儿、母体的固定风险
    - 干预后总体生存率 40%～50%
    - 分流并发症（1 个大型系列研究中为 45%）
    - 早产和分娩
- 新生儿检查和治疗
  - 确诊首选超声检查
  - 核医学扫描评估肾脏功能
  - 治疗泌尿系统梗阻病因
    - 后尿道瓣膜修复
    - 严重 UPJO 的手术治疗
    - 输尿管口囊肿的外科治疗
  - 必要时进行肾移植
    - 男性胎儿流出道梗阻在 5 岁以下儿童肾移植中占比 70%

诊断要点

考虑

- 单个或多个肾脏回声增强是肾发育不良的重要发现和预测指标
- 可疑 ORD 时，寻找皮质下小囊肿
- 妊娠期发现建议泌尿科和肾脏科咨询

影像判读经验

- 后期 ORD 和 MCDK 可能很难区分
  - 肾积水/输尿管积水提示 ORD
  - 二者肾功能均差或无肾功能
- 一旦发现 ORD，仔细检查其他异常
  - 如果 ORD 并非孤立存在，建议遗传学检测
- 考虑对下尿路梗阻进行干预时，请记住，膀胱引流不会挽救肾脏，但可能对肺脏有益

参考文献

1. Matsell DG et al: Predicting outcomes and improving care in children with congenital kidney anomalies. Pediatr Nephrol. 35(10):1811-4, 2020
2. Cheung KW et al: Congenital urinary tract obstruction. Best Pract Res Clin Obstet Gynaecol. 58:78-92, 2019
3. Yulia A et al: Management of antenatally detected kidney malformations. Early Hum Dev. 126:38-46, 2018
4. Spaggiari E et al: Sequential fetal serum β2-microglobulin to predict postnatal renal function in bilateral or low urinary tract obstruction. Ultrasound Obstet Gynecol. 49(5):617-22, 2017
5. Nassr AA et al: Are ultrasound renal aspects associated with urinary biochemistry in fetuses with lower urinary tract obstruction? Prenat Diagn. 36(13):1206-10, 2016

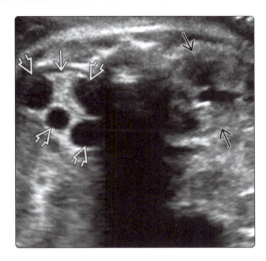

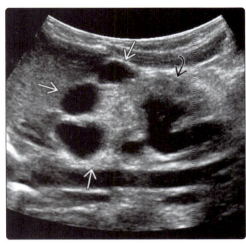

图 8-46 （左图）右侧梗阻性重复肾，胎儿横切面显示肾实质回声增强 ➡ 和肾实质囊肿 ⇢（注意左肾正常 ➡）。膀胱内的输尿管口囊肿是诊断关键。（右图）同一病例儿童期冠状切面超声显示上位肾局灶性梗阻性发育不良 ➡，类似肾脏或肾上腺肿块。下位肾反流致集合系统扩张，但肾实质 ➡ 正常。

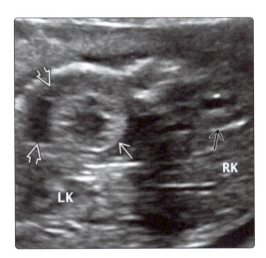

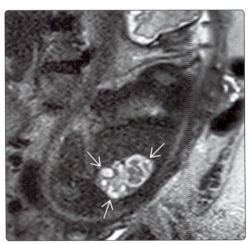

图 8-47 （左图）一例 18 周被诊断为梗阻性肾发育不良的胎儿，主要表现为左肾实质回声增强 ➡（与正常右肾 ➡ 相比）和肾周微量新月形液体（尿性囊肿 ⇢）。肾周积液与 ORD 高度相关。（右图）伴发下尿路梗阻（LUTO）、羊水过少和 ORD，胎儿矢状位 T2 MR 显示肾实质弥漫性异常和多发肾周小囊肿 ➡。因缺少羊水超声检查受限时，MR 可能非常有用。

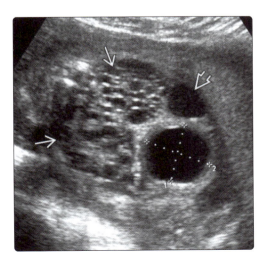

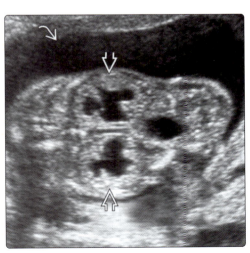

图 8-48 （左图）胎儿后尿道瓣膜（PUV）导致 LUTO，冠状切面超声显示膀胱扩张、壁厚（游标）和双侧囊性肾 ➡，未见正常肾实质。可见输尿管部分扩张 ➡。没有羊水。（右图）后尿道瓣膜胎儿，肾脏回声增强 ➡，没有散在囊肿。有羊水 ➡ 提示胎儿预后较好。但肾脏超声检查结果不能准确预测肾功能。

肾脏畸形

617

要　点

影像学表现

- 肾脏多发非交通性囊肿
  - 中间肾组织少且异常
  - 90% 伴肾脏增大
  - 肾脏形态失常
- 双侧多囊性发育不良肾（multicystic dysplastic kidney，MCDK）占 20%（PotterⅡ型）
  - 严重羊水过少或无羊水
  - 肺发育不良预后差
- 对侧肾脏异常（非 MCDK）占 5%～40%
  - 肾盂输尿管连接部梗阻、反流、肾不发育/发育不良
- 非肾脏异常占 5%
  - 考虑遗传学检测
- 每 3～4 周超声随访一次
  - MCDK 可以明显增大
  - 评估对侧肾脏
  - 随访羊水量

- 胎儿 MR 检查对复杂病例有帮助

主要鉴别诊断

- 肾盂输尿管连接部梗阻
- 梗阻性囊性发育不良肾

病理

- 非交通性囊肿和肾组织发育不良
- 输尿管和肾盂不明显

临床问题

- MCDK 通常无功能
- 对侧肾脏代偿性增大是肾脏健康的良好预测指标
- 无需常规行肾切除术
  - 通常逐渐吸收
- 新生儿检查
  - 超声证实
  - 排尿性膀胱尿道造影（常见反流）
  - 同位素肾功能扫描

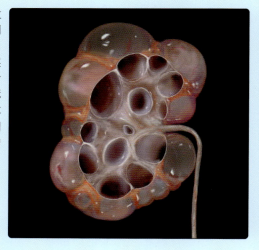
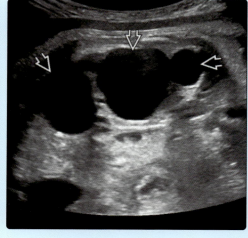

图 8-49　（左图）多囊性发育不良肾（MCDK）示意图显示多个大小不等的囊肿，其间可见发育不良的肾实质。输尿管存在但闭锁，肾盂未发育。（右图）肾窝冠状切面超声显示大量互不相通的囊肿➡️，不能识别肾脏形态。MCDK 通常增大，没有典型的肾脏形态。

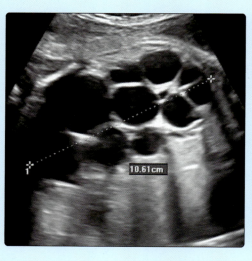
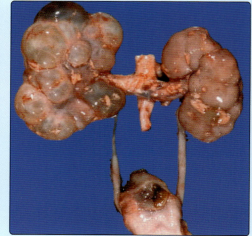

图 8-50　（左图）本例可以观察到 MCDK 显著增大，并且肾脏随妊娠进展增大。极少数情况下，压迫邻近器官可导致水肿。如果出现并发症，可考虑引流囊肿最大者。（右图）尸检标本显示右侧 MCDK，左侧正常分叶肾。注意受累肾脏与正常肾脏的大小和形状差异。（From DP：Kidney Diseases）。

术语

缩写

- 多囊性发育不良肾（multicystic dysplastic kidney，MCDK）

同义词

- 肾脏囊性发育不良
- Potter Ⅱ型（双侧 MCDK）
- 包含在先天性肾脏和泌尿系统异常（congenital abnormality of kidney and urinary tract，CAKUT）系列中

定义

- 非交通性囊肿伴或不伴肾组织发育不良
- MCDK 肾脏基本无功能

影像学表现

一般特征

- 最佳诊断线索
  - 囊肿大小不一、互不相通，此外几乎没有肾组织
- 位置
  - 80% 为单侧，左侧多于右侧
  - 20% 对侧异常（通常为双侧 MCDK）
- 大小
  - 90% 伴肾脏增大
- 形态学
  - 肾脏外形失常

超声表现

- 单侧 MCDK
  - 大小和形状各异的非交通性囊肿
    - 孕期囊肿可能增大或减小
    - 囊肿间的肾实质回声增强
      - □ 归因于肾发育不良、纤维化、软骨化生
      - □ 肾实质通常没有功能
  - 90% 肾脏长径＞第 95 百分位数
  - 部分 MCDK（罕见）：仅部分肾脏呈囊性
    - 通常为重复集合系统
      - □ 如果累及上位肾，类似肾上腺肿块
  - 对侧肾脏代偿性增大是预后良好的指标
    - 定义：肾脏长度＞平均值 2 个标准差
    - 未代偿性增大则预后不良
  - 单侧 MCDK 整体预后取决于对侧肾脏的健康状况
- 双侧 MCDK 占 20%
  - 双侧囊性肾，膀胱未充满液体
  - 严重羊水过少或无羊水
    - 胸廓小、手足挛缩
  - 肺发育不良者预后不良
- 对侧肾脏异常（非 MCDK）占 5%～40%
  - 肾盂输尿管连接部（UPJ）梗阻
    - 预后取决于严重程度
  - 肾不发育
    - 预后不良
  - 对侧肾脏发育不全
  - 膀胱输尿管反流

- 出生后最常见诊断
- 肾脏变异发生 MCDK
  - 盆腔肾伴 MCDK
    - 表现为盆腔囊性肿块
  - 马蹄肾伴部分 MCDK
  - 重复肾伴部分 MCDK
- MCDK 和羊水量（amniotic fluid，AF）
  - 单侧 MCDK
    - 羊水量和膀胱正常
  - 单侧 MCDK 和对侧肾脏异常
    - 羊水量取决于对侧肾脏的异常严重程度
  - 双侧 MCDK
    - 无羊水或羊水过少
- 如果 MCDK 非孤立存在，建议遗传学检测
  - 肾脏囊性变的相关异常
    - Meckel-Gruber 综合征：脑膨出，多指畸形
    - 13 三体：前脑无裂畸形是一种标志性异常
    - 18 三体：多发畸形

影像学建议

- 流程建议
  - 仔细解剖检查
    - 确定 MCDK 是否孤立存在
  - 非孤立性 MCDK 需要遗传咨询
  - 妊娠期影像学随访（每 3～4 周一次）
    - 评估羊水量
      - □ 与羊水指数相比，MVP 是羊水过少更好的预测指标
    - 评估对侧肾脏表现
    - 伴羊水过少或无羊水者，测量胸围以评估肺发育不良

MR 表现

- MR 对复杂病例很有帮助
  - 羊水过少可能使超声检查受限
- T2WI 上囊肿信号明亮

鉴别诊断

肾盂输尿管连接部梗阻

- 先天性肾积水最常见的原因
- 扩张的肾盂和肾盏宛如囊肿
  - 显示扩张的肾盏与肾盂相连

梗阻性囊性发育不良肾（Potter Ⅳ型）

- 梗阻导致肾实质囊性改变
  - 肾积水→皮质囊肿
- 通常可见部分正常肾组织
  - 常保留肾脏外形
- 形似 MCDK

常染色体隐性遗传多囊肾病

- 双侧肾脏增大并回声增强
  - 罕见或无肉眼可见的囊肿

病理

一般特征

- 病因学

- 输尿管芽理论
  - 闭锁的输尿管芽不能向后肾发出信号
  - 导致异常分支
    - 潜在的肾单位丢失
  - 后肾形成异常结构
    - 囊肿、软骨、基质扩张
- 早期梗阻理论
  - 早期输尿管梗阻→发育不良
  - 后肾组织不能形成肾单位
- 感染理论
  - 1%～3%MCDK 患者羊水培养呈阳性
  - 肠道病毒、巨细胞病毒、腺病毒
- 环境因素作用，如母亲糖尿病和宫内应用 ACE 抑制剂
- 遗传学
  - 输尿管芽和后肾原基间 *Gdnf-RET* 信号通路相关基因缺陷
  - 先天性肾脏疾病患者和尿路畸形儿童的一级亲属中，6%～10% 罹患肾脏/尿路畸形
  - 猜测多个肾素 - 血管紧张素系统基因参与 MCDK
  - *REN*、*AGT*、*ACE* 或 *AGTR1* 基因与孤立 MCDK 相关，特别是 *HNF1β* 基因突变与双侧 MCDK 有关
  - 可能的隐性遗传模型
  - 全外显子组测序的作用
    - 核型分析和染色体微阵列分析结果显示 11% 正常的胎儿有基因变异

大体病理和解剖特征

- 增大的肾脏被囊肿取代，其间有致密的纤维化间质
- 输尿管和肾盂不通畅

镜下特征

- 囊壁光滑
- 肾单位明显缺乏

临床问题

表现

- 最常见的症状/体征
  - 解剖扫查中偶然发现
  - 严重羊水过少
    - 双侧 MCDK 或对侧肾脏严重异常

人口统计资料

- 性别
  - 男：女 =2：1

自然病史与预后

- 单侧 MCDK
  - 超过 90% 肾脏无功能
  - MCDK 肾脏趋向萎缩
    - 19%～74% 在 9 个月到 10 岁逐渐退化
      - 出生后 18 月龄内退化可能性大
    - 出生时肾脏长度＜6cm，退化可能性增加
  - 对侧肾脏代偿性增大
    - 提示对侧肾脏正常的重要预后指标

- 如果 MCDK 完全退化，92% 有代偿性增大
  - 如果对侧肾脏发育不良，肾功能不全的风险增加
- 常见膀胱输尿管反流（20%）
  - 确诊需要排尿性膀胱尿道造影
  - 感染风险增加
- 罕见并发症
  - 高血压：25%～50% 可通过切除肾脏来缓解
  - 罕见进展为肾母细胞瘤
- MCDK 合并对侧肾脏异常
  - 双侧 MCDK 几乎总是致命
  - 对侧肾脏严重异常，通常致命
  - 对侧肾脏轻度异常通常可纠正，预后不一
    - 7%～15% 对侧为肾盂输尿管连接部梗阻
    - 6% 输尿管膀胱连接部梗阻

处理

- 胎儿期
  - 考虑引流囊肿内积液（罕见）
- 保守管理
  - 新生儿检查
    - 超声确定诊断
    - 排尿性膀胱尿道造影评估反流
    - 同位素肾功能扫描
  - 超声监测方案不同
    - 3～6 月一次，持续 1～2 年，之后每年一次，直到 4 岁
- 手术切除并发症
  - 反复感染
  - 高血压
  - 肾母细胞瘤

诊断要点

考虑

- 仔细评估对侧肾脏
- 随访羊水量（反映对侧肾脏功能）
- 如果发现其他异常，可以考虑遗传学检测

影像判读经验

- 警惕肾积水型 MCDK
  - 中央大囊肿伴周围小囊肿
  - 仔细扫查显示囊肿互不相通
- 胎儿盆腔复杂囊性肿块可能是盆腔 MCDK
- 如果病例不典型或羊水过少解剖评估受限，使用 MR

参考文献

1. Faruque A et al: Multicystic dysplastic kidney - treat each case on its merits. J Pediatr Surg. 55(11):2497-503, 2020
2. Lei TY et al: Whole-exome sequencing in the evaluation of fetal congenital anomalies of the kidney and urinary tract detected by ultrasonography. Prenat Diagn. 40(10):1290-9, 2020
3. Cassart M et al: Prenatal evaluation and postnatal follow-up of ureteral ectopic insertion in multicystic dysplastic kidneys. Fetal Diagn Ther. 45(6):373-80, 2019
4. Gimpel C et al: Imaging of kidney cysts and cystic kidney diseases in children: An International Working Group consensus statement. Radiology. 290(3):769-82, 2019
5. Ji H et al: Magnetic resonance imaging for evaluation of foetal multicystic dysplastic kidney. Eur J Radiol. 108:128-32, 2018

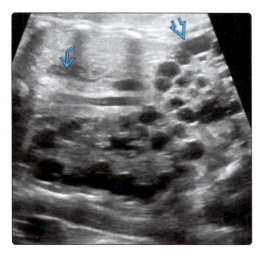

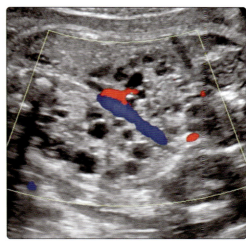

图 8-51 （左图）两肾脏均被弥漫性囊性改变所取代，符合双侧 MCDK。注意近场的肾脏 位于盆腔较低位置。肾上腺"平卧" 于空虚的肾窝内。盆腔 MCDK 属于复杂盆腔肿块的鉴别诊断。（右图）彩色多普勒超声显示双侧 MCDK。注意羊水完全缺乏，考虑无羊水。双侧 MCDK 是致死性诊断。

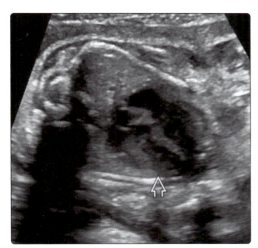

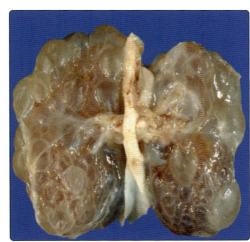

图 8-52 （左图）无羊水导致肺脏发育不良。注意本例心脏明显增大 。心胸比值增大是由于肺脏发育不良（Potter 序列征），而非心脏增大。（右图）尸检标本显示双侧 MCDK。两肾脏明显增大，有许多大小不等的囊肿。（From DP：Kidney Diseases）

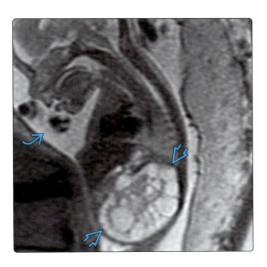

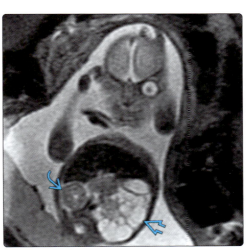

图 8-53 （左图）矢状位 MR 显示 MCDK 。注意羊水量正常 ，表明对侧肾脏功能正常。MR 对羊水过少或超声检查受限病例很有帮助。（右图）冠状位 MR 显示 MCDK 和对侧正常肾脏 。请注意，发育不良的肾脏较正常肾脏大。MCDK 整个孕期都需要监测，因为会继续增大。

要　点

术语

- 胎儿期最常见的纤毛病
- 导致双侧肾脏对称性囊性疾病和肝纤维化的单基因疾病
- 累及远曲小管和集合管(即髓质),皮质相对不受累

影像学表现

- 肾脏增大,晚孕期可能会明显增大
- 可呈弥漫性高回声或局限于髓质
  - 扩张的集合管形成大界面,表现为高回声
  - 是否残存低回声皮质取决于疾病的严重程度
- 通过高分辨率扫描常可见小且分散的囊肿或囊状扩张区域
  - 从髓质发出,呈扇形或放射状
- T2WI MR 呈均匀高信号

主要鉴别诊断

- 13 三体

- Meckel-Gruber 综合征
- Beckwith-Wiedemann 综合征

病理

- 由于位于 6 号染色体短臂 12 区的 *PKHD1* 基因发生突变,因此符合常染色体隐性遗传的所有典型模式
- 如果已知特定突变,产前诊断是可能的

临床问题

- 胎儿诊断:羊水过少→肺发育不良→多数死产或新生儿死亡
- 新生儿幸存者
  - 1 年生存率:85%
  - 10 年生存率:82%
  - 50% 需在 20 岁前进行肾移植
- 少年型:肾脏病变较轻,但肝纤维化明显

图 8-54 (左图)应用 4-MHz 超声探头,冠状切面显示双侧肾脏增大,回声增强➡。(右图)同一病例使用 9-MHz 高分辨率线阵探头扫查,清晰显示肾脏髓质部分的肾小管扩张➡。这是常染色体隐性遗传多囊肾病(ARPKD)的标志性特征,有助于与其他原因导致的肾脏回声增强相鉴别。还存在散在小囊肿➡。胎儿膀胱未显示,严重羊水过少。

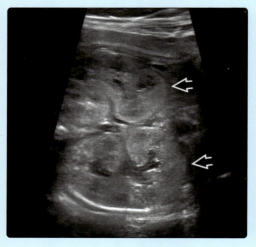
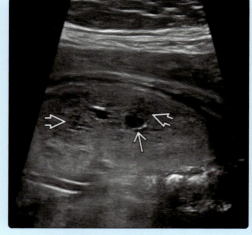

图 8-55 (左图)32 周,冠状切面彩色多普勒超声显示肾脏巨大➡。注意肾脏髓质部分➡回声高于皮质部分➡。从中孕早期开始持续羊水过少,导致肺发育不良。婴儿出生后一小时内死亡。(右图)肾脏剖面图显示集合管弥漫性扩张,呈放射状➡,输尿管和膀胱正常。肾脏髓质部分可见小囊肿➡。(From DP: Kidney)。

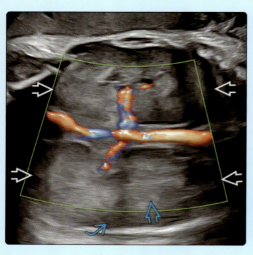
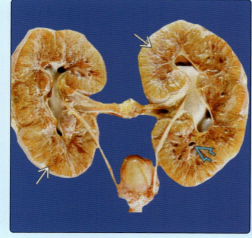

术语

缩写

- 常染色体隐性遗传多囊肾病（autosomal recessive polycystic kidney disease，ARPKD）

定义

- 胎儿期最常见的纤毛病（肝肾纤维囊性疾病/综合征）
- 导致双侧对称性囊性肾病和肝纤维化的单基因疾病
  - 累及远曲小管和集合管（即髓质）；皮质相对不受累

影像学表现

超声表现

- 肾脏大小大于同胎龄（gestational age，GA）平均值 2 个标准差（standard deviations，SD）
  - 肾脏增大通常在中孕期出现
  - 近足月时肾脏大小可能是正常 3~10 倍
- 肾脏可呈弥漫性高回声或肾锥体呈高回声
  - 扩张的集合管形成大界面，表现为高回声
  - 是否残存低回声皮质取决于疾病的严重程度
- 使用现代设备/高分辨率探头，晚孕期通常可见肾小管扩张
  - 从髓质发出，呈扇形或放射状
- 胎儿膀胱可能不显示（尿量极少）
- 羊水过少
- 胸廓小，呈钟形
- 胎儿期肝脏回声通常不会增粗、不均匀

MR 表现

- 与正常肾脏相比，T1WI 信号强度较低，T2WI 较高
  - 基于扩张集合管中的液体增多
- 可见小且散在分布的囊肿
- 测量总肺容积（total lung volume，TLV）可能有助于预测结局

影像学建议

- 获取高危胎儿的一系列肾脏测量值
- 早期羊水过少时监测羊水量→肺发育不良→预后差（Potter 序列）
- 测量胸围客观评估肺发育不良
- MR 对孕妇体型肥胖及羊水量少时有帮助

鉴别诊断

13 三体

- 50% 有囊性发育不良
  - 肾脏回声通常增强、体积增大，可见囊肿

Meckel-Gruber 综合征

- 囊性肾发育不良是最一致的表现；95%~100% 病例有此表现
  - 肾脏超声表现多样，通常体积增大并回声增强
- 其余两个经典特征是脑膨出和多指/趾畸形

Beckwith-Wiedemann 综合征

- 肾脏体积大，形态和回声正常

常染色体显性遗传多囊肾病

- 皮髓质分界存在且可能更清晰：皮质回声增强，髓质回声减低
- 胎儿期囊肿不典型，晚孕期可能会观察到
- 羊水量正常

病理

一般特征

- 病因学
  - 最常见的纤毛病[（初级（非活动性）纤毛遗传缺陷的一组疾病）]
    - 初级纤毛在胚胎发育调节细胞生长、分化和内环境稳定中发挥关键作用
    - 累及肝脏、肾脏和其他器官系统广泛交叉重叠的综合征
- 遗传学
  - 由于位于 6 号染色体短臂 12 区的 *PKHD1* 基因发生突变，所以具有常染色体隐性遗传的所有典型模式
    - 已报道与 ARPKD 相关的 750 种 *PKHD1* 基因突变
    - 71.6% 有 2 种基因突变
  - *PKHD1* 编码肾脏集合管和肝内胆管初级纤毛中的蛋白，即纤囊素
    - 肾内纤毛异常→集合管扩张
    - 胆管纤毛异常→胆管板畸形→先天性肝纤维化
  - 预后与基因型有关
    - 多项研究表明，约 55% 严重病例存在截断突变
  - 突变是"特有的"（即特发于单个家族）
  - 兄弟姐妹中表型差异很大
- 相关异常
  - 已经有胎儿肝纤维化、先天性肝内胆管扩张和胆总管囊肿的报道

大体病理和解剖特征

- 远曲小管和集合管扩张
  - 髓质体积增大→肾体积增大
  - 反射界面大→超声表现呈高回声
- 由于髓质内小囊（集合管的横截面）呈放射状排列，剖面呈海绵状
- 正常皮髓质分界消失
- 偶有肉眼可见的囊肿

临床问题

表现

- 解剖扫查发现肾脏体积增大、回声增强
- 羊水过少可能后期才会出现，这取决于疾病的严重程度

人口统计资料

- 流行病学

纤毛病（肝肾纤维囊性疾病）	
综合征	**基因**
常染色体隐性遗传多囊肾病	*PKHD1*
常染色体显性遗传多囊肾病	*PKD1, PKD2*
肾结核	*NPHP1 ~ 18*
Joubert 综合征及相关疾病	*JBTS1 ~ 22*
Bardet-Biedl 综合征	*BBS1 ~ 19*
Meckel-Gruber 综合征	*MKS1 ~ 11*
口 - 面 - 指/趾综合征 I 型	*OFD1*
肾小球囊肿病	*PKD1, HNF1B.UMOD*
短肋胸廓发育不良	*SRTD1 ~ 12*
肾 - 肝 - 胰发育不良（Ivemark II）	*NPHP3, NEK8*
Zellweger 综合征	*PEX1 ~ 3, 5 ~ 7, 10 ~ 14, 16, 19, 26*

在目前被统称为纤毛病的一组疾病中，常染色体隐性遗传多囊肾病是最常见的一种。肝肾纤维囊性变是常见特征，胎儿期肾脏表现最明显。

- ○ 活产儿发病率 1：20 000；男女比例相当
- ○ 40% 在胎儿期有表现（最严重的形式）

自然病史与预后

- 疾病表型因发病年龄而异
- 围产期型：死亡率 30%～50%
  - ○ 严重的肾脏疾病导致羊水过少继发肺发育不良
  - ○ 出生时需要人工通气，这与死亡率密切相关
- 新生儿幸存者
  - ○ 1 年生存率：92%～95%
  - ○ 10 年生存率：82%
  - ○ 慢性肾衰竭的平均诊断年龄：4 岁
  - ○ 精确肾脏存活率（终点定义为开始透析或死于肾衰竭）
    - − 5 年 86%，10 年 71%，20 年 42%
  - ○ 75% 出现高血压
  - ○ 50% 在 20 岁前进行肾移植
  - ○ 44% 出现肝纤维化和门静脉高压症
  - ○ 7% 新生儿存活者最终需要肝移植
- 青少年型
  - ○ 肾脏疾病轻微，肝纤维化明显
  - ○ 肝脏肿瘤患病风险增高，特别是胆管癌
- 无法根据先证者的严重程度预测未来结局

处理

- 遗传咨询
  - ○ 家庭成员中隐匿性肾病发病率增高
  - ○ 未来妊娠再发风险为 25%
  - ○ 受累家庭进行体外受精 - 胚胎移植前遗传诊断
  - ○ 绒毛活检术/羊膜腔穿刺术检测特定突变
    - − 如果存在以下情况，约 80% 受累家庭可进行可靠的产前诊断
      - □ 先证者明确诊断
      - □ DNA 来自先证者和父母双方
- 严重受累病例需终止妊娠或提供舒适护理；对无法存活的胎儿避免剖宫产
- 如果婴儿需要呼吸支持，需在三级诊疗中心计划分娩
- 监测腹围（abdominal circumference，AC）
  - ○ 存在腹难产风险时，腹围可能决定分娩时机
- 如果宫内死亡或新生儿死亡，鼓励尸检明确诊断

诊断要点

考虑

- 在单个家族内部表型表达高度变异
  - ○ 不能基于产前超声排除青少年型
- 如果已知具体突变，可以产前诊断
  - ○ 强烈鼓励致死病例进行尸检/肾活检
- MR 可精确诊断羊水过少或无羊水相关的肾脏异常，并可测量肺容积

参考文献

1. Traisrisilp K et al: Giant choledochal cyst and infantile polycystic kidneys as prenatal sonographic features of Caroli syndrome. J Clin Ultrasound. 48(1):45-7, 2020
2. Rivas A et al: Prenatal MR imaging features of Caroli syndrome in association with autosomal recessive polycystic kidney disease. Radiol Case Rep. 14(2):265-8, 2019
3. Erger F et al: Prenatal ultrasound, genotype, and outcome in a large cohort of prenatally affected patients with autosomal-recessive polycystic kidney disease and other hereditary cystic kidney diseases. Arch Gynecol Obstet. 295(4):897-906, 2017
4. Hoyer PF: Clinical manifestations of autosomal recessive polycystic kidney disease. Curr Opin Pediatr. 27(2):186-92, 2015
5. Chung EM et al: From the radiologic pathology archives: pediatric polycystic kidney disease and other ciliopathies: radiologic-pathologic correlation. Radiographics. 34(1):155-78, 2014

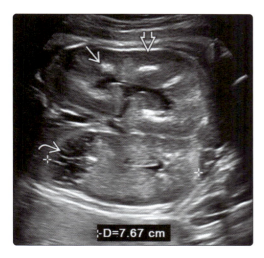

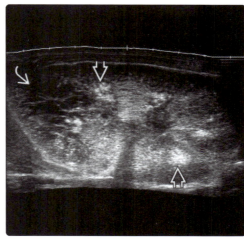

图 8-56 （左图）36 周 ARPKD 胎儿冠状面超声显示肾脏增大伴肾髓质回声增强➡，残存少量正常皮质➡。ARPKD 主要累及集合管，因此皮质可能表现正常，但经常受压。还要注意左肾上极的局灶性管状扩张➡。（右图）生后左肾宽景成像证实胎儿期观察到的高回声锥体➡和上极的局灶性管状扩张➡。

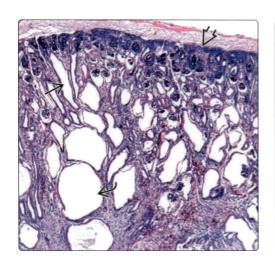

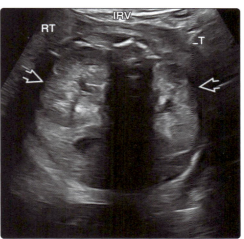

图 8-57 （左图）中孕期，ARPKD 胎儿 HE 染色玻片显示被膜下受压的肾小球➡。皮质➡和髓质➡中的集合管均有囊性扩张，髓质受累更重。这就解释了肾锥体回声增强和皮质极少受累的超声表现。（右图）经 30 周胎儿腹部横切面显示肾脏➡占据腹部 1/2 以上。腹围＞第 99 百分位数。注意无羊水。

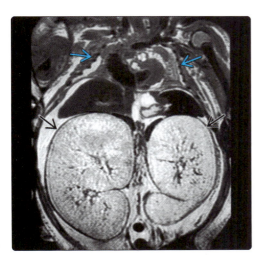

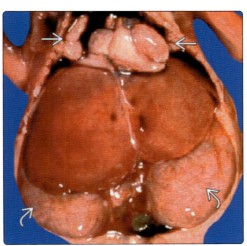

图 8-58 （左图）尸检病例冠状位 T2WI MR 显示胸腔很小➡。由于集合管扩张，肾脏➡显著增大，呈高信号。正常肾实质无残存。（右图）同一病例尸检图显示肾脏大➡造成腹部膨隆、胸腔小以及严重肺发育不良➡。合并羊水过少的胎儿病例继发肺发育不良，通常致命。

要　点

术语

- 常染色体显性遗传多囊肾病（autosomal dominant polycystic kidney disease，ADPKD）

影像学表现

- 胎儿肾脏回声增强，中等程度增大
  - 肾脏大小大于同孕周平均值1.5~2.0标准差
  - 肾脏回声高于肝脏
- 少数胎儿中可见真正的囊肿
- 羊水趋于正常

主要鉴别诊断

- 常染色体隐性遗传多囊肾病
  - 更常见于胎儿期
  - 较ADPKD肾脏更大、回声更强
    - 肾小管扩张使实质回声增强
  - 更易合并羊水过少
- 肾囊性发育不良的其他遗传疾病

- 13三体
  - Meckel-Gruber综合征
  - Beckwith-Wiedemann综合征
- 梗阻性肾发育不良

病理

- 85% *PKD1*缺陷，位于16号染色体短臂
  - 发病更早，表现更严重
- 15% *PKD2*缺陷，位于4号染色体长臂

临床问题

- 发病率1：1 000~1：400
- 发病年龄和症状不同
- 胎儿发现可提示其父母进行诊断
  - 59%胎儿父母不知其为ADPKD携带者

诊断要点

- 避免将所有体积增大并回声增强的肾脏统称为常染色体隐性遗传肾病
  - 随时间推移肾囊肿逐渐形成，胎儿期通常看不到
- 建议评估父母肾脏

图8-59 （左图）妊娠29周，羊水正常，胎儿肾脏冠状切面超声（RT指右肾，LT指左肾）显示肾脏体积增大，回声增强➘，从胸部（下肋骨▱）延伸至盆腔（髂骨▱）。（右图）右肾（测量游标）矢状切面显示肾长径4.9cm，位于29周胎龄的第99百分位数。此外需注意，肾脏回声明显高于邻近的肝脏➘。

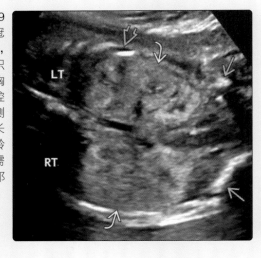
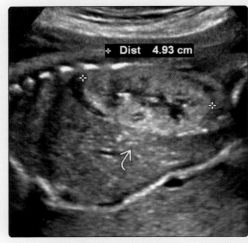

图8-60 （左图）同一病例母体右肾矢状面超声显示4个小的肾囊肿➘。基于胎儿和母体发现，患者接受了遗传学检测，结果显示二者均为常染色体显性遗传多囊肾病（ADPKD）。（右图）同一病例已证实ADPKD的新生儿，冠状切面超声显示肾脏回声增强，皮髓质分界▱存在，皮质➘和髓质➘内均有肾囊肿。随时间推移肾囊肿逐渐形成，胎儿期通常看不到。

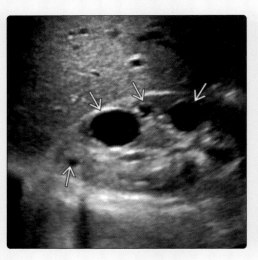
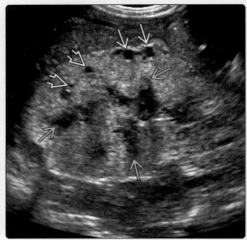

术语

缩写

- 常染色体显性遗传多囊肾病（autosomal dominant polycystic kidney disease，ADPKD）
- 多囊肾病（polycystic kidney disease，PKD）

定义

- ADPKD 是最常见的遗传性肾脏疾病

影像学表现

超声表现

- 胎儿肾脏增大、回声增强，伴羊水量正常
  - 肾脏中等程度增大，保持肾脏正常形态
    - 肾脏大小大于同胎龄平均值 1.5～2.0 标准差
  - 回声强度明显高于肝脏
  - 皮髓质回声可能保留
- 在少数胎儿病例中可见肾囊肿
  - 位于皮质或髓质
  - 使用高分辨率探头寻找囊肿
- 羊水量趋于正常

鉴别诊断

常染色体隐性遗传多囊肾病

- 较 ADPKD 肾脏更大，回声更强
  - 大于平均值 4～6 标准差
- 肾小管扩张导致回声增强
- 更有可能出现羊水过少

梗阻性肾发育不良

- 源于导致胎儿尿路梗阻的各种异常
  - 后尿道瓣膜
  - 肾盂输尿管连接部梗阻
  - 重复肾的上位肾梗阻
- 随孕周增加，病情逐步进展

多囊性发育不良肾

- 多个互不相通的囊肿和发育不良的肾组织
- 不保留肾功能
- 双侧多囊性发育不良肾（MCDK）很难存活

肾囊性发育不良，其他遗传性疾病

- 13 三体
- Meckel-Gruber 综合征
- Beckwith-Wiedemann 综合征
- Jeune 综合征，von Hippel-Lindau 综合征，Zellweger 综合征

病理

一般特征

- ADPKD 是最常见的遗传性肾脏疾病
- 常染色体显性遗传模式

大体病理和解剖特征

- 肾单位的多个层面均有囊肿

遗传因素

- 85% PKD1 缺陷，位于 16 号染色体短臂

- 病程更严重
- 15% PKD2 缺陷，位于 4 号染色体长臂
- 多囊蛋白功能障碍导致纤毛功能异常

临床问题

表现

- 最常见的体征/症状
  - 发病年龄不同，症状各异
    - PKD1 缺陷者，发病更早病情更重
      - PKD1 纯合子预后最差
    - 如果<15 岁：家族史 +1 个肾囊肿高度提示 ADPKD
  - 症状
    - 肾脏增大伴疼痛
    - 高血压：儿童 30%，成人 60%
    - 进行性肾功能障碍
    - 血尿、感染、肾结石、代谢性酸中毒、体液超负荷、电解质异常
    - 罕见肺发育不良
- 其他体征/症状
  - 肝囊肿（50%）
  - 脑动脉瘤（有报道高达 40%）
  - 心脏病：心内膜弹力纤维增生症，左心室功能障碍

人口统计资料

- 发病率 1∶1 000～1∶400
  - 常染色体隐性 PKD 发病率 1∶20 000
  - 多囊性发育不良肾发病率 1∶4 000～1∶2 000
- 在北美和欧洲，ADPKD 占终末期肾病的 6%～10%
- 胎儿发现可以提示父母进行诊断
  - 59% 父母在胎儿确诊时并未意识到其为携带者

自然病史与预后

- 总肾体积可预测成人 ADPKD 预后

处理

- 必要时处理症状和并发症
  - 血管紧张素转换酶抑制剂治疗高血压
- 对症进行肾切除术很常见
- 移植（肾移植或肾-肝移植）

诊断要点

报告提示

- 避免将所有体积增大并回声增强的肾脏称为常染色体隐性遗传肾病
  - 考虑更广义的肾囊性发育不良
  - 考虑遗传咨询/遗传检测明确诊断
- 建议评估父母肾脏

参考文献

1. Garel J et al: Prenatal u trasonography of autosomal dominant polycystic kidney disease mimicking recessive type: case series. Pediatr Radiol. 49(7):906-12, 2019
2. Mateescu DŞ et al: Polycystic kidney disease in neonates and infants. Clinical diagnosis and histopathological correlation. Rom J Morphol Embryol. 60(2):543-54, 2019
3. Khare A et al: Neonatal renal cystic diseases. J Matern Fetal Neonatal Med. 31(21):2923-9, 2018
4. Euser AG et al: Fetal imaging prompts maternal diagnosis: autosomal dominant polycystic kidney disease. J Perinatol. 35(7):537-8, 2015

肾脏畸形

要　点

术语

- 主要由梭形细胞组成的良性间充质肾脏肿瘤

影像学表现

- 大的实性肾脏富血供肿块
- 可能存在囊性/坏死区域
  - 较常见于侵袭性更强的细胞变异型
- 约 70% 存在羊水过多（通常很严重）
- 确认肾源性肿块
  - 寻找单独的肾上腺
  - 应用彩色多普勒找到肾动脉

主要鉴别诊断

- 肾母细胞瘤
  - 超声表现完全相同
  - 大多数出现较晚，在儿童期（宫内罕见）

- 横纹肌样肿瘤也有报道，但罕见

临床问题

- 胎儿和新生儿最常见的肾脏肿瘤
- 约 5% 的围产期肿瘤来自肾脏
- 虽然组织学呈良性，但生长迅速
- 围产期并发症发生率 75%
  - 严重羊水过多
  - 水肿
  - 急性胎儿窘迫
  - 新生儿呼吸窘迫
  - 新生儿高血压
  - 新生儿高钙血症
- 手术切除通常可以治愈

诊断要点

- 中胚叶肾瘤预后良好，但围产期并发症风险高
- 单侧实性肾脏肿块最可能的诊断是中胚叶肾瘤

第八章　泌尿生殖系统

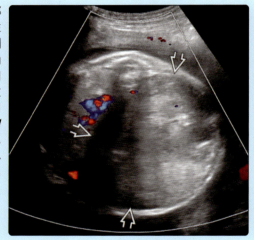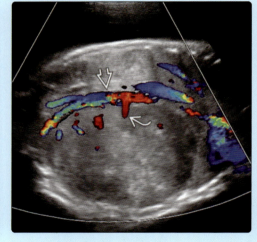

图 8-61 （左图）胎儿腹部横切面超声显示一大的实性肿块越过中线 ⇨ 占据左侧腹部。肿块较大时很难确定来源器官，因此多切面扫查和识别正常结构非常重要。（右图）冠状切面评估同一肿块，显示左侧肾动脉 ➥ 供应肿瘤（主动脉 ⇨）。出生后证实为最常见的胎儿肾脏实性肿瘤 - 中胚叶肾瘤。

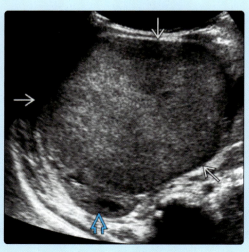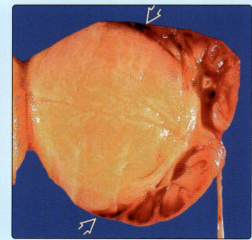

图 8-62 （左图）新生儿横切面超声显示右肾 ⇨ 肿物，肿块大、回声均匀 ➥，可触及。妊娠期并发严重羊水过多和早产。（右图）同一病例肾脏切除后照片，图示肿块均质、界限清楚。正常肾实质包绕肿块呈爪状 ➥，证实其起源于肾脏。手术通常可以治愈。

术语

同义词

- 胎儿肾脏错构瘤

定义

- 主要由梭形细胞组成的良性间充质肾脏肿瘤

影像学表现

一般特征

- 最佳诊断线索
  - 肾脏实性肿块伴羊水过多
- 形态学
  - 生长模式不固定
  - 界限清楚的肾内肿块或浸润性生长
    - 肿块较小时可维持肾脏外形
    - 肿块较大时可能会占据腹腔,使肠管位移

超声表现

- 通常为实性
  - 与正常肾实质相比,呈等-稍高回声
- 可能存在囊性/坏死区域
  - 较常见于侵袭性更强的细胞变异型
- 肿块较大时占位效应明显
  - 腹围增加
  - 腹部血管和器官位移
  - 可能会发生肠梗阻
- 约 70% 出现羊水过多
  - 通常很严重
- 少见羊水过少
  - 预后不良的征象,提示肾功能衰竭
- 彩色多普勒
  - 富血供肿块
    - 明显的动静脉分流或静脉回流受阻可致水肿
  - 晕环征:肿瘤周围的低回声血管环

MR 表现

- 有助于确认肿块为肾源性
- 信号强度均匀的实性肿块
- T2WI 信号稍增强

影像学建议

- 确认肿块来源于肾脏
  - 在肿块一侧寻找肾脏和肾上腺
    - 毗邻肿块可能充填肾窝,被误认为肾脏肿块
      - 寻找移位的肾脏
  - 寻找爪形征(正常肾实质沿肿块边缘延伸)
    - 肿块较大或浸润时可能看不到
  - 如果超声不能确定肿块是否起源于肾脏,考虑 MR
- 彩色多普勒
  - 评估血管分布
  - 寻找肾动脉
    - 确认肿块位于肾脏内
- 严密随访检查
  - 羊水过多进展
    - 可能加重病情,进而导致早产
  - 腹围增大
  - 并发水肿少见

鉴别诊断

其他肾肿瘤

- 肾母细胞瘤
  - 超声表现与中胚叶肾瘤完全相同
  - 宫内罕见
    - 平均发病年龄 3.6 岁
- 横纹肌样肿瘤也有报道
- 所有实性胎儿肾脏肿块都必须切除以行组织学诊断

交叉异位融合肾

- 单侧增大
- 融合的肾脏可以越过中线
- 对侧肾窝空虚

重复集合系统

- 单侧肾脏增大
- 上位肾常积水
  - 经异位输尿管引流
  - 常发生梗阻
- 下位肾可能扩张,或不扩张
  - 经原位输尿管引流
  - 常反流
- 检查膀胱内有无输尿管口囊肿

神经母细胞瘤

- 肾上腺实性/囊实性肿块
- 肾向下方移位
- 未见正常肾上腺

常染色体隐性遗传多囊肾病

- 双侧肾脏对称性增大
- 肾脏弥漫性回声增强
- 可见散在小囊肿,非主要表现
- 可有羊水过少

Beckwith-Wiedemann 综合征

- 器官巨大症,包括肾脏增大
- 巨大儿
- 巨舌症伴舌突出
- 脐膨出
- 偏侧肥大
- 羊水过多
- 新生儿期低血糖
- 新生儿肿瘤患病风险
  - 肾母细胞肿瘤
  - 肝母细胞瘤

腹膜后畸胎瘤

- 可能很大
  - 可能很难找到移位的肾脏
- 不均质肿块
  - 囊实混合性

○ 钙化是最具特异性的诊断特征

病理

一般特征

- 遗传学
  - 散发
  - 已有兄弟姐妹发病的报道
  - 有应用辅助生殖技术（assisted reproductive technology，ART）发生中胚叶肾瘤的病例报道
  - 先天性中胚叶肾瘤的细胞亚型与婴儿型纤维肉瘤都有 t（12；15）（p13；q25）染色体易位
    - CTV6 和 NTRK3 基因融合
  - 也有 11 三体的病例报道
- 相关异常
  - 据报道，罕见伴发神经母细胞瘤、肢体异常和其他散发性泌尿生殖系统、胃肠道或中枢神经系统异常
- 羊水过多假说
  - 多尿
    - 常见于新生儿中胚叶肾瘤，并与高钙血症相关
    - 宫内高钙血症导致多尿是羊水过多最可能的原因
  - 肠梗阻
    - 可能是病因之一，但不能解释所有情况
    - 可能会出现严重羊水过多，但无肠梗阻
  - 肿块会使肾脏血流量增加，尿生成量因此增多
  - 受累肾脏的浓缩功能受损

大体病理和解剖特征

- 呈漩涡状
  - 类似子宫肌瘤
- 无包膜
  - 超声下边界依然清楚

镜下特征

- 经典型：成束的梭形细胞，残存的肾小管和肾小球，核分裂象少见
  - 胎儿中最常见
- 细胞型：梭形细胞不规则排列成片，细胞束少，核分裂象较多；核异型性
  - 更具侵袭性，甚至可能发生转移

临床问题

表现

- 大部分确诊年龄＜3 月龄；16% 产前发现
- 胎儿期表现
  - 晚孕期出现快速、急性羊水过多
    - 巨大儿
    - 早产
  - 腹部实性肿块
  - 腹围增加
- 新生儿/婴幼儿表现
  - 体格检查可触及明显肿块
  - 高血压

- 肾素生成增加
  - 高钙血症
    - 归因于甲状旁腺激素和前列腺素的产生
  - 切除后高钙血症和高血压消失

人口统计资料

- 胎儿和新生儿最常见的肾脏肿瘤
- 约 5% 围产期肿瘤来源于肾脏
  - 几乎都是中胚叶肾瘤
  - 罕见报道肾母细胞瘤或横纹肌样瘤
- 男性发病率高于女性

自然病史与预后

- 虽然组织学呈良性，但生长迅速
- 围产期并发症约占 75%
  - 严重羊水过多
  - 水肿
  - 急性胎儿窘迫，需要紧急剖宫产
  - 早产
  - 呼吸窘迫
  - 新生儿高血压
  - 新生儿高钙血症
- 腹围较大可能导致分娩时难产
- 手术切除通常可以治愈
- 细胞亚型罕见局部复发或转移
  - 最常转移至肺

处理

- 转诊至三级诊疗中心密切监测
- 为减轻羊水过多患者不适，避免早产，可行羊水减量术
- 腹围较大者可能需要剖宫产
- 转诊至小儿泌尿科
- 新生儿期切除
  - 宽切缘肾切除术通常可治愈
- 细胞变异型可能需要辅助化疗
- 5 年生存率：94%～100%

诊断要点

考虑

- MR 可以确认肿块来源于肾脏，而非其周围结构
- 中胚叶肾瘤预后良好，但围产期并发症风险高

影像判读经验

- 单侧实性肾脏肿块最可能的诊断是中胚叶肾瘤

参考文献

1. Pachl M et al: Congenital mesoblastic nephroma: a single-centre series. Ann R Coll Surg Engl. 102(1):67-70, 2020
2. Schild RL et al: Diagnosis of a fetal mesoblastic nephroma by 3D-ultrasound. Ultrasound Obstet Gynecol. 15(6):533-6, 2000
3. Daniel J et al: Management of mixed type congenital mesoblastic nephroma: case series and review of the literature. J Neonatal Perinatal Med. 10(1):113-8, 2017
4. Berger M et al: Current management of fetal and neonatal renal tumors. Curr Pediatr Rev. 11(3):188-94, 2015

第八章　泌尿生殖系统

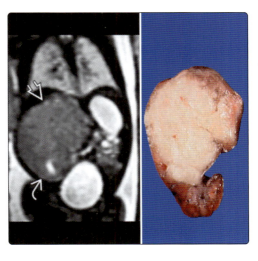

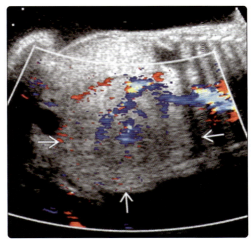

图 8-63 （左图）胎儿冠状位 T2WI MR 及其大体标本显示右肾 ⬆ 上极信号稍高的较大肿块 ⮕。（右图）冠状切面彩色多普勒显示中胚叶肾瘤 ⮕ 的富血管性。28.5 周早产。出生后第 2 天切除肿瘤；但因难以控制出血，婴儿死亡。虽然是良性肿瘤，但围产期并发症常见。

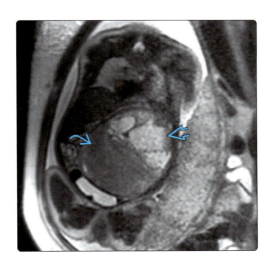

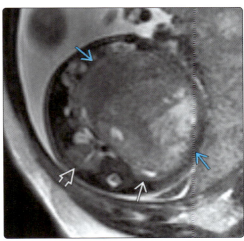

图 8-64 （左图）37 周胎儿冠状位 MR 显示一较大的肾脏肿块，其内具有实性 ⮕ 和囊性 ⮕ 成分（From DI：Pediatrics）。（右图）同一胎儿横切面显示此肿块 ⮕ 与残余左肾 ⮕ 关系（注意正常的右肾 ⮕）。虽然以实性为主，但中胚叶肾瘤内也可能存在囊性或坏死区域。这在细胞变异型中更为常见，侵袭性更强（From DI：Pediatrics）。

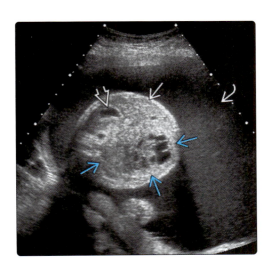

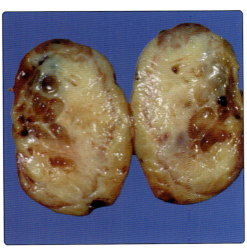

图 8-65 （左图）胎儿腹部横切面显示胃 ⮕ 和肝脏 ⮕ 被一巨大、囊实混合性肿块 ⮕ 挤压位移，该肿块取代肾脏。宽视野切面显示羊水明显过多 ⮕，这是常见伴发表现之一。（右图）与经典变异型相比，细胞变异型切面更为复杂，可能存在出血和坏死区域。

肾脏畸形

要　点

术语

- 肾上腺内出血

影像学表现

- 出血时期不同,声像图表现各异
  - 活动性出血可能呈无回声
  - 血液凝固时似高回声团块
  - 随血凝块溶解可从混合性变为单纯囊性
  - 囊肿内可见分隔
  - 可有液-液平面
- 可显示肾上腺血肿边缘的环状血流;内部无血流信号
- T1WI MR 上血液呈高信号

主要鉴别诊断

- 神经母细胞瘤
  - 可能呈囊性,但声像图变化较出血慢

- 支气管肺隔离症
- 肾脏肿块

病理

- 就肾上腺/体重比值而言,胎儿是成人的10~20倍
- 比成人肾上腺更易受血流动力学影响

临床问题

- 超声监测大小
- 大部分自然痊愈
  - 残留的瘢痕可能会钙化
- 避免肾上腺切除术

诊断要点

- 诊断胎儿肾上腺出血的关键是其随时间推移演变
- 囊性神经母细胞瘤是重要的鉴别诊断;若产前诊断,预后相当好

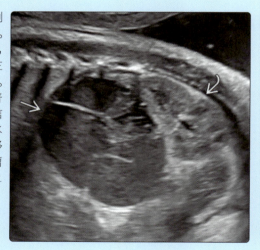
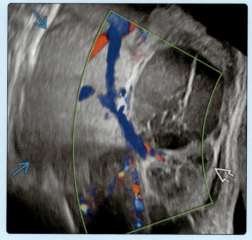

图 8-66 (左图)评估本例胎儿左侧肾上腺肿块 ➡。肿块呈低回声,边界清楚,其内有薄分隔,对邻近左肾 ➡ 产生明显占位效应。(右图)冠状切面彩色多普勒超声显示肿块无血流信号,胎儿肝脏 ➡ 正常,无水肿迹象。左肾 ➡ 向下方移位。与囊性神经母细胞瘤鉴别,最可能的诊断是肾上腺出血。

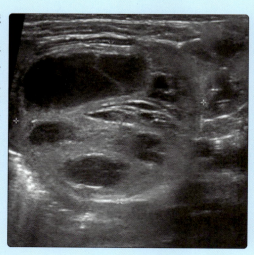
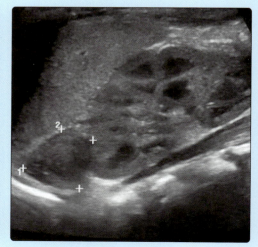

图 8-67 (左图)生后斜冠切面超声表现与产前相似,但自 35 周后肿块体积有所减小,之前为 6cm。儿茶酚胺水平正常,婴儿临床表现稳定。(右图)2 月龄超声随访显示肿块体积进一步缩小,最大直径约 1.7cm,4 月龄时囊肿完全消失。儿茶酚胺正常排除神经母细胞瘤,内部回声演变是肾上腺出血的典型表现。

术语

定义

- 肾上腺内出血

影像学表现

超声表现

- 出血时期不同，声像图特征各异
  - 活动性出血可能呈无回声
  - 血块凝固时似高回声团块
  - 随凝块溶解，从混合性变为单纯囊性
  - 可见有分隔的囊肿
  - 可见液-液平面
- 彩色多普勒可显示血肿边缘的环状血流；但内部无血流信号
- 2018年22例胎儿肾上腺囊性肿块的研究
  - 60% 位于左侧，16～55mm
  - 72% 为单纯囊性，18% 由于出血呈混合性回声
  - 出血灶体积均减小，部分钙化
    - 全部经活检或切除确认
- 可见于 Beckwith-Wiedemann 综合征（内部结构可能更复杂）

MR 表现

- 在肾上腺肿块内部/周围寻找血液成分
- T1WI 高信号，T2WI 低-中信号
- 存在肝脏病变提示神经母细胞瘤转移

影像学建议

- 流程建议
  - 超声随访寻找变化
  - 如果孕妇体型影响图像质量，MR 有助于明确肿块起源于肾外

鉴别诊断

神经母细胞瘤

- 表现多样：均质回声、囊实混合性回声，完全囊性罕见
  - 与出血不同，声像图特征不随时间推移迅速变化

叶外型支气管肺隔离症

- 肾上腺清晰显示
- 血供来自主动脉
- MR 呈均匀高信号

肾脏肿块

- 可能呈囊性或实性

病理

一般特征

- 病因学
  - 就肾上腺/体重比值而言，胎儿是成人的 10～20 倍

- 肾上腺有来自主动脉、膈下动脉和肾动脉的丰富血供
- 由于右肾上腺直接引流入下腔静脉，而左肾上腺引流至左肾静脉，因此右侧肾上腺更易受静脉压力增加影响
- 较成人肾上腺更易受血流动力学影响
- 巨大儿肾上腺出血可能继发于分娩损伤
- 相关异常
  - 肾静脉血栓形成（如为左侧肾上腺出血）

临床问题

表现

- 最常见的症状/体征
  - 常规产科超声检查时发现肾上腺囊肿或肿块
  - 更常见于 ICU 早产儿

人口统计资料

- 尸检发病率 1.7：1 000
- 出生时或出生后超声检查，发病率约 2：1 000～3：1 000
- 双侧发病率 5%～15%
- 宫内发病率未知（病例报道中首次发现时间：21～36 周）

自然病史与预后

- 新生儿表现包括贫血、黄疸、低血容量性休克、高血压、肾或肠梗阻、肾上腺脓肿形成
- 肾上腺功能不全不常见
  - 仅见于双侧出血致 90% 以上肾上腺组织被破坏时
- 可能会破裂，引起腹膜后或腹腔内出血
- 最终消失，残留小的钙化瘢痕
- 预后更多取决于病因而非出血本身
  - 很多胎儿病例为特发性

处理

- 通过超声监测大小
  - 大部分自然痊愈
  - 未消退表示需进一步检查（CT 或 MR），可行/不行手术探查
- 避免肾上腺切除术

诊断要点

考虑

- 囊性神经母细胞瘤是重要的鉴别诊断；若产前诊断，预后相当好

报告提示

- 诊断胎儿肾上腺出血的关键点在于其随时间推移而演变

参考文献

1. Schwab ME et al: Imaging modalities and management of prenatally diagnosed suprarenal masses: an updated literature review and the experience at a high volume fetal treatment center. J Matern Fetal Neonatal Med. 1-8, 2020
2. Wang L et al: Clinical value of serial ultrasonography in the dynamic observation of foetal cystic adrenal lesions. Prenat Diagn. 38(11):829-34, 2018

肾上腺异常

要 点

术语

- 由成神经细胞组成的恶性肿瘤，起源于交感神经丛或肾上腺髓质

影像学表现

- >90% 胎儿病例起源于肾上腺，但也可能发生于交感干的任一部位
  - 其余位于腹膜后和后纵隔
- 约25%为囊性；可能代表肿瘤消退期
- 最常见的转移部位是肝脏
  - 可呈弥漫性浸润或形成分散的肿块
- 寻找有无胎盘转移，特别是母体出现儿茶酚胺过量症状

主要鉴别诊断

- 叶外型肺隔离症：主要血供来自主动脉，这有助于与神经母细胞瘤鉴别

病理

- 正常胎儿肾上腺中含有神经母细胞簇
- 胎儿神经母细胞瘤可能代表这些细胞团生长过程中的短暂异常，随时间推移注定会自行消退
- 可能解释了与儿童年龄组相比胎儿期肿瘤呈非侵袭性的特点

临床问题

- 最常见的先天性恶性肿瘤
- 胎儿病程不同
  - 可自然痊愈
  - 大部分患者病情稳定，无并发症
  - 少数进展至水肿，甚至死亡
- 大部分胎儿神经母细胞瘤分期、生物学指标良好
  - 这部分患者预后良好
  - 现在更多学者主张更为保守的产后治疗

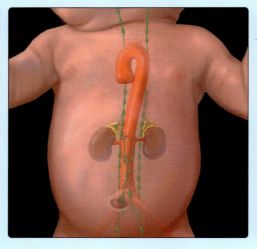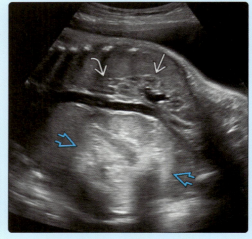

图 8-68 （左图）神经母细胞瘤可发生于交感干的任一部位，交感干自颈部向脊柱两侧延伸直至膀胱。>90% 的胎儿神经母细胞瘤来自肾上腺髓质。（右图）一例神经母细胞瘤，胎儿腹部冠状切面超声显示腹部巨大实性肿块 ➥，肾脏被挤入盆腔。典型表现是未见正常肾上腺。对侧肾上腺 ➦ 和肾 ➡ 正常。

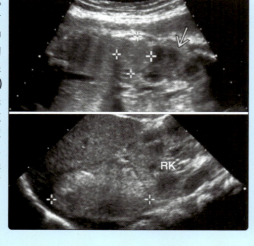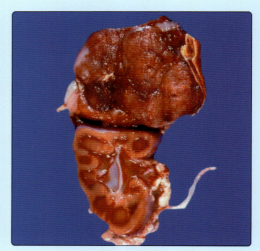

图 8-69 （左图）胎儿腹部冠状切面超声（上）显示右肾 ➡ 上方一实性高回声肿块（游标）。出生后矢状切面超声（下）证实为肾上腺实性肿块（游标）。（右图）手术标本照片显示肾上腺肿块压迫肾上极。大多数胎儿神经母细胞瘤风险较低，且分期和生物学指标良好。目前的建议更倾向保守治疗，更多患者选择随访而非切除。

术语

定义

- 由成神经细胞组成的恶性肿瘤,起源于交感神经丛或肾上腺髓质

影像学表现

一般特征

- 最佳诊断线索
  - 在肿块侧无法识别肾上腺
- 位置
  - 可发生于交感干的任一部位
  - 90% 以上位于肾上腺
    - 相比之下,儿童人群仅 35% 发生在肾上腺
  - 剩余位于腹膜后和后纵隔
  - 60% 位于右侧
- 形态学
  - 约 25% 是囊性
    - 可能代表肿瘤消退期
  - 其余为实性或成分复杂
    - 实性肿块更容易转移

超声表现

- 表现多样
  - 伴有厚分隔的复杂囊性肿块
  - 回声均匀的实性肿块
  - 钙化
    - 儿童年龄组中不常见
- 彩色多普勒可见血流,但血供不丰富
  - 没有单一血供
    - 有助于与叶外型肺隔离症鉴别
- 水肿:罕见,除非肿瘤较大或发生转移
- 肝转移
  - 可能呈弥漫性浸润或形成分散的肿块
- 胎盘转移(罕见)
  - 显微镜下见肿瘤栓子,因此超声表现可正常
  - 胎盘水肿增厚
  - 不太可能有分散的肿块

MR 表现

- 确认解剖位置
- 信号特征不固定,取决于囊、实性成分的构成
  - T1WI 二者均呈低信号
  - 囊性:T2WI 信号明显增强
  - 实性:T2WI 信号中等增强
- 信号差别有助于排除肾上腺出血(T1WI 呈高信号)
- 有助于分期和评估转移瘤

影像学建议

- 确认肿块来源于肾上腺
  - 证明肿块与肾脏无关
  - 寻找正常肾上腺

- 用彩色多普勒评估血管分布
  - 排除主要供血血管
- 仔细检查有无转移瘤
  - 转移瘤最常见于肝脏
    - 弥漫浸润性肝转移瘤很难诊断
    - 出现肝肿大或水肿时应怀疑
- 密切随访
  - 肿块可以增大或缩小
  - 寻找是否水肿

鉴别诊断

叶外型肺隔离症

- 与神经母细胞瘤相比,叶外型隔离肺更可能导致左侧肾上腺肿物,尤其当实性肿块为下列情况时
  - 90% 位于左侧
  - 均质实性高回声肿物
  - 更早出现(中孕期)
- 主要血供来自主动脉
- 肾上腺可识别

肾上腺出血

- 宫内报道罕见
- 肿块内无血流信号
- MR 可以确认血液成分(T1WI 呈高信号)

重复集合系统

- 上位肾积水可被误入为囊性肾上腺病变
- 寻找膀胱内有无异位输尿管口囊肿
- 肾上腺可识别

病理

一般特征

- 病因学
  - 正常胎儿肾上腺含有原始神经母细胞团
    - 与神经母细胞瘤在组织学上难以区分
    - 妊娠 17~20 周,细胞团数值达到峰值
  - 随时间推移,神经母细胞团消失
    - 所有中孕期胎儿的肾上腺中均存在细胞团
    - 仅 0.5%~2.5% 新生儿肾上腺中可见细胞团
  - 胎儿神经母细胞瘤可能代表这些细胞团生长过程中的短暂缺陷,注定会随时间推移消失
    - 可以解释与儿童组相比胎儿期肿瘤呈非侵袭性的特点
  - 有辅助生殖治疗后发病率增加的报道表明,在某些情况下表观遗传重编程产生了作用
  - 提示但未被证实的病因:母体环境暴露、酒精、烟草和使用药物
- 遗传学
  - 大多数为散发
  - 1%~2% 为家族聚集;不完全外显的常染色体显性遗传
    - *ALK* 和 *PHOX2B* 基因的胚系突变

分期、分级与分类

- 国际神经母细胞瘤分期系统

- ○ 1 期：局限于肾上腺
- ○ 2 期：延伸到肾上腺以外，但不越过中线
- ○ 3 期：跨越中线
- ○ 4 期：远处转移
- ○ 4s 期（特殊）：独特的转移瘤组，预后良好
  - – 皮肤、肝脏和<10% 的骨髓转移（非骨转移）
- 国际神经母细胞瘤危险度分级系统
  - ○ 治疗前危险分级的共识方法，2009 年引入
  - ○ L1：局限性肿瘤，无影像学定义的危险因子（image-defined risk factors，IDRF）
    - – IDRF 是侵袭/包裹周围结构的清单
  - ○ L2：局限性病变，具有 1 个以上影像学定义的危险因子
  - ○ M：存在远处转移病变（Ms 除外）
  - ○ Ms：相当于 4s

镜下特征

- 来自原始神经嵴细胞
- 囊性变可能表明正在消退
  - ○ 囊性肿瘤的囊壁上有少量的成神经细胞聚集
  - ○ 实性肿瘤可见大片肿瘤细胞
- 肿瘤可能"成熟"为更趋于良性的组织学类型
  - ○ 神经母细胞瘤：由成神经细胞组成的恶性肿瘤
  - ○ 节细胞神经母细胞瘤：同时含有未成熟和成熟成分的恶性肿瘤
  - ○ 节细胞神经瘤：由成熟的神经节细胞组成的良性肿瘤
- 生物学指标
  - ○ *MYCN* 扩增
    - – 2p 染色体上的原癌基因
    - – 侵袭性肿瘤中有多个拷贝（>10 个）
  - ○ DNA 指数
    - – DNA 含量增加的肿瘤（指数>1）预后更好
  - ○ 大多数胎儿神经母细胞瘤 DNA 指数（>1）良好，且无 *MYCN* 扩增

临床问题

表现

- 有早在 20 周发现的报道
- 多于晚孕期偶然发现
  - ○ 最常见的是肾上腺肿块
  - ○ 腹膜后、胸腔、颈部肿块也有报道
- 母体很少出现子痫前期或头痛
  - ○ 胎儿儿茶酚胺可进入母体循环
  - ○ 考虑胎盘转移

人口统计资料

- 流行病学
  - ○ 最常见的先天性恶性肿瘤
  - ○ 占所有胎儿肿瘤的 30%
    - – 仅次于畸胎瘤

自然病史与预后

- 胎儿病程不一
  - ○ 可自然痊愈

- ○ 大部分患者病情稳定，无并发症
- ○ 少数进展为水肿，甚至死亡
  - – 如果母体因胎盘转移出现先兆子痫，胎儿死亡率 70%
- 国际神经母细胞瘤危险度分级系统
  - ○ 低危组
    - – 局限性（L1）和 Ms 疾病，没有不良生物学指标
    - – 70% 新生儿神经母细胞瘤
    - – 5 年生存率 95%～100%
  - ○ 中危组
    - – L2（非局限性疾病）伴或不伴转移；L1 伴不良生物学指标
    - – 25% 新生儿神经母细胞瘤
    - – 生存率 85%～95%
  - ○ 高危组
    - – L2 伴转移和不良生物学指标
    - – 5% 新生儿神经母细胞瘤
    - – 5 年生存率 30%～40%

处理

- 如果肿瘤生长迅速或转移，病情恶化，可考虑提前分娩
  - ○ 病情稳定后可立即开始化疗
- 鉴于病程进展缓慢，很多学者提倡对包块稳定者采用较为保守的产后治疗方法
  - ○ 尿液中儿茶酚胺
    - – 只有 1/3 病例升高
  - ○ 基础超声、MR 和核医学 MIBG 扫描
    - – 通常只有在儿茶酚胺含量升高时，MIBG 扫描才呈阳性
  - ○ 如果肿块>5cm，手术切除
  - ○ 考虑对较小的实性团块进行活检
    - – 如果生物学指标和分期良好→随访
    - – 生物学指标/分期不良或没有消退→手术
  - ○ 囊性肿物可以选择随访

诊断要点

考虑

- 胎儿神经母细胞瘤的总体预后良好
- 大多数肿瘤分期、生物学指标良好

影像判读经验

- 只有 1/2 的肾上腺肿块是神经母细胞瘤，所以必须谨慎评估其他原因，特别是叶外型肺隔离症

参考文献

1. Lesieur E et al: Prenatal assessment of atypical adrenal glands: a systematic approach for diagnosis. J Ultrasound Med. ePub, 2020
2. Liang WH et al: Tailoring therapy for children with neuroblastoma on the basis of risk group classification: past, present, and future. JCO Clin Cancer Inform. 4:895-905, 2020
3. Starchenko II et al: The observation of congenital retroperitoneal large size neuroblastoma. Exp Oncol. 41(2):179-81, 2019
4. Park Y et al: Prenatally detected thoracic neuroblastoma. Obstet Gynecol Sci. 61(2):278-81, 2018
5. Monclair T et al: The International Neuroblastoma Risk Group (INRG) staging system: an INRG Task Force report. J Clin Oncol. 27(2):298-303, 2009
6. Isaacs H Jr: Fetal and neonatal neuroblastoma: retrospective review of 271 cases. Fetal Pediatr Pathol. 26(4):177-84, 2007

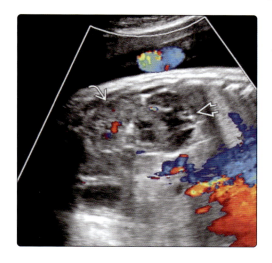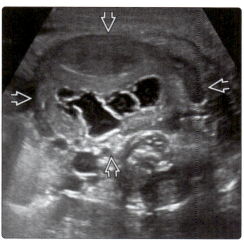

图 8-70 （左图）冠状切面彩色多普勒超声显示肾上腺复杂囊性肿块 ➡（肾脏 ➡）。胎儿神经母细胞瘤通常为囊性，这提示肿瘤消退期。（右图）出生后同一肿块 ➡ 声像图显示其内的囊、实性成分。切除后，病理证实为消退中的神经母细胞瘤。无需进一步治疗。

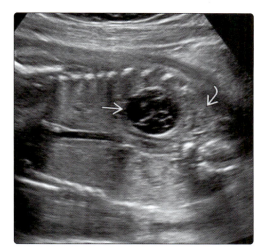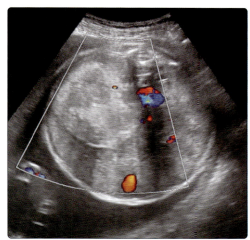

图 8-71 （左图）冠状切面超声显示腹膜后肾上腺囊性肿块 ➡，肾脏受压向下移位 ➡。采用保守方法，出生后随访，最终消失。（右图）彩色多普勒超声显示实性神经母细胞瘤内部血流很少，这是其典型表现。有助于与叶外型肺隔离症相鉴别，叶外型肺隔离症主要血供来自主动脉。

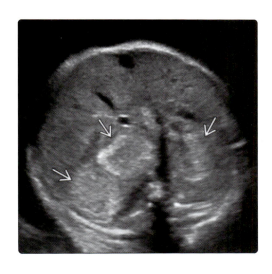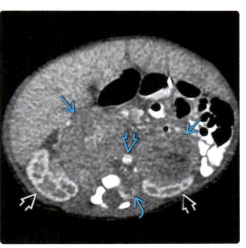

图 8-72 （左图）晚孕期胎儿腹部横切面超声显示后方的双侧实性肿块 ➡。（右图）出生后增强 CT 显示肿块 ➡ 向后压迫肾脏 ➡。肿瘤浸润后腹膜，主动脉 ➡ 向前移位，肿瘤向邻近的神经孔 ➡ 延伸。经活检证实为转移性神经母细胞瘤。化疗反应良好。

图 8-73 （左图）胎儿轴位 T2MR 显示腹膜后大肿块 ➡️，已侵犯神经孔 ➡️。左肾 ➡️ 向前移位。（右图）同一病例出生后轴位 T2MR 显示腹部血管被肿块包裹并移位 ➡️。脊髓 ➡️ 右移证实肿瘤侵犯椎管 ➡️。大多数胎儿神经母细胞瘤起源于肾上腺组织，但也可以发生在交感干的任一部位，正如本例。

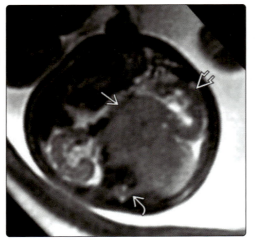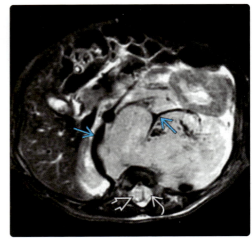

图 8-74 （左图）同一部位横切面声像图和 MR 组合图显示原发性腹膜后神经母细胞瘤 ➡️ 包绕主动脉。（右图）一例转移性神经母细胞瘤，横切面超声显示一巨大的肾上腺肿块 ➡️。此外，肝脏回声不均匀，散在转移瘤 ➡️ 和腹水 ➡️。实性肿瘤较囊性更易转移。也可转移至胎盘。之后胎儿出现水肿，出生后 1 周死亡。

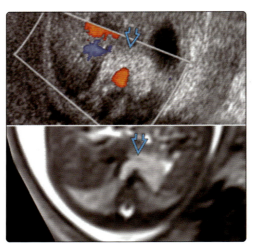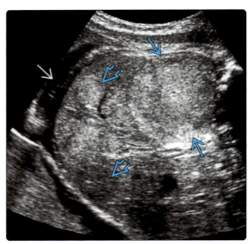

图 8-75 （左图）同一病例尸检照片显示巨大的实性肿瘤 ➡️ 压迫肾脏 ➡️ 上极。（右图）同一病例肝脏大体病理显示广泛的转移瘤。肝转移可形成散在分布的肿块，或如本例一样呈弥漫性浸润。

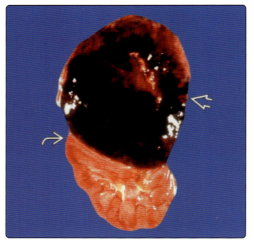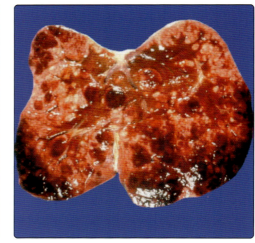

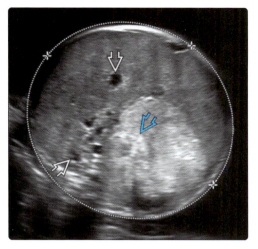
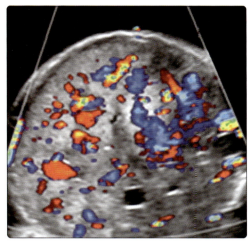

图 8-76　（左图）胎儿神经母细胞瘤横切面图像显示原发肿瘤内部的点状钙化➡。肝脏回声不均匀，伴散在分布的不规则小囊肿➡。受肿块和严重肝肿大影响，腹围明显增大。（右图）同一患者横切面彩色多普勒超声显示异常血流信号弥漫性增多。这继发于肿瘤的广泛浸润性转移，在灰阶图像上不易发现。

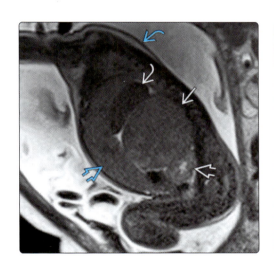
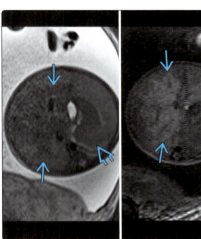

图 8-77　（左图）同一病例矢状位 MR 显示巨大的肾上腺肿块➡使肾脏向下➡移位。严重肝肿大➡，低信号的脾脏➡夹在肝脏和神经母细胞瘤之间。还有皮肤水肿➡。（右图）轴位 T2MR HASTE 序列（左）、GRE 序列（右）显示肝脏信号弥漫性不均匀➡、不规则，这是浸润性转移所致（脾脏➡）。

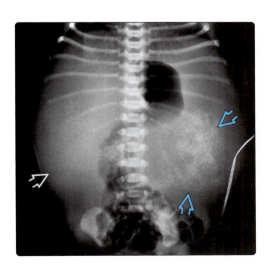
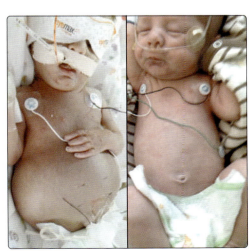

图 8-78　（左图）同一病例出生后 X 线显示右侧肝肿大➡，左侧为神经母细胞瘤，肠管受压居中。注意肿瘤内有微钙化➡。（右图）婴儿立即接受多药物联合化疗。第 4 天（左），肝脏严重肿大使腹部膨隆。婴儿对治疗反应良好，第 52 天时（右）腹部恢复正常。4月龄出院，一直表现良好。

要　点

术语

- 先天性肾上腺皮质增生症（congenital adrenal hyperplasia，CAH）是引起 XX 胎儿性发育障碍（disorder of sex development，DSD）最常见的原因
- 皮质醇生成障碍的常染色体隐性遗传病

影像学表现

- 女性生殖器男性化
  - 阴蒂肥大（阴蒂增大）
    - 类似阴茎或尿道下裂
  - 阴唇突出或融合
    - 类似阴囊
- 受累男性胎儿的生殖器正常
  - 罕见男性化不足的 XY
- 肾上腺可正常或增大
  - 形态失常（呈肿块样）
  - 可参考肾上腺大小的标准数据
- 胎儿 MR 有助于排除肾上腺肿块，尤其是两侧表现不对称时
  - 正常腺体在 T2 序列呈均匀低信号

主要鉴别诊断

- 其他性发育障碍性疾病
  - 严重尿道下裂
  - 小阴茎（多种病因）
- 其他肾上腺肿块
  - 神经母细胞瘤
  - 支气管肺隔离症

临床问题

- CAH 被认为是伴有终身后遗症的慢性疾病
- 在早孕早期（＜妊娠 9 周）使用低剂量地塞米松治疗可能有效，但存在争议

诊断要点

- 建议所有性发育障碍患者进行遗传咨询
- 组建性发育障碍多学科团队是理想的方法
- 在完整诊断评估前，不可对疑似病例指定胎儿性别

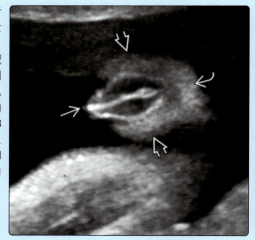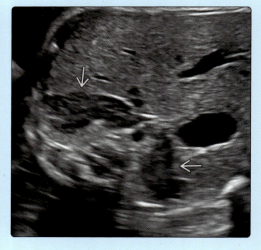

图 8-79　（左图）先天性肾上腺皮质增生症（CAH）女性胎儿（哥哥同患 CAH），会阴部横切面显示阴蒂肥大➡，形似小阴茎。阴唇➡突出，后方融合➡。阴唇融合累及阴道口附近的小阴唇。（右图）同一胎儿 33 周上腹部横切面超声，肾上腺➡清晰显示。典型 CAH 是引起 XX 胎儿性别不明的病因，本病例极具代表性。

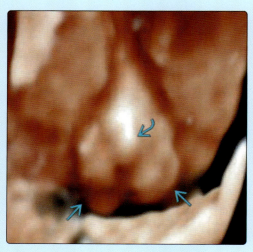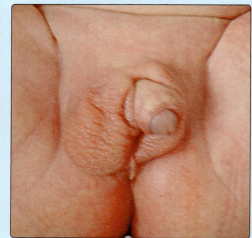

图 8-80　（左图）一例 24 周 CAH 胎儿冠状切面 3D 超声表面成像显示阴蒂肥大➡、阴唇明显突出➡，形似阴囊。3D 超声有助于向胎儿父母和多学科团队展示性发育障碍的形态和严重程度。（右图）一例 CAH 女童临床照片显示其生殖器外形严重男性化。阴唇呈阴囊样皱褶，阴蒂形似小阴茎。CAH 女性患者通常采用外科手术治疗。

术语

缩写

- 先天性肾上腺皮质增生症(congenital adrenal hyperplasia, CAH)

同义词

- 阴蒂肥大 = 阴蒂增大

定义

- CAH 是 XX 胎儿(男性化的 XX)性发育障碍(disorder of sex development, DSD)最常见的原因
  - 皮质醇生成障碍的常染色体隐性遗传病
  - 单纯男性化型和/或失盐型

影像学表现

超声表现

- 女性胎儿生殖器男性化
  - 阴蒂肥大类似阴茎或尿道下裂
  - 阴唇突出或融合形似阴囊
- 受累男性胎儿的生殖器正常
  - 罕见男性化不足的 XY
- 肾上腺正常或增大
  - 腺体呈球样,可能失去正常的三角形态
  - 不对称时,类似肾上腺肿块
  - 在晚孕期和新生儿期扫查可能呈盘曲的脑回样形态
  - 可参考 MR 和超声的肾上腺大小标准数据

MR 表现

- 在疑难病例中可区别肾上腺增大和肾上腺肿块
- 肾上腺在 T2 序列呈均匀低信号

影像学建议

- 横切面和矢状切面观察生殖器
- 3D 有助于显示男性化的严重程度

鉴别诊断

其他性发育障碍性疾病

- 尿道下裂(严重)
  - XY 胎儿性发育障碍最常见的原因
  - 阴茎顶端有 2 条高回声线(包皮褶皱)
  - 郁金香征:小阴茎位于阴囊皱褶之间
  - 阴茎下弯和隐睾症
- 小阴茎类似阴蒂增大
  - 各种疾病引起的小阴茎
  - 没有尿道下裂的"埋藏性阴茎"

其他肾上腺肿块

- 神经母细胞瘤
  - 表现多样(实性、囊性、混合性)
  - 90% 患者肾上腺不可识别
- 支气管肺隔离症
  - 通常为实性,但可能会有囊肿
  - 血供主要来自体循环(来自主动脉)

病理

一般特征

- 皮质醇减少→促肾上腺皮质激素(脑垂体)生成增多→肾上腺雄激素、孕酮增高
- 醛固酮生成也会减少(盐分丢失的原因)

遗传学和其他病因

- >90% 源于 *CYP21A2* 基因突变
  - 21- 羟化酶缺乏
- <10% 由于 3-β- 羟基类固醇脱氢酶缺乏、11-β- 羟化酶缺乏、糖皮质激素抵抗、母体摄入雄激素
- 罕见男性化不足的 XY(例如 17α- 羟化酶缺乏)
  - *SRY* 易位,单基因变化

临床问题

表现

- 最常见的体征/症状
  - 若之前有兄弟姐妹患病,则该胎儿患病风险增高
  - 解剖扫查时可见性发育障碍
  - 出生后盐分丢失(醛固酮合成减少)

自然病史与预后

- CAH 被认为是有终身后遗症的慢性疾病
- 女性男性化程度不同
  - 生育能力(雄激素增高→卵巢卵泡发育减少)
  - 卵巢肾上腺残余瘤
  - 有社会心理障碍增加的报道
- 男性表现多样
  - 睾丸肾上腺残余瘤(testicular adrenal rest tumors, TART)
    - CAH 控制不良与 TART 发生率增加相关
      - 不应误诊为双侧睾丸肿瘤
      - 通过改善内分泌控制来解决
  - 性腺功能减退和 TART 导致不孕

处理

- 妊娠 9 周前使用低剂量地塞米松
  - 后期治疗收效甚微
- 对所有高危患者进行宫内治疗尚有争议
  - 约 75% 高危胎儿将接受不必要的治疗
    - 所有男性胎儿和未受累的女性胎儿
  - 神经发育异常/行为异常的风险增加
- 早在妊娠 6 周就可以通过胎儿游离 DNA 识别受累胎儿,以便更好地制定治疗计划
  - *CYP21A2* 基因区靶向测序
    - 最好与母体基因区比对
  - 也可用于确定胎儿性别
- 对高危夫妇进行胚胎移植前遗传学检测

诊断要点

考虑

- 建议所有性发育障碍患者进行遗传咨询
- 组建性发育障碍多学科团队最为理想

报告提示

- 在完成诊断评估前不要指定胎儿性别

参考文献

1. Smitthimedhin A et al: Normal size of the fetal adrenal gland on prenatal magnetic resonance imaging. Pediatr Radiol. 50(6):840-7, 2020
2. Fuchs F et al: Prenatal imaging of genital defects: clinical spectrum and predictive factors for severe forms. BJU Int. 124(5):876-82, 2019
3. Simpson JL et al: Prenatal genetic testing and treatment for congenital adrenal hyperplasia. Fertil Steril. 111(1):21-3, 2019
4. El-Maouche D et al: Congenital adrenal hyperplasia. Lancet. 390(10108):2194-210, 2017

要　点

术语

- 引起胎儿下尿路梗阻（lower urinary tract obstruction, LUTO）最常见的原因
- 仅见于男性胎儿

影像学表现

- 扩张的膀胱呈"漏斗状"进入尿道
  - 由于后尿道扩张，形成钥匙孔征
- 羊水过少
- 肾积水/输尿管积水
- 43% 存在相关畸形
- 破裂形成尿囊囊肿或尿性腹水
- 评估梗阻性肾发育不良的征象
  - 肾实质回声增强
  - 肾皮质囊肿

主要鉴别诊断

- 梅干腹综合征

- 泄殖腔畸形
- 尿道闭锁
- 巨膀胱-小结肠-肠蠕动迟缓综合征
- 膀胱输尿管反流

病理

- 后尿道瓣膜在男性胎儿中起阀门作用
  - 导致膀胱出口梗阻（通常是部分梗阻）

临床问题

- 严重程度不等，总死亡率 25%～50%
- 胎儿肾脏损害程度不同
- 考虑采取干预措施预防肺发育不良
  - 尿路扩张或羊水过少逐渐加重
- 预测预后不良的因素
  - 严重羊水过少和发病胎龄较早

诊断要点

- 特征性表现：男性胎儿膀胱扩张和羊水过少

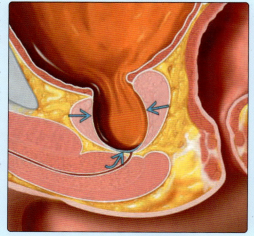
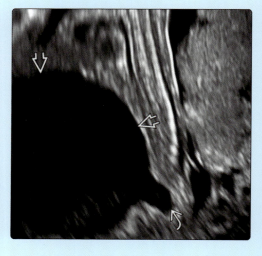

图 8-81 （左图）矢状切面示意图显示膀胱呈漏斗状与扩张的后尿道➡相通。瓣膜形成一层薄膜组织➡，阻止尿液顺流，造成下尿路梗阻。（右图）与示意图相似的矢状切面图像显示膀胱明显扩张➡，呈漏斗状与扩张的后尿道相通，在梗阻的瓣膜➡水平突然终止。后尿道瓣膜（posterior urethral valve, PUV）是男性胎儿下尿路梗阻最常见的原因。

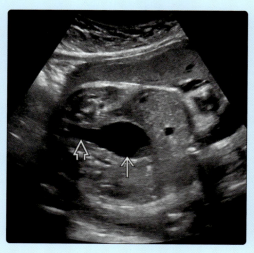
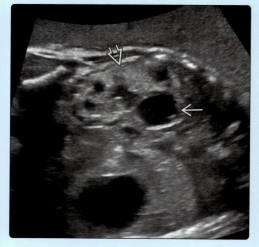

图 8-82 （左图）28 周男性胎儿声像图显示钥匙孔征（即扩张的膀胱➡和后尿道➡），符合后尿道瓣膜。注意缺少羊水，符合无羊水。（右图）梗阻可导致肾发育不良，大小不等的囊肿➡取代肾实质。皮质回声也增强➡，这是肾发育不良的另一个特征，表明预后较差。

第八章　泌尿生殖系统

术语

缩写

- 后尿道瓣膜（posterior urethral valve，PUV）

定义

- 尿道膜起阀门作用，导致下尿路梗阻（lower urinary tract obstruction，LUTO）
  - 只发生于男性

影像学表现

一般特征

- 最佳诊断线索
  - 膀胱扩张伴钥匙孔征
  - 反复扫查未见膀胱排空
- 鉴于膀胱异常，后尿道瓣膜相关的肾积水分级产前为 UTDA2～3（风险增加）和产后为 UTDP3（高风险）

超声表现

- 早孕期：巨膀胱可能很明显
  - 膀胱长径（longitudinal bladder diameter，LBD）＞7mm
  - 一旦发现，建议进行染色体分析并短期随访，以明确可能导致梗阻的原因，并评估是否需要干预
- 膀胱扩张
  - 可充满腹腔
  - 由于后尿道扩张，膀胱出现扩张的钥匙孔样表现
    - 如果存在上述征象，建议诊断后尿道瓣膜
  - 壁厚，肌小梁突出
    - 膀胱壁增厚扩张与后尿道瓣膜高度相关
- 不同程度的肾积水/输尿管积水
  - 严重肾梗阻表现
    - 梗阻后囊性发育不良
    - 肾盏完全消失
- 羊水过少程度不同
  - 胸廓小，呈钟形→肺发育不良
- 见于男性胎儿。如果严重羊水过少，性别难以确定
- 泌尿系统并发症
  - 膀胱破裂造成尿性腹水
    - 如果尚未发生肾损伤，被视为预后良好的征象；可减轻肾脏压力
  - 集合系统破裂
    - 肾周积液，即尿性囊肿
    - 尿性囊肿与肾脏预后较差有关
      - 提示上尿路梗阻严重
- 43% 合并相关畸形
  - 下尿路梗阻并发心脏畸形不断增加
    - 可逐渐形成左心室发育不良谱系
  - 可见于 VACTERL 综合征

MR 表现

- 如果因严重羊水过少或孕妇过度肥胖导致扫查受限，可采用 MR
- MR 波谱已被用于评估胎儿尿液成分和蛋白质

- 取代连续膀胱穿刺术的无创性检查
- 诊断肾脏囊性发育不良的潜在作用

影像学建议

- 流程建议
  - 尽可能确定胎儿性别
  - 随访所有膀胱较大胎儿
    - 常为一过性，复查确认是否排空
- 寻找预后不良的征象
  - 肾实质回声增强
    - 尿路扩张程度与发育不良程度不一定相关
      - 可能有严重发育不良，而无肾积水
      - 发育不良可导致尿生成减少
  - 肾皮质囊肿
    - 100% 提示发育不良
    - 表示肾脏损害不可逆
      - 如果胎儿未受肺发育不良影响，很可能需要肾脏替代治疗
  - 胎儿肾脏集合系统扩张逐渐加重

鉴别诊断

梅干腹综合征

- 三联征
  - 腹部肌肉松弛或缺如
  - 膀胱扩张，壁薄
  - 隐睾症

泄殖腔畸形

- 仅发生在女性
- 扩张且充满液体的阴道形似膀胱
- 胚胎泄殖腔分裂失败所致的复杂畸形
  - 膀胱、直肠、阴道汇合
  - 单一会阴开口

巨膀胱-小结肠-肠蠕动迟缓综合征

- 膀胱壁薄，不伴后尿道扩张
- 膀胱扩张，无典型钥匙孔征
- 尽管膀胱较大，但无明显输尿管肾积水
- 羊水量正常或增多
- 胎儿 MR 有助于寻找结肠中的胎粪信号

尿道闭锁（罕见）

- 可能与后尿道瓣膜所致的下尿路梗阻表现相同
- 男女均可发生
- 完全梗阻
  - 严重的羊水过少，可进展为无羊水
- 脐带囊肿的存在与尿道闭锁有关

病理

一般特征

- 病因学
  - 瓣膜组织形成薄膜
    - 环状黏膜皱襞异常增厚/融合

基于转诊时膀胱容积和羊水过少/无羊水时孕周的 *LUTO* 分级建议	
下尿路梗阻分级	定义
轻度	26 周时羊水正常
中度	20 周时膀胱体积<5.4ml 和/或羊水正常
重度	20 周前膀胱体积≥5.4ml 和/或羊水过少/无羊水

Fontanella F et al: Antenatal staging of congenital lower urinary tract obstruction. Ultrasound Obstet Gynecol. 520～524; 53(4), 2019。

- **遗传学**
  - 对下尿路梗阻患者进行遗传学检测
    - 18 三体与下尿路梗阻有关
  - 有关于 *BNC2* 基因杂合无义突变的初步报道
  - 其他关于 PUV 患者拷贝数各种不同变异的报道, 但目前还未出现令人信服的模式或更有力的证据证实其致病性

临床问题

表现

- 早孕期 NT 扫查时胎儿膀胱大
- 结构筛查时胎儿膀胱扩张伴或不伴肾积水
- 羊水过少
- 严重羊水过少导致出生后表型特征
  - Potter 面容
  - 屈曲挛缩
  - 肺发育不良

自然病史与预后

- 后尿道瓣膜约占儿童肾功能衰竭的 17%
- 总死亡率: 25%～50%
  - >90% 伴羊水过少
  - 羊水过少和诊断孕周早提示结局较差
  - 肺发育不良致新生儿死亡
- 宫内轻、中度病例预后较好
  - 妊娠中期羊水量正常提示围产儿生存情况良好, 且较少需要长期呼吸支持
- 胎儿肾损害的严重程度影响远期预后
  - 高达 45% 幸存者出现肾功能不全
  - 膀胱输尿管反流可持续到儿童期
- 肾功能正常胎儿出生后膀胱问题持续存在
  - 后尿道瓣膜患儿膀胱张力高, 收缩功能障碍
  - 10 岁前可能需要肾移植
- 通过连续膀胱穿刺和分析尿电解质及蛋白质评估预后

处理

- 通常需要终止妊娠(尤其是严重病例)
- <32 周者, 评估肾功能
  - 连续膀胱穿刺>3～4 天, 用以评估尿电解质
  - 胎儿尿液大量 β2- 微球蛋白与肾脏损害有关
  - β2- 微球蛋白和氯化物联合检测与产后肾功能的相关性

最好
- >32 周者, 评估进展: 羊水过少日益加重→分娩→行内镜下瓣膜消融
- 如果膀胱穿刺结果提示预后良好, 但羊水过少和/或肾积水逐渐加重, 考虑进行干预
  - 膀胱羊膜腔分流术(vesicoamniotic shunt, VAS)
    - 目的是预防肺发育不良
    - 1/3 有合并症(分流器堵塞或移位)
  - 若分流失败, 可行膀胱造口术
  - 胎儿膀胱镜检查并内镜下瓣膜消融
    - 因胎儿膀胱颈部尖锐成角, 膀胱镜难以进入
  - 2020 年有研究比较胎儿膀胱镜和膀胱羊膜腔分流术, 二者预后和并发症无明显差异
- 如果羊水量正常, 一般无需干预
- 在妊娠后期进行干预, 不会改善结局
- 产前发现有助于出生后早期干预

诊断要点

考虑

- 早发性羊水过少提示预后不良
  - 早期诊断后尿道瓣膜, 可以考虑干预

影像判读经验

- 诊断下尿路梗阻时, 首先明确胎儿性别
  - 男性胎儿膀胱扩张、壁厚伴羊水过少时, 高度怀疑后尿道瓣膜
  - 女性胎儿更易发生泄殖腔畸形或尿道缺如(罕见)
  - 巨膀胱 - 小结肠 - 肠蠕动迟缓综合征(megacystis-microcolon-intestinal hypoperistalsis syndrome, MMIHS)的羊水量正常

参考文献

1. Expert Panel on Pediatric Imaging et al: ACR Appropriateness Criteria® antenatal hydronephrosis-infant. J Am Coll Radiol. 17(11S):S367-79, 2020
2. Vinit N et al: Biometric and morphological features on magnetic resonance imaging of fetal bladder in lower urinary tract obstruction: new perspectives for fetal cystoscopy. Ultrasound Obstet Gynecol. 56(1):86-95, 2020
3. Fontanella F et al: Antenatal staging of congenital lower urinary tract obstruction. Ultrasound Obstet Gynecol. 53(4):520-4, 2019
4. Johnson MP et al: Natural history of fetal lower urinary tract obstruction with normal amniotic fluid volume at initial diagnosis. Fetal Diagn Ther. 44(1):10-7, 2018

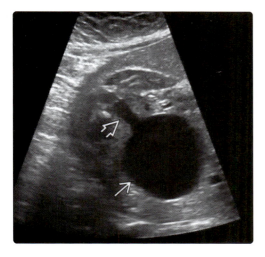
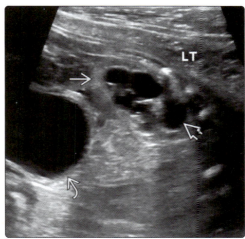

图 8-83 （左图）23 周男性胎儿，超声显示膀胱呈钥匙孔征 ⮞，提示后尿道瓣膜引起下尿路梗阻（LUTO）。发现膀胱扩张时，调整探头角度重点观察扩张的后尿道 ⮞。（右图）同时存在继发性肾积水 ⮞。皮质薄且回声增强 ⮞，提示肾脏发育不良。再次显示膀胱扩张 ⮞，延长检查时间膀胱未排空。且胎体周围完全无羊水。

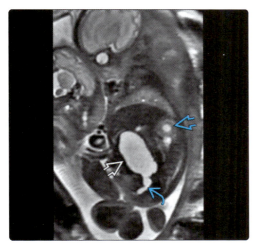
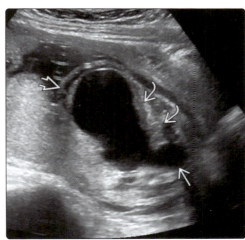

图 8-84 （左图）晚孕期双胎妊娠，其一胎儿矢状位 T2MR 显示膀胱增大 ⮞、肾积水 ⮞ 和后尿道扩张 ⮞，这是典型的后尿道瓣膜。（From DI3：Pediatrics）。（右图）本例后尿道瓣膜（后尿道扩张 ⮞）可见膀胱壁增厚 ⮞、小梁形成。注意少量游离液体 ⮞，提示膀胱破裂引起尿性腹水。增厚的膀胱壁有助于区分后尿道瓣膜和其他原因引起的下尿路梗阻。当膀胱部分减压时，更容易显示增厚的膀胱壁。

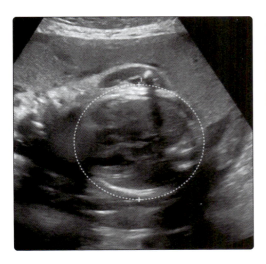
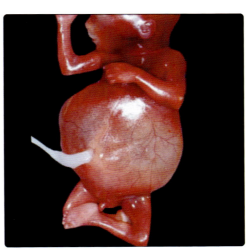

图 8-85 （左图）无羊水或严重羊水过少可导致肺发育不良。测量胸围（虚线圈），与基于胎龄的列线图比较，有助于预测肺发育不全的严重程度。（右图）中孕期后尿道瓣膜胎儿，因膀胱明显扩张出现严重腹胀。注意胸腔非常小。早发羊水过少会造成致死性肺发育不良。

膀胱畸形

要　点

术语

- 引起下尿路梗阻（lower urinary tract obstruction，LUTO）的病因之一
- 以3个主要组成部分为特征
  - 集合系统极度扩张
  - 腹部肌肉组织缺如或松弛
  - 隐睾症

影像学表现

- 膀胱、输尿管和肾盂严重扩张
- 尿道扩张且无明显梗阻点
- 膀胱排空后腹壁松弛
- 寻找未下降的睾丸
- 关注有无肾脏发育不良征象
- 羊水过少常见，但严重程度不同
- 钟形小胸廓提示肺发育不良

- 考虑胎儿心脏超声检查：10% 梅干腹综合征婴幼儿有心脏异常

主要鉴别诊断

- 后尿道瓣膜
- 巨膀胱-小结肠-肠蠕动迟缓综合征

临床问题

- 几乎都发生于男性
- 预后取决于肾损害、羊水过少和肺发育不良的严重程度
- 膀胱羊膜腔分流术可能有助于膀胱排空和改善羊水状态
- 出生后腹部松弛，呈"面团样"
- 由于肺发育不良，新生儿可能需要立即抢救
- 约 1/2 幸存者发展为慢性肾脏疾病

诊断要点

- 当整个集合系统严重扩张不合并膀胱壁严重增厚和小梁形成时，考虑梅干腹综合征

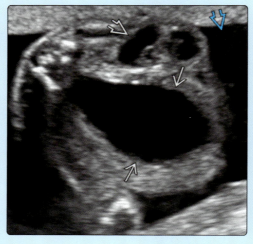
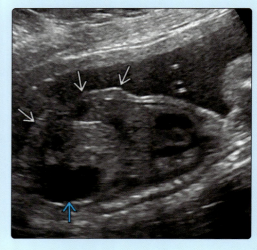

图 8-86 （左图）妊娠 21 周已出现膀胱明显扩张➡️并延伸至腹部，且相邻输尿管出现扩张➡️。注意没有后尿道瓣膜常见的钥匙孔征。此外，羊水量➡️尚可。（右图）另一病例矢状切面超声显示松弛的腹壁并膨隆，与胸部➡️形成对比。这一点在膀胱➡️部分排空时最为明显。

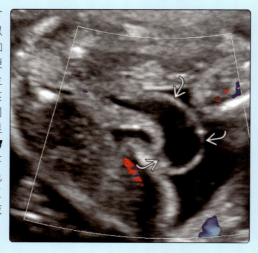
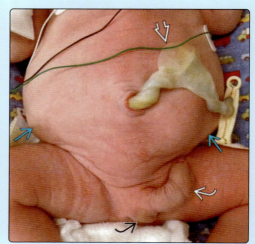

图 8-87 （左图）前尿道扩张是一个关键表现，这可以帮助区分梅干腹综合征和其他原因引起的下尿路梗阻（LUTO）。通过胎儿生殖器横切面显示尿道阴茎部➡️严重扩张。（右图）同一病例出生后临床照片显示腹壁松弛➡️、巨尿道➡️导致阴茎膨大、睾丸未下降（阴囊空虚）➡️。产前也发现了脐带➡️内的囊性区域，符合脐尿管未闭，尿液积聚在脐带根部附近。

术语

同义词

- Eagle-Barrett 综合征

定义

- 引起下尿路梗阻（LUTO）的病因之一
  - 下尿路梗阻的一般特征：肾积水、输尿管积水、膀胱扩张
- 梅干腹综合征（prune-belly syndrome，PBS）有 3 个主要组成部分
  - 集合系统极度扩张
  - 腹部肌肉组织缺如或松弛
  - 隐睾症

影像学表现

超声表现

- 整个集合系统严重扩张
  - 膀胱大且壁薄
    - 无小梁形成提示慢性梗阻可能性小（与后尿道瓣膜（PUV）的厚壁膀胱相比）
  - 双侧输尿管积水
  - 双侧肾积水
- 肾实质可能异常
  - 肾皮质囊肿预示发育不良
    - 表示损伤不可逆
  - 肾实质回声增强提示发育不良，但不确定
- 可能是整个尿道扩张（巨尿道）
  - 没有明显梗阻点
  - 实时动态扫查可见尿液喷射
    - 应用彩色多普勒评估尿流
- 腹壁松弛
  - 最好在膀胱排空后观察
- 隐睾症
  - 睾丸通常在妊娠 28～30 周下降进入阴囊
    - 超声表现为阴囊内的卵圆形高回声腺体
- 羊水过少常见，但严重程度不同
  - 出现羊水过少时，易发生肺发育不良
  - 钟形小胸廓提示肺发育不良
- 可有脐尿管未闭
  - 寻找膀胱和脐带间的囊性连接

影像学建议

- 寻找有助于区分 PBS 和后尿道瓣膜的特征
  - PBS 后尿道不扩张
    - 无后尿道瓣膜的钥匙孔征
    - 尿道可能会全程扩张
  - PBS 常伴输尿管和肾脏扩张
    - 后尿道瓣膜可能无此表现
  - PBS 膀胱壁较薄
    - 由于尿道瓣膜导致慢性梗阻，后尿道瓣膜的膀胱壁常较厚伴小梁形成
  - 羊水过少程度不同，通常较后尿道瓣膜轻

- 扫查生殖器
  - 寻找未下降的睾丸
- 考虑胎儿心脏超声检查
  - 10% 婴儿存在心脏异常
    - 房间隔缺损和室间隔缺损
    - 动脉导管未闭
    - 法洛四联症

鉴别诊断

后尿道瓣膜

- 表现可能完全相同
- 寻找扩张的后尿道（钥匙孔征）
- 不一定出现肾积水/输尿管积水
- 由于出口梗阻导致膀胱壁增厚

巨膀胱-小结肠-肠蠕动迟缓综合征

- 导致先天性肠道和泌尿系统功能障碍的罕见原因
  - 被认为是平滑肌肌病所致
  - 肠蠕动缺陷疾病谱系
  - 常染色体隐性遗传病
- 膀胱严重扩张伴输尿管肾盂积水
- 羊水量正常
- 女性多见（4:1）
- 出生后 1 年内死亡率较高
  - 营养不良、败血症、肾功能衰竭
  - 支持治疗和回肠造口术
  - 可能需要多器官移植才能存活
- 胎儿 MR 有助于诊断
  - 明确泌尿生殖系统异常
  - 寻找相关的胃肠道畸形
    - 结肠大小；胎粪在 GRE 序列上信号明亮
    - 梗阻部位
- 建议使用其他非影像学检查方法辅助产前诊断
  - 羊水消化酶测定
  - 胎儿尿液生化检查

泄殖腔畸形

- 仅见于女性胎儿
- 泄殖腔分裂失败
  - 经典的泄殖腔畸形为尿道、阴道和直肠融合
  - 单一会阴开口
- 尿道出口梗阻的罕见原因
  - 更常见阴道扩张充满尿液，易误认为膀胱
    - 可能有阴道隔膜

尿道闭锁

- 下尿路梗阻的罕见原因
- 完全性尿道梗阻
- 严重羊水过少至无羊水
- 死亡率和发病率高
  - 进行性肾功能障碍
  - 肺发育不良
- 如果是狭窄而非完全闭锁，羊水量可能更接近正常

病理

一般特征

- 病因学
  - 提出多种机制
    - 先天性中胚层发育异常
      - 尿道内纤维/结缔组织、平滑肌和胶原增多
    - 早期发育阶段的原发性尿路梗阻
  - 未发现腹壁特发性先天组织学异常
  - 有可能导致类似腹壁松弛表现的其他异常的散在报道
    - 巨大肝囊肿，大的卵巢囊肿
  - 膀胱较大会限制睾丸下降
    - 导致隐睾症
- 相关异常
  - 可见染色体异常（18 三体和 21 三体的病例报告）
  - 已经发现家族病例（通常为近亲）
    - 部分病例 *CHRM3* 基因发生突变

临床问题

表现

- 最常见的体征/症状
  - 集合系统显著扩张
  - 羊水过少
- 出生后
  - 腹部松弛，呈"面团样"
    - 外观皱褶形似梅干
  - 若严重羊水过少，可见"Potter"面容
    - 眼距宽
    - 睑裂扁平
    - 小颌
    - 低位耳
  - 如果存在肺发育不良，胸廓呈钟形
    - 与呼吸窘迫相关
  - 隐睾症

人口统计资料

- 流行病学
  - 活产儿发病率 1∶50 000～1∶30 000
  - 多见于男性胎儿，少见女性胎儿报道
  - 相较单胎妊娠，更常见于双胎妊娠

自然病史与预后

- 取决于羊水过少和肾损伤的严重程度
  - 幸存者中慢性肾脏疾病常见
    - 约 50% 存活婴儿发展为慢性肾病，通常发生在儿童期或青少年期
  - 肺发育不良源于
    - 羊水量过少
    - 积水的肾脏和增大的膀胱压迫胸部
- 也可能有脐尿管未闭
  - 允许尿液排出
  - 膀胱不完全排空

处理

- 妊娠期需要连续超声检查
  - 监测膀胱扩张程度
  - 评估羊水量
- 膀胱羊膜腔分流术有助于膀胱排空和改善羊水状态
  - 考虑早期干预尽可能使结局最佳
  - 仅在满足特定条件时才实施干预
    - 中孕期或晚孕期
    - 羊水过少
    - 核型正常，无其他畸形
    - 膀胱抽吸术显示肾功能正常
  - 放置分流器前可能需要羊膜腔灌注
    - 使分流管末端正确置于胎儿腹腔外的羊膜腔内
  - 需要系列超声检查
    - 密切关注分流器位置
    - 评估是否适合持续使用
  - 放置分流器可能存在并发症
    - 错位或移位（约 40% 病例）
      - 近端落入胎儿腹腔或腹外
      - 猪尾导管阻塞
    - 尿性腹水（如果远端缩回腹部）
    - 早产或胎膜破裂
    - 感染
    - 直接损伤胎儿或胎盘
- 需要计划分娩
  - 新生儿可能需要立即抢救
    - 早产，肺发育不良
  - 需要小儿泌尿科解决泌尿生殖系统问题
    - 如果存在严重肾功能衰竭，新生儿可能需要肾移植
- 出生后有必要超声心动图评估相关心脏异常

诊断要点

考虑

- 早期干预有助于改善预后
  - 只有满足特定条件时才实施干预
  - 放置分流器以减低膀胱压力和增加羊水量

影像判读经验

- 当整个集合系统严重扩张不合并膀胱壁严重增厚和小梁形成时，可考虑 PBS
  - 不应存在后尿道瓣膜的钥匙孔样尿道
- 几乎所有病例都是男性

参考文献

1. Apostel HJCL et al: Respiratory support in the absence of abdominal muscles: a case study of ventilatory management in prune belly syndrome. Paediatr Respir Rev. 37:44-7, 2021
2. Arlen AM et al: Prune belly syndrome: current perspectives. Pediatric Health Med Ther. 10:75-81, 2019
3. Wong DG et al: Phenotypic severity scoring system and categorisation for prune belly syndrome: application to a pilot cohort of 50 living patients. BJU Int. 123(1):130-9, 2019
4. White JT et al: Vesicoamniotic shunting improves outcomes in a subset of prune belly syndrome patients at a single tertiary center. Front Pediatr. 6:180, 2018

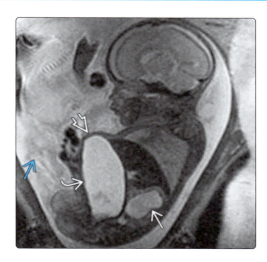

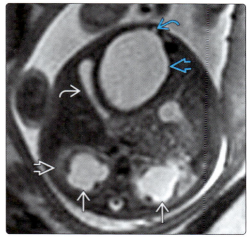

图 8-88 （左图）一例 20 周梅干腹综合征胎儿，矢状位 T2MR 显示膀胱扩张➡和肾积水➡。注意胸部和膨隆的腹部间的大小差异➡。羊水➡略减少。（右图）同一病例轴位图显示明显肾积水➡及 T2 序列上因发育不良导致信号异常增强的肾脏➡。膀胱扩张➡，其旁可见扩张的输尿管➡，前腹壁可见一小的脐尿管未闭➡。

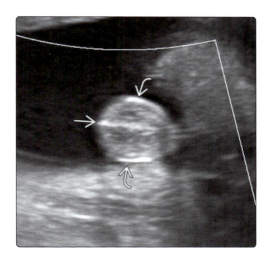

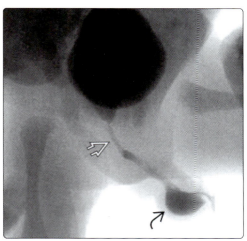

图 8-89 （左图）可疑梅干腹综合征时，应仔细检查阴囊评估有无隐睾症。本例阴囊空虚➡，未见典型的卵圆形高回声睾丸。注意这是中缝➡。（右图）与后尿道瓣膜不同，梅干腹综合征出生后排尿性膀胱尿道造影显示后尿道➡正常无扩张。反之，前尿道或尿道阴茎部扩张➡，没有排尿障碍。

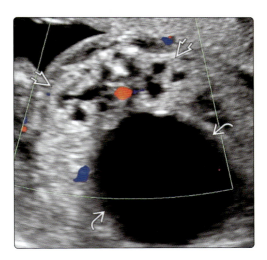

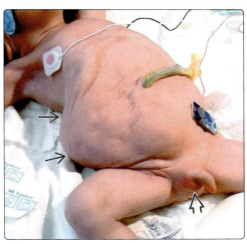

图 8-90 （左图）中孕期梅干腹综合征胎儿，可见典型表现——膀胱明显扩张➡。此外，肾实质回声增强➡，肾脏小于同胎龄儿，与肾脏发育不良有关。（右图）梅干腹综合征新生儿临床照片显示典型表现，包括因缺少腹部肌肉组织导致皮肤松弛➡和隐睾症➡。

膀胱畸形

649

要 点

术语

- 先天性输尿管壁内段扩张并脱垂至膀胱腔内
  - **单纯型**：发生在正常输尿管膀胱连接处
  - **异位型**：几乎总与重复肾有关

影像学表现

- 膀胱内无回声气球样薄壁囊肿
  - 随膀胱充盈和输尿管蠕动，囊肿大小可能变化
  - 若囊肿较大，可阻塞对侧输尿管或使膀胱出口梗阻
- 检查中需多次观察膀胱评估有无输尿管口囊肿
  - 膀胱部分充盈时，输尿管口囊肿最易显示
    - 膀胱排空时，囊肿可被误认为膀胱
    - 若膀胱完全充盈，可能会压迫输尿管口囊肿
- 尿路扩张分级：存在输尿管口囊肿时，产前分级 UTD A2～A3，出生后至少 UTD P2

主要鉴别诊断

- 相邻乙状结肠的占位效应
- 女性胎儿卵巢囊肿

病理

- 异位输尿管口囊肿来自重复集合系统的上位输尿管，此输尿管插入靠近膀胱颈的膀胱三角区内下方

临床问题

- 如果输尿管口囊肿阻塞膀胱出口，可发展为羊水过少甚至尿性腹水

诊断要点

- 上位肾集合系统扩张和膀胱内囊性肿块，即为重复集合系统伴输尿管口囊肿

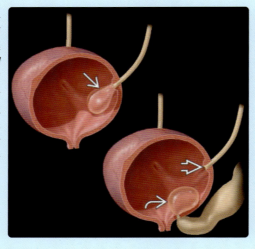
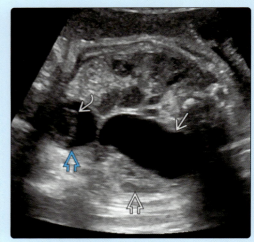

图 8-91 （左图）示意图显示正常插入位置的单纯输尿管口囊肿 ➡。在重复集合系统中，异位输尿管 ➡ 自正常位置输尿管 ➡ 内下方进入膀胱。（右图）走行于重复肾下极的上位输尿管 ➡ 扩张 ➡。膀胱 ➡ 包含一圆形囊样结构，符合输尿管口囊肿 ➡，其异位于膀胱颈中线处。

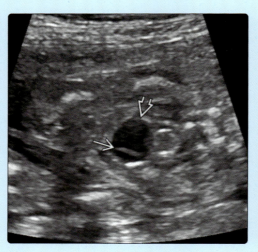
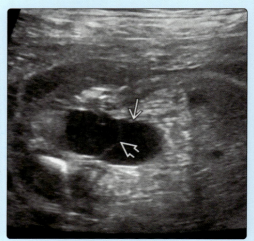

图 8-92 （左图）膀胱未充盈 ➡，超声显示内部有明显分隔 ➡。这应该怀疑输尿管口囊肿，可能存在重复集合系统。还应仔细检查肾脏。（右图）随后检查见膀胱 ➡ 充分充盈，此时可以明确输尿管口囊肿 ➡。输尿管口囊肿也会随膀胱充盈而增大。囊肿较大时，可发生膀胱出口梗阻。

术语

定义

- 先天性输尿管壁内段扩张
  - 扩张段脱垂至膀胱内
- 各种类型
  - 单纯型
    - 发生于正常输尿管膀胱连接处
    - 位于膀胱三角
    - 胎儿期不常见
  - 异位型
    - 几乎总与重复肾有关
    - 位于膀胱三角区内下方,近膀胱底部
    - 异位输尿管通常在膀胱处狭窄
    - 异位输尿管可插入膀胱外
      □ 直接开口于会阴
      □ 尿道
      □ 女性:阴道、子宫
      □ 男性:附睾、精囊、射精管、输精管
  - 盲端输尿管囊肿(不常见)
    - 输尿管自膀胱三角区下方黏膜下剥离进入尿道

影像学表现

一般特征

- 最佳诊断线索
  - 膀胱内薄壁囊性肿块
    - 随膀胱充盈和输尿管蠕动,囊肿大小可变
  - 伴重复肾时,肾积水主要累及上位肾
- 重复肾中的 Weigert-Meyer 定律
  - 上位输尿管插入点位于正常输尿管插入部位的内下方
    - 异位插入形成异位输尿管口囊肿,引起上位肾梗阻
  - 下位肾输尿管正常插入膀胱三角区
    - 与上位输尿管口囊肿相邻的输尿管口可发生扭曲,进而导致反流
- 存在输尿管口囊肿时,尿路扩张产前分级 UTD A2～A3,出生后至少 UTD P2

超声表现

- 膀胱
  - 膀胱腔内球状薄壁无回声囊肿提示输尿管口囊肿
    - 寻找"囊肿"与远端输尿管连接
    - 彩色多普勒可显示输尿管喷尿
    - 如果输尿管口囊肿阻塞输尿管膀胱连接处,可造成输尿管积水
    - 可脱垂至膀胱内或外
      □ 部分可延伸至尿道、膀胱颈或会阴
  - 膀胱充盈时,输尿管口囊肿可翻转
    - 表现为膀胱憩室
    - 膀胱排空时可自行复位

- 如果输尿管口囊肿较大
  - 可造成对侧肾脏梗阻
  - 可引起部分性、间歇性或完全性膀胱出口梗阻
    □ 膀胱壁可能增厚并小梁形成
- 输尿管
  - 输尿管扩张
    - 扩张的输尿管与肾盂相连
    - 位于腹膜后,邻近脊柱
      □ 扩张的肠袢更靠近腹部中央和前部
  - 重复肾的上、下位输尿管均可扩张
    - 输尿管口囊肿伴异位输尿管梗阻
    - 正常位置的输尿管因反流而扩张
- 肾脏
  - 通常上位肾积水更重(泌尿系统受阻)
  - 下位肾也可能因反流出现积水
  - 与对侧正常肾脏相比,患侧肾脏增大
  - 如果梗阻严重,可导致上位肾实质囊性发育不良
    - 扩张的集合系统/囊肿取代上位肾实质
    - 上位肾形成占位效应向下推挤下位肾(产后尿路造影图呈凋谢百合花征)
- 羊水
  - 如果输尿管口囊肿阻塞膀胱出口,可发展为羊水过少,甚至尿性腹水

影像学建议

- 出现肾积水时,一定要寻找重复肾的其他征象
  - 下位肾正常(即仅上位集合系统扩张)
  - 一条或多条输尿管扩张
  - 异位输尿管口囊肿
- 输尿管口囊肿伴上位集合系统扩张等于重复肾
- 每次胎儿超声检查时,多次评估膀胱
  - 输尿管口囊肿在膀胱部分充盈时最易显示
    - 若膀胱空虚,输尿管口囊肿可能被误认为膀胱
    - 当膀胱充盈时,膀胱可能会压迫输尿管口囊肿
- 横切面和纵切面评估肾脏
  - 仅观察横切面可能类似肾盂输尿管连接处梗阻
  - 下位输尿管可能因向下位移难以观察到
- 实时动态追踪集合系统
  - 肾盂→输尿管→输尿管口囊肿

鉴别诊断

乙状结肠的占位效应

- 远端肠道扩张形成盆腔内多发低回声结构
- 尿液呈无回声,胎粪呈低回声
- 寻找因膀胱充盈和排空引起的形状变化
- 结肠袢没有明显肠蠕动

卵巢囊肿

- 女性胎儿,有分隔的卵巢囊肿
- 走行于膀胱两侧的脐动脉可帮助识别膀胱

○ 脐动脉不会围绕卵巢囊肿走行
- 通常不伴发输尿管肾积水

膀胱 "Hutch" 憩室

- 输尿管旁的膀胱憩室
- 位于膀胱外,不会脱垂进入膀胱腔
- 与远端输尿管分开

先天性巨输尿管

- 输尿管梭形扩张,同时膀胱正常
  ○ 通常为单侧(左侧＞右侧)
- 可能有肾积水
- 主要影响男性
- 不会脱垂进入膀胱

病理

一般特征

- 病因学
  ○ 可能是胚胎发育过程中 Chwalla 膜腔化延迟
    - 隔膜将输尿管芽和泌尿生殖窦分离
    - 输尿管末端在膀胱壁黏膜层和肌层间扩张
      □ 输尿管末端形成囊性扩张
  ○ 异位输尿管口囊肿
    - 通常与重复集合系统的上位肾有关
    - 使邻近正常输尿管口扭曲
    - 允许反流入下位输尿管
  ○ 原位输尿管口囊肿
    - 位于膀胱内的正常输尿管口
    - 多不合并重复肾
- 遗传学
  ○ 散发
- 相关畸形
  ○ 50% 重复肾女性合并妇科异常
  ○ 对侧重复肾者占 10%～20%

临床问题

表现

- 宫内偶然发现
- 检查肾积水时发现
- 婴儿期典型表现
  ○ 血尿
  ○ 尿路感染
  ○ 肾积水
  ○ 尿潴留

人口统计资料

- 流行病学
  ○ 女性远多于男性
  ○ 左侧多于右侧

○ 异位型:单纯型 =3:1
○ 异位输尿管口囊肿与重复肾发病率相当
  - 重复肾伴异位输尿管口囊肿
    □ 活产儿发病率 1:9 000
  - 重复肾不伴输尿管口囊肿(部分重复)
    □ 一般人群发病率 1:150
    □ 输尿管在插入膀胱前合并
    □ 部分重复肾发生输尿管口囊肿的可能性较小

自然病史与预后

- 预后取决于梗阻程度
  ○ 如果没有梗阻或反流,预后良好
  ○ 如果重度反流或长期梗阻,预后不同

处理

- 通常不需要宫内治疗
  ○ 如果膀胱出口梗阻 / 羊水过少,可考虑输尿管口囊肿切开
  ○ 有报道使用激光消融
- 所有病例出生后检查
  ○ 超声检查膀胱和肾脏
    - 如果产前未发现重复肾,出生后评估
  ○ 排尿性膀胱尿路造影
    - 早期充盈像,膀胱充盈缺损最明显
      □ 膀胱充盈后,输尿管口囊肿不易显示
    - 能识别相关的重复集合系统
      □ 膀胱输尿管反流进入下位输尿管
      □ 凋谢百合花征:上位肾梗阻向下推挤下位肾
- 根据输尿管口囊肿的影响选择手术方式
  ○ 内镜下输尿管口囊肿减压术
    - 特别适用于感染或梗阻时
  ○ 输尿管再植术
  ○ 半侧肾输尿管切除术
    - 上位肾功能不良时采用

诊断要点

考虑

- 膀胱内囊性肿块极有可能是异位输尿管口囊肿
  ○ 横切面、纵切面检查肾脏,寻找有无重复集合系统
- 通常考虑重复集合系统是肾积水的原因

影像判读经验

- 上位肾扩张伴膀胱内囊性肿块即重复集合系统伴输尿管口囊肿

参考文献

1. Tam T et al: Embryology of the urogenital tract; a practical overview for urogynecologic surgeons. Int Urogynecol J. 32(2):239-47, 2021
2. Srisajjakul S et al: Diagnostic clues, pitfalls, and imaging characteristics of '- celes' that arise in abdominal and pelvic structures. Abdom Radiol (NY). 45(11):3638-52, 2020
3. Turkyilmaz G et al: Antenatally detected ureterocele: Associated anomalies and postnatal prognosis. Taiwan J Obstet Gynecol. 58(4):531-35, 2019

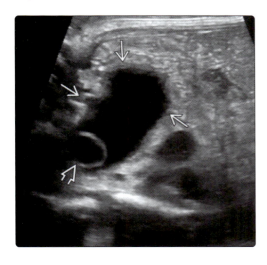

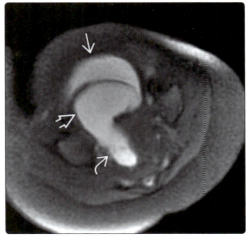

图 8-93　（左图）膀胱底部可见异位输尿管口囊肿 ➡。膀胱壁 ➡ 增厚伴小梁形成，提示存在一定程度的膀胱出口梗阻。大的输尿管口囊肿可引起间歇性、部分性甚至完全性膀胱出口梗阻。（右图）产后 MR 显示一大的输尿管口囊肿 ➡ 脱垂入膀胱 ➡。该囊肿与明显扩张的输尿管 ➡ 直接相连。

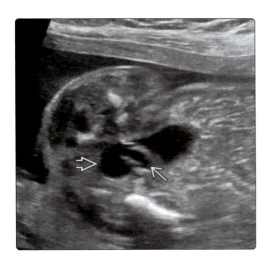

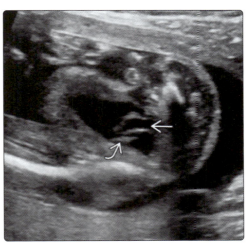

图 8-94　（左图）输尿管口囊肿 ➡ 可脱垂进入膀胱腔 ➡，形似有分隔的肿块。沿扩张的输尿管寻找。囊肿也可脱垂至膀胱外。（右图）在不同切面扫查有助于确认输尿管口囊肿脱垂 ➡。另一线样分隔 ➡ 提示可能存在双侧输尿管口囊肿。

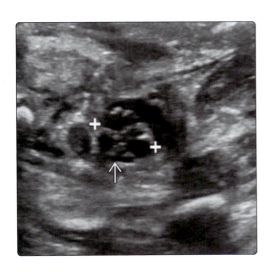

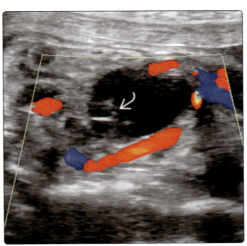

图 8-95　（左图）输尿管口囊肿可以很复杂，尤其是双侧，可表现为多分隔肿块 ➡。在女性胎儿中可被误认为卵巢肿块。（右图）同一病例膀胱充盈增加有助于确定该结构为输尿管口囊肿 ➡，而非盆腔肿块。彩色多普勒超声显示膀胱两侧的脐动脉，进一步确认肿块位置。

膀胱畸形

653

要　点

术语

- 尿囊退化不全所致的一组疾病
- 脐尿管是尿囊腹内部分
  - 任一节段未退化即脐尿管遗迹
  - 完全闭合失败→脐尿管未闭
    - 胎儿期最常见的类型
  - 部分闭合失败→脐尿管囊肿、憩室或窦道

影像学表现

- 位于膀胱和脐带插入点间的前正中处积液
- 可延伸至脐带根部,形成尿囊囊肿
  - 脐带囊肿可能较大,表现最明显
  - 由于尿液进入脐带,华通胶水肿呈囊样
- 实时检查很重要

- 尝试连接囊肿和膀胱
  - 囊肿大小可能会变化,膀胱排空时变大
- 寻找腹壁连续性中断处与脐带囊肿连通

主要鉴别诊断

- 其他腹部囊肿,不局限于前正中处
- 下尿路梗阻
  - 扩张的膀胱可延伸至脐部,与脐尿管异常相混淆
- 记住:膀胱梗阻和脐尿管未闭可能同时存在
  - 脐尿管起排气阀作用,使膀胱减压

临床问题

- 修复后预后良好
- 如果不切除,存在感染和恶性肿瘤风险

第八章　泌尿生殖系统

图 8-96 （左图）矢状面示意图和 MR 图像显示脐尿管未闭，从膀胱顶部延伸至脐带根部。脐尿管是尿囊腹内部分,通常在妊娠 6 周时消失。（右图）如果脐尿管中段消失,可形成囊肿。如果存在明显连接,尿液可在膀胱和囊肿间流通。超声检查时可见随膀胱收缩排空,尿液进入囊肿,使囊肿增大。

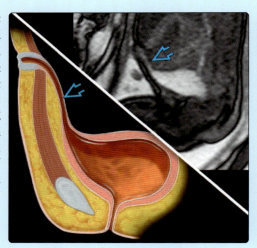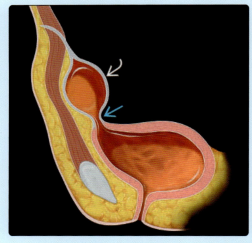

图 8-97 （左图）（上）斜冠状切面超声于中线处可见一囊肿,明显与膀胱相通。（下）随后在胎体矢状切面见膀胱排空,囊肿变大,证实为脐尿管囊肿。（右图）新生儿纵切面超声显示脐尿管囊肿与有肌层的膀胱（BL）相通。因二者相通,囊肿大小会随膀胱充盈排空发生变化（From DI4：Pediatrics）。

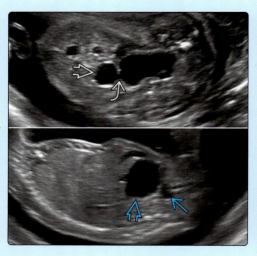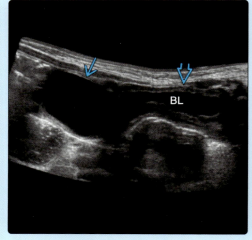

术语

定义

- 由尿囊退化不全引起的一组疾病
- 脐尿管未闭
  - 胎儿期最常见的类型
  - 从膀胱顶到脐带插入点的开放性通道
    - 常伴尿囊囊肿
- 脐尿管囊肿
  - 位于膀胱和脐带插入点间的脐尿管中段未闭合形成囊肿
    - 两端与膀胱和脐存在纤维连接
- 脐尿管憩室
  - 脐尿管深段未闭合形成膀胱前上壁憩室
  - 通常在童年或成年偶然发现
- 脐尿管窦道
  - 脐尿管浅表段未闭合,开口于体表
  - 通常在出生后体检时诊断

影像学表现

一般特征

- 最佳诊断线索
  - 腹部中线囊肿,并与脐带囊肿相通
- 位置
  - 在膀胱和脐带插入点间的中线处及前盆腔
  - 脐尿管位于横筋膜和腹膜间的 Retzius 间隙

超声表现

- 膀胱上方充满液体的肿块
  - 与膀胱相通证实为脐尿管未闭
- 可延伸至脐带根部
  - 伴尿囊囊肿
    - 囊肿可能较大,有多条分隔
      - 尿液通过未闭的脐尿管逆流进入囊腔
  - 由于尿液进入脐带,华通胶水肿呈囊样
    - 脐带血管常呈张开状
  - 囊肿与脐尿管相通处腹壁缺损
    - 缺损可能很小,难以发现相通
    - 膀胱可通过缺损处疝出
- 膀胱出口梗阻是危险因素
  - 脐尿管起排气阀作用,使膀胱减压
- 可能早孕期就可以发现
  - 巨膀胱
  - 脐带囊肿
    - 脐带囊肿可能是最明显的表现
- 彩色多普勒
  - 有助于区分囊肿和脐带血管

MR 表现

- 脐尿管内尿液 T1WI 呈低信号, T2WI 呈高信号

- 正中矢状面最易显示脐和膀胱间的通道

影像学建议

- 每月随访扫查
  - 随妊娠进展,可能增大、缩小甚至消退
  - 应用多普勒检查对寻找脐静脉血栓形成至关重要,血栓因较大的脐带囊肿玉迫所致
- 实时检查很重要
  - 尝试连接囊肿和膀胱
  - 寻找腹壁的不连续性
    - 连接脐尿管未闭与脐带囊肿
- 随访早孕期巨膀胱,无论是否可疑脐尿管异常
  - >14mm 有膀胱出口梗阻高风险
  - <14mm 90% 可消退
    - 可能是自主神经支配发育延迟引起短暂性功能性神经源性膀胱

鉴别诊断

其他腹部囊肿

- 位置是与脐尿管异常最重要的鉴别点
  - 其他囊性肿块并不局限于前正中处
- 卵巢囊肿
  - 仅限女性
  - 晚孕期出现
- 肠重复囊肿
  - 高回声黏膜和低回声肠壁形成的厚壁囊肿(肠道特征)
- 肠系膜囊肿
  - 可能是单房或多房
  - 可能很大,包绕肠管
- 胎粪性假性囊肿
  - 壁厚、不规则
  - 胎粪性腹膜炎的其他并发症
    - 腹膜钙化,肠道扩张

下尿道梗阻

- 扩张的膀胱可延伸至脐部,与脐尿管异常相混淆
- 查找其他相关的特征
  - 输尿管扩张
  - 肾积水
  - 囊性肾脏
  - 寻找后尿道瓣膜的钥匙孔征
  - 羊水过少
- 记住:膀胱梗阻和脐尿管未闭可能同时存在

脐膨出

- 中线腹壁缺损伴腹部内容物疝入脐带基底部
- 彩色多普勒显示脐带插入疝囊被膜

病理

一般特征

- 病因学
  - 胚胎学
    - 尿囊由卵黄囊的尾端形成
      - 具有原始膀胱和早期造血器官的功能
      - 从泄殖腔延伸至体蒂基底部
    - 脐尿管是尿囊腹内段
      - 连接膀胱顶和脐部
    - 腔隙通常在妊娠约 6 周时消失
      - 形成脐正中韧带
    - 任一节段未退化都被称为脐尿管遗迹
      - 完全闭合失败形成脐尿管未闭
      - 部分闭合失败形成脐尿管囊肿、憩室或窦道
- 遗传学
  - 散发
  - 与非整倍体无关的孤立性发现
- 相关异常
  - 脐带囊肿（尿囊囊肿）或脐带增厚
    - 增厚可能是由于尿液进入华通胶
  - 其他泌尿生殖系统异常
    - 膀胱外翻
    - 后尿道瓣膜
    - 尿道闭锁
    - 泄殖腔畸形
    - 隐睾症
    - 肾发育异常
  - 脐膨出
  - 脐肠系膜残留

大体病理和解剖特征

- 呈三角形附着于膀胱顶部
- 不同程度的纤维化/管腔闭塞

临床问题

表现

- 胎儿
  - 腹部囊性肿块
  - 脐带囊肿
    - 可能在早孕期 11～14 周 NT 扫查时偶然发现
- 出生后
  - 新生儿期出现脐尿管未闭
    - 脐部持续流液
    - 脐周炎症
    - 尿路感染
  - 脐尿管囊肿可能到童年或成年才被发现
    - 耻骨弓上肿块
    - 脐周炎症

- 泌尿系统症状，包括尿频、尿急
- 感染，脓肿形成，发热

人口统计资料

- 性别
  - 男性∶女性 =2∶1
- 流行病学
  - 脐尿管未闭活产儿发病率 1∶100 000～2.5∶100 000

自然病史与预后

- 宫内可自行闭合
  - 可能遗留脐尿管窦
- 修复后预后良好
- 如果不切除，存在感染和恶性肿瘤风险
  - 成年期发展为腺癌

处理

- 即使异常表现宫内自行消失，出生后仍需全面检查
  - 排尿性膀胱尿道造影（voiding cystourethrogram，VCUG）是证明脐尿管未闭的最佳检查方法
    - 证明膀胱和脐尿管间存在连接
  - 超声表现取决于残留遗迹的类型和程度
    - 典型表现为壁厚且边界清楚
- 手术切除整个通道
  - 1 岁以上患者并发症发生率较低
    - 考虑非手术治疗，延迟切除较小的脐尿管残留
  - 如果出现感染/炎症，可能需要分期手术
- 脐尿管未闭伴膀胱出口梗阻
  - 首先纠正梗阻
  - 当压力缓解时，脐尿管可能会自动关闭

诊断要点

考虑

- 只要发现脐带近端囊肿，就要考虑到脐尿管未闭可能

影像判读经验

- 前正中处是关键诊断信息
  - 位于膀胱和脐部之间
  - 根据旁正中位置可排除大多数其他腹部囊性肿块

参考文献

1. Zmora O et al: A very large patent urachus manifesting as an umbilical cord "cyst" and obliterating postnatally. J Ultrasound Med. 40(4):853-4, 2021
2. Aylward P et al: Operative management of urachal remnants: an NSQIP based study of postoperative complications. J Pediatr Surg. 55(5):873-7, 2020
3. Buddha S et al: Imaging of urachal anomalies. Abdom Radiol (NY). 44(12):3978-89, 2019
4. Tatekawa Y: Surgical strategy of urachal remnants in children. J Surg Case Rep. 2019(7):rjz222, 2019
5. Parada Villavicencio C et al: Imaging of the urachus: anomalies, complications, and mimics. Radiographics. 36(7):2049-63, 2016
6. Riddell JV et al: Prenatal vesico-allantoic cyst outcome - a spectrum from patent urachus to bladder exstrophy. Prenat Diagn. 35(13):1342-6, 2015

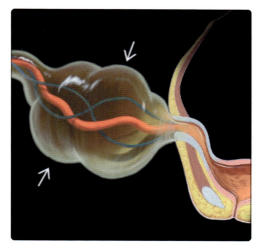

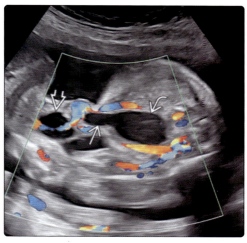

图 8-98　（左图）如果脐尿管持续开放，尿液可流入脐带基底部，形成尿囊囊肿➡。可能是单独的囊肿，但更常见尿液通过华通胶分离血管，形成复杂囊性肿块。（右图）斜横切面彩色多普勒超声显示脐尿管开放，从膀胱➡延伸至脐带基底部➡。可见一小的尿囊囊肿➡。

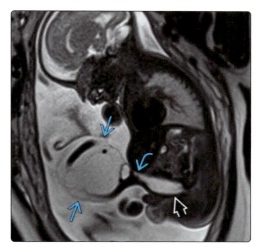

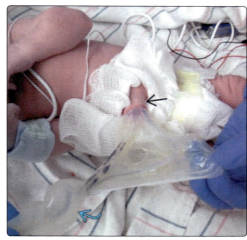

图 8-99　（左图）矢状位 T2MR 显示脐尿管开放➡，从膀胱➡延伸至前腹壁。脐尿管未闭与大的内有分隔尿囊囊肿➡有关。（右图）同一病例出生后临床照片显示长且突出的脐部➡。囊液已通过一小裂口减压，但仍然可见囊袋。在远端，可见华通胶➡水肿。切除脐尿管管道，婴儿表现良好。

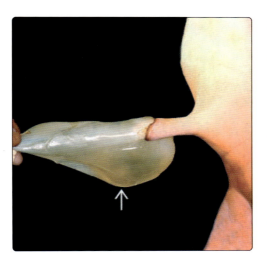

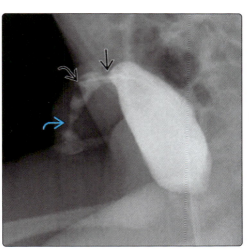

图 8-100　（左图）临床照片显示内含尿液的尿囊囊肿➡。产前发现一大的脐带囊肿，怀疑脐尿管未闭，但未确诊。术前应进行排尿性膀胱尿道造影（VCUG），评估是否脐尿管未闭，并更好地显示解剖结构。（右图）另一相似病例，VCUG 显示对比剂➡从膀胱顶部填充至脐带底部➡形成通道，也能看到导管➡穿过开放的脐尿管。

膀胱畸形

657

要 点

术语

- 非典型外生殖器；胎儿性别不确定
  - 外生殖器、性腺和染色体性别不一致
- 首选术语：胎儿"生理性别"，而非"社会性别"
- 交接器原基：生殖结节；分化成阴茎或阴蒂

影像学表现

- 尽管充分观察，胎儿性别仍然不典型
  - 无法区分阴茎和阴蒂
  - 无法区分阴囊和阴唇
    - 内生殖器：中孕期很难获取子宫、宫颈和睾丸的可靠图像
- 性发育障碍（DSD）的4个主要类别
  - XY胎儿DSD表现
    - 尿道下裂：腹侧尿道口，最常见
      - 阴茎末端圆钝，非正常锥形
    - 尿道上裂：背侧尿道口

- 小阴茎，伴或不伴隐睾症
  - XX胎儿DSD表现
    - 阴蒂增大，阴唇突出或融合
    - 先天性肾上腺皮质增生症（congenital adrenal hyperplasia，CAH）最常见
  - 性染色体非整倍体中的DSD
    - 可能有典型的外生殖器（45, X/47, XXY）
    - 镶嵌现象（45, X/46, XY）或嵌合体（46, XX/46, XY）
      - 可能有不对称的非典型性生殖器
  - 综合征/结构型DSD
    - 相关综合征/结构异常很多
    - 包括13三体、18三体；史-莱-奥综合征；躯干发育异常；德朗热综合征和CHARGE综合征

临床问题

- 所有病例都要遗传咨询
- DSD多学科团队协作为理想之策
  - 可以在产前诊断时开始咨询
- 诊断评估完成后，才能指定性别

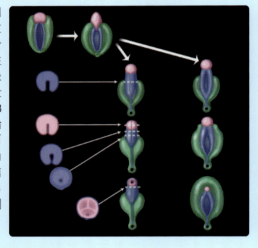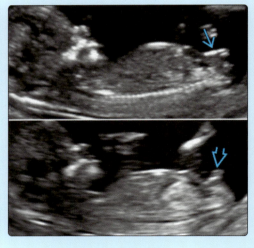

图 8-101 （左图）示意图显示外生殖器的发育。左列为男性，右列为女性，粉色-生殖结节（形成男性阴茎龟头和女性阴蒂）；绿色-阴唇阴囊隆起；蓝色-泄殖腔皱褶和膜。（右图）13周女性胎儿（上）和男性胎儿（下）生殖结节矢状切面超声显示了不同性别的角度差异。女性胎儿生殖结节指向尾侧（向下➡），男性胎儿生殖结节指向头侧（向上➡）。

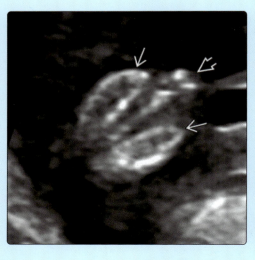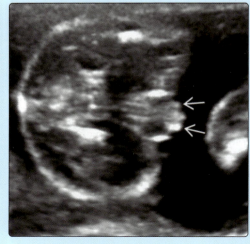

图 8-102 （左图）经会阴横切面超声显示性发育障碍。双侧软组织丘➡可能是阴唇或阴囊，中央的生殖结节➡也可能是阴蒂或阴茎。这个先天性肾上腺皮质增生症胎儿的遗传学检测显示为XX。（右图）在20周的性发育障碍XY胎儿观察到类似形态。这个胎儿患有严重的尿道下裂。高回声的包皮皱褶➡是一个诊断线索。无论如何有必要进行遗传学筛查和检测，可以缩小鉴别诊断范围。

术语

缩写

- 性发育障碍(disorder of sex development,DSD)

同义词

- 性别分化的差异
- 非典型生殖器,生殖器模糊(无性别倾向)

定义

- 染色体性别、性腺或解剖性别的非典型发育
- 一般问题
  - 指胎儿生理性别而非社会性别(自我认同性别)
  - 交接器原基指生殖结节(阴茎或阴蒂)
- 性发育障碍的4种一般类别
  - XY性发障碍育:"未充分发育的"男性
  - XX性发育障碍:"过度发育的"女性
  - 性染色体非整倍体(有或无典型的生殖器)
  - 综合征/结构异常

影像学表现

一般特征

- 最佳诊断线索
  - 尽管充分观察,仍然不能确定性别
    - 不能区分阴茎和阴蒂
    - 不能区分阴囊和阴唇

超声表现

- 胎儿性别鉴定通常非常准确
  - 12~14周生殖结节大小相似:XX和XY胎儿
    - 矢状切面:阴蒂指向尾侧,阴茎指向头侧
  - 中、晚孕期
    - 横切面声像图阴唇呈线样高回声
    - 通常可看到锥形的阴茎和阴囊(30周时可见睾丸)
- XY胎儿的性发育障碍表现
  - 尿道下裂:腹侧阴茎尿道开口
    - 尿道开口位置决定严重程度
      - □ 前部(龟头处或附近):最轻
      - □ 阴茎阴囊部,阴囊部,会阴部:最严重
    - 超声表现
      - □ 阴茎末端圆钝而非正常锥形
      - □ 龟头处高回声包皮皱褶
      - □ 有或无阴茎下弯畸形(阴茎腹侧弯曲)
      - □ 有或无小阴茎,伴或不伴隐睾症(阴囊空虚)
  - 尿道上裂:背侧尿道开口
    - 与膀胱外翻有关
  - 小阴茎,伴或不伴隐睾症(其为男性化不足的病因)
  - 隐睾症,伴或不伴其他阴茎异常
- 性染色体非整倍体中的DSD
  - 可能有典型的生殖器:男性(47,XXY),女性(45,X)
  - 镶嵌现象(45,X/46,XY)或嵌合体(46,XX/46,XY)
    - 可能有不对称非典型生殖器
    - 表型多样:从典型男性到特纳表型
- XX胎儿的DSD表现
  - 阴蒂肥大类似阴茎或尿道下裂
  - 突出或融合的阴唇类似阴囊
- 性发育障碍和先天性肾上腺皮质增生症(CAH)
  - 最常见:男性化,XX(如21羟化酶缺乏症)

- 阴蒂肥大伴或不伴阴唇融合
  - 罕见:男性化不足XY(如17-α羟化酶缺乏)
  - 肾上腺可能正常或增大

影像学建议

- 最佳成像工具
  - 在横切面和矢状切面评估生殖器
  - 如果怀疑先天性肾上腺皮质增生症,注意检查肾上腺
  - 一旦怀疑性发育障碍,3D表面渲染视图能更好地显示形态
- 流程建议
  - 注意生殖结节尖端形态
  - 25周后寻找睾丸
    - 到32周,97%会下降
  - 为所有DSD病例提供遗传咨询
    - 筛查:胎儿游离DNA
      - □ 不能诊断XX和XY,但很敏感
    - 诊断(羊膜腔穿刺术):核型、Y染色体的性别决定区域(SRY)和微阵列
  - 诊断时不要指定生理性别或社会性别

鉴别诊断

非整倍体和非典型生殖器畸形综合征

- 非整倍体:13三体、18三体、三倍体伴其他异常
- **史-莱-奥综合征**(DHCR7)
  - 血清雌三醇极低,生长迟缓,腭裂
  - 并指/趾,多指/趾,生殖器发育不全
- **躯干发育异常**(SOX9)
  - 胎儿生长受限,小头畸形,上肢短缩畸形,胸廓和肩胛骨发育不良
  - 畸形足,股骨/胫骨短且向腹侧弯曲
  - 表型性别反转
- **德朗热综合征**(NIPBL、SMC1A等)
  - 胎儿生长受限,小头畸形,上肢短缩畸形
  - 生殖器发育不全,隐睾症
  - 非典型颅面表现和多毛症;产前诊断困难
- **CHARGE综合征**(CHD7):眼缺损(Coloboma),心脏畸形(heart),后鼻孔闭锁(choanal atresia),生长受限(growth restriction),生殖器和耳畸形(genital and ear abnormality)

膀胱或泄殖腔外翻

- 脐下体壁缺损
- 线索:膀胱不充盈+羊水正常
- 与性发育障碍相关表现相似

病理

一般特征

- 病因学
  - 差异较大的异质性疾病
    - 染色体、单基因、内分泌、结构、环境
  - XX胎儿最常见的原因是先天性肾上腺皮质增生症
    - >90%源于21-羟化酶缺乏症(CYP21A2)
    - 3-β强类固醇脱氢酶缺乏症,11-β羟化酶缺乏症,糖皮质激素抵抗
    - 46,XX睾丸DSD
      - □ 常发生SRY易位或单基因改变
    - 妊娠期雄激素增多症
      - □ 母体雄激素摄入
  - XY胎儿最常见的原因是尿道下裂

性发展障碍的术语更新		
新术语	先前的术语	描述
DSD	雌雄间体	生殖器发育异常
46,XX DSD	女性假两性畸形	XX女性的过度男性化/雄性化
46,XY DSD	男性假两性畸形	XY男性的男性化不足/雄性化不足
卵睾DSD	真假两性畸形	卵巢和睾丸组织均存在
46,XX睾丸DSD	XX性反转或XX男性	内外生殖器均为男性,睾丸存在
46,XY完全性性腺发育障碍	XY性反转或XY女性	具有米勒结构的条状性腺,外生殖器为女性
DSD=性发育障碍。		

Lee PA et al: Consensus statement on management of intersex disorders. International Consensus Conference on Intersex. Pediatrics. 118(2): e488～500, 2006。

- 尿道下裂:纳入DSD有争议
  - □ 环境激素:苯妥英、苯巴比妥、孕激素类、己烯雌酚;单基因变化(*HOXA4*等)
  - 睾丸功能低下:间质细胞和支持细胞
  - XY性腺发育不全(*SRY*、*WT1*、*NR5A1*)
  - 雄激素合成异常(睾酮减少)
  - 先天性肾上腺皮质增生症:罕见(*STAR*、*CYP21A2*)
- 遗传学
  - 染色体评估
    - 核型,镶嵌现象,FISH或*SRY*
    - 微阵列比较基因组杂交:重复/缺失
  - 遗传学检测
    - 具有特定综合征的特点,可直接检测;特定的单遗传学检测,基因组套检测

分期、分级与分类

- 共识小组在2006年更新了DSD术语
  - 强调疾病的遗传和胚胎起源

临床问题

表现

- 常规超声:非典型生殖器
- 高危患者:有先天性肾上腺皮质增生症孕产史,近亲
- 不一致性:遗传性别不同于表型性别

人口统计资料

- 流行病学
  - 1%～2%的活产婴儿中发现DSD相关表现
  - 先天性肾上腺皮质增生症新生儿发病率1:15 000～1:10 000

自然病史与预后

- 先天性肾上腺皮质增生症被认为是伴有终身后遗症的慢性疾病
  - XX临床表现
    - 不同程度的女性男性化
    - 不孕症(雄激素过量)、多毛症
    - 卵巢肾上腺残余瘤
  - XY临床表现
    - 睾丸肾上腺残余瘤(testicular adrenal rest tumors, TART)
    - 性腺功能减退和睾丸肾上腺残余瘤导致不孕症
  - 醛固酮合成不足导致盐分丢失
    - 多在分娩后数天到4周出现
    - 可以是严重且致命的

- 其他诊断有不同的治疗方法

处理

- DSD多学科团队协作为理想之策
  - 遗传学、泌尿学、内分泌学、社会工作、精神病学
  - 在产前诊断时开始咨询
- 完成诊断评估后指定性别
- 对先天性肾上腺皮质增生症高危患者进行早孕期治疗存在争议(妊娠9周前给予低剂量地塞米松)
  - 神经发育/行为异常的发生风险增加
- 尿道下裂的治疗取决于其严重程度
  - 泌尿外科咨询后行包皮环切术

诊断要点

考虑

- 诊断性遗传学检测
  - 羊膜腔穿刺术/绒毛活检术
    - 核型、FISH检测*SRY*;考虑微阵列
    - 考虑单基因检测/性发育障碍基因组套检查
      - □ 结构或生长异常:直接单基因检测
      - □ 如果是孤立性过度发育XX,测序*CYP21A2*对于确认先天性肾上腺皮质增生症是最有效的方法
  - 如果拒绝诊断性检测
    - 胎儿游离DNA(敏感性为99%)
    - 产前亲代先天性肾上腺皮质增生症携带者筛查
      - □ 很多单基因可导致先天性肾上腺皮质增生症
      - □ 扩展载体筛选可评估很多基因
- 仅在生殖器/会阴清晰显示时诊断性发育障碍
- 轻度阴蒂肥大可能是正常表现

影像判读经验

- 对患者和家属使用"过度发育"和"未充分发育"
- 术语"阴唇阴囊、生殖结节、交接器原基"有用
  - 并非所有靠近交接器原基的圆润结构都是阴囊
- 如果是DSD,避免产前指定性别
  - 染色体性别可能并非后天选择性别

参考文献

1. Smet ME et al: Discordant fetal sex on nipt and ultrasound. Prenat Diagn. 40(11):1353-65, 2020
2. Adam MP et al: Ambiguous genitalia: what prenatal genetic testing is practical? Am J Med Genet A. 158A(6):1337-43, 2012
3. Chitty LS et al: Prenatal management of disorders of sex development. J Pediatr Urol. 8(6):576-84, 2012

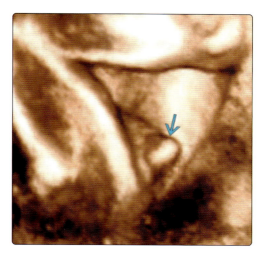

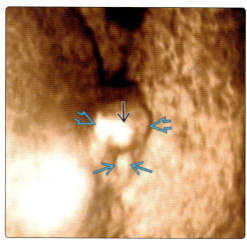

图 8-103 （左图）一例确诊先天性肾上腺皮质增生症的女性胎儿（46,XX DSD），其生殖器 3D 超声确认阴蒂肥大 ⇥。先天性肾上腺皮质增生症是阴蒂肥大最常见的原因。（右图）同一胎儿会阴部冠状切面 3D 超声显示阴蒂肥大 ⇥、阴唇褶皱 ⇥ 和阴道开口 ⇥。

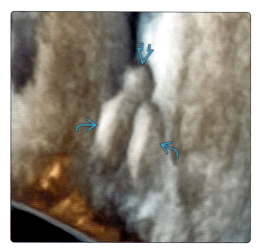

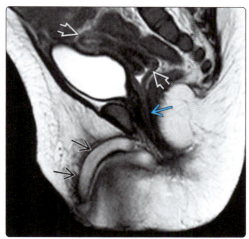

图 8-104 （左图）一例先天性肾上腺皮质增生症的男性化女性胎儿，其 3D 表面渲染超声成像显示阴蒂明显肥大 ⇥ 和阴唇阴囊皱褶 ⇥ 突出。其兄弟姐妹同患先天性肾上腺皮质增生症。（右图）一例 46,XX 的先天性肾上腺皮质增生症儿童，其矢状位 T2MR 显示阴蒂明显肥大 ⇥，虽然明显女性男性化，但存在阴道 ⇥、子宫 ⇥ 和卵巢（图中未展示）。

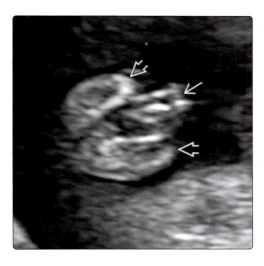

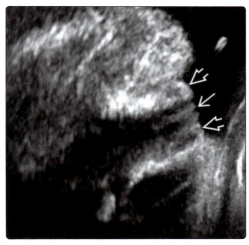

图 8-105 （左图）性发育障碍 XX 核型胎儿解剖扫查发现其会阴部横切面超声显示阴蒂肥大 ⇥，阴唇 ⇥ 正常。（右图）本例先天性肾上腺皮质增生症检查为阴性。晚孕期女性生殖器外观恢复正常。其 32 周声像图可见正常阴蒂 ⇥ 和阴唇 ⇥。切记，并非所有的阴蒂肥大都是先天性肾上腺皮质增生症。建议对所有诊断为性发育障碍的病例进行遗传咨询。

图 8-106（左图）性发育障碍男性胎儿会阴部横切面超声显示尿道下裂伴阴茎短且末端钝，外侧包皮褶皱➡。正常胎儿阴茎应呈锥形。（右图）尿道下裂胎儿矢状切面 3D 超声显示其合并阴茎下弯畸形。阴茎➡向下弯曲，通常提示严重尿道下裂。在横切面上此型"折叠"可能表现为阴茎短。超声显示阴茎弯曲高度提示尿道下裂。

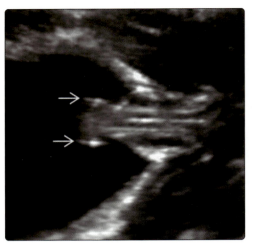
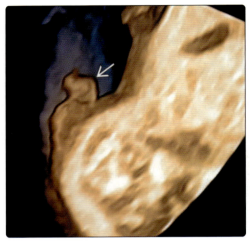

图 8-107（左图）尿道下裂胎儿大体病理显示，尿道开口沿阴茎轴➡腹侧表面延伸，而非精准定位于阴茎顶端。（右图）一例因阴茎耻骨型尿道上裂被诊断为性发育障碍儿童的临床照片，可见尿道开口➡沿阴茎➡背部走行和隐睾症➡（Courtesy S. Skoog, MD）。

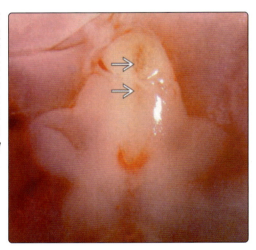
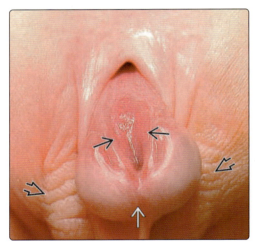

图 8-108（左图）46,XY性发育障碍胎儿，可见一小阴茎。注意，阴茎顶端曲度正常➡，没有包皮褶皱，不太可能诊断尿道下裂。核型和微阵列检测结果正常。（右图）另一例 46,XY 性发育障碍患者尸检照片显示小阴茎➡，阴囊缩小➡。

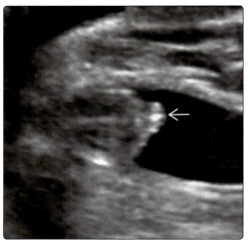
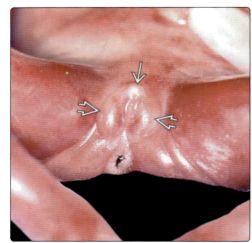

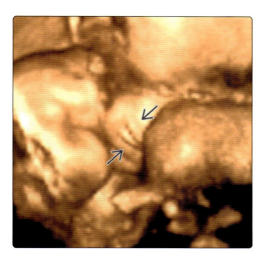

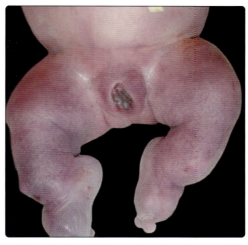

图 8-109 （左图）胎儿骨骼短小弯曲，核型为 XY，会阴部 3D 超声显示典型的阴唇褶皱➡️，无阴茎。（右图）出生后死亡，确诊为躯干发育异常。表型性别反转与此种骨骼发育不良有关。性发育障碍与多种综合征和遗传缺陷有关。

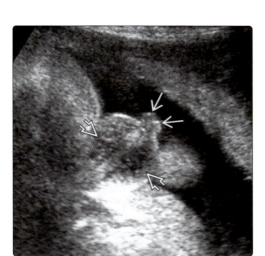

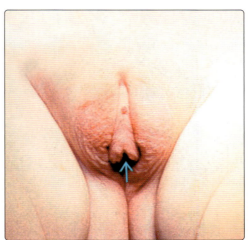

图 8-110 （左图）本例晚孕期 46，XY 胎儿为性发育障碍合并多发异常，其会阴部横切面超声显示小阴茎裂➡️和阴囊空虚➡️。（右图）雄激素不敏感型 46，XY 性发育障碍患儿，其临床照片显示小阴茎裂➡️和隐睾症，与超声表现相似（Courtesy S. Skoog, MD）。

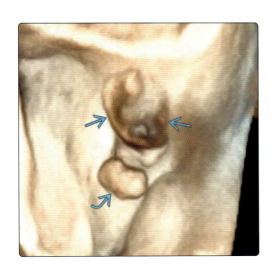

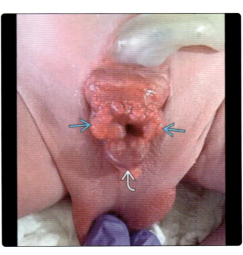

图 8-111 （左图）这是一例膀胱外翻和尿道上裂 XY 胎儿，外翻的膀胱黏膜➡️较异常的阴茎➡️更为醒目。（右图）另一例膀胱外翻患儿临床照片与 3D 图像表现相似。下腹壁缺损时息肉样膀胱黏膜➡️外翻。畸形阴茎➡️有尿道上裂，小而扁平。膀胱外翻的男性胎儿几乎都有尿道上裂。

要 点

术语

- 尿道开口位于阴茎腹侧,而不是顶端
  - 50% 位于近龟头(阴茎头)远端
  - 30% 位于阴茎中段
  - 20% 位于近端(阴茎阴囊、阴囊、会阴),为严重型

影像学表现

- 阴茎顶端较钝
  - 外侧高回声线(包皮外侧皱褶)
- 阴茎下弯畸形:纤维带牵拉阴茎向腹侧弯曲
- 郁金香征提示严重尿道下裂
  - 在阴囊皱褶之间小而弯曲的阴茎
- 相关异常
  - 40% 伴上尿路异常
  - 7%~10% 伴隐睾症
  - 7%~9% 伴泌尿生殖系统以外异常
  - 胎儿生长受限

主要鉴别诊断

- 阴蒂增大
- 小阴茎
- 膀胱外翻伴尿道上裂

病理

- 染色体通常正常
- 与非整倍体有关
  - XXY,XXXXY,13 三体和 18 三体,三倍体
- 与多种综合征有关

临床问题

- 最常见的男性生殖器先天性缺陷
- 男性发病率 1∶250~1∶200
- 再发风险 4%~12%

诊断要点

- 推荐遗传咨询
- 如果严重,避免性别鉴定

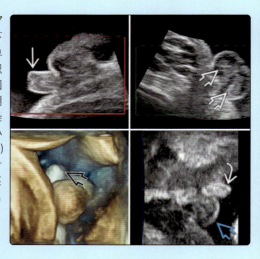
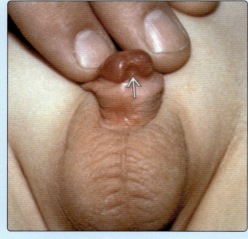

图 8-112 (左图)一例 27 周轻微异常的远端尿道下裂胎儿,对其生殖器进行单次扫描,多平面和软组织渲染视图显示阴茎末端圆钝➡️,向含有睾丸➡️的阴囊🔷弯曲➡️,软组织渲染视图显示细微裂口⬌的小阴茎。(右图)远端(龟头)尿道下裂新生儿临床照片显示尿道开口➡️不在阴茎顶端(Courtesy S.Skoog,MD)。

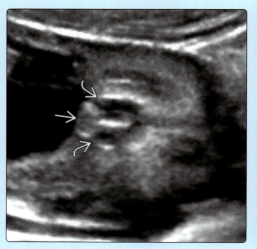
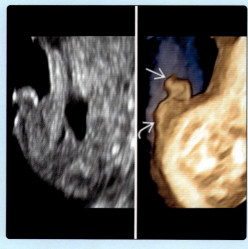

图 8-113 (左图)一例严重尿道下裂,图示两侧阴囊➡️空虚,其间可见小而扁平的阴茎➡️。这被称为郁金香征,位于中间的小阴茎和周围的阴囊形似三花瓣。这种表现类似女性胎儿阴蒂肥大。(右图)一例严重尿道下裂胎儿的 2D 和 3D 表面渲染成像,可见阴茎向腹侧弯曲。阴茎顶端➡️向阴囊➡️方向弯曲。尿道下裂、阴茎下弯畸形和隐睾症常同时出现。

术语

定义

- 尿道沿阴茎腹侧开口，而非顶端

影像学表现

一般特征

- 位置
  - 50% 位于近龟头（阴茎头）远端
  - 30% 位于阴茎中段
  - 20% 位于近端（阴茎阴囊、阴囊、会阴）
- 形态学
  - 阴茎通常很小，伴或不伴弯曲（阴茎下弯畸形）

超声表现

- 阴茎顶端圆钝
  - 正常阴茎至顶端方向逐渐变细
- 近龟头外侧的高回声线
  - 包皮外侧皱褶
  - 由于背侧包皮覆盖不全
- 阴茎下弯畸形：纤维带牵拉阴茎向腹侧弯曲
  - 使阴茎看起来很小，并向阴囊弯曲
- 郁金香征提示严重尿道下裂
  - 位于阴囊褶皱间弯曲的小阴茎
  - 与隐睾症有关
- 尿流异常（彩色多普勒）
  - 从阴茎腹侧而非顶端
  - 呈扇形而非线形
- 合并阴茎远端囊肿（罕见）
  - 由于尿道皮肤瘘形成囊肿
  - 囊肿可随排尿充盈和排空
- 相关异常
  - 40% 伴上尿路异常
  - 7%～10% 伴隐睾症和腹股沟疝
  - 7%～9% 伴泌尿生殖系统以外异常
  - 胎儿生长受限

影像学建议

- 最佳成像方法
  - 标准生殖器横切面视图
    - 对尿道下裂的阳性预测值（positive predictive value, PPV）为 72%
    - 总体而言，阴茎异常的 PPV 为 84%
- 流程建议
  - 生殖器正交平面视图（考虑 3D）
  - 观察排尿方向和起始部
    - 从阴茎根部排尿提示严重尿道下裂

鉴别诊断

阴蒂肥大

- 增大的阴蒂类似小阴茎
- 阴唇类似阴囊褶皱（无睾丸）
- 重要相关异常：先天性肾上腺皮质增生症

小阴茎

- 阴茎小，形态和尿流正常
- 许多不同的病因
- 常与隐睾症有关

膀胱外翻伴尿道上裂

- 脐下腹壁缺损

- 膀胱黏膜形成形态异常的软组织

病理

一般特征

- 病因学
  - 尿道沟闭合失败
    - 通常尿道沟从阴囊到阴茎顶端闭合
    - 妊娠 11 至 14 周
  - 雌激素或抗雄激素摄入过量
  - 胎盘功能不足（生长受限的胎儿）
    - hCG 水平低导致睾酮水平低
- 遗传学
  - 通常正常，为 XY
  - XXY 和 XXXXY 综合征
  - 13 三体，18 三体，三倍体
- 相关异常
  - 综合征：弗雷泽综合征、Opitz-Frias 综合征、史 - 莱 - 奥综合征、4p 缺失综合征、米勒综合征和其他

临床问题

人口统计资料

- 流行病学
  - 最常见的男性生殖器先天性缺陷
  - 男性发病率 1：250～1：200
  - 再发风险 4%～12%

自然病史与预后

- 轻度尿道下裂常无症状
- 并发症
  - 尿道口狭窄
  - 排尿时无法引导尿流
  - 异常勃起
    - 阴茎下弯畸形可导致阴茎明显向腹侧弯曲
  - 不育症

处理

- 轻度尿道下裂可能无需手术治疗
  - 确定治疗前暂缓包皮环切
- 中、重度病例需要手术修复

诊断要点

影像判读经验

- 病情严重者很难判定性别

报告提示

- 如果生殖器严重异常，避免鉴定性别
  - 性发育障碍是首选术语
- 建议对所有病例进行遗传咨询
  - 非侵入性胎儿游离 DNA 筛查
  - 侵入性检测（绒毛活检术或羊膜腔穿刺术）仍为金标准

参考文献

1. Li K et al: Prenatal diagnosis and classification of fetal hypospadias: the role and value of magnetic resonance imaging. J Magn Reson Imaging. ePub, 2021
2. Chen Y et al: A risk prediction model for fetal hypospadias by testing maternal serum AFP and free beta-hCG. Clin Biochem. 69:21-5, 2019
3. Toufaily MH et al: Hypospadias, intrauterine growth restriction, and abnormalities of the placenta. Birth Defects Res. 110(2):122-7, 2018

生殖系统异常

要 点

影像学表现

- 女性胎儿腹部囊肿，尤其是下腹部外侧或盆腔
  - 子囊征象具有高度特异性
- 消化道和泌尿系正常
- 下列情况考虑扭转
  - 新发液-液平面
  - 囊肿由无回声或低回声变为高回声

主要鉴别诊断

- 肾脏异常
  - 多囊性发育不良肾
  - 肾积水/肾盂输尿管连接处梗阻
- 消化道异常
  - 肠扩张，胎粪性假性囊肿
- 其他腹腔内囊肿

- 脐尿管囊肿
- 肠重复囊肿
- 肠系膜囊肿
- 胆总管囊肿
- 阴道积液

临床问题

- 女性胎儿腹腔囊肿最常见的原因
- 53.5%在宫内或出生后自行消退
- 手术切除适应证：囊肿持续存在>6个月，>5cm或增大
  - 非单纯性较单纯性囊肿更需要切除
- 大囊肿（>6cm）出血和扭转风险增加
- 如果发生扭转，同侧卵巢通常无法保留
  - 无早产指征

诊断要点

- 如果囊肿在晚孕期前出现，不太可能来源于卵巢

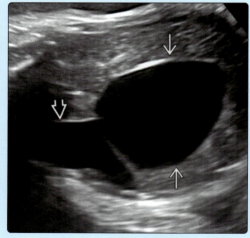
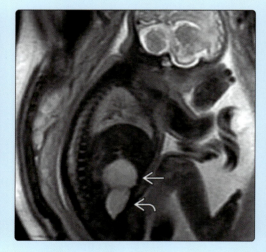

图 8-114　（左图）冠状切面超声显示膀胱 ➡ 外上方可见一单房单纯性囊肿 ➡。胎儿期无明显变化，因直径>5cm，出生后选择切除。儿童卵巢位于腹腔内，较成人卵巢活动度大，扭转发生风险增加。（右图）一例晚孕期女性胎儿，矢状位T2WI MR 显示膀胱 ➡ 上方一单纯性单房囊肿 ➡，余无异常。受孕妇体型或腹部瘢痕致超声评估受限时，MR 有助于诊断。

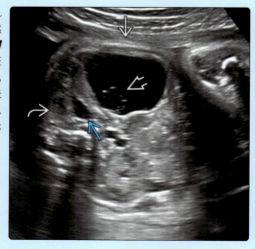
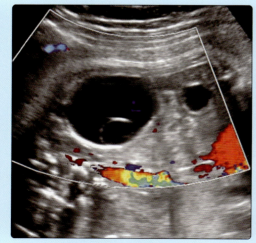

图 8-115　（左图）女性胎儿生长发育定期检查时偶然发现位于左侧腹部左肾 ➡ 前方的囊性肿块 ➡。肾脏受压，有轻度尿路扩张 ➡。存在子囊 ➡ 高度提示肿块起源于卵巢。（右图）彩色多普勒超声显示该肿块无血流信号。

术语

定义

- 胎儿卵巢内的良性功能性囊肿

影像学表现

一般特征

- 最佳诊断线索
  - 女性胎儿含子囊的腹部囊肿
- 单侧多见,可双侧同时发生
- 大小不等,但可能很大(据报道可达11cm)
- 通常见于下腹部外侧或盆腔
  - 可从卵巢分裂出来;如果是,两次检查间其在腹部位置可发生变化
  - 当支持韧带松弛导致移位时,偶见于上腹部
  - 卵巢囊肿移位时,很难与其他腹腔囊肿区分
- 胃肠道和泌尿系结构正常(可见继发性梗阻)

超声表现

- 单纯性卵巢囊肿
  - 有包膜
  - 一般为无回声、单房,因囊壁不易检测到而无血流信号
    - 偶有分隔
  - 子囊征
    - 小囊肿(卵泡)沿囊性肿块的囊壁分布
    - 卵巢来源的高度特异性征象(敏感性为82%)
- 非单纯性卵巢囊肿
  - 内部回声提示出血
    - 通常继发于扭转
  - 因出血时期不同,表现各异
    - 急性出血时呈弥漫性高回声
    - 反复出血或血块与血清分离时可见液-液平面
    - 由于血块回缩,形成新月形或圆形高回声肿块
    - 纤维蛋白链可形成明显分隔
    - 若血肿机化,可表现为实性
    - 可形成薄的高回声壁,营养不良性钙化可使内部呈高回声
- 扭转
  - 形成液-液平面或内部见高回声时联想到扭转
  - 囊肿可脱落并漂浮于腹腔内,称为自截
- 腹水源于渗液或囊肿破裂

MR表现

- 囊性肿块与泌尿系统、胃肠道无关
- 可能看到分隔或出血

影像学建议

- 确认泌尿系正常
  - 大量腹腔囊性肿块与泌尿系有关
- 确认胃肠道和肝胆系统正常
- 寻找囊肿并发症
- 监测大小:囊肿增大,并发症风险增加
- 疑难情况下考虑MR
  - 如果母体体型限制超声图像质量,MR有助于确认正常的肝/肾解剖结构

鉴别诊断

肾脏异常

- 多囊性发育不良肾
  - 通常存在多个囊肿,未见正常肾实质
- 肾盂积水/肾盂输尿管连接处梗阻
  - 若肾积水严重,可表现为囊性肿块

胃肠道异常

- 肠扩张
  - 管状结构
  - 可蠕动确认为肠管
- 胎粪性假性囊肿
  - 外形通常不规则
  - 囊壁可钙化
  - 胎粪性腹膜炎的其他并发症
    - 腹膜钙化
    - 肠扩张

其他腹腔内囊肿

- 脐尿管囊肿
  - 位于膀胱顶部和脐带插入点间
- 肠重复囊肿
  - 出现较早,在中孕期
  - 寻找肠道的明显特征
- 肠系膜囊肿
  - 可能与卵巢囊肿表现完全相同
  - 不太常见
- 胆总管囊肿
  - 与肝脏相关,寻找与胆管分支的连接

腹腔内肿瘤

- 囊性畸胎瘤
- 淋巴管瘤

阴道积液

- 中盆腔肿块
- 位于膀胱后方

病理

一般特征

- 病因学
  - 胎儿卵巢对母体激素/胎盘激素应答所致

大体病理和解剖特征

- 大多数起源于卵泡
- 无恶性潜能
  - 有 30 周双侧卵巢恶性肿瘤导致死胎的个例报道

临床问题

表现

- 通常在晚孕期女性胎儿中偶然发现
  - 如果在晚孕期之前发现，囊肿不太可能来源于卵巢
    - 大约第 29 周时，胎儿下丘脑 - 垂体 - 卵巢轴开始活跃

人口统计资料

- 流行病学
  - 女性胎儿腹腔囊肿最常见的原因
  - 1/3 女婴有卵巢"囊肿"

自然病史与预后

- 2017 年对 34 项研究进行荟萃分析，954 例胎儿中 784 例有随访数据
  - 在宫内或出生后，53.5% 可自然消退
  - 直径 <40mm 的单纯性囊肿自然消退可能性更大
  - 回声变化与手术或坏死后卵巢丢失增加有关
- 一项 2017 年针对 92 项研究进行的荟萃分析：380 例囊肿中 324 例保守观察，56 例行宫内抽吸
  - 选择抽吸者 7% 需要出生后手术，观察病例中 49% 需手术治疗
  - 随囊肿增大，扭转风险增加
- 结局似与大小和内部构成有关
  - 囊肿 >5cm
    - 85% 行卵巢切除术，15% 自然消退
  - 囊肿 <5cm
    - 31% 行卵巢切除术，69% 自然消退
  - 64% 的单纯性囊肿、40% 的非单纯性囊肿可自行消退
- 大囊肿（>6cm）与下列情况的风险增加有关
  - 出血（有病例报道称合并胎儿贫血伴或不伴水肿）
  - 扭转（在某些报道中发病率高达 50%～78%）
    - 对比出生后，产前发生可能性大
    - 一组 69 例的队列中，74% 病例考虑宫内扭转
  - 梗死
  - 肠梗阻
    - 大的囊肿压迫或出血 / 扭转 / 梗死继发粘连（有病例报告与肠扭转 / 穿孔有关）
  - 压迫其他邻近结构（如压迫输尿管引起肾积水）
  - 破裂（在宫内或分娩期间）
- 大多数患儿在 6 月龄时明显消退
- 可能需要长达 2 年才能完全消退
- 如果没有扭转，预后良好
- 发生扭转时，同侧卵巢通常无法挽救

处理

- 连续检查监测大小及回声变化

- 出现液平面 / 内部网状回声提示出血或扭转
- 扭转非提前分娩指征
- 宫内囊肿引流
  - 理论上存在囊内出血、感染、早产风险
  - 61 例妊娠 28 周以上 >3cm 的无回声囊肿抽吸术与期待治疗的随机对照试验
    - 新生儿干预（抽吸、腹腔镜手术、剖腹手术）无统计学差异
    - 囊肿宫内萎缩率增加
    - 新生儿卵巢切除率降低
- 囊肿很大时，可以考虑择期剖宫产或引产前抽吸
  - 在 66 例卵巢囊肿的研究中，即使囊肿达 11cm，仍有 74% 成功经阴道分娩
- 产后管理
  - 超声检查确认囊肿来源于卵巢
  - 每 4～6 周随访一次，直至囊肿消退、体积增大、症状进展或囊肿持续存在 >6 个月
  - 部分作者建议对新生儿 4cm 以上的单纯囊肿行抽吸术，因为存在扭转 / 卵巢梗死风险
  - 手术切除适应证
    - 有扭转、肠道或尿路梗阻的证据
    - 囊肿持续存在 >6 个月、>5cm 或增大
  - 有学者提倡若情况稳定，非单纯性囊肿可在出生后观察
    - 包含 11 个病例的研究中，全部自然消退，长期随访同侧卵巢内未见囊肿
    - 作者认为，手术不会改变结局
  - 手术旨在保留卵巢实质，但同侧卵巢极有可能丧失功能
    - 腹腔镜手术可行
    - 保留卵巢开窗术，囊肿切除术
    - 若因扭转发生出血性梗死，可能需要卵巢切除术，可尝试卵巢扭转矫正术

诊断要点

影像判读经验

- 子囊征高度提示卵巢来源
- 如果囊肿在晚孕期前出现，不太可能来源于卵巢
- 产前精准诊断卵巢囊肿不太可能

参考文献

1. Chen L et al: Prenatal evaluation and postnatal outcomes of fetal ovarian cysts. Prenat Diagn. 40(10):1258-64, 2020
2. Signorelli M et al: The prognostic value of antenatal ultrasound in cases complicated by fetal ovarian cysts. J Neonatal Perinatal Med. 12(3):339-43, 2019
3. Diguisto C et al: In-utero aspiration vs expectant management of anechoic fetal ovarian cysts: open randomized controlled trial. Ultrasound Obstet Gynecol. 52(2):159-64, 2018
4. Bascietto F et al: Outcome of fetal ovarian cysts diagnosed on prenatal ultrasound examination: systematic review and meta-analysis. Ultrasound Obstet Gynecol. 50(1):20-31, 2017
5. Tyraskis A et al: A systematic review and meta-analysis on fetal ovarian cysts: impact of size, appearance and prenatal aspiration. Prenat Diagn. 37(10):951-8, 2017
6. Trinh TW et al: Fetal ovarian cysts: review of imaging spectrum, differential diagnosis, management, and outcome. Radiographics. 35(2):621-35, 2015
7. Quarello E et al: The 'daughter cyst sign': a sonographic clue to the diagnosis of fetal ovarian cyst. Ultrasound Obstet Gynecol. 22(4):433-4, 2003

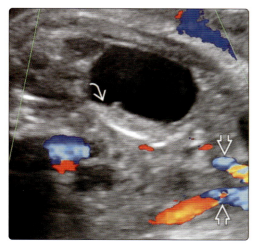

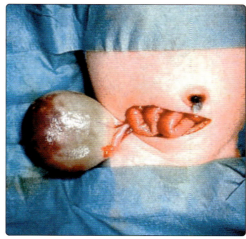

图 8-116　（左图）彩色多普勒超声显示一囊性肿块，无血流信号，其内的液 - 液平面 ➡ 提示囊内出血。脐动脉 ➡ 位于膀胱两侧，表明肿块位于腹部外侧。（右图）术中照片显示一较大的出血性卵巢囊肿。本例中的胎儿水肿被认为是出血引发贫血所致。有趣的是本例没有发生扭转，但有出血时应始终考虑到扭转可能。

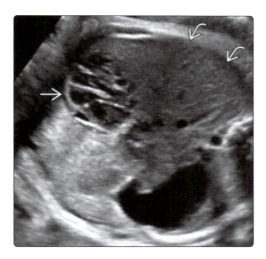

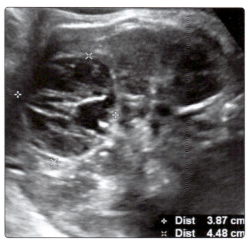

图 8-117　（左图）胎儿超声显示一多房囊肿 ➡，与邻近肝脏 ➡ 分界不清。鉴别诊断包括肝脏肿块，但其影像学特征并非先天性肝血管瘤或间质错构瘤的典型表现。（右图）随访超声在横切面上可见一边界更清晰的圆形肿块（游标），内呈网状、渔网样改变。未对胎儿产生明显不良影响，足月分娩。

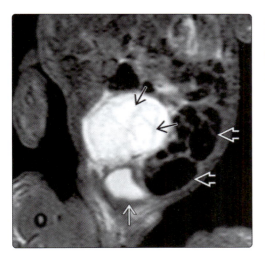

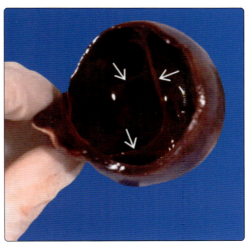

图 8-118　（左图）同一病例新生儿 T2WI 压脂序列显示膀胱 ➡ 外上方一低信号非单纯性囊性肿块，内有线条状影 ➡，与肠管 ➡ 和肝脏无关。术中发现卵巢扭转。（右图）一个类似病例卵巢切除后照片显示完全梗死，无卵巢实质残存。注意凝块内的纤维蛋白链 ➡；这解释了产前超声和 MR 检查所见的网状回声和明显的内部分隔。

生殖系统异常

669

术语

- 阴道梗阻时，阴道和子宫分泌物使其扩张
- 孤立性阴道积液，与泄殖腔畸形合并阴道积液不同

影像学表现

- 膀胱后方单房、充满液体的圆锥形肿块呈漏斗状指向会阴部
  - 内部可能呈无回声或低回声
- 肛凹正常
- 直肠正常，充满胎粪，T1 加权像呈高信号

主要鉴别诊断

- 泄殖腔畸形
  - 通常为有分隔或双叶状盆腔囊性肿块，代表梗阻的双阴道
  - 尿液、阴道分泌物与胎粪（有或无）的混合物形成液体-碎屑分层征
  - 常伴发畸形
  - 胎儿 MR 检查未见充满胎粪、T1 呈高信号的正常直肠

病理

- 处女膜闭锁（最常见）、阴道横隔或闭锁导致孤立性阴道积液
  - 对循环中母体激素的应答，使大量分泌物积聚
- 很少伴发其他先天异常

临床问题

- 足月新生儿处女膜闭锁发生率 0.1%
- 立即引流对预防败血症、穿孔或持续尿路梗阻至关重要

诊断要点

- 推荐胎儿 MR 评估盆腔结构，区分孤立性阴道积液和泄殖腔畸形

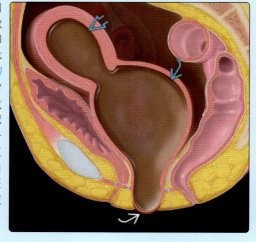
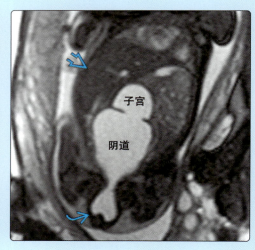

图 8-119　（左图）处女膜闭锁➡时，循环中的母体激素导致阴道分泌物积聚，即出现阴道积液◰。因液体聚集，子宫也可能扩张◱（子宫阴道积液），由于子宫肌层较厚，扩张并不明显或宫腔内无液体。（右图）冠状位 T2MR 显示阴道和子宫明显扩张，向上延伸至肝脏水平◲。远端阴道向会阴部◳凸起，分娩后证实为处女膜闭锁并行积液引流。

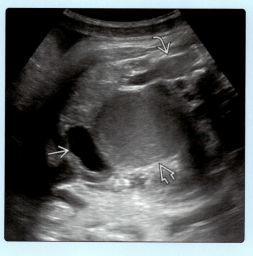
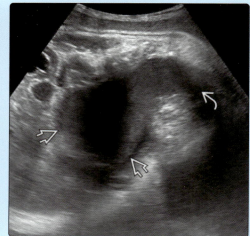

图 8-120　（左图）阴道积液。横切面超声显示充满低回声的➡囊性肿块向前压迫膀胱➡，阴道积液由处女膜闭锁所致。此外，它还引起右侧集合系统梗阻，导致肾积水➡。（右图）同一病例矢状切面超声显示扩张的阴道➡呈漏斗形凸向会阴➡。当务之急是寻找正常的直肠和肛门（图中未显示），以排除更严重的泄殖腔畸形。

第八章 泌尿生殖系统

术语

定义

- 阴道梗阻使阴道和子宫分泌物积聚而扩张
- 孤立性阴道积液:仅阴道内有积液
  - 独立存在,与泄殖腔畸形相关的阴道积液不同
- 子宫阴道积液:液体积聚在子宫和阴道内

影像学表现

一般特征

- 最佳诊断线索
  - 膀胱后方单房、充满液体的锥形包块呈漏斗状指向会阴
    - 阴道壁顺应性好,可以形成大的盆腔肿块
    - 子宫有肌层,很少扩张

超声表现

- 单房盆腔囊性肿块位于膀胱后方,呈典型漏斗状指向会阴
  - 内容物可能呈无回声或低回声
  - 与泄殖腔畸形相比,液体-碎屑分层征不常见,也不明显
    - 阴道分泌物不与尿液和胎粪混合
- 宫颈可能已经扩张,且液体连续聚集可使宫腔扩张
- 盆腔局部占位效应
  - 膀胱前移
  - 肾积水或输尿管积水,常为双侧
- 胎儿会阴和肛门正常
- 很少伴发其他先天异常

MR 表现

- T1WI:充满胎粪的正常高信号直肠延伸至会阴
- T2WI:盆腔深部局部占位效应,形成高信号囊性肿块

影像学建议

- 流程建议
  - 超声应仔细追踪胎儿结构,评估胎儿会阴,包括肛环
  - 必须在纵切面(冠状面、矢状面)扫描,寻找梨形漏斗状凸向会阴的特征性表现
  - 经胎儿盆腔 MR 矢状位薄层 T2WI 评估阴道、膀胱和直肠关系
  - 矢状位 T1WI 检查有无充满高信号胎粪的正常直肠

鉴别诊断

泄殖腔畸形

- 通常为内有分隔或呈双叶状的盆腔囊性肿块,代表梗阻的双阴道
- 尿液、阴道分泌物、胎粪(有或无)混合物形成液体-碎屑分层征
- 常伴发畸形
  - 先天性和继发性肾脏异常
  - 肠管扩张
  - 腰骶椎异常
- T1MR 未见充满胎粪的高信号直肠

卵巢囊肿

- 偏离中线,位于盆腔较高位置
- 不向会阴延伸

病理

一般特征

- 病因
  - 处女膜闭锁是最常见原因
  - 阴道横隔
  - 阴道闭锁
  - 循环中的母体激素使子宫和阴道产生大量分泌物
- 遗传学
  - 据报道有家族性处女膜闭锁
  - McKusick-Kaufman 综合征:常染色体隐性遗传综合征伴阴道积液和轴后多指/趾

大体病理和解剖特征

- 阴道口处女膜隆起

临床问题

表现

- 常见症状/体征
  - 产前超声检查发现盆腔囊性包块
  - 新生儿早期体检时常被忽视
  - 由于局部占位效应,新生儿期可能造成尿路梗阻和肠道内容物潴留
  - 常在月经初潮时出现,伴腹痛,有或无闭经
- 其他症状/体征
  - 肾积水和输尿管积水
    - 严重羊水过少和肺发育不全很少发生

人口统计资料

- 流行病学
  - 足月新生儿处女膜闭锁发生率 0.1%
    - 新生儿阴道积液有症状者更少见

自然病史与预后

- 如果确诊并治疗,预后良好
- 较轻病例在新生儿期随雌激素水平下降自行消退
  - 月经来潮后,表现为阴道积血

处理

- 如果存在明显梗阻应立即引流,以防止败血症、穿孔或持续性尿路梗阻
- 处女膜切开或阴道隔膜切除

参考文献

1. Ray A et al: Congenital hydrocolpos: diagnostic journey and management-a case report. J Obstet Cynaecol India. 70(5):407-8, 2020
2. Garcia Rodriguez R et al: Fetal hydrometrocolpos and congenital imperforate hymen: prenatal and postnatal imaging features. J Clin Ultrasound. 46(8):549-52, 2018

生殖系统异常

鉴别诊断

常见

- 肾盂输尿管连接部梗阻
- 后尿道瓣膜

少见

- 重复肾并梗阻
- Prune-Belly 综合征（梅干腹综合征）
- 输尿管膀胱连接部梗阻

罕见且重要

- 先天性输尿管囊肿（原位）
- 膀胱输尿管反流

重要信息

鉴别诊断要点

- **尿路扩张（urinary tract dilation，UTD）的诊断**
  - 测量肾盂前后径
    - 获取肾脏中部横切面
      - 脊柱位于 12 点或 6 点处
      - 放置游标，仅测量肾盂内液体
    - 肾盂测量值异常
      - 16～27 周 6 天 ≥4mm
      - 28 周后 ≥7mm
    - 获取肾脏冠状切面和矢状切面
      - 寻找周围扩张的肾盏
  - 评估肾实质
    - 正常肾脏回声低于肝脏
    - 肾实质弥漫性回声增强，即使未见大的囊肿，仍提示囊性发育不良
  - 寻找扩张的输尿管
    - 任何持续性扩张都不正常
  - 评估下尿路
    - 膀胱异常扩张了吗？
    - 膀胱壁是否增厚
  - 如果膀胱扩张，评估尿道
    - 后尿道扩张
      - 如果呈局灶性圆形扩张，则形成"钥匙孔"
      - 可能形似漏斗
    - 可能显示尿道扩张至阴茎末端
  - 评估生殖器（胎儿性别）
    - 尿路梗阻男性多见
    - 重复肾多见女性
- 系统评估集合系统以确定扩张类型或梗阻点
- 客观评估羊水
  - 羊水指数（amniotic fluid index，AFI）
    - 将子宫分成 4 个象限
    - AFI 等于每个象限羊水池的最大垂直深度之和
    - 正常值通常为 10～20cm
      - 查阅正常参考值表（AFI/胎龄）
    - AFI≤5cm 认为病情严重
  - 羊水池最大垂直深度
    - 正常范围 2～8cm
    - 严重羊水过少：羊水池深度 <2cm

常见诊断的有用线索

- **肾盂输尿管连接部梗阻**
  - 主要影像学表现
    - 扩张的肾盂于肾盂输尿管连接部（ureteropelvic junction，UPJ）突然终止
    - 肾盂呈子弹形
    - 肾盏扩张
  - 相关异常
    - 10% 为双侧 UPJ 梗阻
    - 25% 伴对侧肾脏异常
    - 10% 伴肾外异常
  - 病因
    - UPJ 处肌肉层或神经支配异常
    - 1/3 存在副血管交叉
  - 单侧预后常较好
    - 大部分是不完全性 UPJ 梗阻
- **后尿道瓣膜**
  - 梗阻的后尿道瓣膜类似阀门
    - 不全或完全梗阻
    - 仅见于男性胎儿
  - 扩张的厚壁膀胱是特征性表现
    - 可能会看到后尿道扩张
    - 膀胱大小不一
  - 肾脏和输尿管扩张程度不同
    - 可能看到肾脏囊性发育不良，肾脏和输尿管无扩张
  - 羊水过少程度不同
    - 取决于肾脏功能
    - 部分性和完全性梗阻
  - 相关异常
    - 肺发育不良；如果孕早期羊水过少，肺发育不良风险升高
    - VACTERL 综合征相关畸形（椎体缺陷（Vertebral defect）、肛门闭锁（anal atresia）、心脏缺陷（cardiac defect）、气管-食管瘘（tracheo-esophageal fistula）、肾脏异常（renal anomaly）、肢体异常（limb abnormality））
    - 心脏畸形

少见诊断的有用线索

- **重复肾并梗阻**
  - 肾实质重复和不同程度的集合系统重复
    - 独立的上位肾和下位肾
    - 完全重复等于 2 条独立的输尿管
  - 特征性表现：上位肾梗阻和膀胱内输尿管囊肿
    - 异位输尿管囊肿与上位输尿管相关
    - Weigert-Meyer 定律
      - 异位输尿管插入下位输尿管内下方
      - 上位肾梗阻
      - 下位输尿管反流（胎儿期表现轻微）
    - 输尿管囊肿可能较大
      - 会造成膀胱出口梗阻
      - 对侧肾脏梗阻
- **Prune-Belly 综合征（梅干腹综合征）**
  - 3 个典型特征
    - 集合系统严重扩张
      - 膀胱、输尿管和肾脏集合系统
    - 腹部肌肉缺如
    - 男性胎儿隐睾

- 产前超声表现
  - 膀胱增大且壁薄
    - 有时膀胱壁呈波浪状
  - 双侧输尿管积水和双侧肾积水
    - 输尿管常明显迂曲
  - 尿道可能弥漫性扩张
  - 无明显梗阻点
  - 有或无羊水过少
  - 与后尿道瓣膜(posterior urethral valve, PUV)难以鉴别
- 输尿管膀胱连接处梗阻
  - 先天性巨输尿管
    - 输尿管积水,无输尿管囊肿或输尿管重复
  - 先天性输尿管膀胱连接部(ureterovesical junction, UVJ)狭窄
    - 肌纤维发育不全/萎缩
    - 神经节细胞缺乏

罕见诊断的有用线索

- 先天性输尿管囊肿(原位)
  - 输尿管囊肿不合并重复肾
    - 与重复肾有关的异位型输尿管囊肿是先天性输尿管囊肿的 3 倍
  - 远端黏膜下输尿管囊性扩张
    - 部分性或完全性
    - 双侧占 10%
  - 产前超声表现
    - 扩张的输尿管如气球样凸入膀胱
- 膀胱输尿管反流
  - 儿童期并不罕见,胎儿期罕见
  - 尿液逆流
    - 膀胱→输尿管或肾脏
  - 超声表现
    - 肾积水可变化或间断出现
    - 排尿后输尿管立即扩张↑
  - 出生后明确诊断
    - 排尿性膀胱尿道造影
    - 核素膀胱造影
  - 分级系统
    - Ⅰ:仅反流到输尿管
    - Ⅱ:反流到达肾盂(肾盏正常)
    - Ⅲ:肾盏稍变钝
    - Ⅳ:肾盏进行性扩张

- Ⅴ:集合系统迂曲扩张伴有严重的肾盏扩张
- 80% 新生儿长大后不再反流
- 持续反流需外科手术治疗
  - 输尿管再植术
  - 膀胱镜下输尿管周围注射

其他重要信息

- 尿路扩张分类系统
  - UTD A1:仅肾盂扩张
  - UTD A2~A3:UTD A1+以下任一特征
    - 周围集合系统扩张
    - 输尿管或膀胱扩张
    - 肾实质异常
      - 实质回声增强
      - 任何肾实质囊肿都是异常
    - 羊水过少
  - 随访策略
    - 尿路扩张(UTD)A1:随访至 32 周
      - 出生 48 小时后行新生儿超声检查
      - 如果持续存在,第二次随访在出生后 1~6 月龄
    - UTD A2~A3:取决于严重程度
      - 每 4~8 周 1 次或部分需要治疗
      - 妊娠期考虑泌尿外科咨询
- 陷阱
  - 肾锥体可类似于扩张的肾盏
  - 扩张的肾盏可类似肾囊肿
    - 寻找与肾盂连接
  - 输尿管囊肿可能下垂至膀胱内或外
  - 巨大的输尿管囊肿可能充满膀胱
    - 可类似膀胱或造成膀胱梗阻
- 寻找继发性肾囊性发育不良
  - 尿路扩张(UTD)合并肾囊肿
  - 提示明显肾损伤
  - 可类似多囊性发育不良肾
- 梗阻可自行减压
  - 尿性腹水,尿瘘囊肿
- 并非所有盆腔大型液体积聚都是膀胱
  - 泄殖腔
  - 腹腔囊肿
    - 胎粪性假性囊肿,肠系膜囊肿,肠重复囊肿,晚孕期卵巢

肾盂输尿管连接部梗阻

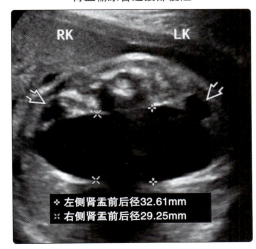

肾盂输尿管连接部梗阻

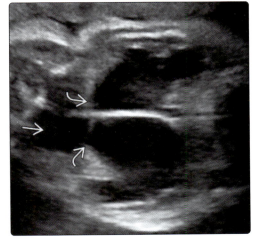

图 8-121 (左图)经肾盂(卡尺)横切面超声显示双侧尿路严重扩张(约 3cm)。可见周围肾盏扩张☞和相邻肾实质变薄。(右图)同一胎儿冠状面超声显示双侧肾盂扩张呈子弹样☞,在肾盂输尿管连接处(UPJ)突然终止,达中线和膀胱☞。肾盂输尿管连接处(UPJ)梗阻可致肾盂严重扩张、延长,形似输尿管。

后尿道瓣膜

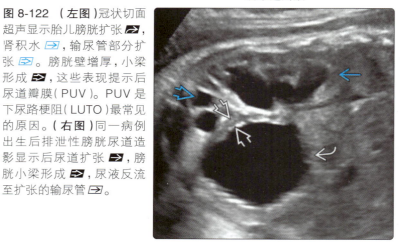

后尿道瓣膜

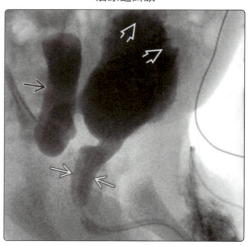

图 8-122 （左图）冠状切面超声显示胎儿膀胱扩张➦，肾积水➔，输尿管部分扩张➠。膀胱壁增厚，小梁形成➥，这些表现提示后尿道瓣膜（PUV）。PUV 是下尿路梗阻（LUTO）最常见的原因。（右图）同一病例出生后排泄性膀胱尿道造影显示后尿道扩张➔，膀胱小梁形成➔，尿液反流至扩张的输尿管➔。

重复肾并梗阻

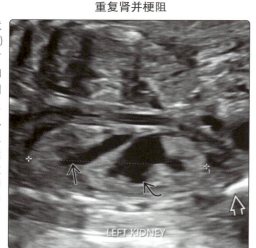

重复肾并梗阻

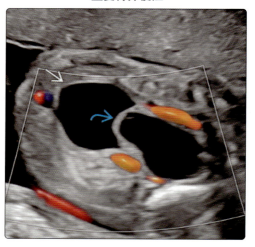

图 8-123 （左图）左肾冠状切面超声显示左肾（游标）被拉长延伸至髂骨➔。扩张的上位肾集合系统➔和下位肾集合系统➔互不相通，表明存在重复集合系统梗阻。（右图）同一胎儿横切面彩色多普勒超声显示膀胱内➔大的输尿管囊肿➔。输尿管囊肿与上位集合系统相连；大的输尿管囊肿可造成同侧或对侧肾脏梗阻。

梅干腹综合征

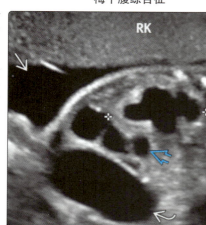

梅干腹综合征

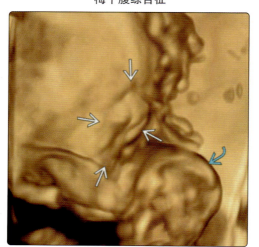

图 8-124 （左图）本例与前文后尿道瓣膜（PUV）病例表现相似，即肾积水➔和输尿管扩张➔。然而扩张膀胱➔的壁很薄，羊水正常➔。（右图）同一胎儿 3D 表面渲染成像显示下腹壁皮肤多处皱褶➔（为便于定位请注意胎儿膝盖➔）。梅干腹与 PUV 表现相似；如果膀胱壁和羊水正常，阴囊空虚（隐睾），考虑梅干腹综合征。

膀胱输尿管连接部梗阻

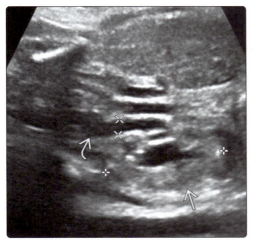

膀胱输尿管连接部梗阻

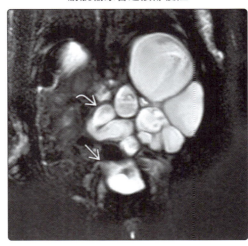

图 8-125 （左图）图示肾积水 ➡（＋形游标）伴输尿管扩张 ➡（×形游标），尤其膀胱正常时，应高度怀疑输尿管膀胱连接部(UVJ)梗阻。（右图）另一例输尿管膀胱连接处(UVJ)梗阻出生后 MR 显示左侧输尿管明显迂曲扩张 ➡，膀胱正常 ➡。输尿管膀胱连接部(UVJ)梗阻与输尿管囊肿无关，继发于输尿管远端先天狭窄或功能障碍。

先天性输尿管囊肿（原位）

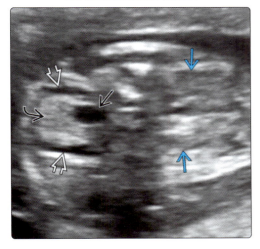

先天性输尿管囊肿（原位）

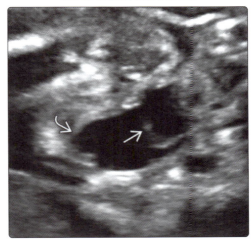

图 8-126 （左图）肾脏横切面显示 17 周胎儿右侧肾盂扩张 ➡、肾实质回声增强 ➡ 和外周囊肿或积液 ➡；但梗阻原因不明（注意左侧肾脏 ➡ 正常、实质回声较低）。（右图）20 周随访，膀胱内 ➡ 见输尿管囊肿 ➡。这是先天性输尿管囊肿不合并重复肾（原位）。随妊娠进展，右肾出现弥漫性囊肿。

膀胱输尿管反流

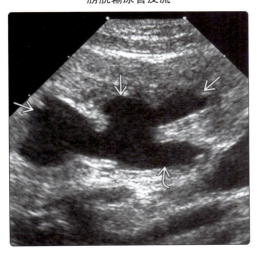

膀胱输尿管反流

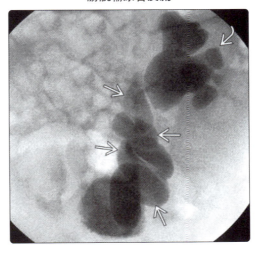

图 8-127 （左图）产前诊断为肾积水，新生儿冠状面超声显示肾盏 ➡ 和肾盂 ➡ 扩张。胎儿期诊断反流通常很困难，但如果观察过程中扩张程度发生变化，可提示存在反流。（右图）排尿后立即进行排泄性膀胱尿道造影(VCUG)，冠状位图显示明显反流。输尿管 ➡ 迂曲扩张。肾盂和肾盏 ➡ 同样明显扩张。

鉴别诊断

常见

- 梗阻性肾发育不良
- 13 三体
- 常染色体隐性遗传多囊肾病

少见

- Meckel-Gruber 综合征
- Beckwith-Wiedemann 综合征

罕见且重要

- 常染色体显性遗传多囊肾病
- 其他纤毛病（肝肾纤维囊性疾病）
  - Joubert 综合征和相关异常
  - Bardet-Biedl 综合征
  - Zellweger 综合征
  - 肾结核
  - I 型口 - 面 - 指综合征
  - 肾小球囊肿病
  - 短肋胸廓发育不良
  - 肾 - 肝 - 胰发育不良（Ivemark II 型）

重要信息

鉴别诊断要点

- 肝肾纤维囊性疾病 / 综合征是导致肾脏回声增强的最常见原因
  - 一大类疾病，又称纤毛病，初级（非运动）纤毛病
- 纤毛分为运动纤毛和初级纤毛（非运动），但致病表现存在重叠
- 运动纤毛
  - 在呼吸道上皮细胞功能、生育和决定胚胎发育左右方位中起重要作用
  - 功能缺陷导致原发性纤毛运动障碍，也称纤毛不动综合征
    - 慢性呼吸道感染和不孕症
    - 约 50% 存在内脏反位（Kartagener 综合征）
    - 约 12% 存在内脏异位
- 初级（非运动）纤毛
  - 纤毛是细胞表面的感觉细胞器，像小 "触须" 一样，对正常发育至关重要
  - 既往认为初级纤毛会退化，目前认为其在细胞增殖、分化、内环境稳定和凋亡中具有重要功能
  - 几乎存在于体内所有细胞内
- 初级纤毛病
  - 异质性疾病群，影响多器官系统，包括泌尿生殖系统、肝胆系统、骨骼系统和中枢神经系统（CNS）
    - 很多此类疾病的表现存在重叠
  - 肝脏、肾脏的初级纤毛管是肝、肾正常发育的重要组成部分
    - 肝肾纤维囊性疾病是由基因突变导致纤毛功能障碍和器官形成异常
    - 胎儿期肾脏最易受累、且最明显
      - 最常见的纤毛疾病是胎儿 / 儿童中的常染色体隐性遗传多囊肾病（autosomal recessive polycystic kidney disease，ARPKD）和成人中的常染色体显性遗传多囊肾病（autosomal dominant polycystic kidney disease，ADPKD）
    - 肝脏疾病（如先天性肝纤维化，Caroli 综合征和多囊性肝病）通常到儿童期或以后才有所表现，胎儿中罕见报道
  - 主要累及其他器官系统（如中枢神经系统、骨骼系统）的纤毛病，肾脏回声增强常见，这是诊断线索

常见诊断的有用线索

- **梗阻性肾发育不良**
  - 尿路明显扩张（如后尿道瓣膜）
  - 慢性梗阻干扰正常肾单位肾小管的诱导
  - 回声增强伴有皮髓质分化障碍
    - 表明存在一定程度的肾功能损害
  - 肾脏可能增大、缩小或正常
    - 缩小说明发现较晚，此时常合并羊水过少
  - 可能看到皮质囊肿
    - 从外周小囊肿（"念珠样"）→大囊肿
- **13 三体**
  - 50% 可见肾脏囊性发育不良
    - 肾脏常增大并回声增强；可能存在囊肿
    - 早期发现，可能在早孕期进行颈项透明层（NT）检查时发现
  - 90% 以上存在多发严重异常，多在早孕期发现
    - 脑 / 脸：前脑无裂畸形，独眼畸形，喙鼻，眼距过窄，中央或双侧唇裂
    - 身体：心脏异常，胎儿生长受限，轴后多指 / 趾
- **常染色体隐性遗传多囊肾病**
  - 胎儿期最常见的纤毛病
  - 典型类型由染色体 6p12 上的 *PKHD1* 基因突变引起
  - 肾脏可呈弥漫性回声增强或肾锥体回声增强
    - 由于肾曲小管和集合管囊状扩张
      - 晚孕期可见髓质呈扇形放射状管样扩张
    - 皮质可能会残存
      - 寻找环绕髓质周边的低回声薄带
  - 可见小且散在分布的囊肿，肉眼可见，但不是主要特征
  - 肾脏增大可能到中孕期才出现
  - 到晚孕期，肾脏大小可达正常 3～10 倍
  - 羊水过少程度取决于肾脏受累的严重程度

- 早发性羊水过少→预后不良

少见诊断的有用线索

- Meckel-Gruber 综合征
  - 遗传多样性致死性纤毛病
    - 涉及多基因的常染色体隐性遗传病
  - 三项表现（需要具备其中两项才能诊断）
    - 肾囊性发育不良最常见，95%～100% 病例可见
    - 60%～80% 存在脑膨出
    - 55%～75% 存在轴后多指/趾
  - 肾损害表现多样，通常很严重
    - 肾脏巨大并回声增强最常见
    - 可能存在肉眼可见的囊肿
    - 常见羊水过少，且通常很严重
  - 与常染色体隐性遗传多囊肾病（ARPKD）表现相似，因此寻找相关异常至关重要
- Beckwith-Wiedemann 综合征
  - 位于 11p15.5 上的生长调节基因表观遗传改变引起的多基因印记障碍（非纤毛病）
  - 3 个特征：巨大儿，巨舌，脐膨出
  - 肾脏较大，但形态和回声通常正常
    - 肾回声可能稍偏高，但髓质锥体通常正常
    - 羊水常正常

罕见诊断的有用线索

- 常染色体显性遗传多囊肾病
  - 最常表现在儿童晚期或成年期，但在胎儿中已有描述
  - 胎儿肾脏中度增大
    - 肾脏大于同孕龄儿平均值 1.5～2.0 标准差（standard deviations，SD）
  - 皮质受累较明显，皮髓质分化存在
  - 真性囊肿，是成人病例中的重要表现，少数胎儿病例中可见，肾囊肿会随时间推移而发展
  - 羊水量倾向正常
  - 85%16 号染色体短臂 PKD1 基因缺陷
    - 出现更早，更严重
  - 15%4 号染色体长臂 PKD2 基因缺陷
  - 建议评估父母肾脏
- Joubert 综合征和相关异常
  - 常染色体隐性遗传疾病伴有纤毛功能受损
    - 初级纤毛在海马、齿状回和小脑颗粒神经元形成中起关键作用
  - 6 个临床亚型，均有磨牙征
    - 小脑上脚增粗、变直、延长，脚间窝加深
    - 智力障碍、肌张力减退是诊断经典 Joubert 综合征的必需特征
  - 据报道也存在其他中枢神经系统畸形，包括透明隔腔缺失、胼胝体异常、皮质发育不良和枕部脑膨出
  - 据报道，胎儿会偶发呼吸急促（140～160 次/min）
  - 与其他纤毛病一样，肾脏可增大伴回声增强，有两种临床亚型

其他重要信息

- 确定肾脏回声确实增强
  - 回声应强于肝脏
  - 体形瘦弱者肾脏清晰显示，易误认为高回声
- 很多病例肾脏较大
  - 测量大小并与正常生长图表比较
- 梗阻性疾病肾脏回声增强更明显
- 其余可能是非整倍体（13 三体）或遗传性疾病
  - 推荐遗传咨询和诊断必不可少，很多遗传性疾病是常染色体隐性遗传，再发风险 25%
  - 考虑对父母进行肾脏超声检查以排除隐匿性疾病
- 很多疾病伴发其他表现，有助于缩小鉴别诊断范围

梗阻性肾发育不良

梗阻性肾发育不良

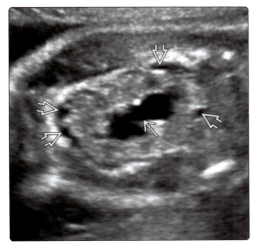
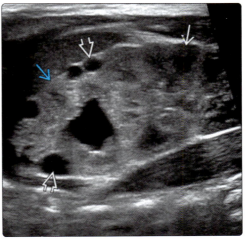

图 8-128　（左图）尿路扩张（注意肾盂扩张 ➡️）胎儿右肾冠状切面超声显示肾脏回声弥漫性增强伴周围皮质小囊肿 ➡️（"念珠样"）。具有肾脏发育不良声像图表现的所有病例都存在一定程度的肾功能不全。（右图）一例重复肾并梗阻新生儿，部分肾脏发育不良，其肾脏超声显示上位肾 ➡️ 回声强于下位肾 ➡️，且皮质多发小囊肿 ➡️。

13 三体

13 三体

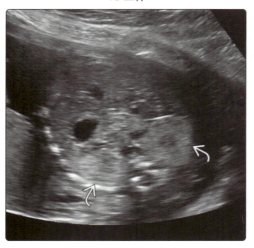
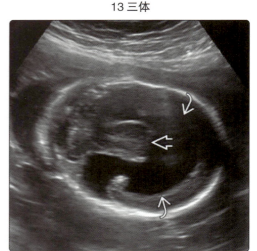

图 8-129 （左图）中孕期 13 三体胎儿腹部横切面超声显示双侧肾脏 ⬆ 增大，回声增强。50% 的 13 三体存在肾囊性发育不良。肾脏通常较大且回声增强，早在早孕末期就有可能显示。（右图）同一病例颅脑表现为典型无叶型前脑无裂畸形，单一脑室 ➡ 和丘脑融合 ⬌。

常染色体隐性遗传多囊肾病

常染色体隐性遗传多囊肾病

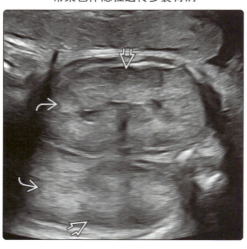
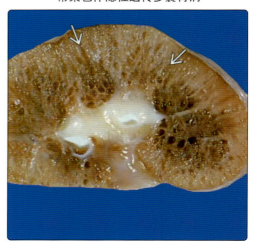

图 8-130 （左图）32 周常染色体隐性遗传多囊肾病（ARPKD）胎儿，冠状切面超声显示肾脏增大、髓质回声增强 ➡，残存部分正常皮质 ⬌。ARPKD 主要累及集合管，因此可见正常低回声的皮质。还需注意严重羊水过少，这会导致肺发育不全和出生后很快死亡。（右图）ARPKD 大体标本显示主要累及肾小管 ➡。（From DP：Kidney）

Meckel-Gruber 综合征

Meckel-Gruber 综合征

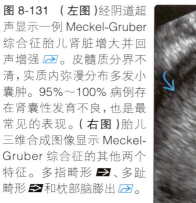
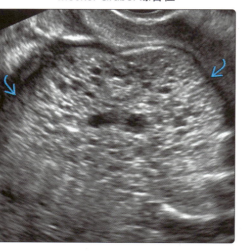
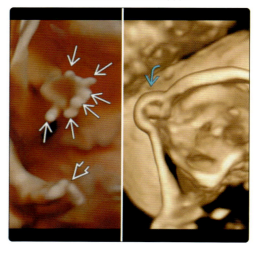

图 8-131 （左图）经阴道超声显示一例 Meckel-Gruber 综合征胎儿肾脏增大并回声增强 ➡。皮髓质分界不清，实质内弥漫分布多发小囊肿。95%～100% 病例存在肾囊性发育不良，也是最常见的表现。（右图）胎儿三维合成图像显示 Meckel-Gruber 综合征的其他两个特征。多指畸形 ➡、多趾畸形 ➡ 和枕部脑膨出 ➡。

Beckwith-Wiedemann 综合征

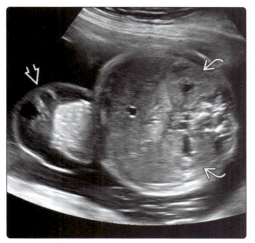

Beckwith-Wiedemann 综合征

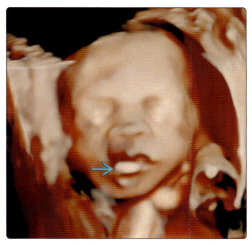

图 8-132 （左图）本例巨大儿呈现 Beckwith-Wiedemann 综合征（BWS）的典型特征，包括脐膨出➡、肾脏增大并回声轻度增强➡（大于同孕龄儿第 95 百分位）。尽管肾脏体积通常很大，但形态和回声正常，羊水也正常。（右图）BWS 胎儿面部 3D 超声显示巨舌➡。相较于口腔，舌体过大，检查过程中持续突出。

常染色体显性遗传多囊肾病

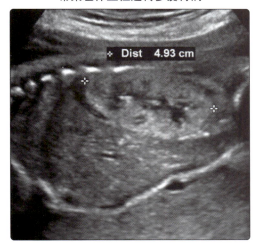

常染色体显性遗传多囊肾病

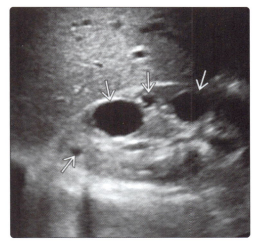

图 8-133 （左图）胎儿右肾矢状切面显示肾脏长径 4.9cm（游标），位于 29 周的第 99 百分位数。此外，肾脏回声明显高于相邻肝脏回声。（右图）同一病例母体右肾矢状切面超声显示 4 个小囊肿➡。基于胎儿和母体表现进行了遗传学检测，结果显示二者均为常染色体显性遗传多囊肾病（ADPKD）。

Joubert 综合征和相关异常

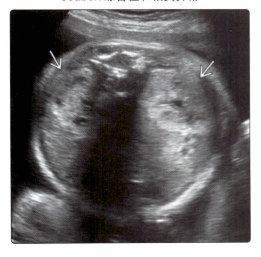

Joubert 综合征和相关异常

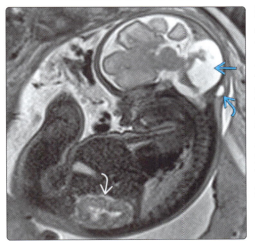

图 8-134 （左图）一例 Joubert 综合征胎儿腹部横切面超声显示肾脏回声明显增强➡，这一特征在 2 个临床亚型中都存在。（右图）同一胎儿矢状位 MR 显示后颅窝异常➡和小的枕部脑膨出➡。轴位图可见典型磨牙征。肾脏➡较大，但超声更适于评估肾小管发育异常。纤毛病造成集合管发育异常，导致肾脏回声增强。

相关鉴别诊断

鉴别诊断

常见

- 发育异常
  - 重复肾
  - 单侧肾不发育伴对侧代偿性增大
  - 交叉异位融合肾

少见

- 中胚层肾瘤
- 两侧发育进程不对称
  - Beckwith-Wiedemann 综合征
  - Meckel-Gruber 综合征
  - 常染色体隐性遗传多囊肾病

罕见且重要

- 肾静脉血栓形成

重要信息

鉴别诊断要点

- 经验法则：肾脏长度（单位 mm）= 孕周
  - 通常略长，尤其在孕晚期
- 肾脏增大多继发于发育异常
  - 仔细检查双侧肾脏位置和大小
  - 形态异常，但回声正常
  - 记录肾上腺表现和位置
    - 肾脏缺如或异位时，肾上腺平卧于肾窝内
    - 失去三角帽外形
    - 呈球形或平卧征
- 全身性疾病对双侧肾脏的影响可能呈不对称性，尤其在妊娠早期
  - 肾脏通常回声增强，可能有囊肿
- 如果发现大的腹膜后实性肿块，应确定是否起源于肾脏或肾上腺
  - 肾脏→中胚层肾瘤
  - 肾上腺→神经母细胞瘤
- 如果正常肾脏较前突然增大，应考虑肾静脉血栓

常见诊断的有用线索

- 重复集合系统
  - 上、下位肾由肾实质带分隔
  - 较对侧肾脏增大（除非双侧重复）
  - 上位肾和下位肾由两条独立的输尿管引流
    - 上位肾由异位的输尿管引流，膀胱内存在输尿管
      - 囊肿
      - 容易梗阻；可能看到扩张的输尿管连接到上位肾
      - 大的输尿管
      - 囊肿可能与膀胱相混淆
    - 下位肾由位置正常的输尿管引流
      - 容易反流；输尿管扩张少见

- 单侧肾不发育伴对侧代偿性增大
  - 排除性诊断
    - 必须排除不对称性马蹄肾，盆腔异位肾和交叉异位肾
  - 诊断陷阱
    - 肾上腺
      - 肾上腺呈球形位于肾窝会被误认为肾脏
    - 结肠位于空虚肾窝内可被误认为肾脏，尤其在晚孕期
  - 高达 90% 剩余肾脏代偿性增大
    - 最早可见于 20 周
- 交叉异位融合肾
  - 单侧肾窝空虚
  - 异位肾常旋转不良
  - 90% 交叉异位肾与另一肾脏融合
    - 其余肾脏未融合者，形态各式各样
  - 输尿管越过中线正常插入膀胱内
  - 寻找低回声的髓质锥体，以确定异位肾实质

少见诊断的有用线索

- 中胚层肾瘤
  - 良性间充质肾肿瘤
  - 大的实性肾肿块，通常不会残存正常肾实质
    - 对周围结构造成明显占位效应
    - 腹围常增大
    - 很少有囊性区域
  - 应用彩色多普勒寻找肾动脉
    - 冠状切面显示最佳
  - 约 70% 羊水过多，常很严重
  - 会引起水肿
- Beckwith-Wiedemann 综合征
  - 3 个特征表现：巨大儿、巨舌、脐膨出
  - 肾脏常受累
    - 肾脏增大，但回声和结构常正常
- Meckel-Gruber 综合征
  - 多囊性发育不良肾，脑膨出，轴后多指/趾
  - 多囊性发育不良肾见于 95%～100% 病例，是最常见的表现
    - 肾损伤表现不一，通常很严重
    - 肾脏很大，回声增强最常见
    - 可能有肉眼可见的囊肿
    - 常见羊水过少，且通常很严重
- 常染色体隐性遗传多囊肾病
  - 肾脏大，回声强
  - 肾脏增大可能至中孕中期才发生，但通常呈进展性
  - 病变不对称并不少见
  - 皮质可能正常
    - 在髓质回声周围寻找薄的低回声带
  - 肾脏呈弥漫性强回声，病情严重时肾脏通常非常大
    - 此阶段羊水过少常见

罕见诊断的有用线索

- 肾静脉血栓形成
  - 血栓引起肾脏主静脉或外周静脉阻塞

- 这是急性事件；妊娠早期检查正常有助于诊断
- 急性表现
  - 肾脏增大，回声增强
    - 可能存在明显的髓质锥体
  - 沿小叶间静脉排列的线状强回声髓质带
  - 使用彩色/脉冲多普勒寻找正常动、静脉波形
    - 胎儿期可能有困难
    - 与正常侧对比
  - 会出现胎儿宫内窘迫，需要紧急分娩
- 慢性表现
  - 肾脏体积缩小，甚至可能萎缩，这取决于疾病和恢复程度
  - 回声失常
  - 线状和花边状钙化
- 多发生在晚孕期或围产期

- 风险因素
  - 60%病例存在母体因素
    - 血栓形成倾向和血栓前因子（如因子 V Leiden 易栓症）
    - 糖尿病
    - 高血压
    - 急性疾病（如肾盂肾炎）
  - 在围产期，窒息、脱水和脓毒症/感染均与之有关
- 出生时表现
  - 典型表现包括腰部肿块、血尿和血小板减少
  - 可能出现蛋白尿、高血压和肾功能不全
- 均需进行出生后评估
  - 超声评估形态和血流
  - 核医学检查肾功能
- 70% 存在不可逆性损伤

重复集合系统

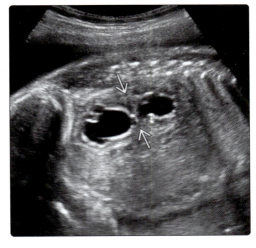

重复集合系统

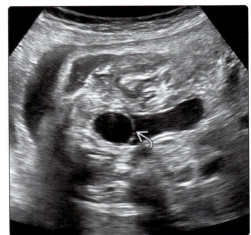

图 8-135 （左图）中孕期胎儿单侧肾脏增大，伴肾盂扩张。需要重点指出，实际存在 2 个肾盂，被一条正常的肾实质带➡分开，诊断为重复集合系统。（右图）怀疑肾脏重复畸形时，一定要仔细检查膀胱。同一胎儿冠状切面可见一输尿管口囊肿➡。膀胱萎瘪时，较大的输尿管口囊肿可被误认为膀胱而漏诊。

单侧肾不发育伴对侧代偿性增大

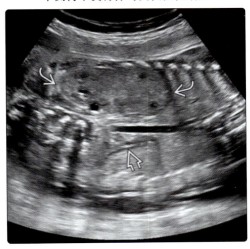

单侧肾不发育伴对侧代偿性增大

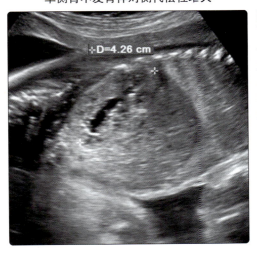

图 8-136 （左图）冠状切面超声显示肾缺如，肾上腺平卧➡于肾窝内。对侧肾脏增大➡。高达 90% 的单侧肾缺如，对侧肾代偿性增大。（右图）28 周单侧肾脏缺如胎儿矢状切面超声显示对侧肾脏代偿性增大。一个简单的经验法则：肾脏长径（以 mm 为单位）近似孕周。对比 28 周，本例胎儿肾脏长径>同孕周第 99 百分位数。

交叉异位融合肾

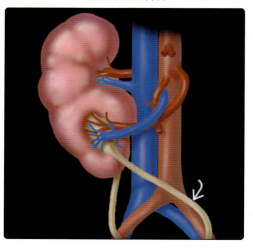

交叉异位融合肾

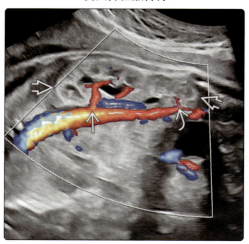

图 8-137 （左图）图示交叉异位融合肾，左侧异位肾与正常位置的右肾下极相连。注意输尿管 ➥ 越过中线正常插入膀胱。（右图）冠状切面彩色多普勒超声显示肾脏增大 ➥，继发于交叉异位融合肾。上方正常肾脏的动脉血供来自主动脉 ➥，下方异位肾的血供来自髂动脉 ➥。

交叉异位融合肾

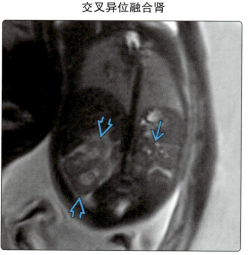

中胚层肾瘤

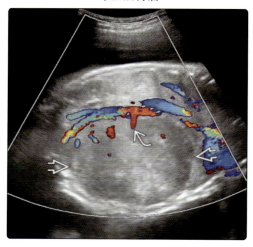

图 8-138 （左图）冠状位 T2WI MR 显示小肠 ➥ 位于左侧肾窝内，交叉融合肾脏位于右侧 ➥。（右图）晚孕期胎儿冠状切面彩色多普勒超声显示其腹部存在一巨大的实性肿块 ➥。未见正常肾脏，但肾动脉 ➥ 供应该肿块，这是诊断线索。如本例，中胚层肾瘤较大时，可完全取代正常肾实质。羊水过多也是常见相关表现。

中胚层肾瘤

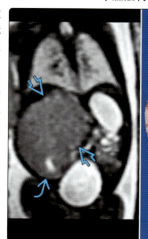

Beckwith-Wiedemann 综合征

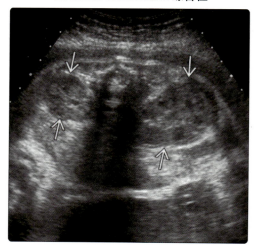

图 8-139 （左图）冠状位 T2WI MR 合成图和大体标本图显示右肾上极 ➥ 一大的稍高信号肿块 ➥。出生后不久手术切除，证实为中胚层肾瘤。（右图）横切面超声显示 Beckwith-Wiedemann 综合征胎儿肾脏不对称增大 ➥。注意肾脏回声和外形正常。如图所示，累及双肾的全身性疾病可能是不对称的，本例胎儿为巨大儿，存在巨舌。

肾静脉血栓

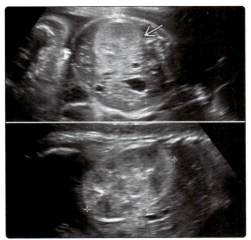

肾静脉血栓

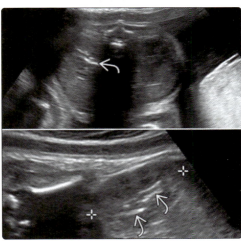

图 8-140 （左图）本例在胎龄 30 周时因腹部肿块 ➡ 就诊（上图）。中孕期检查解剖结构正常。纵切面（下图）清晰显示肾脏增大并回声增强（游标）。（右图）3 周后随访检查显示肾脏缩小、回声减低，沿小叶间静脉可见明显线状条纹 ➡。本例是肾静脉血栓形成随时间演变的经典病例。

肾静脉血栓

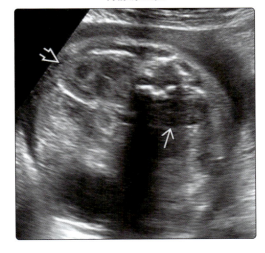

肾静脉血栓

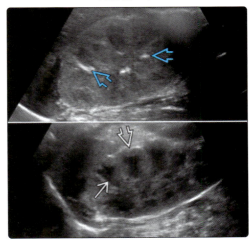

图 8-141 （左图）这是一例罕见病例，双侧肾静脉血栓形成（非同一时段），胎儿患凝血因子 V Leiden 易栓症。左肾小并萎缩 ➡，右肾大并回声强 ➡。因胎儿明显窘迫分娩。（右图）同一病例出生后检查显示左肾皮质萎缩 ➡ 伴锥体回声明显减低 ➡。增大的右肾内可见线状条纹 ➡。肾功能严重受损。

肾静脉血栓

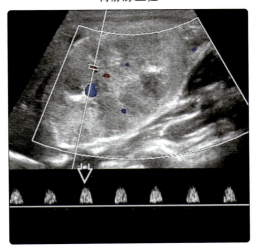

肾静脉血栓

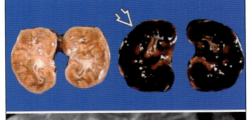
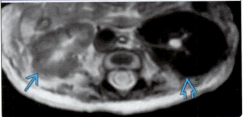

图 8-142 （左图）同一病例右肾弓状动脉脉冲多普勒波形呈典型肾静脉血栓形成后肾内高阻力状态。收缩期峰值延迟 ➡，无舒张期血流。无静脉血流。（右图）一例晚孕期宫内死亡的胎儿 MR 显示右肾正常 ➡，肾静脉血栓形成使左肾增大，呈均匀低信号 ➡。大体标本证实为出血性梗死 ➡。

鉴别诊断

常见

- 隔离肺（叶外型）
- 重复集合系统（合并梗阻）
- 神经母细胞瘤

少见

- 肠重复囊肿
- 肾上腺出血

罕见且重要

- 先天性肾上腺皮质增生症

重要信息

鉴别诊断要点

- 区分肿块与肾上腺
  - 神经母细胞瘤、先天性肾上腺皮质增生症、肾上腺出血均起源于肾上腺
  - 正常肾上腺
    - 层状低回声的皮质和高回声的髓质形成冰激凌三明治征
    - 正常肾上腺分 3 部分
- 评估对周围组织的占位效应
  - 尝试明确起源器官
- 评估肿块血供和形态
  - 隔离肺可见明显的中央动脉
  - 神经母细胞瘤血管弥漫性分布

常见诊断的有用线索

- 隔离肺（叶外型）
  - 10%~15% 为膈下型
  - 大多数为左侧（可导致胃移位）
  - 典型表现为高回声实性肿块，与肾上腺无关
    - 部分存在小的囊性区域；罕见单纯囊性变异
  - MR：T1 呈低信号，T2 呈高信号
  - 主要血供来自主动脉是特征性表现，因此，彩色多普勒是诊断关键
    - 静脉回流多回流至体循环

- 变异型：血供来自腹腔动脉
- 重复集合系统（合并梗阻）
  - 异位的输尿管
    - 囊肿导致上位肾梗阻
    - 检查膀胱内有无充满液体的输尿管
      - 囊肿
  - 可发生梗阻性囊性发育不良肾
    - 类似复杂性囊性肿块
- 神经母细胞瘤
  - 90% 起源于肾上腺
  - 表现多样：实性、囊性、混合性
    - 实性肿块常呈等回声
    - 囊性肿块常复杂
  - 肿块旁未见肾上腺或部分可见
    - 然而，10% 位于肾上腺外
  - 彩色多普勒显示血管弥漫性分布
  - MR 表现多样，取决于实性、囊性/混合性
    - 实性肿块：T1 呈低信号，T2 呈高信号
  - 预后较小儿神经母细胞瘤好
    - 胎儿神经母细胞瘤生存率>90%
  - 大的富血供实性肿块与水肿相关
  - 远处转移罕见：肝脏转移最常见

少见诊断的有用线索

- 肠重复囊肿
  - 左侧胃重复囊肿
  - 右侧十二指肠重复囊肿
  - 胎儿期很难看到肠管特征
- 肾上腺出血
  - 宫内发生罕见
  - 出血时间不同，表现不同
  - 肿块内部无彩色血流信号
  - MR 可以确认血液成分

罕见诊断的有用线索

- 先天性肾上腺皮质增生症
  - 90% 以上为 21-羟化酶缺乏所致
  - 增大的低回声肾上腺失去三角形形态
  - 双侧形态对称或不对称
  - 女性胎儿可能出现男性化
    - 因阴蒂肥大性别模糊
  - 可考虑产前地塞米松治疗

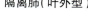

隔离肺（叶外型）

图 8-143 （左图）左侧肾上腺区回声欠均匀肿块 ➡️（游标）使完整的三角形肾上腺移位 ➡️。此外，肾脏 ➡️ 完整，位于肿块下方。（右图）横切面彩色多普勒超声显示肿块 ➡️ 内可见一条中央供给动脉 ➡️，起源于主动脉 ➡️，直接延伸至肿块中间。这些超声特征支持叶外型隔离肺诊断，而非神经母细胞瘤。

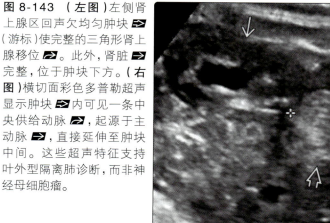

隔离肺（叶外型）

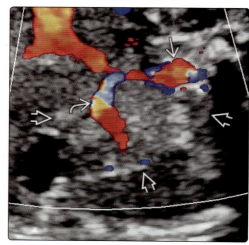

重复集合系统（伴梗阻）

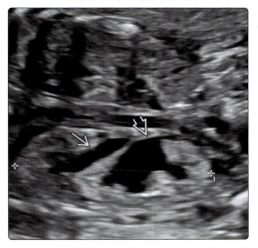

重复集合系统（伴梗阻）

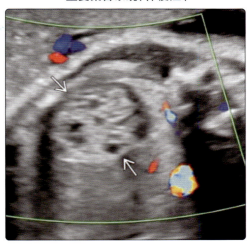

图 8-144 （左图）一例中孕末期重复肾胎儿，超声显示上位肾集合系统 ➡ 和下位肾集合系统 ➡ 均扩张。膀胱内见一大的输尿管口囊肿（图中未展示）。（右图）同一病例，晚孕期横切面超声显示梗阻引起肾囊性发育不良 ➡。肾外形失常，上位肾囊性发育不良类似一孤立的肾脏上方肿块。

神经母细胞瘤

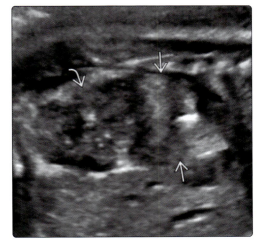

神经母细胞瘤

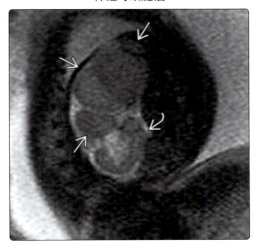

图 8-145 （左图）神经母细胞瘤胎儿肾脏上方可见一回声稍不均匀实性肿块 ➡ 使肾脏下移 ➡。肾上腺未显示。（右图）因妊娠期肿块变大行 MR 检查。T2MR 显示肿块 ➡ 和移位的肾脏 ➡。实性神经母细胞瘤 T2WI 信号明显高于 T1WI（与隔离肺一样）；因此，MR 不能准确可靠地区分二者。

肠重复囊肿

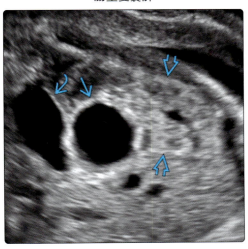

先天性肾上腺皮质增生症

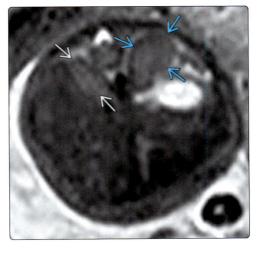

图 8-146 （左图）胃重复囊肿表现为左肾上方单房囊性肿块 ➡，位于胃 ➡ 和左肾 ➡ 之间。出生后检查呈现更典型的消化道特征。（右图）轴位 MR 显示女性胎儿外生殖器男性化（性发育障碍）导致性别不明，增大的左侧肾上腺 ➡ 与轻度增大的右侧肾上腺 ➡ 信号相等。先天性肾上腺皮质增生症可导致肾上腺不对称增大。

鉴别诊断

常见

- 鞘膜积液

少见

- 附睾囊肿
- 腹股沟疝
- 胎粪性睾丸鞘膜炎
- 睾丸扭转

罕见且重要

- 睾丸肿瘤

重要信息

常见诊断的有用线索

- 外观正常
  - 阴囊被中隔分隔，双侧对称
  - 睾丸呈卵圆形，回声均匀
  - 晚孕期附睾可见
  - 少量鞘膜积液为正常现象
- 鞘膜积液
  - 单纯鞘膜积液
    - 无回声液体
    - 液体呈半月形环绕睾丸
    - 睾丸正常
    - 大量鞘膜积液可使睾丸移位
    - 可能孤立存在或为全身性水肿的一部分
    - 2/3 单侧，1/3 双侧
    - 见于 15% 的 >27 周的男性胎儿
    - 通常短暂出现，多数出生后消失
    - 如果出生后 12～18 月鞘膜积液仍存在需要外科手术
      - □ <3% 病例需要外科手术治疗
  - 复杂性鞘膜积液
    - 积液内含线样或点状高回声
    - 提示继发性病变
      - □ 睾丸梗死/扭转
  - 交通性鞘膜积液
    - 液体通过未闭合的鞘突与腹膜相通
  - 非交通性鞘膜积液
    - 液体局限于阴囊

少见诊断的有用线索

- 附睾囊肿
  - 附睾头部或尾部的小无回声囊肿
  - 紧邻睾丸
    - 附睾本身往往不能被识别为独立结构

- 常为单侧
- 腹股沟疝
  - 斜疝常见于胎儿和新生儿
    - 肠管通过未闭合的鞘状突进入阴囊
    - 直疝（见于老年人）通过 Hesselbach 三角向腹壁下动脉内侧突出
  - 与睾丸回声不同的肿块
    - 使用高分辨率扫描常可识别肠袢
    - 蠕动为特异性征象，但并非一定出现
  - 鞘膜积液常见，有助于诊断
  - 寻找与肿块紧邻的正常睾丸
    - 如果不能区分疝和睾丸，可能表现为阴囊内单一大肿块
  - 出生后更多见，而非产前
    - 因哭闹、排便等引起腹部压力增大
    - 胎儿期不常见，因腹内压等于羊膜腔内压
  - 15% 为双侧
  - 右侧常见（60%～75%）
  - 可还复性疝可择期手术修复，但应尽快
    - 如果不修复，60% 在出生后 6 月龄内发生嵌顿
    - 足月儿门诊管理
    - 早产儿出院前手术
    - 不可复性疝或绞窄性疝需要紧急手术治疗
- 胎粪性睾丸鞘膜炎
  - 宫内肠穿孔，胎粪通过未闭合的鞘状突进入阴囊
  - 可能形成囊性或实性肿块
  - 同侧正常睾丸常不能显示为独立结构
  - 单纯性或复杂性钙化
    - 可能无声影
  - 寻找胎粪性腹膜炎的其他证据
    - 肠管扩张、腹腔内钙化、胎粪性假性囊肿
- 睾丸扭转
  - 睾丸可能变大（急性）或缩小（慢性）
  - 失去正常椭圆形
  - 回声多样
    - 因水肿呈现弥漫性低回声
    - 因梗死回声不均匀
  - 阴囊水肿
  - 因出血或炎性反应引起复杂性鞘膜积液
  - 出血局限于 2 个间隙形成双环状出血
    - 位于脏层和壁层鞘膜之间
    - 位于壁层鞘膜和阴囊之间
  - 多普勒罕见有用，除非正常睾丸内有明显血流
  - 晚期表现
    - 强回声囊或声晕
    - 实质内部钙化
    - "睾丸消失"：完全萎缩
  - 双侧发病率相同：双侧同时发生率 10%～20%
  - 宫内诊断睾丸扭转罕见抢救成功

- 疑似病例无需紧急分娩
  - □ 如果双侧或急性发病可考虑紧急分娩
  - □ 睾丸抢救成功率极低
  - ○ 通常行对侧睾丸固定术

罕见诊断的有用线索

- 睾丸肿瘤
  - ○ 胎儿和新生儿罕见
  - ○ 畸胎瘤和幼年颗粒细胞瘤均有报道
  - ○ 畸胎瘤取代睾丸，表现为复杂囊性、实性肿块
    - 钙化最具特异性，但不常见
    - 隐睾可表现为腹部肿块
  - ○ 幼年颗粒细胞瘤是良性间质瘤
    - 多发分隔的囊性肿块
    - 出生后彩色多普勒检查显示边缘血管增多

其他重要信息

- 睾丸的形成来源于生殖嵴，由胚胎期的 T6～S2 延伸发育

而成
- 在妊娠第 7～12 周，睾丸下降进入骨盆腹股沟内环附近
- 经腹股沟管下行至双侧阴囊内，通常在 25～32 周时可以看到
- 鞘状突形成于腹膜腔外突，有助于睾丸下降
  - ○ 常消失变成鞘膜
  - ○ 如果鞘状突持续不闭合或液体未被吸收，就会形成鞘膜积液
  - ○ 鞘状突未闭也是腹股沟疝的危险因素
- 阴囊来源于阴唇阴囊皱襞
  - ○ 受睾酮影响，皱襞膨胀形成双侧阴囊
  - ○ 融合点为正中缝
  - ○ 从肛门经会阴延伸至阴茎腹侧面
- 肾上腺残基、脾性腺融合和多睾症均为可引起阴囊肿块的先天性异常，但胎儿期极为罕见
  - ○ 先天性肾上腺皮质增生症胎儿可考虑肾上腺残基
- 复杂性鞘膜积液时需考虑扭转

鞘膜积液

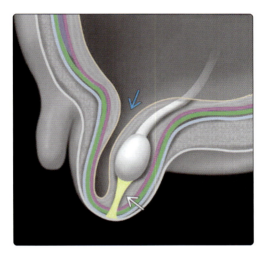

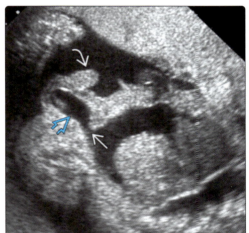

图 8-147　（左图）矢状切面示意图显示睾丸通过睾丸引带缩短 ➡ 正常下降至阴囊。随后腹膜外突，即形成鞘状突 ➡。鞘状突闭合失败，与腹腔相通，导致鞘膜积液、腹股沟疝或胎粪性睾丸鞘膜炎。（右图）水肿胎儿阴囊矢状切面超声显示鞘膜积液 ➡，是腹水经未闭合的鞘状突 ➡ 延伸而成（阴茎 ➡）。

鞘膜积液

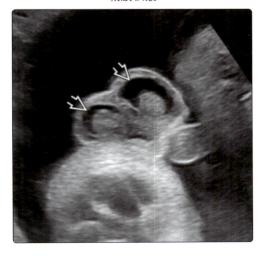

附睾囊肿

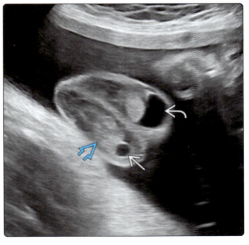

图 8-148　（左图）本例为晚孕期典型单纯性胎儿少量鞘膜积液 ➡。位于睾丸周围呈新月形无回声。这些没有临床意义，多在出生后消退。（右图）阴囊横切面超声显示一单纯性囊肿 ➡，邻近睾丸 ➡，但与睾丸无关。这是附睾囊肿的典型表现。另一侧可见少量生理性鞘膜积液 ➡。

腹股沟疝

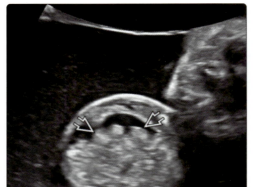

腹股沟疝

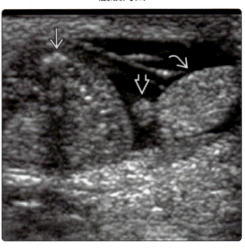

图 8-149 （左图）晚孕期胎儿超声可见一大的阴囊肿块，伴鞘膜积液，勾勒清晰的肠袢➡。肠管通过未闭合的鞘状突延伸至阴囊内形成疝。（右图）出生后阴囊超声检查显示睾丸➡和附睾➡正常。肿块内有强回声光点➡，表示肠袢内有气体。实时扫描可以看到蠕动，这是腹股沟疝的特异性表现。

腹股沟疝

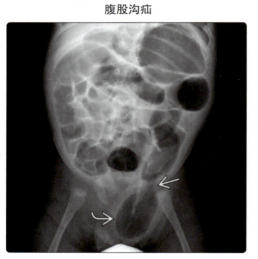

胎粪性睾丸鞘膜炎

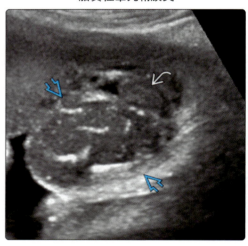

图 8-150 （左图）新生儿 X 线片显示充满气体的肠袢经左腹股沟管➡延伸至左侧阴囊➡。（右图）一例胎儿期肠穿孔和胎粪性腹膜炎的新生儿阴囊超声。肠内容物溢出进入阴囊，形成一复杂的实性肿块➡。无法辨认独立的睾丸（对侧睾丸正常➡）。另见线样钙化灶，无声影，均为胎粪性睾丸鞘膜炎的典型表现。

睾丸扭转

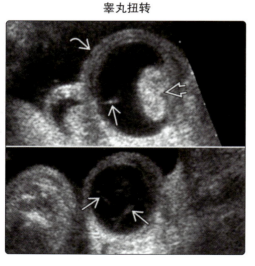

睾丸扭转

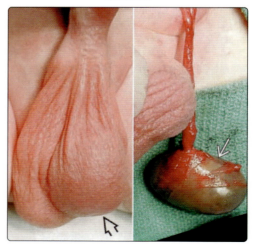

图 8-151 （左图）睾丸扭转组合图显示左侧阴囊增大，睾丸回声不均➡，阴囊皮肤增厚➡。伴大量复杂性鞘膜积液，可见线样分隔➡。（右图）体格检查显示左侧阴囊肿大➡，外观稍暗，触诊质硬。术中照片显示睾丸梗死➡。睾丸宫内扭转很少抢救成功，无需提前分娩。

睾丸扭转

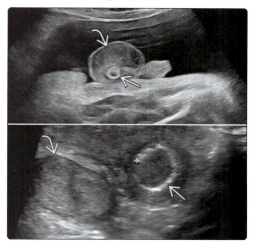

睾丸扭转

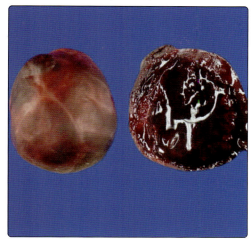

图 8-152 （左图）产前（上图）、产后（下图）阴囊扫查显示右侧睾丸正常➡️，左侧睾丸萎缩，中心见环状钙化➡️。睾丸体积小和中心钙化表明其在胎儿期已经梗死。本例婴儿接受了睾丸切除术和对侧睾丸固定术。（右图）睾丸切除术后大体病理显示睾丸小、无活性，中央出血性梗死。

睾丸扭转

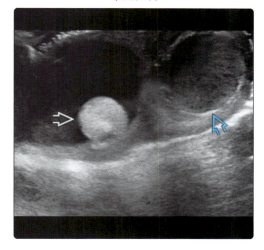

睾丸扭转

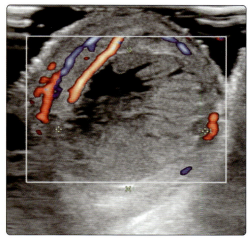

图 8-153 （左图）出生后即行阴囊超声检查，显示左侧增大的低回声睾丸➡️。右侧睾丸正常➡️，但周围见大量鞘膜积液。（右图）彩色多普勒超声显示周围增厚的阴囊皮肤充血，但内部无血流信号。体积增大和炎性反应表明扭转，情况紧急。咨询儿科泌尿科医生，认为挽救睾丸的可能性太低，不需要立即手术。

睾丸肿瘤

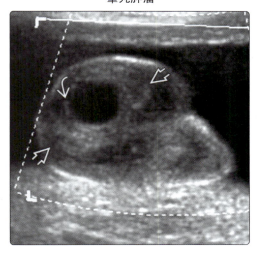

睾丸肿瘤

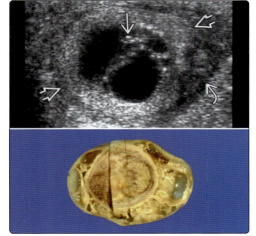

图 8-154 （左图）晚孕期胎儿阴囊声像图显示一复杂肿块➡️，同时含有囊、实性成分，至少存在 1 条分隔➡️。（右图）出生后检查显示为复杂性肿块➡️，可见散在点状钙化灶➡️，这在产前检查时无法显示。仅残存小部分新月形正常睾丸➡️。此肿块基本取代睾丸，手术切除，为畸胎瘤。虽然罕见，但畸胎瘤是最常见的阴囊肿瘤。

（王超华　刘冰　田捧 译，刘云　王润丽 审校）

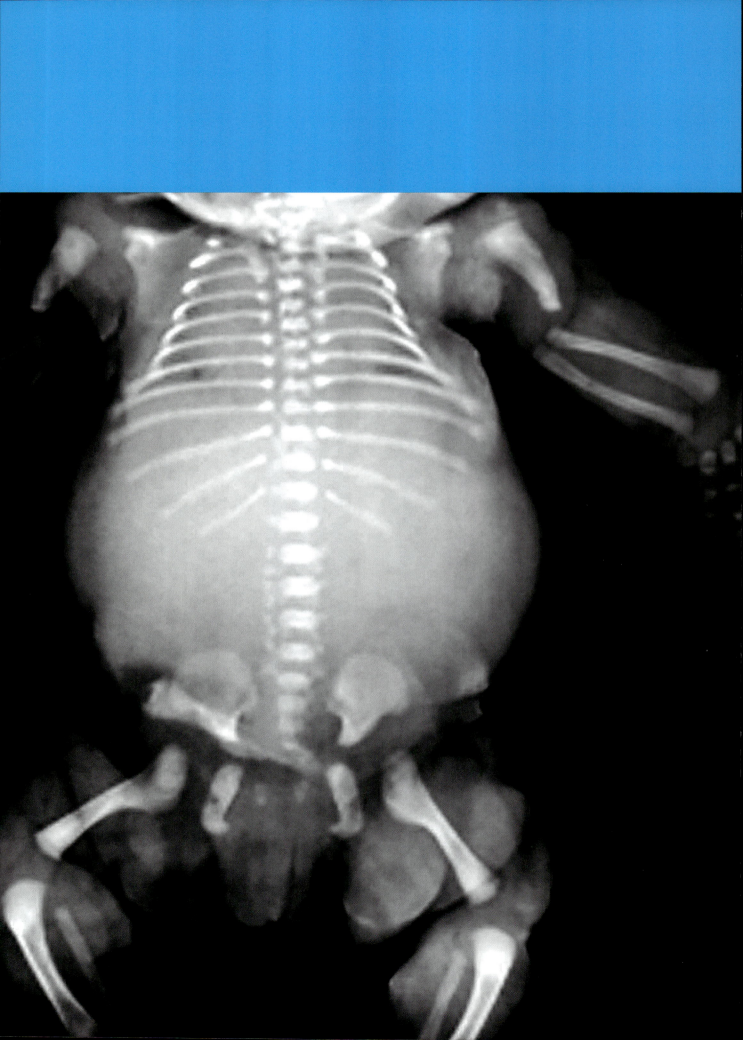

第九章

肌肉骨骼系统

发 育 不 良

引言

已知数百种不同类型的疾病明显累及骨骼,其中仅小部分可在产前明确诊断。骨骼发育不良(skeletal dysplasias)是一组相对罕见的异质性疾病,涉及广泛的骨骼生长异常。据估计,骨骼发育不良活产儿发病率约 2.4:10 000。因骨骼发育不良的高围产期死亡率导致围产期总死亡率增高,约 9:1 000。与所有产前诊断一样,识别骨骼发育异常至关重要,但在大多数超声筛查时并不总是很明显。某些特征,尤其是与非致死性疾病相关的较轻表现,可能仅在晚孕期才变得明显。

一旦怀疑发育异常,应判断该病的严重程度。换言之,这种疾病是否致命?这一诊断将显著影响之后的妊娠管理方式。分娩时间、方式和地点必然取决于这一重要信息。终止妊娠是胎儿父母的选择吗?分娩时的复苏措施如何?无论基于何种情况,向受累家庭准确提供咨询取决于准确诊断。但对于骨骼发育不良和相关骨骼疾病,产前精确诊断难以实现。然而,判定**是否为致死性**可为诊断提供依据。

国际骨骼发育不良学会分类学组负责对数百种不同的骨骼疾病进行分类。1970 年的最初方案主要依据临床、放射学和病理学特征,目前已经发布对分类方案的多次修订版本。2006 年,根据分子、生化和/或放射学特征,将 372 种明显累及骨骼的不同疾病分为 37 组。2019 年出版的最新修订版《遗传性骨骼疾病的分类和分型》描述了 **461 种不同的疾病,根据分子、生化和/或放射学特征分为 42 组**。包括骨骼发育不良、代谢性骨病、骨发育不良和骨骼畸形及短缩综合征。随着分子遗传学的快速发展,92% 疾病中发现了致病性突变。某种程度上增加了分类的复杂性。本文已尽可能将这些信息包含在对个别疾病的描述中。

与所有胎儿结构成像一样,对正常变异与确切异常的认知至关重要。必须按照已制定的指南全面系统地评估胎儿。然而,指南代表最低评估要求,面对复杂情况,如骨骼发育不良时,必须高于最低要求。如果怀疑长骨短,应测量所有长骨(双侧),并与出版的标准进行比较。游标应置于骨干末端,应知道如果存在明显弯曲,测量可能存在困难。需测量的其他骨骼参数包括颅骨(双顶径和头围)、胸围和腹围。还建议测量足、肩胛骨和锁骨长度。计算各种比率有助于诊断骨骼发育不良以及确定致死性。肺发育不良常见,尤其在致死性骨骼发育不良中,可通过多种方法提示。

骨骼短吗?

可疑骨骼发育不良时从长骨开始评估。股骨/足长比值是一个有用指标,为 1:1。比值<1:1 **提示骨骼发育不良**。观察胎儿父母通常有助于确定是体质性身材矮小还是病理性。例如,确定是否家族性大头或小头,同上考虑很有用。长骨小于第 5 百分位数但仍在平均值 2～3 个标准差内,很可能是正常变异或非致死性骨骼发育不良。但长骨低于同孕周平均值 4+ 倍标准差可能与骨骼发育不良有关。严重短小通常见于致死性疾病。

如果短,累及哪些节段?

近段短(肱骨、股骨)称为**肢根短肢畸形**,而肢中部短肢**畸形**是指肢体中段(桡骨/尺骨或胫骨/腓骨)短小。**肢端短肢畸形**是指手和/或足小,而**整肢短肢畸形**是指所有节段短或小。不同节段受累可能有助于特定分类。整肢短肢畸形更常见于更严重、通常致死性的骨骼发育不良。

骨骼形态正常吗?

应该评估长骨形状。是弯曲还是成角?皱团样或断裂?干骺端宽大还是不规则?骨化是否正常?骨化不足伴骨折表现是明确诊断的重要特性,最常见于成骨不全。低磷酸酯酶症和软骨成长不全也可出现骨化差。

妊娠期多早能发现骨骼异常?

早孕期或中孕期的严重肢体短小很可能是骨骼发育不良,通常是致死性,而晚孕期轻度长骨短小可能是家族性、正常变异或与胎儿生长受限有关。此外,当妊娠后期超声发现轻度长骨短小时,可能会怀疑非致死性骨骼发育不良,如软骨发育不全。

脊柱正常吗?

扁平椎(即椎体变平并椎间隙增大)在脊柱矢状切面观察最佳,但在妊娠早期可能很难通过超声评估。脊柱异常弯曲,如腰段**脊柱后凸或脊柱侧凸**,也可见于多种骨骼发育不良。脊柱远端呢?如果缺失或发育不良,可能存在**尾部发育不良**,鉴别诊断包括糖尿病性胚胎病。脊柱骨化正常吗?软骨成长不全通常与(往往严重)脊柱骨化不足有关。

颅骨的形状异常吗?

骨骼发育不良中常见颅骨异常。在很多骨骼发育不良中可见各种**颅缝早闭**,这通常解释了颅骨形状异常。然而,并非所有颅缝早闭都是骨骼发育不良。其可能与其他遗传综合征有关或为孤立性异常。复杂颅缝早闭可能导致**苜蓿叶**(即"三叶草状")颅骨,这在Ⅱ型致死性侏儒以及其他一些非骨骼综合征中很常见,如 Pfeiffer 综合征。在严重的骨骼发育不良中,颅骨可能很大,或与胎体其余部分不成比例。颅骨骨化差可见于成骨不全、低磷酸酯酶症和软骨成长不全。在骨骼发育不良中,矢状切面胎儿侧面轮廓往往异常。有些特征常见但相对无特异性,如面中部发育不良,眼眶浅致眼球突出,鼻梁凹陷,额部隆起,小鼻和小颌畸形。

胸廓小吗?

胎儿胸部和腹部轮廓异常常见于骨骼发育不良,在胎体冠状切面或矢状切面观察最佳。较小的胸部与膨隆的腹部在胸腹交界处可呈现支架样表现。这种变化可能很明显,尤其存在于更致命的疾病中时强烈预示肺发育不良。检查胸廓时也要评估**肋骨**。如果很短,胸廓会变小;这更常见于致死性骨骼发育不良。肋骨骨折可表现为骨错位或因骨痂形成呈"串珠状"。肋骨骨折见于致死性成骨不全Ⅱ型和软骨成长不

关键测量	
股骨长 : 足长	<1 提示骨骼发育不良
股骨长 : 腹围	<0.16 提示致死性
胸围 : 腹围	<0.8 提示致死性

全 I A 型。心胸比通常异常，因为正常大小的心脏也近乎占据胎儿胸腔。也要评估胸廓形状。钟形胸廓见于几种类型的骨骼发育不良，胸廓通常狭小。胸廓长且窄伴笔直肋骨见于短肋 - 多指（趾）综合征，也可能与肺发育不良有关。

手、足正常吗？

短指，或者短趾，在骨骼发育不良中常见。大踇趾或拇指可能增宽或偏斜。多指（趾）畸形（额外的指 / 趾）和并指（趾）畸形（指 / 趾融合）不太常见，但可提供可能的诊断线索。马蹄内翻足也可能早在早孕期发现。其他肢体姿势异常也可以显示，如关节挛缩和桡侧列缺失导致的桡偏手。尺侧偏斜拇指，即搭便车样拇指，与等位基因疾病骨畸形性发育不良和骨发育不全症 II 型有关。

其他骨骼异常情况如何？

肩胛骨是一个重要结构，常被忽视，可疑肢体屈曲症时应评估肩胛骨，其通常发育不良或明显缺失。同样，颅骨锁骨发育不良时锁骨可能发育不良或缺失。

是否存在其他结构异常？

虽然大多数骨骼发育不良主要表现为骨发育异常，但其他相关异常，如口面裂、心脏或泌尿生殖系统异常，可提供可能性诊断的有关重要线索。早孕期颈项透明层增厚是很多骨骼发育不良的非特异性表现。某些疾病，如软骨成长不全，也可能出现颈部水囊状淋巴管瘤或显性水肿。

其他成像什么时候有用？

三维超声表面渲染有助于描绘对识别特定综合征有用的表型特征；同样有助于为家庭提供咨询。此外，它被证明有助于评估胎儿骨盆，在很多骨骼发育不良病例中骨盆同样异常，却难以通过二维超声评估。三维超声骨骼渲染成像还可进一步显示肢体和脊柱异常。超声心动图同样适用于可疑心脏异常病例。胎儿 MR 在评估骨骼异常方面价值有限，但可用于可疑内脏异常病例。使用骨骼构造算法的胎儿 CT 已用于某些疾病，并已取代传统的 X 线片。

临床意义

致死性还是非致死性？

描述骨骼发育不良严重程度是最重要的诊断问题之一。一种疾病是否致命将决定家庭咨询方式以及指导检测。对于确诊的致死性骨骼发育不良，妊娠管理的选择包括终止妊娠、避免手术分娩以及分娩时舒适护理。增加致死性怀疑的特征包括早发的严重肢体短、狭小胸廓伴短肋骨、明显的弯曲或骨折、水肿或三叶草状头颅。股骨长度与腹围之比小于 0.16 或胸围与腹围之比小于 0.8 也高度提示存在致死性疾病。

产前诊断

产前诊断骨骼发育不良极具挑战性，很多骨骼发育不良的特征存在重叠。产前分子检测可用于多种情况。应根据具体超声特征确定合适检测方法。出生后评估对于确诊骨骼发育不良至关重要，以便为家庭提供最准确的复发风险信息。最低限度的评估应包括 X 线、拍照和临床遗传学家检查。强烈建议死亡病例进行尸检，最好由经验丰富的围产期病理学家进行。

参考文献

1. Mortier GR et al: Nosology and classification of genetic skeletal disorders: 2019 revision. Am J Med Genet A. 179(12):2393-419, 2019

软骨成长不全

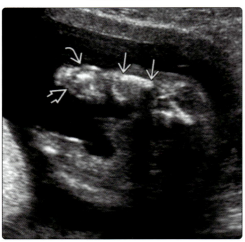

致死性侏儒I型

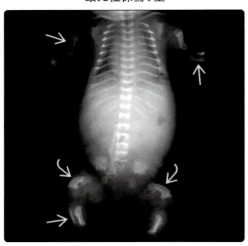

图 9-1 （左图）软骨成长不全胎儿下肢超声显示致死性骨骼发育不良的数个特征，包括严重整肢短肢畸形➡和足姿异常➡。也应注意，肢体水肿➡在本病中常见。（右图）一例致死性侏儒（Thanatophoric Dysplasia，TD）I型死产儿的X线片显示，四肢均为严重整肢短肢畸形➡。电话听筒样股骨➡是TD I型的典型特征。TD II型的股骨也很短，但往往更直。

软骨发育不良

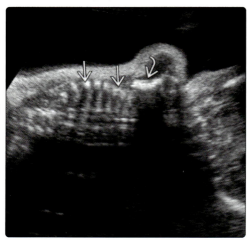

先天性四肢切断综合征

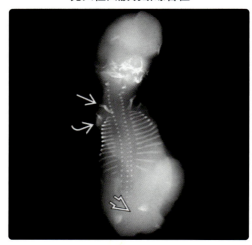

图 9-2 （左图）29周软骨发育不良胎儿超声检查显示肩胛骨正常➡和狭小胸廓伴直肋骨➡。软骨发育不良的骨骼特征与软骨成长不全II型相似，但程度较轻，临床鉴别常较困难。（右图）图示先天性四肢切断综合征死胎。异常的锁骨➡和发育不良的肩胛骨➡是肩带的唯一残存结构。骨盆严重发育不良➡。此外，头部相对较大。

肢体屈曲症

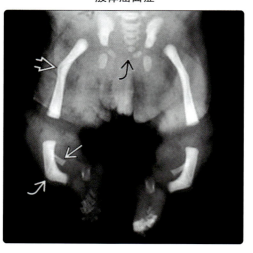

股骨-面部综合征

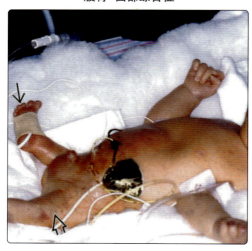

图 9-3 （左图）肢体屈曲症足月婴儿典型表现包括股骨弯曲➡、胫骨严重成角➡以及发育不良的腓骨➡和骨盆➡。（右图）图示一例股骨-面部综合征新生儿照片。其母亲为糖尿病患者，血糖控制不佳。两侧股骨不对称，虽然均发育不良➡。骨盆和脊柱下段异常。可见轴前多趾和并趾➡。

低磷酸酯酶症

致死性侏儒Ⅱ型

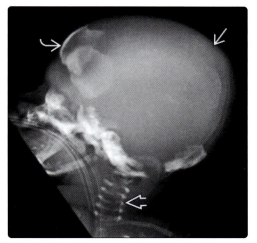 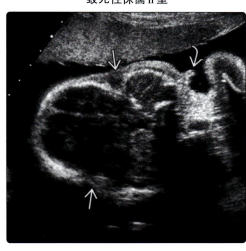

图 9-4 （左图）一例围产期致死性低磷酸酯酶症新生儿的 X 线片显示膜状颅骨严重钙化不足➡。颅盖骨柔软，轻压可变形。颅底骨和额骨是唯一骨化的颅骨➡。注意颈段椎体薄且骨化差➡。（右图）超声显示典型三叶草➡或苜蓿叶样头颅特征。这种异常见于 TDⅡ型。注意低位耳➡。

成骨不全

成骨不全

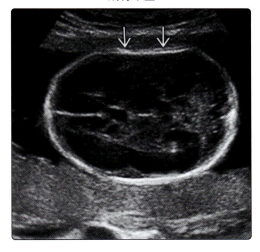 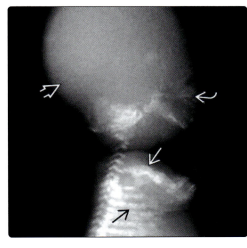

图 9-5 （左图）一例晚孕期成骨不全胎儿横切面超声显示颅骨明显骨化不足，正常使用超声探头（未加压）即出现颅盖骨凹陷➡。（右图）一例围产期致死性成骨不全死产婴儿 X 线片显示弥漫性骨骼钙化不足。注意颅骨➡和面部骨骼➡钙化不足。另见肋骨骨折➡和上肢长骨弯曲➡。

Jeune 窒息性胸廓营养不良

软骨成长不全

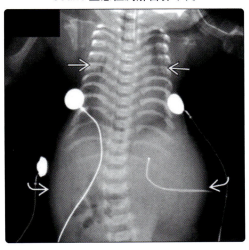 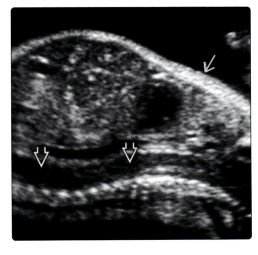

图 9-6 （左图）尸检前后位 X 线片显示 Jeune 窒息性胸廓营养不良的胸廓显著异常，是短肋 - 多指（趾）综合征之一。注意狭小胸廓伴短的水平肋骨➡和隆起的腹部➡。（右图）一例软骨成长不全晚孕期胎儿矢状切面超声显示胸廓非常狭小➡以及脊柱未骨化➡的典型表现。

下肢长骨

孕周	股骨				胫骨				腓骨			
	5th%	50th%	95th%	SD	5th%	50th%	95th%	SD	5th%	50th%	95th%	SD
15	1.26	1.68	2.10	0.26	1.06	1.46	1.86	0.24	1.06	1.46	1.86	0.24
16	1.54	1.97	2.39	0.26	1.31	1.71	2.12	0.25	1.33	1.74	2.14	0.25
17	1.83	2.25	2.68	0.26	1.56	1.97	2.38	0.25	1.61	2.01	2.42	0.25
18	2.11	2.54	2.97	0.26	1.82	2.23	2.64	0.25	1.87	2.28	2.69	0.25
19	2.39	2.82	3.26	0.26	2.08	2.49	2.90	0.25	2.13	2.54	2.95	0.25
20	2.67	3.10	3.54	0.27	2.33	2.75	3.16	0.25	2.38	2.79	3.20	0.25
21	2.94	3.38	3.82	0.27	2.58	3.00	3.42	0.25	2.62	3.03	3.45	0.25
22	3.21	3.65	4.09	0.27	2.83	3.25	3.67	0.25	2.85	3.27	3.69	0.25
23	3.47	3.92	4.36	0.27	3.07	3.49	3.91	0.26	3.08	3.50	3.92	0.26
24	3.74	4.18	4.63	0.27	3.31	3.73	4.16	0.26	3.30	3.72	4.15	0.26
25	3.99	4.44	4.89	0.27	3.54	3.97	4.39	0.26	3.51	3.94	4.36	0.26
26	4.24	4.69	5.14	0.27	3.76	4.19	4.62	0.26	3.72	4.15	4.57	0.26
27	4.49	4.94	5.39	0.28	3.98	4.41	4.84	0.26	3.92	4.35	4.78	0.26
28	4.73	5.18	5.64	0.28	4.19	4.62	5.05	0.26	4.11	4.54	4.97	0.26
29	4.96	5.42	5.87	0.28	4.39	4.82	5.26	0.26	4.29	4.72	5.16	0.26
30	5.18	5.64	6.10	0.28	4.58	5.01	5.45	0.27	4.47	4.90	5.34	0.27
31	5.40	5.86	6.32	0.28	4.76	5.20	5.64	0.27	4.63	5.07	5.51	0.27
32	5.61	6.07	6.54	0.28	4.94	5.38	5.82	0.27	4.79	5.24	5.68	0.27
33	5.81	6.27	6.74	0.28	5.11	5.55	6.00	0.27	4.95	5.39	5.84	0.27
34	6.00	6.47	6.94	0.29	5.27	5.72	6.16	0.27	5.09	5.54	5.99	0.27
35	6.18	6.65	7.12	0.29	5.42	5.87	6.32	0.27	5.23	5.68	6.13	0.27
36	6.35	6.83	7.30	0.29	5.58	6.03	6.48	0.28	5.36	5.82	6.27	0.28
37	6.51	6.99	7.47	0.29	5.72	6.18	6.63	0.28	5.49	5.94	6.40	0.28
38	6.66	7.14	7.62	0.29	5.87	6.32	6.78	0.28	5.60	6.06	6.52	0.28

上肢长骨

孕周	肱骨				桡骨				尺骨			
	5th%	50th%	95th%	SD	5th%	50th%	95th%	SD	5th%	50th%	95th%	SD
15	1.31	1.69	2.07	0.23	1.05	1.45	1.85	0.24	1.14	1.54	1.94	0.24
16	1.58	1.97	2.35	0.23	1.29	1.69	2.09	0.24	1.41	1.81	2.21	0.24
17	1.85	2.24	2.63	0.24	1.52	1.93	2.33	0.25	1.67	2.08	2.48	0.25
18	2.12	2.51	2.90	0.24	1.75	2.15	2.56	0.25	1.93	2.33	2.74	0.25
19	2.38	2.77	3.16	0.24	1.97	2.38	2.79	0.25	2.18	2.58	2.99	0.25
20	2.63	3.03	3.42	0.24	2.18	2.59	3.00	0.25	2.42	2.83	3.24	0.25
21	2.88	3.28	3.67	0.24	2.39	2.80	3.22	0.25	2.65	3.06	3.48	0.25
22	3.12	3.52	3.92	0.24	2.59	3.01	3.42	0.25	2.87	3.29	3.71	0.25
23	3.35	3.75	4.16	0.24	2.79	3.20	3.62	0.25	3.09	3.51	3.93	0.25
24	3.57	3.98	4.38	0.25	2.97	3.40	3.82	0.26	3.30	3.72	4.15	0.26
25	3.79	4.19	4.60	0.25	3.16	3.58	4.00	0.26	3.51	3.93	4.35	0.26
26	3.99	4.40	4.81	0.25	3.33	3.76	4.19	0.26	3.70	4.13	4.56	0.26
27	4.19	4.60	5.01	0.25	3.50	3.93	4.36	0.26	3.89	4.32	4.5	0.26
28	4.37	4.79	5.20	0.25	3.67	4.10	4.53	0.26	4.07	4.50	4.93	0.26
29	4.55	4.97	5.39	0.25	3.83	4.26	4.69	0.26	4.25	4.68	5.1	0.26
30	4.72	5.14	5.56	0.26	3.98	4.41	4.85	0.27	4.41	4.85	5.28	0.27

上肢长骨

孕周	肱骨				桡骨				尺骨			
	5th%	50th%	95th%	SD	5th%	50th%	95th%	SD	5th%	50th%	95th%	SD
31	4.89	5.31	5.73	0.26	4.12	4.56	5.00	0.27	4.57	5.01	5.45	0.27
32	5.04	5.47	5.89	0.26	4.26	4.70	5.14	0.27	4.72	5.16	5.61	0.27
33	5.20	5.62	6.05	0.26	4.40	4.84	5.28	0.27	4.87	5.31	5.75	0.27
34	5.34	5.77	6.20	0.26	4.52	4.97	5.41	0.27	5.00	5.45	5.90	0.27
35	5.48	5.92	6.35	0.26	4.64	5.09	5.54	0.27	5.13	5.58	6.03	0.27
36	5.62	6.06	6.49	0.26	4.76	5.21	5.66	0.27	5.26	5.71	6.16	0.27
37	5.76	6.20	6.64	0.27	4.87	5.32	5.77	0.28	5.37	5.82	6.28	0.28
38	5.90	6.34	6.78	0.27	4.97	5.42	5.88	0.28	5.48	5.93	6.39	0.28

所有测值均以 cm 为单位。数据改编自：Exacoustos C et al：Ultrasound measurements of fetal limb bones. Ultrasound Obstet Gynecol. 1(5)：325-330，1991；Merz E et al：Mathematical modeling of fetal limb growth. J Clin Ultrasound. 17 (3)：179-185，1989；Jeanty P et al：A longitudinal study of fetal limb growth. Am J Perinatol. 1(2)：136-144，1984。

其他重要测量

孕周	肩胛骨			胸围			锁骨		
	-2SD	平均	+2SD	5th%	50th%	95th%	5th%	50th%	95th%
16	0.8	1.2	1.6	6.4	9.1	11.9	1.39	1.54	1.69
17	0.9	1.3	1.7	7.3	10.0	12.8	1.57	1.73	1.90
18	1.0	1.4	1.8	8.2	11.0	13.7	1.74	1.92	2.10
19	1.1	1.5	1.9	9.1	11.9	14.6	1.91	2.10	2.29
20	1.2	1.6	2.0	10.0	12.8	15.5	2.06	2.27	2.47
21	1.3	1.7	2.1	11.0	13.7	16.4	2.21	2.43	2.65
22	1.4	1.8	2.2	11.9	14.6	17.3	2.34	2.58	2.81
23	1.5	1.9	2.3	12.8	15.5	18.2	2.48	2.72	2.97
24	1.6	2.0	2.4	13.7	16.4	19.1	2.60	2.86	3.12
25	1.6	2.1	2.5	14.6	17.3	20.0	2.72	3.00	3.27
26	1.7	2.2	2.6	15.5	18.2	21.0	2.84	3.12	3.41
27	1.8	2.3	2.7	16.4	19.1	21.9	2.95	3.25	3.55
28	1.9	2.4	2.8	17.3	20.0	22.8	3.05	3.37	3.68
29	2.0	2.4	2.8	18.2	21.0	23.7	3.15	3.48	3.81
30	2.1	2.5	3.0	19.1	21.9	24.6	3.25	3.59	3.93
31	2.2	2.6	3.1	20.0	22.8	25.5	3.34	3.70	4.06
32	2.3	2.7	3.1	20.9	23.7	26.4	3.43	3.80	4.17
33	2.4	2.8	3.2	21.8	24.6	27.3	3.52	3.90	4.29
34	2.5	2.9	3.3	22.8	25.5	28.2	3.60	4.00	4.40
35	2.6	3.0	3.4	23.7	26.4	29.1	3.68	4.10	4.51
36	2.7	3.1	3.5	24.6	27.3	30.0	3.76	4.19	4.61
37	2.8	3.2	3.6	25.5	28.2	30.9	3.84	4.28	4.72
38	2.9	3.3	3.7	26.4	29.1	31.9	3.91	4.37	4.82
39	3.0	3.4	3.8	27.3	30.0	32.8	3.98	4.45	4.92
40	3.1	3.5	3.9	28.2	30.9	33.7	4.05	4.53	5.01

所有测量值均以 cm 为单位。数据改编自：Shere DM, Plessinger MA, Allen TA. Fetal scapular length in the ultrasound assessment of gestational age. J Ultrasound Med 13：523-528，1994. Thoracic circumference data adapted from：Chitkara et al：AM J Ob Gyn 156：1069，1072，1987. Clavicle length data adapted from：Sherer DM et al：Fetal clavicle length throughout gestation：a nomogram. Ultrasound Obstet Gynecol. 27(3)：306-310，2006.

要　点

术语

- 软骨基质形成失败导致的一组致死性的骨软骨发育不良
- 根据临床特征，软骨成长不全有 3 种主要亚型

影像学表现

- 所有类型的特征是严重整肢短肢畸形、脊柱骨化差、短躯干和不成比例的大头
- Ⅰ A 型软骨成长不全受累最严重
  - 颅骨骨化差
  - 脊柱完全未骨化
  - 短肋骨伴多发骨折
- Ⅰ B 型软骨成长不全
  - 颅骨骨化差
  - 脊柱后椎弓根可能骨化
  - 没有肋骨骨折
- Ⅱ 型软骨成长不全
  - 颅骨骨化正常
  - 脊柱骨化差
- 软骨发育不良
  - 颅骨骨化正常
  - 椎体骨化较佳

主要鉴别诊断

- 低磷酸酯酶症
- 成骨不全
- 骨发育不全症 Ⅱ 型
- 短肋 - 多指（趾）综合征

病理

- Ⅰ A 型和 Ⅰ B 型：常染色体隐性遗传
  - Ⅰ A 型：分子基础未知
  - Ⅰ B 型：变形性骨发育不良硫酸盐转运蛋白基因突变［*SLC26A2*（DTDST）］
- Ⅱ 型和软骨发育不良：常染色体显性遗传
  - Ⅱ 型胶原基因 *COL2A1* 突变

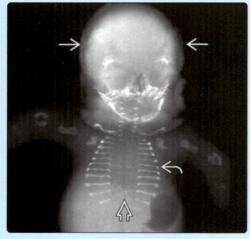
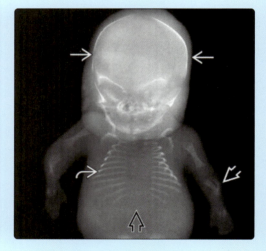

图 9-7　（左图） X 线片显示一例软骨成长不全 Ⅰ A 型，其颅骨骨化差 ➡ 和肋骨细且呈波浪状 ➡，继发多处骨折。产前超声和产后 X 线片显示脊柱骨化明显不足 ➡，是软骨成长不全中最具特征性的表现。**（右图）** X 线片显示软骨成长不全 Ⅱ 型病例的颅骨骨化良好 ➡、脊柱骨化不足 ➡。注意没有肋骨骨折 ➡。也可见桡骨和尺骨弯曲 ➡。

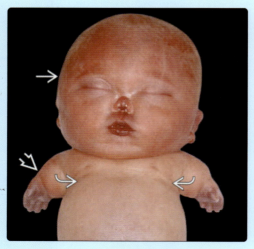
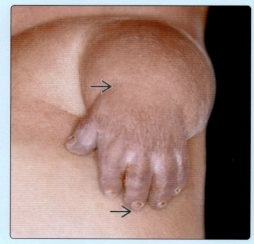

图 9-8　（左图） 软骨成长不全 Ⅱ 型早产死产婴儿表现，不成比例的大头 ➡ 和短颈。面中部非常扁平，鼻子和嘴很小。可见严重整肢短肢畸形 ➡。胸廓很小 ➡。软组织水肿，尤其是面部，为本病常见的宫内水肿的证据。**（右图）** 注意同一病例可见手臂极重度整肢短肢畸形。手部 ➡ 与整个手臂远端等大。

术语

定义

- 软骨基质形成失败导致的一组致死性的骨软骨发育不良
  - 特征是严重的整肢短肢畸形、未骨化的脊柱、短躯干和不成比例的大头
- 基于临床特征的 3 种主要亚型
  - 软骨成长不全 I A 型（Houston-Harris）
  - 软骨成长不全 I B 型（Fraccaro）
  - 软骨成长不全 II 型（Langer-Saldino）
- 软骨发育不良
  - 与软骨成长不全 II 型相似的等位基因异常

影像学表现

一般特征

- **软骨成长不全 I A 型**
  - 受累最严重
  - 颅骨骨化差
  - 脊柱完全未骨化
  - 短肋骨伴多发骨折
  - 股骨近端干骺端棘状
  - 弓形回肠伴坐骨发育不全
- **软骨成长不全 I B 型**
  - 颅骨骨化差
  - 脊柱后椎弓根可能骨化
  - 无肋骨骨折
  - 钝锯齿形的回肠
  - 股骨远端干骺端不规则
- **软骨成长不全 II 型**
  - 颅骨骨化正常
  - 脊柱钙化不足
  - 回肠发育不良伴内侧突起
  - 干骺端膨大，呈嗽叭口样
- 软骨发育不良
  - 颅骨骨化正常
  - 椎体骨化较好
  - 腭裂常见
  - 管状骨短而宽
  - 髂骨发育不良，耻骨、坐骨未骨化
  - 产前难以区分软骨成长不全 II 型轻型病例与重度软骨发育不良

超声表现

- 椎体骨化不足：极具特征性和辨识度
- 重度整肢短肢畸形
- 不成比例的大头伴骨化正常或不足，取决于类型
- 胸部狭小，腹部隆起
- 肋骨短而宽 ± 骨折
- 羊水过多
- 水囊状淋巴管瘤；早孕期常见颈项透明层增厚
- 1/3 病例出现水肿
- 小颌畸形

- 面中部发育不良

其他影像学表现

- 胎儿骨骼检查结果
  - 软骨成长不全 II 型："浮动的头"
    - 仅颅骨骨化良好，可在 X 线片上观察到
    - 目前很少使用

影像学建议

- 最佳影像学方法
  - 早孕期经阴道超声
    - 最早可在 12~14 周诊断
    - 有报道家族史阳性者 9 周时诊断
    - 实际所有中孕期脊柱骨化不足病例都应被怀疑
  - 三维/四维超声
- 流程建议
  - 仔细评估骨骼
    - 脊柱、颅骨骨化
    - 长骨形态
  - 晚孕期 X 线片：过去使用（"浮动头"合并脊柱缺失）

鉴别诊断

低磷酸酯酶症

- 颅骨钙化不足
- 骨折不常见
- 所有骨骼弥漫性严重骨化不良，超声检查常有弯曲表现

成骨不全

- 骨折是 II~IV 型的主要表现
- 颅骨钙化差
- II 型严重肋骨骨折："串珠状"外观
- III~IV 型长骨弯曲
- I 型胶原异常

骨发育不全症 II 型

- 胸椎扁平椎
- 桡骨、尺骨、胫骨弯曲
- 马蹄内翻足
- 椎体骨化良好

纯合子软骨发育不全

- 颅骨骨化正常

致死性侏儒

- 骨化正常
- 整肢短肢畸形不那么极端
- 水肿少见
- II 型为三叶草状头颅

短肋-多指（趾）综合征

- 多指（趾）
  - 轴前和轴后均可
- 可出现水肿

病理

一般特征

- 遗传学
  - ⅠA 型和ⅠB 型：常染色体隐性遗传
    - 25% 的再发风险
  - ⅠA 型：分子基础未知
  - ⅠB 型：变形性骨发育不良硫酸盐转运蛋白基因突变［*SLC26A2*（DTDST）］
    - 含有蛋白多糖的硫酸软骨素异常硫酸化的结果
    - 软骨成长不全ⅠB 型和变形性骨发育不良是等位性疾病
    - 如果已知特定突变，可通过绒毛膜取样进行产前诊断
  - Ⅱ型：常染色体显性遗传
    - Ⅱ型胶原基因 *COL2A1* 突变
    - 在兄弟姐妹中复发的病例归因于种系嵌合
  - 软骨发育不良：常染色体显性遗传
    - Ⅱ型胶原基因 *COL2A1* 突变
  - Ⅱ型软骨成长不全，软骨发育不良，先天性脊柱骨骺发育不良，与 Kniest 发育不良均为等位基因疾病谱的一部分（胶原病Ⅱ型）
- 合并异常
  - Ⅱ型偶有软腭裂
  - 1/3 水肿
  - 羊水过多，常为重度
  - ⅠA 型偶有脑膨出

分期、分级与分类

- 组织病理学研究可明确诊断亚型
  - ⅠA 型：特征性的 PAS 阳性胞浆内包涵体
  - ⅠB 型：Ⅱ型胶原减少
    - 软骨基质中的纤维围绕软骨细胞呈环状排列
  - Ⅱ型：Ⅱ型胶原结构异常
    - 电镜观察：细胞液泡内Ⅱ型胶原滞留
    - 软骨内Ⅰ型胶原含量增加

镜下特征

- 软骨细胞紊乱
  - 列对齐失败
- 软骨基质黏多糖染色不规则

临床问题

表现

- 最常见的体征/症状
  - 严重整肢短肢畸形伴脊柱骨化差
- 其他体征/症状
  - 羊水过多
  - 水囊状淋巴管瘤、水肿

人口统计资料

- 年龄
  - 与父母年龄增长无关
- 性别
  - 已报道病例显示男性患者数量偏多

- 流行病学
  - 第二常见的致死性短肢软骨发育不良
  - 活产儿发生率 1：50 000～1：40 000
  - 可导致 1：650 围产期死亡
- 在Ⅰ型受累家系中发现同源性

自然病史与预后

- 致死性
- 早产儿发病率增加
- 由于肺发育不良，大多数死产或在出生后数小时内死亡
- 软骨发育不良病例偶尔存活至 3 月龄

处理

- 无产前或产后治疗方法
- 提出终止妊娠
- 若继续妊娠且确诊
  - 产程中取消胎儿监护
  - 不干预早产
  - 为家庭提供心理支持
- 如果诊断不明且为活产婴儿，应进行适当复苏直至完成确诊检测
- 在擅长胎儿病理学和骨骼发育不良的三级中心分娩
- 强调全面遗传评估的重要性
  - 复发风险
  - 遗传咨询
- 尸检对最终的特异性诊断很重要
  - 全套 X 线片
    - 脊柱无钙化
    - 大头伴缝间骨
    - 短、异常长骨伴各种畸形
  - 细胞培养
  - 骨/软骨活检
  - 核型一般成功率低
  - 国际骨发育不良登记不典型病例

诊断要点

影像判读经验

- 严重整肢短肢畸形伴不成比例的大头
- 脊柱无骨化的典型表现
  - 横切面显示每个脊柱节段<3 个骨化中心
- 软骨成长不全Ⅱ型脊柱无骨化伴颅骨正常
- ⅠA 型肋骨骨折而长骨无骨折
- ⅠB 型无肋骨骨折

参考文献

1. Bisht RU et al: Hypochondrogenesis: a pictorial assay combining ultrasound, MRI and low-dose computerized tomography. Clin Imaging. 69:363-8, 2020
2. Gilligan LA et al: Fetal magnetic resonance imaging of skeletal dysplasias. Pediatr Radiol. 50(2):224-33, 2020
3. Sato T et al: Two unrelated pedigrees with achondrogenesis type 1b carrying a Japan-specific pathogenic variant in SLC26A2. Am J Med Genet A. 182(4):735-39, 2020
4. Wang W et al: Diagnosis of prenatal-onset achondrogenesis type Ⅱ by a multidisciplinary assessment: a retrospective study of 2 cases. Case Rep Obstet Gynecol. 2019:7981767, 2019
5. Bird IM et al: The skeletal phenotype of achondrogenesis type 1A is caused exclusively by cartilage defects. Development. 145(1), 2018
6. Vanegas S et al: Achondrogenesis type 1A: clinical, histologic, molecular, and prenatal ultrasound diagnosis. Appl Clin Genet. 11:69-73, 2018

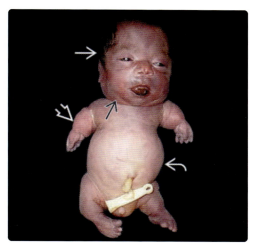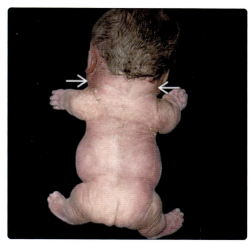

图 9-9 （左图）软骨成长不全 I A 型早产并死产婴儿表现为大头 ➡、腹部隆起 ➡ 和严重整肢短肢畸形 ➡。头部不像典型的 II 型那样不相称。另注意软组织水肿，尤其是面部 ➡ 和颈部。宫内发现水肿。（右图）同一病例后面观显示颈项区增厚 ➡，是小水囊状淋巴管瘤的证据。颈项透明层增厚在早孕期常见。

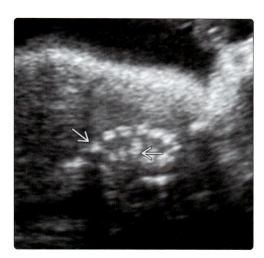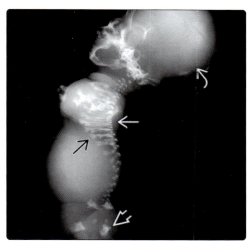

图 9-10 （左图）胎儿胸部纵切面超声显示多发骨折导致肋骨短呈皱褶样 ➡。这是软骨成长不全 I A 型的特征性表现。（右图）软骨成长不全 I A 型胎儿的侧位 X 线片显示脊柱 ➡ 和颅骨 ➡ 几乎未骨化的典型表现，肋骨短伴末端展开呈喇叭状以及肋骨骨折 ➡ 的证据。髂骨和耻骨均未骨化。四肢骨骼很短，伴末端凹形和干骺端棘状 ➡。

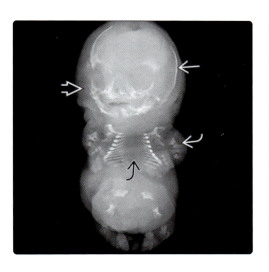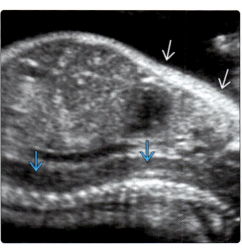

图 9-11 （左图）一例软骨成长不全 II 型的死胎 X 线片显示大头伴颅骨骨化良好 ➡，脊柱完全无骨化 ➡。无肋骨骨折。明显严重整肢短肢畸形 ➡。另见明显软组织水肿 ➡。（右图）晚孕早期矢状切面超声显示脊柱无骨化 ➡，这是软骨成长不全胎儿最特征性的超声表现。另注意胸部狭小 ➡。

图 9-12 （左图）软骨成长不全Ⅱ型胎儿中孕期面部三维超声显示不成比例的大头➡、面中部发育不良➡和小颌畸形➡。（右图）同一病例三维超声显示严重整肢短肢畸形➡。另见低位耳且向后旋转➡。由于软组织水肿伴积液，耳轮增厚，这是软骨成长不全的常见表现。

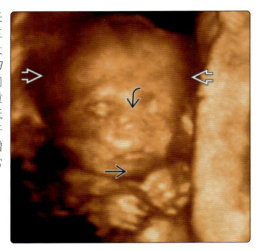
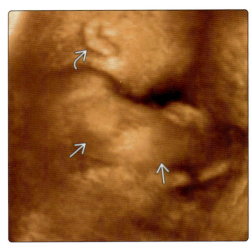

图 9-13 （左图）中孕期（22周）软骨成长不全胎儿超声显示脊柱椎体无骨化的典型表现➡。结构检查时很容易看到异常的脊柱。（右图）同一病例腿部超声显示下肢短➡和严重马蹄内翻足➡。这些是软骨成长不全的一般特征。为进一步细分为哪种类型，重点是观察颅骨骨化和有无肋骨骨折。

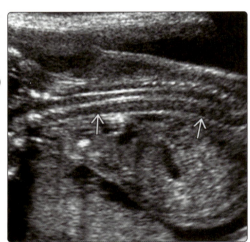
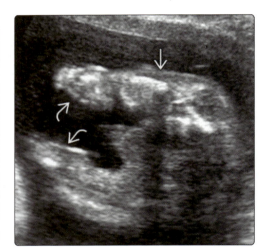

图 9-14 （左图）中孕期软骨成长不全Ⅱ型胎儿横切面超声显示颈部水囊状淋巴管瘤➡和颅骨骨化相当好➡。颈部水囊状淋巴管瘤和水肿是软骨成长不全的常见表现，早孕期可能出现颈项透明层增厚。（右图）软骨成长不全ⅠA型胎儿矢状切面超声显示典型的颅骨骨化差➡和面中部发育不良➡伴短的朝天鼻➡。

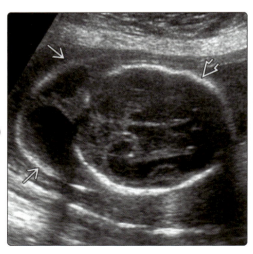
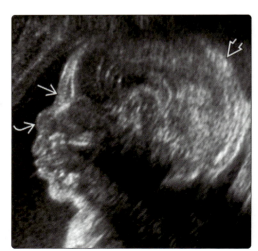

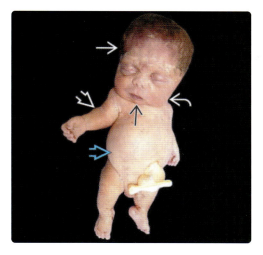

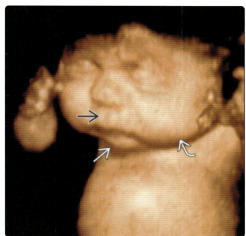

图 9-15 （左图）软骨发育不良早产并死产婴儿显示与软骨成长不全 Ⅱ 型非常相似的特征。不成比例的大头➡️、短颈➡️、程度稍轻的整肢短肢畸形➡️、胸廓狭小、腹部隆起➡️。另注意眼突、小口和小颌畸形➡️。（右图）同一病例中孕晚期三维超声显示外观。明显小颌畸形➡️。注意脸颊突出➡️和长人中➡️。

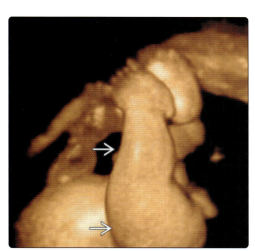

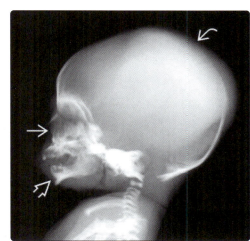

图 9-16 （左图）三维超声显示本例软骨发育不良胎儿下肢整肢短肢畸形➡️不明显。（右图）一例软骨发育不良新生儿侧位 X 线片显示轻度颅骨骨化不足➡️、面中部发育不良➡️和小颌畸形➡️。产前超声通常很难区分软骨发育不良和轻度软骨成长不全 Ⅱ 型；出生后婴儿进行 X 线片检查往往有必要。

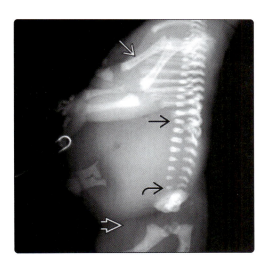

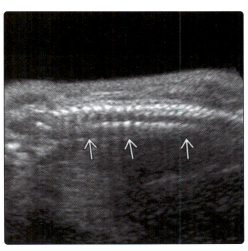

图 9-17 （左图）一例软骨发育不良新生儿侧位 X 线片显示胸椎小但骨化尚可➡️。腰骶部脊柱相对更不正常，伴椎体发育不良➡️。四肢骨骼呈较正常管样➡️，且较软骨成长不全更短。耻骨未骨化➡️。（右图）斜冠状切面超声显示软骨发育不良患者脊柱轻度骨化不足➡️。骨化通常比软骨成长不全正常。

要 点

术语

- 最常见的遗传性、非致死性骨骼发育不良
- 特征为不成比例的短肢(肢根短肢畸形)、头大伴额部隆起、面中部发育不良和短指(趾)

影像学表现

- 短肢伴正常骨化，无骨折
  - 早期检查正常，21～27周间出现短小，并在晚孕期进展
- 股骨近端骨干 - 干骺端夹角增大
- 项圈征：骨干末端小的，高回声钩
- 进行性大头畸形伴额部隆起
- 鼻梁凹陷伴鼻尖上翘
- 胸部正常至轻度钟形
- 胸腰段明显后凸和扁平椎
- 三叉戟手

主要鉴别诊断

- 软骨发育不良

- 致死性侏儒

病理

- 常染色体显性单基因疾病
- *FGFR3* 突变(功能获得性)
- 80% 以上病例为新发突变(散发)
- 纯合子软骨发育不全是致死性

临床问题

- 智力正常
- 一般正常寿命
- 整形外科和神经系统并发症的发生率增加

诊断要点

- 正常中孕期检查不能排除软骨发育不全

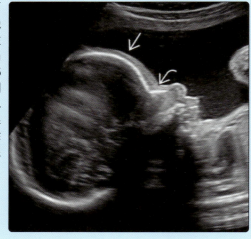
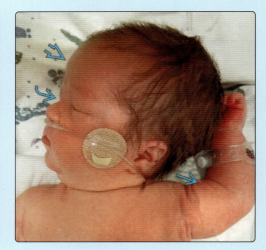

图 9-18 (左图)矢状切面超声显示软骨发育不全晚孕期胎儿的典型轮廓。注意额部隆起 ➡ 和鼻梁凹陷 ↱。头围＞同胎龄儿第95百分位数。(右图)图示一例软骨发育不全足月新生儿轮廓。可见额部轻度隆起 ⇨、面中部发育不良伴鼻梁凹陷 ⇨。另注意手臂肢根短小 ➡。

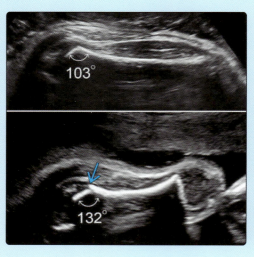
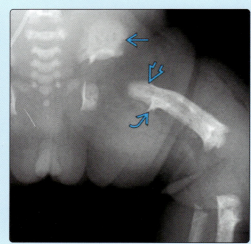

图 9-19 (左图)正常中孕期胎儿(上图)与软骨发育不全胎儿(下图)的超声比较。图示股骨近端骨干 - 干骺端夹角。软骨发育不全时角度增加。这是一种更具特异性的征象，可在长骨明显短小前发现。骨干末端另见一小的高回声棘 ➡ 被称为项圈征。(右图)产后 X 线片显示干骺端夹角变平 ⇨ 和项圈征 ↗。注意方形的髂骨翼 ⇨。

术语

定义

- 最常见的遗传性、非致死性骨骼发育不良
- 特征是不成比例的短肢(肢根短肢畸形)、头大伴额部隆起、面中部发育不良和短指(趾)
- 纯合子软骨发育不全为致死性
  - 当突变遗传自受累父母双方时发生(每次妊娠的风险为25%)

影像学表现

一般特征

- 最佳诊断线索
  - 晚孕期长骨短小伴巨头畸形
- 形态
  - 肢根短肢畸形
    - 近端肢体短小

超声表现

- 长骨
  - 肢体短伴正常骨化、无骨折
  - 股骨轻度弯曲、无成角
    - 产前通常未见其他长骨弯曲
  - 股骨近端骨干-干骺端夹角
    - 正常角度
      - 22周:98.5°±6.8°
      - 32周:105.6°±7.3°
    - 受累胎儿角度增加
      - 在1项研究中,6例受累胎儿中5例角度>130°
      - 除长骨短外最一致的表现
  - 项圈征:骨干末端小的、高回声钩
- 骨生长
  - 早期检查正常,21～27周短小
  - 呈渐进性差异生长
  - 晚孕期通常更明显
  - 头围:股骨长度(FL)比值增加(股骨短、头大导致)
  - 上肢较下肢受累更严重
- 头和面部
  - 渐进性巨头畸形伴额部隆起
    - 可能为晚发表现
  - 鼻梁凹陷伴鼻尖上翘
- 脊柱
  - 胸腰段明显后凸
  - 扁平椎
  - 腰段脊柱椎弓根间距减小
- 三叉戟手
  - 手指短、看似长度相同
  - 第三、四指间空隙
- 胸部
  - 正常到轻度钟形伴腹部隆起
- 羊水过多
  - 可能晚孕期出现
- 纯合子(致死性)软骨发育不全

- 表现更严重且更早发现
- 对于高危妊娠,连续超声检查生长速度
- 17周时FL<第3百分位数
- 按双顶径计算25周FL<34mm

影像学建议

- 最佳影像学方法
  - 中孕晚期到晚孕早期超声检查
  - 三维/四维超声有助于评估手和脊柱
- 流程建议
  - 排除致死性骨骼发育不良
    - 整肢短肢畸形
    - 胸廓狭小
    - 严重羊水过多

鉴别诊断

*FGFR3*突变-相关的疾病

- 软骨发育低下
  - 身材矮小、肢体短、腰椎前凸
  - 临床特征与典型软骨发育不全相似,但较轻
  - 颅骨正常或轻度巨头畸形
  - 学习、行为障碍
  - 约70%病例可进行分子诊断
  - *FGFR3*中最常见的突变N540K置换
  - 有关软骨发育不全的临床和放射学鉴别可能很困难
  - 常染色体显性;大部分病例是新发突变
- 致死性侏儒(TD)
  - 更严重的短肢(整肢短肢畸形)
  - 胸廓狭小伴肺发育不良
  - 长骨弯曲,尤其是TD I型
  - TD II型中三叶草状头颅
  - 晚孕期严重羊水过多
  - 围产期致死性
- 纯合子软骨发育不全
  - 致死性疾病
  - 双亲同为软骨发育不全患者时,后代发生率25%
  - 严重短肢
  - 肺发育不良
- 伴发育迟缓和黑棘皮病的严重软骨发育不全(SADDAN)
  - 骨骼变化与TD一样严重
  - 缺少分子分析,鉴别TD和软骨发育不全可能很困难

胶原疾病I型

- 成骨不全
  - 骨折是显著特征
  - 整肢短肢畸形

软骨寡聚基质蛋白相关疾病

- 假性软骨发育不全
  - 不成比例的身材矮小
  - 关节异常
  - 骨关节炎需要关节置换
- 脊椎骨骺发育不良
  - 肢根短肢畸形半类似的长骨特征

◦ 小颌畸形 ±Robin 序列（腭裂）

病理

一般特征

- 病因学
  ◦ 软骨细胞在发育中的长骨生长板表达 *FGFR3* 酪氨酸激酶
  ◦ *FGFR3* 信号过度激活可能会损害骨骺生长板内的软骨细胞功能
  ◦ 软骨内骨化减少
- 遗传学
  ◦ 常染色体显性单基因疾病
    - *FGFR3* 突变（功能获得性）
      □ *FGFR3* 活性增加→骨化减少→骨骼尺寸减小，尤其是长骨
    - 97% 病例涉及 *FGFR3* 跨膜结构域（G380R）密码子 380 中的甘氨酸-精氨酸置换
  ◦ ＞80% 病例是新发突变（散发）
  ◦ 纯合子软骨发育不全是致死性
  ◦ **复发风险：1 个亲代受累**
    - 50% 后代患有软骨发育不全
    - 50% 后代未受累
  ◦ **复发风险：2 个亲代均受累**
    - 50% 后代患有软骨发育不全
    - 25% 患有纯合子（致死性）软骨发育不全
    - 25% 未受累
  ◦ **复发风险：2 个亲代均未受累**
    - 散发性：复发风险低

临床问题

表现

- 最常见的体征/症状
  ◦ 中孕晚期和晚孕期长骨短小

人口统计资料

- 年龄
  ◦ 与父亲年龄增长有关
- 性别
  ◦ 无性别偏好
- 种族
  ◦ 所有种族都有
- 流行病学
  ◦ 杂合子：1∶30 000～1∶10 000 活产
  ◦ 纯合子：罕见

自然病史与预后

- 智力正常
- 一般正常寿命
  ◦ 一些研究表明：与普通人群相比，有早产死亡风险
  ◦ 出生后第一年死亡率增加
    - 常常是猝死
    - 与颈椎或脑干急性椎间孔压迫有关
- 矫形外科和神经系统并发症的发生率增加
  ◦ 颈椎不稳、狭窄、脑积水

◦ 肢体弯曲
◦ 胸腰椎后凸
◦ 面中部发育不良伴上呼吸道阻塞
- 儿童期其他问题
  ◦ 延迟的运动节点
  ◦ 复发性中耳问题
- **软骨发育不全妇女妊娠**
  ◦ 孕前咨询很重要
  ◦ 即使胎儿未受累，剖宫产同样有必要（由于骨盆比例不足）
  ◦ 由于脊柱异常，通常需要全身麻醉而非局部麻醉
  ◦ 早产、流产增加
  ◦ 脊柱前凸和背痛可能加重
- 胎儿受累，母体未受累
  ◦ 由于巨头畸形，剖宫产可能有必要
  ◦ 晚孕期羊水过多

处理

- 遗传咨询
  ◦ 1 个或者双亲均受累
    - 每次妊娠均有明显复发风险
  ◦ 受累婴儿的产前或新生儿诊断
- 可用的产前诊断
  ◦ 超声疑诊
  ◦ *FGFR3* 突变的分子分析
    - 羊膜腔穿刺术
    - 绒毛膜取样
    - 游离胎儿 DNA
  ◦ 如果已知突变，进行胚胎植入前遗传学诊断
- 纯合子软骨发育不全患者终止妊娠的选择
- 出生后治疗
  ◦ 肢体延长/矫直术
  ◦ 颈髓减压术治疗椎管狭窄
  ◦ 支具和脊柱融合术

诊断要点

影像判读经验

- 中孕期检查正常不能排除软骨发育不全
- 中孕晚期和晚孕期进行性肢体短小

参考文献

1. Gilligan LA et al: Fetal magnetic resonance imaging of skeletal dysplasias. Pediatr Radiol. 50(2):224-33, 2020
2. Coi A et al: Epidemiology of achondroplasia: a population-based study in Europe. Am J Med Genet A. 179(9):1791-8, 2019
3. Vivanti AJ et al: Optimal non-invasive diagnosis of fetal achondroplasia combining ultrasonography with circulating cell-free fetal DNA analysis. Ultrasound Obstet Gynecol. 53(1):87-94, 2019
4. Zhang J et al: Non-invasive prenatal sequencing for multiple Mendelian monogenic disorders using circulating cell-free fetal DNA. Nat Med. 25(3):439-47, 2019
5. Ceroni JRM et al: Natural history of 39 patients with achondroplasia. Clinics-References (Sao Paulo). 73:e324, 2018
6. Ren Y et al: Noninvasive prenatal test for FGFR3-related skeletal dysplasia based on next-generation sequencing and plasma cell-free DNA: test performance analysis and feasibility exploration. Prenat Diagn. 38(11):821-8, 2018
7. Melekoglu R et al: Successful obstetric and anaesthetic management of a pregnant woman with achondroplasia. BMJ Case Rep. 2017, 2017

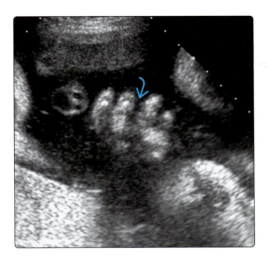

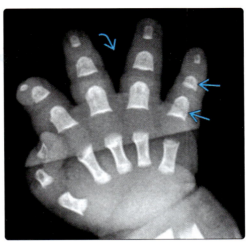

图 9-20 （左图）软骨发育不全胎儿超声显示三叉戟手的典型外观。注意指(所有手指长度相似)短且轻微向外展开 ➡。(右图)一例软骨发育不全新生儿手部 X 线片显示特征性表现，包括明显短指畸形。近节、中节指骨短、宽、锥形 ➡。注意手指分离 ➡。

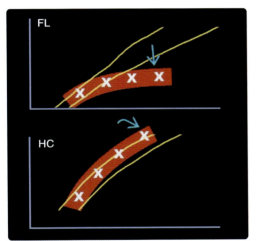

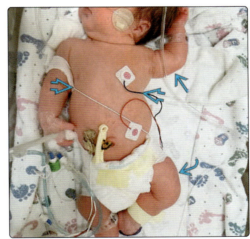

图 9-21 （左图）图示软骨发育不全胎儿股骨长度和头围曲线。最初，股骨长度正常，晚孕期明显进行性短缩 ➡。头围曲线显示妊娠期巨头畸形的进展 ➡。(右图)软骨发育不全新生儿表现为上臂 ➡ 和腿 ➡ 的肢根短肢畸形。注意钟形胸廓 ➡。

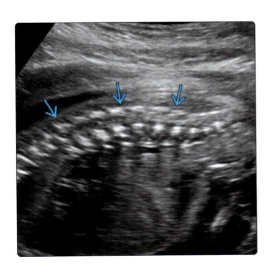

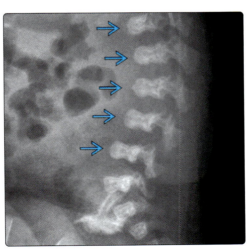

图 9-22 （左图）中孕期软骨发育不全胎儿表现为脊柱胸腰段明显后凸畸形 ➡。(右图)一例软骨发育不全患者出生后腰椎侧位 X 线片显示腰椎后凸增加，伴扁平椎 ➡。软骨发育不全的其他脊柱表现包括腰椎椎弓根间距减小，但产前难以发现。

要　点

术语

- 无肢畸形：一条或多条肢体缺失
- 整肢短肢畸形：肢体近段和远段节段都短缩
- 海豹肢畸形：肢体短缩伴手/足靠近躯干
- 肢体短缩畸形：肢体骨骼结构或软组织的任何部分缺失
- 半肢畸形：远端肢体缺失

影像学表现

- 早孕期和中孕期超声检查发现四肢缺失或严重短缩
- 身体累及模式是关键
  - 累及节段，对称性
- 仔细查找合并异常，尤其是口面裂、胸腹部缺损、心脏畸形
- 评估四肢骨骼形态学以排除骨骼发育不良
- 寻找羊膜带证据

主要鉴别诊断

- 无肢畸形/先天性四肢切断症
  - Roberts 综合征/Roberts SC 综合征
  - 羊膜带
  - 血小板减少-桡骨缺失（TAR）综合征
- 一条或多条肢体的孤立性海豹肢畸形/无肢畸形
- DK 海豹肢畸形
- 整肢短肢畸形：软骨成长不全、骨发育不全症、节段性骨发育不良、纤维软骨增生症

病理

- 常染色体隐性遗传：Roberts、TAR、DK 海豹肢畸形、多种类型的整肢短肢畸形
- 血缘家族中先天性四肢切断症复发病例；推测为常染色体隐性遗传
- 细胞遗传学分析查找可疑 Roberts 综合征的着丝粒分离

图 9-23 （左图）一例先天性四肢切断症足月死产婴儿的临床照片。注意四肢全部缺失，仅有一根肱骨痕迹 ➡。明显重度小颌畸形 ➡。另见明显眉间血管瘤 ➡。（右图）同一病例临床照片显示肩部异常骨性突起 ➡。头部与身体比例失常 ➡。另一处骨性突起位于骶骨区，与截断的远端脊柱相对应 ➡。

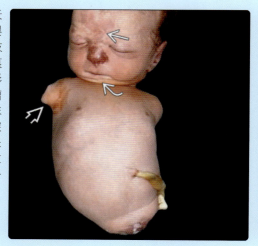
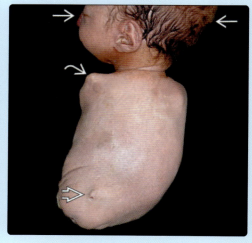

图 9-24 （左图）横切面超声显示中孕期先天性四肢切断症胎儿上胸部。一侧肱骨发育不良 ➡，对侧骨性突起可能是肱骨痕迹 ➡。另见锁骨发育不良 ➡。（右图）中孕期先天性四肢切断症胎儿的下半身超声显示下肢完全缺如 ➡。脊柱远端缺如，骨盆异常。可见一侧髂骨翼 ➡。

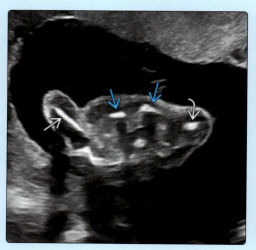
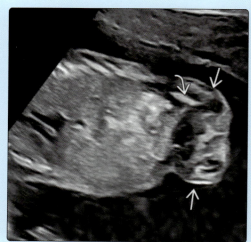

术语

定义

- **无肢畸形**：一条或多条肢体缺如
- **整肢短肢畸形**：肢体近段和远段节段均短缩
- **海豹肢畸形**：四肢短缩，手/足靠近躯干
  - 近段受累往往最严重
- **肢体短缩畸形**：肢体骨骼结构或软组织的任何部分缺失
  - 可能是横向、纵向或中间缺失
- **半肢畸形**：肢体远段缺失

影像学建议

- 最佳影像学方法
  - 早孕期、中孕期超声
    - 可能在早孕期经阴道超声诊断
    - 晚孕晚期诊断可能困难
  - 三维/四维超声在评估四肢形态方面有价值
    - 在家庭咨询中很有用
- 流程建议
  - 受累模式是鉴别诊断的关键
    - 对称性与不对称性肢体异常
    - 上肢还是下肢受累更严重？
    - 手、足是否存在/异常？
    - 肢体哪一节段受累？
  - 仔细查找合并异常，尤其是口面裂、胸腹部缺损、心脏畸形
    - 综合征诊断线索
  - 查找羊膜带证据

鉴别诊断

无肢畸形

- **Roberts 综合征/Roberts SC 综合征**
  - SC-海豹肢畸形被认为是同一种综合征
  - 临床特征
    - 90% 为四肢短肢畸形（10% 仅上肢受累）
    - 80% 患有面裂
    - 宫内和出生后严重生长受限
    - 畸形外貌
    - 其他异常：泌尿生殖系统（genitourinary，GU）、心脏、并指（趾）、耳和鼻、前部脑膨出、小头畸形
  - 常染色体隐性遗传
  - 大部分宫内或出生后不久死亡
    - 罕见报道长期幸存者
  - 特征性细胞遗传学特征：着丝粒过早分离
    - 染色体中的着丝粒"膨大"伴继发收缩（1、9、16 号，近端着丝点的短臂，Y 的短臂）
    - 对 Roberts 综合征非常特异
    - 产前诊断的敏感性未知
    - 据报道产前和产后分析不一致

- **先天性四肢切断症**
  - 罕见：活产儿 0.4：100 000
  - 据报道合并异常包括
    - 肺缺如、发育不良
    - 口面裂
    - 耳和鼻缺如
    - 心脏异常
    - GU 异常：包括外生殖器模糊
    - 肛门闭锁
    - 外胚层发育不良
  - 合并内脏异常很常见
  - 围产期死亡率高
  - 常染色体隐性遗传的先天性四肢切断症由 *WNT3* 基因突变导致
- **孤立性海豹肢畸形/无肢畸形**
  - 累及 1 条或多条肢体
- **羊膜带**
  - 非对称性：单条或者多条肢体受累
  - 怪异的口面裂和颅骨畸形
    - 裂线不遵循胚胎融合线
  - 体壁裂缺陷
  - 超声可在羊水中看到羊膜束或胎盘大体检查可看到羊膜束
  - 环绕四肢、指（趾）的缩窄环
    - 假性并指
- **血小板减少-桡骨缺失综合征（TAR）**
  - 上肢海豹肢畸形，常常很严重
  - 50% 下肢异常
  - 低巨核细胞性血小板减少症
  - 面部毛细血管瘤
  - 常染色体隐性遗传
  - 不同于 Fanconi 贫血
    - TAR 拇指正常
    - TAR 不增加染色体断裂
- **DK 海豹肢畸形**
  - von Voss-Cherstvoy 综合征
  - 海豹肢畸形、脑膨出、血小板减少、GU 异常
  - 常染色体隐性
- **反应停胚胎疾病**
  - 20 世纪 50、60 年代初欧洲常用的镇静剂、晨吐药
  - 1962 年退出市场：承认孕早期接受沙利度胺治疗的母亲后代会出现严重肢体异常
  - 作用机制：干预血管生成、炎症反应
  - 异常特征模式：四肢短肢畸形、心脏、GU、颜面、神经系统畸形
  - 1998 年 FDA 批准用于治疗麻风病并发症
    - HIV、溃疡性疾病和炎症疾病的实验治疗
    - 孕妇单次用药带来胚胎病的全风险

整肢短肢畸形

- **软骨成长不全**
  - 椎体骨化不足

- ○ 不成比例的大头伴骨化正常或不足
- ○ 肋骨短 ± 骨折
- ○ 小颌畸形
- ○ 常见水肿
- ○ ⅠA 型、ⅠB 型常染色体隐性遗传；Ⅱ型散发
- 骨发育不全症
  - ○ 巨头畸形
  - ○ 小颌畸形
  - ○ 腭裂
  - ○ 躯干短伴胸廓狭小、腹部膨隆
  - ○ "搭便车样"拇指
  - ○ 马蹄足内翻
  - ○ 管状骨短伴干骺端喇叭状
  - ○ 第 1、2 脚趾间隙增宽
  - ○ 常染色体隐性遗传：变形性骨发育不良硫酸盐转运蛋白基因（*SLC26A2*）突变
- 节段异常骨发育不良
  - ○ 不规则椎体伴多个骨化中心（椎体不均匀）
  - ○ 脊柱短、胸廓狭小伴肋骨短
  - ○ 坐骨和耻骨短、厚
  - ○ 短、宽、成角的管状骨
  - ○ 常染色体隐性遗传
- 纤维软骨增生症
  - ○ 囟门、骨缝宽伴眼球突出
  - ○ 管状骨短伴末端呈球状
  - ○ 椎体后部骨化不足伴冠状裂
  - ○ 髂骨宽伴内外侧突起
  - ○ 常染色体隐性遗传
- 成骨不全Ⅱ型
  - ○ Ⅰ型胶原缺陷（*COL1A1*、*COL1A2*）
  - ○ 骨化严重异常，包括颅骨
  - ○ 肋骨、长骨多处骨折
  - ○ 散发；性腺嵌合体导致复发
- 短肋 - 多指（趾）综合征Ⅰ型和Ⅱ型
  - ○ 轴后多指（趾）
  - ○ 胸廓狭窄伴腹部隆起
  - ○ 多发脏器异常，包括心脏、GU、口面部
  - ○ 短管状骨伴末端不整齐
  - ○ 常染色体隐性遗传
- 变形性骨发育不良家族
  - ○ 包含变形性骨发育不良、软骨成长不全ⅠB 型和骨发育不全症Ⅰ型
  - ○ *SLC26A2* 基因突变
  - ○ 变形性骨发育不良
    - − 渐进性脊柱后凸畸形
    - − 腭裂
    - − 马蹄足内翻
    - − "搭便车样"拇指
    - − 围产期死亡率增加；如果没有严重脊柱并发症，寿命正常
    - − 常染色体隐性遗传

病理

一般特征

- 病因学
  - ○ 常染色体隐性遗传先天性四肢切断症 *WNT3* 基因突变
  - ○ *SLC26A2* 基因突变涉及变形性骨发育不良、软骨成长不全ⅠB 型、骨发育不全症Ⅰ型
  - ○ 成骨不全Ⅱ型中 *COL1A1*、*COL1A2* 突变
  - ○ Roberts（黏蛋白家族）中 *ESCO2* 突变
  - ○ 部分孤立性海豹肢畸形中血管发育受干扰
- 遗传学
  - ○ Roberts、TRA、DK 海豹肢：常染色体隐性遗传
  - ○ 整肢短肢畸形：常染色体隐性遗传多见
  - ○ 血缘家族中先天性四肢切断症复发病例：推测为常染色体隐性遗传

临床问题

表现

- 最常见的体征 / 症状
  - ○ 早孕期或中孕期超声检查发现肢体缺失或严重短缩
- 其他体征 / 症状
  - ○ Roberts 综合征：口面裂伴海豹肢畸形 / 无肢畸形
  - ○ 骨骼发育不良伴整肢短肢畸形的证据

自然病史与预后

- 大多数软骨营养障碍伴严重整肢短肢畸形在围产期是致死性

处理

- 产前无治疗方法
- 幸存者需接受矫形外科治疗进展性脊柱、肢体异常

诊断要点

考虑

- 细胞遗传学分析查找可疑 Roberts 综合征的着丝粒分离

影像判读经验

- 哪一节肢体受累和是否对称性受累对鉴别诊断很重要
- 评估肢体骨骼形态以排除骨骼发育不良
- 仔细查找其他结构异常

参考文献

1. da Costa Almeida CB et al: Report of the phenotype of a patient with roberts syndrome and a rare ESCO2 variant. J Pediatr Genet. 9(1):58-62, 2020
2. Schwickert A et al: [Prenatal diagnostics and postnatal complications in a case of extremely rare tetra-amelia.] Z Geburtshilfe Neonatol. ePub, 2020
3. Sezer A et al: Hypopigmented patches in Roberts/SC phocomelia syndrome occur via aneuploidy susceptibility. Eur J Med Genet. 62(12):103608, 2019
4. Liao YM et al: Routine screening for fetal limb abnormalities in the first trimester. Prenat Diagn. 36(2):117-26, 2016
5. Pallavee P et al: Foetal fibular hemimelia with focal femoral deficiency following prenatal misoprostol use: a case report. J Obstet Gynaecol. 36(6):760-1, 2016

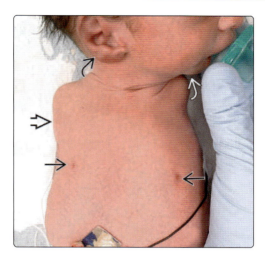

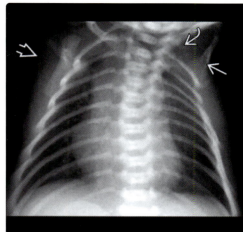

图 9-25 （左图）一例足月婴儿临床照片显示上肢无肢畸形 ⬲。下肢同为海豹肢畸形。注意严重小颌畸形 ➡ 和耳低位、大、后旋 ⬲。乳头发育不良且不对称 ➡。（右图）同一婴儿前后位 X 线片显示双上肢缺如 ➡ 和双侧肩胛骨 ➡ 和锁骨 ➡ 发育不良。

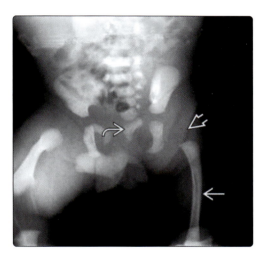

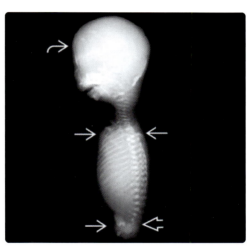

图 9-26 （左图）一例母体糖尿病控制不佳患者婴儿前后位 X 线片显示单侧股骨缺如 ➡ 和单一远端长骨 ➡，符合复杂性肢体短缩缺陷。脊柱远端和左侧骨盆发育不良 ➡。（右图）先天性四肢切断症的死产早产婴儿侧位 X 线片显示四肢缺如 ➡、不成比例的大头 ➡ 和骨盆严重发育不良 ➡。

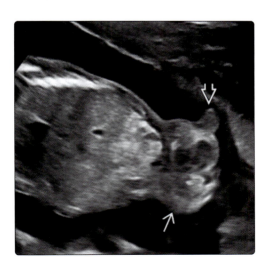

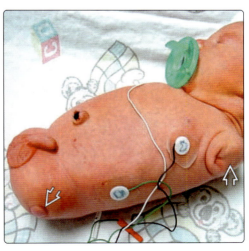

图 9-27 （左图）中孕期先天性四肢切断症胎儿冠状切面超声显示下肢缺如。在缺失腿部区域可见一块状软组织突起 ➡。对侧外观光滑 ➡。在缺如上肢区域可见类似软组织特征。（右图）一例先天性四肢切断症婴儿临床照片显示肢体缺如处的肉质突起 ➡。

要 点

影像学表现

- 肢根短肢畸形伴肱骨不成比例短缩且逐渐变细
- 面中部扁平
- 骨发育不全症 1 型
  - 肱骨、股骨远端发育不良 / 锥形
- 骨发育不全症 2 型
  - 整肢短肢畸形伴喇叭状干骺端, 远端变细, 桡骨、尺骨弯曲
  - "搭便车样" 拇指连接近端、大脚趾
- 骨发育不全症 3 型
  - 肱骨、股骨短、比例失常伴远端逐渐变细
  - 指骨短、宽伴第三掌骨短

主要鉴别诊断

- *FLNB*- 相关疾病

- 表型谱从轻度（脊椎 - 腕骨 - 跗骨发育不良和 Larsen 综合征）到重度（骨发育不全症 1 型和 3 型和 "回力镖" 形发育不良）
- 硫酸盐转运蛋白 *SLC26A2*（DTDST）- 相关疾病
  - 等位基因疾病从轻度（多发性骨骺发育不良和变形性骨发育不良）到围产期致死（软骨成长不全 1B 型、骨发育不全症 2 型, de la Chapelle 发育不良）

临床问题

- 骨发育不全症 1 型和 2 型：大多数死产或新生儿期死于心肺衰竭
- 骨发育不全症 3 型：可较长期生存
  - 与喉气管软化症相关的慢性呼吸道问题和反复感染
  - 传导性听力损失、关节脱位

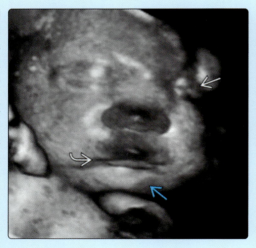
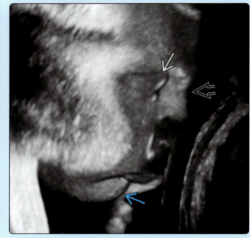

图 9-28 （左图）图示一例骨发育不全症 2 型胎儿的晚孕期三维超声。注意小嘴 ➡、小颌畸形 ➡ 和突眼 ➡。面部外观很圆。小颌畸形是上述所有特征中产前超声检查最容易观察且最一致的表现。（右图）图示同一患者明显小颌畸形 ➡、鼻根突出 ➡ 和眼睛突出 ➡。

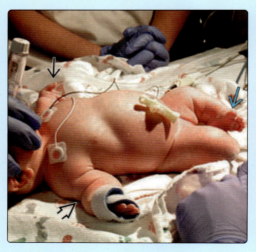
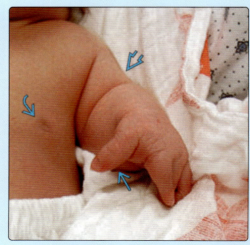

图 9-29 （左图）骨发育不全症 2 型足月新生儿显示明显整肢短肢畸形 ➡。注意马蹄内翻足和𧿹趾内侧偏位 ➡。另见拇指持续外展 ➡。（右图）骨发育不全症 2 型足月新生儿显示拇指持续外展（"搭便车样"）➡。另注意整肢短肢畸形 ➡、短躯干和颈部以及发育不良的乳头 ➡。

术语

定义

- 肢根短肢骨骼发育不良

影像学表现

超声表现

- 肢根短肢畸形伴肱骨不成比例短缩并逐渐变细
- 面中部扁平
- 长骨、脊柱后部骨化差
  - 出生后 X 线片较超声显示清晰

放射学表现

- **骨发育不全症 1 型**
  - 肱骨、股骨远端发育不良/逐渐变细
  - 桡骨、尺骨短弯伴腓骨发育不良/不发育
  - 脊柱伴椎体发育不良、冠状裂
  - 管状骨短、宽,部分掌骨和指骨未骨化
- **骨发育不全症 2 型**
  - 整肢短肢畸形伴喇叭状干骺端,远端变细,桡骨、尺骨弯曲
  - 第一跖骨和掌骨呈球状
  - "搭便车样"拇指连接近端
  - 马蹄内翻足伴第一至第二脚趾间距增宽
- **骨发育不全症 3 型**
  - 椎体小、冠状裂(胸椎和腰椎)、矢状裂(胸椎)
  - 髂骨翼张开、髋关节脱位
  - 肱骨、股骨短、不成比例且远端逐渐变细
  - 胫骨短、弯曲;腓骨发育不良
  - 指骨短、宽伴第三掌骨短

影像学建议

- 最佳影像学方法
  - 高风险家族经阴道超声检查
- 流程建议
  - 应用胎儿 MR、三维/四维超声可提供更多诊断信息

主要鉴别诊断

FLNB- 相关疾病

- 表型谱从轻度(脊椎-腕骨-跗骨发育不良和 Larsen 综合征)到重度(骨发育不全症 1 型和 3 型和"回力镖"形发育不良)
- **"回力镖"形发育不良**
  - 整肢短肢畸形、严重
  - "回力镖"样长管状骨
  - 长骨、脊柱骨化差
  - 眼距过宽、小颌畸形、腭裂、脐膨出、羊水过多
- **Larsen 综合征**
  - 先天性髋、肘、膝关节脱位;马蹄内翻足
  - 脊柱后侧凸
  - 巨头畸形伴前额隆起、腭裂

硫酸盐转运蛋白 SLC26A2(DTDST)- 相关疾病

- 等位基因疾病从轻度(多发性骨骺发育不良和变形性骨发育不良)到围产期致死(软骨成长不全 1B 型,骨发育不全症 2 型,de la Chapelle 发育不良)
- 在一些轻度和重度突变的复合杂合子导致中度表型的疾病中,基因型-表型可能相关
- **变形性骨发育不良**
  - 身材矮小、肢体短、多发关节挛缩
  - 马蹄内翻足伴第一至第二脚趾间距增宽
  - "搭便车样"拇指连接近端
  - 腭裂(50%);腭咽闭合不全
- **软骨成长不全 1B 型**
  - 颅骨、脊柱骨化不足
  - 严重小颌畸形

病理

一般特征

- 遗传学
  - 骨发育不全症 1 型和 3 型为常染色体显性遗传
    - *FLNB*(3p14.3)突变
  - 骨发育不全症 2 型为常染色体隐性遗传
    - 变形性骨发育不良硫酸盐转运蛋白基因 *SLC26A2*(DTDST)(5q32～33)突变
    - 在已知突变家族行绒毛膜取样/羊膜腔穿刺术有可能产前诊断
- 合并异常
  - 肺发育不良
  - 面中部发育不良伴鼻梁凹陷、小颌畸形、腭裂
  - 手短且宽、马蹄内翻足、关节脱位
  - 喉气管软化症,喉部狭窄

临床问题

自然病史与预后

- 骨发育不全症 1 型、2 型:大多数死产或新生儿期死于心肺衰竭
- 骨发育不全症 3 型:可较长期存活
  - 常见身材矮小
  - 与喉气管软化症相关的慢性呼吸道问题和反复感染
  - 传导性听力损失、关节脱位

参考文献

1. Zheng C et al: Suppressing UPR-dependent overactivation of FGFR3 signaling ameliorates SLC26A2-deficient chondrodysplasias. EBioMedicine. 40:695-709, 2019
2. Meira JGC et al: Diagnosis of atelosteogenesis type I suggested by fetal ultrasonography and atypical paternal phenotype with mosaicism. Rev Bras Ginecol Obstet. 40(9):570-6, 2018
3. Sarikaya IA et al: Atelosteogenesis type III: orthopedic management. J Pediatr Orthop B. 26(6):546-51, 2017
4. Xu Q et al: Filamin B: The next hotspot in skeletal research? J Genet Genomics. 44(7):335-42, 2017
5. Jeon GW et al: Identification of a de novo heterozygous missense FLNB mutation in lethal atelosteogenesis type I by exome sequencing. Ann Lab Med. 34(2):134-8, 2014

图 9-30 （左图）图示一例骨发育不全症 3 型新生儿期死亡婴儿。注意严重肢根短肢畸形 ➡、短颈 ⇨、马蹄内翻足 ↪ 和拇指无偏斜 ⇥。（右图）图示一例骨发育不全症 2 型足月婴儿。可见突眼 ↗ 和明显下颌畸形 ⇥。另注意耳低位且相对增大 ➡。该婴儿生后不久因心肺功能不全死亡。

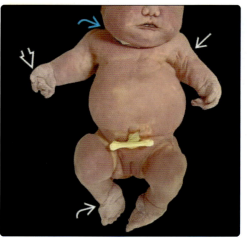
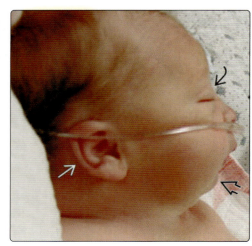

图 9-31 （左图）骨发育不全症 2 型足月新生儿显示骨盆发育不良 ⇨、长骨短、腓骨缺如 ➡ 和胫骨弯曲 ↪。另见马蹄内翻足畸形 ⇥。产前超声检查发现腓骨短、细或缺如。（右图）骨发育不全症 2 型足月新生儿显示肱骨发育不良并逐渐变细的特征性表现 ➡ 和喇叭形干骺端 ⇥。桡骨也弯曲 ➡。肱骨逐渐变细在产前超声检查中可能仅显示短。

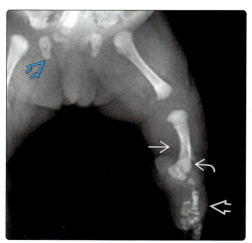
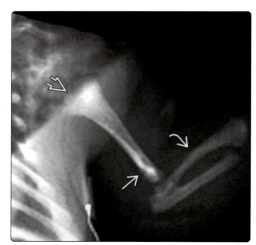

图 9-32 （左图）一例骨发育不全症 3 型死产儿可见肱骨短 ➡、严重面中部发育不良 ➡、短颈和气管闭锁。注意拇指正常（不外展）⇥。（右图）骨发育不全症 3 型新生儿 X 线片显示特征性骨骼表现。肱骨不成比例短、逐渐变细。另见股骨短、胫骨弯曲和腓骨发育不良 ↪。指骨短呈方形 ⇥。专项检查手部图像显示第三掌骨短。

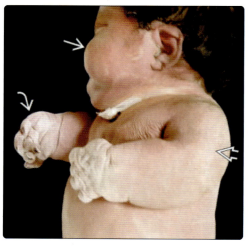
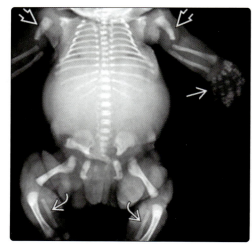

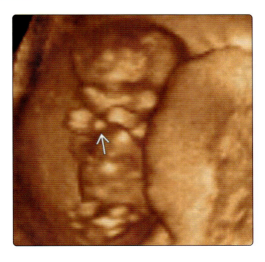

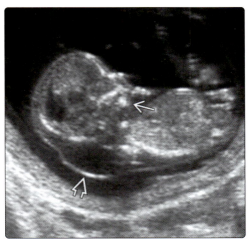

图 9-33 （左图）常染色体隐性遗传骨发育不全症 2 型高风险的 13 周胎儿显示拇指偏斜（"搭便车样"）➡️。（右图）本例复发性骨发育不全症 2 型 13 周胎儿显示大的颈部水囊状淋巴管瘤➡️和显著的小颌畸形➡️。虽为非特异性，但颈部水囊状淋巴管瘤（或颈项透明层增厚）是早孕期骨骼发育不良的相对常见表现。矢状切面容易显示小颌畸形。

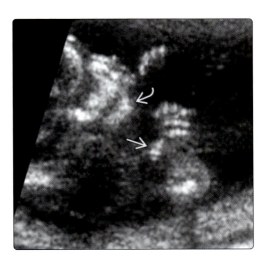

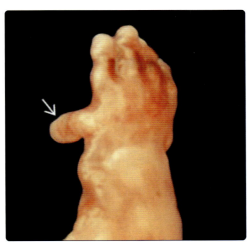

图 9-34 （左图）本例骨发育不全症 2 型 13 周胎儿显示"搭便车样"拇指➡️和小颌畸形➡️。由于常染色体隐性遗传，有子女先证者的妊娠存在患该病的风险，即使在早孕期也可以做出诊断，或至少强烈怀疑。（右图）此处显示 D & E 标本中先前超声检查表现的临床相关性。注意"搭便车样"拇指➡️。本例产前检查结果可以确诊，尽管标本并不完整。

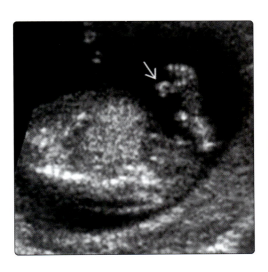

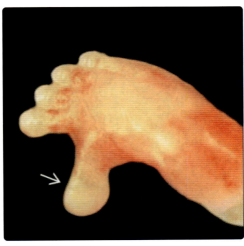

图 9-35 （左图）图示一例复发性骨发育不全症 2 型 13 周胎儿显示脚趾内侧偏位➡️，导致第 1 和第 2 脚趾间隔增宽。通过产前超声仔细评估手足有助于对风险增加的胎儿进行诊断。（右图）相关 D & E 标本显示踇趾内侧偏位➡️和马蹄内翻足畸形。这是该病例中足外观相对极端的例子。

术语

- Campomelia＝肢体弯曲
- 罕见、半致死性骨软骨营养不良

影像学表现

- 骨化正常不伴骨折
- 股骨、胫骨前外侧弯曲
  - 腓骨发育不良
- 肩胛骨发育不全是标志性表现
- 性发育障碍
  - XY 性别反转（男性转女性）
- 钟形胸廓、常常是轻度的
- 面中部发育不良

主要鉴别诊断

- 成骨不全
- Kyphomelic 发育不良

要 点

- 无肢体弯曲的肢体屈曲症
- 股骨-腓骨-尺骨复合征
- 腓侧半肢畸形

病理

- SOX9 单倍剂量不足
  - 软骨分化和早期睾丸发育的关键调节因子
  - 气道软骨也受累
  - 气管支气管软化症可能严重并对呼吸道状态有不利影响

临床问题

- XY 性别反转导致女性患者表型优势
  - 3/4 的男性患者性别反转（出现女性表型）或外生殖器模糊
- 大部分婴儿死于呼吸功能不全
- 偶见长期幸存者
- 认为主要是散发
  - 复发归因于性腺嵌合

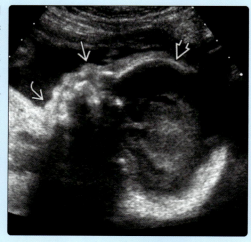
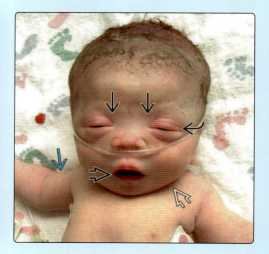

图 9-36 （左图）中孕晚期肢体屈曲症（campomelic dysplasia，CD）胎儿超声矢状切面显示面中部发育不良伴短鼻尖 ➡、小颌畸形 ➡ 和短颈。注意颅骨骨化正常 ➡。早孕期非特异性表现常包括颈项透明层增厚。（右图）同一婴儿临床照片显示眼眶浅引起的轻度突眼 ➡、眼距过宽 ➡ 和小嘴 ➡。短颈 ➡ 和整肢短肢畸形 ➡ 也很明显。

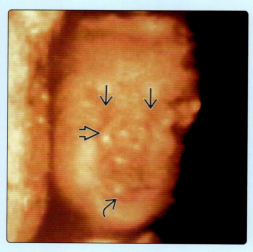
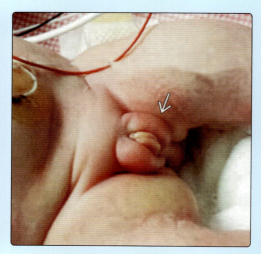

图 9-37 （左图）冠状切面三维超声显示一例 CD 胎儿的面部外观。注意眼距过宽 ➡ 伴面中部扁平、短鼻 ➡ 和小嘴伴嘴唇突出 ➡。（右图）图示一例 CD 新生儿轻微外生殖器模糊 ➡。尽管婴儿一般表现为女性且盆腔超声可见子宫，但核型为 46，XY。50%～70% 的 CD 男婴表现为性别反转，表型为女性。

术语

定义

- Campomelia=肢体弯曲
- 罕见、半致死性骨软骨营养不良
- 以肢体弯曲无骨折、皮肤凹痕、肩胛骨发育不良、男性患者性别反转为特征

影像学表现

超声表现

- 股骨、胫骨、腓骨严重成角
  - 腓骨常常发育不良
- 性发育异常（外生殖器模糊）
  - XY 性别反转（男性转女性）
- 肩胛骨发育不良
- 无骨折
- 钟形胸廓、常为轻度
- 面中部发育不良
- 小颌畸形
- 马蹄内翻足
- 早孕期颈项透明层增厚或颈部水囊状淋巴管瘤常见

产后放射学表现

- 正常到轻度骨化差不伴骨折
- 股骨、胫骨前外侧弯曲
- 胸椎后凸畸形
- 胸椎椎弓根未骨化/骨化延迟
- 肩胛骨发育不良是一致表现
- 11 对肋骨、可能是畸形

鉴别诊断

成骨不全

- 颅骨、长骨钙化不足
- 骨折是显著特征

Kyphomelic 发育不良

- 肩胛骨正常
- 主要累及股骨

无肢体弯曲的肢体屈曲症

- 肢体不弯曲
- 肩胛骨发育不良
- 也由于 SOX9 的单倍剂量不足

股骨-腓骨-尺骨复合征

- 短肢侏儒症
- 股骨和腓骨不同程度缺陷，上肢异常

腓侧半肢畸形

- 腓骨缺如伴股骨、胫骨和足部缺陷

病理

一般特征

- 病因学

  - *SRY*-相关基因（*SOX9*）单倍剂量不足
    - *SOX9*：转录因子
    - 位于 17q24.3-q25.1
    - 软骨分化和睾丸早期发育的关键调节因子
  - 有些病例表型较轻，存活时间较长
- 遗传学
  - 散发，常染色体显性遗传
  - 复发推测归因于性腺嵌合体
  - 亲代中罕见轻度表型特征归因于可能的体细胞嵌合体
- 合并异常
  - 气道软骨也受累
  - 气管支气管软化症非常常见并使呼吸状况复杂

临床问题

表现

- 最常见的体征/症状
  - 股骨、胫骨和腓骨对称性成角
  - 肩胛骨发育不良
  - 女性生殖器或外生殖器模糊
- 其他体征/症状
  - 皮肤凹痕，尤其是新生儿检查时胫前区域

人口统计资料

- 性别
  - 染色体性别比 1：1
  - 由于 XY 性别反转女性表型占优势
    - 3/4 的男性患者性别反转（出现女性表型）或外生殖器模糊
- 流行病学
  - 活产儿 0.05：10 000～1.60：10 000

自然病史与预后

- 大部分因呼吸功能不全死于婴儿期
- 偶见长期幸存者
- 气管支气管软化症可能很严重

处理

- 产前无治疗方法
- 在三级医疗机构分娩
  - 呼吸功能不全风险
  - 擅长遗传性胎儿病理学、骨骼发育不良
- 幸存者矫形外科治疗肌肉骨骼异常

诊断要点

影像判读经验

- 下肢骨骼成角伴肩胛骨缺如或发育不良

参考文献

1. Csukasi F et al: Dominant-negative SOX9 mutations in campomelic dysplasia. Hum Mutat. 40(12):2344-52, 2019
2. Higeta D et al: Familial campomelic dysplasia due to maternal germinal mosaicism. Congenit Anom (Kyoto). 58(6):194-7, 2018
3. Patel B et al: When standard genetic testing does not solve the mystery: a rare case of preimplantation genetic diagnosis for campomelic dysplasia in the setting of parental mosaicism. Fertil Steril. 110(4):732-6, 2018
4. von Bohlen AE et al: A mutation creating an upstream initiation codon in the SOX9 5' UTR causes acampomelic campomelic dysplasia. Mol Genet Genomic Med. 5(3):261-8, 2017

图 9-38 （左图）矢状切面超声显示晚孕期 CD 胎儿胸廓轻度狭小 ➡。胸腔受累程度往往轻于其他一些骨骼发育不良。（右图）CD 新生儿表现该疾病的数个特征。肩胛骨发育不良 ➡ 和双侧显示 11 根肋骨。胸椎椎弓根发育不良 ➡ 尤其明显，尤其与腰椎 ➡ 相比。这个未插管婴儿的胸腔仅轻度缩小。

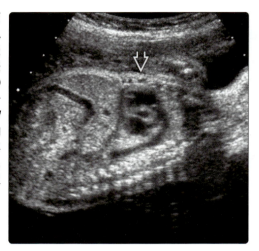 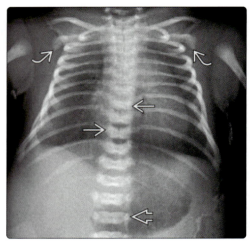

图 9-39 （左图）图示一例 CD 胎儿（上图）与相似胎龄正常胎儿肩胛骨组合图。应在矢状面或冠状面从肩峰测量至体部下端 ➡ 测量肩胛骨。在 CD 中肩胛冈和肩峰通常存在，大小接近正常，但体部有缺陷。（右图）背部观三维超声显示双侧肩胛骨发育不良 ➡，这是 CD 的标志性表现。

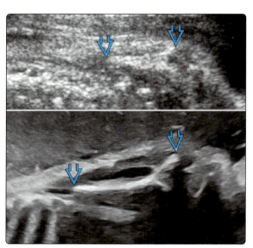 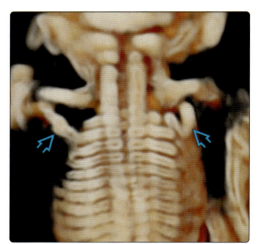

图 9-40 （左图）正位 X 线片显示一例受累更严重的 CD 新生儿插管后的胸部。注意发育不良的肩胛骨 ➡、11 对肋骨和钟形胸廓 ➡。CD 中呼吸道软骨发育受累。气管支气管软化症伴呼吸系统并发症常见。（右图）一例受累更严重的 CD 婴儿 X 线片显示肩胛骨严重发育不良 ➡ 和肋骨异常 ➡。所有可疑骨骼发育不良者均应评估肩胛骨。

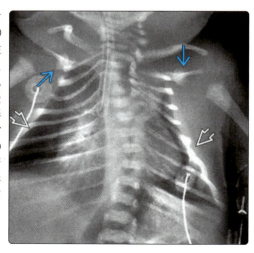 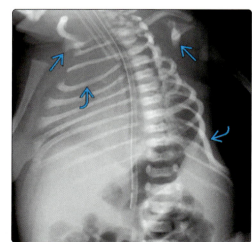

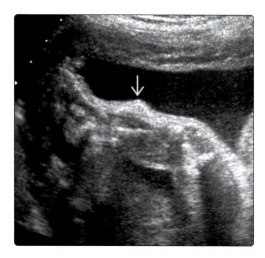
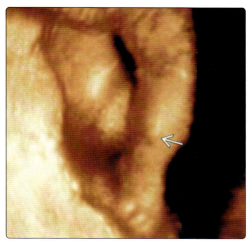

图 9-41 （左图）晚孕期胎儿超声显示下肢前屈呈锐角➡。其他表现包括双侧马蹄内翻足和肩胛骨发育不良。（右图）三维超声显示典型的胫骨中段成角➡。通常为双侧且对称。婴儿胫骨突起上方通常可见深的皮肤凹陷➡。

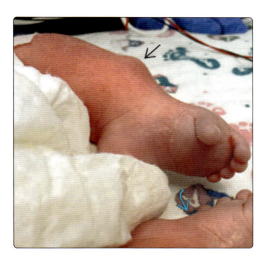
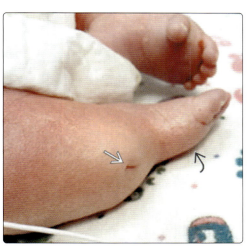

图 9-42 （左图）CD 新生儿显示胫骨严重前屈成角➡。超声可直观显示，是产前诊断本病的重要线索。双足马蹄内翻足➡也是常见表现。（右图）可见一处明显皮肤凹陷➡，位于可触及的胫骨成角上方。这是 CD 婴儿的常见表现。双足马蹄内翻足➡。

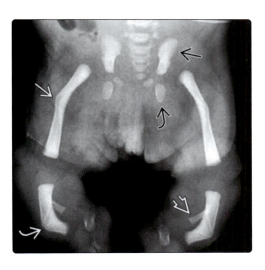
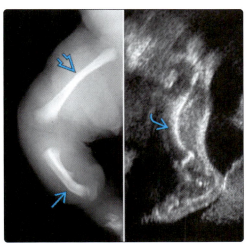

图 9-43 （左图）一例近足月 CD 婴儿 X 线片显示典型表现，包括股骨弯曲➡和胫骨严重成角➡。腓骨发育不良➡。骨盆发育不良➡，髂骨呈垂直位➡。（右图）一例 CD 新生儿右下肢前后位 X 线片显示不太严重的胫骨前屈➡伴股骨轻微受累➡。相应的胫骨超声显示前屈➡，无常见的锐角。

要　点

术语

- 长骨和脊柱点状钙化（点状骨骺）以及上颌鼻发育不良相关的骨软骨营养不良的病因和遗传异质组
- 与单基因病、母体疾病、代谢异常、染色体异常和致畸剂暴露有关

影像学表现

- 累及长骨骨骺和/或脊柱的点状钙化
- 肢体短
- 面中部严重发育不良伴鼻梁扁平

主要鉴别诊断

- 点状软骨发育不良、肢根型（RCDP1）
- Conradi-Hünermann 综合征（CDPX2）

- 点状软骨发育不良、短指骨型（CDPX1）
- 先天性半侧发育不良、鱼鳞病、肢体缺陷（CHILD 综合征）
- 其他与骨骺点状钙化和鼻发育不良有关的疾病
  - 母体胶原血管疾病
  - 母亲糖尿病
  - 维生素 K 缺乏病
  - 香豆素（华法林）胚胎病
  - Binder 上颌鼻发育不良
  - Zellweger 综合征谱
  - 染色体

诊断要点

- 点状钙化最常见于冠状面，主要集中于沿脊柱的关节区域
- 严重面中部发育不良伴肢体短→查找骨骺钙化

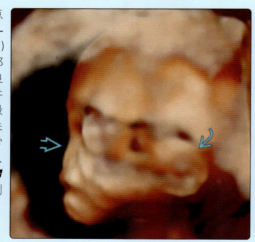
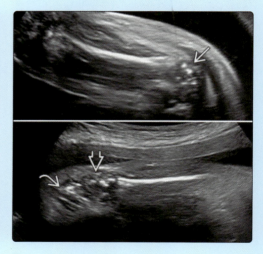

图 9-44 （左图）晚孕期点状软骨发育不良（chondro-dysplasia punctata，CDP）胎儿三维超声显示颌面部发育不良伴严重发育不良的扁平鼻➡。耳➡旋转并低位。面部特征通常是最明显的表型，应立即评估关节。（右图）同一胎儿股骨组合图显示股骨近端➡、股骨远端➡和胫骨近端➡骨骺呈点状。对可疑病例一定要获取骨骺观察切面。

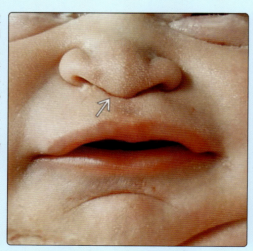
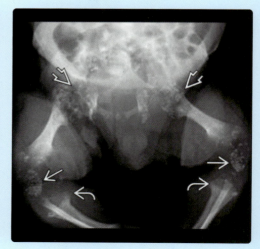

图 9-45 （左图）严重鼻发育不良➡足月儿。中孕期超声结构筛查时首次发现。至晚孕晚期，显示髋部、膝部和踝部点状骨骺，符合 CDP。（右图）肢根型 CDP 婴儿前后位 X 线片显示股骨头骨骺➡和骨盆骨骼广泛点状钙化。注意髌骨➡以及喇叭形的干骺端➡呈点状。

术语

定义

- 与长骨和脊柱点状钙化（点状骨骺）以及严重鼻发育不良相关的骨软骨营养不良的病因和遗传异质组
- 与单基因疾病、母体疾病、代谢异常、染色体异常和致畸剂暴露有关

影像学表现

超声表现

- 点状钙化累及长骨骨骺和/或脊柱
  - 点状骨骺可能一直要到中孕晚期至晚孕期才能显现
  - 肢体短、尤其近端节段
- 严重面部发育不良伴鼻梁扁平
- 在 Conradi-Hünermann 中出现水肿、羊水过多

放射学表现

- 肢根型点状软骨发育不良（rhizomelic chondrodysplasia punctata, RCDP）
  - 不成比例的身材矮小伴肱骨±股骨近段短缩
  - 喇叭形干骺端（尤其膝关节）
  - 婴儿期骨骺点状钙化→骨骺不规则
  - 脊柱侧位 X 线片可见椎体冠状裂；椎体不规则
  - 多发性关节挛缩
  - 梯形髂骨上部
- Conradi-Hünermann［X 连锁显性遗传点状软骨发育不良（cCDP）］
  - 与骨骺钙化区域相关的长骨不对称短缩
  - 关节挛缩
  - 脊柱侧凸
  - 偶发：气管钙化、髌骨脱位、椎体裂或椎体缺如

影像学建议

- 流程建议
  - 高危家族：仔细查找点状钙化、面部轮廓扁平以及短肢
  - 新生儿放射学、生化/分子证实对咨询至关重要

鉴别诊断

点状软骨发育不良、肢根型（RCDP1）

- 常染色体隐性遗传
- 遗传异质性
- 3 种类型：临床上无法区分，包括过氧化物酶体代谢异常伴缩醛磷脂类缺乏（功能未知）；1 型为过氧化物酶体生物合成障碍，而 2 型和 3 型为单一过氧化物酶体酶缺乏
  - 1 型：$PEX7$（6q22.4～24）突变
  - 2 型：编码磷酸二羟基丙酮酰基转移酶（1q42）的 $GNPAT$ 基因突变
  - 3 型：编码烷基甘油酮磷酸合成酶（2q31）的 $AGPS$ 基因突变
  - 生化指标提示过氧化物酶体异常
    - 缩醛磷脂类红细胞浓度不足，在正常血浆浓度的极长链脂肪酸存在下，植烷酸血浆浓度升高
- 肱骨、（程度较轻）股骨肢根型短缩
- 出生后严重生长不足
- 小头畸形伴严重智障
- 惊厥（80%）
- 典型面部外观：鼻梁扁平±睑裂上斜、耳发育不良
- 白内障：72%；通常为双侧、对称性
- 鱼鳞病：28%
- 偶发：心脏异常、中枢神经系统异常、生殖器异常、腭裂

Conradi-Hünermann 综合征（CDPX2）

- 又名 Conradi-Hünermann-Happle 综合征
- X 连锁显性遗传：男性通常是致死性的
- 依莫帕米-结合蛋白（EBP）（Xp11.23）突变；以胆固醇合成异常为特征的疾病
- 面部扁平伴低鼻梁、颧骨隆凸发育不良
- 白内障
- 不对称性短肢、关节挛缩
- 脊柱侧弯
- 厚的黏附性皮肤鳞屑、尤其在婴儿期；后期出现毛孔粗大和鱼鳞病
  - 对称性皮肤损伤，遵循 Blaschko 线
- 头发粗糙稀疏伴斑片状脱发
- 偶见：小眼畸形、青光眼、发育迟缓、气管狭窄、心脏缺损、多指（趾）畸形

点状软骨发育不良、短指骨型（CDPX1）

- X 连锁隐性遗传
- 约 25% 存在涉及 Xp22.3 缺失或易位
- 芳基硫酸酯酶 E（arylsulfatase E, ARSE）基因突变
- 大多数受累的男性发病率最低；成年期骨骼异常会改善
- 远端指骨发育不良（远端指骨短）
- 鼻颌发育不良
- 一些患者有严重的医疗问题，包括呼吸系统受损、颈椎不稳定/狭窄、听力损失
- 其他表现包括 CDP、身材矮小、小头畸形、发育迟缓、白内障、听力损失和类固醇硫酸酯酶缺乏引起的鱼鳞病

先天性半侧发育不良、鱼鳞病、肢体缺陷（CHILD 综合征）

- X 连锁显性遗传；男性为致死性
- 据报道大多数散发，家族性（母亲/女儿）病例罕见
- NAD（P）H 类固醇脱氢酶样基因（Xp28）突变；EBP 突变（Xp11）病例
- 单侧肢体发育不良，从无肢畸形到轻度指（趾）发育不良
- 以中线分界的单侧鱼鳞病样皮损；面部未受累
- 皮肤病变同侧骨发育不良、关节挛缩
- 婴儿期骨骺点状钙化

- 心脏缺陷；通常是早期死亡的原因

Greenberg 发育不良

- 常染色体隐性遗传
- 层粘连蛋白 B 受体、3-β-羟基甾醇 δ（14）还原酶（1q42.1）突变

其他与骨骺点状钙化、鼻发育不良有关的疾病

- **母体疾病**
  - 母体胶原血管疾病
    - 最初报道于 SLE 患者的后代
      - □ 新生儿狼疮的非心脏表现更常见
    - 随后在患有硬皮病和混合性结缔组织疾病的母亲后代（包括兄弟姐妹）中有报道
    - 归因于母体自身抗体（抗 Ro、抗 La、抗 RNP）的胎盘传播，影响胎儿生长板的正常发育
  - 母亲糖尿病
  - 维生素 K 缺乏病
    - 减肥手术
    - 妊娠剧吐、严重
- **胚胎病**
  - 香豆素（华法林）
    - 暴露的关键时间：受精后 6~9 周
    - 严重鼻发育不良、肢根短肢畸形
  - 先天性风疹
  - 酒精性胚胎病
  - 乙内酰脲胚胎病
- **Binder 上颌鼻发育不良**
  - 许多 CDP 病例合并鼻发育不良表型
  - 部分病例怀疑维生素 K 缺乏病
- **Zellweger 综合征谱**
  - 常染色体隐性遗传
  - 鉴定出 12 种不同 *PEX* 基因突变
  - 极长链脂肪酸水平（初始筛选）
  - 过氧化物酶体生物合成障碍的表型谱、最严重的是 Zellweger 综合征
  - 独特的面容、张力过低、进食不良、癫痫发作、肝功能损害
  - 髌骨和其他长骨呈点状
- **史-莱-奥综合征（Smith-Lemli-Opitz syndrome，SLOS）**
  - 胆固醇生物合成缺陷、常染色体隐性遗传
- **染色体**
  - 21 三体
  - 18 三体

临床问题

表现

- 最常见的体征 / 症状
  - 严重的上颌鼻发育不良常导致出生时呼吸困难
  - 长骨短伴点状骨骺

- 产后 X 线片更容易显示
- 其他的体征 / 症状
  - 鱼鳞病样皮损

自然病史与预后

- CDP，肢根型
  - 大多数活不过十岁；部分新生儿期死亡
  - 主要死因是呼吸问题
  - 幸存者发生脊柱侧凸、癫痫发作、严重喂养问题、白内障、听力损失
  - 骨骺钙化消退伴随着骨骺异常的发展
  - 关节挛缩随时间改善、物理疗法
- CDP，Conradi-Hünermann 型
  - 婴儿期反复感染、通常致命；成长受阻
  - 婴儿期后的存活预示着较长期存活
  - 骨骺钙化 9 个月后消失
  - 幸存者发生脊柱侧凸、白内障

处理

- 产前无治疗方法
- 提供遗传咨询
  - 当已知特定突变时，可进行产前诊断
  - 通过缩醛磷脂生物合成检测可对肢根型 CDP（RCDP1）进行产前诊断
- 白内障的产后视觉刺激治疗
- 物理疗法
- 感染的治疗
- 皮肤科治疗
  - 依曲替酯已用于 CHILD 综合征的严重病变
- 上颌鼻发育不良在年龄较大时可进行外科治疗；婴幼儿进行鼻支架与氧疗
- 颈椎狭窄 / 不稳定的年长患者可进行外科治疗

诊断要点

影像判读经验

- 冠状面观察点状钙化最佳，主要集中在沿着脊柱的关节区域
- 严重面中部发育不良伴四肢短缩→查找骨骺钙化
- 肢体短伴点状骨骺与水肿→考虑 Conradi-Hünermann

参考文献

1. Abousamra O et al: Cervical spine deformities in children with rhizomelic chondrodysplasia punctata. J Pediatr Orthop. 39(9):e680-6, 2019
2. He G et al: Prenatal findings in a fetus with X-linked recessive type of chondrodysplasia punctata (CDPX1): a case report with novel mutation. BMC Pediatr. 19(1):250, 2019
3. Tardif ML et al: Mixed connective tissue disease in pregnancy: a case series and systematic literature review. Obstet Med. 12(1):31-7, 2019
4. Alrukban H et al: Fetal chondrodysplasia punctata associated with maternal autoimmune diseases: a review. Appl Clin Genet. 11:31-44, 2018
5. Blask AR et al: Severe nasomaxillary hypoplasia (Binder phenotype) on prenatal US/MRI: an important marker for the prenatal diagnosis of chondrodysplasia punctata. Pediatr Radiol. 48(7):979-91, 2018

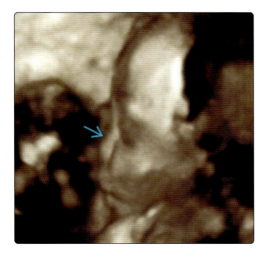

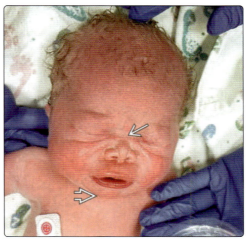

图 9-46 （左图）三维超声显示孕 31 周胎儿严重鼻发育不良➡️。从孕中期就明显肢体短（小于均值 4～5 倍标准差）。母亲有混合性结缔组织疾病史。（右图）一例足月婴儿临床照片显示严重的鼻发育不良➡️和面中部发育不良。轻度小颌畸形➡️以及长骨短。母亲有严重红斑狼疮病史。

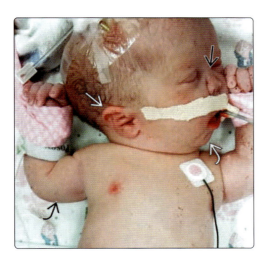

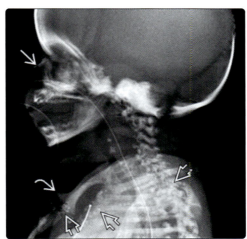

图 9-47 （左图）图示一例近足月产婴儿患肢根型 CDP。注意严重发育不良的鼻➡️伴鼻孔前倾。上肢和下肢的肢根短缩都很明显➡️。低位耳➡️，还有小颌畸形➡️。（右图）一例肢根型 CDP 新生儿的侧位 X 线片显示该疾病的几个特征。严重的鼻发育不良➡️和点状钙化➡️。还要注意肱骨短伴喇叭状干骺端➡️。

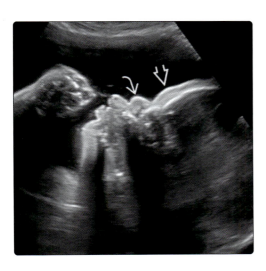

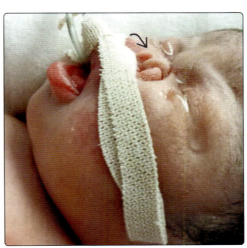

图 9-48 （左图）一例严重颌面发育不良的晚孕期胎儿，其面部矢状切面显示整个面中部凹陷伴鼻发育不良➡️。前额皮肤增厚➡️。（右图）同一病例足月分娩后的临床照片显示严重的鼻和面中部发育不良➡️。这是由于严重的维生素 K 缺乏症，归因于母亲严重的妊娠剧吐。CDP 的其他表现包括广泛的点状骨骺和颈椎不稳。

要点

术语

- 颅骨锁骨发育不良(cleidocranial dysplasia,CCD)疾病谱
- 骨骼发育不良伴宽颅缝、锁骨小/缺失、牙异常

影像学表现

- 颅面表现
  - 颅囟异常增宽
    - 评估冠状缝/额缝
  - 钙化不足:脑组织显示过清
  - 短头畸形、额部隆起、鼻骨缺失
- 锁骨:缺失、不连续或发育不良
- 肢体
  - 长骨短,<第10百分位数
  - 短指(趾)畸形、拇指短宽、逐渐变细的手指

主要鉴别诊断

- 16q22缺失(包括CBFB基因缺失)

- 低磷酸酯酶症(ALPL)
- Yunis-Varon综合征(FIG4)
- 成骨不全(COL1A1、COL1A2)
- 致密性骨发育不全症(CTSK)

病理

- 常染色体显性遗传(RUNX2)
  - 基因的致病性变异约65%
  - 外显子/全基因缺失约10%
  - 高外显率、表现多变

诊断要点

- 考虑颅骨钙化不足的诊断
- 查找前额隆起、锁骨缺如/发育不良、长骨中等短的其他表现

扫查技巧

- 使用三维超声显示未闭囟门的特征
- 如有锁骨则进行测量;使用在线或参考计算器

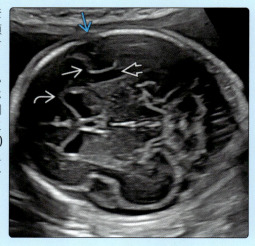
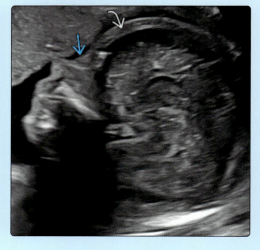

图 9-49 (左图)结构检查时,经颅超声横切面显示颅骨钙化不足。此外,还有一个明显宽的冠状缝 ➡,可以充当颅脑的一个声窗。颅脑解剖结构异常清晰,尤其是近场。注意近场外侧裂 ➡、前角 ➡和岛叶皮质 ➡的清晰程度。(右图)同一胎儿的侧面观显示鼻骨缺失 ➡以及颅骨的额骨钙化不足 ➡。

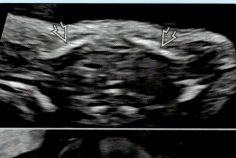
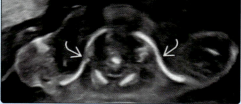
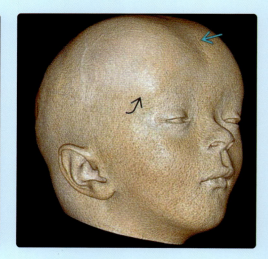

图 9-50 (左图)组合图显示颅骨锁骨发育不良(cleidocranial dysplasia,CCD)病例中锁骨发育不良 ➡(上图)与胎龄相似的正常胎儿锁骨 ➡(下图)的对比。锁骨的生物测量值位于同胎龄的第3百分位数,而其他长骨均位于约第10百分位数,这是典型的CCD。(右图)表面渲染CT显示一例CCD儿童的典型颅面表现。注意明显宽的前囟 ➡、额骨和顶骨隆起 ➡以及面中部后缩。

术语

同义词

- 颅骨锁骨发育不良(cleidocranial dysplasia, CCD)疾病谱
- 牙骨质发育不良;颅骨锁骨发育不良

定义

- 骨骼发育不良伴锁骨小/缺如;宽的颅囟;牙异常

影像学表现

一般特征

- 最佳诊断线索
  - 锁骨发育不良/缺如+骨钙化减少+颅缝增宽

超声表现

- 头:宽颅缝、未闭的囟门
  - 采用三维超声评估额缝和冠状缝
- 锁骨:缺如、不连续或者发育不良
  - 肩胛骨也可以发育不良
- 钙化不足:颅骨、锁骨、骨盆
- 长骨短缩但是没有其他发育不良严重(典型<第10百分位数)
- 手:远端指骨发育不良;3~5指的中指骨异常/短、锥形骨骺
- 鼻骨缺如

鉴别诊断

16q22 缺失(包括 CBFB 缺失)

- 囟门开放;锁骨发育不良
- 常伴先天性心脏畸形
- 运动发育迟缓;成长受阻

低磷酸酯酶症(ALPL)

- 颅骨、长骨、脊柱钙化减少;锁骨受累最轻
- 由于碱性磷酸酶活性降低
- 产前病例为常染色体隐性遗传

Yunis-Varon 综合征(FIG4)

- 囟门开放、锁骨发育不良
- 拇指和大脚趾发育不良/缺如
- 胎儿生长受限

成骨不全(COL1A1、COL1A2)

- 颅骨、长骨钙化不足
- 长骨严重短小;骨折
- 常染色体显性遗传

致密性骨发育不全症(CTSK)

- 颅骨囟门开放
- 身材矮小、骨骼显影能力增强
- 骨硬化病、肢端骨质溶解

病理

一般特征

- 病因学
  - RUNX2(CBFA1)的常染色体显性遗传致病性改变
    - 约65%的典型表型患者出现排序异常
    - 约10%外显子/全基因(RUNX2)缺失
  - 影响成骨细胞-特异性转录因子作用于膜内成骨
    - 颅骨和锁骨受累更严重

临床问题

表现

- 最常见的体征/症状
  - 典型 CCD:颅缝延迟关闭;锁骨发育不良/不发育;牙异常
- 其他的体征/症状
  - 颅面部;额缝/冠状缝宽;前额宽阔扁平;短头畸形
    - 额部隆起和面中部后缩;严重顶骨发育不良(罕见)
    - 缝间骨
  - 锁骨:肩部狭窄倾斜,可以在中线对肩
  - 牙科:多生牙;恒牙萌出失败;乳牙列中存在第二恒磨牙
  - 耳鼻喉科:复发性鼻窦和耳部感染;上呼吸道阻塞;传导性听力损失;黏膜下腭裂
  - 手:短指畸形、手指逐渐变细、拇指短而宽
  - 中等矮小身材;骨质疏松症风险;低 IGF-1;B 细胞免疫缺陷
  - 智力正常

人口统计资料

- 全球 1:1000 000~1:200 000

处理

- 戴头盔防止外伤致脑损伤
- 前额凹陷、锁骨延长的整容手术
- 骨质疏松症的预防、DEXA 扫描、药物治疗
- 耳感染的监测和治疗;鼓膜造瘘管
- 牙齿护理;言语治疗
- 患有 CCD 的孕妇可能因骨盆发育不良而需要剖宫产

诊断要点

影像判读经验

- 三维超声:评估囟门增宽、颅骨钙化不足、脑实质异常清晰
- 如存在锁骨则进行测量;使用在线或参考计算器

参考文献

1. NCBI: GeneReviews, Cleidocranial dysplasia spectrum disorder. Reviewed January 2021. Accessed January 2021. https://www.ncbi.nlm.nih.gov/books/
2. Broeks I et al: A rare presentation of cleidocranial dysplasia. BMJ Case Rep.2012, 2012
3. Soto E et al: Three-dimensional ultrasound in the prenatal diagnosis of cleidocranial dysplasia associated with B-cell immunodeficiency. Ultrasound Obstet Gynecol. 27(5) 574-9, 2006

要　点

术语

- 同义词：水肿、异位钙化、虫蛀样（HEM）骨发育不良
- 定义：构成生活障碍的骨软骨发育不良

影像学表现

- 严重的骨骼发育不良伴整肢短肢畸形
  - 产前骨骼出现增厚且不均匀
    - 不规则骨骺
    - 软骨点状钙化沉积物
  - 产后 X 线片
    - 松解的、虫蛀骨
    - 异位钙化
    - 点状软骨发育不良
      - 骨骺、脊柱、肋骨、胸骨和骨盆
- 水肿
  - 羊水过多和胎盘增厚相关
- 相关大头畸形、颅骨骨化不良
- 轴后多指；全部四条肢体、脚趾并趾
- 扁平椎
- 狭小胸廓伴短肋骨
- 其他异常：脐膨出、肝大、肠道回声增强、小耳畸形
- 早孕期可能出现：颈部水囊状淋巴管瘤／水肿和整肢短肢畸形
- 三维／四维成像有助于描绘表型和家庭咨询

主要鉴别诊断

- X 连锁显性遗传点状软骨发育不良（Conradi-Hünermann 综合征）、*CDPX2* 基因
  - 主要影响女性
  - 不对称的肢根型肢体短缩
    - 点状软骨发育不良
    - 半椎体、脊柱侧凸
  - 鱼鳞病、脱发／头皮螺纹斑、白内障

- 长骨缺乏虫蛀样外观
- 先天性半侧发育不良、鱼鳞病、肢体缺陷（CHILD）、*NSDHL* 基因
  - 主要影响女性、X 连锁显性遗传
  - 不对称性肢根型短肢畸形、点状软骨发育不良
  - 单侧鱼鳞癣样（黄色鳞片）皮肤伴同侧肢体缺陷
- 点状软骨发育不良、肢根型、*PEX7* 基因
  - 常染色体隐性遗传
  - 肢根型骨骼发育不良（更对称）
  - 点状软骨发育不良（不广泛）
- 史-莱-奥综合征、*DHCR7* 基因
  - 胆固醇代谢异常所致常染色体隐性遗传
  - 血清筛查雌三醇极低
  - 胎儿生长受限／小头畸形
  - 结构性心脏畸形、性别分化障碍、轴后多指（趾）畸形、并指（趾）畸形

病理

- 遗传：常染色体隐性遗传
- 2 型核纤层蛋白 B 受体（*LBR*）基因的致病性变化；对胆固醇代谢至关重要
  - 功能丧失：染色质组织和胆固醇合成的丧失

临床问题

- 罕见（＜1：100 000）
- 寿命受限，表现为水肿或颈部水囊状淋巴管瘤；目前尚无长期存活的报道
- 监测镜像综合征、生育选择，包括终止妊娠或姑息分娩

诊断要点

- 考虑复发性严重骨骼发育不良伴水肿的诊断；血缘关系

扫查技巧

- 使用高分辨率探头观察长骨形态、尤其是骨骺附近

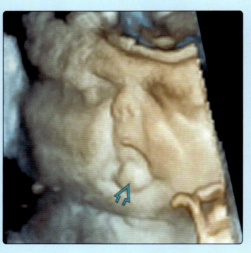
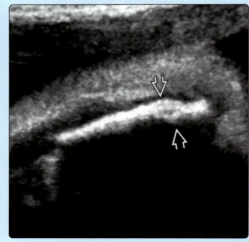

图 9-51　（左图）这例 28 周胎儿因水肿和骨骼短转诊。面部 3D 图像显示皮肤水肿，面中部发育不良，下颌小 ⊠。这些表现是非特异性的，但却是 Greenberg 发育不良的典型特征。（右图）同一胎儿的肱骨长轴切面显示增厚的强回声骨骼，伴皮质不规则波纹状表现 ⇒。该胎儿所有长骨的长度都小于第五百分位数。这一表现在声像图上相当于虫蛀样骨。

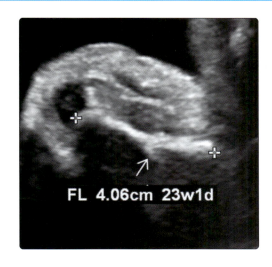

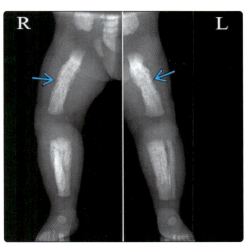

图 9-52 （左图）这例孕 28 周的胎儿，股骨严重短，测值显示 23 周 1 天（游标）。此外，骨骼形状不规则，提示有外生骨疣或异位钙化 ➡。注意骨折和骨痂形成时没有明显的成角。（右图）分娩后新生儿 X 线片显示长骨虫蚀样外观最佳。有这种外观的骨溶解区 ➡ 在该 X 线片中的股骨显示最佳。

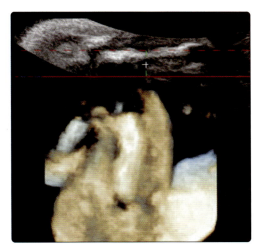

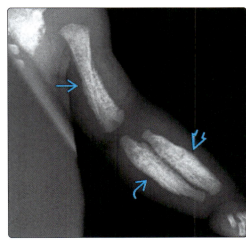

图 9-53 （左图）在本例中，2D 和 3D 超声可以显示 Greenberg 发育不良胎儿肱骨的波纹状增厚皮质。这些特征是非特异性的，可以在其他严重的骨骼发育不良中看到。3D 成像可以帮助专家展示结构的形态。（右图）出生后上肢 X 线片显示肱骨 ➡、桡骨 ➡ 和尺骨 ➡ 骨骼增粗和溶解区虫蚀样特征。

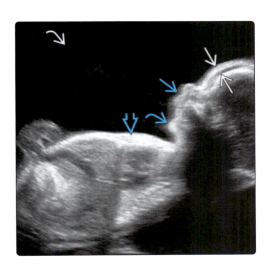

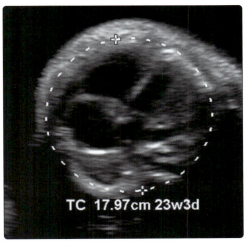

图 9-54 （左图）这例胎儿患整肢短肢畸形和水肿，是在第 2 次妊娠时被发现具有相似的特征。胎儿头部和躯干的矢状面显示羊水过多 ➡、皮肤增厚（颅骨上方显示最佳）➡、面中部发育不良 ➡、小颌畸形 ➡ 和狭小胸廓 ➡。新生儿出生后不久死亡。（右图）前一次妊娠时胎儿胸围（thoracic circumference，TC）测量显示，在 28 周时胸部测量相当于 23 周。Greenberg 发育不良遵循常染色体隐性遗传模式。

要点

术语

- 罕见的遗传性骨代谢紊乱,导致编码 3 种亚型的组织 - 非特异性碱性磷酸酶(tissue-nonspecific alkaline phosphatase, TNSALP)的 *ALPL* 基因功能丧失
  - 围产期致死型:整肢短肢畸形和严重钙化不足
  - 婴儿型:佝偻病样骨骼改变、骨折、牙齿过早脱落
  - 晚发型(成人型):弯曲、假性骨折、脊柱韧带和关节软骨异位钙化、肋骨的佝偻病改变

影像学表现

- 围产期致死型:中孕期超声显示整肢短肢畸形和严重钙化不足的骨骼和颅骨
  - 真正的骨折并不常见
  - 由于严重的骨化不足,结构可能会出现缺失
  - 妊娠晚期骨骼可出现虫蛀样
  - 膜状颅骨严重钙化不足

主要鉴别诊断

- 成骨不全
- 软骨成长不全 I A 型
- 新生儿甲状旁腺功能亢进症,重型

病理

- TNSALP(或 *ALPL*)基因突变
- 围产期致死型/婴儿型:常染色体隐性遗传
- 成人型包括常染色体隐性和显性遗传
  - 携带者血清 ALP↓/尿磷酸乙醇胺↑

临床问题

- 1:100 000 活产儿(围产期致死型)
- 产前诊断
  - 可直接进行突变分析

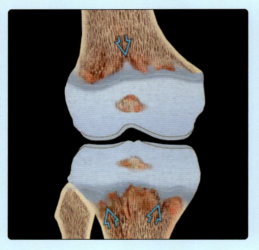
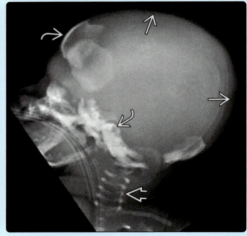

图 9-55 (左图)冠状面示意图显示低磷酸酯酶症的生长板和延伸至干骺区的舌样软骨 ➡ 明显不规则。(右图)一例围产期致死型低磷酸酯酶症足月新生儿的侧位 X 线片显示膜状颅骨 ➡ 严重钙化不足。颅骨柔软,轻微触诊时可变形。颅底骨和额骨是颅骨中唯一的骨化骨 ➡。注意薄的、钙化不良的颈椎 ➡。

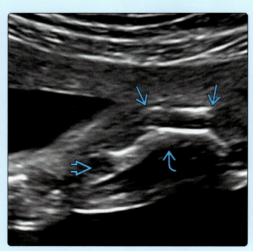
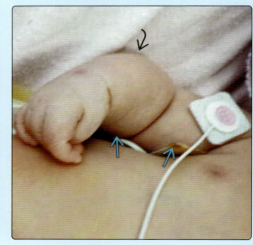

图 9-56 (左图)一例围产期致死型低磷酸酯酶症胎儿 28 周时前臂超声检查显示严重钙化不足的"虫蛀样"桡骨 ➡ 和短而形成不良的尺骨 ➡。尤其是干骺端骨化不良 ➡。(右图)图示为围产期致死型低磷酸酯酶症新生儿手臂的临床照片。显著的整肢短肢畸形 ➡ 伴明显的假关节 ➡。手指纤细、长度正常。

术语

定义

- 罕见的遗传性骨代谢紊乱，导致编码组织 - 非特异性碱性磷酸酶（TNSALP）的 *ALPL* 基因功能丧失
- 3 个亚型
  - **围产期致死型**
    - 整肢短肢畸形和严重钙化不足
  - **婴儿型**
    - 佝偻病样骨骼改变、骨折、牙齿过早脱落
  - **晚发型（成人型）**
    - 弯曲、假性骨折、脊柱韧带和关节软骨异位钙化、肋骨的佝偻病改变

影像学表现

一般特征

- 最佳诊断线索
  - 围产期致死型：中孕期超声显示整肢短肢畸形以及严重的骨骼和颅骨钙化不足

超声表现

- 围产期致死型
  - 膜性颅骨严重钙化不足
  - 长骨
    - 整肢短肢畸形
    - 薄而弯曲（骨折不常见）
    - 严重骨化↓
    - 在中间段的骨刺
  - 脊柱
    - 椎弓骨化 ± 椎体骨化缺失

放射学表现

- 婴儿型伴颅骨、肋骨和管状骨骨化延迟
  - 干骺端骨化缺陷
  - 长骨弯曲

鉴别诊断

成骨不全

- 骨折是 II 型 -IV 型的主要表现
- II 型肋骨骨折严重呈 "串珠样"
- 颅骨钙化不足

软骨成长不全 I A 型

- 脊柱骨化缺失
- 多处肋骨骨折
- 锁骨骨化不足

新生儿甲状旁腺功能亢进症（重型）

- 严重高钙血症
- 呼吸窘迫
- 骨骼去矿化

低磷酸血症佝偻病

- 遗传性磷酸盐转运缺陷

- 身材矮小伴长骨弯曲

病理

一般特征

- 病因学
  - TNSALP（或 *ALPL*）基因突变
  - 缺乏程度与临床严重程度相关
- 遗传学
  - 围产期致死型 / 婴儿型：常染色体隐性遗传
  - 成人型包括常染色体隐性和显性遗传
    - 携带者血清 ALP ↓ / 尿磷酸乙醇胺 ↑

临床问题

表现

- 最常见的体征 / 症状
  - 钙化不足、肢体弯曲
- 其他的体征 / 症状
  - 牙齿过早脱落
  - 血清 ALP 活性 ↓ / 缺乏
  - 血浆 5'- 磷酸吡哆醛 ↑
  - 高钙血症和高钙尿症

人口统计资料

- 流行病学
  - 1：100 000 活产儿（围产期致死型）

自然病史与预后

- 围产期低磷酸酯酶症：致死性
- 婴儿型低磷酸酯酶症
  - 高钙血症：易怒、喂养困难、呕吐、成长受阻
  - 颅缝早闭：颅内压 ↑
  - 肾钙盐沉着症
  - 死亡率 ↑：心肺并发症、颅内压 ↑
  - 行走延迟、步态异常
  - 肢体弯曲可能会自发改善
- 迟发性
  - 跖骨应力性骨折可能是第一个体征
  - 常见身材矮小

处理

- 产前诊断
  - 在绒毛膜绒毛、培养的羊膜细胞或胎儿血液中测量 ALP 活性
  - 可以直接进行突变分析
- 饮食限制引起的高钙血症
  - 酶疗法、降钙素的效果令人失望
- 积极的牙齿护理以保护牙齿
- 髓内钉可稳定长骨
- 骨髓移植

参考文献

1. Salles JP: Hypophosphatasia: biological and clinical aspects, avenues for therapy. Clin Biochem Rev. 41(1):13-27, 2020
2. Offiah AC et al: Differential diagnosis of perinatal hypophosphatasia: radiologic perspectives. Pediatr Radiol. 49(1):3-22, 2019
3. Takahashi Y et al: Parental serum alkaline phosphatase activity as an auxiliary tool for prenatal diagnosis of hypophosphatasia. Prenat Diagn. 37(5):491-6, 2017

图 9-57 （左图）图示为一例围产期致死型低磷酸酯酶症新生儿的胸部 X 线片，注意严重的全身性骨化缺乏。尤其是肋骨极细 ➡ 但没有骨折，有一根完全未骨化的肋骨 ➡。肩胛骨发育不良 ➡。肱骨干骺端异常 ➡。（右图）一例围产期致死型低磷酸酯酶症胎儿晚孕后期超声检查显示骨化明显缺乏 ➡，脑组织显示"太清晰"。注意探头加压下颅骨怎样变形 ➡。

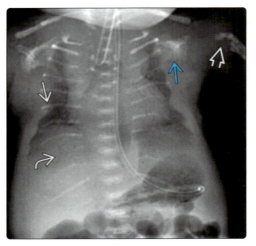 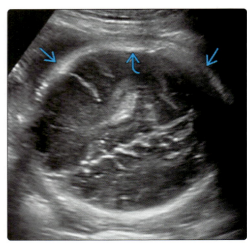

图 9-58 （左图）这张围产期致死型低磷酸酯酶症新生儿照片中，整肢短肢畸形 ➡ 和弯曲的长骨 ➡ 显而易见。还要注意狭小的胸廓 ➡。（右图）这张 X 线片显示围产期致死型低磷酸酯酶症的典型表现，包括骨骼成角 ➡、扁平且骨化差的椎体 ➡、以及骨盆缺乏骨化 ➡。其他多个区域也可以看到严重的骨化不足 ➡。

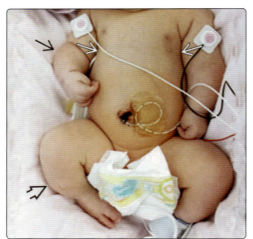 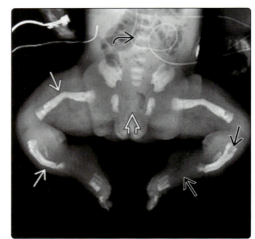

图 9-59 （左图）围产期致死型低磷酸酯酶症胎儿 28 周时下肢超声显示胫骨向前弯曲。可以看到骨刺 ➡，是该疾病的常见表现。（右图）在同一婴儿腿部的照片中，弯曲的下肢很明显。还可以看到胫前凹痕 ➡。如超声所示，这对应于可触及的骨刺。

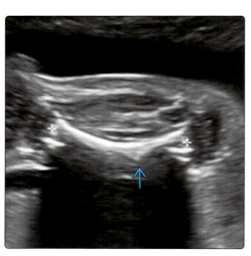 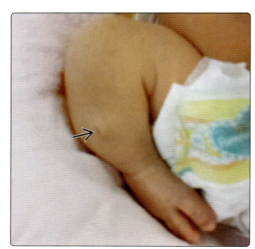

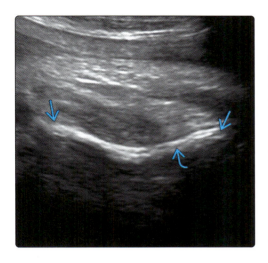

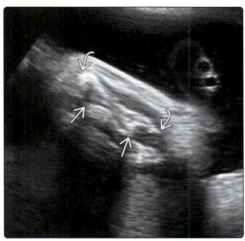

图 9-60　（**左图**）图示为一例围产期致死型低磷酸酯酶症胎儿 35 周时的超声。股骨弯曲、短小和钙化不足，尤其是干骺端➡️。骨骼有虫蛀样表现➡️。这种不规则骨化是这一罕见诊断的重要线索。（**右图**）同一病例的前臂超声显示桡骨➡️和尺骨➡️严重短缩且几乎完全未骨化。

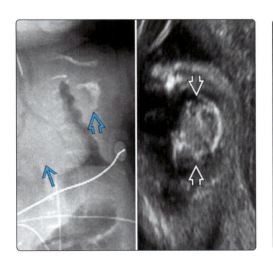

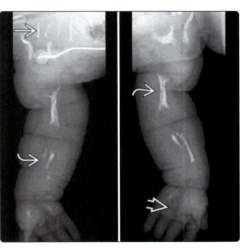

图 9-61　（**左图**）冠状切面超声显示肩胛骨骨化不良、虫蛀样表现➡️，与胸片上表现类似➡️。还要注意钙化不足的肋骨、锁骨和完全未骨化的脊柱➡️。（**右图**）出生后诊断为围产期致死型低磷酸酯酶症的婴儿，双上肢 X 线片显示严重骨化不足，长骨➡️和肋骨➡️形态异常。手部几乎完全未骨化➡️。

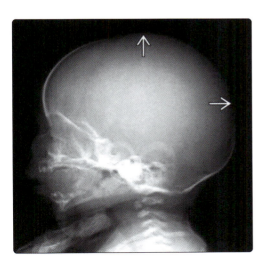

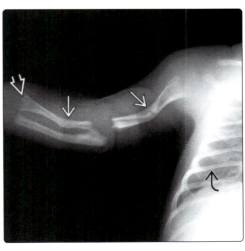

图 9-62　（**左图**）侧位 X 线片显示婴儿型低磷酸酯酶症新生儿的颅骨钙化不足➡️。这远不如围产期致死型严重。（**右图**）同一婴儿的另一张 X 线片显示骨骼细且弯曲➡️。注意钙化不足。可见肋骨细直、无骨折➡️。干骺端的不规则性➡️不如围产期致死型明显。鉴于更细微的表现，产前诊断可能具有挑战性。

要　点

术语

- 常染色体显性遗传的严重骨骼发育不良伴干骺端受累和矿物质代谢异常

影像学表现

- 肋骨：波浪形畸形（中肋外凹）
- 胸廓：钟形；胸围正常到小
- 杯状和喇叭状干骺端
- 胫骨和股骨弯曲；10% 在晚孕期
- 脊柱、长骨和颅骨的钙化↓
- 小颌畸形、下颌后缩

主要鉴别诊断

- 低磷血症、X 连锁遗传（PHEX）
- 软骨发育不良（FGFR3）
- McKusick 干骺端软骨发育不良（RMRP）

- Schmid 干骺端软骨发育不良（COL10A1）

病理

- PTH 受体的致病性变化（PTH1R）
- 组成性激活软骨细胞受体→干骺端吸收↑/沉积↓
- 软骨细胞生长和分化异常导致干骺端增大
- 弥漫性去矿化、干骺端佝偻病样改变、皮质侵蚀

临床问题

- 进行性佝偻病样肢根骨骼发育不良
  - 干骺端和矿物质异常（Ca^{2+}↑↑）
- 通常无新生儿呼吸问题，但需为可能的后鼻孔闭锁做准备

诊断要点

- 晚孕期胎儿出现长骨短、弯曲、钙化不足并伴特征性干骺端表现时考虑诊断

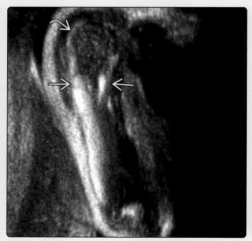
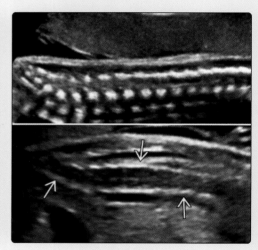

图 9-63 （左图）32 周双绒毛膜双胎之一干骺端发育不良，肱骨冠状切面显示干骺端近端增宽且不规则➡。未骨化的骨骺正常➡。（右图）双胎中受累胎儿脊柱（下图）与正常胎儿脊柱（上图）进行比较。注意由于缺乏高回声的骨化中心，脊柱回声异常低➡。本例其他经典特征包括骨骼弯曲、囟门增大和钟形胸廓。

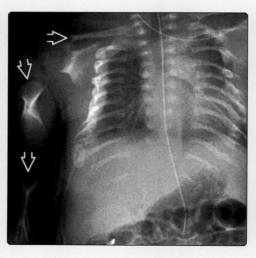
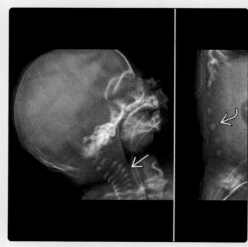

图 9-64 （左图）同一病例双胎之一干骺端发育不良新生儿的典型表现。所有干骺端➡均呈喇叭状、杯状，有时不规则，类似佝偻病。还有，肋骨外观可能被误认为肋骨骨折伴骨痂。（右图）同一患儿的头颅和脊柱 X 线片显示颅骨骨化差以及颈椎扁平椎（椎体扁平）➡伴腰骶椎骨化差➡。虽然严重，但这些表现并非致死性。

术语

同义词

- 干骺端发育不良、Jansen 型

定义

- 严重骨骼发育不良伴干骺端受累和矿物质代谢异常

影像学表现

超声表现

- 肋骨：波浪形畸形（中肋外凹）
  - 产前超声可能易认为骨折
- 胸廓：钟形；胸围正常至小
- 杯状和喇叭状干骺端
- 脊柱、长骨和颅骨钙化↓
- 胫骨和股骨弯曲；10% 在晚孕期
- 小颌畸形、下颌后缩

放射学表现

- 长骨肢根型短缩
- 股骨、胫骨弯曲；肱骨除外
- 佝偻病样外观伴关节增大和干骺端严重增宽
  - 干骺端：边缘不规则、杯状和磨损碎片状
    - 部分软骨钙化成骨干
    - 大球状异常外观
  - 骨骺外观正常
- 钙化减少、皮质腐损、骨龄延迟
- 肋骨：前部明显呈杯状
- 颅骨：儿童期明显骨硬化

鉴别诊断

低磷血症、X 连锁遗传（*PHEX*）

- 负重后双腿开始弯曲
- 成人肌腱端病（肌腱/韧带钙化）

软骨发育不良（FGFR3）

- 短肢侏儒症、胸/腹部长
- 腿弯曲、短指（趾）畸形、脊柱前凸

McKusick 干骺端软骨发育不良（RMRP）

- 短肢侏儒症伴毛发细疏
- 变异性干骺端发育不良、关节松弛

Schmid 干骺端软骨发育不良（COL10A1）

- 短肢侏儒症；步态蹒跚、关节疼痛明显
- 典型面部特征、扁平椎、干骺端异常

病理

一般特征

- 甲状旁腺激素（parathyroid hormone，PTH）受体（*PTH1R*）的致病性变化

- 组成性激活软骨细胞受体→干骺端吸收↑/沉积↓
- 高钙血症、碱性磷酸酶↑、低磷血症和 PTH 低/正常
  - 该通路在肾脏、骨骼和生长板中活跃
  - 甲状旁腺功能亢进症不伴 PTH 升高
- 软骨细胞生长和分化异常导致干骺端增大
  - 弥漫性去矿化、干骺端样佝偻病样改变、皮质侵蚀
  - 儿童期干骺端呈杯状和磨损碎片状
- 婴儿期至儿童晚期颅底硬化
- 额/冠状缝囟门增宽、囟门闭合延迟

临床问题

表现

- 最常见的体征/症状
  - 佝偻病样严重肢根型骨骼发育不良
    - 干骺端异常
    - 钙化异常（Ca^{2+}↑）

人口统计资料

- 罕见；男女比例相等；医学文献 20 例

自然病史与预后

- 进行性骨骼发育不良伴严重身材矮小、腿弯曲、内翻/外翻畸形和关节挛缩
- 出生：通常身高和体重正常
  - 钟形胸廓、肩部倾斜
  - 通常没有严重呼吸问题，但已有报道合并鼻后孔闭锁
  - 颅面部：眼距过宽、眼球突出、高腭、小颌畸形/下颌后缩、宽的开放的囟门、低位耳、短头畸形
- 婴儿期：进行性短肢骨骼发育不良
  - 肢根型；股骨、胫骨弯曲；短指（趾）畸形、指（趾）侧弯
  - 关节受限、外翻扁平足、蹒跚步态
  - 颅面：小锥形牙齿、釉质发育不良；持续性囟门开放
  - 胸部狭窄；脊柱侧凸
  - 矿物质异常（高钙血症和高钙尿症）
  - 典型的认知和运动（大体和精细）发育
- 成人：身高<4 英尺 3 英寸（相当于 129.54cm，译者注）
  - 进行性颅骨硬化：视力/听力异常
  - 关节挛缩、高钙血症、肾结石

处理

- 直接针对特定症状
- 针对关节畸形的物理疗法、矫形外科手术

诊断要点

考虑

- 晚孕期考虑诊断 长骨短、弯曲并钙化不足伴干骺端表现

参考文献

1. Schipani E et al: NORD National Organization for Rare Disorders - Jansen type metaphyseal chondrodysplasia. Accessed January 31, 2021. https://rarediseases.org/rare-diseases/jansen-type-metaphysealchondrodysplasia/
2. Nampoothiri S et al: Jansen metaphyseal chondrodysplasia due to heterozygous H223R-PTH1R mutations with or without overt hypercalcemia. J Clin Endocrinol Metab. 101(11):4283-9, 2016

要 点

术语

- 一组以骨质减少和骨折为特征的遗传性和临床异质性结缔组织疾病组
  - 85%~90%病例是由于Ⅰ型胶原（*COL1A1*、*COL1A2*）异常导致Ⅰ型胶原数量或质量缺陷
- 新的成骨不全（osteogenesis imperfecta，OI）命名法进一步细分了经典表型（van Dijk和Sillence 2014）
  - 轻至中度的表型（以前为Ⅰ、Ⅳ、Ⅴ型）
    - 不变形OI伴蓝色巩膜（Ⅰ型）
    - 常见变形OI伴正常巩膜（Ⅳ型）
    - OI伴骨间膜钙化（Ⅴ型）
  - 渐进变形和围产期致死性的表型（以前为Ⅱ、Ⅲ型）
    - 围产期致死性OI（Ⅱ型）
    - 渐进变形（Ⅲ型）

影像学表现

- 存在骨折使OI区别于大多数其他骨骼发育不良

- 长骨短缩/成角，继发于骨折
- 骨痂形成使骨骼呈皱缩表现
- 颅骨钙化差
  - 探头正常施压，颅骨变形

主要鉴别诊断

- 致死性侏儒
- 软骨成长不全
- 肢体屈曲症
- 低磷酸酯酶症
- 非意外创伤

临床问题

- 在擅长遗传性胎儿病理学、骨骼发育不良的中心分娩
- 如果终止妊娠或死亡，尸检并行X线检查

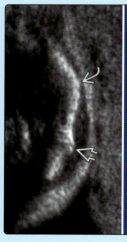
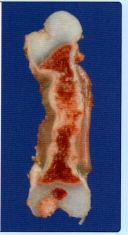
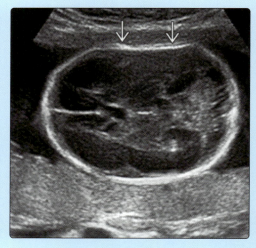

图9-65 （左图）非致死性成骨不全（osteogenesis imperfecta，OI）胎儿的股骨纵切面超声显示股骨弯曲➡、远端骨折并骨痂形成➡。一例围产期致死性OI尸检照片显示股骨严重皱缩。总体而言，非致死型OI中骨折较少见。（右图）一例晚孕期OI胎儿横切面超声显示颅骨明显骨化不良，表现为探头正常施压，颅骨凹陷➡。

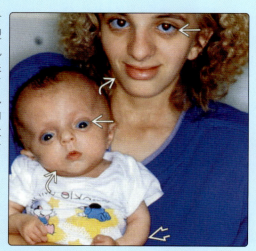
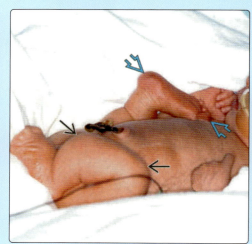

图9-66 （左图）临床照片显示母亲和婴儿均患Ⅳ型OI。注意醒目的深蓝色巩膜➡、三角形脸➡和假关节➡。（右图）图示患有Ⅳ型OI的同一婴儿的新生儿临床照片。注意这个明显的假关节➡，这是宫内多发骨折引起的。当长骨长度与近正常的足长➡比较时，整肢短肢畸形也很明显。

术语

缩写

- 成骨不全（osteogenesis imperfecta，OI）

定义

- 一组以骨质减少和骨折为特征的遗传性和临床异质性结缔组织疾病组。
  - 85%～90% 病例由于 I 型胶原（*COL1A1*、*COL1A2*）异常导致 I 型胶原定量或定性不足
- 以往，OI 被分为 5 个基本表型组（I～V）并有临床描述词
- 目前已知 17 种不同的 OI 遗传原因
- 新的 OI 命名法进一步细分了经典表型
  - 轻至中度的表型（以前为 I、IV、V 型）
  - 渐进变形和围产期致死性表型（以前为 II、III 型）

影像学表现

一般特征

- 最佳诊断线索
  - 存在骨折（骨脆性）使 OI 区别于大多数其他骨骼发育不良

超声表现

- 肢体
  - 长骨短缩/成角，继发于骨折
  - 假关节形成
  - 骨痂的形成使骨骼呈皱缩表现
  - 钙化减少伴后方声影减少
- 胸廓
  - 围产期致死型的多发肋骨骨折（串珠样）
- 脑部
  - 没有混响伪影，解剖结构"看起来过于清晰"
  - 正常探头压力下颅骨变形

放射学表现

- 广泛骨质减少
- 颅骨形成延迟伴多个缝间骨（骨中骨）
- 因骨折使细肋骨外观呈串珠状
- 管状骨伴皮质薄、骨干细
- 严重病例因压缩性骨折出现椎体塌陷、肋骨骨折、管状骨宽而弯曲

影像学建议

- 最佳影像学方法
  - 中孕期超声检查
  - 高风险患者早孕期经阴道超声检查
- 流程建议
  - 测量所有长骨/评估骨折
    - 围产期致死型存在严重短缩
  - 比较胸围和腹围
    - 狭小胸廓→肺发育不良的风险增加
  - 较轻类型可表现为孤立性股骨明显弯曲

鉴别诊断

致死性侏儒

- 通常骨化正常、包括颅骨
- 长骨严重短缩、弯曲
- I 型弯曲（"电话听筒样"股骨）；II 型股骨较直
- II 型具有巨头畸形伴三叶草状头颅（苜蓿叶样）

软骨成长不全

- 脊柱骨化不足/颅骨骨化程度不同
- 早孕期常见水肿、颈部水囊状淋巴管瘤
- 严重整肢短肢畸形
- I A 型存在肋骨骨折

肢体屈曲症

- 肩胛骨发育不良
- 股骨尖锐成角、胫/腓骨可误诊为骨折
- 性别反转常见

低磷酸酯酶症

- 所有骨骼广泛钙化不足伴虫蛀样表现
- 骨折不常见
- 整肢短肢畸形
- 新生儿、父母血清碱性磷酸酶水平低

非意外创伤

- 通常产后诊断

病理

一般特征

- 遗传学
  - 85%～90% 发现 I 型胶原蛋白 *COL1A1*、*COL1A2* 基因突变
  - 大多数 OI 类型为常染色体显性遗传
  - 60% 轻度 OI 为新发突变
  - 大多数 II 型复发归因于性腺嵌合体
    - 复发风险高达 3%
  - 现已报道存在多个常染色体隐性遗传基因
- 合并异常
  - 牙本质发育不全
  - 听力损失
  - 蓝色或灰色巩膜

分期、分级与分类

- van Dijk 和 Sillence 分类（2014）：基于表型结合致病基因
  - **不变形 OI 伴蓝色巩膜（I型）**
    - 出生时罕见骨折
    - 蓝巩膜
    - I A 型、牙正常；I B 型牙本质发育不全（60%）
    - 听力损失（35%～50%）
    - 青春期骨质脆性改善；绝经后可能复发
    - 头颅 X 线可显示缝间骨

- 常染色体显性遗传：*COL1A1*、*COL1A2* 常染色体显性遗传
  - 围产期致死性 OI（Ⅱ型）
    - 深灰蓝色巩膜；短而粗的管状骨
    - 狭小胸廓伴串珠状肋骨
    - 严重短肢、因骨折出现皱缩
    - 颅骨钙化不足
    - 常染色体显性遗传：*COL1A1*、*COL1A2*
    - 常染色体隐性遗传：*CRTAP*、*P3H1*（*LEPRE1*）、*PPIB*
  - 渐进变形 OI（Ⅲ型）
    - 出生时多发骨折，肢体、脊柱和颅骨进行性严重变形
    - 白色或灰蓝色巩膜
    - 三角形面孔
    - 身材严重矮小
    - 脊髓压迫症
    - 通常步行障碍
    - 常染色体显性遗传：*COL1A1*、*COL1A2*
    - 常染色体隐性遗传：*BMP1*、*CRTAP*、*FKBP10*、*P3H1*（*LEPRE1*）、*PLOD2*、*PPIB*、*SERPINF1*、*SERPINH1*、*TMEM38B*、*WNT1*、*CREB3L1*
  - 常见不同的 OI 伴正常巩膜（Ⅳ型）
    - 临床和放射学谱在Ⅰ型和Ⅲ型之间
    - 白色或者灰蓝色巩膜
    - 身材矮小
    - 通常牙本质发育不全
    - 后期听力损失
    - 常染色体显性遗传：*COL1A1*、*COL1A2*、*WNT1*
    - 常染色体隐性遗传：*CRTAP*、*PPIB*、*SP7*
    - X 连锁遗传：*PLS3*
  - OI 伴骨间膜钙化（Ⅴ型）
    - 非Ⅰ型胶原缺陷（*IFITM5*）；常染色体显性遗传
    - "纯"表型、类似于脊柱骨骺发育不良

临床问题

表现

- 最常见的体征/症状
  - 中孕期超声显示多发骨折
  - 有报道Ⅲ型/Ⅳ型 OI 伴宫内孤立性股骨弯曲病例
- 其他体征/症状
  - 早孕期颈部水囊状淋巴管瘤、颈项透明层增厚
  - 早在 12～14 周可以发现

人口统计资料

- 年龄
  - 致死性 OI 中父亲年龄呈增加趋势
- 性别
  - 女性＞男性
- 流行病学
  - 活产儿发生率 1 : 10 000～1 : 20 000
  - 妊娠期母体 OI 发生率为 1 : 30 000～1 : 20 000

自然病史与预后

- 根据类型不同

- Ⅰ型、Ⅳ型：正常到轻度寿命减少
- Ⅱ型：围产期致死性
- Ⅲ型：寿命显著缩短
- 妊娠期女性合并 OI
  - 宫缩乏力、瘀伤、出血倾向增加
  - 行走困难、背痛加重
  - 早产
  - 如果身材明显矮小，会出现限制性肺病
  - 25%～50% 胎儿传播风险取决于突变
  - 母体超声心动图评估主动脉
  - 剖宫产有争议
    - 母体骨盆骨折
    - 有个案报道阴道分娩伴子宫破裂、归因于子宫肌层总胶原减少
- 其他临床/肌肉骨骼合并症
  - 关节炎、脊柱侧凸、肌腱断裂、腰背痛、主动脉根部扩张、颅底陷入症

处理

- 无产前胎儿治疗方法
  - 母体 OI 实验性双膦酸盐治疗（孕前）
- 所有病例均需接受遗传咨询
- 绒毛膜取样或羊水穿刺生化/胶原分析
  - 可能在某些病例中进行分子分析
  - 植入前遗传学诊断报告
- 可疑致死性或严重 OI
  - 终止妊娠是一种选择
  - 确切诊断对遗传咨询很重要
- 在擅长遗传性胎儿病理学、骨骼发育不良的中心分娩
- 剖宫产无益
  - 致死性 OI 患者存活率未增加
  - 非致死性 OI 患者围产期骨折未减少
  - 避免器械助产
- 如果终止妊娠或死亡，行尸检并 X 线检查
  - 组织用于生化、分子确诊
- 出生后
  - 严重 OI 患者用髓内钉拉直和固定长骨
  - 周期性双膦酸盐治疗严重 OI
    - 减少骨代谢并增加骨密度
    - 减少骨折率，减轻疼痛
  - 理疗、支撑
  - 取得预期效果：狄诺塞麦、特立帕特、硬化蛋白抑制；骨吸收抑制和合成代谢药物与 TGF-β

参考文献

1. Gug C et al: Rare splicing mutation in COL1A1 gene identified by whole exomes sequencing in a patient with osteogenesis imperfecta type Ⅰ followed by prenatal diagnosis: a case report and review of the literature. Gene. 741:144565, 2020
2. Bacon S et al: Developments in rare bone diseases and mineral disorders. Ther Adv Chronic Dis. 9(1):51-60, 2018
3. Cozzolino M et al: Management of osteogenesis imperfecta type Ⅰ in pregnancy; a review of literature applied to clinical practice. Arch Gynecol Obstet. 293(6):1153-9, 2016
4. Thomas IH et al: Advances in the classification and treatment of osteogenesis imperfecta. Curr Osteoporos Rep. 14(1):1-9, 2016

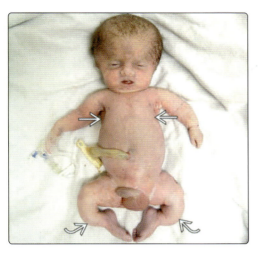

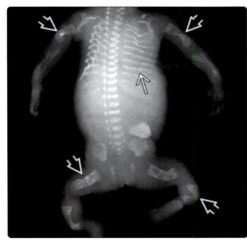

图 9-67　（左图）一例围产期致死性 OI（Ⅱ型）早产新生儿照片。注意胸廓狭小➡。因多发骨折腿部明显弯曲且存在假关节➡。（右图）同一病例正位 X 线片显示弥漫性骨质减少。肋骨多发骨折➡呈串珠样表现。因成角和多发骨折造成变形➡，上、下肢均短小，呈皱缩样表现。

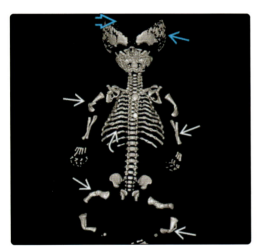

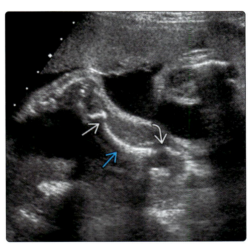

图 9-68　（左图）本例围产期致死性 OI 的三维骨骼重建 CT 显示长骨➡和肋骨➡多处明显骨折。同时注意额骨广泛分离伴前囟巨大➡。缝间骨➡（骨中骨）数不胜数。（右图）另一例围产期致死性 OIⅡ型患者腿部。因后方声影缺乏注意到骨质减少。可见不规则骨化➡和骨折➡。骨段常错位，呈弓形➡或弯曲。

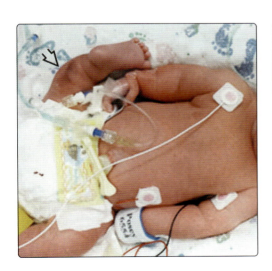

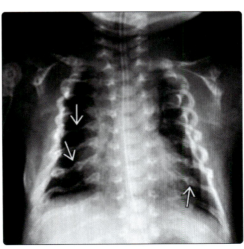

图 9-69　（左图）一例 OI 新生儿临床照片，临床分型介于围产期致死性Ⅱ型与渐进变形Ⅲ型间。胸部尺寸较正常小且肢体短。可见肢体多发骨折，尤其是双腿，呈弓形外观➡。（右图）同一婴儿胸部 X 线片显示胸廓略小伴肋骨多发骨折➡。严重程度轻于围产期致死型 OI 的典型病例。

要　点

术语

- 罕见的骨软骨发育不良组，特征为管状骨短、水平短肋骨伴严重胸廓狭窄 ± 多指（趾）畸形 ± 内脏异常
- 常染色体隐性遗传性骨骼纤毛病
- 包括 Jeune（窒息性胸廓营养不良）、Saldino-Noonan、Verma-Naumoff、Majewski 和 Beemer-Langer 综合征

影像学表现

- 最佳诊断线索：包括整肢短肢畸形、多指（趾）畸形、短的水平肋骨三联征
- 根据整肢短肢畸形、短肋骨，有可能在妊娠 15～16 周时进行诊断
- 可能看到纤毛病的常见表现，即增大并回声增强的发育不良肾
- 早孕期颈项透明层增厚
- 分娩后进行放射学检查作为评估的一部分

- ○ 短的水平肋骨伴胸廓狭小
- ○ 髂骨内侧和外侧骨刺
- ○ 肢体短而弯曲
- ○ 其他非骨骼异常，尤其是心脏、肾脏、口面部、生殖器
- ○ 骨骼骨化正常
- ○ 轴后多指（趾）畸形表现多样

病理

- 原发性纤毛运动障碍涉及软骨细胞，包括气道

临床问题

- 表型高度可变
- 胸廓狭长伴水平短肋骨
- 短指（趾）、短肢体
- 出生时严重呼吸功能不全
  - ○ 胸廓狭窄
  - ○ 声门下狭窄源于气道形成异常

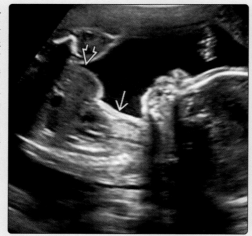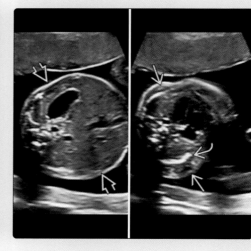

图 9-70　（左图）24 周胎儿矢状切面超声显示，与正常腹部 ➡ 相比，胸部 ➡ 很小。肋骨很短。注意所有长骨均轻度缩短，股骨弯曲。可疑诊断 Jeune 窒息性胸廓营养不良，出生后确诊。（右图）同一胎儿 24 周横切面超声显示，与正常腹部 ➡ 相比，胸部较小 ➡、肋骨较短 ➡。这是典型 Jeune 综合征。

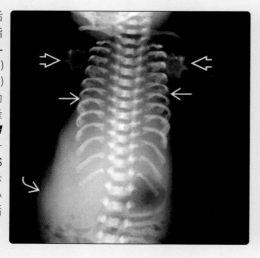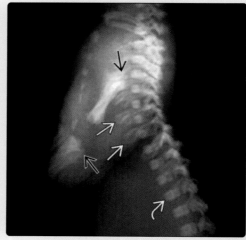

图 9-71　（左图）尸检前后位 X 线片显示短肋 - 多指（趾）综合征（short rib-poly-dactyly syndrome，SRPS）Ⅲ型（Verma-Naumoff 型）胸廓异常。注意水平短肋骨伴两端增宽 ➡、腹部隆起 ➡ 和不规则的肩胛骨伴多发骨刺。（右图）同一例 Verma-Naumoff SRPS Ⅲ型婴儿侧位 X 线片显示肋骨严重短缩 ➡。椎体小且不规则 ➡，上肢骨干骺端增宽且不规则 ➡。

术语

缩写

- 短肋-多指(趾)综合征(short rib-polydactyly syndrome, SRPS)
- 短肋-胸廓发育不良±多指(趾)畸形(short rib-thoracic dysplasia, SRTD)

定义

- 罕见的骨软骨发育不良组,特征为管状骨短、水平短肋骨伴严重胸廓狭窄±多指(趾)畸形±内脏异常
  - 不同亚型(SRTD 1~14; SRPS Ⅰ~Ⅳ)间存在显著表型重叠和遗传异质性,这种变化取决于内脏受累程度和干骺端外观
  - 均属于常染色体隐性遗传性骨骼纤毛病组

影像学表现

一般特征

- 最佳诊断线索
  - 整肢短肢畸形、多指(趾)畸形、短的水平肋骨三联症
  - 有可能在妊娠 15 周至 16 周时,根据整肢短肢畸形、非常短的肋骨进行诊断
  - 早孕期高风险家族颈项透明层增厚
- SRTD1、3: Jeune 综合征亦称作窒息性胸廓营养不良
  - 胸廓长而窄伴短的水平肋骨
  - 囊性肾发育不良
  - 多指(趾)畸形不常见(14%)
  - 长骨受累较轻且胫骨相对正常
  - 严重呼吸功能不全导致围产期死亡常见
  - 幸存儿童常发生肾脏、肝脏疾病
  - SRTD1 映射到 15q13
  - 由 *DYNC2H1* 基因突变引起的 SRTD3
- SRTD3: Saldino-Noonan(SRPS Ⅰ型)和 Verma-Naumoff(SRPS Ⅲ型)具有相似表现
  - 轴后多指(趾)畸形
  - 水肿
  - 心脏: 间隔缺损、主动脉缩窄、大动脉转位
  - 胃肠道/泌尿生殖系统: 肾囊肿、泄殖腔畸形、阴道闭锁、阴道瘘、肛门闭锁
  - 围产期致死性
  - 放射学表现: 发育不良的髂骨伴髋臼顶扁平、圆形椎骨伴冠状裂、长骨尖端/中央突出伴外侧干骺端棘突/末端参差不齐、SRPS Ⅰ 型腓骨缺如
  - 内脏异常在 SRPS Ⅲ 型中较少见
  - 由 *DYNC2H1* 基因突变引起的 SRTD3
- SRTD6: MajewskⅠ(SRPS Ⅱ型)
  - 轴前和轴后多指(趾)畸形
  - 水肿
  - 口面裂、通常位于中线
  - 外生殖器模糊
  - 中枢神经系统异常
  - 放射学表现: 水平短肋骨、管状骨短伴两端光滑、短的卵形胫骨(比腓骨短)、髂骨正常
  - *NEK1* 基因突变引起 SRTD6
- SRTD12: Beemer-Langer(SRPS Ⅳ型)
  - 50% 轴前和轴后多指(趾)
  - 内脏异常: 脐膨出、心脏、肾脏囊性/发育不良、分叶舌、口腔系带、外生殖器模糊
  - 中线口面裂
  - 中枢神经系统: 脑积水、前脑无裂畸形、错构瘤
  - 早孕期报道颈部水囊状淋巴管瘤
  - 放射学表现: 水平短肋骨、小髂骨、管状骨短伴干骺端光滑、尺桡骨弯曲
  - *NEK1* 和 *DYNC2H1* 突变在小样本患者中被排除
- 其他小系列患者分类为 SRTD2、4、5、7、8、9、10、11、13、14,具有多种相似特征

超声表现

- 胸廓狭小伴短肋骨
  - 胸围<第5百分位数,腹围正常
- 可见纤毛病的常见表现,即增大且回声增强的发育不良肾
- 其他非骨骼异常,尤其是心脏、口面部、生殖器
- 骨骼骨化正常
- 管状骨短
  - 可能轻度弯曲但无骨折
- 有报道早孕期颈项透明层增厚
- 严重肾脏疾病时羊水过少
- 轴后多指(趾)畸形表现多样

放射学表现

- 出生后行放射学检查作为评估的一部分
  - 水平短肋骨伴胸廓狭小
  - 髂骨、坐骨和耻骨短
  - 髂骨内侧和外侧骨刺
  - 肢体短而弯曲
  - 锥形骨骺
- 婴儿期异常最明显,存活者与胸部受累程度较轻有关

影像学建议

- 高风险家族经阴道超声检查
- 中孕期~晚孕期三维/四维超声检查有用

鉴别诊断

Ellis-van Creveld 综合征

- 软骨外胚层发育不良
- 罕见; 阿米什患者发病率增加
- 胸部受累不严重、长骨短
- 上唇中线部分裂缺
- 60% 心脏缺陷(间隔缺损、单心房)
- 轴后多指(趾)
- 幸存者智力正常
- 位于 4p16 的 *EVC*(EVC1)和 *EVC2* 基因突变; 常染色体隐性遗传

Mohr-Majewski 综合征

- 口面指综合征（orofacial digital syndrome，OFD）Ⅳ型
- SRPS 和 OFD Ⅳ型间的区别尚不清楚
  - 可能为单一疾病谱的一部分
- 胫骨受累严重、肋骨较长
- 新生儿可能存活

Barnes 综合征

- 胸廓狭小、骨盆狭小、喉部狭窄
- 肋骨短缩较 Jeune 综合征轻
- 无髂骨骨刺、肾脏疾病
- 常染色体显性遗传

单亲二倍体 14（父系）/Kagami-Ogata 综合征

- 可识别的表型伴钟形狭小胸廓
- X 线特征：衣架肋骨征（前肋尾侧弯曲）
- 涉及染色体 14q 的印记区
- 面部异常
- 腹壁缺损
- 胎盘增大
- 羊水过多

Sensenbrenner 综合征（颅骨外胚层发育不良）

- 罕见的常染色体隐性遗传异质性骨骼纤毛病
- 矢状缝早闭
- 独特的面部特征
- 身材矮小
- 胸廓窄
- 外胚层特征：毛发稀疏、缺牙、小牙
- 涉及 4 个基因突变：*WDR35*、*IFT122*、*IFT43*、*WDR19*

Mainzer-Saldino 综合征

- 骨骼纤毛病
- 锥形骨骺
- 早发型重度视网膜营养不良
- 青少年慢性肾功能衰竭伴终末期肾病
- *IFT172* 基因突变、鞭毛内运输基因
- 一般为散发性

病理

一般特征

- 病因学
  - 原发性纤毛运动障碍累及软骨细胞，包括气道
  - *DYNC2H1* 突变，细胞质动力蛋白复合体成分参与纤毛的产生和维持（纤毛病）；其他多个基因也参与其中
  - 软骨细胞纤毛中刺猬蛋白信号通路异常导致的骨骼表型
    - 细胞骨架微管结构异常的软骨细胞
- 遗传学
  - 常染色体隐性遗传、几乎完全
- 相关异常
  - 内脏受累不一
    - 肝纤维化、胰腺纤维化、肾发育不良、视网膜变性、心脏异常、口面裂
  - 因胸廓缩窄、肝 / 肾功能不全、心功能衰竭导致围产儿死亡的显著风险

镜下特征

- 所有生长板软骨去除和成骨分化的同步性丧失
- 不规则、斑片状软骨内骨化
- 肺发育不良伴肺泡数目明显减少
- Jeune 综合征的肾囊性发育不良和门静脉周围肝纤维化

临床问题

表现

- 最常见的体征 / 症状
  - 表型高度可变
  - 胸廓狭长伴水平短肋骨
  - 短指（趾）、短肢
  - 肾囊性发育不良
  - 轴后多指（趾）多样
- 其他体征 / 症状
  - 出生时严重呼吸功能不全与胸廓狭窄、气道形成异常导致声门下狭窄有关

人口统计资料

- 流行病学
  - 罕见：活产儿发生率 1∶70 000

自然病史与预后

- 70% 的新生儿和婴儿死于肺发育不良
- 生存率与胸腔发育相关
- 儿童期轻度病例出现身材矮小 ± 肾脏疾病
- Jeune 综合征幸存者儿童晚期肾功能不全、肾衰竭
- 严重肝脏受累→胆汁性肝硬化→门静脉高压

处理

- 提供遗传咨询
- 终止妊娠的选择
- 产后确诊对复发风险的咨询至关重要
- 肋骨 / 胸廓扩张手术
- 熊去氧胆酸：稳定肝功能
- 肾移植

参考文献

1. He Y et al: Short-rib polydactyly syndrome presenting with recurrent severe first-trimester phenotypes: the utility of exome sequencing in deciphering variants of DYNC2H1 gene. J Obstet Gynaecol. 40(6):874-6, 2020
2. Zhang W et al: Expanding the genetic architecture and phenotypic spectrum in the skeletal ciliopathies. Hum Mutat. 39(1):152-66, 2018
3. Badiner N et al: Mutations in DYNC2H1, the cytoplasmic dynein 2, heavy chain 1 motor protein gene, cause short-rib polydactyly type Ⅰ, Saldino-Noonan type. Clin Genet. 92(2):158-65, 2017
4. Zhang W et al: IFT52 mutations destabilize anterograde complex assembly, disrupt ciliogenesis and result in short rib polydactyly syndrome. Hum Mol Genet. 25(18):4012-20, 2016

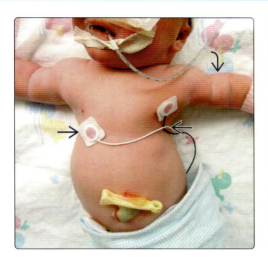
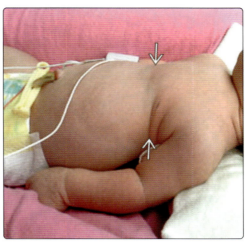

图 9-72 (左图)Jeune 窒息性胸廓营养不良新生儿(短肋-胸廓发育不良±多指(趾)畸形(short rib-thoracic dysplasia, SRTD)1 型),表现为胸部很小 ⇒和胸廓狭窄。胸部近似"缩紧"状,与隆起的腹部形成鲜明对比。肢体短小 ⇒同样明显。(右图)另一例 Jeune 婴儿侧面观。注意胸廓严重狭窄 ⇒。小胸部导致肺发育不良,新生儿/婴儿期死亡率为 70%。此婴儿出生后不久夭折。

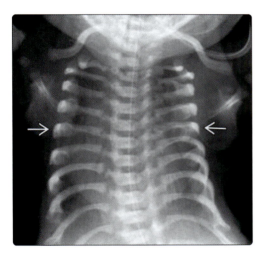
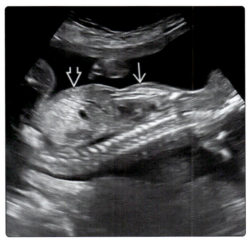

图 9-73 (左图)Jeune 综合征新生儿前后位 X 线片显示胸廓狭窄。注意肋骨短、直 ⇒伴骨化正常。心脏虽未增大,但相比小胸腔,心脏显得较大。(右图)一例出生后被证实 Jeune 窒息性胸廓营养不良(SRTD1)的胎儿期超声表现。注意与腹部 ⇒相比,胸部狭窄 ⇒。AC 位于第 50 百分位数,胸围低于胎龄的第 5 百分位数。(Courtesy J. Gainer, DO)。

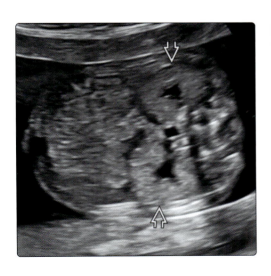
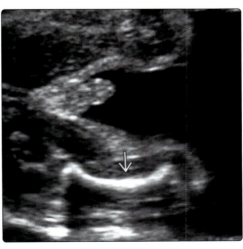

图 9-74 (左图)可疑 Jeune 综合征的胎儿腹部横切面超声显示双侧肾脏增大、回声增强 ⇒,与囊性发育不良有关。这是几例 SRPSs 常见的相关表现,严重时可导致羊水过少。(Courtesy J. Gainer, DO.) (右图)中孕期 Jeune 综合征男性胎儿声像图显示股骨 ⇒短而弯曲但骨化正常。长骨短且轻微弯曲,尤其是股骨,本病中常见。

要 点

术语

- 成纤维细胞生长因子受体 3 基因（fibroblast growth factor receptor 3，*FGFR3*）激活突变导致的致死性骨骼发育不良
- 根据形态学表现分为 2 个亚型
- 致死性 thanatophoric 在希腊语中是"死亡承载"的意思

影像学表现

- 致死性侏儒（thanatophoric dysplasia，TD）I 型
  - 长骨严重受累
  - 整肢短肢畸形伴三叉戟手
  - 显著弯曲
  - "电话听筒样"股骨
  - 骨化正常
  - 无骨折证据
  - 巨头畸形、形状相对正常的颅骨
- TD II 型
  - 苜蓿叶（三叶草状）头颅
  - 股骨较长、较少弯曲
  - 扁平椎不甚明显

- 其他表现与 TD I 型相似

主要鉴别诊断

- 软骨成长不全
- 纯合子软骨发育不全
- 肢体屈曲症
- 成骨不全
- 纤维软骨增生症
- Carpenter 综合征

病理

- 在高达 99% 的 TD I 型和超过 99% 的 TD II 型中发现了可识别的突变
- 4 号染色体短臂上 *FGFR3* 基因的散发性新发显性突变

临床问题

- 致死性骨软骨营养不良的最常见类型
- 75% 在中孕晚期出现严重羊水过多
- 尸检对最终的特异性诊断很重要

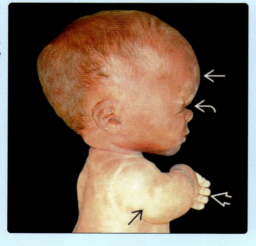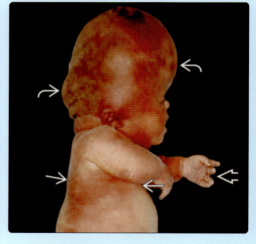

图 9-75 （左图）致死性侏儒（thanatophoric dysplasia，TD）I 型临床照片显示额部明显隆起 ➡️ 伴鼻梁凹陷 ➡️ 和鼻尖短而上翘。注意头部虽然不成比例的增大，但是形状相对正常。所有肢体呈典型整肢短肢畸形 ➡️。另见短指畸形 ➡️。（右图）与之相比，本例 TD II 型临床照片显示苜蓿叶状头形 ➡️。同样，头部不成比例的大。胸廓很小 ➡️。注意典型的三叉戟手 ➡️。

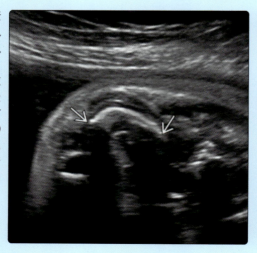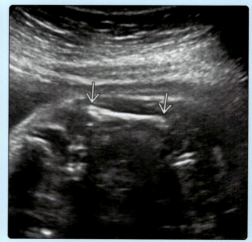

图 9-76 （左图）超声检查显示妊娠中期 TD I 型胎儿股骨。注意短且弯曲的"电话听筒样"外观 ➡️。TD I 型和 II 型的临床表现存在重叠，但在 TD I 型中，股骨受累更严重，正如本例。（右图）与 TD I 型相比，本例 TD II 型胎儿股骨是直的 ➡️。虽然 II 型股骨可能略微弯曲，但与典型 I 型股骨的明显弯曲形成对比。

术语

缩写

- 致死性侏儒(thanatophoric dysplasia，TD)

同义词

- 致死性骨骼发育不良、致死性侏儒、致死性骨软骨发育不良

定义

- 成纤维细胞生长因子受体 3 基因(fibroblast growth factor receptor 3，*FGFR3*)激活突变导致的致死性骨骼发育不良
- 根据形态学表现分为 2 个主要亚型
- 致死性 thanatophoric 在希腊语中是"死亡承载"的意思

影像学表现

一般特征

- 最佳诊断线索
  - TD I 型："电话听筒样"股骨
  - TD II 型：苜蓿叶(三叶草状)型头颅
  - 整肢短肢畸形伴长骨弯曲
  - 羊水过多，晚孕期通常严重

超声表现

- TD I 型
  - 长骨严重受累
    - 整肢短肢畸形
    - 所有测值均远低于胎龄的第 5 百分位数
    - 显著弯曲
    - "电话听筒样"股骨
    - 骨化正常
    - 无骨折证据
    - 整个妊娠期呈进行性短缩
  - 头
    - 巨头畸形，相较正常头型
    - 鼻梁凹陷
    - 鼻尖短、上翘
    - 面中部发育不良
    - 额部隆起、晚孕期严重
  - 胸廓
    - 小、窄
    - 水平短肋骨
    - 心胸比异常
  - 脊柱
    - 扁平椎
    - 腰椎明显后凸
    - 骨化正常
  - 手
    - 指骨极短
    - 三叉戟形手
  - 其他
    - 羊水过多，常较严重，尤其是晚孕期
    - 注意关节活动受限
- TD II 型
  - II 型常见苜蓿叶(三叶草状)头颅
    - I 型罕见
  - 股骨较 I 型长和直
  - 扁平椎较 I 型不明显
  - 其他表现与 TD I 型相似

放射学表现

- 新生儿/尸检
  - 脊柱
    - 正面观显示终板 H 形缺口
    - II 型扁平椎不那么严重
    - 腰椎明显后凸畸形
  - 骨盆
    - 发育不良伴内侧毛刺状
    - 附加的骨盆骨化中心
    - 耻骨、坐骨短宽
    - 骶骨坐骨小切迹
  - 长骨
    - 整肢短肢畸形
    - 管状长骨短且宽
    - 明显弯曲、尤其是 TD I 型
    - 干骺端呈不规则喇叭状
    - 无骨折
  - 颅骨
    - 面部骨骼小
    - 巨大颅骨
    - 不同的颅缝旱闭
    - II 型常见苜蓿叶(三叶草状)型头颅；I 型罕见

影像学建议

- 最佳影像学方法
  - 中孕期二维和三维/四维超声检查
  - 早孕期经阴道超声检查
- 测量、评估所有长骨形态
- 认真评估颅骨形状、外观
- 评估胎儿脊柱
- 三维/四维超声检查在很多病例具有附加价值
  - 有助于展示空间关系
  - 评估面部畸形
  - 附属性骨骼成分的相对比例
  - 图像有助于父母咨询

鉴别诊断

软骨成长不全

- 脊柱未骨化
- 各种颅骨骨化

纯合子软骨发育不全

- 双亲均受累→纯合子软骨发育不全患病风险 25%
- 严重的肺发育不良为致死性
- 可能不明显，直到>20 周

肢体屈曲症

- 肩胛骨发育不良
- 胫骨中段尖锐成角
- 下肢受累更严重

成骨不全

- 骨折导致骨骼尖锐成角或呈皱褶样

- 骨化↓、尤其颅骨
- 因多发性骨折使肋骨产生骨痂而呈串珠状

纤维软骨增生症

- 常见苜蓿叶(三叶草状)头颅
- 哑铃状长骨
- 椎体后部发育不良伴裂隙

Carpenter综合征

- 苜蓿叶(三叶草状)头颅
- 多指(趾)畸形
- 心脏异常
- 脐疝/脐膨出
- 肢体笔直,没有那么短

病理

一般特征

- 病因学
  - FGFR3 属于酪氨酸激酶受体家族成员
  - 酪氨酸激酶在细胞生长和分化中具有重要作用
  - 并非单纯由于单倍剂量不足
- 遗传学
  - 4号染色体短臂上 FGFR3 基因的散发性新发显性突变
  - 在高达99%的 TD Ⅰ型和99%以上的 TD Ⅱ型中发现可识别的突变
  - 约2/3的 TD Ⅰ型病例涉及第248位的赖氨酸替换为精氨酸
  - TD Ⅱ型涉及受体酪氨酸激酶结构域第650位的赖氨酸替换为谷氨酰胺
  - 复发风险极低;种系嵌合体理论上可能,但之前未见报道
  - 发生在单卵双胎中;与据报道的苜蓿叶(三叶草状)头颅不一致
  - 羊膜腔穿刺术或绒毛膜取样分析检测 FGFR3 突变
- 合并异常
  - 腭裂
  - 异位
  - 多小脑回
  - 其他镜下中枢神经系统异常
- 软骨生长板中软骨细胞分化缺陷

临床问题

表现

- 最常见的体征/症状
  - 通常在常规超声筛查时发现
  - 最早可在14周诊断
  - 早孕期相关:颈项透明层厚度↑;静脉导管舒张期血流反向
- 其他体征/症状
  - 羊水过多导致子宫大小↑,可能较晚诊断
  - 75%中孕晚期出现严重羊水过多

人口统计资料

- 流行病学
  - 最常见致死性骨软骨营养不良

- 1967年 Maroteaux 首次将其描述为独立病例
  - 美国1:40 000~1:10 000活产婴儿
  - 没有种族或性别偏好
  - 父亲高龄是危险因素
    - 50%发生于父亲年龄>35岁

自然病史与预后

- 生后数小时至数天内死亡
  - 胸廓狭小:肺发育不良
  - 中枢性呼吸暂停同为主要死亡原因
  - 颅骨/脊柱异常、枕骨大孔小→脑干受压
  - 已有报道罕见幸存至婴儿期后
    - 呼吸机依赖、智障伴癫痫发作

处理

- 无有效的胎儿或新生儿治疗
- 羊膜腔穿刺术
  - 对 FGFR3 突变进行分子检测以确诊
  - 治疗性减量羊膜腔穿刺术治疗继续妊娠或临产前的母体症状
- 提供终止妊娠
- 若妊娠进展及诊断明确
  - 避免胎儿监护、剖宫产
  - 对早产不进行干预
  - 家庭心理支持、围产期临终关怀
- 如果诊断不明确且新生儿为活产,应行适当复苏,直至确诊
- 尸检对最终的特异性诊断很重要
  - 放射学检查必不可少
  - FGFR3 突变的 DNA 分析
  - 骨/软骨活检
  - 于洛杉矶 Cedars-Sinai 医院的国际骨骼发育不良登记处用于变异病例记录
- 在擅长胎儿遗传病理学/骨骼发育不良的三级中心分娩

诊断要点

考虑

- 三维超声通常有助于阐明表型,尤其在父母咨询时

影像判读经验

- 典型特征:整肢短肢畸形伴骨化正常、股骨弯曲、三叉戟手和苜蓿叶(三叶草状)颅骨

参考文献

1. Darouich S et al: Fetal skeletal dysplasias: radiologic-pathologic classification of 72 cases. Fetal Pediatr Pathol. 1-19, 2020
2. Gilligan LA et al: Fetal magnetic resonance imaging of skeletal dysplasias. Pediatr Radiol. 50(2):224-33, 2020
3. Zhang J et al: Non-invasive prenatal sequencing for multiple mendelian monogenic disorders using circulating cell-free fetal DNA. Nat Med. 25(3):439-47, 2019
4. Ren Y et al: Noninvasive prenatal test for FGFR3-related skeletal dysplasia based on next-generation sequencing and plasma cell-free DNA: test performance analysis and feasibility exploration. Prenat Diagn. 38(11):821-8, 2018
5. Milks KS et al: Evaluating skeletal dysplasias on prenatal ultrasound: an emphasis on predicting lethality. Pediatr Radiol. 47(2):134-45, 2017
6. Barros CA et al: Prediction of lethal pulmonary hypoplasia by means fetal lung volume in skeletal dysplasias: a three-dimensional ultrasound assessment. J Matern Fetal Neonatal Med. 29(11):1725-30, 2016

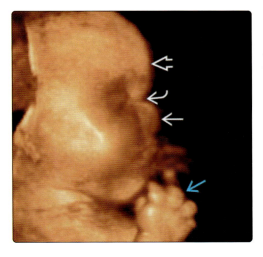

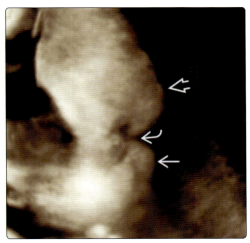

图 9-77　（左图）中孕期三维超声显示胎儿额部明显隆起➡、鼻梁凹陷➡和鼻尖短而上翘➡，这是 TD I 型的典型超声特征。同时注意短指畸形➡。（右图）本例 29 周 TD II 型胎儿的异常苜蓿叶（三叶草状）头形导致额部明显隆起➡。与 TD I 型一样，可见鼻梁凹陷➡和短而上翘的鼻➡。

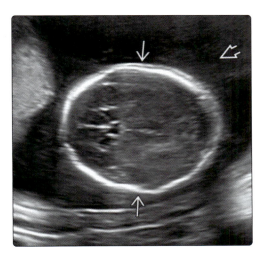

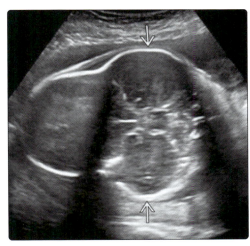

图 9-78　（左图）虽然头颅 / 身体不成比例，但 TD I 型头颅形状通常相对正常➡，正如本例 21 周胎儿的超声检查所示。骨化正常。妊娠早期羊水已经轻度增加➡。至中 - 晚孕期 TD 出现严重羊水过多不可避免。（右图）本例 29 周胎儿横切面超声显示颞顶骨突出➡的异常颅骨形状，这是 TD II 型中典型的苜蓿叶（三叶草状）颅骨。

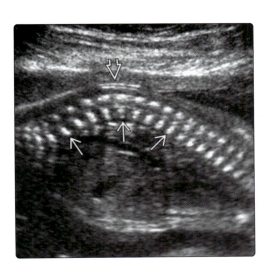

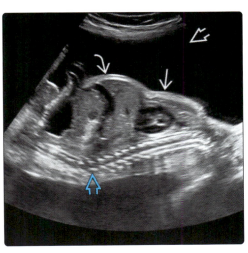

图 9-79　（左图）晚孕期矢状面超声显示 TD 胎儿扁平椎➡和胸腰椎明显后凸➡，这在 TD 及其他严重骨骼发育不良中常见。在 TD I 型中，扁平椎通常比 TD II 型更突出。（右图）晚孕期 TD I 型胎儿矢状切面超声显示，与明显膨隆的腹部➡相比，胸部小➡。还要注意腰椎后凸➡。还要注意羊水过多➡，通常会变得严重。

图 9-80 （左图）图示具有 TD I 型典型特征的死产儿。颅骨形状正常，虽然很大➡。整肢短肢畸形➡也很明显。鼻梁凹陷和小嘴。注意胸部受限➡。（右图）同一 TD I 型死胎手部特写显示经典的三叉戟形。注意短指畸形➡、所有手指长度相等以及远端指尖间隔较宽➡。

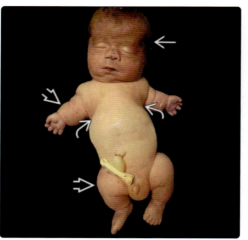
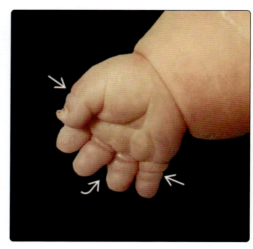

图 9-81 （左图）晚孕期 TD I 型胎儿三维超声显示鼻梁凹陷➡伴鼻尖上翘。手部呈典型三叉戟形状➡，手指长度相等、手指间距增宽。（右图）晚孕期 TD I 型胎儿超声显示典型轮廓，即额部明显隆起➡、鼻梁凹陷➡和鼻尖上翘➡。

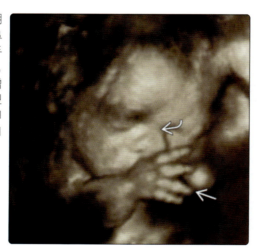
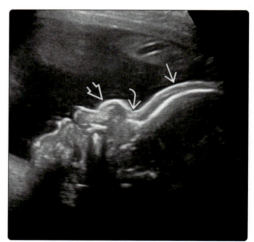

图 9-82 （左图）TD I 型死产儿 X 线片显示股骨弯曲呈"电话听筒样"➡以及脊柱腰段明显的扁平椎➡和髂骨翼的毛刺状外观➡。（右图）一例死产婴儿临床照片显示 TD I 型的数个特征，包括短指畸形➡、三叉戟手、整肢短肢畸形➡和水平短肋骨导致钟形胸廓➡。

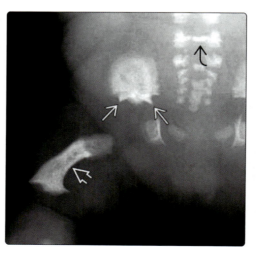
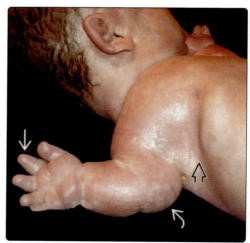

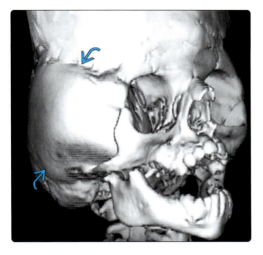

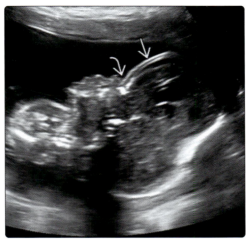

图 9-83 （左图）苜蓿叶（三叶草状）颅骨的三维骨重建 CT 显示颅骨明显畸形伴颅中窝隆起 ➡，这是双侧冠状缝和人字缝闭合所致。（右图）晚孕期胎儿矢状切面超声显示额部明显隆起 ➡ 和鼻梁凹陷 ➡。由于颅缝早闭的复杂模式导致明显异常的苜蓿叶（三叶草状）颅骨。

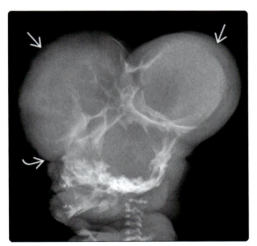

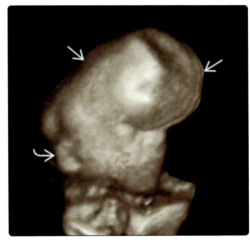

图 9-84 （左图）TD Ⅱ型死胎侧位 X 线片显示极其严重的苜蓿叶（三叶草状）颅骨 ➡，这是由于颅缝早闭的复杂模式。额部隆起超过上面部 ➡。（右图）TD Ⅱ型晚孕期胎儿头面部三维超声检查显示额部明显隆起和异常的苜蓿叶（三叶草状）颅骨 ➡。低位耳伴厚耳轮 ➡。

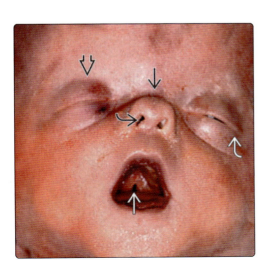

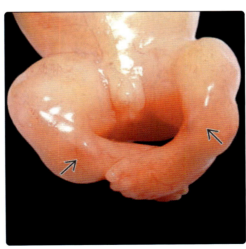

图 9-85 （左图）TD Ⅱ型死产婴儿临床照片显示腭裂 ➡、鼻梁凹陷 ➡、眼眶突出 ➡ 和睑裂下斜 ➡。鼻短且上翘伴鼻孔前倾 ➡。（右图）死胎临床照片显示与 San Diego 变异型 TD 相关的表型。肢体锐利成角 ➡，超声误诊为肢体屈曲症。出生后典型的 FGFR3 突变证实了 TD 诊断。

要　点

术语

- 先天性马蹄内翻足
- 若无其他异常或遗传缺陷则为孤立性（50%～70%）
- 若存在其他异常或遗传缺陷则为复杂性（30%～50%）

影像学表现

- 胫骨/腓骨冠状面显示足内翻
  - 于踝关节处足内旋
- 矢状切面显示脚尖伸直
- 足底切面显示足短、成角
- 三维超声有助于显示严重程度和形态，所有病例中都应该应用
- 60%～70%病例为双侧

主要鉴别诊断

- 摇椅足
- 缺趾
- 羊膜带综合征

病理

- 30%复杂性病例和2%孤立性病例伴染色体异常
- 合并异常
  - 中枢神经系统及脊柱异常（52%）
    - 脊柱裂最常见
  - 肌肉骨骼异常（28%）
    - 多发性关节挛缩序列征常见
  - 影响足姿的外在因素
    - 羊水过少最常见

临床问题

- 孤立性马蹄内翻足预后良好

诊断要点

- 注意类似马蹄内翻足的短暂性足姿
- 仔细观察所有肢体，注意胎动
- 所有病例都应接受遗传学咨询
- 孕期骨科门诊咨询

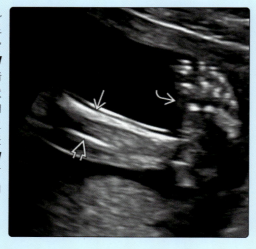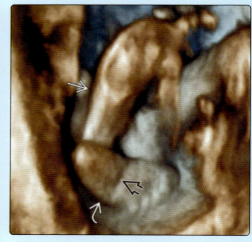

图 9-86　（左图）21 周胎儿孤立性单侧马蹄内翻足，足底冠状长轴切面 ↗ 与胫骨冠状面 ➡ 及腓骨冠状面 ➡ 在同一切面显示。正常情况下，当胫骨、腓骨在冠状切面显示时，跖骨在短轴切面显示。（右图）另一例孤立性马蹄内翻足胎儿三维表面渲染成像显示与小腿 ➡ 相比，足底内翻 ➡。也可显示缩短成角的足形成的折痕 ◻。

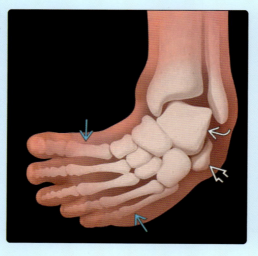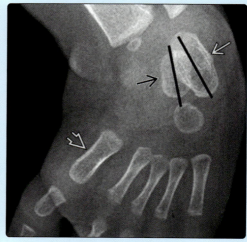

图 9-87　（左图）马蹄内翻足示意图显示距骨 ↗ 和前掌骨 ➡ 内翻（内旋），跟骨 ➡ 转位，使足呈典型马蹄内翻足的形态。（右图）9 月龄婴儿足部前后位 X 线片显示马蹄内翻足的典型表现，即距骨 ➡ 与跟骨 ➡ 夹角变小（后足内翻）。同时显示前掌骨内翻成角 ➡ 且合并距骨长轴向第一跖骨外侧移位。

术语

同义词

- 马蹄内翻足（CF）

定义

- 先天性马蹄内翻足
  - 后足马蹄足（足底屈曲）
  - 足跟内翻（内旋）
  - 外旋
  - 前足内收（弓形足）
- 单侧占 30%～40%
- 双侧占 60%～70%
- 孤立性 CF（无其他异常或遗传缺陷）占 50%～70%
- 复杂性 CF（伴有其他异常或遗传缺陷）占 30%～50%

影像学表现

一般特征

- 最佳诊断线索
  - 足底与胫骨、腓骨在同一切面显示

超声表现

- 胫骨/腓骨冠切面显示足内翻
  - 可见完整的距骨冠状面而非短轴切面
- 矢状切面显示足尖伸直
- 足底切面显示足短而成角
- 85% 在孕 13～23 周被发现
  - 注意 13 周前足姿正常内旋

影像学建议

- 最佳成像方法
  - 合格的下肢切面
    - 胫骨/腓骨冠状面+足短轴切面
    - 足底切面
  - 三维超声评估严重程度和形态

鉴别诊断

摇椅足

- 凸形足 ±CF
- 与 18 三体密切相关

先天性缺指（趾）

- 裂手/足畸形
- 孤立性或合并其他异常

羊膜带综合征

- 羊膜破裂导致胎儿某一部位卡压
- 截肢、肢体缩窄、身体裂

病理

一般特征

- 病因
  - 早期肢体发育中断
  - 任何原因导致胎儿运动不足
- 遗传
  - 30% 的复杂性病例和 2% 的孤立性病例伴有染色体异常
    - 18 三体、13 三体、21 三体
    - 4p、18q 和 22q11.2 缺失

- 性染色体异常
  - 微缺失，重复
  - 与马蹄内翻足相关的遗传综合征
    - Larson 综合征、Pena-Shokeir 综合征、史 - 莱 - 奥综合征，其他
  - 家族性 CF：12%～20%
- 合并异常
  - 中枢神经系统及脊柱异常（52%）
    - 脊柱裂最常见
  - 肌肉骨骼异常（28%）
    - 多发性关节挛缩序列征
    - 强直性肌营养不良，脊髓性肌萎缩，其他
  - 骨骼发育不良
  - VACTERL 联合征
  - 影响足姿的外在因素
    - 羊水过少
    - 臀先露
    - 孕妇米勒管异常
    - 多胎妊娠

临床问题

人口统计资料

- 流行病学：1∶1 000～3∶1 000
- 性别：男∶女=2∶1

自然病史与预后

- 孤立性 CF 预后良好
  - 大部分长大后可以积极正常生活
- 复杂性马蹄内翻足预后差

处理

- Ponseti 法最常见
  - 足部手法按摩，连续石膏固定，佩戴支具
- 手术治疗（12%～50%）
  - 跟腱切断术或延长术
  - 必要时骨手术（很少 6 月龄内进行）

诊断要点

考虑

- 如果怀疑综合征或其他异常，应进一步胎儿超声心动图和 MR 检查
- 孕期应转诊至整形外科门诊
  - 越早治疗，住院时间越短

影像判读经验

- 仔细评估所有肢体和胎儿运动
- 注意类似 CF 的暂时性足姿
  - 晚孕期假阳性率增高

报告提示

- 建议遗传咨询：通常建议诊断性检测（羊膜腔穿刺术，绒毛膜绒毛取样）以进行染色体微阵列分析

参考文献

1. Society for Maternal-Fetal Medicine. et al: Congenital talipes equinovarus (clubfoot). Am J Obstet Gynecol. 221(6):B10-2, 2019
2. van Bosse HJP: Challenging clubfeet: the arthrogrypotic clubfoot and the complex clubfoot. J Child Orthop. 13(3):271-81, 2019
3. Faldini C et al: Prenatal diagnosis of clubfoot: a review of current available methodology. Folia Med (Plovdiv). 59(3):247-53, 2017
4. Toufaily MH et al: Congenital talipes equinovarus: frequency of associated malformations not identified by prenatal ultrasound. Prenat Diagn. 35(3):254-7, 2015

图 9-88 （左图）24 周单侧孤立性马蹄内翻足，三维超声显示右侧马蹄内翻足 ➥ 和正常左足 ➡。三维图像更有助于了解马蹄内翻足的严重程度。（右图）一例马蹄内翻足合并多发其他异常的临床图片显示先天性马蹄内翻足的足姿。右足内旋（内翻）、足底屈曲（马蹄足）。复杂性马蹄内翻足的预后通常取决于其他异常的严重程度。

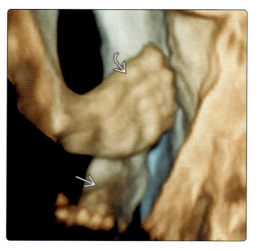
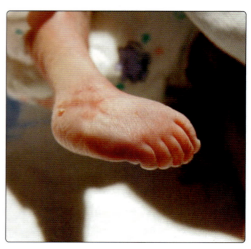

图 9-89 （左图）本例胎儿 20 周 4 天结构筛查时发现双侧马蹄内翻足畸形 ➡。下肢冠状面可见双足相对、朝向中线。不合并其他结构异常。（右图）另一例多发性关节挛缩序列征患儿双侧马蹄内翻足 ➡，同时可见腕关节挛缩 ➡。孤立性双侧马蹄内翻足往往预后良好，但关节挛缩症的马蹄内翻足治疗困难。

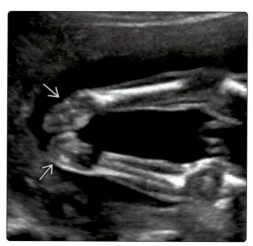
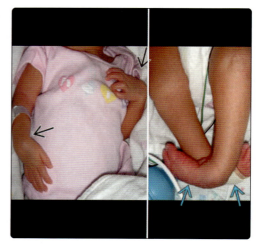

图 9-90 （左图）一例 13 周马蹄内翻足胎儿，足长轴 ➥ 与胫骨 ➡ 于冠状切面同时显示。18 周时证实。13 周前诊断马蹄内翻足要谨慎，因为早期胎儿足姿多呈内翻状态。（右图）一例多发中枢神经系统异常（未展示）胎儿的 MR 图像显示左侧马蹄内翻足 ➥。超声评估肢体异常更有优势，而 MR 在评估复杂性马蹄内翻足，尤其是合并中枢神经系统异常时更有帮助。

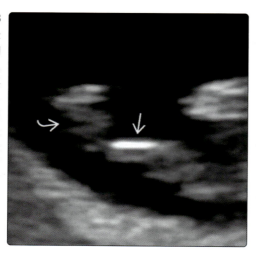
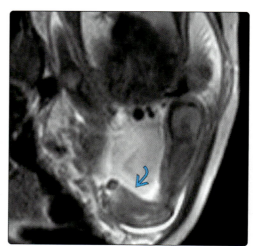

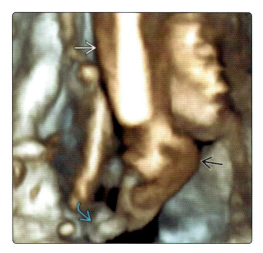

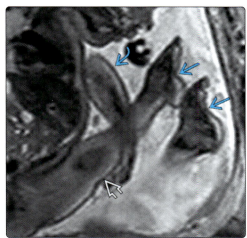

图 9-91 （左图）26 周胎儿下肢矢状切面显示马蹄内翻足的马蹄形态。尤其是胫骨侧面观 ➡，足跟 ⊟ 位置明显高于足趾 ⊡。（右图）另一例伴上肢挛缩的马蹄内翻足胎儿 MR 显示严重的马蹄姿势，中足弓形（高弓）⊡。本例关节挛缩症胎儿，腿 ⊟ 和手臂 ⊡ 均呈固定过伸姿势。

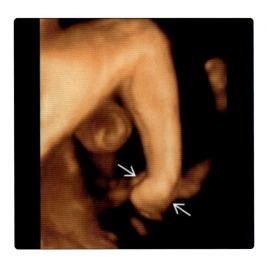

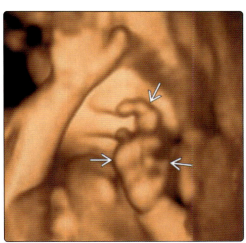

图 9-92 （左图）本例强直性肌营养不良胎儿的三维重建图像从腿部后面观可清晰显示足内翻 ➡。（右图）此外，患者左手紧握伴重叠指 ➡，这是 18 三体的典型手姿。但出生后检查显示本例为强直性肌营养不良。应用三维成像技术能更好地显示复杂的形态异常。

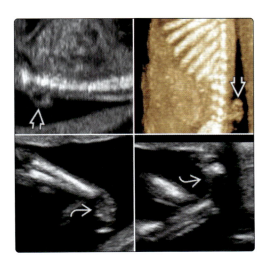

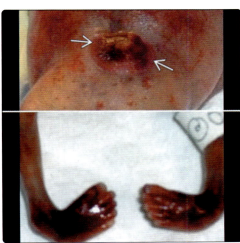

图 9-93 （左图）本例腰部脊髓脊膜膨出 ➡ 胎儿的三维和二维超声显示双侧马蹄内翻足 ➡。脊柱裂是马蹄内翻足最常见的脊柱合并异常，多为双侧。（右图）同一病例超声检查后不久获取的临床照片证实了 20 周扫查时所见的脊柱裂 ➡ 和马蹄内翻足。

9.17 摇椅足

术语

- 摇椅足（RF）：先天性垂直距骨
- 定义：僵硬的足畸形伴固定垂直距骨
  - 舟骨背侧脱位
  - 中足背屈
  - 前足外展

影像学表现

- 导致摇椅足外观的特征表现
  - 足跟突出呈球状
  - 足底表面凸起
    - 正常足底为凹面
  - 足趾可能上翘
    - 严重的伸肌腱挛缩导致波斯拖鞋外观
- RF 在宫内很少单独出现
- 合并异常
  - 中枢神经系统异常（高达 2/3）
    - 脑部异常（通常很严重）
      □ 包括小头畸形、移行异常
  - 脊柱异常
    - 脊髓脊膜膨出，VACTERL，肢体体壁异常
  - 神经肌肉异常（通常很严重）
    - 关节挛缩联合征
    - 脊髓型肌萎缩
  - 心脏异常高达 1/3
  - 染色体缺陷高达 1/4
    - 与 18 三体（trisomy 18，T18）高度相关
- 最佳成像方法
  - 三维超声＋多平面成像
  - MR 有助于评估其他中枢神经系统异常
- 流程建议
  - 注意暂时性足姿，因为摇椅足是固定缺陷
  - 胫骨和足部的准确侧面影像最佳

- 胫前/足部影像有助于区分马蹄内翻足

主要鉴别诊断

- 马蹄内翻足：最常见的足异常
  - 摇椅足常被误诊为马蹄内翻足
- 先天性缺趾（裂手/足畸形）
- 羊膜带综合征

病理

- 遗传缺陷联合征
  - 三体
    - T18＞T13＞罕见 T15
  - 复杂性部分重复或缺失
    - 9，12，16 和 21 号染色体最常见
  - 单基因病
    - 尤其是 HOX 基因突变
      □ 典型的常染色体显性遗传
- 综合征
  - De Barsy：皮肤松弛，肌肉骨骼和神经系统异常
  - Costello：面部皮肤骨骼综合征
  - Rasmussen：耳和足异常

临床问题

- 活产儿中 1：10 000
- 预后取决于遗传学结果和合并异常
- 孤立性 RF 依然被视为存在发病率的严重畸形
  - 肢体僵硬，功能障碍，疼痛
- 手术是常见治疗方式；手术标准是广泛的软组织松解

诊断要点

- 建议所有病例遗传咨询
- 如果怀疑摇椅足，应仔细检查胎儿所有肢体，颅脑和脊柱
- MR 帮助检查其他中枢神经系统异常

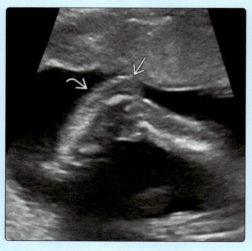
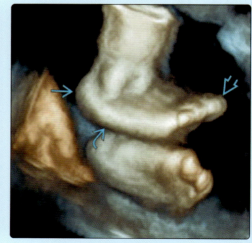

图 9-94 （左图）20 周胎儿足部侧面/矢状切面超声图像显示可疑摇椅足（RF）的轻微表现。足跟 ➡ 突出呈球状，足底背侧轻度凸出 ➡。（右图）另一例 24 周胎儿三维超声表面渲染成像更好地显示典型摇椅足特征。除足跟凸出呈球形 ➡ 和足底凸出 ➡ 外，足趾上翘 ➡。两例胎儿均合并其他异常，羊膜腔穿刺结果显示 18 三体。

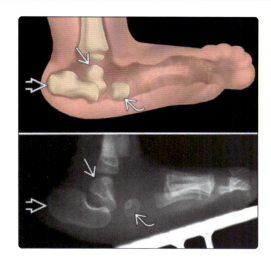

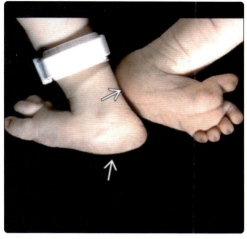

图9-95 （左图）一例 VACTERL 联合征新生儿足部示意图和X线片显示垂直距骨 ➡、马蹄形跟骨 ➡、舟骨背侧脱位 ➡，诊断 RF。（右图）一例脊柱畸形并双侧 RF 新生儿临床图片显示后足马蹄足 ➡ 伴足趾张开上翘的典型外观。

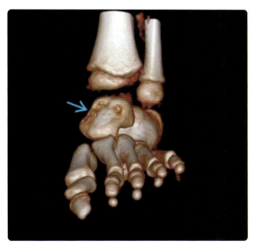

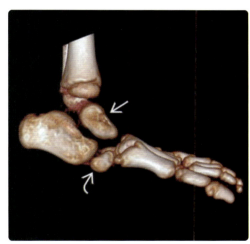

图9-96 （左图）为制订手术计划，对一例先天性垂直距骨患儿行骨 CT 和三维重建。正面观距骨 ➡ 垂直。值得注意的是距骨和足趾与胫骨在一条直线上，此发现基本可以排除马蹄内翻足。在宫内 RF 常被误诊为马蹄内翻足。（右图）同一患儿 CT 侧面观显示先天性垂直距骨 ➡ 和舟骨背侧移位 ➡ 的典型特征。

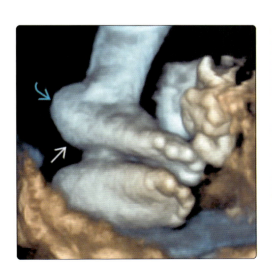

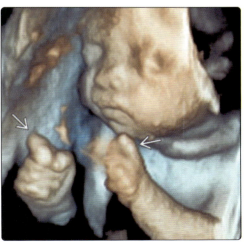

图9-97 （左图）一例 RF 合并其他多发异常胎儿的三维超声表面渲染成像，超声技师和超声医师往往首先注意到足跟突出呈球状 ➡。足底轻微凸起 ➡ 也可显示。本例足趾未上翘。（右图）同一胎儿另一侧上肢三维超声图像显示双手紧握、食指重叠指 ➡。RF 与关节挛缩症和遗传异常高度相关，如 18 三体。

要 点

术语

- 畸形谱,包括桡骨、桡腕骨和/或拇指缺如或发育不良

影像学表现

- 应在18～20周常规结构筛查时发现
  - 单一前臂骨
  - 桡偏手
  - 拇指缺如或异常
- 早孕期可以诊断:手/腕姿势异常
- 其他表现
  - 先天性心脏病
  - 血小板减少症

主要鉴别诊断

- 孤立性:可为单侧或双侧拇指不同程度缺陷

- VACTERL联合征
- 染色体:18,13q缺失
- Holt-Oram综合征:心脏间隔缺损伴上肢畸形
- 糖尿病胚胎病:肢体缺陷范围,包括股骨发育不良,桡侧列,轴前多指/趾
- 血小板减少-桡骨缺失(thrombocytopenia-absent radius,TAR)综合征:拇指存在
- Fanconi贫血
- 致畸因子:丙戊酸
- Nager面骨发育不全:面部异常,桡侧列缺陷

临床问题

- 预后取决于根本原因
- 约1/3中晚孕期合并畸形的自然流产胎儿存在肢体缺陷(包括桡侧列)
- 再发风险取决于根本疾病

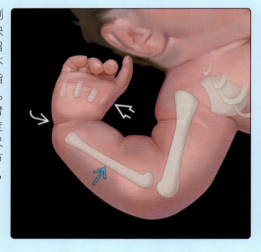
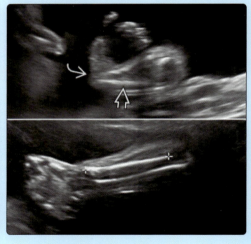

图 9-98 (左图)图示桡侧列畸形典型特征。桡骨缺失或严重发育不良,残留的尺骨 ⇨ 也可能发育不良。手腕部 ➚ 内偏,拇指缺失 ⇨、发育不良或异位。(右图)本例胎儿一侧前臂正常,测量正常侧桡骨长度(下图),另一侧桡骨缺失,尺骨较短 ⇨(上图)。腕关节有桡侧偏斜 ⇨("桡偏手"),有4根手指,但无拇指。

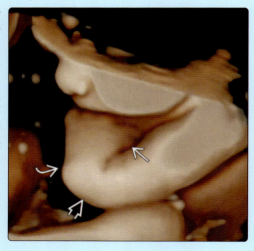
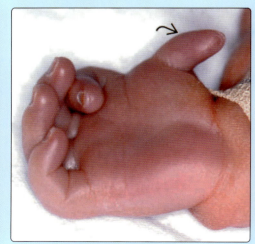

图 9-99 (左图)晚孕期胎儿三维图像显示桡侧列畸形。腕关节向桡侧偏斜 ➚,桡骨缺失,前臂短缩 ⇨。拇指存在但发育不良 ➚。(右图)一例多发畸形新生儿,包括拇指异位并发育不良 ⇨,这也是相关桡侧列畸形的一部分。桡侧列缺陷通常与染色体异常和综合征有关;因此,必须查找其他异常。

术语

同义词

- 桡侧列发育不良/不发育

定义

- 畸形谱,包括下列任何一种缺如或发育不良
  - 桡骨
  - 桡侧腕骨
  - 拇指

影像学表现

一般特征

- 最佳诊断线索
  - 单一前臂骨
  - 桡偏手

超声表现

- 灰阶超声
  - 桡骨缺如或发育不全
  - 手位置异常
    - 桡侧偏斜("桡偏手")
    - 固定扫查时间延长
    - 最早能在早孕期发现
  - 拇指外形不同
    - 缺失或发育不良
    - 近端连接
    - 三指节畸形("指化")
    - 如果拇指内收,超声很难发现
  - 常见其他异常/综合征
  - 多发异常增加了非整倍体或 VACTERL 联合征的可能性
- 三维
  - 有助于显示手位置和计数手指
  - 评估拇指
  - 可以显示面部细节以诊断特定综合征
  - 对家庭咨询有帮助

影像学建议

- 最佳成像方法
  - 如果家族史阳性,应在早孕期进行经阴道超声检查
- 测量所有长骨
  - 与长度相关的特定胎龄参考范围
  - 桡侧列畸形通常合并其他骨骼异常
- 推荐所有病例行胎儿超声心动图检查
- 仔细查找其他结构异常
  - 86% 伴拇指发育不良患者存在其他异常
    - 44% 伴发 Holt-Oram 综合征或 VACTERL 联合征
- 区分于通常手姿异常的关节挛缩症
  - 胎儿缺乏活动会导致肢体挛缩
  - 桡侧或尺侧手偏斜
    - 所有前臂骨和手指均存在
- 监测生长发育

- 胎儿生长受限
  - 染色体异常,尤其是 18 三体
  - Cornelia de Lange 综合征(Cornelia de Lange syndrome, CDLS)
  - Fanconi 贫血

鉴别诊断

孤立性

- 可单侧或双侧拇指不同程度缺陷

VATER/VACTERL 联合征

- 典型异常包括脊柱,肛门,气管食管瘘 ± 食管闭锁、肾、心脏、肢体(桡侧列)

染色体

- 18 三体
  - 通常多发异常
  - 生长受限往往严重
  - 桡侧列畸形通常为双侧、非对称性
- 13q 缺失
  - 拇指发育不良,并指(趾),中枢神经系统异常

Holt-Oram 综合征

- 心脏缺陷
  - 34% 房间隔缺损,23% 有室间隔缺损
- 上肢异常,通常很严重,非对称;桡侧列,海豹肢畸形

糖尿病胚胎病

- 在血糖控制不良的妊娠期糖尿病女性中发病率最高
- 肢体缺陷范围,包括股骨发育不良、桡侧列、轴前多指(趾)
- 多发异常,包括神经管缺陷,心脏,大脑

血小板减少-桡骨缺失综合征

- 双侧桡骨缺失伴双侧拇指存在
- 拇指可能功能异常
- 血小板减少症,先天性或出生后头几个月
- 其他骨骼异常:下肢、肋骨、椎骨
- 其他异常:心脏,泌尿生殖系统(genitourinary,GU)
- 与 1q21.1 间质微缺失相关

Fanconi 贫血

- 49% 有桡侧列缺陷,包括拇指异常(发育不良、不发育、多指)
- 胎儿生长受限
- 75% 合并其他系统异常,如 GU、眼、CNS,胃肠道,心脏,皮肤色素沉着
- 血液系统异常中位发病年龄:7岁(范围:从出生到31岁)
- 恶性肿瘤风险增高,尤其是急性白血病

致畸因子

- 胎儿丙戊酸钠综合征
  - 45%~65% 肢体异常,包括桡侧列
  - 1%~2% 神经管缺陷
  - 生长受限

- ○ 认知延迟

合并桡侧列缺陷的其他综合征

- **Nager 面骨发育不全综合征**：小颌畸形、颧骨发育不良、耳畸形、桡侧列缺陷
- **CDLS**：肢体短缩畸形，面部畸形，生长受限，膈疝；50%～60% 是由于 *NIPBL* 基因的突变
- **Diamond-Blackfan 贫血（Aase-Smith 综合征Ⅱ）**：桡骨发育不良，拇指三指节畸形，红细胞不发育，其他先天性畸形和生长异常
- **Duane- 桡侧列综合征**：常染色体显性遗传，以桡侧列异常，眼部和（有时）肾脏异常为特征；*SALL4* 基因突变

病理

一般特征

- 病因
  - ○ 胚胎学
    - 6～12 周肢芽顶端外胚层损伤
    - 正常手在 14 周完全成形
  - ○ 母体糖尿病
    - 血糖控制不佳者风险最高
  - ○ 致畸因子
    - 丙戊酸被认为能导致软骨形成缺陷
- 遗传学
  - ○ 常染色体显性遗传
    - Holt-Oram 综合征存在 *TBX5* 突变
    - Nager 综合征存在 1q21 上的 *SF3B4* 基因突变
  - ○ 常染色体隐性遗传
    - Fanconi 全血细胞减少症：Fanconi 贫血互补群基因的突变
    - TAR 综合征：1q21.1 位点 200kb 区域的微缺失（与 1q21.1 缺失/重复综合征累及的区域不同）
  - ○ 非整倍体
    - 18、13 三体
    - 二倍体/三倍体混倍体
  - ○ X 连锁隐性遗传形式罕见

临床问题

表现

- 最常见体征/症状
  - ○ 应在 18～20 周常规结构检查时发现
    - 单一前臂骨
    - 手姿异常
    - 拇指缺失或异常
  - ○ 早孕期就可以观察到手/腕姿势异常
- 其他体征/症状
  - ○ 先天性心脏病
  - ○ 血小板减少症

人口统计资料

- 流行病学
  - ○ 活产儿发病率 1∶80 000～1∶30 000
    - 50% 为双侧，但可能非对称性

- ○ 三体性/致死性综合征导致较高的胎儿发病率及宫内死亡率
  - 在约 1/3 中/晚孕期合并畸形的自然流产胎儿中可发现肢体缺陷（包括桡侧列）

自然病史与预后

- 取决于根本病因及合并异常
  - ○ TAR 综合征
    - 出血风险
    - 40% 活产儿于婴儿早期死亡
  - ○ Fanconi 贫血
    - 儿童期进展性骨髓造血衰竭，恶性风险高
  - ○ 18 三体：寿命有限
- 再发风险取决于根本疾病
  - ○ 35 岁前 18 三体总复发风险约 1%，其次是孕妇年龄 - 具体风险
  - ○ 常染色体隐性疾病：25%
  - ○ 常染色体显性遗传
    - 如果父母受累，50%
    - 如果新发突变，再发风险低
      - □ 再发取决于性腺嵌合 vs. 父母未确诊的疾病

处理

- 遗传咨询
- 细胞遗传学分析/微阵列
  - ○ 非整倍体
  - ○ Fanconi 贫血：DNA 交联剂如二氧丁烷或丝裂霉素 C 暴露后染色体断裂增加
  - ○ TAR 微缺失
- 排除妊娠期糖尿病
- 检查父母有无细微缺陷
  - ○ 肢体畸形的严重程度不一
- 如果有 TAR 家族史，应行脐带穿刺术
  - ○ 血小板减少症
  - ○ 微缺失的检测
- 对婴儿和家庭成员进行详细临床评估
- 转诊至专科医生中心进行重建手术
  - ○ 拇指发育不良：食指或足趾拇化术，以提高手部功能为目标

诊断要点

影像判读经验

- 桡侧列畸形中综合征的鉴别很重要
  - ○ 每种疾病的预后和特定的临床并发症各不相同
- 拇指形态可能导致特定诊断

参考文献

1. Syvänen J et al: Prevalence and risk factors of radial ray deficiencies: a population-based case-control study. Am J Med Genet A. 185(3):759-65, 2021
2. Ozols D et al: Methods for congenital thumb hypoplasia reconstruction. A review of the outcomes for ten years of surgical treatment. Medicina (Kaunas). 55(10), 2019
3. Vargesson N: The teratogenic effects of thalidomide on limbs. J Hand Surg Eur Vol. 44(1):88-95, 2019
4. Yang PY et al: Prenatal diagnosis of radial ray defects by ultrasound: a report of 6 cases. Taiwan J Obstet Gynecol. 57(4):598-600, 2018

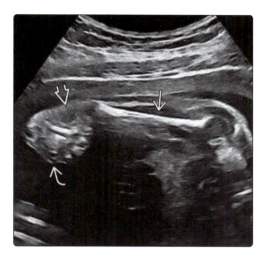
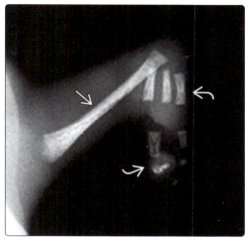

图 9-100 （左图）上肢超声显示一侧正常肱骨 ➡️，但前臂骨完全缺失 ➡️ 伴严重桡偏杵状手 ➡️。桡侧列畸形可能是孤立性，但更常见于部分较复杂疾病中的一种特征，如 VACTERL 联合征，18 三体，糖尿病胚胎病以及其他。（右图）严重糖尿病胚胎病的死胎 X 线片显示桡骨和尺骨不发育。肱骨 ➡️ 是上肢唯一长骨。也可见少指 ➡️。

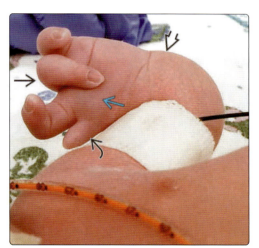
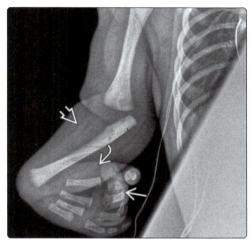

图 9-101 （左图）图示婴儿合并多发异常，存在复杂桡侧列畸形。桡骨缺失，腕部桡侧偏斜 ➡️。手畸形尤其复杂，伴拇指发育不良 ➡️ 和少指 ➡️。掌纹发育不良 ➡️。（右图）一例多发异常新生儿的 X 线片显示桡骨缺失 ➡️，拇指缺失 ➡️ 和重叠指 ➡️。其他异常合并桡侧列增加了综合征的概率。

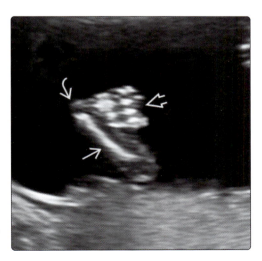
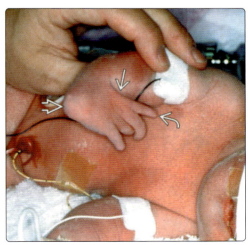

图 9-102 （左图）14 周胎儿超声显示单一前臂骨 ➡️ 并手掌呈尖角、向内侧偏斜 ➡️，有 4 根手指，无拇指 ➡️，当早孕期发现单一前臂骨和异常手姿时应可疑桡侧列畸形。（右图）一例多发异常婴儿的临床照片显示严重桡侧列畸形，伴桡骨和尺骨明显发育不良，腕关节桡侧偏斜 ➡️，拇指缺失 ➡️ 和手指发育不良 ➡️。

要　点

术语

- 小指向无名指偏移
- 中指骨短导致成角

影像学表现

- 中孕期在手部冠状面观察效果最佳
  - 第五指向第四指弯曲
  - 通常为双侧
  - 三维成像更好显示
- 2%～4% 的正常胎儿有先天性指侧弯
- 先天性指侧弯是非整倍体/综合征的次要标志物
  - 60% 的 21 三体（trisomy 21，T21）的胎儿有先天性指（趾）侧弯
- 查找 T21 的其他标志物
  - 颈部皮肤皱褶↑（强标记物）
  - 鼻骨缺失（强标记物）
  - 其他标志物：心内强回声灶，肠管回声增强，肾盂扩张，肱骨/股骨短，草鞋足

病理

- 病因
  - 梯形/三角形中指骨
- 家族性先天性指侧弯
  - 常染色体显性遗传
  - 表现多样
- T21 以外的综合征性联合征

临床问题

- 孤立性预后极好
- 如果弯曲角度＞30°，常功能受限
  - 可能需要外科手术

诊断要点

- 记录双手张开，作为常规结构筛查的一部分
- 如果非孤立性或为非整倍体或遗传综合征高风险，可考虑遗传咨询
- 如果为孤立性，详询病史：有无先天性指侧弯家族史

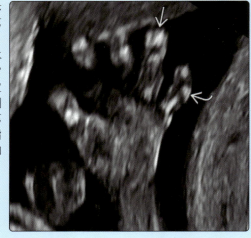
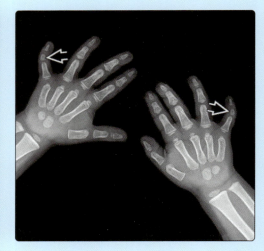

图 9-103 （左图）此图显示结构筛查时胎儿手张开，第五指 ➡ 向第四指弯曲 ➡，符合先天性指侧弯诊断。本例低风险患者未见其他异常或非整倍体标志物。这个宝宝正常。（右图）4 月龄指侧弯婴儿手部 X 线片显示第 5 指弯曲继发于菱形的中指骨 ➡。该指骨发育不良和骨化延迟导致指侧弯。

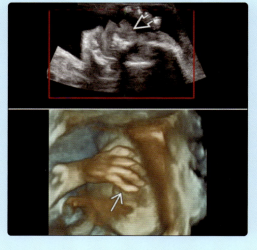
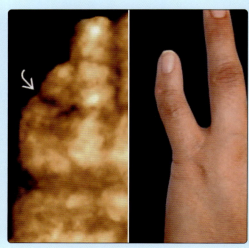

图 9-104 （左图）图示 21 三体和先天性指侧弯 ➡ 胎儿，同时伴有鼻骨缺失 ➡。发现多个 T21 标志物时，应考虑进行遗传学检测。本例也证明了三维超声可以很容易观察到先天性指侧弯。（右图）另一病例胎儿三维超声显示第五指 ➡ 向第四指弯曲。当与患者讨论这一表现时，她举起双手证明本人为双侧先天性指侧弯（如图所示）。这是一例常染色体显性遗传的先天性指侧弯病例。

术语

定义

- 小指向无名指偏斜
  - 继发于第五指中指骨发育不良

影像学表现

超声表现

- 第5指指尖向第4指弯曲
  - 手张开时观察最佳
  - 三维更易观察
  - 通常为双侧
- 2%~4%正常胎儿有先天性指侧弯
- 先天性指(趾)侧弯是21三体(trisomy 21, T21)的次要标志物
  - 60%的T21有先天性指侧弯
  - 寻找T21的其他标志物
    - 颈部皮肤皱褶↑(强标志物)
    - 鼻骨缺失(强标志物)
    - 心内强回声灶
    - 肠管回声增强
    - 肾盂扩张
    - 肱骨/股骨短
    - 草鞋足
  - 作为标志物,中指骨短优于指弯曲
    - 如果第5中指骨<第4中指骨的70%,认为中指骨短
- T21手部形态
  - T21胎儿更可能保持手张开(协调性差)
  - 所有五指都短小
    - 先天性指侧弯伴短指更令人担忧
    - 17~26周可使用列线图
- 先天性指侧弯与其他综合征相关
  - 很少为孤立性表现

影像学建议

- 最佳成像方法
  - 手张开的冠状图(二维或三维)
- 流程建议
  - 记录双手张开作为常规结构检查的一部分

鉴别诊断

并指(趾)

- 指(趾)融合(骨或软组织)
- 可为孤立性,或合并其他异常
- 合并综合征或非整倍体
  - 三倍体(第3和第4指最常见)
  - Apert综合征
    - 多指(趾)并指(趾)(连指手套样手)
    - 颅缝早闭和其他异常

多指(趾)畸形

- 多指(趾)
  - 轴后(尺侧多指(趾))
  - 轴前(桡侧多指(趾))
- 常见综合征和非整倍体
  - 13三体
  - Meckel-Gruber综合征

病理

一般特征

- 病因学
  - 中指骨呈梯形或三角形,而非矩形
    - 因发育不良致骨化延迟
  - T21也可能看到手部通贯线
    - 手张开和闭合次数少于正常
    - 形成一个皱痕,而非正常两个
- 遗传学
  - 家族性先天性指侧弯(常染色体显性遗传)
    - 外显率不全,表型不同
  - 相关
    - T21(1/3合并异常或有标志物)
      - 单一超声对21三体检出率(detection rate, DR)为69%,假阳性率5%
      - 孕妇血清学检查或细胞游离DNA检测能显著提高DR
    - 很多综合征都合并先天性指侧弯
      - Russell Silver综合征
      - Rubinstein-Taybi综合征
      - Apert综合征
      - 眼齿指(趾)发育不良

分期、分级与分类

- 如果弯曲角度>20°,考虑手术
- 如果弯曲角度>30°~40°,常功能受限

临床问题

表现

- 最常见体征/症状
  - 在结构扫查时偶然发现
  - 与其他异常/标志物相结合

自然病史与预后

- 孤立性预后极好
  - 严重病例伴有功能障碍
  - 最常见的不适是键盘使用困难

处理

- 严重病例需要手术
  - 楔形截骨术
  - 骨骺板骨桥切除术

诊断要点

考虑

- 仔细查找T21的其他标志物
- 建议遗传咨询评估风险
- 如果为孤立性,详询病史:有无先天性指侧弯家族史
  - 由于外显率不同,可能表现轻微

参考文献

1. Kaya Akca U et al: Genetic disorders with symptoms mimicking rheumatologic diseases: a single-center retrospective study. Eur J Med Genet. 64(4):104185, 2021
2. Bhattacharyya R et al: Diagnostic algorithm of Down syndrome by minor physical anomaly. Indian J Psychiatry. 60(4):398-403, 2018
3. Achter A et al: New osseous soft markers for trisomy 13, 18 and 21. Arch Gynecol Obstet. 294(2):251-9, 2016

要　点

术语

- 一个或多个额外指（趾），或指（趾）的一部分
  - 轴后：尺侧或腓侧
  - 轴前：桡侧或胫侧

影像学表现

- 容易漏诊或过度诊断
- 仔细扫查有无其他异常和综合征
- 约 50% 为双侧
- 可能同时存在并指（趾）
- 三维超声是评估手、足和指（趾）的有用工具
- 早孕晚期可以经阴道超声检查

主要鉴别诊断

- 非综合征型多指（趾）
  - 孤立性
  - 家族性

- 综合征型多指（趾）
  - 13 三体
  - Meckel-Gruber 综合征
  - 糖尿病胚胎病
  - 史 - 莱 - 奥 /RSH 综合征
  - Carpenter 综合征
  - 短肋 - 多指（趾）综合征
  - Ellis-van Creveld 综合征
  - Pallister-Hall 综合征
  - Greig 头多指（趾）畸形

病理

- 母体糖尿病是轴前多指（趾）的危险因素
- 疾病不同，遗传特征不同
  - 一些相关综合征是常染色隐性遗传和显性遗传
  - 孤立性多指（趾）通常是常染色体显性遗传，外显率不同
- 轴前多指（趾）和三指节拇指更可能为综合征的一部分

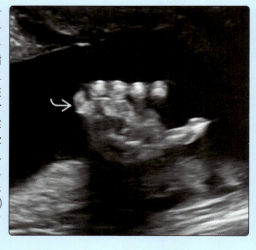
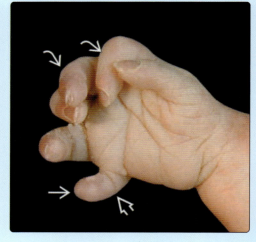

图 9-105 （左图）图示一例中孕期整倍体胎儿的手部超声。轴后多指 ➡，多出一个小手指。轴后多指是胎儿非整倍体如 13 三体最常见的特征之一。该病例无其他并发异常。（右图）图示一例史 - 莱 - 奥综合征（Smith-Lemli-Opitz syndrome，SLOS）死产儿第 6 个完全成形的手指 ➡。可见先天性指侧弯 ➡ 和先天性指屈曲 ➡。多指（趾）和并指（趾）是 SLOS 的常见表现。

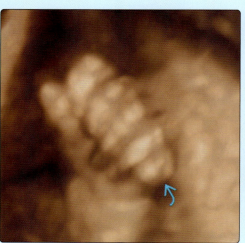
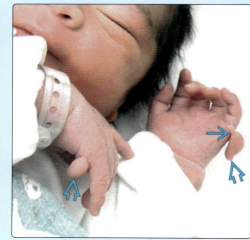

图 9-106 （左图）中孕期胎儿手部三维超声显示轴后多指 ➡。孤立性多指（趾）通常是常染色体显性遗传，外显率不同。（出自 DI：Pediatrics。）（右图）临床照片显示双手轴后多指 ➡。请注意狭窄的蒂 ➡。本例 Bardet-Biedl 综合征婴儿另见足部轴后多趾和双侧马蹄内翻足。

术语

定义

- 一个或多个额外指（趾），或指（趾）的一部分
- 轴后（尺侧、腓侧）和轴前（桡侧、胫侧）最常见
  - **轴后**（又称后位）多指（趾）
    - A 型：额外指（趾）形成良好，关节与第五或额外的掌骨相连
    - B 型：带蒂的副生小指（趾），额外的指（趾）不成形，皮赘
    - 并指（趾）多指（趾）：轴后多指（趾）并指（趾），常累及 3～4 指（手）、4～5 趾（足趾）
  - **轴前**（又称前位）多指（趾）
    - Ⅰ 型：拇指多指
    - Ⅱ 型：三指节拇指多指
    - Ⅲ 型：食指多指
    - Ⅳ 型：多指（趾）并指（趾）（轴前多指（趾）与并指（趾））
- 交叉多指（趾）畸形：轴前、轴后多指（趾）并存，且手足多指（趾）的轴线之间存在差异
- 罕见多指（趾）：混乱排序的多指（趾）

影像学表现

一般特征

- 形态学
  - 不同
    - 良好成形的完整指（趾），有骨骼和甲
    - 成形的指（趾）± 甲，无骨骼
    - 分裂指（趾）
    - 指（趾）宽大
    - 软组织小块（小指后）
    - 三指节拇指
  - 约 50% 为双侧
    - 相比足，双手更多见

超声表现

- 需要同时在横切面和冠状切面确认
  - 斜切面可导致多指（趾）畸形伪像
- 额外指（趾）可以小或成角
- 可为无骨骼的肉块
  - 宫内很难发现
  - 产前超声常漏诊
- 轴后
  - 与正常指（趾）位于同一平面上的额外指（趾）
  - 可能与正常指（趾）直接相连（分裂指（趾））
- 轴前
  - 额外的指（趾）通常位于近侧
- 并指（趾）也可同时存在

影像学建议

- 最佳成像方法
  - 三维超声是评估手、足和指（趾）的有效工具
  - 早孕晚期使用经阴道超声
- 计数和重数
  - 易漏诊和过度诊断
  - 确保手（或足）没有在一起

- 多指（趾）伪像
- 仔细查找其他异常
- 如果发现其他异常应行胎儿超声心动图检查

鉴别诊断

非综合征型多指（趾）畸形

- 孤立性
  - 通常为轴后
- 家族性
  - 黑人中高发

综合征型多指（趾）畸形更常见

- 13 三体
  - 通常为多发异常，包括心脏，中枢神经系统，肾脏，胃肠道
  - 75% 为轴后多指（趾）
  - 关键区域 13q31→q34
- Meckel-Gruber（Meckel）综合征
  - 典型的三联征：后部脑膨出，囊性肾发育不良，轴后多指（趾）
  - 宫内可能与 13 三体表现相似；重要的区别是 Meckel-Gruber 综合征是常染色体隐性遗传
- 糖尿病胚胎病
  - 轴前多指（趾）
  - 多发异常，包括心脏、肾脏、骨骼、颅脑
- 史 - 莱 - 奥 /RSH 综合征
  - 先天性胆固醇代谢障碍
  - 严重宫内生长受限
  - 小头畸形，前脑无裂畸形
  - 隐睾/生殖器异常
  - 心脏缺陷
  - 双手紧握，并指（趾），多指（趾）
- Carpenter 综合征
  - 多发颅缝早闭
  - 心脏缺陷
  - 轴前多指（趾）
  - 并指（趾）
- Pallister-Hall 综合征
  - 灰结节错构瘤
  - 中央型多指（趾）
- Greig 头多指/趾
  - 轴前多指（趾）或轴前和轴后混合性多指（趾）
  - 巨头畸形
  - Ⅳ 型轴前多指/趾并指/趾和交叉多指/趾可延伸为轻度 GCPS 谱系

罕见的综合征型多指（趾）

- 短肋 - 多指（趾）综合征，包括 Jeune
  - 胸廓狭小合并肋骨短而平行
  - 整肢短肢畸形
  - 轴后多指（趾）
  - 肾发育不良
  - 心脏缺陷
  - 泌尿生殖系统异常
- Ellis-van Creveld 综合征（软骨外胚层发育不良）
  - 胸廓狭窄

- ○ 多指(趾)
- ○ 心脏缺陷
- ○ 阿米什人群中发病率高
- Majewski 综合征
  - ○ 致死性短肋 - 多指(趾)综合征的类型
  - ○ 轴前和轴后多指(趾)(7 趾)
  - ○ 唇/腭裂
- Mohr 综合征(口 - 面 - 指(趾)综合征Ⅱ型)
  - ○ 多发面部异常:正中裂、鼻畸形、舌畸形
  - ○ 手轴后多指伴有足多趾并趾 ± 轴后多趾(7 趾)
- Bardet-Biedl 综合征
  - ○ 肥胖,身材矮小
  - ○ 轴后多指(趾)
  - ○ 视杆 - 视锥营养不良
  - ○ 复杂的肾脏、泌尿生殖系统异常
- 假性 13 三体
  - ○ 前脑无裂畸形
  - ○ 轴后多指(趾)
  - ○ 染色体正常

病理

一般特征

- 病因
  - ○ 胚胎学
    - 上肢肢芽在第 24 天出现
    - 下肢肢芽在第 26 天出现
    - 手和足开始发育时像桨叶形板一样
    - 指(趾)线沿前后轴在 5 个区域发展
    - 8 周时手指和足趾分开
  - ○ 母体糖尿病是轴前多指(趾)的高危因素
  - ○ 致畸因子:硫唑嘌呤,丙戊酸
- 遗传学
  - ○ 依疾病而变化
  - ○ 常染色体隐性遗传
    - Meckel-Gruber, 短肋 - 多指(趾), SLOS, Joubert, Majewski, Mohr, Bardet-Biedl
  - ○ 常染色体显性遗传
    - Pallister-Hall 综合征, GCPS
    - 孤立性多指(趾)通常是常染色体显性遗传,外显率不同
  - ○ 已知的基因突变
    - CLI3:GCPS,部分病例是轴后多指(趾),Pallister-Hall
    - 7-脱氢胆固醇还原酶缺乏:SLOS
  - ○ 染色体
    - 13 三体
    - 7q13 缺失:GCPS
- 合并异常
  - ○ 轴前多指(趾)和三指节拇指更可能是综合征的一部分
  - ○ 轴前多指
    - Carpenter 综合征
    - 母体糖尿病的婴儿
    - Majewski 综合征
  - ○ 窄胸 + 多指(趾)
    - 短肋 - 多指(趾)综合征
    - Ellis-van Creveld
    - Majewski 综合征

- 通常合并并指(趾)
  - ○ 通常与重复指(趾)相邻
  - ○ 足比手更常见

大体病理和解剖特征

- 发育程度不同
  - ○ 仅有软组织(皮赘)
  - ○ 指(趾)骨发育的数量不等
  - ○ 重复指(趾)可有功能或发育不全且无功能

临床问题

人口统计资料

- 流行病学
  - ○ 轴后
    - 孤立性轴后多指(趾)在黑人中的发病率较常人高 10 倍
    - 白人 1:3 000
    - 黑人 1:300
    - 男性更多见
  - ○ 轴前(少见)
    - 1:10 000
    - 美国土著人比白人或黑人高 3～4 倍
    - 手更常见
    - 单侧常见
    - 女性常见
    - 当母体糖尿病的婴儿合并其他异常时,进一步证实糖尿病胚胎病

自然病史与预后

- 不一,取决于合并的其他异常和综合征
- 孤立性预后良好
- 有报道宫内自体截肢
  - ○ 可能出生时仅存在一个残留小凸起

处理

- 如果合并其他异常,考虑核型检查
- 完整的家族史
- 有关综合征的遗传咨询
- 多指(趾)切除的复杂性不同
  - ○ 无骨骼,可在婴儿期手术
  - ○ 有骨骼,通常在 1～2 岁时手术
    - 可能需要关节重建或肌腱转位术

诊断要点

考虑

- 三维超声可辅助诊断

参考文献

1. Kelly DM et al: Polydactyly of the foot: a review. J Am Acad Orthop Surg. 29(9):361-9, 2021
2. Comer GC et al: Polydactyly of the hand. J Am Acad Orthop Surg. 26(3):75-82, 2018
3. Holmes LB et al: Polydactyly, postaxial, type B. Birth Defects Res. 110(2):134-41, 2018
4. Umair M et al: Clinical genetics of polydactyly: an updated review. Front Genet. 9:447, 2018

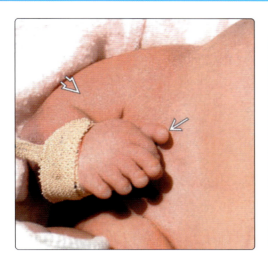

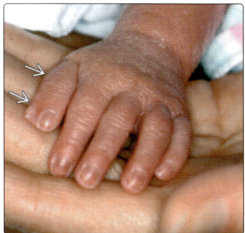

图 9-107　（左图）图示一例严重糖尿病胚胎病新生儿足部轴前多趾 ➡。小腿和踝部严重畸形也很明显 ➡。轴前多指／趾远不如轴后多指／趾常见，但在糖尿病中，它是糖尿病胚胎病的一个标志物。（右图）这是一例少见的新生儿孤立性轴前多指，注意拇指几乎完全重复并软组织融合（并指）➡。未见其他异常。母亲无糖尿病。

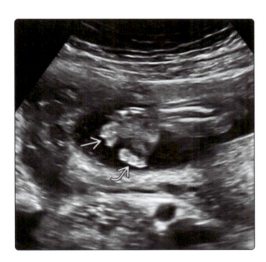

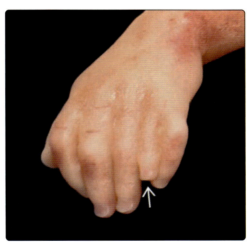

图 9-108　（左图）图示一例中孕期 Jeune 综合征胎儿的手部超声图像，Jeune 综合征是短肋 - 多指（趾）综合征中的一种。并指多指显示 2、3 指并指 ➡，4、5、6 指并指 ➡。（右图）一例 13 三体死胎临床照片显示少见的中间插入性多指 ➡。注意手指成形良好但略小，第 4、5 指间的插入指少见。

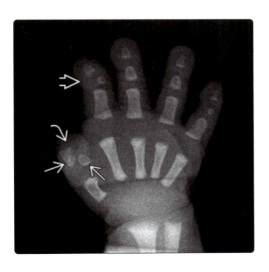

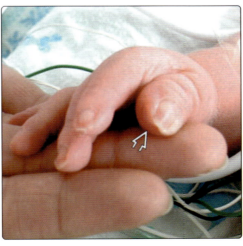

图 9-109　（左图）一例 Pfeiffer 综合征足月儿 X 线片显示拇指的结构异常，近端指骨重复 ➡，远端指骨缺失 ➡。短指也可见 ➡。（右图）同一例 Pfeiffer 综合征婴儿的手部临床照片显示宽大弯曲的拇指 ➡。尽管拇指重复外观不明显，但 X 线清晰显示轴前多指。

要 点

术语

- 并指(趾):希腊语"指头长在一起"
- 部分或不完全并指(趾):仅累及指(趾)近端节段
- 完全并指(趾):受累指(趾)长度达甲水平
- 多指(趾)并指(趾)/并指(趾)多指(趾)畸形:联合重复指(趾)和融合指(趾)
- 指(趾)关节粘连:指(趾)关节的骨性结合
- 并指(趾):第2~3指(趾)间的浅、膜状蹼,在足底表面最明显
- 末端并指:指(趾)远端软组织附着,近端节段无附着

影像学表现

- 胎儿手张开切面未见独立手指
- 仔细扫查其他肢体、结构异常

- 检查其父母、同胞的手和足

主要鉴别诊断

- **非综合征型并指(趾)**
  - 家族性第2~3趾并趾(最常见);羊膜带
- 综合征型并指(趾)
  - SLOS,Apert综合征,三倍体,Carpenter综合征,Pfeiffer综合征,糖尿病胚胎病

病理

- 6周前指(趾)分离失败
- 程序性细胞死亡对于去除指(趾)间组织至关重要,从而使指(趾)分离
- 非综合征型并指(趾)通常预后较好
- 综合征型并指(趾)的预后取决于特定综合征

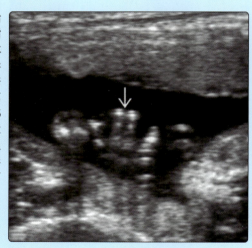
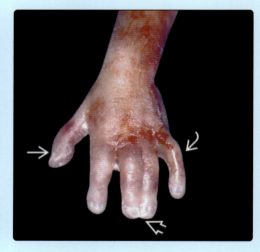

图9-110 (左图)中孕期胎儿手部超声显示第3~4指并指➡。这多见于三倍体中,应注意仔细扫查其他异常。(右图)图示一例三倍体(69,XXY)死胎特征性第3~4指并指➡。另见第5指先天性指侧弯➡。注意拇指不成比例增大➡。通常在中孕期发现多发畸形和生长受限。妊娠期也可能伴严重子痫前期。

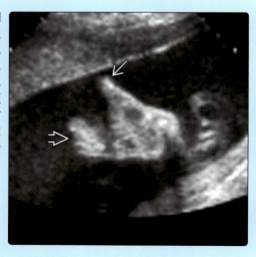
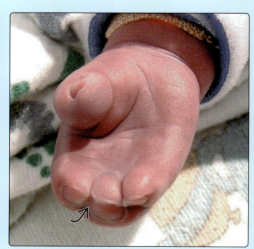

图9-111 (左图)中孕期Apert综合征胎儿超声显示第2~5指完全并指➡。拇指与其他手指分离➡。Apert综合征的其他表现包括冠状缝±其他颅缝的颅缝早闭导致头形异常。(右图)临床照片显示Apert综合征的连指手套样并指特征。注意甲融合➡少见,看起来比正常大。

术语

定义

- 并指/趾:希腊语"长在一起的指/趾"
- 部分或不完全并指/趾:仅指/趾近端节段受累
- 完全并指/趾:受累指/趾长度达甲水平
- 多指(趾)并指(趾)/并指(趾)多指(趾)畸形:联合重复指/趾和融合指/趾
- 指/趾关节粘连:指/趾关节的骨性结合
- 并指/趾:第 2~3 指/趾间的浅、膜状蹼,在足底表面最明显
- 末端并指/趾:指/趾远端软组织附着,近端节段无附着

影像学表现

一般特征

- 最佳诊断线索
  - 在胎儿手张开切面未见手指分开
  - 最容易在早孕期诊断
- 多种类型的并指(趾)畸形,以指受累为特征
- 表型存在重叠
- 分类,主要分5型
  - Ⅰ型并指/趾:均为常染色体显性遗传(基因位点 2q34-q36)
    - 亚型1:并趾
      - □ 最常见类型
      - □ 第2、3趾部分或完全皮肤并趾
      - □ 不累及手
      - □ 单侧或双侧;不累及骨骼
    - 亚型2
      - □ 双侧第3~4指和第2~3趾皮肤和/或骨骼呈蹼状连接
    - 亚型3(罕见)
      - □ 双侧第3~4指皮肤和骨骼呈蹼状连接
    - 亚型4(罕见)
      - □ 双侧第4~5趾皮肤呈蹼状连接
  - Ⅱ型:多指(趾)并指(趾)
    - 第3~4指并指合并3或4指重复蹼状连接
  - Ⅲ型(基因位点 6q21-q23.2)
    - 双侧第4~5指完全并指
    - GJA1 基因突变
    - 合并第4指先天性指屈曲(持续弯曲),以适应手指长度差异
    - 该类型见于眼齿指(趾)发育不良
  - Ⅳ型:多指(趾)并指(趾),Haas 型(基因位点 7q36)
    - 所有手指完全并指,通常合并六指畸形
    - 音猬因子调控元件突变
    - 类似 Apert 综合征中并指(趾),但无 Apert 中的骨融合
  - Ⅴ型(基因位点 2q31-q32)
    - 极为罕见
    - 合并掌骨和跖骨骨性结合
    - 第4~5 或第3~4掌骨/跖骨融合;第3~4指、第2~3趾软组织并指(趾)
    - HOXD13 基因突变

影像学建议

- 最佳成像方法
  - 三维成像通常对进一步评估指/趾很有帮助
  - 在早孕晚期经阴道影像学检查,尤其是有家族史者
- 流程建议
  - 仔细扫查其他肢体,有无结构异常
    - 拇指存在/缺失/异常的位置或宽度
    - 颅缝早闭的证据
  - 检查父母和兄弟姐妹的手、足
    - 异常掌纹,细微并指
  - 如果存在其他结构异常或生长受限,应考虑核型检查

鉴别诊断

非综合征型并指(趾)

- 家族性第 2~3 趾并趾
  - 孤立性
  - 常染色体显性遗传
- 羊膜带
  - 有时称为假性并指(趾),因为指(趾)远端可被羊膜束固定在一起,超声显示为融合
  - 伴有颅骨、面部、体壁少见的裂及分裂性缺损
  - 指(趾)、肢体或部分肢体截肢
  - 缩窄环,尤其是在肢体周围

综合征型并指(趾)

- Saethre-Chotzen 综合征(尖头并指(趾)Ⅲ型)
  - 46%~60% 病例 TWIST1 基因突变
  - 面部不对称,上睑下垂,冠状缝骨性融合
  - 第2和第3手指并指
  - 通常智力正常
  - 常染色体显性遗传
- Fraser 综合征(隐眼-并指综合征)
  - 隐眼(93%)/无眼/小眼
  - 并指(趾)(54%)
  - 其他异常:无泪管,肾缺如,米勒管异常,脐异位
  - FRAS1 或 FREM2 基因突变的遗传异质性
- Greig 头多指/趾综合征(Greig cephalopolysyndactyly syndrome,GCPS)
  - GLI3 突变
  - 轴前或轴前与轴后混合性多指(趾)并指(趾)
  - 眼距过宽,巨头畸形
  - 常染色体显性遗传
- 口-面-指综合征,Ⅰ型(oral-facial-digital syndrome,type Ⅰ,OFD1)
  - 分叶舌伴错构瘤
  - 正中裂,眼距过宽
  - 短指,多指,并指

- ○ X 连锁显性遗传
- SLOS
  - ○ 第 2～3 趾"Y"形并趾常见
  - ○ 轴后多指(趾)
  - ○ 严重胎儿生长受限(fetal growth restriction，FGR)
  - ○ 多发异常包括中枢神经系统、心脏、腭裂
  - ○ 常染色体隐性遗传，*DHCR7*(7-DHC)还原酶突变
- 裂手-足畸形
  - ○ 轻微并指常见于其他无症状携带者
- Apert 综合征
  - ○ 手和足连指手套样并指/趾；骨和软组织均融合
  - ○ 冠状缝融合所致的尖头畸形
- 三倍体
  - ○ 典型的 3～4 手指并指
  - ○ 严重早发型生长受限
  - ○ 多发异常，包括中枢神经系统、心脏、胃肠道、肢体
  - ○ 与部分葡萄胎妊娠、妊娠中期重度子痫前期相关
- Carpenter 综合征
  - ○ 颅缝早闭
  - ○ 心脏异常，脐膨出
  - ○ 复杂指畸形，包括短指(趾)伴先天性指侧弯、先天性指屈曲和并指(趾)
- Pfeiffer 综合征
  - ○ 颅缝早闭，通常为严重的三叶草头型
  - ○ 眼球突出，通常很严重
  - ○ 手、足复杂性不完全并指(趾)
- 糖尿病胚胎病
  - ○ 糖尿病控制不良者风险最高
  - ○ 多发异常，包括心脏、神经管缺陷、其他中枢神经系统、肢体
  - ○ 轴前多指/趾是典型表现
  - ○ 手和足并指(趾)

病理

一般特征

- 病因学
  - ○ 胚胎发育 6 周前指/趾分离失败
    - 骨形态发生蛋白(bone morphogenetic proteins，BMP)直接作用于发育的肢体顶端外胚层嵴(apical ectodermal ridge，AER)触发细胞凋亡
    - BMP 受体信号通路异常使指间细胞凋亡缺失，导致并指/趾
- 遗传学
  - ○ 非综合征家族性病例是常染色体显性遗传
    - 不完全外显
    - 表型不同
  - ○ 症状取决于各自的综合征
  - ○ 偶发羊膜带
- 合并异常
  - ○ 其他肢体异常
  - ○ EEC 综合征的唇腭裂、外胚层发育不良

- ○ FGFR 相关综合征的颅缝早闭
- ○ 其他结构异常，非整倍体的生长受限
- ○ 皮纹异常

临床问题

表现

- 最常见的体征/症状
  - ○ 单纯性与复杂性并指/趾
    - 单纯性并指(趾)仅累及指(趾)的软组织
    - 复杂性并指(趾)累及除软组织外的骨骼和/或甲
  - ○ 超声检查时可能在手张开切面显示手指相连
  - ○ 并指(趾)诊断很困难，产前超声常漏诊
- 其他体征/症状
  - ○ 其他肢体，结构异常提示综合征型并指(趾)

人口统计资料

- 年龄
  - ○ 与父母年龄增加无关
- 性别
  - ○ 男性更常见
- 流行病学
  - ○ 活产儿发生率 1 : 3 000～1 : 2 000
  - ○ 最常见的先天性肢体畸形
  - ○ 并指(趾)是至少 25～30 种综合征的常见特征
  - ○ 并趾比并指更常见

自然病史与预后

- 非综合征型并指(趾)通常预后良好
- 综合征型并指(趾)的预后取决于特定的综合征
- 指(趾)关节粘连合并严重功能障碍与缺乏正常关节形成有关

处理

- 整形 vs 功能治疗
  - ○ 取决于受累指(趾)
  - ○ 骨或软组织受累
  - ○ 可能需要多次手术，包括重要的植皮手术

诊断要点

影像判读经验

- 通过刺激胎儿显示手张开切面
  - ○ 手指持续不分开应考虑并指
  - ○ 由于超声局限性，产前常漏诊并指(趾)

参考文献

1. Le Hanneur M et al: Treatment of congenital syndactyly. Hand Surg Rehabil. 39(3):143-153, 2020
2. Al-Qattan MM: A review of the genetics and pathogenesis of syndactyly in humans and experimental animals: a 3-step pathway of pathogenesis. Biomed Res Int. 2019:9652649, 2019
3. Ahmed H et al: Genetic overview of syndactyly and polydactyly. Plast Reconstr Surg Glob Open. 5(11):e1549, 2017

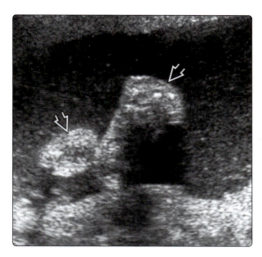

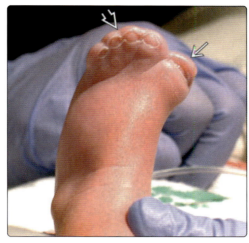

图 9-112 （左图）Apert 综合征胎儿足部超声显示广泛并趾 ➡️，足部远端宽且呈杵状。未见独立足趾。（右图）Apert 综合征新生儿足部临床照片显示足趾广泛融合形成的特征性外观 ➡️。另注意宽大且向内侧偏移的大姆趾 ➡️。通常存在骨融合和软组织融合。

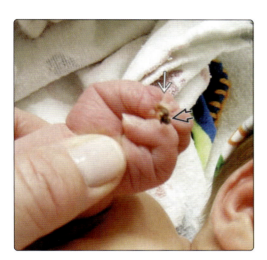

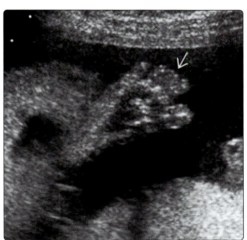

图 9-113 （左图）图示羊膜带的假性并指特征。远端指尖软组织粘连 ➡️，但没有骨融合。注意其中残留的一条干的羊膜带 ➡️。另一肢体上可见缩窄环，这是羊膜带造成的残留损伤。（右图）另一例胎儿妊娠中期超声显示罕见 2～4 趾并趾 ➡️，其他正常。该畸形是单侧异常，出生后为孤立性表现。

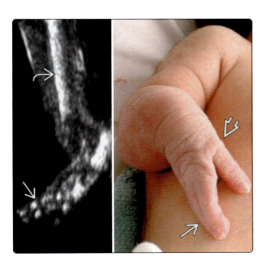

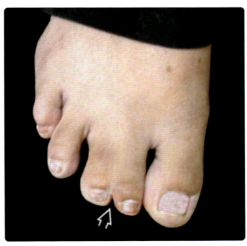

图 9-114 （左图）图示复杂性手/桡侧列畸形伴第 2～3 指软组织并指 ➡️，第 4～5 指缺失。拇指异常生根 ➡️，功能受限。前臂显示单一骨骼 ➡️。异常为双侧，并限于上肢。（右图）最常见的并趾类型包括第 2 和第 3 趾 ➡️。并趾可部分或向远端延伸，如图所示。未见骨受累。该类型并趾通常作为常染色体显性性状遗传。

要点

术语

- 先天性缺指（趾）
- 以指（趾）骨、掌骨、跖骨缺失或发育不良为特征，并伴正中深裂；残留指（趾）融合
- 最复杂的肢体末端异常之一

影像学表现

- 手和/或足出现裂，伴指（趾）缺失
- 口面部裂合并手足裂应立即考虑缺指（趾）-外胚层发育不良-唇腭裂综合征（ectrodactyly-ectodermal dysplasia clefting syndrome，EEC综合征）
- 妊娠中期常规检查应显示手、足切面
- 高危妊娠在早孕期进行经阴道超声检查
- 仔细评估其他肢体异常、裂、其他结构异常
- 相关疾病：EEC，肢-乳腺综合征（limb-mammary syndrome，LMS），裂手/足畸形伴长骨缺失（split hand/foot malformation with long bone deficiency，SHFLD），肢端-皮肤-指（趾）-泪管-牙齿综合征（acro-dermato-ungual-lacrimal-tooth syndrome，ADULTS）

主要鉴别诊断

- 羊膜带
- 糖尿病胚胎病

病理

- 分类模式复杂
- 非综合征型裂手/足畸形（split hand/foot malformation，SHFM）至少累及7个基因位点
- 多数常染色体显性遗传，伴不同表型和低外显率

临床问题

- 据报道至少有75种综合征以SHFM为特征
- SHFM占所有肢体畸形的8%～17%

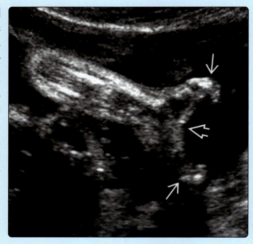
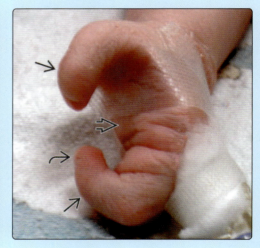

图9-115 （左图）图示一例晚孕期胎儿典型裂手畸形的超声表现。注意残存2手指 ➡️ 间的宽大裂 ➡️。（右图）同一婴儿出生时临床照片显示手部显著外观，可见2个对生指 ➡️，一处大的正中裂 ➡️ 伴正中列缺陷。此外，指甲发育不良 ➡️。40%的裂手/足患者存在相关综合征，因此需要进一步评估。

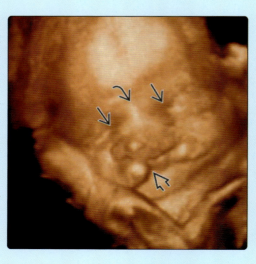
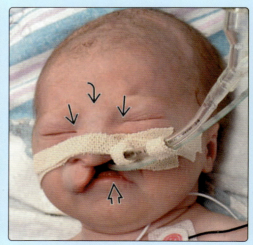

图9-116 （左图）同一病例面部三维超声显示眼距过宽 ➡️、鼻根宽 ➡️、大的单侧唇腭裂 ➡️。这些是缺指（趾）-外胚层发育不良-唇腭裂（ectrodactyly-ecto-dermal dysplasia clefting，EEC）综合征的典型面部特征，一种常染色体显性遗传病。（右图）同一婴儿出生时临床照片显示相同特征，单侧唇腭裂 ➡️、眼距过宽 ➡️ 和宽鼻根 ➡️。此外，无睫毛和毛发稀疏也很明显。

术语

缩写

- 裂手/足畸形（split hand/foot malformation，SHFM）

同义词

- 缺指（趾）
- 裂手/足缺陷（尽管畸形是更合适的术语）

定义

- 最复杂的肢体末端异常的一种
- 以指（趾）骨、掌骨、跖骨的缺失/发育不良和正中深裂为特征；其余指（趾）融合
  - 正中列缺陷特征
    - 裂手
    - 单指（趾）型伴有桡骨缺陷，无裂缝
  - 指（趾）骨、掌骨、跖骨、甲不发育/发育不良
  - 并指（趾）表现多样
  - 可以是单侧或双侧
  - 可能累及一只或两只手或双手和双足
- 可孤立性存在或作为综合征的一部分，伴智力障碍、口面部裂、其他复杂肢体缺陷、听力丧失
  - 40%的裂手/足者伴提示综合征的相关异常
- 特征高度多变
  - 指（趾）轻微异常，异常掌纹或并指（趾）见于肯定携带者
  - 皮肤裂，无骨性缺陷
  - 深裂伴正中列缺陷
  - 先天性单指（趾）即单一指（趾）残留

影像学表现

一般特征

- 最佳诊断线索
  - 在中孕期超声检查手和/或足表现为裂缝伴缺指（趾）
    - 裂隙一侧存在并指/趾（软组织±骨融合）
  - 口面部裂合并裂手或足应立即考虑缺指（趾）-外胚层发育不良-唇腭裂（ectrodactyly-ectodermal dysplasia clefting，EEC）综合征

影像学建议

- 最佳成像方法
  - 高危妊娠在早孕期行经阴道（endovaginal，EV）超声检查
  - 常规中孕期检查手、足切面可以显示
  - 三维超声有助于显示其特征及家庭咨询
- 流程建议
  - 仔细评估其他肢体异常、裂、其他结构异常
  - 评估父母手足是否有裂、并指（趾）或异常掌纹的证据
    - 在常染色体显性遗传疾病中，因基因表现度不同，异常可能很轻微
    - 即使临床检查正常，高危人群手部动态图像也能提供信息
- 在相关疾病中寻找其他发现
- EEC
  - 手和/或足缺指（趾）
  - 外胚层发育不良
    - 色素减退，头发稀疏，睫毛和眉毛缺失或稀疏，牙发育不全，甲营养不良，泪管异常，锥形牙齿，内分泌异常
  - 唇±腭裂
  - 泌尿生殖系统异常
  - 听力损失；可能发病较晚
  - EEC1 分布于 7q11.2-q21.3
  - EEC3 累及 *TP63* 基因突变
- SHFM 合并长骨缺陷（SHFM with long bone deficiency，SHFLD）
  - 缺指（趾）通常为单侧
  - 胫骨双侧缺失或发育不良最常见
  - 可能常染色体显性遗传，外显率低
- 肢端-皮肤-指（趾）-泪管-牙齿综合征（acro-dermato-ungual-lacrimal-tooth syndrome，ADULTS）
  - 与 EEC 有重叠的表型
  - 具有外胚层发育不良特征的缺指（趾）畸形
  - *TP63* 基因突变
- 肢-乳腺综合征（limb-mammary syndrome，LMS）
  - 与 ADULTS 有等位基因
  - 手和/或足缺指（趾）
  - 乳腺和乳头发育不良/不发育
  - 与尺骨-乳腺综合征（ulnar-mammary syndrome，UMS）表型重叠
    - 尺侧列缺陷合并内分泌、生殖系统、牙齿异常
    - UMS：*TBX3* 基因突变导致
  - *TP63* 基因突变

鉴别诊断

羊膜带综合征

- 末端指（趾）截肢
- 羊膜带将手指远端束在一起形成假性并指
- 四肢存在缩窄环
- 指（趾）异常未表现为典型中央列缺模式
- 奇特的颅面或体壁裂，不沿正常胚胎融合线

肢体短缩畸形

- 以（多个）肢体末端横向缺失为特征
- 通常存在发育不全的指/趾

桡侧-尺侧缺陷

- 横向或中间缺陷
  - 轴前=桡侧；轴后=尺侧

并指（趾）

- 可能累及手或足的任一或所有指/趾

- 通常存在中央列缺陷

糖尿病胚胎病

- 糖尿病控制不良者风险最高
- 常见多种不同异常，包括心脏、神经管缺陷、大脑和肢体
- 常见胚胎尾侧异常（如尾部发育不良、股骨发育不良）

病理

一般特征

- 病因
  - 肢芽顶端外胚层脊的起始和维持的发育错误
  - 多种信号分子、生长因子和转录因子被认为与此有关
- 遗传学
  - 遗传异质性
    - 孤立性 SHFM（SHFM1～6 和 SHFM/SHFLD）中 7 个不同染色体位点的突变
      □ 多数为常染色体显性遗传方式（SHFM1、3、4、5）
      □ 常染色体隐性遗传或 X 连锁隐性遗传的家族较少
  - 基因表现度不同
  - 外显率低
  - 在常染色体显性遗传的缺指（趾）综合征中发现 *TP63* 突变，包括 EEC、ADULTS 和 LMS，以及非综合征型 SHFM
    - 与 *TP53* 肿瘤抑制基因同源的转录因子 *TP63*
    - *TP63* 在四肢顶端外胚层脊的调节和形成中起关键作用
    - 缺乏 *p63* 活性的小鼠会存在不同肢体部分或完全截断
  - 累及 7q21-q22 的染色体重排

分期、分级与分类

- 分类模式很复杂
  - 典型与不典型
    - 不典型通常单侧，偶发，只累及手，缺乏 3 条中央线；也称为短指粘连畸形
    - 典型为双侧，累及双手和双足，通常有阳性家族史；可能累及中央线缺失伴正中深裂或先天性单指（趾）
  - 解剖
    - 基于手术考虑的分类
    - 先天性单指（趾），二指（趾），少指（趾）
  - 遗传
    - 非综合征型 SHFM 至少与 7 个不同的基因位点相关
      □ SHFM1（7q21.3-q22.1）：大部分新发突变；有些遗传为常染色体显性遗传
      □ SHFM2（Xq26）：只有一例家族性报道；X 连锁
      □ SHFM3（10q24）：占人类病例的 20%；*DACTYLIN*，小鼠指发育不良的人类同源物
      □ SHFM4（3q27）：*TP63* 突变；占孤立性病例的 10%～16%；常染色体显性遗传
      □ SHFM5（2q31）：删除区域包含整个 *HOXD* 基因群
      □ SHFM6（12q13；*WNT10B*）：常染色体隐性遗传，在 3 个血缘家系和 1 例散发病例中发现
      □ SHFM/SHFLD（SHFM 伴长骨缺陷累及胫骨/腓

骨）（17p13.3 串联重复）：相同重复占未累及长骨的 SHFM 病例的 12%
    - 综合征型 SHFM：有些也与这些基因位点连锁

临床问题

表现

- 其他体征/症状
  - 临床多样化
  - 40% 的 SHFM 患者伴发不累及四肢的先天性异常
  - 据报道至少 75 种以 SHFM 为特征的综合征
    - 表型显著重叠

人口统计资料

- 流行病学
  - 活产婴儿发生率约 1∶18 000
    - 包括活产、死产和终止妊娠的研究发生率相似
  - 在所有肢体畸形中 SHFM 占比 8%～17%

自然病史与预后

- 取决于合并异常
- 可能有严重的骨科并发症
- EEC 综合征存在多种并发症，包括听力和视力困难，眼睛、呼吸系统和泌尿生殖系统反复感染
  - 即使在家庭内部也存在显著差异；在家庭成员中并发症可能不同

处理

- 无法产前治疗
- 转诊进行遗传咨询
- 应提供胎儿核型
- 如发现突变，产前可能进行综合征诊断
- 产后治疗是外科手术
  - 改善手部功能
  - 改善或恢复步行功能
  - 修复口面裂
  - 泪道异常

诊断要点

考虑

- 高危家庭妊娠可在早孕期经阴道超声检查
- 三维超声进一步评估肢体畸形、面部特征

参考文献

1. Umair M et al: Nonsyndromic split-hand/foot malformation: recent classification. Mol Syndromol. 10(5):243-54, 2020
2. Guero S et al: Insights into the pathogenesis and treatment of split/hand foot malformation (cleft hand/foot). J Hand Surg Eur Vol. 44(1):80-7, 2019
3. Kantaputra PN et al: Genetic regulatory pathways of split-hand/foot malformation. Clin Genet. 95(1):132-9, 2019
4. Soares E et al: Single-cell RNA-seq identifies a reversible mesodermal activation in abnormally specified epithelia of p63 EEC syndrome. Proc Natl Acad Sci U S A. 116(35):17361-70, 2019

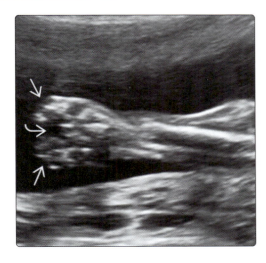
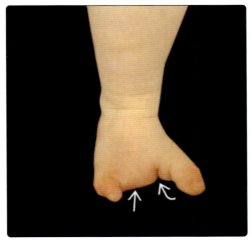

图 9-117 （左图）一例中孕期裂手/足综合征胎儿超声显示四肢均受累。注意手部中线裂➡。2～3 指、4～5 指并指明显➡。拇指缺失。无类似缺陷家族史。（右图）同一婴儿足部照片。2,3,4 趾缺失➡，大踇趾内侧见一裂隙➡。

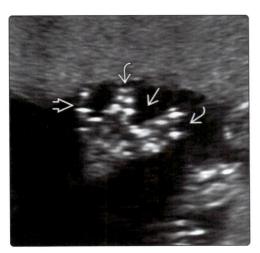
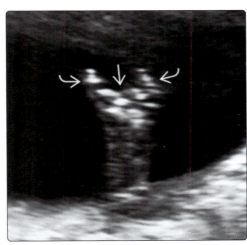

图 9-118 （左图）17 周裂手/足畸形胎儿超声显示手部中线裂➡，2、3 指➡，4、5 指明显并指。拇指似乎存在➡。无裂手/足、并指、口面部裂或其他出生缺陷家族史。（右图）同一胎儿 17 周足部超声显示大的中线裂➡。仅见 2 个足趾➡。并指（趾），尤其是足部并趾，产前超声上很难看到。

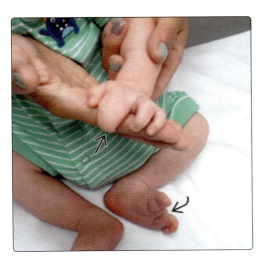
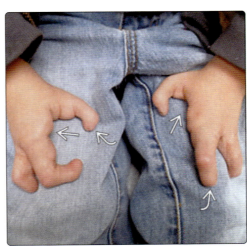

图 9-119 （左图）EEC 综合征婴儿照片显示肢体不对称畸形。仅 1 只手及同侧足部受累。注意手部 2～3 指并指➡，足部大裂口➡伴 2～3 趾缺失。（右图）婴儿哥哥手部说明同胞间的临床差异。这是手指术后外观；手术目的是赋予更多手部功能。另见明显裂➡和远端指发育不良➡。

要　点

术语

- 与胎儿运动缺乏相关的畸形

影像学表现

- 累及 2 个或多个部位的先天性多发关节挛缩
- 刺激胎儿后仍缺乏肢体运动
- 肢体姿势罕见或持续异常
  - 下肢持续"梭子鱼"姿势，膝关节过伸
  - 双腿交叉的"裁缝式"下肢姿势
  - 肘部伸展并内旋，手腕弯曲（"服务员小费手"）
  - 马蹄内翻足/摇椅足，可能非常严重
  - 双手紧握
- 缺乏面部运动
  - 检查过程中持续张嘴
  - 小颌畸形
- 胎儿吞咽减少导致羊水过多
- 评估累及程度
  - 进展 vs. 稳定
  - 广泛 vs. 局部

主要鉴别诊断

- 多种不同病因
  - 18 三体
  - 远端关节挛缩
  - 肌发育不良
  - 多发性翼状胬肉综合征
  - 脊髓性肌肉萎缩症
  - 乙酰胆碱受体（acetylcholine receptor，AChR）抗体
  - 限制性的皮肤病
  - 尾部退化序列征
  - Gaucher 病 2 型

诊断要点

- 进行性全身性胎动消失伴水肿预示着较高死亡风险

图 9-120 （左图）晚孕期远端关节挛缩胎儿手部三维超声显示所有手指均固定挛缩 ➡️。出生时可见由于宫内缺乏运动，手部缺乏正常掌纹。本例同时伴有双侧马蹄内翻足。（右图）中孕期严重关节挛缩胎儿三维超声显示胎儿异常，小颌畸形 ➡️、眶下皱褶突出 ➡️、鼻根宽 ➡️、嘴角下垂 ➡️、耳大 ➡️ 伴耳轮增厚。

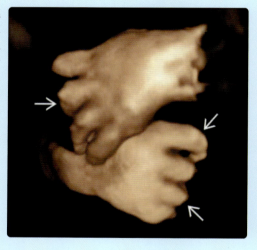
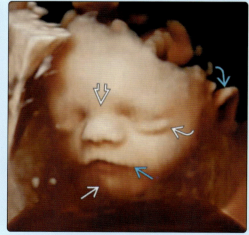

图 9-121 （左图）三维超声显示关节挛缩胎儿的多种表现，包括手指紧握重叠 ➡️、羊水过多、足内翻和严重小颌畸形。实时超声显示躯干运动，但无肢体运动。染色体正常。（右图）图示伴有远端关节挛缩的新生儿。注意手指姿势极其异常 ➡️。手指不能伸展。由于宫内缺乏运动，一些屈曲掌纹存在 ➡️，但其他没有。

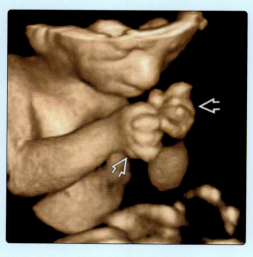
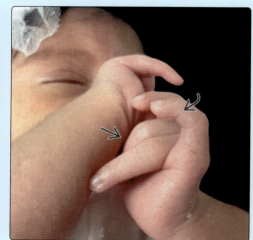

术语

同义词

- 多发性先天性挛缩
- 胎儿运动不能/运动减少变形序列
- 先天性多发性关节挛缩
- Pena-Shokeir 表型

定义

- 关节挛缩是指多种不同病因引起的症候群
  - 与宫内胎儿运动缺乏相关的异常
- 涉及 2 个或更多部位的多发性先天性关节挛缩/强直
- Pena-Shokeir 表型
  - 一组异质性疾病,包括小颌畸形、多发性挛缩、指屈曲（手指持续性弯曲）、羊水过多
  - 多为常染色体隐性遗传
  - 因肺发育不良而致死
- 远端关节挛缩
  - 无相关原发性神经或肌肉疾病的非进行性挛缩亚组

影像学表现

一般特征

- 最佳诊断线索
  - 即使受到刺激,但胎儿仍缺乏肢体运动
  - 肢体姿势罕见或持续异常
    - 早期表现常为马蹄内翻足和握拳手
    - 妊娠期进行性运动减少

超声表现

- 缺乏肢体运动
  - 可早在早孕期被发现
  - 通常在妊娠过程中进展
  - 严重疾病中,仅有的运动可能是躯干"扭动"
  - 妊娠晚期进行性骨质减少,尤其是受累肢体
- 肢体姿势罕见或持续异常
  - 下肢持续"梭子鱼"姿势,膝关节过度伸展
  - 双腿交叉的"裁缝式"下肢姿势,尤其是臀位胎儿
  - 肘部伸展并内旋,手腕弯曲("服务员小费手")
  - 马蹄内翻足/摇椅足,可能非常严重
  - 足趾可以尖("芭蕾舞姿势")或弯曲
  - 双手紧握,从未张开
- 缺乏面部运动
  - 检查过程中持续张嘴
  - 观察时无明显吞咽动作
  - 小颌畸形
- 羊水过多:胎儿吞咽减少
  - 妊娠晚期可能严重
- 肺发育不良
  - 肋骨短且纤细
  - 胎儿呼吸运动多变
- 由于缺乏胎儿运动导致脐带短
- 早孕期颈部水肿或颈部水囊状淋巴管瘤
  - 既往妊娠受累者,再次发现提示复发
- 皮肤增厚、水肿提示预后不良

MR 表现

- 胎儿磁共振用于晚孕期评估中枢神经系统
  - 无脑回畸形
  - 脑积水
  - 脊髓异常

影像学建议

- 最佳成像方法
  - 三维-四维超声提供关节位置的更多信息
- 仔细检查合并异常
- 评估受累程度
  - 进展 vs. 稳定
  - 广泛 vs. 局部
  - 上肢和/或下肢受累
- 多种结构异常和胎儿生长受限
  - 18 三体风险增加
- 上肢呈"服务员小费手"姿势
  - 肌发育不良
- 嘴唇噘起,侧面呈"口哨"脸
  - Freeman-Sheldon 综合征
- 伴以下情况时,出生时呼吸困难风险增加
  - 羊水过多
  - 胎动普遍减少
  - 水肿

鉴别诊断

18 三体

- 多种结构异常,胎儿生长受限
- 手紧握,重叠指

远端关节挛缩

- 多发性先天性挛缩的最常见原因
- **远端关节挛缩 1A 型**
  - 重叠指,手指屈曲掌纹异常
  - 马蹄内翻足和垂直距骨
- **Freeman-Sheldon 综合征**
  - 远端关节挛缩 2A 型
  - "口哨"脸:嘴直径可能仅几毫米
  - 手指尺侧偏斜伴指屈曲
  - 拇指发育不良

肌发育不良

- 肘部伸展,肩膀内旋,手腕弯曲("服务员的小费手")
- 上肢对称性挛缩＞下肢
- 圆脸伴小颌畸形
- 面部中线血管瘤
- 一般预后良好,认知正常
- 合并腹裂罕见

多发性翼状胬肉综合征

- 严重挛缩,关节呈"蹼"状
- 颈部水囊状淋巴管瘤
- 产前或新生儿致死

脊髓性肌肉萎缩症

- 白人患者中第二常见的常染色体隐性遗传疾病，携带率为 1/50
- 一组（通常）致死性神经肌肉异质性疾病
- 脊髓前角细胞丢失/破坏
- 幸存者中＞95% 是由于运动神经元（*SMN1*）基因的第 7 和第 8 外显子纯合缺失

乙酰胆碱受体抗体

- 重症肌无力
  - 约 85% 的重症肌无力患者中存在乙酰胆碱受体（acetyl-choline receptor, AChR）抗体
  - AChR 抗体穿过胎盘，阻断胎儿神经肌肉传递
  - 受累母体中 12% 发生新生儿肌无力
  - 偶尔死产
- 簇状 AChR 突触受体相关蛋白
  - 早发型：严重关节挛缩
  - 晚发型：虚弱，特征类似于血清学阴性重症肌无力

限制性皮肤病

- 皮肤紧绷、僵硬，有糜烂
- 小颌畸形，小口
- 严重关节挛缩
- 围产期致死性

尾部退化序列征

- 下段脊柱缺失
- 下肢挛缩
- 母体糖尿病是危险因素

戈谢病 2 型：围产期致死型

- 葡萄糖脑苷脂酶缺乏引起的溶酶体储存病
- 肝脾肿大并水肿

病理

一般特征

- 病因
  - 前角细胞的破坏可能是根本原因
  - 妊娠 8～14 周时对缺氧最敏感
- 遗传学
  - 约 2% 染色体异常
    - 18 三体，8 三体嵌合体
  - 常染色体显性遗传
    - 远端关节挛缩：由编码快速收缩蛋白的基因突变引起
  - 常染色体隐性遗传
    - Pena-Shokeir 表型
    - 脊髓性肌肉萎缩症
    - 限制性皮肤病
    - 斯堪的纳维亚人先天性致死性挛缩
    - Fowler 综合征：增生性血管病变，积水性无脑畸形，运动不能
  - 偶发
    - 致畸剂暴露：早孕期米索前列醇
- 相关异常
  - 弯曲褶纹缺失
  - 受累关节皮肤凹陷
  - 受累肢体萎缩

镜下特征

- 受累肌肉被脂肪、纤维组织取代
- 前角细胞缺失
- 脊髓、大脑缺氧/缺血性损伤的证据

临床问题

表现

- 最常见体征/症状
  - 早孕期或中孕期超声检查胎儿缺乏运动，肢体姿势异常

人口统计资料

- 流行病学
  - 活产儿发生率 1：3 000

自然病史与预后

- 取决于
  - 挛缩关节的数量和严重程度
  - 合并异常/染色体疾病
- 出生时呼吸机依赖→预后差
- 幸存者需要骨科/物理强化治疗护理

处理

- 遗传学咨询：提供核型分析
- 既往妊娠受累者
  - 连续超声检查，每隔一周直至 24 周
  - 评估胎儿所有大小关节的运动
- 在三级中心分娩
  - 有呼吸衰竭风险
  - 擅长遗传学、胎儿病理
- 分娩方式
  - 肢体位置固定可能影响阴道分娩
  - 骨质减少导致骨折风险
- 对胎儿或新生儿死亡病例完整尸检
  - 评估大脑、脊髓、肌肉、外周神经

诊断要点

影响判读经验

- 进行性全身性胎动缺乏伴水肿预示较高的死亡风险

参考文献

1. Cao Q et al: Fetal akinesia: the application of clinical exome sequencing in cases with decreased fetal movement. Eur J Obstet Gynecol Reprod Biol. 260:59-63, 2021
2. Filges I et al: Fetal arthrogryposis: challenges and perspectives for prenatal detection and management. Am J Med Genet C Semin Med Genet. 181(3):327-36, 2019
3. Hall JG: Fetal cervical hyperextension in arthrogryposis. Am J Med Genet C Semin Med Genet. 181(3):354-62, 2019
4. Hall JG et al: Classification of arthrogryposis. Am J Med Genet C Semin Med Genet. 181(3):300-3, 2019
5. Niles KM et al: Fetal arthrogryposis multiplex congenita/fetal akinesia deformation sequence (FADS)-aetiology, diagnosis, and management. Prenat Diagn. 39(9):720-31, 2019
6. Yamaguchi T et al: PIEZO2 deficiency is a recognizable arthrogryposis syndrome: a new case and literature review. Am J Med Genet A. 179(6):948-57, 2019

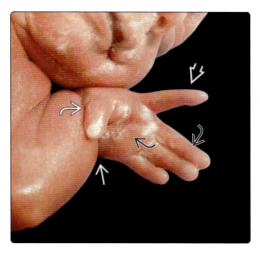

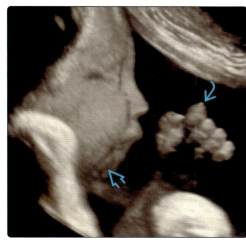

图 9-122 （左图）死产婴儿临床照片显示一种特殊的手部姿势，手腕尺侧偏斜➡、拇指内收↗、食指外展➡。手和指掌面光滑➡表明宫内缺乏活动。两手呈相同姿势。（右图）18 三体胎儿三维超声显示典型握拳手，第 2 指重叠指➡。另注意明显小颌畸形➡。

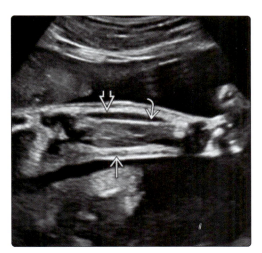

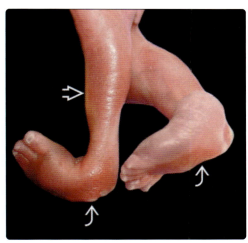

图 9-123 （左图）中孕期关节挛缩症胎儿小腿呈现宫内严重缺乏运动的典型表现。可见皮肤水肿➡和肌肉萎缩➡。骨非常纤细➡，因骨质疏松导致缺乏典型后方声影。（右图）严重关节挛缩临床照片显示多发不对称性关节挛缩，包括严重马蹄内翻足➡，本例 23 周时死产。可见因缺乏宫内运动导致肌肉萎缩➡。

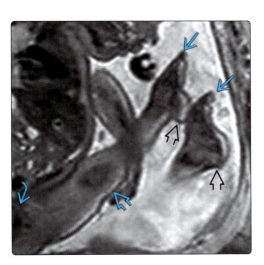

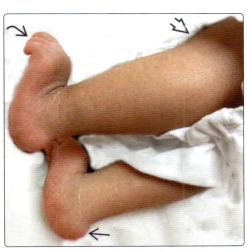

图 9-124 （左图）关节挛缩胎儿矢状位 T2 MR 显示髋关节持续屈曲（"梭子鱼"姿势）➡、膝关节伸展➡，脚尖向下（"芭蕾舞姿势"）➡。同时注意跟骨后移➡。（右图）图示另一关节挛缩新生儿，主要累及远端肢体。可以见摇椅足伴跟骨突出➡，足趾固定弯曲➡。膝关节过度伸展➡，但可被动弯曲。

图 9-125 （左图）肌发育不良新生儿临床照片显示典型圆形脸和面中部血管瘤➡。同时显示小口➡。（右图）同一病例临床照片显示典型姿势，即肩内旋↗、肘部过伸➡、手腕弯曲➡（"服务员小费"手）以及手指纤细弯曲。注意手臂萎缩的外观。手掌表面的弯曲褶纹通常发育不良或缺如。

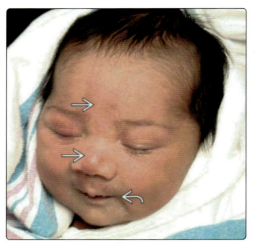
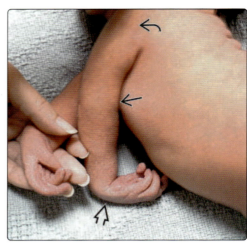

图 9-126 （左图）肌发育不良的新生儿手臂照片显示其典型特征：肘关节伸展➡、腕关节持续屈曲↗、手指弯曲➡。下肢仅轻度受累。（右图）关节挛缩症胎儿中孕期超声显示腕关节轻度屈曲➡、手指屈曲➡。另见皮肤水肿➡和肌肉减少。随妊娠进展，因宫内缺乏运动，通常会出现骨质减少。

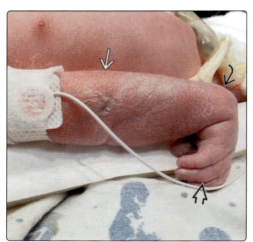
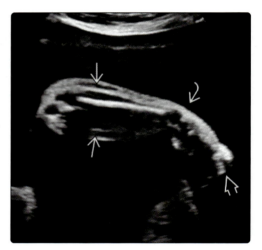

图 9-127 （左图）图示一例腹裂和肌发育不良早产儿的临床照片，这是一种相对罕见但可识别的联合征。注意典型的手部姿势➡和萎缩的手臂➡。（右图）同一病例临床照片显示腹壁缺损➡（腹裂）。可见手臂瘦削、萎缩➡伴肘部伸展，手内旋、屈曲➡。

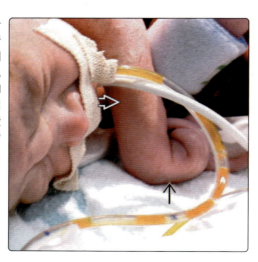
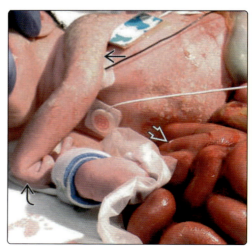

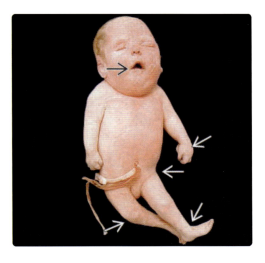

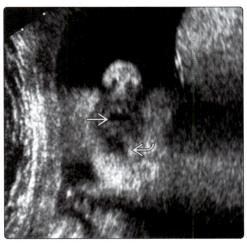

图 9-128　（左图）严重 SLOS 死产婴儿临床照片显示手部、髋部、膝关节和踝关节多发关节挛缩➡。注意持续张口状态➡。由于缺乏胎儿吞咽运动，本例羊水过多非常严重。（右图）一例水肿和严重关节挛缩胎儿，晚孕期超声显示持续张口➡，颏凹陷➡。缺少正常口腔运动影响吞咽，导致羊水过多。

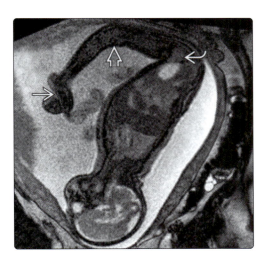

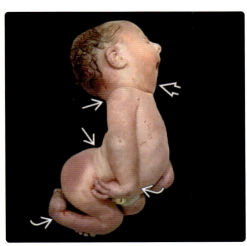

图 9-129　（左图）矢状位 T2 MR 显示胎儿关节挛缩。注意髋关节屈曲➡、膝关节过伸➡和马蹄内翻足➡。同时存在羊水过多。持续呈"梭子鱼"姿势和膝关节过伸是常见表现。（右图）伴严重关节挛缩的早产儿死产，脊柱、颈部过伸➡。另见小颌畸形➡和颈部水肿。注意四肢姿势固定➡。宫内没有自主运动。

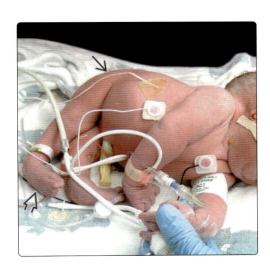

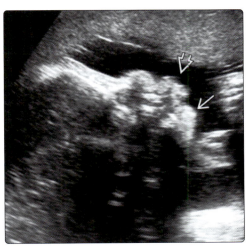

图 9-130　（左图）一例胸腰段脊髓脊膜膨出新生儿临床照片显示下肢典型的关节挛缩改变。注意髋关节屈曲➡，膝关节伸展，腿部萎缩，马蹄内翻足➡。（右图）晚孕期胎儿超声显示 Freeman-Sheldon 综合征（远端关节挛缩 2A 型），可见嘴唇➡噘起（"吹口哨"样）。另见轻微小颌畸形➡。

要 点

术语

- 股骨近端发育异常，发育不良或不发育
  - 谱系范围从股骨轻微短到股骨缺失

影像学表现

- 85%～90% 为单侧
- 股骨长度差异是主要表现
  - 差异从细微到严重不等
- 受累股骨常成角
- 股骨近端和远端可能不连续
- 骨钙化正常
- 其他常见的同侧表现
  - 腓骨发育不良/不发育，胫骨弯曲
  - 马蹄内翻足
  - 屈曲挛缩
  - 少指（趾）畸形（缺趾）

主要鉴别诊断

- 股骨-腓骨-尺骨综合征

- 有作者将 PFFD 纳入本疾病谱
- 股骨发育不良-罕见颜面综合征
  - 独特的面部特征（通常轻微）
- 早发型胎儿生长受限
- 双侧股骨对称性短的疾病
- 其他更严重的骨骼发育异常

病理

- 股骨头可与远端股骨不连续
  - 内翻成角的假关节
- 远端股骨干呈典型铅笔尖外观
- 母体糖尿病为常见病因
- 与非整倍体无关

临床问题

- 孤立性 PFFD 患儿通常智力正常
- 骨科矫正 vs. 截肢和假肢

诊断要点

- 远场股骨可能出现人为弯曲

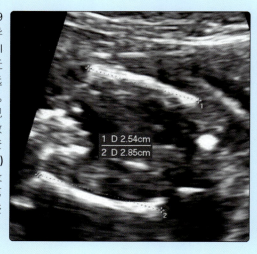
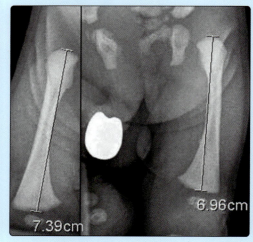

图 9-131 （左图）本例 19 周股骨近端局灶性发育异常（proximal focal femoral dysplasia，PFFD）胎儿的近场股骨（游标 1）测值较远场股骨（游标 2）短 3.1mm。股骨未弯曲。如果不重视这些微小差异，PFFD 轻微异常病例将被漏诊。检查小腿显示腓骨缺失。（右图）出生后 X 线片证实左侧股骨较短。腓骨缺失，左侧第 5 跖骨和足趾也缺失。这些是 PFFD 的常见伴发表现。

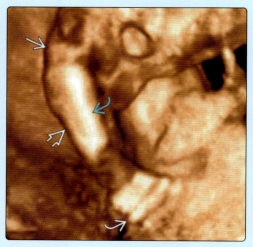
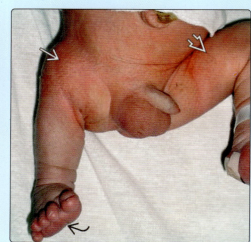

图 9-132 （左图）一例 PFFD 和腓骨不发育胎儿的三维超声显示大腿 ➡ 和小腿 ➡ 有缺陷伴有足固定内旋姿势 ➡。此外，在胫部只有胫骨 ↗ 可见。（右图）相关临床照片显示右侧大腿 ➡ 较正常左侧 ➡ 短，以及右足内旋 ↗。

术语

缩写

- 股骨近端局灶性发育异常（proximal focal femoral dysplasia，PFFD）

定义

- 股骨近端发育异常、发育不良或不发育
  - 主要为股骨转子部分变形
  - 谱系范围从股骨轻度短缩到股骨缺失
  - 髋臼也可能受累

影像学表现

一般特征

- 最佳诊断线索
  - 股骨长度差异（discrepant femur lengths，DFL）
    - 差异范围从轻微到严重
    - 据报道股骨差异比值 0.64~0.85
  - 通常无其他骨骼异常
- 位置
  - 85%~90% 病例为单侧

超声表现

- 灰阶超声
  - 股骨短且常成角
    - 股骨转子下股骨弓形内翻
      □ 尝试评估 PFFD 股骨为股骨上端
      □ 与对侧股骨进行对比
      □ 下端股骨可能有弓形假象
    - 股骨近端和远端可能不连续
      □ 远端股骨如果不连续经常呈铅笔尖样
  - 在多数病例中半侧骨盆也受累
    - 通常产前不会发现
    - 严重者可见同侧髋臼、骨盆发育异常或不发育
  - 骨钙化正常
    - 区别于其他钙化不足导致的弯曲和/或骨折的骨骼发育异常
      □ 比如：成骨不全，低磷酸酯酶症
  - 其他常见的同侧表现（30%~60%）
    - 腓骨的发育不良/不发育（22%）
    - 马蹄内翻足（17%）；胫骨弯曲（17%）
    - 缺趾（缺少足趾）
    - 腿部长度差异
    - 屈曲挛缩
- 三维
  - 对于显示股骨短、成角到典型短大腿均有用
    - 下肢通常屈曲、外展和髋关节外旋
  - 骨骼结构扫查使用骨骼模式
    - 如有，显示股骨不连续
    - 股骨头（femoral head，FH）或髋臼形态异常

影像学建议

- 最佳成像方法
  - 精确测量 FL，注意差异
  - 二维和三维描画股骨和同侧半骨盆形态
- 仔细观察腓骨和足
  - 比较两侧腓骨测值
- 磁共振目前用于出生后评估
  - 有助于评估髋臼、软骨性股骨骨骺、膝关节韧带
- 流程建议
  - PFFD 最早能在孕 12 周诊断
    - 颈项透明层筛查时
    - 可能并未弯曲，仅仅短
  - 如果主观认为一侧股骨短，应测量两根股骨

鉴别诊断

与股骨近端局灶性发育异常重叠的综合征

- 股骨-腓骨-尺骨综合征
  - 有学者将 PFFD 纳入该疾病谱，而非独立性疾病
  - 股骨、腓骨和/或尺骨缺陷
    - 上肢比下肢更易受累
  - 通常为偶发和单侧，类似 PFFD
- 股骨发育不良-罕见颜面综合征
  - 面部特征有助于区分，但可能很轻微，宫内可能漏诊
    - 睑裂上斜
    - 长人中与薄上唇
    - 鼻尖短、宽
    - 小颌畸形
    - 腭裂
  - 与糖尿病胚胎病密切相关
  - 可能存在其他骨骼、心血管或泌尿生殖系统畸形

双侧对称性股骨短的疾病

- 21 三体
  - 轻度肢根型肢体短缩
    - 为 21 三体次要标记
  - 肱骨短更敏感
- Turner 综合征
  - 轻度肢根型肢体缩短
  - 颈部水囊状淋巴管瘤是典型的异常
  - 可有早发型对称性胎儿生长受限（fetal growth restriction，FGR）
- 早发型 FGR
  - 匀称型生长受限
    - 双侧股骨＜第 5 百分位数
    - 与非整倍体和综合征密切相关
  - 不匀称型 FGR 影响腹围（abdominal circumference，AC）和 FL
    - 由于胎盘机能不全
    - 通常发生于晚孕期，严重者可更早
  - 出生体重较低和小于胎龄儿发生率较高
  - 孤立性股骨短与妊娠相关血浆蛋白 A 低相关

其他更严重的骨骼发育异常

- 致死性侏儒
  - 对称性严重短肢
  - 合并颅缝早闭常见
- 软骨成长不全
  - 骨骼极短、骨化差
- 软骨发育不全
  - 不同程度的对称性渐进性短肢

- ○ 常染色体显性遗传模式（可能是新突变）

病理

一般特征

- 病因
  - ○ 母体糖尿病
  - ○ 母体暴露
    - 感染（病毒性）
    - 化学毒性
      - □ 沙利度胺明确相关
    - 辐射
  - ○ 胚胎/胎儿缺血或损伤
  - ○ 损伤发生较早：妊娠第 4～8 周
- 遗传学
  - ○ 与非整倍体无关
- 合并异常
  - ○ 腓侧半肢畸形或缺失
  - ○ 马蹄内翻足
  - ○ 少指（趾）（包括手）
  - ○ 脊柱畸形（罕见）

分期、分级与分类

- Aitken 分类法（应用最广泛）
  - ○ A 型
    - 股骨头存在
    - 早期 X 线片不显示软骨性股骨颈
      - □ 可骨化（股骨完整）：1 型
      - □ 可能不骨化导致假关节：2 型
    - 髋内翻畸形
  - ○ B 型
    - 股骨头存在
    - 股骨近端中段缺失
    - 股骨头和股骨干之间无骨性连接
    - 髋臼适于中度发育异常
  - ○ C 型
    - 股骨头缺如
    - 髋臼严重发育异常
    - 股骨干近端大节段缺失
  - ○ D 型
    - 整个股骨近端和髋臼缺失

大体病理和解剖特征

- 股骨头可与远端的股骨不连续
  - ○ 假关节可存在，表现为内翻成角
  - ○ 多见于股骨转子下
  - ○ 远端股骨干呈典型的铅笔尖外观

临床问题

表现

- 最常见的体征/症状
  - ○ 由于多种原因，宫内可能漏诊
    - 表现可以轻微
    - 仅对 1 根股骨常规成像用于生物学测量和生长发育评估被视为隐患
  - ○ 出生后检查
    - 腿长差异
    - 大腿短，向膝关节处逐渐变细
      - □ 大腿肌肉发育不良
    - 大腿内翻畸形
  - ○ 特征性髋部姿势
    - 屈曲
    - 外展
    - 外旋
  - ○ 同侧膝关节可出现不稳定和脱位
    - 相关髌骨不稳定

人口统计资料

- 流行病学
  - ○ 出生发病率：1：200 000～1：50 000
- 85%～90% 病例为单侧

自然病史与预后

- 出生后 X 线片、髋关节超声和 MR 评估
  - ○ X 线会显示典型的骨骼表现
    - 股骨短
    - 股骨头（如果骨化）和髋臼异常
    - 髋内翻
    - 远端股骨分离呈铅笔尖样
  - ○ 超声有助于识别未骨化的股骨头
    - 如果未发现肢体长度差异，PFFD 可能误诊为髋关节发育异常
  - ○ MR 显示软骨结构，股骨近端和髋臼
    - 可帮助制订早期治疗计划
    - 股骨头和髋臼的解剖显示
      - □ 评估并非取决于骨化
- 孤立性 PFFD 患儿通常智力正常

处理

- 矫形外科管理
  - ○ 手术矫正
  - ○ 截肢及假肢
- 长期预后良好

诊断要点

考虑

- 测量所有长骨，评估胸部（包括锁骨和肩胛骨）、脊柱和颅骨

影像判读经验

- 角度倾斜可导致 FL 测值短
  - ○ 正确角度 45°～90°
- 远场股骨可能出现人为弯曲

参考文献

1. Yakıştıran B et al: Fetal fibular hemimelia with focal femoral deficiency: a case report. Turk J Obstet Gynecol. 16(3):205-7, 2019
2. Gerscovich EO et al: Fetal ultrasound: early diagnosis and natural evolution of proximal femoral focal deficiency. J Ultrason. 17(71):294-8, 2017
3. D'Ambrosio V et al: Prenatal diagnosis of proximal focal femoral deficiency: literature review of prenatal sonographic findings. J Clin Ultrasound. 44(4):252-9, 2016
4. Kudla MJ et al: Proximal femoral focal deficiency of the fetus - early 3D/4D prenatal ultrasound diagnosis. Med Ultrason. 18(3):397-9, 2016

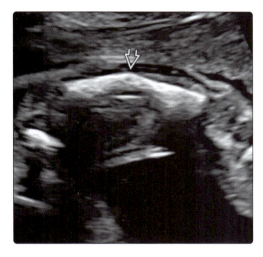
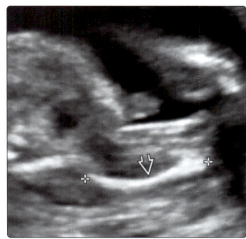

图 9-133 （左图）近场右侧股骨图像显示股骨骨干局部成角 ➡ 伴内翻弯曲。此外，与左侧相比，股骨较短。表现符合 PFFD。（右图）另一例 PFFD 胎儿，远场股骨显示股骨弯曲 ➡；但这根股骨是正常的。这一表现来自声束伪像，不应与 PFFD 混淆。可能的话最好在近场显示 PFFD 股骨，这可能需要耐心和胎儿改变体位。

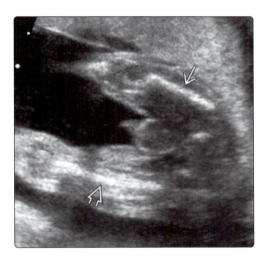
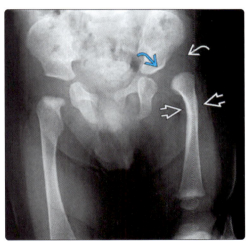

图 9-134 （左图）中孕期超声显示左侧股骨 ➡ 明显短于右侧股骨 ➡。检查时本例股骨短但并未成角。在妊娠晚期，这一表现可能会更加明显。（右图）同一病例出生后 X 线片显示左侧股骨短，近端轻度内翻成角，股骨转子下变细 ➡。进一步观察左侧髋关节，可见髋臼浅 ➡ 和股骨头上外侧脱位 ➡。

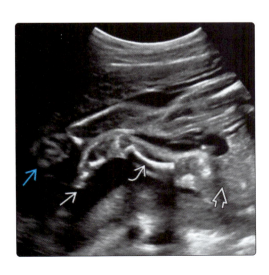
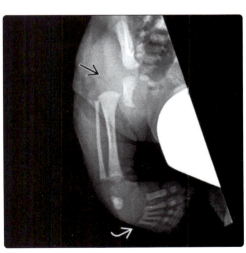

图 9-135 （左图）本例 PFFD 显示双腿不等长（➡ 指正常下肢足趾，而 ➡ 指 PFFD 侧足趾）。大腿短缩 ➡，胫骨弯曲 ➡，腓骨缺失（与 PFFD 相关的常见表现）。（右图）产前诊断为严重 PFFD 病例，出生后 X 线片显示右侧股骨缺失 ➡，马蹄内翻足 ➡。PFFD 可从很轻微到股骨完全缺失，如本例所示。

要　点

术语

- 定义：长骨纵向缺陷
  - 从轻微缺陷到完全缺失

影像学表现

- 腓侧半肢畸形（fibular hemimelia, FH）：腓骨变形、短缩或缺失
  - 合并胫骨前屈和缩短
  - 合并外侧踝关节、足部和股骨异常
    - 股骨近端局灶性发育异常
    - 外侧指（趾）和跖骨缺失
    - 足外翻
- 胫侧半肢畸形（tibial hemimelia, TH）：胫骨变形、短缩或缺失
  - 腓骨通常正常
  - 合并足内侧和踝关节畸形
    - 足内翻畸形
    - 内侧趾和跖骨缺失
- 三维超声用于肢体姿势和外形观察

- 如果怀疑其他异常，MR 更有用

主要鉴别诊断

- 股骨近端局灶性发育异常
- 股骨-腓骨-尺骨综合征
- 不伴半肢畸形的马蹄内翻足

临床问题

- FH 比 TH 更常见
- 预后取决于长骨近端和远端缺陷的程度和合并异常
- 出生后手术治疗
  - 肢体重建
  - 截肢并安装假肢

诊断要点

- 关于哪块骨骼缺失的线索是足部偏向缺失侧
  - 腓骨缺失，足向外侧偏斜
  - 胫骨缺失，足向内侧偏斜
- 如果 1 根长骨短，应测量所有长骨

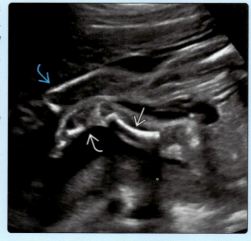
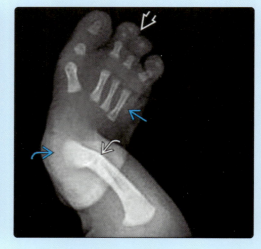

图 9-136 （左图）本例腓侧半肢畸形（fibular hemimelia, FH）胎儿左下肢 ➡ 较右下肢 ➡ 短。下肢仅见一根胫骨 ➡ 向前弯曲，未见腓骨。（右图）同一病例出生后 X 线片显示腓骨完全缺失。胫骨向前弯曲 ➡ 并踝关节外翻成角 ➡。有 4 根跖骨 ➡ 和 4 足趾 ➡。FH 和胫侧半肢畸形（tibial hemimelia, TH）中均见足畸形。FH 中外侧骨骼受累。

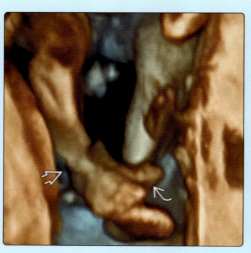
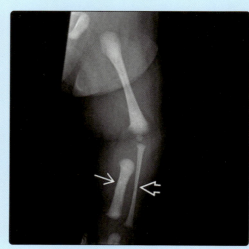

图 9-137 （左图）图示 TH 胎儿足内翻畸形 ➡。此外，可见足内侧异常；大跗趾看起来异常大，继发于分裂导致外展（重复趾）➡。内侧跗骨和足趾异常是 TH 的典型表现。（右图）新生儿 TH 下肢 X 线片清楚显示胫骨短 ➡，腓骨正常 ➡。MR 常用于评估短胫骨相关纤维和纤维软骨组织的数量，并计划手术治疗。

术语

定义

- 半肢畸形:先天性长骨缺陷
- 腓侧半肢畸形(fibular hemimelia,FH):腓骨短或缺失
- 胫侧半肢畸形(tibial hemimelia,TH):胫骨短或缺失

影像学表现

超声表现

- **FH:腓骨变形、短缩或缺失**
  - 可见近端残肢
  - 骨化正常
  - 合并胫骨前屈和短缩
  - 合并踝关节、足部和股骨外侧异常
    - 股骨近端局灶性发育异常(proximal focal femoral dysplasia,PFFD)
    - 外侧足趾和跖骨缺失
    - 足外翻偏斜
- **TH:胫骨变形、短缩或缺失**
  - 其他骨化正常
  - 腓骨通常大部分正常
  - 合并足和踝关节内侧畸形
    - 足内翻偏斜畸形
    - 内侧足趾和跖骨缺失

影像学建议

- 流程建议
  - 三维超声可用于评估下肢姿势和外形
  - 如果怀疑其他异常,考虑胎儿MR检查
  - 检查所有长骨以排除骨骼发育异常,并寻找同侧下肢的细微表现

鉴别诊断

股骨近端局灶性发育异常

- 股骨短且成角,钙化正常
- 可能合并FH

股骨-腓骨-尺骨综合征

- 股骨、腓骨和尺骨发育不良/未发育

不伴半肢畸形的马蹄内翻足

- 马蹄内翻足畸形

病理

一般特征

- 病因
  - 肢芽血管或机械损伤
    - 仅1根骨受累少见
- 遗传学
  - 已发现音猬因子(sonic hedgehog,SHH)增强子和SHH抑制子 *GL13* 突变
  - 尽管常染色体显性和隐性遗传方式已被报道,但大多数为散发
  - 报道的相关综合征
- 合并异常

- FH:胫骨弯曲,足外侧列缺失,踝关节外翻畸形,跗骨桥,PFFD
- TH:腓骨表现不同(正常、发育不良、半脱位),踝关节内翻畸形,足内侧列缺失,膝关节畸形
- 长骨骨化缺失程度不同
  - 常以纤维性±软骨性材料替代

分期、分级与分类

- FH、TH存在不同的分类系统
  - FH:Achterman 和 Kalamchi、Birch、Paley
  - TH:Jones、Kalamchi 和 Dawe、Paley、Weber

临床问题

人口统计资料

- 流行病学
  - FH 很罕见(每百万活产 7～20 例)
  - TH 比 FH 更罕见(活产儿发生率百万分之一)
- FH:60%～80% 单侧,右侧>左侧,男:女为 2:1
- TH:70% 单侧,右侧>左侧
  - 完全缺失比部分缺失更常见

自然病史与预后

- 预后取决于长骨近端和远端缺陷的程度和合并异常
  - 股骨畸形
  - 膝/踝/足错位
- 产后 X 线片提供缺陷完整特征
  - 由于缺少骨化,畸形真实程度可能被高或低估
- 产后 MR 有助于检测实际的非骨化纤维或纤维软骨部分

处理

- 分娩后手术治疗
  - 肢体重建
    - 延长和重建手术
  - 截肢和安装假肢
    - 较重建并发症少
    - 据报道患者满意度较高

诊断要点

考虑

- 3D 超声评估腿部姿势和足部

影像判读经验

- 可能很难区分 FH 和 TH
  - 膝下仅见 1 根骨骼(胫部)
- 足偏离向骨骼缺失侧
  - FH(外侧骨缺失)-外翻成角
  - TH(内侧骨缺失)-内翻成角
- 寻找合并的同侧下肢异常
  - 如果一根长骨短小,请测量所有长骨

参考文献

1. Elmherig A et al: Amputation versus limb reconstruction for fibula hemimelia: a meta-analysis. J Pediatr Orthop. 40(8):425-30, 2020
2. Kumar Sahoo P et al: Clinical spectrum of congenital tibial hemimelia in 35 limbs of 24 patients: a single center observational study from India. Eur J Med Genet. 62(7):103666, 2019
3. Kaplan-List K et al: Systematic radiographic evaluation of tibial hemimelia with orthopedic implications. Pediatr Radiol. 47(4):473-83, 2017

鉴别诊断

常见

- 特发性
- 胎儿生长受限
- 染色体异常
  - 21 三体
  - Turner 综合征

少见

- 杂合性软骨发育不全
- 成骨不全
- 股骨近端局灶性发育异常

重要信息

主要鉴别诊断

- 是双侧还是单侧股骨长度(femur length, FL)或肱骨长度(humerus length, HL)短(孤立的不对称模式)?
  - 常规扫查双侧长骨
    - 如果可疑一根短,应测量双侧长度(以确认)
  - 如果股骨 / 肱骨明显短,测量所有骨骼
    - 确定发育不良的类型和严重程度
  - 孤立性一根长骨短提示该肢体局灶性缺陷
    - 检查患肢形态(三维有助于检查)
- 评估所有骨骼形态
  - 长骨是直的、弓形的、还是弯的?
    - 查找骨折和骨痂
    - 注意骨性回声
      - 正常、↑、↓
  - 颅骨形状、回声和压缩性正常吗?
    - 超声表现可提示具体诊断
- 表现轻微还是严重,孤立还是非孤立,早发型还是晚发型?
  - 许多综合征合并轻度长骨短
    - 染色体异常、遗传缺陷、多系统疾病
  - 早期严重表现提示严重骨骼发育异常

常见诊断的有用线索

- **特发性**
  - 父母遗传模式(通常对称)
  - 大多数影响出现在晚孕期
  - 可能见于亚洲或西班牙裔胎儿
    - 股骨、肱骨平均长度较白人或黑人胎儿短
- **胎儿生长受限**
  - 校正日期对于诊断至关重要
    - 仔细确认胎龄(gestational age, GA)
      - 如果胎龄错误,生物学测量不可靠
  - 胎儿估计体重<胎龄的第 10 百分位
    - 间隔增长不良与胎儿生长受限(fetal growth restriction, FGR)有关
  - 迟发性非匀称型 FGR: 腹围(abdominal circumference, AC)小于头围(脑保护效应)
    - 常由子宫胎盘功能不全引起
    - AC<第 5~10 百分位数通常为首要表现
      - 其次 FL 落后
      - 颅骨的生物学测量落后最晚

- 通常为晚孕期表现
- 脐动脉波形伴有阻力↑
  - 胎盘阻力↑导致舒张期血流↓
- 合并羊水过少
  - 早发型匀称型 FGR 与非整倍体、遗传缺陷和综合征密切相关
    - 胎儿生物学测量均匀小于胎龄
    - 通常出现在中孕期
    - 染色体相关: 三倍体、18 三体、13 三体,其他
      - 仔细查找其他异常
- **21 三体(trisomy 21, T21)**
  - HL/FL 短被认为是 21 三体(trisomy 21, T21)的次要标志物; HL 短较 FL 短更敏感
  - FL、HL 与双顶径(biparietal diameter, BPD)比值
    - 期待 FL=−9.3+0.90(BPD)
    - 期待 HL=−7.9+0.84(BPD)
    - 若测量: 期待 FL≤0.91 或测量: 期待 HL≤0.90,考虑异常
  - 查找 T21 的其他标志
    - 多达 2/3 的 T21 胎儿可见一个及以上标志物
      - 颈项透明层 / 颈部皮肤皱褶↑和鼻骨缺失是最重要的标志物; 是其他指标的好多倍
    - 高达 1/3 的 T21 胎儿存在多发异常
      - 心脏异常、十二指肠闭锁等
  - 与细胞游离 DNA 和其他孕妇血清筛查结果相关
    - 据报告 T21 检出率>90%
- **Turner 综合征**
  - X 染色体单体是最常见的核型
  - 结构扫查时可见轻微肢根短肢畸形
    - FL/HL 短,桡骨、尺骨、胫骨、腓骨长度相对正常
  - 颈部水囊状淋巴管瘤(cystic hygroma, CH)为典型表现
    - CH 通常很大
    - 位于颈部外侧和后侧
    - 通常有多发薄分隔
    - 60% 的 CH 胎儿有 Turner 综合征
  - 与非免疫性水肿高度相关
    - 在两个不同区域发现胎儿体液过多
    - CH 被认为是两个区域中的一个
    - 增多的液体聚集部位
      - 皮肤(全身性水肿)
      - 胸部(胸腔积液)
      - 腹部(腹水)
      - 心脏(心包积液)
  - 伴心血管异常(20%~40%)
    - 主动脉缩窄
      - 主动脉弓狭窄
      - 彩色多普勒显示狭窄区域局灶性湍流
      - 卵圆孔从左至右分流
    - 左心发育不良
      - 左心室(left ventricle, LV)肥厚性发育不良
      - 实时评估收缩不良
      - 右心室扩张
  - 可能存在泌尿生殖系统表现
    - 马蹄肾是典型的联合征
      - 肾脏下极跨越中线融合
      - 主动脉前的肾组织峡部或纤维连接
  - 与诊断相关的早发型匀称型 FGR

少见诊断的有用线索

- 杂合性软骨发育不全（HA）
  - 最常见的非致死性骨骼发育异常
  - 常染色体显性遗传
    - 80% 是新发突变
    - 复发风险取决于父母是否患病
    - 纯合性软骨发育不全为致死性，早期可有严重表现
  - 长骨进行性短缩
    - 通常在 21～27 周表现出来
      □ 早期检查可能正常
    - 肱骨较股骨受累严重
  - 对股骨近端骨干 - 干骺端角（diaphysis-metaphysis angle，DMA）增宽的评估
    - HA 胎儿的 DMA 明显宽于 FGR 所致 FL 短的正常胎儿
      □ ＞120°～130° 高度提示 HA
      □ 正常胎儿的中位数为 95°
    - 随胎龄增加，受累胎儿 DMA 逐步增宽（正常胎儿不增加）
  - 另外，骨化和形态正常
    - 无骨折或弯曲
  - 其他表现（多变）
    - 前额隆起是最常见的其他表现
    - 鼻梁凹陷，鼻尖上翘
    - 巨头畸形
    - 脊柱胸腰段后凸
    - 三叉戟手
  - 羊水过多可能在晚孕期发生
    - 通常轻到中度
- 成骨不全
  - 骨骼弯曲和骨折
  - 钙化↓
    - 探头加压很容易使颅骨受压
  - 可疑病例测量胎儿所有长骨
    - 成骨不全Ⅱ型严重短缩

- 不太严重的类型缩短较轻
  - "串珠状" 狭小胸围
    - 多发肋骨骨折所致
  - 大多数突变是常染色体显性遗传
    - 表型不一
- 股骨近端局灶性发育异常
  - （双侧）股骨近端局灶性孤立性缺陷
    - 多为单侧（90%）
    - 受累股骨内翻成角，股骨近端不连续
    - 严重者股骨头可能缺失
  - 半骨盆常受累（严重程度不一）
    - 髋臼浅→半骨盆发育不良
  - 联合征
    - 腓骨发育不良 / 不发育
    - 糖尿病胚胎病（伴股骨 - 颜面综合征）
      □ 查找与母体糖尿病相关的其他异常
      □ 尾部退化、心脏异常、脑异常、多指（趾）畸形等
  - 根据缺陷严重程度和产后临床随访，矫正后预后良好

其他重要信息

- 注意股骨、肱骨不完全在超声波束的平面上，像是轻度缩短
- 如果仅怀疑一根长骨异常，应测量所有长骨
  - 建立骨骼缩短模式
- 发现肢根型短缩，测量 DMA
  - 软骨发育不全的三要表现
- 注意长骨回声和颅骨外观

参考文献

1. D'Ambrosio V et al: Midtrimester isolated short femur and perinatal outcomes: a systematic review and meta-analysis. Acta Obstet Gynecol Scand. 98(1):11-17, 2019
2. Khalil A et al: Widening of the femoral diaphysis-metaphysis angle at 20-24 weeks: a marker for the detection of achondroplasia prior to the onset of skeletal shortening. Am J Obstet Gynecol. 214(2):291-2, 2016
3. Mathiesen JM et al: Outcome of fetuses with short femur length detected at second-trimester anomaly scan: a national survey. Ultrasound Obstet Gynecol. 44(2):160-5, 2014

21 三体

21 三体

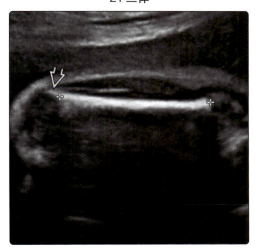

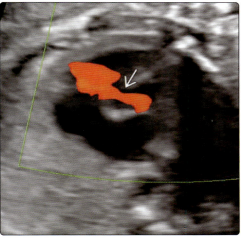

图 9-138　（左图）声像图显示正确测量股骨长度（femur length，FL）（在干骺端测量，不包括干骺端回声 ➡）。股骨测值＜第 5 百分位数，伴 FL/ 双顶径（biparietal diameter，BPD）比值异常。行羊膜腔穿刺术证实为 21 三体（trisomy 21，T21）。（右图）胎儿肱骨长度（humerus length，HL）和 FL 短，以及房室间隔缺损（atrioventricular septal defect，AVSD）➡。HL、FL 短是 T21 的标志，而 AVSD 是与 T21 高度相关的异常。高达 40% 的 AVSD 病例为 T21。

Turner 综合征

Turner 综合征

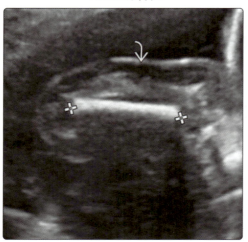

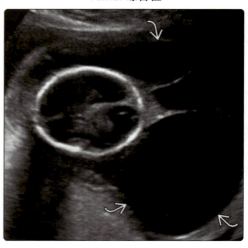

图 9-139 （左图）本例 Turner 综合征胎儿胎龄 20 周时 FL（游标）落后 2 周。同时注意低回声的皮肤水肿 �，这是提示胎儿可能存在水肿的线索。（右图）同一病例胎儿颈部后方外侧可见一巨大的颈部水囊状淋巴管瘤 ➡。合并肢根型肢体短缩、大的水囊状淋巴管瘤和全身水肿高度提示 Turner 综合征。即使水囊瘤很小，大部分颈部水囊状淋巴管瘤胎儿仍存在遗传缺陷。

杂合性软骨发育不全

杂合性软骨发育不全

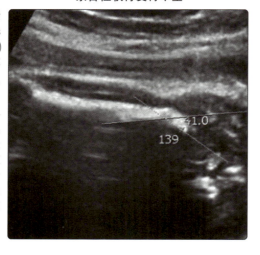

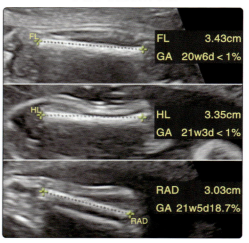

图 9-140 （左图）股骨近端骨干 - 干骺端角（diaphysis metaphysis angle，DMA）增宽提示杂合性软骨发育不全，这是本例 FL 短的原因。在髋关节附近测量股骨角，且 DMA ＞ 120°～ 130° 几乎均异常（正常接近 95°）。（右图）测量同一胎儿所有长骨，部分测量如图所示。肢根型即与桡骨、尺骨、胫骨和腓骨相比，FL、HL 更易受累。这种模式也见于 T21 和其他骨骼轻度发育异常。

杂合性软骨发育不全

杂合性软骨发育不全

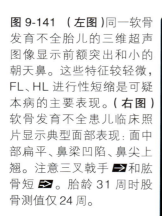

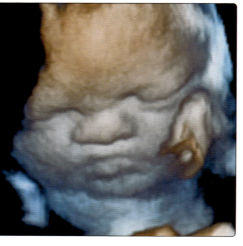

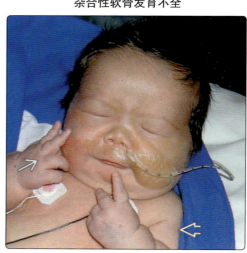

图 9-141 （左图）同一软骨发育不全胎儿的三维超声图像显示前额突出和小的朝天鼻。这些特征较轻微，FL、HL 进行性短缩是可疑本病的主要表现。（右图）软骨发育不全患儿临床照片显示典型面部表现：面中部扁平、鼻梁凹陷、鼻尖上翘。注意三叉戟手 ➡ 和肱骨短 ➡。胎龄 31 周时股骨测值仅 24 周。

成骨不全

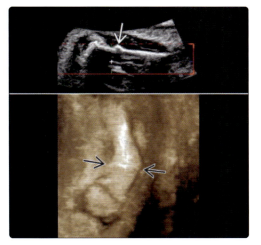

成骨不全

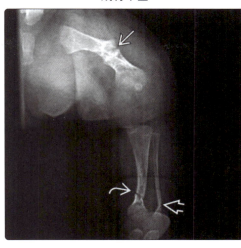

图 9-142 （左图）本例胎儿长骨短继发于成骨不全（osteogenesis imperfecta, OI），二维超声可见骨皮质局灶性不规则➡。3D 评估股骨成角和骨折最佳➡。（右图）同一病例 X 线片显示股骨成角和骨痂➡。其他表现包括胫骨骨折➡和腓骨成角➡。胎儿期 OI 的长骨回声可能正常，主要表现包括骨骼弯曲和骨折 ± 骨痂。

成骨不全

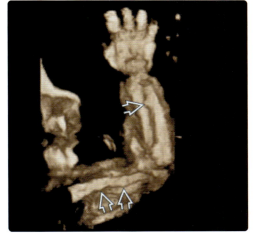

成骨不全

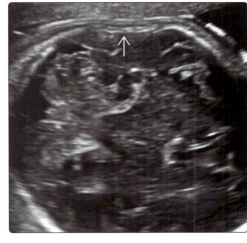

图 9-143 （左图）本例中与 OI 相关的细微表现包括轻微弯曲和"波纹状骨"。HL 和 FL 稍短，但骨形态学显示某些区域骨皮质不规则➡。（右图）同一病例伴轻微"波纹状骨骼"，超声医师注意到，即使探头轻微施压也会导致颅骨变平➡。这一表现是"骨质软"的又一证据。动作轻柔地显示这一表现不会损伤胎儿，有助于诊断 OI。

股骨近端局灶性发育异常

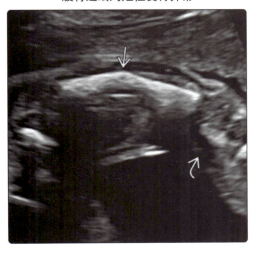

股骨近端局灶性发育异常

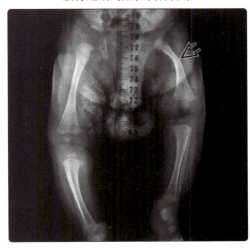

图 9-144 （左图）如图所示，一侧股骨短缩成角➡伴膝关节内翻成角➡，这是股骨近端局灶性发育异常（proximal focal femoral dysplasia, PFFD）的典型表现。另一侧股骨正常。诊断 PFFD 导致 FL 短之前，观察和测量所有其他长骨很重要。（右图）一例存在类似细微表现的儿童左侧股骨短、内翻成角➡，右下肢正常。本例髋臼和左侧半骨盆相对正常。

鉴别诊断

常见

- 致死性侏儒
- 成骨不全
- 糖尿病胚胎病

少见

- 肢体屈曲症
- 关节角异常

罕见且重要

- Kyphomelic 发育不良
- 低磷酸酯酶症
- 胎儿外伤

重要信息

主要鉴别诊断

- 有无骨折?
- 骨化是否正常?
- 是骨干中段还是关节处成角?
- 远端肢体是否正常?
- 1 个肢体还是多肢体受累?
- 是否累及两个肢体节段?
- 异常是仅限于长骨还是同时累及其他骨骼?
- 是否存在节段缺失或发育不良?
- 是否存在其他非骨骼结构异常?

常见诊断的有用线索

- **致死性侏儒**
  - 整肢短肢畸形
  - 骨化正常, 无骨折
  - 巨头畸形, 前额隆起, 面中部发育不良
  - 短肋伴钟型胸廓
  - 扁平椎伴腰段后凸
  - Ⅰ型: "听筒" 样股骨, 颅骨形态正常
  - Ⅱ型: 股骨轻度弯曲, 三叶草形头型(苜蓿叶形)
  - 羊水过多通常在中孕期严重
  - 其他异常罕见
  - 出生后数小时到数天内死亡
  - 由 *FCFR3* 突变引起
- **成骨不全**
  - 骨折是主要特征
  - 所有骨骼骨化减少
  - Ⅱ型(围产期致死), 广泛宫内骨折, 肢体畸形
  - 骨折愈合导致 "串珠状" 肋骨
  - 超声探头正常加压可使头颅变形
  - 与较轻的肢体短缩相关的非致死类型, 宫内骨折较少发生
  - Ⅲ/Ⅳ型可表现为宫内孤立性股骨弯曲
  - 胸廓大小与致死风险相关

- **糖尿病胚胎病**
  - 母体糖尿病未控制是人类最常见的致畸因素
  - 股骨异常常见
    - 通常为双侧, 但常不一致
    - 股骨短、成角或弯曲
  - 合并胫骨-腓骨异常
  - 轴前多指(趾), 尤其是糖尿病胚胎病
  - 糖尿病控制不良中常见其他结构缺陷
    - 心脏: VSD 最常见
      - 其他包括大动脉转位、主动脉瓣狭窄、永存动脉干、右室双出口、肥厚性心肌病
    - 中枢神经系统: 无脑儿、前脑无裂畸形、脊柱裂
    - 肛门直肠畸形
    - 小耳畸形, 无耳

少见诊断的有用线索

- **肢体屈曲症**
  - 股骨、胫骨、腓骨严重成角
    - 向前外侧弯曲尤其常见
  - 肩胛骨缺失或发育不良
  - XY 性反转(男性到女性)或不明确
    - 基因型男性在表型上表现为女性
  - 骨化正常, 无骨折
  - 钟形胸廓
  - 脊柱后凸侧弯
  - 早孕期颈部水囊状淋巴管瘤或颈项透明层增加
  - 成角部位有典型皮肤凹陷, 尤其是胫骨前
  - 常染色体显性遗传, *SOX9* 突变
- **关节角异常**
  - 固定 vs. 运动关节
  - 与关节脱位相连的远端肢体正常
    - 膝、髋关节最常受累
      - 膝反屈
    - 尽管有脱位, 但宫内常能观察到关节运动
    - 单、双侧均可发生
    - 可能与胎先露异常有关
    - 长期脱位可导致关节发育异常
  - 远端肢体异常通常与关节或近端骨骼异常有关
    - 关节通常无自主运动
    - 手腕最常受累, 也可能为踝关节
    - 偏斜角度可预测哪些骨骼发育不良或不发育
      - 成角朝向发育不良的部位
    - 桡侧偏斜合并桡骨和拇指发育不良或不发育
      - 桡侧列缺陷
    - 尺侧偏斜不常见; 合并尺骨发育不良
    - 胫骨或腓骨发育不良或不发育合并踝关节向发育不良侧固定成角
      - 胫骨或腓骨半肢畸形
    - 合并少趾常见; 同侧骨骼缺失或发育不良

罕见诊断的有用线索

- **Kyphomelic 发育不良**
  - 不成比例的身材矮小

- ◦ 胸廓短而窄
- ◦ 长骨成角或弯曲，无骨折
- ◦ 长骨肢根型短缩；不太严重
- ◦ 骨化正常
- ◦ 干骺端呈喇叭状、不规则
- ◦ 随年龄增加骨骼表现会改善
- ◦ 发育正常
- ◦ 常染色体隐性遗传
- **低磷酸酯酶症**
  - ◦ 多种亚型，包括围产期致死型、婴儿型、儿童型和晚发型（成人）
    - − 发病晚，临床病程不那么严重
  - ◦ 头颅钙化不足导致超声下大脑结构显示"过于清晰"
    - − 颅骨软化导致颅盖骨随时间推移逐渐变形
  - ◦ 围产期致死型在妊娠中期存在明显超声异常，包括所有

长骨和颅骨严重钙化不足和整肢短肢畸形
  - ◦ 一般来说，长骨细而弯曲，无后方声影
  - ◦ 骨刺常沿长骨骨干中段出现
  - ◦ 乳牙早期脱落通常提示儿童型或晚发型
- **胎儿外伤**
  - ◦ 母体无严重受创，胎儿外伤所致孤立性骨折十分罕见

其他重要信息

- 评估胎儿时，需区分成角的骨骼和关节
- 存在骨折至关重要
  - ◦ 宫内骨折的严重程度和数量可能有助于区分致死性与非致死性疾病
- 多发骨骼弯曲可预测全身性骨软骨营养不良
  - ◦ 所合并肢体短缩和小胸廓的严重程度有助于预测致死性和非致死性骨骼发育异常

致死性侏儒

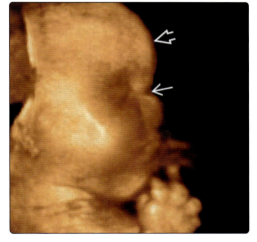

致死性侏儒

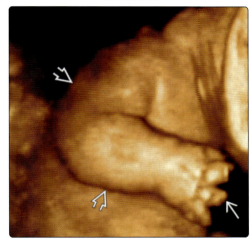

图 9-145 （左图）一例已知Ⅰ型致死性侏儒胎儿的晚孕期三维超声。这次妊娠期间，羊水过多通常很严重，且始终存在。头是大头畸形，且前额显著突出 ➡ 通常很明显。同时注意鼻根凹陷 ➡，鼻尖短。（右图）在该胎儿的三维图像中，可以看到整肢短肢畸形 ➡ 和所谓的三叉戟手 ➡。

致死性侏儒

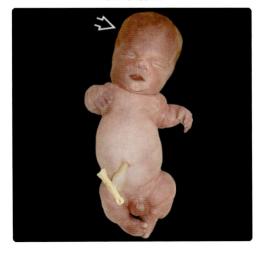

致死性侏儒

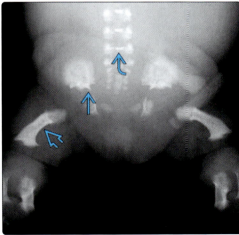

图 9-146 （左图）图示Ⅰ型致死性侏儒的足月死产婴儿。胸部极小，明显的大头和长躯干，与之不成比例。大头畸形 ➡，但Ⅰ型头形常正常。肢根型短缩伴股骨弯曲是典型表现。可见严重整肢短肢畸形。（右图）前、后位X线片显示股骨短、弯曲 ➡，为典型Ⅰ型致死性侏儒。另注意下方髂骨翼的骨刺 ➡ 和累及腰椎的扁平椎 ➡。

致死性侏儒

致死性侏儒

图 9-147 （左图）Ⅱ型致死性侏儒死产婴儿呈现典型表型特征，表现为颅骨形状异常，呈三叶草样外观（苜蓿叶形），通常前额明显突出 ➡。注意整肢短肢畸形 ➡ 以及极小的胸部 ➡，尤其与明显隆起的腹部 ➡ 相比。三叉戟手 ➡ 同样可见。（右图）矢状切面超声显示致死性侏儒胎儿腰椎后凸 ➡ 和扁平椎 ➡。注意胸廓狭小 ➡。

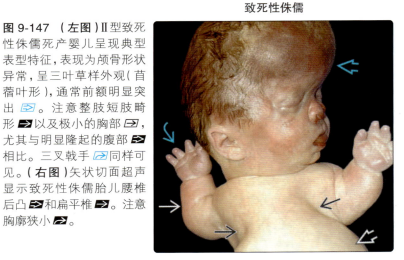
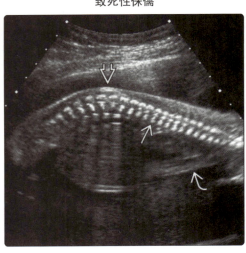

成骨不全

成骨不全

图 9-148 （左图）矢状位 X 线片显示肋骨呈串珠状 ➡，这是多处骨折愈合所致，为围产期致死型成骨不全（osteogenesis imperfecta，OI）的典型表现。肱骨 ➡ 和股骨 ➡ 不规则弯曲同由多发骨折所致。该类型 OI 的长骨常因多发骨折外观呈褶皱样。注意另见小胸廓 ➡ 和扁平椎 ➡。（右图）超声显示Ⅳ型 OI 胎儿骨折愈合后股骨弯曲 ➡ 并形成骨痂 ➡。

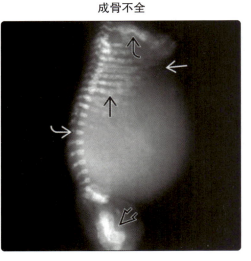
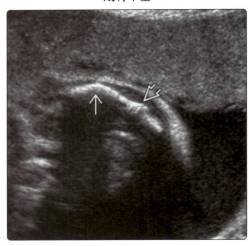

成骨不全

成骨不全

图 9-149 （左图）临床照片显示围产期致死型 OIⅡ型下肢的典型外观。肢体很短，因宫内多发骨折导致假关节 ➡ 形成。（右图）Ⅳ型 OI 新生儿的 X 线片显示骨化减少导致长骨轻度透明。注意异常呈非对称性。一侧股骨骨折愈合后呈现弯曲硬化 ➡。胫腓骨远端均弯曲 ➡。

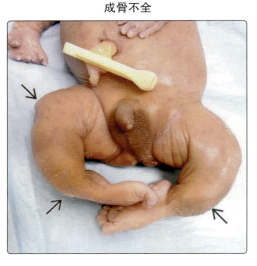
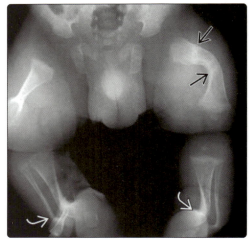

糖尿病胚胎

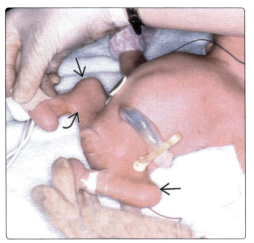

糖尿病胚胎

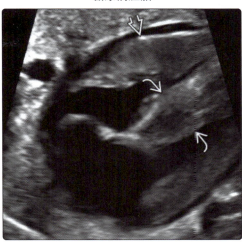

图 9-150 （左图）因母体糖尿病未控制导致本例新生儿存在糖尿病胚胎病相关的尾部退化综合征。因宫内缺乏关节运动导致下肢短且姿势固定 ➡️以及腘窝翼状胬肉 ↗️。脊柱止于中腰部。婴儿出生后数天死亡。（右图）四腔心切面显示糖尿病母亲胎儿罹患肥厚性心肌病。注意室间隔 ➡️和左心室游离壁 ➡️明显增厚。

糖尿病胚胎病

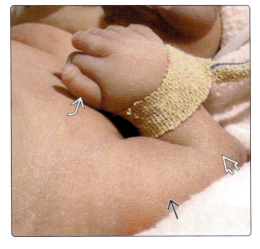

糖尿病胚胎病

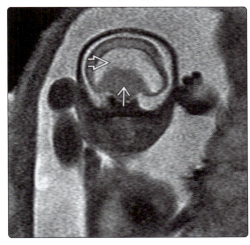

图 9-151 （左图）临床照片显示严重下肢异常，这是一例母体糖尿病控制不良的早产儿。股骨发育不良 ➡️伴胫、腓骨缺失，"踝关节"异常成角 ➡️，存在轴前多趾 ➡️。（右图）冠状位 T2WI MR 显示单一脑室 ➡️和丘脑融合 ➡️，这是同一例胎儿无叶型前脑无裂畸形的特征。糖尿病胚胎病异常通常累及多器官系统。

肢体屈曲

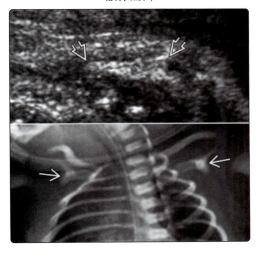

肢体屈曲

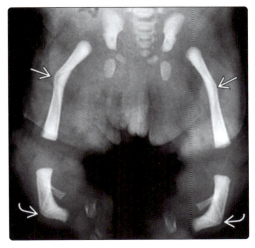

图 9-152 （左图）肢体屈曲症中肩胛骨总是缺失或发育不良。纵向超声图显示肩胛骨发育非常差 ➡️。X 线片（不同病例）显示肩胛冈存在 ➡️，但骨片完全缺失。（右图）X 线片显示了肢体屈曲症的另一个最常见特征。股骨轻度弯曲 ➡️，胫骨向前成角 ➡️。婴儿常见胫前皮肤凹陷。

第九章　肌肉骨骼系统

图 9-153 （左图）超声显示胎儿尺骨缺失➡️、桡骨发育不良➡️、腕部固定向尺侧偏位以及手异常合并少指➡️。双侧缺陷，局限于上肢。（右图）临床照片显示前臂短缩➡️，腕关节向桡侧偏斜➡️，手指紧握并重叠指➡️。拇指发育不良➡️并指甲发育不良。评估时发现褶纹缺失，这是由于胎儿宫内手部运动减少所致。

关节角异常

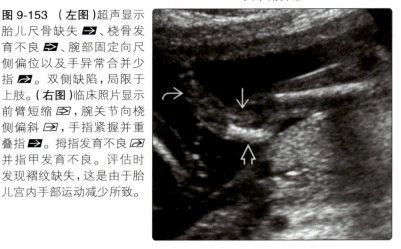

关节角异常

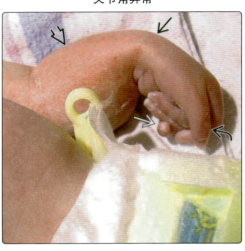

图 9-154 （左图）冠状切面超声显示单侧腓侧半肢畸形伴踝关节固定向外侧偏斜➡️。胫骨短且发育不良➡️，腓骨缺如。足部显示少趾畸形➡️。踝关节看起来姿势固定，偏斜是特征性朝向发育不良或缺失侧骨骼。对侧通常正常➡️。（右图）14 周超声显示桡侧列缺陷伴桡骨缺失➡️，腕关节向桡侧偏斜➡️，只有 4 根手指➡️。

关节角异常

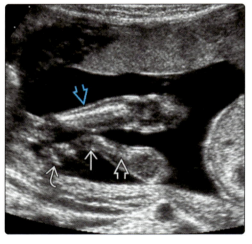

关节角异常

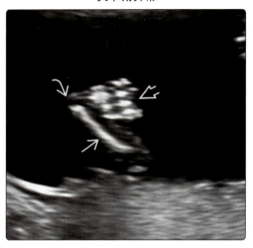

图 9-155 （左图）矢状切面超声显示先天性膝关节脱位➡️伴小腿过伸➡️，即膝反屈。18 周超声检查时首次发现，此时胎儿腿部（包括膝关节）可以活动，但始终未处于正常位置。（右图）同一胎儿出生时临床照片显示先天性膝关节脱位➡️。夹板治疗失败，婴儿需要手术矫正。

关节角异常

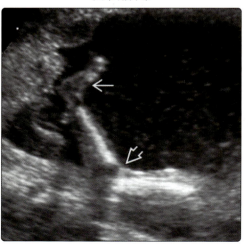

关节角异常

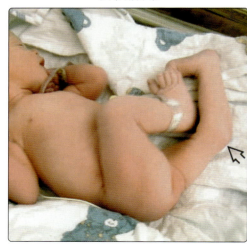

Kyphomelic 发育不良

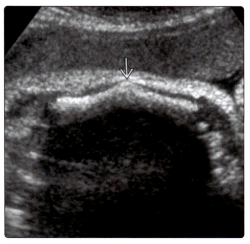

Kyphomelic 发育不良

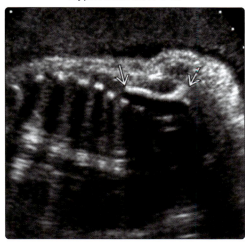

图 9-156 （左图）冠状切面超声显示胎儿股骨成角 ➡，出生后诊断为 Kyphomelic 发育不良。骨化正常，长骨轻度短小，未见骨折。（右图）同一病例晚孕期，冠状切面超声显示肩胛骨大小和骨化正常 ➡，鉴别诊断不考虑肢体屈曲症。

低磷酸酯酶症

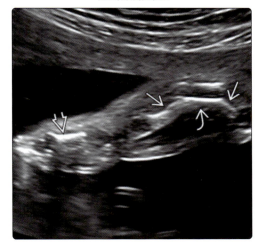

低磷酸酯酶症

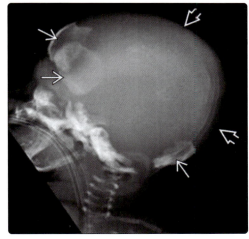

图 9-157 （左图）围产期致死性低磷酸酯酶症胎儿晚孕期超声图像显示下肢严重骨化不足，这是本病的典型特征。股骨呈锯齿状伴不规则成角 ➡ 及骨骼回声杂乱 ➡。下肢远端骨骼很难看到，仅见一根短小胫骨 ➡。（右图）围产期致死性低磷酸酯酶症婴儿侧位 X 线片显示颅骨严重未骨化 ➡，仅见少量骨"岛" ➡。

低磷酸酯酶症

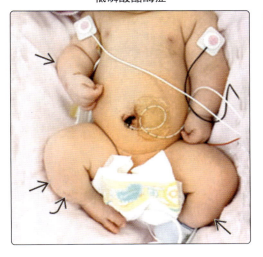

胎儿外伤

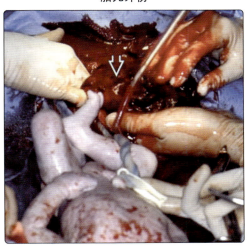

图 9-158 （左图）围产期致死性低磷酸酯酶症新生儿照片显示由于骨骼成角导致四肢轻度弯曲 ➡。弯曲骨骼上可见胫前皮肤凹陷 ➡。这也见于肢体屈曲症。（右图）本例为机动车事故使母体腹部直接受创导致完全性胎盘早剥 ➡ 并胎儿死亡。母体无明显创伤时胎儿骨折罕见。一旦发生宫内死亡，通常为胎盘早剥所致。

鉴别诊断

常见

- 成骨不全
- 关节挛缩,运动不能序列征

不太常见

- 软骨成长不全
- 软骨发育不良

罕见且重要

- 低磷酸酯酶症
- 骨发育不全症

重要信息

主要鉴别诊断

- 有骨折吗?
  - 有无骨折是最重要的鉴别诊断线索
- 骨折是广泛的还是局限于部分骨骼(如肋骨)?
- 长骨看起来短吗?
- 如果长骨短,是否有整肢短肢畸形?
- 长骨成角或弯曲无骨折吗?
- 骨化不足是广泛的还是局限于部分骨骼?
  - 长骨、脊柱、骨盆?
- 颅骨受累吗?
- 胎儿运动正常吗?有广泛性运动缺乏或关节固定的证据吗?

常见诊断的有用线索

- 成骨不全
  - 钙化不足导致的骨折是成骨不全的显著特征
  - 更严重的形式与更多宫内骨折相关

- – 围产期致死型伴宫内多处骨折
- – 多处骨折导致肋骨呈串珠状
  - 由于骨化不足,探头加压可导致颅骨变形
- 关节挛缩,运动不能序列征
  - 宫内缺乏运动→钙化减少
  - 长骨和肋骨的外观常纤细,特别是在妊娠晚期
  - 宫内骨折罕见;产时可能发生
  - 表现时间不同,从早孕期到晚孕早期
    - – 一般来说,运动减少发生越早→骨骼表现越严重
  - 水肿发生于严重的长期运动不能
    - – 常与致死性结局有关

少见诊断的有用线索

- 软骨成长不全
  - 大头,整肢短肢畸形
  - 所有类型脊柱严重骨化不足→重要诊断线索
  - ⅠA、ⅠB型颅骨骨化差
  - ⅠA型肋骨骨折;ⅠB型无肋骨骨折
  - Ⅱ型颅骨骨化正常,无肋骨骨折
- 软骨发育不良
  - Ⅱ型软骨成长不全谱系的一部分,但表现较轻
  - 骨折罕见

罕见诊断的有用线索

- 低磷酸酯酶症
  - 骨化广泛不足在围产期致死型中最为严重
  - 颅骨骨化差
  - 胸廓小,短肢
  - 骨折少见,但可累及肋骨,可能有串珠肋表现
- 骨发育不全症
  - 长骨骨化不足
  - 肢根型肢体短缩伴锥形肱骨
  - 窄胸

成骨不全　　　　　　　　　　　　　成骨不全

图 9-159　(左图)围产期致死性成骨不全死产婴儿X线片显示本病典型特征。整体骨骼骨化不良,以骨折为显著特征。颅骨骨化不足 ⇒,多发骨折导致长骨"褶皱" ⇒。由于多发骨折,肋骨呈串珠状 ⇒。(右图)斜横切面超声显示正常探头压力下成骨不全胎儿颅骨变形 ⇒。

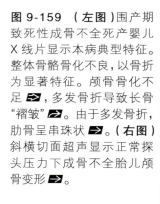
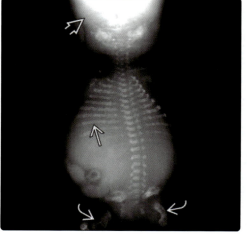
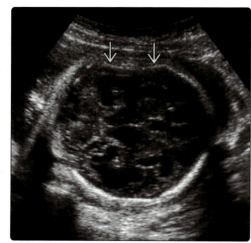

关节挛缩，运动不能序列征

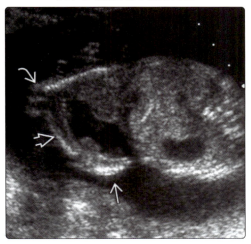

软骨成长不全

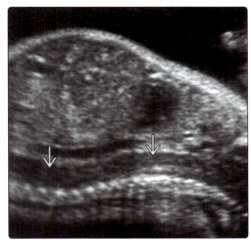

图 9-160 （左图）一例中孕期运动不能序列征胎儿下肢图像显示膝关节固定屈曲➡️和"芭蕾舞足趾"足姿➡️。骨骼看起来很细➡️，但无骨折。肋骨通常很薄。胎儿运动不能序列征中骨化不足是宫内缺乏运动所致。（右图）图示软骨成长不全胎儿。值得注意的是脊柱严重骨化不足➡️，这是本病一个区别性特征，也是一个重要诊断线索。

软骨成长不全

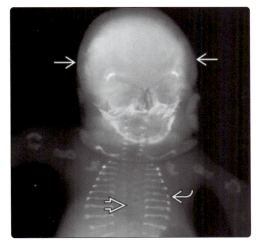

软骨发育不良

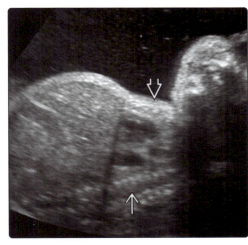

图 9-161 （左图）ⅠA 型软骨成长不全胎儿 X 线片显示颅骨严重骨化不足➡️和继发于多发骨折的细、波浪状肋骨➡️。注意典型椎体骨化不足➡️。ⅠB 型外观相似，但无肋骨骨折。（右图）矢状切面超声显示软骨发育不良胎儿的晚孕期小胸廓➡️，一种Ⅱ型软骨成长不全的等位基因病变。可见脊柱轻度骨化不足➡️。

低磷酸酯酶症

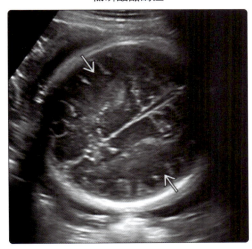

骨发育不全症

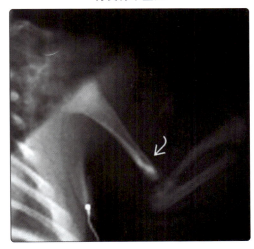

图 9-162 （左图）围产期致死性低磷酸酯酶症晚孕期胎儿超声图像显示，虽然颅骨存在，但双侧大脑显示"过于清晰"➡️，由此推断颅骨钙化不足。严重成骨不全中也有类似表现。（右图）骨发育不全症的一个特征性表现是肱骨发育不良、远端呈锥形➡️。骨盆、下肢骨骼发育不良和钙化不足同为常见表现。

（吴娟　黎全华 译，李洁　王新霞 审校）

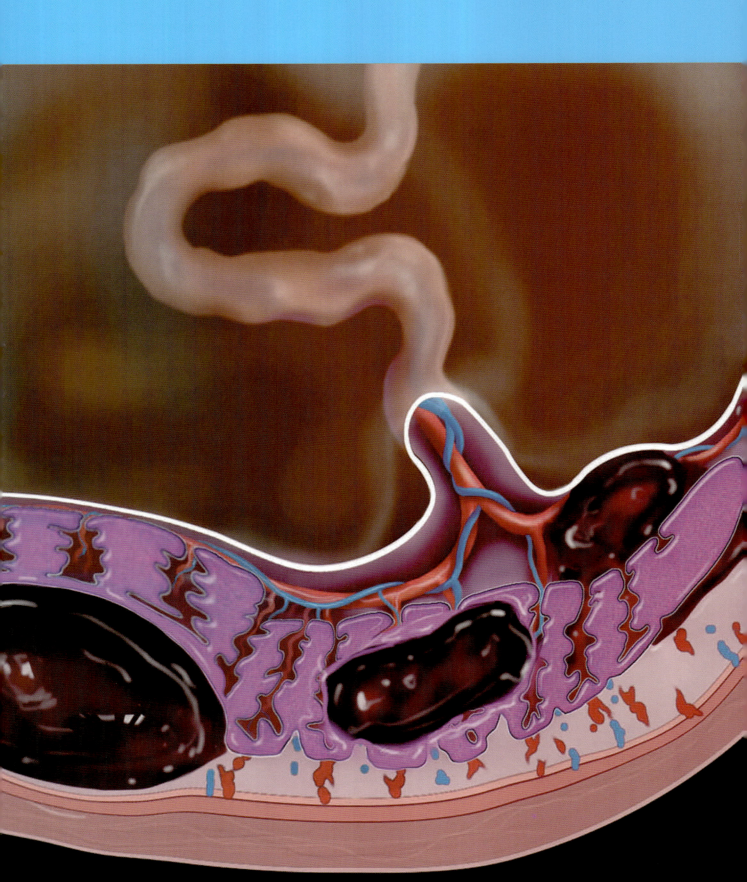

第十章
胎盘、胎膜和脐带

引言和概述

胎盘胚胎学

末次月经后14～28天

胚胎发育至16细胞期前后，滋养层（trophoblast）开始从胚胎细胞群中分化出来。末次月经后20～28天，胚泡（blastocyst）植入子宫内膜。滋养层基靠近子宫螺旋动脉，合胞体（syncytium）增殖并侵蚀相邻的毛细血管和小静脉，形成陷窝。接着，细胞滋养层（cytotrophoblast）细胞和初级绒毛干的条索状突起伸入原始合胞体，形成绒毛间隙。

末次月经后5～10周

始于原始卵黄囊的中胚层沿初级绒毛干中心向下生长，形成次级绒毛干。随后，此处分化出毛细血管，改称三级绒毛干。当致密的胶原化结缔组织间质和厚壁胎儿血管能够为增大的胎盘提供更多的结构支撑时，三级绒毛干的分支形态建成。

末次月经后10～12周

在绒毛间隙建立直接动脉循环。子宫植入部位形成叶状绒毛膜（chorionic frondosum，CF），其余绒毛膜（未附着于子宫）退化形成"平滑绒毛膜"。

末次月经后12～20周（进一步植入）

滋养层细胞侵入子宫肌层内1/3，螺旋动脉重塑随之发生。随着肌壁的侵袭和血管中层平滑肌的溶解，动脉血管扩张并维持低压。

末次月经后22～30周（终末绒毛发生）

通过毛细血管的生长、卷曲和进一步分支，终末绒毛形成。至此，胎儿的毛细血管更接近绒毛间隙中携氧的母体血。

脐带胚胎学

在胚泡中，胚外中胚层的疏松网状结构包裹着胚盘（embryonic disc）。随着内胚层形成卵黄囊及外胚层形成羊膜囊，胚外中胚层中央腔化形成胚外体腔。绒毛膜中胚层通过体蒂与胚胎相连。胚盘尾端的一个小突起称为尿囊，突向体蒂内。胚胎旋转并脱入羊膜腔，逐渐拉长体蒂。

尿囊血管与胎盘绒毛中发育的血管相连接。两条脐动脉（umbilical artery，UA）起源于髂内动脉，两条脐静脉（umbilical vein，UV）起源于尿囊静脉。8周时右脐静脉退化，左脐静脉汇入左门静脉及静脉导管。

脐带被覆华通胶（Wharton jelly），华通胶自胚外间充质衍化而来，由肌成纤维细胞和基质构成。华通胶帮助脐带保持膨压并免其受压。脐带自身由脐血管扩散而来的氧气和营养物质供养。正常脐带呈螺旋状，常为逆时针。正常胎动使脐带螺旋完成。

影像技术与正常解剖

早孕期妊娠囊（5～7周）

滋养层组织和绒毛膜绒毛形成围绕妊娠囊（gestational sac，GS）的弥漫性高回声环。在此阶段，卵黄囊、早期胚胎和羊膜依次显示。高回声的妊娠囊位于子宫内膜蜕膜反应的一侧。双环征（double decidual sac sign，DDSS）可见。但由于双环征并不绝对显示，因此不能仅以此指征来判断是否为宫内妊娠（intrauterine pregnancy，IUP）。宫内出现一个圆形液区可能是早期IUP的唯一可靠标志。在GS内看到卵黄囊可以增强诊断信心。正常卵黄囊壁薄且<6mm。

早孕期胎盘（8～14周）

CF，即早期胎盘，最初表现为妊娠囊附着处的局灶性增厚。脐带常于CF的中央位置插入，使用彩色多普勒显示效果最佳。

在此阶段，羊膜尚未与绒毛膜融合，围绕胚胎和胎儿的羊膜清晰可见。卵黄囊位于羊膜外侧与绒毛膜之间。正常羊膜融合发生在14周左右，常于16周前完成。

中孕期胎盘

中孕期胎盘呈均匀的高回声。在胎盘与子宫之间存在低回声的胎盘下静脉复合体。正常胎盘实质内偶可见无回声区。这些胎盘血池可以是一过性的，常代表扩张的绒毛间隙，其内充满母体血。灰阶图像可显示缓慢的漩涡状血流，彩色多普勒通常无法识别。

识别胎盘位置是标准化胎儿解剖结构检查的一部分。应记录并报告确切的胎盘附着位置。大部分胎盘附着于子宫底部及中部，通常可描述为前、后、左侧或右侧。若胎盘附着于子宫异常（如肌瘤、分隔等）处，亦应记录并报告。

每次检查都应评估胎盘附着位置与宫颈内口的关系。对于可疑低置胎盘或经腹部超声检查子宫下段显示欠佳的孕妇，可选择经阴道超声评估胎盘下缘至宫颈内口的距离。

若经阴道超声检查见胎盘下缘距宫颈内口<2cm，应考虑低置胎盘（low-lying placenta，LLP）。大多数在中孕期诊断的低置胎盘可在晚孕期前恢复正常（移行至正常位置）。对于无临床症状的孕妇，应在32周进行随访以确认低置胎盘持续存在或恢复正常。对于低置状态有改善或有可能消失的孕妇，有必要在36周进行第2次随访。若胎盘覆盖宫颈内口，则诊断为前置胎盘（placenta previa，PP）；非对称性前置胎盘有解除前置状态的可能。

晚孕期胎盘

晚孕期胎盘回声不均匀，常含无回声区及钙化。30周后胎盘基底板（位于胎盘和子宫肌层交界处）及小叶钙化为正常现象。

同中孕期一样，晚孕期也应评估并报告胎盘的位置及胎盘与宫颈内口的关系。若患者在中孕期未明确排除低置或前置胎盘，且晚孕期看不到胎盘下缘，应进行经阴道超声检查以明确诊断。应使用彩色多普勒排除宫颈内口附近的胎儿血管（血管前置）。

脐带

应记录并报告2条脐动脉和1条脐静脉的存在。可通过游离脐祥的正交切面和膀胱横切面来检查。彩色多普勒可显示两条脐动脉沿膀胱插入髂动脉。因脐带胎盘插入（placental cord insertion，PCI）点附近存在动脉融合，因此应避免在 PCI 处评估脐血管数量。

在进行解剖结构检查时，应常规并详细记录 PCI 位置，对于多胎妊娠和胎盘异常的病例更应如此。若脐带插入点距胎盘任意边缘 2cm 以内，则为边缘插入；若胎儿血管插入或走行在距胎盘边缘有一定距离的胎膜内，则为帆状插入。边缘插入有发展为帆状插入的风险，而帆状插入与生长受限、脐带意外和血管前置有关。

小心陷阱

饱满的孕妇膀胱

孕妇膀胱饱满时，子宫前壁贴近后壁且子宫下段被牵拉失真。使正常位置的胎盘看起来如同低置。此时有必要排空膀胱后通过经腹或经阴道超声检查再次成像以准确评估子宫下段。

局灶性肌层收缩

胎盘后方子宫肌层的局部收缩形似纤维瘤。同样地，子宫下段的局灶性肌层收缩（focal myometrial contraction，FMC）也可使子宫前壁贴近后壁而使正常位置的胎盘看起来低置。通过经阴道超声检查常可以在宫颈内口附近看到少量羊水，将更利于宫颈-胎盘关系的评估。也可以选择在 FMC 缓解后再进行检查。

副胎盘

可能出现一个或数个副胎盘，与主胎盘之间通过走行于胎膜下的胎儿血管相连接。若任一副胎盘小叶位于子宫下 1/2 处，则有必要联合经阴道超声及彩色多普勒超声检查是否存在血管前置。

急性胎盘出血

急性出血可与胎盘回声相同，因此胎盘后出血可以表现为胎盘增厚。彩色多普勒有助于鉴别无血管的血肿与有血管的子宫肌层及胎盘。

脐带假结

数个紧密相贴的脐袢可以形似脐带打结。应随着胎动谨慎细致的扫查并复查，同时辅以脉冲多普勒检查以明确是否存在脐带真结。

方法

何时对低置胎盘进行随访？

若中孕期发现胎盘下缘距离宫颈内口＜2cm，则需要随访。随访时应使用经阴道超声检查（经腹部超声检查结果不准确）。无症状患者的标准随访时间为孕 32 周。随着妊娠进展，大部分低置胎盘和一部分非对称性前置胎盘可以恢复正常。

胎盘无回声区有临床意义吗？

大多数胎盘无回声区代表静脉血池，常为一过性表现。发生较早、数量较多、体积较大的无回声区可能与胎盘功能不全相关。如果在 20～25 周之前出现多个无回声区，或有 3 个以上无回声区直径＞3cm，就有理由考虑对胎儿生长和羊水量进行超声监测。胎盘植入性疾病中的无回声区通常大而不规则，像龙卷风一样。此外，如果是多发胎盘囊肿形成的无回声区，应考虑妊娠滋养细胞肿瘤或胎盘间叶发育不良的可能。

胎盘应该多厚？

胎盘随孕周增大而增厚。一般来说，胎盘厚度（单位 mm）约等于孕周（单位周）。例如，孕 20 周胎盘厚约 20mm，孕 30 周胎盘厚约 30mm。通常胎盘厚度≤40mm。胎盘增厚可见于胎儿水肿、巨大儿、Beckwith-Wiedemann 综合征及糖尿病。薄或小的胎盘与生长受限和非整倍体相关。

看到脐带绕颈怎么办？

分娩时脐带绕颈一周的发生率约为 20%～25%，这与新生儿发病率或死亡率的风险增加无关。因此，我们认为在超声检查时发现脐带绕颈一周是一种常见现象。此外，由于在很多病例中没有进行多切面扫查，超声发现脐带绕颈的假阳性率可达 20%。对于脐绕颈多周胎儿的管理目前仍存在争议。脐带绕颈三周或以上可能与胎儿高发病率相关，建议选择剖宫产。若存在多周脐带绕颈或可疑脐带缠绕过紧时，应进行胎儿监测及脐带多普勒评估。

什么时候进行胎盘 MR 检查是有帮助的？

MR 很少用于评估胎盘。但因母体肥胖或后壁胎盘而使胎盘显示受限时，MR 可能会有所帮助。对于一些胎盘植入或妊娠滋养细胞疾病的病例，行 MR 检查可帮助诊断。许多研究都没有表明 MR 在诊断异常胎盘植入方面优于超声。然而 MR 对胎盘的成像效果相当好。MR 还具有大视野的优势，并且可以显示母体骨盆深层组织。

脐带螺旋减少该如何处理？

螺旋减少的脐带通常为特发性表现，但也与单脐动脉和胎动障碍有关。应仔细扫查胎儿是否合并其他异常，尤其是涉及四肢的异常。

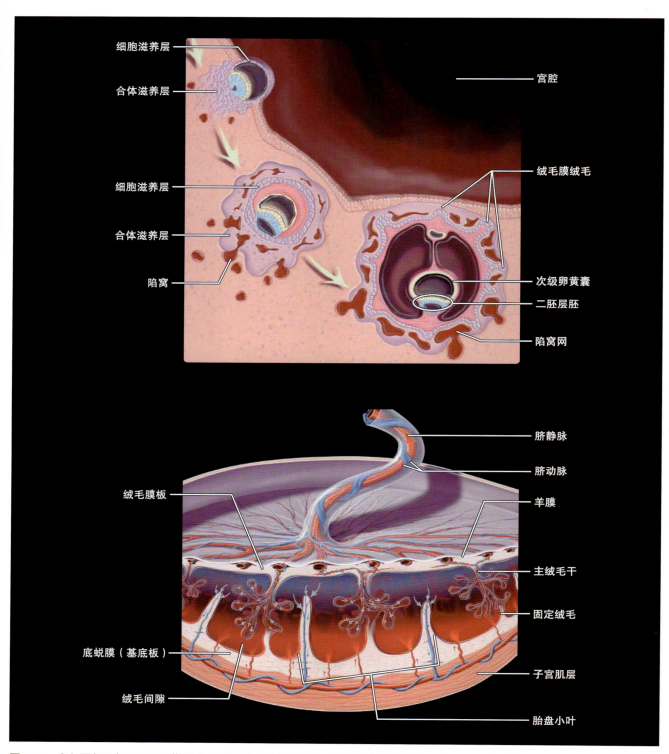

图 10-1 （上图）图片显示了早期胎盘发育。合体滋养层是一个快速生长的多核团块，该团块侵袭并破坏子宫内膜毛细血管，形成陷窝。细胞滋养层是一层单核细胞，这些细胞侵入合体滋养层基质，形成早期绒毛膜。氧气在绒毛和陷窝之间进行交换，同时也扩散到胚外组织。二胚层胚在次级卵黄囊附近形成。（下图）胎盘血管图片显示了浸浴在绒毛间隙的主绒毛干以及脐动脉（umbilical artery，UA）和脐静脉（umbilical vein，UV）的终末分支。缺氧血是蓝色的，来自 UA，而富氧血是红色的，通过 UV 返回胎儿。

叶状绒毛膜

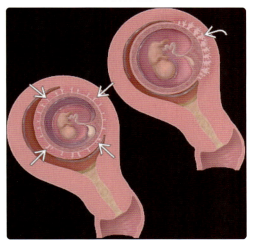

正常早期胎盘

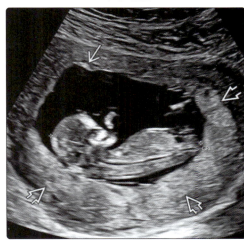

图 10-2 （**左图**）图片显示绒毛膜➡️均匀分布在早期妊娠囊周围。10 周时，叶状绒毛膜（CF，早期胎盘）➡️形成，而其他绒毛退化。（**右图**）妊娠 12 周的超声图像显示后方的 CF➡️呈厚而高的回声，即早期胎盘。前方的滋养层组织几乎完全吸收➡️。

胎盘胎儿面

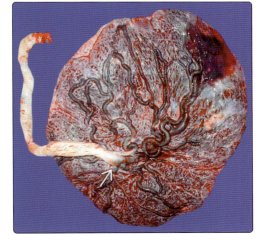

胎盘母体面

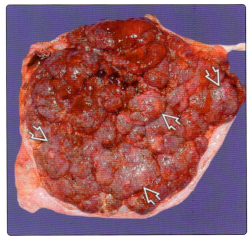

图 10-3 （**左图**）足月胎盘胎儿面的大体病理显示正常脐带胎盘插入（placental cord insertion，PCI）部位➡️。分支血管从脐带发出。胎盘和脐带的表面被覆羊膜。（**右图**）足月胎盘母体面的大体病理显示多个胎盘小叶➡️。这些小叶即母胎进行营养和气体交换的绒毛间隙。

超声矢状面似有胎盘分叶

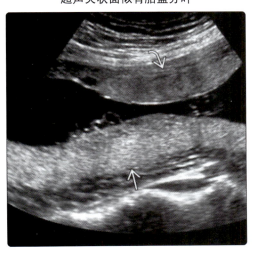

超声横切面显示相连

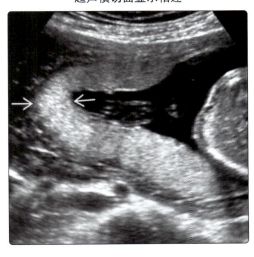

图 10-4 （**左图**）子宫矢状面超声图像显示前壁胎盘➡️和后壁胎盘➡️。初始的征象令人怀疑后壁为主胎盘而前壁为副胎盘。（**右图**）同一病例的横切面超声图像显示前后壁胎盘相连➡️。因此，这是一个右侧壁胎盘，不伴副胎盘。明确胎盘位置有必要进行正交平面及子宫整体扫查。

低置胎盘

低置胎盘解除后

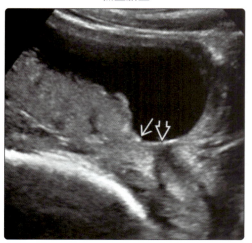
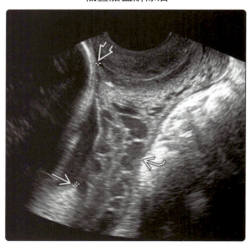

图 10-5 （左图）子宫下段超声图像显示胎盘下缘➡距宫颈内口➡<2cm。该发现通过经阴道超声再次证实，因此诊断为低置胎盘。（右图）32周时，经阴道超声显示此时胎盘下缘➡已远离宫颈内口➡，因此，低置胎盘已解除。注意此处明显的子宫后壁血管➡是正常现象，勿与胎盘或胎儿血管相混淆。

胎盘血池

胎盘血池消失

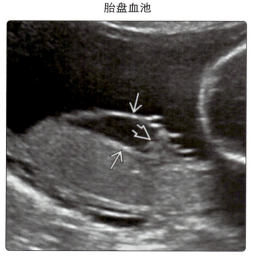
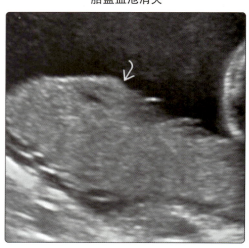

图 10-6 （左图）进行胎儿解剖学扫查时发现胎盘内无回声区➡伴内部物质分层➡。尽管没有彩色多普勒血流显示，二维仍可以看到漩涡状血流。（右图）几分钟后，无回声区消失➡。胎盘无回声区通常是正常及一过性发现，又称胎盘血池。鉴别诊断包括胎盘血栓（通常在先前的胎盘血池中）、绒毛膜血管瘤（彩色多普勒有血流显示）及胎盘囊肿。

脐带插入部位

脐带插入部位

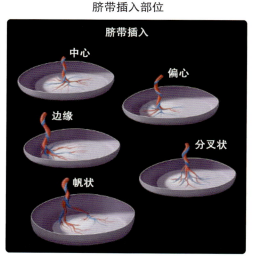
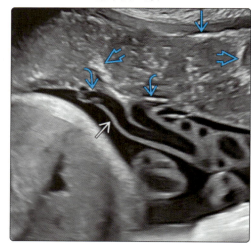

图 10-7 （左图）中心及偏心插入最为常见。边缘、帆状和分叉状插入常与病理有关。帆状和分叉状插入时脐血管易受损伤。边缘插入时灌注效率可能降低。（右图）在这张脐带胎盘插入（placental cord insertion，PCI）➡正常的图像中，可以很好地看到延伸到胎盘表面的分支血管➡，从而区分PCI与游离脐祥。注意在这个孕晚期胎盘中可见基底部➡和实质➡钙化。

脐带螺旋

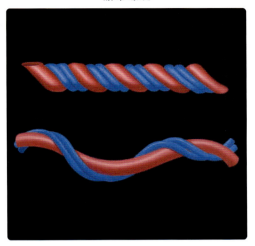

三血管脐带

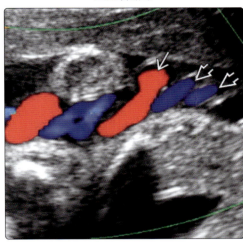

图 10-8 （**左图**）脐带螺旋是指 UA（蓝色）围绕 UV（红色）的频率。正常脐带螺旋为每 10cm 旋转 1～3 圈。在一些研究中，脐带螺旋过密（上）或过于稀疏（下）都与不良结局相关。（**右图**）正常三血管脐带的纵向彩色多普勒超声显示 2 条动脉➡➡和 1 条静脉➡向不同方向输送血液（UV：向胎儿输送血液；UA：向胎盘输送血液）。

三血管脐带陷阱

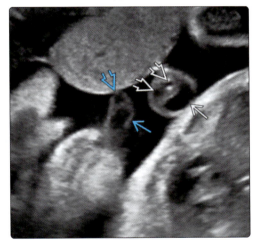

膀胱底部脐动脉

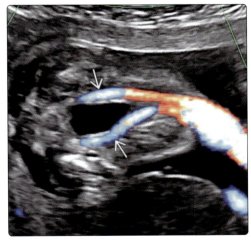

图 10-9 （**左图**）此病例表明超声横切面观察脐血管数量具有一定局限性。在右侧，可以看到 2 条 UA➡➡和 1 条 UV➡，而在左侧，只能看到 1 条 UA➡与 UV➡。（**右图**）膀胱底部的横切面彩色多普勒超声是确认存在 2 条 UA➡的最好切面。两条 UA 起源于髂动脉，沿膀胱两侧走行，然后在脐带插入点与脐静脉相交。

早期脐带胎盘插入点

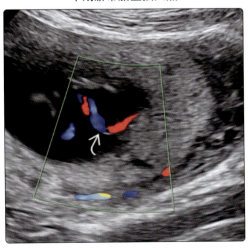

膀胱底部的早期脐动脉

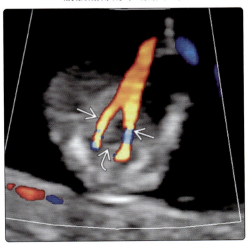

图 10-10 （**左图**）或许在进行颈项透明层厚度检查时（12～14 周）即可进行胎盘和脐带的评估。PCI 部位➡在此孕周显示良好。（**右图**）另外，此时胎儿膀胱➡通常充盈。彩色多普勒可显示 2 条 UA➡位于膀胱两侧；因此，13 周时即可确定正常脐带的三血管结构。

要　点

术语

- 定义:胎盘提前剥离
- 同义词:胎盘早期脱离

影像学表现

- 声像图表现取决于出血时间及出血量
  - 急性血肿:常与胎盘回声相同
  - 亚急性血肿:低于胎盘回声
  - 恢复期/慢性血肿:无回声
- 边缘早剥(最常见)
  - 血肿来自胎盘边缘
- 胎盘后早剥(第二常见)
  - 胎盘与子宫间的血肿
- 胎盘内早剥
  - 出血进入胎盘内
- 胎盘前早剥(罕见)
  - 胎盘胎儿面血肿
- 1/2的病例超声检查呈阴性

主要鉴别诊断

- 平滑肌瘤
- 局灶性肌层收缩
- 绒毛膜血管瘤

临床问题

- 胎盘早剥是临床诊断
  - 出血、疼痛、宫缩
- 重要的相关及高危因素
  - 早剥史
  - 前置胎盘
  - 妊娠期高血压疾病
  - 吸烟
  - 孕妇车祸

诊断要点

- 在所有出血、子宫压痛、早产的病例中,扫查是否存在胎盘早剥和前置胎盘

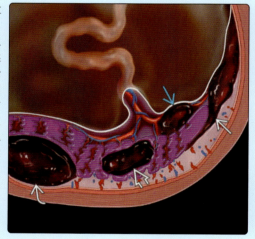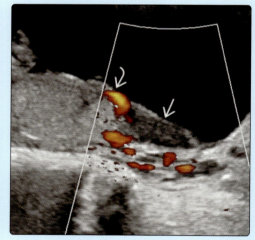

图 10-11 (左图)图示胎盘早剥(placental abruption, PA)部位。边缘 PA➡发生在胎盘边缘,是最常见的类型。胎盘后 PA➡发生在胎盘和子宫之间。胎盘内早剥➡为实质内出血。胎盘前 PA➡位于胎盘和胎膜之间。(右图)在这个边缘 PA 的病例中,可以在胎盘边缘➡附近看到一个血块➡,能量多普勒显示其内无血流。此外,在实时成像中未观察到漩涡状血流,排除了胎盘边缘静脉血窦。

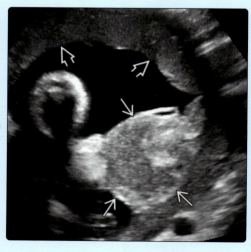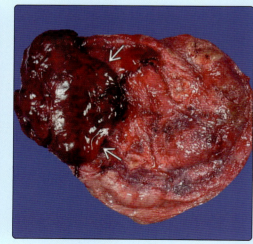

图 10-12 (左图)这个巨大边缘早剥➡位于前壁胎盘➡附近,此胎盘的其他部位正常附着于宫壁上。这是急性胎盘早剥,因此血肿与胎盘回声相同。此外,胎盘边缘隆起在超声检查中并不一定可见。(右图)该孕妇患有子痫前期,之后胎死宫内并于孕 31 周娩出,其胎盘的母体面上可见一处边缘血肿➡。(From DP: Placenta)。

术语

缩写

- 胎盘早剥（placental abruption，PA）

同义词

- 胎盘早期脱离

定义

- 胎盘提前从子宫壁剥离

影像学表现

一般特征

- 部位
  ○ 边缘：位于绒毛膜下，来自胎盘边缘
  ○ 胎盘后：在胎盘与子宫壁之间
  ○ 胎盘内：位于胎盘实质内
  ○ 胎盘前：位于胎膜下，在胎盘表面与羊水之间
  ○ 若出血量大，常涉及多个部位

超声表现

- 声像图表现取决于出血时间及出血量
  ○ 急性血肿
    - 呈高回声：常与胎盘回声相同
    - 彩色多普勒有帮助：血肿内无血流显示
      □ 鉴别血肿与子宫/胎盘
  ○ 亚急性血肿（最常见）
    - 血肿呈不均质回声或低回声
      □ 常可见分隔
      □ 可能会有液平
    - 与胎盘相比，血块容易溶解
  ○ 恢复期/慢性血肿
    - 出血液化，逐渐呈无回声
  ○ 常合并羊水回声增高
    - 蛋白凝块弥散入羊水中
    - 急性大量出血可破入羊膜
    - 继发胎儿肠管回声增强
      □ 因吞咽高回声的羊水
- 边缘早剥
  ○ 最常见的胎盘早剥类型
    - 20 周前发生的胎盘早剥中，91% 为边缘性
    - 20 周后发生的胎盘早剥中，67% 为边缘性
  ○ 出血来自胎盘边缘
    - 在 1/2 的病例中可见边缘隆起
  ○ 血肿邻近胎盘
    - 胎盘附近的弧形血块
  ○ 远端血肿较常见
    - 绒毛膜下出血
      □ 血块远离胎盘
    - 在宫颈内口上方扫查
  ○ 评估胎盘剥离面积
  ○ 寻找相关的宫颈变化
    - 宫颈消退/漏斗形成
- 胎盘后早剥（次常见）
  ○ 血肿在胎盘和子宫之间
  ○ 剥离面可能大
    - 胎儿发病风险↑
  ○ 表现与胎盘增厚极为相似
    - 胎盘后方的等回声血肿
  ○ 能量多普勒有帮助
    - 区分胎盘与出血
- 胎盘内早剥
  ○ 出血直接进入胎盘实质
  ○ 胎盘增厚并回声不均
    - 血肿区域无血流显示
- 胎盘前早剥（罕见）
  ○ 血肿位于胎盘胎儿面
    - 绒毛膜下或羊膜下血肿
  ○ 形似胎盘肿块
    - 绒毛膜血管瘤
    - 较大静脉血池
  ○ 罕见情况下，血肿可压迫脐带
    - 显示脐带胎盘插入点
    - 使用多普勒超声评估血流情况
- 双胎与早剥
  ○ 血肿可能位于胎膜之间
  ○ 怪异的急性羊膜控内肿块
  ○ 出血时间较长可类似胎膜间囊肿
- 1/2 的病例超声检查呈阴性
  ○ MR 的敏感性和特异性近达 100%
    - 极少是首要的影像学选择

影像学建议

- 最佳成像方法
  ○ 全面仔细的扫查胎盘和子宫
- 流程建议
  ○ 评估胎儿窘迫的征象
    - 胎儿心动过缓
    - 脐血流异常
    - 生物物理评分低
  ○ 进行经阴道超声检查
    - 排除前置胎盘所致的出血
    - 评估宫颈长度
  ○ 量化胎盘剥离面积

鉴别诊断

肌瘤

- 子宫肌层的低回声肿块
- 胎盘可附着于肌瘤上方
  ○ 似胎盘后血块
    - 肌瘤内有血流（血块没有）
  ○ PA 风险↑

前置胎盘

- 与 PA 表现相似
- 前置胎盘常合并 PA
  ○ 低置胎盘易发生剥离

局灶性肌层收缩

- 正常的一过性子宫肌层增厚
  ○ 形似肿块
  ○ 随时间进展而缓解
  ○ 能量多普勒可显示其内血流
- 内侧肌层受累多于外侧

绒毛膜血管瘤

- 胎盘的血管性肿块
  - 几乎都有血流
- 位于胎盘胎儿面时形似胎盘早剥

病理

一般特征

- 病因学
  - 支撑胎盘的血管结构受损导致出血
  - 滋养层细胞异常侵蚀→螺旋动脉破裂→胎盘提前剥离
- 相关异常
  - 前置胎盘(PA 风险↑13~14 倍)
  - 肌瘤(PA 风险↑2.6 倍)

分期、分级与分类

- 临床分类系统
  - 0 级：无临床症状
    - 分娩后发现胎盘后小血块
  - 1 级(症状轻微)
    - 不伴母体休克、胎儿窘迫或凝血障碍
  - 2 级(中等)：出血、宫缩
    - 孕妇有症状但未休克
    - 胎儿窘迫征象
    - 30% 有凝血障碍
  - 3 级(严重)：强直性子宫收缩 ± 出血
    - 孕妇休克
    - 凝血障碍
    - 胎儿窘迫 / 死亡

临床问题

表现

- 最常见的体征 / 症状
  - PA 是临床诊断
    - 典型表现
      - 阴道出血(82%)
      - 疼痛(26%)
      - 子宫张力增高(26%)
      - 胎儿状态不乐观(65%)
  - 约 50% 的病例超声可检出血块
    - 若能检出血块,阳性预测值达 88%
- 其他体征 / 症状
  - 库弗莱尔子宫(罕见)
    - 子宫胎盘卒中
    - 出血渗透→子宫肌层→浆膜层→腹膜
- PA 的风险因素
  - PA 史(风险↑10~30 倍)
  - 妊娠期高血压疾病
  - 吸烟
  - 多胎分娩
  - 胎膜早破
  - 多胎妊娠
  - 高龄产妇
  - 成瘾行为
    - 酒精、可卡因、其他
  - 创伤
    - 若出现车祸,风险↑7 倍
    - 排除其他母体伤害

人口统计资料

- 流行病学
  - <所有妊娠的 1%
    - 2% 见于早产中
    - 0.3% 见于足月产中
  - 报道的再发风险为 3%~10%

自然病史与预后

- 孕产妇并发症
  - 凝血障碍
  - 失血性休克
  - 在美国,1%~5% 的孕产妇死亡率与早剥有关
- 胎儿并发症
  - 报道的胎儿死亡率为 1%~40%
  - 早产及相关发病率
  - 胎儿生长受限
    - 多为大面积和复发性剥离
- 预后与 PA 面积 / 类型相关
  - 胎盘剥离<30% 时预后良好
- 隐匿性胎盘后 PA 预后不良

处理

- 急性胎窘时行剖宫产
- 稳定期可期待治疗
- 胎盘功能不全时尽早分娩

诊断要点

考虑

- 在所有中晚孕期出现阴道出血或子宫压痛的病例中检查是否存在 PA
- 仔细扫查有无胎盘后早剥
  - 急性子宫压痛 ± 阴道出血
- 考虑对既往 PA 史的患者进行 PA 监测

影像判读经验

- 出现胎盘增厚时使用能量多普勒
  - 血块无血流显示
  - 与子宫肌层和胎盘(有血流)相鉴别
- 在检查开始时仔细评估胎儿心率
  - 心动过缓可致紧急分娩
- 若患者发生 MVA,应检查是否存在早剥
  - 即使没有其他母体伤害

报告提示

- 声明大多数 PA 无法通过超声检出
  - 报告“无 PA 超声证据”,而不是“无 PA”
    - PA 是临床诊断
- 考虑超声随访羊水、胎儿生长发育及宫颈长度

参考文献

1. Jha P et al: Nonfetal imaging during pregnancy: placental disease. Radiol Clin North Am. 58(2):381-99, 2020
2. Fadl SA et al: Placental abruption and hemorrhage-review of imaging appearance. Emerg Radiol. 26(1):87-97, 2019
3. Young JS et al: Vaginal bleeding in late pregnancy. Emerg Med Clin North Am. 37(2):251-64, 2019
4. Nkwabong E et al: Placenta abruption surface and perinatal outcome. J Matern Fetal Neonatal Med. 30(12):1456-9, 2017
5. Kasai M et al: Prediction of perinatal outcomes based on primary symptoms in women with placental abruption. J Obstet Gynaecol Res. 41(6):850-6, 2015

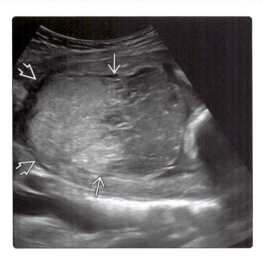
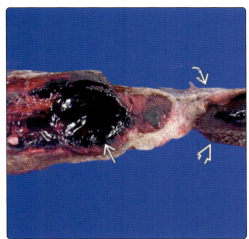

图 10-13 （左图）这是一个胎盘内出血的病例，胎盘 ➡ 增厚且回声不均匀；但仍附着于宫壁上 ➡。不幸的是，这个 22 周的胎儿出现了脐动脉血流反向的胎窘征象，并发生了宫内死亡。（右图）一例发生 PA 的胎盘切片显示多发血肿。边缘血肿 ➡ 隆起并压迫上覆的胎盘 ➡。还有一个巨大的急性胎盘实质内血肿 ➡（From DP：Placenta）。

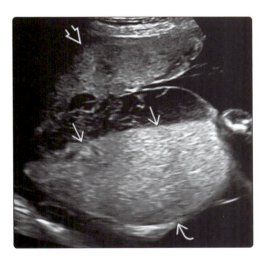
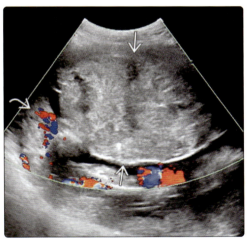

图 10-14 （左图）这是一个双绒双胎合并胎盘内出血的病例，可见双胎之 A 的正常胎盘附着于前壁 ➡，而双胎之 B 的胎盘附着于后壁，并可见增厚 ➡ 及液平 ➡。胎儿 B 发生宫内死亡，而胎儿 A 存活。（右图）这例急性胎盘后出血的患者出现早产。急性出血与胎盘回声相同，使胎盘增厚并回声不均匀 ➡。多普勒显示无血流（与有血流 ➡ 的小部分正常附着胎盘相比）。

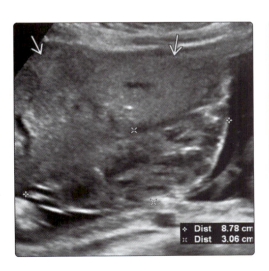
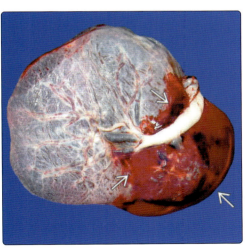

图 10-15 （左图）在这个晚孕期的病例中，意外发现了一个巨大的胎盘前血肿（游标）。胎盘 ➡ 的其他方面正常，并且附着良好。胎盘前早剥罕见，其表现可能与绒毛膜血管瘤相似。（右图）临床照片显示位于脐带插入点附近的巨大胎盘前血肿 ➡ 延伸至胎盘边缘。大量出血常位于胎膜下，并蔓延至远离原发血肿的部位。

要　点

术语

- 前置胎盘（placenta previa，PP）：胎盘覆盖宫颈内口（internal os of cervix，IO）
- 低置胎盘（low-lying placenta，LLP）：胎盘边缘距 IO ≤2cm
- 正常：胎盘边缘距 IO >2cm
- 避免使用边缘性 PP 或部分性 PP 等术语（意喻混淆）

影像学表现

- 经腹部超声是一种良好的筛查方法
  - 若胎盘有可能位于子宫下段（lower uterine segment，LUS）或 LUS 显示效果欠佳，则需要进一步评估
- 经阴道超声（transvaginal ultrasound，TVUS）为诊断所必需
  - 测量宫颈长度
  - 测量胎盘边缘与 IO 之间的距离
- 重要的 PP 合并异常
  - 胎盘植入性疾病
  - 血管前置：胎儿血管越过 IO

主要鉴别诊断

- 过度充盈的孕妇膀胱

- 局灶性肌层收缩
- 胎盘早剥

临床问题

- 随妊娠进展发病率↓
  - 10% 的 PP 或 LLP 是在进行胎儿解剖结构扫查时诊断的
    - 多数无临床症状
    - >90% 的 LLP 随妊娠进展而消失
  - 足月时 PP 的发生率为 0.5%
- 处理
  - 完全 PP 需要剖宫产
  - LLP 可以经阴道分娩，尤其是当胎盘边缘距离 IO >10mm 时

诊断要点

- 对于在中孕期诊断，且无临床症状的 PP 或 LLP 患者，应在 32 周进行随访；如果 PP 或 LLP 未消失，应在 36 周再次随访
- 对于在中晚孕期出现阴道出血的患者，应通过 TVUS 排除 PP 和 LLP

图 10-16　（左图）这是一位前置胎盘（placenta previa，PP）合并产前出血的孕妇，经阴道超声（transvaginal ultrasound，TVUS）显示胎盘 ➡ 覆盖宫颈内口（internal os of cervix，IO）➡，可以看到宫颈因积血而轻度扩张。（右图）这是一位曾行两次剖宫产术的 PP 患者，可见胎盘覆盖 IO ➡。此外，胎盘轻微凸起 ➡ 合并胎盘后低回声带变薄，同时可见一个龙卷风样陷窝 ➡。这些征象均指向胎盘植入性疾病。

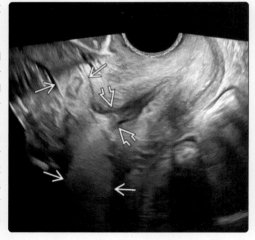
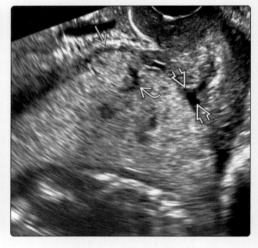

图 10-17　（左图）这是一个低置胎盘（low-lying placenta，LLP）的病例，后壁胎盘下缘 ➡ 距 IO ➡ <2cm。随妊娠进展，这类病例的低置状态大多会解除。（右图）在另一个病例中可见胎盘实质 ➡ 距 IO ➡ >2cm；而胎盘边缘的静脉 ➡ 延伸至宫颈口。

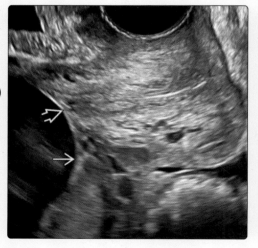
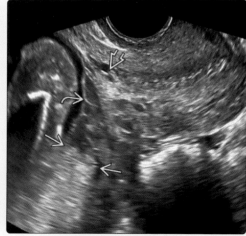

术语

缩写

- 前置胎盘（placenta previa，PP）
- 低置胎盘（low-lying placenta，LLP）
- 宫颈内口（internal os of cervix，IO）
- 子宫下段（lower uterine segment，LUS）
- 经阴道超声（transvaginal ultrasound，TVUS）

定义

- PP：胎盘覆盖 IO
- LLP：胎盘下缘距 IO≤2cm
- 正常：胎盘下缘距 IO>2cm

影像学表现

超声表现

- 经腹部超声矢状面显示胎盘位于 LUS
- TVUS 为确诊所必需
- PP 可为对称性，也可为非对称性
  - 若胎盘中央附着于宫颈，则为对称性
    - 随妊娠进展前置状态解除的可能性不大
  - 若胎盘边缘越过宫颈，则为非对称性
    - 前置状态可能随妊娠进展而解除
    - 若胎盘边缘越过 IO>10mm，则解除前置状态的可能性不大
- LLP：胎盘下缘距 IO 1～20mm
  - 90% 以上可解除，尤其是当胎盘下缘距 IO>10mm 时
- 边缘血窦 PP 是 LLP 的亚型
  - 胎盘边缘静脉距 IO 2cm 以内
  - 边缘静脉窦为母体静脉
    - 这不是血管前置
- 重要的 PP 合并异常
  - 胎盘植入性疾病
  - 血管前置（胎儿血管越过 IO）

影像学建议

- 流程建议
  - 经腹部超声显示 LUS 效果欠佳是进行 TVUS 的指征
  - 测量宫颈长度，然后测量胎盘下缘至 IO 的距离
  - 使用多普勒超声检查是否存在低置血管
  - 对于在中孕期诊断，且无临床症状的患者，建议在 32 周进行随访
    - 可能有必要在 36 周进一步随访

鉴别诊断

过度充盈的孕妇膀胱

- 使子宫前后壁贴到一起（形似拉长的宫颈，实为假象）

局灶性肌层收缩

- 可表现为团块状或形似胎盘
- 随时间缓解

胎盘早剥

- 血块可与胎盘回声相同并形似 PP
- 彩色多普勒有帮助（血块内无血流）

临床问题

表现

- 最常见的体征/症状
  - 偶然发现
  - 出血：产前或产后

人口统计资料

- 流行病学
  - 10% 的 PP 或 LLP 是在进行胎儿解剖结构扫查时诊断的（18～20 周）
  - PP 在所有活产中的发生率为 0.5%
  - 高危患者
    - 既往剖宫产或 PP 史
    - 高龄产妇、多胎、吸烟、体外受精

自然病史与预后

- 90% 的 LLP 会在 32 周前恢复正常
  - 若胎盘下缘距 IO 10mm 以上，几乎所有 LLP 的低置状态都会解除
- 70%PP 的前置状态会解除（尤其是非对称性 PP）
- 超声表现与较高的出血风险有关
  - 晚孕期持续存在的 PP 或 LLP
  - 宫颈长度<3cm
  - 胎盘增厚，并覆盖宫颈>1cm
  - 边缘血窦 PP 更易出血

处理

- 若 PP 持续存在，必须选择剖宫产术
- 下缘距 IO 10～20mm 的 LLP 可考虑试产

诊断要点

考虑

- 对于在中晚孕期出现阴道出血的所有患者，均应通过 TVUS 排除 PP 和 LLP
- LUS 的后壁肌层出现异常增厚时考虑 PP 或 LLP
  - 可能为后壁副胎盘
  - 后壁 PP 所致"浮胎"

影像判读经验

- 所有 PP 或 LLP 的病例，均应排除植入或血管前置

报告提示

- 中孕期诊断为无症状 PP 或 LLP 的患者，需在 32 周进行随访
- 若在 32 周检查时 PP 或 LLP 仍然存在，应在 36 周时进一步随访
- 若出现症状，应及时随访

参考文献

1. Huang S et al: Maternal and neonatal outcomes of repeated antepartum bleeding in 493 placenta previa cases: a retrospective study. J Matern Fetal Neonatal Med. 1-6, 2021
2. King LJ et al: Maternal risk factors associated with persistent placenta previa. Placenta. 99:189-92, 2020
3. Durst JK et al: Resolution of a low-lying placenta and placenta previa diagnosed at the midtrimester anatomy scan. J Ultrasound Med. 37(8):2011-9, 2018
4. Gibbins KJ et al: Placenta previa and maternal hemorrhagic morbidity. J Matern Fetal Neonatal Med. 31(4):494-9, 2018
5. Fan D et al: Prevalence of antepartum hemorrhage in women with placenta previa: a systematic review and meta-analysis. Sci Rep. 7:40320, 2017
6. Kollmann M et al: Placenta praevia: incidence, risk factors and outcome. J Matern Fetal Neonata Med. 29(9):1395-8, 2016

胎盘和胎膜异常

术语

- 血管前置(vasa previa, VP)
  - 胎儿血管覆盖宫颈或距 IO<2cm
  - 血管位于胎膜下
    - 易受压、撕裂
    - 没有胎盘或脐带的保护

影像学表现

- VP 有两种典型模式
  - 帆状脐带入口(velamentous cord insertion, VCI)位于子宫下段(1 型)
    - 脐带插入宫颈内口附近的胎膜内
  - 低置胎盘合并副胎盘(accessory placenta)(2 型)
    - 走行在胎盘分叶之间的胎儿血管覆盖或距宫颈内口(internal os of cervix, IO)<2cm
- 经阴道超声(transvaginal ultrasound, TVUS)+彩色多普勒是最佳方法
  - 使用脉冲多普勒证实该血管为胎儿血管
  - 显示动脉血流+记录胎儿心率
- 20%~40% 将于晚孕期消失
  - 若 VP 诊断较早(<24 周),消失的可能↑
  - 若血管临近 IO 而未覆盖,则消失的可能↑
- 影像学建议
  - 仔细识别脐带胎盘插入(placental cord insertion, PCI)
    - 应该是常规结构扫查内容
  - 经腹部超声显示低置胎盘或 PCI 显示不佳时可用 TVUS 和彩色多普勒检查

主要鉴别诊断

- 边缘血窦前置
- 绒毛膜羊膜分离
- 边缘性胎盘早剥
- 脐带先露(未附着于子宫)

临床问题

- 发生率:所有妊娠的 0.2:1 000~2.2:1 000
  - 体外受精(in vitro fertilization, IVF)患者 1:202
- 危险因素
  - VCI:相对危险度(odds ratio, OR)=672
  - SL 及双叶胎盘:OR=71
  - 低置胎盘:OR=9
  - IVF:OR=19
  - 多胎妊娠:OR=3
- 预后
  - 若产前未诊断出 VP,生存率为 44%~50%
  - 据报道,若产前得以诊断,生存率为 97%~100%
- 管理
  - 于 32~34 周尽早住院
  - 于 35~36 周行择期剖宫产

诊断要点

- 观察 PCI 时不应仅关注 VCI
  - VCI 的"红树林征"很常见
    - 血管看起来像暴露在外的红树林树根
    - 大的分支血管走行在插入点附近
- VP 可能会进展或消失,所以监测尤为重要
  - VP 可能由低置胎盘或前置胎盘进展而来
    - 尽早发现覆盖 IO 的胎盘菲薄部分
    - 胎盘可能会退化,遗留胎膜下血管
  - VP 可能会消失
    - 随妊娠进展,子宫下段拉长,导致血管受牵拉而上移
    - 距 IO>2cm 视为消失
- 对所有低置胎盘及 PCI 显示欠佳的患者使用经阴道超声联合彩色多普勒超声检查
  - 单独使用灰阶超声时可能无法看到血管
- 使用脉冲多普勒鉴别母体血管与胎儿血管
- VP 的产前诊断至关重要
  - 应告知所有相关的医生

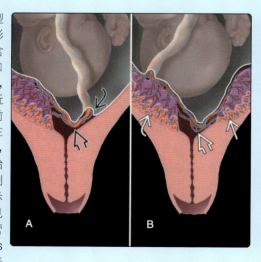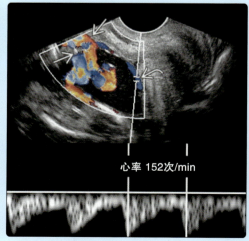

图 10-18 (左图)图示 1 型(A)和 2 型(B)血管前置形态。1 型血管前置类型中含低置胎盘和帆状脐带入口(velamentous cord insertion, VCI)➄,胎儿血管➄邻近或覆盖宫颈口。2 型血管前置中,胎儿血管➄走行在宫颈口附近或覆盖宫颈口,位于主胎盘➄、副(副胎盘)叶➄之间。(右图)1 例 1 型血管前置,TVUS 显示 VCI➄位于子宫下段,可见一根胎膜下的胎儿动脉血管➄跨越宫颈内口(internal os of cervix, IO)。使用脉冲多普勒证实该血管为胎儿血管。

心率 152次/min

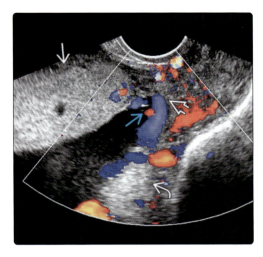

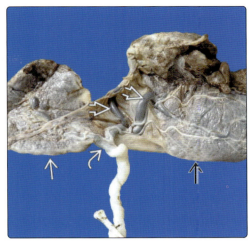

图 10-19　（左图）在这个病例中，经阴道彩色多普勒超声显示低置的前壁主胎盘分叶➡️和后壁副胎盘分叶➡️，同时可见连接二者的血管➡️跨越 IO➡️。TVUS 是诊断血管前置的金标准。（右图）同一病例分娩后的胎盘显示帆状血管➡️连接 SL➡️和主胎盘➡️，同时可见 VCI➡️。注意脐带插入后立即发出分支（红树林征）。

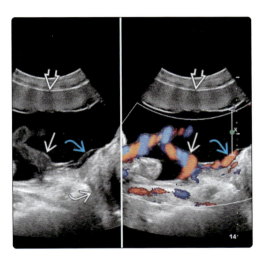

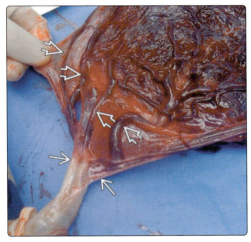

图 10-20　（左图）双幅灰阶图像和彩色多普勒图像显示脐带➡️在宫颈➡️附近呈帆状插入。至少 1 根胎儿血管➡️跨越 IO。注意脐带插入部位远离前壁胎盘➡️。每例妊娠均应记录脐带胎盘插入（placental cord insertion，PCI）。（右图）VCI➡️的大体病理显示大小不等的胎儿血管➡️走行于胎膜下，最终到达胎盘。如果不使用彩色多普勒，可能很难看到较小的血管。

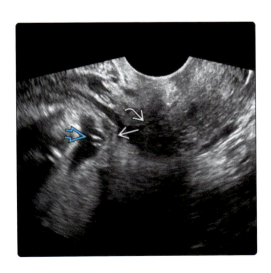

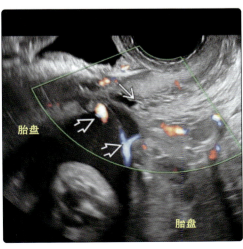

图 10-21　（左图）20 周时的 TVUS 显示薄的胎盘实质➡️覆盖宫颈 IO➡️。此时诊断为前置胎盘。然而，请注意胎盘表面血管➡️距 IO 极近。这种胎盘形态（双叶胎盘）有演变为血管前置的风险。（右图）随访显示胎儿血管➡️直接跨越 IO➡️，二者之间无胎盘实质。在这个病例中，双叶胎盘"演化"为合并副叶的胎盘，那么先前的前置胎盘即变为 2 型血管前置。

要　点

术语

- 胎盘组织异常穿透子宫内膜
- 影像学检查无法鉴别病理亚型

影像学表现

- 胎盘植入（placenta accreta spectrum, PAS）性疾病最敏感的超声指征是出现大而不规则的陷窝
- 子宫/胎盘隆起破坏了子宫的正常倒梨形
- MR 征象诊断 PAS 的优势比
  - 隆起 7.432；前置胎盘（placenta previa, PP）7.283；T2 线性低信号带 5.985，瘢痕附近胎盘不均匀 4.384；纤维蛋白沉积 4.322

主要鉴别诊断

- 单纯性 PP
- 胎盘无回声区
- 膀胱静脉曲张

临床问题

- 最重要的危险因素是既往剖宫产（cesarean section, CS）、PP
  - 3% 发生于患有 PP 而无 CS 的女性
  - 11% 合并 PP+1 次 CS；40% 合并 PP+2 次 CS；60% 合并 PP+>3 次 CS
- 孕产妇/胎儿死亡的风险高；多学科团队的计划分娩预后最佳
- 在美国，大多数中心给孕妇使用倍他米松后，于 34～35 周行剖宫产子宫切除术

诊断要点

- 对于 PP 和/或既往 CS 的患者，若胎盘附着于瘢痕上，应高度怀疑 PAS
- 熟悉 US 和 MR 上胎盘和胎盘/子宫肌层交界面的正常表现
- 寻找异常的龙卷风样区域、胎盘带、子宫隆起等 PAS 征象
  - 存在多个 US 征象增加诊断特异性

第十章　胎盘、胎膜和脐带

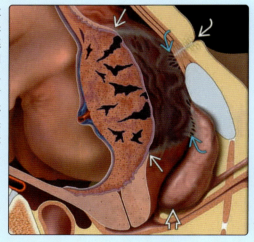
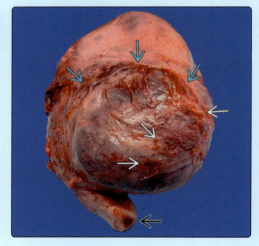

图 10-22　（左图）图示胎盘异常附着于子宫瘢痕裂口处 ➡️ 的薄弱肌层，广泛粘连 ➡️ 于膀胱 ➡️ 与子宫之间及旧切口 ➡️ 与薄弱肌层之间。（右图）图示剖宫产子宫切除术后的体外子宫标本，可见胎盘异常附着于裂开的瘢痕处 ➡️，且从膀胱剥离时可见广泛粘连 ➡️。注意宫颈 ➡️。

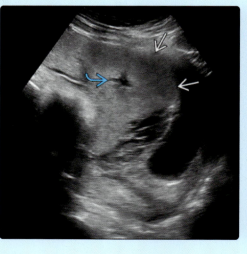
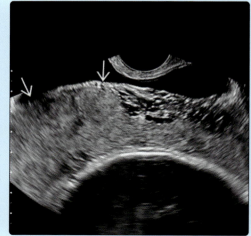

图 10-23　（左图）正中经腹部超声显示胎盘后低回声带消失 ➡️，胎盘轻度回声不均匀，并可见 1 个陷窝 ➡️。（右图）同一病例的经阴道超声显示中线略偏右侧紧靠膀胱壁 ➡️ 胎盘组织的更多细节。尽可能以最高的探头分辨率对胎盘位置进行成像并评估胎盘植入性疾病（placenta accreta spectrum, PAS）是至关重要的。

术语

定义

- 胎盘组织异常穿透子宫内膜,传统上根据**组织病理学**分为粘连/植入/穿透
- **临床术语**包括胎盘植入(placenta accreta spectrum, PAS)性疾病、胎盘粘连性疾病、异常胎盘侵袭

影像学表现

一般特征

- 任何成像都无法显示微观细节
- 检查者必须了解整个孕期的正常子宫/胎盘外观
  - 正常妊娠子宫呈倒梨形,轮廓光滑,无局灶性隆起
  - 在超声上,正常胎盘呈均匀的中等回声;正常膀胱黏膜呈强回声
  - 在 MR T2WI 上,正常中孕期胎盘信号强度均匀,随着妊娠进展,在晚孕期信号逐渐不均匀
    - 低信号、薄分隔隔开子叶
      - 在脐带插入部位,胎盘内可见少量流空信号
  - T2WI 上子宫壁呈 3 层:薄而呈低信号的内层和外层,包绕较厚的中间信号层

超声表现

- 灰阶超声
  - PAS 最敏感的超声指征是胎盘**陷窝**;不规则、龙卷风样的、带有湍流的区域
  - 其他与 PAS 相关的表现
    - 膀胱壁/子宫交界面中断
    - 局部外生性肿块或隆起
    - 肌层厚度≤1mm
    - 宫颈内血池;宫颈基质中的血管池

MR 表现

- T2WI
  - MRI 诊断 PAS 的 7 个常见征象
    - T2 胎盘内低信号带、子宫/胎盘隆起、T2 胎盘后低信号线消失、子宫肌层变薄/中断、膀胱壁中断、胎盘局灶性外生包块、异常胎盘床血管
    - MR 征象诊断 PAS 的优势比
      - 隆起 7.432;前置胎盘(PP)7.283;T2 线性低信号带 5.985,瘢痕附近胎盘不均匀 4.384;纤维蛋白沉积 4.322
  - 胎盘形态与血供相关:腹膜反折分隔子宫血供区域
    - 膀胱后壁中点的垂线分隔上 S1(子宫体)与下 S2(子宫下段、宫颈、上阴道)
    - S1:腹膜反折以上由子宫动脉供应,在髂内动脉近心端操作可有效控制出血
    - S2:腹膜反折以下由阴部内动脉的侧支供应,因此需要通过髂总动脉或主动脉进行血流阻断

影像学建议

- 最佳成像方法
  - US 是诊断 PAS 的首选方法
  - MR 对于后壁胎盘、子宫手术/损伤的效果可能更好
- 流程建议
  - 使用经阴道 US 联合多普勒超声,在膀胱适度充盈的情况下检查前置/前壁胎盘
  - 胎盘植入指数(placenta accreta index, PAI)或 PAS 评分系统等超声分级可能会有所帮助
  - MR 技术
    - 扫查子宫正交平面 ± 与胎盘肌层交界面垂直的平面
    - 膀胱适度充盈,阴道内置入凝胶显示宫颈/阴道穹隆

鉴别诊断

单纯性前置胎盘

- 呈正常均匀回声的胎盘

胎盘无回声区

- 呈圆形,随患者体位变化而变小/消失

膀胱静脉曲张:陷阱

- 完整膀胱壁中母体血管扩张;无胎盘侵入膀胱的迹象

病理

一般特征

- 病因学
  - 最重要的危险因素是 PP 合并既往剖宫产(cesarean section, CS)
    - 11% 合并 PP+1 次 CS;40% 合并 PP+2 次 CS;60% 合并 PP+>3 次 CS
  - 合并子宫器械、手术、人工胎盘摘除术、多胎、年龄>35岁、体外受精(in vitro fertilization, IVF)、盆腔放疗的风险↑
    - 对 1 418 名女性进行的一项 5 年以上的回顾性研究显示:IVF 组的 PAS 发生率为 2.2%,非 IVF 组为 0.3%

分期、分级与分类

- 关于 PAS 的组织病理学描述共识**取代了胎盘粘连、植入和穿透的类别**
  - 描述性分级系统与国际妇产科联合会(International Federation oF Gynecology and Obstetrics, FIGO)指南相似
  - 子宫切除标本与分娩胎盘标本的命名不同
  - 建议术语及报告要素涵盖 PAS 谱的标本(即,已分娩的胎盘;全子宫或部分子宫切除术 ± 子宫外组织,刮除妊娠残余物)
- FIGO 分级
  - 1 级:异常附着胎盘:直接附着于子宫肌层中层的表面
    - 剖宫产时没有胎盘"隆起",没有胎盘组织穿过子宫表

胎盘植入性疾病的二维灰阶超声特征	
图像特征	推荐的定义
透明带消失	胎盘床下方的子宫肌层低回声带消失或不规则
异常胎盘陷窝	存在多发陷窝，包括一些较大且不规则的陷窝，在灰阶图像上其内通常可见湍流
膀胱壁中断	明亮的膀胱壁消失或中断（子宫浆膜层和膀胱腔之间的高回声带或线）
子宫肌层变薄	胎盘后方的子宫肌层变薄至<1mm或无法检测到
胎盘隆起	由于异常的胎盘组织隆起突入邻近器官（通常是膀胱）而导致子宫浆膜层偏离原本的平面；子宫浆膜完整，但轮廓扭曲
局灶性外生肿块	局部胎盘组织向子宫浆膜层以外延伸
这些是欧洲异常侵入性胎盘工作组推荐的标准描述。	

Collins SL et al: Proposal for standardized ultrasound descriptors of abnormally invasive placenta（AIP）. Ultrasound Obstet Gynecol. 47（3）：271-275, 2016。

面，没有或很少有新生血管
○ 2级：异常侵入胎盘：侵袭肌层
－ 剖宫产时胎盘床呈蓝色/紫色，胎盘"隆起"，大量浆膜新生血管
－ 轻柔的牵拉脐带→可致子宫向内而胎盘不分离（酒窝征）
○ 3级：异常侵入胎盘：侵袭盆腔周围组织、血管、器官
－ 3a：剖宫产时胎盘限于浆膜层，膀胱和子宫之间的手术面清晰
－ 3b：剖宫产时膀胱和子宫之间无清晰的手术面
－ 3c：剖宫产时胎盘绒毛侵入阔韧带、阴道壁、骨盆侧壁或任何其他盆腔器官（±膀胱）

临床问题

表现

- 典型表现为分离胎盘时出血无法控制
- 随着对PAS认知的提高，前瞻性产前诊断的可能越来越大

人口统计资料

- 2016年，美国出院诊断为分娩相关的女性中PAS的总体发病率为1：272

自然病史与预后

- 孕产妇/胎儿死亡的风险重大
  ○ 大出血±弥散性血管内凝血的风险极高
- 即使是计划剖宫产子宫切除术也有显著的手术并发症
- 报告指出剖宫产子宫切除术患者存在持续性长期健康问题、术后疼痛、长达3年的生活质量下降

处理

- 多学科团队的计划分娩结局最佳
- 在美国，大多数中心给孕妇使用倍他米松后于34～35周行 **剖宫产子宫切除术**
- 在欧洲、加拿大使用更保守的选择包括：

○ **三重P程序**
  － 胎盘定位、盆腔断流术、子宫肌层切除时不分离胎盘、子宫重建
  － 2020年50例患者队列：平均手术失血量2 318mL，膀胱损伤2%，平均住院时间4天，无子宫切除术
○ **切除-重建方法**以最低的发病率保留子宫，失血量↓约80%
  － 从子宫上段行子宫切开术，选择性结扎血管，将整个胎盘和受影响的子宫肌层作为一个整体切除
○ CS时保留子宫并**有意保留胎盘**
  － 分娩后，将脐带结扎在脐带胎盘插入处，胎盘留在原位
  － 子宫保留率：约78%；严重孕产妇发病率：约6%
○ 选择保存生育能力的病例后续妊娠**再发风险为28.6%**
  － 产后出血风险、输血需求、CS分娩、人工胎盘摘除术、早产的风险↑

诊断要点

影像判读经验

- 诊断具有挑战性，即使对专家来说也是如此；技术和解剖学上的陷阱比比皆是

报告提示

- 熟悉在US和MR上正常胎盘和胎盘/子宫肌层交界面的表现
- 了解危险因素，不仅限于既往CS；每一次对高危患者进行检查时都应评估PAS

参考文献

1. Happe SK et al: Predicting placenta accreta spectrum: validation of the placenta accreta index. J Ultrasound Med. ePub, 2020
2. Jha P et al: Society of Abdominal Radiology (SAR) and European Society of Urogenital Radiology (ESUR) joint consensus statement for MR imaging of placenta accreta spectrum disorders. Eur Radiol. 30(5):2604-15, 2020
3. Jauniaux E et al: FIGO classification for the clinical diagnosis of placenta accreta spectrum disorders. Int J Gynaecol Obstet. 146(1):20-4, 2019

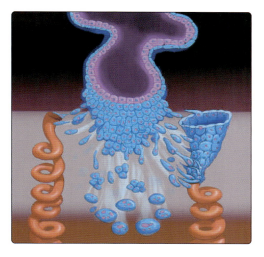

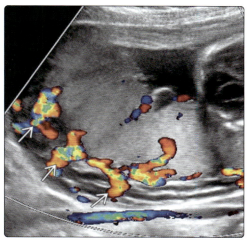

图 10-24　（左图）在正常胎盘形成过程中，子宫胎盘动脉被重塑。管壁平滑肌溶解，周围被纤维蛋白基质内的绒毛外滋养层细胞取代。血管扩张，由高阻力、低容量血管转变为低阻力、高容量血管以满足胎儿生长发育的需要。（右图）一例正常胎盘的彩色多普勒超声显示正常血管形态，即以底蜕膜为界的数条扩张的母体血管 ⇨ 供应胎盘。

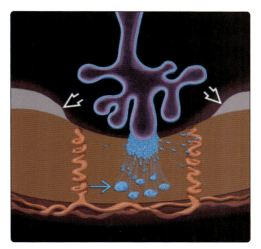

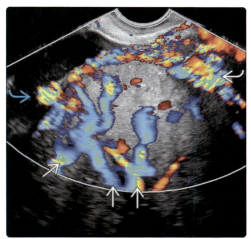

图 10-25　（左图）在 PAS 中，由于底蜕膜中断 ⇨，血管重塑越过子宫肌层表面的 1/3 到 1/2，更高比例的多核间质滋养层细胞 ⇨ 延伸到瘢痕组织中，导致异常血管增生。（右图）一例 PAS 患者的经阴道 US 显示胎盘实质中出现龙卷风样异常血管 ⇨，且底蜕膜 ⇨ 及膀胱壁 ⇨ 水平血流信号增多、杂乱。

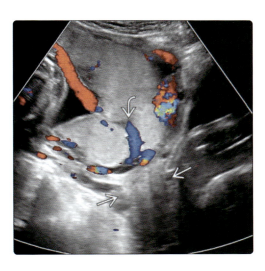

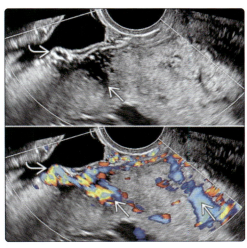

图 10-26　（左图）一位 41 岁患者的 US 矢状面显示前置胎盘（宫颈 ⇨）和一条粗大龙卷风样血管 ⇨，该患者曾行剖宫产及 D&C（宫颈扩张及刮宫术）各一次。她将来没有生育需求，因此选择了计划剖宫产子宫切除术。手术中明确 PAS 的存在，并经组织学证实。（右图）这是一位曾行子宫内膜切除术及 D&C 的患者，该患者的经阴道 US 可见陷窝 / 龙卷风样血管 ⇨ 以及越过胎盘进入膀胱壁 ⇨ 的"桥接血管"。

图 10-27 （左图）这是一位有 D&C 术中穿孔史的患者，6MHz 凸阵探头显示胎盘延伸 ➡ 至右前壁子宫肌层。虽然既往剖宫产史是引起 PAS 最常见的原因，但事实上任何蜕膜破损都会增加患病风险。(右图)MR T2WI(同一病例) 证实了超声检查发现的胎盘 - 子宫肌层交界面 ➡ 中断 ➡。尽管在 MRI 上低信号的肌层缺如，但手术中并没有明显穿透。这说明单凭影像学很难区分亚型。

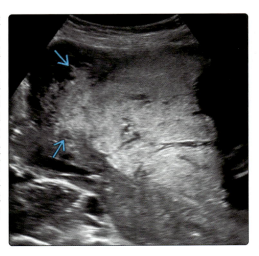
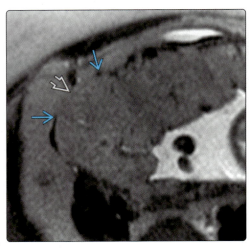

图 10-28 （左图）这是一位拟诊穿透性胎盘而转诊的患者，经阴道 US 矢状面显示膀胱静脉曲张 ➡，膀胱壁完整 ➡，前壁子宫肌层 ➡ 附有一个逐渐变窄的光滑薄楔形前壁胎盘 ➡。在确认膀胱静脉曲张是良性存在后，该患者成功地进行了 VBAC(剖宫产后阴道分娩)。这是胎盘植入的一个重要陷阱。(右图)将左侧的图像与这例 PAS 进行对比，可见胎盘增厚 ➡、陷窝 ➡、子宫肌层不明显 ➡ 以及凸向膀胱的包块。

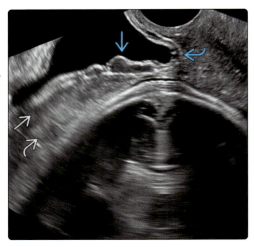
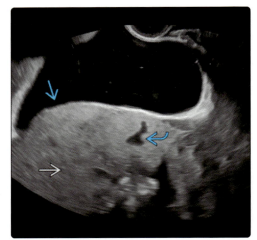

图 10-29 （左图）本病例与前两张图片为同一病例，彩色多普勒 US 显示膀胱静脉曲张中的血流信号 ➡，而在这个切面中胎盘组织 ➡ 内无异常血流。(右图)良性静脉曲张与一例 PAS 中的胎盘陷窝 (龙卷风样血管) ➡ 及底蜕膜水平杂乱血流 ➡ 形成对比。

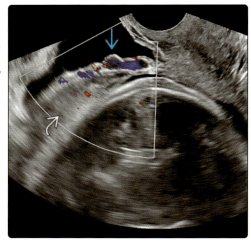
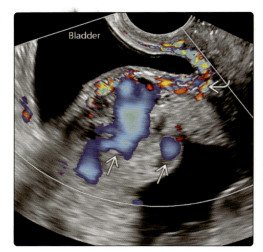

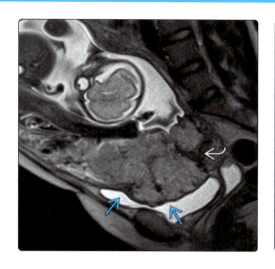
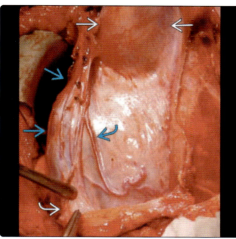

图 10-30　（左图）PAS 患者 MR T2WI 矢状位显示多种异常表现，包括胎盘内低信号带 ➡、异质性胎盘以及明显凸入 ➡ 膀胱的子宫肌层。（右图）术中照片显示影像学发现如子宫肌层连同胎盘通过裂开的瘢痕 ➡ 外凸、广泛粘连性疾病 ➡ 以及新生血管 ➡ 的临床相关表现。上方可见正常的子宫肌层 ➡。

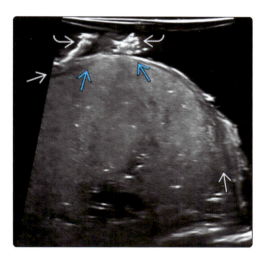
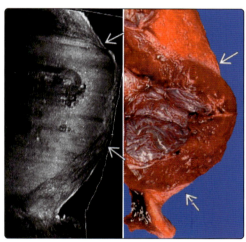

图 10-31　（左图）这是一张合并 PAS 的子宫切除标本水浴检查图。子宫肌层 ➡ 逐渐变薄，在瘢痕裂开最大处 ➡ 变得难以分辨。该部位有粘连 ➡，但浆膜外无胎盘浸润。（右图）扩大 FOV（视野）水浴检查（左）和未固定的子宫矢状切面（右）组合图显示胎盘异常附着于瘢痕裂开区域，邻近子宫肌层 ➡（未侵犯）呈平滑楔形。

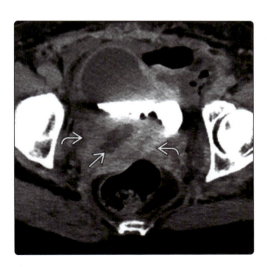
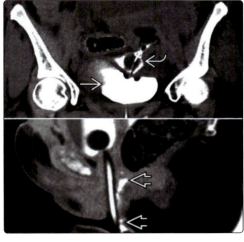

图 10-32　（左图）这是一例患有广泛盆腔粘连的艾滋病患者，在进行艰难的剖宫产子宫切除术后，CT IVP（静脉肾盂造影）显示右输尿管 ➡ 扩张，其周边组织增强 ➡。（右图）冠状位图像显示导管球囊 ➡ 位于膀胱外 ➡。由于膀胱阴道瘘，矢状位图显示阴道 ➡ 出现对比剂。修复时，输尿管和膀胱破裂部位周围有一层炎性组织。这是一个剖宫产子宫切除术长期并发症的例子。

胎盘和胎膜异常

817

要　点

术语

- 胎盘血池（placental lake，PL）
  - 无绒毛但有血流的血管区域
- 绒毛间血栓（intervillous thrombus，IVT）
  - 无绒毛但有血栓和纤维蛋白的血管区域

影像学表现

- 胎盘内无回声或低回声区
  - PL 和 IVT 是最常见的偶然发现
  - 发生较早、数量较多、体积较大（＞5cm）的无回声区可能是有意义的
    - 与胎儿生长受限（fetal growth restriction，FGR）相关
- PL 含缓慢漩涡状的血流
  - 通过灰阶成像效果最佳
  - 检查过程中可能会随时间进展而改变形状和大小
- 在灰阶图像上 IVT 内无漩涡状血流
  - 不会改变形状和大小
  - 低回声比无回声更常见
- 彩色多普勒无血流显示

- 区分单纯性 PL 与胎盘植入中充满血液的陷窝，后者常为多发且形态不规则

主要鉴别诊断

- 胎盘早剥
- 妊娠滋养细胞肿瘤

临床问题

- 最常见的偶然发现，预后良好
- 与母体高血压疾病相关
- 范围广泛时胎盘功能不全的风险↑
  - 胎儿生长受限和死产
  - 羊水过少
  - 胎儿多普勒参数异常

诊断要点

- 对发生较早、体积较大、数量较多的病变进行超声随访
  - 出现时间＜25 周
  - 大小＞5cm
  - 数量＞3～5 个

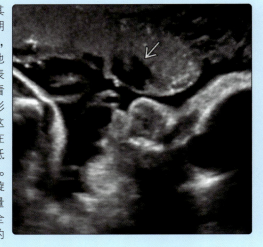
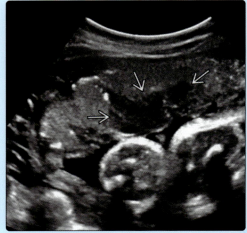

图 10-33 （左图）在这个其他各方面均正常的晚孕期胎盘中可见一无回声区➡️，这是典型偶发性胎盘血池（placental lake，PL）的表现。在灰阶图像上可以看到缓慢的漩涡状血流而彩色多普勒无血流显示，这也是典型表现。（右图）在另一个病例中，PL ➡️ 呈低回声且体积较大（＞5cm）。在这个病例中同样可见漩涡状血流。体积较大、数量较多的 PL 与胎盘功能不全有关；因此当时对该胎儿的生长发育进行了监测。

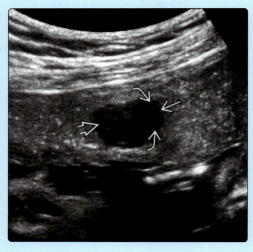
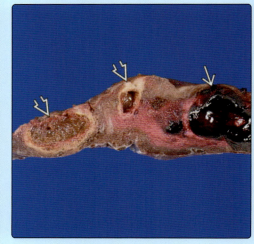

图 10-34 （左图）其他各方面均正常的胎盘包绕一处绒毛间血栓（intervillous thrombus，IVT）➡️，IVT 内可见收缩的血块➡️和与之相邻的无回声血清➡️。（右图）这个伴有 IVT 和梗死的小胎盘解释了当出现大而多的胎盘病变时，IVT、梗死与胎盘功能不全相关。在这个标本中可见一个大的 IVT ➡️ 及多发陈旧性梗死➡️，后者多为局灶性纤维化区域。（From DP：Placenta）

术语

缩写

- 胎盘血池（placental lake，PL）
- 绒毛间血栓（intervillous thrombus，IVT）

定义

- PL：无绒毛但有血流的血管区域，其内充满血液
- IVT：无绒毛但有血栓和纤维蛋白的血管区域

影像学表现

超声表现

- 胎盘内无回声或低回声区
  - 多发性病变较常见
  - >5cm 者视为大病灶
- 在灰阶超声上可见 PL 内漩涡状血流
  - 偶尔可见液平（红细胞在血清中沉淀）
- 彩色多普勒无血流显示
  - 可见邻近绒毛扩张
  - 能量多普勒可能显示血流
- 检查过程中，PL 的形状和大小经常发生变化
- IVT：低回声比无回声更常见
  - 无漩涡状血流及大小变化
  - IVT 和 PL 常同时出现在一个胎盘中
- 发生较早、数量较多、体积较大的无回声区可能是有意义的
- 胎盘间叶发育不良是罕见亚型

影像学建议

- 流程建议
  - 用电影回放记录漩涡状血流
  - PL 和 IVT 是最常见的偶然发现
  - 发生较早、数量较多、体积较大（>5cm）的 PL 和 IVT 可能是有意义的
    - 与 FGR 相关
- 区分单纯性 PL 与胎盘植入中更广泛的血管腔隙
  - 奇形怪状的、不规则的、龙卷风样的、线状血流

鉴别诊断

胎盘早剥

- 位于边缘、胎盘后、胎盘前

妊娠滋养细胞肿瘤

- 部分性葡萄胎/三倍体（+胎儿）
- 完全性葡萄胎（无胎儿）
- 共存葡萄胎（+胎儿）

绒毛膜血管瘤

- 多普勒超声可显示血流的良性血管瘤

病理

一般特征

- 相关异常
  - 大（>5cm）而范围广泛的 PL 与发病率↑相关
    - FGR、羊水过少、死产
    - 母体高血压疾病
    - 抗磷脂综合征
    - 母体血清 AFP 升高
    - 胎盘早剥

大体病理和解剖特征

- 在合并 PL 的胎盘中，有 25% 在产后病理评估中发现额外的 IVT 和梗死

临床问题

表现

- 最常见的体征/症状
  - 常于正常妊娠中偶然发现
  - 高血压患者
  - 抗磷脂综合征
    - 自身免疫性疾病
    - 血液循环中的抗磷脂抗体
    - 继发性胎盘血栓和梗死
  - 与 FGR 相关
- 其他体征/症状
  - 母体血清 AFP 升高

人口统计资料

- 流行病学
  - 中孕期检查时发病率为 2%～18%
  - 足月产中为 25%～40%

自然病史与预后

- 多数为正常发现，预后良好
- PL、IVT 范围广泛时胎盘功能不全的风险↑

诊断要点

考虑

- 对病变发生较早、体积较大、范围广泛的病例进行胎儿生长和健康监测
  - 寻找胎盘功能不全的迹象
    - FGR、羊水过少、胎儿多普勒参数异常
- 排除更严重的胎盘病变

影像判读经验

- 实时灰阶成像是诊断 PL 的最佳方法
  - 增加增益以查看漩涡状血流
- 表现不典型时可嘱孕妇变换体位
  - PL 的大小可能会发生变化
  - 可能会看到液-液平面变化

报告提示

- 建议随访以发现更有意义的表现
  - 病变出现时间<25 周
  - >5cm 的 PL 或 IVT
  - >3～5 个无回声区

参考文献

1. Jha P et al: Nonfetal imaging during pregnancy: placental disease. Radiol Clin North Am. 58(2):381-99, 2020
2. Bukowski R et al: Altered fetal growth, placental abnormalities, and stillbirth. PLoS One. 12(8):e0182874, 2017
3. Chisholm KM et al: Placental and clinical characteristics of term small-forgestational-age neonates: a case-control study. Pediatr Dev Pathol. 19(1):37-46, 2016
4. Veerbeek JH et al: Placental pathology in early intrauterine growth restriction associated with maternal hypertension. Placenta. 35(9):696-701, 2014
5. Hwang HS et al: The clinical significance of large placental lakes. Eur J Obstet Gynecol Reprod Biol. 162(2):139-43, 2012

图 10-35 （左图）在这个病例中可见多发胎盘无回声区，同时合并胎儿生长受限（fetal growth restriction，FGR）和羊水过少。无回声的 PL ➡️ 内可见血流而低回声的 IVT ⇥ 内没有血流显示。（右图）另一胎盘的大体病理显示纤维化的 IVT ➡️ 和小 PL ⇥ 同时存在。尽管它们在超声上都是低回声区，但胎盘血池为流体性质，在灰阶图像上可见其内血液缓慢流动，而纤维化 IVT 无流动。（From DP: Placenta）

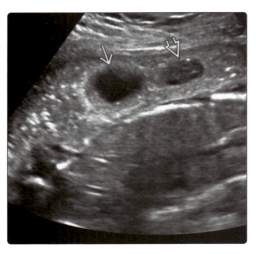
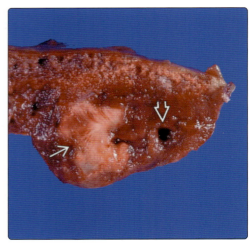

图 10-36 （左图）超声横切面图像显示一个单发的巨大绒毛膜下 PL ➡️。超声检查过程中可见 PL 内缓慢的漩涡状血流。注意像肿块一样的胎盘血池凸向羊膜腔。（右图）这是孕妇变换体位后于当日再次检查时同一胎盘血池的图像，证实了病变的动态变化特性。胎盘血池变得更大 ➡️ 并且出现液平 ➡️。这种现象是由于母体红细胞在胎盘血池的血清中沉淀造成的。

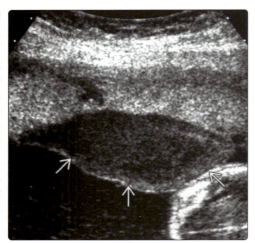
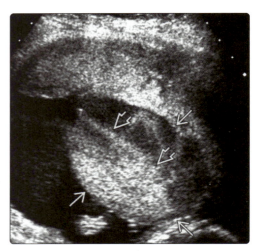

图 10-37 （左图）一个合并羊水过少和 FGR 的病例的 MR T2WI 显示胎盘内多发异常高信号 ➡️ 区。由于母体凝血功能障碍，胎盘病理显示 70% 以上的胎盘血管内血栓形成。胎儿发生宫内死亡。（右图）这个弥漫性绒毛周围大量纤维蛋白沉积的胎盘几乎没有正常的实质。这些胎盘表现与胎儿和母体发病率相关。（From DP: Placenta）

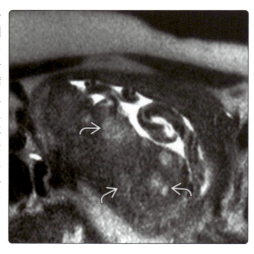
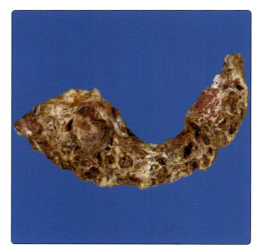

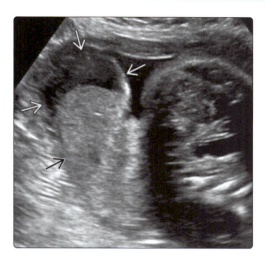

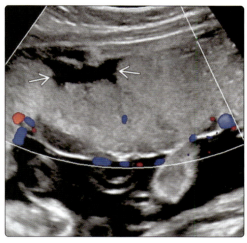

图 10-38 （左图）这个病例中可见胎盘边缘处外凸的 PL ➥ 形似边缘性胎盘早剥。注意胎盘 ➦ 的其他部位附着良好。此外，在静脉池中还可以看到缓慢的漩涡状血流。（右图）这是合并胎盘后静脉池 ➦ 的另一个病例，其表现形似胎盘后早剥。同样的，对该病例进行实时灰阶超声检查时可见缓慢的漩涡状血流，而彩色多普勒无血流显示。两名患者均无症状且胎儿生长发育正常。

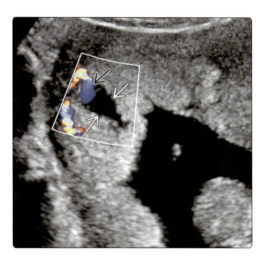

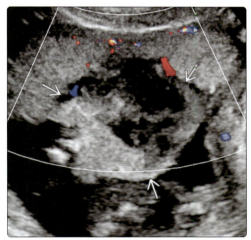

图 10-39 （左图）虽然不常见，但在进行颈项透明层检查时可见静脉池。这个 PL ➥ 紧邻一支扩张的主干绒毛 ⬡。在进行胎儿解剖学检查时，该 PL 已消失。（右图）这个内部混合性不均匀回声的较大胎盘病变 ➦ 最初的表现与绒毛膜血管瘤相似；然而，要注意的是仅病变周边可见自扩张的绒毛"输送"入胎盘血池的血流显示。此外，随着时间的推移和患者体位的改变，病灶变小，形状也发生了变化，表现为典型的大静脉池。

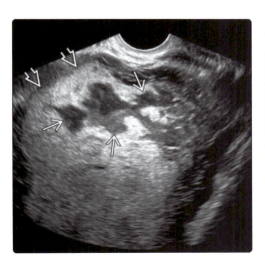

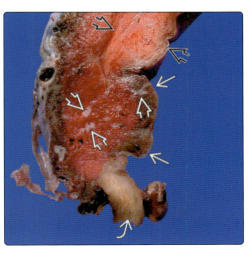

图 10-40 （左图）因胎盘植入而行经阴道超声检查，可见龙卷风样、成角、彩色多普勒有血流显示的胎盘陷窝 ➥（未展示）。这些陷窝比典型的 PL 更有棱角。注意合并的胎盘隆起 ➦。（右图）胎盘植入性疾病的大体病理显示胎盘 ➥ 穿过剖宫产瘢痕达到子宫肌层 ➥（宫颈 ➦）之外。线状血管陷窝 ➥ 已塌陷，但仍清晰可见。

要 点

术语

- 副胎盘（accessory placenta）：1 个或多个由胎膜下胎儿血管连接的胎盘副叶

影像学表现

- 超声显示 2 个或多个独立的胎盘
- 脐带插入（umbilical cord insertion，UCI）部位不一
  - 通常为边缘性或帆状 UCI
- 彩色多普勒显示胎盘分叶之间有血管相连
- 当 SL 位于子宫下段时的相关异常
  - 前置胎盘、低置胎盘
  - 血管前置
- 流程建议
  - 在确定胎盘位置前扫查整个子宫
  - 对每位患者的 UCI 进行定位（常规扫查的一部分）
  - 对所有低置胎盘及不明原因出血的患者进行 TVUS
    - 查找隐藏的后壁小 SL
    - 排除血管前置

主要鉴别诊断

- 急性胎盘早剥
- 局灶性肌层收缩

临床问题

- 表现
  - 常规超声检查时的偶然发现
  - 因前置 SL 或血管前置出血
- 发病率
  - 占所有妊娠的 5%～6%
  - 双胎妊娠中的发病率↑
  - 体外受精中发病率↑
- 孤立性 SL 预后良好
  - 产后胎盘滞留的风险↑
- 合并帆状脐带入口的 SL 并发症较多
  - 生长受限风险↑，脐带损伤风险↑
- 产前未能诊断 SL 合并血管前置导致围产期发病率和死亡率↑

图 10-41 （左图）在一个中孕晚期的病例中偶然发现典型的副胎盘（SL），可见附着于前壁的主胎盘➡及后壁的 SL➡。在这个病例中，脐带插入（UCI）部位位于主胎盘上（未展示）。（右图）这张主胎盘➡和 SL➡的大体病理标本显示了粗大的胎膜下连接血管➡。这些血管更易受损。证实它们不在宫颈口附近是相当重要的。

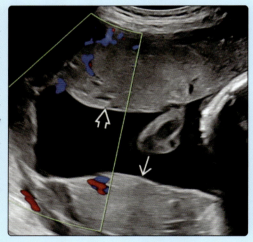
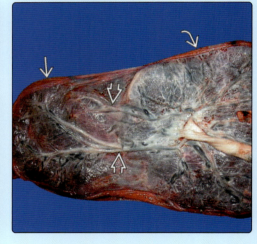

图 10-42 （左图）这是一个 SL 合并帆状 UCI 的病例，主胎盘➡位于前壁，SL➡位于后壁。UCI➡位于靠近主胎盘边缘的胎膜处，胎膜下血管➡走行于两叶之间。帆状和边缘性 UCI 常与 SL 相关。（右图）另一个相似病例的大体病理标本显示主胎盘➡、SL➡、帆状 UCI➡以及两叶之间的胎膜下血管➡。

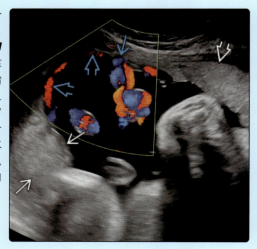
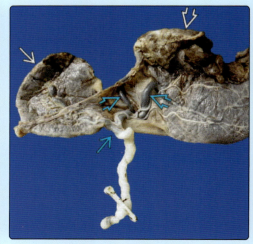

术语

缩写

- 副胎盘（accessory placenta）

同义词

- 副胎盘（accessory placenta）
- 分叶或双叶胎盘

定义

- 除主胎盘外有 1 个或多个胎盘副叶
  - 各分叶之间通过胎膜下胎儿血管相连接

影像学表现

一般特征

- 最佳诊断线索
  - 常规超声检查中见两个独立的胎盘
- 部位
  - 子宫内任何部位，包括低置胎盘
- 大小
  - 大小不一：SL 通常小于主胎盘

超声表现

- 灰阶超声
  - 2 个或多个独立的胎盘
  - 脐带插入（UCI）部位不一
    - 常为边缘性或帆状 UCI
      □ 位于独立的胎盘分叶之间
  - SL 可低置或覆盖宫颈内口
    - SL 覆盖宫颈内口 = 前置 SL
    - 血管前置与 SL 高度相关
      □ 连接血管跨越宫颈内口上方
    - 经阴道超声（TVUS）是诊断最佳选择
  - 分叶或双叶胎盘是 SL 的变异
    - 2 个胎盘分叶，二者之间变薄
    - 脐带常插入二者之间薄弱区域
    - 可演变为 SL 合并帆状 UCI
- 多普勒超声
  - 查看连接血管效果最佳

影像学建议

- 流程建议
  - 在确定胎盘位置前扫查整个子宫
  - 将定位 UCI 作为常规扫查的一部分
  - 对低置胎盘的患者进行 TVUS 联合多普勒检查
    - 查找隐藏的后壁小 SL
    - 排除血管前置
  - 对所有不明原因出血的患者进行 TVUS
    - 查找前置 SL 并排除血管前置

鉴别诊断

急性胎盘早剥

- 急性期出血呈等回声，与胎盘相似
- 多普勒超声显示血肿内无血流

局灶性肌层收缩

- 可与 SL 相似
- 内肌层的扭曲＞外肌层
- 没有胎膜下连接血管

- 随着时间进展消失

病理

一般特征

- 病因学
  - 营养学说
    - 部分胎盘生长，部分胎盘退化
    - 胎儿血管最初位于胎盘表面，下覆胎盘退化后则位于胎膜下
      □ UCI 则演变为帆状或边缘性
- 相关异常
  - 帆状 UCI
  - 血管前置
  - 前置胎盘

临床问题

表现

- 最常见的体征 / 症状
  - 常于常规检查中偶然发现
  - 因前置 SL 或血管前置出血

人口统计资料

- 年龄
  - 随孕妇年龄增大发生率↑
- 流行病学
  - 占所有妊娠的 5%～6%
    - 双胎妊娠中的发病率↑
    - 体外受精中发病率↑

自然病史与预后

- 孤立性发生时预后良好
  - 产后胎盘滞留的风险↑
- SL + 帆状脐带插入
  - 生长受限风险↑，脐带损伤风险↑
- SL + 血管前置
  - 若产前未能诊断，围产期发病率和死亡率↑

诊断要点

考虑

- 后壁前置 SL 是阴道出血的原因（可能只有 TVUS 可见）

影像判读经验

- 找到 UCI 并使用彩色多普勒查找有无 SL 并发症
  - 血管前置
  - 帆状 UCI

参考文献

1. Freedman AA et al: The association of stillbirth with placental abnormalities in growth-restricted and normally grown fetuses. Paediatr Perinat Epidemiol. 33(4):274-383, 2019
2. Bohîlțea RE et al: Velamentous insertion of umbilical cord with vasa praevia: case series and literature review. J Med Life. 9(2):126-9, 2016
3. de Castro Rezende G et al: Prenatal diagnosis of placenta and umbilical cord pathologies by three-dimensional ultrasound: pictorial essay. Med Ultrason. 17(4):545-9, 2015
4. Cavaliere AF et al: Succenturiate lobe of placenta with vessel anomaly: a case report of prenatal diagnosis and literature review. Clin Imaging. 38(5):747-50, 2014
5. Suzuki S et al: Abnormally shaped placentae in twin pregnancy. Arch Gynecol Obstet. 281(1):65-9, 2009
6. Suzuki S et al: Clinical significance of pregnancies with succenturiate lobes of placenta. Arch Gynecol Obstet. 277(4):299-301, 2008

胎盘和胎膜异常

要 点

定义

- 绒毛膜自胎盘边缘向内侧的脐带入口方向插入，导致胎盘边缘隆起

影像学表现

- 胎盘边缘向脐带插入部位卷折
  - 表现为距胎盘边缘3cm以内的搁板状回声
- 长轴切面上表现为自胎盘一侧边缘至另一侧边缘的宫内线性回声
- 同时发现边缘性或帆状脐带入口时相关发病率↑

主要鉴别诊断

- 粘连（羊膜片）
  - 连于宫壁的膜
- 羊膜带
  - 连于胎儿的膜
- 纵隔子宫
  - 宫底中央的隔

病理

- 绒毛膜外胎盘是胎盘发育异常
  - 绒毛膜和基底板大小不一致
  - 导致胎盘和胎膜边缘隆起
  - 分为部分型和完全型
- 另一个原因是早期胎盘边缘损伤

临床问题

- 常为偶然发现
- 孤立性发生时预后良好
- 据报道，围产期并发症风险↑：早产、胎盘早剥、胎儿生长受限、胎膜早破

诊断要点

- 仔细观察胎盘的其他部位和胎盘脐带入口
- 随访高危患者的胎儿生长情况

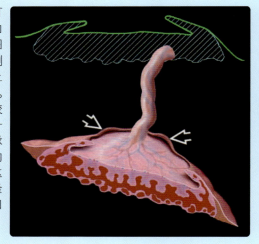
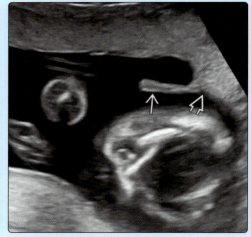

图 10-43 （左图）图中可见胎盘边缘因绒毛膜向内插入而隆起。在短轴视图上，因隆起的胎盘边缘两侧存在羊水，导致短轴切面上呈现出搁板状表现（上图）。长轴切面上表现为宫内较厚的线性回声，从胎盘的一侧边缘延伸至另一侧边缘（正如脐带后方隆起边缘的表现一样➥）。（右图）在这个中孕期病例中可以看到隆起的胎盘边缘或搁板状回声➡自胎盘➥延伸而来。

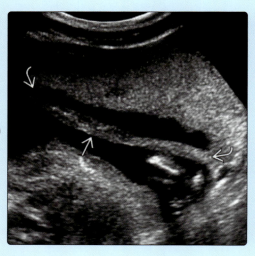
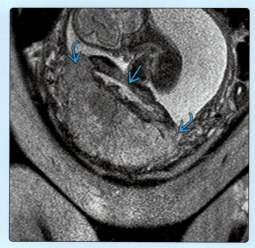

图 10-44 （左图）沿隆起组织边缘➡的纵切面可见胎盘边缘附有一条厚厚的条带➡。胎盘边缘隆起同时合并胎盘一侧边缘至另一边缘的条带是轮状胎盘的标志性表现。（右图）另一个病例因胎儿异常（未展示）而行 MR 检查，图示轮状胎盘的 MR 表现。可见隆起的胎盘及胎膜条带➡自胎盘边缘➡延伸而来。

术语

缩写

- 轮状胎盘(circumvallate placenta，CP)
- 宫内线性回声(intrauterine linear echogenicity，ILE)

同义词

- 胎盘搁板
- 绒毛膜外胎盘

定义

- CP：绒毛膜自胎盘边缘向内侧的脐带入口方向插入，导致胎盘边缘隆起
- 边缘轮状胎盘：仅涉及胎膜
  - 胎盘边缘不变形
  - 超声无法诊断

影像学表现

超声表现

- 胎盘边缘向脐带入口方向卷折
  - 在短轴视图上形似胎盘边缘剥离
  - 表现为胎盘边缘 3cm 以内的搁板状回声
- 长轴视图上表现为自胎盘一侧边缘至另一边缘的 ILE

影像学建议

- 流程建议
  - 可疑 CP 时应通过正交平面检查胎盘边缘
    - 在一个平面上边缘隆起，在另一平面上表现为厚的宫内线性回声带
  - 仔细扫查脐带胎盘插入部位
    - 边缘性或帆状脐带插入 +CP 时相关发病率↑

鉴别诊断

粘连带(羊膜片)

- 由子宫瘢痕引起
  - 粘连部位周围的胎膜折叠
- 宫内线性回声可薄可厚
  - 常合并三角形附着点
  - 粘连带处可见血流
- 附着点为子宫壁
  - 粘连带自宫壁延至宫壁
  - 胎盘可紧贴或附着于粘连带

羊膜束带综合征

- 羊膜破裂或发育异常处的薄 ILE
  - 可能涉及脐带
  - 极少涉及胎盘
- 羊膜缠绕胎儿造成发育异常
  - 截肢、体壁异常、面裂

纵隔子宫

- 子宫融合异常
- 纵隔常位于宫底
  - 厚 ILE
- 胎盘可附着于纵隔上

病理

一般特征

- 病因学
  - 绒毛膜外胎盘是胎盘发育异常
    - 绒毛膜和基底反大小不一致
      - 从密绒毛膜到膜性绒毛膜的转变不是发生在胎盘边缘处，而是朝向脐带插入点的一定距离处
      - 导致胎盘和抬膜边缘隆起
    - 若胎盘组织隆起，则为轮状胎盘
    - 若仅涉及胎膜，则为边缘轮状胎盘
  - 另一个原因是早期胎盘边缘损伤
    - 出血、感染、纤维蛋白沉积
    - 胎膜边缘止于抬盘中间

大体病理和解剖特征

- 在正面视图上，胎盘边缘隆起形似轮胎，即轮胎征(可能是部分或完整的)

临床问题

表现

- 最常见的体征 / 症状
  - 妊娠中期评估胎盘时的偶然发现(常规扫查的一部分)
  - 多为产后病理诊断
- 其他体征 / 症状
  - 据报道，围产期并发症风险↑：早产、胎盘早剥、胎儿生长受限、胎膜早破

人口统计资料

- 流行病学
  - 病理标本中发生率 0.5%～18.0%

自然病史与预后

- 孤立性发生时预后良好

诊断要点

考虑

- 随访高危患者的胎儿生长情况

影像判读经验

- 查找 ILE 的附着点
  - CP：胎盘至胎盘
  - 粘连带：宫壁至宫壁
  - 羊膜带：涉及胎儿
- 发现 CP 时应仔细扫查胎盘的其他部分以及脐带胎盘插入点

参考文献

1. Jauniaux E et al: Placental implantation disorders. Obstet Gynecol Clin North Am. 47(1):117-32, 2020
2. Jensen KK et al: Intrauterine linear echogenicities in the gravid uterus: what radiologists should know. Radiographics. 38(2):642-57, 2018
3. Sharma N et al: Coexistent circumvallate placenta and battledore insertion of umbilical cord resulting in grave obstetric outcome: a case report. J Reprod Infertil. 18(4):390-2, 2017
4. de Castro Rezende G et al: Prenatal diagnosis of placenta and umbilical cord pathologies by three-dimensional ultrasound: pictorial essay. Med Ultrason. 17(4):545-9, 2015

胎盘和胎膜异常

要　点

术语

- 边缘性胎盘脐带入口（marginal placental cord insertion，MPCI）
  - 脐带插入点距胎盘边缘≤2cm
- 帆状脐带入口（velamentous cord insertion，VCI）
  - 脐带插入点位于远离胎盘的胎膜内

影像学表现

- MPCI
  - 所有分支血管均位于胎盘胎儿面
  - 若胎盘边缘退化，MPCI可以演变为VCI
- VCI
  - 脐带插入点至胎盘的距离不一
  - 胎儿血管常自脐带插入点立即发出分支，并沿胎膜下走行至胎盘
  - 若VCI位于子宫下段，则有发生血管前置的风险
- 在进行胎儿解剖学检查时应确定脐带胎盘插入点（PCI）
  - 在进行颈项透明层检查时，也可准确观察到PCI部位

病理

- 病因：胎盘的"向营养性"
  - 早期脐带插入点位于绒毛膜盘的中心
  - 部分胎盘生长，部分胎盘因滋养层灌注不足发生退化
  - 最终为边缘性或帆状脐带插入
- 由于缺乏华通胶的保护，胎膜下的血管易受损伤

临床问题

- VCI发病率：单胎中1%～2%，双绒毛膜双胎中7%，单绒毛膜双胎中高达40%
- VCI与不良围产结局的风险↑相关
  - 早产、剖宫产、生长受限、胎儿宫内死亡、产时并发症

诊断要点

- 对胎儿生长、MPCI是否演化为VCI进行随访
- 当VCI位于子宫下段时，要排除血管前置

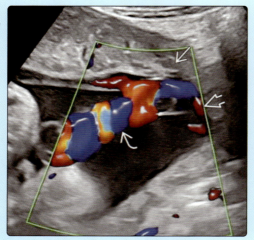
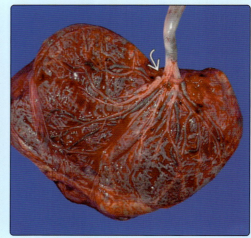

图10-45　（左图）这是一个MPCI的病例，可见脐带➡插入点位于胎盘➡边缘。此外，还有一支无华通胶保护的胎膜下血管➡，这一发现将诊断"升级"为VCI，而VCI与不良结局风险增加相关。（右图）另一张MPCI的胎盘图片展示脐带插入胎盘边缘➡。心形胎盘是由于脐带插入部位的胎盘组织变薄和收缩所致。这是一种常见的现象。

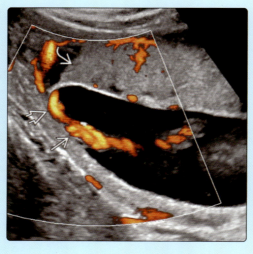
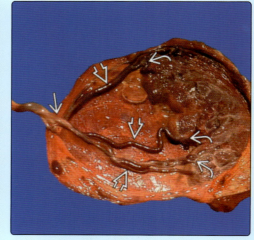

图10-46　（左图）这例VCI是在进行胎儿解剖学检查时诊断的。脐带似乎直接插入子宫肌层➡，但事实上是插入胎膜。胎儿血管走行于胎膜下➡，而后到达胎盘➡。（右图）一例VCI胎盘的大体病理显示脐带插入点➡距胎盘边缘➡10cm。脐带在胎膜上分支，且分支后的胎膜下胎儿血管➡在到达胎盘前无华通胶的保护。

第十章　胎盘、胎膜和脐带

术语

定义

- 边缘性胎盘脐带入口(marginal placental cord insertion, MPCI):脐带(umbilical cord, UC)插入点接近胎盘边缘
- 帆状脐带入口(velamentous cord insertion, VCI):脐带插入胎膜内,此段血管缺乏华通胶的保护
- 分叉状脐带入口:UC 血管在插入胎盘或相邻胎膜前分支

影像学表现

一般特征

- 最佳诊断线索
  - 脐带插入部位的彩色多普勒显示 MPCI 或 VCI
- 形态学
  - VCI 可能距胎盘边缘数厘米

超声表现

- MPCI:脐带插入点距胎盘边缘≤2cm
  - 通常脐带螺旋紧密(正常)
  - 所有分支血管均位于胎盘胎儿面
  - 可能演变为 VCI
- VCI:脐带插入点位于胎膜而非胎盘
  - 胎儿血管常自脐带插入点立即发出分支
    - 沿胎膜下走行至胎盘
    - 红树林征
  - 若 VCI 位于子宫下段,则有发生血管前置的风险

影像学建议

- 流程建议
  - 常规记录脐带胎盘插入(PCI)部位
    - 在进行胎儿解剖学检查时,99% 的病例可见 PCI
    - 在进行颈项透明层检查时,也可准确观察到 PCI 部位
    - 在早孕期可通过灰阶超声查找 PCI
      - □ 通过彩色多普勒确认
      - □ 若 PCI 位于胎盘边缘附近,应查看是否存在胎膜下血管
  - 若 VCI 位于子宫下段,应使用经阴道超声排查血管前置
    - 使用彩色多普勒超声排查宫颈内口附近的小血管
    - 使用脉冲多普勒证实是否为胎儿血管

鉴别诊断

来自副胎盘的胎膜下血管

- 胎盘分叶之间的胎膜下血管
- PCI 可为正常、边缘性或帆状
- 可合并血管前置

绒毛膜羊膜分离

- 胎盘边缘的线状回声
- 彩色多普勒无血流显示

病理

一般特征

- 病因学
  - 胎盘的"向营养性"
    - 部分胎盘生长,部分胎盘因滋养层灌注不足发生退化
    - 最终脐带插入点呈边缘性或帆状
  - MPCI→VCI

- 胎盘边缘退化→血管位于胎膜下
- 相关异常
  - 单脐动脉(single umbilical artery, SUA)
    - 18% 的 SUA 合并 MPCI
    - 9% 的 SUA 合并 VCI
  - 血管前置

大体病理和解剖特征

- 胎膜下血管缺乏华通胶的保护,易受损伤

临床问题

表现

- 最常见的体征/症状
  - 常为特发性,且偶然发现
  - 高危患者
    - 高龄及经产妇
    - 多胎妊娠

人口统计资料

- 流行病学
  - VCI 发病率
    - 单胎中 1%～2%
    - 双绒毛膜双胎中 7%
    - 单绒毛膜双胎中高达 40%
  - MPCI:单胎中 4%

自然病史与预后

- VCI 与不良围产结局的风险↑相关
  - 早产风险的调整优势比(adjusted odds ratio, aOR)为 1.95
  - 剖宫产风险的 aOR 为 1.17
  - 小于胎龄风险的 aOR 为 1.93
  - 胎儿宫内死亡风险的 aOR 为 3.96
  - 产时并发症风险的 aOR 为 1.17
    - 大出血、人工剥离胎盘
- MPCI 的风险较 VCI 低
  - 目前的研究显示不良结局的风险无↑
- MPCI 和 VCI 与单绒毛膜妊娠中胎盘分配不均相关(非双胎输血)

诊断要点

影像判读经验

- 当 VCI 位于子宫下段时,有必要通过经阴道超声排除血管前置

报告提示

- 若在进行胎儿解剖学检查时诊断为 MPCI 或 VCI,建议在 28～32 周对胎儿生长进行随访
  - 若为高危妊娠,应增加监测频率

参考文献

1. Asoglu MR et al: Marginal placental cord insertion: the need for follow up? J Matern Fetal Neonatal Med. 1-7, 2020
2. Kelley BP et al: Sonographic diagnosis of velamentous and marginal placental cord insertion. Ultrasound Q. 36(3):247-54, 2019
3. de Los Reyes S et al: A systematic review and meta-analysis of velamentous cord insertion among singleton pregnancies and the risk of preterm delivery. Int J Gynaecol Obstet. 142(1):9-14, 2018
4. Sinkin JA et al: Perinatal outcomes associated with isolated velamentous cord insertion in singleton and twin pregnancies. J Ultrasound Med. 37(2):471-8, 2018

胎盘和胎膜异常

要　点

术语

- 由毛细血管、细胞基质和滋养层组成的胎盘肿块
  - 反应性增生，不是真正的肿瘤

影像学表现

- 最常见于胎盘胎儿面，脐带插入点附近
  - 凸入羊膜腔
- 边界清晰的低回声肿块
- 较大病变内回声更不均匀，可见分隔
- 彩色多普勒对诊断至关重要
- 肿块的血供来自胎儿循环
- 肿块内的血流量差异极大
  - 较大的血流量及动静脉分流使胎儿发生高输出量心力衰竭和水肿的风险增加
  - 对于预测结局而言，肿块的血供可能比大小更为重要
  - 随着妊娠的进展，血供可能会发生变化

- 大型（≥5cm）肿块或多发肿块（绒毛膜血管瘤病）更有可能合并并发症
- 胎儿并发症包括羊水过多、水肿、贫血和生长受限

主要鉴别诊断

- 胎盘畸胎瘤
- 静脉池和绒毛间血栓

临床问题

- 单发且体积较小的绒毛膜血管瘤预后极好
  - 一般来说，不需治疗
- 据报道，大型（≥5cm）肿块或多发肿块发生并发症的概率为30%～50%
  - 在一篇含78个病例的综述中，大型病变的围产期死亡率为28.2%
- 羊水过多的病例可行羊膜腔减压术
- 若胎儿即将发生水肿，可考虑提早分娩或其他介入治疗

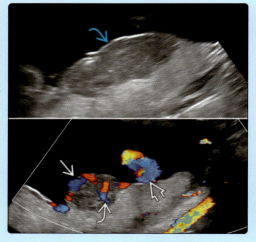
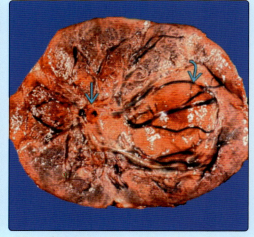

图 10-47　（左图）纵切面（上）和横切面（下）图像显示 26 周时偶然发现的绒毛膜血管瘤。该绒毛膜血管瘤呈低回声，边界清晰，并向羊膜腔内凸起➡。它邻近脐带插入部位➡，表面有数条大血管➡，内部也有血管➡。这些都是绒毛膜血管瘤的典型超声特征。（右图）胎盘表面的图片显示绒毛膜血管瘤➡位于脐带插入点➡附近，并且凸出胎盘表面。

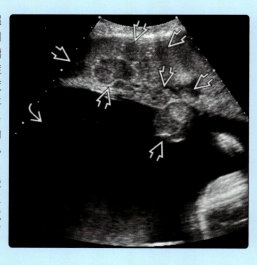
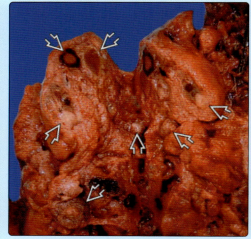

图 10-48　（左图）胎盘的超声图像显示多个实性低回声肿块➡（绒毛膜血管瘤病），这使患者发生并发症的可能增加。因合并重度羊水过多➡，需行多次羊膜腔减压术。（右图）因多发小肿块➡，导致胎盘的断面凹凸不平。当出现小而多发的绒毛膜血管瘤时，超声可能表现为胎盘弥漫性回声不均匀，而没有独立的肿块。此时应考虑到绒毛膜血管瘤病，并对患者可能发生的并发症进行随访。

术语

定义

- 由毛细血管、细胞基质和滋养层组成的胎盘肿块
  - 反应性增生,不是真正的肿块

影像学表现

一般特征

- 最佳诊断线索
  - 低回声,有血流的胎盘肿块
- 部位
  - 最常见于胎盘胎儿面,脐带插入点附近
    - 凸入羊膜腔
  - 少发部位
    - 胎盘母体面,取代胎盘小叶
    - 有胎膜包裹的带蒂肿块
    - 可能包含脐带
- 大小
  - 大部分体积较小,常于分娩时偶然发现
    - 大部分<5cm,也可能极小,只能在组织切片上看到
    - ≥5cm 的肿块属于大型,常可于产前诊断
- 形态学
  - 边界清晰、有包膜的肿块
  - 常为孤立性,也可多发(绒毛膜血管瘤病)

超声表现

- 绒毛膜血管瘤
  - 常为边界清晰的低回声肿块
    - 较大病变可包含纤维分隔
  - 若出现出血、梗死或变性伴透明质沉积,则可能回声更不均匀或呈高回声
  - 彩色多普勒对诊断至关重要
    - 肿块的血供来自胎儿循环
    - 可见粗大的表面滋养血管
    - 肿块内的血流量差异极大
    - 更大的血流量及动静脉分流使胎儿发生高输出量心力衰竭和水肿的风险增加
    - 即使肿块本身是少血供的,也可能会看到肿块周围的血流增加
- 绒毛膜血管瘤病
  - 多个大小不等的小肿块或胎盘弥漫性回声不均匀
    - 更容易引起并发症

MR 表现

- T1WI
  - 与胎盘信号相等
  - 可能因出血而表现为边缘高信号
- T2WI
  - 不均信号,高信号
  - 可能因出血而表现为边缘低信号

影像学建议

- 测量肿块大小

- <5cm 的肿块常无并发症
- ≥5cm 的肿块较易合并并发症
  - 高达 50% 的病例中述及相关并发症
- 明确血供情况
  - 对于预测结局而言,肿块的血供可能比大小更为重要
  - 随着妊娠的进展,血供可能会增多或减少
- 每 2～3 周随访肿块大小、血供,并进行胎儿评估
- 评估并发症
  - 羊水过多常见于体积较大的或多发肿块
  - 动静脉分流或胎儿贫血引起的水肿
    - 最初为肥厚型心肌病→进行性心脏失代偿引起的扩张型心肌病
    - 腹水
    - 胸腔积液
    - 心包积液
    - 皮肤增厚
  - 胎儿贫血
    - 红细胞溶血
    - 评估大脑中动脉流速以判断是否需要输血
  - 胎儿生长受限
    - 可能是由于血液流经绒毛膜血管瘤而没有经过母体循环,血液未氧合所致的慢性缺氧

鉴别诊断

胎盘血肿

- 急性血肿与绒毛膜血管瘤回声相似
- 彩色多普勒显示血肿内无血流
- 随着时间的推移,血肿的表现发生变化

静脉池

- 寻找细微运动
  - 静脉血池
  - 患者体位转变后可能会更加明显
- 血流速度太慢以致超声多普勒无法识别
  - 灰阶超声显示更佳

绒毛间血栓

- 无血流
- 周围环绕正常胎盘实质
  - 不会改变胎盘轮廓

黏膜下纤维瘤

- 子宫壁的肿块
- 与胎盘不相关

胎盘畸胎瘤

- 非常罕见
- 发生在羊膜和绒毛膜之间
- 具有囊性和实性成分的不均质肿块
- 可能存在钙化

胎盘转移

- 非常罕见
- 母体

- ○ 黑色素瘤
  - – 可能会转移到胎儿
- ○ 乳腺、淋巴瘤
- 胎儿
  - ○ 神经母细胞瘤
    - – 可见较大的原发性肿瘤
    - – 常合并水肿

病理

一般特征

- 病因学
  - ○ 未见于早孕期流产病例中，因此，不太可能是由于早期绒毛膜发生异常所致
  - ○ 胎盘缺氧可以引发血管形成及毛细血管过度增生
  - ○ 羊水过多的病理生理学目前尚不明确，但存在数个假说
    - – 可能是从较大面积的血管化表面区的肿瘤血管中渗漏而来
    - – 脐带插入点附近的肿块导致机械性血流梗阻
  - ○ 动静脉分流→心输出量增加→心脏肥大→水肿
- 相关异常
  - ○ 胎儿血管瘤
    - – 孤立性或多发性（新生儿多灶性血管瘤病）
    - – 有关于皮肤和肝脏损伤的报道
  - ○ Beckwith-Wiedemann 综合征
  - ○ 单脐动脉

大体病理和解剖特征

- 有包膜、边界清晰的肿块
- 由于构成肿块的细胞组成不同，肿块颜色从紫红色到棕褐色不等

镜下特征

- 毛细血管位于各种细胞和胶原基质内，周围有滋养层
- 可能伴有多形性和不典型性的滋养细胞增生
  - ○ 尽管有丝分裂活性不同，但并非恶性
- 较老的病变可能发生退行性改变
  - ○ 黏液样和透明质沉积
  - ○ 解释了为什么超声发现一些肿块的回声变强、血供减少

临床问题

表现

- 最常见的体征/症状
  - ○ 偶然发现
    - – 常于晚孕期发现
    - – 20 周之前很少诊断
- 其他体征/症状
  - ○ 羊水过多
  - ○ 母体血清甲胎蛋白升高
  - ○ 心脏肥大和水肿
  - ○ 早产
    - – 可能因羊水过多所致，但并不能解释所有病例

人口统计资料

- 流行病学
  - ○ 分娩时可见于 0.5%～1.0% 的胎盘
    - – 大部分因为体积太小而无法被超声识别
    - – 有许多需要使用显微镜才能观察到
  - ○ 据报道，出生时大型（≥5cm）绒毛膜血管瘤发生率为 1∶16 000～1∶3 500
  - ○ 常见于＞30 岁的女性
  - ○ 多为女胎（一项研究中为 72%）
  - ○ 更常见于生活在高海拔地区的女性
  - ○ 更常见于先兆子痫和多胎妊娠中

自然病史与预后

- 若体积较小且为孤立性，则预后良好
  - ○ 一般无症状
- 可能发生自发性梗死，同时伴有肿块体积和血流减少
- 据报道，大型（≥5cm）肿块或多发肿块发生并发症的概率为 30%～50%
  - ○ 羊水过多是最常见的并发症
  - ○ 15% 发生胎儿贫血
  - ○ 水肿
  - ○ 胎儿生长受限
  - ○ 胎盘早剥
  - ○ 先兆子痫
  - ○ 早产
  - ○ 在一篇含 78 个病例的综述中，围产期死亡率为 28.2%

处理

- 通常无需治疗
- 合并羊水过多者可行羊膜腔减压术
  - ○ 降低早产的可能
- 若胎儿即将发生水肿，可考虑进行干预
  - ○ 类固醇和提早分娩
  - ○ 贫血胎儿输血
  - ○ 血管结扎术、激光凝固术、酒精注射术、生物胶注射术和栓塞术等治疗方法均有述及
    - – 没有标准化治疗方案，因此治疗结果呈多样化

诊断要点

影像判读经验

- 每次都要使用多普勒超声评估肿块
- 密切随访，因为随着胎龄的增加，肿块的大小和血供可能会发生变化

参考文献

1. Suga S et al: Giant placental chorioangioma followed by circulatory failure of the newborn and infantile hemangioma: case report. J Neonatal Perinatal Med. 13(1):135-8, 2020
2. Hamouda S et al: In utero embolization for placental chorioangioma and neonatal multifocal hemangiomatosis. J Gynecol Obstet Hum Reprod. 48(8):689-94, 2019
3. Al Wattar BH et al: Placenta chorioangioma: a rare case and systematic review of literature. J Matern Fetal Neonatal Med. 27(10):1055-63, 2014
4. Fan M et al: Placental chorioangioma: literature review. J Perinat Med. 42(3): 273-9, 2014
5. Liu H et al: Natural history and pregnancy outcome in patients with placental chorioangioma. J Clin Ultrasound. 42(2):74-80, 2014

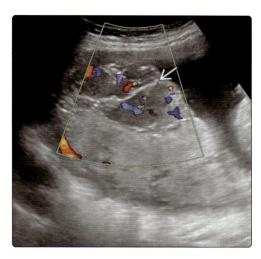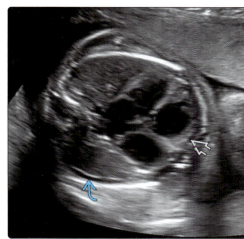

图 10-49　（左图）彩色多普勒显示该巨大（7.8cm）胎盘肿块内的中等血流。它的回声不均匀，其内可见分隔➡️，呈大型绒毛膜血管瘤的典型表现。由于发生包括羊水过多以及水肿在内的并发症的风险增加，应对大型绒毛膜血管瘤进行随访。在 28 周进行的这次检查中，胎儿是正常的。（右图）34 周时，同一胎儿的胸部超声横切面图像显示心脏肥大➡️和少量胸腔积液➡️。这个胎儿在应用类固醇一个疗程后娩出，分娩后情况有所改善。

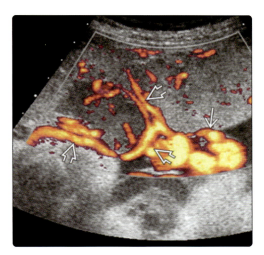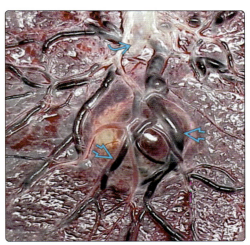

图 10-50　（左图）能量多普勒超声显示该绒毛膜血管瘤➡️周围有大量血流，而肿块内部只有中等血流。该绒毛膜血管瘤位于脐带插入点➡️附近。多普勒超声对区分绒毛膜血管瘤或血肿相当重要。除了前述异常血流，这个病例无其他并发症。（右图）同一病例的大体病理显示胎盘胎儿面的明显隆起，上覆粗大血管➡️。注意肿块紧邻脐带插入部位➡️。

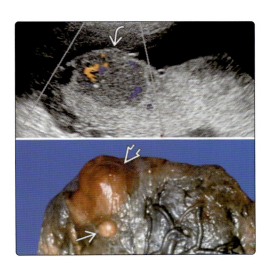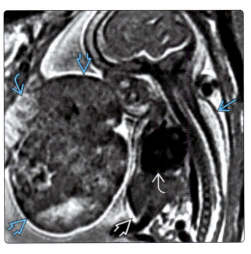

图 10-51　（左图）彩色多普勒超声显示一个边界清晰的胎盘肿块➡️，肿块呈低回声，其内有血流。这张大体照片显示了上述同一肿块➡️，其旁可见一个超声未能识别的小肿块➡️。小的绒毛膜血管瘤常无法检出。（右图）一个 26 周胎儿 MR 矢状位 T2 显示一个巨大的、不均匀的、带蒂的肿块➡️隆起于胎盘➡️前表面。这是绒毛膜血管瘤的一种更罕见表现。胎儿出现皮肤水肿➡️、心脏肥大➡️、腹水➡️等水肿表现。

要　点

术语

- 良性非增生性胎盘肿块,由 3 个胚层的细胞共同组成
- 属于真正的肿瘤还是双胎之无心畸胎的极端形态,仍然存在争议

影像学表现

- 位于羊膜和绒毛膜之间
- 常位于胎盘胎儿面
- 不能与胎盘分离,且不能在羊膜腔内自由浮动
- 含有囊性及实性成分的软组织肿块
- 常可见钙化,但无系统的骨骼结构
- 没有明确的头端或尾端
- 无脐带
  - 由胎盘供血,而非脐动脉
- 内部成分血供较少,因此彩色多普勒只有极少血流或没有血流显示

主要鉴别诊断

- 双胎反向动脉灌注(twin reversed arterial perfusion, TRAP)的无心畸胎
  - 单绒毛膜胎盘合并表面动-动脉吻合
  - 无心畸胎双胎各有独立的脐带
  - 位于羊膜腔内,不与胎盘毗邻
  - 具有明确的胎儿样外观,有轴向组织和中轴骨发育
    - 下半身较上半身发育好
- 绒毛膜血管瘤
  - 边界清晰的低回声肿块
  - 彩色多普勒有血流显示

诊断要点

- 务必排除 TRAP 之无心畸胎
  - 更为严重的情况
  - 未经治疗的 TRAP 之泵血胎死亡率约 50%
  - 每次检查都要查看脐动脉是否进入肿块

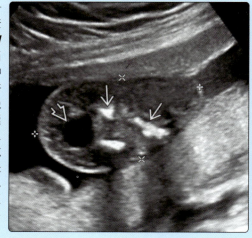
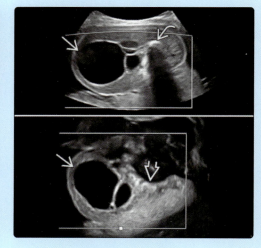

图 10-52　(左图)在对一个 20 周的胎儿进行检查时,偶然发现伴有囊肿 ➡ 和钙化 ➡ 的胎盘肿块。当时考虑为双胎 TRAP,但肿块不能自由浮动,也没有脐带或供养血管。(右图)晚孕期获取的 3D 数据显示囊肿 ➡ 增大,而钙化 ➡ 与之前无明显变化。矢状面成像(下)中可清晰显示肿块与胎盘前缘 ➡ 毗连。胎儿分娩时无并发症,经病理证实为畸胎瘤。

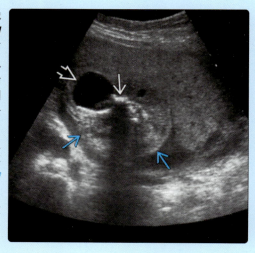
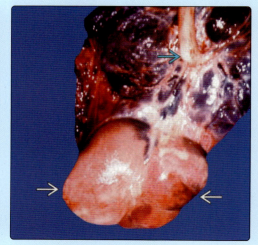

图 10-53　(左图)这个孕晚期胎盘肿块 ➡ 内含囊性 ➡ 成分及钙化 ➡,钙化伴声影。彩色多普勒检查未见血流显示,且肿块不能与胎盘分离。(右图)同一病例的胎盘大体照片显示畸胎瘤 ➡ 的轮廓呈分叶状。它位于羊膜与绒毛膜之间,这是一种典型表现。最重要的是,注意肿块与脐带 ➡ 之间没有动脉相连,这是区别于 TRAP 双胎的一个关键特征。

术语

定义

- 良性非增生性胎盘肿块,由 3 个胚层的细胞共同组成
- 属于真正的肿瘤还是双胎之无心畸胎的极端形态,仍然存在争议

影像学表现

一般特征

- 部位
  - 位于羊膜与绒毛膜之间
    - 不能与胎盘分离,且不能在羊膜腔内自由浮动
  - 常位于胎盘胎儿面
  - 鲜少位于胎膜内
  - 有少量关于带蒂畸胎瘤的病例报告
- 大小
  - 据报道,瘤体直径在 2～11cm 之间

超声表现

- 灰阶超声
  - 含有囊性及实性成分的软组织肿块
  - 常可见钙化,但无系统的骨骼结构
  - 光滑,呈圆形或分叶状
  - 没有明确的头端或尾端
  - 无脐带
- 彩色多普勒
  - 由胎盘供血,而非脐动脉
  - 畸胎瘤内部成分为少血供的,只有极少血流或没有血流

鉴别诊断

双胎反向动脉灌注(TRAP)的无心畸胎

- 单绒毛膜胎盘合并表面动-动脉吻合
- 双胎之无心畸胎由来自泵血胎(正常)的缺氧血灌注
  - 反向灌注可维持发育,但为异常发育
- 明确的胎儿样外观
  - 有轴向组织和中轴骨发育
  - 下半身较上半身发育好
- 无心畸胎双胎各有独立的脐带
  - 双胎之异常胎儿的脐动脉血流方向为朝向胎儿(正常方向为远离胎儿,朝向胎盘)
- 位于羊膜腔内,不与胎盘毗连
- 泵血胎的高输出状态可能导致水肿

绒毛膜血管瘤

- 边界清晰的低回声肿块
  - 若出现出血、梗死或变性伴透明质沉积,则可能回声更不均匀
- 钙化较少见
- 彩色多普勒有血流显示
  - 可能会导致水肿

病理

一般特征

- 病因学
  - 最广为认可的学说是生殖细胞的异常迁移
    - 原始生殖细胞位于卵黄囊的背侧,靠近尿囊
    - 沿后肠背系膜迁移至生殖嵴
    - 细胞在迁移途中出现异常,从而导致畸胎瘤
    - 误入羊膜与胎盘表面之间的生殖细胞导致胎盘畸胎瘤

大体病理和解剖特征

- 无脐带连接
- 主要为脂肪块,但可能会出现钙化、牙齿、毛发

镜下特征

- 最常见的组织学成分包括带有皮肤附属器的皮肤、神经节样细胞和神经结构、肠结构和骨软骨结构、平滑肌和横纹肌等
- 骨骼结构缺乏节段性组织
- 组织学成熟,无恶性证据

临床问题

表现

- 最常见的体征/症状
  - 偶然发现

人口统计资料

- 流行病学
  - 非常罕见,病例报告数量<50 例

自然病史与预后

- 随着妊娠的进展,可能会保持稳定或增大
- 未见相关妊娠不良影响的报道

诊断要点

考虑

- 务必排除 TRAP 之无心畸胎
  - 更为严重的情况
    - 未经治疗的 TRAP 之泵血胎死亡率约 50%
    - 每次检查都要查看脐动脉是否进入肿块

参考文献

1. Khedr S et al: Placental teratoma, omphalomesenteric duct remnant, or intestinal organoid (enteroid) differentiation: a diagnostic dilemma. J Pediatr Genet. 6(4):252-7, 2017
2. Jha P et al: Multimodality imaging of placental masses: a pictorial review. Abdom Radiol (NY). 41(12):2435-44, 2016
3. Barisik NM et al: Mature placental teratoma: case report. Open J Path, 3:131-2, 2013
4. Prashanth A et al: Placental teratoma presenting as a lobulated mass behind the neck of fetus: a case report. Case Rep Obstet Gynecol. 2012:857230, 2012
5. Kudva R et al: Placental teratoma: a diagnostic dilemma with fetus acardius amorphous. Indian J Fathol Microbiol. 53(2):378-9, 2010
6. Tan G et al: Large teratoma of the placenta. Int J Gynecol Ob. 11(2), 2008
7. Ahmed N et al: Sonographic diagnosis of placental teratoma. J Clin Ultrasound. 32(2):98-101, 2004

胎盘和胎膜异常

要　点

术语

- 胎盘发育异常，特征为胎盘肿大，绒毛干水泡样囊肿形成，绒毛间质异常

影像学表现

- 增厚的、内含囊肿的胎盘

主要鉴别诊断

- 部分性葡萄胎（三倍体）
  - 胎儿通常合并多种异常
- 双胎合并完全性葡萄胎
  - 双胎之正常胎儿的胎盘正常（即非囊性）
- 绒毛膜血管瘤
  - 绒毛膜血管瘤是典型的富血供实性肿瘤

病理

- 胎盘间叶发育不良（placental mesenchymal dysplasia, PMD）

- 与部分性葡萄胎的区别在于缺乏滋养层细胞增生

临床问题

- 考虑到核型问题，注意排除三倍体
- 母体并发症：高血压、先兆子痫
- 胎儿并发症包括生长受限、早产和死亡
  - 生长受限通常发生较早、程度较重
  - 死胎发生率为 29.4%，胎龄中位数为 31 周
- 约 20% 合并 Beckwith-Wiedemann 综合征
  - 巨大儿、器官肥大、巨舌和脐膨出
- 若不伴有严重生长受限和早产，则婴儿预后良好，但这只是少数情况

诊断要点

- 若胎盘出现葡萄胎样变 +ms（母体血清）AFP↑+βhCG 正常或轻度↑，应考虑 PMD
- 需密切随访，观察是否发展为生长受限以及胎儿状态是否良好

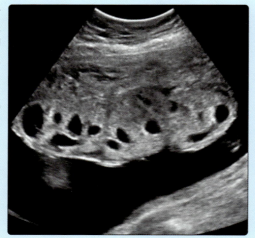
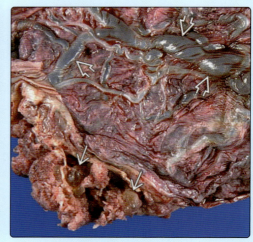

图 10-54 （**左图**）这是一例结构正常但合并严重生长受限的胎儿，其胎盘横切面呈现胎盘间叶发育不良（PMD）的典型多囊性表现。（M. B. Velez, MD 供图）。（**右图**）在大体病理上，PMD 的特征是绒毛干 ➡ 的葡萄样囊肿以及绒毛膜板血管的不同程度扩张 ⇗。有人认为在超声上看到的一些囊性区其实是扩张的血管，其内血流异常缓慢。（From DP: Placenta）

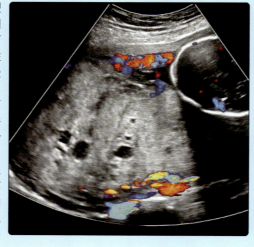
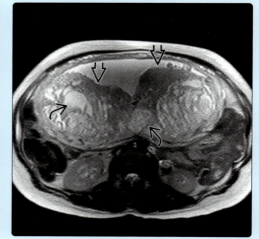

图 10-55 （**左图**）典型 PMD 的彩色多普勒声像图显示胎盘明显增厚，其内可见多发、无血流显示的囊性区。胎儿出现严重生长受限，孕妇患重度子痫前期，这两种疾病都常与 PMD 有关。（**右图**）这是一位合并 Beckwith-Wiedemann 综合征（BWS）及 PMD 的患者，其轴位 MR 显示胎盘明显增厚 ⇗，同时可见多发高信号囊肿 ⇗。大约 20% 的 PMD 病例合并 BWS。胎儿将发展为巨大儿，而非生长受限。

术语

缩写

- 胎盘间叶发育不良（PMD）

定义

- 胎盘发育异常，特征为胎盘肿大，绒毛干水泡样囊肿形成，绒毛间质异常

影像学表现

超声表现

- 灰阶超声
  - 胎盘增厚，合并较大囊性区
- 彩色多普勒
  - 胎盘胎儿面有时可见增粗的血管

MR 表现

- 胎盘增厚、呈不均质信号，同时合并血管扩张

鉴别诊断

部分性葡萄胎（三倍体）

- 胎儿通常合并多种异常
- 胎盘增厚，呈囊性，同时伴胎儿生长受限
  - 双雄单雌三倍体（如双雄受精或69XXY）
  - β-hCG 升高（也可见于 38% 的关于 PMD 报告病例）

双胎合并完全性葡萄胎

- 双胎之正常胎儿的胎盘正常（即非囊性）

绒毛膜血管瘤

- 绒毛膜血管瘤是典型的富血供实性肿瘤
- 较大的肿块可能发生出血/梗死，从而表现为囊性

病理

一般特征

- 遗传学
  - 高达 80% 的病例见于女胎
  - 在一组含 66 个病例的队列中，78% 为正常核型
    - 13 三体，三倍体，克兰费尔特综合征各 1 例
    - 约 20% 合并 Beckwith-Wiedemann 综合征（BWS）
- 相关异常
  - 有关于合并肝错构瘤、CHARGE 综合征、胸膜肺母细胞瘤、骨发育不良、三倍体胎盘嵌合体的病例报告

大体病理和解剖特征

- 胎盘明显增大，合并绒毛膜板血管不同程度的扩张，呈静脉曲张样

镜下特征

- PMD 与部分葡萄胎的区别在于缺乏滋养层细胞增生

临床问题

表现

- 最常见的体征/症状
  - 多囊性胎盘
- 其他体征/症状
  - 胎儿生长受限：通常发生较早、程度较重
  - 若合并 BWS，则出现胎儿过度生长
  - PMD 患者的母体血清甲胎蛋白水平升高，βhCG 正常或轻度升高

自然病史与预后

- 胎盘的大小/重量与特定母体或胎儿并发症之间的相关性未经证实
- 产妇并发症：高血压、先兆子痫
- 没有发生妊娠滋养细胞肿瘤的长期风险（与部分性葡萄胎不同）
- 胎儿并发症包括生长受限、早产及胎儿死亡
  - 据报道，13%～43% 的病例发生宫内死亡或新生儿死亡
  - >50% 的病例于 37 周前分娩
- 2019 年的一项含 22 个病例的多中心队列
  - 4 例胎儿死亡，4 例终止妊娠，14 例活产（5 例在出生后 2 个月内死亡）
  - 27% 合并妊娠期高血压或先兆子痫，50% 出现胎儿生长受限

处理

- 考虑到核型问题，注意排除三倍体
- 严密监测胎儿生长情况以及胎儿宫内安危
- 密切监测孕妇是否出现先兆子痫症状

参考文献

1. Kodera C et al: Clinical manifestations of placental mesenchymal dysplasia in Japan: a multicenter case series. J Obstet Gynaecol Res. 47(3):1118-25, 2021
2. Guenot C et al: Placental mesenchymal dysplasia: an underdiagnosed placental pathology with various clinical outcomes. Eur J Obstet Gynecol Reprod Biol. 234:155-64, 2019
3. Jitsumori S et al: Placental mesenchymal dysplasia with severe fetal growth restriction in one placenta of a dichorionic diamniotic twin pregnancy. J Obstet Gynaecol Res. 44(5):951-4, 2018

胎盘间叶发育不良所致死产的前瞻性风险	
孕周/周	死产风险/%
24	29.4
28	27.5
32	20.9
36	13.0
在 109 个病例中，死产发生率为 29.4%。胎儿死亡的中位胎龄为 31 周。	

Ishikawa S et al: Prospective risk of stillbirth in women with placental mesenchymal dysplasia. J Obstet Gynaecol Res. 41(10): 1562-1568, 2015。

要 点

术语

- 单脐动脉(single umbilical artery, SUA)脐带内有 1 条脐动脉(umbilical artery, UA)和 1 条脐静脉(umbilical vein, UV),而非 2 条 UA 和 1 条 UV
- 也称为双血管脐带

影像学表现

- 游离脐祥内有 2 条血管,而非 3 条
- 膀胱横切面的彩色多普勒超声仅显示一条 UA
- 整个孕期均可诊断
- 85% 的病例为孤立性 SUA(不合并胎儿异常)
  - 伴有胎儿生长受限(FGR)风险↑
  - 胎盘形态异常或脐带胎盘插入点异常的发生率↑
- 约 15% 为 SUA+异常
  - 非整倍体相关
    - 18 三体和 13 三体,而非 21 三体
    - 若合并颈项透明层(NT)厚度↑或其他指标/异常,则风险↑
  - 常见合并异常;泌尿生殖系统及心脏缺陷

主要鉴别诊断

- 脐带囊肿
- 脐血管血栓形成

临床问题

- 见于 1% 的妊娠
- 孤立性 SUA 及结局
  - 低出生体重、早产、剖宫产、低 Apgar 评分、入住 NICU 的风险↑
- 非孤立性 SUA 及结局
  - 预后与合并异常和遗传学诊断结果相关

诊断要点

- 在进行 NT 筛查时查看有无 SUA
- 建议通过超声检查对孤立性 SUA 进行生长发育随访
- 如果进行详细解剖学扫查时胎儿心脏结构显示不佳,考虑行专项超声心动图检查
- 建议对 NT 筛查时发现的 SUA 病例、非孤立性 SUA 病例及高危患者进行遗传咨询

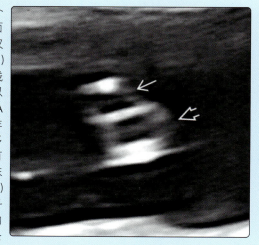
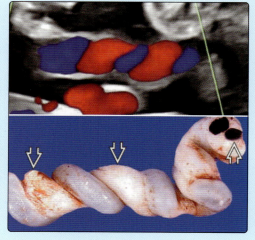

图 10-56 (左图)这是一个 20 周胎儿脐带超声横切面声像图,图像显示脐带内仅有 2 条血管。脐动脉(UA)➡与脐静脉(UV)➡的径线几乎相同。这一发现是可以理解的,因为仅有 1 条 UA 输送胎儿的全部血液,而非 2 条。(右图)脐带的彩色多普勒纵切面声像图显示仅有 2 条血管。脐带长轴的临床图片显示仅一条 UA(SUA)➡。UA 与 UV 的径线几乎相同。在含有 2 条 UA 的正常的三血管脐带中,每条 UA 都比 UV 细小得多。

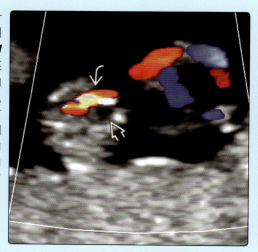
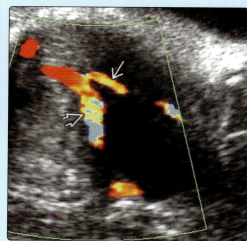

图 10-57 (左图)在对这个 13 周的胎儿进行颈项透明层检查时,在胎儿膀胱➡附近可见 SUA➡。此时还检出了其他异常。15% 的 SUA 胎儿合并其他异常。(右图)这个孕晚期胎儿有一条发育不良的 UA。左侧 UA➡小于右侧 UA➡的 1/2。这是一种更轻微的 SUA 亚型,但与 SUA 具有相同的合并异常及风险。这个胎儿患有法洛四联症。

术语

同义词

- 两条血管的脐带

定义

- 单脐动脉(single umbilical artery, SUA)脐带内有 1 条脐动脉(umbilical artery, UA)和 1 条脐静脉(umbilical vein, UV),而非 2 条 UA 和 1 条 UV
- 发育不良型 UA(hypoplastic UA, HUA)是 SUA 的变异
  - HUA 小于正常 UA 的 1/2

影像学表现

一般特征

- 最佳诊断线索
  - 膀胱横切面的彩色多普勒超声仅显示一条 UA
  - 脐带横切面显示 2 条血管
- 定位
  - 70% 为左侧 UA 缺失
- 大小
  - 单脐动脉 > 双脐动脉脐带中的脐动脉
    - UA 直径 > UV 直径的 50%
- 形态学
  - 单脐动脉的脐带螺旋少于双脐动脉

超声表现

- 整个孕期均可诊断 SUA
  - 在进行颈项透明层(NT)检查时
  - 在进行胎儿解剖学检查或生长发育检查时
- 游离脐祥的长轴切面及轴切面
  - 在 2 个平面上均显示 SUA
- 胎儿盆腔的彩色多普勒超声
  - 单脐动脉沿膀胱走行
  - 进入右侧或左侧髂动脉
  - 明确哪条 UA 缺失的最佳切面
- 85% 的病例为孤立性 SUA(不合并胎儿异常)
  - 然而,伴有胎儿生长受限(fetal growth restriction, FGR)风险↑
  - 20% 合并胎盘形态异常或脐带胎盘插入(placental cord insertion, PCI)点异常
- 约 15% 为 SUA+ 异常
  - 非整倍体相关(10%)
    - 18 三体(T 18)和 13 三体(T 13)
    - 若合并 NT 厚度↑或其他指标/异常,则风险↑
  - 常见相关异常
    - 泌尿生殖系统及心脏缺陷
  - 与 SUA 高度相关的罕见异常
    - 并肢畸形(100% 合并 SUA)
      □ UA 直接进入腹主动脉
      □ 下肢融合,肾发育不全
    - 双胎反向动脉灌注(twin reversed arterial perfusion, TRAP)序列征
      □ 约 2/3 的无心畸胎合并 SUA
- HUA 属于 SUA 疾病谱
  - 一条 UA 小于另一条 UA 的 50%
  - 在 HUA 中常见 S/D 值↑
  - 与 SUA 的相关异常和风险相似

影像学建议

- 流程建议
  - 发现 SUA 时,应仔细扫查是否合并其他相关异常
  - 考虑对胎儿生长进行连续超声监测
  - 仔细扫查胎盘形态及 PCI 部位

鉴别诊断

脐带囊肿

- 可位于任何部位,但最常见于 PCI 部位
- 在多普勒上无血流显示(不同于 UA 和 UV)

脐血管血栓形成(罕见)

- UA 或 UV 栓塞
- 合并母体易栓症

病理

一般特征

- 病因学
  - 一条 UA 原发性发育不良
  - 一条 UA 后期发生血栓性萎缩
  - 永久性卵黄动脉(罕见)
    - 最常见的例子是并肢畸形

临床问题

表现

- 最常见的体征/症状
  - 常规脐带扫查时的偶然发现
  - SUA+ 其他异常
  - SUA+FGR

人口统计资料

- 流行病学
  - 发病率:出生时约 1%
    - 早孕期 6%
    - 双胎中 3%~5%

自然病史与预后

- 孤立性 SUA 及结局
  - 低出生体重、早产、剖宫产、低 Apgar 评分、入住 NICU 的风险↑
  - 未见死亡率↑的报道
- 非孤立性 SUA 及结局
  - 预后与合并异常和遗传学诊断结果相关

诊断要点

影像判读经验

- 在进行 NT 检查时查看是否存在 SUA
  - 若发现 SUA,建议进行遗传咨询
- 进行详细解剖学检查时查看是否存在 SUA
  - 若进行常规扫查时胎儿心脏切面显示不佳,考虑行专项胎儿超声心动图检查
- 建议通过超声对孤立性 SUA 进行生长发育随访
  - 至少在 32 周时进行一次随访(若患者合并其他可能导致 FGR 风险↑的病史,应增加随访次数)
- 牢记 HUA 是一种更轻微的亚型,但与 SUA 的合并异常和风险相同

参考文献

1. Tai C et al: Prevalence of congenital heart disease in an isolated single umbilical artery is low at a tertiary referral center. J Ultrasound Med. ePub, 2020
2. Ismail KI et al: Role of 2-dimensional ultrasound imaging in placental and umbilical cord morphometry: literature and pictorial review. J Ultrasound Med. 38(12):3131-40, 2019
3. Hasegawa J: Ultrasound screening of umbilical cord abnormalities and delivery management. Placenta. 52:66-78, 2018

第十章　胎盘、胎膜和脐带

术语

- 目前在用的几个定义
  - 脐静脉（umbilical vein，UV）局部扩张，直径>9mm
  - 脐静脉曲张处直径的 50%>UV 肝内段部分
  - UV 直径>同胎龄儿平均值的 2 个标准差

影像学表现

- 上腹部囊肿样区域，多普勒显示其内静脉血流
- 通常位于腹内肝外区
- UV 曲张可能是静脉压升高的首发表现
  - 应进行专项胎儿超声心动图检查
  - 监测即将发生水肿的迹象

主要鉴别诊断

- 腹部囊肿
- 脐带囊肿

临床问题

- 务必将孤立性脐静脉曲张与合并其他异常的病例进行区分
  - 2018 年的一项含 254 个病例的荟萃分析（不包括合并前腹壁缺损的病例）
    - 81% 为孤立性：不合并染色体异常或胎儿宫内死亡
    - 19% 合并其他异常：7.3% 的胎儿发生宫内死亡
- 管理
  - 详细的解剖结构检查 + 专项胎儿超声心动图
  - 建议对胎儿进行严密监护，重点是胎儿生长、静脉曲张大小、有无血栓、心脏失代偿迹象
  - 2019 年的一项荟萃分析建议在 32 周后每 2 周进行一次超声检查，如果有血栓形成或胎儿受累的迹象，则分娩
  - 作者所在机构：32 周后每周进行 2 次无应激试验，每 3～4 周 1 次超声检查，若没有并发症，则在 38 周 0/7 天至 39 周 6/7 天之间分娩
  - 若为孤立性脐静脉曲张，没有必要因此而提早分娩

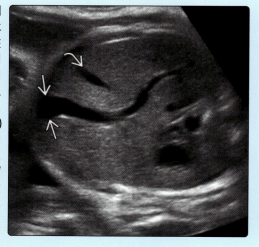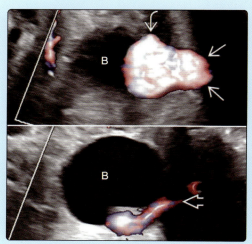

图 10-58　（左图）有些病例的静脉曲张相当轻微，如本例仅在脐静脉 ➡ 进入肝脏处轻微扩张，扩张程度刚刚达到 9mm。同时可以看到胆囊 ➡。这个胎儿曾出现心包积液，后来也消失了。新生儿是正常的。（右图）这例脐静脉曲张（umbilical vein varix，UVV）➡ 要明显得多，脐静脉入腹壁处 ➡ 的直径大于其他部位的 2 倍。胎儿只有一条脐动脉 ➡，母亲为高龄（B= 膀胱）。尽管存在这些风险因素，孕妇还是在 38 周 5 天时自然分娩了一名健康婴儿。

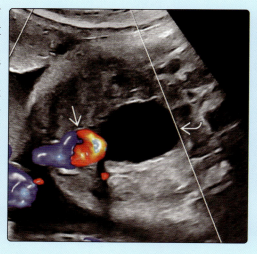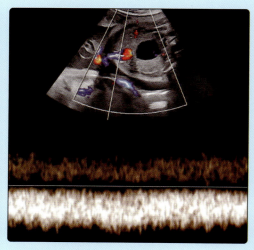

图 10-59　（左图）斜横切面彩色多普勒超声图像显示位于腹内肝外区的 UVV ➡，其直径为 23mm，内可见彩色多普勒信号完全充盈。曲张静脉内的漩涡状血流（不同颜色）不应被误认为湍流。同时可见充盈尿液的膀胱 ➡。（右图）同一病例的脉冲多普勒超声显示漩涡状静脉血流。多普勒的作用是明确曲张的静脉可见血流完全充盈。如果没有出现完全充盈，应考虑到即将有血栓形成的可能。

术语

缩写

- 脐静脉曲张（umbilical vein varix，UVV）

定义

- 脐静脉（umbilical vein，UV）局部扩张，直径>9mm
- 脐静脉曲张处直径的50%>UV肝内段部分
- UV直径>同胎龄儿平均值的2个标准差

影像学表现

一般特征

- 最佳诊断线索
  - 上腹部囊肿样区域，多普勒显示静脉血流
- 部位
  - 通常位于腹内肝外区
    - 也可能位于肝内区或脐带的游离段

超声表现

- 上腹部的薄壁、无回声"囊肿"
- 务必显示"囊肿"与UV的延续性以及其内血流的存在，才能进行诊断
  - 可能与永久性右脐静脉有关
- 据报道，扩张范围为8～30mm
- 常常在晚孕期对其他指标进行随访时偶然发现

影像学建议

- 流程建议
  - 在胎儿腹部紧贴脐静脉入腹壁处上方的横切面图像上进行测量
    - 从外侧缘到内侧缘
  - 仔细扫查有无其他异常
  - UVV可能是静脉压升高的首发表现
    - 进行胎儿超声心动图检查，监测水肿情况
      - 测量心胸比
      - 查看有无三尖瓣反流
      - 检查静脉导管波形
      - 查看有无收缩末期UV搏动
  - 使用彩色多普勒
    - 彩色多普勒显示曲张的脐静脉内不能完全充盈，则考虑有血栓形成

鉴别诊断

正常液性结构

- 胃泡、胆囊

其他腹腔囊肿

- 胆总管囊肿
- 胎粪性假性囊肿
- 卵巢囊肿
- 肠重复囊肿
- 脐尿管囊肿

脐带囊肿

- 尿囊囊肿

- 由囊肿分隔的脐血管
- 除尿囊以外的囊肿和假性囊肿
  - 取代脐血管，而不是将其分离开（轴旁部位）

临床问题

表现

- 最常见的体征/症状
  - 胎儿腹部的囊肿样病变，多普勒可见其内静脉血流信号

人口统计资料

- 流行病学
  - 发病率：0.4：1 000～1.1：1 000
  - 占所有胎儿脐带异常的4%

自然病史与预后

- 务必将**孤立性**脐静脉曲张与合并其他异常的病例进行区分
  - 2019年的一项含20个病例的病例组
    - 80%为孤立性，预后良好
    - 20%为非孤立性：合并非整倍体，宫内胎儿死亡（intrauterine fetal demise，IUFD），终止妊娠
  - 2018年的一项含254个病例的荟萃分析（不包括合并前腹壁缺损（abdominal wall defect，AWD）的病例）
    - 81%为孤立性：不合并染色体异常或IUFD，3.7%合并估测胎儿体重（estimated fetal weight，EFW）小于同孕周儿第10百分位数
    - 19%合并其他异常：一些合并染色体异常（21三体，22q缺失），7.3%胎儿宫内死亡
  - 作者所在机构：48例（2006—2014）不合并IUFD
    - 16例合并其他异常：包括AWD/心脏缺陷等异常，可于诊断UVV前、诊断UVV时或诊断UVV后诊断
      - 1例左心发育不良综合征的新生儿经有计划的舒适护理后死亡
    - 32例孤立性（其中有2例为双胎之一）
- 据记录，年龄较大的孕妇与胎儿结构/染色体异常、IUFD的相关性更高
  - 在报告不良结局的病例时可能存在选择偏倚
- 血栓形成与水肿、IUFD相关
- 羊膜内的UVV可能通过羊膜鞘出血→胎儿失血

处理

- 详细的解剖结构检查+专项胎儿超声心动图
  - 如果合并其他异常或危险因素，应进行核型检测
- 建议对胎儿进行严密监护，重点是胎儿生长、静脉曲张大小、有无血栓、心脏失代偿迹象
- 若为孤立性脐静脉曲张，没有必要因此而提早分娩
- 2019年的一项荟萃分析建议在32周后每2周进行一次超声检查，如果有血栓形成或胎儿受累的迹象，则考虑分娩
- 作者所在机构：32周后每周进行2次无应激试验（nonstress test，NST），每3～4周进行一次超声检查，若没有并发症，则于38周分娩

参考文献

1. Novoa V et al: Perinatal outcomes of fetal intra-abdominal umbilical vein varix: a multicenter cohort study. J Matern Fetal Neonatal Med. 1-4, 2019
2. di Pasquo E et al: Fetal intra-abdominal umbilical vein varix: retrospective cohort study and systematic review and meta-analysis. Ultrasound Obstet Gynecol. 51(5):580-5, 2018
3. Lee SW et al: Clinical characteristics and outcomes of antenatal fetal intraabdominal umbilical vein varix detection. Obstet Gynecol Sci. 57(3):181-6, 2014

脐带异常

要　点

术语

- 永久性右脐静脉（persistent right umbilical vein, PRUV）：胚胎的右脐静脉（umbilical vein, UV）持续开放，而左脐静脉退化
  - 正常胚胎发育：右 UV 退化，左 UV 持续开放
- PRUV 有 2 种类型
  - 肝内型 PRUV 最为常见（90%～95%）
    - 右 UV 汇入门静脉窦部，而后至静脉导管（ductus venosus, DV）
  - 肝外型 PRUV（<10%）
    - PRUV 绕过肝脏及门静脉系统
    - 直接汇入右心房、下腔静脉（inferior vena cava, IVC）或髂静脉
    - DV 常缺如
      - 如果左 UV 也开放，DV 可存在

影像学表现

- 肝内型 PRUV
  - 肝内型 UV 弯曲指向胃泡
    - PRUV 汇入右门静脉远端
  - PRUV 走行于胆囊（gallbladder, GB）右侧
    - 胆囊似乎移位至内侧
      - 非异位胆囊
  - 通常在腹围（abdominal circumference, AC）平面注意到
  - 与门静脉和 DV 的连接关系正常
  - 23% 合并其他异常
    - 最常见的是心血管疾病
- 肝外型 PRUV
  - PRUV 绕过肝脏及门静脉系统，直接汇入右心房或 IVC
    - PRUV 走行于肝脏前方
  - 更易合并其他异常

主要鉴别诊断

- 脐静脉曲张（弯曲背离胃泡）

- 胆总管囊肿（其内无血流显示）
- 其他静脉分流异常

病理

- PRUV 病因的学说
  - 早孕期叶酸缺乏
  - 外部压力或血栓导致的早期左 UV 梗阻
- 肝内型 PRUV
  - 左 UV 代替右 UV 发生退化
  - PRUV 提供正常血液供应
- 肝外型 PRUV
  - PRUV 汇入体静脉（最常见的是右心房、IVC）
  - DV 可能缺失
- 合并异常
  - 复杂心血管异常
  - 18 三体，努南综合征
  - 胎儿生长受限

临床问题

- 据报道，发病率为 0.03%～0.5%
- 最常见的表现
  - 肝内型 PRUV：在常规 AC 平面偶然发现
  - 肝外型 PRUV：与其他异常一并发现
- 预后与合并异常及遗传学检测结果相关
  - 若为孤立性肝内型 PRUV，则预后良好
  - 肝外型 PRUV 预后差

诊断要点

- 如果在 AC 平面上未注意到 UV 弯曲的异常指向，则可能漏诊
- 发现 PRUV 时应查看有无其他异常
- 考虑行胎儿超声心动图检查
  - 可能仅合并静脉循环系统异常
- 对于胆囊"移位"的病例，应考虑到 PRUV 的诊断

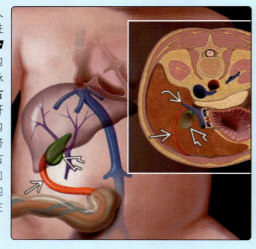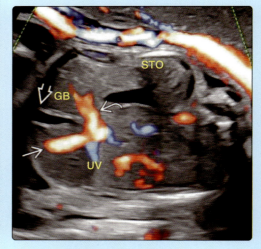

图 10-60　（左图）图示永久性右脐静脉（PRUV）➡进入肝脏，并使胆囊（GB）➡移位至内侧。在肝脏内（插图），PRUV 和左门静脉（PV）➡弯曲指向胃泡。（右图）一例中孕晚期胎儿的肝脏横切面图像展示了肝内型 PRUV 的典型表现。脐静脉（UV）➡自 GB➡的右侧进入胎儿腹部，弯曲指向胃泡（STO），并与右 PV 的远端相连，其内血液汇入左 PV➡。

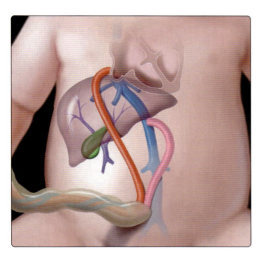

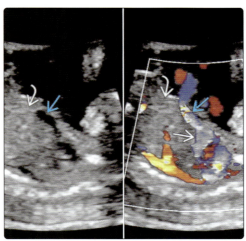

图 10-61 （左图）图示两种不同类型的肝外型 PRUV。PRUV 绕过肝脏，可直接连接肝脏上方的右心房（红色）或下腔静脉（IVC）（粉色）。（右图）这个胎儿患有肝外型 PRUV 和其他严重心脏异常，其胸部和上腹部矢状切面图像显示 PRUV ➡ 位于肝脏 ➡ 的前方及上方，并且直接汇入右心房 ➡。

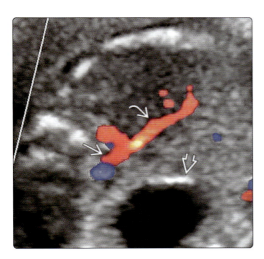

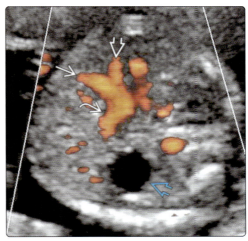

图 10-62 （左图）一例肝外型 PRUV ➡ 患者的横切面彩色多普勒超声显示 UV 未向胃泡 ➡ 方向弯曲，而是直接连入下腔静脉 ➡。这个胎儿同时合并复杂的心脏异常。（右图）在这个中孕早期的病例中，可见肝内型 PRUV ➡ 连入较小的右 PV ➡ 分支，导致左 PV 以及此处的弧度 ➡ 弯向胃泡 ➡。肝内型 PRUV 可能不易被发现，因为异常的弧度是腹围切面上唯一的表现。没有其他可识别的异常。

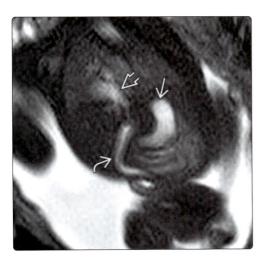

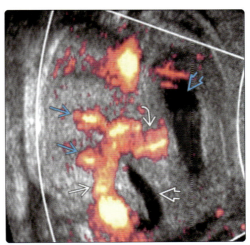

图 10-63 （左图）在这个胎儿的 MR 上可见 PRUV。UV ➡ 进入腹部，并向胃泡 ➡ 弯曲，且不与心脏的右心房 ➡ 相连。（右图）这是一个相似的病例，其能量多普勒超声冠状切面图像能可靠地证实肝内型 PRUV（与 MR 相比）。PRUV ➡ 与右 PV 的分支 ➡ 及左 PV ➡ 相连。GB ➡ 位于内侧，静脉弯曲的弧度/曲线指向胃泡 ➡。

鉴别诊断

常见

- 胎盘血池、血栓、陷窝
- 局灶性肌层收缩（形似）
- 胎盘早剥
- 胎盘植入肌瘤上（形似）

少见

- 妊娠滋养细胞疾病
- 绒毛膜血管瘤

罕见且重要

- 胎盘间叶发育不良
- 胎盘畸胎瘤

重要信息

鉴别诊断要点

- 常规通过正交平面评估整个胎盘
  - 矢状面，包括子宫下段
    - 正中矢状切面：排除低置胎盘和前置胎盘
    - 左右旁矢状切面为补充切面
  - 横切面：上、中、下
  - 常规查看脐带插入部位
    - 边缘性胎盘脐带入口位于胎盘边缘 2cm 以内
    - 帆状脐带入口位于胎膜上
- 明确肿块的解剖部位
  - 胎盘实质内的肿块
    - 胎盘血池、血栓或陷窝
      - □ 胎盘血池内绒毛间血栓形成
      - □ 多发的、形态不规则的陷窝与胎盘植入（placenta accreta spectrum，PAS）性疾病相关
    - 绒毛膜血管瘤
    - 胎盘内出血（胎盘早剥的一种类型）
      - □ 几乎所有胎盘内出血都会同时合并边缘性早剥、胎盘后早剥或胎盘前早剥
    - 畸胎瘤：胎盘表面典型的外生性肿块
  - 胎盘后肿块
    - 胎盘后早剥
    - 肌瘤
    - 局灶性肌层收缩（focal myometrial contraction，FMC）
  - 取代胎盘的肿块（典型者为囊性）
    - 妊娠滋养细胞疾病（gestational trophoblastic disease，GTD）
      - □ 完全性葡萄胎或三倍体
    - 胎盘间叶发育不良
- 使用多普勒评估肿块
  - 有血流的肿块
    - 绒毛膜血管瘤
    - GTD
    - 胎盘后方的肌瘤
    - 陷窝
    - 畸胎瘤
  - 没有血流或血流很少的肿块
    - 胎盘早剥（血肿无血流）
    - FMC（与其他部分子宫肌层相比，血流较少或相似）
    - 胎盘血池（灰阶超声可见漩涡状流动）

- 胎盘血栓（无血流）
  - 血流特征
    - 绒毛膜血管瘤血流量不等
      - □ 有一些是富血供的
    - 子宫肌瘤为周边血流
    - FMC 为连续的线状血流

常见诊断的有用线索

- 胎盘血池、血栓、陷窝
  - 胎盘血池和血栓往往是圆形或椭圆形的
    - 在灰阶超声上，胎盘血池内的漩涡状血流显示效果最佳
      - □ 彩色多普勒通常无血流显示
    - 胎盘血池内可能会凝块→血栓 ± 纤维化
    - 多发病变导致胎儿生长受限（fetal growth restriction，FGR）的风险↑
  - 陷窝成角，与 PAS 相关
    - 彩色多普勒有血流显示
    - 寻找 PAS 的其他特征
      - □ 低置胎盘或前置胎盘，同时合并剖宫产史
      - □ 胎盘后低回声带消失
- 局灶性肌层收缩（形似）
  - 一过性的子宫壁收缩
    - 整个孕期的正常表现
    - 将随时间进展而消失或变化
  - 相比外侧轮廓，内侧轮廓受影响更大
  - FMC 常与子宫壁回声相等
- 胎盘早剥
  - 边缘性（最常见）
    - 血肿与胎盘相邻
    - 可见胎盘边缘隆起
  - 胎盘后早剥和胎盘前早剥
    - 急性或亚急性剥离时可表现为胎盘增厚
    - 随时间进展，血肿逐渐呈低回声
      - □ 可形似胎盘后或胎盘前肿块
  - 胎盘前血肿较罕见
    - 血块位于胎盘胎儿面
    - 可形似绒毛膜血管瘤
  - 彩色多普勒显示血肿内无血流
  - 出现胎儿窘迫的征象预示着需要分娩
    - 心动过缓
    - 生物物理评分异常
    - 胎儿多普勒参数异常
  - 评估胎盘剥离面积
    - <30% 者预后良好
    - >50% 者预后不良
- 胎盘植入肌瘤上（形似）
  - 肌瘤的表现不一
    - 子宫局限性低回声或不均质肿块
  - 肌瘤在妊娠期间可退行性变
    - 中央囊性变
    - 血流量↓
    - 可能出现疼痛（不常见）
  - 胎盘后肌瘤与胎盘早剥相关
  - 体积较大、数量较多的肌瘤可能与 FGR 相关

少见诊断的有用线索

- 妊娠滋养细胞疾病
  - 最常见的类型为葡萄胎

第十章　胎盘、胎膜和脐带

- 100% 由父系遗传构成
- 典型超声表现
  - □ 胎盘囊肿
  - □ 无胚妊娠囊
  - □ 合并围妊娠期出血
- 多普勒表现不一
  - □ 囊与囊之间血流↑
  - □ 高速、低阻血流
- 合并黄体囊肿
  - □ 双侧卵巢囊肿，其内可见多发分隔
  - □ 见于 50% 的病例
- 三倍体
  - 胎盘囊肿数量不一
  - 异常胎儿合并 FGR
  - 与黄体囊肿高度相关
- 侵袭性葡萄胎和绒毛膜癌是罕见的并发症
- **绒毛膜血管瘤**
  - 良性血管性胎盘肿瘤
    - 若＞5cm，则视为大型绒毛膜血管瘤
  - 常位于胎盘胎儿面，脐带插入点附近
  - 超声特征
    - 边界清晰
    - 常为低回声
    - 若出现出血、梗死或变性，则可能回声不均匀
    - 血流量不等
      - □ 使用彩色多普勒评估血供情况

罕见诊断的有用线索

- **胎盘间叶发育不良**
  - 超声表现可见巨大胎盘合并囊肿
    - 胎盘肿大，绒毛异常
    - 常继发 FGR
  - 与 GTD（三倍体）表现相似
    - 需通过遗传学检测进行鉴别
  - 20% 合并 Beckwith-Wiedemann 综合征
- **胎盘畸胎瘤**
  - 极为罕见
  - 良性成熟畸胎瘤
  - 出现钙化提示为畸胎瘤

- 需与位于胎盘旁的双胎之一死胎以及双胎反向动脉灌注（twin reversed arterial perfusion, TRAP）序列征相鉴别
  - 由胎盘直接供血，而不是像 TRAP 一样通过脐带供血
- 组织发生理论
  - 胎盘内的双胞胎
  - 胎儿后肠生殖细胞进入胎盘

其他重要信息

- 与早剥相关的症状
  - 胎盘后早剥
    - 早产、子宫疼痛、胎儿窘迫
    - 出血可能性小
  - 边缘性早剥：出血+宫缩
  - 胎盘前出血
    - 无症状，若出血位于脐带插入点附近，可出现胎儿窘迫
  - 较大范围的早剥常为多处出血
  - 对于早产和出血的病例，首先评估胎盘
    - 存活胎儿可能需要紧急分娩
  - 存在胎盘早剥高风险的患者
    - 既往早剥史
    - 创伤
    - 高血压
    - 吸烟，可卡因
    - 分娩次数↑，高龄产妇
    - 胎盘植入肌瘤上
- 葡萄胎妊娠的体征和症状
  - 子宫增大，大于孕龄
  - 出血
  - 妊娠剧吐
    - 因人绒毛膜促性腺激素水平↑
  - 先兆子痫
- 与大型绒毛膜血管瘤相关的体征和症状
  - ＞5cm 的绒毛膜血管瘤被视为大型
  - 母体甲胎蛋白升高
  - 胎儿水肿
    - 动脉血流量↑导致高输出量心衰
    - 胎儿贫血
    - 羊水过多
  - 早产和先兆子痫

胎盘血池、血栓、陷窝

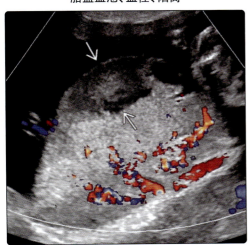

局灶性肌层收缩（形似）

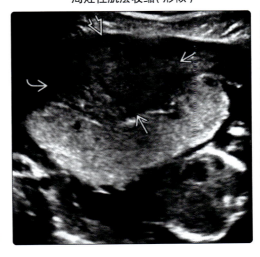

图 10-64　（左图）通过灰阶超声可以显示这个巨大的胎盘血池（placental lake, PL）➡内缓慢流淌的漩涡状血流，而彩色多普勒无血流显示。此外，在检查过程中，该 PL 的形状发生了变化。（右图）在这个病例中可见胎盘后方出现局灶性肌层收缩（focal myometrial contraction, FMC）➡。注意，子宫肌层的内侧轮廓➡比外侧轮廓➡受影响更大，而且 FMC 与子宫肌层的其余部分回声相同。FMC 最终恢复原状。

胎盘早剥

胎盘早剥

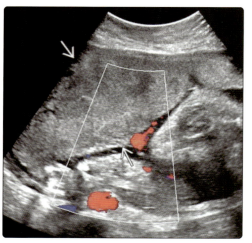
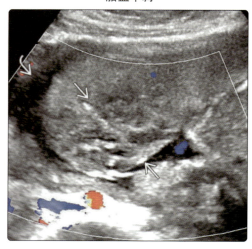

图 10-65 （左图）这个患者于孕 27 周出现早产，图示因胎盘内出血所致的胎盘 ➡ 增厚、回声不均匀。（右图）同一患者的胎盘边缘附近可见一个清晰的小血块 ➡，此处的胎盘边缘已从宫壁 ➡ 剥离并隆起。有时可因胎盘内出血而导致胎盘增厚，其诊断线索是存在较小的边缘出血或胎盘前出血。这个病例中的胎儿处于窘迫状态，现已分娩。

胎盘种植于肌瘤上（形似）

胎盘种植于肌瘤上（形似）

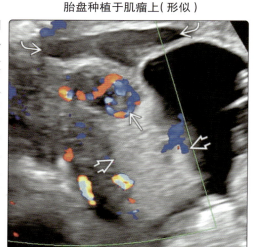
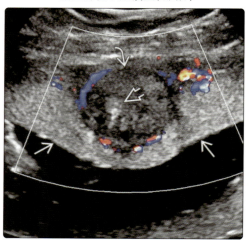

图 10-66 （左图）这个病例于中孕早期出现出血，可见部分胎盘 ➡ 种植于一个血管纤维瘤 ➡ 上，该纤维瘤周边可见血流。同时可见一处边缘早剥 ➡。胎盘种植于纤维瘤上会增加早剥的风险。（右图）胎盘 ➡ 直接种植于前壁子宫的黏膜下肌瘤 ➡。注意彩色多普勒显示典型的肌瘤外周血流。肌瘤中央的局灶性回声 ➡ 可能来自局灶性黏液样变性，而不是钙化。

妊娠滋养细胞疾病

妊娠滋养细胞疾病

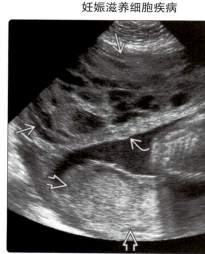
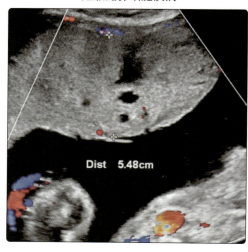

图 10-67 （左图）这位患者的经腹部超声横切面图像显示葡萄胎和与之并存的胎儿。葡萄胎 ➡ 是囊性的，通过较厚的膜 ➡ 与正常胎盘 ➡ 隔开。（右图）这是另一个病例，可见胎盘增厚、有囊肿，同时合并严重的胎儿生长受限以及胎儿多系统异常。羊膜腔穿刺术结果显示为三倍体。虽然这是一个细微的发现，但囊性胎盘应引起检查者对妊娠滋养细胞疾病的关注。

绒毛膜血管瘤

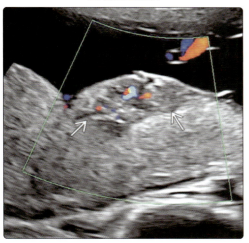

绒毛膜血管瘤

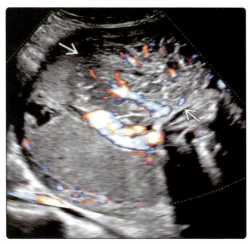

图 10-68 （左图）在这个病例中，胎盘表面的低回声肿块 ➡ 内可见血流显示。绒毛膜血管瘤通常较小，有血流，且位于胎盘表面，靠近脐带插入点。血流的存在有助于这些常见肿块与其他疾病的鉴别。（右图）这是另一病例，其绒毛膜血管瘤 ➡ 体积较大，且血供丰富。这个胎儿合并贫血和心脏肥大。当绒毛膜血管瘤 > 5cm 时，引起胎儿症状的风险更高。

胎盘间叶发育不良

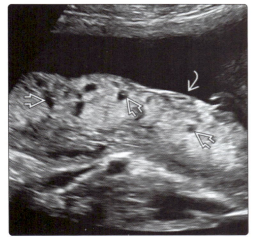

胎盘间叶发育不良

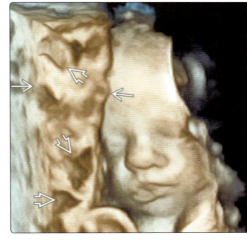

图 10-69 （左图）此胎盘 ➡ 内可见多发散在的囊肿 ➡。胎儿出现严重的生长受限，但不合并其他异常。这个病例确诊为胎盘间叶发育不良（placental mesenchymal dysplasia，PMD），与妊娠滋养细胞疾病表现相似。（右图）三维超声图像显示一个囊性胎盘 ➡ 的典型形态，内可见多发囊肿 ➡。这个胎儿不合并生长受限，但有脐膨出。最终诊断为 PMD 合并 Beckwith-Wiedemann 综合征。

胎盘畸胎瘤

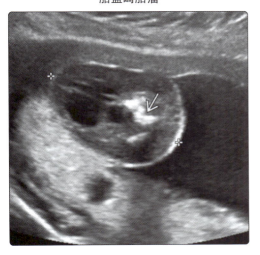

胎盘畸胎瘤

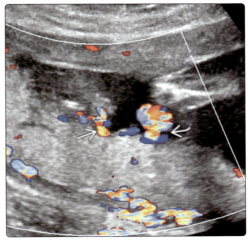

图 10-70 （左图）这个胎盘外生性肿块内含有钙化 ➡，这是诊断罕见胎盘畸胎瘤的特征性表现。（右图）同一肿块的彩色多普勒显示，畸胎瘤由胎盘 ➡ 直接供血，而不是像双胎反向动脉灌注（twin reversed arterial perfusion，TRAP）序列征那样由脐动脉直接供血。同时可见正常胎儿的脐带插入点 ➡。

相关鉴别诊断

鉴别诊断

常见

- 生理性中肠疝
- 脐带囊肿
  - 尿囊管囊肿
  - 脐肠管囊肿
  - 囊性华通胶（假性囊肿）
- 脐膨出

少见

- 螺旋异常
- 脐带打结
  - 假结
  - 真结
- 脐带血肿
- 脐动脉瘤
- 脐带血栓形成
- 脐带肿块
  - 脐带血管瘤
  - 脐带畸胎瘤

重要信息

鉴别诊断要点

- **脐带胚胎学**
  - 7～8 周：通过脐肠管连接胚胎和绒毛膜的早期体蒂
  - 12～16 周
    - 尿囊自原肠外翻，并延伸至体蒂内
      - 脐带内血管通过尿囊发育完成
    - 尿囊作为原始膀胱和早期造血器官存在
      - 退化为脐正中韧带
  - 6 周时出现 2 条脐动脉（umbilical artery，UA）和 2 条脐静脉；右脐静脉于 8 周前退化
- **脐带评估是所有产科检查的一部分**
  - 于早孕期、中孕期和晚孕期进行评估
- **观察脐带腹壁插入点**
  - 在进行颈项透明层（nuchal translucency，NT）检查时
    - 生理性中肠疝于 12 周前消失
  - 在妊娠中期进行胎儿解剖结构检查时
    - 显示腹壁各侧完整
  - 晚孕期较困难
- **观察脐带胎盘插入（placental cord insertion，PCI）点**
  - 在早孕期进行 NT 检查时评估
  - 在晚孕期进行解剖结构检查时评估
  - 对于多胎妊娠，PCI 评估尤为重要
    - 单绒毛膜双胎与 1 个或 2 个胎儿的 PCI 异常高度相关
  - 帆状脐带入口与胎儿发病风险增加相关
    - 位于宫颈内口附近时为血管前置
    - 合并胎儿生长受限
- **明确 2 条脐动脉和 1 条脐静脉**
  - 游离脐袢的图像：长轴和短轴

- 彩色多普勒横切面显示围绕胎儿膀胱的 2 条 UA
- **评估脐带大体形态**
  - 长轴切面和 3D 效果最佳
  - 血管的大小和回声是否正常？
  - 脐带的长度和宽度是否正常？
    - 至中孕期末，正常脐带长度为 50～60cm
      - 除非明显变长或缩短，否则很难评估
    - 正常脐带直径＜2cm
      - 主要取决于华通胶的量
  - 血管的"螺旋"是否适度？

常见诊断的有用线索

- **生理性中肠疝**
  - 正常胚胎发育现象
    - 肠管伸长，疝入脐带根部，旋转 270°，然后返回腹膜腔
  - 肠管在 12 周前回纳腹腔
  - 不应超出脐带根部＞1cm
  - 不含肝脏
- **脐带囊肿**
  - 部位
    - 轴旁（偏心）：不使血管移位
    - 轴向（中央）：血管分离
    - 可能发生于脐带的任意部位
      - 胎儿端或胎盘端＞游离脐袢
  - 通常薄壁，呈无回声，可能为多发
    - 如果其内有回声，则考虑囊内出血，可能导致脐带梗阻
  - **孤立性脐带囊肿最常见于早孕期**
    - 我们认为由尿囊或脐肠管的遗迹形成常为一过性表现
    - 早孕期发生率 3.4%；20% 持续至中孕期甚至中孕期以后
    - 通常无临床意义，但必须仔细查看有无其他异常，包括 NT 增厚
      - 可合并非整倍体（最常见的是 18 三体）以及解剖异常（脐膨出、心脏）
  - 多发脐带囊肿与预后不良的风险增加相关
  - **尿囊管囊肿**
    - 最常合并脐尿管未闭
    - 总是发生在脐带胎儿插入点附近
    - 常合并膀胱梗阻（膀胱减压进入未闭的脐尿管和脐带根部）
    - 查看有无脐尿管未闭 / 脐尿管囊肿（位于膀胱之上并与之相通的囊性包块）
    - 可能会变大并压迫脐带
  - **脐肠管囊肿**
    - 脐肠管附着于发育中的中肠上，通常于第 9 周至第 18 周之间消失
    - 脐肠管遗迹可能会形成梅克尔憩室、脐肠瘘、腹腔内或脐带囊肿
      - 与胎儿腹壁缺损相关
    - 明显少于尿囊囊肿
  - **囊性华通胶（假性囊肿）**
    - 华通胶，或者更准确地说，华通物质，是覆盖和保护脐

带的膜,其内富含黏多糖

- 华通胶的水肿、液化和黏液样变性导致脐带增厚和囊肿
- 合并异常:非整倍体(最常见的是 18 三体)、脐膨出、水肿
- 脐膨出
  - 只含有小肠的小型脐膨出最易与脐带肿块相混淆
    - 自前腹壁中央突出的光滑高回声包块,表面有膜覆盖
    - 和包含肝脏的脐膨出相比,合并非整倍体异常的风险更高
  - 也可能合并囊肿(最常见的是脐肠管囊肿)或华通胶黏液样变性

少见诊断的有用线索

- 螺旋异常
  - 脐带于 9 周前基本完成螺旋,我们认为脐带螺旋可以使脐带更坚固
  - 正常脐带螺旋为每 10cm 旋转 1~3 圈
  - 脐带螺旋过密可使脐带增厚或呈肿块样
    - 可导致血流阻力增加,伴胎儿心脏后负荷增加
    - 脐带螺旋过密对小口径动脉或过长脐带的血流动力学影响更为严重
  - 脐带螺旋过密与单脐动脉、非整倍体和胎儿运动不能相关
    - 更易发生扭转和急性胎儿血流梗阻
- 脐带打结
  - 假结
    - 比真结更常见
    - 因脐带扭结所致,而不是真正的结
    - 通常无临床意义
  - 真结
    - 罕见(单胎<1%)
    - 大多数真结是松散的,对胎儿健康无显著影响,但须随访
    - 紧的真结可能导致生长受限、窒息和死亡
      - 绞索征:脐带的横截面被另一个完整的脐袢环绕

- 据报道,真结使胎儿死亡的风险增加了 4 倍
  - 脐带缠绕是单羊膜囊双胎妊娠中的标志性表现
- 脐带血肿
  - 血液外渗到围绕脐血管的华通胶内
    - 可能发生在产前侵入性操作后
  - 有脐带受压风险
    - 使用多普勒查看血管阻力是否增加
  - 任何原因引起的羊膜腔内出血都可能导致血栓黏附于脐带上
    - 若出血位于羊膜腔内,很少引起脐带受压
- 脐动脉瘤
  - 位于脐带胎盘插入点附近
  - 脉冲多普勒显示为动脉频谱
  - 可能和脐静脉发生动静脉瘘
  - 与多种异常相关,18 三体
- 脐带血栓形成
  - 在灰阶图像上表现为血管内的低回声并血管扩张
  - 彩色或能量多普勒无血流显示
  - 静脉血栓形成是胎儿突发死亡的原因之一
  - 脐静脉静脉曲张是危险因素
  - 可能发生于产前侵入性操作之后
    - 尤其是当血肿压迫血管时
  - 可能合并巨大脐带囊肿
    - 尤其是在脐带的胎盘端
- 脐带血管瘤
  - 最常见于脐带胎盘插入点
  - 血管瘤性肿块伴周围黏液样变性和华通胶水肿
  - 超声表现
    - 梭形或分叶状肿块伴脐血管包裹和/或移位
    - 呈强回声或多囊性表现
    - 可能有小的点状钙化
    - 多普勒可能有血流显示
- 脐带畸胎瘤
  - 罕见(文献报道中仅有 17 个病例)
  - 实性和囊性成分±钙化

脐带囊肿

脐带囊肿

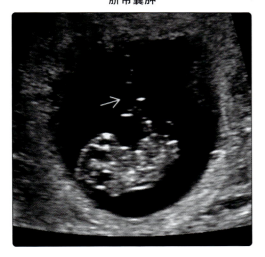

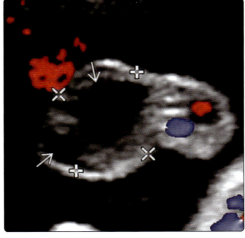

图 10-71 (左图)早孕期脐带囊肿 ➡ 相对常见,但通常没有临床意义。80% 的早孕期脐带囊肿会完全消失,不合并后遗症。(右图)在对这个 20 周的胎儿进行解剖结构检查时,发现了两个小的偏心性脐带囊肿 ➡。没有发现其他异常,那么我们认为这两个脐带囊肿对妊娠的风险较低。通常认为小的、孤立性的脐带囊肿由脐肠管或尿囊的遗迹形成。

尿囊管囊肿

图 10-72 （左图）这是一个尿囊囊肿合并脐尿管未闭的病例。胎儿的脐带插入点➡️附近可见偏心性脐带囊肿➡️。由于梅干腹综合征，这个胎儿的膀胱明显扩张。（右图）同一病例分娩后的图片显示萎瘪的脐带囊肿➡️。注意腹部皮肤松弛、有皱褶，这是梅干腹综合征的典型表现。脐带插入点附近的尿囊囊肿和脐尿管未闭常与膀胱梗阻相关。

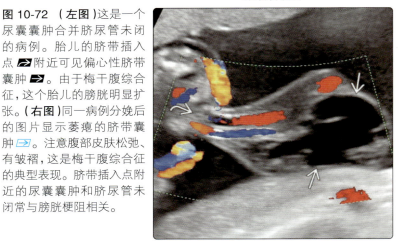

尿囊管囊肿

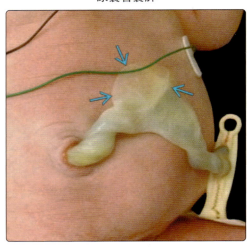

尿囊管囊肿

脐肠管囊肿

图 10-73 （左图）这个胎儿有一个小型脐膨出➡️，其内仅包含肠管。此处合并一个囊肿➡️，最常见的是脐肠管囊肿。这是真正的囊肿，有上皮衬里，常合并腹壁缺损。当脐膨出仅包含小肠时，胎儿非整倍体的风险更高。（右图）这个胎儿有一个大型脐膨出➡️，其内包含肝脏。相邻的脐带因华通胶➡️变性而增厚。这是一种常见的合并异常。

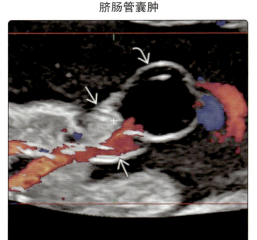

脐肠管囊肿

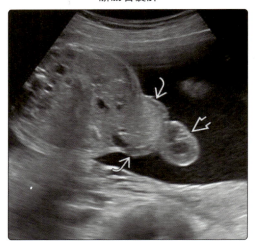

脐肠管囊肿

囊性华通胶（假性囊肿）

图 10-74 （左图）这个小胎盘的脐带➡️明显水肿、增粗、肿胀，这继发于华通胶的弥漫性变性。这与严重的胎儿水肿有关。（From DP：Placenta.，2e）（右图）在这个病例中，变性的华通胶在脐带➡️上形成了一个局灶性囊性肿块➡️。这个胎儿合并多发异常，遗传学结果显示为 18 三体。变性的华通胶，或者更准确地说，华通物质的表现可以从局灶性到弥漫性不等。

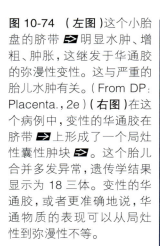

囊性华通胶（假性囊肿）

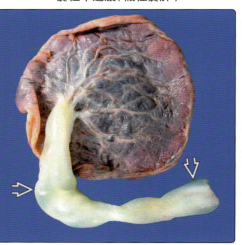

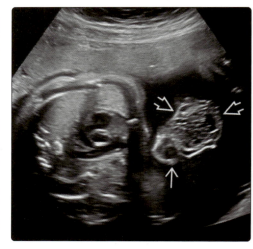

囊性华通胶（假性囊肿）

囊性华通胶（假性囊肿）

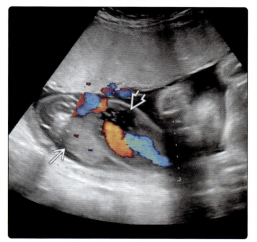

囊性华通胶（假性囊肿）

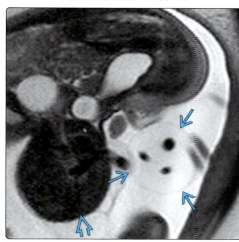

图 10-75 （左图）这个 18 三体胎儿的脐带有很长一段都发生了华通胶变性和水肿。有一些区域的表现更像囊肿 ➡，而另一些区域只是弥漫性增厚和水肿 ➡。（右图）这个胎儿合并脐膨出 ➡，膨出物包含肝脏，其 MR T2 矢状位图像显示明显增厚、呈高信号的脐带 ➡，以致脐血管似乎悬浮于水肿的脐带中。华通胶黏液样变性常合并脐膨出、非整倍体或水肿。

螺旋异常

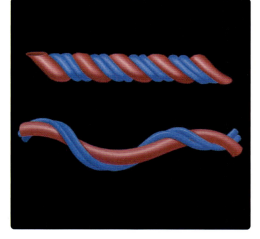

螺旋异常

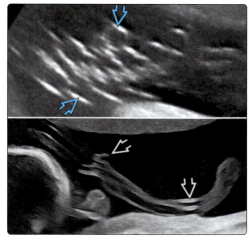

图 10-76 （左图）正常的脐带螺旋为每 10cm 旋转 1～3 圈不等，每圈为 360°。脐带螺旋过密（上）或过于稀疏（下）都与不良结局相关。（右图）螺旋过密可使脐带呈囊性并增厚 ➡。这个胎儿同时合并十二指肠闭锁和羊水过多。螺旋过于稀疏（下）常合并胎儿运动不能。他（她）们通常为单脐动脉 ➡，容易发生扭转和急性梗阻。

假结

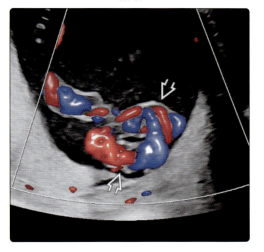

假结

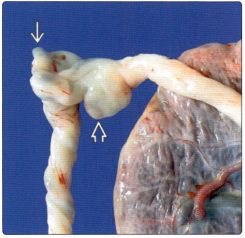

图 10-77 （左图）这是局部脐带的持续性扭转，形成一个圈 ➡，形似打结，但没有闭环。脐带内无血流梗阻，且胎儿正常。（右图）大体照片显示一个复杂的假结，可见多处华通胶凸起 ➡ 和冗长的血管 ➡。（From DP：Placenta，2e）。

真结

真结

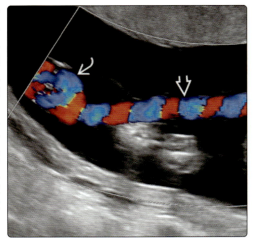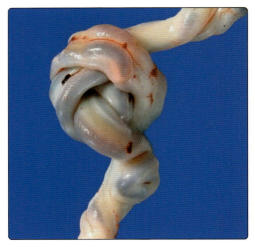

图 10-78（左图）这是一个脐带真结➡，同时可见其余的脐带被牵拉变紧⇨。脐带真结使胎儿宫内死亡和死产的发生率增加了4倍。对此胎儿进行严密监测，期间无血流异常。（右图）另一病例的大体照片显示一个复杂的多环真结，此处可见血管明显充血、淤血。在分娩过程中，胎儿出现窘迫而转剖宫产，表明在分娩过程中出现短暂的脐带牵拉和血管受压。（From DP: Placenta, 2e）。

脐带血肿

脐带血肿

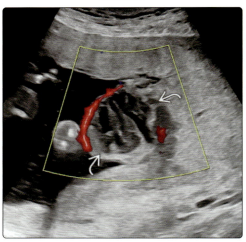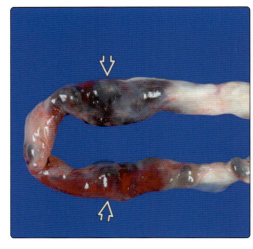

图 10-79（左图）为纠正贫血而对此胎儿进行宫内输血后，在脐带根部形成了血肿➡。脐带的血流没有受到影响，也没有发生不良结局。（右图）脐带自身出血➡可能是自发性、医源性或在分娩时发生的。虽然胎儿在脐带血肿中损失的血量有限，但血肿产生的压力可能会阻塞血流通过剩余的完好的脐血管。（From DP: Placenta）。

脐带血肿

脐带血肿

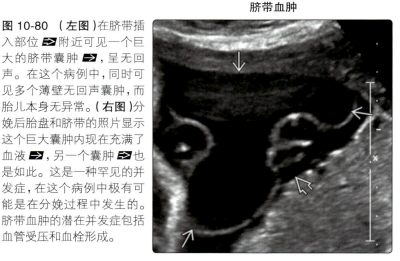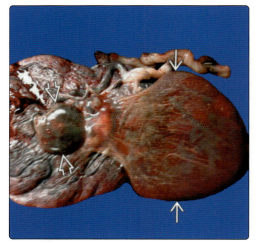

图 10-80（左图）在脐带插入部位➡附近可见一个巨大的脐带囊肿➡，呈无回声。在这个病例中，同时可见多个薄壁无回声囊肿，而胎儿本身无异常。（右图）分娩后胎盘和脐带的照片显示这个巨大囊肿内现在充满了血液➡，另一个囊肿⇨也是如此。这是一种罕见的并发症，在这个病例中极有可能是在分娩过程中发生的。脐带血肿的潜在并发症包括血管受压和血栓形成。

脐动脉瘤

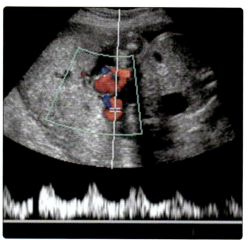

脐动脉瘤

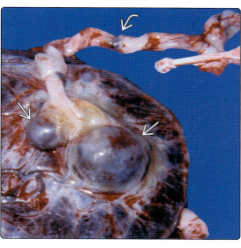

图 10-81 （左图）在脐带胎盘插入点的根部可见两个囊性包块。脉冲多普勒显示二者内均为动脉频谱，与脐动脉瘤一致。这个胎儿有多发异常，遗传学检测结果为 18 三体。（右图）检查同一病例的胎盘证实在脐带插入点有两个脐动脉瘤 ➡，另可见单脐动脉 ➡。

脐带血栓形成

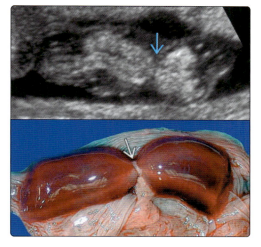

脐带血栓形成

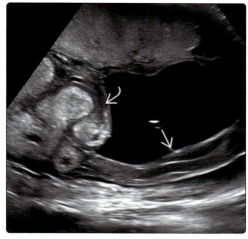

图 10-82 （左图）大体病理显示羊膜带 ➡ 紧紧缠绕脐带，导致血栓形成和胎儿死亡。在超声 ➡ 图像上显示为一个与大体病理相似的环。相当不幸的是胎儿唯一的异常仅涉及一只手的手指。（右图）胎盘插入点附近的脐带纵切面图像显示脐带 ➡ 进入一个大的、分叶状的高回声肿块 ➡。

脐带血管瘤

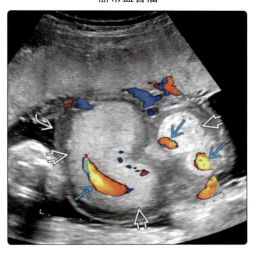

脐带血管瘤

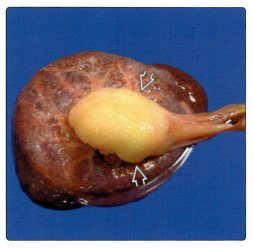

图 10-83 （左图）肿块的放大图像显示脐血管 ➡ 穿行其中。肿块呈均匀高回声 ➡，周围围绕一层厚厚的低回声华通胶 ➡。（右图）分娩后的胎盘标本显示脐带根部的巨大分叶状肿块 ➡。典型的血管瘤在组织学上可见血管瘤结节伴毛细血管增生，同时合并周围黏液样变性和华通胶水肿。

（韩瑞征 译，吴娟 王新霞 审校）

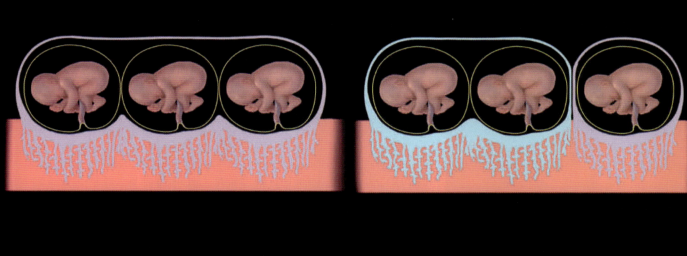
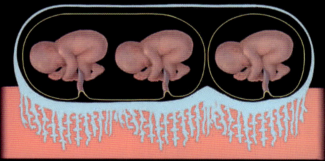
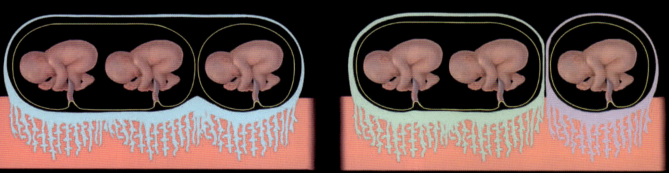
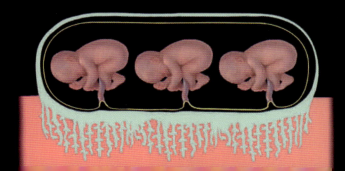
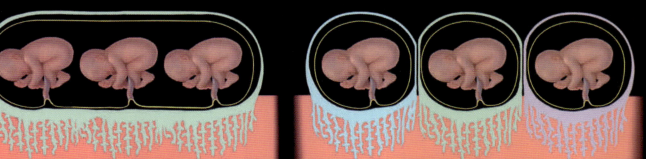

第十一章

多 胎 妊 娠

背景信息

截至 2018 年，在美国活产婴儿中双胎出生率为 32.6‰，45～54 岁孕妇的双胎出生率最高。1980—2006 年，由于辅助生殖技术（assisted reproductive technology，ART）应用及孕妇年龄的增加，双胎的出生率增加了近 70%。

胚胎学

双卵双胎即两个卵子与两个不同的精子自然受精或是使用 ART。每个受精卵独立发育；因此，有两个绒毛膜囊、两个羊膜囊、两个卵黄囊和两个胚胎。如果是多卵多胎，其过程与此相同。

双绒毛膜双胎可由双卵或单卵（单个卵子受精）妊娠形成。如果受精卵在受精 3 天内分裂，所有细胞系会完全复制，形成两个绒毛膜囊、两个羊膜囊、两个卵黄囊和两个胚胎。这是单卵双胎“最佳”类型，这种情况下，双胎活产的可能性最高。

单绒毛膜（monochorionic，**MC**）**双胎**发生在发育中的受精卵于受精 3 天后分裂。

- **单绒毛膜双羊膜囊双胎**：如果囊胚内细胞团在受精后 4～8 天分裂，绒毛膜已经形成，为单绒毛膜妊娠，但会有 2 个胚胎，每个胚胎都有自己的羊膜和绒毛膜。
- **单羊膜囊双胎**：如果分裂发生在受精第 8 天之后，绒毛膜、羊膜囊和卵黄囊已经形成。唯一的复制是胚胎；2 个胚胎在一个羊膜囊内发育，而单个羊膜囊又与单个卵黄囊和绒毛膜相关。
- **连体双胎**：如果发育中的胚胎在受精第 13 天后分裂，一些结构会复制，一些结构会共用。共用的程度决定了能否生存和能否分离。

影像技术与正常解剖

早孕期是评估绒毛膜性的最佳时间。经阴道超声（transvaginal sonography，TVUS）是首选，因为它能提供最高分辨率的图像。绒毛膜性决定预后；因此，越早确认，越有利于妊娠期的管理。

同样的原则也适用于多胎妊娠：计数绒毛膜囊，然后羊膜囊，最后胚胎。在非常早期的超声检查中，胚胎和羊膜可见之前，卵黄囊计数可代替羊膜囊；然而，必须始终通过直接观察来确定羊膜性。

多胎妊娠会增加胎儿异常和非整倍体的风险。早期评估可以早期诊断并有可能对异常胎儿进行选择性减胎。

多普勒是多胎妊娠监测的重要组成部分。彩色多普勒有助于定位脐带胎盘入口的位置。多胎妊娠中，脐带边缘附着或帆状附着其生长受限的风险增加，在单绒毛膜双胎中，脐带帆状附着是胎盘分配不均的一个标志。彩色多普勒也是检测血管前置的最佳方法。早孕期的非整倍体筛查包括静脉导管（ductus venosus，DV）波形评估；在 MC 双胎中，DV 血流异常也可能提示发生结构异常（如先天性心脏病）或双胎输血综合征（twin-twin transfusion syndrome，TTTS）的风险增加。在中孕期和晚孕期，脐动脉（umbilical artery，UA）和大脑中动脉（middle cerebral artery，MCA）多普勒监测用于双胎贫血-红细胞增多序列征（twin anemia polycythemia sequence，TAPS）和 TTTS 的诊断和分期，以及双胎生长不一致的监测。

方法

胚胎数目及位置

多胎妊娠的诊断中存在陷阱，尤其是 ART 人群。ART 人群更容易出现米勒管异常，有可能出现双角子宫的每个宫角各有一个妊娠囊，或者双胎均位于一侧宫角，另一侧宫角只有蜕膜化的子宫内膜。ART 患者异位妊娠的风险增加。ART 人群宫内妊娠（intrauterine pregnancy，IUP）的存在并不能排除异位妊娠。

什么是绒毛膜性/羊膜性？

如果每个妊娠囊都有一个厚的绒毛膜环，那么双胎就是两个绒毛膜，三胎就是三绒毛膜，以此类推。下一个可见的结构是卵黄囊；卵黄囊的数目与羊膜囊的数目相同。如果在一个绒毛膜囊内有两个卵黄囊及两个胚胎，则可能为单绒毛膜双羊膜囊妊娠。纤薄的羊膜会随后观察到，TVUS 观察最佳。如果只看到一个羊膜囊，要鉴别是单羊膜囊双胎还是连体双胎。在早孕期，由于胚胎们很小，桥接组织柔韧性弱，更可能观察到连体双胎彼此之间固定的关系。连体双胎连接部位皮肤的连续性是观察连体双胎的重点。

绒毛膜性是多胎妊娠预后的重要决定因素。许多围产期发病率和死亡率与早产相关，而早产又与绒毛膜性相关。复杂的单绒毛膜双胎比双绒毛膜双胎更容易早产。从双绒毛膜到单绒毛膜再到单羊膜囊双胎妊娠，双胎活产的概率逐渐降低。

谁是谁？

胚胎/胎儿的位置随生长发生变化，但对每个胎儿生长进行准确和连续地追踪很重要。如果正在考虑选择性减胎，对相应胚胎的确认很关键。存在明显的结构畸形很容易追踪，但是，如果绒毛穿刺术（chorionic villus sampling，CVS）提示非整倍体，可能没有结构性的差异来引导减胎。明智的做法是在 CVS 之前非常仔细地记录每个妊娠囊的位置，一方面确保准确地对每组绒毛采样，另一方面确保如果发现异常，选择性减胎的目标是正确的。

无论使用何种标记策略，重要的是要保持一致。理想情况下，为了避免混淆，每对双胎应该根据尽可能多的特征来识别。例如，“双胎 A，存活，女胎，母体左侧，头位，后壁胎盘”，这样的描述非常明确。显然，对单羊膜囊双胎始终一致地标记是最具挑战性的，因为只有一个胎盘，而且他们相对彼此可以自由移动。

非整倍体风险增加的征象?

颈项透明层的评估也适用于多胎妊娠。它可与母亲年龄或母体血清学检测联合使用。在多胎妊娠中,母体血清筛查评估的是每次妊娠的风险;在单胎中,评估的是每个胎儿的风险。双胎的胎儿细胞游离 DNA 检测已被证实可以有效筛查 21 三体综合征;但到目前为止,对 13 三体和 18 三体的数据尚不充分。

严重异常?

颈项透明层筛查时的结构检查可以发现多种严重异常,如无脑儿/前脑无裂畸形、腹壁缺损、水囊状淋巴管瘤和心轴异常,而心轴异常又能帮助识别严重的先天性心脏病。

脐带胎盘入口的位置?

随着妊娠的进展,脐带边缘附着可能变成帆状附着。脐带帆状附着增加了血管前置的风险,同时,在单绒毛膜双胎中,是胎盘分配不均的一个标志,增加了选择性胎儿生长受限(selective fetal growth restriction, sFGR)的风险。

胎儿连体?

连体双胎的结局往往较差,大多数在宫内死亡或产后即刻死亡。如果父母想要分离连体双胎,在分娩前尽可能准确的了解解剖结构是非常重要的。

连体双胎在子宫内时进行超声心动图检查更容易,因为有更多的声窗。胎儿 MR 非常有助于检查胎儿解剖结构,其优点是胎儿在胎盘支持下处于稳定状态,并且不需要镇静。

在中孕期和晚孕期还需要观察什么? 有异常吗?

结构异常在多胎中比单胎更常见,并且在多胎妊娠中,结构异常在单卵双胎中比双卵双胎更常见。母体血清筛查评估的是每次妊娠的风险;在单胎中,评估的是每个胎儿的风险。遗传学超声在多胎妊娠中发挥更重要的作用;它可以识别因开放性神经管缺陷而导致母体血清甲胎蛋白升高的胎儿,或识别非整倍体的超声标志,以指导羊膜腔穿刺术。

单绒毛膜胎盘形成有特殊的并发症吗?

单绒毛膜双胎的特殊并发症包括 TTTS、受血儿样双胎羊水过多(polyhydramnios in a recipient-like twin, PART)、TAPS、双胎反向动脉灌注(twin reversed arterial perfusion, TRAP)序列征和双胎之一死亡时所谓的双胎"栓塞"综合征。在单绒毛膜双胎中,一定要检查异常胎儿的脐动脉血流方向;这样会在其血流反向时让我们有信心诊断 TRAP。反向灌注胎儿是不能存活的,因此妊娠管理的重点是关注正常泵血胎的存活。如果是单羊膜囊双胎,几乎都会出现脐带缠绕。

是否存在胎盘变异?

副胎盘和血管前置在多胎妊娠中更多见。虽然副胎盘并不是不良预后的危险因素,但重要之处在于分娩护理人员要知道副胎盘的存在并仔细检查胎盘以确保其完全娩出。副胎盘和脐带帆状附着是血管前置的危险因素,血管前置时脐带内无华通胶保护的胎儿血管在胎膜中穿行并越过宫颈。如果在宫颈扩张过程中或羊膜破裂时血管破裂,胎儿会迅速失血死亡。

在多胎妊娠中,胎盘植入谱系疾病的风险较高。应仔细评估胎盘组织与所有先前子宫切开术的关系。ART 患者可能进行过子宫肌瘤切除术或子宫成形术,这使他们存在手术部位胎盘异常粘连的风险。这些患者很难通过超声检查诊断,MR 可能是这一类患者的最佳诊断方法。

是否存在生长不一致性或选择性生长受限?

多胎妊娠发生生长受限的风险增加,通常需要比单胎妊娠更频繁地进行监测,以评估每个胎儿的生长发育以及两胎儿生长是否一致。双胎生长不一致,如果出现早产或是单绒毛膜双胎,则结局较差。

多普勒超声的作用

2020 年 11 月,母胎医学协会(Society For Maternal-Fetal Medicine, SMFM)发布了一份单绒毛膜双胎管理清单的特别声明。SMFM 建议在使用清单的实践中,对可选择项形成共识,其中包括多普勒的使用。SMFM 认同需要通过脐动脉多普勒对 TTTS 和选择性胎儿生长受限进行分期,但声明常规应用于无并发症的 MC 双胎并没有明显的益处。大脑中动脉多普勒也属于可选择项,因为北美胎儿治疗网络无法就在常规 MC 双胎监测中是否使用 MCA 多普勒达成共识。多项研究表明胎盘内血管吻合对脐动脉多普勒存在影响。单绒毛膜双羊膜囊双胎胎盘病理分析显示,在脐动脉舒张末期血流间歇性消失或反向时 100% 存在动脉-动脉血管吻合,而在脐动脉多普勒正常组仅有 3.6%。在一项对 96 对非复杂单绒毛膜双羊膜囊双胎的脐动脉多普勒研究中,22.9% 的双胎在 28 周前存在孤立性多普勒异常。多普勒异常不能预测双胎特异性并发症,但与超声监测和产前住院的频率增加相关。双胎之间动脉-动脉分流方向的不同形成不同的血流模式。SMFM 不建议使用 DV 多普勒评估复杂的双胎妊娠。

早产

双胎的平均分娩胎龄为 36 周 5 天,而单胎为 39 周。大约 50% 的双胎出生时体重<2.5kg,极低出生体重(<1.5kg)的概率几乎是单胎的 10 倍。

对于早产筛查的最佳方法,以及对高危患者采取何种治疗方法,目前还没有明确的共识。胎儿纤维蛋白和子宫颈长度是常用的检测方法;两者都具有很强的阴性预测值。26 周前宫颈长度>35mm 对 35 周前早产具有很强的阴性预测值。

在最近一项对 24 周前双胎妊娠合并无症状宫颈扩张的孕妇进行环扎术的实验中,结合体格检查表明宫颈环扎术、吲哚美辛和抗生素显著降低了所有估测孕周的早产,与妊娠 28 周前早产率降低 50% 和围产期死亡率降低 78% 相关。

虽然早产是预言不良的一个主要因素,但在有医学指征时,它实际上降低了围产期死亡率。

绒毛膜性的影响

	双绒毛膜	单绒毛膜
非整倍体的风险（与年龄相关）	单卵双胎＝单胎	单绒毛膜双胎＝单胎
	双卵双胎＝单胎×2	
	双卵双胎＝（单胎）²（对任一胎儿）	
异常的风险	双卵双胎中每一胎儿风险与单胎近似	为双绒毛膜双胎的3～5倍
	单卵双胎是双卵双胎的2～3倍	
	严重异常的风险为1∶25	双羊膜囊双胎为1∶15 单羊膜囊双胎为1∶6
中/晚孕期胎儿死亡风险		双绒毛膜双胎的3～4倍
围产期发病率和死亡率		双绒毛膜双胎的3～5倍
两胎儿活产率	如果12周时超声正常，为95.8%	如果12周时超声正常，为74.4%
产后28天两胎儿存活概率	如果24周时两胎儿存活，为97.5%	如果24周时两胎儿存活，为95.1%

双胎的围产期发病率和死亡率比单胎高。高达60%的双胎妊娠在37周之前出现早产。在2000—2010年间对3 117对双胎进行的STORK研究中，24周前单绒毛膜双胎早期妊娠丢失的总风险明显高于双绒毛膜双胎，单绒毛膜双胎中至少一个胎儿的丢失率为6.03%，双绒毛膜双胎为0.66%。

非复杂性双胎妊娠的超声监护

	双绒毛膜	单绒毛膜
早孕期	确定孕周、位置、绒毛膜性，非整倍体风险评估，严重畸形筛查	确定孕周、位置、绒毛膜性，非整倍体风险评估，严重畸形筛查
中/晚孕期	详细的解剖结构筛查，约20周时检查宫颈长度	详细的解剖结构筛查，约20周时检查宫颈长度
	每月解剖扫查时评估胎儿生长情况	每月解剖扫查时评估胎儿生长情况
		16周开始每两周评估羊水量
多普勒检查		
	非常规检查	20周开始每月一次脐动脉和大脑中动脉多普勒检查

建议基于2016年发布的ISUOG实践指南。这些不是强制性的；每个医生可以根据患者人群选择适合的检查。有数据表明，对非复杂性单绒毛膜双胎进行常规多普勒检查，可能会造成监测和干预的增加，但不会改善结局。

ISUOG Practice Guidelines：role of ultrasound in twin pregnancy. Ultrasound Obstet Gynecol. 47（2）：247-263，2016。

母体并发症

与单胎妊娠相比，双胎妊娠先兆子痫、产后出血和死亡的风险增加了2倍。即使前期没有剖宫产史和前置胎盘等危险因素，胎盘植入谱系疾病也会增加。妊娠期高血压疾病发生的概率更高（单胎6.5%，双胎12.7%，三胎20.0%），发生孕周更早，而且可能更严重。

结论

2019年，SMFM声明"多胎妊娠孕妇的护理面临独特挑战；遗憾的是，对这一人群尚未很好地制定出涵盖常见产科问题诊断和治疗的循证临床管理指南"。超声是孕期管理中必不可少的一部分，在循证指南发表以前，我们的目标是制定管理方案以使每个个性化病例都有尽可能好的结局。

参考文献

1.　SMFM Patient Safety and Quality Committee, Society for Maternal-Fetal Medicine. et al: SMFM Special Statement: updated checklists for management of monochorionic twin pregnancy. Am J Obstet Gynecol. 223(5):B16-20, 2020

2.　Jha P et al: US evaluation of twin pregnancies: importance of chorionicity and amnionicity. Radiographics. 39(7):2146-66, 2019

3.　SMFM Research Committee. et al: SMFM Special Statement: state of the science on multifetal gestations: unique considerations and importance. Am J Obstet Gynecol. 221(2):B2-12, 2019

双绒毛膜双羊膜

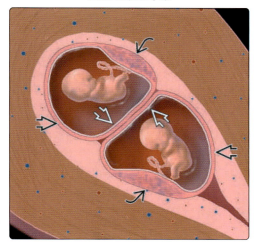

双绒毛膜双羊膜

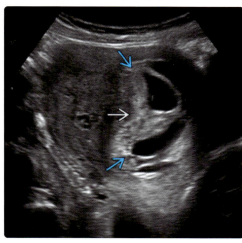

图 11-1 （左图）双绒毛膜双胎示意图。可见两个胚胎，每个胚胎都在自己的羊膜囊（纤细的白线）➡️和绒毛膜囊内（粗的粉色线）➡️。两层绒毛膜和两层羊膜形成了厚的双胎间分隔膜。胎盘发育的地方绒毛膜➡️增厚。（右图）经腹部超声显示两个厚的绒毛膜环➡️，早期的双胎峰➡️由高回声绒毛膜形成，位于将发育为厚的双绒毛膜双胎间分隔膜的底部。

单绒毛膜双羊膜

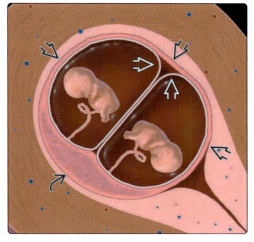

单绒毛膜双羊膜

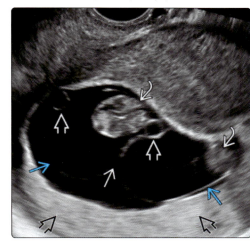

图 11-2 （左图）单绒毛膜妊娠示意图。注意 MC 妊娠和双绒毛膜妊娠的差异。每个胚胎都在一个单独的羊膜囊内➡️，共同被一个绒毛膜囊➡️包绕，仅有一个胎盘➡️。双胎间的分隔膜很薄，因为它仅由 2 层羊膜组成。（右图）经阴道超声（ transvaginal ultrasound，TVUS）显示双胎间薄的分隔膜➡️由 2 层羊膜➡️组成，其间没有高回声的绒毛膜组织➡️插入。可以看到两个胚胎➡️和两个卵黄囊➡️。

单绒毛膜单羊膜

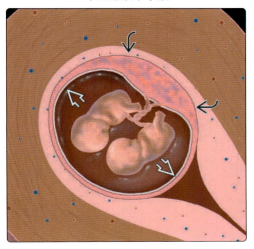

单绒毛膜单羊膜

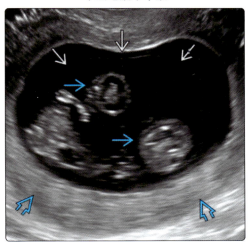

图 11-3 （左图）图示为单羊膜囊双胎间的脐带缠绕。脐带均插入单一的胎盘➡️且相距近，两个胚胎都在单一的羊膜囊内➡️。（右图）TVUS 显示两个 11 周的胎儿➡️在单一羊膜囊内➡️，该羊膜囊在单一绒毛膜（即妊娠）囊内➡️。需要进行实时评估，以确保两个胎儿能够各自运动，排除连体双胎。

第十一章　多胎妊娠

双绒毛膜双羊膜

单绒毛膜双羊膜

图 11-4 （左图）双绒毛膜双胎中厚隔膜的显微照片显示两层羊膜➡️之间有两层绒毛膜➡️，两层羊膜间有滋养层细胞或绒毛。（右图）MC 双羊膜双胎中薄隔膜的显微照片显示其仅由 2 层羊膜➡️构成。羊膜只有一层上皮细胞，一层基底膜，和一层胶原蛋白层。

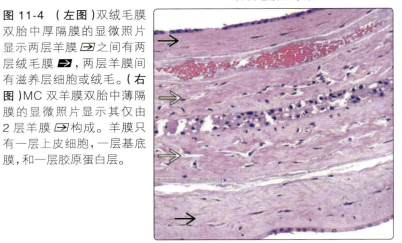

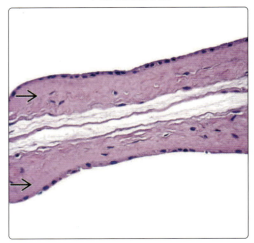

双绒毛膜三羊膜囊三胎

双绒毛膜三羊膜囊三胎

图 11-5 （左图）经腹超声显示这例双绒毛膜三羊膜囊三胎中分离的前壁胎盘➡️和后壁胎盘➡️，有双峰征➡️，还有一层厚厚的膜➡️。（右图）同一病例的经腹超声显示后壁胎盘（绒毛膜）➡️，由两个胎儿共用，并由一个薄的、纤细的羊膜隔开➡️，没有双胎峰➡️。这是双绒毛膜三羊膜囊三胎中的 MC 双羊膜囊双胎。

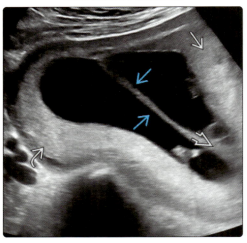

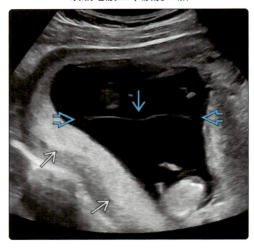

脐带入口

脐带入口

图 11-6 （左图）评估脐带入口部位在多胎妊娠中尤为重要。经腹超声显示双胎中这一胎儿脐带插入位置正常，位于胎盘中央➡️。（右图）相反，这对双胎中另一胎儿的脐带在后壁主胎盘➡️和较小的前壁副胎盘➡️间呈帆状插入➡️。幸运的是此病例没有血管前置。

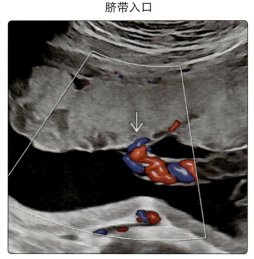

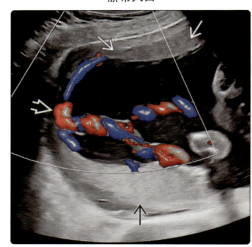

脐带入口

脐带入口

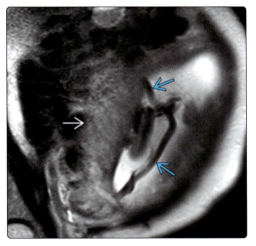

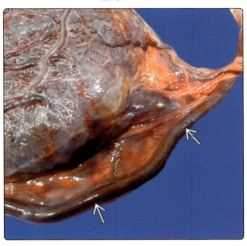

图 11-7 （左图）进行 MR 检查评估胸部肿块。意外发现脐带帆状附着。注意未受保护的血管 ➡ 在到达胎盘 ➡ 前，于胎膜内走行较长。（右图）在该脐带帆状附着病例中，大体病理显示在胎膜内走行较长的脐静脉 ➡。在双胎妊娠中，脐带帆状附着增加了双胎生长不一致的风险，它是单绒毛膜双胎胎盘分配不均的一个代表性标志。

双胎输血综合征

双胎输血综合征激光术后

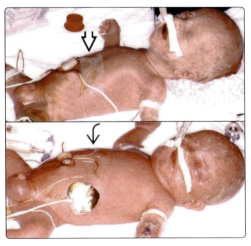

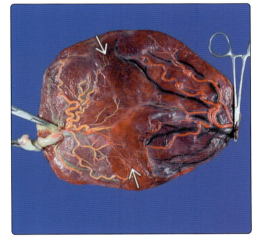

图 11-8 （左图）图像组合所示为复杂性单绒毛膜双胎妊娠双胎输血综合征（twin-twin transfusion syndrome，TTTS）的极早产婴儿。供血儿 ➡ 血量减少且生长受限，而受血儿 ➡ 多血且容量负荷增加。（右图）这是一例 TTTS 的胎盘，经所罗门激光技术"双绒毛膜化"处理，显示整个血管赤道 ➡ 发生凝固。胎盘血管激光凝固术现在是 TTTS Ⅰ期以上的首选治疗方法。（From DP：Placenta）

双胎贫血-红细胞增多序列征

双胎贫血-红细胞增多序列征

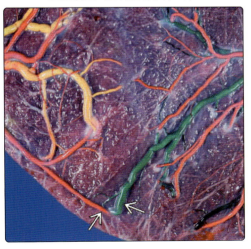

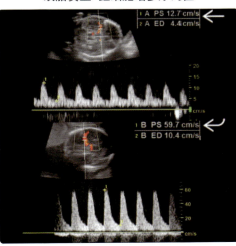

图 11-9 （左图）TTTS 激光治疗后胎盘图像显示残存的小动脉（红色）与静脉（绿色）吻合 ➡；吻合通常位于胎盘边缘。慢性缓慢分流导致双胎贫血-红细胞增多序列征（twin anemia polycythemia sequence，TAPS）。（From DP：Placenta）（右图）MC 双胎 19 周发生自发性 TAPS，显示大脑中动脉收缩期峰值流速明显不一致。受血儿 ➡ 流速低至 12.7cm/s（中位数的 0.52 倍），供血儿 ➡ 流速高达 59.7cm/s（2.45 倍）。

要　点

影像学表现

- 早孕期：厚的高回声绒毛膜完全环绕每个胚胎
- 中/晚孕期
  - 2个胎盘，双胎间隔膜较厚
  - 双胎峰：绒毛膜组织楔状延伸至双胎间分隔基底部
  - 性别不同是双卵（dizygotic, DZ）双胎最特异性的征象

主要鉴别诊断

- 单绒毛膜（monochorionic, MC）双羊膜囊双胎
  - 双胎间隔膜薄
- MC单羊膜囊双胎
  - 双胎间无分隔膜

临床问题

- 双胎预后取决于绒毛膜性，而不是合子性
- 70%自然受孕的双胎是DZ；30%是单卵（monozygotic, MZ）

双胎
- MZ中，30%是双绒毛膜双胎（dichorionic, DC）
- 在美国，双胎占妊娠总数的1.1%，但围产期发病率和死亡率为10%
  - 在DC双胎中，如果妊娠12周超声表现正常，则分娩2个存活婴儿的概率约为95%
  - 非复杂性DC双胎在38周时计划分娩
- 母体并发症＞单胎妊娠
  - 高血压、先兆子痫、产前及产后出血
  - 母体结局不受绒毛膜性影响
- 目前已知应用细胞游离DNA（cell-free DNA, cfDNA）检测21三体综合征的效能与单胎妊娠相同
  - 优于早孕期联合筛查或中孕期母体生化筛查

诊断要点

- 早孕期经阴道超声检查是确定绒毛膜性和羊膜性的最佳方法

第十一章　多胎妊娠

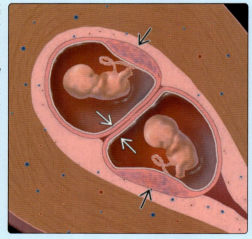
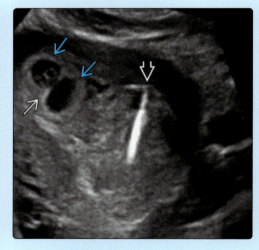

图11-10　（左图）双绒毛膜双胎示意图显示双胎间分隔膜厚➡️，由两层薄的羊膜（白线）和两层厚的绒毛膜（粉色线）组成。胎盘➡️是分开的。（右图）腹部超声显示早期DC双胎妊娠➡️，厚绒毛膜汇合形成厚的隔膜➡️。图像右侧的线性结构是宫内节育器➡️，尽管位置正常，但在这个病例中未能防止怀孕。

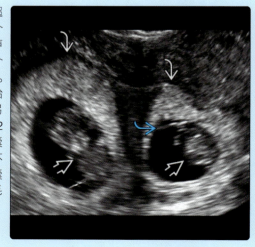
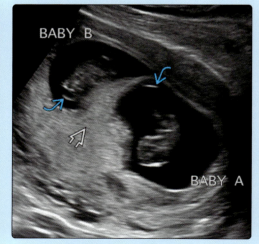

图11-11　（左图）经阴道超声显示2个胚胎➡️，每个胚胎都被自己厚的高回声绒毛膜➡️完全包绕。1个羊膜的一部分可显示➡️。根据定义，所有的DC双胎均为双羊膜囊。（右图）另一例早孕期经腹超声显示2个胚胎，高回声的绒毛膜囊内纤细的羊膜➡️几乎看不到。彼此毗邻的绒毛膜囊间宽基底的三角形➡️绒毛膜形成双峰征。

术语

缩写

- 双绒毛膜(dichorionic, DC)双羊膜囊双胎

定义

- 2个胎儿在两个独立的绒毛膜囊内

影像学表现

一般特征

- 最佳诊断线索
  - 早孕期厚的高回声绒毛膜完全包绕每个胚胎
  - 中孕期:双胎峰征
    - 绒毛膜组织楔形延伸至双胎间分隔膜基底部

超声表现

- **早孕期**
  - 厚的高回声绒毛膜完全包绕每个囊
- **中孕期**
  - 胎儿性别
    - 性别不同→双卵(dizygotic, DZ)→DC
  - 2个胎盘(可能很难区分)
    - 附着部位紧邻
    - 单绒毛膜双胎存在副胎盘时可能会造成混淆
  - 双胎间分隔膜厚
    - 晚孕期所有类型分隔膜看起来都较薄
      - 无确定测量值
    - 用高分辨率探头数层数;若>2层,则必为DC
  - 双胎峰或λ征
    - 绒毛膜形成三角形高回声
    - 胎盘表面为三角形底部,三角形顶端逐渐消失于双胎间分隔膜内

影像学建议

- 早孕期扫查确定孕周(gestational age, GA)和绒毛膜性,并测量颈项透明层(nuchal translucency, NT)
- 由于血清学筛查效果较差,遗传学超声检查在多胎妊娠显得更为重要
  - 血清学筛查在多胎妊娠中提供妊娠特异性风险预测,而单胎妊娠中的是胎儿特异性风险预测
- 查找异常
  - 双胎更常见,为单胎的2~3倍
  - 单卵(monozygotic, MZ)双胎的异常比DZ双胎多50%
  - 双胎畸形
    - DC双胎更可能是因染色体异常
    - MC双胎更可能是因后期细胞团分裂等内在原因,较少是因染色体异常
  - 胎儿水肿与染色体异常相关率最高
    - 67.6%为Turner综合征(45, X)
- 监测生长
  - 出生体重不一致→34周后出生的双胎新生儿发病风险

上升,但预测准确性较差
- 监测羊水量
  - 测量最大羊水池深度
    - 矢状切面,探头垂直于地面,而不是母体腹部
- 评估胎盘附着部位
  - 前置胎盘风险增加
- 评估脐带胎盘入口
  - 脐带边缘/帆状附着→生长受限、血管前置风险增加
- 考虑测量宫颈长度(cervical length, CL)

鉴别诊断

单绒毛膜双羊膜囊双胎

- 必为相同性别
- 单个胎盘
- 双胎间分隔膜薄

单绒毛膜单羊膜囊双胎

- 必为相同性别
- 双胎间无分隔膜
- 脐带缠绕常见

病理

一般特征

- 胚胎学
  - 受精卵在受精后3天内分裂→细胞系的完全复制

临床问题

表现

- 最常见体征/症状
  - 大小>末次月经推算孕周
  - 妊娠剧吐
- 其他体征/症状
  - 可能会发生过度黄素化反应
    - 与正常妊娠时发生的过度刺激综合征类似
    - 几乎都是良性和自限性

人口统计资料

- 流行病学
  - 早期超声检查显示,自然受孕中高达12%是双胎妊娠
    - 仅有约50%的双胎在早孕期发现→2个活产儿
  - 自然受孕双胎中70%为DZ;30%为MZ
    - MZ双胎中
      - 30%为DC双羊膜囊双胎
      - 60%~65%为MC双羊膜囊双胎
      - 5%~10%为MC单羊膜囊双胎
      - <1%为连体双胎
  - 母亲有双胎家族史时,DZ双胎可能性增加
    - 在美国,每1 000例新生儿中有7~11例为DZ双胎(地域发生率不同)
    - 非裔美国人>白种人>亚洲人

- MZ 双胎
  - 在美国，每 1 000 例新生儿中有 4 例为 MZ 双胎，与种族/年龄/党派无关
  - 辅助生殖技术（assisted reproductive technology，ART）
    - 接受 ART 的多为 DZ 双胎
    - 接受 ART 的 MZ 双胎发生率为一般人群的 3.8 倍
  - 在美国，双胎占所有妊娠的 1.1%，但围产期发病率和死亡率为 10%
    - MC 双胎＞DC 双胎

自然病史与预后

- 母体并发症＞单胎妊娠
- 胎儿并发症包括死亡、非整倍体、胎膜早破（premature rupture of membranes，PROM）、早产（preterm birth，PTB）
- 分娩两个活产儿的概率
  - 若妊娠 6 周时超声表现正常：MC 为 39%，DC 为 75.8%
  - 若妊娠 12 周时超声表现正常：MC 为 74.4%，DC 为 95.8%
- MZ 双胎的年龄相关非整倍体风险等同于单胎妊娠
- DZ 双胎的年龄相关非整倍体风险高于单胎妊娠
  - 1 个胎儿受累风险：单胎妊娠风险的 2 倍
  - 2 个胎儿都受累风险：为单胎妊娠风险的平方
  - 多胎妊娠母体血清学筛查的可靠性较低
- 7.4% 的双胎妊娠会发生 PROM（单胎为 3.7%）
- 小样本（13 例）延迟分娩的结论是，它提高了活产婴儿可能性，但存在明显的母体并发症风险
  - 双胎中第一胎的分娩孕周中位数为 18 周（范围：14～24 周）
  - 双胎中第二胎与第一胎的延迟分娩间隔中位数为 51 天（范围：13～138 天）
    - 54% 的婴儿存活
    - 5 例绒毛膜羊膜炎，1 例产妇弥散性血管内凝血
- 双胎死亡
  - DC 双胎中，一胎儿早期（10～14 周）死亡率约 6%
  - 所有 24 周时存活的双胎中，≥24 周的围产儿死亡率为 1.0%
  - DC 双胎比 MC 双胎死亡的可能性低 3～4 倍
  - 存在 1 个胎儿宫内死亡（intrauterine fetal demise，IUFD）的早期 PTB 发生率远高于 2 个胎儿都存活时
  - 存在 IUFD 时，分娩间隔与 GA 呈负相关
  - 除了绒毛膜性，存活胎儿面临的最大风险是 PTB
    - 存活的双胎 50%～80% 为早产
  - 胎儿状况不好时剖宫产的可能性增加
  - 无感染增加的证据

处理

- 双胎专科门诊
  - 在不增加母婴并发症的情况下，降低剖宫产率、晚期早产率和产妇住院时间
  - 积极监测的标准方案
    - 每 3～4 周进行一次详细超声检查
    - 34 周后，DC 双胎每周就诊并产前检查
    - DC 双胎计划分娩时间为 38 周

- 宫颈测量备受争议
  - 随机对照试验（randomized controlled trials，RCT）研究正在进行招募，以评估 CL 在预防双胎 PTB 中的作用
  - 妊娠 23 周时 CL＞35mm 认为是早产低风险组
- 最近的 RCT 研究表明，以体格检查为指征的环扎术被环扎术＋消炎痛＋抗生素治疗的联合应用取代
  - 28 周前 PTB 下降了 50%
  - 围产期死亡率下降了 78%
  - 以体格检查为指征的宫颈环扎术，其指征为通过指检或内镜检查发现宫颈内口扩张大于 1cm
- 对于非整倍体筛查，DC 双胎中每个胎儿都被当作独立个体
  - 使用已发布的单胎 NT 值计算每个胎儿风险
  - 448 例双胎妊娠中 21 三体综合征 NT 检出率为 88%，假阳性率为 7.3%
- 目前已知用细胞游离 DNA（cell-free DNA，cfDNA）检测 21 三体综合征与单胎妊娠有相同效力
  - 优于早孕期联合检测或中孕期生化检测
  - 因病例数太少，对 13、18 三体综合征的预测能力尚不清楚
- 绒毛穿刺术（chorionic villus sampling，CVS）诊断非整倍体优于羊膜腔穿刺术
  - 谨慎的技术对于防止污染或错误采样至关重要
  - 较早获得有效结果
  - 选择性终止妊娠（selective termination，ST）越早越安全
- 2020 年一项荟萃分析显示羊膜腔穿刺术/CVS 术后胎儿丢失风险低于早期报道
  - 24 周前手术或手术后 4 周内胎儿的丢失风险与未进行侵入性检测双胎的背景风险相同
- 查找异常：多胎妊娠的发病率增加
  - 选择包括终止妊娠、对异常胎儿进行选择性终止妊娠（ST）、或期待管理
- DC 双胎（或多绒毛膜多胎妊娠）中 ST 以心内注射氯化钾为最佳选择
  - 最好早期（＜18 周）进行，以减少妊娠丢失率和早产率
    - 24 周前总体妊娠丢失率：约 7.5%
  - MC 双胎行 ST 需要脐带结扎/凝固
- DC 双胎死亡
  - 考虑使用类固醇促进胎儿肺成熟
  - 监测早产、胎儿健康和生长发育
  - 期待治疗至 38 周
- 双胎的预后与绒毛膜性相关，而非合子性
- 绒毛膜性对母体结局无显著影响

诊断要点

影像判读经验

- 早孕期经阴道超声是检测绒毛膜性和羊膜性的最佳方法

参考文献

1. Cimpoca B et al: Twin pregnancy with two live fetuses at 11-13 weeks: effect of one fetal death on pregnancy outcome. Ultrasound Obstet Gynecol. 55(4): 482-8, 2020
2. Roman A et al: Physical examination-indicated cerclage in twin pregnancy: a randomized controlled trial. Am J Obstet Gynecol. 223(6):902.e1-11, 2020

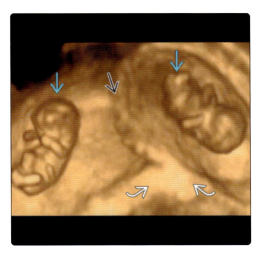

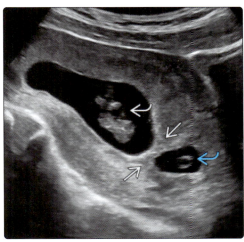

图 11-12 （左图）三维超声显示明显独立的 DC 双胎➡️及早期双胎峰征➡️，此处绒毛组织楔形延伸至厚的双胎间分隔膜内➡️。（右图）矢状切面超声显示，DC 双胎的两个囊被厚隔膜➡️隔开。下方囊腔要小得多，其内仅有一个卵黄囊➡️。上方囊腔内有一个存活胚胎➡️。这是一例其中一个胎儿早期停止发育的 DC 双胎妊娠。

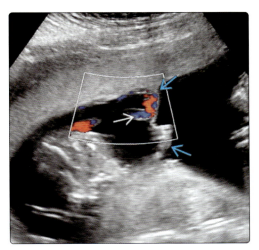

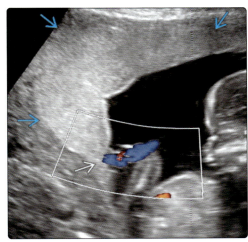

图 11-13 （左图）定位脐带胎盘入口（placental cord insertion，PCI）的位置是完整双胎评估的重要组成部分。在这对 15 周的 DC 双胎中，胎儿 A 的 PCI 异常，可见脐带帆状附着➡️于双胎间分隔膜➡️上。（右图）胎儿 B➡️的 PCI 正好位于胎盘➡️底部的边缘，有发生帆状附着的风险。脐带帆状附着与双胎生长不一致和血管前置等不良结局相关。

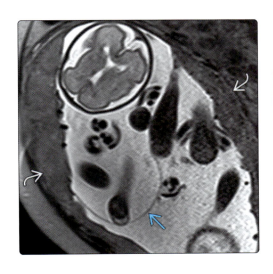

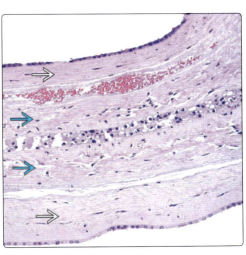

图 11-14 （左图）T2WI 显示这例已知为 DC 妊娠的分隔膜➡️相当薄，但清晰可见 2 个胎盘➡️。在晚孕期很难判断隔膜厚薄。若在孕晚期绒毛膜性还未知，那么评估胎儿性别和胎盘数量就变得更加重要。早孕期是确定绒毛膜性的最佳时期。（右图）DC 双胎间分隔膜的显微图像说明了为什么它看起来比双羊膜双胎的厚。因为有 4 层结构：2 层羊膜➡️和 2 层绒毛膜➡️。

要　点

影像学表现

- 早孕期
  - 2 个卵黄囊（yolk sac，YS）
  - 必须观察隔膜确认其双羊膜性；并进行短期随访
- 中孕期
  - 1 个胎盘
  - 双胎性别相同
  - 双胎间分隔膜薄，无"双胎峰征"（λ 征）
- 流程
  - 识别双胎并在整个孕期保持一致：明确脐带胎盘入口，生长不一致，特有异常
  - 从 16 周开始每 2 周进行一次双胎监测
    - 检查膀胱和羊水量
  - 北美胎儿治疗网络（NAFTNet）建议每 4 周进行一次生长评估（根据各机构标准，间隔时间从 2 周到 4 周不等）
  - 所有的单绒毛膜双羊膜囊双胎 16 周后都应考虑多普勒超声检查
    - 脐动脉、脐静脉、静脉导管、大脑中动脉
- 查找单绒毛膜双胎特有的并发症
  - 胎盘分配不均
  - 双胎输血综合征
  - 双胎贫血-红细胞增多序列征
  - 双胎反向动脉灌注序列征
- 在 18～22 周时进行规范的胎儿超声心动图检查
  - 先天性心脏病的相对风险为 9.2 倍

临床问题

- 双胎预后取决于绒毛膜性，而非合子性
- 单绒毛膜双胎围产期发病率和死亡率为双绒毛膜双胎的 3～5 倍

诊断要点

- 在早早孕期通过超声确定绒毛膜性
- 绒毛膜性的最佳评估方法是结合所有超声特征而非任何单一征象

第十一章　多胎妊娠

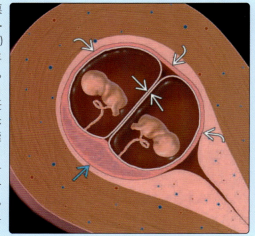
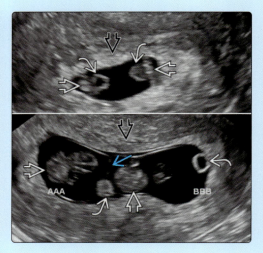

图 11-15（左图）单绒毛膜双羊膜囊双胎（monochorionic diamniotic twin，MDT）示意图显示，由两层薄的羊膜 ➡ 叠合而成薄的隔膜。注意只有 1 个胎盘 ➡ 和 1 个绒毛膜囊 ➡。（右图）妊娠 6 周时经阴道超声显示 MDT 妊娠有单个绒毛膜囊 ➡ 和 2 个卵黄囊（yolk sac，YS）➡，每个卵黄囊伴有一个胚胎 ➡。未见双胎间分隔膜。YS 等同于羊膜囊数。未见隔膜并不意味着是单羊膜囊双胎妊娠。妊娠 11 周时可见隔膜 ➡，证实了其羊膜性为双羊膜囊。

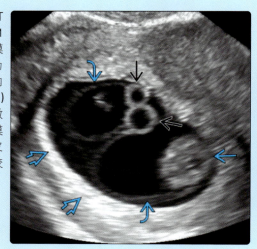
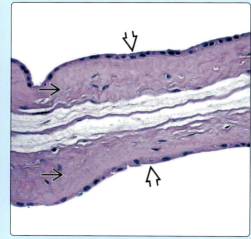

图 11-16（左图）一例 MDT 妊娠的经阴道超声显示 1 个绒毛膜囊 ➡、2 个羊膜囊 ➡ 和 2 个 YS ➡，证实为 MDT 妊娠。每个羊膜囊内各见 1 个胚胎 ➡。（右图）MDT 双胎"薄"隔膜的显微照片显示，它仅由两层羊膜组成。羊膜只有一层上皮细胞 ➡ 及基底膜和一层胶原层 ➡。

术语

缩写

- 单绒毛膜双羊膜囊双胎（monochorionic diamniotic twin, MDT）（MoDi 双胎）

定义

- 合子性质指受精类型
  - 双卵（dizygotic, DZ）或异卵双胎是多次排卵使 2 个精子与 2 个卵子受精的结果
  - 单卵（monozygotic, MZ）或同卵双胎是由单个受精卵分裂产生的（1 个精子与 1 个卵子受精）
- 绒毛膜性指胎盘的类型
  - MZ 妊娠可能是单绒毛膜（monochorionic, MC）或双绒毛膜（dichorionic, DC），这取决于受精卵分裂的时间
  - DZ 双胎常为 DC 的胎盘形成（尽管可能为"融合"胎盘）

影像学表现

一般特征

- 最佳诊断线索
  - 早孕期
    - 2 个胚胎，每个位于独立的羊膜囊内，两者位于一个绒毛膜囊内
  - 中孕期
    - 1 个胎盘，双胎间分隔膜呈 T 字征，性别相同

超声表现

- 灰阶超声
  - **早孕期**
    - 1 个绒毛膜囊，2 个卵黄囊（yolk sac, YS）
      - □ 必须观察隔膜确认双羊膜性
  - **中孕期**
    - 1 个胎盘
    - 两胎儿性别一定相同
    - 双胎间分隔膜薄，无"双胎峰"
    - T 字征：隔膜与胎盘约呈 90 度角，基底部无绒毛组织侵入
  - 双胎间分隔膜薄是主观性的
    - MC 隔膜平均厚度：1.4mm，DC 隔膜平均厚度：2.4mm（截断值 1.5～2mm）

影像学建议

- 最佳成像工具
  - 早孕期阴道内（endovaginal, EV）扫查
- 早孕期评估颈项透明层（nuchal translucency, NT）
  - 若异常，则非整倍体、双胎输血综合征（twin-twin transfusion syndrome, TTTS）的风险增加
    - 若静脉导管血流异常，则风险进一步增加
- 查找异常
  - MC 双胎的异常率是单胎或 DC 双胎的 3～5 倍
- 尽量确定脐带胎盘入口；边缘/帆状附着的发生率增加
  - 与胎盘分配不均有关
- 生长监测

- 北美胎儿治疗网络（North American Fetal Therapy Network, NAFTNet）建议每 4 周进行一次生长评估（根据各机构标准，间隔时间从 2 周到 4 周不等）
- 在 MC 双胎中，以下 4 项标准符合 3 项即可诊断为选择性胎儿生长受限（selective fetal growth restriction, sFGR）
  - 胎儿估测体重（estimated fetal weight, EFW）小于第 10 百分位数
  - EFWs 相差大于 25%
  - 腹围小于第 10 百分位数
  - 脐动脉（umbil cal artery, UA）搏动指数大于第 95 百分位数
- 从 16 周开始，每 2 周检查一次羊水量是否均衡
  - **羊水分布不均衡是 TTTS 的重要征象**
    - 若双胎生长不一致，偏小胎儿可能羊水过少（另一胎儿羊水正常）
    - 孤立性羊水过多/羊水过少与受累胎儿的异常有关
- 查找 MC 双胎的特有并发症
  - 胎盘分配不均→sFGR
  - 受血儿样双胎羊水过多（polyhydramnios in a recipient-like twin, PART）
  - TTTS
  - 双胎贫血-红细胞增多序列征（twin anemia polycythemia sequence, TAPS）
  - 双胎反向动脉灌注（twin reversed arterial perfusion, TRAP）序列征
- **所有 MDT 在 16 周后都应考虑多普勒超声检查**
  - 通过大脑中动脉（middle cerebral artery, MCA）多普勒来诊断 TAPS
  - 通过 UA 多普勒来诊断 TRAP，进行 TTTS/sFGR 分期
- 行规范的胎儿超声心动图检查
  - 先天性心脏病（congenital heart disease, CHD）患病风险高于一般人群
  - 在 TTTS 中，受血儿肺动脉狭窄的发生率较高，伴或不伴供血儿主动脉缩窄
- 经阴道超声检查宫颈时，用彩色多普勒超声来判断是否存在血管前置
  - 胎儿血管越过宫颈内口
  - 分娩→血管撕裂→胎儿失血
- 胎儿磁共振
  - 评估双胎之一死亡或激光术后存活胎儿的大脑
    - 双胎之一死亡后存活胎儿的神经损伤风险为 26%
  - 明确异常
    - 家庭可行选择性减胎
      - □ 若双胎都异常，则禁止干预

鉴别诊断

双绒毛膜双羊膜囊双胎

- 胎盘融合，看起来像 1 个
- 一般存在双胎峰证或 λ 征
- 双胎间分隔膜厚
- DZ 双胎性别可能不同

单绒毛膜单羊膜囊双胎

- 双胎间无分隔膜

多普勒在单绒毛膜双胎并发症中的应用		
诊断	多普勒	羊水
TTTS	UA 舒张末期血流消失或反向可用来进行分期	一个羊膜囊羊水过多,另一个羊水过少
PART	UA 多普勒正常	一个羊膜囊羊水过多,另一个羊水正常
TRAP	UA 血流方向流向异常胎儿	没有特异性的羊水模式
sFGR	UA 舒张末期血流消失或反向可用来进行分期	可能出现羊水过少,与生长受限相关
TAPS	MCA-PSV 用于诊断	羊水分布正常

MCA= 大脑中动脉,PART= 受血儿样双胎羊水过多;PSV= 收缩期峰值流速;sFGR= 选择性胎儿生长受限;TAPS= 双胎贫血 - 红细胞增多序列征;TRAP= 双胎反向动脉灌注;TTTS= 双胎输血综合征;UA= 脐动脉。

- 常见脐带缠绕
- 脐带胎盘入口往往紧邻

病理

一般特征

- 病因学
  - 单次受精后,桑椹胚约 4～8 天分裂
- 遗传学
  - MDT 非整倍体风险等同于单胎妊娠
- 胚胎学
  - 囊胚内细胞团在受精后 4～8 天内分裂形成 MDT
- MC 胎盘形成→胎儿间存在血管连接
  - TTTS, TAPS, TRAP
  - 双胎之一死亡导致存活胎儿出现缺血缺氧性损伤(以前被错误地称为双胎血管栓塞)
    - 由于 MC 胎盘形成,双胎间胎盘内存在血管吻合
    - 双胎之一死亡→胎盘血管床阻力突然消失
    - 存活胎儿失血,血液流入死亡胎儿的胎盘循环,导致急性低血压
  - 最终结果是"低灌注"造成多器官缺血性损伤,特别是脑、肾、小肠

临床问题

人口统计资料

- 流行病学
  - 美国 MZ 双胎出生率为 4:1 000
    - MZ 双胎中 60% 为 MC

自然病史与预后

- MC 发病率和死亡率是 DC 的 3～5 倍
  - 12% TTTS(可能合并 sFGR)
  - 15% sFGR(胎盘分配不均)
  - 晚孕期 5% 自发性 TAPS
- 8.3% 的 MC 双胎出现一胎/双胎早期(10～14 周)死亡
- 中/晚孕期双胎之一死亡相对少见,同时另一胎儿有显著的风险
  - 约 15% 另一胎也发生死亡
  - 约 26% 的存活胎儿出现神经损伤(如脑软化)
- MDT 的 CHD 风险增加
  - 异常的胎盘血管连接(如 TTTS)可能导致心脏发育异常
    - MDT 双胎患 CHD 的相对风险为 9.2 倍

- 发生 TTTS 者,患 CHD 的相对风险进一步增加 2.78 倍
- 在双胎妊娠中,发生未足月胎膜早破(preterm premature rupture of membranes, PPROM)更常见
- 双胎间分隔膜破裂是 MC 双胎独有的
  - **导致功能性 MA 双胎**
    - 并发早产:一项研究中平均分娩孕周为 29 周

处理

- 早孕期扫查确定大小、绒毛膜性、测量 NT、排除 TRAP
- 连续扫查监测生长发育、膀胱和羊水量
- 仔细评估异常情况,特有并发症
- 若双胎之一死亡
  - 就脑软化/其他缺血性组织损伤的风险向父母提供咨询
  - 若死亡发生,可考虑 MR 检查;非有生机儿可选择终止妊娠
  - 有生机儿死亡不是紧急分娩的指征
- 26 周后双胎之一即将死亡可行紧急分娩
- 一旦为有生机儿,按照单胎进行 PPROM 管理
- 多胎妊娠在有生机儿前出现 PPROM
  - 终止整个妊娠可能是最佳选择
- 非复杂性 MDT 分娩时间可在 34^{+0} 周至 37^{+6} 周间

诊断要点

考虑

- 双胎预后取决于绒毛膜性,而非合子性

影像判读经验

- 早孕早期,每个绒毛膜囊内 YS 计数等同于羊膜计数
- 早孕期之后的最佳征象是双胎间分隔膜薄
- 羊水不均衡是预后不良最重要的单一预测因素

报告提示

- 评估绒毛膜性的最佳方法是结合所有超声特征而非任何单一征象

参考文献

1. Shanahan MA et al: Placental anatomy and function in twin gestations. Obstet Gynecol Clin North Am. 47(1):99-116, 2020
2. SMFM Patient Safety and Quality Committee, Society for Maternal-Fetal Medicine. et al: SMFM special statement: updated checklists for management of monochorionic twin pregnancy. Am J Obstet Gynecol. 223(5):B16-20, 2020
3. Bahtiyar MO et al: The North American Fetal Therapy Network consensus statement: prenatal surveillance of uncomplicated monochorionic gestations. Obstet Gynecol. 125(1):118-23, 2015

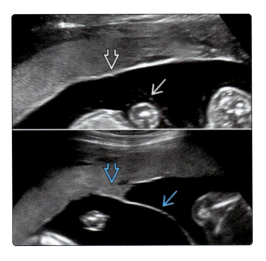

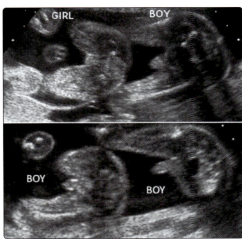

图 11-17　（左图）妊娠 19 周时超声图像显示，双羊膜囊薄分隔膜 ➡ 与双绒毛膜囊厚的分隔膜 ➡ 的区别。注意双羊膜囊分隔膜 ➡ 的 "T" 形连接和与之对应的双绒毛膜囊的双胎峰 ➡ 或 λ 征。（右图）上图：一例双绒毛膜双胎，超声显示双胎性别不同。下图：一例单绒毛膜（monochorionic，MC）双胎，超声显示双胎性别相同。MC 双胎性别相同，罕有性染色体嵌合的病例报告。

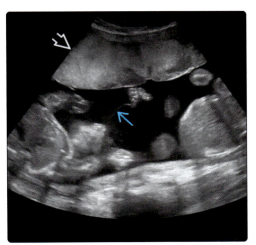

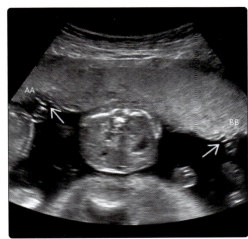

图 11-18　（左图）可见一个共用的胎盘 ➡，双胎间分隔膜 ➡ 较薄，符合 MDT 妊娠。两个囊内羊水量均正常。（右图）经腹超声检查显示 MDT 胎盘脐带插入（umbilical cord insertion，UCI）➡ 正常，两条脐带均进入胎盘，且相距较远。此图片中未见双胎间分隔膜，但确实存在。单绒毛膜单羊膜囊双胎的 CI 通常很近。

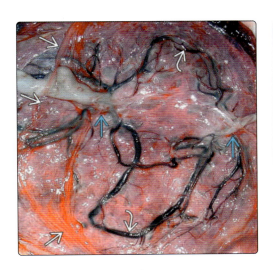

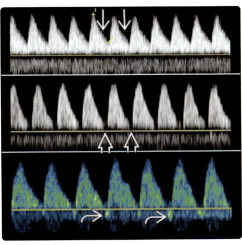

图 11-19　（左图）MDT 胎盘表面有一层薄薄的皱缩的膜 ➡，CI 紧邻 ➡，并有几个大的动脉 - 动脉吻合支 ➡。这些吻合支可使双胎进行血液交换。分流方向和分流量的变化引起脐血流多普勒波形的变化。（右图）正常脐动脉（umbilical artery，UA）波形舒张期为连续的前向血流 ➡。异常 UA 多普勒包括舒张末期血流消失 ➡ 和舒张末期血流反向 ➡。多普勒结果有助于对 MDT 的几种并发症进行诊断和分期。

11.4　单绒毛膜单羊膜囊双胎

术语

- 单个羊膜囊内有 2 个胎儿

影像学表现

- 早孕期
  - 7 周后经阴道超声扫查显示 2 个胚胎共有一个卵黄囊是可靠指标
  - 必须随访确认无双胎间分隔膜，以核实单羊膜性
- 中孕期
  - 双胎间无分隔膜
  - 单个胎盘
  - 多数病例有脐带缠绕

主要鉴别诊断

- 连体双胎
- 看不到双胎间分隔膜的双羊膜囊双胎
  - TTTS；双胎异常导致一个囊内无羊水；双胎间分隔膜破裂

临床问题

- 仔细筛查异常情况（尤其是心脏异常）
  - 6%～28% 可观察到严重异常
  - 25% 存在不一致的严重异常
- 加强胎儿健康监测
- 尽力查找 TTTS
  - 更具挑战性，因为无分隔膜意味着无法判断两胎儿羊水量的不均衡性
  - 检查膀胱，大小差异，脐带多普勒，心脏失代偿迹象
- 出生体重相差≥10% 的单绒毛膜单羊膜囊双胎妊娠，宫内胎儿死亡（intrauterine fetal demise, IUFD）风险增加 2 倍
- 不良结局受早产和胎儿异常的影响最大，而非脐带缠绕
- 最佳管理方案仍存在争议

诊断要点

- 尽早确定绒毛膜性和羊膜性

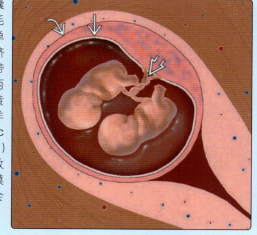
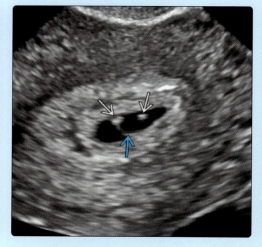

图 11-20 （左图）单羊膜囊双胎示意图显示，单个绒毛膜 ➡、单个羊膜囊 ➡ 和单个胎盘。没有分隔膜。脐带的起点很近，并且脐带相互缠绕 ➡。（右图）两个胚胎 ➡ 共用一个卵黄囊 ➡，这是单绒毛膜单羊膜囊双胎（monochorionic monoamniotic twin, MMT）妊娠的特征。卵黄囊的数量可以作为早孕早期羊膜性的替代指标。羊膜性会在后续检查中得到确认。

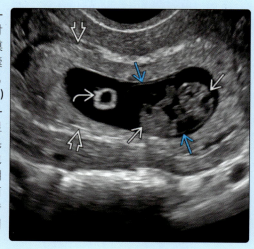
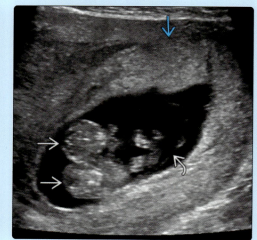

图 11-21 （左图）孕（gestational week, GA）9 周时两个胚胎 ➡ 在一个羊膜囊 ➡ 内，共用一个卵黄囊 ➡ 和一个绒毛膜囊 ➡，符合 MMT 妊娠。（右图）孕 10 周经腹超声（transabdominal US, TAUS）显示为 MMT 妊娠，单个绒毛膜囊 ➡ 和单个羊膜囊 ➡ 包裹着两个胚胎 ➡。孕早期很难排除连体双胎，因为两胚胎通常彼此紧邻。随着羊膜囊的扩张，更容易看到两胎儿独立的运动。

术语

缩写

- 单绒毛膜单羊膜囊双胎(monochorionic monoamniotic twin, MMT)

定义

- 2个胎儿在一个羊膜囊内

影像学表现

一般特征

- 最佳诊断线索
  - 脐带缠绕

超声表现

- 灰阶超声
  - 早孕期
    - 7周后经阴道超声扫查显示2个胚胎共有一个卵黄囊(yolk sac, YS)是可靠指标
    - 必须在后续超声检查中确认双胎间无分隔膜,以明确诊断
  - 中孕期
    - 双胎间无分隔膜
    - 单个胎盘
    - 双胎性别相同
  - 脐带缠绕
    - 血管成团状,其内可见不同的胎心率
    - 只有两胎儿处于同一个羊膜囊内时才出现
  - 脐带融合
    - 分离的脐带在近脐带胎盘插入点处融合
    - Y形或叉形表现
- 脉冲多普勒
  - 脐动脉(umbilical artery, UA)收缩期切迹被认为是异常表现
  - 最近的研究表明,脐动脉切迹和脐带缠绕,不伴其他胎儿状况恶化征象,并不是围产儿不良结局指征
  - 如果在近脐带胎盘入口取样,可能会看到"奔马律波形"
    - UA波形重叠
    - 发生在双胎儿脐带入口彼此邻近时
      - 表明脐带有一定程度的融合

影像学建议

- 计数YS;卵黄囊数量约等于羊膜囊数量
  - 卵黄囊比羊膜囊显示更早
- 检查胎儿性别:若不同,则必为双卵双胎,因此是双绒毛膜(dichorionic, DC)双羊膜囊妊娠
- 查找有无脐带缠绕
- 仔细筛查异常情况;25%不同时存在严重异常
  - 心脏异常最常见;建议所有MMT行规范的胎儿超声心动图检查
- 所有病例均行UA、大脑中动脉、静脉导管多普勒检查

- 评估是否存在双胎输血综合征(twin-twin transfusion syndrome, TTTS)
  - 仅有羊水过多
    - 因双胎间无分隔膜,供血儿羊水过少无法评估
  - 供血儿膀胱缩小或不显示
  - 受血儿膀胱正常或增大
  - 寻找UA多普勒异常以支持诊断
  - TTTS晚期受血儿可能出现水肿
- 使用MR评估脑损伤(双胎死亡,干预前/后)
  - 缺氧性脑损伤是干预禁忌证

鉴别诊断

连体双胎

- 两胎儿间皮肤连续
- 脐带可发生融合但不打结
- 极其罕见,发病率为10.25/1 000 000
- 死亡率非常高,产前诊断出的连体双胎只有18%存活

双胎间分隔膜未显示的双羊膜囊双胎

- TTTS
  - 受血儿出现羊水过多,伴或不伴有水肿
  - 供血儿出现羊水过少
    - 严重时,羊膜皱缩包裹供血儿→固定胎
- 双胎死亡
  - 无羊水,无心跳
- 双胎异常(例如,一胎儿肾脏发育不全,并腿畸形)
- 一胎儿胎膜早破→固定胎表现
- 双胎间分隔膜破裂
  - 最常见的介入并发症
    - 早期报告存在,之后羊膜撕裂或未能显示
  - 双羊膜囊双胎中罕有自发性分隔膜破裂的报道

病理

一般特征

- 合并异常
  - TTTS(6%~8%)
    - 较单绒毛膜双羊膜囊双胎(monochorionic diamniotic twin, MDT)少见,因为MMT胎盘中更多为双向分流
  - 双胎反向动脉灌注(twin reversed arterial perfusion, TRAP)序列征
    - 单绒毛膜妊娠胎盘中动脉-动脉吻合的结果
    - 异常且无法存活的一胎其UA血流朝向胎儿

大体病理和解剖特征

- 脐带胎盘入口比MDT更近
- 4%会发生脐带帆状附着

临床问题

人口统计资料

- 流行病学

- ○ 男＜女
- ○ 占单卵（monozygotic，MZ）双胎的 5%～10%
  - − MZ 双胎妊娠占所有自然受孕双胎的 30%
  - − 使用辅助生殖技术（assisted reproductive technology，ART），MZ 双胎发生率为自然受孕的 2～12 倍

自然病史与预后

- 在结构正常的 MMT 中，围产儿死亡率（perinatal mortality，PNM）与 MDT 相似
- 6%～28% 可见严重异常
  - ○ 42.9% 的 PNM 与胎儿异常相关
- 出生体重相差≥10% 的 MMT，其宫内胎儿死亡（intrauterine fetal demise，IUFD）风险增加 2 倍
  - ○ 出生体重相差≥30%，风险增加 4 倍
- 2020 年法国的一项研究，对 46 对 MMT 进行回顾性分析：27/92 发生 IUFD，2/92 新生儿早期死亡
  - ○ 33.3% 伴有先天畸形，29.6% 为非预期胎儿死亡
- 2020 年对 685 例 MMT 妊娠的一项 meta 分析显示，新生儿综合发病率高，主要是呼吸系统
  - ○ 综合发病率随分娩时胎龄（gestational age，GA）的增加而降低，在 33～34 周时明显下降
    - − 24～30 周分娩：综合发病率为 75.4%
    - − 31～32 周分娩：综合发病率为 65.5%
    - − 33～34 周分娩：综合发病率为 37.6%
    - − 35～36 周分娩：综合发病率为 18.5%
- 2019 年的一项研究，对 1 628 例到达 24 周无异常的 MMT 进行 meta 分析
  - ○ 晚孕期 MMT 的围产期丢失风险高
  - ○ 绝大多数丢失为非预期事件
- 2019 年丹麦的一项研究，回顾性分析十余年间 61 对 MMT
  - ○ 13 例早期终止妊娠，48 例早孕期超声检查正常
  - ○ 36 例胎儿丢失：25 例于 22^{+0} 周前自然流产，3 例晚期终止妊娠，8 例于 22 周后发生 IUFD
- 2014 年一项国际合作研究，回顾性分析 386 例（193 对）胎儿
  - ○ 32^{+4} 周时 IUFD 的风险与无呼吸系统并发症的早产儿相同
    - − 研究结论是可以考虑约 33 周时提前分娩
- 2013 年对 228 例（即 114 对）脐带缠绕胎儿结局的文献综述
  - ○ 总体存活率：88.6%
  - ○ 两胎儿存活率：总对数的 84.2%
  - ○ 新生儿发病率：21.1%
  - ○ 最终结论：脐带缠绕是单羊膜囊双胎妊娠较小的并发症
- 若一胎儿 IUFD，则另一存活胎儿脑/肾缺氧性损伤的风险增加
  - ○ 死亡风险 38%
  - ○ 神经系统损伤风险 46%
  - ○ 立即分娩不能阻止存活胎儿缺氧性组织损伤
    - − 现有缺氧风险的基础上增加早产风险

处理

- 仔细查找 MC 双胎的异常和并发症
- 不同时存在严重异常时，考虑选择性终止妊娠

- ○ 必须横断脐带以防止脐带缠绕
- 连续扫查以评估生长（每 2～4 周一次）
  - ○ 若担心双胎生长不一致，则增加扫查频次
- 每 2 周扫查一次羊水量和膀胱大小
- 密切监测
  - ○ 从 24～28 周开始每日进行无应激试验（nonstress test，NST）
    - − 减速频率的增加可能预示着严重的脐带压迫
    - − 若变异减速的频率或严重程度增加，则持续监测心脏
  - ○ 一些学者推荐将生物物理评分（biophysical profile，BPP）作为胎儿健康状况的主要筛查方式
    - − 假阳性率比 NST 少
  - ○ 许多中心接收在有生机儿期的患者（美国：24 周；其他国家：26～28 周）
    - − 最近的研究表明，住院监测和门诊监测的结局没有差别
      - □ 门诊治疗更便宜，对家庭的影响更小，母亲活动量更大，因此出现静脉血栓栓塞、功能失调等的风险更小
      - □ 任何时候的入院门槛都很低，以便进行长期监测
- 没有足够的随机对照证据来得出关于最佳管理的有力结论
  - ○ MONOMONO 研究（2019）显示，住院监测和门诊监测的结局相同
  - ○ 分娩孕周中位数约 33 周；均行剖宫产
    - − 早孕期超声检查正常的胎儿中 62.5% 活产
    - − 36 例胎儿丢失（25 例于 22 周前自然流产，3 例晚期终止妊娠，8 例于 22 周后宫内死亡）
    - − 3 例儿童伴有轻度畸形，1 例妊娠伴有 TTTS
    - − 26 周后，78.8% 作为门诊病人管理；这些病人中宫内死亡发生率为 3.8%
- 在 26～28 周时常经验性使用类固醇以促进肺成熟
- 传统上首选剖宫产来避免脐带意外，但目前一些系列研究显示，阴道分娩并发症的发生率并没有增加

诊断要点

考虑

- 尽早确定绒毛膜性和羊膜性
- 管理的重点是发现结构异常/TTTS，降低早产风险
- 不良预后更多地与早产、先天畸形有关，而非脐带缠绕

参考文献

1. Saccone G et al: Weight discordance and perinatal mortality in monoamniotic twin pregnancy: analysis of MONOMONO, NorSTAMP and STORK multiple-pregnancy cohorts. Ultrasound Obstet Gynecol. 55(3):332-8, 2020
2. SMFM Patient Safety and Quality Committee, Society for Maternal-Fetal Medicine et al: SMFM special statement: updated checklists for management of monochorionic twin pregnancy. Am J Obstet Gynecol. 223(5):B16-20, 2020
3. D'Antonio F et al: Perinatal mortality, timing of delivery and prenatal management of monoamniotic twin pregnancy: systematic review and meta-analysis. Ultrasound Obstet Gynecol. 53(2):166-74, 2019
4. MONOMONO Working Group.: Inpatient vs outpatient management and timing of delivery of uncomplicated monochorionic monoamniotic twin pregnancy: the MONOMONO study. Ultrasound Obstet Gynecol. 53(2):175-83, 2019

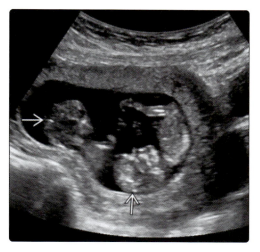 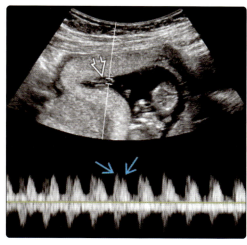

图 11-22 （左图）MMT ➡ 在一个绒毛膜和一个羊膜囊内，没有分隔膜。（右图）MMT 的脐带胎盘入口彼此非常接近 ➡。通过多普勒取样，脐带频谱显示为重叠的脐动脉多普勒波形 ➡。这被描述为"奔马律波形"，表示入口处有一定程度的脐带融合。

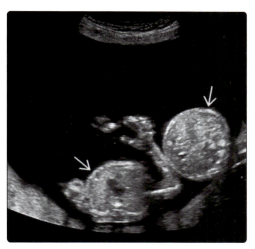 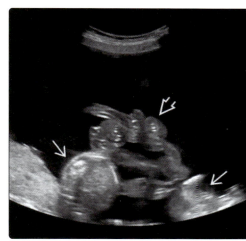

图 11-23 （左图）20 周时单羊膜囊双胎 ➡ 在一个羊膜囊内，共用一个胎盘。存在羊水过多（最大垂直深度（maximal vertical pocket，MVP）>10cm），无其他异常表现（如肠道闭锁）。这可疑是双胎输血综合征，可通过评估胎儿膀胱体积和脐动脉多普勒表现来进一步证实。（右图）同一 MMT ➡ 存在脐带缠绕 ➡。仅当双胎处在一个羊膜腔内时，才会发生脐带缠绕。

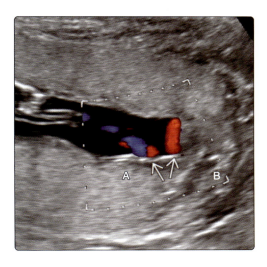 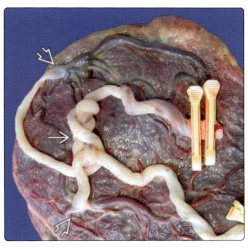

图 11-24 （左图）14 周时彩色多普勒超声显示极接近的脐带胎盘入口 ➡。16 周时发生胎儿宫内死亡（intrauterine fetal demise，IUFD），无明确病因，但通过胎盘吻合口发生的大量分流可能是一个因素。（右图）类似病例的大体病理显示一个复杂的脐带结 ➡。还要注意的是，即使脐带入口 ➡ 在胎盘表面相距很远，也会发生缠绕。上方的脐带同时存在边缘附着。（感谢 H.Thacker，MD）

术语

- 2018 年通过德尔菲法形成了选择性胎儿生长受限（selective fetal growth restriction，sFGR）的共识标准，即使用腹围（abdominal circumference，AC）、胎儿估测体重（estimated fetal weight，EFW）、双胎体重差异（ΔEFW）、脐动脉（umbilical artery，UA）搏动指数（pulsatility index，PI）对双绒毛膜（dichorionic，DC）双胎和单绒毛膜（monochorionic，MC）双胎进行评估

影像学表现

- 早孕期头臀径（crown-rump length，CRL）不一致
- 中/晚孕期 AC、EFW、UA PI 不一致
- 确定所有多胎妊娠的绒毛膜性和羊膜性
- 所有合并 sFGR 的双胎检测脐动脉多普勒 ± 静脉导管多普勒

主要鉴别诊断

- 双胎输血综合征（twin-twin transfusion syndrome，TTTS）

- 供血儿血容量少伴羊水过少
- 受血儿血容量超负荷伴羊水过多

临床问题

- 生长不一致的意义取决于绒毛膜性
  - 与 DC 双胎相比，MC 双胎不一致的神经系统发病率增加 7 倍
- sFGR 双胎合并早产者严重疾病发病率增加 8 倍
- 目前是根据诊断时的孕周、生长不一致的严重程度和多普勒的异常来进行个体化管理
  - 并非仅依据 EFW 的差异
  - 观察羊水量，胎儿活动性，无应激试验，生物物理评分

诊断要点

- 早孕期头臀长不一致时要进行仔细地评估；若无结构或染色体异常，则是死亡率的弱预测因子
- DC 双胎可能表现出非异常的双胎生长速率差异
- MC 双胎应有相同的生长潜能
  - 在患有 sFGR 的 MC 双胎中，检查是否有 TTTS

图 11-25 （左图）经阴道超声显示为双绒毛膜（dichorionic，DC）双胎，右侧为正常胚胎 ⊟、羊膜囊 ➡ 和卵黄囊 ⊐，左侧为扩张的羊膜囊 ➥，其内包含一个长 4mm 的死亡胚胎。这是早期双胎不一致伴有一胎死亡的病例。（右图）这例双卵双胎显示为早发型 ➡ 进行性 sFGR ➥。较小胎（B）有多发异常，最终被诊断为 4 号染色体长臂缺失。由于较长段气管狭窄，于 19 天时因呼吸衰竭死亡。

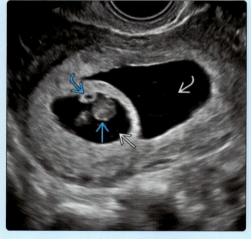
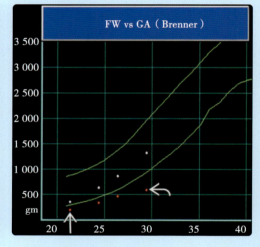

FW vs GA（Brenner）

图 11-26 （左图）同一病例，20 周时与生长曲线表现一致，频谱多普勒显示胎儿 B 脐动脉舒张末期血流消失（AEDF）➡；这在任何孕周都是异常的。EFW<第一百分位数，即使没有多普勒表现也足以诊断 sFGR。（右图）29 周时，胎儿 B 的 UA 多普勒显示舒张末期血流反向（REDF）➡。父母非常期望两个胎儿都能够存活，因此选择了剖宫产。对于双绒毛膜双胎来说，保守管理是一种选择，可以避免正常发育的胎儿早产的风险。此病例中，胎儿 A 生长良好，而且很健康。

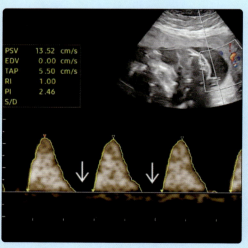
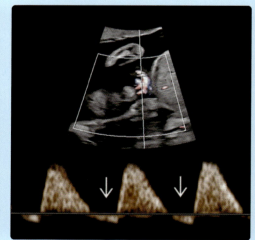

11.5　选择性胎儿生长受限

术语

定义

- 由于对双胎生长不一致（discordant twin growth，DTG）或选择性胎儿生长受限（selective fetal growth restriction，sFGR）的命名、定义不同以及发病时间不同，相关文献对该主题比较混乱
- 2018 年通过德尔菲程序形成了 sFGR 的共识标准，即使用腹围（abdominal circumference，AC）、胎儿估测体重（estimated fetal weight，EFW）、胎儿估测体重差值（ΔEFW）、脐动脉（umbilical artery，UA）、搏动指数（pulsatility index，PI）对双绒毛膜（dichorionic，DC）双胎和单绒毛膜（monochorionic，MC）双胎进行评估
- 2017 年美国妇产科医师学会实践指南将 DTG 定义为 ΔEFW 达 20% 或 AC 相差 20mm
- 国际妇产科超声学会（International Society of Ultrasound in Obstetrics and Gynecology，ISUOG）将 DC 双胎中 sFGR 定义为一胎儿的 EFW＜第 10 百分位数
- 临床上双胎**出生体重**显著不一致（ΔBW）的定义随条件可变
  - 在 18% 至 30% 之间时，随绒毛膜性、出生时孕周（gestational age，GA）而变化
- 早发型定义随条件可变：＜24 周 vs＜32 周；支持使用 24 周这个时间者是因为它是临床有生机儿的决定因素

影像学表现

超声表现

- 灰阶超声
  - 早孕期头臀长（crown-rump length，CRL）不一致
  - 中/晚孕期胎儿 AC、EFW、UA PI 不一致
- 脉冲多普勒
  - **双绒毛膜双胎脐动脉多普勒异常**反映胎盘血管阻力异常
  - **单绒毛膜双胎合并 sFGR 的脐动脉多普勒异常**是因为胎盘血管吻合口处血流量/方向的改变
  - Ⅰ型：小胎儿舒张末期血流正向
    - 平衡、双向、动脉-动脉（arterio-arterial，AA）分流，也存在动脉-静脉分流
    - 恶化风险低；存活率接近 100%
  - Ⅱ型：小胎儿出现持续的舒张末期血流消失或反向（AEDF/REDF）
    - 小的或无 AA 吻合
    - 90% 最终恶化；存活率约 60%
    - 大脑中动脉（middle cerebral artery，MCA）收缩期峰值流速＜1.5 倍中位数，静脉导管（ductus venosus，DV）A 波正常时预后更好
  - Ⅲ型：小胎儿出现间歇性舒张末期血流消失或反向 AEDF/REDF（周期性血流）
    - 多数胎盘分配不均，大的 AA 吻合伴广泛的双胎间血液交换
    - AA 吻合允许来自正常胎儿的代偿性血流延长 sFGR 胎儿的生存期，改善预后，生存率为 80%
    - 却是预后最不可预测的一组。因为如果一胎死亡，由

于大的 AA 吻合，幸存者失血/急性低血压的风险最高
  - 小胎儿（DC 或 MC）中，DV A 波减低或反向反映心脏劳损

影像学建议

- 流程建议
  - 确定多胎妊娠的绒毛膜性
  - 记录胎盘附着部位、脐带胎盘入口位置
  - 对畸形和非整倍体征象进行细致排查
  - 每月超声检查生长发育（如果怀疑 sFGR，则增加检查频次）
  - 单绒毛膜双胎伴 sFGR 是双胎输血综合征（twin-twin transfusion syndrome，TTTS）的高度怀疑指征
  - 测量所有伴 sFGR 双胎的 UA 多普勒 ±MCA、DV 多普勒
  - 还要观察羊水量、胎儿活动性、无应激试验和生物物理评分

鉴别诊断

双胎输血综合征

- 供血儿出现羊水过少、缺氧/贫血伴或不伴有生长不良
- 受血儿出现羊水过多、生长正常

临床问题

表现

- 最常见的体征/症状
  - 早孕期 CRL 不一致
  - 中/晚孕期双胎之一生长不良

人口统计资料

- 流行病学
  - 单绒毛膜患病率：19.7%；双绒毛膜患病率：10.5%
  - 4% 的 sFGR 是双卵双胎；具有不同的遗传生长潜能

自然病史与预后

- 双绒毛膜双胎大小差异随孕周增加而增加
  - 27 周时为 10%，34 周时为 15%，38 周时为 20%，采用 ΔEFW 固定截断值为 18%
- 2020 年对 1 053 例**双绒毛膜双胎**进行回顾性分析，以 32 周作为早发型与晚发型的截断值
  - 123/1 053（12%）的双绒毛膜双胎患有 sFGR，8.4% 为早发型 sFGR，3.3% 为晚发型 sFGR
  - sFGR 组的围产儿死亡率为 24/1 000，而非 sFGR 组为 16/1 000（P=0.018）
  - 值得注意的是德尔菲标准的使用减少了对 sFGR 的过度诊断和不必要干预
- 2020 年对**单绒毛膜双胎**进行的回顾性分析
  - 早发型围产儿结局更差
  - Ⅱ型、Ⅲ型 sFGR 更易并发 TTTS
- 2019 年对按管理策略分级的**单绒毛膜双胎**进行 mata 分析
  - 期待治疗的Ⅰ型 sFGR 的围产儿结局良好
  - 与期待治疗相比，胎儿镜下激光消融术治疗后的Ⅱ型和Ⅲ型 sFGR 的死亡率升高、发病率降低

选择性胎儿生长受限定义共识

	AC	EFW	ΔEFW	UA PI	所需标准
DC	正常或异常	<第10百分位数	≥25%	>第95百分位数	3个指标中符合2个
MC	<第10百分位数	<第10百分位数	≥25%	>第95百分位数	4个指标中符合3个

AC=腹围；DC=双绒毛膜；MC=单绒毛膜；EFW=胎儿估测体重；UA PI=脐动脉搏动指数。仅有EFW<第3百分位数就足以诊断选择性胎儿生长受限。当EFW不小于第3百分位数时，可根据绒毛膜性联合这些参数进行诊断。

Khalil A et al. Consensus definition and essential reporting parameters of selective fetal growth restriction in twin pregnancy: a Delphi procedure. Ultrasound Obstet Gynecol. 53(1): 47-54, 2019。

通过脐动脉多普勒分型评估单绒毛膜双胎选择性胎儿生长受限的结局

	进展	分娩目标	PNM	NICU 入院	IVH	PVL	RDS
Ⅰ型	12%	34～36周	4%	39%	0.6%	4%	33%
Ⅱ型	59%	30～32周	16%	93%	8%	16%	52%
Ⅲ型	10%	30～32周	12%	58%	5%	12%	92%

PNM=围产期死亡率；IVH=脑室内出血；PVL=脑室周围白质软化；RDS=呼吸窘迫综合征。数据转载自2019年Khalil等人发表的文献，这篇文献中作者汇总了几个mata分析的数据

Khalil A et al: Selective fetal growth restriction in monochorionic twin pregnancy: a dilemma for clinicians and a challenge for researchers. Ultrasound Obstet Gynecol. 53(1): 23-25, 2019。

- 2018年mata分析：患有sFGR的DC/MC双胎其宫内死亡的风险都增高，但新生儿死亡的风险未增高
- 生长不一致的意义取决于**绒毛膜性**
  - 与DC双胎相比，MC双胎生长不一致的神经系统发病率增加7倍
- sFGR双胎合并**早产**者其严重疾病发病率增加8倍

处理

- 早孕期发现双胎生长不一致一定要进一步排查结构或染色体异常
  - 若无结构或染色体异常，则死亡预测力弱
- 血清学筛查
  - 无论绒毛膜性如何，孕妇血清甲胎蛋白>5倍中位数与不良结局相关
- 对畸形或非整倍体胎儿可选择性终止妊娠
- 对生长一致的双胎每4周进行一次生长扫查
  - 单绒毛膜双胎每两周检查一次羊水量，以便及早发现TTTS
- 管理决策不应基于ΔEFW；多种因素影响分娩决策
  - 羊水量、多普勒结果、无应激试验、生物物理评分
- 考虑对双绒毛膜双胎并早发型sFGR和小胎儿健康状况恶化者采取保守的不干预措施
  - 避免正常胎儿医源性早产的风险
  - 一胎儿死亡对存活胎儿几乎没有不良影响
- DV多普勒颇具争议，在美国并非常规检查
  - 若单绒毛膜双胎26周之前DV A波消失或反向，则考虑选择性终止妊娠，以挽救正常生长的胎儿，避免小胎死亡的影响
  - 若26周之后出现DV多普勒异常，则类固醇给药后分娩
  - 若单绒毛膜双胎Ⅱ/Ⅲ型sFGR的DV血流正常，则计划≥32周类固醇给药后分娩

- 2019年，国际合作组织为统一选择性胎儿生长受限结局（International Collaboration to Harmonise Outcomes for Selective Fetal Growth Restriction, CHOOSE-FGR），为以后的研究发表确立了11项核心结局测量指标
  - 活产、出生孕周、出生体重、双胎出生体重差值、一胎死亡后存活胎儿死亡、妊娠期间或出院前胎儿丢失、父母压力、与手术相关的母体不良结局、新生儿住院时长、产后影像学神经系统异常以及儿童残疾
- 目前是根据诊断时孕周、生长不一致的严重程度和多普勒异常制定的个体化管理

诊断要点

考虑

- ΔBW（真实的）与ΔEFW（根据孕周增加时范围增加的变量进行计算）不同
  - ΔEFW用于试图预测哪些妊娠的不良结局风险更高

报告提示

- DC双胎也可能出现非异常的双胎生长速率差异
- 对患有sFGR的MC双胎要保持高度可疑是否发生TTTS

参考文献

1. Debbink MP et al: Sonographic assessment of fetal growth abnormalities. Radiographics. 41(1):268-88, 2021
2. Antonakopoulos N et al: Selective fetal growth restriction in dichorionic twin pregnancies: diagnosis, natural history, and perinatal outcome. J Clin Med. 9(5): 1404, 2020
3. Chmait RH et al: Selective intrauterine growth restriction (SIUGR) type Ⅱ: proposed subclassification to guide surgical management. J Matern Fetal Neonatal Med. Epub, 2020
4. Curado J et al: Early- and late-onset selective fetal growth restriction in monochorionic diamniotic twin pregnancy: natural history and diagnostic criteria. Ultrasound Obstet Gynecol. 55(5):661-6, 2020

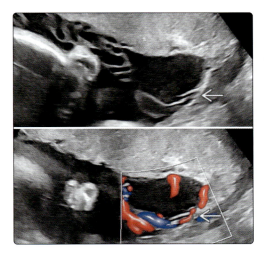

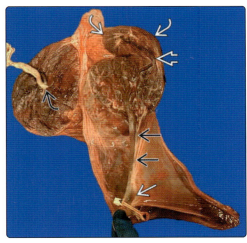

图 11-27　（左图）脐带胎盘入口的评估是所有扫查的一部分，在双胎中尤其重要，双胎发生脐带帆状附着 ➡️ 风险较高，若出现脐带帆状附着，与不良结局风险显著增加相关。（右图）这是 DC 双胎的异常胎盘，表现为脐带帆状附着 ➡️，大血管位于膜内 ➡️，同时可见副胎盘 ➡️ 上有大血管连接 ➡️ 于主胎盘。另一处脐带胎盘入口 ➡️ 正常。（S.Son，MD 提供）

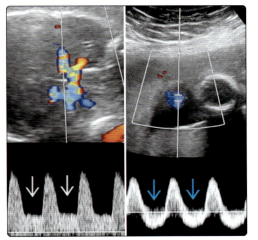

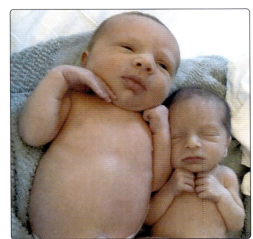

图 11-28　（左图）大脑中动脉（左）多普勒显示舒张期血流增加 ➡️，提示这例 DC 双胎伴 sFGR 出现脑保护，脐动脉多普勒（右）显示舒张末期血流反向 ➡️。这个胎儿于孕 30 周时宫内死亡。双胎另一胎儿于孕 35 周时分娩，出生 5 天后出院。（右图）这对 DC 双胎直到出生时才检出 sFGR，此时较小胎儿的出生体重位于同孕龄儿的第 1 百分位数。幸运的是，没有出现不良结局，两个婴儿都很健康，发育正常，生长相称。

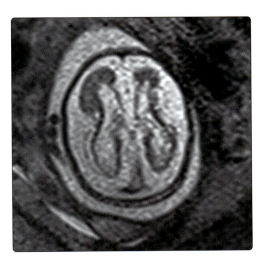

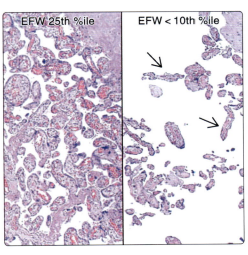

图 11-29　（左图）由于 MC 双胎之一 19 周时死亡，存活胎 23 周时磁共振轴位 T2WI 显示有严重脑软化。这名婴儿足月出生，但患有严重的脑性瘫痪、皮质盲和癫痫。（右图）MC 双胎并 sFGR（A：1 220g，B：780g）中胎儿 B 的组织学和脐动脉舒张期血流反向表明远端绒毛发育不良。胎儿 B（右）的胎盘绒毛看起来像棍棒和树枝 ➡️，不像 A 胎盘（左）中正常的、丰富的、分枝的绒毛。

第十一章　多胎妊娠

875

要　点

术语

- 单绒毛膜（monochorionic，MC）双胎的并发症，因供血儿（donor，D）通过胎盘动脉-静脉（arteriovenous，AV）吻合支向受血儿（recipient，R）宫内输血导致
- 根据羊水量、膀胱大小、多普勒结果及是否存在水肿进行分期

影像学表现

- 供血儿
  - 羊水过少定义为最大垂直羊水深度（maximum vertical pocket，MVP）≤2cm
  - 严重的羊水过少时会出现"贴壁儿"表现
  - 供血儿多普勒异常主要涉及脐动脉（umbilical artery，UA）舒张末期血流缺失或反向
- 受血儿
  - 羊水过多定义为MVP≥8cm
  - 出现心肌病和水肿是由于容量负荷过度
  - 肺动脉闭锁和肺动脉狭窄的发生率较高

- 受血儿多普勒异常更有可能累及到静脉导管（ductus venosus，DV）或脐静脉（umbilical vein，UV），UA多普勒的改变不太常见
- TTTS中受血儿结构性心脏异常的发生率是单胎妊娠的15～23倍

病理

- 双胎间不平衡的动脉-静脉分流→TTTS

临床问题

- 所有的MC双胎从16周开始，每2周监测MVP和膀胱
- 在诊断时进行TTTS分期以确定治疗方案
- 小于26周继续妊娠的TTTS 2、3、4期的患者，可选择激光凝固治疗

诊断要点

- 特征性表现是MC双羊膜囊双胎，其中1个囊内羊水过少，另一个囊内羊水过多

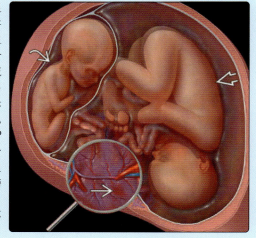
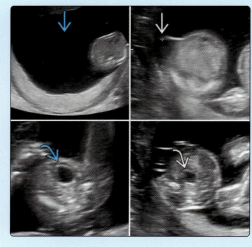

图 11-30 （左图）示意图显示发育不一致的MC双胎并单向的AV分流➡️，缺氧血从血容量少、生长不良、合并羊水过少的供血儿➡️流向高血容量、合并羊水过多的受血儿➡️。（右图）显示MDT妊娠的并发症TTTS。受血儿羊水过多➡️（MVP>8cm），供血儿羊水过少（MVP<2cm）➡️，但是受血儿的膀胱➡️和供血儿的膀胱➡️均仍然可见。这是1期TTTS；这类病例有些并不进展，但是需要密切随访。

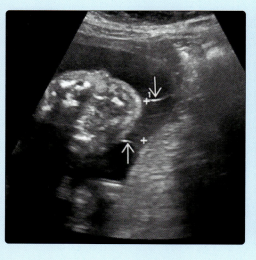
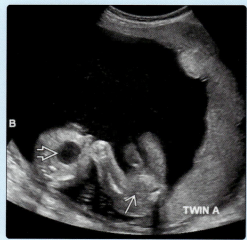

图 11-31 （左图）图示羊水过少会造成供血儿被薄薄的羊膜➡️"裹缚"，薄膜会很难看到，但是必须识别以准确地进行MVP测量（游标）。注意两个羊膜囊内回声的差异。（右图）单羊膜囊妊娠中TTTS的诊断更具有挑战性，因为只有一个羊膜囊腔，影响观察"羊水过少/过多"。羊水过多是一个线索，且供血儿的膀胱持续未显示➡️，表明这是2期TTTS。受血儿的膀胱正常➡️。

术语

缩写

- 双胎输血综合征（twin-twin transfusion syndrome，TTTS）

定义

- 单绒毛膜（monochorionic，MC）双胎的并发症，因供血儿（donor，D）通过胎盘动脉-静脉（arteriovenous，AV）吻合支向受血儿（recipient，R）宫内输血导致。

影像判读经验

诊断标准

- MC 双胎
  - 在双羊膜囊双胎中，存在 1 个羊膜囊内羊水过少合并另外一个羊膜囊内羊水过多
  - 在单羊膜囊双胎中，存在羊水过多和膀胱不一致

超声表现

- 供血儿
  - 羊水过少：最大垂直羊水池深度（maximum vertical pocket，MVP）≤2cm
  - "贴壁儿"描述了由于严重的羊水过少供血儿位置固定于子宫壁的状态
  - 变形茧、钟锤，或宫内吊带；供血儿像茧一样被膜裹缚，悬吊于宫壁
  - 供血儿的多普勒异常通常累及脐动脉（umbilical artery，UA）
    - 舒张末期血流消失/反向（absent/reversed end-diastolic flow，AEDF/REDF）
- 受血儿
  - 羊水过多定义为 MVP≥8cm
  - 受血儿的多普勒异常更有可能累及静脉导管（ductus venosus，DV）和脐静脉（umbilical vein，UV），反映容量负荷过重
    - 检查是否存在 DV PI 值增高或者 A 波反向
    - 检查是否存在搏动性的 UV 血流
  - 容量负荷过重引起心肌病
    - 心脏扩大、三尖瓣反流、右心室功能受损、双侧心室肥大
  - 肺动脉闭锁、肺动脉狭窄的发生率高达 9.6%
- 双胎生长不一致并不是必需的表现
  - 在一个 TTTS 的大型系列研究中，只有 20% 的供血儿达到了选择性胎儿生长受限（selective fetal growth restriction，sFGR）的标准

影像学建议

- 所有的 MC 双胎从 16 周开始，每 2 周检查 MVP 和膀胱
- 当发现异常时，应考虑增加随访频次
- 诊断时对 TTTS 进行分期，并进行监测，以决定治疗方法
  - 存在多个分级系统；Quintero 分期是最成熟的
  - 胎儿超声心动图非常重要
    - Cincinnati 系统结合了超声心动图、多普勒和羊水的检测
    - 50%～60% Quintero Ⅰ、Ⅱ期的病例表现出了心脏功能障碍
- 检查大脑中动脉收缩期峰值流速（middle cerebral artery peak systolic velocity，MCA-PSV）以评估是否存在双胎贫血-红细胞增多序列征（twin anemia polycythemia sequence，TAPS）
  - 可以与 TTTS 并存或继发于胎儿镜激光术后（fetoscopic laser surgery，FLS）
  - 是由于胎盘边缘附近残留的、较深的、极小的吻合支
  - 一胎儿 MCA-PSV＞1.5 倍中位数（multiples of median，MoM），另一胎儿＜1.0MoM
- MR
  - MR 上脑梗死或出血的存在与生存率降低相关
    - DWI 最有价值

鉴别诊断

双胎之一胎膜早破

- 由于羊水少，薄的羊膜较难被看见，可能会被误认为是"贴壁儿"
- 另一胎儿不会有羊水过多或高输出状态

胎儿畸形导致羊水异常

- 其他原因导致一胎儿羊水过少（如肾脏发育不全）或羊水过多（如高位胃肠道闭锁）
- 另一胎儿羊水量正常

选择性胎儿生长受限

- 较小胎儿可能羊水过少
- 正常生长的胎儿羊水量正常

受血儿样双胎羊水过多

- 双胎之一羊水过多，另一胎羊水量正常
- 诊断时间小于 20 周，sFGR 是进展为 TTTS 的危险因素
  - 约 25%～30% 进展为 TTTS
    - 15%～20% 进展为 2 期或更高期别 TTTS

病理

一般特征

- 病因学
  - TTTS 发生是由于双胎间存在不平衡的 AV 分流
  - 浅部和深部吻合同时存在
    - 浅部：在绒毛膜板表面的脐血管分支之间
      - 动脉和静脉以对接方式吻合
      - 激光凝固的目标是胎盘表面不成对的大血管
    - 深部：供血儿的脐动脉穿过胎盘，供应被受血儿脐静脉引流的胎盘子叶，形成单向的动脉至静脉血流

临床问题

表现

- MC 双胎合并羊水不均衡
- TTTS 可发生在单绒毛膜单羊膜囊双胎

人口统计资料

- 20% 单绒毛膜双胎发生 TTTS

双胎输血综合征的分期系统

分期	供血儿	受血儿	羊水	多普勒	心肌病	其他
Quintero 系统						
I	膀胱可见		过多/过少	正常		
II	膀胱未见		过多/过少	正常		
III	膀胱未见		过多/过少	异常		
IV	膀胱未见	腹水或水肿	过多/过少	异常		
V	膀胱未见		过多/过少	异常		死亡
Cincinnati 系统						
I	MVP＜2cm	MVP＞8cm				
II	膀胱未见	膀胱可见				
III				均异常	A:轻度;B:中度;C:重度	
IV						水肿

MVP=最大垂直羊水池深度;Quintero III期根据供血儿、受血儿或两者是否有多普勒异常可以再分为供血儿 III期,受血儿 III期,供血儿/受血儿 III期。Cincinnati 系统中,轻度、中度、重度心肌病的判定标准包括动静脉(译者注:应为房室瓣)反流、右心室壁与左心室壁厚度之比、以及心肌做功指数。在两个分期系统中,水肿或死亡指 1 个胎儿或者 2 个胎儿。

自然病史与预后

- 单绒毛膜双胎中最常见的与胎盘相关的死亡原因
  - 发生越早、分期越高,预后越差
- 小于 18 周的早发型 TTTS→围产期死亡和发病的风险非常高
- 约 10%～20% 的受血儿出现右室流出道异常
  - 如果胎儿超声发现三尖瓣/肺动脉瓣反流、右心室功能不全、动脉导管血流逆向,这些极有可能在产后持续存在
  - 大多数与 Quintero 较高分期有关,但也可见于较早分期
- 供血儿更多出现主动脉缩窄;供血儿出现右室流出道异常罕有报道
- 5%～23% 的存活者有神经系统损伤,尤其是其中一胎死亡时
  - 3～4 级脑室出血的患病率为 4%～34%
  - 如果一胎死亡、FLS 术后或者较高分期的 TTTS,考虑 MR 检查

处理

- 小于 26 周继续妊娠的 2、3、4 期 TTTS,**胎儿镜激光手术是首选治疗方法**
  - TTTS 1 期的管理是有争议的,因为即使不干预许多病例后续也比较稳定
- FLS 激光凝固包括所有致病的动脉-静脉吻合
  - 所罗门技术是在供血儿和受血儿脐带插入点之间进行凝固形成胎盘赤道
    - 复发率更低,更少发展为 TAPS
  - 中位分娩时间是 34 周,FLS 术后早产(preterm birth,PTB)风险为 7%
    - 如果存在宫颈长度小于 15mm、有 PTB 病史、孕妇年龄较小、套管尺寸较大、有羊膜腔灌注术史、绒毛膜羊膜分离、胎膜破裂这些情况,PTB 风险增高
    - 约 10% 发生胎盘早剥
  - 激光术后总生存率:55%～82.5%(73%～90.5% 至少 1 胎存活)
    - 术后可能发生羊膜带破裂序列征
    - FLS 术后供血儿可发生一过性水肿
  - 远期神经发育结局主要取决于出生时的胎龄
  - 激光术后存活的双胎约 9% 会出现神经发育障碍(neurodevelopmental impairment, NDI),脑性瘫痪(cerebral palsy, CP)的风险为 3%
  - FLS 术后围手术期的血流动力学变化与 2 岁时的 NDI 相关
    - 术后 1 天 MCA-PSV＞1.5MoM
    - MCA-PSV 从正常到＞1.5MoM
    - UA 搏动指数(pulsatility index, PI)从术前正常到术后大于第 95 百分位数
- FLS 术后可能会从受血儿羊膜囊内排出少量羊水
- 从 24 周 0 天至 33 周 6 天,如果分期≥3 期或计划进行 FLS,考虑应用类固醇药物
- 通过射频消融**选择性减胎**
  - 当一胎即将发生死亡或者一胎有严重异常时可以考虑应用

诊断要点

影像判读经验

- 特征性表现是单绒毛膜双羊膜囊双胎中一个羊膜囊羊水过多合并另一个羊膜囊羊水过少

参考文献

1. Corroenne R et al: Inter-twin differences in fetal echocardiographic findings are associated with decreased dual twin survival in twin-twin transfusion syndrome. J Matern Fetal Neonatal Med. 1-7, 2021
2. Brock CO et al: Fortnightly surveillance of monochorionic diamniotic twins for twin to twin transfusion syndrome: compliance and effectiveness. Prenat Diagn. 40(12):1598-605, 2020
3. Lewi L: Monochorionic diamniotic twins: what do I tell the prospective parents? Prenat Diagn. 40(7):766-75, 2020
4. Mascio DD et al: Outcome of twin-twin transfusion syndrome according to the Quintero stage of the disease: a systematic review and meta-analysis. Ultrasound Obstet Gynecol. 56(6):811-20, 2020

第十一章 多胎妊娠

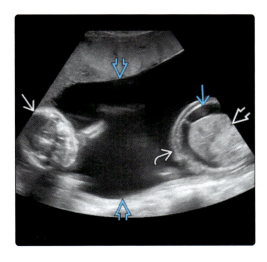

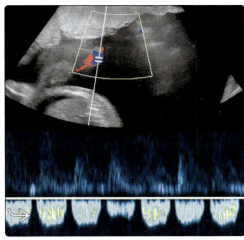

图 11-32 （左图）这例 MDT 妊娠，"贴附"的供血儿（实时观察没有离开子宫壁的移动）无羊水 ➡，受血儿 ➡ 水肿，表现为腹水 ➡ 和皮肤水肿 ➡。所看到的所有羊水 ➡ 均为包绕受血儿的过多羊水。这是一例 Ⅳ 期 TTTS。（右图）受血儿脐静脉频谱显示搏动性血流 ➡。这提示预后不良，事实上它是一个胎儿死亡前的表现。

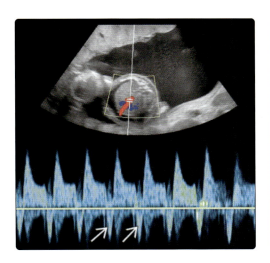

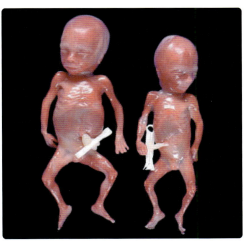

图 11-33 （左图）同一个病例受血儿静脉导管多普勒波形异常，显示 A 波反向 ➡。这与容量负荷过重造成三尖瓣反流一致，是另一个预后不良的指征。（右图）20 周合并 TTTS 的单绒毛膜双羊膜囊双胎的尸检照片，受血儿在左侧，较小的供血儿在右侧。可能会存在双胎生长不一致，但这并不是 TTTS 的诊断标准。（来源于 DP：Placenta）

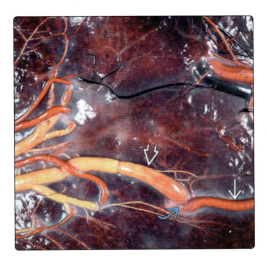

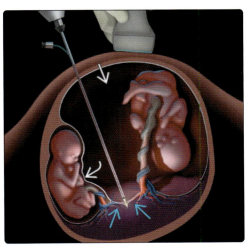

图 11-34 （左图）一例 TTTS 胎盘的局部放大图像，显示了一个从供血儿动脉 ➡ 到受血儿静脉 ➡ 的大的 AV 吻合支。表现为在胎盘表面对接的血管 ➡（来源于 DP：Placenta）。（右图）示意图说明了，如何在内镜下激光凝固导致 TTTS 的异常 AV 吻合血管，是经过受血儿羊膜囊内的大量羊水 ➡ 来接近胎盘血管 ➡。"贴附"的供血儿在左侧，被薄的羊膜 ➡ "裹缚"。

要　点

术语

- 双胎贫血-红细胞增多序列征（twin anemia polycythemia sequence，TAPS）：单绒毛膜双胎中，通过共用的胎盘从供血儿到受血儿的慢速输血
  - 可为原发或者继发于双胎输血综合征（twin-twin transfusion syndrome，TTTS）激光术后

影像学表现

- 胎儿诊断
  - 共识标准：供血儿 MCA-PSV ＞1.5MoM，受血儿 MCA-PSV ＜0.8MoM，或者 ΔPSV＞1.0MoM
  - 传统标准：供血儿 MCA-PSV ≥1.5MoM，受血儿 MCA-PSV≤1.0MoM
- 没有羊水量的差异
- 供血儿可出现心脏增大
- 胎盘一分为二：供血儿胎盘厚、回声高，受血儿胎盘外观更正常
- 受血儿肝脏呈星空征表现
- 在大部分情况下，激光术后的 TAPS 两胎儿角色发生逆转
- TTTS 受血儿出现贫血（即 TAPS 供血儿）
- TTTS 供血儿出现红细胞增多（即 TAPS 受血儿）

主要鉴别诊断

- TTTS：约 15% 的病例中 TTTS 与 TAPS 并存
- 选择性胎儿生长受限

临床问题

- 监测标准和间隔尚未确定，但建议依照 2020 年共识声明
- 治疗的选择包括期待治疗、胎儿激光手术、宫内输血、减胎术
- 产后的诊断主要根据血红蛋白的差值≥8g/dL 或者两胎儿网织红细胞比≥1.7
  - 供血儿网织红细胞计数的增加证明是慢性贫血
- 越来越多的证据表明 TAPS 具有严重影响

扫查技巧

- TAPS 存在于 MC 双胎的 MCA-PSV 不一致，且不伴有羊水差异时

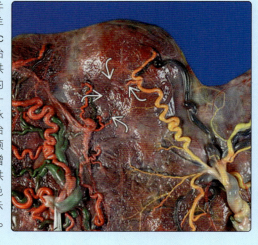
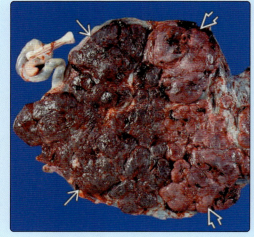

图 11-35　（**左图**）一例并发 TAPS 的单绒毛膜双羊膜囊双胎（monochorionic diamniotic twin，MDT）的胎盘血管灌注，显示右侧的供血儿动脉（黄色）与左侧的受血儿静脉（绿色）之间一条深的、较小的动脉-静脉吻合➡。（**右图**）同一个胎盘的母体面显示了明显的颜色差异。受血儿（红细胞增多胎）胎盘➡呈深红色，供血儿（贫血胎）胎盘➡颜色较浅、更厚，组织学上显示为更大、更不成熟的绒毛。（From DP：Placenta）。

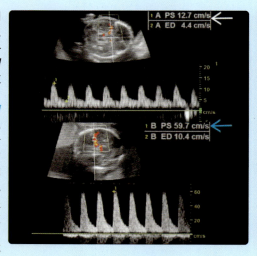
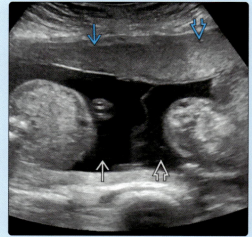

图 11-36　（**左图**）19 周 MDT 合并原发 TAPS 显示了明显不一致的 MCA-PSV。A 胎儿（受血儿）➡ MCA-PSV 为 0.52 倍中位数（multiples of the median，MoM），B 胎儿（供血儿）➡ MCA-PSV 为 2.45MoM。（**右图**）在这例 MDT 中，2 个羊膜囊内的羊水量都是正常的➡➡，这是诊断 TAPS 的必要标准。出生时，两胎儿血红蛋白差为 11.0g/dL，提示这是一例 2 期 TAPS。注意胎盘回声存在细微不同；供血儿部分➡较受血儿部分➡回声更高、厚度更厚。

术语

缩写

- 双胎贫血-红细胞增多序列征(twin anemia polycythemia sequence, TAPS)

定义

- 单绒毛膜(monochorionic, MC)双胎并发症,由从供血儿向受血儿慢性、缓慢、不平衡的输血造成
  - 最常见于双胎输血综合征(twin-twin transfusion syndrome, TTTS)激光术后
  - 可为原发;前期没有合并症的 MC 双胎在 26 周后发展为 TAPS
    - 原发 TAPS 可以与 TTTS 并存
    - 孤立性 TAPS 更罕见

影像学表现

一般特征

- 最佳诊断线索
  - MC 双胎大脑中动脉(middle cerebral artery, MCA)峰值流速(peak systolic velocity, PSV)存在差异
  - 羊水量正常

超声表现

- MC 双胎
  - 性别相同;一个胎盘,双胎间有薄的隔膜或无分隔膜
- MCA-PSV 在横切面上自 Willis 环起始后 2mm 内测量
  - PSV 的描述应用中位数的倍数(multiples of the median, MoM)
  - 有基于胎龄的线上计算器可供使用
- 诊断标准存在争议
  - 德尔菲共识:供血儿 MCA-PSV>1.5MoM,受血儿 MCA-PSV<0.8MoM,或 ΔPSV>1.0MoM
    - ΔMCA-PSV≥1MoM→可能是更强的预示指标
    - ΔMCA-PSV>0.373MoM 是出生时双胎血红蛋白存在严重差异的最佳预测指标
    - 应用德尔菲共识检出病例增加了干预率
  - 传统诊断标准:供血儿 MCA-PSV≥1.5MoM,受血儿 MCA-PSV≤1.0MoM
- 胎盘一分为二
  - 在约 50% 病例中,两胎儿胎盘份额的回声不一样
  - 供血儿胎盘水肿(更厚),回声增强
  - 受血儿胎盘看起来正常
- 约 70% 的供血儿心脏增大、生长受限
- 约 66% 的受血儿肝脏回声呈星星空征表现
  - 肝细胞水肿使门静脉三联体更为突出
- 没有羊水量的差异
  - 与 TTTS 的区别在于无羊水过少-羊水过多序列
  - 约 15% 的病例 TAPS 与 TTTS 并存

影像学建议

- 最佳影像工具

- MCA-PSV 测量
- 指南建议
  - 国际妇产科超声学会(International Society of Ultrasound in Obstetrics and Gynecology, ISUOG)推荐所有的 MC 双胎每两周测量一次 MCA-PSV
  - 如果存在羊水量不均衡(MVP 的差值大于 3cm),会使得发展为 TAPS 的风险增高

鉴别诊断

双胎输血综合征

- 必须存在羊水过少/羊水过多的羊水量差异
  - TTTS 和 TAPS 在约 15% 的病例中可以并存

选择性胎儿生长受限

- 双胎中生长受限的胎儿可能出现心脏增大(胎盘阻力增高)
- 多普勒异常多见于脐动脉/脐静脉/静脉导管

病理

一般特征

- 双胎之间通过微小血管通道发生慢性的、缓慢的、不平衡的动脉-静脉(arteriovenous, AV)分流
  - 胎盘内的 AV 吻合血管较 TTTS 更细(<1mm)、更深
  - 小血管间缓慢的输血使得血流动力学可以实现代偿
  - 没有激素的失衡(不像 TTTS)
  - 没有羊水的不均衡
- 动脉-动脉(arterio-arterial, AA)吻合支可能并不能保护性阻止 TAPS 的发展
  - 多达 19% 的 TAPS 胎盘有 AA 吻合
- 原发 TAPS 与非复杂性的 MC 双胎相比
  - 脐带胎盘入口之间的距离更大,浅表的吻合支更少
  - AA 吻合的发生率更低
  - AV 吻合支的直径更小,位置更深
- 继发于激光术后的 TAPS 是由于较大的 AV 吻合支消融后,通过微小的通道继续输血;通常位于末梢
  - 激光术后的 TAPS 胎盘上通常只有一支单向的 AV 吻合血管
  - 没有来自于 AA 或 VV 吻合的代偿血流
  - 大多数病例中,激光术后 TAPS 会发生角色互换
    - 之前的 TTTS 受血儿出现贫血(TAPS 供血儿)
    - 之前的 TTTS 供血儿出现红细胞增多(TAPS 受血儿)

分期、分级与分类

- 产前分期基于 MCA-PSV
- 产后分期根据出生后第一天双胎的血红蛋白差值(g/L)

大体病理和解剖特征

- 可注意到胎盘母体面供血儿与受血儿区域之间有显著的颜色差异

临床问题

表现

- 最常见症状/体征

双胎贫血-红细胞增多序列征分期			
分期	基于多普勒的传统标准	基于 ΔMCA-PSV MoM 的改良标准	产后标准
1 期	供血儿 MCA-PSV＞1.5MoM 以及受血儿 MCA-PSV＜1.0MoM，不合并胎儿损伤的征象	ΔMCA-PSV＞0.5MoM；不合并胎儿损伤的征象	ΔHb＞8.0g/dL
2 期	供血儿 MCA-PSV＞1.7MoM（译者注）以及受血儿 MCA-PSV＜0.8MoM，不合并胎儿损伤的征象	ΔMCA-PSV＞0.7MoM；不合并胎儿损伤的征象	ΔHb＞11.0g/dL
3 期	存在 1 期或者 2 期的征象 以及供血儿心脏损伤合并严重血流异常（UA AEDF/REDF，UV 搏动，DV PI 增高或者 A 波反向）	存在 1 期或者 2 期的征象 以及供血儿心脏损伤合并严重血流异常（UA AEDF/REDF，UV 搏动，DV PI 增高或者 A 波反向）	ΔHb＞14.0g/dL
4 期	存在 1 期或者 2 期的征象 以及供血儿水肿	存在 1 期或者 2 期的征象 以及供血儿水肿	ΔHb＞17.0g/dL
5 期	双胎之一或两胎儿宫内死亡	双胎之一或两胎儿宫内死亡	ΔHb＞20.0g/dL
MCA=大脑中动脉；PSV=收缩期峰值流速；D=供血儿；MoM=根据胎龄计算的中位数倍数；R=受血儿；Δ=供血儿与受血儿数值之间的差异；AEDF/REDF=舒张末期血流消失或反向；UA=脐动脉；UV=脐静脉；DV=静脉导管			

- ○ 产前：MCA-PSV 不一致
- ○ 产后：血红蛋白差异≥8g/dL 以及双胞胎网织红细胞比率≥1.7
- ○ 网织红细胞计数是证实贫血源于慢性输血的关键
  - − 无并发症的 MC 双胎在出生时可能会出现急性的、严重的血红蛋白差异

人口统计资料

- MC 双胎中 3%～5% 发生原发 TAPS
- TTTS 病例激光术后 2%～15% 发生 TAPS

自然病史与预后

- 原发 TAPS
  - ○ 围产儿死亡率以及严重的新生儿发病率可能很高，特别是供血儿
  - ○ 存活的供血儿神经发育障碍（neurodevelopment impairment, NDI）的可能性较受血儿高 4 倍（49 对研究结果）
- 激光术后 TAPS
  - ○ 发生率 2%～15%，从激光到检测出 TAPS 的时间中位数是 14 天（区间：1～119 天）
    - − 术后 1 周内 MCA 流速有较大差异是由于血流动力学再平衡
    - − 先前 TTTS 受血儿有过量血液，因此相对来说可以防止贫血
    - − 密切监测对于确认差异持续存在和 TAPS 的发展至关重要
  - ○ 应用所罗门技术代替选择性血管凝固术降低了 TAPS 的发生率
- 激光术后 TAPS 较原发 TAPS 预后差
  - ○ 可能是因为先前 TTTS 存在失代偿
- TAPS 受血儿血小板减少症与红细胞增多症有关；高黏滞综合征
- TAPS 供血儿白细胞减少症，脓毒症，NDI 的风险增高

处理

- 监测标准及间隔时间尚未统一

- ○ ISUOG 推荐所有的单绒毛膜双胎每两周测量一次 MCA-PSV
- 处理的标准尚未建立，包括治疗方法
  - ○ 期待治疗（激光术后 TAPS 最常用的方法）
  - ○ 如果合并胎儿损伤，使用激光凝固两胎儿之间的血管连接
  - ○ 对供血儿进行子宫内输血 ± 受血儿的部分换血
  - ○ 选择性减胎（当可以成活一个胎儿是最佳的预期结果时）
  - ○ 早产
- 产后管理包括：供血儿输血、受血儿部分换血（特别是伴有红细胞增多-高黏滞综合征）

诊断要点

考虑

- 越来越多的证据表明 TAPS 的严重影响，但是 MCA-PSV 筛查的建议不尽相同
  - ○ 母胎医学学会不建议 MCA-PSV 筛查
  - ○ ISUOG 建议 20 周后每 2 周监测一次 MCA-PSV，特别是 TTTS 治疗后
  - ○ 国家卫生与保健研究所（National Institute for Health and Care Excellence, NICE）以及皇家妇产科学院建议只对复杂的 MDT 测量 MCA-PSV
- 一旦诊断 TAPS，共识指南建议至少每周监测 1 次

影像判读经验

- 单绒毛膜双胎合并 MCA-PSV 差异，羊水量正常

报告提示

- 使用 MoM 报告 MCA-PSV

参考文献

1. Khalil A et al: Consensus diagnostic criteria and monitoring of twin anemia-polycythemia sequence: Delphi procedure. Ultrasound Obstet Gynecol. 56(3): 388-94, 2020
2. Tollenaar LSA et al: Post-laser twin anemia polycythemia sequence: diagnosis, management, and outcome in an international cohort of 164 cases. J Clin Med. 9(6), 2020

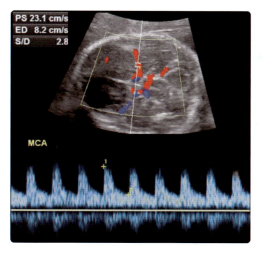
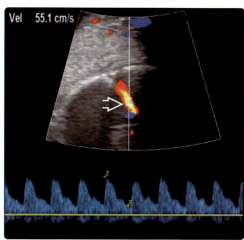

图 11-37 （左图）这是一个 25 周伴有 TTTS 的 MDT。TTTS 受血儿 MCA-PSV 是 0.71MoM，符合红细胞增多症，考虑叠加了 TAPS。（右图）供血儿 MCA 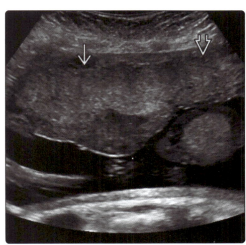 PSV 是 1.71MoM，符合贫血。这些测量值达到了 TAPS 的诊断标准，符合使用两个 MCA-PSV 的标准（供血儿>1.5MoM，受血儿<0.8MoM），以及使用 MCA-PSV 差值 ΔMoM>1.0 的标准。因此，在本例中，原发 TAPS 发生于未经治疗的 TTTS。

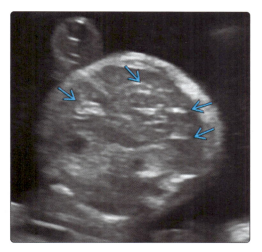
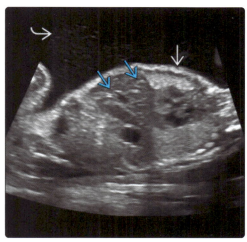

图 11-38 （左图）这例 TAPS 受血儿的肝脏回声不均匀，呈星空征表现，在肝脏低回声背景的衬托下门静脉三联体 回声突出，这被认为是肝细胞水肿造成的。（右图）同一个病例的超声矢状切面显示，与肺脏回声 相比，肝脏回声减低，确认了星空征 表现。主观上判断羊水量 是增多的，但是没有达到羊水过多的诊断标准。

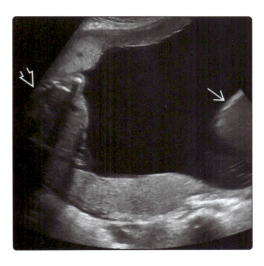

图 11-39 （左图）TTTS 的诊断证据是可见一无羊水的"贴附"供血儿 ，同时受血儿羊水过多 。在这个病例中，TTTS 和 TAPS 伴随发生。检测 TAPS 的唯一方法就是进行 MCA 多普勒检查。在约 15% 的病例中 TTTS 和 TAPS 同时存在。（右图）胎盘明显分为两部分，TAPS 供血儿的胎盘份额 回声增强、变厚，受血儿的胎盘份额 呈现相对较低的回声。

要　点

术语

- 异常胎儿由来自泵血胎的低氧血灌注
- 血液通过脐动脉进入反向动脉灌注的胎儿
  - 反向灌注→躯干/下肢的选择性发育
  - 缺少脐静脉血流进入心脏→心脏的发育缺陷/缺失

影像学表现

- 一定是单绒毛膜妊娠
- 反向动脉灌注的胎儿形态异常,伴有显著的软组织水肿
- 脐动脉的血流流向异常胎是 TRAP 的特征性诊断
- 泵血胎的高输出状态可能→水肿
- 在早孕期可以识别

主要鉴别诊断

- 双胎之一宫内死亡

- 单绒毛膜双胎合并发生不一致的异常
  - 无脑畸形,水囊状淋巴管瘤,羊膜带综合征

临床问题

- TRAP 胎的异常是致死性的
- 最好的可能性结果是获得 1 个健康的婴儿
- 在现代的系列研究中,未经治疗的泵血胎死亡率约 50%
- 通过干预,泵血胎生存率提高
  - 干预的目标是阻断供应异常胎的血流
  - 已发表的案例总结:生存率约 80%～90%
- 在一个 12 例的早孕期干预的报道中,成功率为 92%(一个泵血胎死亡)

诊断要点

- 单绒毛膜妊娠+1 个异常胎+脐动脉血流流向异常胎=TRAP
  - 存在发育不全的心脏并不罕见;不排除 TRAP 的诊断

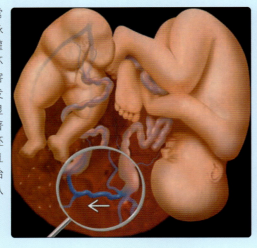
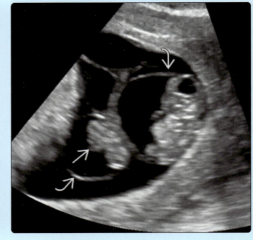

图 11-40 (左图)图示正常胎通过胎盘上的动脉-动脉吻合 ➜ 向异常的孪生胎灌注低氧血。异常血液循环选择性的向下肢灌注损害了心脏、躯干以及头部的发育。(右图)经阴道超声显示单绒毛膜双胎早期显著的大小不一致。较小的胚胎 ➜ 看上去无定形,并且没有心管搏动。每个胚胎都有各自的羊膜 ➔,确认为单绒毛膜双羊膜囊双胎。

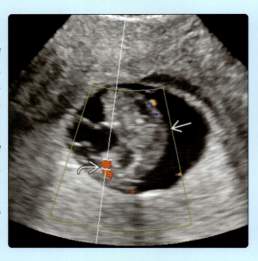
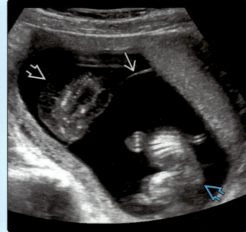

图 11-41 (左图)在随后的检查中,彩色多普勒超声显示在形态异常的胚胎内 ➜ 有明确的血流信号 ➜。脉冲多普勒超声显示脐动脉的血流流向胚胎而不是流向胎盘,这是 TRAP 的特征性表现。(右图)13 周时随访检查显示,TRAP 胎儿 ➜ 继续生长发育,伴有弥漫性软组织水肿,发育不全的脊柱,但是没有颅脑结构。正常的泵血胎 ➮ 灌注 TRAP 胎儿。同样可见两胎儿间薄的分隔膜 ➔。

术语

缩写

- 双胎反向动脉灌注(twin reversed arterial perfusion, TRAP)

定义

- 异常胎(TRAP 胎)由来自于泵血胎的低氧血灌注
- 血液通过脐动脉(umbilical artery, UA)进入到 TRAP 胎儿
  - 反向灌注→躯干/下肢选择性发育
  - 缺少脐静脉血流进入心脏→心脏发育缺陷/缺失

影像学表现

一般特征

- 最佳诊断线索
  - 早孕期:单绒毛膜(monochorionic, MC)双胎合并头臀长(crown-rump length, CRL)不一致
    - 小胎儿心动过缓甚至缺乏心管搏动,随后反向灌注开始
  - 中孕期:MC 双胎,一个异常胎包括躯干/下肢,颅脑结构缺如或结构原始
  - 脐动脉血流向异常胎是 TRAP 的特征性表现
    - 正常脐动脉的血流是从胎儿流向胎盘

超声表现

- 灰阶超声
  - 必须是 MC 妊娠
    - 1/3 为单羊膜囊妊娠
  - TRAP 胎形态异常伴水肿,软组织内囊肿形成
    - 水肿是由于缺乏血管与淋巴的沟通
    - 常常伴无法辨认的颅脑结构
    - 通常存在可辨认的躯干和下肢
      - □ 下肢可以自由活动
    - 上肢的存在和结构差异性极大
    - **可能存在原始心脏**
    - 66% 的 TRAP 胎儿是单脐动脉
    - 羊水通常正常或较少
  - 泵血胎为高输出状态→可能会发展为水肿
- 脉冲多普勒
  - **畸形胎脐动脉血流反向是特征性表现**
- 彩色多普勒
  - 泵血胎三尖瓣反流表明心血管的恶化
  - 注意消融术后 TRAP 胎上的闪烁伪影
    - 彩色不等同于血流
    - 使用脉冲多普勒确定是否为真实的血流
    - 从任何高反射表面/骨结构可能获得彩色信号(闪烁)

MR 表现

- 可以在干预之前使用
  - 确认泵血胎脑结构正常

- 可以在术后用于评估对泵血胎的不良影响
  - 颅内出血
  - 脑损伤性改变
  - 脑穿通性囊肿形成

影像学建议

- 仔细寻找泵血胎的异常
  - 干预只是为了拯救健康的泵血胎
- 监测 TRAP 胎的大小
  - 椭圆体公式(宽 × 高 × 长 ×0.523)最准确
    - TRAP 胎>泵血胎的 50%→泵血胎受损的风险增加
- 寻找泵血胎即将水肿的迹象
  - 静脉导管 A 波缺失或反向
  - 下腔静脉反向血流
  - 脐静脉血流搏动
- 寻找与不良预后相关的多普勒表现
  - 与泵血胎相比 TRAP 胎的搏动指数较低
    - 表明有大量分流进入 TRAP 胎
  - 两胎儿间的阻力指数(resistive index, RI)差异较小
    - RI 差值>0.2 时预后更好
    - RI 差值<0.05 时预后较差(心力衰竭,脑灌注不足)
  - 泵血胎大脑中动脉收缩期峰值流速增快
    - 提示分流显著到足以造成贫血
- 胎儿超声心动图
  - 用于计算泵血胎的联合心脏指数(combined cardiac index, CCI)
  - 与体重相比,CCI 可以更好地识别泵血胎是否处在衰竭的较高风险中
- 使用脐静脉直径(umbilical vein diameter, UVD)比值进行潜在风险预测以防止不必要的干预
  - 不伴有并发症的病例中泵血胎/TRAP 胎 UVD 比值较大
  - 有并发症风险的病例中泵血胎/TRAP 胎 UVD 比值较小或者降低

鉴别诊断

异常双胎

- 无脑畸形
  - 颅底存在合并颅部皮肤/颅骨缺失,心脏活动正常
- 破坏性的变化过程(例如,羊膜带)
  - 心脏结构存在
- 水囊状淋巴管瘤
  - 颅骨正常,心脏活动存在
- 所有病例脐动脉血流均从胎儿流出

胎儿死亡

- 死亡胎儿羊膜囊内无羊水(如果是双羊膜囊)
- 在死亡胎儿的脐带内无血流

胎盘畸胎瘤

- 无脐带,没有可识别的解剖结构

- TRAP 胎通常都有皮肤覆盖,和胎盘分离

病理

一般特征

- 病因学
  - TRAP 胎没有正常的胎盘循环:血液的供应来自于泵血胎
    - 通过胎盘上的动脉-动脉吻合反向灌注
      - TRAP 胎由来自于泵血胎的低氧血灌注
      - 反向灌注使胎儿可以继续发育但发育异常
      - 缺氧血→使胚胎早期发育停滞
      - 缺氧血→对发育中的组织造成缺氧性损伤
      - 脐动脉→髂动脉→选择性灌注躯干下部分
      - 身体上半部分发育不良较下半部分更加明显
      - 功能决定结构:缺乏正常循环损害了心脏的发育
    - 静脉血通过静脉-静脉吻合回流至泵血胎
      - 容量前负荷和泵后负荷同时增加了泵血胎的心脏压力
- 遗传学
  - 散发;没有复发风险

临床问题

表现

- 最常见的征象/症状
  - 合并心脏活动异常或者无心脏活动的严重异常双胎
  - 在早孕期可辨认

人口统计资料

- 流行病学
  - 患病率:每 35 000 分娩量中有 1 个
- 在单绒毛膜(monochorionic, MC)双胎中,早期发病率可能高达 2.6%
  - 多自发性失败,两胎儿均死亡
  - 在多胎妊娠中,同样可以发生

自然病史与预后

- TRAP 胎儿的异常是致命的;最好的结果是获得一个健康的婴儿
- 早产(preterm birth, PTB)增加了泵血胎的风险
  - 快速生长的 TRAP 胎→子宫扩张→增加早产的风险
  - 分流需求→泵血胎水肿→羊水过多→额外增加早产风险
- 未经治疗,泵血胎死亡率约 50%
- 14 周前确诊的病例中 60% 出现 TRAP 胎自然死亡
  - 其中 61% 发生泵血胎死亡或脑损伤
- 泵血胎的预后数据显示随 TRAP 胎尺寸增加,预后更差
  - TRAP 胎与泵血胎的出生体重比＞70%
    - 早产:90%(如果＜50% 则为 35%)
    - 羊水过多:40%(如果＜50% 则为 18%)
    - 泵血胎水肿:30%(如果＜50% 则为 0%)

- 通过干预,泵血胎生存率提高;已发表病例报道的汇总:生存率约 80%～90%
  - 胎儿宫内干预似乎比脐带阻塞好
  - 治疗时的孕周对存活率没有影响但与出生时的孕周呈负相关
    - 在 13 周治疗时平均出生孕周为 38 周
    - 在 27 周治疗时是 34 周
- 没有关于存活泵血胎发病率的研究
  - 有一些激光介入治疗术后泵血胎肠扭转的报道

处理

- 终止妊娠
- 建议核型分析,因为约 33% 有异常,三体最常见
- 保守治疗不干预
- 干预标准
  - TRAP 胎≥泵血胎体重的 50%
  - 泵血胎即将发生水肿
- 干预的目标是阻断异常胎的血液供应
  - 现代研究更青睐超声引导下的胎儿内消融术
  - 最为常用的是射频消融术
    - 据报道成功率 86%～100%,不伴有胎膜早破
      - 平均分娩孕周 37 周(范围:26～39)
  - 靶向 TRAP 胎的脐带插入点、动脉或者盆腔血管
- Meta 分析结论显示对泵血胎的生存来说,干预治疗优于保守管理
  - 特别是当≥1 个不良预后指标出现时
    - 羊水过多
    - 泵血胎心脏负荷重的表现
    - 泵血胎水肿
    - TRAP 胎的体重大于泵血胎的 50%
- 在一个 12 例早孕期干预的报道中,成功率为 92%(1 个泵血胎死亡)
- 早期干预和晚期干预的随机对照试验正在进行中

诊断要点

影像判读经验

- 单绒毛膜妊娠+1 个异常胎儿+脐动脉血流向异常胎=TRAP
  - 存在发育不全的心脏并不罕见;不排除 TRAP 的诊断
  - 特征性表现是脐动脉的血流方向相反,流向异常胎

参考文献

1. Shanahan MA et al: Placental anatomy and function in twin gestations. Obstet Gynecol Clin North Am. 47(1):99-116, 2020
2. Tavares de Sousa M et al: First-trimester intervention in twin reversed arterial perfusion sequence. Ultrasound Obstet Gynecol. 55(1):47-9, 2020
3. Ting YH et al: Outcomes of radiofrequency ablation for selective fetal reduction in complicated monochorionic pregnancies performed before 16 gestational weeks and thereafter. Ultrasound Obstet Gynecol. ePub, 2020
4. Jha P et al: US Evaluation of twin pregnancies: Importance of chorionicity and amnionicity. Radiographics. 39(7):2146-66, 2019
5. van Gemert MJ et al: Acardiac twin pregnancies part III: model simulations. Birth Defects Res A Clin Mol Teratol. 106(12):1008-15, 2016

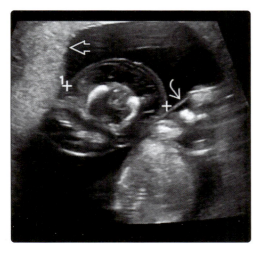

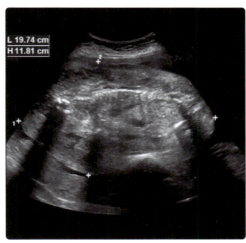

图 11-42 （左图）在这个病例中，一个胎盘➡和两胎儿间薄的分隔膜➡意味着单绒毛膜双羊膜囊妊娠。TRAP 胎（游标）有明显的表皮水肿是由于缺乏正常的血管-淋巴管连接。正常的颅脑及胸廓结构缺失。（右图）显示一个非常大的 TRAP 胎（游标）伴有明显的表皮水肿。TRAP 胎从大小上与正常泵血胎相似。当 TRAP 胎的大小＞泵血胎的 50% 时，可以进行胎儿干预。

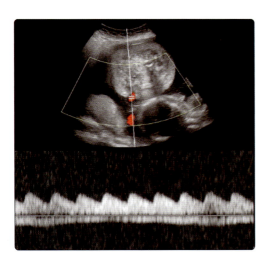

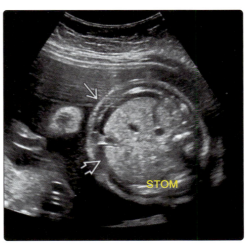

图 11-43 （左图）频谱多普勒超声确认脐动脉血流异常地流向了畸形胎儿，证实为 TRAP 序列。（右图）同一病例，泵血胎水肿合并皮肤水肿➡和腹水➡，达到了宫内干预的条件。胎儿超声心动图及多血管的多普勒超声应该被应用于泵血胎心脏负荷重的检测，以使能够在水肿发生前干预。

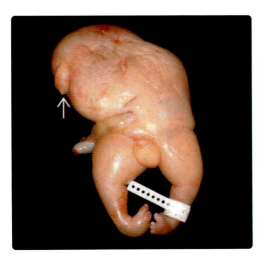

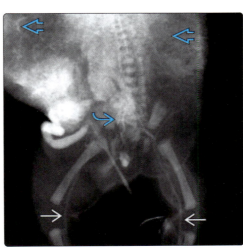

图 11-44 （左图）尸检照片显示了下肢、男性生殖器、以及发育不全的上肢➡，但是没有颅脑结构，说明了为什么用"无心畸胎"这个名词来描述这些表现。TRAP 这个首字母缩略词描述了其基本的病理学特征。（From DP：Placenta）。（右图）尸检标本脐动脉内注射的动脉造影片显示相对正常的下肢血管➡，而脐部以上的部分只是一团异常的中等大小➡和小的➡血管（From DP：Placenta）。

第十一章 多胎妊娠

要点

术语

- 不同程度的胎儿融合
- 命名法
  - 融合部位 + 后缀 "pagus"
  - 前缀 "di" 表示与融合结构有关的独立部分

影像学表现

- 两胎儿间存在连续的皮肤覆盖
  - 不同程度的表现并不能排除诊断
- 先天性心脏病的发生率高
- 50% 有羊水过多
- 影像学方案
  - 胎儿超声心动图是必不可少的
  - 三维超声重建对父母来说更容易理解
  - 胎儿磁共振有助于评估器官共用程度

临床问题

- 大多数早产
  - 40% 死产,75% 在出生后 1 天死亡
- 紧急分离预后极差
- 延期分离是更合适的
  - 对两胎儿进行系统的影像学检查并仔细标记,有助于外科手术计划
  - 允许使用组织扩张器以增加可用的皮肤,用于覆盖分离术后的缺损
- 尽管进行了细致的检查,某些解剖结构只能在手术中发现
- 连体双胎的父母及护理他们的医疗团队面临巨大的伦理和法律难题
  - 即使双胎是可分离的,要考虑相关缺陷引起的远期发病率

诊断要点

- 诊断连体双胎必须要有连续的皮肤覆盖

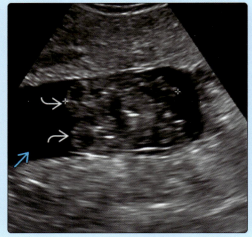
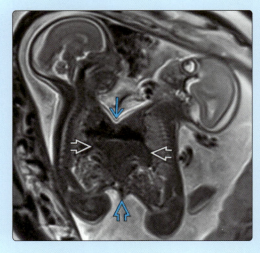

图 11-45 (左图)腹部超声显示 2 个胚胎 ⇗ 非常接近。头臀径(游标)符合孕 8 周。两个胚胎都在同一个薄的羊膜囊内 ⇨。需要鉴别是单绒毛膜单羊膜囊双胎还是连体双胎。10 天以后的后续检查证明了他们是连体双胎。(右图)同一个病例 23 周时 MR 矢状位显示他们从下胸部 ⇨ 连接到脐带插入部位 ⇨。他们共用一个肝脏 ⇨ 和心包,后者在胎儿超声心动图可以显示。

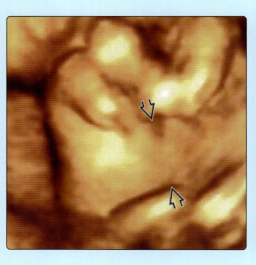
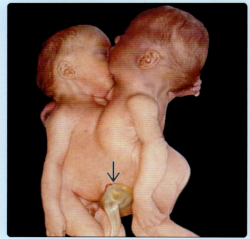

图 11-46 (左图)超声 3D 表面渲染模式成像展示了这对脐部连体双胎腹部皮肤相连 ⇨。单羊膜囊双胎可能彼此非常接近,好像在拥抱,但是他们不会有皮肤相连。(右图)大体病理学显示胸部连体双胎。胎儿面对面,脊柱过度伸展。胸部和腹部融合,脐带插入在一个共同的脐膨出之上 ⇨。心脏共用使得无法进行分离。

术语

同义词

- 连体双胎（siamese twin）

定义

- 不同程度的胎儿融合
- 命名法
  - 融合的部位＋后缀"pagus"
  - 前缀"di"表示与融合结构有关的独立部分
    - 双头畸形：融合的团块具有2个可以辨认的头部

影像学表现

一般特征

- 最佳诊断线索
  - 两胎儿间皮肤相连

超声表现

- 灰阶超声
  - 单绒毛膜双胎
    - 单一的胎盘，没有胎儿间的分隔膜
      - 偶尔有罕见的不同的报道，单绒毛膜双羊膜囊妊娠胎儿存在局部融合
      - 羊膜囊腔通过融合的尿囊腔相通
  - 胎儿未分离但是相对位置并不总是恒定的
  - 如果融合的组织是柔软的可能会有多种不同的表现
  - 颈椎通常过度伸展，不常见的肢体姿势
  - 脐带融合通常会有2～7条血管
  - 50%羊水过多
  - 6%会有先天性膈疝：均是致命性的
  - 脐部连体：80%共用肝脏
    - 先天性心脏病（congenital heart disease，CHD）的发病率为30%
  - 胸部连体：90%共用心包膜，75%共用心脏
- 彩色多普勒
  - 可能对于头连双胎会很有帮助
    - 完全头连双胎：共用脑实质，阻止分离
      - 可以看见血管在两大脑之间走行
    - 部分头连双胎：脑独立，颅骨共用
      - 可以尝试分离，但是需要广泛的颅顶重建
  - 彩色多普勒有助于评估肝脏血供
    - 共同的门静脉阻止了分离
- 三维超声
  - 三维超声重建让父母更容易理解
- 胎儿超声心动图：宫内要比产后更好检查
  - CHD是主要预后指标
    - 心脏的异常可能会迫使做出紧急分离术的决定
    - 对需要立即分离手术者可以选择产时子宫外的治疗程序
  - 53组连体双胎的研究，分类如下
    - 独立心脏和心包膜（10）
    - 独立心脏和共同心包膜（2）
    - 融合的心房，独立的心室（2）
    - 融合的心房和心室（39）

- 88.6%有CHD（18.8%一个胎儿有，69.8%均有）
  - 以右侧病变为主
    - 肺动脉闭锁或狭窄（35.7%），三尖瓣闭锁（11.9%），右心室发育不良（21.4%）

影像学建议

- 指南建议
  - 使用MR排除异常，因为任一胎儿除连体之外可能还会有致命异常
  - 如果继续妊娠，胎儿MR对术前计划至关重要
    - 查明器官的共用程度
      - T2加权像可很好地显示大脑/肾脏/胸部的细节
      - T1加权像用于补充肠道和肝脏的信息

鉴别诊断

双胎反向动脉灌注

- 独立的胎儿，1个胎儿心脏缺失或者发育不完全
- 脐动脉的血流方向朝向异常胎儿

单绒毛膜单羊膜囊双胎

- 胎儿在同一个羊膜囊内但是没有皮肤相连

病理

一般特征

- 胚胎学
  - 分裂学说
    - 受孕13天后胚盘分裂不完全
  - 融合学说
    - 最初分离的胚盘之间二次融合
- 寄生连体双胎
  - 连体双胎之一的胚胎死亡
  - 死胎的残余部分被存活胎儿灌注

分期、分级与分类

- 胸部连胎
  - 独立的心脏和心包膜
  - 独立的心脏，共同的心包膜
  - 融合的心房，独立的心室（试图分离者中无幸存者）
  - 融合的心房和心室（无法尝试分离）
- 最低程度的脐部连胎（minimally conjoined omphalopagus twin，MCOT）
  - 有肠/膀胱桥的脐部连胎的亚分类
    - 经下腹壁的缺贵腹膜腔融合
    - 远端小肠融合合并多变的肛门直肠畸形
    - 脐尿管未闭
- 头连双胎
  - 部分型：没有明显共用硬膜窦
  - 完全型：共用硬膜静脉窦

临床问题

表现

- 能够在早孕期诊断

连体双胎		
联合类型	亚分类	融合部位
腹侧	头连双胎	头顶至脐部,可能会有 2 个颜面部
	胸部连胎	上胸部至脐部,心脏**总是**受累(即使只有单一的心房间血管)
	脐部连胎	脐部 ± 下胸部但**不**包括心脏
	坐骨连胎	脐部至共同骨盆(2 个骶骨,2 个耻骨联合)通常尾 - 尾相连,脊柱呈直线
背侧	臀部连胎	骶尾部,会阴部 ± 脊髓,通常 1 个肛门,2 个直肠
	脊柱连胎	骶骨之上,可能会延伸到枕骨
	颅部连胎	颅骨的任何部分**除了**面部/枕骨大孔
侧面	寄生式连胎	肩并肩,共同的骨盆,1 个或者 2 个骶骨,1 个耻骨联合

Spencer R：Anatomic description of conjoined twins：a plea for standardized terminology. J Pediatr Surg. 31(7)：941-944，1996。

人口统计资料

- 流行病学
  - 妊娠发生率 1：50 000,但丢失率高→活产中占比 1：250 000
  - 颅部连胎少见(1：2 500 000)
  - 70% 女性

自然病史与预后

- 大多数早产
  - 40% 死产,75% 在生后 24 小时之内死亡
- 由于腹壁缺损破裂/需要肠造口术,MCOT 通常需要紧急手术
- 2006：单中心的 31 对病例
  - 58% 活产连胎不可分离,数周内死亡
  - 38% 成功分离(远期结局不明确)
- 2009：单中心的 22 对病例
  - 27% 不可分离或拒绝
  - 总的来说,73% 尝试外科分离,生存率是 53%
- 2013：单中心的 30 对病例
  - 总的来说,70% 尝试外科分离,生存率是 66.7%
    - 8 例坐骨连胎(7 例分离,11 个存活婴儿)
    - 9 例胸部连胎(只有 1 例可以分离并存活 1 个婴儿,1 对没有分离但是存活)
    - 3 例脐部连胎(3 例分离,5 个存活婴儿)
    - 1 例颅部连胎(1 例分离,1 个存活婴儿)
- 相关缺陷的长期发病率
  - 肢体分布不均,不完整的骨盆带,需要会阴重建
    - 阴道成形术、尿道成形术、肛门成形术
  - 不完整的胸壁或颅骨顶
  - 短肠综合征,胆道闭锁/狭窄

处理

- 终止妊娠
- 如果继续妊娠,在三级中心计划分娩
- 需要剖宫产手术,经常需要子宫垂直切口
  - 产妇即时发病率增加
  - 增加未来怀孕的风险
- 预后不良的指征
  - 女性,早产,低出生体重,相较于专科儿童医院在综合医院住院
- 不是提前分娩的指征
  - 在连体问题的基础上增加早产的问题
- 分离手术需要多学科团队
  - 优选延期分离
  - 急诊分离预后差得多,只有出现下列情况时考虑
    - 1 胎有发育不完全的心脏/致死性畸形或者 1 胎儿死亡
- 基于模拟的临床训练在复杂性事件的准备和培训中具有潜在的作用
  - 虚拟现实手术仿真模型的 3D 打印

诊断要点

考虑

- 参与护理连体双胎的父母和团队面临巨大的伦理和法律困境
- 尽管进行了细致的检查,某些解剖结构只能在外科手术中发现
- 决定继续妊娠及尝试分离需要多学科团队和充分的家庭咨询
- 急诊分离预后差

影像判读经验

- 连体双胎的诊断必须要有皮肤相连

参考文献

1. Omran A et al: Early separation of omphalopagus conjoined twins: a case report from Syria. J Surg Case Rep. 2020(1):rjz374, 2020
2. Wataganara T et al: Additional benefits of three-dimensional ultrasound for prenatal assessment of twins. J Perinat Med. 48(2):102-14, 2020
3. Juhnke B et al: Use of virtual reality for pre-surgical planning in separation of conjoined twins: a case report. Proc Inst Mech Eng H. 233(12):1327-32, 2019
4. Willobee BA et al: Predictors of in-hospital mortality in newborn conjoined twins. Surgery. 166(5):854-60, 2019
5. C Sager E et al: Conjoined twins: pre-birth management, changes to NRP, and transport. Semin Perinatol. 42(6):321-8, 2018
6. Carlson TL et al: Successful separation of conjoined twins: the contemporary experience and historic review in Memphis. Ann Plast Surg. 80(6S Suppl 6):S333-9, 2018

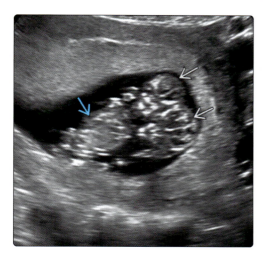

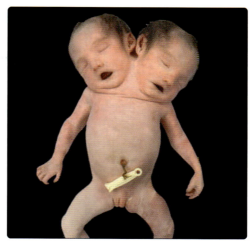

图 11-47 （左图）11 周的经腹超声显示连体双胎有 2 个容易辨别的头部 ➡，但是只有一个躯干 ➡。本次终止了妊娠。（右图）尸检照片显示了一例双头连体双胎。这种类型的连体双胎生存到成年的报道罕见（From DP: Placenta）。

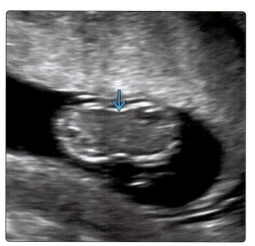

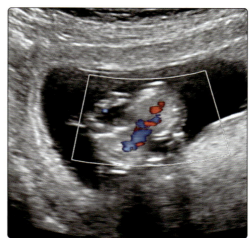

图 11-48 （左图）11 周连体双胎躯干的横切面超声图像显示一个共用的肝脏 ➡ 以及 2 个躯干间连续的皮肤。（右图）同一个病例胎儿胸部横切面彩色多普勒超声显示两个心脏之间的血管连接，提示这是胸到脐连体双胎。本次终止了妊娠。

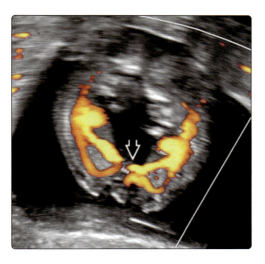

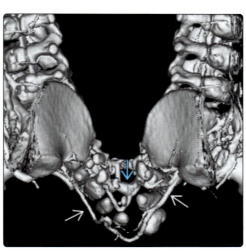

图 11-49 （左图）矢状切面的能量多普勒超声显示连体双胎的脐带插入点处有非常窄的组织桥相连 ➡。这对双胎本来是分离手术的最佳候选，但是此次检查后数周内出现自发性宫内死亡而结束妊娠。（右图）活产臀部连胎的纵向倾斜 CT 重建显示血管 ➡ 和神经元 ➡ 参与了组织桥的连接，但是没有骨的融合。这对双胎成功分离。

要　点

术语

- 3个或者更多的胎儿
  - 单独或者共用绒毛膜囊
  - 单独或者共用羊膜囊

影像学表现

- 绒毛膜性的判断是至关重要的
  - 管理方案以绒毛膜性为依据
- 测量颈项透明层并且评估早期解剖结构
  - 在非整倍体的检测中很重要
- 检查脐带胎盘插入点是否有脐带帆状附着
- 使用经阴道超声寻找胎盘/血管前置
- 监测生长及羊水量
  - 使用最大垂直羊水深度监测每个胎儿的羊水分布

临床问题

- 三胎妊娠及更多胎妊娠持续呈下降趋势

- 每个IVF周期移植的胚胎数量减少
- 只有约20%的三胎妊娠是自然受孕
- 与母体及胎儿并发症的显著增加相关
  - 高血压并发症与胎儿数目成正比
  - 与单胎妊娠相比，低年龄组孕妇非整倍体的发生率增加
  - 妊娠中/晚孕期丢失率高于单胎及双胎；三胎是14%～17%，而双胎是2%～5%
- 可考虑多胎妊娠选择性减胎

诊断要点

- 在早孕期使用经阴道超声记录绒毛膜性和羊膜性
- 认真记录胎儿位置
  - 对基于绒毛膜取样（chorionic villus sampling，CVS）的结果进行选择性终止妊娠来说，胎儿位置至关重要

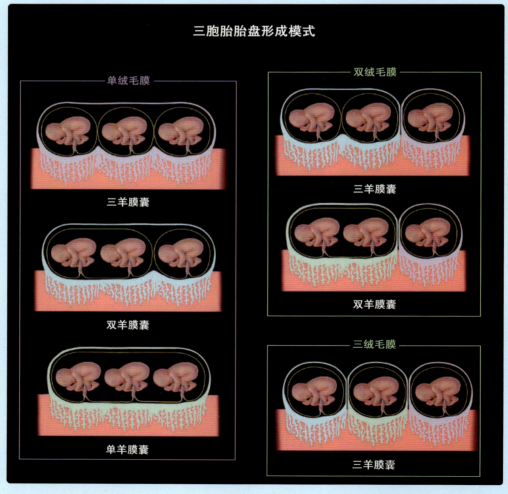

图 11-50　三胞胎可以是单绒毛膜，双绒毛膜或者三绒毛膜和不同羊膜囊的任意组合。单合子三胎可以是单羊膜囊，双羊膜囊或者是三羊膜囊。双合子三胎可以是双绒毛膜或者三绒毛膜。三合子三胎肯定是三绒毛膜。单合子和多合子多胎的组合常见。多绒毛膜的胎盘可以是独立的或融合的。

术语

定义

- 3 个或者更多的胎儿
  - 独立或共用绒毛膜囊
  - 独立或共用羊膜囊

影像学表现

超声表现

- 早孕期
  - 绒毛膜囊的数目不定
  - 卵黄囊/羊膜囊的数目不定
  - 每个囊的心脏搏动数目不定
- 中孕期
  - 计数胎盘的数目/位置
  - 寻找双胎峰征，膜的厚度
  - 检查胎儿性别

影像学建议

- 指南建议
  - **早孕期**
    - 确定绒毛膜性；对于管理至关重要
    - 测量心率（6 周时正常心率>120 次/min）
    - 测量头臀长
    - 记录脐带胎盘插入位置
    - 测量 NT 值并评估可见的解剖结构
  - **中孕期/晚孕期**
    - 仔细筛查畸形
    - 监测生长
    - 测量羊水量，确保羊水在所有胎儿周围均衡分布
    - 评估单绒毛膜妊娠的并发症
      - □ 双胎输血综合征（twin-twin transfusion syndrome, TTTS）
      - □ 双胎反向动脉灌注（twin reversed arterial perfusion, TRAP）
      - □ 连体双胎
    - 使用经阴道超声评估宫颈
      - □ 宫颈长度（cervical length, CL）存在争议：一项 120 例病例的回顾性分析显示在中孕期无症状的三胎妊娠中，宫颈长度是较差的早产预测因子
      - □ 使用多普勒排除血管前置

鉴别诊断

妊娠期出血的双胎

- 位于绒毛膜下额外的囊样结构
- 妊娠期出血通常内部有较低回声
- 由出血形成的囊内没有卵黄囊及胚芽

病理

一般特征

- 只有约 20% 的三胎妊娠是自然受孕

- 延迟生育→孕产妇年龄增加，更多的使用辅助生殖治疗（assisted reproductive treatment, ART）
  - >45 岁多胎妊娠的概率为 1:3
  - 大多数的多胎是 ART 的结果
    - 一次不应植入超过 2 个胚胎（有些人建议尝试每次植入 1 个胚胎）
    - ART 三胎更有可能是三绒毛膜性（trichorionic, TC）而非其他组合
- 非整倍体筛查
  - 与单胎相比，低年龄组孕妇非整倍体的发生率增加
  - 基于单个实验室的 30 000 份样本的回顾性研究，细胞游离 DNA 检查为多胎妊娠孕妇提供了准确可靠的胎儿非整倍体筛查
    - 达到或者超过了原始临床验证研究的结果

临床问题

人口统计资料

- 流行病学
  - 峰值发生率：1993 年每 100 000 活产儿中 193.5 例，2009 年每 100 000 活产儿中 153.4 例
  - 2012 年的数据显示三胎及以上多胎妊娠出生持续呈下降趋势
    - 每个体外受精（in vitro fertilization, IVF）周期植入的胚胎数目减少
    - 减胎数量的增加

自然病史与预后

- 与母体和胎儿并发症的显著增加相关
  - 风险随着胎儿数目的增加而增加
- 新生儿结局取决于出生时的胎龄、绒毛膜性以及出生体重
  - 对于三绒毛膜三胎及双绒毛膜三胎，新生儿死亡率是宫内胎儿死亡率的 2 倍
  - 呼吸系统疾病发病率最高，主要与早产有关
  - 双绒毛膜三胎神经系统发病率及围产期死亡率高于三绒毛膜三胎
  - 2019 年的 meta 分析显示双绒毛膜和三绒毛膜的分娩孕周没有差异
- 母体并发症
  - 早孕期出血，妊娠剧吐
  - 卵巢过度刺激综合征
  - 高血压并发症与胎儿数量成正比
    - 单胎 6.5%，双胎 12.7%，三胞胎 20%
  - 辅助生殖治疗使先兆子痫的风险增加 2 倍或更高
    - 在一项研究中，30% 三胞胎妊娠的女性患有先兆子痫
  - 妊娠期糖尿病，贫血，营养不良
  - 在大多数三胎以上多胎妊娠中进行剖宫产
- 胎儿并发症
  - 在早孕期，自发性减胎（胚胎死亡）发生率高达 10%
  - 中孕期/晚孕期胎儿丢失率>单胎，双胎
    - 三胎 14%～17%，双胎 2%～5%
  - 生长不一致：随着胎儿数目的增加，胎盘分配不均的风

多胎妊娠结局					
	分娩孕周	围产儿死亡率	胎儿死亡	新生儿死亡	机械通气
三胞胎	32.1 周	9.6%	2.9%	6.9%	15.8%
四胞胎	30.4 周	12.1%	4.4%	8.0%	21.7%
五胞胎	28.8 周	29.3%	8.8%	22.5%	19.8%
Adapted from Gibson R: Birthweight, gestational age, and perinatal mortality and morbidity in triplets, quadruplets, and quintuplets. Presented at Society for Maternal-Fetal Medicine, 2003。					

险更大
- 在单绒毛膜双胎中，有发生 TTTS/TRAP 序列 / 连体双胎的风险
- 早产的风险很大：约 90% 的三胞胎早产
- 入住新生儿重症监护病房的需求增加

处理

- 早孕期颈项透明层厚度在非整倍体筛查中更重要
  - 在多胎妊娠中母体血清筛查作用有限
    - 风险是妊娠特有的，而不是胎儿特有的
  - 在有创产前诊断中，绒毛膜取样（chorionic villus sampling，CVS）优于羊膜腔穿刺术
    - 胎儿丢失率更低，更早获得结果，为计划减胎提供有用的信息
- **选择性多胎妊娠减胎**（multifetal pregnancy reduction，MPR）
  - 通常在 10~13 周进行；应该只由那些技术娴熟的人完成
    - 整个妊娠期存在潜在丢失风险
  - 在减胎之前考虑 CVS，排除中孕期存留胎儿诊断为非整倍体的风险
  - 在三绒毛膜三胎，胎儿数目从 3 减少到 2 降低了严重早产的风险
    - 与那些持续妊娠的三胎相比，出生时的胎龄增加了约 3 周
  - 双绒毛膜三羊膜囊三胎流产率约 8.9%，无干预措施时严重 PTB 发生率约 33.3%
    - 单绒毛膜双胎减胎流产率约 14.5%，严重早产率约 5.5%
    - 独立胎盘的胎儿减胎流产率约 23.5%，严重早产率约 17.6%
  - 将三胞胎减至单胎存在争议
  - 2017 年一项包含 92 个 MPR 研究的 meta 分析
    - MPR 组分娩孕周更晚一些
    - MPR 组新生儿的分娩体重明显更高，平均差异约 500g
- **选择性终止妊娠专门针对异常胎儿**；通常比选择性减胎更晚
  - 胎儿存在不一致的异常
    - 早孕期经阴道超声可以识别特定的畸形（如无脑儿）
    - 13~14 周减胎允许选择性终止异常胎儿
    - 10 周和 13 周减胎结局没有统计学的差异
  - 异常染色体核型；需要在绒毛取样时准确标记妊娠囊
  - 更多胎妊娠中选择性减胎的丢失率约 11.1%，而双胎约

为 2.4%
- 临床监测早产、先兆子痫、糖尿病的迹象
- 每月检查胎儿生长和羊水
  - 对单绒毛膜、有异常的、胎儿生长或者羊水不一致的要更频繁地随访
    - ACOG 指南声明不应使用预防性环扎术
    - 环扎和孕酮被证实都不能延长多胎妊娠的妊娠时间

诊断要点

考虑

- 随着胎儿数的增加围产期并发症发生率增加
- 护理的目标是积极主动地预防早产

报告提示

- 早孕期使用经阴道超声记录绒毛膜性和羊膜性
- 检查胎盘脐带入口排除脐带帆状附着
- 使用经阴道超声检查前置血管
- 仔细记录胎儿位置
- 使用最大垂直羊水深度记录每个胎儿的羊水来监测羊水分布

参考文献

1. Gibson JL et al: Updated guidance for the management of twin and triplet pregnancies from the National Institute for Health and Care Excellence guidance, UK: what's new that may improve perinatal outcomes? Acta Obstet Gynecol Scand. 99(2):147-52, 2020
2. Curado J et al: Perinatal mortality and morbidity in triplet pregnancy according to chorionicity: systematic review and meta-analysis. Ultrasound Obstet Gynecol. 54(5):589-95, 2019
3. Dyr B et al: A new era in aneuploidy screening: cfDNA testing in >30,000 multifetal gestations: experience at one clinical laboratory. PLoS One. 14(8):e0220979, 2019
4. Mol BW et al: Perinatal outcomes according to the mode of delivery in women with a triplet pregnancy in The Netherlands. J Matern Fetal Neonatal Med. 32(22):3771-7, 2019
5. NICE: Twin and triplet pregnancy NICE guideline [NG137]. Published September 2019. Reviewed January 2021. Accessed January 2021. https://www.nice.org.uk/guidance/NG137
6. Yokoyama Y: The new West Japan Twins and Higher Order Multiple Births Registry. Twin Res Hum Genet. 22(6):602-5, 2019
7. Fichera A et al: Cervical-length measurement in mid-gestation to predict spontaneous preterm birth in asymptomatic triplet pregnancy. Ultrasound Obstet Gynecol. 51(5):614-20, 2018
8. Zipori Y et al: Multifetal pregnancy reduction of triplets to twins compared with non-reduced triplets: a meta-analysis. Reprod Biomed Online. 35(3):296-304, 2017
9. Committee on Practice Bulletins—Obstetrics. et al: Practice bulletin no. 169: multifetal gestations: twin, triplet, and higher-order multifetal pregnancies. Obstet Gynecol. 128(4):e131-46, 2016

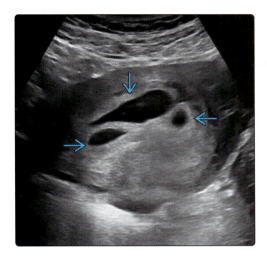

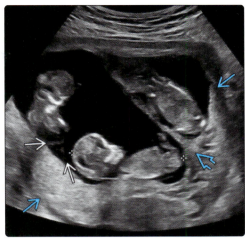

图 11-51　（左图）经腹超声显示了三绒毛膜三胎的 3 个厚壁囊➡️。实时可显示三个活的胚胎。3 号视频片段就是这个例子。（右图）经腹超声显示了双绒毛膜三胎的 2 个厚壁囊➡️及双胎峰征➡️。在右侧的妊娠囊中几乎看不到纤细的羊膜➡️。这是双绒毛膜三羊膜囊三胎。

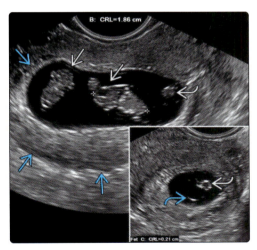

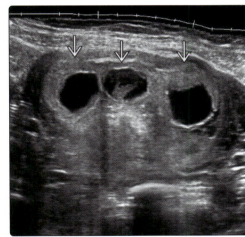

图 11-52　（左图）经阴道超声显示 1 个单绒毛膜囊➡️内有 3 个胚胎，其中 2 个➡️存活。插图显示的是第 3 个卵黄囊➡️所在区域的聚焦图像。显示在卵黄囊和羊膜➡️之间有一个较小的（游标）死亡胚胎。这个孕妇在 37 周分娩了 1 对健康的双胞胎。（右图）扩展成像显示 3 个绒毛膜囊➡️。实时观察（4 号视频片段），一共有 5 个囊，都有存活的胚胎。一个较小的胚胎在后续随访中死亡。她在妊娠 31 周 5 天时分娩了四胞胎。

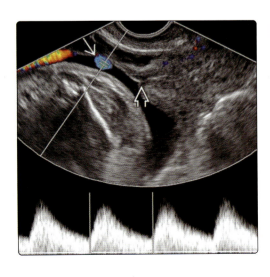

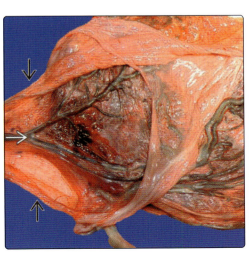

图 11-53　（左图）经阴道超声显示血管前置，脐带帆状插入的一个已知并发症，两者都在多胎妊娠中更为常见。无保护的脐动脉➡️走行在膜内并且在宫颈内口➡️2cm 内。（右图）大体病理显示脐带帆状插入➡️进入一个囊的羊膜中➡️。评估脐带胎盘插入点现在是 AIUM 指南的一部分。这在多胎妊娠中尤为重要。

术语

- 单绒毛膜双羊膜囊双胎的变异,其中一个异常的胎儿被完全包含在另一个胎儿体内

影像学表现

- 边界清楚,包含液体和固体成分
  - 胎儿悬浮在包含液体或者皮脂腺物质的囊内
- 报道的病例中 80% 位于腹膜后区域
- 内部钙化常见
  - 存在椎体可确诊

主要鉴别诊断

- 畸胎瘤
- 胎粪性假性囊肿
- 其他胎儿实性肿块

临床问题

- 不是早产的指征
- 大的肿块可能引起明显的腹部扩张,需要剖腹产防止腹部难产
- 有些会分泌 β-hCG 或 AFP
- 如果产前疑似诊断
  - 告知父母需要产后进行影像学确认
  - 最终的诊断可能在手术后才能做出
- 预后
  - 切除可以治愈
  - 寄生胎没有恶变的风险

诊断要点

- 诊断基于神经轴的存在

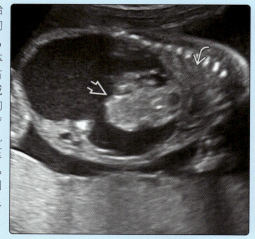
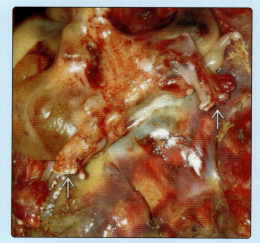

图 11-54 （左图）23 周胎儿胸腹部的超声斜矢状切面显示一个大的囊性团块,其内有一个不规则的固体成分➡。产生了明显的占位效应并对胸腔结构造成压迫➡。一出生就紧急切除了该包块,希望能够治疗呼吸系统损伤,但这个婴儿还是死于这个巨大肿块压迫胸腔造成的肺发育不良。（右图）手术标本的放大图片显示在肿块表面发育良好的足➡。

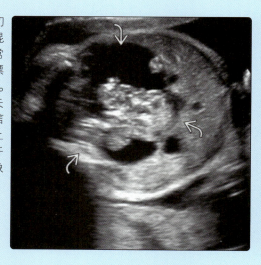
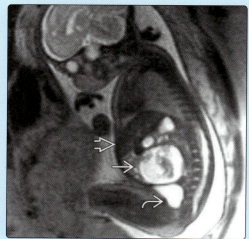

图 11-55 （左图）超声横切面显示了一个腹腔内的混合性包块➡。寄生胎通常表现为内在生长的胎儿漂浮在充满羊水的羊膜囊内。（右图）同一病例的核磁矢状位 T2 加权像显示混合信号的肿块➡位于膀胱➡上方,并且和肝脏➡是分开的。该研究中的其他图像显示肾脏和肾上腺正常。

术语

定义

- 单绒毛膜双羊膜囊双胎的变异,异常胎儿被包含在另一个胎儿的体内

影像学表现

一般特征

- 最佳诊断线索
  - 复杂的胎儿内肿块
- 形态学
  - 88% 单发(有 1 例报道多达 11 个)

超声发现

- 边界清楚的肿块由液体和固体成分混合构成
  - 封闭在独立的囊内
- 80% 报道的病例位于腹膜后
  - 也被发现在颅骨、阴囊、骶骨、口腔以及肾上腺
- 内部钙化常见
  - 存在椎体可明确诊断

影像学建议

- 流程建议
  - 如果肿块内有钙化成分,多切面扫查评估形态
    - 四肢骨骼、脊柱
  - 仔细评估寻找器官的来源(MR 可能是有帮助的)
  - 使用彩色多普勒评估血流情况
    - 寄生胎没有血流丰富的报道
    - 有病例报道发育有原始心脏
    - 有助于与胎儿赘生物进行鉴别,后者常血供丰富

鉴别诊断

畸胎瘤

- 影像表现有重叠
- 没有椎体分段及器官发生
- 更常见于女性

胎粪性假性囊肿

- 与肠梗阻有关
  - 扩张的、过度蠕动的肠管
- 如果穿孔,腹腔内游离液体 ± 钙化

其他胎儿实性肿块

- 血管内皮瘤
- 中胚层细胞肾瘤
- 肾上腺血肿 / 神经母细胞瘤

病理

一般特征

- 不对称的单合子双胎,较小胎儿在正常孪生胎儿内部成为附属物

大体病理和解剖特征

- 过去被认为是分化良好的畸胎瘤
- 一些病理学家要求诊断时要有脊椎轴;另一些认为存在一些进化成熟的结构(眼、皮肤、结肠、中枢神经组织)就足够了
  - 所有的病例都是无脑畸形
  - 没有功能性的心脏
  - 通常可以辨认:下肢,中枢神经组织,胃肠道
  - 与双胎反向动脉灌注的无心胎表现相似
- 胎儿悬浮在包含有液体或者皮脂物质的囊内

临床问题

表现

- 最常见的征象 / 体征
  - 复杂的腹部肿块
- 其他症状 / 体征
  - 可能不能在产前进行诊断

人口统计资料

- 性别
  - 男性多见(畸胎瘤多见于女性)
- 流行病学
  - 罕见:2005 年之前发表的不足 100 例
  - 报告的发病率为 1∶500 000

自然病史与预后

- 寄生胎没有恶变风险
- 腹膜后肿块可能会造成肾积水,阻止睾丸的下降
- 大的肿块→腹部膨张→腹部难产的风险
- 切除可治愈

处理

- 监测生长
- 不是早产的指征
- 如果产前疑似诊断
  - 建议父母产后需要影像学确认
  - 可能要到外科手术切除之后才能做出最终诊断
- 一些分泌 β-hCG 或者 AFP
  - 有母体血清 AFF 增高的病例报道
  - 如果在儿童时期增高,要在切除术后确定归零

诊断要点

影像判读经验

- 诊断是基于神经轴的存在

参考文献

1. Ruffo G et al: Fetus-in-fetu: two case reports. J Matern Fetal Neonatal Med. 32(17):2812-9, 2019
2. Taher HMA et al: Fetus in fetu: lessons learned from a large multicenter cohort study. Eur J Pediatr Surg. 30(4):343-9, 2019
3. Wang L et al: Prenatal diagnosis of a "living" oropharyngeal fetus in fetu: a case report. BMC Pregnancy Childbirth. 19(1):453, 2019
4. Goette M et al: Prenatal diagnosis of fetus in fetu pregnancy. Z Geburtshilfe Neonatol. 222(3):123-7, 2018
5. Traisrisilp K et al: Intracranial fetus-in-fetu with numerous fully developed organs. J Clin Ultrasound. 46(7):487-93, 2018

第十一章 多胎妊娠

图 11-56 （**左图**）切除的寄生胎大体病理显示边界清楚、有包膜的肿块。通过半透明的膜可以看到两个脚➡。（**右图**）去膜的大体病理显示了下肢➡，一个上肢的肢芽➡以及脐带➡。注意与双胎反向动脉灌注序列胎儿相似（不对称单绒毛膜双胎的另一种形式）。

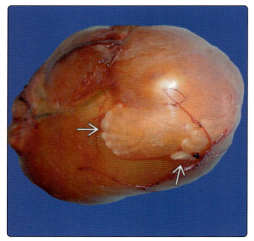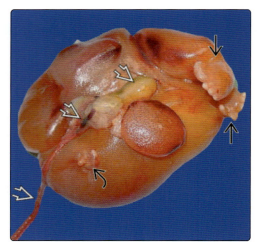

图 11-57 （**左图**）大体病理显示了一个 2 根血管的脐带，有一根脐静脉➡和一根脐动脉➡。这在已报道的寄生胎的病例中并非少见。（**右图**）肿块的解剖证实了大量椎体➡的存在。许多作者认为存在神经轴是寄生胎的本质特征，并且是与成熟畸胎瘤的主要鉴别点。

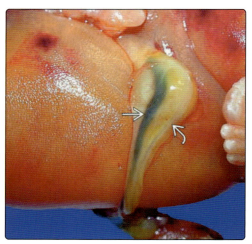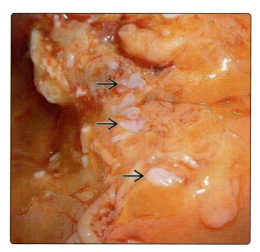

图 11-58 （**左图**）晚孕期胎儿腹部超声横切面显示了一个大的囊性肿块，内含复杂固体成分。注意后方伴有声影的钙化灶，这是一个原始的脊柱➡。病理结果证实是寄生胎。（**右图**）另一个新生儿的腹部放射片显示了正常的肠道气体图像。左上腹的肿块中可以看到小的畸形的椎骨➡。CT 显示肿块内含有脂肪和液体。切除的肿块的病理结果证实为寄生胎。

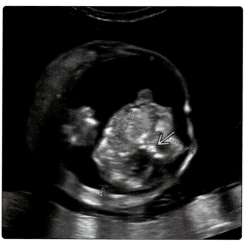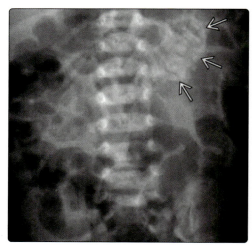

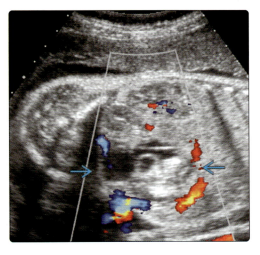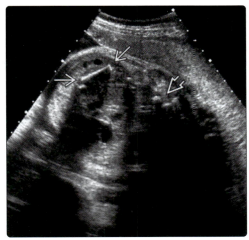

图 11-59 （左图）中孕期超声冠状切面彩色多普勒显示了一个混合性的、无血流信号的肿块回声➡️，没有任何显著的特征。它与肾脏、肝脏和脊柱明显分离。（右图）37 周时超声斜横切面显示肿块显著生长充满腹部。有一个明显的股骨➡️，还有一堆弯曲的钙化物➡️被认为是椎体。这使得我们建议诊断寄生胎。这个诊断在出生后被证实。

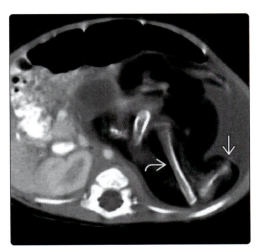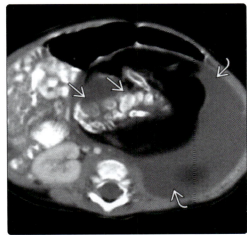

图 11-60 （左图）一个腹部可触及包块的新生儿，他的增强 CT 轴位显示了一个腹膜后寄生胎，有一只脚➡️和一根股骨➡️被脂肪完美地勾勒出轮廓。（右图）同一个病例的轴向增强 CT 显示在腰骶骨 - 尾骨结构中有好多块椎体➡️，这是神经轴发育的有力证据。这证实了寄生胎的诊断，而不是畸胎瘤。注意，胎儿是在一个充满液体的囊内➡️。

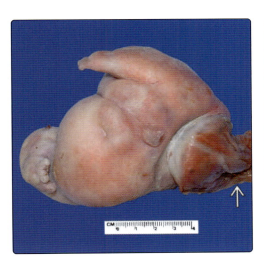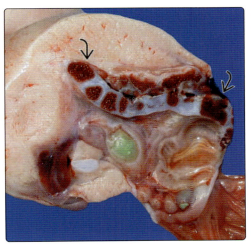

图 11-61 （左图）切除标本的大体病理显示塌陷的囊状物➡️，已经回缩为一个发育良好的皮肤覆盖的肿块。同样，没有可识别的上肢或颅脑结构。（右图）标本打开后的大体病理证实存在发育良好的脊柱➡️。

（樊慧 冯帆 译，王新霞 曾庆汝 审校）

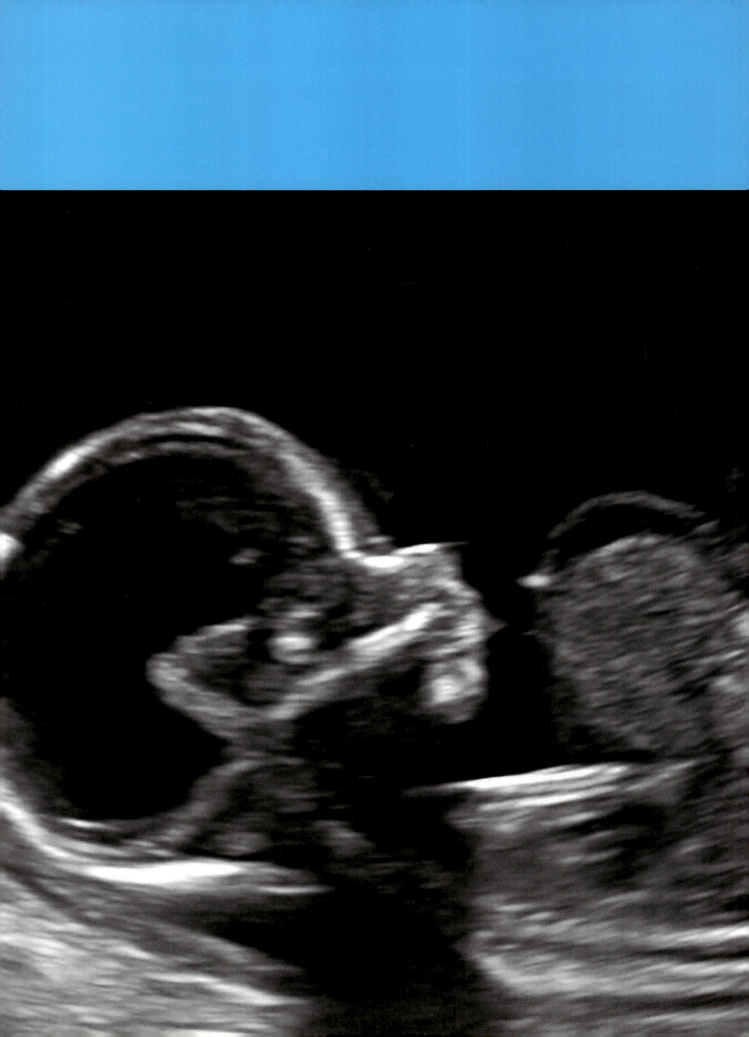

第十二章
非 整 倍 体

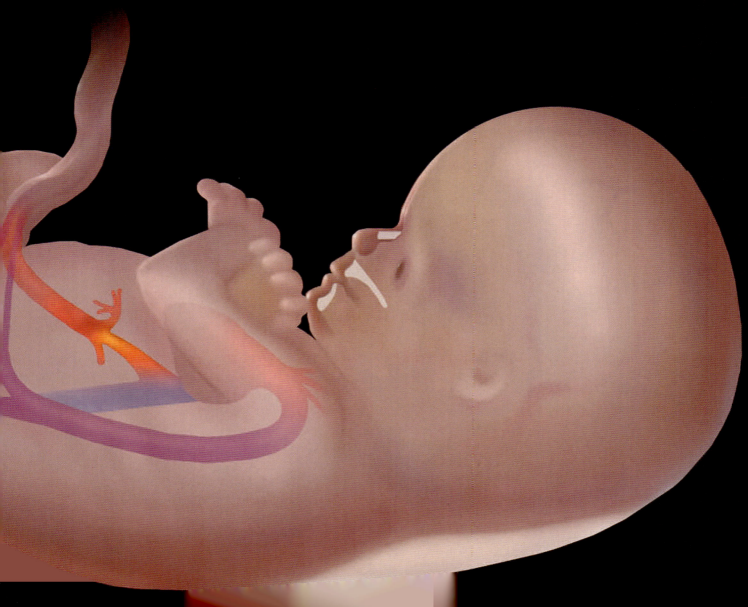

背景资料和现行指南

染色体异常在活产儿中的发生比例约 1/150。非整倍体是指额外增加或缺失一整条染色体。21 三体（trisomy 21，T21），18 三体（trisomy 18，T18）和 13 三体（trisomy 13，T13）占非整倍体的大多数，患非整倍体的风险随着孕妇年龄增加而增加。21 三体在活产新生儿中的发生率为 1：700，在早孕期的发生率更高，为 1：300。其他的染色体异常包括染色体物质丢失（缺失）或增加（重复），统称为拷贝数变异（copy number variants，CNV）。CNV 的发生率为 0.4%，与孕妇年龄不相关。筛查非整倍体和 CNV 可以使用超声、血清学分析和胎儿细胞游离 DNA（cell-free DNA，cfDNA）等方法。美国妇产科协会（American College of Obstetricians and Gynecologists，ACOG）推荐为所有患者提供筛查和诊断检测。可以采用多种方法，通常包括 11～13 周 6 天的颈项透明层（nuchal translucency，NT）评估。颈项透明层厚度增加通常要与血清学分析相结合，可以最大限度地提高检出率并降低传统筛查的假阳性率（false-positive rates，FPR），或在进行 cfDNA 筛查时结合这个结果。

非整倍体筛查策略 cfDNA 检测

母体血内的 cfDNA 用于筛查常见的非整倍体，包括性染色体非整倍体（sex chromosome aneuploidy，SCA），早在 9～10 周的时候就可以检测。借助这种技术可能发现的 CNV 种类也在增加。在单胎妊娠中，cfDNA 可以检测出超过 99% 的 T21，FPR 为 0.04%。cfDNA 的阳性预测值（positive predictive value，PPV）高于常规的母体血清学筛查；但 cfDNA 不是诊断性检查。对 T18 和 T13 的检出率大于 98%，FPR 同样很低。也可以检出近 96% 的特纳综合征（45，X）和 93%～100% 的其他 SCA，FPR 也很低。然而在双胎妊娠中的相关信息有限；在双胎中 T21 和 T18 的检出率分别为 98.2% 和 88.9%。一些实验室提供不太常见的非整倍体筛查（16 三体，22 三体），以及特定微缺失综合征（如 22q11.2 微缺失综合征）和整个基因组中拷贝数异常的检测。对这些染色体异常的检测不推荐用于普通人群，因为它的有效性有待验证。值得注意的是，"低胎儿分数"得出的非诊断性结果增加了非整倍体的可能性，应进一步进行侵入性检查。

早孕期筛查（10～14 周筛查）

NT 是胎儿颈后充满液体的区域。NT 要对照头臀长，NT 值增加会增加非整倍体的风险。其他的超声标记物包括鼻骨（nasal bone，NB）缺失，静脉导管波形异常和三尖瓣反流。结合母体血清学检查的 2 个生化标志物，妊娠相关血浆蛋白 -A（pregnancy-associated plasma protein-a，PAPP-A）和人绒毛膜促性腺激素（human chorionic gonadotropin，hCG），可以将早孕期 T21 的检出率（仅结合 NT）由 70% 提高到约 87%（FPR 为 5%）。

中孕期筛查

母体血清学四联筛查测量甲胎蛋白（α-fetoprotein，AFP），雌三醇，抑制素和 hCG，对 T21 的检出率为 80%（FPR 为 5%）。解剖结构筛查的作用（通常在 18～20 周）在于查找结构畸形和非整倍体标记物。除去一些例外情况，绝大多数严重的结构畸形与非整倍体或其他 CNV 相关。存在 1 个以上的微小标记物也与非整倍体相关。可以考虑在中孕期进一步进行 cfDNA 检测。

早孕期和中孕期联合筛查

通过整合筛查，在完成早孕期和中孕期检测后，患者可获得单一风险评估。已报道 T21 的检出率为 94%～96%。然而，如果筛查为阳性，患者不会获得早孕期筛查结果，也不能进行早期诊断性检测。

应用逐步序贯筛查，告知患者早孕期筛查结果，如果结果阳性，提供诊断性检查。如果是阴性，则继续中孕期检查，这样会获得更好的检测效果。使用酌情序贯筛查，仅对中高风险的孕妇进行中孕期筛查。筛查阴性者仅进行中孕期超声筛查。为筛查阳性者提供侵入性遗传检测。应用序贯筛查 T21 的检出率为 91%～92%（FPR 为 5%）。

成像技术和正常解剖

早孕期筛查由有资质的超声技术员或超声医师完成。

- NT 成像要求放大胎儿轮廓视图，头位于正中，游标仅测量液性区域。
- 在正中矢状切面判断鼻骨存在或缺失；超声声束垂直于鼻，这样可以同时显示鼻尖、NB 以及额骨。
- 静脉导管在下胸部和上腹部的正中矢状切面可显示；正常情况下为朝向心脏的连续血流信号，逆向血流属于异常。
- 应用多普勒评估三尖瓣血流来评价反流情况。
- 这时的早期解剖结构扫查可以检测出多达 2/3 的严重异常。解剖评估内容包括观察　正常的大脑镰伴"蝴蝶征脉络丛"、大脑的颅内透明层、面部轮廓、心脏、脐带插入点、胃泡、膀胱、肢体和脐带内血管的数目。

中孕期筛查：标准的中孕期切面可以观察到大多数结构畸形和微小标记物。

方法

如何使用似然比（likelihood ratio，LR）？

- 当看到一个超声标记物时，该患者的非整倍体初始风险乘以 LR，得到一个新的风险评估值；除了颈后皮肤增厚和 NB 缺失，在低危人群中，孤立存在的单一超声标记物很少能显著增加风险值。
- 孤立存在的极"低危"标记物，比如脉络丛囊肿和心内强回声灶，在低危人群中应视为正常变异。

诊断性遗传学检测的风险是什么？

- 遗传学检测的羊膜腔穿刺术和绒毛穿刺术（chorionic villus sampling，CVS）存在操作相关的丢失率，约 1/300～1/1 000。

多胎妊娠孕妇怎么进行筛查呢？

- 血清学检测不够准确，因此多采用超声筛查（NT）或诊断性检测。

孕妇年龄和非整倍体风险

足月时孕妇年龄	21 三体风险	拷贝数变异/罕见染色体异常	所有染色体异常
20	1/1 250	1/270	1/122
25	1/1 000	1/270	1/119
30	1/714	1/270	1/110
35	1/294	1/270	1/84
40	1/86	1/270	1/40

数据来源于美国妇产科医师协会。

血清学结果和非整倍体

筛查蛋白	21 三体	18 三体	13 三体	特纳综合征(45,X)
PAPP-A*	↓	↓	↓	↓
hCG*	↑	↓	↓	轻度↑
AFP	↓	↓	↑	↓
hCG	↑	↓	正常	↓或水肿时↑
雌三醇	↓	↓	正常	↓
抑制素 A	↑	↓	↑	↓或水肿时↑

* 早孕期筛查。

异常、标记物和非整倍体

	发生率	非整倍体的 LR 或 %	最常见的非整倍体
孤立性标记物			
颈后皮肤厚度增厚≥6mm	1%～2%	11～18.6LR	T21
鼻骨短小或缺失	0.5%～1.2%(种族差异)	23.3～83LR	T21
肠管回声增强	0.4%～1.8%	5.5～6.7LR	T21
肱骨短小	5%	2.5～5.8LR	T21
股骨短小	2.5%～5%	1.2～2.2LR	T21
肾盂扩张	0.6%～4.5%	1.5～1.6LR	T21
心内强回声灶	4%～7%	筛查结果为低风险时不增加 _R	T21
脉络丛囊肿	1%～2%	筛查结果低风险时不增加 LF	T18
单脐动脉	1%	筛查结果低风险时不增加 LF	T18
异常			
水囊状淋巴管瘤	1/6 000	50%～75%	Turner＞T21＞T18＞T13
前脑无裂畸形	1/16 000	40%～60%	T13＞T18
心脏缺陷	7/1 000～9/1 000	5%～30%	T21,T18,T13,22、8、9号异常
房室间隔缺损	所有心脏缺陷的5%	40%～70%	T21
脐膨出	1/5 800	30%～40%	T18＞T13
膈疝	1/3 500～1/4 000	20%～25%	T18＞T13,T21,Turner
十二指肠闭锁	1/10 000	20%～30%	T21
膀胱出口梗阻	1/1 000～2/1 000	20%～25%	T13,T18
轻度脑室扩张	7/1 000～15/1 000	5%	T21＞T18,T13

LR=似然比;T18=18 三体;T13=13 三体;T21=21 三体

第十二章　非整倍体

903

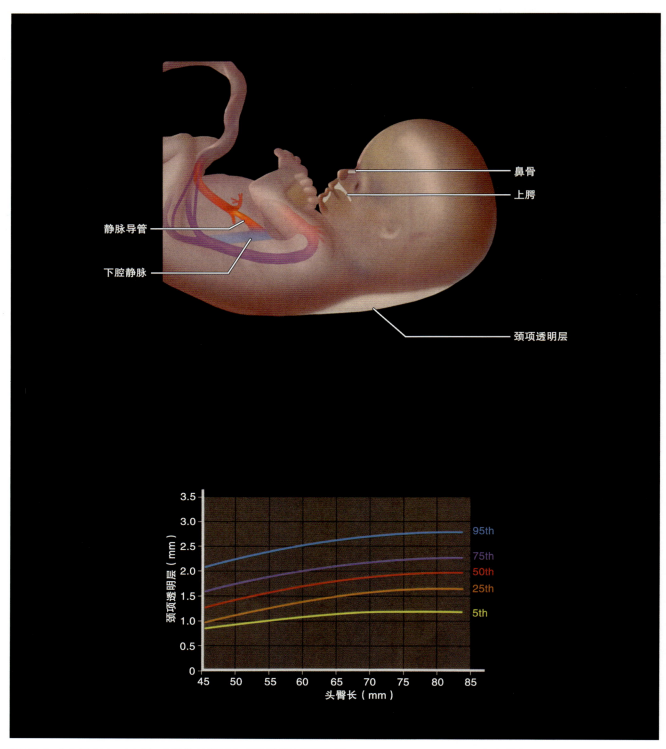

图 12-1 （上图）11～14 周，非整倍体筛查包括评估颈项透明层（nuchal translucency，NT）、鼻骨（nasal bone，NB），以及静脉导管（ductal venosus，DV）波形。NT 测量要严谨，并与头臀长相对照。鼻骨存在或缺失；DV 血流方向应始终为正向，朝向心脏。早期的结构筛查也可以在这个时间段同时进行，包括上腭完整性的评估。（下图）NT 测值与胎儿头臀长的对应关系。测值大于第 95 百分位时考虑为异常（Used with permission from Nicolaids KH et al: The 11-to 14-week scan: the diagnosis of fetal abnormality from the Diplaoma in Fetal Medicine series, 1999）

颈项透明层测量方法

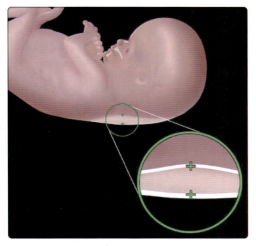

正常解剖（13周）

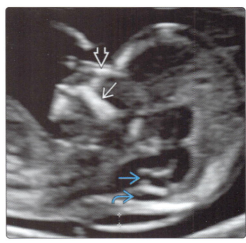

图 12-2 （左图）准确的 NT 测量包括正确放置游标。游标交叉线要放置在仅测量液体区域。NT 测值要与头臀长和母体血清学筛查结果相对照。另外，细胞游离 DNA 可与 NT 筛查同时进行。（右图）除了正常 NT（游标）和鼻骨 ➡，在轮廓图上还可以观察到的解剖结构包括完整的上腭 ➡，颅内透明层（intracranial translucency，IT）➡，和小脑延髓池 ➡。

正常静脉导管

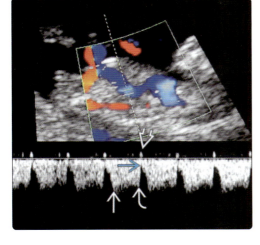

异常静脉导管

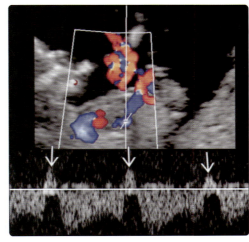

图 12-3 （左图）DV 频谱为三相波，包括收缩波 ➡，舒张波 ➡和心房收缩波（A）➡。这里的 A 波是正常的，但是多出一个小的反向波 ➡，是因为混叠了下腔静脉血流。这是一个常见的正常现象。（右图）这个胎儿 DV 血流异常，A 波 ➡反向（背离心脏）。尽管 NT 正常，胎儿还存在鼻骨缺失。由于这些标记物，患者决定进行绒毛活检术，核型结果诊断为 T18。

特纳综合征

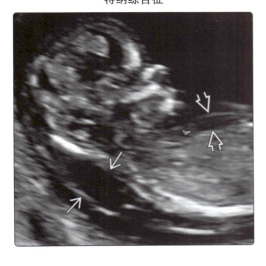

18 三体

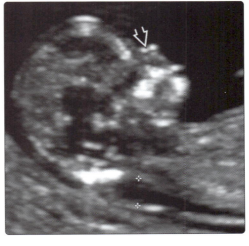

图 12-4 （左图）X 单体（特纳综合征）胎儿，NT 测值为 6mm ➡，同时伴有全身水肿 ➡。NT 增厚是由于淋巴系统梗阻或畸形，NT 值越高，患非整倍体的风险也越高。特纳综合征与水囊状淋巴管瘤和 NT 严重增厚相关。（右图）该胎儿 NT 增厚（3.91mm），鼻骨缺失 ➡。NT 超过 3mm 总是异常的。CVS 结果为 T18。

正常大脑镰和脉络丛

13 三体

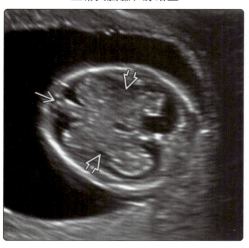
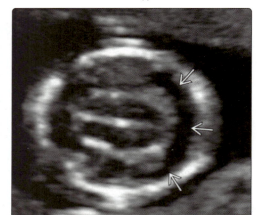

图 12-5　（左图）在 NT 筛查时进行结构扫查，显示正常的大脑镰 ➡ 和脉络丛 ➡ 。通常用蝴蝶征来描述这个正常切面。（右图）13 周胎儿，大脑镰缺失，侧脑室在前方融合 ➡ 。这是典型的前脑无裂畸形征象，是 T13 的特征性异常。CVS 证实了 T13 的诊断。

正常的脐带插入点

腹裂畸形

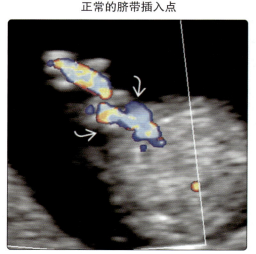
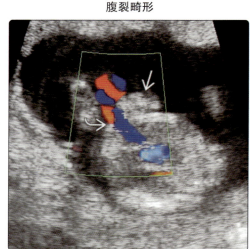

图 12-6　（左图）NT 筛查时可以看到腹部的正常脐带插入点 ➡ 。（右图）13 周诊断的腹裂胎儿，脐带插入正常 ➡ ，但是在脐带插入点右侧可以看到位于体外的肠管 ➡ 。生理性中肠疝发生在脐轮处，12 周前消退；因此在 13 周时可以诊断腹裂。

腭裂（13 周）

双侧唇腭裂（20 周）

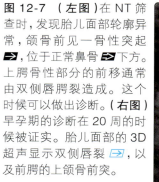
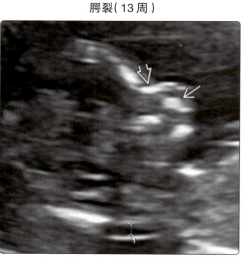
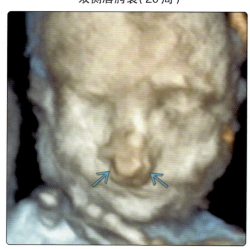

图 12-7　（左图）在 NT 筛查时，发现胎儿面部轮廓异常，颌骨前见一骨性突起 ➡ ，位于正常鼻骨 ➡ 下方。上腭骨性部分的前移通常由双侧唇腭裂造成。这个时候可以做出诊断。（右图）早孕期的诊断在 20 周的时候被证实。胎儿面部的 3D 超声显示双侧唇裂 ➡ ，以及前腭的上颌骨前突。

鼻骨缺失

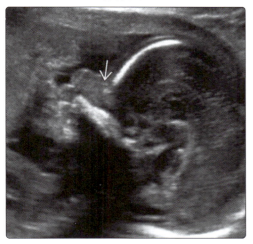

轻度侧脑室扩张

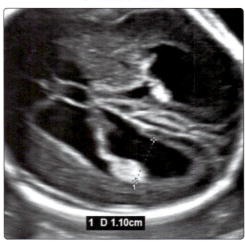

图 12-8 （左图）鼻骨缺失或发育不良➡️在早孕期和中孕期都是非整倍体的重要标记物。最常见的是与 T21 相关，但是也见于其他情况。本例的羊膜腔穿刺结果是 1q21.1 重复。（右图）该例 T21 胎儿有轻度的侧脑室扩张，此处测量值 11mm。这个表现不仅与非整倍体相关，同时也与早期梗阻性脑积水、感染以及其他中枢神经系统异常相关。胎儿 MR 可以帮助进行相关的鉴别诊断。

心内强回声灶

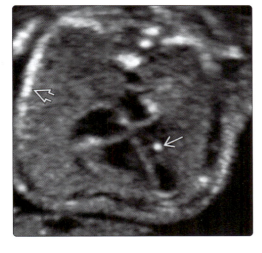

房室间隔缺损

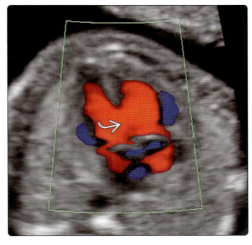

图 12-9 （左图）这是一正常胎儿的典型的心内强回声灶（intracardiac echogenic focus，IEF）➡️。心内强回声灶的回声与骨骼➡️一样强。可以考虑母体血清学检查进行风险评估。如果是低风险，无需进行随访或进一步检查。在低风险人群中，心内强回声灶与心脏缺陷无相关性。（右图）此例 T21 胎儿存在房室间隔缺损➡️，房室间隔缺损与非整倍体，特别是 T21 强相关。

Beckwith-Wiedemann 综合征

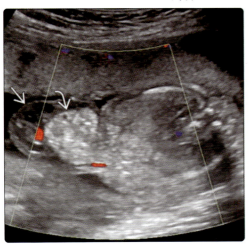

18 三体

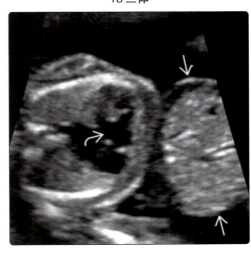

图 12-10 （左图）这例胎儿颈部皮肤皱褶增厚（图内未显示），同时合并脐膨出，膨出物仅包含肠管，遂行羊膜腔穿刺，诊断为 Beckwith-Wiedemann 综合征。注意腹壁缺损的内容物包含肠管➡️，外面有膜覆盖➡️。脐膨出是一种与非整倍体、CNV 以及综合征均相关的异常。（右图）这例 T18 胎儿，可以看到内容物包含肝脏的脐膨出➡️，以及房室间隔缺损➡️。T18 胎儿通常合并多种严重异常。

第十二章　非整倍体

要 点

影像学表现

- 早孕期表现（11～14 周筛查）
  - NT 增厚：正中矢状切面颈后液体增多
  - 鼻骨缺失
  - 静脉导管异常和三尖瓣反流
  - 可能伴发其他异常
- 中孕期标记物（15～22 周）
  - 颈部皮肤皱褶增厚（≥6mm）
  - 鼻骨缺失或短小
  - 股骨短小/肱骨短小
  - 肠管回声增强
  - 心内强回声灶
  - 肾盂扩张
  - 轻度脑室扩张
- 与 T21 相关的特征性异常
  - 房室间隔缺损
  - 食管闭锁
  - 十二指肠闭锁

主要鉴别诊断

- 特纳综合征
- 18 三体和 13 三体

临床问题

- 20 岁的风险为 1：2 000，40 岁的风险为 1/100
- 然而，仅 35% 的 T21 由年龄≥35 岁的女性生育

诊断要点

- **所有孕妇均应进行筛查**
- 胎儿细胞游离 DNA 是最好的筛查方法
  - 高风险人群可以检测出 99.2% 的 T21
  - 低风险人群发现标记物也要进行筛查
    - 从 10 周开始直至足月都可以进行该筛查
- NT+ 其他超声标记物 + 母体血清学指标检出率为 95%（假阳性率为 3%～5%）
- 只有绒毛活检和羊膜腔穿刺是真正的诊断性检查

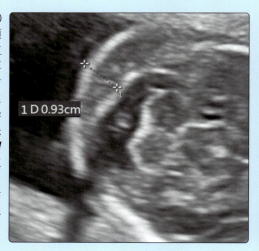
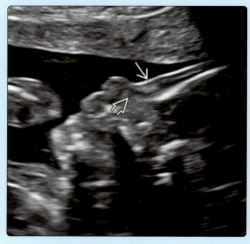

图 12-11 （左图）这例 20 周的 21 三体（T21）胎儿，颈部皮肤皱褶异常增厚，测值 ＞6mm。颈部皮肤皱褶厚度增加是 T21 的一个相对强的标记物，即使只是孤立存在，也建议进一步遗传学筛查或检测。（右图）鼻骨缺失 ➡ 和鼻前软组织增厚 ➡ 也是 T21 的强标记物。这个胎儿几乎没有其他表现，细胞游离 DNA 结果提示诊断 T21。家属选择等到分娩后再明确诊断。

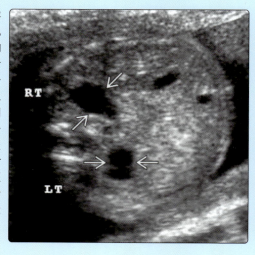
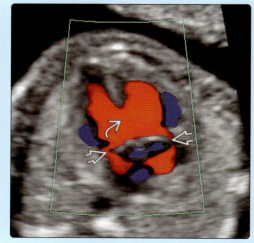

图 12-12 （左图）这个中孕期 T21 胎儿双肾盂扩张 ➡。这个表现既是非整倍体的标记物，也是潜在进展性肾积水的指征。（右图）另一 T21 胎儿，四腔心切面彩色多普勒显示一个大型室间隔缺损 ➡，二、三尖瓣位于同一水平 ➡，典型的房室间隔缺损（atrioventricular septal defect，AVSD）征象。伴房室间隔缺损的胎儿高达 1/2 为非整倍体；最常见的诊断是 T21。

术语

缩写

- 21三体（Trisomy 21，T21）

同义词

- 唐氏综合征

定义

- 似然比（likelihood ratio，LR）
  - 阳性似然比：与检查前相比，由于标记物的出现增加了T21的风险
    - 例如：鼻骨（nasal bone，NB）缺失=风险较初始风险增加了23倍
  - 阴性似然比：与检查前相比，由于缺少标记物降低了T21的风险
    - 例如：鼻骨正常=风险较初始风险降低了50%
- 非整倍体的超声标记物不是畸形
  - 常存在于正常胎儿中

影像学表现

一般特征

- 最佳超声诊断线索
  - 早孕期颈项透明层（nuchal translucency，NT）增厚
    - 伴或不伴其他标记物和异常
  - 中孕期多发T21相关标记物
  - T21相关的严重异常

超声表现

- 在NT评估期间的表现（11～14周扫查）
  - NT增厚：正中矢状切面颈后液体增加
  - 面部正中矢状切面鼻骨缺失
    - 鼻骨未显示（译者注）或缺乏鼻骨与皮肤线分离征象
    - 头位于正中（不过伸）
  - 静脉导管（ductus venosus，DV）血流异常
    - DV频谱A波反向
    - 在腹部矢状切面取样
  - 三尖瓣血流（tricuspid flow，TF）异常
    - 多普勒血流显示三尖瓣反流
  - 存在其他异常
- 中孕期标记物（15～22周）
  - 颈部皮肤皱褶（nuchal fold，NF）增厚（≥6mm）或水囊状淋巴管瘤
    - 在常规后颅窝切面测量
    - 水囊状淋巴管瘤伴或不伴分隔
  - 鼻骨缺失或发育不良
    - 鼻骨在20周时中位数为5～7mm
    - 寻找鼻前软组织增厚的其他表现
  - 面中部发育不良（扁平脸）
  - 股骨（femur length，FL）短小，肱骨（humerus length，HL）短小
    - 定义：与双顶径（biparietal diameter，BPD）相比，FL或HL小于期待值，并非与孕龄相比
      - 如果FL的测量值：期待值≤0.91；HL的测量值：期待值≤0.90，考虑FL或HL短小
    - 相比FL短小，HL短小是更敏感的标记物
  - 肠管回声增强（强回声的肠管）
    - 肠管回声≥骨骼回声时考虑异常
    - 局灶性肠管回声增强较弥漫性更值得关注
    - 使用高频探头增加了假性肠管回声增强的数量
      - 使用小于5-MHz的探头
      - 降低增益至仅骨骼和肠管可见
    - 相关的其他妊娠并发症
      - 感染、囊性纤维化、胎盘功能不全、羊膜腔出血
      - 肠道异常（闭锁、缺血、破裂）
  - 心内强回声灶（intracardiac echogenic focus，IEF）
    - 心室内强回声点回声≥骨骼回声
      - 左侧=右侧，可以多发
  - 轻度的肾盂扩张
    - 在结构筛查时≥4mm考虑异常
    - 男：女=2：1
    - 定期复查以排除进展性的扩张或梗阻
  - 轻度脑室扩张（10～12mm）
    - 在顶枕沟水平测量房部
    - 有必要进一步检查和定期复查（考虑MR）
  - 其他标记物（可靠性较低但相关的数据）
    - 第五指弯曲（指尖向内弯曲）
      - 由于中指骨节发育不良导致
    - 草鞋足（第一和第二脚趾间缝隙增大）
    - 16周以后羊膜与绒毛膜未融合
  - 与T21不相关的标记物
    - 脉络丛囊肿（T18的特征）
    - 单脐动脉
- 与T21相关的异常
  - 心脏缺陷（25%～50%）
    - 房室间隔缺损
    - 室间隔缺损
    - 法洛四联症
    - 其他瓣膜和复杂心脏缺陷
  - 胃肠道异常（10%）
    - 十二指肠闭锁
    - 食管闭锁
    - 脐膨出（T18中更常见）
  - 中枢神经系统异常（4%～8%）
    - 进展性脑室扩张
    - 前脑无裂畸形（T13三体中更常见）
- T21相关的合并症
  - 由于原发性淋巴系统障碍或继发于严重异常的水肿
  - 一过性骨髓增殖异常（transient abnormal myelopoiesis，TAM）
    - 胎儿肝脏肿大是胎儿体内最重要的线索
    - TAM常为自限性，预后良好，但是可以导致水肿和胎儿死亡
    - 10%～15%患有T21的新生儿存在TAM
  - 胎儿白血病极其少见

影像学建议

- 最佳成像方法
  - 早孕期评估NT
    - 查找其他标记物和异常
  - 中孕期结构声像图
    - 50%～70%的T21胎儿会有≥1个的标记物表现
- 流程建议
  - 发现标记物时建议遗传学咨询
  - 将超声检查结果与母亲的初始风险相关联

中孕期21三体标记物

标记物	发生率	似然比	其他考虑
鼻骨短小或缺失	0.5%～1.2%	23～83	人种差异
颈部皮肤皱褶增厚≥6mm（15～20周）	资料内未见报道	11.0～18.6	非整倍体的特异性大于99%，敏感性40%～50%
肠管回声增强	0.4%～1.8%	5.5～6.7	其他相关性：囊性纤维化，胎儿生长受限，感染，胃肠道梗阻，羊膜腔出血
肱骨短小	5%	2.5～5.8	建议在晚孕期复查生长情况
股骨短小	5%	1.2～2.2	建议在晚孕期复查生长情况
肾盂扩张	0.6%～4.5%	1.5～1.6	32周时复查（观察是否进展）
心内强回声灶	4%～7%	筛查结果为低风险时不会明显增加LR	筛查结果为低风险时，无需复查或超声心动图检查
LR=似然比。			

Reddy UM et al: Fetal imaging: executive summary of a joint Eunice Kennedy Shriver National Institute of Child Health and Human Development, Society for Maternal-Fetal Medicine, American Institute of Ultrasound in Medicine, American College of Obstetrician and Gynecologist, American College of Radiology, Society for Pediatric Radiology, and Society of Radiologists in Ultrasound Fetal Imaging Workshop, J Ultrasound Med. 33(5): 745-57, 2014.

鉴别诊断

Turner综合征(45,X)

- 早孕期NT明显增厚
- 水囊状淋巴管瘤是特征性表现
  - 颈后液体积聚伴分隔
  - 与水肿高度相关
- 相关的心脏和肾脏异常

18三体

- 多发严重异常
  - 心脏、肢体、脐膨出
- 几乎所有的病例均出现胎儿生长受限
- 仅存在孤立性标记物罕见
  - 脉络丛囊肿是特征性标记物

13三体

- 前脑无裂畸形是特征性表现
- 仅存在孤立性标记物罕见

病理

一般特征

- 遗传学
  - 21号常染色体的全部或部分为三体
  - 5%由易位产生，1%为嵌合体

临床问题

表现

- 最常见的征象或症状
  - 超声表现异常
  - 胎儿细胞游离DNA结果异常
  - 早孕期母体血清学检测异常
    - 人绒毛膜促性腺激素（human chorionic gonadotropin, hCG）增高
    - 妊娠相关血浆蛋白-A（pregnancy-associated plasma protein-A, PAPP-A）降低
  - 中孕期母体血清学检测异常

- 甲胎蛋白（α-fetoprotein, AFP）降低，hCG蛋白增高，雌三醇降低，抑制素A蛋白增高

人口统计资料

- 年龄
  - 20岁时风险为1:2 000，40岁时风险为1:100
    - 35%的T21由年龄≥35岁的女性生育
- 流行病学
  - 早孕期发生率：1:300
  - 活产率：1:700（美国），1:1 000（欧洲）

自然病史与预后

- 80%的T21儿童寿命可达60岁
- 不同程度的认知落后

诊断要点

考虑

- 不同筛查试验的检出率
  - cfDNA的检出率为99.2%（假阳性率0.1%）
  - 单独使用NT的检出率为87%（假阳性率5%）
  - NT+其他超声标记物+母体血清学指标的检出率为95%（假阳性率3%～5%）
- 低风险人群发现微小标记物时建议cfDNA检测
- 高风险人群建议绒毛活检或羊膜腔穿刺进行诊断

影像判读经验

- 一些标记物可能进展为明确的异常，需要定期复查
  - 肾盂扩张→梗阻性肾积水
  - 脑室扩张→梗阻性脑积水
  - 肠管回声增强→肠道梗阻

参考文献

1. Hu T et al: Prenatal chromosomal microarray analysis in 2466 fetuses with ultrasonographic soft markers: a prospective cohort study. Am J Obstet Gynecol. S0002-9378(20)31269-2, 2020
2. Winter TC et al: How to integrate cell-free DNA screening with sonographic markers for aneuploidy: an update. AJR Am J Roentgenol. 210(4):906-12, 2018
3. Gil MM et al: Analysis of cell-free DNA in maternal blood in screening for aneuploidies: updated meta-analysis. Ultrasound Obstet Gynecol. 50(3):302-14, 2017

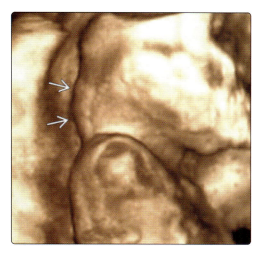

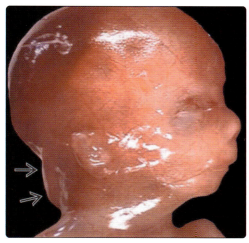

图 12-13 （左图）颈后部 3D 超声显示中孕期 T21 胎儿颈部皮肤皱褶增厚 ➡。与胎儿父母讨论病情时，3D 重建图像更直观易懂。（右图）临床标本照片显示中孕期 T21 胎儿的颈部皮肤皱褶增厚 ➡。淋巴管异常和皮肤冗余松弛与 T21 相关。

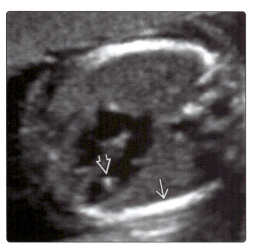

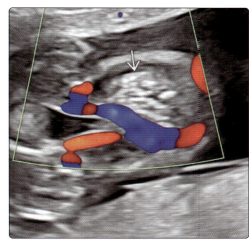

图 12-14 （左图）单个心内强回声灶 ➡ 不会明显改变低风险人群的风险，但如果同时存在其他标记物时也是一个重要标记物。注意心内强回声灶必须和骨骼 ➡ 回声强度相当。（右图）肠管回声增强 ➡ 是 T21 的一个标记物，同时还与囊性纤维化、胎儿感染、肠管病变和生长受限相关。这个 T21 的胎儿还存在一些其他标记物，孕妇选择羊膜腔穿刺以明确诊断。

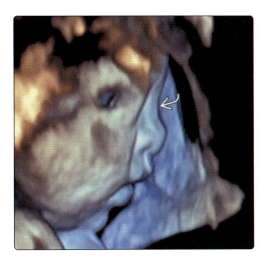

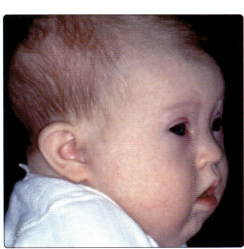

图 12-15 （左图）包括鼻梁 ➡ 在内的扁平脸在侧面显示最清楚，尤其应用 3D 超声成像。这个特征可以非常轻微。这个胎儿同时还有一个小的室间隔缺损。（右图）T21 患儿的临床照片，显示了典型的面部特征，包括面中部扁平和发育不良的鼻梁。

图 12-16 （左图）图中胎儿的颈项透明层➡️显著增厚，其他 T21 的征象还有包括头皮➡️在内的全身水肿和面中部扁平。注意额骨➡️、上颌骨➡️和下颌骨➡️均位于同一水平。（右图）T21 水肿胎儿的临床标本照片，显示弥漫性皮肤水肿，这是该胎儿的唯一体征。T21 可以表现为胎儿全身水肿，及由淋巴畸形或心力衰竭导致的局部积液。水肿胎儿的预后很差。

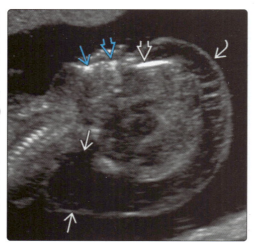
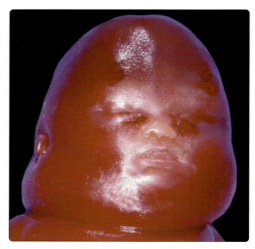

图 12-17 （左图）T21 胎儿右侧胸腔积液➡️。病情进展，胸腔积液增多，出现双侧胸腔积液和早期水肿。胸腔穿刺结果为乳糜胸，是一种淋巴系统缺陷，可以放置引流管改善水肿。（右图）另一个 T21 胎儿，肝脏明显增大（游标）。T21 胎儿患白血病的风险增加，最常见的是一过性骨髓增殖异常，表现为肝脾肿大，预后很好。

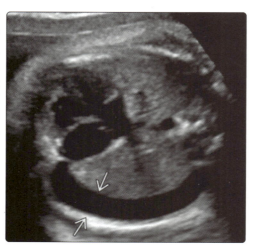
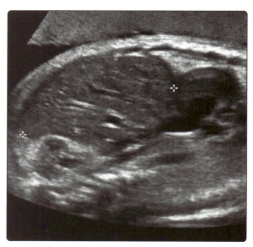

图 12-18 （左图）30 周的 T21 胎儿伴羊水过多➡️，冠状切面显示典型的双泡征。充满液体的胃泡➡️和充满液体的十二指肠➡️构成双"泡"。羊水过多可导致早产。（右图）另一病例中，彩色多普勒超声显示液体由十二指肠➡️反流入胃泡➡️。红色多普勒信号➡️显示液体流动朝向探头方向，自梗阻的十二指肠流出。十二指肠闭锁与 T21 高度相关。

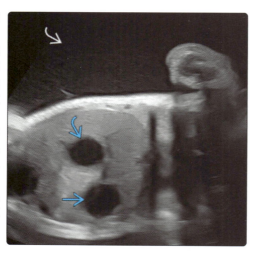
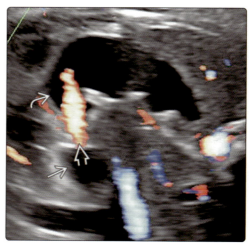

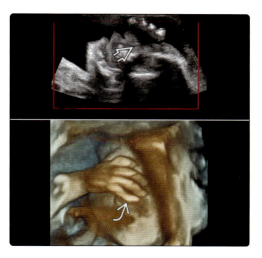
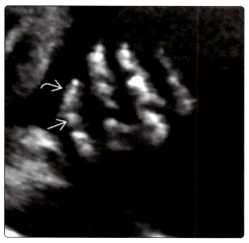

图 12-19　（左图）胎儿鼻骨缺失 ➡️，手放置于面部前方。3D 重建图像上显示第 5 指弯曲 ➡️，T21 可观察到的一个软指标。（右图）另一 T21 胎儿，超声上显示手的第 5 指弯曲。中指骨短小 ➡️导致小指尖 ➡️向无名指弯曲。指弯曲在低风险人群中如果只是孤立存在，考虑为特发性，有时会在家族中多个正常成员中看到。

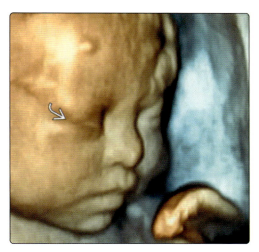
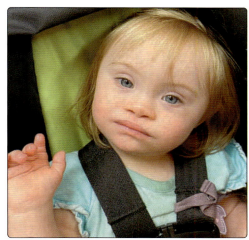

图 12-20　（左图）一个晚孕期 T21 胎儿的面部 3D 超声，显示面中部扁平的典型特征，同时合并睑裂上斜 ➡️。（右图）一个 T21 患儿的临床照片，不合并严重畸形，可见典型的面部特征，这在产前超声中可以显现。家属几乎都会希望看到他们宝宝精美的 3D 图像，使他们在迎接新生儿前做好准备。

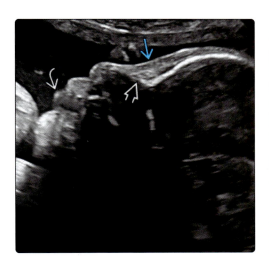
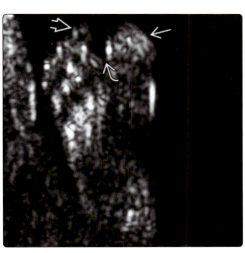

图 12-21　（左图）一个鼻骨发育不良 ➡️的 T21 胎儿，鼻前软组织 ➡️也增厚。同时可以看到舌体肥大 ➡️，在实时检查时可以看到吐舌的动作。曾被描述为巨舌，但可能是因为面中部发育不良显的舌体大。（右图）足底切面显示第一趾 ➡️与第二趾 ➡️间距增宽 ➡️，同时伴有多发的其他异常和 T21。与 21 三体相比，轻微的手足异常，包括趾间距增宽和指弯曲更多见于正常胎儿。

第十二章　非整倍体

要　点

术语

- 18 号常染色体三体

影像学表现

- 特征性表现是多发异常
- 颈项透明层（nuchal translucency, NT）检查时的表现
  - NT 增厚、鼻骨缺失
  - 多种异常在 NT 检查时可以发现
- 中孕期几乎所有的胎儿存在异常
  - 心脏缺陷（90%）
  - 肌肉骨骼异常（75%）
    - 手握拳 + 食指重叠指（50%）
  - 脐膨出、先天性膈疝、脊柱裂、颅面部异常，其他
  - 标记物很少孤立存在
    - 脉络丛囊肿（choroid plexus cysts, CPC）、单脐动脉（single umbilical artery, SUA）、草莓头、颈部皮肤皱褶增厚
- 晚孕期表现
  - 胎儿生长受限，羊水过多

主要鉴别诊断

- Pena-Shokeir 综合征（假 18 三体）
- 13 三体
- 三倍体
- 史 - 莱 - 奥综合征（Smith-Lemli-Opitz syndrome, SLOS）

临床问题

- 使用检测率高的筛查方法
- 推荐使用诊断性检查以明确诊断
  - CVS，羊膜腔穿刺
- 继续妊娠的预后（终止妊娠率 90%）
  - 约 50% 胎儿宫内死亡（intrauterine fetal demise, IUFD）
    - 超声检查结果不能很好地预测 IUFD
  - 约 50% 活产
    - 39%（11%~72%）存活超过 48 小时
    - 11%（3%~21%）存活超过 1 个月
    - 在大多数的研究中 5%~10% 存活超过 1 年
  - 最新的医学和手术干预使得婴儿存活人数增加

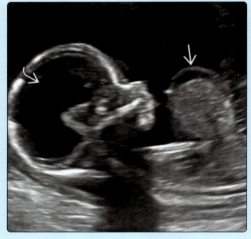
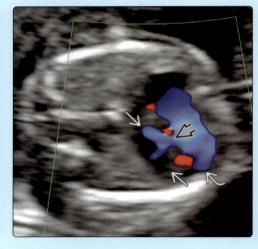

图 12-22　（左图）在 20 周的结构筛查时，发现该胎儿多发严重异常。经头、胸和上腹部的矢状切面可见一个脐膨出➡️和脑室扩张➡️。（右图）心脏的四腔心切面显示室间隔缺损➡️，心轴异常➡️，以及左心室小➡️。没有发现与 T18 相关的特征性异常；尽管如此，如果存在累及不同器官系统的多发异常时仍要怀疑 18 三体。

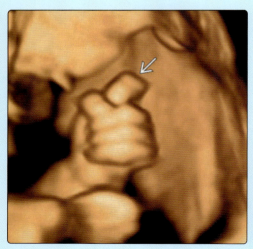
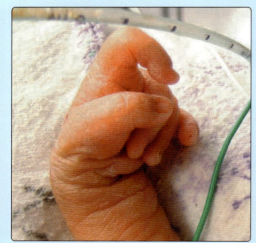

图 12-23　（左图）一例晚孕期 T18 胎儿的 3D 超声成像显示握拳伴食指重叠指➡️。同时还存在其他多发异常。（右图）临床照片显示典型的 T18 手姿。手呈握拳伴重叠指，食指特征性地叠放于其他紧握的手指上。

术语

缩写

- 18 三体(trisomy 18, T18)

同义词

- Edwards 综合征

定义

- 18 号常染色体三体

影像学表现

一般特征

- 最佳诊断线索
  - 90%～100% 的 T18 胎儿存在多发异常
    - 约 70% 是在早孕期或中孕期发现
    - 约 30% 在中孕期之后发现
  - 不存在单发异常是其特征性表现
    - 胎儿平均异常数目是 5
  - 脉络丛囊肿(choroid plexus cyst, CPC)为标记物
    - 几乎从不孤立存在
  - 进行性胎儿生长受限(fetal growth restriction, FGR)

超声表现

- 颈项透明层(nuchal translucency, NT)检查时的表现
  - NT 增厚常见但并非所有病例都存在
    - 严重时可出现水囊状淋巴管瘤(cystic hygroma, CH)和水肿
  - NT 筛查时的其他表现
    - 鼻骨缺失
    - 静脉导管内反向血流
  - NT 筛查时还可以检出的其他异常
    - 脐膨出
      - 生理性中肠疝在 12 周之前消退
    - 前脑无裂畸形
      - 大脑镰缺失，单一脑室
      - 相关的眼距过窄或独眼
    - 唇裂或腭裂(cleft lip/cleft palate, CL/CP)
      - 双侧 CL/CP 时的前颌骨突出
      - 正中 CL/CP 时面中部扁平
    - 巨膀胱(大膀胱)
    - 肢体异常
      - 桡骨异常，马蹄内翻足
    - 心脏和胸腔异常
      - 心腔不对称
      - 先天性膈疝导致的心脏移位
- 中孕期大多数病例存在多发异常
  - 心脏异常(90%)
    - 与 T18 相关的各种心脏缺陷
      - 室间隔缺损(ventricular septal defect, VSD)
      - 法洛四联症(tetralogy of Fallot, TOF)
      - 右室双出口(double-outlet right ventricle, DORV)
      - 复杂心脏畸形
    - 可为孤立性表现
  - 肌肉骨骼异常(75%)
    - 握拳＋食指重叠指(50%)
      - 单侧或双侧
    - 桡骨异常
    - 摇椅足
    - 马蹄内翻足
    - 关节挛缩(多发肢体挛缩)
  - 尿道异常(35%)
    - 由于囊性发育不良导致的肾回声增强
    - 下尿道梗阻
    - 肾盂积水
  - 脑部异常(30%)
    - 前脑无裂畸形
      - 13 三体(trisomy 13, T13)的特征性异常，而 T18 是第二常见的非整倍体原因
      - 严重程度分类：无叶，半叶，叶状
      - 透明隔腔缺失可能是叶状前脑无裂畸形的唯一线索
    - 后颅窝异常
      - Dandy-Walker 畸形，下蚓部缺陷
      - 小脑发育不良，后颅窝池增大
    - 胼胝体发育不全或发育不良
    - 不明原因的脑室扩张
  - 面部异常(20%)
    - 唇裂和腭裂(特别是双侧或正中裂)
      - 常与脑中线部异常相关
    - 小下颌畸形
    - 耳低位
    - 眼异常
      - 与面裂相关的眼距过远
      - 与前脑无裂畸形相关的眼距过近
      - 小眼畸形常见，可以很轻微
  - CH 伴或不伴水肿(20%)
    - CH 是特纳综合征的特征性异常，也可见于三倍体和其他遗传性缺陷
  - 胃肠道异常(20%)
    - 脐膨出
      - 仅包含肠管者非整倍体的风险最高
      - 包含肝脏者非整倍体风险仍然会增加
    - 先天性膈疝
      - T18 是最常见的核型异常
    - 食管和十二指肠闭锁
      - 更常见于 T21
  - 脊柱裂(12%)
    - T18 是最常见的核型异常
    - 合并 Chiari Ⅱ 畸形
  - 胎盘异常
    - 小胎盘常见(表现轻微)
    - 囊肿少见(更可能是三倍体)
  - 一些病例出现早发型 FGR(14～24 周)
    - 晚孕期诊断的更多
- 中孕期 T18 标记物(几乎不会孤立存在)
  - CPC 是特征性标记物
    - 50% 的 T18 胎儿有 CPC；然而，1%～2% 的正常胎儿也有 CPC
      - 当表现为孤立性 CPC 时，胎儿更可能是正常，而非 T18
    - 大的 CPC(＞10mm)相关性更高
    - 几乎总在 32 周前吸收
  - 颈部皮肤皱褶增厚，≥6mm
  - 草莓头
    - 前额窄，两侧颅骨饱满(短头畸形)
  - 小脑延髓池(cisterna magna, CM)增宽：CM＞10mm

- 通常是由于小脑发育不良引起
- ○ 50% 的 T18 胎儿存在单脐动脉(single umbilical artery, SUA)
  - 孤立性很罕见(1%~2% 的正常胎儿存在单脐动脉)
- ○ 脐带囊肿(孤立性罕见)
- **晚孕期表现**
- ○ 进展性 FGR
- ○ 羊水过多
  - 多由于异常的吞咽和肌张力,而不是胃肠道梗阻
- ○ 轻微异常在中孕期可能漏诊,晚孕期才表现出来
  - 心脏缺陷,脑室扩张

影像学建议

- 最佳成像方法
- ○ 在 NT 筛查时进行结构扫查
  - 可能需要经阴道超声检查
- ○ 如果发现 CPC 或 1 种严重畸形,需仔细扫查寻找其他异常并考虑胎儿超声心动图检查。

鉴别诊断

Pena-Shokeir 综合征(假 18 三体)

- 常染色体隐性遗传
- 与 T18 有许多重叠的表现,以神经源性关节挛缩为主要特征
- 一些学者认为属于胎儿运动机能丧失序列谱系

13 三体

- 前脑无裂畸形(无叶,半叶,叶状)
- ○ 合并中线部位面部异常
- FGR、心脏异常、脐膨出、多指

三倍体

- 额外多出一整套染色体
- 囊泡状胎盘是其特征性表现(并不总是存在)
- 严重的早发 FGR+多发异常

史-莱-奥综合征

- 常染色体隐性遗传
- FGR(小头畸形是主要表现),手握拳

病理

一般特征

- 中孕期非整倍体的第二位常见病因(第一位是 T21)
- 18 号常染色体全部或部分三体
- ○ 80% 为完全三体
- ○ 10% 是嵌合体,10% 为易位

临床问题

表现

- 超声异常或筛查结果异常
- 胎儿细胞游离 DNA(cell-free DNA,cfDNA)结果异常
- ○ 敏感性 91%,特异性 99%
- ○ 低胎儿分数与非整倍体风险增高相关(建议诊断性检测)
- 早孕期血清生化结果异常
- ○ 妊娠相关血浆蛋白-A 降低
- ○ β-hCG 降低

- ○ 已有报道检出率为 90%
- 母体血清学四联试验筛查异常
- ○ 甲胎蛋白降低
- ○ hCG 蛋白降低
- ○ 雌三醇降低
- ○ 抑制素 A 蛋白降低
- ○ 检出率 80%

人口统计资料

- 流行病学
- ○ 总患病率 1：2 500(包括死产和终止妊娠)
- 如果父母没有平衡易位的遗传缺陷,复发风险为 1% 或更低
- ○ 所有三体的复发风险轻度增加(已有报道似然比为 1.4)
- 高龄产妇的风险更高
- ○ 风险不如 T21 高

自然病史与预后

- 已有报道终止妊娠率高达 90%(世界范围内)
- 未终止妊娠者约 50% 胎儿宫内死亡(intrauterine fetal demise, IUFD)
- ○ 超声表现的严重程度不能准确地预测 IUFD(重要的是不要"预估"IUFD)
- 约 50% 活产
- ○ 39%(11%~72%)存活超过 48 小时
- ○ 11%(3%~21%)存活超过一个月
- ○ 多数研究发现 5%~10% 存活超过 1 年
- ○ 一项多州参与的研究显示 5 年生存率高达 12%
  - 长期存活预测因素：37 周以上分娩,不伴严重的先天性心脏病,无脐膨出
- 最新的医疗和手术干预下,存活婴儿人数不断增加
- 幸存者严重残疾
- ○ 肌张力低下、喂养困难等

处理

- 终止妊娠
- 围产期临终关怀和姑息治疗
- 一些病例支持和积极救治
- 多数病例避免使用宫缩抑制剂和剖宫产

诊断要点

考虑

- 细胞游离 DNA 和母体血清学检测是非整倍体的筛查方法；发现与非整倍体相关的异常时建议进行诊断性遗传学检测
- ○ NT 检查时行绒毛穿刺术(chorionic villus sampling, CVS)
- ○ 在结构筛查期行羊膜腔穿刺术
- 发现孤立标记物时推荐进行遗传学咨询
- ○ 在低风险人群中标记物大多被忽略
- ○ 这种情况下细胞游离 DNA 是最佳筛查方法

参考文献

1. Glinianaia SV et al: Long-term survival of children born with congenital anomalies: a systematic review and meta-analysis of population-based studies. PLoS Med. 17(9):e1003356, 2020
2. Becker DA et al: Sensitivity of prenatal ultrasound for detection of trisomy 18. J Matern Fetal Neonatal Med. 32(22):3716-22, 2019
3. Goel N et al: Trisomy 13 and 18-prevalence and mortality-a multi-registry population based analysis. Am J Med Genet A. 179(12):2382-92, 2019
4. Hartwig TS et al: Non-invasive prenatal testing (NIPT) in pregnancies with trisomy 21, 18 and 13 performed in a public setting - factors of importance for correct interpretation of results. Eur J Obstet Gynecol Reprod Biol. 226:35-9, 2018

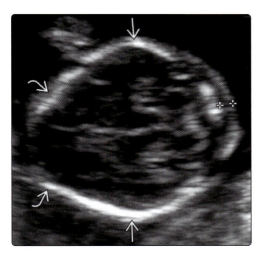
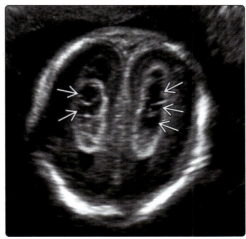

图12-24 （左图）中孕期T18胎儿，可见短头畸形导致的草莓头。双侧顶骨隆起➡、前额狭窄➡使得颅骨呈现这种形状。（右图）使用经阴道超声可以更好观察脉络丛囊肿，这是另一例中孕期T18的胎儿，可见多发的脉络丛囊肿➡。短头畸形和CPC是T18的标记物，几乎都伴有其他胎儿异常。

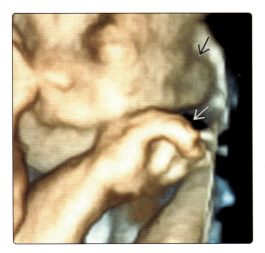
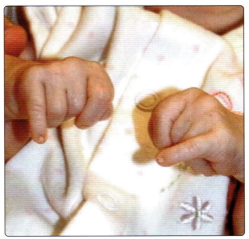

图12-25 （左图）这例T18合并心脏异常的晚孕期胎儿，3D超声极好地显示了其他微小异常，手握拳伴重叠指➡、下颌后缩和耳低位➡。（右图）类似的手部表现在这个T18婴儿也可观察到。双手紧握，食指和小拇指叠放在中指和无名指上。这个婴儿同时患有法洛四联症，已矫治。她活到11个月大。

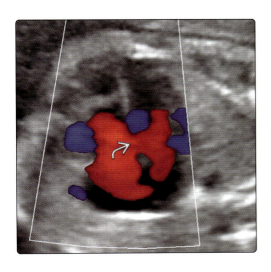
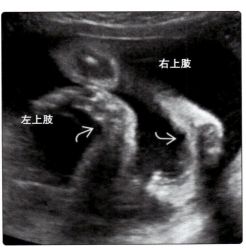

图12-26 （左图）结构检查时应用彩色多普勒的四腔心切面，显示室间隔缺损➡，同时观察到T18其他的微小标记物，做了羊膜腔穿刺。（右图）T18的其他表现可能很轻微，包括关节挛缩。这个病例双侧腕关节持续屈曲➡。90%的T18患者伴有心脏异常，75%伴有肌肉骨骼异常，因此，怀疑T18时要重点关注心脏和肢体。

右上肢

左上肢

图 12-27 （左图）这例 NT 增厚的胎儿，经阴道超声显示鼻骨缺失。注意，不要将皮肤的高回声线 ➡ 与鼻骨相混淆。这个胎儿同时合并其他异常，进行了 CVS。（右图）另一 12 周的胎儿进行 NT 筛查，发现手臂朝向异常。前臂短小且仅包含有一根长骨 ➡，手向内旋 ➡。诊断为桡骨缺失，桡骨异常。CVS 诊断为 T18。

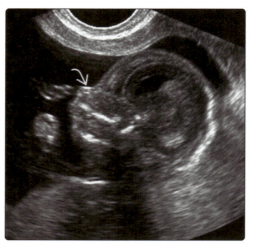
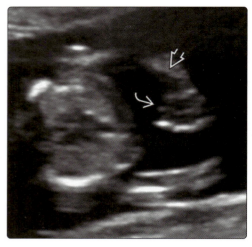

图 12-28 （左图）磁共振 T2 加权成像冠状面显示蚓部缺失 ➡，使得第四脑室 ➡ 与后颅窝池相通，呈钥匙孔征。后颅窝异常与非整倍体相关，最常见的是 T18。（右图）这个 T18 胎儿存在多发异常，单侧唇裂 ➡ 是其中之一。然而，孤立性单侧唇腭裂很少与非整倍体相关。正中唇裂或腭裂与非整倍体和遗传缺陷相关度非常高。

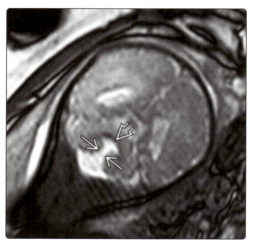
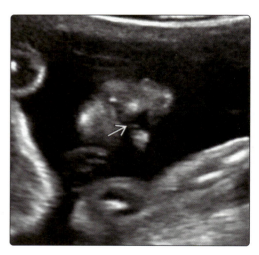

图 12-29 （左图）这个 T18 胎儿可见一个脐带囊肿（umbilical cord cyst, UCC）➡。脐带囊肿是非整倍体畸形的一个标记物，很少孤立存在。还与脐膨出相关（伴或不伴非整倍体）。另一个 T18 的标记物是单脐动脉，几乎不孤立存在。（右图）这个 T18 胎儿，由于距骨垂直呈摇椅足，同时合并有其他异常。有这种异常时足跟异常凸出 ➡。摇椅足极少孤立存在。

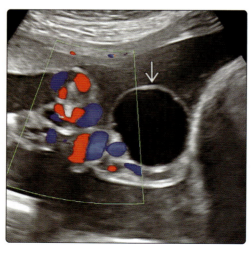
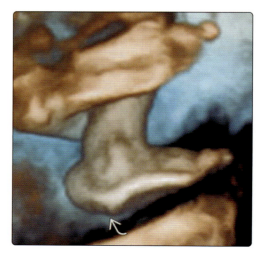

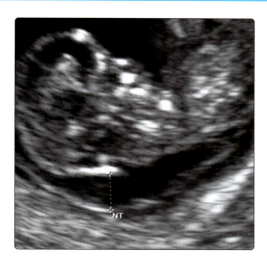 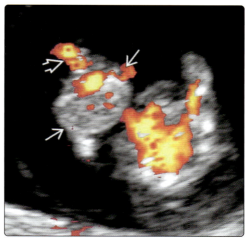

图 12-30 （左图）正中矢状切面超声图像显示这个 12 周胎儿 NT（游标）明显增厚。（右图）另外还有一个大的、包裹完好的前腹壁缺损 ➡，脐带 ➡ 插入体外的腹腔内容物之上。根据这些表现诊断为脐膨出。当天做了 CVS，T18 在孕早期得以诊断。注意生理性中肠疝应该在 12 周前消退。

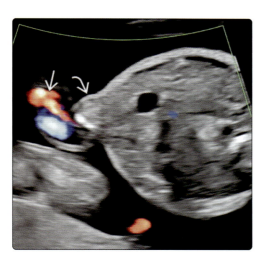 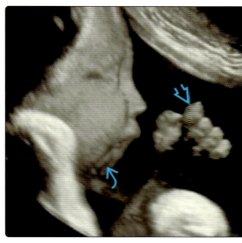

图 12-31 （左图）这个胎儿存在单脐动脉 ➡，及一个仅包含肠管的小型脐膨出 ➡。尽管体积小，与大的包含肝脏的脐膨出相比，其与非整倍体的相关性更高。（右图）3D 超声显示面中部扁平和下颌后缩 ➡。这些是非特异性表现，在很多情况下都能见到，高度可疑该病例为 T18 是因为另外发现了手握拳和食指重叠指 ➡。超过 90% 的 T18 存在多发异常（平均 5 个）。

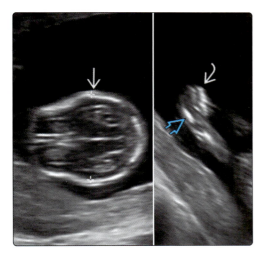 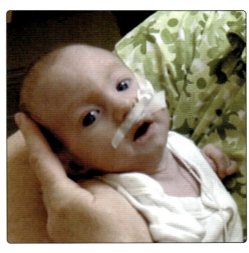

图 12-32 （左图）这个病例在 14 周时由于同时发现桡骨异常（单根前臂骨 ➡ 及桡偏手 ➡）和草莓头 ➡ 而怀疑 18 三体。（右图）T18 三体活产婴儿的临床照片显示有些新生儿的体征轻微。大约 1/2 没有终止妊娠而活产出生。这个孩子存活了近一年，做过心脏手术。对 T18 新生儿的医疗和手术干预越来越多。

要　点

术语

- 同义词：Patau 综合征

影像学表现

- 前脑无裂畸形是特征性表现
  - 无叶、半叶、叶状
  - +合并面部异常
    - 眼距过窄或独眼畸形
    - 鼻异常或喙鼻
    - 正中或双侧唇裂/腭裂
- 心脏缺陷（80%）
  - 左心发育不良+心内强回声灶与 13 三体（trisomy 13，T13）高度相关
- 肾脏增大且回声增强（50%）
- 轴后多指（75%）
- 胎儿生长受限（50%）
  - 早发型且呈进展性
- 颈项透明层（nuchal translucency，NT）筛查时的表现

- NT 增厚、鼻骨缺失
- 许多重要异常在这个时期可能看到

主要鉴别诊断

- 不伴 T13 的前脑无裂畸形
- 18 三体（trisomy 18，T18）
- Meckel-Gruber 综合征

临床问题

- 发现相关异常时需要遗传学检查
  - 在 11～14 周行绒毛活检术
  - 在中孕期行羊膜腔穿刺术
  - 由于本病的发病率低，胎儿细胞游离 DNA 的阳性预测值低
- 第三种最常见的三体（位居 T21 和 T18 之后）
- 高龄孕妇（advanced maternal age，AMA）患病风险增高
- 继续妊娠的预后情况
  - 1/2 宫内死亡，1/2 活产
  - 生后一周的死亡率约 50%
  - 生后一年的死亡率约 90%

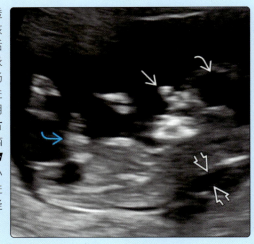
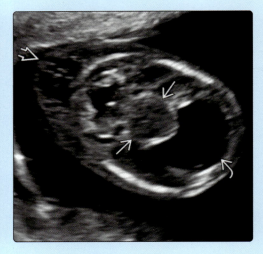

图 12-33 （**左图**）在颈项透明层（NT）筛查时，发现该 12 周胎儿有多种异常，包括 NT 增厚➡、脑积水➡、喙鼻➡，以及一个仅包含肠管的小型脐膨出➡。为进一步评估结构进行了经阴道超声（TVUS）检查。（**右图**）同一病例的 TVUS 颅脑横切面，可见单一脑室➡和丘脑融合➡，另外伴小的水囊状淋巴管瘤➡。进行 CVS，证实为影像学怀疑的 T13。

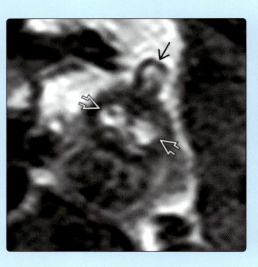
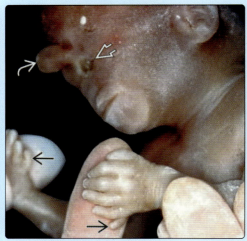

图 12-34 （**左图**）中孕期 T13 胎儿的 MR 显示了与前脑无裂畸形相关的典型的面部特征。有严重的眼距过窄➡，以及一个位于中上部、取代了正常鼻子的喙鼻➡。（**右图**）典型 T13 表型特征的临床照片显示轴后多指➡、喙鼻➡以及单一融合的眼睛➡（即独眼畸形）。该面部特征与前脑无裂畸形相关，常为无叶型。

术语

缩写

- 13 三体（trisomy 13, T13）

同义词

- Patau 综合征

定义

- 13 号常染色体三体

影像学表现

一般特征

- 最佳诊断线索
  - 前脑无裂畸形+其他异常（＞90%）
    - 心脏缺陷
    - 肾脏增大并回声增强
    - 多指
    - 胎儿生长受限（fetal growth restriction, FGR）
  - 颈项透明层（nuchal translucency, NT）增厚±其他异常
    - 多种异常在 NT 筛查时可以检出

超声表现

- 中枢神经系统异常（70%）
  - 40%~50% 为前脑无裂畸形
    - 脑中线部融合畸形
      - 严重程度不一，从大脑皮质完全融合到透明隔腔（cavum septum pellucidum, CSP）缺失
    - 无叶型（最严重）、半叶型、叶状型（最轻微）
      - 丘脑完全或部分融合（无叶型、半叶型）
      - 单一脑室/背侧囊肿（无叶型）
      - 不同程度的大脑皮质融合
      - 大脑镰存在程度不一
    - CSP 缺失可能是叶状型的唯一表现
    - 90% 合并相关胎儿面部畸形
  - 小头畸形（通常为进展性且严重）
    - 头围小于平均值 –3SD
  - 小脑异常
    - Dandy-Walker 畸形
    - 小脑发育不良+后颅窝池增宽
  - 胼胝体发育不全
  - 不同程度的脑室扩张
- 面部异常（50%）
  - 大多数与前脑无裂畸形相关
    - 面部特征提示脑部异常
  - 眼球异常
    - 独眼畸形、眼距过窄
    - 小眼畸形、无眼畸形
  - 鼻异常
    - 鼻骨缺失或短小/鼻畸形
    - 喙鼻位于眼球上方（前额上）
      - 管状鼻样结构
  - 正中唇裂/腭裂与非整倍体高度相关
    - 面中部轮廓扁平，横切面显示缺损
  - 双侧唇/腭裂（很少是孤立表现）
    - 侧面轮廓观可见前上颌骨突出
  - 耳低位
- 心脏缺陷（80%）
  - 左心发育不良（hypoplastic left heart, HLH）
    - HLH+心内强回声灶（intracardiac echogenic focus, IEF）时与 T13 高度相关
  - 室间隔缺损
  - 其他复杂缺陷
- 肾脏异常（50%）
  - 由肾脏囊性发育不良所致肾脏回声增强
  - 尿道扩张（通常不是由于梗阻）
- 肌肉骨骼表现（50%）
  - 轴后多指/趾（75%）
    - 尺侧/腓侧的多指/趾
  - 手握拳姿势/重叠指
    - 更常见于 18 三体（trisomy 18, T18）
  - 摇椅足与非整倍体高度相关
    - 更常见于 T18
  - 马蹄内翻足（很少为孤立表现）
- 胃肠道异常
  - 脐膨出：常仅包含肠管
  - 肠管回声增强（很少为孤立表现）
- 50% 伴 FGR：常为早发型并进展性
  - FGR+羊水过多要可疑 T13 和 T18
- 中孕期标记物（几乎都不孤立存在）
  - IEF（30%）
  - 单脐动脉（25%）
  - 颈褶厚度增加或水囊状淋巴管瘤（20%）
  - 肠管回声增强（5%）
- 高达 90% 的病例在 11~14 周超声检查时可检出 NT 增厚和多发异常
  - 无叶前脑无裂畸形
    - 大脑镰缺失、脑皮质融合、丘脑呈球状
  - 脐膨出
    - 超过 12 周的本外肠管不属于生理性中肠疝
    - 肝脏位于体外一定是异常
  - 巨膀胱（大膀胱）
  - 静脉导管波形异常
    - A 波反向
  - 三尖瓣反流
  - 面部轮廓异常
    - 鼻骨缺失
    - 前上颌骨外突
    - 喙鼻
    - 由于正中腭裂导致的面中部扁平

影像学建议

- 最佳成像方法
  - NT 扫查时进行结构筛查
  - 发现一个异常后，应仔细进行中孕期结构筛查，以查找其他异常
- 流程建议
  - 所有的前脑无裂畸形病例都要可疑 T13
  - 当发现中线部位面部异常时要排查脑部异常，反之亦然
  - 当发现中枢神经系统微小异常时可考虑胎儿 MR 检查

鉴别诊断

不伴 T13 的前脑无裂畸形

- 无叶型、半叶型以及叶状型
  - 超声可能漏诊叶状型
  - CSP 缺失时可考虑胎儿 MR 检查
- 孤立存在时预后更好

18 三体

- 多发严重异常
  - 心脏异常占 90%
  - 肌肉骨骼异常
  - 前脑无裂畸形
    - T18 是第二位常见病因
  - 脐膨出
    - T18 是脐膨出最常见的染色体异常
- 脉络丛囊肿是一个标记物（几乎不孤立存在）
- 进展性的早发 FGR

Meckel-Gruber 综合征

- 脑部异常是主要特征
  - 脑膨出（最常见）
  - Dandy-Walker 畸形
  - 前脑无裂畸形（罕见）
- 多指/趾
- 肾脏回声增强
- 常染色体隐性遗传，复发风险 25%

病理

一般特征

- 病因学
  - 13 号染色体 75% 为三体
  - 20% 为易位
  - 5% 为嵌合体

临床问题

表现

- 最常见的症状或体征
  - 早孕期或中孕期超声检查发现异常
    - T13 检出率超过 90%
  - 母体血清筛查结果异常
    - 早孕期
      □ 血 β 亚基 hCG（β subunit hCG，β-hCG）降低
      □ 妊娠相关血浆蛋白 -A（pregnancy-associated plasma protein-A，PAPP-A）降低
      □ 已有报道检出率高达 92%
    - 中孕期
      □ 甲胎蛋白（α-fetoprotein，AFP）升高
      □ 抑制素 A 蛋白升高
      □ 人绒毛膜促性腺激素（human chorionic gonadotropin，hCG）正常
      □ 雌三醇正常
      □ 已有报道检出率约 70%
  - 胎儿细胞游离 DNA 筛查
    - 已有报道检出率高达 92%
    - T13 阳性预测值（positive predictive value，PPV）仅为 46%（与之相比，21 三体（trisomy 21，T21）的 PPV 为 95%）
      □ PPV 受患病率影响很大（与 T21 相比，T13 低得多）

人口统计资料

- 年龄
  - 高龄产妇（advanced maternal age，AMA）风险更高
    - AMA：分娩时年龄≥35 岁
- 流行病学

- 第三种最常见的三体
  - T21 和 T18 更常见
- 患病率：出生人口中 1：5 000～1：20 000
- 自发流产中 1% 是 T13

自然病史与预后

- 已有报道终止妊娠率至少为 50%（一些国家高达 90%）
- 继续妊娠的预后
  - 1/2 宫内死亡及 1/2 活产
  - 出生第一周的病死率约 50%
    - 1/2 出生第一天即死亡
  - 出生第一年病死率约 90%
  - 大多数报道认为能存活到 1 岁的人数不足 10%
- 最近美国多州的研究显示，活产的 5 年生存率为 9.7%
  - 存活时间较长者的共同特征
    - 不伴前脑无裂畸形
    - 心脏缺陷不严重
    - 分娩时胎龄＞37 周
  - 为存活患儿提供的医疗和外科手术干预
    - 鼻饲管、气管造口术、处理呼吸暂停
    - 必要时心脏手术

处理

- 终止妊娠
- 围产期临终关怀和姑息治疗
- 某些情况下支持和积极救治
- 避免使用宫缩抑制剂和剖宫产

诊断要点

考虑

- 发现脑中线处颅脑、心脏或面部异常时要可疑 T13
- 早发 FGR 时要怀疑非整倍体
  - 最常见于 T18 和 T13

影像判读经验

- 早孕期诊断 T13 是可能的
  - 在 NT 筛查时进行结构筛查
    - 经常需要经阴道超声（tansvaginal ultrasound，TVUS）检查
  - 当早期发现异常时，进行遗传学检测（CVS）而不是遗传学筛查（母体血清学检查）
- 所有中孕期扫查中检查 CSP
  - 发现中线处轻微异常时考虑胎儿 MR 检查
  - 双顶径和后颅窝切面
- 发现正中或双侧唇/腭裂时要仔细检查胎儿颅脑
  - 如果胎儿是头位，进行 TVUS
- 发现前脑无裂畸形时，要计数手指和脚趾
  - 存在多指/趾提示所发现异常不是孤立表现

参考文献

1. El-Dessouky SH et al: Prenatal ultrasound findings of holoprosencephaly spectrum: unusual associations. Prenat Diagn. 40(5):565-76, 2020
2. Goel N et al: Trisomy 13 and 18-prevalence and mortality-a multi-registry population based analysis. Am J Med Genet A. 179(12):2382-92, 2019
3. Zhen L et al: The role of ultrasound in the choice between chorionic villus sampling and amniocentesis for patients with a positive NIPT result for trisomy 18/13. Prenat Diagn. 39(12):1155-8, 2019
4. Winn P et al: Prenatal counseling and parental decision-making following a fetal diagnosis of trisomy 13 or 18. J Perinatol. 38(7):788-96, 2018
5. Santorum M et al: Accuracy of first-trimester combined test in screening for trisomies 21, 18 and 13. Ultrasound Obstet Gynecol. 49(6):714-20, 2017

第十二章　非整倍体

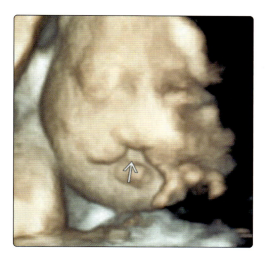
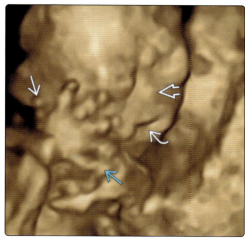

图 12-35 （左图）晚孕期13 三体胎儿的 3D 超声显示正中唇裂➡。胎儿眼距窄，同时合并前脑无裂畸形。这些都是与 T13 相关的常见异常。（右图）中孕期 T13 胎儿的面部 3D 超声，显示存在正中唇裂➡、鼻缺失➡和轴后多指➡（拇指➡）。交待病情时，3D 图像可以帮助家长和咨询医生更好地理解和沟通面部异常。

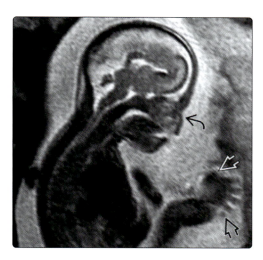
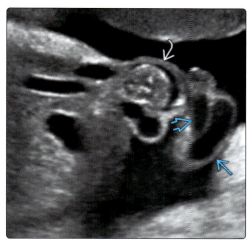

图 12-36 （左图）MR 显示一个异常的 T13 胎儿由于鼻缺如➡导致面部扁平。这个胎儿同时有多指。从拇指➡开始数，可以数出有六个手指，多出的手指➡位于尺侧。（右图）另一 T13 胎儿，脐带插入处显示一个仅包含肠管的非常小的脐膨出➡，同时脐带仅包含一根脐动脉➡和一根脐静脉➡。单脐动脉是 T13 的标记物，仅包含肠管的脐膨出与非整倍体高度相关。

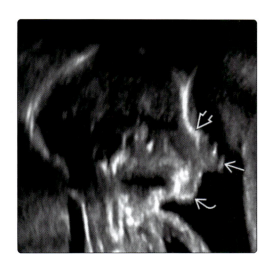
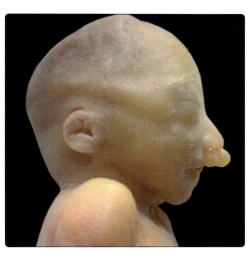

图 12-37 （左图）这是一例20 周 T13 胎儿的轮廓图。可见一个突出于颌骨前方的组织➡，由发育不良的前腭和双侧唇腭裂间的软组织形成。除此之外，可以看到鼻骨➡和下巴➡正常。（右图）同一病例的临床照片显示鼻子下方由双侧唇腭裂造成的形状不规则的组织。同时可以看到耳低位。侧面观，耳上缘应与眼睑在同一水平。在 T13 中，双侧唇腭裂很少孤立存在。

图 12-38 （左图）15 周时采集的胎儿面部多平面 3D 超声，显示发育不良的前腭➡突起。双侧唇裂处细小的软组织缺损在横切面图像上观察最清楚➡。冠状切面的表面渲染图像显示团块状突出的腭➡，典型的双侧唇腭裂表现。（右图）同一胎儿的非整倍体标记物包括心内强回声灶➡和紧邻膀胱的单根脐动脉➡。羊膜腔穿刺确诊为 T13。

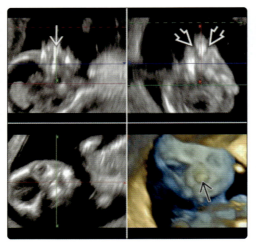
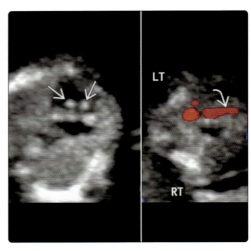

图 12-39 （左图）中孕早期 T13 胎儿，四腔心切面显示一个心内强回声灶➡和一个大型室间隔缺损（游标）。（右图）同一病例的后颅窝切面显示，由于小脑小（+ 游标），小脑延髓池（x 游标）宽大。同时还发现前脑异常。中位心、小脑和面部异常都与 T13 相关。

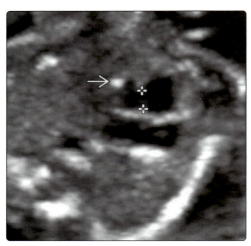
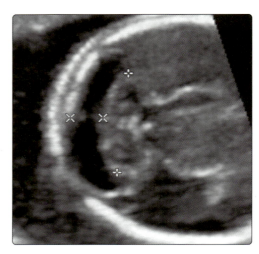

图 12-40 （左图）中孕期 T13 胎儿，双肾➡回声增强并增大（从上腹部延伸至髂骨翼水平➡）。这种非特异性肾囊性发育不良的表现与非整倍体和综合征相关。（右图）这名 T13 死胎胎儿的双足照片显示轴后多趾➡。手也存在多指畸形。同时存在其他多发异常，包括严重的生长受限和肾脏回声增强。约 75% 的 T13 存在多指/趾。

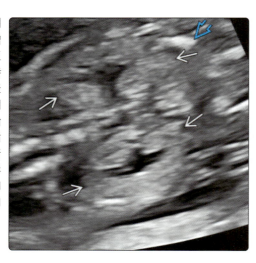
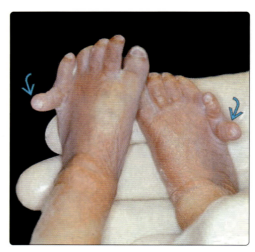

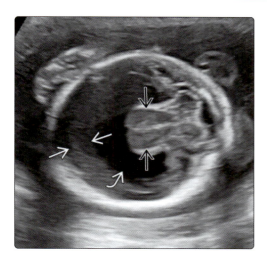 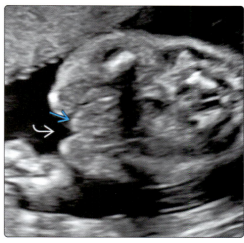

图 12-41 （左图）这个胎儿的 T13 典型特征包括无叶前脑无裂畸形。单一脑室 ⬈，大脑镰缺失，脑皮质 ⬌ 在中线处融合。丘脑 ⬌ 明显向中线聚拢，可以明确诊断无叶前脑无裂畸形。（右图）同一病例经上唇和腭的超声横切面，显示中央唇腭裂 ⬌。在这个切面上可以清楚看到舌尖 ⬌。中线部位面部畸形常见于前脑无裂畸形。

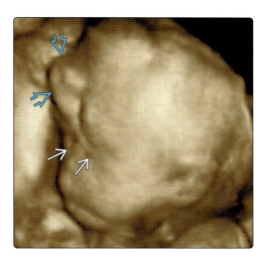 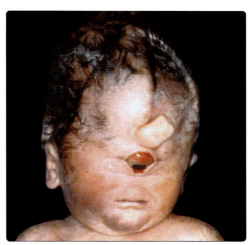

图 12-42 （左图）中孕晚期 T13 胎儿，3D 表面渲染模式显示喙鼻 ⬌ 和相距近的小眼 ⬌，是与前脑无裂畸形相关的典型面部特征（伴或不伴 T13）。（右图）一个伴前脑无裂畸形的 T13 新生儿的临床照片，可见喙鼻、独眼和小嘴。与前脑无裂畸形相关的面部特征有一系列，而喙鼻和独眼是典型表现。

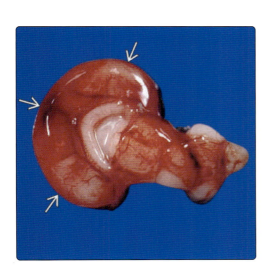 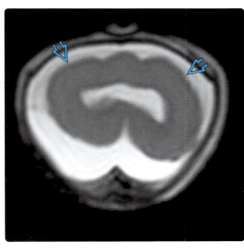

图 12-43 （左图）无叶前脑无裂畸形的大体标本照片显示杯状融合的大脑皮质 ⬌，这是 T13 的特征。（右图）T13 新生儿的尸检 MR，新生儿出生数小时内死亡，可见大脑皮质 ⬌ 同样的融合形态。尽管这是一个近足月产的婴儿，请注意大脑皮层极不成熟的外观，无清晰可辨的脑回和脑沟。尸检 MR 可以提供给拒绝外科尸体解剖的家庭。

要　点

术语
- X 单体（45，X）
- X 染色体完全或部分缺失

影像学表现
- 中孕期表现
  - 水囊状淋巴管瘤（cystic hygroma，CH）是典型表现
    - 通常体积较大（多房＞单房）
    - 60% 的 CH 胎儿有 Turner 综合征
  - 合并非免疫性水肿很常见
  - 典型的心血管缺陷是主动脉缩窄
    - 严重时左心发育不良
  - 马蹄肾
  - 股骨和肱骨短小
- 超过 90% 的病例早孕期有表现
  - 颈项透明层测值很大
  - 早期即可观察到 CH，伴或不伴水肿
  - 75% 伴有静脉导管血流反向

主要鉴别诊断
- Noonan 综合征
- 21 三体（唐氏综合征）
- 胸部淋巴管瘤

病理
- 遗传学
  - 40%～50%X 单体（1 条 X 染色体完全缺失）
  - 15%～20% 嵌合体
  - 其他变异（20%）

临床问题
- 出生时患病率：女孩 1∶2 000
  - 不同的核型表型显著不同
- 绝大多数诊断是基于超声检查结果
- 75% 的 45，X 在早孕期或中孕期发生自然流产
- 高龄产妇的风险并不增加
- 伴水肿者预后很差

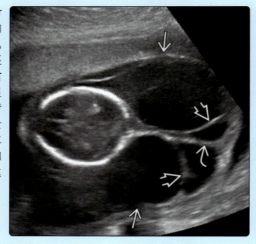 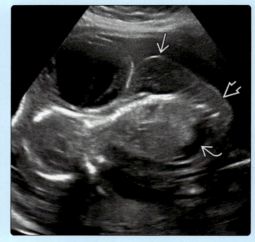

图 12-44 （左图）该 Turner 综合征胎儿有一个典型的巨大水囊状淋巴管瘤➡。除颈部中央韧带外➐，还可见多个分隔带➟。（右图）同一胎儿的矢状切面显示水囊状淋巴管瘤沿着背部➡向下延伸，同时伴全身水肿➟和腹水➟。水肿常与水囊状淋巴管瘤和 Turner 综合征相关。当这些征象出现时，预后差。

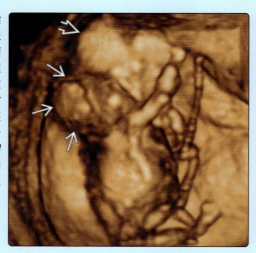 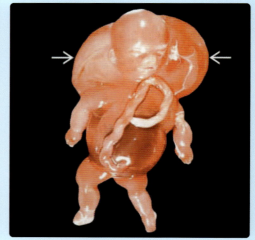

图 12-45 （左图）12 周胎儿的 3D 超声显示后方局限性突出的水囊状淋巴管瘤➡，位于头部后方➟。超过 90% 的 Turner 综合征在早孕期就有异常表现。（右图）中孕早期 Turner 综合征胎儿的临床照片，显示一个巨大的水囊状淋巴管瘤➡和体壁水肿。产前诊断的 Turner 综合征胎儿多数但不是全部会出现胎儿宫内死亡。

第十二章　非整倍体

术语

缩写

- Turner 综合征（Turner syndrome，TS）

同义词

- X 单体（45，X）

定义

- 女性胎儿、儿童或成人的一条 X 染色体完全或部分缺失

影像学表现

一般特征

- 最佳诊断线索
  - 早孕期：颈项透明层（nuchal translucency，NT）明显增厚
    - 伴或不伴分隔
  - 中孕期水囊状淋巴管瘤（cystic hygroma，CH）伴或不伴水肿及女性胎儿其他异常

超声表现

- 颈部 CH 是典型表现
  - 60% 伴 CH 胎儿有 TS
  - CHs 通常很大
    - 累及颈部后方及侧方
    - 小的 CH 类似水肿增厚的颈部褶皱
  - CH 通常是多房（也可是单房）
    - 中线处厚隔为颈部韧带
    - 存在另外的薄的分隔很常见
- 合并非免疫性水肿常见
  - 定义：胎儿过量的液体积聚
  - 液体可以积聚的区域
    - 皮肤（水肿）
    - 胸腔（胸腔积液）
    - 腹部（腹水）
  - 必须有两处不同区域的积液才能诊断水肿
    - CH 可以算为一处
- 左侧梗阻性心血管系统异常（20%～40%）
  - 主动脉缩窄（产前诊断困难）
    - 主动脉弓缩窄伴或不伴左心室小
    - 卵圆孔的左向右分流是诊断线索
  - 左心发育不良
- 泌尿生殖系统表现
  - 马蹄肾是典型表现
    - 肾脏下极于腹主动脉前方融合
    - 在横切面和冠状切面观察最佳
  - 正常的女性生殖器（最常见）
    - 很少有模糊的生殖器外观
      - 核型为 45，X/46，XY，混合型性腺发育障碍
- 股骨和肱骨短小
- 轻度至中度的胎儿生长受限（fetal growth restriction，FGR）
- 超过 90% 的病例存在早孕期超声表现
  - 显著增厚的 NT 与 TS 相关
    - 通常大于 5mm 的称 CH（伴或不伴分隔）
  - 查找水肿（可能轻微）
  - 在 NT 筛查时查找结构畸形
    - 四腔心切面异常是诊断线索
  - 静脉导管（ductus venosus，DV）血流异常
    - 75% 的 TS 伴 DV 血流反向

- TS 一般鼻骨正常

影像学建议

- 最佳成像方法
  - 早孕期 NT 筛查
  - 中孕期后颅窝和颈部横切面
- 流程建议
  - 建议所有 CH 病例进行遗传咨询
  - 仔细测量羊水；大的 CH 易与羊水池混淆
  - 考虑规范的胎儿超声心动图检查

鉴别诊断

Noonan 综合征

- 与 TS 看起来极相似
  - CH
  - 水肿
- 心脏异常
  - 肺动脉狭窄
- 肢体短小
- 常染色体显性遗传 RAS 病，核型正常
  - 需要微阵列分析诊断
- 男：女 =1：1

21 三体（唐氏综合征）

- 颈部增厚比 CH 更常见
  - 水肿有时可见，但更罕见
- 早孕期 NT 增厚
  - 与 TS 相比增厚程度较轻
  - 鼻骨缺失
  - DV 血流异常
- 合并的微小标记勿（对 TS 来说不典型）
  - 心内强回声灶
  - 肠管回声增强
  - 轻度脑室扩张
  - 轻度肾盂扩张
  - 肱骨/股骨短小
- 典型的严重畸形
  - 房室间隔缺损
  - 十二指肠闭锁
- 男：女 =1：1

胸部或颈部淋巴管瘤

- 胸壁囊性包块
  - 常位于腋窝，但任何部位均可发生
  - 通常较大，伴分隔
  - 浸润性
- 颈部一侧的淋巴管瘤常为单侧，不伴水肿
- 与非整倍性不相关
- 男：女 =1：1

病理

一般特征

- 遗传学
  - 40%～50% 为 X 单体
    - 一条 X 染色体完全缺失
  - 15%～20% 为嵌合体
    - 45，X/46，XX 最常见
    - 45，X/46，XY（罕见混合型性腺发育不良）

- 其他变异（20%）
  - X 长臂缺失 =Xq 缺失
  - X 短臂缺失 =Xp 缺失
  - 环状染色体
  - 存在 Y 染色体遗传物质
  - 与 TS 相关的变异举例
    - 45，X/46，isoXq；45，X/46，isoXp；46，X，r（X）/46，XX
- 症状的严重程度大致与 X 染色体缺失的程度相关

临床问题

表现

- 最常见的体征或症状
  - 绝大多数 TS 的产前诊断是基于超声表现
  - 采用细胞游离 DNA 筛查又称非侵入性产前检测（noninvasive prenatal test，NIPT）来检测 TS
    - 阳性预测值（positive predictive value，PPV）仅为 26%
      - 相比之下 T21 的 PPV 为 91%
      - 因此，TS 诊断存在许多假阳性
    - 检出率为 89%
    - 所有病例应进行诊断性检测以确诊
      - 羊膜腔穿刺术
      - 绒毛穿刺活检（chorionic villus sampling，CVS）
  - 其他早孕期筛查结果
    - NT 明显增厚
    - 伴或不伴 DV 血流反向
    - 妊娠相关血浆蛋白 A（PAPP-A）降低
    - 人绒毛膜促性腺激素蛋白（hCG）升高
  - 中孕期母体血清学检测筛查异常
    - TS 的检出率 80%
    - 甲胎蛋白（α-fetoprotein，AFP）降低
    - 雌三醇降低
    - hCG 降低，但伴发水肿时 hCG 升高
    - 抑制素降低，但伴发水肿时抑制素升高
- 其他体征 / 症状
  - 胎儿死亡相关表现
  - 因心脏和肾脏功能障碍导致的羊水过少

人口统计资料

- 年龄
  - 与高龄孕妇（advanced maternal age，AMA）无关
- 性别
  - 几乎所有病例均为女性
- 流行病学
  - 女性最常见的性染色体异常
  - 出生患病率：女孩中 1：2 000
  - 75% 的 45，X 胎儿在早孕或中孕期自然流产
    - 15% 自然流产的胎儿为 TS
  - 中孕期以后的胎儿在围新生儿期的风险
    - 早产增加（20%）
    - 剖宫产增加（44%）

自然病史与预后

- 核型不同表型显著不同
  - 由 X 染色体上各种基因的单倍剂量不足决定的性状
  - 已经明确了 *SHOX* 基因在矮小身材中的作用
  - 已有报道嵌合体核型中合并症较少

- 经典的表型特征
  - 身材矮小
  - 蹼颈
  - 阔胸
  - 肘外翻和膝外翻
  - 第四掌骨 / 跖骨短小
- 在存活者中存在的相关疾病
  - 内分泌疾病
    - 1 型和 2 型糖尿病
    - 甲状腺炎
    - 黏液水肿
    - 高促性腺激素性性功能减退症
    - 不孕
    - 代谢综合征
    - 骨质疏松症
  - 心血管疾病（是 TS 早期死亡的主要原因）
    - 主动脉缩窄、主动脉瓣二叶畸形、主动脉扩张
      - 主动脉夹层的风险随年龄增加
    - 动脉硬化
    - 高血压
    - 中枢神经系统血管病
  - 自身免疫性疾病
    - 相关的轻度炎症
  - 肝脏功能障碍
  - 炎性肠病
  - 正常的语言智商
  - 运动技能延迟
- 肿瘤风险（大多数研究认为轻度增高）
  - 中枢神经系统良性和恶性肿瘤
  - 胃肠道癌症
  - 黑色素瘤和其他皮肤癌
- 报道均认为患乳腺癌的风险降低

处理

- 产前治疗根据检查结果进行调整
  - 液体引流治疗
  - 伴水肿时预后差
  - 分娩时呼吸复苏
- 存活者受益于多学科临床参与
  - 内分泌失调的激素替代疗法
  - 监测肿瘤

诊断要点

考虑

- 对有 CH 或 NT 明显增厚的胎儿要可疑 TS

影像判读经验

- 所有胎儿伴 CH 的孕妇应直接进行遗传咨询
- 所有 CH 病例均应考虑超声心动图检查

参考文献

1. Berglund A et al: The epidemiology of sex chromosome abnormalities. Am J Med Genet C Semin Med Genet. 184(2):202-15, 2020
2. Bianchi DW: Turner syndrome: New insights from prenatal genomics and transcriptomics. Am J Med Genet C Semin Med Genet. ePub, 2019
3. Gravholt CH et al: Turner syndrome: mechanisms and management. Nat Rev Endocrinol. 15(10):601-14, 2019
4. Dotters-Katz SK et al: The effects of turner syndrome, 45,x on obstetric and neonatal outcomes: a retrospective cohort evaluation. Am J Perinatol. 33(12):1152-8, 2016

第十二章 非整倍体

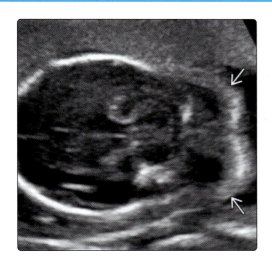 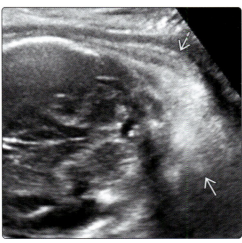

图 12-46 （左图）Turner 综合征嵌合体的胎儿，颈褶增厚伴少量积液 ➡，符合小型水囊状淋巴管瘤的诊断。唯一的其他表现是轻度肾盂积水。（右图）同一胎儿 36 周时，液体已经吸收，被大量的颈部脂肪所替代 ➡。寻找进展性水肿在 Turner 综合征的超声监测中很重要，有时水囊瘤可以改善，像在本病例中观察到的一样。

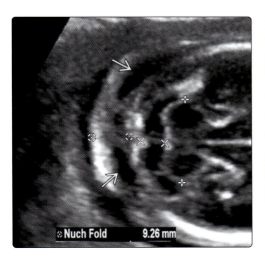 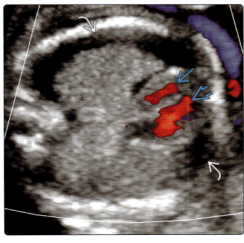

图 12-47 （左图）本例 Turner 综合征胎儿颈部皮肤皱褶增厚，只有轻度囊肿 ➡。并不是所有的 Turner 综合征胎儿都有巨大的水囊状淋巴管瘤。（右图）同一胎儿经胸横切面显示双侧胸腔积液 ➡ 以及与右侧 ➡ 相比较小的左心室 ➡。经胎儿超声心动图诊断为主动脉缩窄。淋巴畸形和主动脉异常是 Turner 综合征的典型表现。

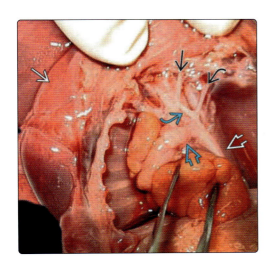 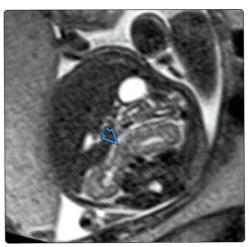

图 12-48 （左图）尸检显示了一个巨大水囊状淋巴管瘤的部分结构 ➡。流出道解剖显示左颈总动脉 ➡ 和左锁骨下动脉 ➡ 之间严重的主动脉缩窄 ➡。远端主动脉 ➡ 由动脉导管 ➡ 连接。左心流出道梗阻是 Turner 综合征的常见表现。（右图）轴位 T2MR 显示马蹄肾，Turner 综合征的常见异常。肾组织形成的峡部 ➡ 连接两个肾脏的下极。

要 点

术语

- 同义词：部分性葡萄胎
- 定义：69 条染色体（整套额外单倍体）
  - 父源性三倍体＝额外的一组是父源性（更常见）
  - 母源性三倍体＝额外的一组是母源性

影像学表现

- 父源性三倍体表型
  - 厚、大、囊性胎盘是主要特征
  - 匀称型胎儿生长受限（fetal growth restriction，FGR）
  - 卵巢黄素囊肿
- 母源性三倍体表型
  - 严重不匀称型 FGR 是主要特征
    - 身体较小，头相对巨大
  - 正常或小胎盘
- 20% 的病例有重叠特征
- 60% 存在多发异常（非特异性）
  - 脑室扩张 +3～4 指并指是最常见表现组合

主要鉴别诊断

- 双胎合并葡萄胎妊娠
  - 葡萄胎与胎儿共存
- 胎盘水肿样变
  - 妊娠失败（胎儿/胚胎死亡）
- 胎盘间质发育不良
  - 与子痫前期相关
- 18 三体和 13 三体

临床问题

- 早孕期母体生化指标有助于检测（80%～100%）和确定亲本来源
- 对可疑病例应进行有创检查（绒毛穿刺活检或羊膜腔穿刺）。
- 母体并发症
  - 子痫前期（4%～35%）
  - 胎盘早剥
  - 产后出血
- 三倍体被认为是致死性诊断

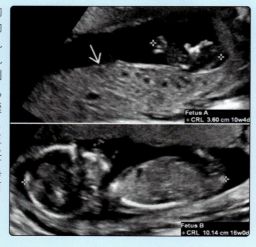
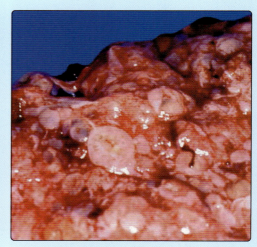

图 12-49 （**左图**）16 周的双绒毛膜双胎出现严重的早发型生长受限，其一胎儿是三倍体（**上图**），另一胎儿正常（**下图**）。三倍体胎儿测量约 11 周，而不是 16 周。另外，胎盘 ➡ 增厚并呈囊状。三倍体胎儿宫内死亡，正常胎儿整个孕期发育正常。（**右图**）一例三倍体妊娠的胎盘标本照片，显示典型的绒毛水肿，使胎盘表面呈现不规则的囊泡样外观。

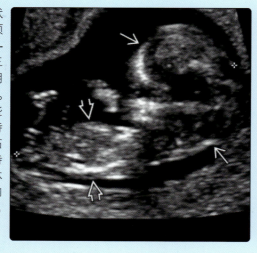
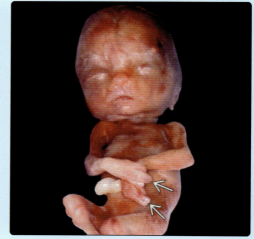

图 12-50 （**左图**）超声矢状切面显示一例 12 周进行颈项透明层（nuchal translucency，NT）筛查时诊断的三倍体病例。胎儿头部 ➡ 明显比身体 ➡ 大（相对巨头）。胎盘和 NT 测值正常。这些都是母源性三倍体的典型特征。（**右图**）一例胎儿的临床照片显示典型的三倍体特征。注意相对于头部，身体尺寸偏小。同时存在双手的第三和第四指并指畸形 ➡，这是三倍体的常见特征。

术语

同义词

- 部分性葡萄胎

定义

- 69 条染色体（整套额外单倍体）
  - 父源性三倍体=额外的一组是父源性（更常见）
  - 母源性三倍体=额外的一组是母源性

影像学表现

一般特征

- 最佳诊断线索
  - 不匀称型胎儿生长受限（fetal growth restriction, FGR）
    - 相较于身体，头大
  - 囊泡样胎盘

超声表现

- 表现因额外单倍体来源而异
  - 父源性三倍体典型表型
    - 厚、大、囊泡状胎盘是主要特征
    - 1/2 存在 FGR（通常是匀称型）
    - 头尺寸正常或偏小
    - 伴或不伴卵巢黄素囊肿
  - 母源性三倍体表型
    - 严重不匀称型 FGR 是主要特征
      - 相对巨头+小身体
    - 正常或小胎盘
  - 20% 的病例有重叠的特征
- FGR 是两种表型的典型表现（85%）
  - 母源性通常早发且严重
  - 父源性严重程度不同且为晚发型
- 60% 存在多发畸形（非特异性）
  - 中枢神经系统（30%～60%）
    - 最常见：小脑异常、脑室扩张
  - 心脏缺陷（30%～40%）
  - 泌尿生殖系统（10%）
    - 肾积水、肾囊性发育不良
    - 性别分化障碍
  - 面部/颈部（5%～10%）
    - 水囊状淋巴管瘤和水肿
    - 眼异常：眼距增宽、小眼
    - 唇裂/腭裂、小下颌畸形
  - 肌肉骨骼系统（宫内发现 8%，尸检时 70%）
    - 最常见：第三和第四指并指
    - 马蹄内翻足
  - 胃肠道（5%）
    - 脐膨出（包含肠管）
  - 单脐动脉（10%）
  - 羊水过少（50%～60%）
  - 文献报道 80%～100% 的病例存在早孕期表现
    - 颈项透明层（nuchal translucency, NT）筛查时的表现
      - 母源性：巨头畸形、FGR、囊泡样胎盘
      - 父源性：结构异常
      - NT 测量值不一（通常正常）
    - 早早孕确定胚胎活性时可能发现异常妊娠囊（gestational sac, GS）
      - GS 空且不规则，GS 内容物异常，存在或不存在胚胎

影像学建议

- 最佳成像方法
  - 以下情况要高度怀疑
    - 大的囊泡样胎盘
    - 严重的早发型 FGR
    - 脑室扩张+并指是最常见的表现组合
    - 存在黄素囊肿
- 流程建议
  - 在 NT 筛查时如果可疑诊断要查找胎儿畸形
    - 必要时进行经阴道扫查

鉴别诊断

葡萄胎和胎儿共存（双胎）

- 寻找单独的、外观正常的胎盘
- 与三倍体不同，胎儿解剖/生长发育正常

胎儿死亡时胎盘水肿改变

- 胎儿死亡后的胎盘和三倍体胎儿的胎盘很相似
- 病理医生可以诊断
  - 无滋养细胞增生

胎盘静脉池

- 胎儿正常
- 通常见于 20 周后
- 寻找慢速血流
- 在检查过程中大小和形状经常变化

胎盘间质发育不良

- 胎盘假性葡萄胎
- 见于子痫前期和 FGR
- 合并
  - 胎盘增大
  - Beckwith-Wiedemann 综合征

感染并胎儿生长受限

- 胎儿表现
  - 脑室扩张
  - 颅内和肝内钙化灶常见
- 母体血清学检查阳性

18 三体

- FGR 的严重程度和发病时间不一
- 多发胎儿异常（非特异性）
- 胎盘通常正常或小

13 三体

- 前脑无裂畸形是其典型异常
- 肾发育不良、多指/趾畸形
- FGR 不会太早出现

病理

一般特征

- 病因学
  - 父源性（父系的额外染色体组）
    - 双精子受精（最常见）
      - 卵子与两个精子受精
    - 单二倍体精子受精

- 母源性(母系的额外染色体组)
  - 二倍体卵子
- 也可能发生四倍体
  - 4组染色体
  - 四倍体:三倍体是1:3
  - 早孕期后很少有进展
- 遗传学
  - 父源性与母源性三倍体的发生率在研究中各不相同(可能与研究的孕龄分组有关)
    - 多数研究表明父源性三倍体更常见
  - 父源性三倍体病例
    - 51% 为 69, XXY
    - 43% 为 69, XXX
    - 6% 为 69, XYY
      - 在所有病例中均无胎儿
  - 母源性三倍体病例
    - 55% 为 69, XXX
    - 45% 为 69, XXY

镜下特征

- 囊泡样胎盘(通常为父源性)
  - 绒毛增大(≥3mm)
  - 1个胎盘中有2种绒毛群
    - 绒毛不规则
      - 扇形边界,包含滋养细胞
    - 滋养细胞增生
- 母源性三倍体胎盘的滋养细胞发育不良

临床问题

表现

- 最常见的体征/症状
  - 额外单倍体(母系或父系)的起源具有重要的临床意义
    - 父源性母体并发症的风险较高
    - 随着妊娠进展风险增加
  - 早孕期母体生化指标有助于检测(80%～100%)和鉴定亲本来源
    - 父源性三倍体
      - 人绒毛膜促性腺激素(human chorionic gonadotropin hormone, hCG)增加
      - 妊娠相关血浆蛋白 A(pregnancy-associated plasma protein A, PAPP-A)降低
      - 21 三体筛查结果常呈阳性
    - 母源性三倍体
      - hCG 降低
      - PAPP-A 降低
      - 18 或 13 三体筛查结果阳性
  - 胎儿细胞游离 DNA 诊断三倍体不可靠
    - 实验室不同;样品寄出前要核查
    - 母源性三倍体病例胎儿游离细胞的 DNA 成分低(检测失败原因之一)
  - 可疑诊断时需进行侵入性检测(绒毛穿刺取样或羊膜腔穿刺术)
    - 核型,荧光原位杂交(fluorescence in situ hybridization, FISH)
    - 增加 SNP 微阵列可以帮助确定额外单倍体的亲本起源
- 母体并发症
  - 先兆子痫(4%～35%)
    - 发生在父源性三倍体

- 通常早期出现(<20 周)
  - HELLP 综合征
  - 镜像综合征
- 胎盘水肿的并发症
  - 胎盘早剥
  - 产后出血
  - 胎盘残留

人口统计资料

- 年龄
  - 高龄孕妇风险不高
    - 发生率实际上可能随母亲年龄的增长而降低
- 流行病学
  - 全部受孕中的 1%～2%,然后发生率随胎龄的增加而降低(妊娠失败)
    - 10～14 周为 0.03%
      - NT 筛查时 1:6 614
    - 16～20 周为 0.002%
      - 20 周时 1:250 000
  - 10% 的自然流产是三倍体

自然病史与预后

- 大多数报道认为三倍体是致死性疾病
- 多数胎儿宫内死亡
- 如果活产(罕见),新生儿期死亡

处理

- 提供侵入性遗传学检测进行诊断
  - 绒毛穿刺取样术
  - 羊膜腔穿刺术
- 终止妊娠,围产期关怀
- 对父源性三倍体需监测母亲是否出现先兆子痫
- 避免胎儿检查和剖宫产

诊断要点

考虑

- 早期不匀称型 FGR 和囊泡状胎盘病例考虑三倍体诊断(不常同时出现)
- 确定额外单倍体亲本起源很重要,因为父源性三倍体母体发病率会增加
  - 建议使用特异性检测材料进行侵入性遗传学检测
- 超声特征确定单倍体亲本起源不可靠

影像判读经验

- 没有单一异常可以作为三倍体的特异性特征
  - 脑室扩张+并指组合可以考虑
    - 不过,产前诊断并指很困难
  - 后颅窝异常很常见
    - 特别是 Dandy-Walker 系列畸形

参考文献

1. Pan M et al: Early prenatal detection of triploidy: a 9-year experience in mainland China. J Matern Fetal Neonatal Med. 1-5, 2019
2. Massalska D et al: Triploidy - variability of sonographic phenotypes. Prenat Diagn. 37(8):774-80, 2017
3. Shaaban AM et al: Gestational trophoblastic disease: clinical and imaging features. Radiographics. 37(2):681-700, 2017
4. Fleischer J et al: Digynic triploidy: utility and challenges of noninvasive prenatal testing. Clin Case Rep. 3(6):406-10, 2015
5. Wagner P et al: First-trimester screening for trisomy 18, 13, triploidy and Turner syndrome by a detailed early anomaly scan. Ultrasound Obstet Gynecol. 48(4):446-451, 2015

第十二章 非整倍体

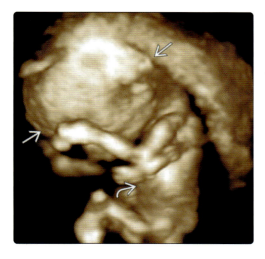
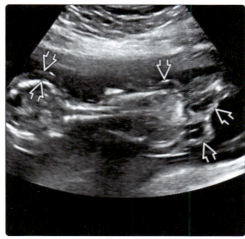

图 12-51 （左图）三倍体胎儿进行 NT 筛查时的 3D 超声显示，胎儿体型不匀称，与身体相比 ➡，胎儿头相对巨大 ➡。NT 测值正常（这在三倍体中并不少见）。（右图）另一例三倍体胎儿，中孕早期超声显示弥漫性体壁水肿 ➡ 伴水囊状淋巴管瘤（图中未显示），符合水肿。这 2 例显示了三倍体可观察到的不同表现。

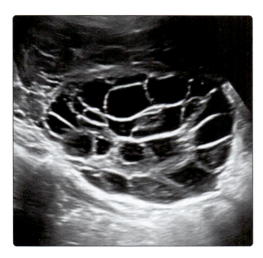
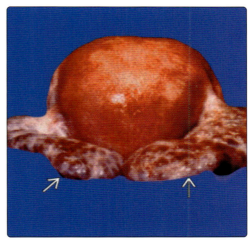

图 12-52 （左图）附件超声显示三倍体妊娠时增大的多囊卵巢。黄素囊肿继发于人绒毛膜促性腺激素（human chorionic gonadotropin hormone，hCG）水平较高时，典型的父源性三倍体征象。（右图）另一三倍体病例的子宫和卵巢的照片，显示双侧卵巢黄素囊肿 ➡。

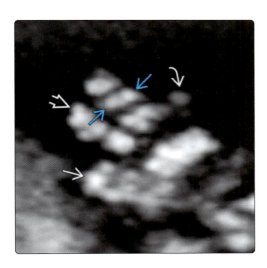
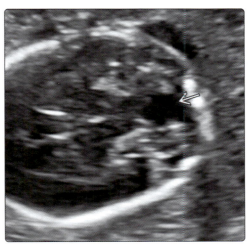

图 12-53 （左图）三倍体胎儿张开手掌图像，显示第三和第四指并指（三倍体的典型异常）。拇指 ➡ 和食指 ➡ 分别与融合的第三和第四指 ➡ 分开。第五指 ➡ 是弯曲的。（右图）中孕期三倍体胎儿，经后颅窝的超声横切面显示无蚓部 ➡。三倍体无任何特异性异常，但如果存在 FGR 和多种异常（两例均可见）应怀疑三倍体。

（林杉 译，王新霞 曾庆汝 审校）

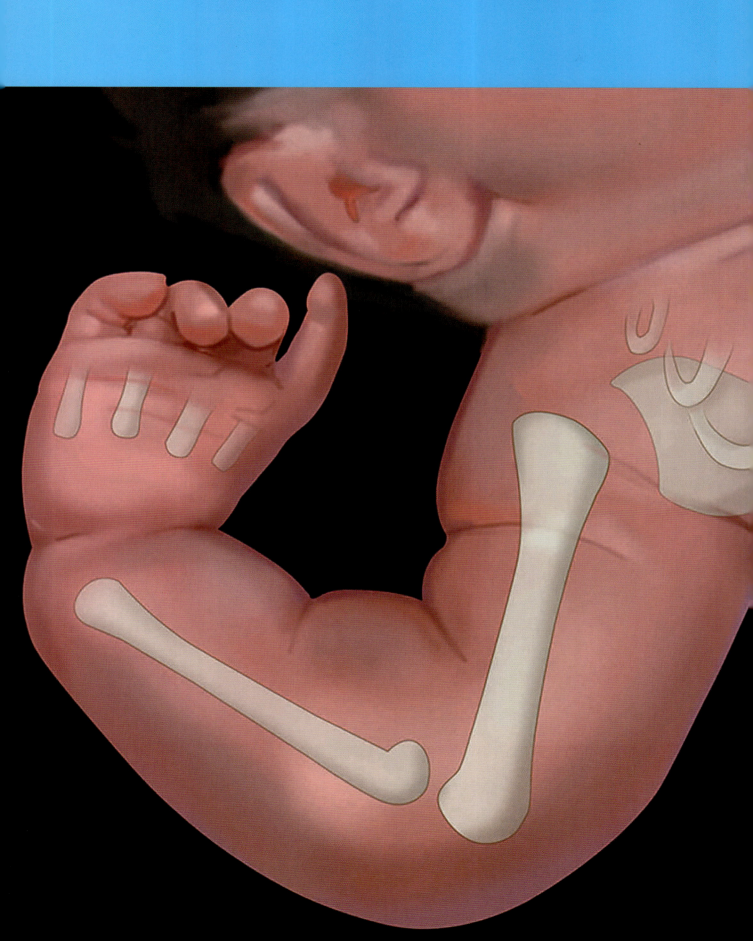

第十三章
综合征和多系统疾病

胎儿异常的遗传学：综合征概述

如果发现一种或多种胎儿畸形，确定病因可能具有挑战性，但也是可以处理的。自 2003 年人类基因组计划进行人类基因测序以来，人类遗传学知识迅速发展，提供了大量检测机会并大大降低了检测成本。

确定病因是值得推荐的，因为确定病因可能可以改善胎儿和新生儿的短期及长期预后、提供继续或终止妊娠的选择、直接进行新生儿即时干预、以及为准家庭提供保证。临床医生必须了解可用的方法以及分子和染色体技术，以确定胎儿异常的病因。诊断性检测及不常用的检测方法可以快速准确地评估疾病谱，从全染色体异常（核型/染色体微阵列（chromosomal microarray，CMA））到单个碱基对改变（下一代测序）。

考虑到先天性疾病的范畴，相当一部分可归因于"遗传"因素，并可分为若干易于识别的类别。具体而言，传统核型上发现的染色体异常（10%）、CMA 上发现的致病性拷贝数变异（约 25%）和孟德尔单基因疾病（15%）在先天性疾病中占很大比例。

一旦确定了胎儿表型并选择诊断性检测，可以应用哪些染色体和单基因检测方法来正确识别潜在的病因？

- 荧光原位杂交（fluorescence in situ hybridization，FISH）是从羊水细胞、绒毛或其他来源的胎儿 DNA 进行染色体制备的技术。将感兴趣区（如 21 号染色体的着丝粒）与荧光标记的 DNA 探针杂交，该探针可以用荧光显微镜观察。该技术很快，24～48 小时即可获取结果。FISH 在识别常见的非整倍体（13 三体（trisomy 13，T13）、18 三体（trisomy 18，T18）和 21 三体（trisomy 21，T21））或评估性染色体（X 和 Y）方面最有帮助，并且在因家族史或特定胎儿表型（22q11.2 缺失综合征）而已知某一特定感兴趣区时，以及希望快速获得初步结果时，FISH 也可能有帮助。值得注意的是，FISH 的局限性在于仅评估了染色体的一个或两个非常特定的区域，故无法确定该疾病的非典型超声表现。此外，FISH 被认为是一种筛查性检测而非最终诊断性检测，因此，需要染色体核型或 CMA 进行最终诊断。

- 当需要进行全染色体评估时，使用**传统的核型分析**。对每一条染色体进行鉴定，确定有无平衡或不平衡重排，并检测非常大的致病性拷贝数变异。当高度怀疑全染色体非整倍体时（例如唐氏综合征、Turner 综合征），核型尤其有用，去除染色体平衡重排是提供准确复发风险所必需的，如在以下临床情况时。一名 41 岁的患者，游离细胞 DNA（cell-free DNA，cfDNA）筛查唐氏综合征呈阳性，13 周行超声检查，胎儿颈项透明层增厚（3.5mm）并鼻骨缺失。最可能的病因是 T21，但约 2%～3% 的病例是父母遗传的平衡重排导致唐氏综合征。如果没有核型分析，就无法提供准确的

复发风险。如果既往有 T21 妊娠史，复发风险为 1% 或患者年龄相关风险，无论哪种更高，都远低于因母体的 14 号和 21 号染色体平衡罗伯逊易位所致的唐氏综合征的复发风险。在这种情况下，复发风险约 15%。当全染色体非整倍体（如 T21、T18 或 T13）的可能性很高时，或当患者希望将意义不确定的变异风险降至最低时，常采用传统核型分析，这种变异可能在 CMA 中更频繁发生。传统核型分析的主要缺点是对缺失或染色体外物质的分辨率为 500 万～1 000 万碱基对（MB），远低于遗传病的阈值。

- **CMA** 是一种分子技术，具有更高的分辨率（200 000 个碱基对；0.2MB），能够更好地识别有临床意义的微缺失和重复。事实上，解剖结构正常时 CMA 检出有临床意义的缺失/重复比核型约高 1.7%，在发现重大结构畸形时则高约 6%。CMA 利用单核苷酸多态性（single nucleotide polymorphism，SNP）还可以识别纯合子区域，这可能是由于同源性（在多条染色体中）或单亲二倍体（uniparental disomy，UPD）性。CMA 可靠且准确，但可能可以识别非亲子关系，不能识别平衡重排、低水平嵌合体，并且具有约 1.5% 的概率检测出意义不明确的变异。

- **单基因测序**是单个基因的下一代测序，用于评估导致胎儿表型的致病性序列变异。当胎儿表型具有特异性和唯一性，并且有 1 个基因是致病基因时，该检测特别有用。例如，胎儿横纹肌瘤和结节性硬化症密切相关，对这 2 个基因（TSC1 和 TSG2）进行测序目前可诊断出 80%～90% 的疾病。

- **基因包**（gene panel）是对一个基因组中的多个基因进行测序，其中存在相当大的遗传异质性。遗传异质性是指多个基因的病变可导致相似的表型。一些商业实验室可提供单基因包，检测可导致相似胎儿表型的多种基因。确定胎儿骨骼发育异常的病因可能具有挑战性，因为 18～20 周时表型有许多相似之处且辨别能力有限，因此发现显著的骨骼发育异常时通常进行诊断性检测。单基因包还可以识别罕见或非典型的表现，从而提高向患者及其家属提供预后信息和分娩计划的能力。当发现致死性骨骼发育异常并选择足月分娩时，这一点尤其有用。其中一个最常用的单基因包是由多种导致 Noonan 综合征的致病性基因组成。

- **全外显子组测序**（whole-exome sequencing，WES）是一种相对较新的技术，对基因组的所有蛋白质编码区（外显子）进行测序。外显子组约占整个基因组的 1.5%，可以快速评估可能导致胎儿表型的致病性改变。迄今为止，产前经验是有限的，并不能确定所有情况的病因，并且出现临床意义不确定的变异的风险相当大；评估可能与胎儿表型无关的其他基因，这些基因可能导致致病性变异，该变异可能导致不相关的疾病或成人发病。WES 还无法识别拷贝数变异，例如倒位，无法识别三核苷酸重复，也无法评估基因组

的非编码区。WES 不经常使用,但在胎儿多发异常或复发性胎儿表型采用标准基因组检测无法诊断时(正常 CMA 和核型,有或无单基因检测)可能发挥作用。

- UPD 是两种染色体都遗传自同一亲本的情况。UPD 通常发生在三体受精卵丢失一个额外的染色体拷贝时,即所谓的三体拯救。当一条染色体的两个拷贝从一个亲本遗传时,就会产生许多问题。根据染色体的不同,一些基因可能会发生印记并被激活或沉默,这取决于遗传的亲本。如果印记不平衡,则会导致特定的医学问题。15q11~13 是一个经历印记的区域。如果胎儿自母亲遗传 15q11~13 的两个拷贝,则会导致一种称为 Prader Willi 的疾病。如果两个拷贝都遗传自父亲,则会导致 Angelman 综合征。每种疾病的产前表型可能都很细微;然而,产前存在胎儿肌张力低下、小颌畸形、马蹄内翻足、羊水过多和通常臀位的情况时诊断 Prader-Willi。如果胎儿在拯救和复制一条染色体后从同一亲本(亲源同二体)遗传了两条相同的染色体,并且该亲本是此染色体隐性疾病的携带者,则 UPD 也可能导致常染色体隐性遗传的单基因疾病。胎儿会遗传到同一个基因的两个相同的异常拷贝,因此患有这种单基因疾病。

  由于存在许多非整倍体、重排、拷贝数变异和单基因疾病,可能很难确定最佳方法,但考虑到胎儿表型、潜在的母体和家族风险因素,知情益处和检测的局限性,可以提供确定病因的最佳时机。

  是否存在与特定染色体 / 单基因疾病高度相关的单一畸形?

- 患有横纹肌瘤的胎儿可能患有结节性硬化症(TSC1 和 TSC2),其具有公认的不完全外显率(可遗传自未被诊断的父母)。测序能检出>80% 的病例。

  是否存在与特定染色体 / 单基因疾病**不**高度相关的单一畸形?

- 左心发育不良综合征可能是由染色体异常(45,X;T13;11q 缺失),单基因(*NKX2~5*)变化或"多遗传因子"引起。
- 用 CMA 进行逐步序贯检测,然后进行单基因包检测,能最大限度地检出潜在的染色体或单基因异常。

  是否存在与特定综合征相关的多发畸形?

- 胎儿颈部水囊状淋巴管瘤 / 颈项透明层增厚 ± 水肿是 Noonan 综合征的常见表现。在这种情况下,颈部水囊状淋巴管瘤与很多染色体异常以及一些综合征有关,例如 Noonan。由此可见,应用 CMA 进行染色体评估的全基因组方法,再加上 "Noonan" 单基因包是合理的;据报告这样的基因包可检测高达 10% 的致病性变异。

- 法洛四联症、脑室扩张、开放性神经管缺损、胸腺发育不良和马蹄内翻足时可疑 22q11.2 缺失综合征。染色体序列比较基因杂交技术将识别这种缺失。22q11.2 缺失综合征是最易于识别的微缺失综合征之一,但在表达上有相当大的差异。

- 小颌畸形、睑裂下斜、小耳畸形和颧骨发育不良见于可疑 Treacher Collins 综合征的胎儿。*TCOF1* 和 *POLR1D* 基因测序可在 90% 以上的病例中确定病因。

  来自家族、母亲或父亲病史的危险因素?

- 高龄孕妇增加了全染色体异常(如 T21,T18 等)的风险;核型可能是最有价值的。

- 复发性流产史可能表明父母存在平衡重排;如果胎儿存在不平衡,可能导致非特异性结构畸形 ± 生长异常。如发现胎儿异常,可采用传统核型 /CMA 结合亲代检测进行染色体评估。

- 父亲高龄(≥45 岁)易导致新发常染色体显性遗传单基因异常(例如软骨发育不全、颅缝早闭综合征等)。根据胎儿表型,可以使用特异性检测。cfDNA 检测可用于新发的单基因异常。这些检测尚未经过临床验证,目前不推荐用于普通筛查。

  有已知的家族性变异可以解释病因吗?

- 已知的家族变异有患隐性遗传疾病的风险,可能表现出不同的表达性 / 胎儿表型(例如,已知双亲是 CFTR 携带者,会导致囊性纤维化和胎儿肠管回声增强)。考虑到 25% 的风险,这些表型信息最适合用于诊断性检测,以确定胎儿是否受累,或为受累的新生儿准备快速新生儿检测。

参考文献

1. Committee on Genetics.: ACOG technology assessment in obstetrics and gynecology No. 14: modern genetics in obstetrics and gynecology. Obstet Gynecol. 132(3):e143-68, 2018

13.2　22q11 缺失综合征

术语

- 同义词
  - 腭心面综合征
  - DiGeorge 综合征
- 由于 22q11.2 缺失导致的伴有先天性心脏、腭部、免疫和认知缺陷的高变异性微缺失综合征

影像学表现

- 圆锥动脉干心脏畸形
  - 永存动脉干, 法洛四联症; 室间隔缺损 (ventricular septal defect, VSD), 主动脉弓中断, 血管环
- 腭裂
- 轻度小颌畸形, 眼距增宽, 突出的宽鼻梁
- 胸腺发育不良

主要鉴别诊断

- 孤立性圆锥动脉干心脏畸形

病理

- 22q11.2 缺失综合征中 3 个基因 ($TBX1$ 、 $CRKL$ 、 $MAPK1$) 的单倍剂量不足会干扰神经嵴细胞迁移和第二 (前) 生心区
- 常染色体显性遗传 (杂合子)
  - 大多数受累个体为新发突变

临床问题

- 先天性心脏病 (约 75%)
- 腭部异常 (约 70%), 包括腭咽闭合不良
- 特征性面部特征, 通常细微 (大多数患者)
- 学习障碍 (70%～90%)
- 免疫缺陷 (77%)
- 神经精神疾病
  - 22q11.2 缺失综合征可能占精神分裂症患者的 1%～2%

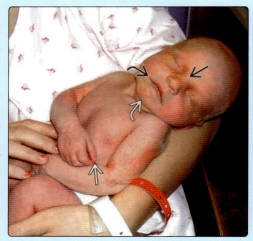
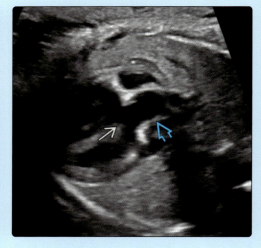

图 13-1　(左图) 图示为 22q11.2 缺失的婴儿。母亲曾有永存动脉干修复史。注意突出的宽鼻梁 ➡、眼距增宽、薄嘴唇且口角下垂 ➡、小下颌 ➡。还有手指 ➡ 细长。(右图) 22q11.2 缺失综合征胎儿患有法洛四联症伴主动脉 ➡ 骑跨在巨大流出道型室间隔缺损 (ventricular septal defect, VSD) ➡ 上。约 75% 的 22q11.2 缺失综合征胎儿会存在圆锥动脉干畸形。

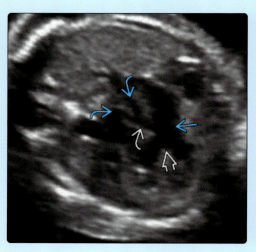
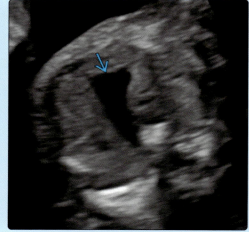

图 13-2　(左图) 1 例 22q11.2 缺失综合征胎儿的四腔心切面显示巨大的圆锥部室间隔缺损 ➡, 单一流出道 (永存动脉干) ➡。一条细的主肺动脉 ➡ 在主干分支前发出 ➡。还要注意心轴异常。(右图) 同一例 I 型永存动脉干胎儿的三血管切面显示共干根部 ➡。在 I 型永存动脉干中, 在标准的三血管切面水平无法识别三条血管。

术语

同义词

- 心面综合征（velocardiofacial syndrome，VCFS）
- DiGeorge 综合征（DiGeorge syndrome，DGS）
- 圆锥动脉干畸形面部综合征（conotruncal anomaly face syndrome，CTAF）
- Shprintzen 综合征
- Sedlackova 综合征
- Cayler 心面综合征

定义

- 由于 22q11.2 缺失导致的先天性心脏、腭部、免疫和认知缺陷的高变异性微缺失综合征
  - 典型三联征：圆锥动脉干先天性心脏病、胸腺发育不良和低钙血症
  - 最易识别的引起心脏缺陷的染色体异常之一
  - 最常见的可存活的人类基因缺失疾病

影像学表现

超声表现

- 圆锥动脉干心脏畸形，尤其是右侧
  - 室间隔缺损（ventricular septal defect，VSD）
  - 法洛四联症
    - 四联症并肺动脉瓣缺如
  - 主动脉弓中断
  - 永存动脉干
- 不太常见的心脏畸形：左心发育不良，血管环，右位主动脉弓
- 胸腺发育不良
  - 测量胸腺并与标准数据进行比较
- 颅面表现
  - 腭裂、小颌畸形、眼距增宽、鼻梁突出、唇腭裂、小耳
  - 难以诊断不伴唇裂的腭裂
- 中枢神经系统：侧脑室不对称，透明隔腔（cavum septum pellucidum，CSP）增大，小脑延髓池增宽，开放性神经管缺陷（open neural tube defect，ONTD）
- 喉气管食管：血管环、喉蹼
- 胃肠道：肛门闭锁、食管闭锁、空肠闭锁、脐疝、脐静脉曲张
- 泌尿生殖系统：尿路扩张，输尿管口囊肿，多囊性发育不良肾，尿道下裂
- 肺：先天性膈疝，先天性肺气道畸形
- 骨骼：双侧畸形足，异常椎体，长骨短，长手指/足趾，多指/趾
- 羊水过多，胎儿生长受限（fetal growth restriction，FGR），脐带 2 根血管
- 颈项透明层增厚

影像学建议

- 流程建议
  - 所有疑似病例进行胎儿超声心动图检查
  - 仔细观察胸腺和潜在的细微颅面特征

鉴别诊断

孤立性圆锥动脉干/心脏畸形

- 查找提示综合征（单基因病）或染色体异常（拷贝数变异或非整倍体）的其他异常

孤立性腭裂

- 罕见宫内诊断
- 更常合并唇裂

VACTERL 联合征

- 6 种异常的非随机联合；排除性诊断
- 椎体（Vertebral）；肛门闭锁（Anal atresia）；心脏异常（Cardiac anomaly）；气管食管瘘伴食管闭锁（tracheoesophageal fistula with esophageal atresia）；肾脏异常（renal anomaly）、肢体缺陷（limb defect）（桡侧列）

CHARGE 综合征（*CHD7*）

- 眼畸形（Coloboma）、心脏畸形（heart defect）、鼻后孔闭锁（Choanal atresia）、生长受限（restricted growth）、生殖器异常（genital abnormality）、耳部异常（ear anomaly）
- 常染色体显性遗传

史-莱-奥综合征（*DHCR7*）

- FGR，腭裂，心脏缺陷，男性生殖器发育不良，轴后多指/趾，2～3 并指（趾）
- 常染色体隐性遗传

法洛四联症：*TBX1* 致病性基因改变

- 心脏畸形、耳前瘘管、拷贝数变异检测未发现缺失

常见非整倍体

- 18、21 和 13 三体

病理

一般特征

- 病因学
  - 涉及 *TBX1*、*CRKL* 和 *MAPK1*（ERK2）的 22q11.2 基因缺失综合征
    - 缺失导致神经嵴细胞迁移和咽囊系统发育中断
      - 第二（前）生心区、胸腺和甲状旁腺发育异常
    - 缺失结果来自 22q11 染色体区域同源低拷贝数重复序列（low copy number repeats，LCR）
      - 该区域容易发生重组缺损和复制错误
    - 约 80%～85% 的 *LCR22* 典型缺失（2.5Mb）来自位置 A-D
    - 约 5% 的非典型嵌套 LCR22A-B；1.5Mb
    - 约 5% 非典型 1.5Mb 缺失来自 LCR22B-D 或 LCR22C-D
    - 约 2%LCR22A-C
    - 不足 1% 是由于染色体重排

- 遗传学
  - 常染色体显性遗传，几乎完全外显；在最常见的 2.5Mb 缺失中具有明显变异性
    - 在较小的非典型嵌套缺失中外显率低、轻度表达
  - 大多数受累的个体有新发缺失（约 90%）；约 10% 遗传自父母
  - 诊断
    - 常规核型不能诊断；需要更高的分辨率
      □ 比较基因组杂交是最常用的技术；检测所有已知的微缺失
      □ 用探针（N25；TUPLE1）进行 FISH 分析；定位 LCR22A-B；
      □ 用定量 PCR（quantitative PCR，qPCR）或多重连接依赖式探针扩增技术（multiplex ligation-dependent probe Amplification，MLPA）进行靶向缺失分析

临床问题

表现

- 出生后体征和症状
  - 表型通常非常细微
    - 50%～65% 的人没有严重表现，不需要就医
  - 先天性心脏病（约 75%）
    - 圆锥动脉干畸形最常见；主要死亡原因
      □ 法洛四联症、房间隔或室间隔缺损、永存动脉干
    - 血管环，主动脉弓中断，主动脉根部扩张
    - 偶见左心室心肌致密化不全
  - 腭部异常（约 70%）
    - 腭咽闭合不良、黏膜下腭裂、悬雍垂裂、吞咽困难、鼻音过重
  - 免疫缺陷（约 75%）
    - 胸腺发育不良/未发育合并相关 T 细胞缺陷
      □ 部分性（非危及生命的不同程度的免疫缺陷）和完全性（重症联合免疫缺陷）
  - 甲状旁腺发育不全：低钙血症（约 60%）
    - 新生儿颤抖、抽搐、癫痫
  - 颅面部特征（大多数患者）
    - 突出的宽鼻梁，眼距增宽，口角下垂，小而凹陷的下颌，鼻孔前倾，球状鼻尖
  - 学习障碍（70%～90%）
    - 语言延迟，中度智力障碍
    - 言语智商优于非言语智商，视觉/空间记忆相对较弱
  - 神经精神问题
    - 自闭症（约 20%）、注意力缺陷/多动障碍、焦虑、持续语言、抑郁
    - 成人精神分裂症（约 25%）
      □ 一般人群中，22q11.2 缺失可能占精神分裂症患者达 1%～2%
    - 认知功能减退
  - 手指/足趾细长，脊柱侧凸
  - 胃肠道：喂养问题（约 35%）涉及吞咽困难需要胃造口术或鼻胃管，便秘
    - 结构：肛门前位/闭锁、食管闭锁、空肠闭锁、肠旋转不良、先天性巨结肠
  - 肾脏异常（约 35%）：肾积水、肾缺如、多囊性发育不良肾（multicystic dysplastic kidney，MCDK）
  - 听力损失：传导性和感音神经性两种
  - 喉气管食管异常：喉蹼、喉气管软化、声门下狭窄
  - 生长激素缺乏
  - 自身免疫性疾病：特应性；幼年型类风湿性关节炎
  - 眼科：视网膜血管迂曲、上睑下垂、后胚胎环、硬化性角膜、眼结构缺损、白内障、无眼症、斜视

人口统计资料

- 1∶6 000～1∶2 000 活产婴儿

自然病史与预后

- 先天性心脏病的内科和外科治疗
- 低钙血症的识别和治疗
- 喂养和吞咽问题
  - 营养摄入不足，体重增加不良
  - 识别和管理反流和吸入
- 免疫功能障碍的程度决定干预
  - 监测感染到隔离、适当输血（去除白细胞、辐照等）、移植
- 长期：听力、语言发育、学习和行为问题的评估和治疗

处理

- 所有病例均进行正规遗传咨询
- 由临床遗传专家对父母进行检查，以评估细微的临床表现，进行亲子检测
- 高危妊娠羊水细胞染色体微阵列分析的产前诊断基于父母患病或圆锥动脉干心脏畸形 ± 腭裂的表现
  - 通过母血内游离细胞胎儿 DNA 进行无创检测变得更有可能
    - 阳性预测值取决于先验概率；低风险筛查 vs 家族史、圆锥动脉干畸形
- 在三级医疗中心分娩
  - 让家庭和临床团队做好应对紧急医疗问题的准备
  - 心脏缺陷的外科治疗

诊断要点

影像判读经验

- 圆锥动脉干畸形、血管环、主动脉弓中断的病例更怀疑是 22q11.2 缺失

参考文献

1. Seselgyte R et al: Velopharyngeal incompetence in children with 22q11.2 deletion syndrome: velar and pharyngeal dimensions. J Craniofac Surg. 32(2):578-80, 2021
2. Grati FR et al: Noninvasive screening by cell-free DNA for 22q11.2 deletion: benefits, limitations, and challenges. Prenat Diagn. 39(2):70-80, 2019
3. Schindewolf E et al: Expanding the fetal phenotype: prenatal sonographic findings and perinatal outcomes in a cohort of patients with a confirmed 22q11.2 deletion syndrome. Am J Med Genet A. 176(8):1735-41, 2018
4. McDonald-McGinn DM et al: 22q11.2 deletion syndrome. In GeneReviews. Published September 23, 1999. Updated February 27, 2020. https://www.ncbi.nlm.nih.gov/books/NBK1523/

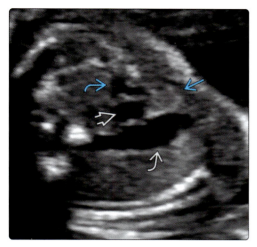 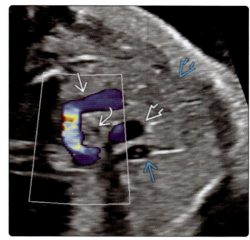

图13-3　（左图）22q11.2缺失综合征胎儿的三血管切面显示胸腺发育不良➡️。胸腺位于肺动脉➡️、主动脉➡️和上腔静脉➡️前方的前纵隔内。（右图）该22q11.2缺失胎儿的异常三血管切面显示右位主动脉弓➡️和气管➡️周围血管环。（肺动脉➡️、上腔静脉➡️）。与之前的图像相比，胸腺➡️可以识别但测值小。

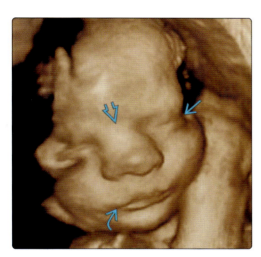 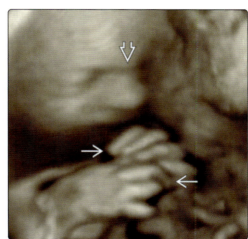

图13-4　（左图）已知22q11.2缺失胎儿的晚孕期3D渲染图显示细微的颅面特征，包括表现为眼距过宽的短睑裂➡️、小嘴➡️、宽鼻梁➡️和球状鼻尖。胎儿的颅面特征可能很细微。（右图）另一胎儿的3D图像显示手指细长➡️、宽鼻梁➡️和眼距增宽。22q11.2缺失的诊断在出生时得以证实。

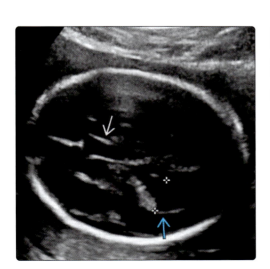 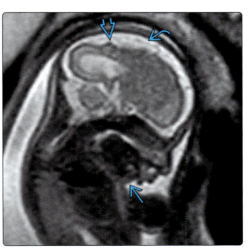

图13-5　（左图）本例22q11.2缺失综合征胎儿的头颅横切面显示轻度侧脑室扩张➡️和大的透明隔腔（cavum septum pellucidum，CSP）➡️。该胎儿还有一个大的韦氏腔。在22q11缺失综合征中，明显的CSP和脑室扩张是常见的CNS表现。（右图）在28周时MR提示脑室扩张，显示多小脑回➡️和明显的蛛网膜下腔➡️。还要注意相对的小颌畸形➡️。

要 点

术语

- 1965 年描述为包括婴儿痉挛、胼胝体缺失和脉络膜视网膜裂孔的临床三联征
- 目前已知的表型特征更为复杂

影像学表现

- 胼胝体缺失是胎儿最一致的表现
- 皮质发育异常
- 颅内囊肿占 25%～100%，取决于系列研究样本
- 小脑异常占 6%～95%，取决于系列研究样本
- 小眼畸形

主要鉴别诊断

- 胼胝体缺失 / 发育不全
- Dandy-Walker 畸形
- 蛛网膜囊肿
- 颅内出血

病理

- 仅见于女性和 47，XXY 核型
  - 必须有 2 个 X 染色体
  - 在半合子男性中 X 连锁显性遗传可能具有早期胚胎致死性
- 受累女性无生育能力；因此，所有病例都被认为是新发突变

临床问题

- 美国活产婴儿发病率 1∶105 000
- 估计 6 年生存率为 76%，14 年生存率为 40%
  - 在一个系列研究中，16 岁时死亡风险达峰值
- 中位生存年龄估计为 18.5±4 岁
- 难治性癫痫

诊断要点

- 女性胎儿存在胼胝体缺失 / 发育不全，尤其如果有后颅窝异常或皮质异常时，考虑为 Aicardi 综合征

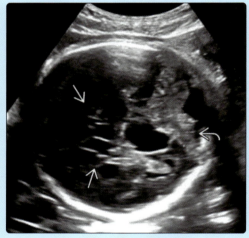
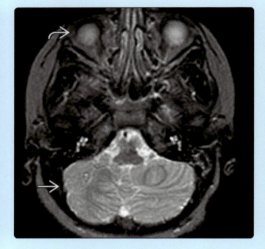

图 13-6 （左图）晚孕期超声随访一例单纯性半球间裂囊肿时显示一个更复杂的中线囊性结构➡️。Aicardi 综合征典型的 2b 型囊肿，有分隔且与脑室不相通。注意小脑半球发育不良➡️。（右图）在不同病例的产后轴位 T2WI 中显示右侧小脑半球发育不良➡️，两侧半球不对称。右眼球是小眼球➡️。这两个病例最终诊断均为 Aicardi 综合征。

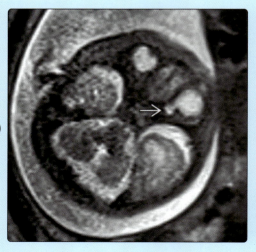
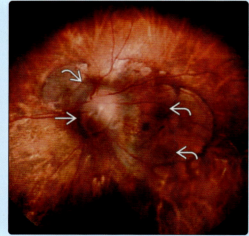

图 13-7 （左图）轴位 T2WI 显示视神经缺损➡️。在一例女胎中可观察到胼胝体缺失（agenesis of the corpus callosum，ACC）、皮质发育不良和蚓部旋转，提示为 Aicardi 综合征，最终经眼科检查确诊。（右图）1 例 Aicardi 综合征患者眼底镜临床照片显示该病的典型表现，脉络膜视网膜裂孔➡️和视神经乳头缺损➡️。

术语

定义

- 1965 年描述为包括婴儿痉挛、胼胝体缺失（agenesis of corpus callosum，ACC）和脉络膜视网膜裂孔的临床三联征
- 1999 年，标准增加到包括 2 个典型 +2 个其他主要或辅助特征
  - 主要特征
    - 皮质畸形（多为多小脑回）
    - 室周 / 皮质下异位
    - 第三脑室 / 脉络丛周围囊肿
    - 脉络丛乳头状瘤
    - 视盘 / 神经缺损
  - 辅助特征
    - 肋椎异常
    - 小眼畸形或其他眼部异常
    - 大脑半球严重不对称

影像学表现

一般特征

- 最佳诊断线索
  - 女性胎儿 ACC

超声表现

- 胼胝体缺失 / 发育不全
  - ACC 时透明隔腔（cavum septum pellucidum，CSP）缺失
  - 侧脑室平行
  - 枕角扩大：与胼胝体缺失 / 发育不全均密切相关
  - 使用 TVUS±3D 容积采集在矢状切面显示 CC
  - 在横切面上查找锚状前复合体以识别 CC 的膝部
    - 从后向前，这包括：CSP（前角之间），CC 膝部，胼周沟，前半球间裂
- 颅内囊肿：Barkovich 2b 型
  - 有分隔，与脑室不相通
  - 合并大脑镰缺如、室管膜下异位、多小脑回
- 脉络丛囊肿 / 乳头状瘤
- 小脑畸形
  - Dandy-Walker 畸形，小脑蚓部发育不良
- 可能有小头畸形
- 面部不对称，小眼畸形
  - 三维表面重建非常有用
- 椎体分节异常

MR 表现

- MR 表现在产后系列研究中进行了描述，但胎儿 MR 可记录其中的许多特征
  - 大多数病例报道有胼胝体异常
    - 缺失（66%）
    - 发育不全（33%）

- 颅内囊肿占 25%～100%，取决于系列研究样本
  - 单发＞多发
  - 脑实质内和脑实质外
  - 中线，脑室内，松果体，后颅窝
  - 脉络丛囊肿 / 乳头状瘤
  - 皮质发育不良在不同样本之间存在显著差异
    - 皮质异位
      - 双侧＞单侧
      - 最常见于沿侧脑室体部脑室周围
      - 单结节＞融合带
    - 巨脑回
    - 多小脑回
      - 产后系列研究显示为 100%，主要为额叶 / 外侧裂周边
      - 常与大脑外侧裂岛盖下部有关
    - 岛盖异常
    - 20%～100% 的大脑半球不对称，取决于系列研究样本
  - 6%～95% 的小脑异常，取决于系列研究样本
    - 蚓部上叶突出，下蚓部发育不良
    - 小脑半球发育不全或发育不良伴小脑延髓池宽大
    - 皮质下和 / 或脑室周围小脑异位
    - 小脑实质内囊肿和实质外囊肿
  - 在一组系列研究中 43% 存在顶盖增大
  - 垂体异常

影像学建议

- 在患有 ACC 的胎儿中
  - 检查胎儿性别
  - 仔细评估脊柱的分节异常
  - 评估面部是否有眼部异常
    - 检查是否存在双眼、大小正常、存在晶状体
  - 用不同的探头从多角度多切面观察大脑
    - 脑室结节状衬里提示异位
    - 观察外侧裂岛盖部：异常岛盖与皮质发育异常相关
      - 在 24 周时，岛叶皮质与颞叶呈 90° 夹角
      - 到 28 周时，岛叶皮质后部 1/2 被覆盖 50%
      - 到 32 周时，岛叶皮质后部 1/2 完全被覆盖
    - 观察脑回和脑沟随时间的发育
      - 帮助识别不对称的大脑半球
- MR 对于评估相关的皮质和小脑异常非常有帮助，可以完善诊断 / 判断预后
  - 在 18～20 周进行结构扫查时并非所有特征都很明显

鉴别诊断

胼胝体缺失 / 发育不全

- 孤立性 ACC 与 Aicardi 综合征
  - 晚发性癫痫
  - MR 和 PET 显示脑部畸形范围较少
    - 在两组中 PET 比 MR 能显示出更多异常

Dandy-Walker 畸形

- 后颅窝异常合并幕上脑部异常时预后更差

蛛网膜囊肿

- 孤立性囊肿不伴皮质发育异常
- 正常 CC

颅内出血

- 可能导致脑室扩张,脑室结节状衬里
  - 黏附血凝块,室管膜炎
  - 随时间变化;异位不会变化
- 脑穿通性囊肿可能与其他颅内囊肿混淆
  - 脑穿通性囊肿取代了受损的大脑
  - 占位性囊肿压迫邻近大脑,无相关出血迹象
- 不合并小眼畸形、肋椎缺陷

病理

一般特征

- 病因学
  - DNA 甲基化异常可能是潜在发病机制的一部分
- 遗传学
  - 仅见于女性,核型 47,XXY(即必须有 2 条 X 染色体)
    - 在半合子男性中 X 连锁显性遗传可能具有早期胚胎致死性
  - 受累的女性无生育能力;因此,所有病例都被认为是新发突变
  - 截至 2018 年未发现强有力的候选基因
  - 已报道涉及 Xp22.3 染色体微缺失
- 合并异常
  - 眼部表现
    - 小眼畸形
    - 眼结构缺损
    - 视神经/视交叉发育不良
  - 约 39% 存在肋椎缺陷
    - 半椎体
    - 脊柱侧弯
    - 肋骨缺失/畸形
  - 很少合并唇腭裂

临床问题

表现

- ACC 是胎儿中最一致的表现

人口统计资料

- 流行病学
  - 美国 1：105 000 活产率
  - 美国患病率＞853 例;全世界估计有几千例

自然病史与预后

- 估计 6 年生存率为 76%,14 年生存率为 40%

- 中位生存年龄估计为 18.5±4 岁
- 91% 的病例中最大发育水平约 12 个月
  - 小部分只是中度或轻度发育迟缓
  - 更严重的癫痫伴随认知能力差
- 黄斑回避和脉络膜视网膜裂孔较小对应较好的视力
- 婴儿痉挛症/癫痫
  - 平均发病年龄为 9 周,大多数进展为难治性癫痫
  - 2017 年挪威的系列研究(6 名患者,年龄 7～27 岁)
    - 1/6 无癫痫发作
    - 4/5 随时间推移有明显改善
  - 药物治疗无效
  - 对外科手术的不同反应:2017 年的系列研究中无癫痫发作
    - 胼胝体切开术
    - 迷走神经刺激器植入术
    - 皮质发育不良区域的切除性手术与癫痫发作↓、运动技能↑和敏捷性有关
- 脊柱侧凸可迅速进展,具有临床意义
  - 支具无效;进展性病例可能需要手术

诊断要点

考虑

- 1965 年根据临床表现首次描述
  - 目前已知表型更为复杂
  - 神经放射影像学和临床检查的多种异常表现

影像判读经验

- 女胎患有 ACC,尤其是后颅窝异常或皮质异常时,考虑 Aicardi 综合征
- Aicardi 综合征仍然需要临床诊断
  - 无特征性面部表型或遗传学检测确诊
  - 眼科检查上的脉络膜视网膜裂孔为本综合征的病理特征之一

参考文献

1. Masnada S et al: Basal ganglia dysmorphism in patients with Aicardi syndrome. Neurology. 96(9):e1319-33, 2021
2. Masnada S et al: Aicardi syndrome: key fetal MRI features and prenatal differential diagnosis. Neuropediatrics. 51(4):276-85, 2020
3. Govil-Dalela T et al: Agenesis of the corpus callosum and aicardi syndrome: a neuroimaging and clinical comparison. Pediatr Neurol. 68:44-8.e2, 2017
4. Piras IS et al: Exploring genome-wide DNA methylation patterns in Aicardi syndrome. Epigenomics. 9(11):1373-86, 2017
5. Tuft M et al: Aicardi syndrome and cognitive abilities: a report of five cases. Epilepsy Behav. 73:161-5, 2017
6. Podkorytova I et al: Aicardi syndrome: epilepsy surgery as a palliative treatment option for selected patients and pathological findings. Epileptic Disord. 18(4):431-9, 2016
7. Grigoriou E et al: Scoliosis in children with Aicardi syndrome. J Pediatr Orthop. 35(5):e38-42, 2015
8. Lund C et al: Aicardi syndrome: an epidemiologic and clinical study in Norway. Pediatr Neurol. 52(2):182-6.e3, 2015
9. Kasasbeh AS et al: Palliative epilepsy surgery in Aicardi syndrome: a case series and review of literature. Childs Nerv Syst. 30(3):497-503, 2014
10. Glasmacher MA et al: Phenotype and management of Aicardi syndrome: new findings from a survey of 69 children. J Child Neurol. 22(2):176-84, 2007
11. Aicardi J: Aicardi syndrome. Brain Dev. 27(3):164-71, 2005

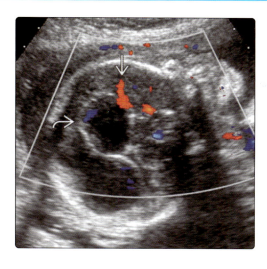
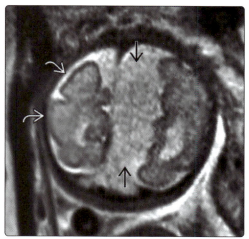

图 13-8 （左图）超声矢状切面彩色多普勒显示大脑前动脉分支异常 ➡️，正常情况下应产生沿 CC 向后走行的分支。本病例有一个和 ACC 有关的半球间囊肿 ➡️。（右图）轴位 T2 MR 证实半球间囊肿并胼胝体缺失 ➡️，并显示巨脑回 ➡️。其他椎体分节异常和小眼畸形支持 Aicardi 综合征的诊断，并在出生时得到证实。

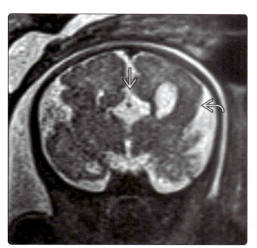
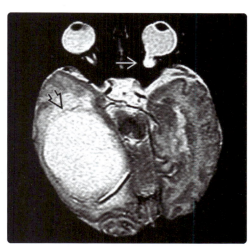

图 13-9 （左图）T2 HASTE MR 冠状位显示 ACC ➡️、巨脑回 ➡️和不对称的大脑半球，所有这些特征考虑该女胎 Aicardi 综合征。（右图）另一病例中，T2 MR 轴位显示一个眼结构缺损 ➡️和一个巨大的脑室内囊肿 ➡️。该婴儿患有双侧脉络丛乳头状瘤伴囊肿。

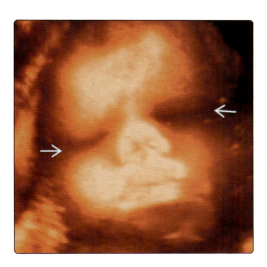
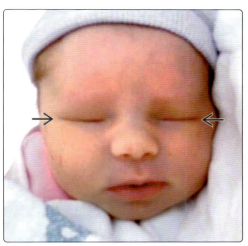

图 13-10 （左图）复杂脑部畸形胎儿的面部冠状面 3D 表面渲染成像显示可疑浅眼眶 ➡️。（右图）同一病例的临床照片显示出小眼畸形 ➡️。产前的一系列表现，包括胼胝体发育不全、脉络丛囊肿、半球间囊肿、小眼畸形和椎体分节异常，高度提示 Aicardi 综合征。产后视网膜评估具有诊断性。

要　点

术语

- 关于病因有争议,但最简单的观点是羊膜破裂包裹部分胎体

影像学表现

- 缺陷分布不对称是该综合征的特征
- 颅面畸形常较严重
- 腹壁缺损大且复杂,常内脏完全外翻
- 缩窄带远端肢体水肿可进展为肢体截肢
- 缩窄处远端的多普勒血流用于识别胎儿手术的潜在病例
  - 羊膜带远端血流异常,但其存在可用于识别出适合胎儿手术的病例
  - 根据 2019 年文献回顾,75% 术后肢体功能正常
- 羊膜带可能黏附紧密,难以观察到
  - 查看受累区域是否活动受限
- 改变母体体位可使胎儿"漂"离子宫壁,显露短的羊膜带

主要鉴别诊断

- 体蒂异常
- 进展性颅面或腹壁缺陷
  - 在胚胎发育过程中,均有明确的解剖分布

临床问题

- 缺陷从轻微到致命不等
  - 严重缺陷(颅骨缺损,大型腹裂)建议终止妊娠
  - 高危肢体行宫内缩窄带松解术
- 胎膜早破、早产和低出生体重的风险

诊断要点

- 不寻常的腹壁或颅骨缺损时往往考虑羊膜带综合征

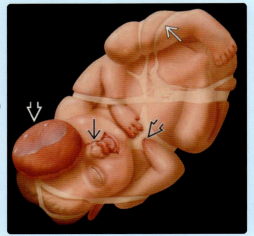
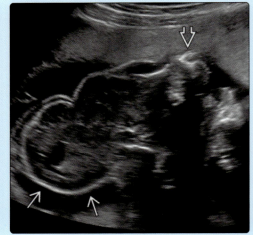

图 13-11　(左图)图示羊膜带综合征(amniotic band syndrome,ABS)的各种表现;这些表现包括变形性的,如肢体缩窄环➡或截肢⬅,以及破裂性的,如面裂⬅和脑膨出➡。**(右图)**矢状切面超声显示大量脑组织➡未被骨骼覆盖。由于缺损刚好从鼻⬅上方开始,眼眶缺失。眼眶不对称或缺如有助于推测是羊膜带引起了该种颅骨破损。

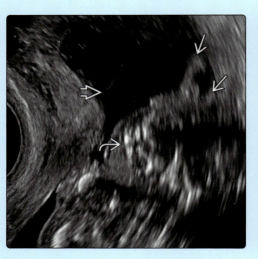
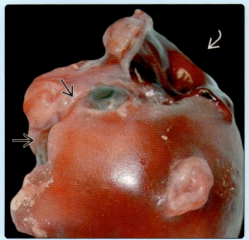

图 13-12　(左图)经阴道超声显示面部骨骼➡上方有破碎的、不规则的组织➡。羊水中有碎屑状强回声,以及羊膜带形成的细线样回声➡(视频 #5)。**(右图)**在一例相似的致死性、破坏性 ABS 病例中,尸检图像显示幕上脑组织➡几乎被完全破坏,伴有巨大的不对称性面裂➡。

术语

同义词

- 羊膜畸形、粘连、切割（amniotic deformity, adhesion, mutilation, ADAM）

定义

- 有争议，但最简单的观点是羊膜破裂包裹部分胎体
  - 怀疑很多"肢体—体壁复合征"的病例实际上都是由于羊膜带所致

相关综合征

术后羊膜带破裂序列征（postprocedural amniotic band disruption sequence, PABDS）见于宫内干预后

影像学表现

一般特征

- 无特定模式的孤立性或多发缺陷
  - 颅骨、体壁有奇怪的"斜线"缺损
- 缺陷的不对称分布是该综合征的标志

超声表现

- 羊水中的羊膜带呈多发薄膜状
  - 可能很难辨别，尤其羊水过少时
  - 可能会限制胎儿运动
- 肢体缺陷是最常见的表现
  - 通常累及手指和足趾；如果是单发，很容易漏诊
  - 有缩窄环伴远端肢体水肿
  - 杵状的足和手
  - 多关节挛缩
  - 假并指（远端指/趾融合）
- 面部和头部
  - 面裂
    - 典型的单眼眶受累
  - 沿颅缝以外的位置有脑膨出
- 胸壁缺损
  - 心脏异位，肋骨裂
- 腹壁缺损
  - 腹裂样肠管膨出、脐膨出样肝脏疝出、膀胱外翻
- 羊水过少归因于羊膜和绒毛膜之间渗出液的吸收
- 孤立性脐带受累

影像学建议

- 如果缺陷分布异常，要仔细查找羊膜带
  - 改变患者姿势进行扫查
    - 胎儿处于固定位置
    - 羊膜带限制受累区域活动
    - 改变母体体位可使胎儿"漂"离子宫壁，显露短的羊膜带
- 应用彩色多普勒评估肢体血流灌注
  - 测量缩窄带近端、所在部位和远端的搏动指数
  - 在正常情况下，两侧血流应该是对称的、可重复的
  - 缩窄区域远端血流异常，但存在血流可以识别出适合胎儿手术的病例
  - 多普勒分析的缺陷包括胎儿生长受限（fetal growth restriction, FGR）或单脐动脉（single umbilical artery, SUA）
    - FGR→左侧上肢血流＜右侧，原因是"脑保护"增加头臂动脉和左颈总动脉的血流量
    - SUA→髂、股动脉血流不对称
- 胎儿干预治疗后需仔细监测，尤其是双胎输血综合征治疗后

鉴别诊断

体蒂异常

- 胎儿腹壁贴附于胎盘
- 羊膜与腹膜相连
- 脐带缺如或短
- 脊柱侧弯为主要表现

其他"开放性"缺损

- 在胚胎发育过程中，均有明确的解剖分布
  - 无脑畸形（眼眶对称）
  - 脑膨出
  - 唇裂
  - 腹裂
  - 脐膨出

羊膜片

- 羊膜环绕粘连，基部厚，游离缘薄
- 胎儿结构正常，活动自如

绒毛膜羊膜分离

- 早期妊娠正常，从不包绕胎体
- 可能与非整倍体有关

病理

一般特征

- 遗传学
  - 散发性，与非整倍体无关
  - 罕见的复发风险与 Ehlers-Danlos 综合征和大疱性表皮松解症有关
- 已述风险因素
  - 药物：美沙酮、麦角酸二乙酰胺
  - 母体外伤、宫内节育器、羊膜腔穿刺术
  - Ehlers-Danlos 综合征，成骨不全，大疱性表皮松解症
- 病因不明；现有理论并不能完全诠释所有的表现
  - 羊膜破裂理论
    - 胎体穿过缺损处，限制在羊膜和绒毛膜之间
    - 羊水通过缺损流失→羊水过少
    - 血管收缩→水肿→畸形或截肢
    - 缺损的严重程度被认为与发生时的胎龄（gestational age, GA）相关（早期＝更严重）
    - 估计受损胎龄在6～18周

羊膜带综合征缺陷类型的定义	
术语	定义
断裂	由于外源性破坏或干扰原本正常的发育过程而导致的器官、器官的一部分或胎体较大区域的形态缺陷
形变	机械力引起部分胎体结构、形状或位置异常
畸形	由异常发育过程本质引起器官或胎体较大区域的形态缺陷
羊膜带综合征的确切病因尚不清楚,很可能是多因素的。为了阐明危险因素、损伤机制和制定治疗策略,需要仔细记录表现并对类似病例进行分组分析。	

- 肢体结缔组织局灶性发育异常
  - 无法解释颅骨、腹壁缺损
- 血管低灌注/出血
  - 出血/缺血作为缺损的病因
  - 坏死胎儿组织与羊膜粘连形成羊膜带
- 双胎输血综合征的胎儿干预(单中心672例)
  - 出生时 PABDS 检出率 2.2%,受血胎占67%,供血胎占33%
  - 下肢占73%,上肢占13%,上下肢同时发生7%,脐带占7%
    - 足趾截肢占33%
  - 脐带缩窄致胎儿死亡1例(7%)
  - 独立危险因素:激光治疗时的胎龄越小,术后绒毛膜羊膜越易分离

分期、分级与分类

- 肢体受累的产前分类系统
  - 1级:无缩窄迹象的羊膜带
  - 2级:无血管受损的缩窄(与对侧相比,多普勒正常)
    - 2A:未出现或仅轻度淋巴水肿
    - 2B:严重淋巴水肿
  - 3级:进行性动脉受损
    - 测量缩窄带近端、所在部位和远端的血流
      - 3A:与对侧肢体相比,显示肢体远端多普勒异常
      - 3B:无血管流向肢端
  - 4级:长骨弯曲或骨折
  - 5级:宫内截肢

临床问题

人口统计资料

- 1∶15 000～1∶1 200无性别差异的活产儿
- 一个转诊中心的28例系列病例
  - 肢体受累占71.5%
  - 脐带占25%
  - 复杂腹壁缺损占17.9%

自然病史与预后

- 缺损程度从轻微到致命
  - 单纯缩窄→预后良好,预期寿命正常
  - 据报道存在缺陷处缩窄的自发松解
- 胎膜早破(premature rupture of membranes,PROM)的风险
  - 早产,低出生体重
    - 无腹裂

□ 分娩时平均胎龄为36.9周
□ 平均出生体重在第25～50百分位数之间
- 有腹裂
  □ 分娩时平均胎龄为33.6周
  □ 平均出生体重＜第5百分位数

处理

- 严重缺陷(颅骨缺损、巨大腹裂)建议终止妊娠
- 胎儿镜下束带松解术:2019年5例系列病例+21例文献回顾,建议仅用于孤立性肢体缩窄
  - 75%肢体功能正常,手术并发症占15%
  - PROM 占 38.4%
  - 早产增加,但总死亡率为7.7%
- 汇总数据表明远端至缩窄处的血流灌注是最重要的胎儿预后因素
  - 血流正常的病例,可能不需要进行胎儿干预
- 产后采用整形手术处理缩窄环
  - 完全切除所有疤痕组织,采用Z形成形术闭合 vs. 直接环形闭合
  - 可能需要用肌瓣来重建某些区域的组织
- 理想情况下,受累胎儿应按已报道的分类系统向中心登记处报告
  - 更好的评估自然史
  - 制定标准,选择有产前干预风险的非致死性病例

诊断要点

影像判读经验

- 发现异乎寻常的腹壁/颅骨缺损±肢体缩窄/截断,往往考虑 ABS

报告提示

- 即使未发现羊膜带,也可能提示诊断

参考文献

1. Knijnenburg PJC et al: Prevalence, risk factors and outcome of postprocedural amniotic band disruption sequence after fetoscopic laser surgery in twin-twin transfusion syndrome: a large single center case series. Am J Obstet Gynecol. 223(4):576.e1-8, 2020
2. Gueneuc A et al: Fetoscopic release of amniotic bands causing limb constriction: case series and review of the literature. Fetal Diagn Ther. 46(4):246-56, 2019
3. Society for Maternal-Fetal Medicine et al: Amniotic band sequence. Am J Obstet Gynecol. 221(6):B5-6, 2019
4. Jensen KK et al: Intrauterine linear echogenicities in the gravid uterus: what radiologists should know. Radiographics. 38(2):642-57, 2018
5. Larsen LA: Umbilical cord strangulation by amniotic bands. J Obstet Gynaecol Can. 40(10):1265, 2018

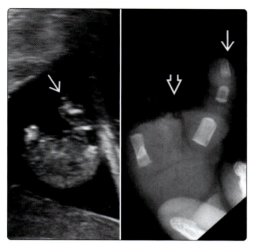

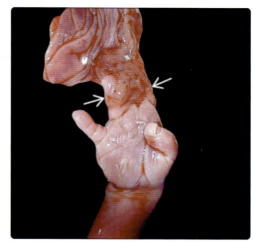

图 13-13 （左图）28 周超声检查和新生儿 X 光片显示手部断裂，仅有拇指 ➡ 保持完整。断肢边缘不规则 ➡ 。这是本例中唯一一处异常，婴儿其他方面正常。（右图）一例类似但较轻病例的大体病理，显示手指被束缚在羊膜带 ➡ 中。作为一种孤立性表现，这不会有什么严重后果，但在该病例中，唯一受累的其他部位是脐带被羊膜带闭塞，导致胎儿宫内死亡。

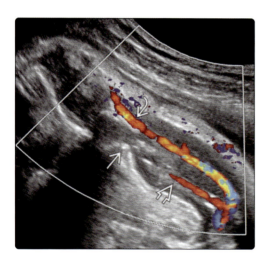

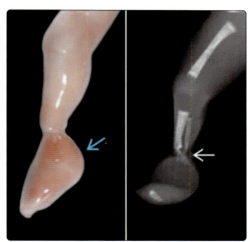

图 13-14 （左图）37 周彩色多普勒超声显示缩窄带 ➡ 紧紧环绕左小腿，胫后动脉 ➡ 血流受损。胫前动脉 ➡ 未受影响，在缩窄处远端血流良好。患儿仅有肢体受累，整形外科手术效果良好。（右图）尸检照片和下肢 X 线片显示缩窄带，伴有远端水肿 ➡ 和骨骼破坏 ➡ 。如果继续妊娠，很可能导致胎儿截肢。

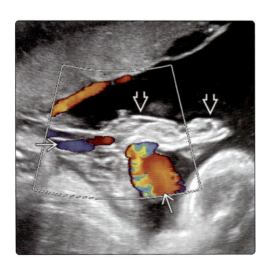

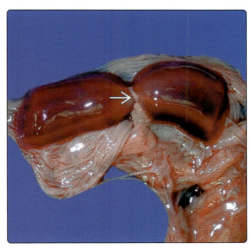

图 13-15 （左图）彩色多普勒超声显示脐带插入胎盘部位附近有脐带袢"丛" ➡ ，有由条带形成的黏附性团块 ➡ 。胎儿正常。据报道存在产程中脐带撕裂的风险，因此患者剖宫产分娩。（右图）大体病理显示脐带被羊膜带 ➡ 闭塞。因此导致了胎儿死亡。

要 点

术语

- 尖头并指/趾 I 型

影像学表现

- 颅骨形态异常，常伴有前额隆起
  - 冠状缝 ± 其他颅缝融合，形成锥形塔颅形态
- 中孕期超声发现严重的手足并指/趾畸形（"连指手套"样并指/趾畸形）
- 面中部发育不全
- 3D 超声评估四肢、面部和颅骨

主要鉴别诊断

- 其他伴有颅缝早闭和并指/趾的综合征
  - Pfeiffer 综合征
  - Carpenter 综合征
  - Saethre-Chotzen 综合征

病理

- 归因于成纤维细胞生长因子受体 2 基因（*FGFR2*）的突变
  - 大多数是因为激活点突变
- 常染色体显性遗传；大多数为新发突变
- 与父亲年龄增加有关

临床问题

- 眼球突出，眼距增宽
- 错𬌗、牙齿发育异常
- 手足复合性并指/趾畸形
- 出生时潜在的呼吸道损伤
- 常见智力障碍（IQ44～90）
- 治疗问题
  - 以提高功能为目的的广泛/复杂的并指/趾畸形手术治疗
  - 早期修复颅缝早闭并不能预防智力损害

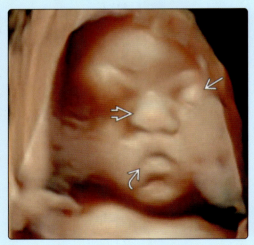
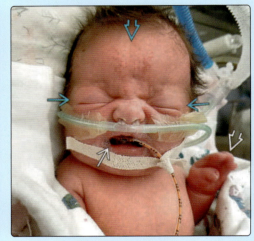

图 13-16 （左图）一例 33 周的 Apert 综合征胎儿的 3D 超声显示独特的面部特征，包括：突眼➡、宽鼻➡、小嘴且口角下垂➡。（右图）同一例 Apert 综合征新生儿期表现为眼距较宽并眼球突出➡，小嘴且口角下垂➡。可见额缝突出➡。同时显示手部复杂并指畸形➡。

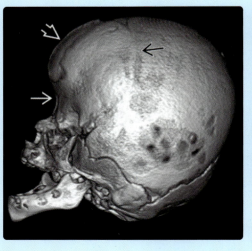
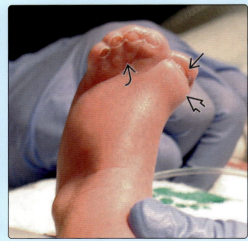

图 13-17 （左图）一例 3 个月大的 Apert 综合征患儿颅骨侧位 3D 重建显示双侧冠状缝融合➡，导致短颅畸形。存在明显增宽未闭合的额缝➡和矢状缝以及面中部发育不全➡，鼻梁凹陷。（来自 SI：Temporal Bone.）（右图）Apert 综合征新生儿的足部显示全部软组织并趾➡以及宽大内斜的𧿹趾➡。同时显示甲发育不良➡。

术语

同义词

- 尖头并指/趾 I 型

定义

- 罕见的颅缝早闭综合征，以颅缝早闭、面中部发育不全和严重的手足并指/趾为特征

影像学表现

一般特征

- 最佳诊断线索
  - 中孕期超声检查可见颅骨形态异常和严重的手足并指/趾畸形

超声表现

- 颅缝早闭伴短颅畸形
  - 冠状缝 ± 其他颅缝融合，形成锥形塔颅形态
- "连指手套" 并指/趾畸形
  - 手指、足趾广泛软组织和（通常）骨融合
- 眼眶浅导致眼球突出
- 中枢神经系统异常占 60%
  - 脑室扩张、巨脑畸形、胼胝体缺失、透明隔腔缺如
- 心脏缺陷（10%）
  - 肺动脉狭窄、室间隔缺损
- 泌尿生殖系统缺陷（10%）
  - 肾积水、米勒管畸形、隐睾

影像学建议

- 最佳影像学方法
  - 中孕期超声检查
  - 3D/4D 超声有助于展现表型，为家庭提供咨询

鉴别诊断

Pfeiffer 综合征

- 重度颅缝早闭；苜蓿叶（三叶草）状颅骨，重度突眼
- 拇指远端宽大，足趾中央并趾

Carpenter 综合征

- 多发颅缝早闭
- 轴前多指/趾、软组织并指/趾
- 心脏和腹壁异常

Saethre-Chotzen 综合征

- 冠状缝早闭
- 眼眶浅，耳发育不良
- 手指、足趾部分皮肤性并指/趾

Crouzon 综合征

- 累及多条颅缝的颅缝早闭
- 重度眼球突出伴眼距过宽

病理

一般特征

- 病因学
  - 成纤维细胞生长因子受体 2（FCFR2）功能获得突变诱导成骨细胞功能失调
    - 多因点突变 S252W 或 P253R 所致
- 遗传学
  - 常染色体显性遗传；大多数是新突变

临床问题

表现

- 产后表现
  - 颅面
    - 双侧冠状缝闭合，其他缝不固定
    - 面中部发育不全、上颌骨发育不良
    - 眼球突出、眼距增宽、睑裂下斜、眶上水平沟
    - 错𬌗、牙齿异常
  - 手足复杂并指/趾："连指手套状" 并指/趾
    - 拇指短而宽，呈外翻姿势
    - 2～4 指/趾骨性融合，指/趾关节粘连（关节骨性连接）
    - 包括肌肉，肌腱附着点，手部神经血管束
  - 常见智力障碍（IQ44～90）

人口统计资料

- 流行病学
  - 与父亲年龄的增长有关
  - 发病率：新生儿 1/65 000，男 ：女 =1 ：1

自然病史与预后

- 早期修复颅缝早闭不能预防智力障碍
- 慢性中耳炎、镫骨固定引起的听力下降
- 上呼吸道和下呼吸道受损可能是早期死亡的原因

处理

- 手术矫正颅缝早闭，颅面重建
- 以提高功能为目的的广泛/复杂的并指/趾畸形手术治疗

诊断要点

影像判读经验

- 中孕期有可能通过颅骨形状异常，并指/趾畸形进行产前诊断
- 当发现颅骨异常时，3D 超声评估四肢和面部

参考文献

1. Tonni G et al: Early prenatal ultrasound and molecular diagnosis of apert syndrome: case report with postmortem CT-scan and chondral plate histology. Fetal Pediatr Pathol. 1-12, 2020
2. Tan AP et al: Apert syndrome: magnetic resonance imaging (MRI) of associated intracranial anomalies. Childs Nerv Syst. 34(2):205-16, 2018
3. Werner H et al: Prenatal diagnosis of Apert syndrome using ultrasound, magnetic resonance imaging, and three-dimensional virtual/physical models: three case series and literature review. Childs Nerv Syst. 34(8):1563-71, 2018
4. Faro C et al: Metopic suture in fetuses with Apert syndrome at 22-27 weeks of gestation. Ultrasound Obstet Gynecol. 27(1):28-33, 2006

图 13-18 （左图）患有 Apert 综合征的新生儿足部显示所有足趾存在复杂皮肤性并趾 ➡ 以及踇趾 ➡ 内侧偏斜。同时存在骨性并趾。甲发育不全 ➡ 和发育不良 ➡。（右图）同一婴儿的母亲的足部显示完整的骨性和皮肤性并趾 ➡。手的受累情况类似。甲发育不良 ➡。在这种常染色体显性遗传病中，她每次妊娠都有 50% 的母婴传播风险。

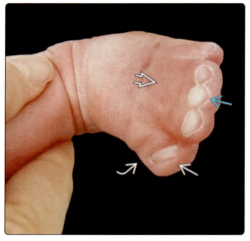
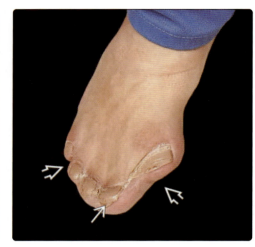

图 13-19 （左图）Apert 综合征死产儿的组合图显示"连指手套"并指畸形。中孕期手部超声检查显示手指明显缺失。实际上，这些手指短且融合 ➡。（右图）在同一病例的足部超声及临床照片上显示完全并趾 ➡。还注意到大体图像上明显没有正常的足底皱褶。并趾畸形在产前超声检查中尤其难以显示，而且经常被漏诊。

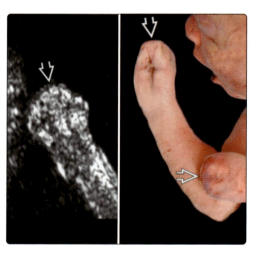
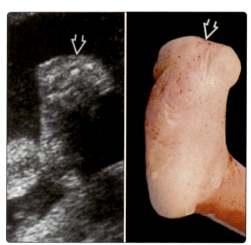

图 13-20 （左图）一个 Apert 综合征婴儿的正位 X 线片显示突出的眶上嵴 ➡，上颌 ➡ 和下颌发育不全 ➡，以及硬化的、融合的冠状缝 ➡。（右图）同一婴儿侧位 X 线片显示了 Apert 综合征新生儿的独特颅骨形状 ➡（塔形颅骨）。注意严重的面中部发育不全 ➡。融合的冠状缝 ➡ 可见硬化改变。

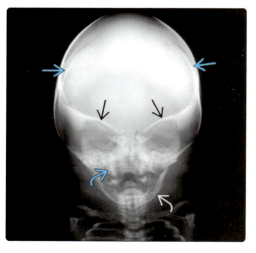
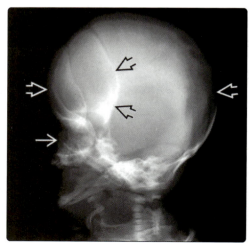

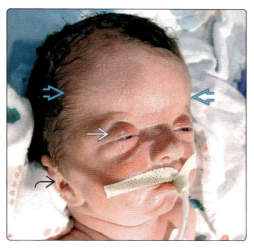

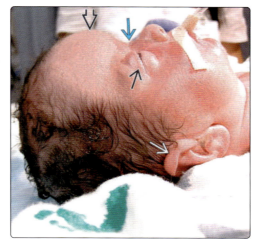

图 13-21　（左图）一例 Apert 综合征足月新生儿的临床照片显示冠状缝早闭 ⇦ 导致的短颅畸形、眼眶浅导致的突眼 ➡ 和低位耳 ⬂。（右图）同一婴儿的侧面观显示额部明显隆起 ⬂，伴有面中部发育不全、鼻梁凹陷 ➡ 和眼球突出 ⬂。耳低位 ➡ 且耳轮增厚。

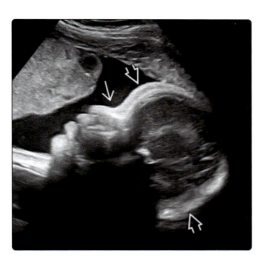

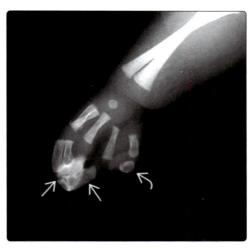

图 13-22　（左图）一例中孕期 Apert 综合征胎儿的矢状位超声显示面中部发育不全 ➡ 和额部隆起。由于冠状缝早闭，头颅形态异常 ⇨。（右图）Apert 综合征婴儿的手部 X 线片显示复杂的骨性和软组织性完全并指 ➡ 的典型特征。注意大拇指远端增宽 ➡。在这个年龄，腕骨缺乏骨化是正常的。

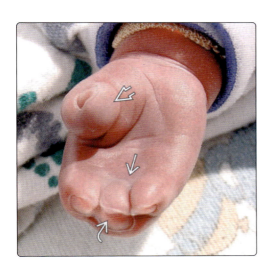

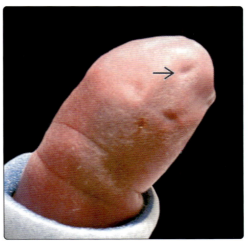

图 13-23　（左图）一例 Apert 综合征新生儿的手部临床照片显示广泛的软组织性和骨性并指 ➡，并伴有明显的少指。指甲异常，显得又大又深陷 ➡。常可见指甲融合。宽的拇指 ⇨ 外翻畸形也很明显。（右图）这例 Apert 综合征婴儿的同一只手背表面的临床照片显示广泛皮肤"连指手套"样并指畸形 ➡。

要　点

术语

- 具有主要特征的印记病,包括巨体、巨舌和脐膨出

影像学表现

- 巨舌症是最一致的表现
  - 检查时舌头持续突出,无法闭口
- 肾脏增大,但保留正常结构
- 肝脏增大常见
- 腹围增大:联合肾脏增大和肝脏增大
- 脐膨出,通常很小
- 胎盘间质发育不良

主要鉴别诊断

- 巨体与母体糖尿病相关

病理

- 由于 11p15.5 生长调节基因的表观遗传学改变引起的多基因疾病
- 10%~15% 是家族性的,以常染色体显性遗传方式遗传
- 10%~20% 为父系单亲二体

临床问题

- 单卵双胎中发生率增加
- 据报道接受各种辅助生殖技术的夫妇生育 Beckwith-Wiedemann 综合征婴儿的概率增加
- 新生儿低血糖,通常很严重
- 通气困难;如果巨舌症严重,分娩时有潜在的生命危险
- 胚胎性肿瘤风险增加,包括 Wilms 瘤、肝母细胞瘤、神经母细胞瘤、横纹肌肉瘤、肾上腺皮质癌

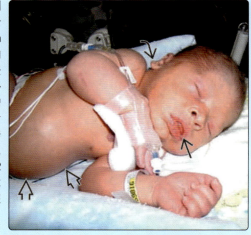
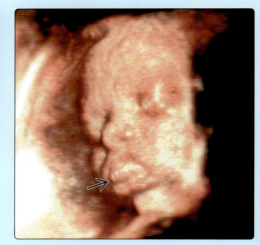

图 13-24 （左图）1 例 Beckwith-Wiedemann 综合征（Beckwith Wiedemann syndrome，BWS）足月儿的临床照片显示该病的一些特征性表现。注意巨体外观,伴有继发于肝肾明显增大的腹部膨隆 ⊇。有巨舌症,舌伸出口外 ➡。耳垂上翘 ⊿,有一条横向折痕。（右图）3D 超声显示一例 32 周 BWS 胎儿的面部。注意大嘴合并因巨舌症 ⊇ 而突出的舌头。

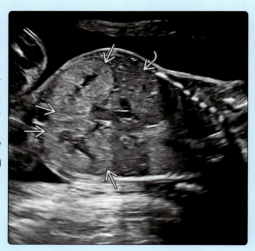
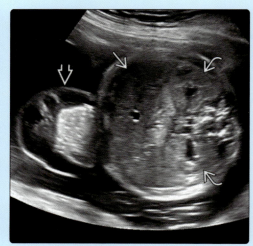

图 13-25 （左图）24 周 BWS 胎儿的超声冠状面显示由于肾脏增大 ➡（>第 95 百分位数）和肝脏增大 ⊇ 而腹部明显增大。（右图）巨体胎儿的腹部横切面超声显示 BWS 的典型特征,包括脐膨出 ⊇、增大且回声轻度增强的肾脏 ⊇（>同孕周第 95 百分位数）和肝脏增大 ➡,冠状切面上肝脏延伸至盆腔。

术语

缩写

- Beckwith-Wiedemann 综合征（Beckwith-Wiedemann syndrome，BWS）

定义

- 以巨体、偏侧发育过度、巨舌、腹壁缺损、易患胚胎性肿瘤和新生儿低血糖为特征的印迹病。

影像学表现

一般特征

- 最佳诊断线索
  - 中孕期超声显示胎儿大于同孕周，伴肾脏增大、脐膨出、舌突出

超声表现

- 巨舌症占 97%
  - 检查时舌头持续突出，无法闭口
    - 常为晚孕期表现
  - 吞咽障碍导致羊水过多
- 肾脏增大，但保留正常结构
- 常见肝脏增大
- 巨体占 88%
  - 腹围增大：联合肾脏增大和肝脏增大
- 脐膨出，通常较小
  - 可能只是脐疝
- 胎盘间质发育不良占 19%
  - 增厚的囊性胎盘

影像学建议

- 最佳影像学方法
  - 使用 3D/4D 超声能更好地显示面部特征
    - 查找细微的表现，包括耳垂折痕和耳轮后凹痕以及巨舌

鉴别诊断

巨体与母体糖尿病相关

- 巨体可见于妊娠期糖尿病或孕前糖尿病血糖控制不佳
- 孕前糖尿病控制不佳也增加了心脏、CNS 和四肢畸形的风险
- 脐膨出在糖尿病性胚胎病中并不常见

其他罕见的过度生长综合征

- Simpson-Golabi-Behmel 综合征
  - 巨舌，羊水过多，颅面异常，包括宽鼻，内脏增大，先天性膈疝，脐疝，轴后多指
  - 其他产后表现包括面容粗陋、腭部异常、牙齿问题、多乳头、生殖器异常
  - X 连锁隐性遗传疾病
- Sotos 综合征
  - 血清学筛查 21 三体风险增加、巨体、巨头畸形、CNS 异常（包括脑室扩张和胼胝体缺失）、羊水过多
  - 产后其他表现包括倒梨状头部合并特殊面部特征，学习障碍
  - 常染色体显性遗传疾病
- Weaver 综合征
  - 骨骼异常，包括先天性指屈曲、马蹄内翻足和关节挛缩
  - 新生儿哭声微弱、嘶哑；运动技能发育迟缓，例如在幼儿期坐、立和行走
  - 常染色体显性遗传疾病
- Perlman 综合征
  - 又名肾错构瘤、肾母细胞瘤和胎儿巨人症
  - 巨头畸形、巨体、羊水过多和低血糖
  - 独特的面部特征，包括深陷的眼睛、凹陷的鼻梁、外翻的上唇和巨头畸形，使其区别于 BWS

脐膨出，孤立性或综合征性

- 巨体少见；更常见的是生长受限或正常生长
- 非整倍体风险增加
- 其他伴发畸形多见于综合征病例，尤其是心脏畸形
- 脐膨出大小不一；可能是"巨型"

病理

一般特征

- 病因学
  - 生长调节基因 11p15.5 的表观遗传改变引起的多基因疾病
    - 该区域有许多印记基因
    - 基因组印迹是通过甲基化以及组蛋白和非组蛋白修饰实现基因调控和功能的最重要的表观遗传机制之一
    - 印记基因在整个发育过程中保持其甲基化模式，并根据来源的亲本进行差异表达
    - 表达模式通过印迹控制区（imprinting control regions，ICRs）控制
    - ICR 区域 DNA 甲基化干扰与包括 BWS 在内的几种人类疾病有关
  - 此外，5%～10% 的 BWS 病例存在 *CDKN1C* 突变，CDKN1C 是一种激酶抑制剂，作为细胞生长和增殖的负调控因子
- 遗传学
  - 遗传异质性：85% 为散发型，核型正常
  - 10%～15% 为家族性，常染色体显性遗传
  - 10%～20% 为父系单亲二体
    - 11p15 的两个拷贝都来自父亲
  - <1% 的病例有涉及 11p15 区域的染色体易位、倒位或重复
    - 如果易位是母源性的，复发风险高达 50%

镜下特征

- 肾上腺细胞肿大为典型特征
  - 肾上腺增生，有异常的巨大的多面体细胞
- 胚胎肾细胞的肾周休止期（肾母细胞瘤病）持续异常到出生后
  - 易患 Wilms 瘤

临床问题

表现

- 最常见的体征/症状
  - 胎儿：巨体，巨舌，脐膨出
- 产后
  - 特殊面容
    - 巨舌：严重时新生儿气道阻塞
    - 前额和眼睑上表皮鲜红斑痣
    - 面中部发育不全、认知障碍、错𬌗、眶下皱襞
    - 耳垂有折痕，耳轮后凹痕
  - 增大的肾脏、胰腺、肾上腺、肝脏
  - 肾髓质发育异常、肾钙盐沉着症、髓质海绵肾
  - 腹壁缺损
    - 脐膨出（通常较小）、腹直肌分离、脐疝
  - 骨骼早熟
  - 偏侧发育过度：可能影响整条肢体或部分身体或节段性区域
  - 各种发育迟缓

人口统计资料

- 流行病学
  - 出生率 1/13 000
  - 单卵双胎患 BWS 概率增加
    - 大多数受累的双胎为女性；多数 BWS 都不一致
    - 理论认为这些病例可能是甲基化错误触发孪生过程
  - 据报道辅助生殖技术（assisted reproductive technology，ART）导致发病率增加
    - 争议
      - ART 是否会破坏或以其他方式改变基因组印迹？
      - 低生育能力夫妇是否有疾病的遗传倾向，ART 是否"绕过了"自然选择？

自然病史与预后

- 妊娠合并胎儿 BWS
  - 羊水过多
  - 早产概率增加
  - 母体先兆子痫的风险
    - 胎儿对母体疾病的潜在影响
    - 一项研究发现，先兆子痫/HELLP（溶血（hemolysis）、肝酶升高（elevated liver enzymes）、血小板减少（low platelets））综合征母亲所生的 3 名婴儿具有相似的

COKN1C 突变
- 新生儿期
  - 通气困难；如果巨舌症严重，分娩时可能会危及生命
  - 低血糖，通常严重
  - 喂养问题
  - 呼吸暂停
  - 婴儿死亡率高（20%），主要是由于早产并发症
- 儿童期
  - 胚胎性肿瘤风险增加，包括 Wilms 瘤、肝母细胞瘤、神经母细胞瘤、横纹肌肉瘤、肾上腺皮质癌
    - 总体肿瘤风险：7.5%～10%
    - Wilms 瘤占 BWS 所有肿瘤的 60%
      - 实际上只有约 5% 的 BWS 儿童发生 Wilms 瘤
      - 单侧病例平均发病年龄 42～47 月龄；双侧病例 30～33 月龄
      - 5%～10% 的 Wilms 瘤患儿有双侧或多灶性肿瘤
    - 严格的肿瘤监测方案
  - 出生时常出现巨体和巨舌；很少，可在儿童期发展
  - 7～8 岁时发展速度一般会减慢

处理

- 在有儿科手术，新生儿重症监护能力的三级医疗中心分娩
  - 为巨舌症可能引起的气道阻塞做准备
- 遗传咨询
- 婴儿低血糖的治疗
- 每 3 个月检查一次甲胎蛋白（肝母细胞瘤监测）和腹部超声（Wilms 瘤监测），直到 8 岁
- 言语治疗
- 肢体长度差异病例行骨科管理
- 肾钙质沉着症病例行儿科肾脏病管理

诊断要点

影像判读经验

- 存在特征性异常的胎儿生长加速提示 BWS

参考文献

1. Abbasi N et al: Prenatally diagnosed omphaloceles: report of 92 cases and association with Beckwith-Wiedemann syndrome. Prenat Diagn. ePub, 2021
2. Duffy KA et al: Characterization of the Beckwith-Wiedemann spectrum: diagnosis and management. Am J Med Genet C Semin Med Genet. 181(4):693-708, 2019
3. Gazzin A et al: Phenotype evolution and health issues of adults with Beckwith-Wiedemann syndrome. Am J Med Genet A. 179(9):1691-702, 2019
4. Shieh HF et al: Prenatal imaging throughout gestation in Beckwith-Wiedemann syndrome. Prenat Diagn. 39(9):792-5, 2019
5. Brioude F et al: Expert consensus document: clinical and molecular diagnosis, screening and management of Beckwith-Wiedemann syndrome: an international consensus statement. Nat Rev Endocrinol. 14(4):229-49, 2018
6. Gaillot-Durand L et al: Placental pathology in Beckwith-Wiedemann syndrome according to genotype/epigenotype subgroups. Fetal Pediatr Pathol. 37(6):387-99, 2018
7. Johnson JP et al: Overrepresentation of pregnancies conceived by artificial reproductive technology in prenatally identified fetuses with Beckwith-Wiedemann syndrome. J Assist Reprod Genet. 35(6):985-92, 2018

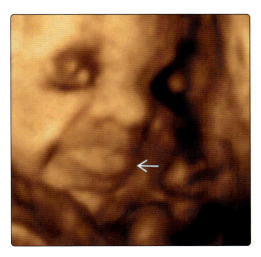

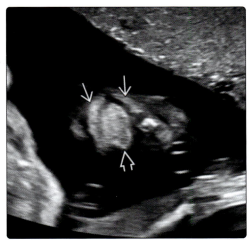

图 13-26 （左图）3D 表面渲染显示 BWS 胎儿的巨舌。在整个检查过程中，舌➡持续凸出于唇外。（右图）BWS 胎儿的下半部分面部超声显示大嘴➡伴突出的唇和增大的舌➡。巨舌症在晚孕期更为常见，但在本例中，由于合并羊水过多，在 24 周被检出。巨舌症非常严重，由于担心气道阻塞，分娩时需要进行 EXIT 手术。

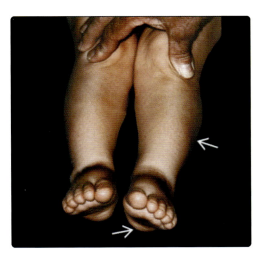

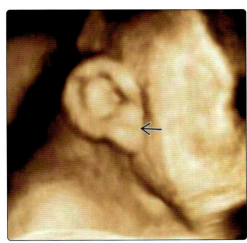

图 13-27 （左图）临床照片显示左腿偏侧发育过度➡，这是儿童期 BWS 的典型特征，但在胎儿中很少见。腿的长度和周长都会受到影响。偏侧发育过度可能影响整条肢体、身体的一部分或身体的节段性区域。（右图）BWS 病例耳的 3D 表面渲染图像显示一条横向折痕➡。耳垂折痕和耳轮后凹痕在 BWS 中很常见。经常使用 3D 来检查细微的面部特征以及巨舌症。

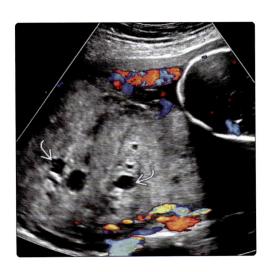

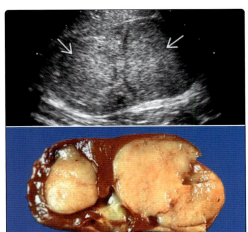

图 13-28 （左图）胎盘彩色多普勒超声显示胎盘明显增厚伴囊性改变➡。胎盘间质发育不良与 BWS 密切相关。（右图）一例 BWS 婴儿右肾的大体标本和超声矢状面显示 2 个均匀等回声肿块➡。这是肾母细胞瘤病，Wilms 瘤的前体。BWS 儿童患胚胎性肿瘤的风险增加，其中以 Wilms 瘤最常见。胎儿 Wilms 瘤非常罕见。

要　点

术语

- 尖头多指/趾并指/趾畸形Ⅱ型
- 以轴前多指/趾、软组织并指/趾、心脏缺陷、腹壁异常和多发颅缝早闭为特征

影像学表现

- 颅骨形态异常伴严重的突眼
- 轴前多指/趾，手足部分并指/趾
- 矢状缝、人字缝、冠状缝颅缝早闭
- 心脏缺陷占 30%～50%
- 腹壁缺损

主要鉴别诊断

- Apert 综合征
- Pfeiffer 综合征
- Crouzon 综合征

- Saethre-Chotzen 综合征

病理

- 常染色体隐性遗传但存在遗传异质性
  - RAB23 基因纯合突变
- Carpenter 综合征的特点与偏侧性缺陷有关；由于 MEGFB 基因纯合或复合杂合突变

临床问题

- 产后表现
  - 短指并大拇指宽，手指软组织并指
  - 眦错位（内眦外移），睑裂下斜
  - 牙齿异常并延迟萌出，乳牙滞留，缺牙症
  - 性腺功能减退
  - 智力不等（IQ 范围：52～104）
  - 肥胖

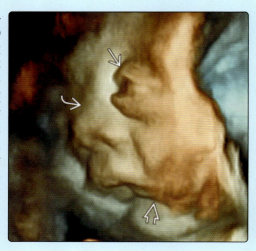
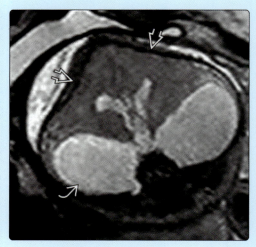

图 13-29 （左图）Carpenter 综合征胎儿的面部 3D 超声显示典型的特征：严重的突眼 ➡、面中部发育不全 ➡ 和小颌畸形 ➡。由于无法闭上眼睛，出生后必须缝合眼睑以保护角膜。（右图）胎儿 T2MR 显示基于冠状缝融合的颅缝早闭 ➡ 以及继发性压迫大脑，导致脑室扩张 ➡。这种显著的头颅形状异常是 Carpenter 综合征的典型表现。

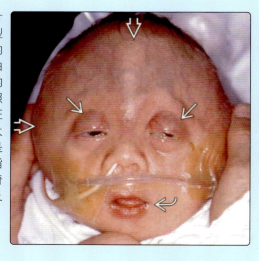
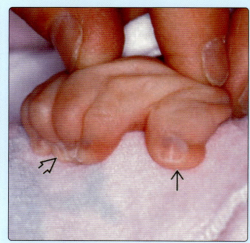

图 13-30 （左图）临床照片显示 Carpenter 综合征典型的面部特征。注意严重的眼球突出 ➡、小口 ➡ 和由于复杂的颅缝早闭引起的异常颅骨形状 ➡。临床照片显示 Carpenter 综合征中复杂的多指。注意宽大的拇指 ➡（在 X 线片上是重复拇指）和其余手指并指 ➡。出生时还发现短趾畸形伴宽大内斜的踇趾以及其他足趾并指。

术语

同义词

- 尖头多指/趾并指/趾畸形Ⅱ型

定义

- 以轴前多指/趾、软组织并指/趾、心脏缺陷、腹壁异常和多发颅缝早闭为特征。

影像学表现

一般特征

- 最佳诊断线索
  - 中孕期超声检查有颅骨形态异常并突眼和手足多指/趾

超声表现

- 颅缝早闭导致眼眶变浅，引起严重的突眼
- 30%～50% 心脏缺陷
  - 间隔缺损、肺动脉狭窄、法洛四联症
- 轴前多指/趾伴部分并指/趾
  - 双手可能表现紧握
  - 多指/趾并指/趾并非本综合征的必要条件
  - 短指/趾畸形
- 腹壁缺损
  - 脐膨出、脐疝

放射学表现

- 产后 X 线片对诊断很重要
  - 矢状缝、人字缝、冠状缝的颅缝早闭
  - 多种颅骨形状，可能观察到苜蓿叶状颅骨（三叶草状颅骨）、三角头
  - 膝外翻，髌骨外侧移位，髂骨张开，髋臼扁平
  - 中指（趾）骨短缩/发育不全，拇指第二指骨重复

影像学建议

- 流程建议
  - 评估四肢排除骨骼发育不良
  - 仔细查找心脏和腹壁缺损的证据

鉴别诊断

Apert 综合征

- 尖头并指/趾Ⅰ型
- 手指和足趾复杂并指/趾（"连指手套状"并指/趾）
- 颅缝早闭伴短颅畸形
- 拇指宽大，持外翻位
- 智力障碍

Pfeiffer 综合征

- 尖头并指/趾，Pfeiffer 型
- 严重的颅缝早闭，常见苜蓿叶状头颅
- 拇指远端宽大，中央足趾并趾

Crouzon 综合征

- 严重的突眼、眼距过宽

- 多发颅缝早闭
- 并指特征不明显

Saethre-Chotzen 综合征

- 冠状缝、人字缝的颅缝早闭
- 前额高平，耳发育不良
- 手指、足趾部分并指/趾

Bardet-Biedl 综合征

- 轴后多指/趾，并指，短指
- 肾囊肿
- 视网膜发育不良
- 智力障碍、肥胖、性腺功能减退

病理

一般特征

- 遗传学
  - 常染色体隐性遗传但具有遗传异质性
    - 6p11 上 *RAB23* 基因的纯合突变
  - Carpenter 综合征的特征与偏侧性缺陷有关；由于 19q13 上的 *MEGF8* 基因发生纯合或复合杂合突变

临床问题

表现

- 产后
  - 短指并拇指宽大，手指软组织并指
  - 眦错位（内眦外移），睑裂下斜
  - 牙齿异常并延迟萌出，乳牙滞留，缺牙症
  - 性腺功能减退

自然病史与预后

- 躯干肥胖常见
- 智力不等（IQ 范围：52～104）
- 关节问题和精细运动障碍

处理

- 无法产前处理
- 建议遗传咨询
- 颅缝早闭的神经外科修复
  - 对智力的影响不等
- 对心脏、腹壁缺损的手术矫正
- 多指畸形手术治疗以改善手部功能为目的

参考文献

1. Dias MS et al: Identifying the misshapen head: craniosynostosis and related disorders. Pediatrics. 146(3), 2020
2. Hasan MR et al: RAB23 coordinates early osteogenesis by repressing FGF10-pERK1/2 and GLI1. Elife. 9, 2020
3. Lloyd DL et al: The Drosophila homologue of MEGF8 is essential for early development. Sci Rep. 8(1):8790, 2018
4. Rubio EI et al: Ultrasound and MR imaging findings in prenatal diagnosis of craniosynostosis syndromes. Pediatr Radiol. 46(5):709-18, 2016
5. Haye D et al: Prenatal findings in carpenter syndrome and a novel mutation in RAB23. Am J Med Genet A. 164A(11):2926-30, 2014
6. Victorine AS et al: Prenatal diagnosis of Carpenter syndrome: looking beyond craniosynostosis and polysyndactyly. Am J Med Genet A. 164A(3):820-3, 2014

要 点

术语

- CHARGE 综合征是指非随机的一组畸形,包括
  - 眼结构缺损(Coloboma)和脑神经缺损(Cranial nerve defect)
  - 心脏畸形(Heart malformation)
  - 鼻后孔闭锁(choanal Atresia)
  - 生长和/或发育迟缓(Retardation of growth and/or development)
  - 生殖异常(Genital anomaly)
  - 耳异常(Ear anomaly)

影像学表现

- 外耳异常是唯一不变的超声特征
- 半规管缺失是一个非常特殊的特征,胎儿 MR 可见
- 85% 有先天性心脏病
- 59% 后脑异常(1/3 伴有蚓部发育不良)
- 48% 眼结构缺损(约 1/3 与小眼症相关)
- 46% 的男性,36% 的女性生殖异常

- 44% 胸腺缺失/发育不良
- 41% 血管异常
- 36% 羊水过多

病理

- 大多数病例是由 *CHD7* 基因突变引起的

临床问题

- 预后差
  - 82% 发育迟缓
  - 40% 自闭症/非典型自闭症
- 复发风险约 3%,可能随父亲年龄增大而增高
- 成人有 CHARGE 综合征可导致儿童患病风险高达 50%

诊断要点

- 通过胎儿颅脑 MR 仔细观察眼睛、内耳、嗅球和嗅沟
- 通过超声观察嗅沟的发育
- 应用 3D 超声查找外耳异常

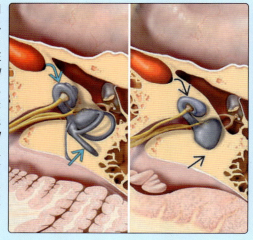
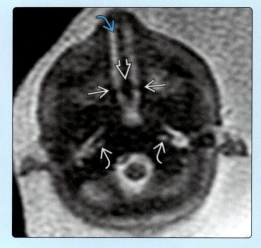

图 13-31 (左图)组合图显示正常的耳蜗➔和半规管(semicircular canals, SCC)➔(左图),CHARGE 综合征中耳蜗发育不良➔和 SCC 缺失➔(右图)。(右图)32 周胎儿 MR 显示双侧鼻后孔闭锁,表现为线性低信号自增厚的犁骨➔延伸至鼻侧壁➔,由羊水勾勒出轮廓。双侧均仅可见一圈耳蜗➔。在鼻后孔闭锁的胎儿中,超声可见短暂的鼻腔扩张➔。

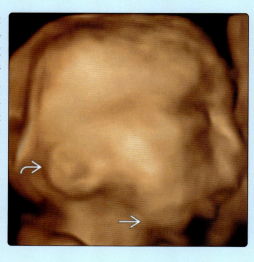
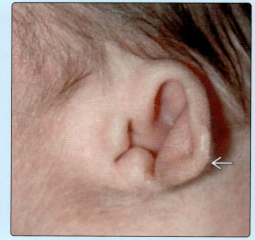

图 13-32 (左图)患生长受限、胼胝体缺失和先天性心脏病胎儿的矢状面表面渲染图像显示一个小的方形低位耳➔和小颌畸形➔。这些都是 CHARGE 综合征的特征。(右图)耳异常是一个恒定的特征;典型的"CHARGE 耳"短、宽、小或无耳垂。耳轮可能在中耳➔突然终止。它们通常是软的,由于软骨薄弱,可能会突出来,而且两侧外观通常不一致。

术语

定义

- CHARGE 是指在儿童中发现的非随机的一组畸形,包括
  - 眼结构缺损(**c**oloboma)和脑神经缺损(**c**ranial nerve defect)、心脏畸形(**h**eart malformation)、鼻后孔闭锁(**c**hoanal **a**tresia)、生长和/或发育迟缓(**r**etardation of growth and/or development)、生殖异常和/或性腺机能减退(**g**enital anomaly and/or hypogonadism)、耳异常和/或耳聋(**e**ar anomaly and/or deafness)

影像学表现

超声表现

- 颅面畸形
  - 外耳畸形是唯一恒定的特征
  - 面部不对称,小颌后缩
  - 47.5% 鼻后孔闭锁
    - 一过性鼻腔扩大是鼻后孔闭锁的标志
  - 胖胝体缺失/发育不良
  - 32% 唇裂或腭裂
- 先天性心脏病(congenital heart disease,CHD)占 85%。
  - 53% 圆锥动脉干畸形;法洛四联症最常见
- 59% 后脑异常(1/3 伴有蚓部发育不良)
- 41% 血管异常
- 46% 的男性,36% 的女性生殖异常
- 44% 胸腺缺失/发育不良
- 28% 肾脏异常
- 36% 羊水过多

MR 表现

- 95% 半规管缺失/发育不良
- 90% 嗅束缺失(无嗅脑畸形)
- 48% 眼结构缺损(约 1/3 与小眼症相关)
- 颅后窝异常高达 90%
- 100% 颞骨岩骨短且呈特殊的三角形

鉴别诊断

22q11 缺失综合征

- 外耳异常不是 22q11 缺失的一部分

临床问题

表现

- 胎儿表现不同于儿童
  - 通常为 CHD、面部或脑部畸形的非特异性表现
- 儿童:主要诊断标准(4C)常见于 CHARGE,很少见于其他情况
  - 眼结构缺损(Coloboma),脑神经异常(Cranial nerve abnormality),鼻后孔闭锁(Choanal atresia),典型的 CHARGE 耳(typical CHARGE ear)
- 广泛的表型变异;需要进行遗传学检测确诊;CHD7 突变占多数

人口统计资料

- 0.1/10 000～1.2/10 000 活产,男女比例相同,见于所有种族

自然病史与预后

- 82% 发育迟缓,40% 自闭症/非典型自闭症
- 平衡、语言和进食方面的问题
  - 感觉神经性耳聋很常见
  - 内分泌功能障碍
- 复发风险约 3%,可能随着父亲年龄增加而更高
- 成人有 CHARGE 综合征可导致儿童患病风险高达 50%

诊断要点

影像判读经验

- 通过胎儿颅脑 MR 仔细检查内耳
- 应用 3D 超声观察 CHD 胎儿的耳
- 观察嗅球/沟的发育
  - 超声冠状面显示所有 >28 周的胎儿嗅沟完全形成
  - MR 上嗅球较嗅沟显示早,可能最早在 20 周显示,T2WI 信号↓

参考文献

1. Meisner JK et al: Congenital heart defects in CHARGE: the molecular role of CHD7 and effects on cardiac phenotype and clinical outcomes. Am J Med Genet C Semin Med Genet. 184(1):81-9, 2020
2. Millischer AE et al: Fetal MRI findings in a retrospective cohort of 26 cases of prenatally diagnosed CHARGE syndrome individuals. Prenat Diagn. 39(9): 781-91, 2019

胎儿或新生儿尸检时 CHARGE 综合征的诊断标准	
主要标准	**次要标准**
外耳畸形	无嗅脑畸形以外的 CNS 异常
半规管缺失/发育不良	肢体异常
无嗅脑畸形(无嗅球和嗅束)	生殖器异常
眼结构缺损	胸腺发育不良/缺失
鼻后孔闭锁或裂	羊水过多
	肾脏异常
	骨骼异常
	气管食管瘘或食管闭锁
对于诊断,在无生长受限的情况下,必须至少有 4 个主要标准或 3 个主要标准加 2 个次要标准。	

Antenatal spectrum of CHARGE syndrome in 40 fetuses with CHD7mutations. J Med Genet. 49(11):698-707, 2012。

要 点

术语

- 罕见的多系统疾病,具有特殊面部特征、生长受限、智力障碍、肢体缺陷、胃肠道异常、心脏缺陷和多毛症。

影像学表现

- 上肢短缩缺陷,单指畸形
- 小颌畸形并上唇/人中突出
  - 侧面观察最佳
- 先天性膈疝,偶见双侧
  - 各种各样其他胃肠道异常
- 严重的生长受限,通常早发

主要鉴别诊断

- Fryns 综合征
- 染色体非整倍体
  - Pallister-Killian 综合征(12p 嵌合四体)

○ 3q 部分重复
○ 18 三体

病理

- 最常见的例子是黏蛋白复合物紊乱,或黏蛋白病
- *NIPBL*, *SMC1A*, *SMC3*, *HDAC8*, *RAD21*

临床问题

- 独特的面部表型
  - 精致的拱形眉毛("像铅笔画的");长而光滑的人中;薄嘴唇;新月形嘴;连眉(眉毛融合);长睫毛;上睑下垂;斜视;鼻梁凹陷;鼻孔前倾;小颌畸形
- 严重程度差异大
- 智力障碍(中度至重度)
- 严重的发音和语言延迟(一些是非言语的)、听力损失、癫痫发作(11%~23%)
- 行为表型:自残、攻击性、睡眠障碍、自闭症行为

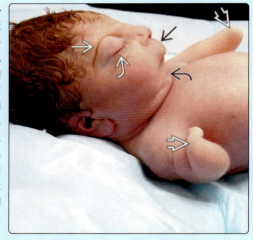
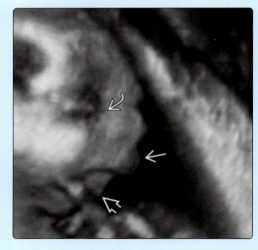

图 13-33 (左图)一例 Cornelia de Lange 综合征(Cornelia de Lange syndrome, CdLS)足月新生儿的临床照片展示该综合征的几个典型特征。注意细眉毛➡和长睫毛➡,突出的人中➡,和小颌畸形➡。双侧肢体短缩缺陷也很明显➡。肢体缺损常不对称。(右图)晚孕期 CdLS 胎儿的 3D 超声显示典型的超声表现,包括突出的人中➡和小颌畸形➡。注意还有长睫毛➡。

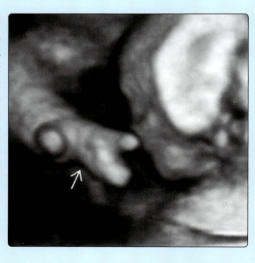
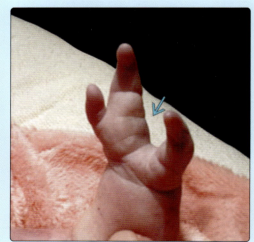

图 13-34 (左图)晚孕期胎儿的 3D 超声显示明显异常的肢体➡。这与其他异常和严重的进行性生长受限一起,在中孕期即提示了 CdLS。(右图)同一患者出生后的临床照片显示罕见的肢体短缩缺陷➡。该缺陷使人联想到裂手畸形。CdLS 患者的肢体缺陷程度差异很大,从短肢伴手缺如到复杂性手缺陷,如这个婴儿。缺陷通常不对称。

术语

缩写

- Cornelia de Lange 综合征（Cornelia de Lange syndrome，CdLS）

同义词

- Brachmann-de Lange，de Lange

定义

- 罕见的多系统疾病，具有特殊面部特征、生长受限、智力障碍、肢体缺陷、胃肠道异常、心脏缺陷和多毛症

影像学表现

一般特征

- 最佳诊断线索
  - 严重的胎儿生长受限，具有特征性的面部/侧面、肢体缺陷和内脏异常

超声表现

- 上肢短缩缺陷，通常严重
- 小颌畸形合并突出的上唇/人中
- 先天性膈疝（congenital diaphragmatic hernia，CDH）：据报道可合并，并非诊断所需
- 严重生长受限，通常发病早

影像学建议

- 流程建议
  - 当怀疑 CdLS 时建议 3D 超声评估颅面、肢体结构

鉴别诊断

Fryns 综合征

- CDH（89%）、远端肢体发育不全（75%）、面容粗陋
- 羊水过多，胎儿生长正常

染色体非整倍体

- Pallister-Killian 综合征
  - 额外的 12p 等臂染色体组织嵌合（12p 嵌合四体）
  - CDH，羊水过多
  - 肢根短缩，罕见的肢端发育不全
- 3q 部分重复
  - 颅缝早闭、心脏、肾脏异常
  - 正常胎儿生长/产后生长障碍
  - 前发际线低，眉毛浓密，睫毛长
- 18 三体
  - 生长受限、桡侧列缺陷、重叠指
  - CDH 偶发表现

胎儿酒精综合征

- 产前和产后生长受限
- 小头畸形、心脏缺陷、发育迟缓
- 睑裂短，人中光滑，上唇薄

孤立性先天性膈疝

- 仔细检查其他畸形，尤其是心脏

肢体短缩畸形

- 孤立性 vs. 综合征性

病理

一般特征

- 病因学
  - 大多数的粘连蛋白（cohesin）基因 1/5 具有致病性变异
    - NIPBL：粘连蛋白调节剂和果蝇 nipped-B 的人类同源物
    - SMC1A 和 SMC3：粘连蛋白环形结构的组成编码
    - HDAC8 和 RAD21
    - 粘连蛋白在 S 期调节姐妹染色单体的黏合力；在基因表达调控中起关键作用
- 遗传学
  - 常染色体显性遗传
  - 大多数病例为散发性（99%）；罕见家族性病例

临床问题

表现

- 独特的面部表型
  - 精致的拱形眉毛（"像铅笔画的"）；长而光滑的人中；薄嘴唇；新月形的嘴；连眉（眉毛融合）；长睫毛；上睑下垂；斜视；鼻孔前倾；小颌畸形
- 肢体缺陷是一个重要的组成部分，但表现不同
  - 短臂/小手至严重的肢体短缩缺陷，先天性单指/趾
- 小头畸形，短颈，后发际线低，前发际线延伸到前额
- 生长受限、出生后身材矮小
- 心脏缺陷（25%）：肺动脉狭窄、室间隔缺损最常见
- 膈疝（diaphragmatic hernia，CDH）：预后不良
- 其他胃肠道异常：旋转不良、结肠重复、盲肠扭转、幽门狭窄、反流

自然病史与预后

- 严重程度差异大
  - 围产期死亡→较轻的能独立生活的成人病例
- 智力障碍（中度至重度）
- 严重的发音和语言延迟（一些是非言语的），听力损失，癫痫发作（11%～23%）
- 行为表型：自残、攻击性、睡眠障碍、自闭症行为

诊断要点

影像判读经验

- 当发现 CDH 合并肢体异常时，考虑 CdLS

参考文献

1. Sarogni P et al: Cornelia de Lange syndrome: from molecular diagnosis to therapeutic approach. J Med Genet. 57(5):289-95, 2020
2. Dowsett L et al: Cornelia de Lange syndrome in diverse populations. Am J Med Genet A. 179(2):150-8, 2019
3. Kline AD et al: Diagnosis and management of Cornelia de Lange syndrome: first international consensus statement. Nat Rev Genet. 19(10):649-66, 2018
4. Avagliano L et al: Cornelia de Lange syndrome: to diagnose or not to diagnose in utero? Birth Defects Res. 109(10):771-7, 2017

图 13-35 （左图）晚孕期 CdLS 胎儿部分面部图像显示薄嘴唇 ➡️ 以及人中突出 ➡️ 和下颌凹陷 ➡️。肢体缺陷 ➡️ 也可见。（右图）CdLS 死产新生儿的临床照片显示该疾病的几个特征，包括长睫毛 ➡️、薄嘴唇 ➡️ 和突出的人中 ➡️。胎儿同时有严重的生长受限。

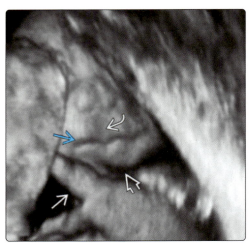
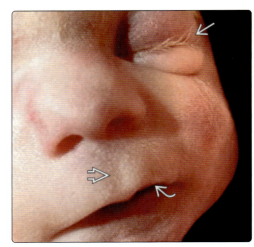

图 13-36 （左图）CdLS 胎儿的 3D 成像显示严重的肢体缺陷。注意由于桡侧列缺陷导致桡侧偏 ➡️。注意多根手指缺失的少指畸形 ➡️。对侧手臂上手缺如。（右图）一名婴儿的尸检照片显示一个巨大的右侧先天性膈疝（congenital diaphragmatic hernia，CDH），肝脏 ➡️ 几乎占据了整个右侧胸腔。当发现 CDH 合并肢体异常时通常考虑 CdLS。

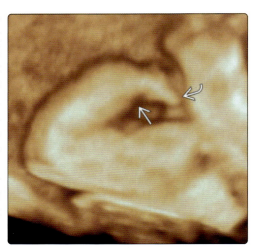
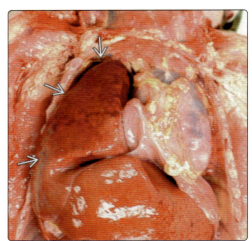

图 13-37 （左图）晚孕期 CdLS 胎儿的超声显示该综合征的一个典型特征：长睫毛 ➡️。多毛症很常见，表现为连眉、头发延伸至前额。在正确的切面上，很容易通过超声观察到长睫毛。（右图）CdLS 足月婴儿的临床照片显示多毛症的特征。注意长睫毛 ➡️、连眉 ➡️ 和头发延伸至前额 ➡️。还可以观察到突出的人中 ➡️ 和小颌畸形 ➡️。

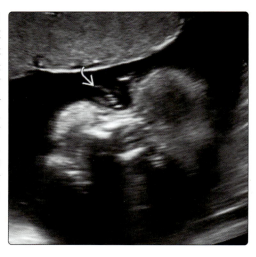
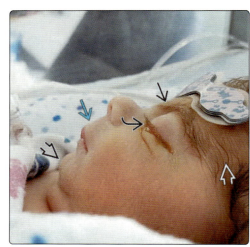

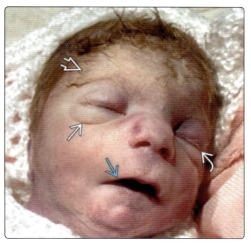
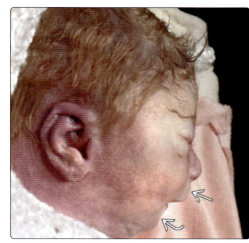

图 13-38 （左图）图示 CdLS 死产婴儿的典型面部特征。存在多毛症➡但有明显纤细精致的眉毛。睫毛特别长。可见下斜的睑裂➡和眶下折痕。嘴唇薄➡，人中突出，以及有小颌畸形。（右图）图示同一婴儿出生后的侧面图像。耳看起来很大，主要是因为头部较小。可见突出的人中➡和小颌畸形➡。

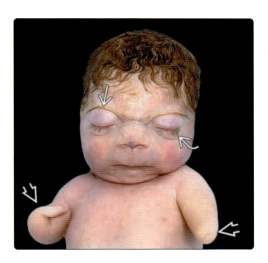
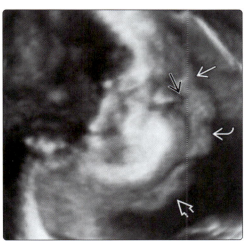

图 13-39 （左图）注意这个无亲缘关系婴儿的相似表型特征。精致的像铅笔画的眉毛➡和长睫毛➡特别明显。注意不对称的严重肢体缺陷➡。（右图）图示晚孕期 CdLS 胎儿。在这些病例中常使用 3D 成像来帮助显示多发性畸形综合征的表型特征。突出的眉间➡、隆起的人中➡和小颌畸形➡很明显。甚至在晚孕晚期可以观察到长睫毛➡。

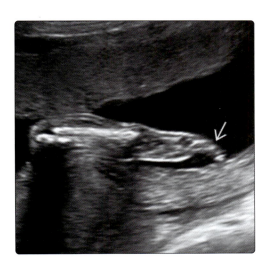
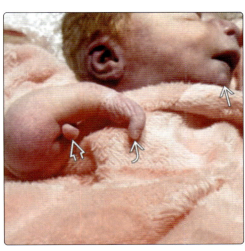

图 13-40 （左图）中孕期超声显示 CdLS 胎儿的上肢。注意明显的单指➡型缺陷。对侧肢体无手指或远端长骨。这种不对称的肢体缺陷很常见。（右图）足月 CdLS 死产婴儿的照片显示了明显的小颌畸形➡。注意相当典型的单指➡型肢体短缩缺陷。肉质皮赘➡也可观察到。

要　点

术语

- 上皮表面氯离子转运功能障碍引起的隐性多系统疾病

影像学表现

- 中孕期肠管回声增强,晚孕期常发展为肠管扩张
  - 回声比骨骼强视为异常
- 胎粪性肠梗阻
  - 扩张的、回声增强的小肠
- 肠穿孔并胎粪性腹膜炎;20% 的胎粪性腹膜炎胎儿有囊性纤维化(cystic fibrosis,CF)

主要鉴别诊断

- 引起肠管回声增强的其他原因
  - 非整倍体,尤其是 21 三体
  - 感染
  - 吞咽血液
- 肠闭锁(回肠)

病理

- *CTFR* 中的致病性变异;编码 CF 跨膜电导调节器
- 常染色体隐性遗传(再发风险 25%)

临床问题

- CF 是全美新生儿筛查的一部分
- 可能在新生儿期出现胎粪排出障碍,或在婴儿期出现严重发育障碍
- 呼吸、GI 系统最常受累
- 男性不育
- 中位生存期:40 多岁

诊断要点

- 正常的超声检查不排除 CF;通过携带者筛查评估个人风险
- 携带者筛查阴性可降低但不能排除风险
- 对所有胎儿肠梗阻、肠管回声增强的病例进行 CF 检查

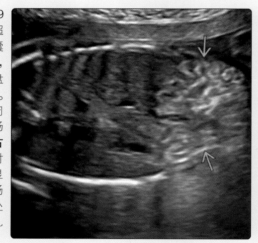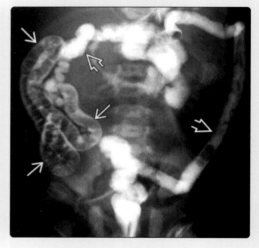

图 13-41 (左图)一例 19 周肠管回声增强胎儿的超声冠状面 ➡ 提示需评估囊性纤维化(cystic fibrosis,CF)、非整倍体、感染和胎盘早剥(吞咽羊膜腔内血液)。为了限制假阳性,确保关闭谐波、降低增益,并显示肠管"如骨骼一样明亮"。(右图)一名新生儿的水溶性对比剂灌肠未能通过胎粪,显示细小结肠 ➡ 和远端回肠里浓缩胎粪 ➡ 导致的多处充盈缺陷。这是 CF 新生儿典型的胎粪性肠梗阻表现。

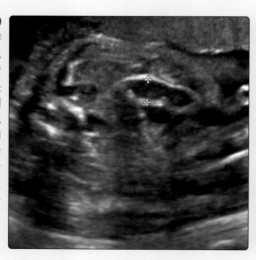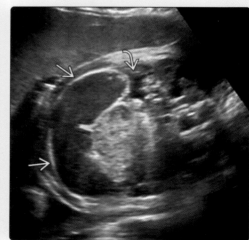

图 13-42 (左图)这例 19 周 CF 胎儿中,肠管扩张(游标)且管壁厚,回声增强。这一孤立性表现导致患者接受遗传咨询并发现她是 CF 携带者。(右图)在一例晚孕期 CF 胎儿中,可以观察到一段扩张的肠管 ➡ 和腹水 ➡,符合肠穿孔并胎粪性腹膜炎。分娩后,确诊因胎粪性肠梗阻导致肠梗阻。胎粪性腹膜炎是一个应该怀疑 CF 的表现。

术语

缩写

- 囊性纤维化（cystic fibrosis，CF）

定义

- 上皮表面氯离子转运功能障碍引起的隐性多系统疾病
  - 影响呼吸道、胰腺外分泌部、肠道、肝胆系统和外分泌汗腺

影像学表现

一般特征

- 最佳诊断线索
  - 中孕期肠管回声增强→晚孕期肠管扩张

超声表现

- 中孕期肠管回声增强
  - 定义：肠道回声强度＞骨骼回声强度
  - 由于稠厚的胎粪/胰腺分泌物
  - 可呈弥漫性、局灶性或伴有钙化
  - 肠管回声增强的胎儿发生 CF 的风险不同
    - 胎儿 CF 的绝对风险约 2%～3%，在患病率较高的群体中据报道高达 9.9%
- 胎粪性肠梗阻
  - 扩张的、回声强的小肠
  - 与回肠闭锁无法区分
- 肠穿孔并胎粪性腹膜炎
  - 约 20% 的胎粪性腹膜炎胎儿有 CF
- 有胆囊缺如和 CF 的病例报道

鉴别诊断

肠管回声增强

- 染色体异常，尤其是 21 三体（3.3%）
  - 查找相关的结构畸形、软指标；评估血清筛查风险
- 感染（2.2%）
  - 巨细胞病毒最常见；弓形虫病、细小病毒不太常见
  - 在脑、肝脏内以及沿着膈肌查找钙化
- 肠缺血，尤其是胎儿生长受限时
- 吞咽血液
  - 妊娠早期出血史

肠闭锁（回肠）

- 可能无法通过产前超声与 CF 区分

病理

一般特征

- 病因学
  - 由（CFTR）中的致病性变异引起：编码 CF 跨膜电导调节器
    - 迄今已确认＞1 700 个突变
    - 常染色体隐性遗传（再发风险 25%）
  - CFTR 致病性变异→缺乏氯离子分泌→钠潴留和液体吸收增加→管腔分泌物黏度增加→实体器官和空腔脏器管道阻塞

临床问题

表现

- CF 检测是全美新生儿筛查的一部分
  - 有助于早期诊断和治疗；预防严重的营养不良
- 新生儿表现为胎粪性肠梗阻（约 10%～20%）
- 呼吸系统最常受累（约 45%）
  - 反复感染、黏液堵塞、咳嗽
  - 支气管扩张、充气过度、囊性疾病、自发性气胸
  - 鼻息肉、鼻窦炎
- 胃肠系统：发育迟缓
  - 胰腺功能不全引起的吸收不良；糖尿病（终生风险：约 65%）
  - 便秘、梗阻
- 继发于先天性双侧输精管缺如的男性不育（＞95%）
  - 输精管被黏液阻塞

人口统计资料

- 非西班牙裔白人出生率 1：3 200
- 北欧高加索人患病率最高
  - Delta F508，最常见的 CFTR 致病性变异
    - 存在于美国 2/3 的 CF 患者中

自然病史与预后

- 中位生存期：47.4 岁，尽管预期寿命继续提高（2018）
  - 儿童的预期寿命将超过 40 岁；有足够胰腺功能的人可能存活至 50 多岁

处理

- 超声显示肠管回声增强→建议父母进行携带者筛查
- 羊膜腔穿刺术检测致病性变异 vs. 胎儿基因测序
  - 细胞游离 DNA：正在进行研究，目前没有可用的检测
- 遗传咨询
  - 诊断性检测或未来怀孕胚胎植入前遗传学检测（preimplantation genetic test，PGT-M）
  - 建议所有怀孕或计划怀孕的人进行 CF 携带者筛查
    - 携带者筛查敏感度因种族而异，从＜50%（亚裔）到 97%（德系犹太人）

诊断要点

考虑

- 正常超声检查不能排除 CF
  - 20% 出现肠管回声增强/胎粪性肠梗阻
- 携带者筛查阴性可以降低但不能排除风险
- 胎粪性肠梗阻可能与回肠闭锁无法区分
  - 建议胎儿肠梗阻进行 CF 检查

参考文献

1. D'Amico A et al: Outcome of fetal echogenic bowel: a systematic review and meta-analysis. Prenat Diagn. 41(4):391-9, 2021
2. Osuchukwu OO et al Ileal atresia. StatPearls Publishing, 2020
3. Sathe M et al: Meconium ileus in cystic fibrosis. J Cyst Fibros. 16 Suppl 2:S32-9, 2017

要　点

术语

- 同义词：颅面骨发育不全，I型

影像学表现

- 颅骨形态异常伴各种多发颅缝融合
- 由于眼眶较浅眼球明显突出、面中部后缩、鼻梁凸出、突颚
- 手足正常

主要鉴别诊断

- 合并颅缝早闭的其他综合征
  - Pfeiffer 综合征（*FGFR2*）
  - Apert 综合征（*FGFR2*）
  - Muenke 综合征（*FGFR3*）

病理

- 由于成纤维细胞生长因子2（fibroblast growth factor 2，FGFR2）

的致病性变化
- 功能获得性改变加速成骨细胞分化
- 常染色体显性遗传；约50%为新发突变

临床问题

- 不同程度的颅缝早闭
- 眼距过宽、眼球突出、前额扁平、突颚
- 气道阻塞、鼻后孔狭窄/闭锁
- Chiari I，脑积水，C2～C3 椎体融合
- 治疗问题
  - 外科手术治疗以矫正面中部和眼眶发育不良、颅顶畸形
  - 早期矫正可能会最大程度地减少对认知的影响

诊断要点

- 3D 评估颅骨特征，密切关注排除手足异常
  - 正常的手足有别于 Apert 和 Pfeiffer 综合征

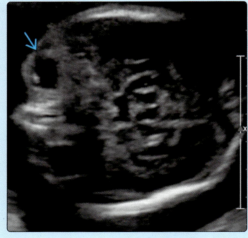
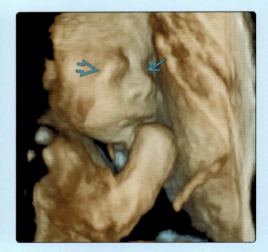

图 13-43 （左图）中孕期胎儿的横切面显示颅骨形状异常。眼眶浅 ➡ 且靠前，导致明显的眼球突出。还要注意宽间距（眼距过宽）。受累儿童常见斜视和视力异常。（右图）同一 Crouzon 综合征胎儿的晚孕期 3D 图像显示明显的眼球突出 ➡ 和面中部后缩 ➡。四肢正常，这是区分 Crouzon 与其他颅缝早闭综合征的一个重要特征。

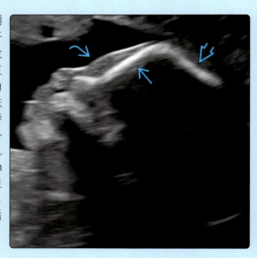
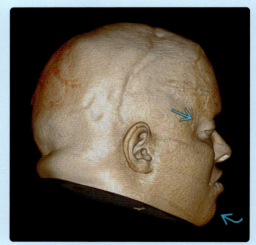

图 13-44 （左图）中孕期胎儿的矢状切面显示由于额缝和冠状缝融合而导致颅骨形状异常。注意竖直的额骨 ➡ 以近 90° 的锐角转折至顶骨 ➡ 且上覆皮肤增厚 ➡。多发颅缝融合导致 Crouzon 综合征出现各种头部形状。（右图）一名儿童在多次手术治疗 Crouzon 综合征后的 CT 渲染成像显示遗留明显的眼球突出 ➡，这是由于眼眶浅、面中部后缩和相对突腭 ➡ 所致。

术语

同义词

- 颅面骨发育不全，Ⅰ型
- 伴黑棘皮病的 Crouzon 很明显

定义

- 颅面骨发育不全的特征是颅缝早闭程度不同伴手和足正常

影像学表现

一般特征

- 最佳诊断线索
  - 颅骨形状异常与颅缝早闭有关；正常的手和足；突眼、"喙鼻"和面中部发育不全

超声表现

- 大多数受累患者颅缝早闭
  - 多发颅缝骨融合形成不同的头部形状，从正常到三叶草状
  - 特征可能在出生时是轻微的/正常的，并在出生后的最初几年继续发展
- 颅面表现
  - 由于眼眶浅而导致明显的突眼
  - 面中部后缩
  - 鼻梁凸出（"喙鼻"），突颚
- 正常手足
- 中枢神经系统异常（约 30%）
  - Chiari Ⅰ，进行性脑积水

影像学建议

- 最佳影像学方法
  - 中孕期和晚孕期超声要注意颅缝/颅缝早闭和颅面特征
  - 3D/4D 超声可以清楚显示颅面表型，有助于咨询

鉴别诊断

Pfeiffer 综合征（*FGFR2/FGFR1*）

- 与 Crouzon 综合征有显著的表型重叠
- 多发性颅缝早闭，部分呈三叶草状；面中部后缩，听力损失
- 拇指和蹬趾宽且向内偏斜；短指畸形

Apert 综合征（*FGFR2*）

- 多发颅缝骨融合，常有塔形短头畸形
- 面中部发育不全，眼距过宽
- 双手和双足广泛软组织性并指（"连指手套"状并指畸形）

Muenke 综合征（*FGFR3*）

- 多发颅缝骨融合，常为双侧冠状缝融合；颞部凸出，眼距过宽；宽大的足趾和拇指；

非综合征性颅缝早闭

- 单侧或双侧冠状缝早闭、不对称的短头畸形和眼距过宽；

典型的智力问题

病理

一般特征

- 病因学
  - 成纤维细胞生长因子 2（*FGFR2*）的功能获得基因改变导致成骨细胞分化加速
  - *FGFR3* 的致病性改变导致 Crouzon 综合征伴黑棘皮病
  - 常染色体显性遗传；50% 是新发的致病基因变化

临床问题

表现

- 颅面：颅骨的形状取决于累及的颅缝和融合的时间，从正常到三叶草状
  - 常见：短头畸形、眼距过宽、前额扁平、突眼、喙鼻、斜视和面中发育不全
  - 不太常见：唇裂/腭裂、听力损失
- 正常的手和足有别于 Apert 和 Pfeiffer 综合征
- 呼吸：不同程度的影响
  - 鼻后孔狭窄和舌根后气道阻塞
- 中枢神经系统：Chiari Ⅰ 畸形、脑积水（约 30%）
  - C2～C3 椎体融合（约 25%）
  - 大多数智力正常
- 新生儿期皮肤皱褶区黑棘皮病提示 Crouzon 综合征伴黑棘皮病
  - 相似但不同（*FGFR3*）

人口统计资料

- 流行病学
  - 与父亲的高龄有关
  - 新生儿发病率 1：60 000

处理

- 颅面治疗团队早期手术治疗，矫正面中部及眼眶发育不良，矫正颅顶畸形
  - 早期矫正（＜1 岁）可减少智力障碍、气道阻塞和视力异常

诊断要点

影像判读经验

- 产前诊断要注意异常的颅顶、颅面特征、正常的手和足
- 3D 超声评估特殊的颅面特征，确保手和足的外观正常

参考文献

1. Conrady CD et al: StatPearls [Internet]. Crouzon syndrome. Updated: August 10, 2020. Accessed January 30, 2021. https://www.ncbi.nlm.nih.gov/books/NBK518998/
2. Harada A et al: Prenatal sonographic findings and prognosis of craniosynostosis diagnosed during the fetal and neonatal periods. Congenit Anom (Kyoto). 59(4):132-41, 2019
3. Gothwal S et al: Crouzon syndrome with bony upper airway obstruction: case report and review literature. Fetal Pediatr Pathol. 33(4):199-201, 2014
4. Wenger T et al: GeneReviews® [Internet]. FGFR craniosynostosis syndromes overview. Published October 20, 1998. Revised April 30, 2020. Accessed January 30, 2021. https://www.ncbi.nlm.nih.gov/books/NBK1455/

要　点

术语

- 妊娠前糖尿病(Ⅰ型或Ⅱ型): 糖尿病的诊断早于妊娠
- 关于妊娠期糖尿病的异常风险存在争议
  - 异常可能反映未诊断出的Ⅱ型糖尿病

影像学表现

- CNS异常: 比非糖尿病患者增加3～20倍
  - 无脑畸形、脊柱裂
  - 前脑无裂畸形
- 尾部发育不良/退化序列征
- 心脏异常: 比非糖尿病患者增加5倍
- 四肢
  - 足部轴前多趾, 并指/趾
  - 股骨发育不全, 骨骼成角
- 泌尿生殖道系统和胃肠道系统异常

- 常见羊水过多
- 影像学建议
  - 每月超声检查评估胎儿生长、羊水量
  - 全面评估每例糖尿病患者的胎儿解剖结构
  - 经阴道超声能更好地进行早期解剖结构评估
  - 胎儿超声心动图评估心脏

病理

- 糖尿病母亲所生婴儿中6%～10%存在严重畸形
  - 比非糖尿病患者高2～5倍
  - 代谢控制不良, 尤其是在早孕期, 会增加畸形的风险
  - 结构异常, 尤其是心脏异常, 占围产期死亡的50%

临床问题

- 以血糖正常为目标的孕前计划至关重要, 可减少畸形风险

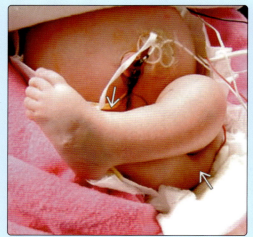
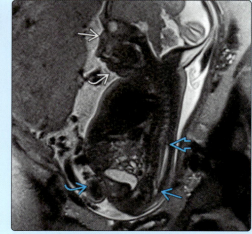

图 13-45 (左图)糖尿病控制不佳的足月儿的临床照片显示与尾部退化序列征相关的固定、异常交叉的双腿 ➡️ (所谓的裁缝姿势)。未发现腿部自发运动。婴儿还有心脏缺陷。(右图)一例患有糖尿病性胚胎病的晚孕期胎儿 MR 显示面中部发育不全 ➡️ 和严重的小颌畸形 ➡️。脊柱异常, 伴有腰骶部缺如 ➡️ 和脊髓栓系 ➡️。双腿交叉并姿势固定 ➡️。

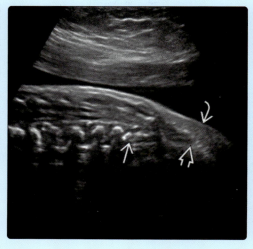
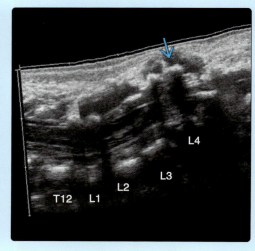

图 13-46 (左图)妊娠期糖尿病控制不佳的晚孕期胎儿的矢状面超声显示下腰段脊柱 ➡️ 突然终止且骶骨缺失 ➡️。臀部皮肤边缘完好无损 ➡️。(右图)一名患有类似缺陷的新生儿脊柱超声显示脊柱在L4 ➡️ 突然终止。腰骶部缺如是一种严重的脊柱异常, 可见于糖尿病性胚胎病。

术语

定义

- 妊娠前糖尿病（Ⅰ型或Ⅱ型）：糖尿病诊断早于妊娠
- 妊娠期糖尿病（Gestational diabetes mellitus, GDM）：妊娠期首次诊断的任何程度的葡萄糖不耐受
  - 妊娠24周至28周通过口服葡萄糖耐量试验进行诊断
  - 根据定义，GDM会在妊娠后消失，但是在后续妊娠中复发很常见
    - 患Ⅱ型糖尿病的风险增加（10年内40%～50%）
  - 关于GDM时胎儿异常的风险存在争议
    - GDM时胎儿异常可能反映未确诊的Ⅱ型糖尿病

影像学表现

一般特征

- 最佳诊断线索
  - 母体糖尿病的胎儿异常生长＋结构异常
    - 可能是巨大儿（＞第90百分位数）、大于胎龄儿（large for gestational age, LGA）或生长受限
    - 常见异常包括心脏、GNS、肾脏和骨骼

超声表现

- 在GDM中，胎儿常为巨大儿
  - 中孕后期明显加速生长
    - 腹围和头围不匀称增长
    - 躯干、头部皮肤厚度增加
    - 常见羊水过多
- 胎儿生长受限在妊娠前糖尿病中更常见
- 尾部发育不良/退化序列征
  - 以不同程度发育障碍为特征的畸形复合征，累及腿、腰椎、骶椎和尾椎，以及相应节段的脊髓
  - 下肢错位（"裁缝姿势"或佛像姿势）
  - 16%的病例由母体糖尿病引起
- CNS异常：比非糖尿病增加3～20倍
  - 无脑畸形、脊柱裂
  - 前脑无裂畸形
- 心脏异常：比非糖尿病增加5倍
  - 大动脉转位
  - 永存动脉干
  - 内脏异位
  - 心肌病（可能是暂时的）
    - 可见于控制不良的妊娠期糖尿病
  - 室间隔和房间隔缺损
- 四肢
  - 轴前多趾，并指/趾
  - 股骨发育不全，骨骼成角
- GU
  - 肾缺如
  - 多囊肾
- GI
  - 肛门直肠畸形/闭锁
- 颅面
  - 小耳畸形、小颌畸形
- 单脐动脉（6%）
- 常见羊水过多
  - 妊娠前糖尿病和妊娠期糖尿病二者均可见
  - 通常合并巨大胎儿
- 羊水过少更常见于长期糖尿病患者的妊娠
  - 通常合并胎儿生长受限

影像学建议

- 全面评估每位糖尿病患者的胎儿解剖结构
  - 母体肥胖难以发现细微异常
- 经阴道超声能更好地进行早期结构评估
  - 严重的畸形通常可在早孕后期发现
    - 前脑无裂畸形、无脑畸形
    - 颈项透明层增厚与心脏缺陷风险增加相关
- 每月超声评估胎儿生长、羊水量
- 通过胎儿超声心动图评价心脏
  - 即使糖化血红蛋白正常也是合理的
- 考虑胎儿MR评估颅内异常或当母体体型完全不适合超声检查时

鉴别诊断

非整倍体

- 检查结果因病情而异
- 通常合并生长受限而非巨大儿

巨大儿

- 可能无糖尿病±羊水过多
- 过度生长综合征：Beckwith-Wiedemann、Weaver、Soto、Marshall-Smith
  - 特征性器官肥大（肝、肾）

先天性心脏病

- 孤立性或综合征性

尾部退化序列征

- 虽然罕见，但也见于非糖尿病者

神经管缺陷

- 孤立性 vs. 综合征性

病理

一般特征

- 主要畸形占6%～10%
  - 比非糖尿病者高2～5倍
  - 代谢控制不良，尤其是在早孕期，会增加畸形的风险

○ 结构异常,尤其是心脏异常,占围产期死亡的 50%
- 糖化血红蛋白(glycosylated hemoglobin, HbA_1C)是前 8～12 周血糖状况的回顾性指标,并与畸形风险相关
  ○ <6.9%→与基线相比风险增加最小
  ○ 7%～8.5%→5% 异常
  ○ >10%→22% 异常
  ○ 即使血糖控制良好,畸形风险仍大于非糖尿病者
- 真正的 GDM 中畸形风险是否增加存在争议
  ○ 妊娠期首次确诊的显性糖尿病与妊娠前已知的糖尿病发生胚胎病的风险相似
- 囊性纤维化相关糖尿病(cystic fibrosis-related diabetes, CFRD)
  ○ 由于该疾病妊娠罕见,畸形风险不确定
- 妊娠期糖尿病的流行病学
  ○ 妊娠前
    - 每 1 000 名孕妇中有 25.3 人;妊娠期所有糖尿病中 13%
    - 在美国,肥胖率上升的同时患病率也在上升
    - 发病率因种族(美洲本土人最高)和年龄(老年女性更高)而异
  ○ GDM
    - 根据 CDC 的数据,在美国 GDM 估计会累及 1%～14% 的妊娠,这取决于所研究的人群和所用的诊断试验
    - 风险因素包括高龄、多胎妊娠、肥胖、既往 GDM 或巨大儿
- 糖尿病性胚胎病的病因
  ○ 与高血糖相关的代谢紊乱会致畸
    - 确切的机制不确定,但可能是多因素的
  ○ 许多理论都关注于高血糖在增加氧化应激中的作用
    - 通过加快氧气消耗速度产生活性氧
  ○ 高血糖触发细胞凋亡信号通路
    - 抑制细胞存活途径→胚胎畸形
    - 目前正在研究胱天蛋白酶(半胱氨酸蛋白酶参与细胞凋亡级联反应)在糖尿病性胚胎病发病机制中的作用;胱天蛋白酶活化抑制剂可能对高糖诱导的神经管缺陷(neural tube defect, NTD)具有保护作用

分期、分级与分类

- White 和 Pedersen 于 50 年前制定的分类系统确定了糖尿病妊娠会增加围产儿死亡风险;不再常用

镜下特征

- 胎盘异常
  ○ 基底膜增厚,末梢绒毛血管表面减少
  ○ 纤维素样坏死,绒毛不成熟,绒毛膜血管病

临床问题

表现

- 已知糖尿病中的主要畸形

自然病史与预后

- 血糖控制不佳合并自然流产增加
- 死胎发生率增加:可能是非糖尿病的 4 倍
- 围产期死亡率:婴儿死亡的可能性是非糖尿病的 1.9 倍
- 产伤和剖宫产率增加,尤其是巨大儿
  ○ 分娩过程中难产不可预测,但可能与躯体肥胖有关
  ○ 神经损伤/麻痹可能是暂时的或永久性的
- 新生儿并发症
  ○ 低血糖
  ○ 高胆红素血症
  ○ 体温过低
- 长期预后取决于结构性畸形的存在和类型
  ○ 一些疾病,如无叶型前脑无裂畸形和尾部发育不良是致死性的或生命受限的
- 宫内暴露于糖尿病环境的 LGA 胎儿在以后的生活中患代谢性疾病的风险增加
  ○ 肥胖、高血压、血脂异常、葡萄糖耐受不良
  ○ 基因表达的表观遗传修饰影响宫内编程

处理

- 母体
  ○ 孕前计划至关重要,其目标是血糖正常,最大限度地降低畸形风险
  ○ 整个妊娠期间严格控制代谢,目标是 HbA_1C<6
  ○ 评估母体终末器官疾病或功能障碍的证据
    - 肾脏、高血压、心脏、眼球病变
  ○ 建议所有育龄妇女孕前服用的叶酸,在预防糖尿病相关 NTD 方面的疗效尚不确定
  ○ 多发或严重畸形时可选择终止妊娠
- 胎儿
  ○ 对胎儿解剖结构进行全面超声评估
  ○ 胎儿超声心动图
  ○ 密切监测胎儿
    - 非压力性胎心监测、生物物理评分、连续超声检查监测生长

参考文献

1. Kallem VR et al: Infant of diabetic mother: what one needs to know? J Matern Fetal Neonatal Med. 33(3):482-92, 2020
2. Schulze KV et al: Aberrant DNA methylation as a diagnostic biomarker of diabetic embryopathy. Genet Med. 21(11):2453-61, 2019
3. Xu C et al: The increased activity of a transcription factor inhibits autophagy in diabetic embryopathy. Am J Obstet Gynecol. 220(1):108.e1-12, 2019
4. Zhao Z et al: Disturbed intracellular calcium homeostasis in neural tube defects in diabetic embryopathy. Biochem Biophys Res Commun. 514(3):960-6, 2019
5. American College of Obstetricians and Gynecologists' Committee on Practice Bulletins—Obstetrics.: ACOG practice bulletin No. 201: pregestational diabetes mellitus. Obstet Gynecol. 132(6):e228-48, 2018
6. Nasri HZ et al: Malformations among infants of mothers with insulin-dependent diabetes: is there a recognizable pattern of abnormalities? Birth Defects Res. 110(2):108-13, 2018

13.12 糖尿病性胚胎病

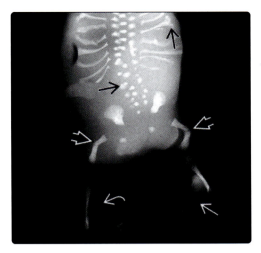

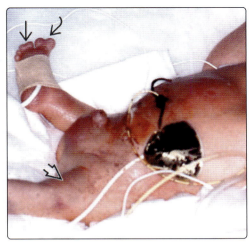

图 13-47 （左图）一例严重糖尿病性胚胎病的死胎X 线片显示多发骨骼异常。注意椎体和肋骨分节异常 ⇥，以及双侧发育不良并成角的股骨 ⇥、腓骨缺失 ⇥ 和马蹄内翻足 ⇥。（右图）另一个病例的临床照片显示股骨发育不全 ⇥ 和复杂模式的多趾并趾畸形，这在糖尿病性胚胎病中很常见。注意踇趾的轴前重复 ⇥ 和 2～3 足趾并趾 ⇥。

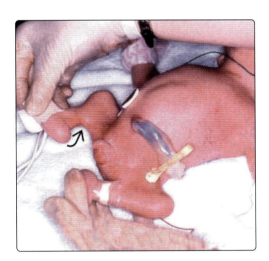

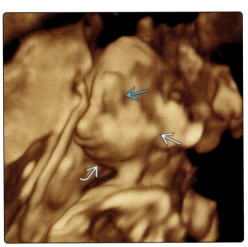

图 13-48 （左图）这是一例严重糖尿病性胚胎病的早产儿。可见由于脊柱畸形和尾部退化序列征导致的躯干缩短。注意腘窝翼状胬肉 ⇥，宫内缺乏运动的结果。（右图）一例母亲糖尿病控制不佳的胎儿患生长受限，其 3D 超声显示小颌畸形 ⇥ 和明显的小眼畸形并眼距过近 ⇥。耳朵位置低且发育差 ⇥，符合小耳畸形，常见于糖尿病性胚胎病。

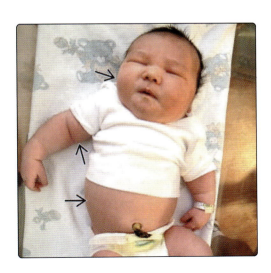

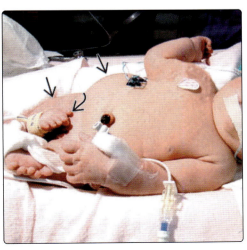

图 13-49 （左图）临床照片显示一巨大新生儿在妊娠 37 周出生，出生体重 5 800 克，患 C 级糖尿病。尽管血糖得到了合理控制，但过度生长是显而易见的。注意脂肪分布的增加 ⇥。（右图）相比之下，这例患有糖尿病性胚胎病的近足月婴儿，骨盆、下肢、脊柱和肾脏 ⇥ 有严重异常。可见踇趾轴前重复 ⇥，这对于糖尿病性胚胎病来说非常具有特异性。婴儿出生后不久死亡。

第十三章　综合征和多系统疾病

973

要 点

术语

- 隐眼 - 并指 / 趾综合征

影像学表现

- 小眼，眼缺如
  - 测量眼球直径并与标准数据进行比较
- 泌尿系统畸形
- 并指 / 趾畸形
- 喉气管异常可能引起气道狭窄，导致先天性高位气道阻塞

主要鉴别诊断

- 无眼畸形 / 小眼畸形
  - 13 三体、Walker-Warburg 和 CHARGE 综合征
- 多种综合征与先天性肾脏或泌尿道异常以及肾外表现有关
  - 鳃裂 - 耳 - 肾综合征、Wolf-Hirschhorn、Bardet-Biedl、史 - 莱 - 奥综合征（Smith-Lemli-Opitz Syndrome，SLOS）、和肾脏眼结构缺损综合征

病理

- 常染色体隐性遗传病
- *FRAS1*、*FREM2* 和 *GRIP1* 基因的突变
  - 所有功能均参与输尿管芽与后肾间充质的相互作用

临床问题

- 产前诊断时常为致命性的
- 能否长期生存取决于异常的数量和严重程度

诊断要点

- 胎儿肾脏 / 泌尿道异常很常见，可能是孤立性的，但一定要评估肾外表现
- 肾脏和面部异常是许多综合征的共同特征

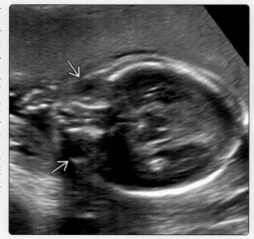
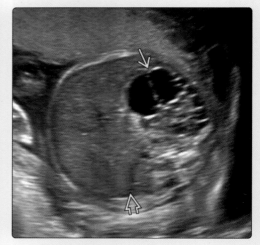

图 13-50 （左图）20 周时通过眼眶的横切面超声显示小眼畸形➡。注意眼内距看起来很大（请记住这个空间里应该能放进第三只眼睛）。在这个病例中，可能是因为眼球小，或者存在眼距过宽。（右图）在同一病例中，腹部横切面超声显示左侧多囊性发育不良肾➡，右侧肾窝未见肾脏⇨。当眼和肾脏异常共存时，应考虑 Fraser 综合征。

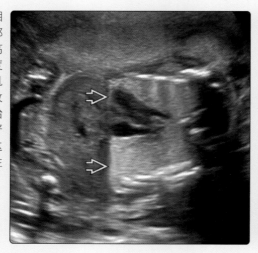
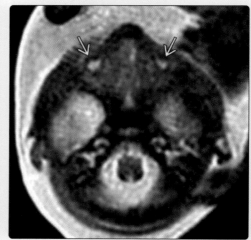

图 13-51 （左图）另一个相关发现是，同一病例的胸部冠状面超声显示，先天性高位气道梗阻导致肺部过度扩张，回声增强。注意膈肌扁平➡。肾脏异常会导致羊水过少。（右图）27 周胎儿的轴位 T2WI MR 显示严重的双侧小眼畸形➡。这是 Fraser 综合征的标志性表现之一。

术语

同义词

- 隐眼 - 并指 / 趾综合征（OMIM 219000）

影像学表现

超声表现

- 小眼、眼缺如
  - 无眼、小眼、隐眼
  - 双眼水平横切面
    - 评估骨性眼眶和眼球
  - 测量眼球直径（ocular diameter，OD）并与标准数据进行比较
  - 正常生物测量的三分法
    - 正常眼内距（interocular distance，IOD）=OD
      □ 眼眶之间应该能放进第三只眼睛
      □ 如果 IOD 大，要么眼球较小（比如在 Fraser 综合征中），要么存在眼距过宽
- 可能有畸形的眼和鼻
- 泌尿道异常
  - 肾缺如 / 发育不良
  - 多囊性发育不良肾
- 并指 / 趾畸形
- 喉 / 气管异常
  - 可能引起气道狭窄，导致先天性高位气道梗阻
    - 肺增大回声增强
    - 膈肌反向
    - 心脏受压
    - 腹水常见，可能很严重
- 腹壁异常，包括低位脐和脐膨出
- 继发于肾脏异常的羊水过少
- 3D 超声有助于评估面部状况，但如果出现羊水过少，通常会受到限制

鉴别诊断

无眼畸形 / 小眼畸形

- 13 三体
- Walker-Warburg 综合征：与大脑和眼异常相关的先天性肌营养不良
  - 永存原始玻璃体增生症可表现为眼球内存在高回声带或肿块
- CHARGE 综合征：眼结构缺损、心脏异常、鼻后孔闭锁、发育迟缓、生殖器和耳异常
- SOX2 相关的眼部疾病

CAKUT 综合征

- 尿路发育缺陷通常被称为先天性肾脏或泌尿道异常（congenital anomaly of kidney or urinary tract，CAKUT）
- 多种综合征具有 CAKUT 和肾外表现，其中许多具有重叠的特征
- Wolf-Hirschhorn 或 4p 缺失综合征：4p 末端缺失；畸形的面部特征、生长迟缓、智力障碍、CAKUT
- 肾发育不全：BMP4、SIX2；小眼、唇裂、肾发育不全 / 发育不良
- Bardet-Biedl 综合征：许多纤毛病基因；视网膜病变，指 / 趾的异常，肥胖，男性性腺功能减退，肾脏发育不良
- SLOS：胆固醇合成（DHCR7）；畸形的面部特征、小头畸形、并指 / 趾畸形、智力障碍、肾脏发育不良
- 鳃裂 - 耳 - 肾综合征：EYA1、SIX1、SIX5、MYOG；耳聋，鳃裂囊肿，CAKUT
- 肾 - 视神经乳头缺损综合征：PAX2、视网膜缺损、CAKUT

病理

一般特征

- 遗传学
  - 常染色体隐性遗传
    - 很多情况下是近亲结婚
  - FRAS1、FREM2 和 GRIP1 基因突变
    - 所有功能均参与输尿管芽与后肾间充质的相互作用

临床问题

表现

- 最常见的体征 / 症状
  - 肾脏异常最明显
- 结合主要和次要表现做出产后诊断
  - 主要标准
    - 隐眼症谱
    - 泌尿道畸形
    - 外生殖器模糊
    - 喉和气管异常
    - 阳性家族史
  - 次要标准
    - 肛门直肠缺陷
    - 耳发育不良
    - 颅骨骨化缺损
    - 唇 / 腭裂
    - 脐疝

人口统计资料

- 1：200 000 活产儿；1：10 000 胎儿

自然病史与预后

- 通常是致死性的；是否长期存活取决于异常的数量和严重程度
- 许多幸存者出现发育迟缓和低 IQ

诊断要点

影像判读经验

- 胎儿肾 / 泌尿道异常很常见，可能是孤立的，但一定要评估肾外表现
- 肾脏和面部异常都常与许多综合征相关

参考文献

1. Midro AT et al: Two unrelated families with variable expression of Fraser syndrome due to the same pathogenic variant in the FRAS1 gene. Am J Med Genet A. 182(4):773-9, 2020
2. Tessier A et al: Fraser syndrome: features suggestive of prenatal diagnosis in a review of 38 cases. Prenat Diagn. 36(13):1270-5, 2016
3. Barisic I et al: Fraser syndrome: epidemiological study in a European population. Am J Med Genet A. 16 A(5):1012-8, 2013
4. Mesens T et al: Congenital high airway obstruction syndrome (CHAOS) as part of Fraser syndrome: ultrasound and autopsy findings. Genet Couns. 24(4):367-71, 2013

要　点

术语

- 常染色体隐性遗传的多发性先天性异常综合征,其特征是先天性膈疝(congenital diaphragmatic hernia, CDH)伴肺发育不全,特征性的面部外观,远端指/趾发育不全

影像学表现

- CDH 是主要特征,提示查找其他异常
- 3D/4D 超声可有助于展现面部和指/趾的异常,特别在高风险家族
  - 小颌畸形,眼距过宽
- 心脏异常
- 羊水过多
- 指/趾发育不全在超声上可能不明显
- Fryns 综合征在综合征性 CDH 中的检出率高达 10%

主要鉴别诊断

- Pallister-Killian 综合征

- 18 三体
- Cornelia de Lange 综合征
- 孤立性膈疝

病理

- 常染色体隐性遗传
- 迄今为止没有一致的遗传联系

临床问题

- 大多数是死产或在新生儿期死亡
- CDH 为最明显的宫内表现(89%)
- 其他产前/产后表现
  - 颅面:面容粗陋(100%),宽鼻梁
  - 四肢:远端指/趾发育不全(近 100%)
  - 心脏缺陷约占 50%
  - 泌尿生殖系统异常(86%)
  - 中枢神经系统异常(50%)
  - 肠旋转不良、肺发育不全、肛门直肠异常

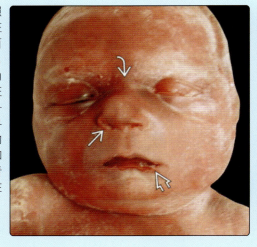
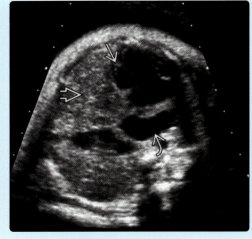

图 13-52 （左图）临床照片显示患有 Fryns 综合征的早产死产婴儿。注意面容粗陋,鼻梁宽而凹陷➘,鼻孔前倾➡,嘴唇薄,口角下垂➴。出生后发现特征性的指/趾异常。（右图）一例 Fryns 综合征胎儿晚孕早期的横切面超声显示大的先天性膈疝合并肝脏➡和胃➡位于胸腔。还可以看到左心发育不良➡。心脏邻右胸壁。

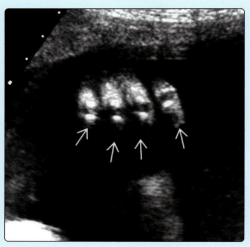
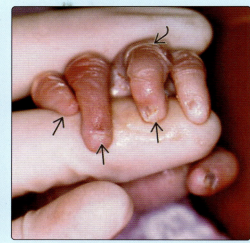

图 13-53 （左图）Fryns 综合征胎儿手部超声显示所有手指末端明显发育不全➡。这是该综合征的一个共同特征,但在产前很难确定。（右图）另一例 Fryns 综合征死产婴儿的手部临床照片显示不同程度的远端指和甲发育不全➡。手和足都可能受累。皮肤脱皮➴是由于宫内胎儿死亡,这在 Fryns 中也很常见。

术语

定义

- 常染色体隐性遗传的多发性先天性异常综合征,以先天性膈疝(congenital diaphragmatic hernia, CDH)伴肺发育不全、特征性面部外观、远端指/趾发育不全为特征

影像学表现

超声表现

- CDH 是主要特征,提示查找其他异常
- 小颌畸形、眼距过宽、心脏缺陷
- 羊水过多
- 指/趾发育不全在超声上可能不明显
- Fryns 综合征在综合征性 CDH 中的检出率高达 10%

影像学建议

- 最佳影像学方法
  - 3D/4D 超声可能有助于展现面部和指/趾异常,特别在高风险家族
  - MR 用于确认 CDH 的位置和肝脏受累情况,并确定其特征

鉴别诊断

Pallister-Killian 综合征

- 组织特异性嵌合四体 12p 是由多生等臂染色体 12p 引起的
- CDH、羊水过多、肢根型短肢畸形、心脏畸形、多指/趾
- 面容粗陋、严重智力障碍、色素沉着异常
- 通常在较大婴儿中诊断,他们发育迟缓和面容粗陋,与 Fryns 的围产期致死形成鲜明对比

18 三体

- 胎儿生长受限、桡侧列缺陷、心脏缺陷
- CDH 偶可发现

Cornelia de Lange 综合征

- 面部特征:精致的拱形眉毛,长而光滑的人中,薄唇,新月形嘴
- 肢体缺陷从手小到严重的肢体短缩畸形
- CDH
- 心脏缺陷、智力障碍、生长受限、胃肠道异常、多毛症

孤立性膈疝

- 必须仔细排除其他异常
- 大多数是散发的但显性的,有病例报道隐性的和 X 连锁的家族性病例

病理

一般特征

- 遗传学
  - 常染色体隐性遗传
  - 通过全外显子组测序在 2 个家族中发现 PIGN 突变
  - 在 Fryns 患者中发现的多种染色体易位

临床问题

表现

- CDH 为最明显的宫内表现(89%)
- 羊水过多
- 其他产前/产后表现
  - 颅面
    - 面容粗陋(100%)、宽鼻梁、眼距过宽、巨口、小颌畸形、鼻孔前倾、耳畸形、口面裂、薄唇
  - 四肢
    - 远端指/趾发育不全(近 100%):发育不全/缺失的甲和发育不全的远端指骨(短指骨)
  - 心脏缺陷约占 50%(房间隔缺损(atrial septal defect, ASD)、室间隔缺损(ventricular septal defect, VSD)、圆锥动脉干畸形、主动脉弓异常)
  - 中枢神经系统(50%)
    - 胼胝体缺失、现/嗅束发育不良、小眼症、角膜云翳
    - 幸存者神经功能损害伴智力障碍
  - 泌尿生殖系统(86%)
    - 米勒管异常、尿道下裂、隐睾、囊性肾发育不良(54%)
  - 肠旋转不良、肺发育不全/缺如、肛门直肠异常
  - 胎儿早期颈部水囊状淋巴管瘤(cystic hygroma, CH)、水肿、翼状胬肉

人口统计资料

- 流行病学
  - 估计 1/15 000 的出生率

自然病史与预后

- 大多数死产或在新生儿期死亡
- 罕见报道存活至婴儿晚期,幼儿期合并严重智力障碍
  - 幸存者不太可能患有 CDH 或心脏缺陷;严重的肺发育不全更少

处理

- 无法产前治疗
- 应建议终止妊娠

诊断要点

考虑

- 当怀疑 Fryns 综合征时 3D 超声评估面部和四肢远端

参考文献

1. Alessandri JL et al: Recessive loss of function PIGN alleles, including an intragenic deletion with founder effect in La Réunion Island, in patients with Fryns syndrome. Eur J Hum Genet. 26(3):340-9, 2018
2. McInerney-Leo AM et al: Fryns syndrome associated with recessive mutations in PIGN in two separate families. Hum Mutat. 37(7):695-702, 2016
3. Peron A et al: Prenatal and postnatal findings in five cases of Fryns syndrome. Prenat Diagn. 34(12):1227-30, 2014
4. Slavotinek AM: The genetics of common disorders - congenital diaphragmatic hernia. Eur J Med Genet. 57(8):418-23, 2014

要　点

术语

- 以上肢和心脏畸形为特征的心手综合征

影像学表现

- 在早孕期可能可以看到桡侧列缺陷
  - 这是有阳性家族史胎儿最明显的首要表现
- 不同程度的桡侧缺陷,通常不对称
- 房间隔缺损是最常见的心脏异常,但在产前影像学检查中通常无法诊断
  - 即使没有明显的肢体缺陷,也建议对高危胎儿进行胎儿超声心动图检查

主要鉴别诊断

- Fanconi 贫血
- 血小板减少-桡骨缺失(thrombocytopenia-absent radius,TAR)

- VACTERL 联合征
- 孤立性拇指发育不全

病理

- 由 T-box 转录因子基因 *TBX5*(12q24.21)突变引起
  - *TBX5* 对上肢的启动生长起着至关重要的作用

临床问题

- 1/100 000 活产儿
- 85% 来自新发突变
- 常染色体显性遗传,完全外显率,表达性不同
- 如果已知 *TBX5* 突变,有可能通过羊膜腔穿刺或绒毛取样进行产前诊断
- 总体预后取决于心脏缺陷的严重度和上肢畸形的程度
  - 心脏异常的修复
  - 以优化功能为目标的手畸形矫形修复

图 13-54 (左图)Holt-Oram 综合征胎儿中孕期的手部超声检查显示 4 根手指➡和拇指缺失➡。也注意到有桡侧列缺陷。(右图)对应的手部临床照片证实拇指缺失➡,手呈桡侧偏合并 4 根手指。注意先天性指侧弯累及两根手指➡。桡骨轻度发育不良。注意发育不良的手掌皱褶➡。这通常是宫内手部活动减少的结果。

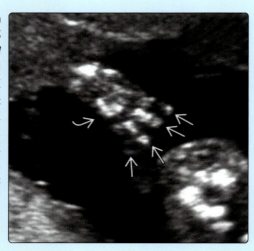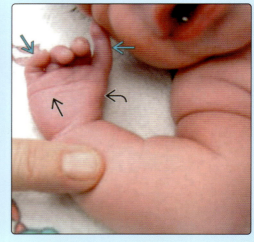

图 13-55 (左图)一例 Holt-Oram 综合征女性的手部临床照片显示由于桡骨严重发育不全导致腕部桡侧偏➡的特征性表现。拇指缺失➡且只观察到 4 根手指。桡侧手指先天性指侧弯可具有一些拇指状附属物➡的有限功能。(右图)同一名女性受累新生儿,临床照片显示非常细微的手部异常,包括双侧拇指三指节➡。婴儿出生时超声心动图正常。

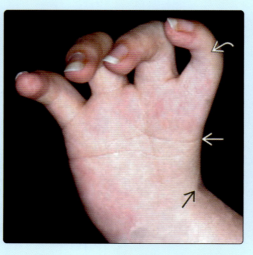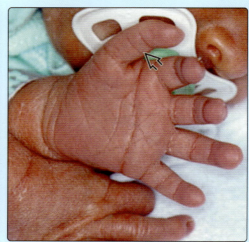

术语

定义

- 以上肢和心脏畸形为特征的心手综合征

影像学表现

一般特征

- 最佳诊断线索
  - 有 Holt-Oram 综合征家族史的胎儿发生桡侧列缺陷

超声表现

- 桡侧列缺陷可能出现在早孕期
  - 在有阳性家族史的胎儿中这是最明显的首要表现
- 不同程度的桡侧缺陷,通常是不对称的
- 下肢异常较罕见
- 心脏异常
  - 房间隔缺损是最常见的异常,但往往通过产前影像学检查无法诊断
  - 室间隔缺损较少见

影像学建议

- 流程建议
  - 3D/4D 超声可有助于展现肢体缺陷
  - 即使没有明显的肢体缺陷,高风险胎儿也应接受胎儿超声心动图

放射学表现

- 上肢受累,包括桡骨、掌骨和腕骨的各种发育不良 / 缺如

鉴别诊断

桡侧列缺陷,综合征性或孤立性

- Fanconi 贫血
  - 桡侧缺陷
  - 不同程度的拇指异常
- 血小板减少 - 桡骨缺失(thrombocytopenia-absent radius, TAR)
  - 拇指始终存在
  - 桡侧缺陷
- VACTERL 联合征
  - 椎体异常、肛门闭锁、心脏异常、气管食管瘘、食管闭锁、肾发育不全、各种肢体缺陷,包括桡侧列缺陷
- 孤立性拇指发育不全 / 三指节拇指

孤立性房间隔缺损

- 宫内难以诊断

病理

一般特征

- 病因学
  - T-box 转录因子基因 *TBX5*(12q24.21)突变
    - 突变导致功能性单倍剂量不足,靶基因转录激活降低

- *TBX5* 对上肢的启动生长起着至关重要的作用
- 遗传学
  - 常染色体显性遗传
    - 受累患者的后代有 50% 的风险
  - 几乎完全外显
  - 表达性不同
  - 只有符合严格的诊断标准时 *TBX5* 基因分型才对 Holt-Oram 综合征具有较高敏感性和特异性
    - 至少 70% 的 Holt-Oram 综合征和上肢轴前桡侧列畸形患者可确认 *TBX5* 突变

临床问题

表现

- 最常见的体征 / 症状
  - 不同严重程度的桡侧列缺陷
  - 心脏缺陷
- 其他产后体征 / 症状
  - 房间隔缺损,继发孔型
  - 传导异常、心律失常

人口统计资料

- 1/100 000 活产率
- 约 85% 的受累患者由新发突变导致

自然病史与预后

- 总体预后取决于心脏缺陷的严重程度和上肢畸形程度
- 可能寿命正常
- 未增加发育障碍

处理

- 产前
  - 遗传咨询
  - 如果已知 *TBX5* 突变,有可能通过羊膜腔穿刺或绒毛取样进行产前诊断
  - 如果已知突变,则可以进行植入前遗传学诊断(preimplantation genetic diagnosis, PGD)
- 产后
  - 多学科团队管理
  - 心脏异常的修复
  - 以优化功能为目标的手畸形矫形修复
    - 食指或第二足趾拇指 / 趾重建术制造新拇指 / 趾
  - 监测
    - 每年心电图检查
    - 有传导缺陷者每年动态心电图监测
    - 每 1～5 年进行超声心动图检查

参考文献

1. Patterson J et al: Familial dilated cardiomyopathy associated with pathogenic TBX5 variants: expancing the cardiac phenotype associated with Holt-Oram syndrome. Am J Med Genet A. 182(7):1725-34, 2020
2. Xu H et al: Tbx5 inhibits hedgehog signaling in determination of digit identity. Hum Mol Genet. 29(9)1405-16, 2020
3. Ghosh TK et al: HDAC4 and 5 repression of TBX5 is relieved by protein kinase D1. Sci Rep. 9(1):17952, 2019
4. Vanlerberghe C et al: Folt-Oram syndrome: clinical and molecular description of 78 patients with TBX5 variants. Eur J Hum Genet. 27(3):360-8, 2019

图 13-56 （左图）一例晚孕期胎儿的超声心动图显示一个巨大的房间隔缺损（atrial septal defect，ASD）➡️。ASD 是 Holt-Oram 综合征中最常见的心脏缺陷，但通常在胎儿期难以诊断，除非是大型缺损。可能发现其他缺陷，如室间隔缺损。（右图）患有原发孔型 ASD 的 3 月龄儿童前后位 X 线片显示右心房增大➡️，继发于通过 ASD 的左向右分流。（来自 DI：Pediatrics.）

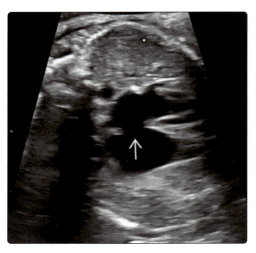
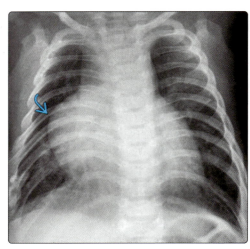

图 13-57 （左图）一例 Holt-Oram 综合征胎儿的中孕期超声显示 4 根手指合并明显的先天性指侧弯➡️。在对应的临床照片中可见右侧严重的桡侧列缺陷，即桡骨缺失➡️和拇指缺失。先天性指侧弯➡️也很明显。注意过度凸起的甲➡️。（右图）14 周胎儿的超声显示典型的桡侧列缺陷。前臂可见单根骨骼➡️，桡偏手很明显➡️。仅见 4 根手指➡️。拇指缺失。

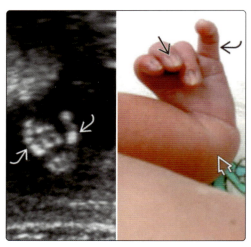
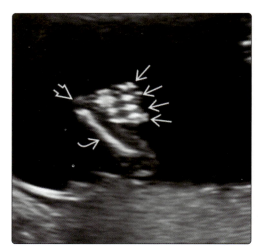

图 13-58 （左图）一例 26 周 Holt-Oram 综合征胎儿的上肢超声显示严重桡骨发育不良➡️，伴有腕部桡侧偏➡️和少指畸形➡️。拇指缺失。（右图）图示 Holt-Oram 综合征严重受累的女性手臂的临床照片。注意合并先天性指屈曲（camptodactyly）的 4 根手指➡️以及由于桡骨缺失➡️和肱骨发育不全➡️而明显短缩的手臂。

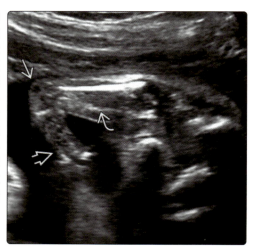
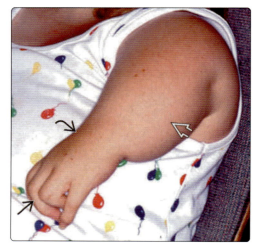

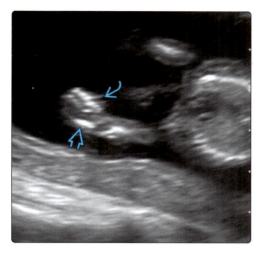
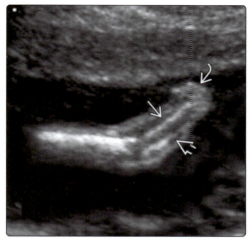

图 13-59 （左图）Holt-Oram 综合征的桡侧列缺陷可在早孕末期诊断。这例 13 周胎儿显示单根前臂骨骼 ➡ 和手向桡侧杵状凸起 ➡。在任何情况下都应进行专项的胎儿超声心动图检查。（右图）一例中孕期 Holt-Oram 综合征的胎儿超声显示桡骨轻度发育不良 ➡、腕部桡侧偏斜和严重的手发育不全 ➡。尺骨轻微弯曲 ➡。表现的严重性可能变化很大。

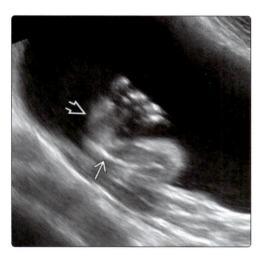
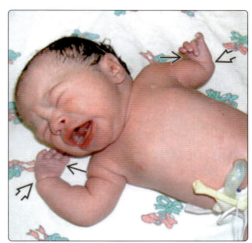

图 13-60 （左图）一例患有 Holt-Oram 综合征的女性，其胎儿的超声显示桡侧列缺陷的证据，即单根前臂骨骼 ➡、桡偏手 ➡ 和拇指缺失。（右图）同一婴儿足月的临床照片证实了 Holt-Oram 综合征的临床诊断。注意双侧桡侧列缺陷 ➡，左侧比右侧更严重。双手拇指缺失 ➡。胎儿和新生儿超声心动图均正常。

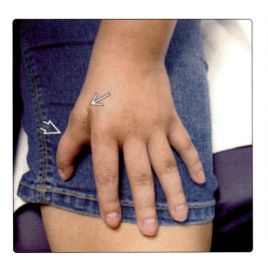
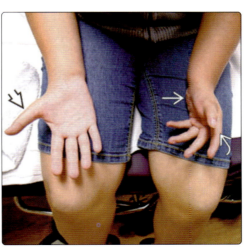

图 13-61 （左图）图示上述婴儿母亲左手的临床照片。注意近端植入的、发育不良的拇指 ➡ 和肌腱手术的疤痕 ➡。（右图）临床照片显示同一位母亲的双手。注意右手拇指长且有三个指节 ➡。患者认为这是她的"正常"手。相比之下，左手较小 ➡，手臂外旋受限 ➡。她在儿童期修补过室间隔缺损。

要 点

术语

- 特发性婴儿动脉钙化症(idiopathic infantile calcification, IIAC)是异位钙化伴多器官病理临床谱的一部分
  - 特征与弹性纤维假黄瘤重叠

影像学表现

- 大血管钙化
  - 沿血管长轴成像
- 心包积液常见
- 由于心肌缺血进展为水肿
- 羊水过多

主要鉴别诊断

- 心内强回声灶
  - 强回声灶为圆形,而非线形
  - 在心室内,而非流出道

- 其他更常见的水肿原因
  - 非免疫性和免疫性

病理

- IIAC是常染色体隐性遗传
  - 目前已知 ENPP1 基因突变可引起全身动脉钙化
- 羟基磷灰石在大中型动脉弹力纤维层沉积
- 尸检CT可代替尸体解剖进行确诊

临床问题

- 未经治疗者,85% 在生后6个月内死于心脏缺血→充血性心力衰竭

诊断要点

- 特征性表现是大动脉回声明显增强
- 晚孕期之前非常少见;应寻找中孕期水肿的其他原因

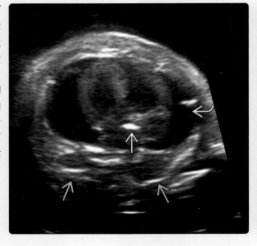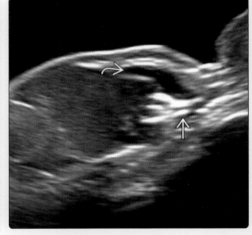

图 13-62 (左图)一例 27 周胎儿的四腔心切面显示心脏十字交叉处强回声灶➡,合并羊水过多和大量心包积液➡,使肺脏⬥向后移位。(右图)四腔心切面的正交平面显示所见的回声增强区是主动脉横断面➡。心包积液➡也是可见的。常需要多平面评估异常表现。

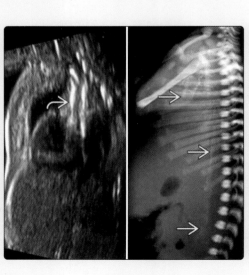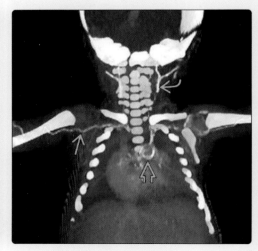

图 13-63 (左图)胎儿矢状切面超声(左)和尸检X线片(右)显示线状、明亮的强回声➡与密集钙化的主动脉的相关性。可见钙化沿主动脉长轴分布➡。(右图)尸检CT显示主动脉⬦、锁骨下动脉⬧和颈动脉⬨钙化。该胎儿在30周时死于继发性胎儿水肿。钙化可阻塞冠状动脉,引起难以治疗的缺血性心脏病。这是造成死亡率高的原因。

术语

缩写

- 特发性婴儿动脉钙化症（idiopathic infantile arterial calcification，IIAC）

同义词

- 婴儿全身动脉钙化

定义

- 是异位钙化伴多器官病理临床谱的一部分
- 与以下疾病有相当多的重叠
  - 弹性纤维假黄瘤（pseudoxanthoma elasticum，PXE）
  - 常染色体隐性遗传性低血磷性佝偻病

影像学表现

一般特征

- 最佳诊断线索
  - 大血管钙化

超声表现

- 心包积液常见
  - 由于心肌缺血进展为积液
- 大血管管壁回声非常强
  - 沿血管长轴成像
- 羊水过多
- 有关于胎儿生长受限的报道

鉴别诊断

心内强回声灶

- 在心室内，而非在流出道
- 强回声灶为圆形，而非线形

其他水肿原因

- 免疫性的
  - 抗体筛检
- 非免疫性的
  - 心律失常，结构缺陷，心肌病
  - 高输出状态，感染，非整倍体/综合征

婴儿心肌缺血

- 冠状动脉起源异常
- 心肌炎，围产期窒息

病理

一般特征

- 遗传学
  - ENPP1、NT5E 和 ABCC6 基因必须有序工作，才能正常抑制动脉钙化
  - IIAC 是常染色体隐性遗传
    - 已知 ENPP1 基因突变可导致婴儿全身动脉钙化

- 与 PXE 相重叠（由 ABCC6 突变引起的经典形式）

大体病理和解剖特征

- 核苷酸焦磷酸酶缺乏→内膜增生
- 无机焦磷酸盐缺乏→钙化
- 羟基磷灰石在大中型动脉弹力纤维层沉积
- 尸检 CT 可代替尸体解剖进行确诊

临床问题

表现

- 最常见的体征/症状
  - 胎儿
    - 大血管回声异常增强
    - 可伴有胎儿水肿
  - 新生儿
    - 不明原因的心力衰竭
    - X 线片显示血管钙化

自然病史与预后

- 预后极差
  - 若未经治疗，85% 的患者在生后 6 个月内死于心脏缺血→充血性心力衰竭
    - 存在 ENPP1 突变的病例 71% 在婴儿期死亡（中位数：30 天）
    - 不存在 ENPP1 突变的病例 50% 在婴儿期死亡（中位数：9 天）

处理

- 目前没有有效的治疗方案
  - 常规治疗对缺血性心力衰竭无效
    - 病例报道腹膜透析可治疗顽固性高血压合并水肿
    - 也有球囊瓣膜或形术、瓣膜置换术的病例报道
  - 依替双膦酸钠（双膦酸盐药物）阻断矿化，已被用于减少动脉钙化
    - 有报道可治愈钙化而且停药后不复发
    - 有潜在的严重骨骼并发症；监测毒性至关重要
      - 尿磷酸盐消耗→佝偻病
      - 牙釉质发育不全是罕见的副作用
  - 有病例报道对双膦酸盐无反应的患者使用镁、抗磷酸盐治疗（使用碳酸钙）可改善情况
  - 小鼠实验研究表明，使用重组人 ENPP1 蛋白（rhENPP1）可改善血管钙化和高血压

诊断要点

影像判读经验

- 特征性表现是大动脉回声明显增强
- 晚孕期之前非常少见；应寻找中孕期水肿的其他原因。

参考文献

1. Boyce AM et al: Generalized arterial calcification of infancy: new insights, controversies, and approach to management. Curr Osteoporos Rep. 18(3):232-41, 2020
2. Dursun F et al: Magnesium and anti-phosphate treatment with bisphosphonates for generalised arterial calcification of infancy: a case report J Clin Res Pediatr Endocrinol. 11(3):311-8, 2019

要点

术语

- Joubert 综合征及相关疾病（Joubert syndrome and related disorder, JSRD）
  - 伴有纤毛功能受损的常染色体隐性遗传性疾病
  - 6 种临床亚型，所有亚型均有磨牙征
  - 根据基因突变分为 20 个亚型
- 典型 Joubert 综合征的诊断要求
  - 后脑畸形在 MR 上表现为磨牙征，智力障碍，肌张力低下
- JSRD 是纤毛病；为一组遗传性纤毛缺陷，引起有广泛重叠的综合征，涉及肝脏、肾脏、多器官系统

影像学表现

- 在超声和 MR 上寻找磨牙征，以区分 JSRD 与其他原因引起的颅后窝异常

主要鉴别诊断

- 其他颅后窝畸形
  - Dandy-walker 畸形
  - Chiari 畸形
  - 小脑延髓池增宽

临床问题

- 复发风险：25%
- 突变分析对于特定的临床随访流程和今后妊娠的产前诊断非常重要
- 临床病程不一，但大多数儿童可度过婴儿期存活到成年
  - 预后与影像学表现的严重程度无关
- 需要对婴儿期并发症进行详细评估和密切随访

诊断要点

- 对于颈项透明层、颅内透明层增厚的胎儿，仔细分析颅后窝结构，观察第四脑室形状，检查磨牙征
- 应特别注意小脑蚓部发育不良或小脑延髓池增宽胎儿的第四脑室形状

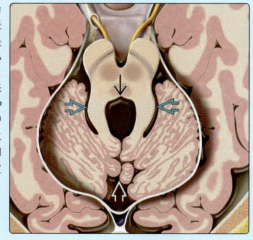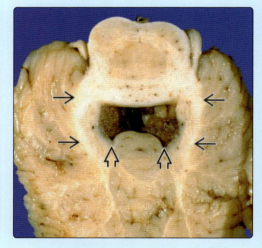

图 13-64　（左图）图示为 Joubert 综合征的典型表现。增厚的小脑上脚 ➡ 是牙的根部，小脑蚓部 ➡ 小且发育不良。在此水平上，第四脑室前面尖锐 ➡，形态异常、延长，前后径（AP 径）增大。（右图）JSRD 尸检标本显示稍低于脑桥水平，显示粗、直的小脑上脚 ➡（磨牙根部）和第四脑室 ➡ 异常的"蝙蝠翼"外形。

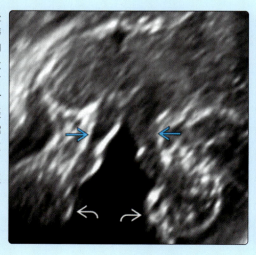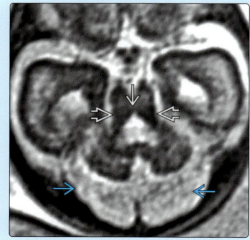

图 13-65　（左图）晚孕期经腹颅后窝斜横切面显示磨牙样外观，延长的小脑上脚形成磨牙的根部 ➡。注意小脑半球 ➡ 的分离，这可能会导致与 Dandy-Walker 畸形相混淆。（右图）妊娠 27 周颅脑轴平面 T2WI MR 显示前方尖尖的第四脑室 ➡ 和增厚的小脑上脚 ➡，形成磨牙的根部。此切面还显示小脑后间隙增大 ➡。

术语

定义

- Joubert 综合征及其相关疾病（Joubert syndrome and related disorder, JSRD）
  - 伴有纤毛功能受损的常染色体隐性遗传性疾病
  - 6 种临床亚型，所有亚型均有磨牙征
  - 根据基因突变分为 20 个亚型
- 典型 Joubert 综合征的诊断要求
  - 后脑畸形在 MR 上表现为磨牙征，智力障碍，肌张力低下
- 纤毛病的一种
  - 是一组由初级（非运动性）纤毛遗传缺陷引起的累及肝脏、肾脏、多器官系统且有广泛重叠的综合征

影像学表现

超声表现

- 胎儿颈项透明层（nuchal translucency, NT）异常：非特异性但与高危家族有关
- 有高危胎儿 12 周出现颅内透明层（intracranial translucency, IT）增厚，磨牙征，第四脑室异常的病例报道
- 颅后窝异常：小脑裂、小脑蚓部发育不良/旋转
- 第四脑室异常
  - 横切面：脑桥上层水平呈蝙蝠翼形状，AP 径＞横径
    - 由于缺乏小脑脚交叉而前面尖锐
    - 正常第四脑室横径＞AP 径，呈梯形
  - 矢状切面：呈细长的圆顶形，失去尖锐的顶点
- 可见枕部脑膨出，胼胝体发育异常
- 观察胎儿呼吸模式：已有胎儿阵发性呼吸过度（140～160 次/min）的报道

MR 表现

- 磨牙征（报道中在轴位 MR 上显示，但是在超声上也可显示）
  - 脚间窝加深
  - 小脑上脚粗、直、长
- 由于被盖中小脑脚交叉缺失，第四脑室底部前凸
  - 仅在脑桥上方的轴平面水平可见
- 中线处小脑裂
- 小脑后间隙增大
- 幕上表现包括透明隔腔缺失、胼胝体异常、皮质发育不良

鉴别诊断

其他颅后窝畸形

- **Dandy-Walker 畸形**
  - 第四脑室与小脑延髓池相通
  - 中脑正常，而在 Joubert 综合征中变薄
- **Chiari 畸形**
  - 小脑延髓池消失
  - 通常与开放性神经管缺陷有关

- 小脑延髓池增宽
  - 小脑延髓池深度＞10mm
  - 没有相关的结构畸形

病理

一般特征

- 遗传学
  - 表型不一可能月寡基因遗传模式解释
    - 由≥2 个不同基因共同影响最终表型
  - 到 2020 年已发现 30 多个具有常染色体隐性遗传的基因突变
  - 已有 X 连锁形式的报道
- 相关异常
  - 初级纤毛结构 ± 功能的缺陷导致的多种特征
    - 肝纤维化，囊性肾病
    - 脑膜脑膨出
    - 眼部表现（眼结构缺损，脉络膜视网膜发育不良）
    - 多指/趾畸形
    - 腭裂，舌肿瘤
    - 面部畸形
    - 心脏畸形（罕见）

大体病理和解剖特征

- 脑深部核团及中脑异常
- 小脑脚纤维异常
- 动眼神经核体积减小
- 小脑蚓部发育不全/不发育

临床问题

表现

- 胎儿
  - 在常规影像学上大多数最初表现为颅后窝异常 ± 多指/趾畸形
    - 磨牙征，后脑畸形 ± 枕部脑膨出

人口统计资料

- JSRD 在美国的发病率大约 1∶100 000～1∶80
- 真实发病率未知：许多病例可能被误诊

自然病史与预后

- 复发风险为 25%，同胞中表现差异很大
- 大多数儿童度过婴儿期存活到成年
- 受累儿童可出现一系列异常
  - 发育迟缓/智力障碍/肌张力低下
  - 口腔运动和言语功能障碍
  - 动眼神经失用症（通过转动头部来转移视线）是特征性的
    - 上睑下垂、斜视、眼球运动异常均有一定程度的表现
  - 不同程度的呼吸困难
    - 呼吸过度/呼吸暂停（婴儿猝死归因于呼吸暂停发作）

Joubert 综合征及相关疾病亚组的简单临床分类	
疾病名称	**诊断标准**
单纯型 Joubert 综合征	仅限主要标准
Joubert 综合征 + 视网膜病变	主要标准 + 视网膜受累
Joubert 综合征 + 肾异常	主要标准 + 肾脏受累
CORS 又名 Joubert Senior-Loken 综合征	主要标准 + 视网膜病变 + 肾脏受累
COACH 综合征	主要标准 + 智力障碍 + 肝 + 视网膜或视神经缺损 ± 肾结核
口面指综合征Ⅳ型	主要标准 + 口面部异常 + 多指/趾畸形
主要标准	
典型神经系统症状	肌张力低下进展为共济失调
	发育迟缓
典型神经系统影像学特征	磨牙征
COACH 综合征 = 眼结构缺损,精神发育不全,共济失调,小脑蚓部发育不全,肝纤维化;CORS= 脑 - 眼 - 肾综合征。COACH 缩略语中的"精神发育不全"表示发育延迟。	

Valente EM et al: Genotypes and phenotypes of Joubert syndrome and related disorders. Eur Med Genet.51(1):1-23, 2008。

- 呼吸暂停 / 呼吸衰竭是导致 1 岁以下儿童死亡的主要原因
- 增加中枢性 / 阻塞性睡眠呼吸障碍的风险,特别是合并肥胖时
  - 睡眠呼吸障碍可能使神经行为问题恶化
  - 最终导致肺动脉高压
  ○ 喂养困难;吸入性常见
  - 约 10% 需要管饲
  ○ 如果合并其他颅脑结构畸形,癫痫发作的可能性更大
  - 难以控制者会危及长期生存
  ○ 25%～30% 的纤维囊性肾病常进展为终末期肾病
  ○ 肝酶长期升高
  - 小部分发展为肝纤维化/门静脉高压
- 年龄较大的儿童出现的行为问题(冲动、执拗、发脾气)

处理

- 提供绒毛膜活检术或羊膜腔穿刺术,特别是在高危人群中
  ○ 受累胎儿建议终止妊娠
- 活产婴儿
  ○ 仔细、定期随访,以便早期发现/最佳管理并发症
  ○ 突变分析很重要,不同突变的特定并发症的发生率非常高
  - 肾结核的发生与 *NPHP1*, *RPGRIP1L*, *CEP290* 突变有关
    □ 需要肾脏病学随访肾功能障碍的迹象以制订治疗计划
  - *TMEM67* 基因突变几乎总是与先天性肝纤维化、眼结构缺损、肾脏疾病相关
  - *CEP290* 功能障碍与视网膜营养不良密切相关,与肾脏疾病相关性较小
  ○ 较弱的关联也支持视网膜疾病伴 *AHI1* 时风险较高
- 再次妊娠
  ○ 早期行超声检查,孕 20～22 周行 MR 检查

○ 如果已知引起疾病的突变,通过 DNA 检测进行产前诊断是可行的

诊断要点

考虑

- 用 MR 来检查胎儿中枢神经系统异常,特别是颅后窝异常
  ○ 主要陷阱是 Dandy-walker 畸形
  ○ 准确诊断很重要,因为预后/复发风险不同
- 对婴儿并发症需要进行详细评估和密切随访

报告提示

- 对 NT 或 IT 增厚的胎儿,仔细分析颅后窝结构,观察第四脑室形状,检查磨牙征
- 对小脑蚓部发育不全或小脑延髓池增宽的胎儿应特别注意第四脑室的形状

参考文献

1. Bachmann-Gagescu R et al: Healthcare recommendations for Joubert syndrome. Am J Med Genet A. 182(1):229-49, 2020
2. Radha Rama Devi A et al: Clinical and molecular diagnosis of Joubert syndrome and related disorders. Pediatr Neurol. 106:43-9, 2020
3. Brooks BP et al: Joubert syndrome: ophthalmological findings in correlation with genotype and hepatorenal disease in 99 patients prospectively evaluated at a single center. Ophthalmology. 125(12):1937-52, 2018
4. Wang SF et al: Review of ocular manifestations of Joubert syndrome. Genes (Basel). 9(12), 2018
5. Xiang J et al: Prenatal diagnosis and genetic analysis of a fetus with Joubert syndrome. Biomed Res Int. 2018:7202168, 2018
6. Yu X et al: Prenatal diagnosis of Joubert syndrome by ultrasound and magnetic resonance imaging - report of three cases. Taiwan J Obstet Gynecol. 56(3):408-9, 2017
7. Quarello E: Enlarged intracranial translucency and molar tooth sign in the first trimester as features of Joubert syndrome and related disorders. Ultrasound Obstet Gynecol. 48(4):532-4, 2016
8. Quarello E et al: Prenatal abnormal features of the fourth ventricle in Joubert syndrome and related disorders. Ultrasound Obstet Gynecol. 43(2):227-32, 2014
9. Saleem SN et al: Role of MR imaging in prenatal diagnosis of pregnancies at risk for Joubert syndrome and related cerebellar disorders. AJNR Am J Neuroradiol. 31(3):424-9, 2010

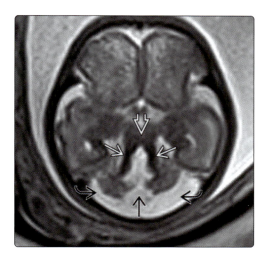

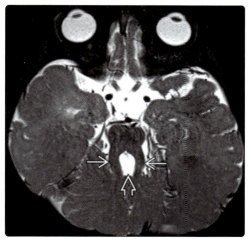

图 13-66 （左图）胎儿 T2WI MR 显示典型的磨牙征 ➤，第四脑室 ➤ 形状异常，前方是尖的，小脑后间隙 ⇨ 和中线小脑裂 ➤ 增大。（右图）出生后轴位 MR T2WI 显示增厚的小脑上脚 ➤ 围绕着拉长的，前面尖的第四脑室 ➤，第四脑室 AP 径＞横径。这些是 Joubert 综合征的典型表现。

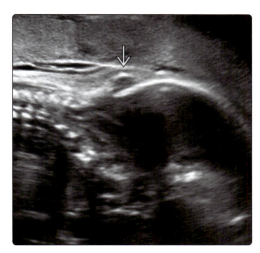

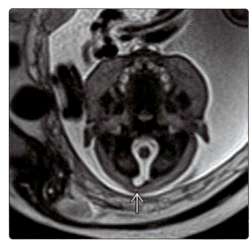

图 13-67 （左图）颈椎矢状切面超声显示一个小的枕部脑膨出 ➤。在检查时并未注意到这一表现。在看到同一病例胎儿的 MR 后，从视频片段中保存了这张静态图。（右图）同一病例经颅底轴平面 T2WI MR 完美地展示了小的枕部脑膨出 ➤。这是 JSRD 的一个常见发现，但在超声上很容易被忽视，特别是在晚孕期第一次发现的病例中。

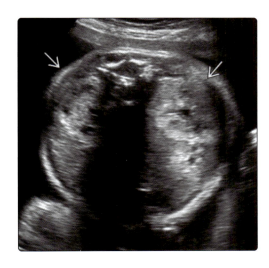

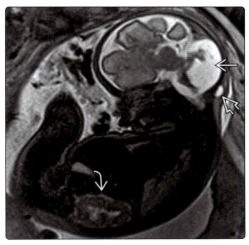

图 13-68 （左图）同一胎儿腹部超声显示双侧肾脏体积增大、回声增强 ➤。这提示婴儿将出现 Joubert 综合征合并肾脏受累。注意与常染色体隐性遗传多囊性肾病的相似性。（右图）矢状切面 MR 显示颅后窝异常 ➤，枕部脑膨出 ➤ 和肾脏体积增大 ➤。胎儿 MR 检查针对的是特定的身体部位（这个病例是大脑），但通常可以从检查图像中获得额外的信息。

要　点

术语

- 定义：毛细血管-淋巴管-静脉畸形伴肢体过度生长；常累及单侧下肢

影像学表现

- 超声表现
  - 胎儿病例往往很大
  - 皮下囊性病变主要见于单侧下肢
    - 环绕股骨、胫骨、腓骨
  - 凝血障碍性贫血
    - 测量大脑中动脉收缩期峰值流速并与胎龄列线图进行比较
- MR 是显示肿块范围的最佳方式
  - 沿着背部和侧面的皮下组织
  - 深部延伸至骨盆和腹部

主要鉴别诊断

- 无 Klippel-trenaunay 的淋巴管瘤

- 骶尾部畸胎瘤
- Beckwith-wiedemann 综合征（贝-维综合征）
- CLOVES（先天性脂肪性过度生长血管畸形伴表皮痣和骨骼异常）

临床问题

- PIK3CA 体细胞嵌合致病变异
- 通常建议剖宫产分娩
- 预后：巨大肿块发病率升高
- 治疗：需要多疗法联合
  - 减积术（包括截肢）
  - 栓塞、激光治疗
  - 用泼尼松龙进行类固醇治疗
  - 雷帕霉素抑制肥大

诊断要点

- 提供遗传咨询
- 提供血管异常/外科咨询，为家庭准备治疗计划

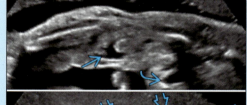

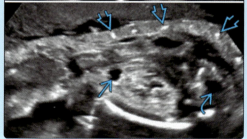

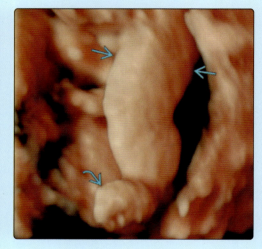

图 13-69　（左图）Klippel-Trenaunay 综合征（KTS）胎儿小腿（上图）和大腿（下图）的长轴图像显示增粗的左腿及延伸至骨盆➡的囊肿➡，皮肤增厚伴静脉石（phleboliths）➡（微小强回声灶）。这是该诊断典型的二维超声表现。（右图）22 周 KTS 胎儿的 3D 表面渲染图像显示从大腿➡到足背➡的整个下肢肥大。血流量增加是导致 2 倍过度生长的原因。

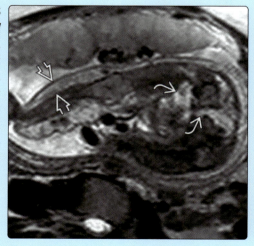

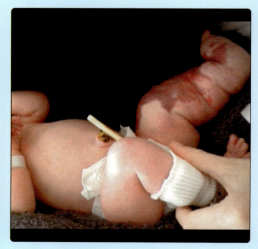

图 13-70　（左图）31 周 KTS 胎儿 MR 显示皮肤水肿➡和淋巴管畸形囊性浸润至骨盆➡。对该胎儿进行严密监测，在妊娠期间未发生水肿或贫血。（右图）同一儿童分娩后的临床图片显示左腿增粗合并血管瘤皮肤红斑。尽管多次干预，这名儿童还是患上了败血症，为挽救生命，他的左腿被截肢。

术语

缩写

- Klippel-trenaunay 综合征（Klippel-Trenaunay syndrome，KTS）

同义词

- Klippel-Trenaunay-Weber 综合征

定义

- 毛细血管-淋巴管-静脉畸形综合征伴骨/软组织过度生长
- 需要满足 3 个典型表现中的 2 个
  - 大面积皮肤毛细血管畸形（90%～100%），葡萄酒色斑
  - 肢体骨和软组织肥大
  - 低流量血管畸形（70%～100%）
- 不涉及高流量血管畸形

影像学表现

一般特征

- 最佳诊断线索
  - 下肢不对称肥大
  - 皮下囊性病变
- 位置
  - 最常累及单侧下肢；右 = 左
    - 大腿病变可向臀部延伸
  - 能延伸/侵犯腿部以外
    - 延伸至骨盆和腹部
      - 腹膜后和腹腔内
    - 很少累及上肢、腋窝；除外颅面部
- 大小
  - 差异很大；胎儿病例往往很大
- 形态学
  - 浸润性囊性肿块

超声表现

- 皮下囊性肿块累及腿部
  - 多房囊性病变
    - 环绕股骨、胫骨、腓骨
  - 囊肿数量及软组织回声不一
    - 取决于软组织肥大的量、淋巴管畸形的量、静脉畸形的量
- 低流量畸形；无动脉成分
  - 寻找持续性胚胎外侧缘静脉
    - 从腿外侧缘至足外侧
  - 可能会看到静脉石
    - 静脉内钙化
    - 皮下组织内强回声灶
- 常见从下肢蔓延
  - 表面蔓延
    - 沿着背部和侧面的皮下组织
  - 深部蔓延
    - 深入骨盆和腹部
- 并发症包括贫血和水肿
  - 凝血障碍性贫血
    - 大脑中动脉收缩期峰值流速增高
  - 淋巴阻塞性水肿

- 胎儿液体积聚
- 羊水异常
  - 羊水过多
  - 肾脏受损时羊水过少
- 胎盘增大
- 肝肿大（髓外造血）

MR 表现

- 显示蔓延深度的最佳方式
  - 确定解剖位置
    - 腹部受累，包括肠道
    - 其他器官受损

影像学建议

- 最佳影像学方法
  - 结构扫查时常规评估下肢情况
    - 股骨长轴切面
    - 下肢/足部方向切面
    - 足底平面
- 流程建议
  - 监测水肿进展
  - 监测胎儿贫血
    - 测量大脑中动脉收缩期峰值流速；与胎龄列线图比较
  - 获取 MR 图像以显示 KTS 的病变范围

鉴别诊断

无 Klippel-trenaunay 的淋巴管瘤

- 皮下复杂性囊性肿块
  - 类似于 KTS；很少累及单侧下肢
  - 70% 发生在腋窝，但可发生在任何部位
- 无静脉曲张或皮肤红斑

骶尾部畸胎瘤

- 骶骨肿瘤来源于 3 个生殖细胞层
- 从骶骨延伸的混合囊性/实性肿块
  - 单纯囊性者占 15%
    - 更可能与 KTS 表现相似
  - 实性部分通常高度血管化
    - 可引起水肿

Beckwith-wiedemann 综合征

- 具有遗传异质性的生长代谢障碍（11p15.5）
  - 母体印记中心甲基化缺失（50%）或增加（5%）
  - 父源性单亲二本 11p15.2（20%）
  - 约 5% 合并 CDKN1C 基因突变
  - 染色体重排（约 1%）
- 偏侧发育过度与 KTS 表现相似
  - 可影响整个/部分肢体；无囊性病变
- 其他特征
  - 巨舌，脐膨出
  - 巨大儿，脏器肿大

Proteus 综合征（AKT1）

- 婴儿期（1 岁以内）更常诊断
- 皮下肿块和过度生长
  - 脂肪瘤、错构瘤、表皮痣

- 其他特征
  - 偏侧肥大、巨指/趾、外生骨疣

CLOVES（先天性脂肪瘤样增生、血管畸形伴表皮痣及骨骼异常）（PIK3CA）

- 先天性躯干脂肪瘤性肿块
- 血管畸形，包括低流量和高流量
- 骨骼异常：脊柱侧凸、巨指/趾、草鞋足
- 巨脑畸形，脊髓栓系，多小脑回畸形

巨脑畸形-毛细血管畸形综合征（PIK3CA）

- 巨脑畸形或半侧巨脑畸形
- 肌张力减退、癫痫发作和认知障碍
- 皮肤毛细血管畸形；体细胞过度生长

Parkes Weber 综合征（RASA1）（帕克斯-韦伯综合征（RASA1）

- 软组织与骨肥大
- 高流量动静脉畸形（arteriovenous malformation，AVM）伴皮肤、皮下和肌肉受累

Servelle-martorell 综合征（血管性骨营养不良（angioosteohypotrophic）综合征）

- 罕见的先天性血管畸形
- 低流量静脉畸形
- 骨发育不全

病理

一般特征

- 病因学
  - 中胚层异常
    - 细胞生长代谢异常调节
      - PI3K/AKT/mTOR 信号传导通路
      - 血管发育与生成异常
  - KTS 引起水肿的病因
    - 淋巴阻塞和液体超负荷
  - 凝血功能障碍原因
    - 血管瘤相关的弥漫性血管内凝血
    - 血管内溶血
- 遗传学
  - PIK3CA 基因的体细胞嵌合致病变异
    - 激活磷脂酰肌醇-3-激酶（phosphatidylinositol-3-kinase，PI3K）/蛋白激酶→mTOR1 通路失调导致细胞过度生长/增殖

分期、分级与分类

- Klippel 和 Trenaunay 在 1900 年首次描述了该病的三联征
  - 葡萄酒色斑、静脉曲张、软组织肥大
- Weber 在 1907 年增加了动静脉瘘
  - AVM 存在 =Parkes Weber 综合征，不同于 KTS

临床问题

表现

- 最常见的体征/症状
  - 超声解剖学扫查时发现异常

- 有在 15 周早期诊断的报道

人口统计资料

- 流行病学
  - 散发和罕见（约 1：100 000）

自然病史与预后

- 预后与血管畸形的严重程度/范围相关
- 会导致 Kasabach-Merritt 综合征（卡萨巴赫-梅里特综合征）
  - 血管瘤相关性血小板减少症和消耗性凝血病
  - 在 1 个系列研究中，36% 的 KTS 有这种并发症
  - 新生儿期死亡率高达 45%
- 畸形进展→静脉功能不全加重
- 蜂窝织炎：皮肤溃疡→败血症（可致命）
- 复发性深静脉血栓形成可导致肺栓塞
- 胃肠道畸形可导致危及生命的消化道出血

处理

- 通常建议剖宫产分娩
  - 出血风险
- 可以观察到小的病变（胎儿病例几乎不会很小）
- 临床管理
  - 皮肤护理/卫生以预防感染
  - 矫形学：肢体长度差异矫形器
  - 弹力袜、肢体抬高、间歇式气体压缩装置
    - 尽量减少淋巴水肿、静脉功能不全
  - 硬化疗法：α-干扰素
  - 用泼尼松龙进行类固醇治疗
    - 增强血栓形成/抑制纤溶
  - 脉冲染料激光治疗
  - 螺圈栓塞
  - 西罗莫司
- 雷帕霉素
  - 抑制 PI3K/AKT/mTOR 通路→抑制肥大
- 手术治疗不常见
  - 减积术方法
    - 包括截肢
  - 胚胎静脉的血管内结扎
  - 剥离严重静脉曲张

诊断要点

考虑

- 单侧肢体低流量静脉/淋巴管畸形伴一侧肢体末端肥大

影像判读经验

- 应用 MR 检查有无体内侵犯

报告提示

- 考虑血管异常/外科咨询，用于告知父母分娩后的治疗计划
  - 进行性障碍；多种干预措施；可能截肢后用假肢

参考文献

1. Naganathan S et al: Klippel Trenaunay Weber syndrome. StatPearls Publishing, 2020
2. Bertino F et al: Congenital limb overgrowth syndromes associated with vascular anomalies. Radiographics. 39(2):491-515, 2019
3. Nozaki T et al: Syndromes associated with vascular tumors and malformations: a pictorial review. Radiographics. 33(1):175-95, 2013

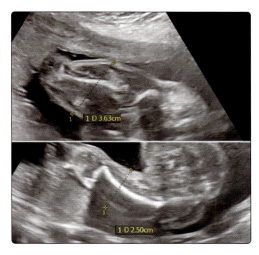

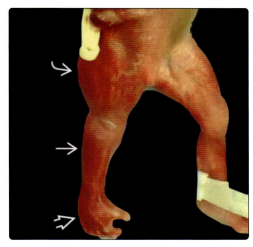

图 13-71 （左图）在中孕期 KTS 胎儿中可以看到细微的表现。通过测量直径显示右侧大腿（上图）较左侧大腿（下图）粗，可见微小囊肿。与淋巴血管畸形相比，不同的肢体外观继发于软组织不同程度的过度生长。（右图）同一胎儿的临床图片显示右腿肥大，累及大腿 ➥、胫部 ➡ 和足部 ➡，足内翻且合并畸形。

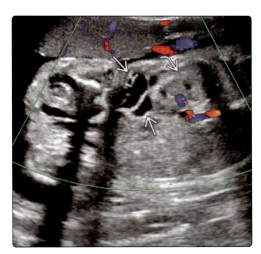

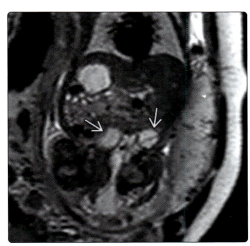

图 13-72 （左图）一例 KTS 累及下肢的胎儿骨盆和腹部冠状面图像显示同侧腹膜后肿块 ➡ 延伸至肾脏水平 ➥。（右图）同一位患者 MR T2WI 冠状位显示，与超声相比，肿块在体内延伸更多 ➡。相比超声，MR 能更好地显示肿块在体内的延伸情况。这些信息可以用来帮助家庭做好产后治疗准备。

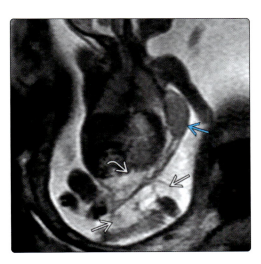

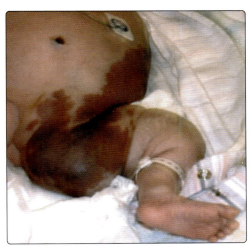

图 13-73 （左图）这例 KTS 胎儿的囊性肿块累及大腿 ➡，侵入腹部 ➥，并沿左侧体壁皮下组织延伸上至腋窝 ➡。这个胎儿随后出现水肿。（右图）同一婴儿分娩后的临床图片显示大腿和体壁广泛受累。该婴儿出生后不久死亡。监测 KTS 有无贫血和水肿；即便如此，一些胎儿和新生儿的发病率仍然很高。

要　点

术语

- 由超声表现三联征组成的综合征
  - 肾囊性发育不良占 98%～100%
  - 脑膨出或其他中枢神经系统异常占 60%～90%
  - 轴后多指/趾畸形占 70%～87%
- 应该至少包括三个典型特征中的两个

影像学表现

- 肾囊性发育不良是最一致性的表现
  - 肾脏表现多样
    - 体积增大和回声增强最常见,也可表现为充满肉眼可见的囊肿
  - 肾脏体积通常较大,腹围增大
- 枕部脑膨出是典型的中枢神经系统畸形,但可能合并其他畸形
  - Dandy-walker 畸形,小头畸形,前脑无裂畸形,无脑畸形
- 可在早孕期诊断

- 中孕期出现严重的羊水过少或无羊水
  - 对微小异常的评估较困难
- 肝纤维化在产前很难确诊

主要鉴别诊断

- 13 三体
  - 影像学特征有明显重叠
  - 评估染色体/单基因的诊断性试验
    - 需要根据不同的复发风险提供咨询

病理

- 遗传异质性致死性纤毛病
- 常染色体隐性遗传,复发风险为 25%

临床问题

- 羊水过少导致肺发育不全
- 大多数死产或出生后几个小时内死亡
- 再次妊娠需要进行遗传咨询

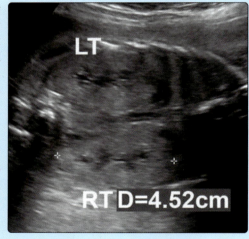
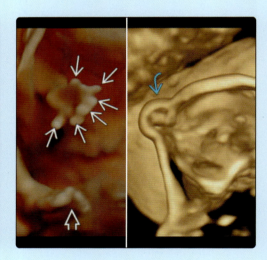

图 13-74　(左图)25 周胎儿冠状面声像图显示双肾体积增大、回声增强。这是 Meckel-Gruber 综合征(MKS)最常见的超声表现。(右图)四肢和颅骨的三维图像显示手的多指畸形 ➡;同时足部看起来很宽 ➡,多趾畸形也得到了证实。还存在小的脑膨出 ➡。约 60% 的病例同时具有这 3 种典型特征。随着羊水过少的进展,细微的异常可能难以看到。

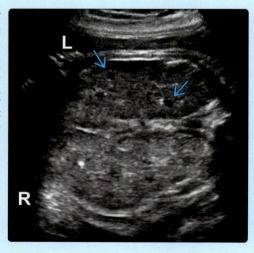
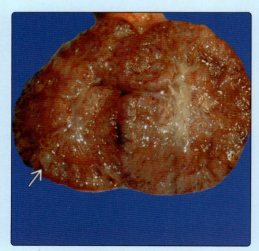

图 13-75　(左图)MKS 胎儿斜切面超声显示巨大的肾脏几乎接近中线。正常皮髓质分界消失,可见散在的小囊肿 ➡。(右图)尸检中,被剖开的肾脏显示无数小囊肿 ➡ 和皮髓质完全缺乏发育。囊性发育不良会引起肾脏明显增大,这通常是胎儿最明显的表现。

术语

同义词

- Meckel 综合征

定义

- Johann Meckel 在 1822 年对一对双胞胎进行了描述
- Georg Gruber 在 1934 年描述了 6 个患有"头颅异常和内脏囊肿"的类似胎儿
- 是胚胎发生过程中纤毛功能异常导致的隐性遗传综合征,可导致
  - 肾囊性发育不良占 98%～100%
  - 脑膨出或其他中枢神经系统异常占 60%～90%
  - 轴后多指/趾畸形占 70%～87%
  - 肝脏的胆管板畸形→纤维化(>95%)

影像学表现

一般特征

- 最佳诊断线索
  - 染色体正常的胎儿至少有 2 个超声特征;约 60% 的胎儿3 个超声特征全有

超声表现

- 泌尿生殖道
  - 肾囊性发育不良(约 98%～100%)
  - 肾脏的不同超声表现
    - 肾明显增大,回声增强最常见
    - 是正常大小的 10～20 倍
    - 可存在大的、肉眼可见的(2～10mm)囊肿
  - 腹围显著增加
  - 膀胱可能很小或不显示
  - 中孕期羊水过少/无羊水
    - 早孕期在肾脏成为羊水的主要来源之前,羊水正常
  - 梗阻性尿路病;很少有肾脏缺如
  - 隐睾;性别分化障碍
- 中枢神经系统(60%～90%)
  - 枕部脑膨出最常见
  - Dandy-walker 畸形
  - 小头畸形,脑室扩张
  - 胼胝体缺失
  - 前脑无裂畸形
  - 颅脊柱裂
  - 小脑下蚓部缺失,小脑发育不良
- 四肢
  - 轴后多指(趾)畸形(70%～87%)
    - 多余的指/趾可能很小或成角
    - 通常对四肢的影响相似,在经典的三联征中最为多变。
  - 不常见畸形:马蹄内翻足,长骨短而弯曲
- 肝脏
  - 肝脏的胆管板畸形→肝纤维化
    - 超声很难鉴别;尸检可以确诊
    - 如果出现在晚孕期,应寻找有无肝肿大和肝内血流灌注不良
- 面部畸形
  - 唇/腭裂,小颌畸形
  - 小眼畸形;巨舌
  - 前额后倾

- 心脏
  - 间隔缺损
  - 主动脉缩窄
  - 不均衡型房室通道

影像学建议

- 可在早孕期作出诊断
  - 可首先表现为颈项透明层增厚
  - 如果家族史阳性,可用经阴道超声检查有无脑膨出、肾囊性病变
  - 早期检查正常不能完全排除 Meckel-Gruber 综合征(MKS)
    - 如果有家族史,应于 18～20 周进行随访检查
- 当羊水过少限制检查时 MR 有助于诊断

鉴别诊断

13 三体

- 在超声表现上有显著重叠
- 肾脏异常占 50%
  - 囊性发育不良
    - 肾脏回声增强伴散在囊肿
    - 肾脏可能较大,但通常比 MKS 中的小
  - 肾积水
- 中枢神经系统
  - 前脑无裂畸形占 40%
  - 有脑膨出报道,但不常见
- 四肢
  - 轴后多指/趾占 75%
  - 摇椅足
- 羊水过少不常见
  - 可合并羊水过多
- 心脏缺陷占 80%
  - 间隔缺损
  - 左心发育不良
  - 主动脉瓣/二尖瓣闭锁
- 胎儿生长受限
- 脐膨出

史-莱-奥综合征(*DHCR7*)

- 中枢神经系统
  - 小头畸形、前脑无裂畸形、脑积水、胼胝体缺失
- 心脏缺陷
  - 房室通道畸形,室间隔缺损,左心发育不良
- 泌尿生殖道
  - 性别分化障碍,囊性肾病
- 轴后多指/趾
- 严重形式与 MKS 重叠
- 特殊面容
  - 眼距宽,鼻子短而上翘,低位耳,小下颌,前额宽而高,内眦赘皮

常染色体隐性遗传多囊肾病(*PKHD1*)

- 肾脏增大,回声增强
- 无脑膨出或多指/趾畸形
- 羊水过少/很少出现无羊水

双侧多囊性发育不良肾

- 没有 MKS 的其他特征

Hydrolethalus 综合征（*HYLS1，KIF7*）

- 多指/趾畸形（通常是踇趾重复）、脑积水、心脏异常
- 无囊性肾病

Bardet-biedl 综合征（BBS 基因）

- 多指/趾、进行性肾营养不良、肝脏异常、心脏畸形
- 无脑膨出；视网膜营养不良，肥胖

Joubert 综合征（＞10 个基因）

- 小脑畸形：蚓部发育不良（磨牙征）
- 枕部脑膨出，多指/趾，肾病：不常见
- 肌张力低，认知障碍

COACH 综合征（*TMEM67*）

- 小脑蚓部发育不全/未发育（Cerebellar vermis hypo-/aplasia）、精神发育不全（oligophrenia）、先天性共济失调（congenital ataxia）、眼结构缺损（Coloboma）、肝纤维化（hepatic fibrosis）

病理

一般特征

- 遗传学
  - 生命受限的纤毛病
    - 具有纤毛病等位基因的疾病谱（Joubert、Bardet-biedl、口-面-指，等）
  - 常染色体隐性遗传；有明显的遗传异质性
    - 25% 的复发风险
  - 至少有 15 个基因会导致 MKS
    - *MKS1*，*TMEM216*（MKS2），*TMEM67*（MKS3），*CEP290*（MKS4），*RPGRIP1L*（MKS5），*CC2D2A*（MKS6），*NPHP3*（MKS7），*TCTN2*（MKS8），*B9D1*（MKS9），*B9D2*（MKS10），*TMEM231*（MKS11），*KIF14*（MKS12），*TMEM107*（MKS13），*TXNDC15*，*TCTN1*
      - *TMEM67*（16%）和 *MKS1*（7%）是最常见的两种
    - 上述基因的致病性变异：仅占临床 MKS 病例的 50%～60%

镜下特征

- 肾脏
  - 囊性发育不良
  - 肾实质严重缺乏；髓质：小囊肿
  - 皮质髓质分界差/缺失
  - 约是正常大小的 10～20 倍
- 肝和肾中的肌成纤维细胞
- 肝纤维化（胆管板畸形）
  - 肝内胆管系统发育受阻
    - 反应性胆管增生
    - 胆管扩张
  - 门静脉周围纤维化
    - 导致门静脉闭塞

临床问题

表现

- 最常见的体征/症状
  - 大多数应在早孕期超声检查发现

- 90% 在 14.3 周 ±2.6 周诊断
  - 中孕期和晚孕期羊水过少
- 其他体征/症状
  - 可有先前孩子患病的病史
  - 母体血清甲胎蛋白升高（脑膨出）
    - 若被覆脑膜，a-甲胎蛋白可能正常
  - 广泛的表型变异
    - 相关的表现在不同病例中差异显著

人口统计资料

- 全世界每 135 000 名新生儿中有 1 名；存在区域差异；男＝女
  - 比利时人种：1：3 000
  - 芬兰人种：1：9 000
  - 随血缘关系升高（例如，库瓦蒂贝多因人）
  - 发病率高：古吉拉特邦印第安人、鞑靼人和赫特人
- 5% 的脑膨出胎儿合并 MKS

自然病史与预后

- 生命受限
  - 羊水过少导致肺发育不全
  - 大多数死产或出生后几个小时内死亡；也有存活数月～数年（5～28 个月）的病例报道

处理

- 微阵列（aCGH）检测/核型分析排除 13 三体
- 提供终止妊娠或姑息治疗
- 尝试限制发病率增加的干预措施；胎儿监护/剖宫产
- 腹围增大可能导致腹部难产
- 用脐带血进行染色体/单基因检测
- 由经验丰富的病理学家/遗传学家进行检查/尸检以确诊
- 为再次妊娠提供遗传咨询
  - 25% 的复发风险

诊断要点

考虑

- 羊水过少影响解剖结构显示时使用 MR 检查

影像判读经验

- 与 13 三体的影像学特征有明显重叠
  - 诊断性检测用于染色体评估，单基因检测确定病因，提供复发率
    - 13 三体的复发风险约 1%，而 MKS 为 25%
- 肾脏的表现是多变的，从体积增大、回声增强到被肉眼可见的囊肿完全替代
  - 肾脏体积通常巨大，导致腹围增大

参考文献

1. McConnachie DJ et al: Ciliopathies and the kidney: a review. Am J Kidney Dis. 77(3):410-9, 2021
2. Radhakrishnan P et al: Meckel syndrome: clinical and mutation profile in six fetuses. Clin Genet. 96(6):560-5, 2019
3. Ridnõi K et al: A prenatally diagnosed case of Meckel-Gruber syndrome with novel compound heterozygous pathogenic variants in the TXNDC15 gene. Mol Genet Genomic Med. 7(5):e614, 2019
4. Hartill V et al: Meckel-Gruber syndrome: an update on diagnosis, clinical management, and research advances. Front Pediatr. 5:244, 2017
5. Khurana S et al: Meckel-Gruber syndrome: ultrasonographic and fetal autopsy correlation. J Ultrasound. 20(2):167-70, 2017

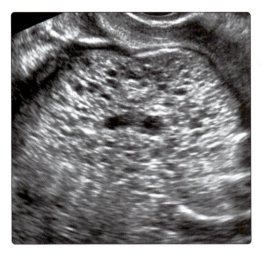

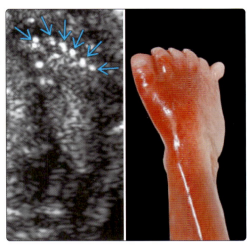

图 13-76　（左图）这例 MKS 胎儿处于横位，脊柱朝下，因此进行了经阴道检查以更好地评估肾脏。对右肾的详细观察显示，它被多个小囊肿取代，几乎没有正常实质残留。（右图）同一病例的超声显示足部多趾➡️。多指 / 趾畸形在 MKS 中是最不一致的发现，容易因羊水过少而漏诊。尸检照片证实为轴后多趾畸形。

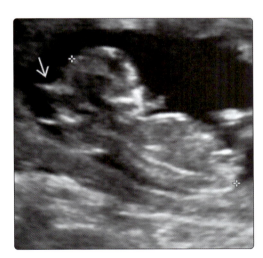

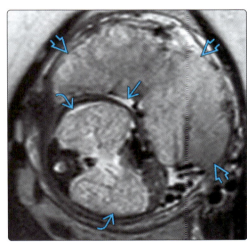

图 13-77　（左图）显示了一例 MKS 胎儿 12 周时的矢状面超声图，孕妇上个孩子有 MKS 病史。有一个大的脑膨出➡️合并脑组织外露。单基因检测发现 CC2D2A（MSK6）基因有 2 个致病突变。（右图）一例孕 32 周 MKS 胎儿病例经子宫 T2 MR 显示严重的羊水过少。胎儿被压在胎盘上➡️，周围只有一小片高信号的羊水➡️。胎儿肾脏➡️明显增大，充满腹部。

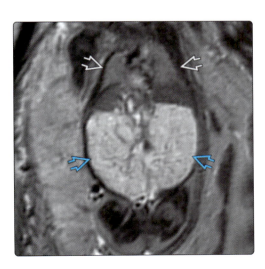

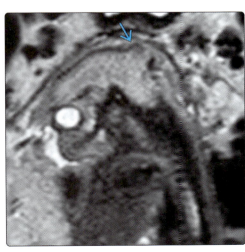

图 13-78　（左图）同一病例胎儿冠状面显示肾脏明显增大➡️，均大于 7cm。肾脏信号异常高，无正常皮髓质分界。胸部➡️小，呈钟形。（右图）同一病例大脑矢状面显示小的枕部脑膨出➡️。颅骨小且形状不规则。小脑形态异常向下疝入颈椎上段，符合 Chiari Ⅲ。

要　点

术语

- 同义词：冠状缝早闭综合征；*FGFR3* 相关性颅缝早闭

影像学表现

- 颅缝早闭：双侧（约 66%），短头畸形（A-P 径减小），尖颅畸形（塔形），三叶草头畸形
- 颅面部表现：额部隆起，颞部隆起，巨头畸形，面中部后缩
- 在产前超声检查中，肢体异常往往不易发现
  - 顶针状中节指骨，短指/趾，腕骨/跗骨融合

主要鉴别诊断

- 颅缝早闭综合征
  - Crouzon 综合征（克鲁宗综合征）（*FGFR2*）
  - Pfeiffer 综合征，1 型（*FGFR2/FGFR1*）
  - Jackson-weiss 综合征（*FGFR2*）
  - Beare-stevenson cutis gyrata 综合征（*FGFR2*）

病理

- 成纤维细胞生长因子 3（*FGFR3*）的致病性突变
  - 增强成纤维细胞生长因子和骨分化的结合
  - 不完全外显率（约 75%）和表达不同
    - 常染色体显性遗传

临床问题

- 在同一家族内有相当大的变异性
- 面部不对称，双侧冠状缝闭合，所有颅缝闭合，巨头畸形
- 颞部隆起、眼距过宽、斜视、上睑下垂、轻度眼球突出和面中部后缩
- 唇/腭裂，硬腭高拱，牙齿咬合不正
- 感觉神经性耳聋（33%～100%）、认知障碍（约 30%～40%）、发育迟缓（约 66%）、ADHA（注意力缺陷多动障碍）（约 25%）、言语迟缓、行为异常
- 脚趾和拇指宽大，短指，腕骨/跗骨融合，顶针状中节指骨

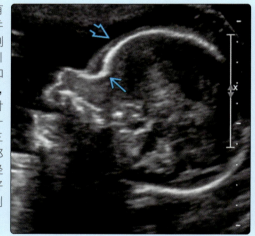
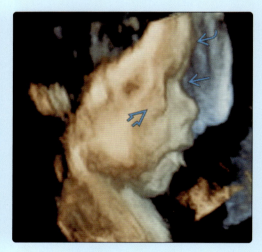

图 13-79　（左图）该胎儿有 Muenke 综合征家族史，并且已知受累。这张中孕期侧面轮廓图显示由颅缝早闭引起的轻度面中部后缩➡和额部隆起➡。如本例所示，表现可能是轻微的，检查时需要注意细节。（右图）同一例 Muenke 综合征胎儿的三维矢状切面超声显示面中部后缩➡、额部隆起➡和轻度眼球突出➡。为了更好地评估面部特征，每个病例都应该进行三维超声检查。

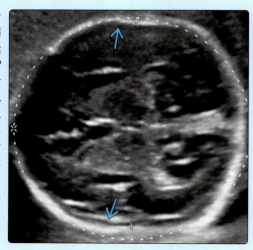
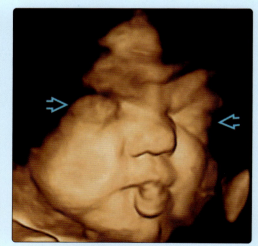

图 13-80　（左图）这是同一家族的另一个胎儿，他的病情要严重得多。双侧冠状缝早闭➡导致短头畸形（AP 径减小），这是 Muenke 综合征中常见且重要的表现。说明具有相同基因变异的人群表型存在相当大的差异。（右图）同一例 Muenke 综合征胎儿 34 周的三维超声检查显示明显的眼球突出➡，面中部后缩，额部隆起和眼间距过大（眼距过宽）。

术语

同义词

- 冠状缝早闭综合征

定义

- 颅缝早闭具有显著的表型变异性,通常为双侧冠状缝闭合、面中部后缩、听力丧失和发育迟缓
  - 面中部后缩:眶下及邻近鼻子处的垂直面部向后移位并距离缩短,导致下颌前突

影像学表现

一般特征

- 最佳诊断线索
  - 颅缝早闭:双侧冠状缝闭合,短头畸形,尖头畸形或三叶草头畸形;其他的颅面部特征;轻微的手/足异常

超声表现

- 颅缝早闭
  - 双侧(约66%)或单侧(约30%)早闭导致短头畸形(颅骨AP径减小)
  - 尖颅畸形(塔形)或三叶草头畸形
- 颅面部表现:额部隆起、颞部隆起,巨头畸形,面中部后缩
- 产前超声识别肢体异常有挑战性
  - 顶针状中节指/趾骨,短指,腕骨/跗骨融合
  - 中节指/趾缺失/发育不良;锥形骨骺

影像学建议

- 最佳影像学方法
  - 中孕期至晚孕期超声注意颅骨形状
  - 三维/四维超声;特征性的颅缝闭合、颅面部特征,并识别轻微手/足异常

鉴别诊断

Crouzon 综合征(FGFR2)

- 双侧冠状缝闭合,眼距过宽,眼球突出,下颌突出,"鸟喙"鼻;手足正常

Pfeiffer 综合征,1 型(FGFR2/FGFR1)

- 双侧冠状缝闭合,面中部后缩,眼距过宽,眼球突出
- 宽的拇指和蹬趾:畸形并融合的指/趾骨向内侧/外侧偏移

Jackson-Weiss 综合征(FGFR2)

- 双侧冠状缝闭合,面中部后缩
- 跖骨/跗骨融合,跗骨异常,内侧倾斜/宽的蹬趾

Beare-Stevenson Cutis Gyrata 综合征(FGFR2)

- 双侧冠状缝闭合,四肢正常
- 手掌/足底皱褶、皮肤螺纹和黑棘皮病、脐疝、智力残疾

Apert 综合征(FGFR2)

- 多条颅缝闭合,尖颅畸形、面中部后缩,眼距过宽,眼球突出
- 严重软组织/骨性并指(趾)("连指手套手")

病理

一般特征

- 遗传学
  - FGFR3 致病性变异;c.749C＞G(p.Pro250Arg)
    - 导致成纤维细胞生长因子的结合增强,加速骨分化
  - 常染色体显性遗传,不完全外显(约75%)和表达不同;约35%是新发突变
  - 是最常见的颅缝早闭综合征

临床问题

表现

- 最常见的体征/症状
  - 即使在同一家系中也有相当大的表型变异
    - 约10%~15%的致病性变异无颅缝闭合的证据;常伴有其他表现
    - 冠状缝闭合(80%)→短头畸形、尖颅畸形(塔形头)或三叶草头畸形
    - 单侧冠状缝闭合→前斜头畸形;所有颅缝闭合
  - 颞部隆起、眼距过宽、斜视、上睑下垂、轻度眼球突出和面中部后缩
  - 唇裂/腭裂、硬腭高拱、牙齿咬合不正
  - 感觉神经性耳聋(33%~100%)、认知障碍(约30%~40%)、发育迟缓(约66%)
  - ADHD(约25%),言语迟缓,行为异常,阻塞性睡眠呼吸暂停
  - 宽的足趾和拇指,短指,腕骨/跗骨融合,顶针状中节指趾骨

人口统计资料

- 活产儿中的发病率 1:30 000

处理

- 根据严重程度在3~6个月时对颅缝早闭和斜视进行手术修复;早期颅缝早闭治疗可能会降低与颅内高压相关的认知/行为改变的风险
- 感觉神经性耳聋的言语治疗,发育迟缓的早期干预,眼部润滑

诊断要点

考虑

- 颅骨特征的三维超声评估;密切关注细微的腕骨/跗骨/指骨特征

参考文献

1. den Ottelander BK et al: Muenke syndrome: long-term outcome of a syndrome-specific treatment protocol. J Neurosurg Pediatr. 1-8, 2019
2. Murali CN et al: Muenke syndrome: medical and surgical comorbidities and long-term management. Am J Med Genet A. 179(8):1442-50, 2019
3. Kruszka P et al: Muenke syndrome. In: GeneReviews. Created May 10, 2006. Updated November 10, 2016. https://www.ncbi.nlm.nih.gov/books/NBK1415/
4. Kruszka P et al: Muenke syndrome: an international multicenter natural history study. Am J Med Genet A. 170A(4):918-29, 2016

要　点

术语

- 由 17p13.3 的连续基因缺失/破坏导致的 Miller-Dieker 综合征(Miller-Dieker syndrome, MDS)/经典无脑回畸形
- 导致神经元迁移异常和皮质畸形
- 引起严重的认知/智力障碍,特征性的颅面外观,癫痫发作

影像学表现

- 脑室扩张,大脑表面平滑
  - 脑裂/沟变浅,脑沟回减少
- MR 显示无脑回畸形效果最好
  - 皮质平滑增厚(无脑回、巨脑回)
  - 皮质下带状灰质异位
- 其他常见表现
  - 胼胝体缺失/发育不全
  - 羊水过多±胎儿生长受限
  - 典型面部特征:前额高而突出,鼻子/鼻孔短而上翘,小颌畸形

主要鉴别诊断

- 轻度脑室扩张的其他原因
  - 非整倍体,早期梗阻,等等
- 无脑回畸形的其他原因
  - 无脑回畸形伴小脑发育不良
  - 无脑回畸形伴胼胝体缺失(ARX)
  - 鹅卵石皮质畸形(FKTN,等);隐性遗传

病理

- 17p13.3 区域(PAFAH1B1、DCX、TUBA1A)中的基因单倍剂量不足/改变

临床问题

- 严重的神经损伤;早期死亡常见

诊断要点

- 常规评估外侧裂和顶枕沟
- 对不明原因脑室扩张的胎儿进行 MR 检查的指征要放宽

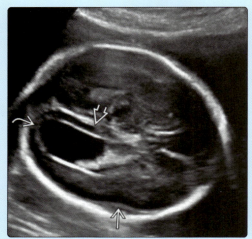
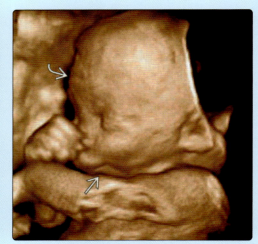

图 13-81 (左图)28 周胎儿横切面超声显示脑室扩张➡️,大脑表面光滑,大脑外侧裂浅➡️,无顶枕沟➡️,提示无脑回畸形。(右图)同一胎儿其他表现包括高而突出的前额➡️和小下巴➡️。胎儿 MR 证实为严重的无脑回畸形,产后遗传学检测诊断为具有严重特征的 Miller-Dieker 综合征(MDS)。MDS 胎儿除脑室扩张以外的大多数表现是轻微的。

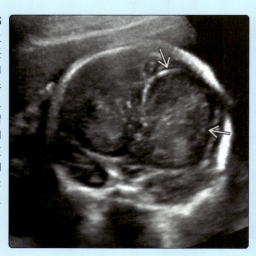
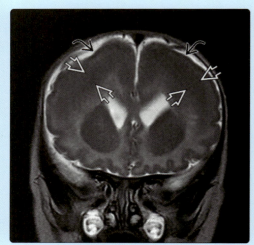

图 13-82 (左图)28 周 MDS 胎儿大脑冠状面超声显示大脑表面非常光滑➡️,没有任何通常在晚孕期出现的脑沟回。(右图)一例无脑回畸形新生儿 MR 冠状位 T2WI 显示脑回数量减少➡️,异常增厚的皮质下带状灰质➡️和脑室扩张。皮质下带状灰质异位(subcortical band heterotopia)在 MR 中显示最好,尽管在先前的胎儿超声中也能观察到。

术语

缩写

- Miller-Dieker 综合征（Miller-Dieker syndrome, MDS）

同义词

- 经典型无脑回畸形
- 17p13.3 缺失综合征

定义

- MDS 是由 17p13.3 的连续基因缺失/破坏导致的综合征
  - 神经元迁移异常和皮质畸形
    - 无脑回畸形（平滑脑）
    - 脑回缺失（无脑回畸形），脑回增宽（巨脑回畸形）
    - 皮质下异位
- 引起严重的认知/智力障碍，独特的颅面外观，癫痫发作

影像学表现

一般特征

- 最佳诊断线索
  - 脑室扩张和"平滑脑"

超声表现

- 轻度/中度脑室扩张+脑裂浅，脑沟回减少
- 其他中枢神经系统表现
  - 胼胝体发育不全或缺失
  - 透明隔腔和韦氏腔异常
  - 进行性小头畸形
- 常见非中枢神经系统表现
  - 吞咽异常导致羊水过多
  - 晚孕期胎儿生长受限
  - 面部轮廓异常：前额突出，鼻子上翘，小下巴
- 不到 10% 的病例合并其他非中枢神经系统异常
  - 心脏圆锥动脉干畸形，脐膨出，泌尿生殖系统异常

MR 表现

- MR 显示无脑回畸形效果最好
  - 皮质平滑、增厚（无脑回畸形、巨脑回畸形）
  - 胼胝体发育不全或缺失
- 皮质下带状灰质异位（subcortical band heterotopia, SBH）
  - 灰质带样增厚（T2WI 上低信号）
  - 多见于顶叶和枕叶

影像学建议

- 流程建议
  - 在胎儿颅脑常规视图上观察大脑外侧裂和顶枕沟
  - 对不明原因脑室扩张的胎儿进行 MR 检查的指征要放宽

鉴别诊断

脑室轻度扩张的其他原因

- 早期梗阻（如中脑导水管狭窄）
- 非整倍体（如 21 三体）
- 胼胝体发育不全/缺失

无脑回畸形的其他原因

- 无脑回畸形伴小脑发育不良
  - 微管蛋白病型（TUBA1A，TUBB2B）；隐性遗传
  - 络丝蛋白病型（RELN，VLDLR）；显性遗传
- 无脑回畸形伴胼胝体缺失（ARX）
  - X 连锁遗传
- 鹅卵石皮质畸形（FKTN 等）；隐性遗传

病理

一般特征

- 17p13.3 区域（PAFAH1B1、DCX、TUBA1A）中的基因单倍剂量不足/改变
  - PAFAH1B1 是首选基因名称；LIS1 被广泛使用
  - 一定量折叠蛋白（PAFAH1B1）的减少影响神经母细胞的增殖/分化
    - 从孕 9～13 周时阻止神经元迁移
- 常染色体显性遗传或 X 连锁遗传（DCX）
  - 约 80% 来自 17p13.3 基因新发缺失
  - 约 20% 来自父母染色体平衡易位

临床问题

人口统计资料

- 罕见：约 1.2：100 000

自然病史与预后

- 经典无脑回畸形（MDS）
  - 严重的神经损伤
    - 严重的发育迟缓
    - 脑性癫痫发作占 90% 以上
  - 早期死亡常见
  - 典型颅面特征
    - 前额高突，鼻子/鼻孔短而上翘，嘴唇隆起，小颌畸形，双侧颞部凹陷
- 孤立性无脑回畸形序列征（isolated lissencephaly sequence, ILS）
  - 各种无脑回畸形（分 2～4 级）
  - 肌张力低下，喂养困难，癫痫发作
  - 轻微的颅面差异

处理

- 主要是支持治疗（喂养问题，癫痫治疗）
- 姑息治疗可能适用于那些临床表现最严重的患者

诊断要点

考虑

- 对不明原因脑室扩张的胎儿进行遗传咨询和 MR 检查

参考文献

1. Shi X et al: Prenatal diagnosis of Miller-Dieker syndrome by chromosomal microarray. Ann Hum Genet. 85(2):92-6, 2021
2. Blazejewski SM et al: Neurodevelopmental genetic diseases associated with microdeletions and microduplications of chromosome 17p13.3. Front Genet. 9:80, 2018
3. Chen CP et al: Chromosome 17p13.3 deletion syndrome: aCGH characterization, prenatal findings and diagnosis, and literature review. Gene. 532(1):152-9, 2013
4. Nagamani SC et al: Microdeletions including YWHAE in the Miller-Dieker syndrome region on chromosome 17p13.3 result in facial dysmorphisms, growth restriction, and cognitive impairment. J Med Genet. 46(12):825-33, 2009

要　点

术语

- 多发性翼状胬肉综合征(multiple pterygium syndrome, MPS)：一组临床和遗传异质性综合征，其特征为多发性肢体挛缩(关节挛缩)，关节间有软组织蹼形成
- 致死性 MPS(lethal MPS, LMPS)还伴有水囊状淋巴管瘤、水肿和肺发育不良

影像学表现

- 颈项透明层增厚/颈部水囊状淋巴管瘤，肢体运动缺失，多发性关节挛缩和皮肤蹼
- 由于拥挤，蹼状结构在晚孕期更难看到
- 翼状胬肉在产前影像学上不常见

主要鉴别诊断

- LMPS
- Escobar 变异型多发性翼状胬肉综合征(Escobar variant multiple pterygium syndrome, EVMPS)
- 挛缩、翼状胬肉和不同程度的骨骼融合综合征 1B(类似于 EVMPS)
- 腘窝翼状胬肉综合征
- 蹼颈
- 胎儿运动不能畸形序列征

病理

- LMP 和 EVMP：常染色体隐性遗传
- 腘窝翼状胬肉综合征：常染色体显性遗传

临床问题

- 由于肺发育不全，LMPS 在围产期均为致死性
- EVMPS
  - 进行性(严重)脊柱侧弯很常见，可导致限制性肺部疾病
- 腘窝翼状胬肉综合征(非致命型)
  - 多次早期整形手术，强化物理治疗

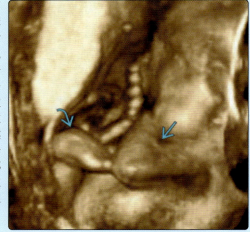
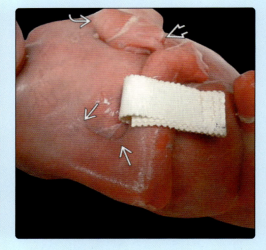

图 13-83　(左图)一个患有关节弯曲和多发性关节挛缩的胎儿三维超声显示肘部有翼状胬肉 ➔。也可见严重的马蹄内翻足 ➔。产后检查发现多发性翼状胬肉。(右图)该图显示多发性翼状胬肉的早产死胎。注意四肢的姿势，受到皮肤蹼的限制。翼状胬肉 ➔ 见于肘部和腋下。膝盖和髋部的活动性也受到影响。注意双手腕尺侧偏移 ➔ 和握紧的双手 ➔。

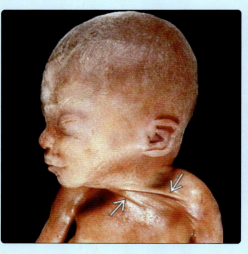
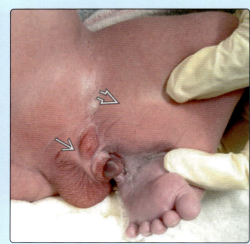

图 13-84　(左图)图为患有唐氏综合征的死产胎儿的翼状胬肉。注意限制颈部旋转的皮肤蹼 ➔。在此情况下，翼状胬肉可能是由宫内颈部水囊状淋巴管瘤消退的结果。(右图)1 名患有严重单侧腘窝翼状胬肉 ➔ 的新生儿临床照片显示阴囊发育不良 ➔，可能是由于从大腿后部到阴茎基底部的腿脚间的蹼扭曲变形所致。

术语

缩写

- 多发性翼状胬肉综合征(multiple pterygium syndrome, MPS)

定义

- 一组临床和遗传异质性综合征,其特征为多发性肢体挛缩(关节挛缩),关节间有软组织蹼形成
- 致死性 MPS(lethal MPS, LMPS)还伴有水囊状淋巴管瘤、水肿和肺发育不良

影像学表现

超声表现

- 肢体运动缺失,多发性关节挛缩和皮肤蹼
  - 早孕晚期或中孕期最易观察
  - 由于拥挤,蹼状结构在晚孕期更难看到;翼状胬肉在产前影像学检查中常被遗漏
  - 使用三维超声评估关节间隙
- 颈项透明层增厚/颈部水囊状淋巴管瘤

鉴别诊断

致死性多发性翼状胬肉综合征

- 产前生长受限
- 四肢屈曲挛缩伴多发广泛性翼状胬肉
- 颈部水囊状淋巴管瘤,水肿
- 肺发育不良

Escobar 变异型多发性翼状胬肉综合征

- 身材矮小伴进行性脊柱侧凸、后凸
- 颈部、腋下、肘部、膝盖多发性翼状胬肉
- 小颌畸形,口角下垂,上睑下垂
- 先天性屈曲指,并指/趾,马蹄内翻足
- 隐睾,阴唇发育不全

挛缩、翼状胬肉和不同程度的骨骼融合综合征 1B

- 类似于 Escobar 变异型多发性翼状胬肉综合征(Escobar variant multiple pterygium syndrome, EVMPS)

腘窝翼状胬肉综合征

- 口面裂综合征伴腘窝翼状胬肉
- 腭裂 ± 唇裂(90%)
- 下唇凹陷(46%)
- 生殖器异常(50%)
- 马蹄内翻足

胎儿运动不能畸形序列征

- Pena-Shokeir 综合征, I 型
- 胎儿运动不能的异质表型,胎儿生长受限,关节挛缩,肺发育不良
- 与 LMP 的表型重叠
- 先天性肌无力综合征相关的基因突变(*RAPSN*, *DOK7*, *MUSK*)

蹼颈

- 颈部外侧/颈部基底部的软组织蹼
- 继发于颈部水囊状淋巴管瘤消退后;常见于特纳综合征、唐氏综合征和努南综合征

病理

一般特征

- 病因学
  - LMPS 可能是早发型严重胎儿运动不能引起的表型
- 遗传学
  - LMPS 和 EVMPS:常染色体隐性遗传
    - 神经肌肉连接基因,包括胚胎乙酰胆碱受体 γ 亚基的突变(*CHRNG* 突变占 23%)
    - *CHRNA1* 和 *CHRND* 基因的突变也可导致 LMPS
    - 罕见的 X 连锁隐性和常染色体显性病例
  - 腘窝翼状胬肉综合征:常染色体显性遗传
    - Van der Woude 综合征是由干扰素调节因子 6(*IRF 6*)等位基因突变引起的
    - 表达不同、不完全外显
  - 挛缩、翼状胬肉和多变骨骼融合综合征 1B
    - 隐性 *MYH3* 变异

大体病理和解剖特征

- 不同的组织病理学特征,包括肌病、神经肌肉疾病的证据,以及罕见的贮积性疾病
- 翼状胬肉通常包括可收缩的组织、神经和血管

临床问题

自然病史与预后

- LMPS 因肺发育不良在围产期均为致死性的
  - 大多数死产
- EVMPS
  - 进行性(严重)脊柱侧弯很常见,可导致限制性肺部疾病
  - 翼状胬肉累及口腔可造成气道阻塞及营养障碍
  - 6% 的患者 6 岁以前死于呼吸功能不全
- 腘窝翼状胬肉综合征(非致死型)
  - 智力正常;能行走

处理

- 需要多次早期矫形手术,强化物理治疗
- 翼状胬肉切除术的结果好坏参半,翼状胬肉常复发
- 跟腱延长术可提高运动能力
- 切除眼内翼状胬肉可以挽救视力

参考文献

1. Hakonen AH et al: Recessive MYH3 variants cause "contractures, pterygia, and variable skeletal fusions syndrome 1B" mimicking Escobar variant multiple pterygium syndrome. Am J Med Genet A. 182(11):2605-10, 2020
2. Vogt J et al: A recurrent pathogenic variant in TPM2 reveals further phenotypic and genetic heterogeneity in multiple pterygium syndromerelated disorders. Clin Genet. 97(6):903-14, 2020
3. Mohtisham FS et al: Lethal multiple pterygium syndrome. BMJ Case Rep. 12(5), 2019

要 点

术语

- 伴有胎儿生长受限、鱼鳞病、小头畸形、面部异常和肢体挛缩的致死性先天性疾病

影像学表现

- 胎儿生长受限,严重小头畸形
- 面部、四肢、生殖器、神经系统异常
- 脊柱侧弯
- 皮肤水肿
- 晚孕期缺乏正常的呼吸、吮吸、吞咽、肢体活动
- 羊水过多

主要鉴别诊断

- 18 三体和其他胎儿生长受限的原因
- 无脑畸形
- 多发性翼状胬肉综合征

病理

- 与 1p12 上 PHCDH、PHCDHD 和 NLS1 突变导致的丝氨酸缺乏有关
- 位于 9q21.2 的其他相关基因(PSAT,PSAT1,PSATD,EPIP,NLS2)

临床问题

- 导致死胎或新生儿死亡的致命性疾病
- 常染色体隐性遗传,复发风险 25%
  - 强调尸检对诊断的重要性,为再次妊娠提供咨询

诊断要点

- 眼睑缺如是本病出生时的特征性表现
- 产前超声发现生长受限并水肿的胎儿有明显眼球突出的表现,应立即考虑 Neu-Laxova 综合征

图 13-85 (左图)显示了具有确切月经史的 18 周胎儿的生物学参数。头部大小(BPD,HC)与胎龄相比显著异常,提示严重小头畸形。(右图)同一病例矢状面超声显示严重小头畸形合并颅骨骨化➡️,骨化部分与面部骨骼结构➡️大致相等。尸检照片显示了同样的表现,还显示前额倾斜➡️,小耳畸形➡️,鼻梁扁平,小颌畸形➡️,颈部皮肤增厚➡️。

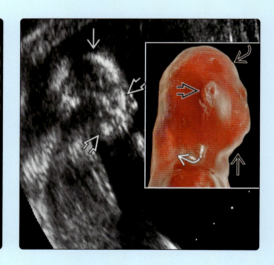

图 13-86 (左图)同一病例的尸检图像和 X 线片显示前臂单根骨骼➡️和只有一根手指的异常手➡️。(右图)另一侧肢体有 4 根手指,拇指缺失,但在 X 线片上可以看到 2 根前臂骨骼。尸检还显示眼睑坏死,这是眼睑缺失的临床标志性前兆。

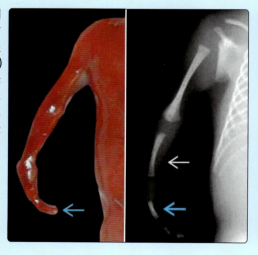
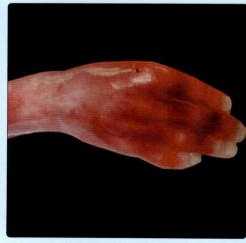

术语

定义

- 极其罕见,伴有胎儿生长受限(fetal growth restriction, FGR),皮肤增厚/水肿,小头畸形,面部异常和肢体异常的致死性先天性疾病

影像学表现

超声表现

- 一个家族中连续 3 例出现颈项透明层增厚/颈部水囊状淋巴管瘤
  - 外显子组测序确定了 3 个病例中都有 *PHGDH* 翻译起始密码子的丢失
- FGR
  - 小胎盘,通常为短脐带
  - 羊水过多(在胎儿生长受限中非常少见,除非与 18 三体有关)
- 小头畸形:在矢状切面寻找前额倾斜以及异常的生物学特征
- 面部异常:突眼、眼距宽、低位耳、鼻梁扁平、小颌畸形
- 肢体异常和脊柱侧弯
  - 并指/趾,先天性指屈曲,先天性指/趾侧弯,膝关节过伸,屈曲挛缩,翼状胬肉
- 皮肤水肿可能是全身性的或局限于头皮/四肢

鉴别诊断

18 三体

- 更有可能与多结构异常相关

胎儿生长受限的其他原因

- 通常与羊水过少有关,而 Neu-Laxova 综合征与羊水过多相关

无脑畸形

- 由于眼睛突出和严重的小头畸形,冠状切面可能被误认为无脑畸形
  - 骨化颅骨的存在(无论多小)可排除无脑畸形
  - 不同的复发风险对避免误诊非常重要

多发性翼状胬肉综合征

- 颈部水囊状淋巴管瘤合并翼状胬肉所致的关节挛缩 ± 马蹄内翻足、并指/趾

病理

一般特征

- 病因学
  - 神经外胚层发育不良与继发于严重皮肤限制的畸形综合征
- 遗传学
  - 常染色体隐性遗传,再次妊娠复发风险为 25%
    - 1p12 上的磷酸甘油酸脱氢酶(*PHGDF*)以及 *PHCDHD*

和 *NLS1* 的基因突变导致丝氨酸缺乏
  - 在 2 个患病的中国家系中发现了 *PHGDH*、*PSAT1* 基因的新的复发性错义突变
    - PHGDH 失活与疾病严重程度的基因型-表型相关性
  - 位于 9q21.2 上的其他相关基因(*PSAT*、*PSAT1*、*PSATD*、*EPIP*、*NLS2*)

大体病理和解剖特征

- 神经病理学检查:皮质脊髓束缺失,海马、小脑、脑干发育不良

临床问题

表现

- 其他体征/症状
  - 50% 伴发鱼鳞病
  - 中枢神经系统异常
    - 积水性无脑畸形,无脑回畸形,胼胝体缺失
    - 小脑发育不全, Dandy-Walker 畸形
  - 面部异常
    - 足月时特征为无眼睑
    - 鼻梁扁平、小颌畸形、低位耳、眼距宽也是常见特征
  - 生殖器异常:隐睾,子宫重复畸形

自然病史与预后

- 导致死胎或新生儿死亡的致死性疾病

处理

- 建议羊膜腔穿刺术(主要排除 18 三体)
- 建议终止妊娠
- 强调尸检对再次妊娠诊断的重要性
- 再次妊娠的早期超声检查和连续性生长评估(小头畸形早期出现)

诊断要点

影像判读经验

- 眼睑缺失是该综合征的特征性临床表现;胎儿期可能不明显
- 皮下组织过度沉积伴水肿是标志性特征(发展为鱼鳞病)

报告提示

- 产前超声发现生长受限、水肿的胎儿有明显眼球突出的表现,应立即考虑 Neu-Laxova 综合征

参考文献

1. Cavole TR et al: Clinical, molecular, and pathological findings in a Neu-Laxova syndrome stillborn: a Brazilian case report. Am J Med Genet A. 182(6):1473-6, 2020
2. Bourque DK et al: Neu-Laxova syndrome presenting prenatally with increased nuchal translucency and cystic hygroma: the utility of exome sequencing in deciphering the diagnosis. Am J Med Genet A. 179(5):813-16, 2019
3. Dwivedi T et al: Neu Laxova syndrome. Indian J Pathol Microbiol. 62(1):149-52, 2019
4. Ni C et al: Novel and recurrent PHGDH and PSAT1 mutations in Chinese patients with Neu-Laxova syndrome. Eur J Dermatol. 29(6):641-6, 2019
5. Wood AM et al: Prenatal genetic diagnosis of Neu-Laxova syndrome. J Obstet Gynaecol. 38(3):413-14, 2018

要　点

术语

- 伴胎儿腹水和肝脾肿大的常染色体隐性遗传性脂质沉积病

影像学表现

- 腹水、肠管回声增强和肝肿大是最常见的表现
  - 水肿已经被报道，但孤立性腹水更常见
- 脾肿大发生在中孕晚期/晚孕期
- 胎盘肿大±羊水过多

主要鉴别诊断

- 其他溶酶体贮积病
- 巨细胞病毒和其他感染

病理

- *NPC1*（约 90%）或 *VPC2*（5%）的常染色体隐性遗传性致病

性变化
- 酶代谢紊乱导致溶酶体和内涵体系统中胆固醇转运异常和脂质累积
- 从产前至成年发病具有相当大的临床变异性

临床问题

- 罕见：1：150 000～1：100 000
- 新生儿：腹水、严重肝病伴黄疸延长、呼吸衰竭
- 儿童期：隐匿性共济失调、垂直性核上性眼肌麻痹、痴呆、肌张力失常和癫痫

诊断要点

- 胎儿孤立性腹水时要考虑并评估肝肿大/脾肿大和胎盘肿大
- 获取完整的家族史
  - 近亲结婚的风险增加
- 如果染色体正常和感染评估阴性，应考虑基因包/外显子组

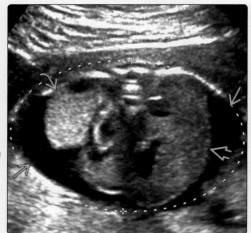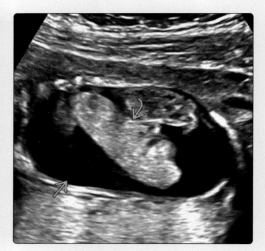

图 13-87 （左图）腹部横切面图显示大量腹水 ➦。胎儿腹水使胎儿脾脏轮廓 ➥ 清晰显示，脾脏和肝脏 ➥ 一样肿大。在染色体非整倍体和感染性病因的检测结果为阴性后，父母携带者筛查确定他们是 *NPC1* 致病性改变的携带者。后来确定胎儿患有 NPD-C。（右图）同一胎儿在 25 周时出现大量腹水 ➥ 和肝脾肿大 ➥，原因是肝脏内脂质累积。

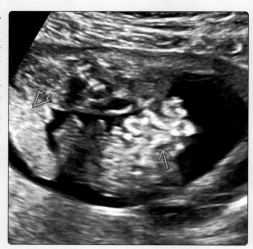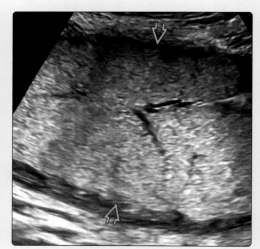

图 13-88 （左图）同一 NPD-C 胎儿的另一副图像显示了回声增强的肠管 ➦，同时合并腹水。脾脏 ➥ 清晰可见并肿大。（右图）除了胎儿的表现，还有非常严重的胎盘肿大 ➥。与大多数 C 型 Niemann-Pick 病胎儿的产前表现不同，该胎儿没有羊水过多；存在病因不明的羊水过少。

术语

缩写

- C 型尼曼 - 皮克病（Niemann-Pick disease type C，NPD-C，NPC）

同义词

- 幼年型尼曼 - 匹克病；Neville-lake 病

定义

- 伴胎儿腹水和肝脾肿大的常染色体隐性遗传性脂质沉积病

影像学表现

一般特征

- 最佳诊断线索
  - 胎儿腹水伴肝脾肿大 ± 胎盘肿大和羊水过多

超声表现

- 胎儿腹水、肠管回声增强和肝肿大是最常见的表现
  - 水肿已被报道，但孤立性腹水更常见
- 脾肿大发生在中孕晚期 / 晚孕期
- 胎盘肿大 ± 羊水过多；水囊状淋巴管瘤
- 早孕期：颈项透明层增厚；鼻骨和静脉导管波形正常

MR 表现

- 胎儿大脑预期正常，因此通常不进行评估
  - 小脑蚓部萎缩，胼胝体变薄，轻度脑萎缩是晚期表现

鉴别诊断

其他溶酶体贮积病

- *NEU1* 致病基因改变引起的黏脂贮积症 I（涎酸贮积症）：肝脾肿大
- *GALNS* 致病基因变化引起的黏多糖贮积症Ⅳa 型（Morquio 综合征）：水肿
- *GLB1* 致病基因改变引起的黏多糖贮积症Ⅳb 型（GM1- 神经节苷脂贮积病）：水肿 / 孤立性腹水
- *SMPD1* 致病基因改变导致的 A 型尼曼 - 皮克病：胎盘增厚
  - 不同于 NPD-C；鞘磷脂积累，通常无胎儿表型；在德系犹太人中发病率升高
- *GBA* 致病基因变化导致的的戈谢病
  - 肝脾肿大和关节挛缩；脑室扩张，小头畸形；在德系犹太人中发病率升高

巨细胞病毒 / 其他感染

- 胎儿生长受限，脑室扩张，腹水，颅内和肝脏钙化，羊水过少，肠管回声增强，水肿
  - 用 PCR 方法检测羊水或母血中巨细胞病毒

病理

一般特征

- 病因学
  - *NPC1*（约 90%）或 *NPC2*（5%）的常染色体隐性遗传性致病性变化
  - 外显子的缺失 / 重复；剩余部分染色体重排
- 酶代谢紊乱导致溶酶体和内涵体系统中胆固醇转运异常和脂质累积
- 从产前至成年发病具有相当大的临床变异性

临床问题

表现

- 最常见体征 / 症状
  - 胎儿腹水伴肝肿大和发病较晚的脾肿大
- 其他体征 / 症状
  - 胎儿水肿且腹水量与其他腔室积液不成比例
  - 胎儿颈部水囊状淋巴管瘤，颈项透明层增厚

人口统计资料

- 1∶150 000～1∶100 000

自然病史与预后

- 新生儿：腹水、严重肝病伴黄疸延长、呼吸衰竭
  - 肺部可能有泡沫细胞
  - 肺功能衰竭是由于弥散功能受损
- 婴儿：肌张力低下和运动迟缓，通常没有肝脏或呼吸问题
- 儿童期：隐匿性共济失调、垂直性核上性眼肌麻痹、痴呆、肌张力失常和癫痫
  - 进行性进食和言语困难，认知障碍
  - 精神病表现：抑郁症、青春期精神分裂症
- 最常见的死亡原因是吸入性肺炎

处理

- 无有效治疗方法
- 支气管肺泡灌洗对新生儿浸润性肺部疾病有效
- 癫痫和肌张力低下的对症管理
- 为家庭照顾者提供一般的支持性照护和休息

诊断要点

影像判读经验

- 中 / 晚孕期孤立性腹水：评估肝肿大 / 脾肿大和胎盘肿大
- 血亲关系风险增加
- 如果染色体正常和感染评估阴性，应考虑基因包 / 外显子组

参考文献

1. Mardy AH et al: A system-based approach to the genetic etiologies of non-immune hydrops fetalis. Prenat Diagn. 39(9):732-50, 2019
2. Ples L et al: First prenatal diagnosis of a Niemann-Pick disease type c2 revealed by a cystic hygroma: a case report and review of the literature. Front Endocrinol (Lausanne). 9:292, 2018
3. Colin E et al: In utero diagnosis of Niemann-Pick type c in the absence of family history. JIMD Rep. 28:105-10, 2016
4. Vanier MT: Prenatal diagnosis of Niemann-Pick diseases types A, B and C. Prenat Diagn. 22(7):630-2, 2002
5. Gene Reviews - Niemann-Pick Type C. Published January 26, 2000. Updated December, 10, 2020. https://www.ncbi.nlm.nih.gov/books/NBK1296/

要点

术语

- 伴有先天性心脏病，身材矮小，特征性颅面外观和发育迟缓的遗传和临床异质性综合征
- 由 RAS-MAPK 信号传导通路激活突变所致（RAS 病）

影像学表现

- NT 增厚 / 颈部水囊状淋巴管瘤
- 心脏：肺动脉狭窄（20%～50%）和肥厚型心肌病（20%～30%）最常见
  - ASD、VSD 和法洛四联症也有报道
  - 大多数患者有 1 种以上的心脏异常
- 淋巴异常：腹水、水肿、皮肤水肿、肺淋巴管扩张、乳糜胸
- 羊水过多

主要鉴别诊断

- 特纳综合征（45，X）
- Watson 综合征 / 神经纤维瘤病 1 型（*NF1*）

- 心面皮肤（Cardiofaciocutaneous，CFC）综合征（*BRAF*，其他）
- Costello 综合征（*HRAS*）

病理

- 临床异质性；几乎均为常染色体显性遗传
- 约 50% 由 *PTPN11* 基因的致病性变异引起
- 可见于父亲高龄者

临床问题

- 产前：颈部水囊状淋巴管瘤 /NT 增厚 / 淋巴发育不良 / 水肿；肺动脉狭窄 /HCM；羊水过多
- 产后：身材矮小；特征性颅面外观；胸廓畸形；淋巴管异常 / 蹼颈；宽乳头；隐睾

诊断要点

- 对合并 NT 增厚 / 颈部水囊状淋巴管瘤 ± 水肿和羊水过多的整倍体胎儿应考虑 Noonan 综合征

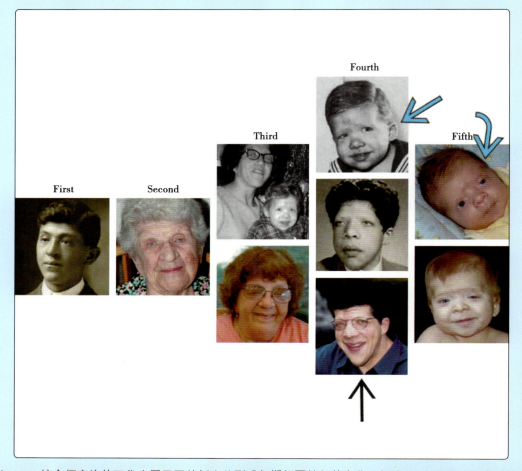

图 13-89　Noonan 综合征家族的五代人展示了从新生儿到成年期颅面特征的变化。新生儿 ➡️ 显示眼距宽，睑裂下斜和左侧上睑下垂。其他特征包括低位、后旋和厚实的耳朵 ➡️ 和突出的前额。注意凹陷的鼻根合并宽的基底部和球状鼻尖。后期的其他症状包括宽额头和锥形下巴，呈倒三角形外观 ➡️。随着年龄的增长，特征越来越轻，但睑裂下斜和突出的鼻唇沟皱褶持续存在［Reprinted with permission：Roberts AE et al：Noonan syndrome. Lancet. 381（9863）：333-342，2013］。

术语

同义词

- 男性特纳综合征；女性假特纳综合征；正常核型的特纳表型

定义

- 伴有先天性心脏病，身材矮小，特征性颅面外观和发育迟缓的遗传性和临床异质性综合征
- 由 RAS-MAPK 信号传导通路激活突变所致（RAS 病）

影像学表现

超声表现

- 颈项透明层（NT）增厚/颈部水囊状淋巴管瘤
- 心脏缺陷：肺动脉狭窄（20%～50%）、肥厚型心肌病（20%～30%）
  - 大多数患者有 1 种以上的心脏异常；也可见房间隔缺损（atrial septaldefect, ASD）、室间隔缺损（ventricular septal defect, VSD）、主动脉根部扩张和法洛四联症
- 淋巴：腹水、水肿、皮肤水肿、肺淋巴管扩张、乳糜胸、羊水过多

鉴别诊断

特纳综合征（45, X）

- 身材矮小；蹼颈；左侧心脏缺陷；肾脏异常；性腺退化

Watson 综合征/神经纤维瘤病 1 型（NF1）

- 身材矮小；肺动脉狭窄；皮肤色素改变；认知障碍

心面皮肤综合征（BRAF，其他）

- 肺动脉狭窄，ASD，HCM；NT 增厚；明显的颅面外观；皮肤异常，大头畸形；肌张力低下

Costello 综合征（HRAS）

- 心律失常，HCM；巨大儿；认知障碍；身材矮小；乳头状瘤；癌症风险增加

病理

一般特征

- 遗传学
  - 临床异质性；几乎均是常染色体显性遗传
    - 约 50% 由 PTPN11 基因的致病性变异引起
    - 遗传异质性：SOS1（约 12%）；RAF1（5%）；RIT1（5%）；KRAS（<5%）；其他的
  - 新发突变占 30%～75%
- 见于父亲高龄者

临床问题

表现

- 产前：颈部水囊状淋巴管瘤，NT 增厚，水肿，羊水过多；肺动脉狭窄/HCM
- 产后：身材矮小；特征性颅面外观；胸廓畸形；淋巴管异常/蹼颈；宽乳头；隐睾

自然病史与预后

- 喂养和学习困难；发育迟滞；身材矮小；肌张力低下；关节过伸
- 青春期延迟伴隐睾常见于男性；女性的青春期和生育能力通常正常
- 颅面部：从新生儿到成年的变化
  - 眼距过宽、睑裂下斜；低位、后旋的耳朵；人中深；短/蹼颈；后发际线低
- 癌症风险增加 8 倍：白血病/实质脏器癌症

诊断要点

考虑

- 患 Noonan 综合征的整倍体胎儿表现为 NT 增厚/颈部水囊状淋巴管瘤 ± 水肿

参考文献

1. Allanson JE et al: Noonan syndrome. In GeneReviews. University of Washington. Published November 15, 2001. Updated August 8, 2019. https://pubmed.ncbi.nlm.nih.gov/20301303/

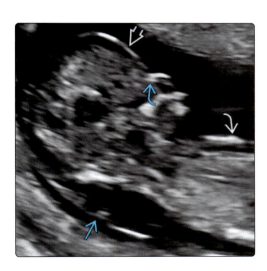
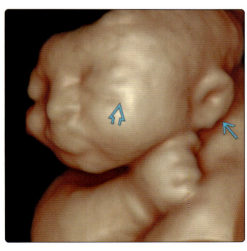

图 13-90 （左图）该图显示的是颈部水囊状淋巴管瘤和鼻骨正常的 13 周胎儿。诊断性检查显示染色体正常，PTPN11 为致病性变异，它约占 Noonan 综合征患者的 50%。注意前额和胸部水肿。（右图）患有 Noonan 综合征的晚孕期胎儿显示出细微的面部特征。注意耳低位，耳轮增厚，眼间距增宽，睑裂下斜。

要　点

术语

- OAVS 包括 3 个亚型：Goldenhar 综合征、半侧颜面发育不良、眼-耳-脊椎发育不良
  - 每种亚型都有不同的特点，Goldenhar 综合征最严重
- 涉及源自第一和第二鳃弓结构的发育障碍
- 对最低诊断标准尚无共识
  - 建议将小耳畸形（小的外耳）或半侧面部肢体发育不良 + 耳畸形作为最低标准
  - 上颌 ± 下颌发育不良，不对称的颧弓、颧骨/颞骨、面部肌肉
- 协助评估 OMENS 的首字母缩写：眼眶（orbit）、下颌（mandible）、耳（ear）、面神经（facial nerve）、软组织（soft tissues）

影像学表现

- 产前诊断不常见：应寻找面部异常
  - 更常见于多发异常
- 三维超声成像非常有助于评估耳/耳肉赘、面部不对称、侧裂和巨口

主要鉴别诊断

- CHARGE 综合征（*CHD7*）
- Treacher Collins 综合征（*TCOF1*，*POLR1D*，*POLR1Q*）
- VACTERL 联合征
- Townes-Brocks 综合征（*SALL1*）

病理

- 通常散发，但是文献中有常染色体显性/隐性遗传病例的报道
- 如果染色体正常且无家族史，复发率为 2%～3%

临床问题

- 大多数人有些面部不对称
- 大多数为单侧（60%～90%），但双侧也可发生；右＞左
- 不对称耳畸形：小耳畸形、耳前肉赘/凹陷

诊断要点

- 胎儿病例代表了最严重的极端情况
  - 使用三维成像技术评估颜面部，寻找相关异常

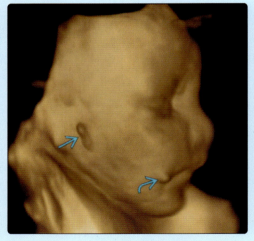
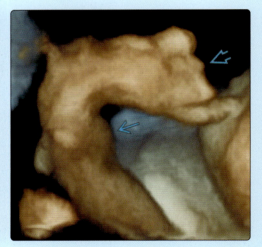

图 13-91 （左图）32 周 OAVS 胎儿的三维超声图显示小的外耳（小耳畸形）➡️和面部皮肤肉赘➡️，口角向下延伸，符合巨口畸形。眼眶也很浅。（右图）同一胎儿手臂的三维超声图显示右侧桡侧列异常伴严重的桡骨发育不全➡️。只有 4 个手指➡️并拇指缺失。还有许多其他结构畸形，包括右肾缺如、VSD 和胸椎分节异常。

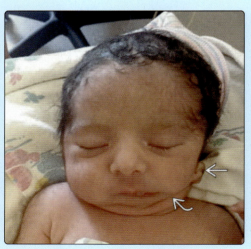
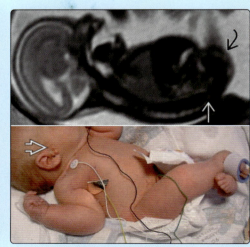

图 13-92 （左图）一例 OAVS 婴儿的临床照片显示了面部不对称的典型特征。左下颌骨➡️比右下颌骨小，导致巨口畸形，嘴左侧向下倾斜。此外，左耳➡️较小、形状异常并低位。（右图）一例尾部退化胎儿的矢状位 T2WI MR 证实脊柱突然终止于 L4 ➡️合并小骨盆➡️。临床照片证实躯干较短，腿部位置异常，并显示耳前肉赘➡️。该胎儿最终诊断为 OAVS。

术语

缩写

- 眼-耳-脊椎畸形谱（oculo-auriculo-vertebral spectrum，OAVS）

同义词

- 包括 3 个亚型：Goldenhar 综合征、半侧颜面发育不良、眼-耳-脊椎发育不良
  - 表现具有多样性，Goldenhar 通常最严重

定义

- 涉及源自第一和第二鳃弓结构的发育障碍
- 对最低诊断标准没有达成共识；很多人用 OMENS 首字母缩写词［眼眶（Orbit）、下颌（mandible）、耳（ear）、面神经（facial nerve）、软组织（soft tissues）］来描述
  - 建议将小耳畸形（小的外耳）或半侧面部肢体发育不良 + 耳畸形作为最低标准
    - 小耳畸形（定义）：外耳道缺失
  - OMENS 首字母缩写词有助于评估
- 约 50% 合并中枢神经系统、心脏、骨骼或泌尿生殖系统异常

影像学表现

超声表现

- 产前诊断不常见：应寻找面部异常
  - 小耳畸形，皮肤肉赘；多发异常时更常见
- 心脏异常（约 20%）：法洛四联症、大动脉转位、间隔缺损、心脏反位、右位心、弓异常
- 中枢神经系统（约 10%～50%）：小头畸形，神经管缺陷，胼胝体异常，前脑无裂畸形
- 泌尿生殖系统异常（约 10%）：单侧肾发育不全；尿路扩张
- 脊椎异常（约 30%）：X 线检查

MR 表现

- 可能有助于眼部评估（如：眼组织缺损）
- 描述可疑的面部/大脑/脊柱的畸形
- 如果声学三维表面重建成像受到限制，则使用 T2WI 进行面部结构检查

影像学建议

- 最佳成像方法
  - 三维超声成像非常有助于评估耳/肉赘、面部不对称、侧裂、巨口

鉴别诊断

CHARGE 综合征（*CHD7*）

- 眼组织缺损（coloboma）、心脏缺陷（heart defect）、后鼻孔闭锁（choanal atresia）、生长受限（restricted growth）、生殖器异常（genitalabnormality）、耳异常（ear anomaly）

Treacher Collins 综合征（*TCOF1*，*POLR1D*，*POLR1C*）

- 颧骨发育不全、小耳畸形、颧骨裂

VACTERL 联合征

- 椎体异常（vertebral）、肛门闭锁（anal atresia）、心脏畸形（cardiac）、气管食管瘘伴食管闭锁（tracheoesophageal fistulawith esophageal atresia）、肾脏异常（renal）、肢体缺陷（limb）

Townes-Brocks 综合征（*SALL1*）

- 三联征：肛门闭锁、耳发育不良、拇指异常

病理

一般特征

- 上颌 ± 下颌发育不良，颌弓不对称，外耳/中耳/面部肌肉
  - ± 其他鳃弓衍生物的畸形（例如眼睛、椎骨、心脏）
  - ± 非鳃弓衍生物畸形（如肾脏和脊柱）

遗传学

- 通常是散发的；有显性/隐性遗传的病例报道
- 与许多染色体异常、基因组失衡相关；检查微阵列
- 如果染色体正常且无家族史，经验上有 2%～3% 的复发风险

临床问题

表现

- 最常见体征/症状
  - 大多数患者有半侧面部受累
    - 单侧（约 60%～90%）；少数人双侧且不对称（右＞左）
- 其他体征/症状
  - 不对称耳畸形：小耳畸形、耳前肉赘/凹陷
    - 听力损失与外耳异常程度无关
  - 口面部裂罕见，巨口常见
  - 眼部缺陷包括眼球皮样囊肿（常见的产后表现）、小眼畸形
  - 由于面神经受累导致腮腺、咀嚼肌（如咬肌、颞肌）发育不全
  - 脊椎异常

人口统计资料

- 流行病学
  - 活产儿发病率 1：5 500～1：3 500；男性更常见，男：女 = 3：2

自然病史与预后

- 预后取决于相关异常
- 听力丧失，进食困难，言语、睡眠障碍

处理

- 妊娠期的支持管理
- 颌面部手术尽量纠正不对称以恢复更正常的面部外观

诊断要点

考虑

- 胎儿病例代表了最严重的极端情况
- 三维超声或 MR 可显示面部/大脑/脊柱可疑的细微畸形特征

参考文献

1. Parizotto JOL et al: Craniofacial and airway morphology of individuals with oculoauriculovertebral spectrum. Orthod Craniofac Res. ePub, 2021
2. Renkema RW et al: Extracraniofacial anomalies in craniofacial microsomia: retrospective analysis of 991 patients. Int J Oral Maxillofac Surg. 48(9):1169-76, 2019
3. Siebold B et al: Evaluation of prenatal diabetes mellitus and other risk factors for craniofacial microsomia. Birth Defects Res. 111(11):649-58, 2019

要　点

术语

- 综合征包括
  - 颅后窝畸形（Posterior fossa malformation）
  - 节段性血管瘤（Segmental hemangioma）
  - 动脉异常（Arterial anomaly）
  - 心脏缺陷（Cardiac defect）
  - 眼睛异常（Eye abnormality）
  - 胸骨或腹部缺陷（Sternal or ventral defect）

影像学表现

- 在冠状面上寻找小脑倾斜的电话听筒征以提示 PHACES 综合征
- 先天性心脏病（congenital heart disease，CHD），血管异常
- 胸骨裂

临床问题

- 2016 年发表了极其复杂的基于共识的诊断和护理建议
  - 提出筛查高危婴儿的护理指南
  - 提供针对持续健康监测的风险调整护理指南
- 高达 2% 的面部血管瘤儿童和 20% 的"节段性"面部血管瘤儿童可能表现 PHACES 综合征
  - 70% 的儿童只出现一种皮肤外表现
  - 中枢神经系统畸形是最常见的皮肤外表现
  - 结构性中枢神经系统畸形和脑血管畸形常同时存在
- 存在发育迟缓、智力受损、癫痫和急性缺血性卒中的风险
- 先天性心脏病占 41%～47%，其中缩窄占 19%～31%

诊断要点

- 女胎颅后窝畸形应提醒超声医师注意综合征的可能，如 Aicardi 综合征和 PHACES 综合征

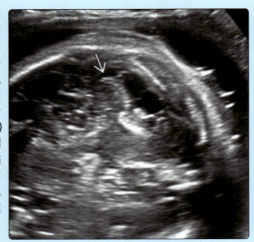
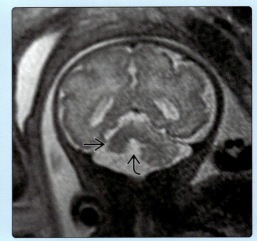

图 13-93　（左图）晚孕期斜颅后窝的超声图像显示小、发育不良的右侧小脑半球➡。这是 PHACES 综合征的一种常见表现。其他表现在胎儿影像学上很难看到，因此这些婴儿出生时需要被仔细评估。（右图）冠状位 T2WI MR 显示单侧向上移位、发育不全的小脑半球➡和不对称扩张的第四脑室➡，形成倾斜的电话听筒征，这是 PHACES 综合征的特异性特征。

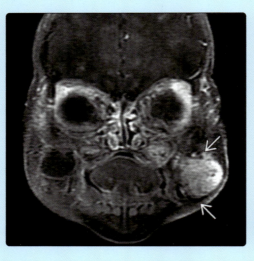
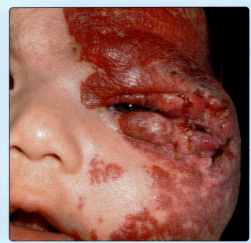

图 13-94　（左图）出生后冠状位 T1 C+FS MR 显示左脸颊增强性血管瘤➡，与宫内发现的小脑半球缺损同侧。婴儿出生时也发现头皮血管瘤。即使回顾去看，在胎儿期影像上也看不到血管瘤。（右图）一位 PHACES 综合征患者的临床照片显示了一个典型的婴儿面部血管瘤。其中许多病变对普萘洛尔±泼尼松龙治疗反应显著（引自 Osborn's Brain）。

术语

- 综合征包括
  - 颅后窝畸形（posterior fossa malformation）
  - 节段性血管瘤（segmental hemangioma）
  - 动脉异常（arterial anomaly）
  - 心脏缺陷（cardiac defect）
  - 眼睛异常（eye abnormality）
  - 胸骨或腹部缺陷（sternal or ventral defect）

影像学表现

超声表现

- 中枢神经系统异常
  - 颅后窝畸形，特别是小脑半球受损
  - 在冠状面上寻找倾斜的电话听筒征以提示 PHACES 综合征
    - 囊肿与不对称扩张的第四脑室相通，取代较小的小脑半球并使其向上移位
    - 上旋的蚓部与对侧小脑脚合并→大脑半球之间呈长斜连接，在矢状位 MR 上显示最为明显
  - 胼胝体发育不良，皮质发育异常
- 法洛四联症，室间隔缺损，大血管解剖变异
- 胸骨裂

MR 表现

- 单侧小脑发育不良伴第四脑室扩张
- 皮质发育不良，包括巨脑回畸形，室管膜下和皮质下灰质异位症
- 胼胝体发育不良
- 蛛网膜囊肿

鉴别诊断

Sturge-Weber 综合征（斯特奇 - 韦伯综合征）

- 胎儿皮质静脉发育异常→慢性静脉缺血
- 大脑皮质钙化伴同侧脉络丛增大
- 颅后窝未受累

病理

一般特征

- 病因学
  - 目前尚未确定具体的遗传或环境原因

临床问题

表现

- 胎儿期可提出诊断，但确诊需婴儿期进行评估
- 2016 年发表了极其复杂的以共识为基础的诊断和护理建议
  - 2009 年更新了疑似 PHACES 综合征和确诊 PHACES 综合征的标准
  - PHACES 的确诊
    - 面部 / 头皮血管瘤直径＞5cm+1 个主要标准
    - 颈部 / 上躯干 / 躯干和上肢近端巨大节段性血管瘤 +2 个主要标准
  - 为筛查高危婴儿提供护理指南
  - 提供针对持续健康监测的风险调整护理指南
- 中枢神经系统畸形是最常见的皮肤外表现
- 脑血管异常
  - 桥小脑角血管瘤
  - 主要脑血管发育不全或缺失
- 结构性中枢神经系统畸形和脑血管畸形常同时存在
- 先天性心脏病（CHD）占 41%～47%，其中主动脉缩窄占 19%～31%

人口统计资料

- 女性居多（占报道病例的 91%）

自然病史与预后

- 存在发育迟缓、智力受损、癫痫和急性缺血性卒中的风险
  - 如果出现血管或结构性脑畸形，50%～90% 会出现神经后遗症
  - 皮质发育不良常与难治性癫痫有关
- 包含 20 例患者的系列研究：55% 出现下丘脑 - 垂体功能障碍，50% 出现甲状腺发育不良

处理

- 在线上 PHACE 综合征社区登记处为儿童注册
- 通过对相关血管病理学的详细产后评估，可以在潜在的不可逆后遗症出现之前进行治疗
  - 进行性血管病变的风险
  - 面部皮肤巨大血管瘤患者存在 CNS/ 脑血管异常的风险
  - 内分泌评估：描述垂体/ 甲状腺功能障碍
- 普萘洛尔对治疗血管瘤有效，但存在合并血压降低 + 血管异常的缺血性并发症的潜在风险
- 胸骨裂修复：理想的是一期完全修复，但可能需要假体 / 肌肉瓣植入，视病变程度而定

诊断要点

影像判读经验

- 女性胎儿颅后窝畸形，尤其是与幕上异常相关的畸形，超声医师应警惕综合征的可能，如 Aicardi 综合征和 PHACES 综合征

参考文献

1. Stefanko NS et al: Natural history of PHACE syndrome: a survey of adults with PHACE. Pediatr Dermatol. 36(5):618-22, 2019
2. Leibovitz Z et al: The cerebellar "tilted telephone receiver sign" enables prenatal diagnosis of PHACES syndrome. Eur J Paediatr Neurol. 22(6):900-9, 2018
3. Garzon MC et al: PHACE syndrome: consensus-derived diagnosis and care recommendations. J Pediatr. 178:24-33.e2, 2016

要点

术语

- 尖头并指/趾畸形 V 型
- 具有特征性手足异常的颅缝早闭综合征

影像学表现

- 头颅形状异常,提示颅缝早闭
  - 三叶草头颅常见
- 眼眶浅伴眼球突出,通常很严重
- 手脚异常,粗大偏斜的拇指和脚趾

主要鉴别诊断

- FGFR 相关的颅缝早闭谱
  - Apert 综合征
  - Crouzon 综合征
  - FGFR2 相关的(孤立性)冠状缝早闭
  - Jackson-Weiss 综合征(杰克逊-韦斯综合征)
  - Muenke 综合征
- 致死性侏儒,2 型
- 尖头多指/趾并指/趾畸形
- Saethre-Chotzen 综合征

病理

- 具有遗传异质性
  - 大多数是由于 *FGFR1*(8p11.23)或 *FGFR2*(10q26.13)突变所致
- 根据临床表现和相关预后分为 3 种亚型
  - 1 型:可存活,智力正常
  - 2 型和 3 型:通常表现严重,早期死亡
- 1 型常染色体显性遗传;2 型和 3 型一般为散发性

临床问题

- 应积极进行内科和外科治疗,尤其是在气道问题方面,与改善预后相关

图 13-95 (左图)患有 Pfeiffer 综合征的新生儿图像显示由复杂的颅缝早闭导致的异常的颅骨形状。注意由冠状缝融合➡形成的额部隆起➡和由眼眶浅形成的眼球突出➡。同时观察到了在 Pfeiffer 综合征中不常见的唇裂。(右图)三维骨骼重建,后外侧观显示了一例 Pfeiffer 综合征患者的异常头颅形状,头颅"高耸"➡,额骨隆起➡,颞窝突出➡。多发的孔是变薄的颅骨灶➡(气管内导管➡)。

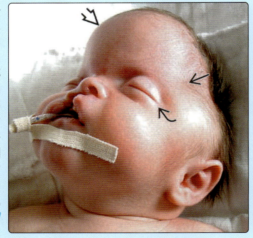 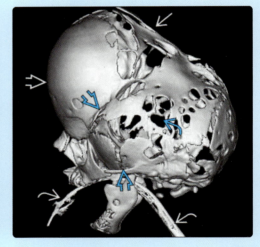

图 13-96 (左图)31 周 Pfeiffer 综合征胎儿的超声图像显示眼球突出➡,这是该综合征的一个常见特征。头骨形状正常。在本例中,由于父亲也患病,因此进行了 CVS 检测以确认 1 型 Pfeiffer 综合征的诊断。(右图)同一病例 31 周时三维超声显示冠状缝闭合导致额部隆起➡。同时可见面中部发育不良➡和眼眶突出➡。3D 成像有助于勾画面部特征,在这些复杂病例的咨询中非常有用。

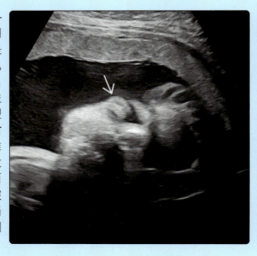 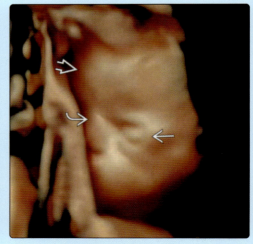

术语

同义词

- 尖头并指/趾畸形 V 型；ACS5

定义

- 具有特征性手足异常的颅缝早闭综合征

影像学表现

超声表现

- 最佳诊断线索
  - 异常的颅骨形状提示颅缝早闭，合并手足异常
- 头颅形状异常（72%）
  - 眼眶浅伴眼球突出，通常很严重（44%）
  - 三叶草头颅常见
- 合并拇指和足趾粗大偏斜的手足异常（33%～39%）

影像学建议 ^

- 最佳成像方法
  - 三维超声将有助于确定面部和肢体异常，协助家庭咨询
  - 胎儿 MR 可更好地显示颅脑结构

鉴别诊断

FGFR 相关的颅缝早闭谱

- 除 Muenke 和 FGFR2 相关的孤立性冠状缝闭合外，临床诊断基于双侧冠状缝骨融合或三叶草头颅以及典型的面部特征和手/足表现
- FGFR2 相关的（孤立性）冠状缝融合
- Muenke 综合征
  - 通过检测 *FGFR3* 中 p.Pro250Arg 突变进行诊断
- Apert 综合征
  - 拇指宽大合并复杂的并指/趾
- Crouzon 综合征
  - 多条颅缝早闭，严重眼球突出，眼距过宽
- Beare-Stevenson 综合征
- Jackson-Weiss 综合征
- Crouzon 综合征伴黑棘皮病

致死性侏儒，2 型

- 致死性骨骼发育异常，伴有三叶草头颅、肢体短小、胸廓小
- FGFR3 基因突变

尖头多指/趾并指/趾畸形

- 多条颅缝早闭，轴前多指/趾伴不同程度并指/趾畸形，心脏和腹壁异常

Saethre-Chotzen 综合征

- 伴有冠状缝和人字缝的颅缝早闭，并指/趾畸形

病理

一般特征

- 遗传学
  - 具有遗传异质性
  - 1 型是常染色体显性遗传；2 型和 3 型一般为散发性
  - 大多数是由于 *FGFR1*（8p11.23）或 *FGFR2*（10q26.13）的基因突变引起

分期、分级与分类

- M.M.Cohen 根据临床表现及相关预后描述了 3 种临床亚型
  - 亚型不一定与分子结果相关

临床问题

表现

- 最常见体征/症状
  - 1 型（"经典"综合征）
    - 可存活
    - 冠状缝 ± 矢状缝早闭
    - 面中部发育不全
    - 拇指和蹈趾远端宽大并内侧偏斜，短指/趾和不同程度并指/趾
  - 2 型
    - 苜蓿叶（三叶草）头颅
    - 严重眼球突出，常伴有眼睑外翻
    - 严重中枢神经系统异常
    - 大拇指和蹈趾宽大
    - 肘关节强直
    - 早期死亡
  - 3 型
    - 与 2 型相似但无三叶草头颅
- 其他体征/症状
  - 听力损失常由外耳和中耳解剖异常所致（＞90%）
  - 后鼻孔闭锁
  - 喉、气管和支气管软化导致的气道异常

自然病史与预后

- 新生儿的发病率为 1：100 000
- 1 型：可存活，智力正常或接近正常
- 2 型和 3 型：早期死亡很常见
  - 应积极进行内科和外科治疗，尤其是在气道问题方面，与改善预后相关
- 手足畸形在 *FGFR1* 突变中比在 *FCFR2* 突变中轻

参考文献

1. Pfeifer CM: Kleeblattschädel in Pfeiffer syndrome type II. Radiol Case Rep. 15(5):474-8, 2020
2. Raposo-Amaral CE et al: Pfeiffer syndrome: a therapeutic algorithm based on a modified grading scale. Plast Reconstr Surg Glob Open. 8(4):e2788, 2020
3. Rai R et al: Pfeiffer type 2 syndrome: review with updates on its genetics and molecular biology. Childs Nerv Syst. 35(9):1451-5, 2019

图 13-97（左图）一例患有 Pfeiffer 综合征的晚孕期胎儿冠状面超声显示眼眶突出➡️。眼睑是闭合的➡️，而不是外翻的，后者在更严重的 Pfeiffer 综合征中常见。也可以看到显著的额部隆起➡️。（右图）一名患有 Pfeiffer 综合征的婴儿的足部 X 线照片显示，蹬趾轴前多趾畸形➡️，因此此足部外观宽大。同时观察到第 1 跖骨重复➡️。远端趾骨发育不全➡️。

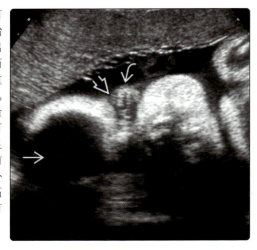
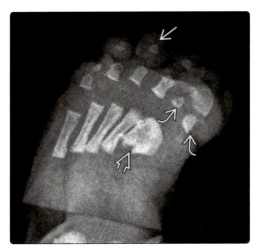

图 13-98（左图）新生儿足底平面的临床照片显示，由于重复的远端趾骨（轴前多趾）造成了宽大的蹬趾➡️。也可见第 3～4 趾软组织并趾➡️。还可见一个异常的折痕➡️。（右图）另一例患有 Pfeiffer 综合征的孕 35 周胎儿的足部三维超声显示宽大的、向内侧偏斜的蹬趾➡️。此外，还可以看到 2～3 趾并趾➡️。手 / 足异常的存在通常有助于缩小鉴别诊断范围。

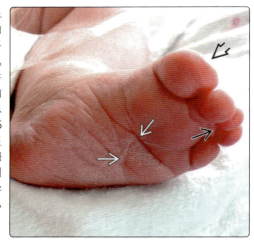
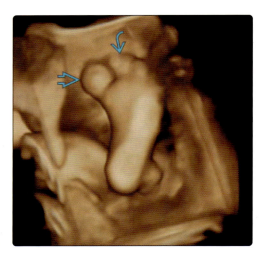

图 13-99（左图）由于父母患病，本例胎儿存在罹患 Pfeiffer 综合征的风险，其 24 周 3D 超声图像已经可以观察到提示该病的特征。虽然额部隆起尚不明显，但已经可以观察到面中部发育不全➡️和小鼻➡️。（右图）同一胎儿 35 周时出现明显的额部隆起➡️。头颅形状其他方面正常。还应注意到轻度眼球突出，尽管在这张图中没有看到。最终确诊为 Pfeiffer 1 型。

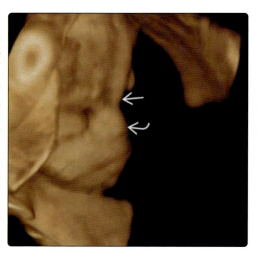
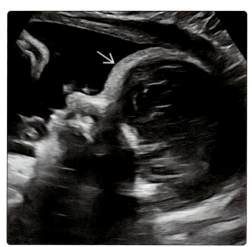

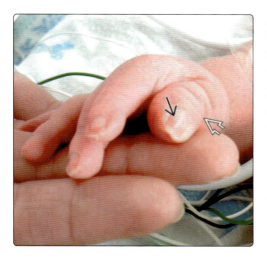

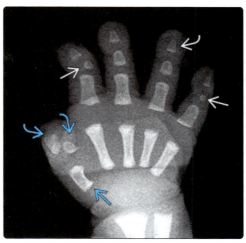

图 13-100　(左图)临床照片显示了一名患有 Pfeiffer 综合征的新生儿的手。注意宽大的、向内侧偏斜的拇指➡，这是 Pfeiffer 综合征的一个常见特征。指甲过度凸起➡。(右图)同一只手的 X 线片显示拇指轴前多指➡，导致该指的宽大外观。还要注意发育不全的中段指节➡和远端指节➡。第一掌骨发育不全➡。这些是 Pfeiffer 综合征患者手部典型的放射影像学特征。

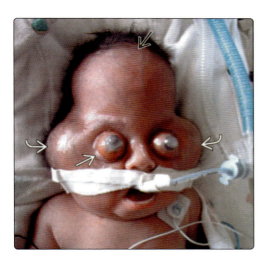

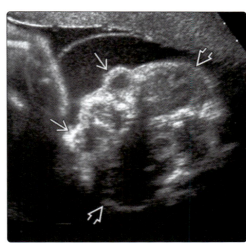

图 13-101　(左图)一名患有重症 2 型 Pfeiffer 综合征新生儿的临床照片显示颅骨形状异常，符合苜蓿草头颅。可见颅骨"高耸"➡和颞骨明显突出➡。有严重的眼球突出和眼睑外翻➡。(右图)通过颅底扫查显示颅中窝隆起➡和极浅的眼眶导致眼球突出➡，眼球突出通常很严重，特别是在 2 型 Pfeiffer 综合征中。

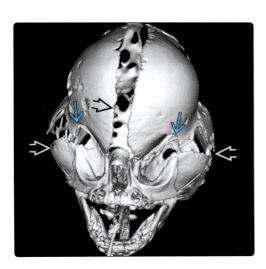

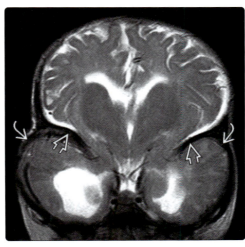

图 13-102　(左图)1 例 Pfeiffer 综合征胎儿颅骨的正面三维 CT 重建显示明显增宽的额缝➡。颅中窝➡的隆起也很明显。注意边缘向外尖锐凸起的所谓小丑样的眼眶➡。(引自 Osborn's Brain。)(右图)一例不同但相似的 Pfeiffer 综合征患者的产后 MR 显示由颅缝早闭导致的颅内内容物扭曲和楔形骨➡，引起颅中窝隆起➡。

要　点

术语

- Pierre Robin 序列征(Pierre Robin sequence, PRS)
  - 下颌骨发育不全
  - 舌后坠
  - 腭裂

影像学表现

- 中孕期正中矢状切面出现重度小颌畸形
- 发现小颌畸形时对腭裂进行目标成像
  - MR 是气道和腭部的最佳成像工具
  - 产后评估见典型的 U 形
- 晚孕期常见羊水过多
- 仔细寻找其他异常

主要鉴别诊断

- 腭裂,孤立性
- 小颌畸形,孤立性
- 综合征(染色体,单基因疾病)

病理

- 约 50%～65% 合并其他异常
  - PRS 与 50 多种综合征相关
- PRS+其他表现的综合征
  - Stickler 综合征
  - 22q11 缺失综合征(DiGeorge/腭-心-面综合征)
  - 颅面短小症
  - Treacher Collins 综合征
  - 骨骼发育不良
  - 神经肌肉疾病

临床问题

- 舌后坠→某些患者存在危及生命的气道阻塞
  - 气道保护对婴儿至关重要
  - 应用影像学全面规划分娩护理
- 气道阻塞可能会随着下颌骨的生长发育而减轻
- 伴有相关/严重异常者的死亡率高达 30%

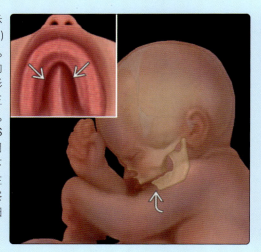
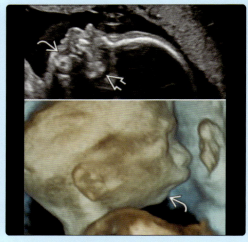

图 13-103　(左图)图示 Pierre Robin 序列征(PRS)中典型的 U 形腭部缺损➡。小颌畸形➡是这种疾病的显著特征。继发于小颌畸形的舌头向上移位阻碍了正常的腭板融合,导致腭裂。(右图)在这例 22 周的 PRS 胎儿中,二维和三维侧面图清楚地显示了后缩的小下巴➡。由于腭部缺损,在口腔和鼻腔之间可以观察到液体通过➡(这里很细微,MR 更容易看到)。

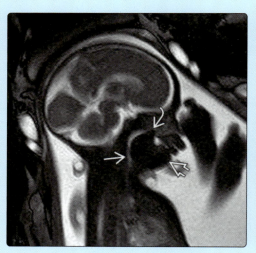
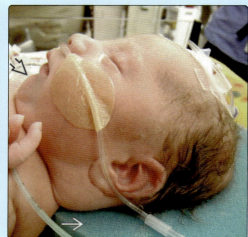

图 13-104　(左图)一例 PRS 胎儿的矢状位 T2WI MR 证实了小颌畸形➡和舌后坠。可以看到舌头从腭部缺损处突起➡。气道➡通畅但内径缩小。(右图)一例 PRS 新生儿的临床照片显示了小下颌➡的典型外观。注意颈部下方的泡沫垫➡,用于稳定气道。舌头阻塞引起的气道损害是这些新生儿的临床问题。

术语

同义词

- Robin 序列征；Pierre Robin 综合征

定义

- 小颌畸形，舌后坠，腭裂
  - 舌后坠：舌向后、向下移位（±气道阻塞）
  - 腭裂：U 形缺损（多为软腭）

影像学表现

一般特征

- 解剖扫查时侧面观显示小下巴
  - 主观：下颌小或向后移位
  - 客观：下颌面部角＜50°；下颌骨/上颌骨宽度＜0.78
- 腭裂
  - 液体通过口腔和鼻腔间的缺损
  - 产后评估典型的 U 型缺损
- 舌后坠和腭裂在 MR 上显示最佳
  - 舌形指数（tongue shape index，TSI）升高：舌头长度/高度
    - TSI：0.9±0.1vs. 对照组 0.7±0.1
  - 舌背紧贴后腭
- 晚孕期常见羊水过多
  - 提示气道阻塞风险增加

影像学建议

- 流程建议
  - 仔细评估解剖结构，以发现与之显著相关的其他异常
    - 具体来说，目标是腭
  - 进行三维超声检查（最佳颅面评估方法）
  - 提供诊断性遗传学检测
    - 非整倍性，缺失/重复，单基因

鉴别诊断

腭裂（孤立性）

- V 形缺损，不同于 Pierre-Robin 序列征（Pierre Robin sequence，PRS）中的 U 形缺损

小颌畸形（孤立性）

- 腭部完整

非整倍体

- 18 三体，三倍体

微缺失/重复

- 22q11.2 缺失综合征

单基因疾病

- 常染色体隐性遗传最常见

病理

一般特征

- 病因学
  - 妊娠 9 周前下颌骨发育不全，舌向后移位

- 舌头移出腭板闭合平面受阻，导致腭部缺损
  - 其他可能病因
    - 神经肌肉病变，肌张力低下
    - 下颌骨受压：羊水过少/双胞胎
- 遗传学
  - 通常为散发性家族性病例报道
  - 有些可能与 SOX9 的错误表达有关
    - 调控因子的中断
  - **与 Pierre Robin 序列相关的遗传综合征**
    - Stickler 综合征（COL2A1，COL11A1，COL11A2）
      - 严重近视伴视网膜脱离，白内障
      - 关节活动过度，进行性关节病
      - 耳聋
    - Treacher Collins 综合征（TCOF1，POLR1D，POLR1C）
      - 颧骨发育不全，小耳畸形，颧骨裂
    - Seckel 综合征
      - 小头畸形（重度）
      - 伴有鼻子突出的异常轮廓
    - 22q11 缺失综合征（DiGeorge/腭-心-面综合征）
      - 心脏异常，特征性面部异常
    - **骨畸形性发育不良**
      - 四肢短小，马蹄内翻足，搭便车式拇指

临床问题

表现

- 最常见体征/症状
  - 小颌畸形是最明显的表现
    - 孤立性或作为综合征的表现
- 出生后
  - 下颌骨发育不良
    - 由此产生的小颌畸形通常很严重
  - 由于舌后坠导致气道阻塞
    - 可能危及生命
  - U 形腭裂
    - 常导致喂养困难

自然病史与预后

- 气道阻塞可以随着下颌骨的生长发育而减轻
- 伴有严重/其他异常时死亡率高达 30%
- 喂养困难，听力丧失，睡眠呼吸暂停

处理

- 气道保护对新生儿至关重要
  - 在三级医疗中心分娩
  - 唇、舌粘连作为保护气道的姑息性措施
  - 气管插管，气管切开术治疗严重气道阻塞
- 牵引术延长下颌骨
- 腭裂的外科修复
- 喂养困难：可能需要鼻胃管、胃造瘘术

参考文献

1. Poets CF et al: Pierre Robin and breathing: what to do and when? Pediatr Pulmonol. ePub, 2021
2. Mouthon L et al: Prenatal diagnosis of micrognathia in 41 fetuses: retrospective analysis of outcome and genetic etiologies. Am J Med Genet A. 179(12):2365-73, 2019
3. Insalaco LF et al: Per partum management of neonatal Pierre Robin sequence. Clin Perinatol. 45(4):717-35, 2018

要 点

术语

- 罕见的、通常致死性的畸形，以不同程度的单下肢和其他骨骼、胃肠道和泌尿生殖系统异常为特征

影像学表现

- 中线处单一下肢
- 无正常逐渐变细的腰骶段脊柱伴胸部截断
- 严重肾脏异常导致中孕期无羊水
  - 双侧肾缺如最常见
  - 双侧囊性肾发育不良
- 单脐动脉
- 腹部血管的彩色多普勒超声检查
  - 肾动脉缺失
  - 常缺乏主动脉到髂动脉的正常分支
- 在羊水过少的情况下考虑应用 MR 对肾缺如和解剖结构进行更好的评估

主要鉴别诊断

- 尾部退化/发育不良综合征
- VACTERL 联合征
- 关节挛缩合并下肢姿势固定

病理

- 该病的发病机制有几种理论；其中芽基发育异常是主要理论
  - 原肠胚形成期间（妊娠第 3 周）尾侧中胚层中断导致的非常早的缺损
- 通常为散发，不增加复发风险

临床问题

- 由于无羊水，至少 50% 在产前漏诊
- 在同卵双胞胎中更常见
- 大多数病例因肺发育不全而死亡
- 在罕见幸存者中，常常因泌尿生殖系统和胃肠道系统梗阻而生存受限

图 13-105 （左图）一例合并并腿畸形的中孕期死胎的临床照片显示双下肢广泛软组织融合，以及畸形足➜。可以看到先天性指屈曲➔。注意因脊柱异常导致的不成比例的大头和短胸➜。同时存在一条残留的尾巴➜，这是一种已被报道的相关表现。（右图）足部的特写照片显示为无足并腿畸形（足的复杂融合）。注意一只脚的第一和第二个脚趾之间的深深的裂缝➜。可见软组织融合➔。

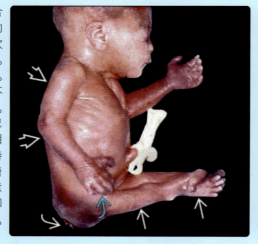
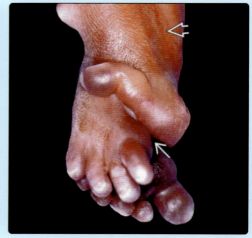

图 13-106 （左图）一例并腿畸形的死产胎儿 X 线图显示了多处典型异常。只有一条下肢，一根股骨和一根胫骨➜。足部缺失。可见单侧桡侧列缺陷➔。脊柱严重异常，伴有脊柱侧凸和多个椎体分节异常➔。骶骨和骨盆缺失。（右图）一名死婴的临床照片显示一条下肢➔和畸形足➜。足的外观在并腿畸形中非常多变。

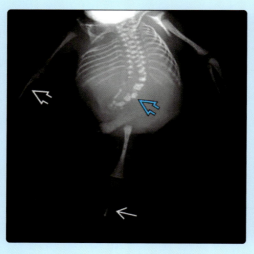
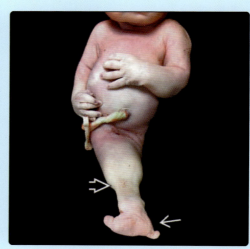

术语

同义词

- 并腿畸形序列
- 无足型(足缺如)/双足型(足发育不全)
- 美人鱼综合征,最早描述于 1542 年
- 注:在线人类孟德尔遗传数据库(Online Mendelian Inheritance in Man,OMIM)在单个条目 #600145 下包含了并腿畸形伴尾部发育不良/退化、骶骨发育不全和骶骨缺损伴前脊膜膨出

定义

- 罕见的、通常以不同程度的单一下肢和其他骨骼、胃肠道和泌尿生殖系统异常为特征的致死性畸形

影像学表现

一般特征

- 最佳诊断线索
  - 中线处单一下肢,脊柱缩短和肾缺如

超声表现

- 双侧肾脏缺如导致中孕期无羊水
  - 也可见到双侧多囊性发育不良肾
- 单一下肢
  - 由于缺乏羊水,肢体异常的诊断往往非常困难
  - 下肢远端单一股骨或单根骨骼提示该诊断
- 无正常逐渐变细的腰骶段脊柱
  - 腰骶截断或骶骨发育不全常见
- 单脐动脉
- 因羊水不足不能充分显示病变,常常导致中孕晚期和晚孕期诊断受限
  - 至少 50% 的诊断在产前漏诊
  - 在 16 周之前的狭窄时间窗内,有充足的羊水可使四肢显示

影像学建议

- 流程建议
  - 经阴道超声在妊娠早期特别有用
    - 几例早在妊娠 10 至 11 周就被确诊的病例
  - 彩色多普勒
    - 寻找肾动脉
    - 寻找主动脉分支
      - 常缺乏主动脉到髂动脉的正常分支
  - 三维超声已被用于早孕期和中孕早期的诊断
    - 需要足够的羊水才能看清
  - 晚孕期考虑应用胎儿 MR 确诊肾缺如

鉴别诊断

尾部退化(或发育不良)综合征

- 下肢盘腿呈"裁缝式"姿势

- 羊水量通常正常或-增加
- 肾脏存在
- 在母体糖尿病中更常见

VACTERL 联合征

- 多种异常的非随机关联,包括脊椎异常、心脏畸形、肾脏异常、肢体缺陷(桡侧列)和气管食管瘘±食管闭锁
- 若干重叠的特征
- 肢体缺陷更常见于上肢而非下肢

关节挛缩

- 肢体位置异常可类似于肢体融合
- 胎儿关节活动减少是该病的标志
- 羊水过多比羊水减少更常见

双侧肾脏异常

- 肾缺如
- 多囊性肾发育不良
- 四肢正常,但由于羊水过少,评估往往很困难

其他下肢畸形

- 股骨发育不全
- 胫侧半肢畸形
- 腓侧半肢畸形
- 股骨近端局灶性缺损
- 肢体短缩缺陷
- 分裂手/足畸形

病理

一般特征

- 病因学
  - 病因异质性和几种发病学说
    - **胚胎发育异常**
      - 主要理论
      - 原肠胚形成期间(妊娠第 3 周)尾侧中胚层中断导致的非常早期的缺陷
      - 干扰脊索形成可能会破坏尾侧结构的进一步发育
      - 应避免使用"融合"一词,因为它意味着将分离的部分合并,这对于并腿畸形来说是一个未被证明的机制
    - **血管"盗血"理论**
      - 最初由 R.Stevenson 等人于 1986 年提出
      - 早期血管发育异常伴异常卵黄动脉持续存在
      - 血管起自膈肌下方的主动脉;该血管下方主动脉没有分支
      - 由此产生的血液通过卵黄动脉"盗走"进入胎盘,随后胚胎尾部结构发育不良
      - 可通过血管位于肾动脉的上方或下方来预测是否存在肾脏
      - 局限性:理论不能充分解释其他中线、非尾部异常(如桡侧列缺陷、神经管缺陷)
      - 并非所有的并腿畸形都有病理上可证实的"盗血"血管

□ 在正常胎儿中也有类似的血管描述
- **并腿畸形是尾部退化/发育不良的严重形式**
  □ 最近证据表明,这些畸形可能是疾病谱的一部分
  □ 脊柱缺陷常与腰骶部、骶骨发育不全相似
  □ 单一下肢,单脐动脉在尾部发育不良中不常见
  □ 糖尿病在并腿畸形中少得多
- **致畸原**
  □ 糖尿病是次要危险因素
  □ 然而,即使在糖尿病患者中,并腿畸形也很罕见
- 遗传学
  ○ 散发的
    - 不增加复发风险
    - 然而,并腿畸形作为尾部退化疾病谱的一部分,已有家族性病例的报道
- 相关异常
  ○ 双侧肾脏异常
    - 肾缺如
    - 多囊性发育不良肾可见,但罕见
  ○ 其他的中线发育缺陷
    - 神经管缺陷
    - 腰骶发育不良/发育不全
    - 骶骨发育不全
  ○ 生殖器不明确/无外生殖器
  ○ 米勒管异常
  ○ 肛门直肠闭锁
  ○ 泄殖腔异常
  ○ 几乎均存在单脐动脉
  ○ 残留尾巴
  ○ 骨骼
    - 不同程度的肢体短缩,中线处单一下肢
    - 骨盆带发育不全/不发育
    - 足部的复杂畸形(并腿畸形)
    - 足缺失
    - 桡侧列异常
    - 下肢旋转异常
  ○ 较少见:心脏、中枢神经系统异常

大体病理和解剖特征

- 在一些病例中,可以观察到从远端主动脉发出的单支粗大血管
  ○ 这些病例均未见主动脉分支
- 各种肾脏异常,从肾缺如到多囊性肾发育不良
- 无膀胱、输尿管;泄殖腔畸形
- 脊柱异常
- 分类方案基于下肢长骨的数量和足是否存在,尽管在临床上并不是特别有用

临床问题

表现

- 最常见体征/症状

○ 单下肢
○ 严重羊水过少
○ 肾缺如,双侧
○ 肺发育不全导致呼吸受限

人口统计资料

- 性别
  ○ 男性多见
    - 由于缺乏外生殖器,数据稀少
- 流行病学
  ○ 活产儿中的发生率:0.98:100 000
  ○ 10%~15% 的病例发生在同卵双胎
    - 大多数是不一致的

自然病史与预后

- 大多数病例是致死性的,无论是产前还是出生后不久
- 如果是活产,则在数小时内死于肺发育不全
- 只有 1% 的人存活超过 1 周
- 在极少数幸存者中,泌尿生殖系统和胃肠道系统梗阻可能会影响生命

处理

- 无有效的产前治疗方法
- 确诊后应终止妊娠
- 继续妊娠时
  ○ 无需监护或干预分娩
  ○ 围产期临终关怀,提供家庭支持

诊断要点

考虑

- 三维超声在早孕期可能有帮助(如果羊水充足,后期也可能有帮助)
- 胎儿 MR 评估肾缺如和下肢情况

影像判读经验

- 腹部血管的彩色多普勒超声检查
  ○ 证明肾动脉缺如
  ○ 证实髂动脉缺乏分支,常见于并腿畸形(无并腿畸形的肾缺如者髂动脉分支正常)

参考文献

1. Lecoquierre F et al: Exome sequencing identifies the first genetic determinants of sirenomelia in humans. Hum Mutat. 41(5):926-33, 2020
2. Morales-Roselló J et al: Sirenomelia, case report and review of the literature. J Matern Fetal Neonatal Med. 1-4, 2020
3. Sepulveda W et al: First-trimester sonographic diagnosis of sirenomelia: a multicenter series of 12 cases and review of the literature. Prenat Diagn. 40(5): 626-34, 2020
4. Boer LL et al: Sirenomelia: a multi-systemic polytopic field defect with ongoing controversies. Birth Defects Res. 109(10):791-804, 2017
5. Isik Kaygusuz E et al: Sirenomelia: a review of embryogenic theories and discussion of the differences from caudal regression syndrome. J Matern Fetal Neonatal Med. 29(6):949-53, 2016

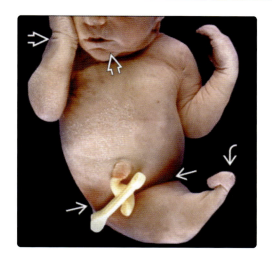
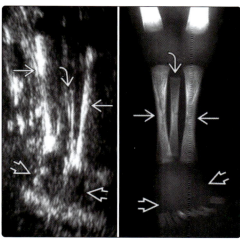

图 13-107 （左图）并腿畸形死产婴儿图片显示了骨盆狭窄➡️，缩短的单一下肢和异常的远端发育不全的附肢➡️。在这例婴儿中存在双侧肾脏缺如。面部和手臂可见深皱纹➡️，这是缺乏羊水导致的典型 Potter 序列征。（右图）另一胎儿的腿部超声及相应部位的 X 线片显示 2 根胫骨➡️和 1 根腓骨➡️。腿和脚不能分开➡️。由于羊水过少，超声显像受限。

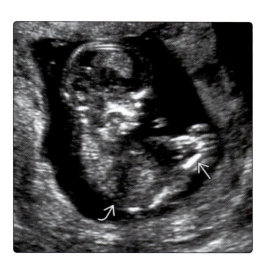
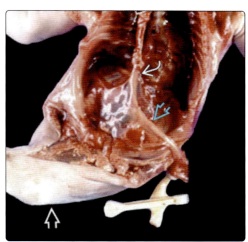

图 13-108 （左图）一例 13 周的双胎之一并腿畸形胎儿的矢状切面超声显示胸腰椎截断➡️和单一下肢➡️。另一胎儿正常，并进行了选择性减胎。（右图）一例并腿畸形死产儿的尸检图片显示一条发自主动脉➡️的卵黄动脉是"窃血"血管➡️。可见单一下肢➡️。本病例未发现肾动脉或髂动脉合并双侧肾脏缺如。许多并腿畸形病例中可见到这种异常血管，但并非全部。

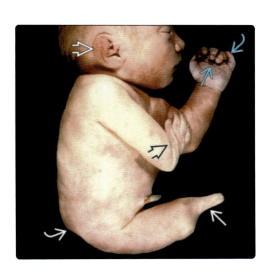
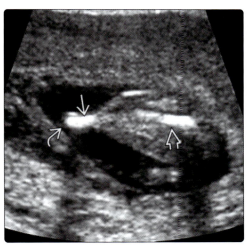

图 13-109 （左图）临床照片显示了并腿畸形的典型特征。明显的单一下肢➡️，同时显示单侧桡侧列缺陷➡️。脊柱被截断➡️。耳朵大并耳轮展开➡️。也可见单一的掌屈褶痕➡️和先天性指侧弯➡️。（右图）同一胎儿下肢超声检查证实了并腿畸形的印象，并显示单一的异常下肢伴单根股骨➡️、单根远端长骨➡️和足部缺失➡️。

要　点

术语

- 以胎儿生长受限、多种先天性异常和发育迟缓为特征的胆固醇合成障碍性疾病

影像学表现

- 最佳诊断线索：中孕期超声检查发现早发型严重生长受限、心脏缺陷、多指/趾畸形、生殖器不明确
- 三维超声有助于勾画面部、肢体异常
- 可在早孕期诊断，尤其是在高危家族中

主要鉴别诊断

- 非整倍体
  - 13 三体
  - 18 三体
  - 三倍体

- Hydrolethalus 综合征

病理

- 催化胆固醇生物合成末端步骤的 3β-羟基甾醇 δ(7)-还原酶基因（*DHCR7*）突变
- 常染色体隐性遗传

临床问题

- 严重的围产期表现通常是致命的
- 幸存者患有中度至重度智力障碍和多种医疗问题
- 特征性行为表型有自闭症，自残，厌食，极度触觉敏感，异常的睡眠模式，上半身异常拱起，易激惹
- 母体血清筛查中未结合雌三醇（MSuE$_3$）的水平低至不可检出应提示详细的超声检查以评估其特征性异常
- 已知特定突变时，可通过羊水胆固醇分析或通过绒毛活检术（chorionic villus sampling，CVS）或羊膜腔穿刺术进行分子分析来进行产前诊断

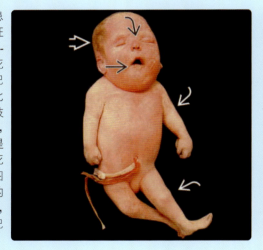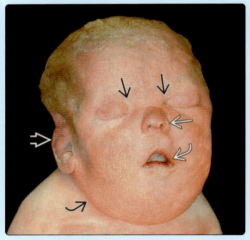

图 13-110 （左图）一张患有严重史-莱-奥综合征（Smith-Lemli-Opitz syndrome，SLOS）的早产死产儿的临床照片显示嘴巴小➡，朝天鼻↗，不成比例的大头➡和短颈。短肢➡也可见。（由 A.Putnam，MD 和 J.Szakacs，MD 提供）。（右图）一个 SLOS 死产婴儿的面部更详细的图像显示：眼距过宽➡，短的朝天鼻合并鼻孔前倾➡，短颈➡，低位耳➡，嘴巴小而张开➡。

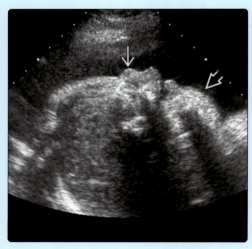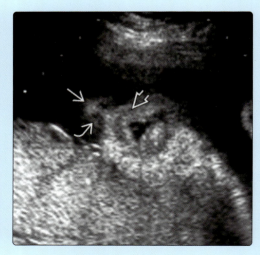

图 13-111 （左图）超声矢状切面显示 SLOS 胎儿的异常轮廓，短的朝天鼻➡并伴有严重的小颌畸形➡。该胎儿也有严重的早发型生长受限，这是 SLOS 的另一个常见特征。（右图）一例 SLOS 胎儿 30 周时的面部超声显示鼻翼发育不全➡，鼻孔前倾➡。还可以看到与下颌极小相关的帐篷状上唇➡和张开的嘴。还可注意到由于缺乏正常吞咽而导致的羊水过多。

术语

缩写

- 史-莱-奥综合征（Smith-Lemli-Opitz syndrome，SLOS）

同义词

- RSH 综合征（Opitz 等描述的前 3 名患者姓名的首字母缩写）
- SLOS/RSH 综合征

定义

- 以胎儿生长受限、多发先天性异常和发育迟缓为特征的胆固醇生物合成障碍性疾病
  - 旧文献中的 SLOS Ⅰ 型和 Ⅱ 型：同一疾病的部分表型谱

影像学表现

一般特征

- 最佳诊断线索
  - 中孕期超声检查同时发现早发型严重生长受限、心脏缺陷、多指/趾畸形、生殖器不明确

超声表现

- 早孕期超声检查常见颈项透明层增厚
- 中枢神经系统
  - 小头畸形
  - 前脑无裂畸形，无叶型
  - 脑室扩张
  - 小脑发育不全
  - 胼胝体缺失
- 心脏
  - 房室（atrioventricular，AV）通道畸形
- 泌尿生殖器
  - 性发育障碍并生殖器外观模糊
  - 肾囊性病变
- 轴后多指/趾；足趾呈"Y"形并趾
- 颜面部
  - 眼距过宽
  - 短的朝天鼻，鼻孔前倾
  - 腭裂
  - 小颌畸形，小嘴
- 水肿

影像学建议

- 最佳影像学方法
  - 三维超声有助于勾勒面部、肢体异常
  - 可以在早孕期进行诊断，尤其是在高危家族中

鉴别诊断

非整倍体

- 13 三体
  - 前脑无裂畸形
  - 心脏异常
  - 脐膨出
  - 唇/腭裂
  - 轴后多指/趾
  - 隐睾症
- 18 三体
  - 生长受限，通常严重
  - 心脏异常
  - 重叠指，摇椅足
  - 桡侧列缺陷
  - 唇，腭裂
- 三倍体
  - 生长受限
  - 2~3 趾并趾/3~4 指并指
  - 泌尿生殖道异常
  - 各种中枢神经系统异常
- 10q 缺失
  - 严重的性腺功能减退

Hydrolethalus 综合征

- 脑积水
- 心脏异常
- 唇/腭裂
- 多指/趾
- 隐睾症
- 肢体短缩

假 13 三体

- 前脑无裂畸形
- 轴后多指/趾
- 生殖器模糊
- 正常核型

病理

一般特征

- 病因学
  - 胆固醇生物合成障碍
    - 3β-羟甾醇 δ(7) 还原酶基因（DHCR7）突变，该基因催化胆固醇生物合成的终端步骤，将 7-脱氢胆固醇（7DHC）还原为胆固醇
    - SLOS 的临床诊断是通过血清和组织中 7DHC 水平的升高进行生化证实
      - 胆固醇通常非常低，但有 10% 的受累个体胆固醇水平可能在正常范围内
    - 固醇是髓磷脂、其他中枢神经系统蛋白质、细胞膜的关键成分
      - 固醇代谢异常与智力、运动功能异常有关
    - 音猬因子和补丁蛋白（胚胎信号蛋白）都依赖胆固醇实现正常功能
      - 前脑无裂畸形相关的异常

- – 睾酮和雌激素分泌减少导致男性性机能减退
  - ▫ 受累妊娠的母体血清未结合雌三醇（MSuE₃）低至无法检出
- ○ 可通过突变分析确定携带者状态
  - – 由于胆固醇和 7DHC 的正常水平范围很广，因此无法通过分析预测携带者状态
- 遗传学
  - ○ 常染色体隐性遗传
  - ○ *DHCR7* 序列分析检测到约 96% 的已知突变

镜下特征

- 胰岛巨细胞
- 胸腺发育不全

临床问题

表现

- 最常见体征/症状
  - ○ **颅面部**：小头畸形（90%），双额径窄，上睑下垂（60%），睑裂下斜，鼻孔前倾，腭裂（37%～52%），舌囊肿，低位耳
  - ○ **中枢神经系统**：小头畸形，前脑无裂畸形
  - ○ **泌尿生殖系统（90%）**：男性性反转或生殖器不明确、小阴茎、尿道下裂、肾缺如、囊性肾发育不良、肾积水
  - ○ **生长**：产前和产后生长受限
  - ○ **四肢**：轴后多指/趾（50%），2～3 足趾"Y"形并趾（95%），高频探查可见斗形纹皮肤纹理图案
  - ○ **心脏（38%）**：房室通道缺损、肺静脉回流异常
- 其他体征/症状
  - ○ 中度至重度智力障碍
  - ○ 典型的行为表型有自闭症，自残，厌食，极度触觉敏感，异常的睡眠模式，上半身异常拱起，易激惹，经常极端
  - ○ 肾上腺功能障碍、先天性巨结肠、肛门直肠闭锁

人口统计资料

- 性别
  - ○ 男性居多
- 流行病学
  - ○ 北美白人患者出生率为 1∶20 000
  - ○ 在非洲/亚洲人群中罕见
  - ○ 在欧洲白人患者中更常见，携带率高达 1/30
  - ○ 高达 7% 的死产可能由 SLO/RSH 引起
  - ○ 在约 60% 的白人患者病例中发现常见突变（IVS8-1G→C）

自然病史与预后

- 严重的围产期表现通常是致命的
- 幸存者伴有中度至重度智力障碍、多种医疗问题、通常严重的行为问题
- 罕见的轻度表型伴诊断延迟，病程温和
- 产前 7DHC 水平与临床严重程度相关
- 产后临床严重程度与血浆胆固醇水平或胆固醇∶总胆固醇呈负相关

处理

- 可行产前诊断
  - ○ 中孕期羊水的胆固醇分析（7DHC∶总胆固醇比）
  - ○ 绒毛活检术（CVS）取样组织中的 7DHC 含量
  - ○ 已知特定突变时，通过 CVS、羊膜腔穿刺术进行分子分析
  - ○ 已知突变时，植入前遗传学诊断（preimplantation genetic diagnosis，PGD）可能
  - ○ 母体尿液中固醇的实验室分析
- 遗传咨询与产前诊断选择的讨论
- 提供终止妊娠
- 产前治疗的病例报告
  - ○ 血管内和腹腔内输注新鲜冷冻血浆
  - ○ 可改善胎儿血浆胆固醇水平
  - ○ 远期疗效未改善，但证明了宫内治疗的可行性
  - ○ 其他从母体膳食中补充胆固醇的病例效果不佳
    - – 摄入的胆固醇不会穿过血脑屏障，因此不太可能影响胎儿中枢神经系统的发育
- 产后膳食补充胆固醇和胆汁酸
  - ○ 发育改善的不同结果
  - ○ 一些系列研究表明，在行为，进食和生长方面都有所改善
  - ○ 治疗前的基础胆固醇水平是较好地预测发育潜力的指标
  - ○ 由于综合征的罕见性，目前尚无前瞻性随机对照试验
    - – 基于小型系列和病例报告的益处
- 手术和重症时的应激剂量固醇
- 应避免的行为
  - ○ 氟哌啶醇治疗
  - ○ 日光照射

诊断要点

影像判读经验

- 母体血清筛查中未结合雌三醇（MSuE₃）的水平低至不可检出应提示详细的超声检查以评估其特征性异常
  - ○ 诊断可通过羊膜腔穿刺术或 CVS 确诊

参考文献

1. Ballout RA et al: Statins for Smith-Lemli-Opitz syndrome. Cochrane Libr. 2020(1):CD013521, 2020
2. Daum H et al: Smith-Lemli-Opitz syndrome: what is the actual risk for couples carriers of the DHCR7:c.964-1G>C variant? Eur J Hum Genet. 28(7):938-42, 2020
3. Schoner K et al: Smith-Lemli-Opitz syndrome - fetal phenotypes with special reference to the syndrome-specific internal malformation pattern. Birth Defects Res. 112(2):175-85, 2020
4. Donoghue SE et al: Smith-Lemli-Opitz syndrome: clinical and biochemical correlates. J Pediatr Endocrinol Metab. 31(4):451-9, 2018
5. Gibbins KJ et al: Smith-Lemli-Opitz mutations in unexplained stillbirths. Am J Perinatol. 35(10):936-9, 2018
6. Ramachandra Rao S et al: Compromised phagosome maturation underlies RPE pathology in cell culture and whole animal models of Smith-Lemli-Opitz syndrome. Autophagy. 14(10):796-1817, 2018
7. Eroglu Y et al: Normal IQ is possible in Smith-Lemli-Opitz syndrome. Am J Med Genet A. 173(8):2097-100, 2017
8. Opitz JM et al: The RSH/"Smith-Lemli-Opitz" syndrome: historical footnote. Am J Med Genet C Semin Med Genet. 160C(4):242-9, 2012

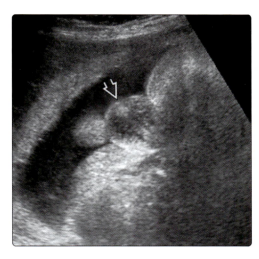

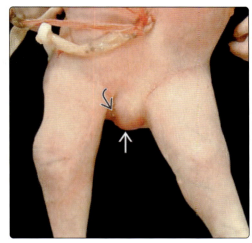

图 13-112 （左图）90% 的 SLOS 患者出现泌尿生殖系统异常，以性发育障碍和生殖器不明确 ➡️ 多见。（右图）另一病例的临床照片显示，一例严重 SLOS 的死产男婴的生殖器表现不明确 ➡️。可以看到一个小阴茎 ➡️。男性性反转和生殖器不明确是 SLOS 的常见特征。（由医学博士 A.Putnam 和医学博士 Szakacs 提供。）

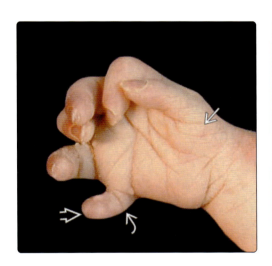

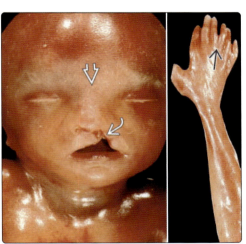

图 13-113 （左图）患有 SLOS 的婴儿的手表现出六指畸形和轴后多指 ➡️。注意不寻常的手指姿势，产前超声也可以看到。还可观察到大鱼际发育不全 ➡️ 以及先天性指侧弯，第 6 指的单一屈痕 ➡️。（右图）大体图像描述 SLOS 的临床表现。注意畸形的面部特征，包括唇裂 / 腭裂 ➡️，眼距过宽和宽鼻根 ➡️。还可以看到复杂的并指畸形 ➡️ 和插入性多指畸形。（来自 DP：Kidney。）

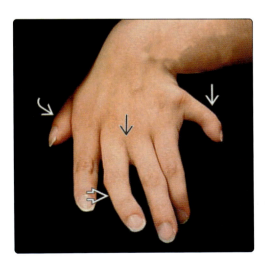

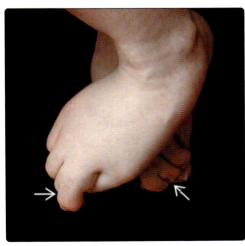

图 13-114 （左图）临床照片显示一名患有 SLOS 的青年人的手轴后多指畸形 ➡️。第三指先天性指侧弯 ➡️ 和拇指发育不全 ➡️ 也很明显。存在部分并指 ➡️。该女性患者患有严重的智力障碍，她也不能行走。（右图）临床照片显示年轻成人 SLOS 患者典型的 2～3 趾 "Y" 形并趾畸形 ➡️。这种足部姿势是对触觉刺激的退缩反应，是 SLOS 的一种常见行为。

要点

术语

- 下颌面骨发育不全

影像学表现

- 超声表现
  - 下颌骨发育不全 ± 腭裂
  - 颧弓缺失所致的颧骨发育不全
  - 三维超声最适合其他经典面部特征
    - 眼眶浅所致的突眼
    - 睑裂下斜
    - 小耳畸形
  - 吞咽困难导致羊水过多
- MR 最适合评估腭裂和耳道
  - 内耳正常，外耳/中耳缺陷

主要鉴别诊断

- Pierre Robin 序列
- 眼 - 耳 - 脊椎综合征（Goldenhar 综合征）

- 肢端面骨发育不全

病理

- 常为常染色体显性遗传特点
- 新发突变占 60%，家族性占 40%

临床问题

- 智力正常，没有发育迟缓或神经系统疾病
- Treacher Collins 综合征（Treacher Collins syndrome，TCS）儿童需要多学科综合治疗
  - 早期重点关注气道管理、喂养和生长发育
  - 下颌发育不全和腭裂修复
  - 大多数伴有传导性听力损失
  - 视力受损占 1/3

诊断要点

- 如果在小下巴胎儿中发现眼眶和耳朵异常，可考虑 TCS 诊断
- 为家庭提供遗传咨询
  - 父母可能具有轻微的 TCS 特征而未察觉

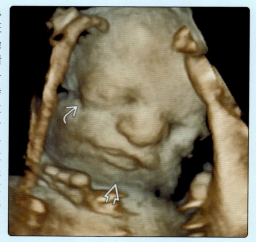
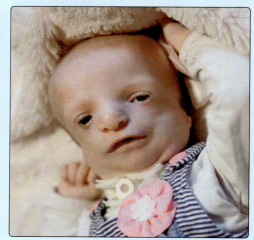

图 13-115 （左图）一名患有 Treacher Collins 综合征（TCS）胎儿的 3D 表面渲染成像显示向下倾斜的眼睛 ⇗、小下巴 ⇒、突出的鼻子和相对较大的嘴巴，这些特征明显是受到下颌和颌骨发育不全的影响。（右图）分娩后的同一个孩子显示了典型的 TCS 特征。这名儿童接受了气管造口术并且依赖胃管生存。重要的是要教育家庭让其获悉，患有 TCS 的儿童智力是正常的。（由 Redwine-Walter 家族提供）

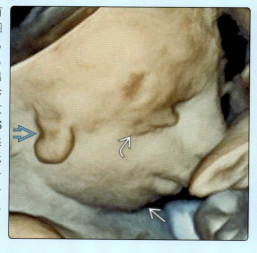
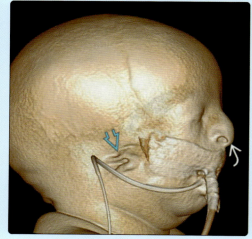

图 13-116 （左图）一个有下颌后缩 ⇒ 胎儿的三维图像显示了 TCS 的典型特征，包括异常有缺陷的耳朵 ⊟，向下倾斜的睑裂 ⇒ 和突出的鼻子。基于这些发现，诊断由 Pierre Robin 序列征改为 TCS。（右图）一名 TCS 患儿的表面渲染 CT 显示类似的旋转不良、有缺陷和低位的外耳 ⊟。请注意，鼻子看起来呈鸟嘴状 ⇒。这一表现是继发于颧弓缺陷，鼻保留。

术语

缩写

- Treacher Collins 综合征（TCS）

同义词

- 下颌面骨发育不全
- 具有多种表达的特征性面部特征
  - 颧弓发育不全
    - 颧骨发育不全
    - 继发睑裂向下倾斜
  - 下颌骨发育不全
  - 耳朵的形状、大小和位置异常

影像学表现

超声表现

- 下颌骨发育不全 ± 腭裂
  - 在侧面观上显示最佳
  - 主观评估是充分的，但存在客观测量
    - 下颌面部角 < 50°
    - 下颌指数 < 23mm
    - 直接测量下颌骨 vs. 胎龄
  - 超声检查通常很难看到腭裂
    - 使用三维超声多平面观察
    - 寻找从口腔延伸至鼻腔的液体
- 颧弓缺损导致颧骨发育不全
  - 颧骨在三维骨骼成像中显示最好
- 眼眶浅并突眼
  - 睑裂下斜
  - 相对隆起的鼻子
- 耳异常（几乎总是双侧）
  - 耳郭缺陷、位置异常
- 其他表现
  - 吞咽困难导致羊水过多
  - 非面部异常仅偶尔出现

MR 表现

- MR 最适合显示腭部缺陷
- 可以显示内耳道情况
  - 内耳正常伴外耳/中耳缺陷
  - T2 图像上显示鼓室较小
- 可以看到相关的后鼻孔闭锁

鉴别诊断

Pierre Robin 序列征

- 主要鉴别诊断
- 重度小颌畸形 ± 腭裂
- 其他面部特征通常正常
  - 耳位可能很低，但很少有缺陷

眼 - 耳 - 脊椎综合征（Goldenhar 综合征）

- 常染色体显性遗传或散发性遗传
- 非对称性面部受累
  - 仅有 1 只耳朵异常
- 其他异常包括心脏、颅脑、脊柱

肢端面骨发育不全

- Nager 综合征

- Miller 综合征

病理

一般特征

- 病因学
  - 被认为是一种或两种严重的第一鳃弓综合征，合并 Pierre-Robin 综合征或其他
- 遗传学
  - 最常见于染色体 5q 区域的常染色体显性遗传
    - 染色体 5q32-q33.1 上 TCOF1 基因的杂合突变
  - 60% 为新发突变 vs.40% 为家族性

临床问题

表现

- 最常见体征/症状
  - TCS 的典型面部特征多由颧骨和下颌骨发育不全导致
  - 传导性听力损失
  - 腭裂
  - 视力受损占 1/3

人口统计资料

- 性别
  - 男性 = 女性
- 流行病学
  - 活产儿发病率为 1 : 50 000

自然病史与预后

- 智力正常，无发育迟缓或神经系统疾病

处理

- 早期重点关注气道管理、喂养和生长发育
- TCS 患儿需要多学科综合治疗
  - 颅面外科团队，包括整形医生和牙科医生
  - 儿科耳鼻喉医生和听力学专家

诊断要点

考虑

- 如果在小下巴胎儿中发现眼眶和耳异常，可考虑 TCS 诊断
- 为家庭提供遗传咨询
  - 轻度受累的父母可能未被诊断

影像判读经验

- 三维超声最适合评估典型面部特征的严重程度
  - 能帮助颅面外科团队与家人商议
- 使用胎儿 MR 检查腭裂以及内耳和中耳的解剖结构

参考文献

1. Gilboa Y et al: Imaging of the fetal zygomatic bone: a key role in prenatal diagnosis of first branchial arch syndrome. J Ultrasound Med. 39(11):2165-72, 2020
2. Kubo S et al: Visual diagnosis in utero: prenatal diagnosis of Treacher-Collins syndrome using a 3D/4D ultrasonography. Taiwan J Obstet Gynecol. 58(4):566-9, 2019
3. Mouthon L et al: Prenatal diagnosis of micrognathia in 41 fetuses: retrospective analysis of outcome and genetic etiologies. Am J Med Genet A. 179(12):2365-73, 2019
4. Kadakia S et al: Treacher Collins syndrome: the genetics of a craniofacial disease. Int J Pediatr Otorhinolaryngol. 78(6):893-8, 2014

图 13-117 （左图）在这例 TCS 胎儿中，标准侧面观上清晰地显示了因小下颌而出现的下颌后缩 ➡。可以进行其他测量，但不是绝对必要。小下颌与软腭缺损高度相关，这在超声上不容易看到。（右图）另一例胎儿 MR 显示小下巴 ➡ 和通过软腭缺损向上移位的舌背 ➡。前腭完好无损 ➡。舌头远端气道中的液体 ➡ 提示气道畅通。

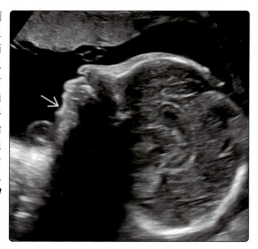
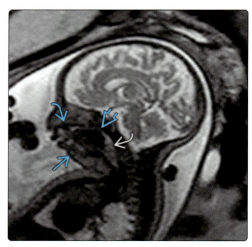

图 13-118 （左图）TCS 伴耳缺陷胎儿的大脑和耳道冠状位 MR 显示发育相对良好的内耳有积液 ➡，但外耳道闭锁 ➡（在耳郭应在的位置没有液体从内耳延伸到皮肤表面）。（右图）同一病例出生后的矢状位颞骨 CT 证实内耳解剖正常（耳蜗 ➡），但中耳和外耳道发育缺陷。TCS 患儿有传导性听力损失。

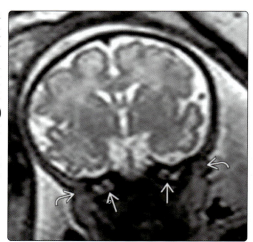
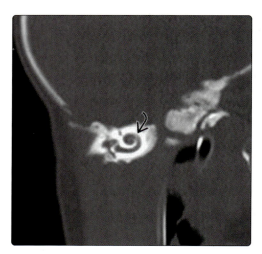

图 13-119 （左图）TCS 患儿临床照片显示轻度典型特征。因为患儿父亲患有 TCS，所以在胎儿时期就被怀疑患有 TCS。（右图）同一个孩子和她的家人的照片显示了常染色体显性遗传模式，变异性表达最常见于遗传性 TCS。重要的是，这张照片还显示了整个家庭的幸福状况，这通常是 TCS 的家庭所体验的（由 Zingale 家族提供）。

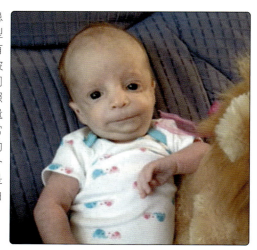
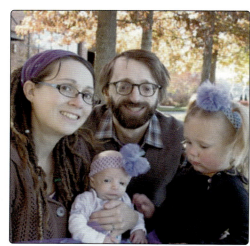

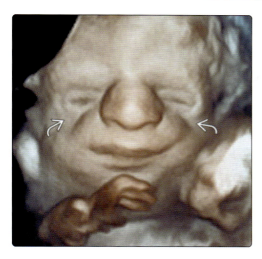

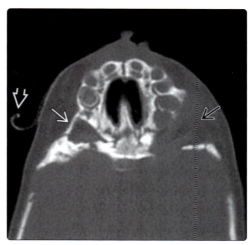

图 13-120 （左图）三维胎儿超声图显示颧弓缺陷导致颧骨发育不全 ➡。骨骼本身可以通过三维骨骼视图显示，而平坦或凹陷的颧骨区域和向下倾斜的眼睛这些次要特征在表面渲染视图中可明显显示。（右图）TCS患儿的轴位 CT 显示右侧颧弓发育不全 ➡，左侧颧弓缺失 ➡。颧骨发育不全是TCS 的标志性发现。还可以看到一部分畸形的右耳 ➡。

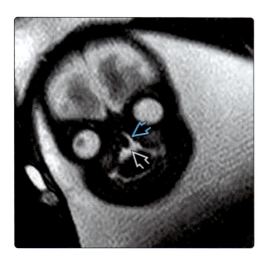

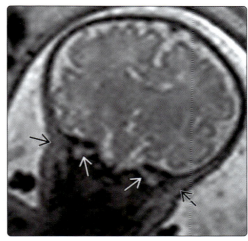

图 13-121 （左图）在中孕早期 TCS 胎儿中，冠状面上可以看到腭裂缺陷，即口腔 ➡ 和鼻腔 ➡ 之间的液体自由流动。（右图）在晚孕期 TCS 胎儿中，胎儿 MR显示双侧内耳道正常 ➡，外耳道无液体充盈 ➡。这是 TCS 的典型表现，而不是其他原因所致的小颌畸形。图中所示的细微特征有助于准确诊断 TCS。

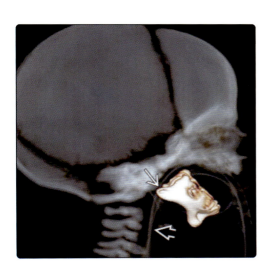

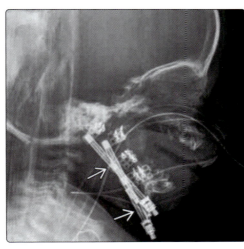

图 13-122 （左图）对一例TCS 新生儿的下颌骨进行三维 CT 骨骼渲染，显示一个小的下颌骨伴两侧分支发育不全 ➡。可以隐约看到气管内插管 ➡。受累婴儿通常同时存在呼吸道和喂养问题。（右图）另一名患有 TCS和重度下颌畸形伴气道损害的儿童的侧面 X 线片显示，放置了下颌牵引装置 ➡ 用于延长下颌。这样治疗是为了尝试避免气管造口术，而不是单纯矫正面部形态。

要　点

术语

- 6 种核心畸形的非随机联合
  - 脊柱异常（Vertebral defect）
  - 肛门闭锁（Anal atresia）
  - 心脏畸形（Cardiac anomaly）
  - 气管食管瘘伴或不伴食管闭锁（Tracheoesophageal（TE）fistula ± esophageal atresia）
  - 肾脏异常（Renal anomaly）
  - 肢体缺陷（Limb defect）（最常为桡侧列）

影像学表现

- 肾脏、肢体和脊柱异常最容易识别
- 心脏异常是最常见缺陷（约 80%）
- 食管闭锁伴或不伴气管食管瘘占 50%～60%
- 无肛窝
- 当发现 1 种缺陷时，应系统检查排查相关异常

主要鉴别诊断

- 18 三体

- 关节挛缩综合征
- 有重叠特征的综合征
  - 心 - 手综合征
  - 糖尿病性胚胎病
  - 血小板减少无桡骨综合征（thrombocytopenia absent radius，TAR）
  - MURCS 联合征
  - CHARGE 综合征
- VACTERL 伴脑积水（VACTERL with hydrocephalus，VACTERL-H）

病理

- 迄今为止涉及的多个基因包括 *FGF8*、*FOXF1*、*HOXD13*、*LPP*、*TRAP1*、*ZIC3*
- 与染色体异常无关，但有许多共同特征
- 排除性诊断
- 在 VACTERL 中发现的所有特征，常见于其他综合征或者孤立存在
- 危险因素：母体糖尿病

图 13-123　（左图）三维超声显示桡侧列畸形，前臂缩短 ➡️，手部向桡侧偏 ➡️。存在 4 根手指 ➡️，拇指缺失。桡侧列缺陷是 VATER/VACTERL 联合征中最常见的肢体异常。（右图）图示为一例患有 VACTERL 的足月婴儿的桡侧列缺陷的临床照片。注意手腕向桡侧偏斜 ➡️。X 线检查显示桡骨缺失。还要注意异常"手指化"的拇指 ➡️。

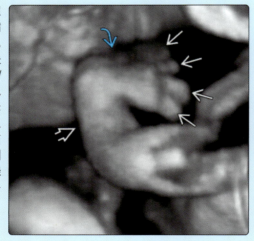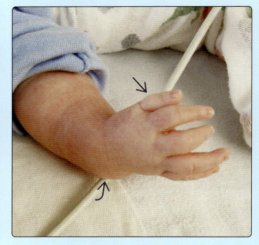

图 13-124　（左图）超声显示一例晚孕期胎儿食管闭锁，是 VACTERL 联合征的一部分。注意上胸部扩张的食管袋 ➡️。如果存在，这是一个重要的诊断线索。（右图）胸部 X 线扫查显示患有 VACTER 的新生儿。超声发现羊水过多和胃泡缺失，警惕有食管闭锁。注意食管袋中的鼻胃管 ➡️。其他表现是由于法洛四联症造成的心尖上翘 ➡️（靴形心）。

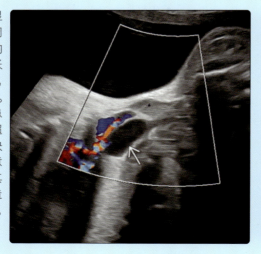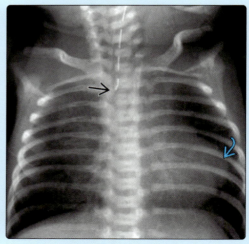

术语

同义词

- VATER/VACTERL 联合征

定义

- 6 种核心畸形的非随机联合
  - 脊柱异常（**V**ertebral defect）
  - 肛门闭锁（**A**nal atresia）
  - 心脏畸形（**C**ardiac anomaly）
  - 气管食管瘘（**T**racheoesophageal（TE）fistula），食管闭锁（**E**sophageal atresia）
  - 肾脏异常（**R**enal anomaly）
  - 肢体缺陷（**L**imb defect）（最常为桡侧异常）
- VATER 是一个组合，包括脊柱异常（**V**ertebral defect）、肛门闭锁（**a**nal atresia）、气管食管瘘/食管闭锁（**TE** fistula/**e**sophageal atresia）、肾/桡骨缺陷（renal/radial defect）
- 排除性诊断：至少存在 3 个特征才考虑诊断

影像学表现

一般特征

- 最佳诊断线索
  - 中孕期超声多发异常
  - 肾脏、肢体和脊柱异常最容易识别

超声表现

- **椎体/节段异常**
  - 半椎体
    - 冠状切面显示最佳
    - 脊柱侧凸：源自半椎体区域；通常复杂；可能为局限性区域
  - 椎体或椎体后部融合（脊椎未分节）
- **肛门闭锁/无肛症**
  - 无肛门窝：正常肛门呈环状低回声（肌壁），中心部呈高回声（黏膜）
  - 结肠偶尔会扩张
  - 通常产前无法识别
  - 无肛症与生殖器、泌尿系统和腰骶部脊柱异常的发病率增加有关
- **心脏畸形**
  - 心脏异常是最常见的缺陷，约占 80%
  - 一些研究中室间隔缺损（ventricular septal defect，VSD）是最常见的缺陷
- **食管闭锁 ± 气管食管瘘**
  - 存在于 50%～60% 的 VACTERL 患者中
  - 通常很难诊断
  - 胃泡不显示或小
  - 晚孕期寻找食管囊袋征
    - 当吞咽时近端食管短暂充盈
  - 羊水过多往往是较晚的表现（晚孕期）
  - 持续性胃泡缺如与羊水增多相关，是最佳征象
- **肾脏异常**
  - 膀胱输尿管返流伴其他结构缺陷（27%）

- 单侧肾发育不全（24%）
  - 多囊性发育不良肾（multicystic dysplastic kidneys，MCDK）
  - 重复集合系统（13%）
  - 肾积水
  - 异位肾
  - 大多数患有结构性肾异常的婴儿也有肛门直肠畸形
- **肢体异常**
  - 通常限于上肢
  - 通常是双侧的，可能是不对称的
  - 常见桡侧列畸形
    - 拇指发育不全/缺如
    - 桡骨发育不全/缺如伴手偏向桡侧
- **其他相关畸形/异常**
  - 羊水过多
    - 最常与食管闭锁有关
  - 肋骨异常（分裂、融合、缺失）
    - 通常与椎体分节异常有关
  - 单脐动脉常与肾脏异常相关
  - 生殖器
    - 尿道下裂、阴囊对裂、阴唇发育不全
    - 更常见于合并肛门直肠畸形者
  - 胎儿生长受限
  - 唇裂/腭裂，高腭弓
  - 羊水过少伴双侧肾脏异常

影像学建议

- 最佳成像工具
  - 妊娠中期超声
  - 3D、4D 成像有助于描绘肢体、脊柱异常
- 流程建议
  - 当识别出 1 种畸形时，系统性检查排查相关异常
  - 专项胎儿超声心动图
  - 检查核型用以排除染色体异常
  - 在晚孕期复查超声以评估羊水和胎儿生长

鉴别诊断

18 三体

- 与 VACTERL 联合征伴其他异常有显著重叠
- 中枢神经系统畸形
- 胎儿生长受限：通常严重

肛门闭锁

- 孤立性与综合征性
- 与泌尿生殖系统 - 骶尾段脊柱异常有很大相关性

桡侧列畸形

- 孤立性与综合征性
- 各种拇指畸形
  - 拇指缺失 → 发育不全 → 三节指骨

有重叠特征的综合征

- **心手综合征**
  - 桡侧列异常，二肢海豹肢畸形

○ 心脏缺陷（房间隔缺损和室间隔缺损）
○ 椎体异常
○ 胸椎侧凸
- 糖尿病胚胎病
  ○ 心脏异常（转位、间隔缺损）
  ○ 肾异常（发育不全、肾积水）
  ○ 中枢神经系统异常（神经管缺陷，前脑无裂畸形）
  ○ 肢体异常（多指/趾畸形、股骨发育不全、桡侧列）
- 血小板减少无桡骨综合征（thrombocytopenia absent radius，TAR）
  ○ 拇指正常的双侧桡骨异常
  ○ 心脏、肾脏或其他骨骼缺陷
  ○ 出血、心脏病导致婴儿死亡率高
- 关节挛缩综合征
  ○ 肢体挛缩可造成桡/尺骨异常的假象
  ○ 扫查期间四肢保持固定位置
  ○ 脊柱侧凸
- MURCS 联合征
  ○ 米勒管畸形、肾脏异常和颈胸段椎体发育不良
- CHARGE 综合征
  ○ 先天眼结构缺损、心脏缺陷、后鼻孔闭锁、生殖器异常、生长异常、耳朵异常
  ○ 气管食管瘘伴或不伴食管闭锁，肛门闭锁
- Townes-Brock 综合征
  ○ 发育不良的耳朵、三节指骨拇指、肛门和肾脏异常
- 罗伯茨综合征/罗伯茨 SC/假反应停综合征
  ○ 海豹肢症（90%）、口面裂、胎儿生长受限
  ○ 与 TAR 表型广泛重叠
- VACTERL 伴有脑积水（VACTERL-H）/VACTERL± 脑积水（VACTERLX）
  ○ X 连锁和常染色体隐性遗传类型
  ○ 伴有严重发育迟缓，通常预后不良
  ○ 鉴于与 Fanconi 贫血的表型重叠，疑似 VACTERL-H 的病例应进行染色体断裂研究，以排除 Fanconi 贫血

病理

一般特征

- 病因学
  ○ 发育 35 天之前中胚层分化缺陷
  ○ 可能与音猬因子通路中的基因突变有关
  ○ 小鼠音猬因子信号异常，与人类 VACTERL 病例中发现的异常非常相似
  ○ 迄今为止涉及多个基因，包括 *FGF8*、*FOXF1*、*HOXD13*、*LPP*、*TRAP1*、*ZIC3*
  ○ 危险因素：母体糖尿病
- 遗传学
  ○ 散发
    - 罕见亲子传播报道
    - 如果全面检查，在受累者的同胞或父母中发现 VACTERL 单一特征的概率高达 9%
  ○ 复发风险<1%
  ○ 与染色体异常无关，但有许多共同特征

分期、分级与分类

- 排除性诊断
- 无特异性检测来确诊
- 无面部表型协助模式识别
- VACTERL 中发现的所有特征常见于其他综合征以及孤立存在
- 很少有患者具备所有特征
  ○ 平均每位患者者有 3～4 个特征
  ○ 肢体、胸部和腹部/盆腔至少需要 1 处异常才能诊断

临床问题

表现

- 最常见的体征/症状
  ○ 中孕期检查发现多处异常

人口统计资料

- 流行病学
  ○ 发病率 1.6/10 000

自然病史与预后

- 差异较大，基于异常的类型和数量
  ○ 28% 的新生儿死亡率
- 可能危及生命的异常包括气管食管瘘、肛门闭锁和心脏异常
- 存活者智力正常，预后良好
- 严重的脊柱侧凸可能是渐进性的，难以治疗
- 对严重患者需要终身治疗

处理

- 检测核型排除三体
- 多发严重异常选择终止妊娠
  ○ 建议尸检以确定诊断
- 如果继续妊娠，则在三级医疗机构分娩
- 通过超声心动图、肾脏超声、脊柱和四肢 X 线片检查进行全面检查
- 所有的核心特征都需要手术治疗

诊断要点

影像判读经验

- 发现 1 个或多个特征应进行完整评估排查其他合并异常
  ○ 通常情况下，不典型的异常（如食管闭锁和心脏缺陷）有可能造成最严重的并发症

参考文献

1. van de Putte R et al: Spectrum of congenital anomalies among VACTERL cases: a EUROCAT population-based study. Pediatr Res. 87(3):541-9, 2020
2. Guptha S et al: Likelihood of meeting defined VATER/VACTERL phenotype in infants with esophageal atresia with or without tracheoesophageal fistula. Am J Med Genet A. 179(11):2202-6, 2019
3. Holmquist A et al: Closer location of the tracheoesophageal fistula to the carina in newborns with esophageal atresia and VACTERL association. J Pediatr Surg. 54(7):1312-5, 2019
4. Solomon BD: The etiology of VACTERL association: current knowledge and hypotheses. Am J Med Genet C Semin Med Genet. 178(4):440-6, 2018

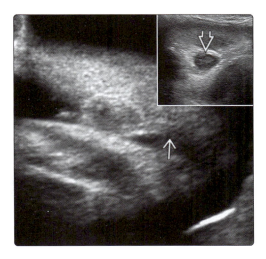

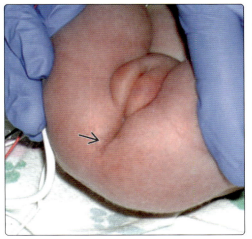

图 13-125 （左图）插图显示正常肛门窝➡️，低回声肌壁环绕高回声黏膜（靶环征）。这例肛门闭锁的男性胎儿与正常表现对比，无肛门窝➡️。（右图）图示为一例女性新生儿肛门闭锁➡️的临床照片。胎儿超声还显示椎体异常。腰骶部异常通常与肛门直肠畸形同时出现，生殖器畸形也是如此。

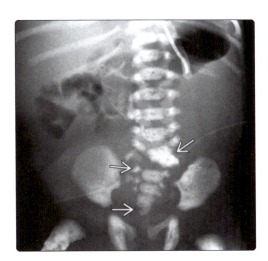

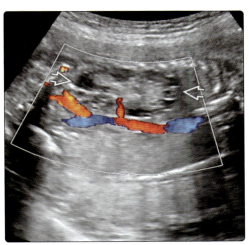

图 13-126 （左图）患肛门闭锁的新生儿正位片显示多个腰骶椎缺陷➡️。常见远端椎体异常，通常与肛门直肠畸形有关，是 VATER/VACTERL 联合征的重要组成部分。（右图）患 VACTERL 的胎儿显示一侧为多囊性发育不良肾（MCDK）➡️，另一侧为肾脏发育不全（注意单一肾动脉）。同时观察到一个大型室间隔缺损。外观检查发现肛门闭锁，但产前由于无羊水而漏诊。

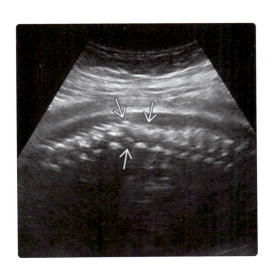

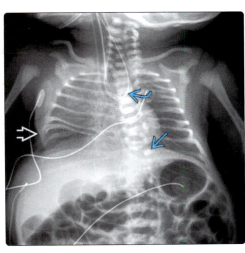

图 13-127 （左图）脊柱矢状切面超声显示由多个椎体分节缺陷➡️造成的紊乱表现。半椎体是 VATER/VACTERL 中最常见的脊柱异常，超声检查显示脊柱错位。（右图）一名患有 VACTERL 的新生儿 X 线片显示，食管闭锁处有一根卷曲的口胃管➡️。远端气管食管瘘是肠道内气体的来源。有脊椎异常➡️、肛门闭锁引起的肠襻扩张，以及肋骨异常➡️。

要　点

术语

- 胎儿暴露于抗癫痫药物丙戊酸（valproic acid，VPA），特征为面部外观畸形，严重和轻微异常，中枢神经系统功能障碍

影像学表现

- 最佳诊断线索：暴露胎儿出现神经管缺陷（neural tube defect，NTD）、肢体异常和生长受限
- 神经管缺陷：1%～2%
- 小头畸形：15%
- 先天性心脏缺陷：25%
- 肢体畸形：45%～65%
- 泌尿生殖系统：20%
- 颅面部畸形
- 胎儿生长受限

主要鉴别诊断

- 其他抗惊厥药物引起的胚胎病

- 神经管缺陷；孤立性和综合征性
- 非整倍体
- VACTERL 联合征
- 心脏和肢体畸形；孤立性与综合征性

病理

- 致畸机制可能是由于胎儿氧化应激增加、VPA 的叶酸抑制作用以及组蛋白去乙酰化酶的 VPA 抑制引起的基因表达变化

临床问题

- 受精后 17～30 天发生的 VPA 暴露可导致 1%～2% 的脊柱裂风险
- 其他严重畸形的风险：约 10%（是未暴露妊娠的 2～3 倍）
  - 1/3 的胎儿有轻微异常
- 高剂量 VPA、与其他抗癫痫药联合多药治疗的风险增加
- 婴儿死亡率：12%
- 发育迟缓、智力障碍：29%

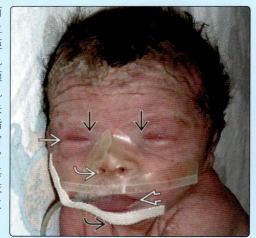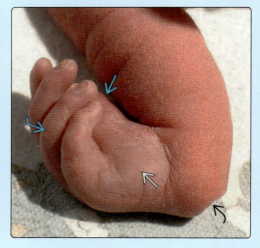

图 13-128　（左图）严重丙戊酸钠胚胎病的早产新生儿。注意小睑裂 ➡，眼距过宽 ➡，鼻梁扁平、鼻孔前倾 ➡，小嘴 ➡ 和小下颌 ➡。（右图）显示同一婴儿的桡侧列异常。拇指缺失 ➡，所有手指都有先天性指屈曲 ➡。注意由于在子宫内缺乏活动，手掌没有正常褶皱 ➡。指甲很薄，但其他方面正常。在成角的肢体远端发现一个明显的皮肤凹陷 ➡。

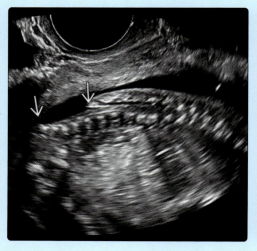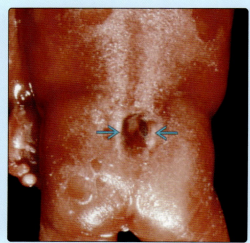

图 13-129　（左图）中孕期胎儿超声矢状切面显示骶尾部脊髓膨出 ➡。无覆盖的囊性包块。在受精后 17～30 天暴露于丙戊酸会导致 1%～2% 的脊柱裂风险。（右图）尸检照片显示 VPA 暴露导致的典型开放性神经管缺陷 ➡。控制母亲癫痫发作对获得最佳妊娠结局至关重要，由于存在致畸风险，治疗应使用尽可能低剂量的单一药物来控制癫痫发作。

术语

同义词

- 丙戊酸(Valproic acid, VPA)胚胎病、胎儿丙戊酸钠综合征

定义

- 胎儿暴露于抗癫痫药物丙戊酸(VPA),特征为面部外观畸形,严重和轻微异常,中枢神经系统功能障碍

影像学表现

一般特征

- 最佳诊断线索
  - 暴露胎儿出现神经管缺陷(neural tube defect, NTD)、肢体异常和生长受限

超声表现

- 1%～2%存在神经管缺陷:骶骨的、腰骶部的
- 15%存在小头畸形
- 25%存在先天性心脏缺陷
  - 左侧病变、主动脉弓离断、间隔缺损
- 胎儿生长受限(fetal growth restriction, FGR)
- 唇裂/腭裂
- 45%～65%存在肢体异常
  - 桡侧列缺陷
- 20%存在泌尿生殖系统异常:尿道下裂

影像学建议

- 流程建议
  - 对服用抗癫痫药物(antiepileptic drugs, AED)患者的胎儿每月超声检查监测生长、结构发育
  - 胎儿超声心动图

鉴别诊断

其他抗惊厥药引起的胚胎病

- AED中可见的畸形、FGR和发育迟缓的特征性模式

神经管缺陷

- 孤立性与综合征性

非整倍体

- FGR,其他结构畸形

心脏缺陷

- 孤立性与综合征性

VACTERL 联合征

- 肢体缺陷,包括常见的桡侧列畸形

肢体缺陷

- 桡侧列异常(孤立性或综合征性)

病理

一般特征

- 病因
  - 癫痫是育龄妇女最常见的神经系统疾病
    - VPA是治疗癫痫小发作最有效的药物;对双向情感障碍、偏头痛也有效
  - 致畸机制可能是由于胎儿氧化应激增加与VPA的叶酸抑制作用与VPA抑制组蛋白脱乙酰酶引起的基因表达变化有关
- 遗传学
  - 在同胞中复发是由于后续怀孕中反复暴露,可能存在遗传易感性

临床问题

表现

- 最常见体征/症状
  - 心脏缺损、小头畸形、神经管缺损
- 除严重畸形以外的生后体征/症状
  - 新生儿高血糖、无纤维蛋白原血症、高胆红素血症
  - 颜面
    - 双颞狭窄,面中部发育不全,鼻梁宽而扁平
    - 睑裂小,眼距过宽,内眦赘皮,小眼,视神经发育不全
    - 人中长而扁平,嘴小并嘴唇薄,小下颌
  - 手指纤细,指甲发育不全,多指/趾畸形
  - 发育迟缓

人口统计资料

- 流行病学
  - 在受精后17～30天发生VPA暴露可导致1%～2%的脊柱裂风险
  - 其他重大畸形的风险:约10%(未暴露妊娠的2～3倍)
    - 1/3的胎儿有轻微异常
  - 高剂量VPA、与其他抗癫痫药物联合多药治疗增加风险
  - 即使是VPA单一疗法也会造成显著的结构畸形风险(至少6%)

自然病史与预后

- 婴儿死亡率:12%
- 发育迟缓、智力障碍:29%
- 受累同胞之间的严重程度不一

处理

- 怀孕期间控制癫痫发作至关重要
  - 以尽可能最低剂量使用单一药物
- 孕前补充叶酸 0.4～4.0mg/d
  - 有既往受累的神经管缺陷患儿病史者,孕前补充叶酸 4mg/d
- 可以选择终止妊娠

参考文献

1. Bromley RL et al: Intellectual functioning in clinically confirmed fetal valproate syndrome. Neurotoxicol Teratol. 71:16-21, 2019
2. Tomson T et al: Teratogenicity of antiepileptic drugs. Curr Opin Neurol. 32(2): 246-52, 2019
3. Vajda FJE et al: Antiepileptic drugs and foetal malformation: analysis of 20 years of data in a pregnancy register. Seizure. 65:6-11, 2019
4. Veroniki AA et al: Comparative safety of antiepileptic drugs for neurological development in children exposed during pregnancy and breast feeding: a systematic review and network meta-analysis. BMJ Open. 7(7):e017248, 2017

要 点

术语

- 妊娠早期暴露于华法林、维生素 K 拮抗剂对胎儿的影响
- 点状软骨发育不良的表型

影像学表现

- 严重鼻发育不全
- 肢根型短肢
- 在晚孕期大关节和脊柱的冠状面可见点状骨骺
- 产后 X 线检查对确定骨骼检查结果很重要

主要鉴别诊断

- 点状软骨发育不良
- Binder 表型
- 骨骼发育不良
- 21 三体

- 伪华法林胚胎病
- 母体胶原血管病

病理

- 受精后 6～9 周是关键时期
- 抑制骨蛋白的维生素 K 依赖性羧基化
- 剂量超过 5mg/d 的风险更高

临床问题

- 胚胎病中 6% 为早孕期暴露
- 自然流产（25%）、死产（7%）
- 产后表现
  - 新生儿呼吸窘迫；婴儿必须用鼻呼吸管
  - 严重的鼻发育不良伴鼻梁凹陷，鼻翼和鼻尖之间有一深沟
  - 骨骼：点状骨骺、短肢、指甲发育不良、椎体异常
  - 鼻部异位钙化、气管支气管树

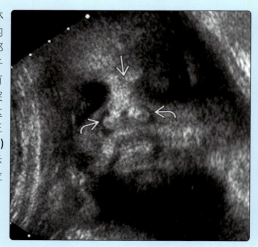
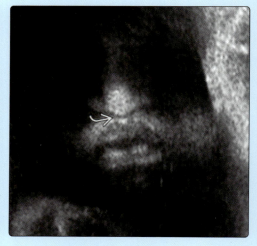

图 13-130 （左图）华法林胚胎病晚孕期胎儿面部的冠状切面图像显示面中部扁平 ➡️，宽而扁平的鼻子和深的鼻翼皱褶 ➡️。没有明显的人中，嘴唇显得突出。由于风湿病并发症，这位母亲因人工心脏瓣膜正在接受香豆素治疗。（右图）另一张稍靠前的切面显示了扁平的鼻子，鼻尖 ➡️ 位于上唇水平。

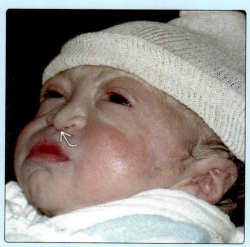
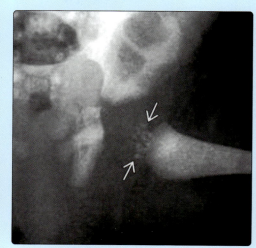

图 13-131 （左图）一名患有华法林胚胎病的新生儿的临床照片显示，面中部发育不全，鼻部发育不全，鼻翼和鼻尖之间有明显的凹槽 ➡️ 分娩时需要使用鼻呼吸管。不需要插管。（右图）一例华法林胚胎病新生儿的左髋关节 X 线照片显示股骨骨骺端点状钙化 ➡️。几个其他关节和脊柱周围也有钙化。

术语

同义词

- 胎儿华法林(香豆素)综合征

定义

- 妊娠早期暴露于华法林、维生素 K 拮抗剂对胎儿的影响
- 点状软骨发育不良的表型

影像学表现

一般特征

- 最佳诊断线索
  - 暴露的胎儿表现严重鼻发育不全,肢根型短肢
  - 晚孕期大关节和脊柱的冠状切面可见点状骨骺
  - 母亲华法林(香豆素)抗凝史

影像学建议

- 最佳成像方法
  - 中孕期至晚孕期胎儿面部三维超声检查
  - 产后 X 线片
- 流程建议
  - 仔细寻找疑似胚胎病的骨骺钙化的确切依据
  - 合适的扫描技术很重要

鉴别诊断

点状软骨发育不良

- 骨骼发育不良的异质性群体
- 膨大的骨骺端伴点状钙化
- 肢根型短肢,鼻发育不全

维生素 K 缺乏症

- 母体严重吸收不良引起的获得性异常

Binder 表型

- 上颌鼻骨发育不良

骨骼发育不良

- 软骨发育不全:四肢短,面中部发育不全
- 软骨成长不全(致命):严重的肢根型短肢、鼻发育不全

21 三体

- 鼻骨缺失或发育不全
- 偶尔出现点状骨骺

伪华法林胚胎病

- 环氧化物还原酶缺乏症

母体胶原血管病

- 报道患有狼疮、硬皮病、混合性结缔组织病的母亲的后代
- 归因于自身抗体通过胎盘传播影响胎儿生长

病理

一般特征

- 病因学
  - 抑制骨蛋白的维生素 K 依赖性羧基化
  - 受精后 6～9 周是关键时期
    - 中、晚孕期风险会降低(视神经、中枢神经系统影响)
    - 剂量超过 5mg/d 风险更高
- 合并中枢神经系统异常
  - Dandy-Walker 综合征、胼胝体发育不全、小眼畸形、视神经萎缩

临床问题

表现

- 产后表现
  - 常见新生儿呼吸窘迫;婴儿必须鼻呼吸器
  - 严重的鼻发育不良,鼻梁凹陷,鼻翼和鼻尖之间的深沟
  - 骨骼:点状骨骺、短肢、指甲发育不全、椎体异常
  - 鼻部异位钙化、气管支气管树

人口统计资料

- 流行病学
  - 6% 的胚胎病为早孕期暴露

自然病史与预后

- 自然流产(25%)、死产(7%)
- 胎儿颅内出血
  - 罕见,通常是致命的,发生在中孕期或晚孕期
- 鼻发育不全引起的新生儿气道阻塞
- 新生儿死亡风险增加
- 鼻发育不全,严重影响美观
- 点状骨骺通常无临床意义
- 颈椎异常→脊髓病、脊髓压迫

处理

- 选择、风险、并发症
  - 孕期抗凝适应证
    - 人工心脏瓣膜
    - 预防和治疗静脉血栓栓塞
  - 普通肝素和低分子量肝素(low-molecular weight heparin, LMWH)是妊娠期治疗的主要方法
    - LMWH 需要非常密切的随访和良好的依从性,才能用于人工瓣膜
  - 为了降低华法林胚胎病风险,通常在受精后第 6 周改用普通肝素

参考文献

1. Chetot T et al: Vitamin K antagonist rodenticides display different teratogenic activity. Reprod Toxicol. 93:131-6, 2020
2. R Sousa A et al: Low-dose warfarin maternal anticoagulation and fetal warfarin syndrome. BMJ Case Rep., 2018
3. Cassina M et al: Human teratogens and genetic phenocopies. Understanding pathogenesis through human genes mutation. Eur J Med Genet. 60(1):22-31, 2017
4. Hüttel E et al: Pregnancy outcome of first trimester exposure to the vitamin K antagonist phenprocoumon depends on duration of treatment. Thromb Haemost. 117(5):870-9, 2017
5. Songmen S et al: Chondrodysplasia punctata: a case report of fetal warfarin syndrome. J Nepal Health Res Counc. 15(1):81-4, 2017

要 点

术语

- 与脑和眼异常相关的先天性肌营养不良

影像学表现

- 识别特定的超声图像
  - 大脑周围脑脊液间隙缩小
  - 最新报道发现脑外侧表面的高回声带
    - 早在 14 周即可通过专项检查发现
  - 大脑半球间裂中的高回声层可覆盖脑脊液→假融合
  - 相关的无大脑外侧裂、顶枕沟（最好在冠状面观察）
  - Z 形脑干被高回声带组织覆盖
    - 提议作为鹅卵石型无脑回畸形的特异性特征
- 脑积水，小脑/胼胝体的异常
- 眼异常
  - 永存原始玻璃体增生症（persistent hyperplastic primary vitreous，PHPV）表现为眼球内的高回声带或肿块

- PHPV 常合并小眼畸形

主要鉴别诊断

- 肌-眼-脑病（muscle-eye-brain disease，MEBD）
- 福山型先天性肌营养不良（Fukuyama congenital muscular dystrophy，FCMD）
- 微管蛋白病

临床问题

- 进行绒毛取样/羊膜腔穿刺术检测核型、微阵列、外显子测序

诊断要点

- 脑干/小脑异常胎儿
  - 评估脑沟/脑回发育、外周脑脊液间隙、脑皮层回声
  - 检查眼睛有无视网膜脱离、PHPV、白内障、先天性眼结构缺损

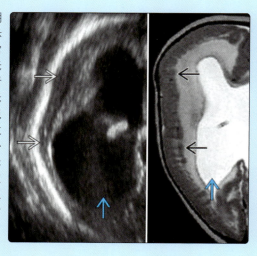
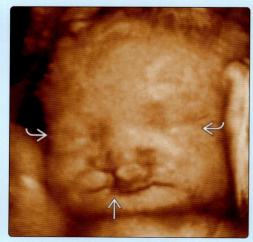

图 13-132 （左图）晚孕期超声和产后 MR 组合图显示脑室扩张➡️，皮质分层异常➡️，脑外 CSF 间隙消失，无脑回/脑沟发育，与 MR 上看到的平滑皮质和鹅卵石型无脑回畸形➡️一致。有了现代设备，我们就有可能通过超声分辨出皮质的高回声外层。（右图）一例鹅卵石型无脑回畸形胎儿的 3D 表面渲染成像显示唇裂➡️和小眼畸形➡️，正如在 WWS 综合征中观察的一样。

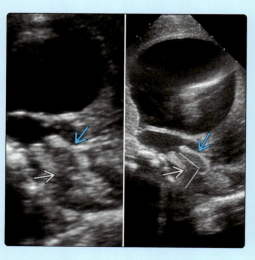
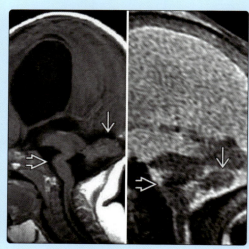

图 13-133 （左图）晚孕期和新生儿超声组合图显示 Z 形脑干➡️及覆盖它的异常高回声带状组织➡️。这一表现被认为是 WWS 的病理学特征。（右图）新生儿（T1）和胎儿（T2）MR 显示异常的小脑➡️和 Z 形脑干➡️，这些预示不良结局，并可能影响分娩计划（例如，是否因分娩时胎儿窘迫进行剖腹产）。该婴儿患有小眼、失明，出生后 1 年内死亡。

术语

同义词

- 沃克-沃伯格综合征（Walker-Warburg syndrome，WWS）

定义

- 先天性肌营养不良伴脑和眼畸形的常染色体隐性遗传综合征

影像学表现

一般特征

- 根据4项标准进行临床诊断
  - 先天性肌营养不良（α-肌营养不良聚糖糖基化低，肌酸激酶水平高）
  - 眼前部或眼后部异常
  - 大脑移行障碍伴Ⅱ型无脑回畸形、脑积水
  - 脑干 / 小脑异常
- 其他表现包括唇 / 腭裂、脑室扩张、前房畸形、先天性白内障、男性生殖器异常

超声表现

- 脑积水：早在11周就可检出
  - 在高危家族中，经阴道超声（transvaginal ultrasound，TVUS）显示脑干弯曲、后颅窝池扩大、白内障、眼眶不对称
- 识别特异性超声图像
  - 大脑周围脑脊液间隙缩小
  - 异常的皮质分层伴大脑外表面的高回声带
    - 早在妊娠14周就有报道：需要使用高分辨率探头进行仔细检查
  - 大脑半球间裂中的高回声层可覆盖脑脊液→假融合
  - 合并大脑外侧裂、顶枕裂缺失（最好在冠状面观察）
    - 最好在冠状面观察
  - Z形脑干被高回声带状组织覆盖
    - 提议作为鹅卵石型无脑回畸形的特异性特征
  - 蚓部发育不良
- 小脑异常、枕部脑膨出、胼胝体发育不全 / 发育不良
- 视网膜脱离：晚孕期，矢状切面为晶状体后的V形漏斗，或冠状切面的同心圆
- 永存原始玻璃体增生症（persistent hyperplastic primary vitreous，PHPV）常合并小眼畸形、白内障
  - 眼后极与晶状体后表面之间的高回声带
- 一些队列研究报道合并大型肾脏囊肿

MR表现

- 鹅卵石型无脑回畸形
- Z形脑干、先天眼组织缺损及其他眼部异常

鉴别诊断

肌-眼-脑病（Muscle-Eye-Brain Disease，MEBD）

- 伴有小脑和脑干异常的巨脑回 / 多小脑回 / 无脑回畸形

福山型先天性肌营养不良症

- 大脑显示多小脑回

微管蛋白病（*TUEA1A*，*TUBC1* 突变）

- 重型：生发基质扩大，小头并无脑回畸形，脑干弯曲
- 产前较轻型：脑干不对称、半球间裂前方弯曲、胼胝体发育不良、大脑外侧裂未分化

病理

一般特征

- 遗传学
  - 遗传学上，常染色体隐性遗传的异质性疾病
  - 对10个血缘家系的全基因组连锁分析表明，至少存在3个WWS位点
    - 在 *POMT1*（蛋白-O-甘露糖基转移酶1）和 *POMT2* 基因中发现了一些突变
  - 血缘家族中 *DAG1* 移码突变导致 α- 和 β-肌营养不良蛋白聚糖完全缺失

临床问题

表现

- 出生时表现为全身性肌张力减退、肌无力、偶尔癫痫发作
- 眼部异常

自然病史与预后

- 最严重的先天性肌营养不良；通常生后第一年致命

处理

- 进行绒毛取样 / 羊膜腔穿刺术检测核型、微阵列、外显子测序
  - 高达40%的病例可以通过DNA分析 *POMT1*、*POMT2*、*FKTN*、*FKRP3* 基因突变确诊
  - 外显子组测序可检测出核型 / 微阵列未检测到的异常
- 再次怀孕时进行早孕期超声检查

诊断列表

影像判断要点

- 胎儿脑干 / 小脑异常
  - 评估脑沟 / 脑回发育、轴外脑脊液间隙、脑皮层高回声
  - 检查眼睛有无视网膜脱离、PHPV、白内障、先天性眼组织缺损
- 在福山型先天性肌营养不良（Fukuyama congenital muscular Dystrophy，FCMD）、肌 - 眼 - 脑病（muscle-eye-brain disease，MEBD）和WWS中，脑积水、小脑发育不全和眼部异常三联征很常见

参考文献

1. Cabet S et al: Two different prenatal imaging cerebral patterns of tubulinopathies. Ultrasound Obstet Gynecol. 57(3):493-7, 2021
2. Geis T et al: Clinical long-time course, novel mutations and genotype-phenotype correlation in a cohort of 27 families with POMT1-related disorders. Orphanet J Rare Dis. 14(1):179, 2019
3. Katorza E et al: Fetal brain anomalies detection during the first trimester: expanding the scope of antenatal sonography. J Matern Fetal Neonatal Med. 31(4):506-12, 2018

要　点

术语

- 同义词：4p-综合征，4p 单体
- 缺失综合征伴生长受限、异常的颅面特征、癫痫发作和智力障碍

影像学表现

- 胎儿生长受限（fetal growth restriction，FGR）、小头畸形（＞80%）
- 颜面：宽鼻梁（"希腊战士钢盔样"）、眼距宽；小颌畸形，唇裂/腭裂
  - 可能很轻微；＞75% 中存在
- 骨骼：马蹄内翻足，裂手，指弯曲
- 心脏：ASD/VSD，肺动脉狭窄
- 肾：肾积水、马蹄形肾、囊性发育不良
- 中枢神经系统：胼胝体（缺失/发育不全）、侧脑室扩张、小脑发育不全
- 早孕期：颈项透明层增厚，颈部水囊状淋巴管瘤

主要鉴别诊断

- Seckel 综合征（ATR，其他基因）

- CHARGE 综合征（CHD7）
- SLOS（DHCR7）
- Opitz G-BBB 综合征（MID1，SPECCL1）

病理

- 4p16.3 缺失（1.4～20Mb）
  - 约 50% 新发
  - 约 40%～45% 非平衡重排
    - 评估父母的平衡重排
      - 影响复发风险
- 罕见（出生率约 1∶50 000）

诊断列表

- 在 FGR 和小头畸形中考虑诊断；寻找颅面特征

扫查技巧

- 使用 3D 成像更好地刻画"希腊武士头盔"，眼距宽，小下颌畸形，耳畸形

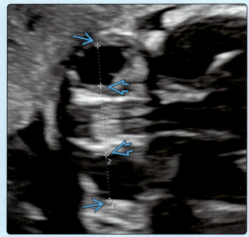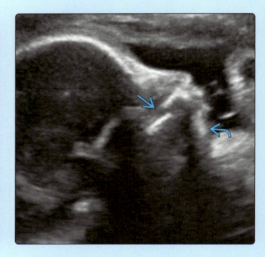

图 13-134　（左图）图中超声横切面显示了 4p 部分单体综合征（Wolf-Hirschhorn syndrome，WHS）胎儿的眼眶。外眦距离（outer canthal distance，OCD）➡️和内眦距离（intercanthal distance，ICD）➡️增加，说明眼距增宽。（右图）同一胎儿的矢状切面显示腭裂➡️和小下颌畸形➡️。基因诊断检测显示 4 号和 8 号染色体的非平衡易位，导致 4p 号染色体 8MB 缺失。

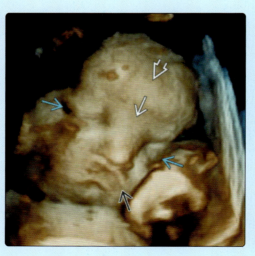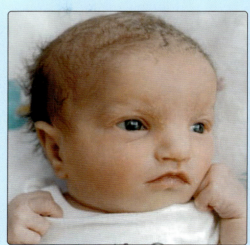

图 13-135　（左图）孕 30 周时，WHS 胎儿面部的 3D 表面渲染成像显示眼距增宽，外眦距离➡️和内眦距离较大。宽鼻梁➡️形成了希腊战士头盔的外观。还有眉间突出➡️和"低张"的嘴角下垂➡️。（右图）同一个孩子出生后的照片显示了 WHS 典型的颅面特征：突出的眉间、眼距过宽、突出的鼻梁和嘴角下垂。

术语

缩写

- 4p 部分单体综合征（Wolf-Hirschhorn syndrome，WHS）

同义词

- 4p-综合征、4p 单体、4p 缺失

定义

- 染色体 4p 缺失伴典型特征
  - 胎儿生长受限（fetal growth restriction，FGR）
  - 颅面畸形特征
  - 癫痫和智力障碍

影像学表现

一般特征

- 最佳诊断线索
  - FGR+ 小头畸形 + 特征性颅面特征
    - 眼距过宽，宽鼻梁
    - "希腊战士钢盔样"特征

超声表现

- FGR 伴小头畸形是特征性表现
  - ± 脐动脉多普勒异常
- 颅面部表现
  - 眼距宽 + 高前额眉间突出
  - 鼻骨发育不全
  - 小颌畸形和低位耳
  - 唇/腭裂
  - "低张"嘴角下垂
- 肾/泌尿生殖的异常
  - 肾积水、囊性发育不良、马蹄形肾、肾缺失/发育不全
  - 男性阴茎异常：尿道下裂最常见
- 骨骼异常
  - 马蹄内翻足/摇椅足，缺指（裂手），指弯曲，脊柱侧凸
- 心脏异常
  - 左心发育不良，肺动脉闭锁
  - 房间隔缺损（atrial septal defect，ASD）、室间隔缺损（ventricular septal defect，VSD）
- 中枢神经系统（central nervous system，CNS）
  - 胼胝体发育不全/缺失，侧脑室扩张，小脑发育不全，蚓部发育不全
- 其他少见异常
  - 先天性膈疝，胆囊发育不良
- 早孕期可能出现
  - 颈项透明层增厚，颈部水囊状淋巴管瘤

影像学建议

- 最佳成像工具
  - 出现 FGR 时，使用 3D 超声成像显示颅面特征

鉴别诊断

Seckel 综合征（*ATR*，几种其他基因）

- FGR 和小头畸形伴"鸟头轮廓"
  - 鼻子突出，前额倾斜，小下颌畸形
- 常染色体隐性遗传

CHARGE 综合征（*CHD7*）

- 先天性眼组织缺损（coloboma），心脏缺陷（heart defect），后鼻孔闭锁（choanal atresia），生长受限（restricted growth），生殖器异常（genital abnormality），耳畸形（ear anomaly）
- 常染色体显性遗传

史-莱-奥综合征（*DHCR7*）

- FGR，腭裂，心脏缺陷，男性生殖器发育不全，轴后多指/趾，2～3 并指/趾
- 常染色体隐性遗传

Opitz G-BBB 综合征（*MID1*，*SPECC1*）

- 眼距过宽、宽鼻梁、泌尿生殖系统异常、唇/腭裂
- X 连锁，常染色体显性遗传

病理

一般特征

- 病因学
  - 4p16.3 缺失；邻近基因缺失综合征
  - WHS 关键区域（WHSCR）
    - 1.4～1.9Mb；可能更大（20Mb）
    - 基因：*NSD2*、*LETM1* 和 *MSX1*
- 遗传学
  - 标准核型可检测 50%～60% 的 WHS
    - 检测复杂的重排（环状染色体）
  - 荧光原位杂交（fluorescence in situ hybridization，FISH）检测 >95%
  - 染色体微阵列检测 >99%
    - 无法识别平衡重排
  - 建议父母染色体核型检测平衡重排
    - 最常见的：4p 和 8p 平衡重排
    - 影响复发风险

临床问题

表现

- 最常见的体征/症状
  - 生长障碍伴小头畸形（>80%）
  - 颅面特征（>75%）
  - 中枢神经系统异常，肌张力减退，癫痫发作（> 90%）
  - 骨骼异常（60%～75%），可能较小
  - 心脏异常（约 50%）
- 其他体征/症状
  - 免疫：抗体缺乏；呼吸道感染
  - 听力损伤；视神经缺陷

人口统计资料

- 约 1：50 000 出生率
- 女：男 =2：1

参考文献

1. Lin MF et al: Prenatal diagnosis of Wolf-Hirschhorn syndrome at the first trimester using chromosomal microarray analysis. J Obstet Gynaecol. 39(2):268-70, 2019
2. Xing Y et al: Prenatal diagnosis of Wolf-Hirschhorn syndrome: from ultrasound findings, diagnostic technology to genetic counseling. Arch Gynecol Obstet. 298(2):289-95, 2018
3. Battaglia A et al: Wolf-Hirschhorn syndrome: a review and update. Am J Med Genet C Semin Med Genet. 169(3):216-23, 2015
4. Debost-Legrand A et al: Prenatal ultrasound findings observed in the Wolf-Hirschhorn syndrome: data from the registry of congenital malformations in Auvergne. Birth Defects Res A Clin Mol Teratol. 97(12):806-11, 2013

要 点

术语

- 由 PEX 基因异常引起过氧化物酶体生物发生障碍的常染色体隐性遗传疾病，表型从轻度至严重不一

影像学表现

- 大脑：侧脑室扩张伴边界不规则（通常不对称），脑室周围假性囊肿，小脑发育不全
  - 推荐 MR 用于可疑病例诊断：神经元移行异常、生发层溶解性囊肿、髓鞘形成严重受损、多小脑回/巨脑回
- 肾：肾脏回声增强，寻找微小囊肿
- 胃肠：肠管回声增强，肝脾肿大
- 肌肉骨骼：点状软骨发育不良伴骨骺斑点，尤其是髌骨
- 颅面：在怀疑该诊断的情况下，晚孕期 3D 渲染成像可能会显示前囟宽、扁平脸和宽鼻梁

主要鉴别诊断

- 21 三体
- Prader-Willi 综合征（部分缺失；父系 Chr15）
- 脊髓性肌萎缩（SMN1）
- 先天性强直性肌营养不良，I 型（三核苷酸扩增；DMPK）

病理

- PEY 基因（13）的致病性变异导致许多化合物的浓度增加，会造成氧化物酶体的代谢障碍

临床问题

- 新生儿表现：喂养困难、肌张力降低、癫痫发作、肾囊肿、骨骼异常和独特的颅面外观
  - 严重受累的新生儿通常出生后 1 年死亡
- 儿童期表现为轻度表型，但仍有明显影响

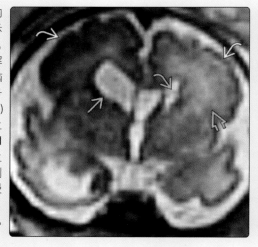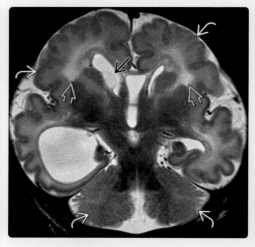

图 13-136 （左图）32 周的胎儿冠状位 T2W1 MR 显示不对称性右侧脑室扩张 ➡，左侧前角有轻微生发层溶解性囊肿 ➡，弥漫性多小脑回 ➡，以及异常的白质信号强度 ➡。（摘自 DI：Brain）（右图）同一名患者在出生后第 2 天的冠状位 T2WI MR 显示右侧前角有一个生发层溶解性囊肿 ➡（左侧囊肿存在，但未显示），弥漫性大脑和小脑多小脑回 ➡，深部白质信号异常增强 ➡。（摘自 DI：Brain）

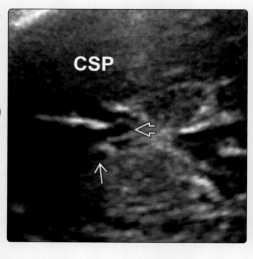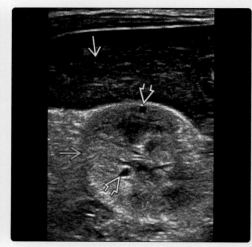

图 13-137 （左图）Zellweger 综合征（ZS）胎儿中，胎儿大脑评估中观察的轻微表现包括侧脑室轻度不对称扩张（未显示）和尾侧丘脑沟透明隔（CSP）➡ 附近的一个小囊肿 ➡。（右图）一例 ZS 新生儿右肾超声横切面显示肾脏回声 ➡ 较邻近肝脏回声 ➡ 明显增强。此外，还可以观察到数个小的皮质囊肿 ➡。肾囊性发育不良是一种非特异性的表现，但在 ZS 胎儿和儿童中很常见。

术语

同义词

- Zellweger 综合征（Zellweger syndrome，ZS）、新生儿肾上腺脑白质退化症（neonatal adrenoleukodystrophy，NALD）、婴儿雷夫叙姆病（infantile Refsum disease，IRD）、脑肝肾综合征

定义

- 因 *PFX* 基因的致病性变异引起的过氧化物酶体生物发生障碍的常染色体隐性遗传病，具有轻度至重度表型
- Zellweger 谱系障碍（Zellweger spectrum disorder，ZS）包括 ZS、NALD 和 IRD
  - 产前表型（ZS）通常严重且危及生命

影像学表现

一般特征

- 最佳诊断线索
  - 侧脑室不对称性扩张，小脑发育不全，肾脏回声增强并微小囊肿
    - 超声表现可能提示中枢神经系统的 MR 显示严重异常

超声表现

- 颅脑
  - 侧脑室扩张伴边界不规则；通常不对称
  - 脑室周围假性囊肿
  - 小脑发育不全
- 肾：肾脏回声增强，寻找微小囊肿
- 颅面：在怀疑该诊断的情况下，晚孕期 3D 渲染成像可能会显示前囟宽、扁平脸和宽鼻梁
- 胃肠：肠管回声增强，肝脾肿大
- 肌肉骨骼：点状软骨发育不良伴骨骺斑点，尤其是髌骨
- 胎儿生长受限，颈项透明层增厚

MR 表现

- 对疑似病例进行颅脑 MR 检查
  - 神经元移行异常、生发层溶解性囊肿、严重髓鞘形成受损
  - 多小脑回、巨脑回、胼胝体变薄、灰质异位带

鉴别诊断

21 三体

- 肌张力低下，特征性面容

Prader-Willi 综合征（缺失父系 Chr15）

- 严重肌张力过低；喂养困难；产前羊水过多和臀位，早产

脊髓性肌萎缩（*SMN1*）

- 肌张力过低，呼吸功能不全需要机械通气

先天性强直性肌营养不良，Ⅰ型（DMPK）

- 肌张力过低、出生时严重肌无力、呼吸功能不全

病理

一般特征

- *PEY* 基因（13）的致病性变异导致许多化合物的浓度增加，造成过氧化物酶体的代谢障碍
  - 超长链脂肪酸、植烷酸、缩醛磷脂、哌可酸和胆汁酸水平增加

临床问题

表现

- 最常见体征/症状
  - 肌张力降低、喂养困难
  - 中枢神经系统：癫痫发作、认知功能不全
  - 颅面：扁平脸，宽鼻梁，前囟门大，宽颅缝
  - 眼睛：白内障、眼球震颤
  - 听觉和视觉障碍
  - 骨：点状软骨发育不良，尤其是髌骨
  - 胃肠：肝肿大，肝功能不全
  - 泌尿生殖：肾发育不良伴功能受损

人口统计资料

- 美国 50 000～79 000 人中有 1 人发病

自然病史与预后

- 表型从轻度到重度不一
  - 新生儿：喂养困难、肌张力降低、癫痫发作、肾囊肿、骨骼异常以及独特的颅面外观；严重受累的新生儿通常在出生后 1 年内死亡
  - 儿童期表现：较轻表型，视力和听力丧失，肝功能不全，肾上腺功能不全，神经病变，肾草酸结石
  - 很少在产前发现，除非有家族病史

处理

- 无根治性治疗，主要是支持性治疗
  - 胃造口术、助听器、白内障摘除术、肾上腺替代疗法、抗癫痫药

诊断列表

影像判读要点

- 不对称性侧脑室扩张伴侧脑室边界不规则，肾回声增强伴肾囊肿
  - 在 ZS 中，考虑 MR 识别广泛的皮质异常并直接检测 *PEX* 基因

参考文献

1. Lu P et al: A Chinese rewborn with Zellweger syndrome and compound heterozygous mutations novel in the PEX1 gene: a case report and literature review. Transl Pediatr. 10(2):446-53, 2021
2. Cheillan D: Zellweger syndrome disorders: from severe neonatal disease to atypical adult presentation. Adv Exp Med Biol. 1299:71-80, 2020
3. Shen O et al: Prenatal observation of nystagmus, cataracts, and brain abnormalities in a case of Zellweger spectrum disorder syndrome. Prenat Diagn. 36(9):894-5, 2016
4. Aydemir O et al: Fetal echogenic bowel in association with Zellweger syndrome. J Obstet Gynaecol Res. 40(6):1799-802, 2014
5. Steinberg SJ et al: Peroxisome biogenesis disorders, Zellweger syndrome spectrum. Gene Reviews. Published January 12, 2003. Reviewed October 29, 2020. Accessed August 28, 2020. https://www.ncbi.nlm.nih.gov/books/NBK1448/

（李洁　李亚敏　高静　译，栗河舟　周昌荣　审校）

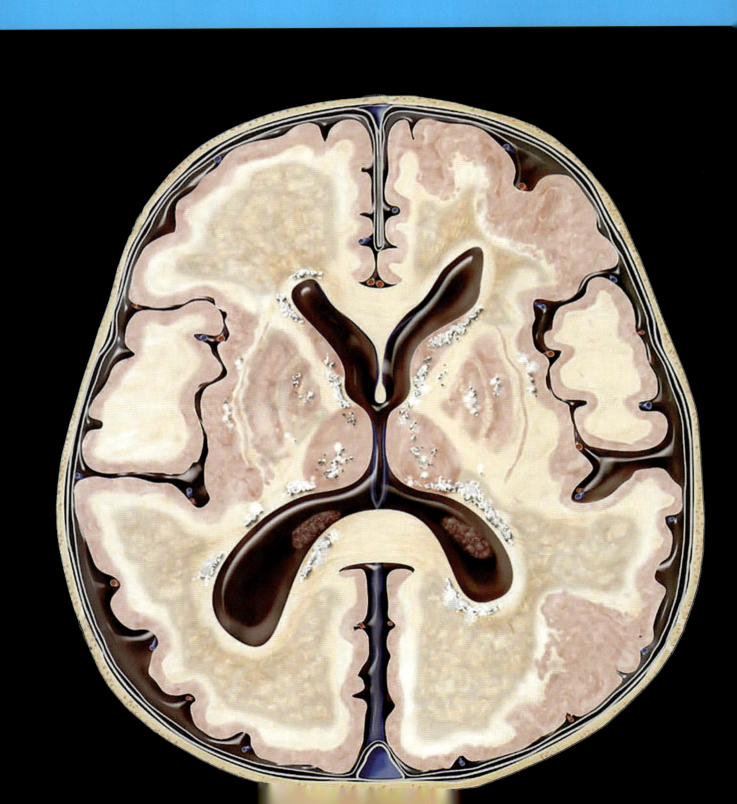

第十四章
感　染

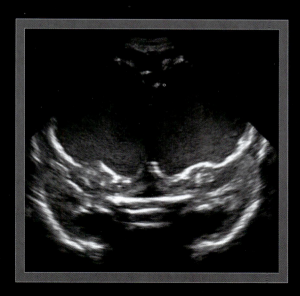

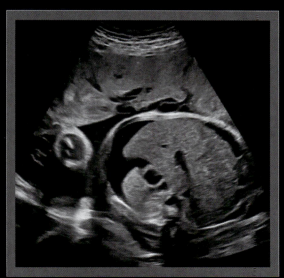

要　点

影像学表现

- 颅脑
  - 脑室扩张，脑室内粘连
  - 钙化，豆状核纹状体血管病
  - 脑实质内囊肿
  - 皮质发育不良，移行异常
  - 小头畸形
  - 前颞叶病变是巨细胞病毒（cytomegalovirus，CMV）最特异的表现
- 非颅脑
  - 肝脾肿大
  - 心肌病，非免疫性水肿
  - 骨髓抑制性贫血/溶血性贫血
  - 胎儿生长受限

主要鉴别诊断

- 弓形虫病
- 细小病毒
- 梅毒

临床问题

- CMV 是全世界最常见的先天性感染，没有疫苗，没有安全/有效的治疗，也没有广泛适用的筛查方法
  - 人类是唯一已知的宿主
  - 垂直传播：经胎盘胎儿感染
- 10% 的脑瘫由先天性巨细胞病毒引起
  - 脑损伤仅在早孕期感染时发生
- 对于已知感染胎儿，连续超声、磁共振检查对大脑异常的敏感性>95%
- 胎儿神经学超声/磁共振检查阴性→对不良结局有很强的阴性预测价值

诊断要点

- 巨细胞病毒感染的胎儿可存在生长受限、肠管回声增强、积液或任何脑部异常
- 出生后 CT/MR 比超声更敏感，可以更好地预测神经发育结局

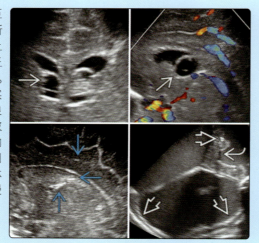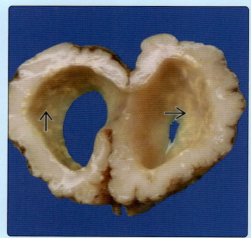

图 14-1 （左图）先天性巨细胞病毒（CMV）感染的新生儿头部超声组合图。上方图像显示位于尾状核丘脑沟的室管膜下囊肿➡️。下方图像显示轻微的脑实质钙化➡️和伴有营养不良性钙化➡️的严重脑实质破坏、小脑破坏➡️和严重的脑室扩张。（右图）与组合图像中第四张相似病例的大体病理显示重度脑积水和弥漫性室管膜下钙化➡️。

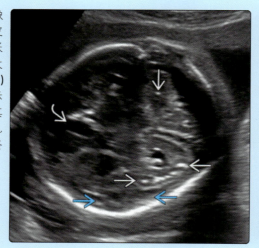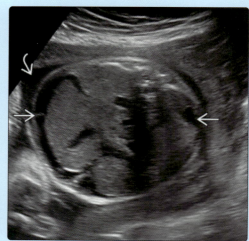

图 14-2 （左图）脑部图像显示相对于该孕周，大脑皮质异常光滑，伴脑室扩张➡️，轴外积液➡️增加，大量脑实质钙化➡️。（右图）同一胎儿腹部横切面显示腹水➡️和羊水过少➡️。其他图像显示肝脾肿大，胎儿生长受限。本例胎儿最终宫内死亡。

术语

同义词

- 巨细胞病毒（CMV）

影像学表现

一般特征

- 全球先天性感染的主要原因，没有疫苗，没有安全/有效的治疗，也没有广泛适用的筛查方法
- 严重的长期的后遗症只发生在早孕期感染后

超声表现

- **颅脑表现**：最关键的诊断信息
  - 脑室扩张（ventriculomegaly，VM），三角区内径＞12mm
    - 侧脑室壁增厚、不规则=脑室炎=更严重的疾病
    - 脑室内粘连/多发分隔
  - 脑室周围异常高回声
  - 皮质发育不良，移行异常
    - 胼胝体异常
    - 轴外积液↑导致脑容积↓，部分伴有小头畸形
  - 钙化表现为脑室周围、皮质、神经基底节强回声
  - 囊肿：前颞叶、脑室周围、枕部、额顶部、室管膜下
  - 67%的先天性感染的婴儿小脑体积减小
  - 豆状核纹状体血管病：若为孤立性，则无法诊断
    - 烛台征：基底节、丘脑内的曲线样钙化
- **非颅脑**：如果不伴有颅脑表现，无法确诊为 CMV 感染
  - 胎儿生长受限（fetal growth restriction，FGR）
  - 羊水过少或羊水过多
  - 胎盘肿大
  - 心脏增大（心肌病、贫血、心肌炎）
  - 心包/胸腔积液，可能会进展为水肿
  - 肠管回声增强
  - 肝脾肿大（继发于髓外造血）
  - 任何组织的稀疏钙化

MR 表现

- VM，脑室壁不规则，枕/颞角囊性变
- 皮质发育不良（约10%先天性 CMV 感染的儿童）
  - 无脑回畸形，巨脑回畸形，局灶性或弥漫性异位，多小脑回畸形（polymicrogyria，PMG），尤其是额叶/外侧裂周围
  - 胼胝体、小脑异常
  - 白质的 T2 信号明显增高，伴相应体积缩小/囊性变
- 前颞叶病变是 CMV 感染最特异的表现
  - 在儿童中，伴有相关白质病变的前颞叶囊肿特别提示 CMV 感染

影像学建议

- 流程建议
  - 胎儿神经学超声/磁共振检查阴性→对不良结局有很强的阴性预测价值
  - 对于已知感染胎儿，连续的超声、磁共振检查对大脑异常的敏感性＞95%
  - 胎儿头位时，使用经阴道超声可以通过最高分辨率进行详细的神经系统超声检查
    - 一些学者认为神经学超声检查是足够的，胎儿磁共振可能导致假阳性诊断
  - **MR 陷阱**：白质信号异常具有高度主观性；在一个系列研究中，当专项神经学超声检查连续呈阴性时，磁共振假阳性率高达17%
  - 当超声评估受限时，磁共振最有助于大脑评估
  - 出生后 CT/MR 比超声更敏感，可以更好地预测神经发育结局
    - 发育迟缓与 PMG 密切相关
    - 癫痫与 PMG、VM、钙化、白质异常相关

鉴别诊断

其他先天性感染

- **弓形虫**
  - 颅内钙化
  - 肝脏钙化、肝脾肿大
- **细小病毒**
  - 腹水是胎儿常见的表现
  - 继发于贫血的胎儿水肿
- **梅毒**
  - 肝脾肿大、肠管扩张、长骨弯曲、骨骺异常
- **风疹**
  - 心脏畸形，小头畸形，小眼畸形，FGR
- **水痘**
  - 嗜神经病毒→挛缩、肢体发育不全
  - 钙化（肝、心、肾）、皮肤病变

非免疫性水肿的其他原因

- 非整倍体、贫血、心律不齐

肠管回声增强的其他原因

- 非整倍体，囊性纤维化

病理

一般特征

- CMV 是 DNA 病毒，属于疱疹病毒科
- 人类是唯一已知的宿主；血清学阳性者是病毒的宿主
  - 垂直传播：经胎盘感染胎儿
  - 直接接触的水平传播：接触分泌物、尿液、血液或通过器官移植
  - 可能再次感染不同的菌株（基因组多变，不完全免疫）
    - 复发、再感染=非原发性感染
- 神经干细胞受到影响，从而影响神经元（脑质量损失）、神经胶质（神经元移行异常）

巨细胞病毒感染检测

巨细胞病毒感染检测	IgG	IgM	IgG 亲和力	CMV PCR
母体原发性感染	（+）	（+）	低	
母体非原发性感染	（+）	（+）	高	
母体感染时间不确定	（+）	（+）	中等	
胎儿				+ 羊水
新生儿				+ 尿液，唾液

中等 IgG 亲和力对于母体感染的敏感性是不确定的，但在 10 000 名筛查孕妇中，只有 0.5% 发生了这种情况。新生儿样本必须在出生后 21 天之内采集。唾液和尿液比血液好。Ig，免疫球蛋白；CMV，巨细胞病毒。

Leruez-Ville M et al：Cytomegalovirus infection during pregnancy：state of the science. Am J Obstet Gynecol. 223（3）：330-349，2020。

临床问题

人口统计资料

- 先天性 CMV 感染是导致智力障碍、感音神经性耳聋（sensorineural hearing loss，SNHL）和视力障碍最常见的原因
  - 占脑瘫的 10%
- 在美国/西欧，妊娠期**原发感染的发生率**高达 2.2%
  - 32% 垂直（经胎盘）传播给胎儿
- 妊娠期**非原发性感染的发生率**（例如既往感染的复发）每年约 10%
  - 感染的婴儿出生时通常无症状，但有发生轻度视觉、听觉和发育缺陷的风险
- **在美国，首次妊娠血清学阴性的妇女每年原发性感染的风险为 5.9%**
  - 年轻并且至少有 1 个孩子是风险因素
  - 血清学阴性的妇女，距上次怀孕 2 年内再次怀孕
    - 胎儿感染的风险是普通人群的 19 倍
    - 婴儿后遗症的风险是普通人群的 5 倍
  - 对血清学阴性的妇女进行卫生教育可显著降低感染率

自然病史与预后

- 主要预后因素为感染时的孕周（gestational age，GA）、新生儿（neonate，NN）症状
  - 早孕期原发性感染
    - 32% 中枢神经系统后遗症
    - 17% 智力障碍（IQ＜70）
    - 23% SNHL
  - 胎儿期可检测到的异常与儿童不良神经发育结局有关
  - 有症状的儿童（即出生时有异常临床表现）约占先天性 CMV 感染活产儿的 11%
    - 神经系统后遗症的风险是 40%～70%
      - 头颅 CT 异常：严重后遗症的比值比是 5.6 : 24
      - 癫痫占 10%，尤其是有影像学表现者
      - 可能与自闭症有关
    - 2 年内死亡率高达 30%
    - SNHL 占有症状 NN 的 30%～60%
  - 如果出生时无症状（即仅在新生儿筛查时确认），儿童有 SNHL 的风险，但没有运动或智力缺陷

- SNHL 占无症状新生儿的 5%～10%
- SNHL 在原发性和非原发性感染的发生率一致
  - 有颅脑异常者 SNHL 发生率 42.9%，无颅脑异常者 SNHL 发生率 6.6%

处理

- **母体感染的诊断**
  - 如果怀疑母体感染，检测 CMV 特异性抗体 IgM、IgG，以及 IgG 亲和力
    - 急性感染时 IgG 亲和力低
    - 反复感染或再激活感染时 IgG 亲和力高
- **胎儿感染的诊断**
  - 如果超声提示胎儿 CMV 感染，即使母体血清学不支持最近的血清阳转，也应进行羊膜腔穿刺术
    - PCR 进行病毒测序
    - 诊断胎儿感染的金标准是检测到羊水中的 CMV DNA
  - 在原发感染后 8 周或孕周 ≥20 周时进行羊膜腔穿刺术，以确保胎儿尿液中有足够的病毒载量
- 经恰当咨询后确诊感染者可选择终止妊娠
- 超免疫球蛋白治疗似乎是安全的，但疗效尚未在临床实践中得到证实
- 伐昔洛韦 II 期临床试验显示无母体/胎儿不良反应者无症状新生儿比例较高
- 正在进行 CMV 疫苗的研发

诊断要点

报告提示

- CMV 感染的胎儿可存在生长受限、肠管回声增强、积液或任何脑部异常

参考文献

1. Diogo MC et al: The MRI spectrum of congenital cytomegalovirus infection. Prenat Diagn. 40(1):110-24, 2020.
2. Kyriakopoulou A et al: Antenatal imaging and clinical outcome in congenital CMV infection: a field-wide systematic review and meta-analysis. J Infect. 80(4):407-18, 2020
3. Leruez-Ville M et al: Cytomegalovirus infection during pregnancy: state of the science. Am J Obstet Gynecol. 223(3):330-49, 2020
4. Nicloux M et al: Outcome and management of newborns with congenital cytomegalovirus infection. Arch Pediatr. 27(3):160-5, 2020

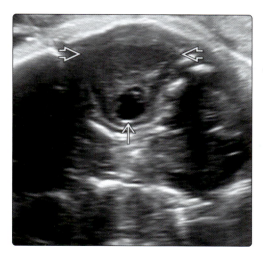

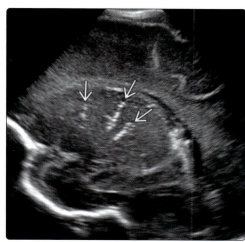

图 14-3 （左图)对已知 CMV 感染的胎儿进行晚孕期颅脑扫查，显示右颞叶 ➡️ 实质内一个新发的、形状不规则的囊肿 ➡️。颞叶白质改变对先天性 CMV 感染具有高度特异性。（右图）先天性 CMV 感染的早产儿，头颅超声矢状切面显示典型的豆纹动脉血管钙化 ➡️。这些形成了先天性感染的烛台征。作为孤立性表现时意义不明确。

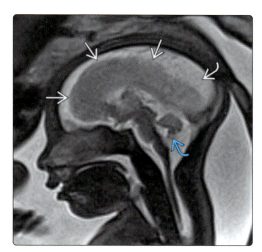

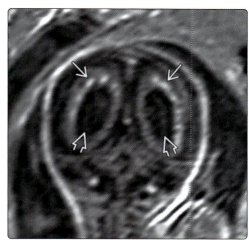

图 14-4 （左图）晚孕期 MR 矢状位 T2WI 显示小头畸形，脑体积缩小，表面异常光滑 ➡️，轴外脑脊液容量↑ ➡️。还存在下蚓部发育不全 ➡️。（右图）同一胎儿 MR 冠状位 T1WI 显示扩张的侧脑室 ➡️ 周边可见多个高信号灶 ➡️，提示脑室周围弥漫性钙化。先天性 CMV 感染的异常脑部表现与不良神经发育结局密切相关。

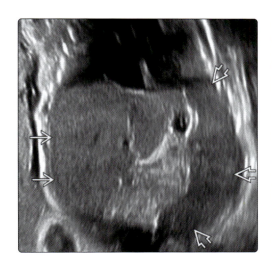

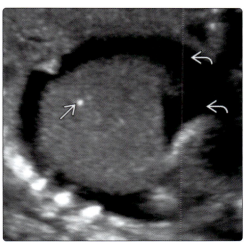

图 14-5 （左图)这例胎儿因 CMV 感染导致肝脾肿大，显示巨大的肝脏 ➡️，但最引人注目的是脾脏显著增大 ➡️。胎儿贫血继发髓外造血，导致脾脏增大。（右图）这例先天性 CMV 感染胎儿，后续生长发育检查显示肝实质钙化 ➡️，这在早期检查中未显示。也有大量腹水 ➡️。

要点

要点

术语

- 胎儿感染人类细小病毒 B19
- 主要临床三联症是贫血、心力衰竭、水肿

影像学表现

- 最佳诊断线索：基于母体血清阳转，水肿胎儿有细小病毒感染的风险
- 腹水是最常见的表现
- 严重的病例可进展为水肿
- 心脏增大继发于严重的胎儿贫血和/或心肌炎
- 胎盘肿大，羊水过多
- 使用大脑中动脉收缩期峰值流速（middle cerebral artery peak systolic velocity, MCA-PSV）对胎儿贫血进行无创性评估
  - MCA-PSV 在胎儿贫血时增高并预测是否需要宫内输血

鉴别诊断

- 其他先天性感染

○ 影像学表现有明显重叠
○ 需要母体/胎儿血清学做出明确诊断
○ 贫血通常不像细小病毒感染那样严重

病理

- 细小病毒攻击红系祖细胞→贫血
- 心肌细胞受累→病毒性心肌炎→水肿

临床问题

- 母体感染通常是自限性的
- 妊娠期感染的女性，25%～32% 会传染给胎儿
- 胎儿水肿的风险较低（4%～13%），但一旦发生，则有 30%～50% 的宫内死亡风险

诊断要点

- 出现任何不明原因水肿的胎儿，要进行 MCA 多普勒检查（PSV），检查是否有贫血

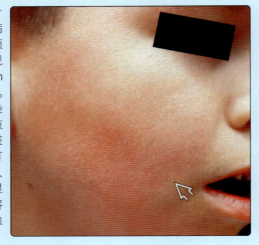
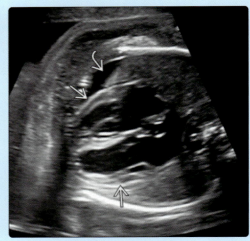

图 14-6 （左图）临床照片显示传染性红斑或第五病的特征性红色"掌掴性面颊疹" ➡。儿童发病通常表现为轻微的呼吸道感染（From DP: Infectious Diseases）。（右图）细小病毒 B19 感染的胎儿出现中度胸腔积液 ➡ 和心脏增大 ➡。心脏增大是一种常见的表现，可能继发于病毒性心肌炎、贫血和水肿。胎儿血样显示重度贫血，红细胞比容（hematocrit, Hct）为 7，血小板减少为 10 000。

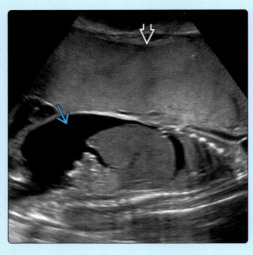
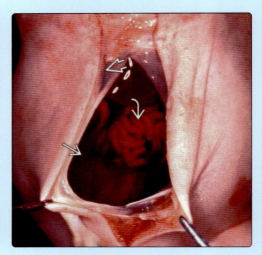

图 14-7 （左图）确诊为细小病毒 B19 感染的胎儿中孕期可见大量腹水 ➡ 和胎盘肿大 ➡。还有其他水肿的症状，但腹水是最明显的，这是细小病毒的常见情况。腹水通常是首发征象，也在输血后最后消退。（右图）尸检的临床照片显示皮肤水肿 ➡ 和明显的腹水 ➡，以及后方的肠管 ➡。细小病毒感染的胎儿出现水肿时，有 30%～50% 的宫内胎儿死亡风险。

术语

同义词

- B19 病毒
- 细小病毒

定义

- 传染性红斑（儿童的第五病）
- 胎儿感染细小病毒 B19 的主要临床表现为贫血、心力衰竭、水肿三联症

影像学表现

一般特征

- 最佳诊断线索
  - **基于母体血清阳转，水肿胎儿有细小病毒感染的风险**

超声表现

- 腹水是最常见的表现
- **严重的病例可进展为水肿**
- 心脏增大
  - 继发于胎儿严重贫血和心肌炎
    - 病毒感染发育中的心肌细胞
- 胎盘肿大，通常较严重
- 肝脾肿大
- 羊水过多
- 肠管回声增强

影像学建议

- 对已知感染胎儿，每周监测腹水、心脏增大和水肿
- 使用大脑中动脉收缩期峰值流速（MCA-PSV）对胎儿贫血进行无创性评估
  - MCA-PSV 在胎儿贫血时增高并预测是否需要宫内输血

鉴别诊断

其他先天性感染

- 影像学表现有明显重叠
- 需要母体/胎儿血清学做出明确诊断
- 贫血通常不像细小病毒感染那样严重

巨细胞病毒

- 最常见的宫内感染
- 钙化：脑室周围、室管膜区、肝脏
- 小头畸形
- 脉络膜视网膜炎
- 肠管回声增强

弓形虫（刚地弓形虫）

- 猫是明确的宿主
- 人类因摄入未煮熟的受污染肉类、土壤、猫砂或水而感染
- 中枢神经系统钙化为脑室周围和脑实质钙化

- 脑积水
- 肝脾肿大

水痘

- 母体原发性水痘感染
- 胎龄决定胚胎发育异常的风险
- 皮肤病变，常为皮区
- 肢体异常：截肢、萎缩
- 内脏病变

梅毒（梅毒螺旋体）

- 肝脾肿大
- 肠管扩张
- 水肿
- 长骨弯曲（"马刀胫"）
- 牙齿异常

单纯疱疹病毒 2 型

- 大多数感染发生在原发感染后经阴道分娩期间
- 肠管回声增强，脑室扩张
- 复发性感染，胎儿风险较低

风疹

- 心脏缺陷
- 小头畸形，通常较严重
- 宫内生长受限
- 小眼畸形，失明

水肿

- 非免疫性
  - 非整倍体
  - 淋巴管，肿块
  - 心律失常
- 免疫性
  - 同种免疫

腹水

- 孤立的，无其他水肿征象
- 多种原因

病理

一般特征

- 病因学
  - 细小病毒科单链无包膜 DNA 病毒
    - 科目中唯一能使人类致病的成员
  - 感染途径
    - 呼吸道/分泌物（成人/儿童）
    - 经胎盘（胎儿）
    - 输血（少见）
  - 细小病毒 B19 的主要受体为红细胞糖苷酯，血型 P 抗原
    - 主要见于红细胞前体，也见于其他组织，包括心肌和早孕期胎盘

- ○ 细小病毒攻击红系祖细胞→再生障碍性贫血
  - – 已报道 95% 以上的病例有血小板减少，通常很严重
- 影响骨髓和髓外造血区域，包括肝脏和脾脏
- 心肌细胞受累导致病毒性心肌炎和心肌病
  - ○ 已报道传导系统受累

镜下特征

- 循环红细胞和骨髓中的细胞核内病毒包涵体
- 免疫组化染色在确认受病毒感染的细胞方面比组织学更敏感，尤其是在自溶组织中

临床问题

表现

- 儿童
  - ○ 儿童的"掌掴性面颊疹"
  - ○ 轻度发热性疾病
  - ○ 上呼吸道症状
  - ○ 第五病，因其是儿童最常见的 6 种病毒性皮疹中的第 5 种而得名
- 成人（母体表现）
  - ○ 可能无症状
  - ○ 短暂性，迁移性斑丘疹
  - ○ 60% 有症状的成年人出现多发性关节炎，多关节痛
  - ○ 免疫功能低下者可发生再生障碍性危象
    - – 镰状细胞贫血者可能致命
- 胎儿
  - ○ 水肿是最常见的现象

人口统计资料

- 流行病学
  - ○ 主要易感人群：学龄儿童、日托机构
    - – 1 月至 6 月感染率较高
    - – 常在冬末至早春流行
    - – 教师，日托工作者暴露风险增加
  - ○ 细小病毒常见于儿童期感染，60%～75% 的孕妇对其免疫
  - ○ 妊娠期急性细小病毒 B19 感染的发生率为 1%～2%
  - ○ 8%～27% 的非免疫性水肿由细小病毒 B19 感染所致

自然病史与预后

- 母亲感染通常是自限性的
  - ○ 免疫缺陷者可能会严重致病或死亡
  - ○ 镰状细胞贫血患者可能会致命
  - ○ 对无并发症病例的治疗是支持性的，旨在缓解症状
- 孕期感染的妇女有 25%～32% 会传染给胎儿
  - ○ 胎儿丢失的风险因原发感染时的胎龄而异
    - – 20 周之前：8%～17% 的丢失率
    - – 20 周之后：2%～6% 的丢失率
  - ○ 总体存活率：58%～77%
    - – 一些系列报道输血后的生存率较高
  - ○ 非水肿胎儿围产期死亡风险为 6%

- ○ 有报道显示水肿不太严重的患者无需输血而自然恢复
- 胎儿水肿的风险低（4%～13%），然而一旦发生，宫内死亡的风险达 30%～50%
  - ○ 水肿发生在母体感染后 3 周左右
  - ○ 母体感染 8 周后极少发生水肿
- 宫内感染细小病毒并且无并发症的大多数儿童结局正常
  - ○ 因水肿需要输血的胎儿发生神经系统发育异常的风险为 10%

处理

- 母体孕期感染应转诊给高危专科医生
- 母体血清学检测细小病毒 B19 特异性抗体 IgG 和 IgM
- 羊膜腔穿刺术用于检测病毒聚合酶链反应
  - ○ 敏感性高达 100%
- 血清转化后 12 周内需每周超声检查排除水肿
- 测量 MCA-PSV 监测胎儿贫血
- 脐带穿刺术用于检测胎儿血清学和红细胞比容
- 当胎儿贫血，MCA-PSV＞1.5MoM 时，需考虑宫内输血
  - ○ 在确诊的细小病毒 B19 感染病例中，预测胎儿严重贫血的敏感性为 94%，特异性为 93%
  - ○ 细小病毒 B19 感染病例中，输血后红细胞比容下降非常迅速，可能是由于溶血过程所致
  - ○ 55% 受累胎儿的水肿可消退
  - ○ 非水肿胎儿通常只需要输一次血
  - ○ 36% 的水肿胎儿将需要 2 次或多次的输血
- 通常输血后 6 周内水肿消退
  - ○ 孤立性腹水可持续较长时间
- 如果胎龄足够大，可考虑分娩
  - ○ 类固醇促进肺成熟
  - ○ 新生儿输血

诊断要点

思考

- 当胎儿水肿时，需考虑细小病毒 B19 感染

影像判读经验

- 当胎儿出现任何不明原因的水肿时，需测量 MCA 多普勒（PSV）判断是否贫血
  - ○ 细小病毒 B19 是引起胎儿贫血的重要原因

参考文献

1. Attwood LO et al: Identification and management of congenital parvovirus B19 infection. Prenat Diagn. 40(13):1722-31, 2020
2. Khalil A et al: ISUOG practice guidelines: role of ultrasound in congenital infection. Ultrasound Obstet Gynecol. 56(1):128-51, 2020
3. Sánchez-Durán MÁ et al: Perinatal outcomes and central nervous system abnormalities following intrauterine fetal transfusion: 17years' experience in a tertiary center. Transfusion. 60(11):2557-64, 2020
4. Manaresi E et al: Advances in the development of antiviral strategies against parvovirus B19. Viruses. 11(7), 2019
5. Martinez-Portilla RJ et al: Performance of fetal middle cerebral artery peak systolic velocity for prediction of anemia in untransfused and transfused fetuses: systematic review and meta-analysis. Ultrasound Obstet Gynecol. 54(6):722-31, 2019
6. Bascietto F et al: Outcome of fetuses with congenital parvovirus B19 infection: systematic review and meta-analysis. Ultrasound Obstet Gynecol. 52(5):569-76, 2018

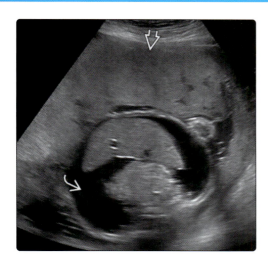

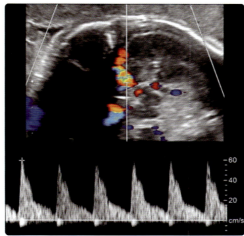

图 14-8 （左图）该 26.5 周的胎儿被确诊为细小病毒感染，有严重的水肿，伴腹水 ➡ 和胎盘增大 ➡。（右图）MCA-PSV 为 1.77MoM，进行输血。起始红细胞比容为 14，血小板为 80K；输入 36mL 血液后红细胞比容为 31。四天后，需要第二次输血，起始红细胞比容为 12，血小板为 26K；输入 60mL 血液后红细胞比容为 34。输血后红细胞比容可能会迅速下降，需要多次输血，这可能是由于溶血所致。

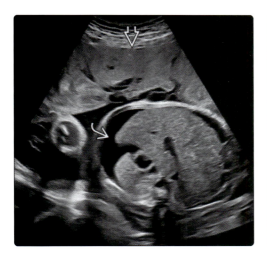

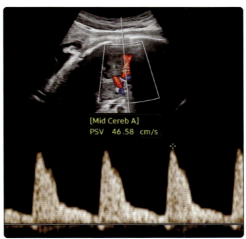

图 14-9 （左图）同一胎儿在 30 周时表现出缓慢的改善。除了一些残余腹水 ➡ 外，水肿已经消退。腹水通常是最后吸收的。注意现在正常外观的胎盘 ➡。（右图）第二次输血后，MCA-PSV 开始下降。如图所示，30 周时，MCA-PSV 为 1.15MoM，处于正常范围。胎儿状况良好，足月分娩。

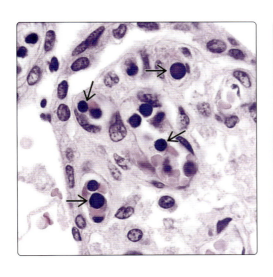

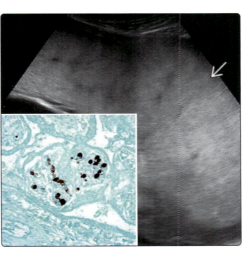

图 14-10 （左图）细小病毒 B19 的病毒细胞病变效应包括有核红细胞中的玻璃状核内包涵体 ➡。（From DP: Infectious Diseases）（右图）本例细小病毒感染存在严重的胎盘肿大 ➡。插图显示胎盘绒毛水肿，免疫组化染色显示细小病毒 B19（棕色）阳性。在检测病毒感染细胞，尤其是自溶组织中，免疫组织化学比组织学更敏感。（From DP: Infectious Diseases）

要 点

术语

- 弓形虫病是 TORCH 感染中的 T
- 原生动物刚地弓形虫可经胎盘感染

影像学表现

- 颅内及肝内无声影的钙化
- 胎儿生长受限、脑室扩张、肠管回声增强
- 当怀疑或确诊感染时，每月一次超声检查寻找并发症
- 胎儿 MR 评估颅脑
- 通过羊膜腔穿刺术或脐带血采样进行病毒聚合酶链反应确诊胎儿感染

主要鉴别诊断

- 巨细胞病毒
- 水痘
- 单纯疱疹病毒 2 型

病理

- 人类感染的 3 种主要途径
  - 食用未煮熟（感染）的肉类
  - 食用被污染的含有卵母细胞的土壤或水
  - 母体原发感染后经胎盘感染

临床问题

- 妊娠期所有阳性筛查实验均应在弓形虫病实验室确认
- 母体未经治疗，先天性感染总风险 =20%～50%
- 早孕期感染导致先天性感染的可能性较小（10%～15%），但可能会很严重
- 晚期感染有较高的先天性感染风险（晚孕期高达 60%），但一般不严重
- 先天性感染的后遗症包括失明、癫痫、智力障碍
  - 大部分感染的婴儿出生时无症状；但高达 90% 的患者会出现后遗症

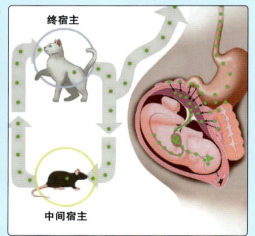
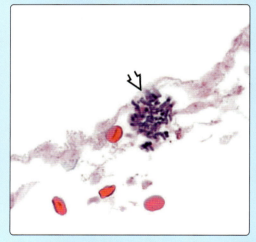

图 14-11 （左图）猫是终宿主，通过食用受污染的生肉、野生鸟类和 / 或老鼠而感染。卵囊随猫粪排出。人类通过食用未煮熟的受感染的肉类、处理受污染的土壤或猫砂，或食用受污染的食物或水而感染。胎儿经胎盘感染可能发生在原发性母体感染后。（右图）在胎盘膜的结缔组织中存在新月形弓形虫速殖体 ⬚。（From DP：Placenta）

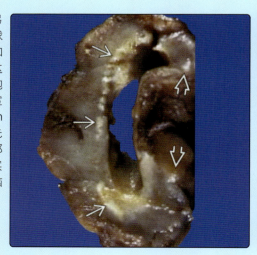
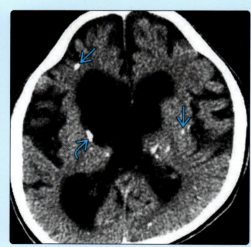

图 14-12 （左图）先天性弓形虫病例的一侧大脑半球横切面显示脑室周围 ➡ 和脑实质 ➡ 有严重钙化。这与巨细胞病毒不同，巨细胞病毒的钙化主要发生在室管膜和脑室周围区域（From DP：Placenta）。（右图）先天性弓形虫病婴儿的脑部 CT 显示脑室周围 ⬚ 和脑实质内钙化 ⬚。同时存在脑室扩张。

术语

同义词

- 弓形虫病即 TORCH 感染中的 T

定义

- 原生动物刚地弓形虫经胎盘感染

影像学表现

超声表现

- 颅内和肝内无声影的钙化
  - 颅内钙化可位于脑室周围或者脑实质内
    - 可能比较轻微,容易漏诊
- 胎儿生长受限,通常比较严重
- 脑室扩张、肠管回声增强

影像学建议

- 当怀疑或确诊感染时,每月一次超声检查查找脑部异常、钙化、评估生长发育
- 胎儿 MR 评估颅脑,协助预后咨询

鉴别诊断

其他先天性感染

- 影像学表现有明显重叠
  - 肝内及颅内钙化是最常见的表现
- 需要母体/胎儿血清学以明确诊断
- 巨细胞病毒
  - 宫内最常见的感染
  - 钙化、小头畸形、肠管回声增强
- 水痘
  - 钙化、皮肤病变、肢体异常
- 单纯疱疹病毒 2 型
  - 肠管回声增强、脑室扩张

肠管回声增强、腹部钙化

- 多种病因,包括非整倍体、肠梗阻、胎粪性肠梗阻

病理

一般特征

- 病因学
  - 刚地弓形虫是单细胞原生动物,专性的细胞内寄生虫
    - 猫是终宿主:卵囊随粪便排出→土壤污染
  - IgM 检测不足以证明近期感染;通常可在数年内检测到高滴度 IgM
  - 人类感染的 3 种主要途径
    - 食用未煮熟(感染)的肉类
    - 食用被污染的含有卵囊的土壤或水
    - 母体原发感染后经胎盘感染

临床问题

表现

- 免疫功能正常的个体通常无症状;10%～20% 感染的成年人出现症状
- 如果免疫功能受损,包括 HIV,可能会致命
  - HIV 感染的妇女经胎盘传播增强,可能导致先天性感染的风险增加
- 先天性感染导致典型的三联症:脑积水、颅内钙化、脉络膜视网膜炎
  - 胎儿死亡、流产常见于妊娠早期感染
  - 妊娠晚期感染导致先天性后遗症的风险更高

人口统计资料

- 流行病学
  - 据估计,美国每年有 400～4 000 例先天性弓形虫病,其中 750 人死亡
  - 全世界有 1/3 人口为慢性感染

自然病史与预后

- 母体未经治疗,先天性感染的总风险 =20%～50%
- 早孕期感染导致先天性感染的可能性小(10%～15%),但可能会很严重或导致流产
- 孕周越大,感染率越高:中孕期为 25%,晚孕期 >60%
- 宿主免疫反应具有保护作用,但也会导致炎症损伤
- 先天性感染的后遗症包括失明、癫痫、智力障碍
  - 大部分感染的婴儿出生时无症状;高达 90% 的患者可出现后遗症
  - 产前治疗效果不一
    - 可能会降低胎儿感染率或改善神经系统后遗症的严重程度

处理

- 妊娠期所有阳性筛查试验应在弓形虫病实验室确认
- 通过羊膜腔穿刺术或脐带血采样进行病毒 PCR 以确定胎儿感染
- 叶酸合成抑制剂(乙胺嘧啶/磺胺嘧啶)± 螺旋霉素治疗确诊的产前感染和先天性感染
  - 严重的副作用,包括全血细胞减少
- 产前确诊感染可选择终止妊娠
- 由于疾病的低发病率,目前在美国不推荐所有孕妇进行血清学筛查
  - 1978 年成立的法国项目:由于筛查、教育工作的进行,血清阳性率有所下降
- 以教育为目的进行预防感染
  - 避免生的、未煮熟的肉

参考文献

1. Aguirre AA et al: The one health approach to toxoplasmosis: epidemiology, control, and prevention strategies. Ecohealth. 16(2):378-90, 2019
2. Binquet C et al: The cost-effectiveness of neonatal versus prenatal screening for congenital toxoplasmosis. PLoS One. 14(9):e0221709, 2019
3. Khan K et al: Congenital toxoplasmosis: an overview of the neurological and ocular manifestations. Parasitol Int. 67(6):715-21, 2018
4. Mandelbrot L et al: Prenatal therapy with pyrimethamine + sulfadiazine vs spiramycin to reduce placental transmission of toxoplasmosis: a multicenter, randomized trial. Am J Obstet Gynecol. 219(4):386.e1-9, 2018
5. Paquet C et al: No. 285-toxoplasmosis in pregnancy: prevention, screening, and treatment. J Obstet Gynaecol Can. 40(8):e687-93, 2018

要 点

术语

- 胎儿水痘综合征/胚胎病
- 母体感染水痘后可经胎盘感染胎儿

影像学表现

- 肝内和颅内钙化
- 由于吞咽神经功能受损导致羊水过多
- 肢体发育不全、短缩畸形、挛缩

主要鉴别诊断

- 其他肢体短缩畸形
  - 末端横向缺陷、少指/趾
  - 羊膜束带
- 其他先天性感染
  - 影像学表现有显著重叠

○ 肝内和颅内钙化是最常见的表现

病理

- 嗜神经病毒:由于宫内神经受损产生后遗症
- 治愈后,病毒在脊髓背根神经节处于休眠状态;重新激活为带状疱疹(shingles, herpes zoster)

临床问题

- 母体 20 周前感染水痘,传播胎儿的风险约 6%
  - 1/3 感染的胎儿有临床表现,通常为皮肤病变
  - 1%~2% 的受感染胎儿会有严重的胎儿水痘综合征临床症状
- 围产期母体水痘感染,危及生命的新生儿感染的风险为 25%
- 妊娠期母体带状疱疹暴发与胎儿感染或畸形风险无关
- 现在建议 13 岁以下学龄儿童和其他非免疫个体进行免疫接种

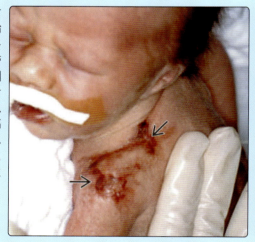
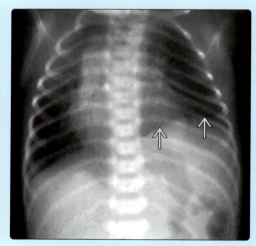

图 14-13 (左图)临床照片显示 32 周的早产儿患有胎儿水痘综合征。羊水过多引发早产。注意左肩的带状疱疹病变➡。发现同侧膈肌麻痹。婴儿约 1 月龄时死亡。(右图)同一新生儿的 X 线正位片显示一侧膈肌升高➡,这是由于胎儿水痘综合征继发膈肌麻痹。这名婴儿还出现了延髓性吞咽困难。

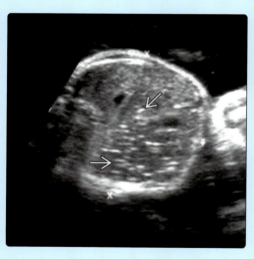
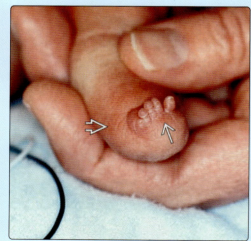

图 14-14 (左图)晚孕期胎儿腹部横切面超声显示肝内有多处无声影的钙化➡。这位母亲在孕 15 周时患了严重的水痘。存在羊水过多,可能是由于胎儿的吞咽功能差。(右图)一例患有胎儿水痘综合征的早产儿,手臂的临床照片显示末端横向肢体缺损➡。手臂轻度萎缩。注意这些微小的"小瘤"一样的指头➡。

术语

缩写

- 水痘 - 带状疱疹病毒（varicella-zoster virus，VZV）

同义词

- 胎儿水痘综合征 / 胚胎病

定义

- 母体水痘感染后经胎盘感染胎儿
  - 8～20 周感染时，风险最高

影像学表现

超声表现

- 肝内和颅内钙化
- 吞咽神经功能损伤导致羊水过多
- 肢体发育不全、短缩畸形、挛缩
- 由于单侧膈肌瘫痪，实时超声显示膈肌矛盾运动

影像学建议

- 每月一次超声检查评估胎儿水痘综合征的晚期表现

鉴别诊断

其他肢体短缩畸形

- 末端横向缺陷、少指 / 趾
- 羊膜束带

其他先天性感染

- 影像学表现有显著重叠
  - 肝内和颅内钙化是最常见的
- 需要母体 / 胎儿血清学确诊
- 巨细胞病毒
  - 最常见的宫内感染
  - 钙化、小头畸形、肠管回声增强
- 细小病毒 B19
  - 攻击红细胞前体→贫血
  - 腹水、水肿
  - 钙化不常见
- 弓形虫病（刚地弓形虫）
  - 人类因未煮熟、受感染的肉类、受污染的土壤或水而感染
  - 钙化、肝脾肿大、生长受限
- 单纯疱疹病毒 2 型
  - 大部分感染发生在阴道分娩时
  - 肠管回声增强、脑室扩张

病理

一般特征

- 病因学
  - 嗜神经病毒

- 宫内神经损伤产生后遗症
- 治愈后，病毒休眠于脊髓背根神经节；重新激活为带状疱疹（shingles，herpes zoster）
- 妊娠期母体带状疱疹暴发与胎儿感染或畸形风险无关

临床问题

表现

- 母体瘙痒性脓疱疹
  - 虽然大多数病例是轻微的，并在 5～10 天内消退，但孕妇也可发生严重的，甚至危及生命的并发症
- 伴有胎儿水痘综合征的新生儿存在多发畸形
  - 沿皮节分布的皮肤病变、肢体发育不全 / 萎缩、脉络膜视网膜炎、节段性肠闭锁、不同程度的神经功能障碍

人口统计资料

- 流行病学
  - 大部分育龄期女性（＞90%）免疫
  - 现在建议 13 岁以下学龄儿童和其他非免疫个体进行免疫接种
    - 预防水痘有效率高达 90%
  - 母体 20 周前感染水痘，传染胎儿的概率约 6%
    - 1/3 感染的胎儿有临床表现，通常为皮肤病变
    - 1%～2% 的受感染胎儿会有严重的胎儿水痘综合征临床特征
  - 围产期母体水痘，危及生命的新生儿感染的风险为 25%

自然病史与预后

- 胎儿 / 新生儿死亡率增加
- 无症状、结构正常的儿童，通常神经发育正常
- 神经损伤取决于病变的位置和严重程度

处理

- 记录胎儿感染
  - 羊膜腔穿刺术、脐带穿刺术用于检测病毒聚合酶链反应
- 血清阴性孕妇暴露于水痘
  - 被动免疫接种水痘 - 带状疱疹免疫球蛋白（varicella-zoster immunoglobulir，VZIG）
    - 减少孕妇并发症；可能会预防胎儿水痘综合征
  - 任何孕周的严重并发症→住院、静脉注射阿昔洛韦
  - 足月时，在孕妇出疹后至少推迟 5 天分娩，以降低新生儿水痘的风险
    - 孕妇出疹后＜5～7 天分娩，新生儿应用 VZIG 治疗

参考文献

1. Tourtelot E et al: Women who received varicella vaccine versus natural infection have different long-term T cell immunity but similar antibody levels. Vaccine. 38(7):1581-5, 2020
2. Gupta V et al: Unusual cause of brachial palsy with diaphragmatic palsy. BMJ Case Rep. 2018
3. Hayward K et al: Management of herpes zoster (shingles) during pregnancy. J Obstet Gynaecol. 38(7):887-94, 2018
4. Shrim A et al: No. 274-management of varicella infection (chickenpox) in pregnancy. J Obstet Gynecol Can. 40(8):e652-7, 2018
5. Trotta M et al: Epidemiology, management and outcome of varicella in pregnancy: a 20-year experience at the Tuscany Reference Centre for Infectious Diseases in Pregnancy. Infection. 46(5):693-9, 2018

要 点

术语

- 由螺旋体引起,梅毒螺旋体

影像学表现

- 先天性梅毒的进展具有可预测的表现
  - 首先表现为肝肿大和胎盘肿大
  - 随后会出现贫血、羊水过多、水肿
- 治疗后的好转也遵循相反的可预测模式
  - 肝肿大和胎盘肿大最后消退
- 超声表现
  - 80%的病例出现肝肿大±脾肿大
  - 腹水(10%)
  - 胎盘肿大(1/3)
  - 贫血引起大脑中动脉(middle cerebral artery,MCA)收缩期峰值流速增快(1/3)
  - 羊水过多(10%)

主要鉴别诊断

- 其他胎儿感染(最常见的是巨细胞病毒)
- 其他引起胎儿贫血和水肿的原因

病理

- 全球最常见的先天性感染
- 经胎盘垂直传播
- 临床分期
  - 一期梅毒:硬下疳、淋巴结病
  - 二期梅毒:皮肤,实质脏器,全身性表现;胎儿传播率最高
  - 潜伏梅毒(无症状)
  - 三期梅毒和神经梅毒(妊娠期罕见)

诊断要点

- 确诊需要羊膜腔穿刺术
- 超声是评估疾病严重程度和随访治疗效果的关键;监测肝脏大小、胎盘大小、羊水量、MCA收缩期峰值流速

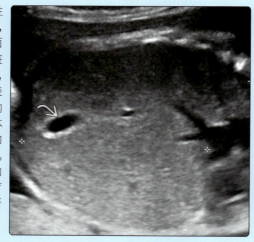
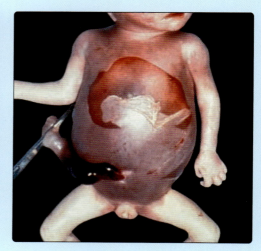

图 14-15 (左图)先天性梅毒(congenital syphilis,CS)胎儿的肝脏冠状切面(胎头位于右侧)显示肝脏(游标)明显增大。注意,胆囊➡位置下移是继发表现。肝肿大是CS在宫内的特征性表现。(右图)大体照片显示一例未确诊CS的晚孕期胎儿宫内死亡病例。注意严重的肝肿大引起的腹部明显膨隆。未经治疗的CS与水肿以及胎儿和新生儿死亡有关。

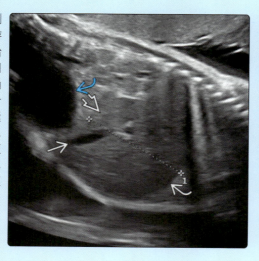
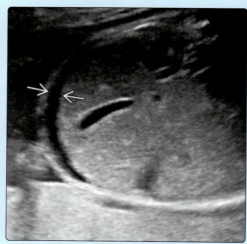

图 14-16 (左图)在这例CS胎儿中,发现肝肿大(游标),并在患者接受BPG治疗后随访肝脏大小。该图像显示了测量肝脏的正确方法,从膈肌➡到肝右叶下缘➡。注意下移的胆囊➡,肝尖与膀胱➡相邻。(右图)也可见腹水➡。腹水单独出现时并不能说明水肿。约10%的病例可见腹水,几乎总是伴有肝肿大。

术语

缩写

- 先天性梅毒(congenital syphilis, CS)

定义

- CS由性传播的革兰氏阴性螺旋体(梅毒螺旋体)引起

影像学表现

一般特征

- 最佳诊断线索
  - 胎儿肝肿大是显著的早期表现

超声表现

- 31%的妊娠期梅毒20周以后有表现
  - 胎儿需要有足够的免疫能力来产生炎症反应
- CS进展有可预测的表现模式
  - 最先表现为肝肿大和胎盘肿大
  - 随后可出现贫血、羊水过多、水肿
- 治疗后的好转也有可预测的表现模式
  - 贫血、羊水过多、水肿最先消退
  - 肝肿大和胎盘肿大最后消退
- 80%的病例有肝肿大
  - 测量肝右叶纵径
    - 矢状切面或冠状切面
    - 测量自膈肌至肝右叶最下缘
    - 如果>同孕周(gestational age, GA)的2SD为肝肿大
  - 脐静脉扩张可能是肝肿大的第一征象
- ±脾肿大
- 10%有腹水
- 约1/3有胎盘肿大
  - 厚度>4cm几乎都异常
  - 正常胎盘厚度与GA一致,单位为mm(比如30周胎盘厚度为30mm)
- 脐带可能会增粗
  - 50%伴有血管周围炎和华腾氏胶增厚
  - 华腾氏胶增厚±囊性变
- 10%有羊水过多
- 1/3的病例因贫血导致大脑中动脉(middle cerebral artery, MCA)收缩期峰值流速增高
  - >相应孕周1.5倍中位数(multiples of median, MoM)提示贫血

鉴别诊断

其他胎儿感染

- 巨细胞病毒(CMV)最常见
  - 颅脑表现
    - 脑室扩张、钙化、小头畸形
  - 腹部表现
    - 肝脾肿大、肠管回声增强、腹水
  - 贫血引起的水肿、心肌病
  - 胎儿生长受限

- 细小病毒
  - 病毒攻击红系祖细胞,引起再生障碍性贫血
  - 腹水是最常见的表现
  - 可能会快速进展为水肿
  - 频繁评估MCA收缩期峰值速度以监测胎儿贫血
  - 治疗包括宫内胎儿输血
- 水痘
  - 肝内和颅内钙化
  - 肢体发育不全或挛缩
- 弓形虫病(罕见)
  - 脑室扩张是最常见的表现
  - 肝肿大和肝脏钙化是其特征

其他胎儿贫血的原因

- 最常见的原因是Rh或其他次要红细胞抗原/蛋白质不相容

其他水肿的原因

- 免疫性水肿
  - Rh血型不合
  - 其他抗体
- 非免疫性
  - 先天性血色素沉着病
    - 累及肝脏,但很少在子宫内引起肝肿大
  - 心脏原因:结构缺陷、心律失常
  - 非整倍体和遗传缺陷:21三体, X单体, Noonan, 伴淋巴异常的其他情况
  - 胎儿肿块:最常见的是畸胎瘤

病理

一般特征

- 病因学
  - 梅毒螺旋体是一种运动性很强的螺旋形革兰氏阴性菌
  - 经胎盘垂直传播
    - 感染早期传播率最高
    - 感染早期的传播率是50%
    - 晚期潜伏感染的传播率是13%
    - 二期梅毒的传播率是59%
    - 一期梅毒的传播率是29%
  - 其他感染途径
    - 螺旋体可直接穿过胎膜,感染羊水和胎儿
  - 肝肿大继发于急性梅毒性肝炎
  - 贫血→髓外造血
    - 进一步引起肝肿大和脾肿大
  - 梅毒感染也可引起心肌炎
    - 心力衰竭可能是水肿的原因

分期、分级与分类

- 一期梅毒
  - 硬下疳,淋巴结病
  - 如果不治疗4~6周后症状消失
  - 25%进展为二期梅毒
- 二期梅毒
  - 皮肤表现
    - 斑丘疹、脱发、湿疣、黏膜斑

- ○ 内脏表现
  - – 肝炎、胃肠道症状、肾病综合征、骨膜炎、视神经炎
  - ○ 全身性表现
    - – 发烧、体重减轻、身体不适、厌食症
  - ○ 不治疗 1～6 个月症状消失
- 早期和晚期潜伏梅毒
  - ○ 血清学检测阳性但无临床症状
  - ○ 早期潜伏：首次感染后 < 1 年
  - ○ 晚期潜伏：首次感染后 > 1 年
- 三期梅毒和神经梅毒（妊娠期罕见）
  - ○ 三期梅毒
    - – 肉芽肿性病变
    - – 心血管：梅毒性主动脉炎
  - ○ 神经梅毒
    - – 中枢神经系统症状
      - □ 认知、运动、感觉功能障碍
      - □ 脑神经麻痹、脑膜炎、脑卒中
      - □ 脊髓痨（梅毒性脊髓病）
    - – 眼部症状
      - □ 葡萄膜炎、视网膜炎、视神经炎
      - □ 阿 - 罗瞳孔

镜下特征

- 在妊娠期间未接受抗生素治疗的病例中可以看到螺旋体
  - ○ 广泛传播，几乎涉及胎儿所有器官
  - ○ 炎症反应发生在血管周围的结缔组织
    - – 而不是实质中
- 胎儿组织弥漫性髓外造血
- 胎盘
  - ○ 绒毛增大、急性绒毛炎、成红细胞增多症
  - ○ 贫血患者外观苍白、脆弱
- 脐带
  - ○ 坏死性脐带炎
  - ○ 胎儿死亡的病例中更常见
- 增加组织病理学染色可将诊断率从 67% 提高到 89%

临床问题

表现

- 最常见的体征/症状
  - ○ 妊娠期梅毒表现与非妊娠患者相似
  - ○ 应对所有孕妇进行筛查
    - – 早孕期进行血清学检测
    - – 晚孕期和分娩时对高危患者进行补充筛查
  - ○ 梅毒筛查呈阳性的女性还应接受其他性传播疾病（sexually transmitted diseases，STD）的检测，尤其是 HIV

人口统计资料

- 全球最常见的先天性感染
- 全球每年有 200 万例妊娠期感染
- 2017 年美国出生人口感染率为 23.3∶100 000
  - ○ 2012 年以后病例数稳步增加
  - ○ 黑人女性和美国西部女性的感染率最高

自然病史与预后

- 已报道宫内死亡率为 40%
- 如果在妊娠期间治疗，预后更好
- 新生儿梅毒产前可能没有表现
  - ○ 在一个病例系列中，12% 可表现正常

处理

- 苄星青霉素 G（benzathine penicillin G，BPG）治疗梅毒
  - ○ 在最近的前瞻性试验中，BPG 在各个阶段预防 CS 的有效率为 99.7%
- 根据疾病分期确定治疗方案
  - ○ 一期、二期、早期潜伏梅毒：BPG，240 万 U，单次，肌肉注射
    - – 专家建议 1 周后注射第 2 次
  - ○ 晚期潜伏梅毒：BPG，720 万 U，注射 3 次，间隔 1 周，每次 240 万 U
  - ○ 两次给药间隔不能 > 7 天，如果错过给药，则重新开始疗程
  - ○ 治疗是否充分取决于滴度下降
    - – 滴度下降 4 倍是目标
- 治疗并发症：赫氏（Jarisch-Herxheimer，JH）反应
  - ○ 快速杀灭螺旋体→急性炎症反应（内毒素、前列腺素释放）
    - – 还释放脂多糖，细胞因子
    - – 与潜伏梅毒相比，一期梅毒和二期梅毒治疗后的发生率更高
  - ○ 皮损恶化、发热、心动过速、寒战、关节痛、头痛、白细胞增多
  - ○ 对 JH 反应给予支持性治疗

诊断要点

考虑

- 可疑诊断时，需进行羊膜腔穿刺术确诊
  - ○ 实时聚合酶链反应（polymerase chain reaction，PCR）
  - ○ 在暗场显微镜下直接观察螺旋体
  - ○ 培养梅毒螺旋体（挑战）
  - ○ 脐带穿刺术检测胎儿 IgM（很少做）
- 在血清学阳性患者中，超声检查结果是评估疾病严重程度和治疗反应的关键
  - ○ 即使肝脏看起来正常也要进行测量
  - ○ 建议对胎儿贫血进行 MCA 监测

影像判读经验

- 二期梅毒肝肿大的线索包括脐静脉增宽和胆囊下移
- 脾肿大的线索是胃泡向中线移位

参考文献

1. Jensen KK et al: Fetal hepatomegaly: causes and associations. Radiographics. 40(2):589-604, 2020
2. Rac MWF et al: Congenital syphilis: a contemporary update on an ancient disease. Prenat Diagn. 40(13):1703-14, 2020
3. Tsai S et al: Syphilis in pregnancy. Obstet Gynecol Surv. 74(9):557-64, 2019
4. Kittipornpechdee N et al: Fetal and placental pathology in congenital syphilis: a comprehensive study in perinatal autopsy. Fetal Pediatr Pathol. 1-12, 2018
5. Rac MW et al: Syphilis during pregnancy: a preventable threat to maternal-fetal health. Am J Obstet Gynecol. 216(4):352-63, 2017

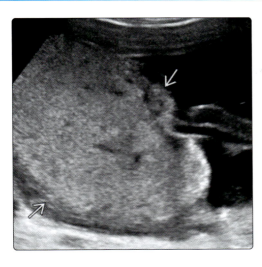

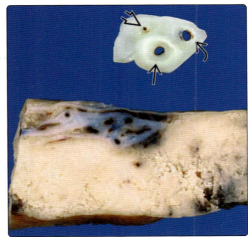

图 14-17 （左图）这例妊娠合并 CS 显示胎盘肿大。胎盘增厚 ➡ 继发于细菌的直接感染。（右图）CS 患者胎盘和脐带的大体标本具有典型的表现。在本例中，由于胎儿严重贫血，胎盘体积大，易碎、颜色苍白。脐带切片显示炎症改变，脐静脉 ➡ 和脐动脉 ➡ 周围有白垩质坏死碎片。这根脐带有 2 条血管，另一条脐动脉闭锁 ➡。（From DP: Placenta）。

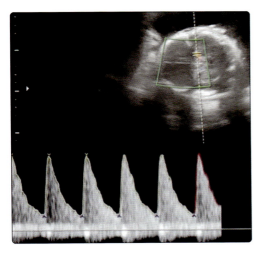

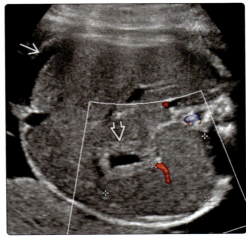

图 14-18 （左图）在中孕晚期对 CS 胎儿进行大脑中动脉（MCA）收缩期峰值流速测量，测值大于 1.5MoM，高度提示胎儿贫血。虽然贫血和水肿是晚期表现，但治疗开始后，它们首先消失。（右图）另一例 CS 胎儿显示脾肿大（游标）和腹水 ➡。增大的脾脏导致胃泡 ➡ 移位。脾肿大不是 CS 的一致特征。它的存在提示贫血和髓外造血。

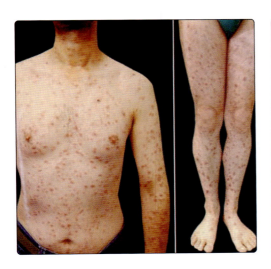

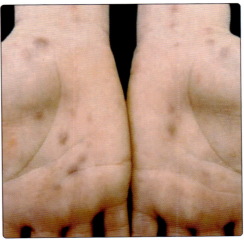

图 14-19 （左图）一名二期梅毒患者的临床照片显示广泛的斑丘疹。他也是 HIV（+）。梅毒筛查呈阳性的女性还应接受其他 STD 检测，尤其是 HIV。（Courtesy G. Strauch, MD.）（右图）一名二期梅毒的患者手掌出现斑丘疹。患有 CS 的孕妇与非孕妇症状相同。所有患者都需在早孕期进行梅毒血清学筛查。（Courtesy G. Strauch, MD）。

（周昌荣　马澜 译，王新霞　韩瑞征 审校）

第十四章 感　染

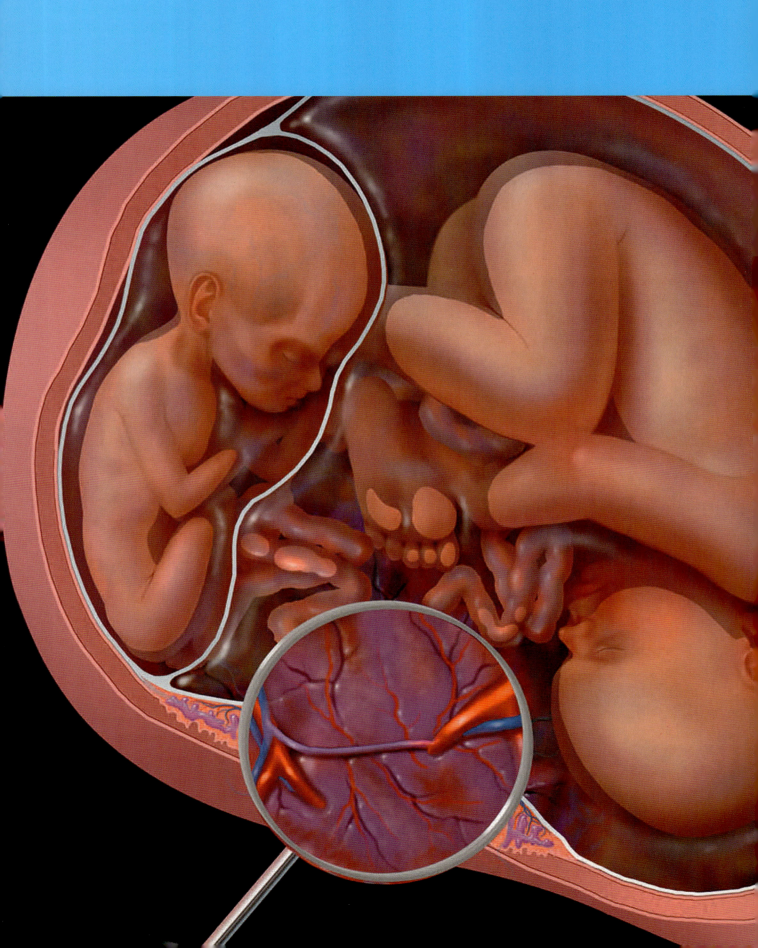

第十五章
羊水，生长和健康

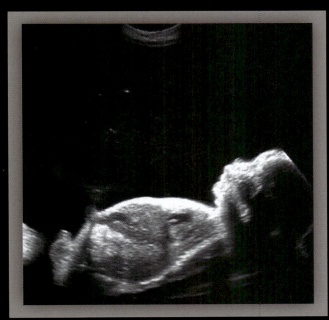

引言

评价胎儿健康是为了识别胎儿宫内死亡、窒息所致损伤的风险，并影响迅速和安全的分娩。使用生物物理（biophysical Profile，BPP）评分可以降低检测人群中60%～70%的死胎率。围产期胎儿低氧血症可导致不可逆的组织损害，且与新生儿、儿童和成人的多种问题有关。胎儿窒息被认为与脑瘫、学习障碍、成人高血压和心血管疾病相关。超声监测存活胎儿的目的是确定胎儿窒息的潜在损害程度，并启动及时干预。使胎儿存在缺氧风险的母体和胎儿疾病包括高血压、先兆子痫、胎儿生长受限（fetal growth restriction，FGR）、母体糖尿病、母体胶原血管病、脐带异常、感染、过期妊娠。胎儿生长、羊水、胎儿生物物理评分、心血管/胎盘功能的评估是超声用来评估胎儿健康的方法。

胎儿生长

准确的受孕时间对于评估胎儿生长至关重要。末次月经时间经常是不可靠的。早孕期头臀长测量是判断胎龄最准确的方法（±5～7天）。中孕期使用胎儿生物学测量来判断孕周是准确的（±7～10天），但不适用于晚孕期（±3～4周）。若不确定受孕时间，使用非常规的生物学测量方法是有帮助的，比如小脑横径（transcerebellar diameter，TCD）（TCD用于孕18～24周的粗略估计）。或者观察长骨骨化中心（股骨远端骨骺32周后可看到、胫骨近端骨骺35周后可看到）。孕晚期要校正胎儿孕周时尤其要注意，你可能会漏诊FGR或者巨大儿。

估测胎儿体重（estimated fetal weight，EFW）是根据胎儿生物学指标中计算的。标准胎儿生物学测量包括双顶径、头围、腹围（abdominal circumference，AC）和股骨长。EFW的计算公式偏重AC，AC减小是预测FGR有力的指标。

如果EFW<第5或者第10百分位数，则胎儿被认定为小于胎龄儿（small for gestational age，SGA）。不是所有的SGA胎儿都出现生长受限。SGA胎儿可能生来就小，但他们是健康和正常的；然而，FGR胎儿有缺氧的风险。胎盘功能不足导致传输给胎儿的葡萄糖↓。代偿性糖原分解导致胎儿肝体积↓和腹围↓。这种不对称的生长受限模式是晚孕期FGR的标志性表现。早发型FGR常与染色体异常相关，通常出现对称性生长受限。

羊水

在每一次中孕期和晚孕期检查时，都需要评估羊水量（amniotic fluid volume，AFV）。AFV可以主观评估或者通过测量羊水池来进行半定量评估。最大羊水池垂直深度（the maximum vertical pocket，MVP）是测量子宫内羊水池从前到后的最大距离，避开胎儿肢体和脐带。更常用的方法是测量羊水指数（amniotic fluid index，AFI），即子宫内四个象限的MVP的总和。AFV随着孕周进展而变化。通常，MVP在2～8cm之间和AFI在5～20cm之间是正常的。AFI<5cm与更高风险的胎儿发病率相关。

AFV也反映了胎儿心血管健康。正常的胎盘形成和正常的心输出量，胎儿肾脏得到很好的灌注，尿的生成是正常的。然而，低氧血症时，心输出的反射性再分配导致了胎儿脑、心、胸腺和胎盘血液的重新分布。其他脏器血管收缩，比如肾脏，导致尿液生成↓。羊水过少是慢性缺氧的一种征象，假定在低氧血症的情况下，中度羊水过少变为重度需要3周时间。通过胎儿BPP评分和多普勒测量可以检测更准确的指标以评估低氧血症。

胎儿生物物理评分

BPP由胎儿无应激试验（nonstress test，NST）和4个超声参数（进行30分钟以上的观察）组成。胎儿的每个参数评分为0～2分，总分10分。如果超声评分是8/8，绝大多数的病例不需要NST。评分8/10或者10/10认为是正常的。评分6/10是不确定的，评分≤4/10是异常的。30分钟内胎儿评分可能是8/8或者10/10，但是其他评分需要观察满30分钟。

正常的BPP评分几乎与异常胎儿pH无关，是评估正常组织氧合的一种可靠、准确的方法。异常的BPP评分表明胎儿酸中毒的风险很高，是一种胎儿一周内宫内死亡的强预测因素。BPP试验不明确时通常需重复试验。胎动消失遵循一个可预测的过程：胸腔运动（呼吸）先消失、紧接着是胎儿肌张力的消失，最后是躯干和脊柱运动的消失。羊水不足是慢性低氧血症的征兆。

多普勒超声

多普勒对胎盘和胎儿循环的评价对于评估胎儿健康是至关重要的。脐动脉（umbilical artery，UA）、大脑中动脉（middle cerebral artery，MCA）、子宫动脉（uterine artery，Ut Art）、静脉导管（ductus venosus，DV）和脐静脉（umbilical vein，UV）是常检测的血管。脐动脉血流呈低阻力，随着妊娠进展，收缩期/舒张期比值（systolic/diastolic ratio，S/D）逐渐降低。MCA比UA的舒张期血流少。DV的波形表现为典型的收缩波、舒张波和心房收缩波。脐静脉血流波形是均匀连续的，能反应胎儿的呼吸变化。24周后Ut Art血流是低阻的。

在缺氧或者胎盘功能差的情况下，多普勒波形的异常早于AFV和生长的改变。UA舒张期血流消失或者反向反映了胎盘血管功能障碍。心脏输出至胎儿脑部的血流量代偿性的↑引起MCA舒张期血流↑。导致UA舒张期血流↓和大脑中动脉舒张期血流↑，这两条血管间正常关系的逆转。DV的A波反向反映了右心压力，在心房收缩时出现静脉血流反向。UV的搏动血流也反映了右房压力升高。Ut Art显示了血流阻力↑和收缩期后的切迹，反映了螺旋动脉血流阻力↑。

表 15.1　羊水指数和胎龄

胎龄/周	羊水指数的第 5 百分位数/cm	羊水指数的第 50 百分位数/cm	羊水指数的第 95 百分位数/cm
24	9.8	14.7	21.9
25	9.7	14.7	22.1
26	9.7	14.7	22.3
27	9.5	14.6	22.6
28	9.4	14.6	22.8
29	9.2	14.5	23.1
30	9.0	14.5	23.4
31	8.8	14.4	23.8
32	8.6	14.4	24.2
33	8.3	14.3	24.5
34	8.1	14.2	24.8
35	7.9	14.0	24.9
36	7.7	13.8	24.9
37	7.5	13.5	24.4
38	7.3	13.2	23.9
39	7.2	12.7	22.6
40～42	6.9～7.1	11～12.3	17.5～21.4

修改自 Moore TR et al：The amniotic fluid index in normal human pregnancy. Am J Obstet Gynecol.162：1168-1173，1990。

表 15.2　脐动脉 S/D 值百分位数

孕周	第 5 百分位数	第 10 百分位数	第 50 百分位数	第 90 百分位数	第 95 百分位数
24～27	2.17～2.41	2.35～2.62	3.12～3.48	4.15～4.63	4.50～5.02
28	2.09	2.27	3.02	4.02	4.36
29	2.03	2.20	2.92	3.89	4.22
30	1.96	2.13	2.83	3.78	4.10
31	1.90	2.06	2.75	3.67	3.98
32	1.84	2.00	2.67	3.57	3.87
33	1.79	1.94	2.60	3.48	3.77
34	1.73	1.88	2.53	3.39	3.68
35	1.68	1.83	2.46	3.30	3.59
36	1.64	1.78	2.40	3.23	3.51
37	1.59	1.73	2.34	3.15	3.43
38	1.55	1.69	2.28	3.08	3.36
39	1.51	1.64	2.23	3.02	3.29
40	1.47	1.60	2.18	2.96	3.22

修改自 Acharya G et al：Reference ranges for serial measurements of umbilical artery Doppler indices in the second half of pregnancy. Am J Obstet and Gynecol.192：937-944，2005。

表 15.3　生物物理评分

参数	满足条件得分 =2 分(否则 0 分)，观察时间 =30 分钟
胎儿呼吸样运动	≥1 次持续 30 秒的呼吸(可以打嗝)
大的躯体运动	≥3 次不连续的身体运动(躯干卷曲、脊柱屈曲/伸展、大的肢体运动)
胎儿肌张力	≥1 次一侧肢体主动的伸展和屈曲(可以手张开和闭合)
羊水	最大羊水深度>2cm
无应激试验	≥2 次胎心加速(>15 次/min、并持续 15 秒)+1 次胎动

图 15-1 （**左图**）羊水指数（AFI）包括测量宫内四个象限（游标）从前到后最大羊水池深度的总和。注意测量时不包括脐带或胎儿部分。（**右图**）另外一个客观的羊水测量是最大垂直径。找到最深的子宫羊水池（液性暗区），并测量最深羊水池从前到后的最大距离。

正常羊水指数

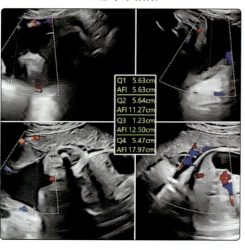

最大羊水池垂直深度测量技巧

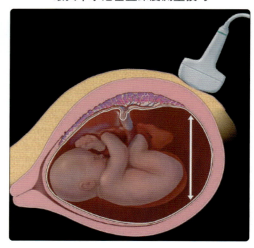

图 15-2 （**左图**）（左）一个羊水过少胎儿的灰阶超声图像显示此处（游标）被认为是一个小羊水池。然而，同一区域（右）彩色多普勒显示该处实际上充满了脐带。测量羊水池时使用彩色多普勒对羊水量评估会更准确。（**右图**）这一例合并双胎输血综合征的单绒毛膜双胎显示受血儿羊水过多和供血儿羊水过少。

羊水过少

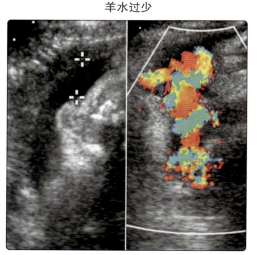

羊水过多和羊水过少

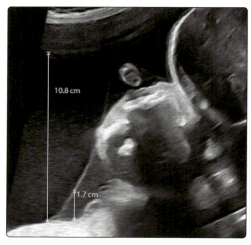

图 15-3 （**左图**）正常脐动脉频谱呈低阻，舒张期血流连续。收缩期/舒张期比值是收缩期峰值流速➤除以舒张末期峰值流速➔。比值可与孕龄的标准数据进行比较。（**右图**）与之相反，同一个胎儿正常大脑中动脉波形相对高阻，与收缩期血流相比➤，舒张期血流较少➔。

正常脐动脉波形

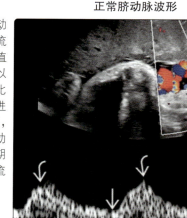

正常大脑中动脉波形

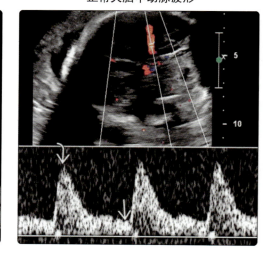

异常脐动脉波形

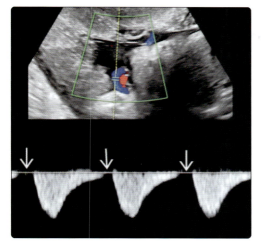

异常脐动脉波形

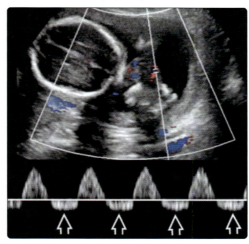

图 15-4 （**左图**）该孕妇合并羊水过少和胎儿生长受限（fetal growth restriction，FGR），脐动脉频谱显示数个舒张期血流消失 ➡️。高阻血流和舒张末期血流消失与胎盘功能不全有关。（**右图**）另一早发型生长受限胎儿，脐动脉波形显示舒张期血流反向 ➡️。这一发现提示胎儿缺氧、窒息和宫内死亡的风险增高。

正常脐静脉波形

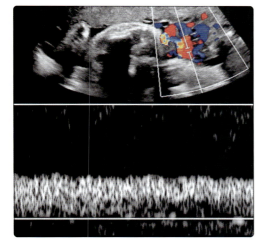

异常脐静脉波形

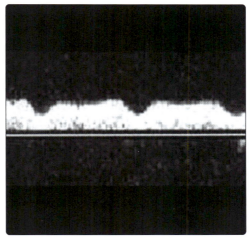

图 15-5 （**左图**）正常脐静脉的脉冲多普勒超声显示流向胎儿的持续性非搏动性前向静脉血流。脐静脉显示的呼吸变化也是正常的。（**右图**）胎盘功能不全所致 FGR 胎儿的脐静脉脉冲多普勒超声显示了脐静脉内的搏动血流。这一表现反映了为拮抗胎盘阻力增加，胎儿心脏工作负荷增加而继发的右心压力梯度增加。

胎儿呼吸影响波形

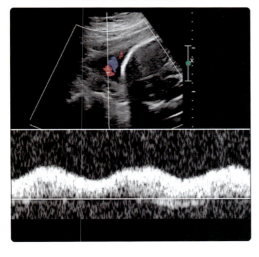

胎儿呼吸影响波形

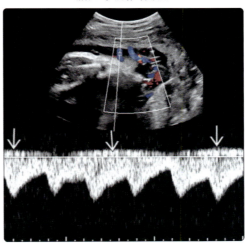

图 15-6 （**左图**）有节律的或不规律的胎儿呼吸能在脐静脉的多普勒波形中反映出来，而不应和搏动的脐静脉血流混淆。（**右图**）胎儿运动和呼吸可以导致不规则的脐动脉血流。这个病例中，能观察到呼吸引起的节律运动 ➡️ 和脐静脉的叠加。应该在胎儿安静时做脐动脉和脐静脉血流评估。

第十五章 羊水，生长和健康

正常静脉导管波形　　　　　　　　　异常静脉导管波形

图 15-7（左图）图示静脉导管的取样部位➡️，避免包括下腔静脉。正常静脉导管波形显示了心室收缩➡️、心室舒张➡️和心房收缩➡️成分，在整个心动周期向胎儿心脏顺向流动。（右图）这个病例是异常静脉导管波形。心房收缩（A波）显示血流反向➡️。这是由于右心压力升高，通常来自于 FGR 相关的心脏失代偿。

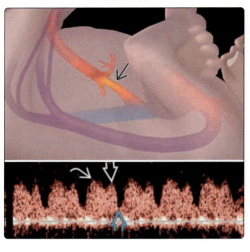
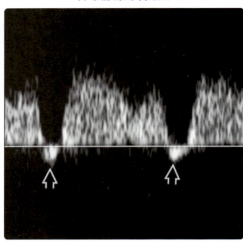

正常子宫动脉波形　　　　　　　　　异常子宫动脉波形

图 15-8（左图）在晚孕期，正常子宫动脉多普勒波形呈低阻，舒张期血流量大且平缓倾斜➡️。（右图）孕 28 周伴发 FGR，子宫动脉多普勒波形呈高阻（很少的舒张期血流），有收缩期后的切迹➡️。这种波形出现在 24 周后是异常的，反映了螺旋动脉血流阻力增加和胎盘功能不全。

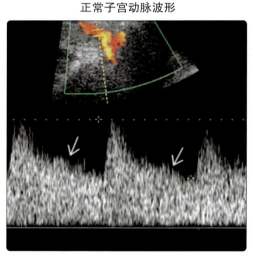
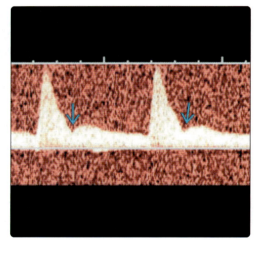

正常胎儿运动　　　　　　　　　　　正常胎儿运动

图 15-9（左图）下肢的超声纵切面显示近场胎儿肢体伸展➡️。（右图）稍后，腿在膝盖处弯曲➡️。胎儿肌张力是通过胎儿伸展和弯曲肢体的能力来评估的。正常的休息姿势是屈曲。实际上，超声医生观察胎动，没有特别的记录。

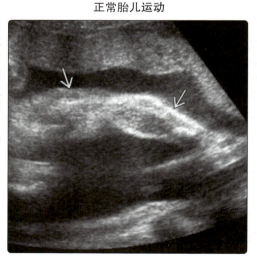
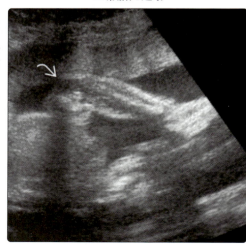

正常胎儿肌张力

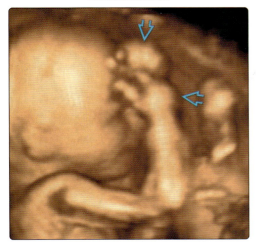

正常胎儿肌张力

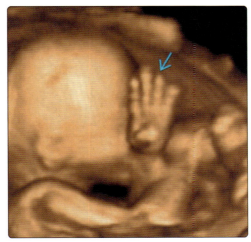

图 15-10 （左图）此时双手呈握持状 ➡。一次或多次开合手或伸展和弯曲肢体是得到生物物理学评分中肌张力 2 分的必需条件。实际上，超声医生观察胎儿肌张力时并没有专门记录。（右图）3D 超声显示胎儿的手处于张开状态 ➡。

正常胎儿呼吸

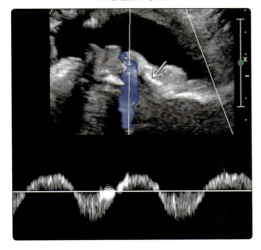

正常胎儿呼吸

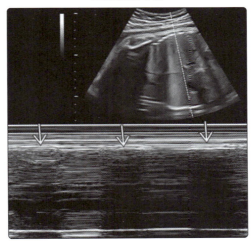

图 15-11 （左图）本例是用多普勒采集到的胎儿鼻式呼吸频谱。所示为鼻骨 ➡。彩色多普勒显示通过鼻道的流动（蓝色血流来自吸入，远离探头的羊水流动）。脉冲多普勒显示了一段时间内持续的有节律的吸入和呼出。（右图）膈肌的 M 型超声也能用来记录胎儿呼吸。所示为有节律的、持续的膈肌运动 ➡。

胎儿生长受限

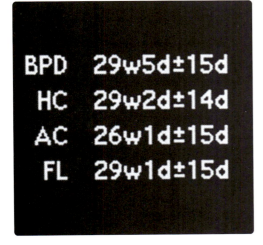

异常无应激试验

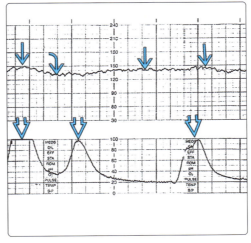

图 15-12 （左图）FGR 指的是在胎盘功能不全胎儿中，腹围较其他测量值偏小。由于糖原分解和肝脏体积减小，腹围是第一个落后的测量指标。（右图）孕妇静息状态下，胎儿无应激试验异常，显示三个宫缩中 ➡ 缺少胎心加速 ➡ 和一个轻度的减速 ➡。

要　点

术语

- 胎儿生长受限（fetal growth restriction，FGR）：估测胎儿体重或腹围＜同孕周的第 10 百分位数
- 严重的 FGR：EFW＜孕周的第 3 百分位数
- 小于胎龄儿：出生体重＜孕周的第 10 百分位数
- 早发型 FGR 诊断 GA＜32 周，晚发型诊断 GA＞32 周

影像学表现

- 详细扫查非整倍体、畸形、感染迹象
- 一旦确诊 FGR，进行连续的脐动脉多普勒评估病情恶化

主要鉴别诊断

- 先天性小胎儿
- 不伴胎盘功能不全的羊水过少

临床问题

- 胎盘原因占 25%～30%
  - 腹围小是胎盘功能不全导致 FGR 的最大预测指标
- 染色体疾病，畸形约占 20%
  - 对于孤立的早发型 FGR、所有羊水过多或胎儿畸形的病例，推荐进行染色体核型与微阵列检测
- 宫内感染占 5%～10%
  - 进行羊膜腔穿刺术，应用 PCR 检测羊水巨细胞病毒
- 母胎医学会（society of Maternal Fetal Medicine，SMFM）指南将 FGR 与脐动脉多普勒结果相关联
- 早产是 FGR 最重要的预后因素
- 32 周前每增加一天宫内时间，整体生存率升高 1%～2%

诊断要点

- 准确判断怀孕日期
  - EFW 百分位数是以 GA 为基础的；孕早期超声比月经或临床推算更准确
  - 当受孕时间不确定时，非常规生物测量有助于确定孕周

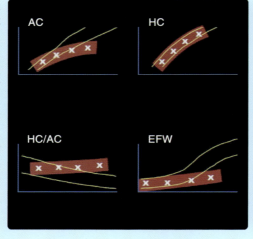
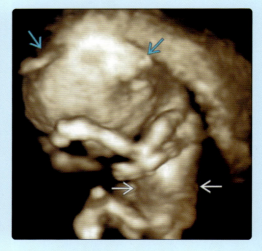

图 15-13 （左图）生物特征测量图表显示，估测胎儿体重（EFW）＜第 10 百分位，AC 的生长迟缓最为显著。这种晚发型 FGR 来自典型的子宫胎盘功能不全。（右图）3D 超声显示胎头 ➡ 比胎体 ➡ 相对较大。这种早发型 FGR 在三倍体中可见。18 三体和 13 三体也与 FGR 相关，通常见于多发畸形。非整倍体是 FGR 的一个重要病因。

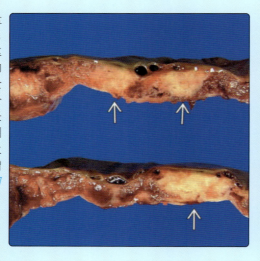
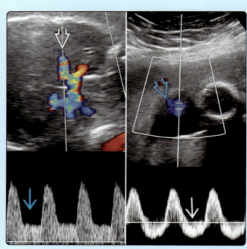

图 15-14 （左图）这个胎盘有多发的陈旧性梗死 ➡，这与母体先兆子痫有关。这些梗死灶和母体灌注不足的其他变化导致胎盘功能不全和 FGR。（右图）这是一个由于胎盘功能不全导致生长受限的多普勒异常的病例（双胎之一）。左图显示了大脑中动脉 ➡ 舒张期血流增加 ➡。右图显示脐动脉 ➡ 舒张末期血流反向 ➡。

术语

缩写

- 胎儿生长受限（fetal growth restriction，FGR）
- 小于胎龄儿（small for gestational age，SGA）

定义

- 美国妇产协会（American Society of Obstetrics and Gyneco-logy，ACOG）和母胎医学会（Society of Maternal Fetal Medi-cine，SMFM）推荐使用的术语
- FGR：估测胎儿体重（EFW）或腹围<孕周的第 10 百分位数
  - 表示胎儿存在病理程度上的偏小，但也包括一些先天性小胎儿
- 早发型 FGR：诊断孕周<32 周
- 晚发型 FGR：诊断孕周>32 周
- 严重的 FGR：EFW<孕周的第 3 百分位数（低于均值约 2 个标准差）
- SGA：出生体重<孕周的第 10 百分位数（有些属于健康小样儿）

影像学表现

超声表现

- 灰阶超声
  - 异常生物学测量值（EFW 的计算非常依赖腹围）
  - 羊水过少
- 脉冲多普勒
  - 存在以下任何一种情况说明**脐动脉**（umbilical artery，UA）血流异常
    - 收缩期峰值流速/舒张期峰值流速比值（systolic/dias-tolic ratio，S/D），搏动指数（pulsatility index，PI）或者阻力指数（resistive index，RI）>孕周的第 95 百分位数
    - 舒张末期血流消失（absent end-diastolic flow，AEDF）或者舒张末期血流反向（reversed enddiastolic flow，REDF）
  - **大脑中动脉**（MCA）表现出"脑保护效应"，出现舒张期血流↑
    - Meta 分析显示在早发型 FGR 中预测不良结局的似然比较低
    - 研究发现脐动脉频谱正常的晚发型 FGR 中，约 15%～20% 有脑血管扩张（比如大脑中动脉舒张期血流↑）
  - **脑胎盘比**（cerebroplacental ratio，CPR）=MCA-PI/UA-PI
    - 支持者声称该指标对预测胎儿缺氧、围产期不良结局更敏感
    - SMFM 表示，高质量数据不足，无法推荐 CPR 用于 FGR 的常规监测
  - **静脉导管**多普勒不用于诊断，但是可用于监测和管理
    - A 波降低或消失说明心脏存在损害（A 波反向有 46% 的死胎风险）
    - 没有进一步的研究，SMFM 不推荐常规使用静脉导管多普勒
  - 脐静脉（umbilical vein，UV）搏动性血流是终末期的表现

- 子宫动脉 RI↑或者收缩期后切迹作为单一指标预测子痫/FGR 的准确性较差
- 血流多普勒
  - 在羊水最大切面测量，避开脐带

影像学建议

- 流程建议
  - 出现非整倍体、异常、感染迹象，应进行详细结构扫查
    - 三倍体，18 三体，13 三体
    - 单脐动脉，脐带帆状附着，腹裂，先天性心脏病
  - 一旦确诊 FGR，应行连续脐动脉多普勒评估病情恶化
    - 每 1～2 周测量一次；如果稳定，考虑每 2～4 周测量一次
    - 严重的 FGR 或者脐动脉比值>第 95 百分位数，每周测量一次
    - 如果存在 AEDF，每周测量 2～3 次（胎死宫内风险可达 6.8%）
    - 如果存在 REDF，先行给予类固醇类药物，可提前分娩（胎死宫内风险可达 19%）
  - 脐动脉频谱纳入标准化产前检查中可减低 29% 的围产期死亡率
  - 严格监测生长情况（间隔 3 周一次较为理想）
  - 监测羊水（amniotic fluid，AF），羊水池最大垂直切面
    - PORTO 研究显示羊水并非不良结局的独立危险因素
    - 如果出现 FGR 合并羊水过少，目前的推荐仍然建议在 34 周 0 天到 37 周 6 天分娩
  - 用无应激试验（nonstress test，NST）监测胎儿对不利环境的反应
  - 在重度早发型 FGR 中，生物物理评分（biophysical profile，BPP）的假阳性/假阴性发生率高

鉴别诊断

先天性小胎儿

- 胎儿小，但是间隔期生长是正常的
- 通常来自于正常遗传模式（观察其父母）

不伴胎盘功能不全的羊水过少

- 胎膜早破
- 严重的泌尿生殖系统（genitourinary，GU）异常

轻度骨骼发育不良

- 长骨比其他生物测量指标影响更大
- 羊水可能正常或者增多
- 大多数情况下多普勒结果正常

病理

一般特征

- 病因学
  - 宫内感染占比 5%～10%
  - 母体因素（比如营养吸收障碍），胎儿因素（比如非整倍体），和胎盘因素（比如胎盘早剥），最终导致胎儿营养不良
    - 母亲吸烟→SGA 风险增加 3.5 倍

- 与腹裂有关的 FGR 约占 25%
  - 子宫胎盘功能不全→传输给胎儿的糖原和氨基酸↓
- 遗传学
  - 与 FGR 相关的 18 三体/13 三体至少占比 50%
  - 三倍体的表现取决于额外一组染色体的来源
    - 双雌受精三倍体（母源性三倍体）→小胎盘＋严重的早发型 FGR，同时具有脑保护效应
    - 双雄受精三倍体（父源性三倍体）→厚胎盘/囊性胎盘＋FGR

临床问题

表现

- 常见症状/体征
  - 宫高小
  - 先兆子痫→FGR 风险增加 4 倍
  - 有高风险母体因素的患者，尤其是高血压

自然病史与预后

- 早发型 FGR
  - 胎盘功能减退和母体高血压呈强相关
  - 和遗传异常有关（胎儿畸形，羊水少）
  - 可预测的恶化模式，包括脐动脉多普勒、羊水和进展的异常生物物理评分
- 晚发型 FGR
  - 心血管调节与脑血流增加有关（MCA 多普勒改变）
  - 胎盘功能轻度减退（脐动脉多普勒可能正常），与母体高血压的相关性↓
- 早产是 FGR 最重要的预后因素
  - 32 周前每增加一天宫内时间，存活率增加 1%～2%
  - 对于 24～29 周出生的婴儿，SGA 的新生儿死亡率比适于胎龄儿高 2～4 倍
  - 对于多普勒异常的早发型 FGR，新生儿存活率如下：
    - 24 周是 13%（0% 未受损伤）
    - 25 周是 43%（13% 未受损伤）
    - 26 周是 58%～76%（6%～31% 未受损伤）
  - 严重的早发型 FGR 的分娩临界值是 26 周和/或 500g
- 如果 EFW＜第 10 百分位数，则存在 1.5% 的宫内胎儿死亡风险；如果 EFW＜第 5 百分位数，则存在 2.5% 的宫内胎儿死亡风险
- EFW＜第 3 百分位数的死胎风险是 EFW 位于第 3～5 百分位数的 3 倍，是 EFW 位于第 5～10 百分位数的 4～7 倍
- 一项回顾性研究纳入了 188 例 EFW≤第 3 百分位数的胎儿，胎儿孕周自 22 周 0 天至 25 周 6 天：
  - 28% 的病例存在畸形，其中 33% 证实存在遗传学异常（18 三体所占比例略高于 1/2）
  - 畸形＋遗传学诊断一致时常为致死性
  - 中枢神经系统异常绝大多数是结构缺陷
  - 23% 的异常 FGR 胎儿在新生儿期存活
- 据报道，在学龄期，有 20%～40% 的学习障碍患者存在长期神经发育障碍
- 成年后高血压、糖尿病、卒中的发病风险↑
- 再次生育 SGA 的风险为 20%

处理

- ACOG 实践公报指出"FGR 在术语、病因学和诊断标准等

方面缺乏共识，对 FGR 胎儿的优化管理和分娩时机尚不明确"
- 基于对生长发育监测、多普勒、产前检查、母体疾病的管理，平衡了 PTB 和 IUFD 的风险
- 母胎医学会（SMFM）分娩指南将 FGR 与脐动脉多普勒结果相关联
  - EFW 在第 3～10 百分位数的 FGR，超声多普勒正常的孕妇在 38～39 周分娩
  - FGR 合并脐动脉 SD/PI/RI＞第 95 百分位数的孕妇在 37 周分娩
  - 严重的 FGR 在 37 周分娩
  - FGR 伴 AEDF 的孕妇在 33～34 周分娩
  - FGR 伴 REDF 的孕妇在 30～32 周分娩
- 对于孤立的早发型 FGR、所有羊水过多或胎儿畸形的病例，推荐进行染色体核型与微阵列检测
- 如果进行羊膜腔穿刺术，可以应用 PCR 检测 CMV
- 除非有危险因素，否则不推荐血清学检测 TORCH 感染
- 使用类固醇药物来尽量减少早产儿呼吸系统疾病
- 给予镁剂来保护神经
- 积极治疗母体高血压、糖尿病

诊断要点

考虑

- 准确判断受孕时间
  - EFW 百分位数是以 GA 为基础的；早孕期超声比月经或者临床推断更准确
  - 当受孕时间不确定时，非传统生物学测量是有帮助的
    - 小脑横径，足底长，肾脏长径，骶骨长度，腹壁软组织厚度
  - 观察骨骺骨化中心（epiphyseal ossification centers，EOS）
    - 股骨远端骨化中心 32 周后存在
    - 胫骨近端骨化中心 35 周后存在
    - 肱骨近端骨化中心 38 周后存在
  - 评价脑沟：估测与孕周相关的发育情况

影像判读经验

- 腹围小是胎盘功能不全引起的 FGR 的最重要的预测指标
- 脐动脉多普勒是有关胎儿血流动力学状态的"冰山一角"；AEDF/REDF 仅见于 60%～70% 的胎盘血管闭塞
- 增加静脉多普勒→提供胎儿对不利环境反应的更多信息

报告提示

- 患者离开超声诊室前通知医生（可能需要胎儿监护或者医生许可）

参考文献

1. Debbink MP et al: Sonographic assessment of fetal growth abnormalities. Radiographics. 41(1):268-88, 2021
2. Dall'Asta A et al: Etiology and perinatal outcome of periviable fetal growth restriction associated with structural or genetic anomaly. Ultrasound Obstet Gynecol. 55(3):368-74, 2020
3. Meler E et al: Genetic syndromes associated with isolated fetal growth restriction. Prenat Diagn. 40(4):432-46, 2020
4. Society for Maternal-Fetal Medicine (SMFM). Electronic address: pubs@smfm.org. et al: Society for Maternal-Fetal Medicine Consult Series #52: Diagnosis and management of fetal growth restriction: (Replaces Clinical Guideline Number 3, April 2012). Am J Obstet Gynecol. 223(4):B2-17, 2020

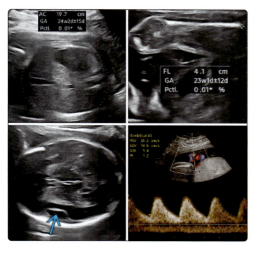

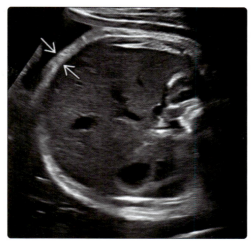

图 15-15　（左图）该孕妇有不良孕产史，29 周时诊断为严重的早发型 FGR。所有的生物学测量值都小。大脑外侧裂开放 ➡，羊水和脐动脉频谱正常，胎动正常。这其实是一个正常的孕 24 周胎儿，受孕时间推断错误，孕周应该提前 6 周。（右图）晚孕期可以看见皮下脂肪 ➡。FGR 胎儿中，脂肪沉积减少，这有助于鉴别先天性小胎儿和 FGR 胎儿。

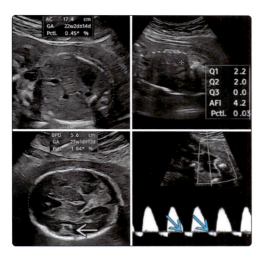

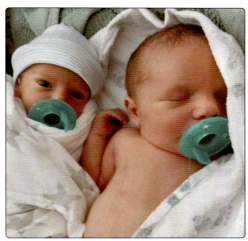

图 15-16　（左图）该孕妇确认孕 25 周，患有红斑狼疮和慢性高血压，所有的生物学测量值都小。大脑外侧裂 ➡ 与孕周相符，羊水少，脐动脉舒张末期血流反向 ➡，说明了严重的早发型 FGR。重度先兆子痫伴 HELLP 综合征行引产术。胎儿未存活。（右图）并非所有的 FGR 都有不良结局。这个双卵双胎明显大小不一致，尽管出生体重＜第 1 百分位数，小胎儿仍然健康成长。

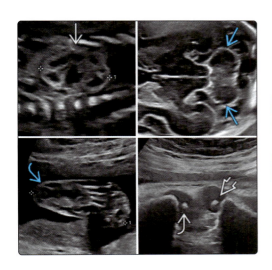

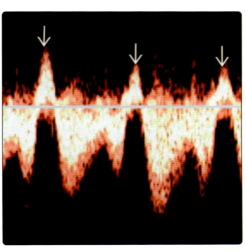

图 15-17　（左图）如果孕周不确定，其他测量如肾脏大小 ➡、足底长度 ➡ 和小脑横径 ➡ 对于评价孕周是有帮助的，如同骨骺的评估。看到股骨远端骨化中心 ➡ 和胫骨近端骨化中心 ➡ 说明孕周≥35 周。（右图）脉冲多普勒显示静脉导管 A 波 ➡ 血流反向（远离心脏）。这反映了心房压力升高，心房收缩过程中的反向血流，是胎儿受损的信号，死胎风险 46%。

15.3 巨 大 儿

要 点

术语

- 出生体重＞4 000g 或 4 500g（或者 10 磅）
- 估测胎儿体重（estimated fetal weight, EFW）＞第 90 百分位数

影像学表现

- 测量胎儿生物学指标用来估测体重
  - 腹围（abdominal circumference, AC）增大通常是第一线索
    - EFW 计算中 AC 占比最大
  - 生长曲线是有用的可视化工具
  - 绝大多数是晚孕期诊断
- 对于 EFW＞4 500g 者准确性仅有 33%～44%
  - 假阳性率增高
  - 阳性预测值只有 30%～44%
  - 阴性预测值为 97%～99%
- 相关表现
  - 羊水过多
  - 皮下脂肪组织↑

主要鉴别诊断

- Beckwith-Wiedemann 综合征
- 水肿

临床问题

- 母体并发症
  - 难产/产程停滞
  - 剖宫产
- 胎儿并发症
  - 肩难产
  - 新生儿低血糖，低钙血症
- 如果 EFW＞5 000g 并且母亲没有糖尿病，可以考虑预防性的剖宫产
- 如果 EFW＞4 500g 并且母亲有糖尿病，可以考虑预防性的剖宫产

诊断要点

- 如果胎儿远大于孕周，请告知医生

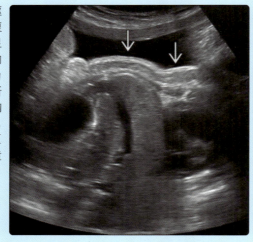
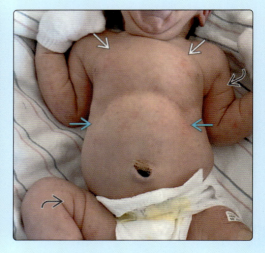

图 15-18　（左图）胎儿躯干矢状切面显示胸壁和腹壁的皮下脂肪组织 ➡ 明显↑，这个胎儿 EFW＞孕周的第 90 百分位数，出生后为巨大儿。（右图）该巨大新生儿的照片显示明显的胸部 ➡ 和腹部 ▱ 脂肪沉积，以及肢体的脂肪圈 ◿。巨大儿的长期预后包括儿童期肥胖和胰岛素抵抗。

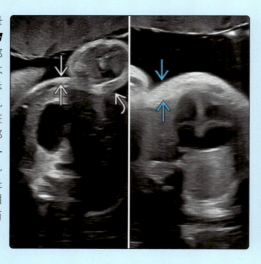
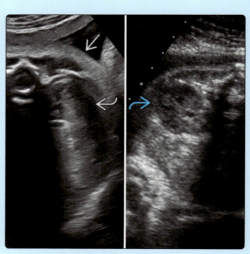

图 15-19　（左图）糖尿病母亲的胎儿胸部 ▱ 和肢体 ➡ 周围的脂肪沉积常常较腹部 ▱ 周围更为明显，例如本例。（右图）组合图显示了非综合征的大于胎龄儿（左）皮下脂肪 ➡ ↑ 而肾脏大小正常 ▱（相当于腹部前后径的 1/3）。Beckwith-Wiedemann 综合征胎儿（右）腹围增大更大程度是因为肾脏体积增大 ▱（相当于腹部前后径的 1/2），而体壁脂肪影响较小。

术语

同义词

- 大于胎龄儿（large for gestational age，LGA）

定义

- 出生体重（birth weight，BW）>4 000g 或 4 500g（或者 10 磅）；美国妇产协会（American College of Obstetrics and Gynecology，ACOG）认为出生体重>4 500g 发病率会显著升高
- LGA：估测胎儿体重（estimated fetal weight，EFW）或者出生体重>第 90 百分位数

影像学表现

超声表现

- EFW>90%~95%（常规胎儿生物学测量）
- EFW 计算中 AC 占比最大
  - 如果 AC<35cm，巨大儿风险<1%；如果 AC>37cm，巨大儿风险达 37%
- 皮下脂肪组织回声↑
  - 请勿和皮下组织水肿混淆，皮肤水肿是低回声
- 一项研究显示双肩径有很好的使用前景
- 羊水过多
- 胎盘肥大（厚胎盘）

影像学建议

- 最佳成像方法
  - 准确测量 AC
- 巨大儿常出现在晚孕期；孕 36 周的 EFW 比孕 32 周的 EFW 预测效能高
- 如果在分娩前 7 天内进行超声检查，EFW≥4 000g 时，出生体重（BW）≥4 500g 的概率显著提高

鉴别诊断

Beckwith-Wiedemann 综合征

- 脏器早期过度生长（肾脏，肝脏）
- 巨大儿+畸形（巨舌，脐膨出）

水肿（免疫和非免疫）

- 羊水在两个部位蓄积：皮肤，腹水，胸膜/心包积液
  - 皮肤水肿比脂肪回声低

临床问题

表现

- 最常见的症状/体征
  - 宫高高于同孕周

人口统计资料

- 流行病学
  - ≥4 000g：全球患病率为 9%
  - ≥5 000g：全球患病率为 0.1%
  - 美国非糖尿病患者 LGA 婴儿的患病率
    - 母亲体重正常者：7.7%，肥胖者：12.7%
  - 美国糖尿病患者 LGA 婴儿的患病率
    - 母亲体重正常者：13.6%，肥胖者：22.3%
  - 20%~50% 的巨大儿未被诊断

- 当 EFW 低估 BW 时，肩难产的可能性较高

自然病史与预后

- 具有生产巨大儿风险的孕妇
  - 即使经过治疗，糖尿病孕妇生产巨大儿的风险仍比正常孕妇高 2~3 倍
  - 母亲肥胖，妊娠期体重增加过多
  - 过期妊娠（>42 周）
    - 39~40 周，BW>4 500g 的风险为 1.3%
    - >41 周，风险增加到 2.9%
  - 生产过巨大儿
- 随着出生体重持续↑，风险↑；无阈值
- 巨大儿复发率：23.2%
- **母体并发症**
  - 绒毛膜羊膜炎的优势比（odds ratio，OR）是 2.4；肩难产是 7.1；3 度/4 度裂伤是 1.7；BW>4 500g 时，产后出血是 3.1
  - 剖宫产风险增加 2 倍
- **胎儿并发症**
  - 产伤
    - 肩难产占 10%，如果 EFW>4 500g 且产钳助产，则肩难产风险>50%
    - BW>4 500g，臂丛神经麻痹风险增加 18~21 倍
    - 锁骨/肱骨骨折
    - 窒息、胎粪吸入、入住 ICU
    - 面神经麻痹
  - 新生儿低血糖、低钙血症
- 肥胖、代谢综合征、心血管疾病的长期风险

处理

- 美国妇产协会（ACOG）实践公告 #216（2020）
  - 无糖尿病（diabetes mellitus，DM）孕妇的 EFW>5 000g 和 DM 孕妇的 EFW>4 500g 时，可以考虑选择性剖宫产
  - 只有在出现临床指征时才考虑在 39 周 0 天前分娩
  - 可疑巨大儿不是剖宫产后经阴道分娩（VBAC）的禁忌证

诊断要点

考虑

- 巨大儿的诊断不明确但是很重要
  - AC↑是最重要的预测值
- EFW 预测胎儿体重>4 500g 的准确性只有 33%~44%
- 阳性预测值仅 30%~44%，阴性预测值 97%~99%
  - 超声的排除作用胜过其诊断作用

报告提示

- 如果中孕期发现腹围增大，推荐随访排除巨大儿
- 36 周比 32 周预测效能佳

参考文献

1. Duncan JR et al: Prediction of large for gestational age neonates by different growth standards. J Ultrasound Med. 40(5):963-70, 2021
2. Bicocca MJ et al: Identification of newborns with birthweight ≥ 4,500g: ultrasound within one- vs. two weeks of delivery. Eur J Obstet Gynecol Reprod Biol. 249:47-53, 2020
3. Committee on Practice Bulletins—Obstetrics.: Macrosomia: ACOG practice bulletin, number 216. Obstet Gynecol. 135(1):e18-35, 2020
4. Robinson R et al: The test accuracy of antenatal ultrasound definitions of fetal macrosomia to predict birth injury: a systematic review. Eur J Obstet Gynecol Reprod Biol. 246:79-85, 2020
5. Beta J et al: Maternal and neonatal complications of fetal macrosomia: systematic review and meta-analysis. Ultrasound Obstet Gynecol. 54(3):308-18, 2019

第十五章 羊水，生长和健康

要点

术语

- 胎儿红细胞异常或者减少
- 多因为 Rh（rhesus，Rh）或者其他少见红细胞抗原/蛋白不相容
  - 母体抗原穿过胎盘导致胎儿红细胞溶解

影像学表现

- 大脑中动脉（middle cerebral artery，MCA）收缩期峰值流速（peak systolic velocity，PSV）升高
  - 取样门放在大脑中动脉起始处附近
  - 入射角是 0 度
- 应进行多次大脑中动脉收缩期峰值流速测量
  - 选择最佳测量，而不是选平均值
- 评价胎儿水肿，心脏肥大，羊水过多

主要鉴别诊断

- 细小病毒感染

- 病毒攻击红细胞前体→贫血
- 胎儿出血
- 双胎贫血-红细胞增多序列征
  - 单绒毛膜双胎的慢性胎儿输血
- α-地中海贫血

临床问题

- 对于 Rh- 同种免疫患者，胎儿溶血病在后续妊娠中通常类似或者更严重
- 连续的大脑中动脉频谱测量用来监测胎儿贫血风险
- 是否需要干预通常取决于 MCA-PSV 和孕周的关系
  - 如果 MCA-PSV≥1.50MoM，胎儿贫血风险升高
  - 孕 35 周后，预测贫血的假阳性率升高
- 观察胎儿水肿/高输出量性心力衰竭
- 超声监测评价胎儿循环状况以便进行脐带穿刺和宫内输血
  - 据报道有 2%～5% 的并发症

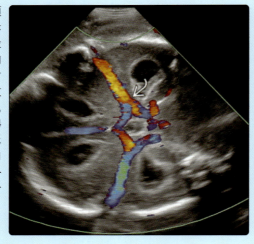
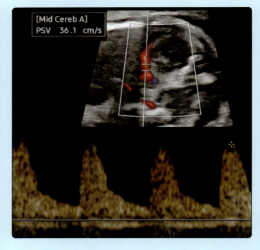

图 15-20 （左图）胎儿颅脑横切面彩色多普勒显示 Willis 环。多普勒测量的最佳取样点是起自颈内动脉的大脑中动脉 ➡ 的起始处附近。（右图）20 周的 MCA 收缩期峰值流速是 36.1cm/s。这是同胎龄儿中位数的 1.4 倍。该患者 Kell 已致敏，既往怀孕时进行了 5 次宫内输血（intrauterine transfusions，IUTs）。此次为意外怀孕。

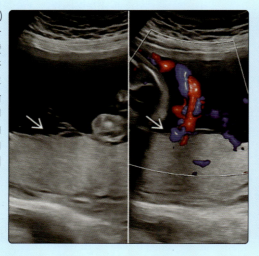
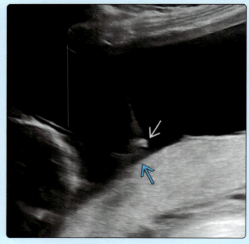

图 15-21 （左图）灰阶（左）和彩色多普勒（右）的组合图像显示脐带插入 ➡ 后壁胎盘。宫内输血前标记脐带插入点和胎盘位置是非常必要的。（右图）宫内输血时的图像显示针尖 ➡ 即将进入脐带胎盘插入处的脐静脉 ➡。早孕期时，如果脐带胎盘插入处无法到达，可以使用腹腔内入路。

术语

定义

- 胎儿红细胞异常或者减少
  - 病因学：免疫，感染，遗传，非整倍体，单绒毛膜双胎并发症，胎母输血综合征
- 多因为 Rh 或者其他少见红细胞抗原/蛋白不相容

影像学表现

超声表现

- 大脑中动脉收缩期峰值流速升高
  - 彩色多普勒识别 Willis 环
  - 取样门放在大脑中动脉起始处附近
    - 如果可以，选择距离探头最近（近场）的大脑中动脉
    - 取样容积 $1\sim2$mm
    - 必要时也可以选择远场血管
  - 入射角为 0 度
    - 不允许进行角度校正
  - 可以进行多次大脑中动脉收缩期峰值流速测定
    - 选择最佳测量值，而不是选平均值
    - 测速的取样应相近
    - 避免呼吸和胎儿运动对频谱的影响
- 观察胎儿水肿：2 处积液
  - 心包积液、胸腔积液、腹水、皮肤水肿
  - 可能观察到胎盘增厚，羊水过多
- 心脏肥大继发于高输出的生理学改变

MR 表现

- 最近的研究显示 MRI 预测贫血的作用（$10\%\sim15\%$ 的假阳性率）
- MRI T1 相脐静脉的横断面
  - T1 弛豫时间控制在 $1\,005\sim1\,391$ms
  - 诊断界点 $1\,450$ms 可检出所有需要输血的病例，没有假阳性病例

鉴别诊断

次要抗原同种免疫综合征

- Kell、Duffy、Kidd、E、C、c、其他
  - Rh 免疫球蛋白预防的相对频率上升，使 Rh 致敏的发生率降低
  - 绝大多数的过敏是由于输血不相容所致
  - 妊娠管理与 Rh 同种异体免疫相同

细小病毒感染

- 约 1/3 病例经胎盘传播
- 细小病毒攻击红细胞前体→贫血
- 水肿不常见，如果发现提示预后差
  - 可能继发于贫血或者病毒性心肌炎

胎儿出血

- 因失血出现一过性贫血

- 罕见，但在胎儿肿瘤、血管畸形、外伤、胎母输血综合征时可能出现

双胎贫血 - 红细胞增多序列征

- 单绒毛膜双胎间的慢性胎儿输血
  - 出现在非复杂的单绒毛膜双胎或者激光消融后
  - 导致双胎间较大的血红蛋白差异，没有符合双胎输血综合征的所有标准
    - 供血儿 MCA-PSV＞1.5MoM，受血儿＜$0.8\sim1.0$MoM
  - 常出现在中孕晚期和晚孕期

α- 地中海贫血

- Hb Bart→最严重的贫血类型，与生存率不一致
  - 常染色体隐性遗传
  - 无正常的血红蛋白合成
  - 高输出量导致了胎儿水肿
    - 肝脾肿大 ± 髓外造血
    - 水肿进展前即出现心脏扩大
    - 早孕期颈项透明层增厚
- 携带者的红细胞变化不太严重（至少存在一个 α- 珠蛋白等位基因）
  - Hb H 病中有 $15\%\sim30\%$ 的 Hb Bart
- 更易出现在中国，东南亚，地中海地区，非洲，中东地区，中美洲后裔

β- 地中海贫血

- 常染色体隐性遗传
  - 更易出现在地口海地区，中东地区，亚裔
  - 纯合型有 β- 珠蛋白合成减少或缺失
- 通过生成 α 链来保护胎儿免于严重疾病
- 出生后保护作用迅速消失；6 个月时出现脾大，贫血

病理

一般特征

- 病因学
  - 胎母输血综合征
    - 大多发生在分娩时，但流产、异位妊娠和羊膜腔穿刺术也会导致同种异体免疫
  - 母体免疫反应（以 Rh 为例）
    - 胎儿为 Rh D（＋）红细胞，母体 Rh D（－）红细胞
    - 胎儿红细胞进入母体循环，发生免疫反应→产生针对胎儿 D 抗原的抗体
    - 母体抗 D 的抗体通过胎盘→引起胎儿红细胞破坏
    - 胎儿心输出量增加来补偿减少的氧输送，继而导致胎儿水肿

临床问题

表现

- 很多胎儿超声图像上没有畸形；MCA 多普勒显示有风险
- 如果在严重贫血发生前未被发现，可能会出现胎儿水肿
- 孕产史对于管理 Rh 同种异体免疫患者很重要

妊娠期间大脑中动脉预期峰值流速测值

孕周	1.00（中位数）	1.29MoM*	1.50MoM	1.55MoM
18	23.2	29.9	34.8	36.0
20	25.5	32.8	38.2	39.5
22	27.9	36.0	41.9	43.3
24	30.7	39.5	46.0	47.5
26	33.6	43.3	50.4	52.1
28	36.9	47.6	55.4	57.2
30	40.5	52.2	60.7	62.8
32	44.4	57.3	66.6	68.9
34	48.7	62.9	73.1	75.6
36	53.5	69.0	80.2	82.9
38	58.7	75.7	88.0	91.0
40	64.4	83.0	96.6	99.8

*MoM=中位数的倍数。流速，cm/s。来自 Mari G: Noninvasive diagnosis By Doppler ultrasonography of fetal anemia due to maternal red-cell alloimmunization. N Engl J Med.342（1）: 9-14，2000。

- ○ 如果既往有 Rh 血型不合导致胎儿水肿的情况，Rh 不相容胎儿发生水肿的风险达 80%
  - – 再次妊娠时胎儿溶血性疾病与前次相当或者更严重
  - – 再次妊娠时溶血和水肿将在同孕周时出现或者更早出现

自然病史与预后

- 接受宫内输血的胎儿，尤其是不伴水肿或者首次输血孕周 >22 周的胎儿，生存率较高

处理

- 连续测量 MCA 多普勒用来监测胎儿贫血风险
  - ○ 对中重度贫血敏感度高，假阳性率为 12%～15%
  - ○ >35 周前更易出现假阳性
  - ○ 假阳性也会出现在相对的小红细胞增多症，输血后平均红细胞体积升高
- 是否需要干预取决于 MCA-PSV 与孕周的关系
  - ○ MCA-PSV≥1.50MoM 时，贫血风险增高
  - ○ MCA-PSV<1.50MoM，胎儿无贫血或者轻度贫血
  - ○ 35 周后假阳性率升高
- 脐带穿刺术和输血
  - ○ 脐带穿刺是测量胎儿红细胞比容（hematocrit，Hct）的金标准
  - ○ 超声引导下进入胎儿循环
    - – 脐带胎盘入口处、腹内段或游离段的脐静脉
    - – 当进入脐静脉的通路受限时，考虑腹腔内输血甚至心内输血
  - ○ 据报道并发症的比例约 2%～5%
    - – 胎儿心动过缓，胎膜早破，感染，空气栓塞，紧急剖宫产，胎儿死亡

- – 严重的神经损伤并不常见。尽管超声和 MRI 常见产后脑异常
- 重复输血
  - ○ 当增加宫内输血次数时，MCA-PSV 预测中 - 重度贫血的准确性降低
  - ○ 母胎医学会（SMFM）2015 版指南推荐多次宫内输血的 MCA-PSV 阈值提高到 1.69MoM
    - – 2020 年印度一个转诊中心的研究显示 1.69MoM 会漏掉 1/3 的需要重复输血的胎儿，这是以胎儿红细胞比容为研究基础
  - ○ 估测胎儿红细胞比容或者血红蛋白下降程度决定第二次或者接下来的输血时间，目标使胎儿血红蛋白达到 7～10g/dL
    - – 估测胎儿 Hct 每天下降 1%
    - – 估测胎儿 Hb 每天下降 0.3g/dL
- 目标是 37～38 周分娩
  - ○ 降低早产风险，提高经阴道分娩的可能性
  - ○ 延迟脐带夹闭能够降低新生儿换血或者输血的需求
- 继续研究其他可能的治疗，包括经静脉输免疫球蛋白、血浆置换、免疫抑制、单克隆抗体治疗

诊断要点

报告提示

- ○ 报告 MCA-PSV 孕龄的 MoM

参考文献

1. Castleman JS et al: Red cell alloimmunization: a 2020 update. Prenat Diagn. 40(9):1099-108, 2020
2. Radhakrishnan P et al: Prediction of fetal anemia in subsequent transfusions: is there a need to change the threshold of the peak systolic velocity of the middle cerebral artery? Fetal Diagn Ther. 47(6):491-6, 2020

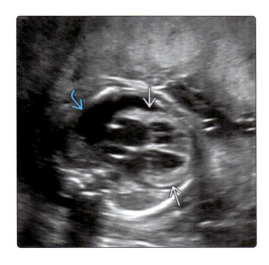 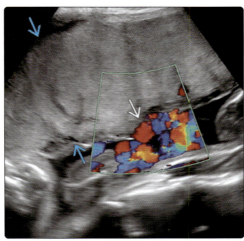

图 15-22 （左图）这是一个因感染细小病毒而继发水肿的病例，25 周时的四腔心切面显示心脏肥大、心肌增厚➡、大量心包积液⇨。在此之前已经进行了一次宫内输血。（右图）彩色多普勒超声定位了前壁胎盘的脐带插入点➡，同时显示胎盘增厚⇨，后者是水肿的另一常见表现。根据经验法则，以 mm 为单位的胎盘厚度与孕周相似。

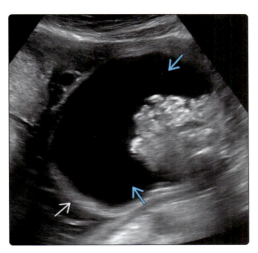 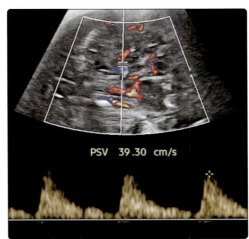

图 15-23 （左图）同一病例即使间断宫内输血，27 周时经腹超声横切面显示持续的皮肤增厚➡和大量腹水⇨。（右图）同一病例 30 周时随访 MCA-PSV 与孕周相符。表明贫血消退，这是骨髓恢复后的预期结果。骨髓抑制和贫血期间，宫内输血用来支持胎儿生长。

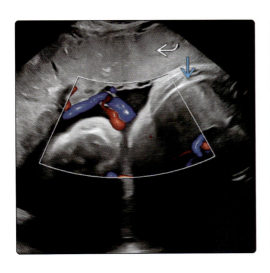 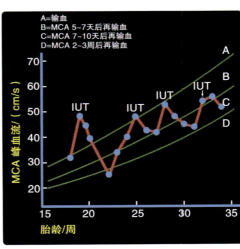

图 15-24 （左图）晚孕末期的随访显示胎盘增厚➡和腹水⇨完全消失。这个病例胎儿发育正常，结局良好。贫血导致的水肿被成功治疗，这与非整倍体所致的水肿不同。（右图）图表所示另一贫血胎儿的 MCA-PSV 改变，显示了多次宫内输血的作用。该胎儿 35 周娩出，未出现并发症。

第十五章 羊水，生长和健康

鉴别诊断

常见

- 特发性
- 巨大儿
- 糖尿病
- 水肿
- 胎儿肠梗阻
- 双胎输血综合征

少见

- 双胎中受血儿样双胎的羊水过多
- 关节挛缩、运动障碍序列征
- 骨骼发育不良,严重型
- 胎盘绒毛膜血管瘤
- 先天性肺气道畸形

罕见且重要

- 中胚层肾瘤
- 单侧肾盂输尿管连接部梗阻

基本信息

鉴别诊断要点

- 特发性羊水过多是排除性诊断
  - 首先排除胎儿异常
    - 畸形影响胎儿吞咽
      - 胃肠道畸形
      - 中枢神经系统畸形
      - 胸部肿块压迫食管
    - 畸形影响胎儿运动
      - 肌肉骨骼畸形,关节挛缩综合征
    - 畸形影响胎儿循环
      - 考虑做规范的胎儿超声心动图
  - 当发现畸形时,做遗传学检测
- 羊水指数方法
  - 把子宫分为 4 个相等的象限
  - 测量每个象限的最大垂直的羊水池(maximum vertical pocket, MVP)深度
    - 最大垂直羊水池避开胎儿部分和脐带
  - 计算 4 个 MVP 的总和即羊水指数
  - AFI≥25cm 提示羊水过多
- MVP 方法
  - 测量子宫内单个最大羊水池的垂直深度
  - ≥8cm 提示羊水过多
- 双胎羊水评估
  - 测量每个胎儿的 MVP,最好是在胎膜的边缘处测量
  - ≥8cm 提示羊水过多
  - 通常是双胎输血综合征的首要征象

常见诊断的有用线索

- **特发性**
  - 最常见的病因(50%～70%)
  - 父母和胎儿正常
  - 2/3 是男性胎儿

- 28% 是巨大儿
- **巨大儿**
  - 估测胎儿体重＞第 90 百分位数
  - 腹围增大是标志性发现
    - 躯干脂肪回声↑
  - 病因
    - 遗传特征
    - 母亲肥胖
    - 糖尿病
    - Beckwith-Wiedemann 综合征
- **糖尿病**
  - 妊娠期糖尿病(最常见)
    - 孕期葡萄糖代谢异常
    - 孕 24～28 周行口服糖耐量试验
  - 孕前糖尿病(Ⅰ型或Ⅱ型)
  - 血糖控制不良引起的羊水过多
    - 可能在孕期先发现
    - 与巨大儿有关
- **水肿**
  - 在 2 个及 2 个以上体腔内出现的胎儿体液过多集聚
    - 皮肤水肿、腹水、胸腔或心包积液
  - 免疫性水肿(10%)
    - 新生儿溶血病→胎儿贫血
      - 通过大脑中动脉收缩期峰值流速进行贫血监测
    - Rh 不相容是最常见的原因
  - 非免疫性水肿(90%)
    - 任何影响液体平衡的胎儿因素
    - 感染
    - 任何引起胎儿贫血的病因
    - 任何引起胎儿心衰的病因
    - 淋巴回流障碍
  - 非整倍体相关
    - Turner 综合征(水囊瘤被归为皮肤水肿)
    - 21 三体,18 三体
  - 胎儿水肿,羊水可能↑或者↓
- **胎儿肠梗阻**
  - 晚期羊水过多(＞24 周)
  - 任何导致羊水吞咽障碍的因素
  - 食管闭锁
    - 胃泡消失或者变小
    - 1/3 病例合并 18 三体或者 21 三体
    - 和 VACTERL 综合征相关(脊椎缺损、肛门闭锁、心脏畸形、气管食管瘘、肾脏异常、肢体畸形)
  - 十二指肠闭锁
    - 双泡征
    - 1/3 合并 21 三体
  - 空肠、回肠闭锁
    - 香肠状肠袢
  - 口腔肿块或者梗阻
    - 畸胎瘤最常见
- **双胎输血综合征**
  - 单绒毛膜双胎
    - 共享胎盘的动-静脉吻合
    - 供血儿向受血儿的部分灌注
  - 两边羊水差异可能是 TTTS 发展的第一个迹象(需要仔细随访)

- 密切监测以评估干预的必要性
- 对该病的诊断需要满足:单绒毛膜双胎;羊水过多(受血儿)和羊水过少(供血儿)
- 单羊膜双胎中,羊水过多可能是唯一的早期发现
  - 检查膀胱体积,脐带多普勒

少见诊断的有用线索

- **双胎中受血儿样双胎的羊水过多**
  - 单绒毛膜双胎中一个羊膜囊内羊水正常,一个羊膜囊内羊水过多
  - 绝大多数不会进展成 TTTS,但是发现了羊水过多要加强监测
- **关节挛缩,运动障碍序列**
  - 异质性疾病群
    - 缺少末端肢体运动
    - 挛缩
  - 胎儿运动和吞咽↓
  - 相关
    - 18 三体
    - 常染色体显性和隐性综合征
- **严重骨骼发育不良**
  - 常见发育不良
    - 致死性
    - 软骨发育不全
    - 软骨成长不全
    - 成骨不全
  - 常见骨骼表现
    - 短肢
    - 骨化不良
    - 弯曲或骨折
    - 颅缝早闭
  - 羊水过多常发生在晚孕期
- **胎盘绒毛膜血管瘤**
  - 良性,血管性胎盘肿瘤
  - 大肿块(>5cm),并发症↑
  - 羊水过多
    - 来自血管的渗出
  - 水肿
    - 肿块的动静脉分流

- 胎儿溶血导致的贫血
- **先天性肺气道畸形**
  - 肺形态发育障碍
    - 支气管异常增生的节段性肺组织
  - 微囊型和大囊型
  - 羊水过多的病因
    - 食道受压
    - 肿块分泌液体

罕见诊断的有用线索

- **中胚层肾瘤**
  - 良性实性间充质瘤
  - 70% 伴羊水过多
    - 常逐步进展并且严重
  - 羊水过多可能的病因
    - 高钙血症→多尿
    - 肾充血→尿液排出量↑
    - 肠梗阻(大肿块)
- **单侧肾盂输尿管连接部梗阻**
  - 扩张的肾盂是标志性发现
    - 肾盂扩张在肾盂输尿管连接处突然终止
    - 输尿管和膀胱正常
  - 1/3 病例合并羊水过多
    - 梗阻会导致羊水过多这一结论明显是错误的,但其病因被认为是肾浓缩能力受损,导致尿液排出量↑
  - 对侧肾异常占 25%
    - 严重时导致羊水↓

其他重要信息

- 发生率:占所有孕妇的 1%～2%
- 严重羊水过多的并发症
  - 胎盘早剥
  - 脐带脱垂
  - 早产
  - 胎膜早破
- 羊水过多的羊膜腔穿刺术
  - 如果是特发性病因,则不适用
  - 羊水过多+生长受限增加了非整倍体/综合征的风险
    - 常见于 18 三体

相关鉴别诊断

巨大儿

糖尿病

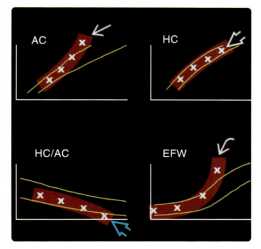

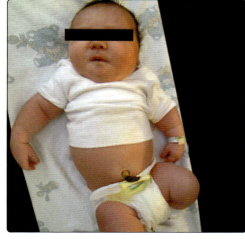

图 15-25 (左图)图表显示了有巨大儿风险胎儿的生长轨迹。腹围➡和估测胎儿体重➡逐步↑,头围➡正常生长,HC/AC 比值➡↓。胎儿的 EFW>孕周的第 90 百分位数,被认为有巨大儿的风险。(右图)图示糖尿病母亲的新生儿体重为 5 726.6g。巨大儿定义为出生体重>4 000g 或 4 500g。大胎儿产尿更多和 DM,导致羊水过多。

胎儿肠梗阻

胎儿肠梗阻

图 15-26 （左图）1 例羊水过多胎儿腹部超声表现为典型的十二指肠闭锁伴胃扩张 ➔ 和十二指肠球部扩张 ➪ 的双泡征表现。24 周前这个征象可能看不到。（右图）胎儿头 ➔ 颈部超声显示一个有内部血流信号的不均质团块 ➔。这是一个迅速增大的畸胎瘤导致吞咽受阻，部分阻塞气道。这个胎儿通过子宫外产时处理技术分娩并且行手术切除。

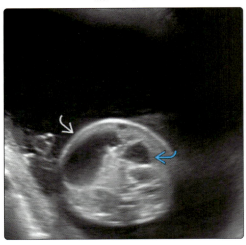

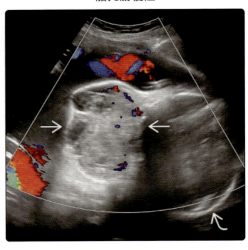

双胎输血综合征

双胎输血综合征

图 15-27 （左图）早期超声未诊断双胎妊娠，现显示单绒毛膜胎盘伴一个羊膜囊内羊水过多（游标），另一个胎儿被"卡住" ➔，后者未及膀胱。多普勒正常。所以这是双胎输血综合征（twin-twin transfusion syndrome，TTTS）Quintero 2 期。（右图）TTTS 双胞胎的脐动脉多普勒频谱显示供血儿（双胞胎 A）舒张末期血流反向 ➪。多普勒异常表现提示更加严重的 Quintero 3 期。

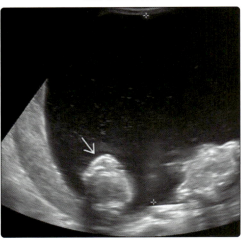

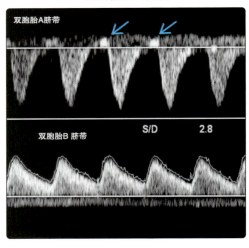

关节挛缩，运动障碍序列征

关节挛缩，运动障碍序列征

图 15-28 （左图）尸检照片显示致死性的关节挛缩综合征婴儿的手指姿势异常，肌肉萎缩和掌纹异常。（右图）活产婴儿有严重的关节挛缩和小颌畸形 ➔，开始进行了插管观察，后来放弃治疗死于呼吸系统衰竭。胎儿运动和皮肤吸收在羊水动力学中起重要作用，但是经常被忽视。羊水过多是目前胎儿扫查中会注意到的内容。

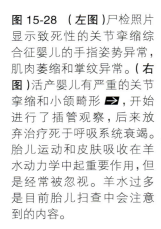

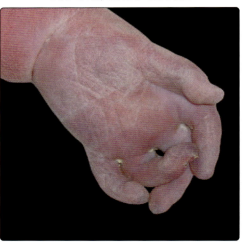

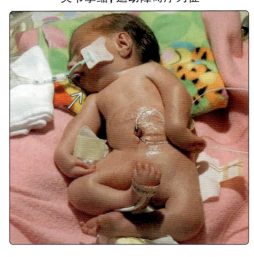

骨骼发育不良，严重

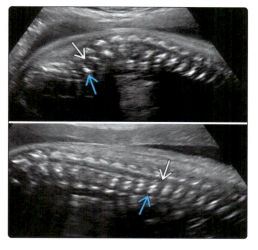

骨骼发育不良，严重

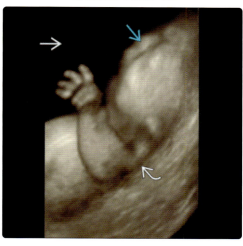

图 15-29 （左图）整肢短肢畸形和羊水过多胎儿脊柱的矢状面（上图）和冠状面（下图）显示与致死性侏儒相关的扁平椎的典型表现。该间隙 ➡ 比椎体 ➡ 要大。（右图）软骨成长不全和羊水过多 ➡ 胎儿的 3D 剖面视图显示上肢变短 ➡、小胸廓、面中部发育不良和小鼻子 ➡。脊柱骨化缺失是这种骨骼发育不良的标志性发现。

胎盘绒毛膜血管瘤

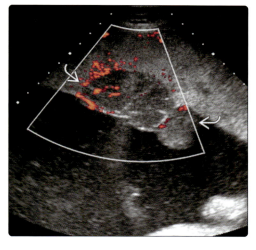

胎盘绒毛膜血管瘤

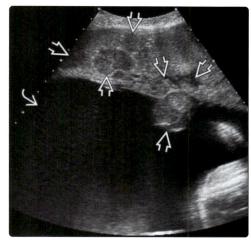

图 15-30 （左图）能量多普勒超声显示胎盘内轻度血管化、低回声实性肿块 ➡，典型的绒毛膜血管瘤。羊水过多是大肿块的常见并发症。（右图）孕妇 25 周，因出现急性腹胀进行检查，显示胎儿生长受限和羊水过多 ➡，二者不常联合出现。未发现与 18 三体相关畸形，仔细检查胎盘后发现多发的小的绒毛膜血管瘤 ➡（绒毛膜血管瘤病）。

中胚层肾瘤

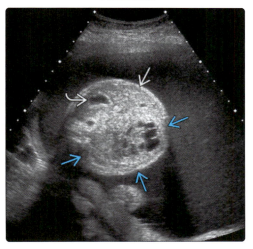

中胚层肾瘤

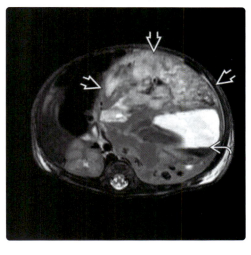

图 15-31 （左图）羊水过多胎儿的腹部超声横切面显示肾脏被一个巨大囊实性肿块 ➡ 取代，导致胃泡 ➡ 和肝 ➡ 受压移位。这是中胚层肾瘤的典型表现。（右图）新生儿轴位 MRI T2W1FS 显示了一个巨大的实性肾包块 ➡，具有包含血液 - 液体平的囊性成分 ➡，典型的囊内出血表现。外科手术证实了中胚层肾瘤的诊断。

相关鉴别诊断

鉴别诊断

常见

- 未足月胎膜早破
- 胎儿生长受限

少见

- 双侧肾脏异常
  - 肾缺如
  - 肾盂输尿管连接处梗阻
  - 多囊性肾发育不良
  - 常染色体隐性多囊性肾病
- 低位输尿管梗阻
  - 后尿道瓣膜
  - 梅干腹综合征
- 双胎输血综合征

重要信息

主要鉴别诊断

- 羊水过少占所有孕妇的 4%～5%
  - 2 个发病高峰
    - 在 13～21 周间
      - □ 更可能是胎儿泌尿生殖系统(genitourinary, GU)所致
    - 在 34～42 周间
      - □ 更可能是胎盘/母体因素所致
- 超声诊断羊水过少
  - 客观的(超声测量羊水池)
    - 严重羊水过少与不良结局相关
      - □ 最大垂直深度<2cm
    - 边缘性羊水过少:围产期结局一般佳
      - □ 羊水指数(amniotic fluid index, AFI)6～8cm
  - 早孕期后很少使用主观评估
    - 主观评价时羊水池↓
    - 妊娠中期胎儿:羊水比值>1:1
- 超声在诊断中的作用
  - 排除胎儿生殖泌尿系统异常原因
- 超声随访进行监测
  - 羊水过少恶化可能导致早产或者胎儿干预
- 无论原因如何,发病率和死亡率最常见于严重的肺发育不全
  - 16～28 周时肺发育的小管期容易受到羊水少的影响

常见诊断的有用线索

- **未足月胎膜早破**
  - 临床诊断
  - 病因学
    - 自发性未足月胎膜早破(preterm prelabor rupture of membranes, PPROM)
      - □ 上行性感染最可能引起
      - □ 仅 6%～11% 自行封闭
    - 医源性未足月胎膜早破(见于术后)
      - □ 羊膜腔穿刺术后 0.5%～1.2% 的发生率

- □ 预后优于自发性
- 如果 PPROM 发生的早或者时间长,则预后差
  - 发生时间早:PPROM<25 周
  - 持续时间长:PPROM>14 天
- 活产婴儿的存活率随胎龄增加而增加
  - 23 周存活率为 26%
  - 26 周存活率为 84%
- **胎儿生长受限**
  - EFW<第 10 百分位数或者腹围<第 10 百分位数
  - 羊水过少通常是最早发现的
  - 病因
    - 胎盘功能不全
    - 胎儿非整倍体/综合征
  - 胎盘功能不全的多普勒评价
    - 脐动脉阻力指数↑
    - 子宫动脉阻力指数↑
    - 大脑中动脉阻力指数↓

少见诊断的有用线索

- **肾缺如**
  - 超声表现
    - 无羊水
    - 肾缺如,膀胱未充盈,无法与盆腔内容物区分
    - 无肾动脉(彩色多普勒)
    - 足畸形,其他关节挛缩
  - 陷阱
    - 早期可能羊水正常(<17 周)
    - 膀胱分泌物可能与尿液相似
    - 肾上腺可能和肾脏相似
    - 肾窝内的肠管可能和肾脏相似
    - 注意其他主动脉分支:肾上腺/腰动脉,腹腔干分支
  - 因肺发育不良致死
    - 肾性无羊水胎儿治疗(renal anhydramnios fetal therapy, RAFT)试验目前正在收集患者进行连续羊水灌注试验
- **肾盂输尿管连接部梗阻**
  - 超声表现
    - 肾盂扩张是标志性表现
      - □ 32 周后肾盂扩张≥7mm
      - □ 子弹型肾盂
      - □ 经常存在外周肾盏扩张+
    - 输尿管或者膀胱不扩张
  - 评估对侧肾脏
    - 双侧肾盂输尿管连接部(ureteropelvic junction, UPJ)梗阻占 10%
    - UPJ+对侧肾畸形占 25%
  - 预后
    - 依赖于梗阻的严重程度
    - 早期羊水过少→肺发育不良
    - 梗阻性囊性发育不良肾
- **多囊性肾发育不良**
  - 肾组织被囊肿替代
  - 超声表现
    - 多发大小不等的囊肿
    - 肾可能失去正常形态
    - 早期肾体积↑,然后↓

- – 如果为双侧，会出现严重的羊水过少
- ○ 20% 的多囊性肾发育不良是双侧的（无羊水）
- ○ 40% 有对侧的肾畸形
- ○ 如果双侧畸形，预后差
- **常染色体隐性遗传多囊肾病**
  - ○ 远端小管/集合管扩张
    - – 单基因疾病
  - ○ 超声表现
    - – 肾脏回声增强
      - □ 可以看到相对较少的低回声皮质
      - □ 很少看到大囊：可能看到肾小管扩张
    - – 大多在 24 周后看到
    - – 羊水过少程度不同
  - ○ 围产期，新生儿期，婴儿期和少年期表现
    - – 围产期有 30%～50% 的死亡率
    - – 严重羊水过少→肺发育不良
    - – 肝纤维化（很少宫内发生）
- **后尿道瓣膜**
  - ○ 部分或者完全梗阻
  - ○ 膀胱增大＋壁增厚
    - – 扩张的后尿道呈钥匙孔征
  - ○ 上尿路和输尿管扩张的程度不同
    - – ±梗阻后多囊性发育不良肾
  - ○ 可能发生自发性减压
    - – 膀胱破裂→尿性腹水
    - – 肾盏破裂→尿性囊肿
  - ○ 严重的羊水过少可以考虑宫内治疗
    - – 连续膀胱引流以评估电解质
    - – 膀胱羊膜腔分流术
    - – 可能有助于改善肺功能（不是肾功能）
- **Prune-Belly 综合征（梅干腹综合征）**
  - ○ 三联征
    - – 腹部肌肉组织缺乏
    - – 集合系统扩张
    - – 隐睾（几乎所有病例都是男性）
  - ○ 集合系统全程扩张是标志性表现
    - – 薄壁大膀胱
    - – 双侧输尿管积水

- – 双侧肾盂积水
- ○ 羊水过少程度不同
- ○ 与后尿道瓣膜难以鉴别
  - – 无钥匙孔膀胱
  - – 关键发现：尿道全程扩张
- **双胎输血综合征**
  - ○ 单绒毛膜双胎并发症
    - – 胎盘的动-静脉吻合
    - – 供血胎儿部分向受血胎儿灌注
  - ○ 供血胎儿羊水过少和膀胱未显示
    - – 严重时被"固定"
    - – 脐动脉血流阻力↑
  - ○ 受血胎儿羊水过多
    - – 可能比供血胎儿大，但生长不协调不是诊断标准

其他重要信息

- 约 80% 的围产期死亡与极早发的持续性羊水过少（<22～24 周）相关
- 晚期羊水过少持续加重→预后较差
  - ○ 与胎儿酸中毒和死亡相关
  - ○ 需要进一步胎儿评估
    - – 胎儿生长和多普勒
    - – 无应激试验/生物物理评分（BPP）
    - – 再次仔细评估胎儿解剖结构
- BPP 羊水评估
  - ○ 羊水 0 分或者 2 分
    - – 2 分：至少一个羊水池测值≥2cm
    - – 0 分：无羊水池测值≥2cm
  - ○ 关键点：BPP 和 AFI 不一样
    - – 羊水 BPP 2 分者，依然可能有明显的羊水过少
- 羊膜腔灌注的作用
  - ○ 诊断作用：更好的观察胎儿异常
  - ○ RAFT 试验正在研究羊膜腔灌注治疗羊水过少的效果
- 羊膜补片在医源性 PPROM 中的作用
  - ○ 实现人工膜密封的新技术
  - ○ 盐水灌注＋交叉匹配同种异体血小板＋冷沉淀
  - ○ 据报道存活率翻倍
- 发现肾脏畸形时密切关注对侧肾脏

未足月胎膜早破

未足月胎膜早破

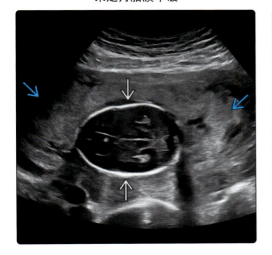

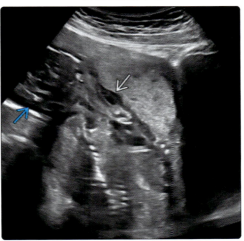

图 15-32 （**左图**）胎儿颅脑横切面超声声像图显示继发于臀位的稍长头型 ➡️。胎盘前壁 ➡️，无羊水。（**右图**）同一病例中线处矢状切面超声声像图显示胎头附近少量羊水 ➡️。在胎儿的左侧颈部 ➡️ 附近可以看到数条脐带。该孕妇阴道大量流液。无菌窥镜检查证实了未足月胎膜早破。

胎儿生长受限

胎儿生长受限

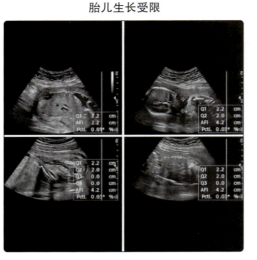

图 15-33（**左图**）尽管在 28 周前不常规测量羊水指数（AFI），但在本例中，通过测量 AFI 证实了严重的羊水过少，与严重胎儿生长受限相关。（**右图**）同一病例腹围＜第 1 百分位数➡。孕妇有红斑狼疮和慢性高血压。检查期间，她主诉头痛，血压 160/110mmHg。

胎儿生长受限

双侧肾脏异常

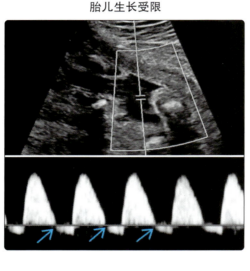
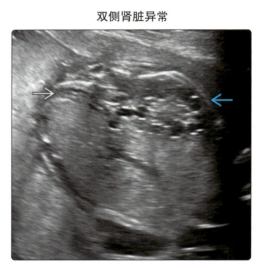

图 15-34（**左图**）同一病例的脐带多普勒超声显示舒张末期血流反向➡。患者进展为 HELLP 综合征（溶血、肝功能异常、血小板减少）。引产时，胎儿于产时死亡。（**右图**）超声横切面显示胎儿右肾发育不良（肾窝空虚，所示为肾上腺➡），左侧多囊性肾发育不良➡。多囊性肾发育不良无功能，这是致命性的组合。

肾缺如

肾缺如

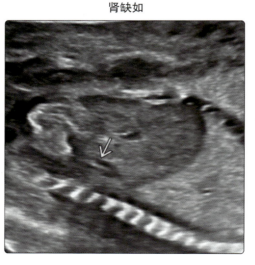
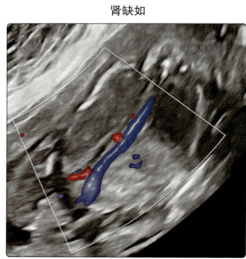

图 15-35（**左图**）右侧肾上腺沿脊柱长轴平卧➡。左侧与之有相似表现。肾上腺平卧说明了肾窝处的肾脏缺失但不一定是肾缺如。可继续寻找盆腔肾或交叉异位融合肾。（**右图**）同一病例的冠状切面彩色多普勒超声显示既无肾组织，也无肾动脉。结合无羊水，证实了双侧肾缺如。这是该家族罕见的复发病例。

常染色体隐性遗传性多囊肾

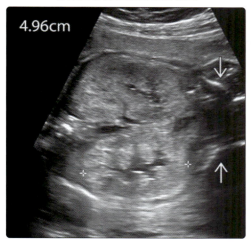

梅干腹综合征

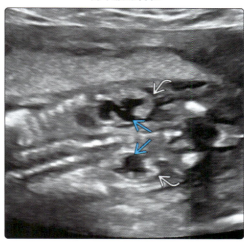

图 15-36 （左图）无羊水胎儿的冠状切面超声显示了肾脏（游标）回声增强、体积极大，孕 22 周测量接近 5cm。➡️所示为胸腔面积小，说明肺发育不良。（右图）中孕早期冠状切面超声显示双侧集合系统扩张➡️。梅干腹综合征引起的双侧肾实质回声增强➡️。

梅干腹综合征

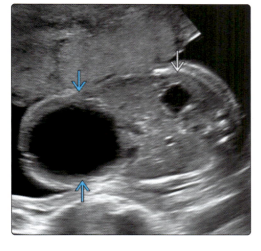

梅干腹综合征

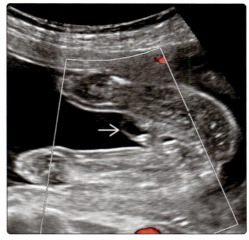

图 15-37 （左图）同一病例腹部横切面超声显示膀胱明显增大➡️及右肾集合系统扩张➡️。其他图像显示双侧输尿管扩张。（右图）同一病例会阴横切面超声显示扩张的阴茎尿道➡️，这是标志性表现。这一系列的表现是典型的梅干腹综合征。获得这些图像时羊水是正常的，随着孕周增加，羊水减少。

双胎输血综合征

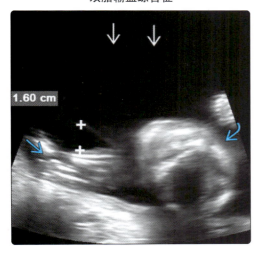

双胎输血综合征

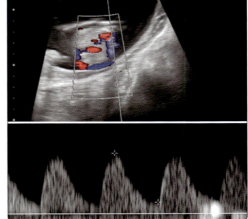

图 15-38 （左图）单绒毛膜双胎之一➡️的最大垂直羊水池深度是 1.6cm（游标），另一胎儿➡️有严重的羊水过多➡️。（右图）羊水过少胎儿膀胱未显示，脐动脉频谱多普勒显示收缩期/舒张期（S/D）比值增高，但是没有舒张末期血流消失。因此，这是一个双胎输血综合征 Quintero 2 期的病例。

鉴别诊断

常见

- 非免疫性水肿
  - 特发性
  - 心源性
    - 心脏结构畸形
    - 快速性心律失常
    - 缓慢性心律失常
  - 染色体异常
    - Turner 综合征（XO）
    - 21 三体
  - 感染
  - 双胎输血综合征
- 免疫性水肿
  - Rh 血型不合
  - 其他抗体

少见

- 胎儿肿瘤
  - 畸胎瘤
  - 胸部肿块
  - 先天性肝血管瘤
- 胎盘绒毛膜血管瘤
- 血管畸形
- 代谢性疾病

重要信息

主要鉴别诊断

- 定义为在 ≥2 个体腔内的液体聚集
  - 皮肤/皮下组织水肿（皮肤厚度＞5mm）
    - 头皮水肿常是首发征象
  - 腹水
  - 胸腔积液
  - 心包积液
  - 其他表现
    - 胎盘增厚（中孕期厚度＞40mm，晚孕期厚度＞60mm）
    - 羊水过多
    - 肝脾肿大
- 广义分类为免疫性（溶血病→胎儿贫血）和非免疫性（其他）
  - 90% 为非免疫性水肿（nonimmune hydrops，NIH）
  - 10% 为免疫性水肿

常见诊断的有用线索

- 特发性
  - 50% 以上病例没有明确病因
  - 2015 年的 meta 分析显示约 30% 的特发性 NIH 病例全面检查后将重新归类为溶酶体贮积病（lysosomal storage disease，LSD）
  - LSD 占 NIH 病例的 5.2%
    - 先天性代谢紊乱；和 NIH 相关的约 14 种类型
      - 黏多糖贮积症Ⅶ型、戈谢病、GM1 神经节苷脂贮积症最常见
    - 绝大多数是常染色体隐性遗传→再次妊娠有 25% 的复发风险
  - 原因不明的病例可能由妊娠期同种免疫性肝病（gestational alloimmune liver disease，GALD）导致
    - IgG 介导的母 - 胎同种免疫直接作用于胎儿肝脏
- 心脏结构异常
  - 收缩力差→心衰→水肿
  - 可能伴有心动过缓
- 快速型心律失常
  - 持续心率＞200 次/min（室上性心动过速最常见）
  - 持续性心动过速胎儿中 50%～75% 发展成水肿
  - 水肿存在时增加缺血性脑损伤的风险
- 缓慢型心律失常
  - 50% 与心脏畸形有关，尤其是房室间隔缺损
  - 50% 的病例发现母亲有结缔组织病
  - 心率＜50 次/min 增加死亡率
- Turner 综合征（XO）
  - 女性胎儿，有巨大分隔的水囊瘤
  - 淋巴管阻塞引起液体负荷过量继发水肿
    - 水肿是弥漫性的，可能是严重的
    - 足背水肿明显
  - 早孕期可出现水肿
  - 伴水肿者预后差
- 21 三体
  - 较小水囊瘤（早孕期颈项透明层增厚），中孕期表现为颈褶增厚
- 感染
  - 细小病毒感染最常见，但任何严重的感染都可能导致水肿
  - 感染→贫血，心肌炎
  - 寻找与感染相关的颅内和肝脏钙化、脑室扩张、肝脾肿大、肠管回声增强、生长受限
- 双胎输血综合征
  - 单绒毛膜双胎存在胎盘的动 - 静脉吻合
  - 受血胎儿容量负荷过重，存在水肿风险
    - 大胎儿伴羊水过多
  - 供血胎儿是高输出状态
    - 小胎儿伴羊水过少 ± 生长受限
  - 双胎输血综合征（TTTS）分期
    - 1 期：供血儿膀胱可见，多普勒正常
    - 2 期：供血儿膀胱未见，多普勒正常
    - 3 期：供血儿膀胱未见，多普勒异常
    - 4 期：受血儿水肿
    - 5 期：1 或 2 个胎儿死亡
- 免疫水肿
  - 母亲的抗体通过胎盘，引起胎儿红细胞溶解，导致胎儿贫血
  - 贫血导致胎儿大脑中动脉收缩期峰值流速升高
  - 通常根据 MCA-PSV 与孕周的关系，决定是否需要干预（输血）

- Rh 血型不合
  - 母体红细胞膜上缺乏 D 抗原（Rh(－)）
  - 敏感性次于胎-母出血
  - 胎儿 D 抗原导致了母体抗体反应（＜1ml 的胎儿细胞能引起抗 -D 抗体反应）
  - 再次妊娠，母体抗体会攻击胎儿红细胞
  - 如果不治疗，会导致贫血，可能进展为水肿
  - 其他抗体
    - 非 D 抗原导致同种异体免疫（常来自异型血输血）
    - Kell、Duffy、Kidd、E、C、c 和其他
- 胎儿肿块
  - 引起心输出量增加的肿块会导致水肿
    - 最常见畸胎瘤
    - 先天性肝血管瘤除了动静脉分流外，还可能引起血小板减少
  - 胸部肿块可能阻碍心脏回流

- 胎盘绒毛膜血管瘤
  - 良性，血管性胎盘肿瘤
  - 胎儿水肿来自动静脉分流或继发于溶血的胎儿贫血
    - 如果肿块＜5cm，水肿不常见
  - 羊水过多常出现在大肿块中
- 血管畸形
  - 动静脉分流造成高输出量
  - 脑病变（比如 Gallen 静脉畸形）导致血管盗血引起脑缺血

其他重要信息

- 早孕期水肿和非整倍体高度相关
- NIH
  - 超过 50% 病例没有统一诊断或直接确定原因
  - 22% 患心脏畸形
  - 16% 为非整倍体；Turner 综合征＞21 三体
- 特发性水肿患者溶酶体疾病的筛查

特发性

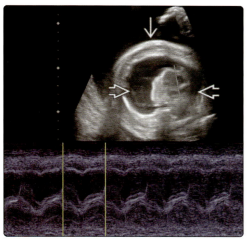

特发性

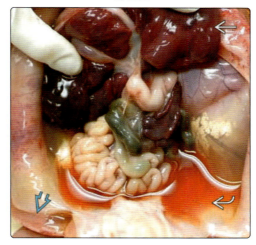

图 15-39 （左图）胎儿胸部横切面超声显示皮肤水肿 ➡ 和胸腔积液 ➡。心脏结构、心率和节律均正常。羊膜腔穿刺显示染色体正常，其他检查均阴性。这是一个特发性水肿的病例。（右图）这是一个双绒毛膜双胎之一的尸检图。➡ 所示为肝充血、腹水 ➡ 和严重的皮肤水肿 ➡。双胎另一胎正常。这是一个特发性水肿的病例。

特发性

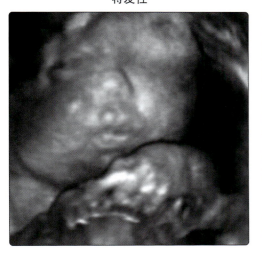

心脏结构异常

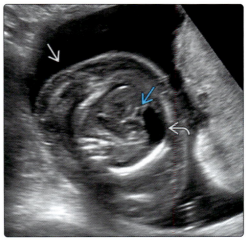

图 15-40 （左图）特发性水肿胎儿的 3D 表面成像显示严重的面部皮肤水肿导致正常面部结构模糊。溶酶体贮积病和 GALD 都是不明原因水肿的潜在病因，可以考虑进一步检查。（右图）这是 21 周进行解剖结构扫查时的四腔心切面显示严重的皮肤水肿 ➡，胸水 ➡ 和具有小而回声增强的非功能性右心室 ➡ 的异常心脏。一周内胎儿宫内死亡。

快速性心律失常

快速性心律失常

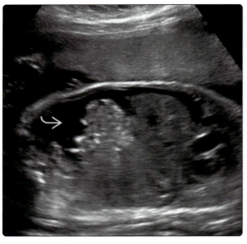
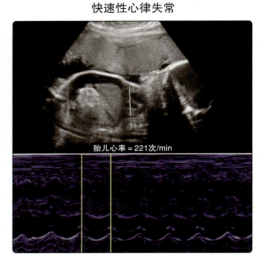

图 15-41　（左图）胎儿腹部的矢状面超声证实了转诊医生对腹水的担忧➡。对腹水的鉴别诊断较多，因此需要进一步评估。（右图）同一病例胎儿心脏 M 型超声显示间歇性室上性心动过速。最高心率 221 次 /min。腹水通常是心动过速胎儿即将发生水肿的第一个迹象。本病例中，在发生全身水肿之前，医疗管理是成功的。

缓慢性心律失常

缓慢性心律失常

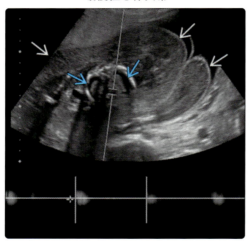
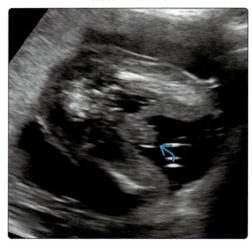

图 15-42　（左图）孕 26 周男性胎儿的心脏脉冲多普勒超声显示心动过缓，胎儿心率 95 次 /min。➡所示为广泛的皮肤增厚和胸水➡。（右图）同一胎儿 19 周时早期骨盆图像显示皮肤水肿较轻和男性外生殖器➡。存在水囊瘤。怀疑 Noonan 综合征，但没有通过游离 DNA（cell-free DNA，cfDNA）检测证实。然而，不是所有的遗传缺陷都能被 cfDNA 筛查检测。

缓慢性心律失常

缓慢性心律失常

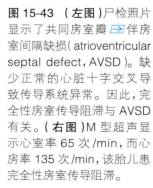
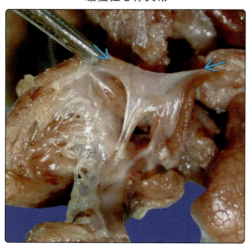
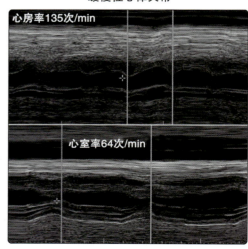

图 15-43　（左图）尸检照片显示了共同房室瓣➡伴房室间隔缺损（atrioventricular septal defect，AVSD）。缺少正常的心脏十字交叉导致传导系统异常。因此，完全性房室传导阻滞与 AVSD 有关。（右图）M 型超声显示心室率 65 次 /min，而心房率 135 次 /min，该胎儿患完全性房室传导阻滞。

Turner 综合征（XO）

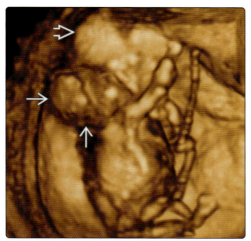

Turner 综合征（XO）

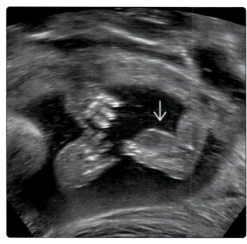

图 15-44 （左图）早孕晚期的胎儿 3D 超声显示胎儿头后 ➡ 的 CH ➡。绒毛膜穿刺证实了 Turner 综合征。Turner 综合征和唐氏综合征是合并 CH 的最常见的非整倍体。（右图）胎儿四肢超声伴巨大 CH 和水肿，表现为圆顶形的足水肿 ➡。这是 Turner 综合征的特征性表现。

Turner 综合征（XO）

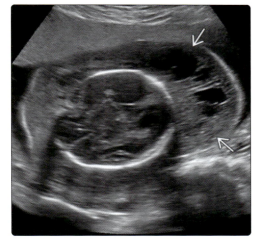

Turner 综合征（XO）

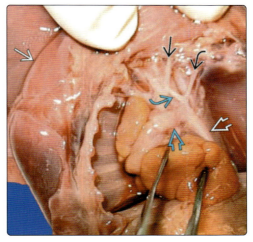

图 15-45 （左图）水肿胎儿头部超声显示了一个大 CH ➡。一个 CH 视为 1 个有异常液体的空间。因此，当 CH 合并胸水、心包积液或腹水时，可以诊断为水肿。（右图）尸检显示了一个巨大 CH 的一部分 ➡ 以及左颈总动脉 ➡ 和左锁骨下动脉 ➡ 间的严重的主动脉缩窄 ➡。远端主动脉 ➡ 由动脉导管 ➡ 重建。左室流出道梗阻是 Turner 综合征的常见表现。

双胎输血综合征

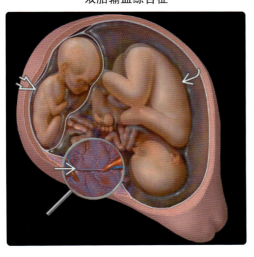

双胎输血综合征

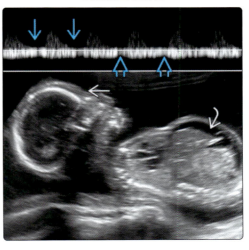

图 15-46 （左图）图示单绒毛膜双胎生长不一致伴单向动静脉分流 ➡，乏氧血自血容量减少、生长不良、羊水过少的供血儿 ➡ 分流至高血容量、羊水过多的受血儿 ➡。（右图）19 周受血儿的胎体超声显示腹水 ➡ 和皮肤水肿 ➡。同时显示了严重异常的脐带多普勒，舒张末期血流消失 ➡ 和脐静脉搏动 ➡。该孕妇接受了激光消融，但不幸的是在 21 周时出现胎膜早破。

双胎输血综合征

图 15-47 （左图）另一个病例大体病理显示一个水肿 ⇉ 和腹水 ➡ 的受血儿和一个较小的供血儿 ➡。⊟ 所示为脐带插入点紧邻。（右图）双胎输血综合征的另一个例子中，活产的早产双胞胎显示了血量减少的、生长受限的供血儿 ➡ 和水肿、多血的容量超负荷的受血儿 ⊟ 之间的差异。

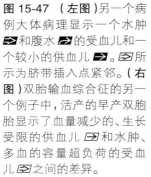
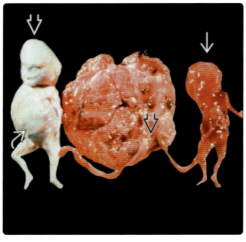

双胎输血综合征

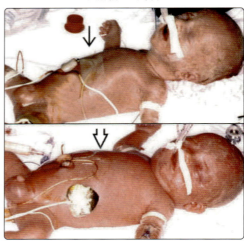

畸胎瘤

图 15-48 （左图）17 周胎儿盆腔矢状切面超声显示了一个大部分外生的实性肿块 ➡。（右图）数周后同一胎儿的矢状切面腹部彩色多普勒超声显示下腔静脉明显扩张 ➡ 回流入心脏（右心室）。骶尾部畸胎瘤急剧增长，压迫膀胱 ➡，并开始变得血供丰富。动静脉分流解释了增宽的下腔静脉。该胎儿发展为水肿，最终宫内死亡。

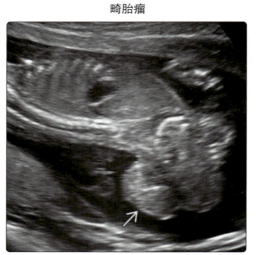

畸胎瘤

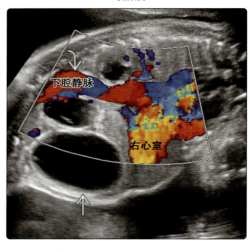

下腔静脉

右心室

畸胎瘤

图 15-49 （左图）骶尾部畸胎瘤宫内破裂罕见。三维超声显示了肿块的轮廓非常不规则 ➡，羊水内出现碎片。出血和贫血加剧了心衰。尸检显示了破裂的肿块 ⊟。（右图）新生儿复苏的临床照片显示了严重的皮肤水肿 ➡ 和明显的腹部膨隆 ➡，因为该婴儿的腹水继发于血管化的骶尾部畸胎瘤 ➡。

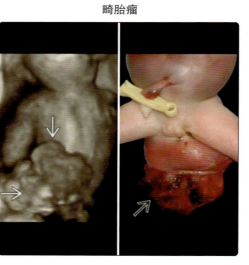

畸胎瘤

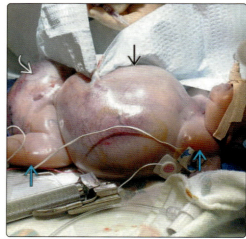

胸部肿块

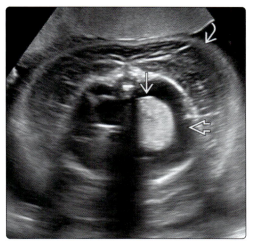

胸部肿块

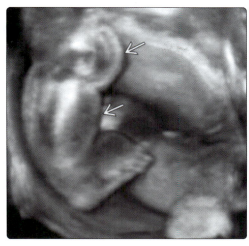

图 15-50　（左图）一个明显皮肤水肿的胎儿 ➡️胸部横切面超声显示了一个凸形边界 ➡️ 的高回声肿块，周围有胸水 ➡️。受压的肺不是高回声，应该有凹陷或平坦的外缘。多普勒证实了来自主动脉的供血血管。这是一例支气管肺隔离症伴张力性胸腔积液。（右图）同一病例3D 超声表面模式显示了弥漫性的皮肤水肿，甚至延伸至肢体末端 ➡️。

胎盘绒毛膜血管瘤

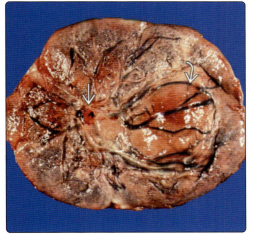

胎盘绒毛膜血管瘤

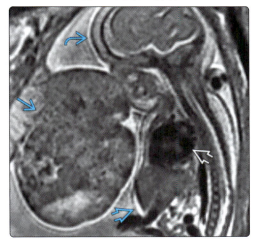

图 15-51　（左图）大体照片显示一近脐带插入点 ➡️，自胎盘的胎儿面凸起的绒毛膜血管瘤 ➡️。这是绒毛膜血管瘤的典型表现。如果绒毛膜血管瘤直径＞5cm，可能伴发水肿，因为它们常常富血供。（右图）MRI T2W1矢状位显示一个巨大绒毛膜血管瘤 ➡️ 内的不均匀信号。该胎儿水肿，伴心脏增大 ➡️、皮肤水肿 ➡️和腹水 ➡️。

血管畸形

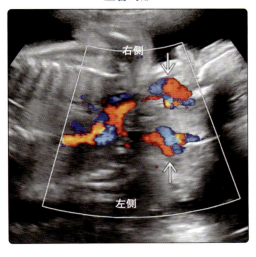

血管畸形

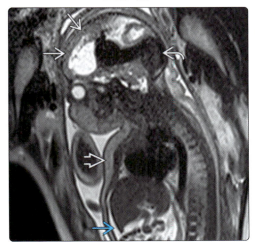

图 15-52　（左图）Galen 静脉畸形胎儿彩色多普勒超声的冠状切面显示两侧颈动脉和颈静脉 ➡️明显扩张。动静脉瘘导致高输出量，静脉回流增加导致了容量负荷过重。如果出现水肿，说明预后差。（右图）同一病例的 MRI T2WI 矢状位显示Galen 静脉畸形 ➡️，伴皮肤水肿 ➡️和腹水 ➡️，提示水肿。MRI 证实了弥漫性缺血性脑软化 ➡️。

（王慧珠 译，王新霞　韩瑞征 审校）

相关鉴别诊断

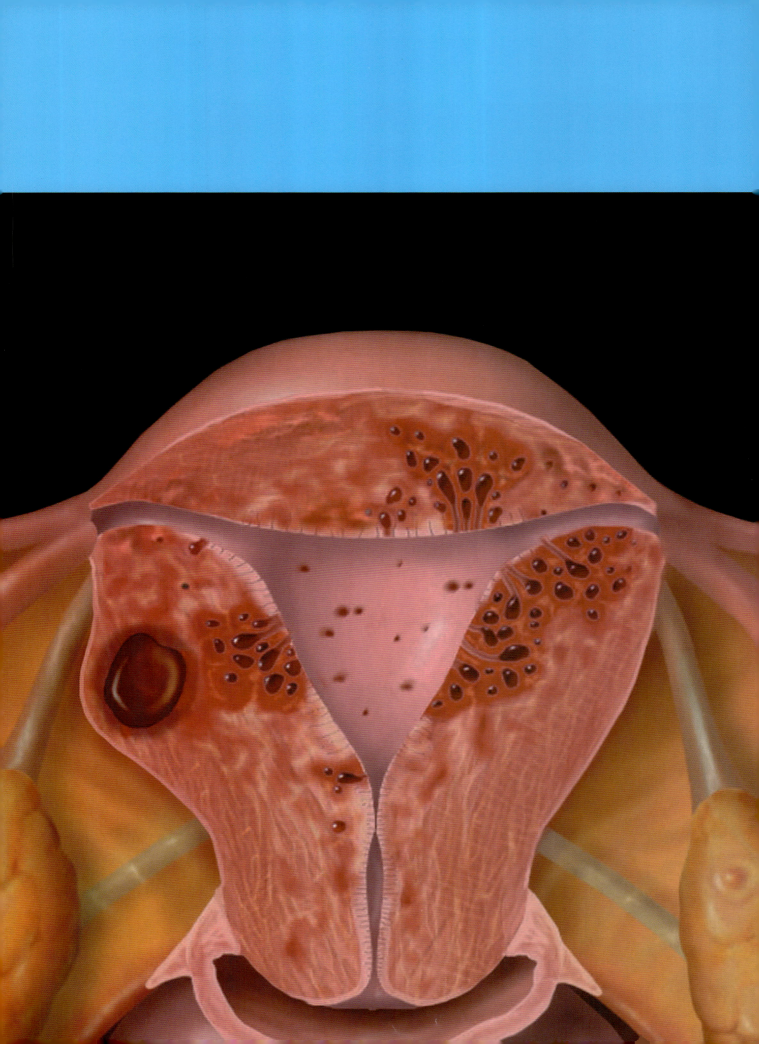

第十六章
孕期母体疾病

相关鉴别诊断

要　点

术语

- 宫颈机能不全(cervical insufficiency, CI):临床诊断是宫颈在无宫缩或未分娩的情况下不能维持妊娠状态
- 宫颈缩短:超声检查宫颈长度(cervical length, CL)<孕龄(gestational age, GA)的第10百分位数

影像学表现

- 宫颈内口(internal os of cervix, IO)扩张:测量前后径
- 检查刚开始测量宫颈长度,因为宫颈是动态变化的;近期站立位的患者,宫颈长度最短
  - 使用经阴道超声(transvaginal ultrasound, TVUS)观察3～5分钟
  - 避免阴道探头过度挤压
  - 宫底施压可导致宫颈缩短
- TVUS CL测量值<GA第10百分位数时,提示宫颈缩短
  - 孕16～22周时第10百分位数=30mm
  - 孕22～24周时第10百分位数=25mm

主要鉴别诊断

- 正常宫颈管的低回声可能被误诊为积液
- 子宫肌层局限性收缩可造成宫颈内口假性漏斗形成

临床问题

- 在孕周<32周时,超声检查宫颈缩短比妇科内诊更敏感
- 大多数有宫颈机能不全风险的患者可以安全地通过经阴道超声检查进行连续监测
- 如果宫颈长度缩短,需进行早产/感染的评估
- 宫颈环扎术仅限于中孕期,通常在胎儿有生存能力之前进行
- 对有手术指征的多胎妊娠行环扎术可减少早产

诊断要点

- 经阴道超声检查,报告记录最佳的一次测量:宫颈长度最短,宫颈内口扩张最宽

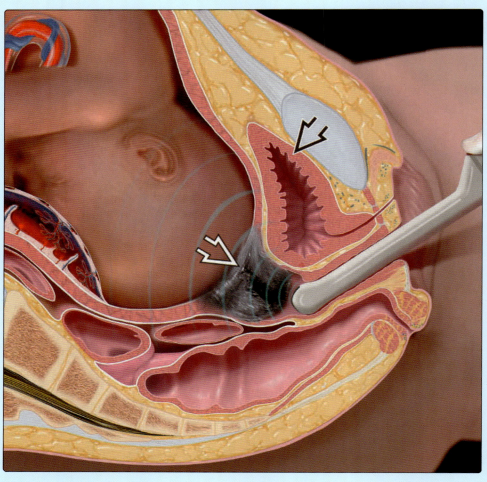

图 16-1　显示晚孕期宫颈。先将探头放置于阴道内,再后退至宫颈 ⊏⊐ 位于焦点中心部位。这样,探头将不会挤压宫颈,因为探头挤压将导致人为的宫颈延长,从而掩盖宫颈缩短或其动态变化的情况。经腹超声检查时,由于耻骨联合和胎先露影响图像质量,因此腹部超声探头不足以评估宫颈长度。若膀胱过度充盈,膀胱 ⊏⊐ 将推压子宫下段,造成宫颈延长、闭合的假象。适宜的检查技术是评估宫颈长度的关键。

术语

同义词

- 宫颈机能丧失/功能不全

定义

- **宫颈管消失**：宫颈软化、缩短和变薄的过程，为分娩做准备
- **宫颈口扩张**：宫颈进行性扩张至完全扩张达10cm
- **宫颈机能不全（cervical insufficiency, CI）**：中孕期，在没有宫缩的情况下，宫颈不能维持妊娠
  - 临床诊断通常基于伴无痛性宫缩的中期妊娠流产的病史
- **宫颈缩短**：宫颈长度（cervical length, CL）＜同孕龄第10百分位数
- **宫颈漏斗形成**：羊膜凸入宫颈管内
- **早产（preterm birth, PTB）**：孕37周前分娩

影像学表现

一般特征

- 最佳诊断线索
  - 经阴道超声检查，CL＜同孕周第10百分位数，提示宫颈缩短
    - 16～22周，第10百分位数=30mm
    - 22～24周，第10百分位数=25mm
    - 孕32周时，第50百分位数是25mm

超声表现

- 宫颈内口（internal os of cervix, IO）扩张：测量前后径
- 宫颈内口进行性扩张并形状改变/宫颈管形状呈 T→Y→V→U 变化
- 羊膜可通过扩张的宫颈达宫颈外口（EO）或进入阴道内
- 一开始检查时即测量CL，因为宫颈是动态变化的
  - 近期站立位的患者宫颈长度最短
- 羊水"浑浊"（炎症碎屑所致）

影像学建议

- 最佳成像方法
  - 高危患者或经腹超声（TAUS）CL＜30mm，经阴道超声检查必不可少
- 流程建议
  - 经阴道超声检查；嘱患者完全排空膀胱
    - 注视屏幕，小心地将探头置入阴道内，直至宫颈清晰可见
    - 找到正中矢状面，回撤探头直到宫颈位于中心部
      □ 避免阴道探头过度施压，可能导致宫颈长度假性增加
    - 放大图像，使子宫颈占据屏幕的75%
    - 测量自宫颈内口至宫颈外口，观察大于3～5分钟
    - 宫底施压可导致宫颈缩短/漏斗形成
  - 高危患者在孕16～24周进行连续的宫颈长度评估
- 2016年母胎医学会（Society for Maternal-Fetal Medicine,

SMFM）推荐规范
- 单胎妊娠且有早产史的妇女需行经阴道超声宫颈长度检测
- 行阴道宫颈环扎术、多胎妊娠、胎膜早破或前置胎盘的妇女不建议进行经阴道超声宫颈长度检查
- 实施常规宫颈长度评估的医生应遵循严格的指导原则
- 超声医生需接受妊娠期宫颈影像学采集/解释方面的专业培训

鉴别诊断

正常宫颈

- 宫颈管为低回声，可能与宫颈管积液类似

子宫肌层局限性收缩

- 子宫下段（lower uterine segment, LUS）肌层局限性收缩（focalmyometrial contraction, FMC）导致子宫下段变形会被误诊为漏斗形成

病理

一般特征

- 宫颈机能不全（CI）是多因素的（炎症、感染、子宫过度扩张、创伤、创伤/手术史、间质缺失）

临床问题

表现

- 最常见的体征/症状
  - 无痛性宫颈扩张导致中孕期分娩

自然病史与预后

- 早产（在美国占所有妊娠的12%）是胎儿围产期发病率和死亡率的主要原因
  - 宫颈长度＜中孕期第10百分位数，导致早产的总体风险为25%
- 随着宫颈长度渐进性缩短，早产风险增加
  - 宫颈长度＞40mm，早产风险为0.2%；如果宫颈长度=5mm，早产风险78%
- 宫颈缩短+漏斗形成者预后差
- 羊膜内炎症或感染者预后差
- 羊水污染是影响早产的独立危险因素
- 胎儿纤维连接蛋白（fetal fibronectin, fFN）定性检测为阳性或阴性
  - 绒毛膜/蜕膜破裂导致fFN阳性
  - fFN阴性具有较高的阴性预测价值；减少不必要的干预

非侵入性治疗

- SMFM建议，对于有早产症状、早产控制后或宫颈长度缩短的早产风险妇女，不应常规进行任何活动限制
- 大多数具有宫颈机能不全风险的患者在孕16～24周接受连续性的经阴道超声检查是安全的

宫颈环扎

类型	适用范围	放置孕周	并发症风险
预防性的			
经阴道	早产或宫颈机能不全病史	12～14周	低
经腹	子宫颈广泛切除术，既往阴道环扎术失败	12～14周	妊娠期放置中等风险，非妊娠期放置风险低
治疗指征			
超声	既往自发性早产＋无症状性宫颈缩短＜15mm	16～23周	中等风险
急救	宫颈管扩张(**不仅是**缩短)±漏斗形成，羊膜膨出	16～23周	即使没有分娩或感染的情况下，手术仍存在高风险

GA=胎龄；PTB=早产；CI=宫颈机能不全。
环扎术的并发症包括出血、感染、早产临产、PTB、医源性未足月胎膜早破、宫颈撕裂伤和膀胱阴道瘘。

- ○ 如果宫颈长度正常，50%以上具有早产史的患者可避免宫颈环扎
- 依靠宫颈缩短来评估患者的早产、感染
- 阴道孕酮(vaginal progesterone，VP)
  - ○ 2019年meta分析得出结论，阴道孕酮是预防高危单胎妊娠早产的唯一有效干预措施
  - ○ 孕酮治疗对有早产史但无宫颈缩短的患者无效
- 宫颈环扎带的放置
  - ○ 2020年meta分析得出结论，"证据不支持宫颈环扎术能够预防早产或改善宫颈长度缩短的结局"
- 2019年随机对照研究显示，宫颈环扎带的使用明显减少了双胎孕34周之前的早产，即便是伴发宫颈长度缩短的先兆早产

环扎术

- 可有效预防因急性宫颈机能不全和有早产史＋超声检查宫颈长度缩短导致的早产
  - ○ 2018年更新的间接比较meta分析显示，阴道孕酮和环扎术同等有效
  - ○ 治疗方法的选择取决于不良孕产史、干预措施的成本效益、患者/医生的偏好
- 环扎术可能对阴道孕酮无效的患者有作用
- 宫颈环扎术仅限于无生存能力的孕周
- **经阴道环扎术**缝合线应置于尽可能保留宫颈长度的位置，在孕35～37周时取出
  - ○ McDonald：荷包缝合宫颈口
  - ○ Shirodkar技术的目的是将缝合线放置在更靠近宫颈内口的位置，缝合线埋在宫颈黏膜下
- **经腹环扎(transabdominal cerclage，TAC)**放置在宫颈内口水平，需要剖宫产分娩
  - ○ 如果不能行经阴道环扎或之前环扎失败，可行经腹环扎
  - ○ 开腹或腹腔镜手术与TAC的效果相同
- 如果先前早产发生在34周前且宫颈长度＜15mm，环扎对预防早产有效
- "紧急"(检查指征)环扎术可以使妊娠延长4～5周
  - ○ 可使34周前的早产减少2倍
    - – 没有大型的随机试验来证明其疗效；因此必须告知患者相关潜在风险
  - ○ 对预防宫颈扩张/宫颈缩短的双胎妊娠发生PTB也有效
  - ○ 当EO＞4cm或胎膜漏斗形成时，失败的风险更大
- **环扎术监测**具有争议
  - ○ 美国妇产科医师协会认为不需要监测
  - ○ 支持者认为，如果有手术失败的迹象，监测有助于为患者预后提供相关咨询

诊断要点

考虑

- 经阴道超声是最好的、最具可重复性的评价宫颈长度的检查方法
- 给妊娠早期接受环扎术的患者提供NT和孕早期筛查

报告提示

- 报告提示经阴道超声宫颈显示最佳，宫颈最短，宫颈内口最宽的测量数据
  - ○ 注意孕周，既往早产史
  - ○ 注意漏斗的形状、深度、宽度(漏斗化的程度)
- 如果对宫颈环扎进行观察随访
  - ○ 超声观察高回声的环形缝合线
  - ○ 测量功能性宫颈长度(与缝合线无关，闭合宫颈的长度)
  - ○ 测量自漏斗顶端到缝合线的长度
  - ○ 记录漏斗达到或越过缝合线的位置

参考文献

1. Romero R: Spontaneous preterm labor can be predicted and prevented. Ultrasound Obstet Gynecol. 57(1):19-21, 2021
2. Conde-Agudelo A et al: Cervical pessary to prevent preterm birth in asymptomatic high-risk women: a systematic review and meta-analysis. Am J Obstet Gynecol. 223(1):42-65.e2, 2020
3. Roman A et al: Physical examination-indicated cerclage in twin pregnancy: a randomized controlled trial. Am J Obstet Gynecol. 223(6):902.e1-11, 2020
4. Jarde A et al: Vaginal progesterone, oral progesterone, 17-OHPC, cerclage, and pessary for preventing preterm birth in at-risk singleton pregnancies: an updated systematic review and network meta-analysis. BJOG. 126(5):556-7, 2019
5. Conde-Agudelo A et al: Vaginal progesterone is as effective as cervical cerclage to prevent preterm birth in women with a singleton gestation, previous spontaneous preterm birth, and a short cervix: updated indirect comparison meta-analysis. Am J Obstet Gynecol. 219(1):10-25, 2018

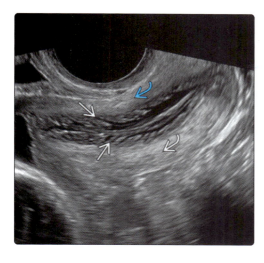

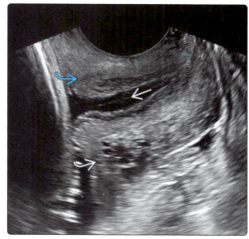

图 16-2 （左图）孕 30 周时超声矢状切面胎盘位置显示，宫颈前唇➡比后唇➡薄，表明探头压力过大。宫颈褶皱➡（皱襞）清晰可见。（右图）一孕 25 周时的相似图像显示，低回声的宫颈管内两层相贴近处存在一线性回声➡，证明黏膜没有漏斗形成。宫颈前唇➡比后唇➡薄，因此该图像不能用来测量宫颈长度。

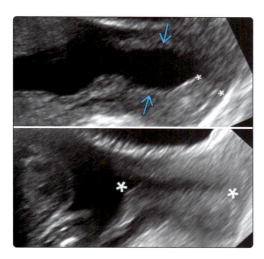

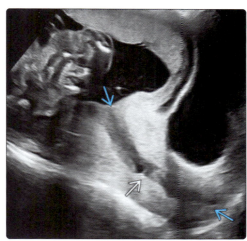

图 16-3 （左图）观察该动态变化的宫颈，检查开始时宫颈非常短（上），胎膜漏斗＞宫颈长度的 50%➡。检查结束时（下），宫颈看起来很长且闭合。这就是测量需要超过 3~5 分钟的原因。（右图）经腹超声显示子宫下段明显收缩➡，类似于很长的宫颈。可能在这里看到宫颈内口➡。需要额外的成像来寻找真正的宫颈长度，确保宫颈内口显示清晰。

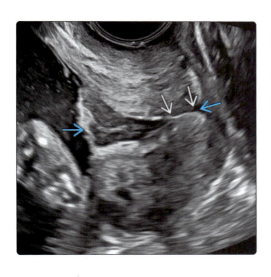

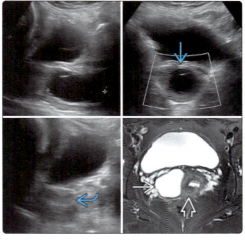

图 16-4 （左图）经阴道超声显示清晰的宫颈管内黏液。这不是黏膜漏斗；真正的宫颈长度是在➡之间而不是➡之间。测量检查正常，使用阴道孕酮，且在足月分娩。（右图）上面的图像显示一个 Gartner 导管囊肿（矢状切面游标，横切面➡）被误认为是膨出的胎膜。随后发现了正常的宫颈➡。T2WI MR 在一个类似的病例中显示为囊肿➡，宫颈移位➡。

图 16-5 （左图）一名未接受产前保健的患者，在 32 周早产时经阴道超声检查显示宫颈完全扩张至 2cm ➡️。羊膜 ➡️ 是完整的。经阴道超声需要排除胎盘／血管前置和低置胎盘。（右图）星号表示宫颈内口宽径，蓝线为漏斗长度，白线为功能性宫颈长度。漏斗的蓝线＞宫颈总长度的 50%（红线）。阴道穹窿 ➡️ 的显示证实所测量为宫颈全长。

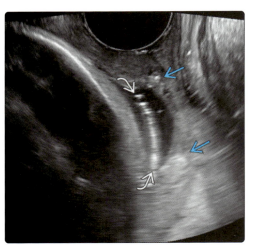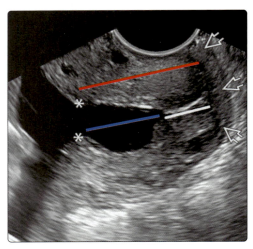

图 16-6 （左图）该患者进行扫查时尚未确定孕周，经检查确定胎龄为 16 周。宫颈缩短至 23mm。经临床评估后使用阴道孕酮。（右图）连续扫查显示宫颈逐渐缩短和动态变化，不伴腹痛性宫缩、炎症或感染。在 20 周发现羊膜形成漏斗 ➡️ 延伸至宫颈外口 ➡️。

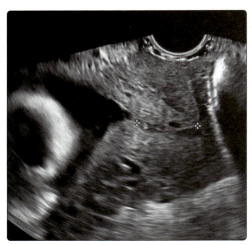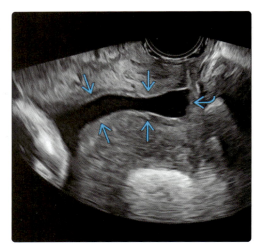

图 16-7 （左图）为前两张图像的同一患者，在放置宫颈补救性环扎环 ➡️ 后的宫颈长度。宫颈闭合，功能长度为 28mm。患者于孕 38 周时分娩。（右图）在另一个病例中，经阴道超声显示羊膜漏斗延伸至宫颈外口水平 ➡️，另外显示了羊水沉积物 ➡️，这是早产（preterm birth，PTB）的独立危险因素，使该患者早产的风险进一步增加。

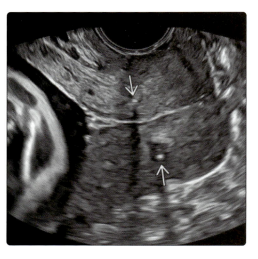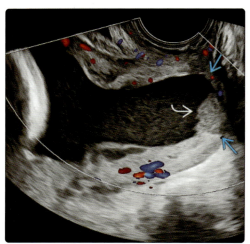

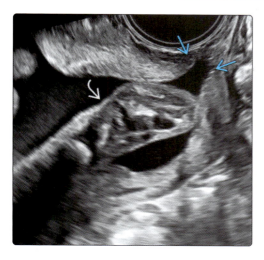

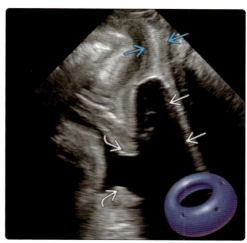

图 16-8 （左图）孕 24 周时经阴道超声显示胎儿足 ➡ 位于扩张的宫颈内，羊膜漏斗延伸至宫颈外口 ➡。尽管使用阴道孕酮，她仍在 25 周 4 天分娩。给予了倍他米松和镁，尽管超早产，婴儿仍表现良好。（右图）经会阴超声显示该双胎妊娠因宫颈机能不全而放置的带孔环扎子宫托（右下插图）声影 ➡。宫颈内口在 ➡ 之间。也注意阴道壁的闭合部分 ➡。

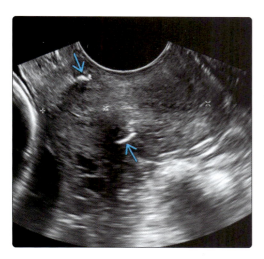

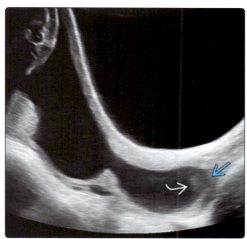

图 16-9 （左图）经阴道超声显示了一个位置良好的经阴道宫颈环扎环 ➡，功能性宫颈长度是胎膜至缝合线处（＋）和缝合线至宫颈外口（×）距离的总和。（右图）孕 22 周 6 天经腹超声扫查显示，羊膜延伸至宫颈外口 ➡，环扎失败，此外可见羊水沉积物 ➡。环扎线几乎也在宫颈外口（未显示）。患者接受倍他米松治疗，临产且顺产，最终于 30 周分娩。

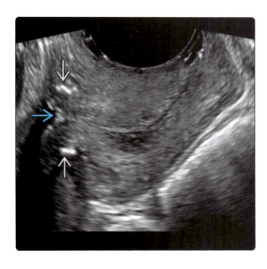

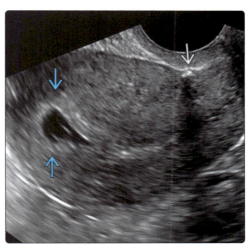

图 16-10 （左图）这是一个经腹环扎术的病例。缝合线 ➡ 放置于子宫下段宫颈内口水平 ➡，可通过腹腔镜或开腹手术放置环。分娩是剖宫产，环扎可保留在原来位置，不像经阴道环扎术，在分娩前去除，不影响阴道分娩。（右图）在早孕期行经阴道超声检查 ➡，由于远端声影，之前妊娠期的腹部环扎环 ➡ 很容易看到。

要　点

术语

- 纤维瘤，平滑肌瘤
- 常见的良性平滑肌肿瘤

影像学表现

- 注明位置、类型和大小
  - 宫底、宫体、子宫下段（lower uterine segment，LUS）、宫颈
    - 前、后、外侧
  - 壁间，浆膜下，黏膜下，带蒂
  - 在 3 个正交平面上进行测量
  - 记录胎盘着床在子宫肌瘤的位置
- 超声
  - 边界清晰，子宫肌层低回声肿块
  - 彩色多普勒显示周围血流
  - 变性的平滑肌瘤呈异质性，常为囊性 ± 分隔
- MR 有助于复杂病例的诊断
  - 寻找出血区域
  - 更好的明确子宫肌瘤的位置

主要鉴别诊断

- 子宫肌层局限性收缩
- 胎盘早剥
- 腺肌瘤
- 复杂附件肿块

临床问题

- 通常是在常规检查时偶然发现
- 在妊娠的前半个周期中呈非线性生长
  - 平均增大 12%，很少超过 25%
- 10%～30% 具有症状（肿块、疼痛）
  - 如果位于浆膜下或带蒂时，可触及到肿块
  - 发生变性或扭转时疼痛
    - 出血性（红色）变性，发病率增高
- 已报道的不良妊娠结局
  - 自然流产、早产、剖宫产、胎盘早剥、胎儿生长受限
- 当肌瘤较大（>5cm）或多发时，建议随访胎儿生长情况

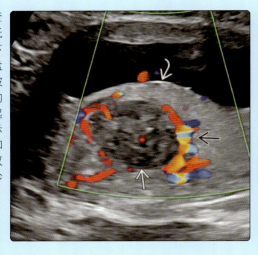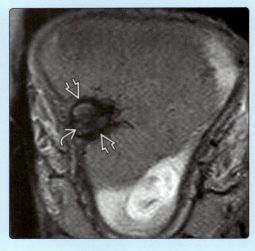

图 16-11　（左图）超声检查妊娠中期典型子宫肌瘤为低回声，周界清 ➡。黏膜下位置，周围血流 ➡ 和胎盘植入 ➡ 在子宫肌瘤上也被证实。（右图）令人惊讶的是，这个小肌瘤在孕期引起疼痛。MR T2 加权成像显示内部信号不均匀增强 ➡ 和边缘低信号 ➡。在 T1 加权成像肌瘤呈均匀高增强。诊断为红色变性。

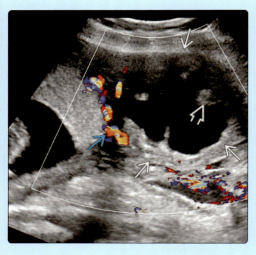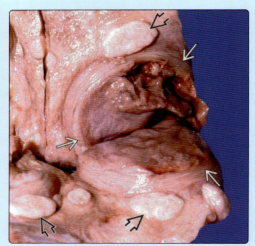

图 16-12　（左图）妊娠期浆膜下肌瘤囊性变 ➡，无血管中央囊性区域，壁立结节 ➡ 与卵巢肿瘤类似。然而，肌瘤的血液供应显示来自子宫 ➡，可以看到一个独立的卵巢（未显示）。（右图）另一个病例的大体病理显示肌瘤变性 ➡，组织学上有囊性和出血性变性区域。也可看到较小的单纯性肌瘤 ➡。

术语

同义词

- 纤维瘤
- 子宫平滑肌瘤/子宫肌瘤/纤维平滑肌瘤

定义

- 常见的良性平滑肌肿瘤

影像学表现

一般特征

- 最佳诊断线索
  - 圆形/椭圆形低回声,周界清楚,子宫肌层肿块
- 部位
  - 在子宫的位置
    - 宫底、宫体、子宫下段(lower uterine segment, LUS)、宫颈
    - 位置:前壁、后壁、侧壁
  - 在子宫肌层的位置
    - 壁间(35%):位于子宫肌层内
      □ 子宫轮廓正常
    - 浆膜下(42%):子宫外形失常
      □ >50% 突出于子宫肌层表面
    - 黏膜下(18%):宫腔形态失常
      □ >50% 凸入宫腔
      □ 被子宫内膜覆盖
    - 带蒂(5%):通过蒂与子宫相连

超声表现

- 通常边界清晰
  - 均质,低回声肿块
  - 多发常见
- 平滑肌瘤变性回声不均且外观多变
  - 呈囊性,常伴有厚而不规则的分隔
  - 急性红色样变可能呈高回声
  - 长期存在可发生钙化
- 彩色多普勒
  - 外周血流:血管数量是多变的
  - 在肿块周围可见来自子宫的血管
  - 血管通过蒂部与肌瘤相连

MR 表现

- 未变性的子宫肌瘤
  - T1WI:中等信号(与子宫信号相同)
  - T2WI:均匀的,信号减低
- 变性导致信号改变
  - 囊性部位:T1 信号降低,T2 信号增高
  - 红色样变
    - T1WI:内部信号增高(早期)、边缘信号增强(晚期)
    - T2WI:根据不同时期出血成分的不同,边缘信号减低

影像学建议

- 流程建议
  - 记录肌瘤的大小、数量和位置
  - 需特别注明胎盘附着于肌瘤的情况
  - 记录子宫下段肌瘤与宫颈的关系

- 侧壁浆膜下或阔韧带肌瘤可能与卵巢肿块类似
  - 记录同侧单独的卵巢
  - 使用彩色多普勒显示肌瘤的血流来自子宫,而不是子宫的外侧
- 如果患者感觉疼痛,则对肌瘤进行局部的疼痛测试
- MR 有助于鉴别复杂病例
  - 子宫下段肌瘤的来源部位
  - 与附件肿块鉴别
  - 寻找变性的征象以解释疼痛

鉴别诊断

子宫肌层局限性收缩

- 短暂性子宫肌层增厚(可消失)
- 肿块样:对内肌层的影响比外肌层大

子宫腺肌瘤

- 异位的子宫内膜腺体和子宫肌层内的间质
- 超声:边缘不清的椭圆形低回声肿块,肌层不均匀增厚 ± 小囊肿
- MR:信号强度减低的区域直接与结合带相连(T2WI)

胎盘早剥

- 胎盘早剥类似于胎盘后方的肌瘤
- 超声表现与出血的时间有关
- 彩色多普勒显示血肿内无血流信号

复杂的附件肿块

- 性索间质肿瘤为实性(纤维瘤、卵泡膜细胞瘤)
- 卵巢上皮性肿瘤呈囊性,有壁立结节
- 认为 MR 有助于鉴别肿块来源于子宫或卵巢

病理

大体病理和解剖特征

- 含平滑肌、成纤维细胞和细胞外基质
  - 切开见旋涡和小梁外观
- 成熟子宫肌瘤孕酮受体增高
- 变性的分类(随肌瘤体积增大风险增高)
  - 透明样变(最常见)
    - 黏液样变:液性玻璃样变性
    - 脂肪样变:晚期透明样变性
  - 红色样变(肉样变,红色)
    - 在妊娠期发病率升高,表现为急性
  - 囊性样变(慢性坏死)
    - 可能会见到囊性和出血性成分
  - 肉瘤(罕见)

临床问题

表现

- 最常见的体征/症状
  - 常规扫描时偶然发现(最常见)
  - 与浆膜下肌瘤相关
    - 可触及的包块
    - 推挤毗邻脏器
  - 与黏膜下肌瘤相关
    - 生育能力降低和流产

- 子宫肌瘤切除术可提高妊娠率
- 10%～20% 的人在孕期会感觉疼痛
  - 红色样变
  - 带蒂的子宫肌瘤蒂扭转

人口统计资料

- 年龄
  - 发病率随孕妇年龄增加而升高
- 流行病学
  - 多达 10% 的孕妇患有肌瘤
  - 发病率与种族有关
    - 黑人女性在 35 岁达 60%
      - 相关风险增加 3 倍
    - 白人女性达 40%
  - 20%～50% 患子宫肌瘤的女性在某个生命阶段出现症状
    - 黑人女性症状出现较早且较严重
  - 其他风险因素
    - 月经初潮早发
    - 肥胖
    - 高血压
    - 家族史
  - 子宫肌瘤是子宫切除术最常见的原因

自然病史与预后

- 大多数子宫肌瘤在妊娠期间无症状，且体积不增大
  - 10%～30% 患者具有症状
- 不良妊娠结局
  - 自发性流产
    - 黏膜下肌瘤常伴发
  - 早产
    - 孕 37 周前分娩优势比为 2.27
    - 孕 22～27^{+6} 周 "超早产" 优势比为 20.09
  - 剖宫产
    - 选择性剖宫产优势比 1.83，不增加紧急剖宫产的风险
  - 胎盘早剥
    - 各种报道优势比增加
  - 胎儿生长受限
    - 各种报道优势比增加
- 妊娠期子宫肌瘤增大
  - 在妊娠的前半周期，瘤体呈非线性增长
    - 早孕期及中孕早期
  - 肌瘤体积平均增加 12%
    - 少数肌瘤增长超过 25%
- 分娩后，随着子宫收缩大部分肌瘤缩小
  - 36% 妊娠期子宫肌瘤不再显示
  - 79% 妊娠期子宫肌瘤体积缩小
- 发病率与肌瘤数量、大小、位置及其与胎盘的位置关系有关
  - 与黏膜下肌瘤相关
    - 流产
    - 胎盘附着异常
  - 位于胎盘后方的影响
    - 胎儿生长受限
    - 胎儿宫内死亡
    - 早产
    - 胎盘早剥
    - 产后出血
      - 顺产后子宫收缩无力
  - 与带蒂子宫肌瘤相关
    - 可触及肿块（通常位于附件区）

- 血管蒂扭转
  - 可导致肌瘤坏死
- 主要鉴别诊断为卵巢蒂扭转
- 子宫下段子宫肌瘤（前置肌瘤）
  - 阻碍分娩
    - 如果肌瘤位于胎头和宫颈之间则风险增加
  - 宫颈肌瘤（＜所有肌瘤的 1%）
- 较大肌瘤（＞5cm）
  - 早产
  - 分娩时失血多
  - 胎位和先露异常
  - 因疼痛而住院治疗的患者占 5%～15%
    - 与肌瘤＞5cm 相关
- 5%～10% 的患者出现红色或肉样变
  - 大多数在早孕期及中孕早期
  - 2 个病因提示坏死性梗死
    - 肌瘤供血不足→缺血→坏死→释放前列腺素
    - 随着妊娠进展子宫肌瘤性质发生变化→蒂扭转或血供障碍
  - 非特异性症状
    - 局部疼痛急性发作；低热、恶心、呕吐
- 罕见并发症
  - 子宫呈固定性后位
    - 盆腔箝闭：较大后壁子宫肌瘤→子宫无法上升至骨盆外
  - 寄生性子宫肌瘤
    - 带蒂肌瘤血液供应来源于大网膜
  - 可继发于占位效应形成盆腔静脉血栓
  - 脱入阴道
    - 带蒂宫腔内肌瘤可通过宫颈脱至阴道内

处理

- 疼痛行保守治疗
  - 住院、休息、镇痛、输液、保障
- 应避免行剖宫产时子宫肌瘤剔除术
  - 出血可导致急诊经腹子宫切除术
- 妊娠期间子宫肌瘤扭转行手术治疗
- 对于患有子宫肌瘤相关并发症的患者，应考虑在下次妊娠前进行治疗
  - 子宫肌瘤切除术：宫腔镜、腹腔镜、开腹手术
  - 高强度聚焦超声（high-intensity focused ultrasound, HIFU）治疗有望成为非手术选择

诊断要点

影像判读经验

- 如果发现附件肿块，需寻找单独的卵巢
  - 变性的子宫肌瘤与卵巢肿瘤相似
- 如果子宫肌瘤伴疼痛，则考虑红色样变或扭转
  - 单纯肌瘤很少疼痛

参考文献

1. Ghanaati H et al: Pregnancy and its outcomes in patients after uterine fibroid embolization: a systematic review and meta-analysis. Cardiovasc Intervent Radiol. 43(8):1122-33, 2020
2. Karlsen K et al: Relationship between a uterine fibroid diagnosis and the risk of adverse obstetrical outcomes: a cohort study. BMJ Open. 10(2):e032104, 2020
3. Cerdeira AS et al: Seeing red degeneration in uterine fibroids in pregnancy: proceed with caution. Lancet. 394(10212):e37, 2019
4. Turocy JM et al: Uterine factor in recurrent pregnancy loss. Semin Perinatol. 43(2):74-9, 2019

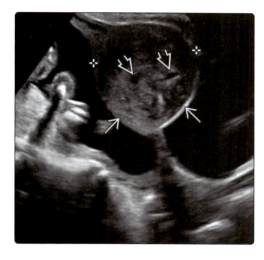

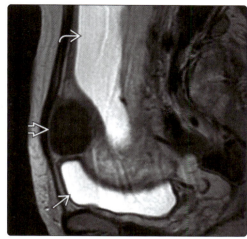

图 16-13 （左图）经腹超声矢状切面显示前壁浆膜下肌瘤➡️，伴有少量散在的囊性区域➡️，很可能是透明变性。患者无症状，正常经阴道分娩。（右图）另一无症状子宫前壁肌瘤患者的磁共振检查 T2 矢状位显示典型的未变性肌瘤的低强度信号➡️。在 T1 加权成像上，肌瘤与其他肌层（膀胱➡️、羊膜腔➡️）信号相同。

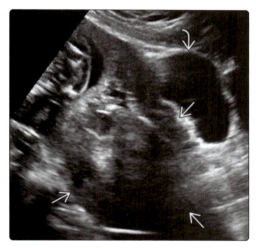

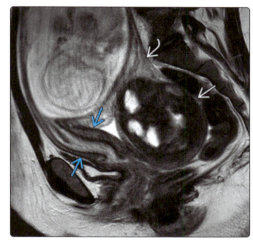

图 16-14 （左图）子宫下段矢状面超声显示膀胱➡️后有一个大的肿块➡️，很可能是肌瘤。尽管是经阴道超声检查，超声医生还是不能确定肿块是起源于子宫还是宫颈。（右图）同一患者磁共振检查 T2 矢状位显示子宫肌瘤➡️带蒂，并从子宫后壁下段➡️延伸。图示宫颈➡️与子宫肌瘤分离。MR 的视野较大，有助于肌瘤的精准定位。

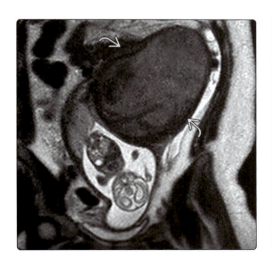

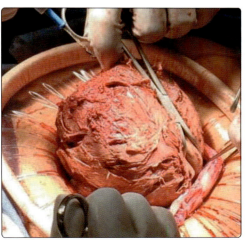

图 16-15 （左图）患者孕 17 周时因严重的盆腔疼痛急诊就诊。T2MR 显示一个大的子宫肌瘤➡️，内部为伴有红色变性的混杂信号强度。患者入院时，出现胎膜早破和妊娠丢失。（右图）同一病例子宫肌瘤切除术的临床照片显示出血性子宫肌瘤切除。红色变性与前列腺素的释放和妊娠风险增加相关。

要　点

术语

- 子宫肌层内存在功能性子宫内膜腺体和间质的常见良性疾病
- 由异位子宫内膜蜕膜化和炎症反应引起的特有的妊娠表现

影像学表现

- 一般表现
  - 局灶性或弥漫性子宫肌层回声不均匀,伴肌层囊肿和血流增多
- 主要超声检查表现
  - 子宫内膜下点线样回声
  - 局部肌层呈高回声
  - 子宫肌层小囊肿
  - 栅栏样的扇形声衰减
    - "百叶窗样"衰减
  - 肌病:肌纤维增生和肥大
  - 腺肌病是血管化的过程
    - 跨越病变的穿透性血管
- 磁共振关键表现

- T2 加权像呈界限不清的低信号
- 囊肿在 T2 加权像呈高信号
- 出血病灶在 T1 加权像呈高信号

主要鉴别诊断

- 妊娠合并子宫肌瘤
- 胎盘间叶发育不良
- 妊娠滋养细胞疾病
- 子宫肌层局限性收缩

临床问题

- 据报道育龄妇女的患病率为 20%~35%
- 发生产科并发症的风险较高

诊断要点

- 观察非孕期影像图像(注意子宫腺肌病的位置)
  - 妊娠期子宫腺肌病表现"活跃"
- 报告子宫腺肌病的程度(主观评价)
- 报告其与胎盘的关系

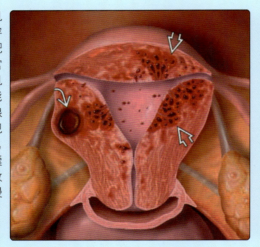
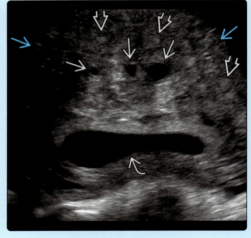

图 16-16 （左图）子宫腺肌病图示异位子宫内膜腺体穿透子宫肌层,周围平滑肌肥大➜。与未受影响的子宫肌层边界分界不清。子宫肌层的囊肿➡在妊娠期可能会增大。（右图）本例子宫腺肌病患者在孕 10 周的表现为妊娠囊（gestational sac, GS）➡受压,多发性肌层囊肿➡,不均质的肌层伴发散在的高回声灶➡,均在弥漫性增厚的前壁肌层内➡。

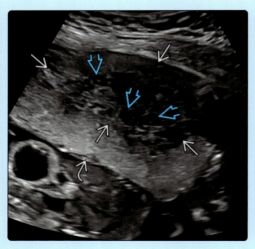
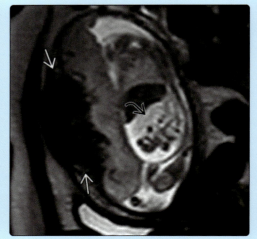

图 16-17 （左图）孕 18 周子宫腺肌病的典型特征。胎盘➡植入在不均匀增厚肌层➡的模糊区域。注意存在多个囊肿➡。这些特征在子宫腺肌病中比子宫肌瘤更典型,超声应有信心做出诊断。（右图）应用 MR T2加权成像评估同一患者的胎儿异常（注意胎儿腹水➡）,显示结合带增厚和由肌层增生造成不规则的低信号➡。

术语

同义词

- 子宫内膜异位性疾病
- 宫体硬化

定义

- 功能性子宫内膜腺体和间质存在于子宫肌层的一种常见良性疾病
- 异位的子宫内膜蜕膜化和炎症反应,使其具有特征性的妊娠表现

成像

一般特征

- 最佳诊断线索
  - 局灶性或弥漫性肌层回声不均匀,伴有肌层囊肿和血流信号增多
- 位置
  - 可存在于子宫肌层任何部位
  - 注意与胎盘植入部位的关系
- 大小
  - 多变
- 形态学
  - 弥漫性、局灶性、囊性

超声表现

- 异位的子宫内膜腺体和间质穿透肌层导致的特有表现
  - 子宫内膜下的强回声斑点
    - 小结节
  - 子宫内膜下强回声线
    - 线性条纹回声
  - 局部子宫肌层回声偏高
    - 肌层内,浆膜下,子宫内膜下
  - 子宫肌层囊肿
    - 通常较小且多发
    - 可能是蜕膜化的厚壁
    - 圆形或线样
  - 条纹样的扇形衰减
    - 百叶窗样衰减
- 肌层:肌纤维增生和肥大
  - 子宫呈球形增大(早孕期表现)
  - 非对称性子宫肌层增厚
  - 不均质性子宫肌层
- 多普勒表现
  - 病灶区血管密度增加
    - 伴随胎盘下血流增加
  - 彩色多普勒显示血管跨越病灶
    - 从浆膜到子宫内膜的垂直方向的穿透性血管
    - 与子宫肌瘤环形血供不同,与正常弓状血管走行一致
- 特有的早孕期表现
  - 子宫肌层肥大→妊娠囊(gestational sac, GS)扭曲变形
  - 子宫内膜蜕膜化病变与妊娠囊相似
    - 误认为妊娠囊植入子宫肌层
- 特有的胎盘后表现
  - 难以区分胎盘和子宫肌层
  - 囊性子宫腺肌病与囊性胎盘组织类似
  - 彩色多普勒有助于显示胎盘后平行血管,可区分胎盘和子宫之间的边界

MR 表现

- 早孕期或非妊娠期子宫表现
  - 子宫呈不对称性增大
  - 结合带增厚(junctional zone, JZ)
    - 在非孕期大于 12mm 与该病相关
  - 结合带形态异常更具预测性
    - 形态不规则,子宫内膜呈指状凸起
- 妊娠中、晚期的典型特征
  - T2 加权像显示边界不清的低信号
    - 子宫内膜腺体和平滑肌纤维增生
  - T2 加权像病灶显示高信号
    - 肌层囊肿(通常为 1～3mm)
  - T1 加权像上病灶显示高信号
    - 出血部位

影像学建议

- 最佳成像方法
  - 早孕期行经阴道超声检查
  - 高频探头能更好地显示囊肿,线样条纹回声,典型的声衰减
- 流程建议
  - 如果可以,查看非孕期超声图像

鉴别诊断

妊娠期合并子宫肌瘤

- 通常更均质且边界清晰
  - 内部囊性变的囊肿比子宫腺肌病所致的囊肿要大
- 彩色多普勒显示周边血流
- MR T2 加权像显示更离散和更低的信号
- 弥漫性子宫肌瘤与子宫腺肌病类似
  - MR 能最大程度显示有无囊性变

胎盘间叶发育不良

- 胎盘囊性增厚
  - 子宫肌层正常
- 20% 与 Beckwith Wiedemann 综合征有关

妊娠滋养细胞疾病

- 完全性葡萄胎伴囊性 GS 增大
  - 囊内容物通常异常(无胚胎)
  - 肌层正常,浸润性葡萄胎除外
- 部分葡萄胎(三倍体)
  - 囊性胎盘是双雄受精三倍体的特征表现

子宫肌层局限性收缩

- 一过性存在(可能会持续很长时间)
- 局限性肌层收缩通常呈等回声
- 然而子宫肌层正常(无囊肿)

病理

一般特征

- 与妊娠相关的表现和并发症随着炎症和子宫肌层前列腺素升高而加重
  - 异位子宫内膜腺体→螺旋动脉形成
  - 平滑肌增生→结合带增厚、子宫增大
  - 慢性炎症的结局是子宫变硬

- 病因学理论
  - 结合带改变、损伤或中断
    - 导致子宫内膜基底层陷入子宫肌层
    - 异位子宫内膜组织→炎症→进一步损伤→更多子宫内膜异位
  - 先天性疾病理论
    - 胎儿米勒管遗迹植入结合带
    - 肌层干细胞变成子宫内膜细胞
- 不孕症相关理论
  - 由子宫内膜蠕动波的下降导致的精子运输障碍
  - 蜕膜缺陷导致胚胎植入障碍

分期、分级与分类

- 局灶性子宫腺肌病
  - 子宫内膜腺体和间质的结节性聚集物被正常子宫肌层包绕
    - ＞25% 被正常子宫肌层包绕
  - 子宫腺肌瘤是亚型
    - 病灶被肥厚的子宫肌层包绕
- 弥漫性子宫腺肌病
  - 子宫内膜腺体和间质广泛分布于整个子宫肌层
  - ＜25% 被正常的子宫肌层包绕
- 受累子宫肌层分类
  - 内肌层：子宫内膜下层
  - 中肌层：位于结合带和周围子宫弓状动脉之间
  - 外肌层：位于子宫弓状动脉和浆膜层之间
- 位于子宫外的子宫腺肌病是一种罕见的亚型
  - 外部子宫内膜异位症浸润子宫肌层
  - 最常见于直肠阴道隔

临床问题

表现

- 最常见的体征/症状
  - 腹痛和/或腹胀
    - 痛经
    - 性交不适
  - 异常子宫出血
  - 不孕症（22%～38% 伴子宫腺肌病）
  - 影像学上偶然发现（至少 1/3）

人口统计资料

- 据报告育龄妇女的患病率为 20%～35%
- 相关
  - 多产
  - 子宫内膜异位症中 20%～80% 合并子宫腺肌症
  - 合并肌瘤或多发子宫肌瘤者 15%～57%
  - 子宫手术史
    - 清宫术
    - 剖宫产

自然病史与预后

- 流产风险增加
  - 中孕期流产报告调整后的优势比（odds ratio，OR）11.2，95% 可信区间（confidence interval，CI）2.2～71.2
- 产科并发症的风险较高
  - 子痫前期风险增加（优势比 4.3，95% 可信区间 1.1～17.7）
  - 胎膜早破早产风险增加（优势比 2.0，95% 可信区间 1.4～3.1）
  - 小于胎龄儿风险增加（优势比 3.2，95% 可信区间 1.7～6.1）
  - 胎盘位置异常风险增加（优势比 4.9，95% 可信区间 1.4～16.3）
  - 胎儿畸形风险增加（优势比 4.2，95% 可信区间 1.6～10.8）
  - 早产风险增加（优势比 3.0，95% 可信区间 2.1～4.5）
  - 剖宫产风险增加（优势比 4.5，95% 可信区间 2.1～9.7）
  - 产后出血风险增加（优势比 6.5，95% 可信区间 2.2～19.0）
- 子宫腺肌病变性是一种罕见的并发症
  - 影像学上可见较大的中央囊性区域
  - 可能会出现疼痛、发热、早产
- 微小脓肿感染是一种罕见的并发症

处理

- 妊娠期支持性治疗
- 非妊娠期患者的激素治疗
  - 左炔诺孕酮宫内节育器
  - 口服黄体酮
- 其他更多有创疗法（非妊娠期）
  - 子宫内膜消融术
  - 宫腔镜和腹腔镜切除术
  - 子宫动脉栓塞术
  - 高强度聚焦超声消融术

诊断要点

考虑

- 通常是在孕期偶然发现
  - 难点是不要将其误诊为胎盘疾病或其他子宫病变
- 超声检查是主要的诊断方法
  - 据报道其敏感性为 65%～81%
  - 据报道其特异性为 65%～100%
- 复杂病例需行 MR 检查

影像判读经验

- 如果可以，查看非孕期超声图像
  - 观察子宫腺肌病的细微区域是否明显，需注意病变的位置
  - 妊娠期子宫腺肌病表现活跃
- 使用彩色多普勒检查胎盘子宫界面
  - 寻找与之平行的胎盘后血管

报告提示

- 报告子宫腺肌病的程度（主观评价）
  - 轻度（子宫受累＜25%）
  - 中度（子宫受累达 25%～50%）
  - 严重（子宫受累＞50%）
- 报告与胎盘的关系

参考文献

1. Jensen KK et al: Adenomyosis in pregnancy: diagnostic pearls and pitfalls. Radiographics. 200120, 2021
2. Chapron C et al: Diagnosing adenomyosis: an integrated clinical and imaging approach. Hum Reprod Update. 26(3):392-411, 2020
3. Razavi M et al: Systematic review and meta-analysis of adverse pregnancy outcomes after uterine adenomyosis. Int J Gynaecol Obstet. 145(2):149-57, 2019
4. Van den Bosch T et al: Sonographic classification and reporting system for diagnosing adenomyosis. Ultrasound Obstet Gynecol. 53(5):576-82, 2019
5. Cunningham RK et al: Adenomyosis: a sonographic diagnosis. Radiographics. 38(5):1576-89, 2018

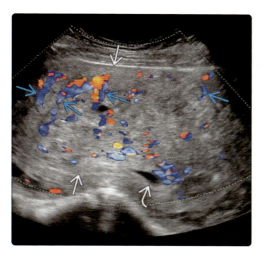 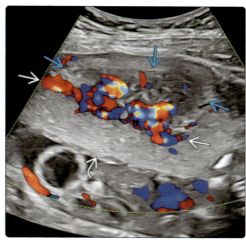

图 16-18 （左图）孕 8 周伴子宫前壁弥漫性子宫腺肌病 ➡️ 的患者，彩色多普勒超声检查显示妊娠囊（GS）➡️ 受压。可见大量线性、穿通血管 ➡️。子宫腺肌病是血管性的，血流模式是典型的线性，而不是环形（环形在子宫肌瘤更典型）。（右图）该病例妊娠期间，胎盘植入在局灶性子宫腺肌病 ➡️ 部位，彩色多普勒超声显示胎盘后血流增加 ➡️。这一发现有助于区分其他正常的胎盘 ➡️ 和子宫腺肌病。

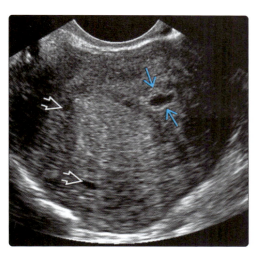 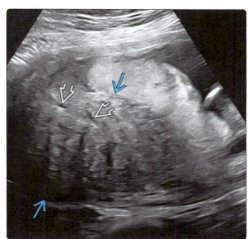

图 16-19 （左图）对一名育龄期子宫腺肌病患者行经阴道超声可行性扫查，显示条状阴影和肌层囊肿 ➡️。显示一较大囊肿周围的高回声壁 ➡️，是继发于囊肿蜕膜化的表现。该表现类似于妊娠囊。本次检查未见妊娠囊，但妊娠确实存在。（右图）同一患者在妊娠中期，可见肌层不均匀增厚 ➡️、条纹状声影和囊肿 ➡️ 等子宫腺肌病的典型特征。

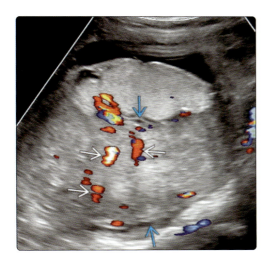 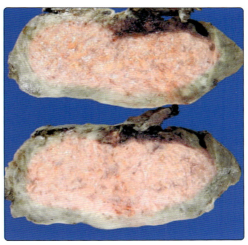

图 16-20 （左图）图示子宫腺肌病，子宫后壁肌层增厚 ➡️，伴典型的线性、穿通血管 ➡️。（右图）子宫切面显示弥漫性子宫腺肌病。患者表现为子宫收缩乏力及产后出血，需紧急行子宫切除术。肌层呈海绵状、小梁状外观且可伴有小的血性囊肿。子宫腺肌病增加了包括产后出血在内的许多产科并发症的风险。（来自 DP：胎盘。）

要 点

术语

- 先天性子宫畸形疾病谱
  - 单角子宫（20%）
  - 双子宫（5%）
  - 双角子宫（10%）
  - 纵隔子宫（55%）

影像学表现

- 成像平面应沿子宫长轴冠状面以显示宫底轮廓
  - 纵隔子宫：宫底自轻度凸起至轻度凹陷
    - 纵隔长度长短不一
  - 双角：宫底外形凹陷或呈心形
- 三维超声进一步提供了空间轮廓
  - 容积采集实现了真实冠状面的重建
- MR扫描平面设置矢状面扫查，以确保子宫冠状位的观察，而不是骨盆冠状位

主要鉴别诊断

- 间质部异位妊娠
- 子宫肌瘤

病理

- 重要的是要强调这些代表了发育谱系，而不是离散的、特有的异常
- 合并肾脏异常的发生率约为30%

临床问题

- 大约25%米勒管异常的女性伴有生殖问题
- 能否活产与米勒管异常的类型有关
  - 单角子宫，双子宫（约40%）
  - 双角子宫（62.5%）
  - 纵隔子宫（62%）
- 宫腔镜切除以治疗纵隔子宫
- 超声引导对扩宫、清宫术/刮宫术很重要

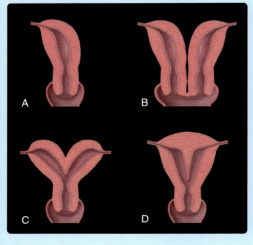
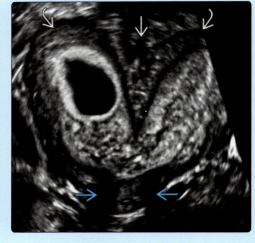

图16-21 （左图）该图显示米勒管异常，所有类型都可以在妊娠期看到。单角子宫（A）有1个角；双子宫（B）有两个未融合的角；双角子宫（C）外部轮廓凹陷；纵隔子宫（D）外部轮廓正常。单角子宫可伴有一个附属的残角子宫。（右图）双角子宫冠状三维重建显示一个宫颈➡️，而在两个分开的宫角之间➡️有一较深的裂隙➡️。这是一个单宫颈双角子宫。

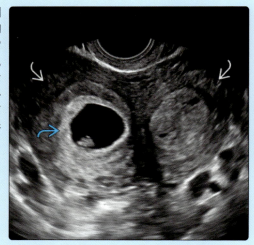
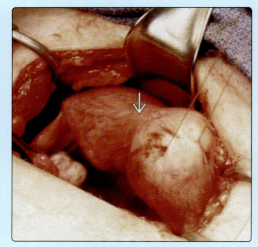

图16-22 （左图）同一病例单宫颈双角子宫妊娠期横切面显示相互独立的两个宫角➡️，右侧宫角妊娠➡️。（右图）另一病例术中照片显示双角子宫特征性的心形轮廓，在两个宫角之间有一裂隙➡️。纵隔子宫外形轮廓平坦或向外凸起。

术语

缩写

- 米勒管异常（Müllerian duct anomaly，MDA）

定义

- 先天性子宫畸形疾病谱
  - **发育不全/发育不良**（10%）
    - 合并子宫、宫颈和阴道上段发育不全最常见
  - **单角子宫**（20%）
    - 单角子宫，可能伴有残角
  - **双子宫**（5%）
    - 具有两个独立的、不相通的宫角和两个宫颈
  - **双角子宫**（10%）
    - 凹陷或心形的宫底外形
    - 两宫角有不同程度的融合
    - 可能有一个宫颈（单宫颈双角）或两个宫颈（双宫颈双角）
  - **纵隔子宫**（55%）
    - 宫底外形正常
    - 纵隔长度长短不一
  - **弓形子宫**
    - 应该被归类为先天性异常还是解剖变异存在争议

影像学表现

超声表现

- 超声检查是评估妊娠期子宫重复畸形的主要方法
- 三维超声通过子宫容积采集重建了子宫真实的冠状面
- 诊断的关键是宫底轮廓的可视化
  - 双子宫：未连接在一起的两个独立的子宫
  - 双角子宫：凹陷或心形的宫底外形
  - 纵隔子宫：宫底轻度凸起至轻度凹陷
  - 在妊娠期，单角子宫可能无法与正常子宫相区分

MR 表现

- 成像平面平行于子宫长轴
- T2W1
  - 很好地描述了局部解剖
    - 子宫内膜显示高信号
    - 结合带显示低信号
    - 子宫肌层显示等信号

影像学建议

- 最佳成像方法
  - 妊娠期行三维超声检查
  - 非妊娠期行三维超声或 MR 检查
- 流程建议
  - 对米勒管异常所有患者进行肾脏检查
  - 3D 超声提供了更好的空间轮廓

鉴别诊断

间质部异位妊娠

- 可能出现纵隔或双角子宫的假象
  - 间质线征
    - 高回声线可能自子宫内膜延伸至异位的妊娠囊
  - 包绕妊娠囊的子宫肌层变薄
  - 彩色多普勒显示妊娠囊周围的滋养层血流

子宫肌瘤

- 可能使宫腔变形，出现双子宫的假象
- 呈低回声、周界清晰的肿块

病理

一般特征

- 病因
  - 原发性先天性异常
  - 暴露于己烯雌酚（DES）、沙利度胺、辐射、宫内感染也与之有关
- 合并异常
  - 约53%的米勒管异常合并泌尿系和/或骨骼发育异常
    - 肾脏异常约占30%（最常见于双子宫和单角子宫）
      - 多数为单侧肾发育不良
    - 骨骼发育异常占8%~32%，推荐脊柱 X 线检查
  - 阴道纵隔最常见于双子宫（约75%），但也可发生于任何类型的米勒管异常
  - 任何部位都可能发生梗阻
    - 在月经初潮时出现疼痛和盆腔包块
    - 可能只涉及单侧生殖系统
  - 一小样本研究显示卵巢下降障碍占17%
    - 腹部位置关系可与不典型的卵巢源性疼痛相混淆
    - 在卵巢异位时卵母细胞的提取可能需要腹腔镜或经皮超声引导下抽吸
  - 听力障碍的发生率增加
- 胚胎学
  - 子宫的形成来自成对的副中肾（米勒）管
  - 管道以双向的方式生长和连接
  - 两侧角融合的隔膜再吸收
  - 副中肾管也参与大部分阴道形成
  - 卵巢来自生殖嵴，不受子宫异常发育的影响

分期、分级与分类

- 美国生殖医学学会（ASRM）的分类应用最为广泛
  - I类：节段性发育不全，发育不良
  - II类：单角子宫
  - III类：双子宫
  - IV级：双角子宫
  - V类：纵隔子宫
  - VI类：弓形子宫
  - VII类：己烯雌酚暴露
- 不能完全解释一些异常现象

- 需要强调的是,这些是代表性的疾病谱,不是单一的、独特的异常
- 其他的分类方案也有不同的标准,这导致了一些文献和管理建议的混乱
  - 先天性子宫畸形专家共识(CUME)
  - 欧洲妇科内镜学会(ESGE)
  - 欧洲人类生殖和胚胎学学会(ESHRE)
  - 阴道宫颈子宫附件相关畸形分类(VCUAM)

临床问题

表现

- 早孕期行超声检查时偶然发现
- 复发性流产的检查
  - 自然流产或早产
- 对女童原发性闭经或单侧肾发育不全的评估

人口统计资料

- 流行病学
  - 约占总人口的 1%
    - 子宫纵隔最常见(1:100 育龄期妇女)
  - 复发性流产的妇女约占 3%
  - 子宫异常的女性中,约 25% 的患者伴有生殖问题
  - 单侧肾发育不全的女性中,约 30% 的患者伴有米勒管异常
    - 理想情况下,所有的女孩都应该在月经初潮前接受筛查
    - 早期诊断可预防逆行性月经导致的子宫内膜异位症、盆腔炎症性疾病和不孕症

自然病史与预后

- 在患有不孕症的女性中,米勒管异常的发病率明显高于已生育妇女
- 行辅助生殖的米勒管异常患者的持续妊娠率(8.3%)明显低于对照组(24.8%)
- 约 15% 被评估为复发性流产的妇女存在某种子宫异常(例如:米勒管异常、子宫肌瘤、息肉)
- 胎盘早剥的优势比为 3.1
- 基于 7 项研究涉及 605 005 名参与者的一项 meta 分析显示胎儿生长受限的优势比为 1.93
- 活产机会与米勒管异常类型相关
  - 单角子宫(40%)
  - 双子宫(40%~55%)
  - 双角子宫(62.5%)
  - 纵隔子宫(25%~62%,取决于类型)
- 单角子宫
  - 自然流产率高达 50%
  - 早产率(15%~20%)
  - 胎儿存活率(40%~50%)
- 双子宫
  - 自然流产率(45%)
  - 早产率(38%)
  - 胎儿存活率(55%)
- 双角子宫
  - 自然流产率(30%)
  - 早产率(20%)
  - 胎儿存活率(60%)
- 纵隔子宫
  - 自然流产率(44%~75%)
  - 早产率(20%)
  - 胎儿存活率(25%~62%,取决于类型)

处理

- 管理具有争议
- 对于复发性流产、畸形、早产,建议行纵隔切除术
- 对不孕或无症状的妇女行预防性切除是有争议的,但可能会被建议切除
  - 为了改善长期不孕症妇女的妊娠结局
  - 年龄 >35 岁的女性
  - 计划从事辅助生殖技术的妇女
- 首选宫腔镜切除术
  - 自然流产率下降
  - 活产率增加
  - 宫颈纵隔切除并不会增加宫颈机能不全的风险
- 对于复发性流产的双角子宫患者可行子宫成形术
  - 楔形切除子宫内侧部分,形成单腔
  - 使用腹腔镜技术可以实现
- 对于单角子宫和双子宫尚无特殊的治疗方法
  - 一些数据建议切除发育不全的原始宫角/预防性宫颈环扎术可改善单角子宫患者的预后
- 精心照顾早产儿
- 剖宫产后经阴道分娩
  - 米勒管异常组的发生率明显低于子宫正常组(37.6% 对 50.7%)
  - 是再次剖宫产的主要指征(58.3% 对 14.4% 的子宫正常组)
  - 若胎儿为头位,则与产妇发病率的增加或子宫破裂无关
- 超声引导对于扩宫、清宫术/刮宫术很重要
  - 患者发生自然流产、胎儿宫内死亡的风险增加
    - 确保达到宫腔合适部位
    - 明确复杂畸形的手术方式(例如:萎缩的宫角)

诊断要点

考虑

- 纵隔子宫是最常见的先天畸形
- 纵隔切除可降低自然流产率

参考文献

1. Akhtar MA et al: Reproductive implications and management of congenital uterine anomalies: scientific impact paper No. 62 November 2019. BJOG. 127(5):e1-13, 2020
2. Karami M et al: The association between mullerian anomalies and IUGR: a meta-analysis. J Matern Fetal Neonatal Med. 32(14):2408-11, 2019
3. Khazaei S et al: The association of mullerian anomalies and placenta abruption: a meta-analysis. J Matern Fetal Neonatal Med. 32(3):512-6, 2019
4. Ludwin A et al: Reproductive surgery for müllerian anomalies: a review of progress in the last decade. Fertil Steril. 112(3):408-16, 2019
5. Committee on Adolescent Health Care.: ACOG committee opinion No. 728: müllerian agenesis: diagnosis, management, and treatment. Obstet Gynecol. 131(1):e35-42, 2018

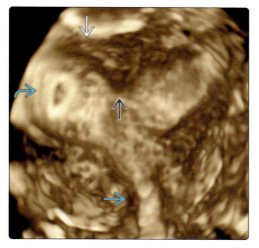

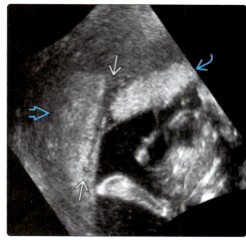

图 16-23　(左图)冠状面三维重建显示纵隔子宫,宫底平坦➡️。存在一个短纵隔➡️,妊娠囊➡️在纵隔右侧着床。只有一个宫颈➡️。这种结构有时被称为不全纵隔。(右图)另一个病例的三维重建显示一个薄的纵隔➡️,右侧内膜➡️蜕膜化,胎儿位于左侧。胎盘➡️部分植入纵隔上。

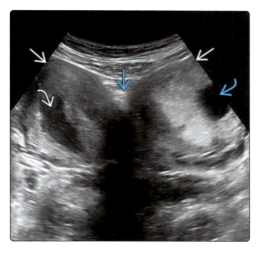

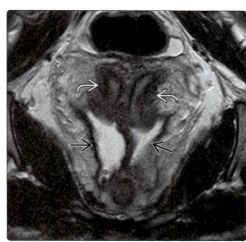

图 16-24　(左图)经腹超声显示双子宫的两个宫角彻底分开➡️,可见妊娠囊➡️位于左侧宫角,同时右侧宫角积血➡️。两宫角正中间的分离➡️不应被误认为宫底裂隙,宫底裂隙只能在子宫真正的冠状切面才能看到。(右图)显示一双子宫患者冠状位 T2WI MR 成像,可见两个宫颈➡️和两个阴道➡️。且不相通,75% 的病例存在完全或部分阴道纵隔。

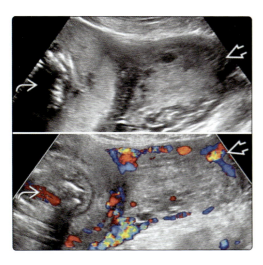

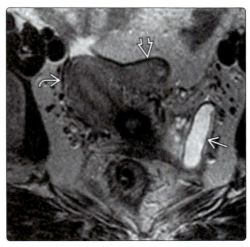

图 16-25　(左图)灰阶图(上)和彩色多普勒图(下)显示一个与妊娠期单角子宫➡️紧邻的残角子宫➡️。有植入残角并随后破裂的风险。(右图)在一个类似的病例中 MR T2WI 显示右侧宫角发育良好➡️并具有正常的区域解剖,左侧伴有一个小的残角且缺乏正常的子宫内膜➡️。图示左侧部分输卵管积水➡️。外观为右侧单角子宫伴左侧小的残角。

要　点

术语

- 子宫内膜瘢痕的形成会导致子宫粘连
  - 扩张的绒毛膜和羊膜在粘连周围折叠

影像学表现

- 横跨宫腔的带状结构
  - 附着在宫腔内壁
    - 三角形 Y 形附着
  - 厚薄不一,完整或不完整
- 胎盘可能植入在粘连带上
- 胎儿可以在粘连带周围自由活动

主要鉴别诊断

- 羊膜带
  - 羊膜破裂导致胎儿缺陷
- 轮状胎盘
  - 自胎盘边缘连接至胎儿另一边缘的条带
- 纵隔子宫(重复畸形)

- 中线部位厚的间隔自宫底向下延伸

临床问题

- 出现在 5% 的不孕症女性中
- 与女性妊娠相关清宫术的患病率为 15%～40%
- 大多数病例为偶然发现,无后遗症
- 与粘连相关的产科并发症(＜10%)
  - 低出生体重,早产
  - 胎位不正行剖宫产术
  - 胎盘滞留;胎盘早剥
- 治疗
  - 粘连松解:宫腔镜下粘连松解术
  - 轻度至中度粘连复发率约 33%,重度粘连复发率约 66%

诊断要点

- 粘连带不会引起胎儿结构缺陷
  - 可显示正常的胎儿手和足
  - 记录胎儿在粘连带周围自由移动
- 记录粘连带附着点连于子宫

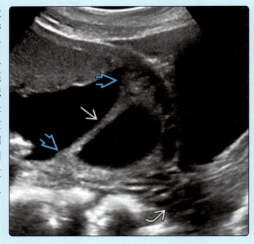
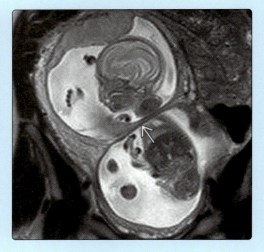

图 16-26 (左图)子宫下段超声矢状切面显示粘连带➡在宫颈上方↗,分别附着于子宫前后壁。注意三角形的附着点▣,是粘连带的典型表现。(右图)冠状位 T2 加权成像 MR 显示一个较厚的粘连➡,实质上将子宫一分为二。该病例中,胎儿在整个妊娠期间都保持臀位。粘连与胎位异常有关,尤其是粘连广泛且较厚时。

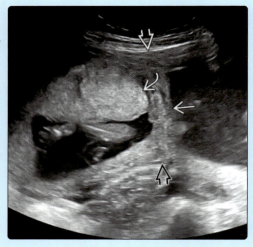
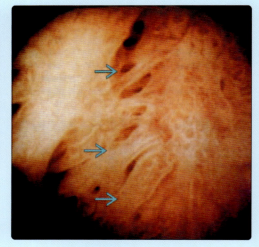

图 16-27 (左图)子宫超声矢状切面显示一个较厚的粘连带➡,从子宫前壁➡延伸至后壁▣,分割宫底。此外,胎盘部分植入在粘连带上➡。(右图)宫腔镜照片显示纤维带▣延伸跨越宫腔。粘连可能导致不孕,宫腔镜引导下进行的粘连分离则是为了提高成功受孕的机会。

术语

同义词

- 羊膜片

定义

- 子宫内膜瘢痕导致宫腔粘连
  - 扩张的绒毛膜和羊膜在粘连带周围反折
  - 形成完整或不完整的羊膜片

影像学表现

一般特征

- 最佳诊断线索
  - 宫腔内线样回声（intrauterine linear echogenicity，ILE）
    - 宫腔内线样回声附着于子宫壁
- 部位
  - 羊膜腔外：胎膜覆盖于粘连处

超声表现

- 横跨宫腔的带状结构
  - 厚薄不一
  - 粘连带可一侧游离或完全跨越宫腔
  - 三角样 Y 型附着
- 胎儿在粘连带周围自由移动
  - 然而，厚的粘连带可导致子宫分隔并卡住胎儿的某些部位
- 胎盘可以植入在粘连带上（常见）
- 彩色多普勒可显示血流信号

影像学建议

- 流程建议
  - 对于复杂的子宫分隔病例，建议行 MR 检查
  - 使用三维超声能更好地评估粘连带形态
  - 重点观察有无粘连带所致的胎儿缺陷

鉴别诊断

羊膜带

- 羊膜破裂并胎儿受限
  - 缩窄，截肢，束缚
- 羊膜带比粘连带细
  - 仅累及羊膜
  - 难以发现，无血流信号

轮状胎盘

- 从胎盘边缘连接到另一边缘的条带
- 胎盘边缘凸出于宫壁
  - 形成边缘搁板

子宫纵隔（重复畸形）

- 中线部位，厚的分隔从宫底向下延伸
- 宫底轮廓向上方凸起
- 由子宫肌层或纤维组织组成
- 2 个不同的宫腔

病理

一般特征

- 病因
  - 子宫内膜基底层损伤→粘连
  - 妊娠相关清宫术是最大的危险因素
    - 如果妊娠后短时间内即行清宫术则风险增加
  - 其他危险因素包括任何子宫手术
    - 子宫肌瘤切除术
    - 粘连松解术
    - 宫腔镜检查中损伤

临床问题

表现

- 不孕，闭经，异常出血，复发性流产
  - 不孕症在行宫腔镜或子宫输卵管造影检查时发现
- 中孕期偶然发现
  - 粘连带可能在晚孕期断裂或被压扁
- 胎儿姿势异常
  - 罕见的胎儿嵌顿（无胎儿缺陷）

人口统计资料

- 流行病学
  - 5% 的妇女出现不孕症
  - 与女性妊娠相关的清宫术的发生率为 15%～40%

自然病史与预后

- 大多数病例为偶然发现，无后遗症
- 粘连引起的产科并发症（＜10%）
  - 低出生体重
  - 早产
  - 胎盘滞留
  - 胎盘植入
  - 胎盘早剥
  - 胎膜早破
  - 因胎位异常行剖宫产
- 脐带脱垂至羊膜小缺损的脐带事故案例报道
  - 当胎膜破裂时，可出现急性脐带压迫→急性胎儿窘迫

处理

- 粘连松解：宫腔镜下粘连带分离
  - 轻至中度者复发率约为 33%，重度子宫受累者约为 66%
  - 松解后宫内节育器和球囊支架的放置可降低粘连复发率

诊断要点

考虑

- 观察粘连带附着于子宫
- 对于纤细的粘连带，记录胎儿手脚正常
  - 排除胎儿肢体缺陷（羊膜带）
- 显示胎儿未被粘连带包裹

参考文献

1. Feng Q et al: Obstetrical outcome in the third trimester after hysteroscopic adhesiolysis. Ann Transl Med. 8(4):51, 2020
2. Huang XW et al: A prospective randomized controlled trial comparing two different treatments of intrauterine adhesions. Reprod Biomed Online. 40(6): 835-41, 2020
3. Dreisler E et al: Asherman's syndrome: current perspectives on diagnosis and management. Int J Womens Health. 11:191-8, 2019
4. Jensen KK et al: Intrauterine linear echogenicities in the gravid uterus: what radiologists should know. Radiographics. 38(2):642-57, 2018

术语

- 子宫破裂:宫壁全层撕裂
- 子宫撕裂:不完全破裂,子宫肌层破裂但浆膜层完整

影像学表现

- 孕妇:子宫肌层缺损,腹膜腔内可见胎儿部分
- 非妊娠患者:在近期分娩或宫内节育器放置术后出现腹腔积液

主要鉴别诊断

- 产前出血 ± 疼痛
  - 胎盘早剥
  - 前置胎盘
  - 病理性胎盘粘连
- 产后出血 ± 疼痛
  - 胎盘滞留
  - 子宫内膜炎

临床问题

- 大多数患者既往剖宫产史(92%)
- 母胎医学网报道,既往行低位横切口剖宫产的患者子宫破裂风险为 0.32%
  - 有剖宫产史的患者在试图经阴道分娩时发生子宫破裂的风险为 0.7%
  - 在计划再次剖宫产的患者中,未临产子宫破裂的风险为 0.16%
- 在发达国家,原发性子宫破裂(即无瘢痕的子宫破裂)的风险为 0.005%
- 子宫破裂可能发生在妊娠、分娩或产后
  - 分娩期间子宫破裂的预后最差,尤其是对于无瘢痕的子宫破裂,诊断可能会延迟
  - 需行紧急剖宫产术,可能的话行子宫切除术以控制出血
- 不完全子宫破裂在临床上可无症状,或表现为下腹隐痛
  - 若患者病情稳定,可行保守治疗

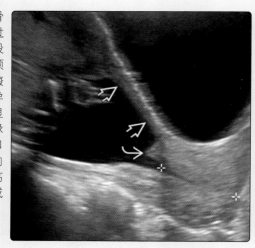
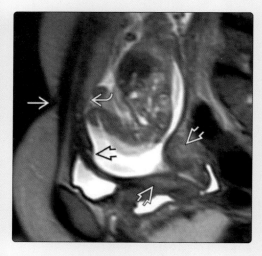

图 16-28 (左图)慢性耻骨上疼痛患者,经腹超声透过充盈的膀胱显示子宫下段肌层逐渐变薄 ➡,在宫颈水平突然变薄 ➡。这与瘢痕的裂开相关。(右图)孕22周时 T2W1 MR 矢状位显示子宫撕裂。胎盘的边缘 ➡ 延伸至之前剖宫产切口水平 ➡。子宫肌层继续向下延伸,至膀胱穹窿、远高于宫颈 ➡ 处逐渐变窄形成一个点 ➡。

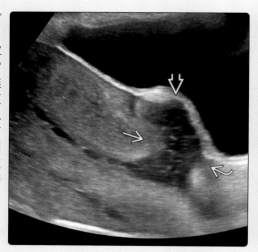
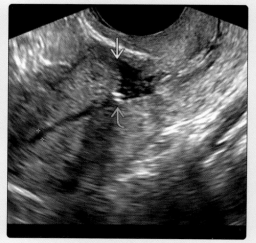

图 16-29 (左图)一例剖宫产后伴疼痛和出血的患者,经腹超声检查显示子宫破裂,子宫前壁肌层 ➡ 与宫颈前唇 ➡ 完全分离。粘连防止了膀胱后血肿 ➡ 的蔓延。(右图)一名有类似表现的患者经阴道超声显示,节育器 ➡ 的柄部位于先前剖宫产凹陷 ➡ 的底部。视频回放显示子宫全层缺损,膀胱后方有大量的液体积聚。

术语

定义

- **子宫破裂**：宫壁全层撕裂
- **子宫撕裂**：不完全破裂，子宫肌层破裂但浆膜层完整

影像学表现

一般特征

- 最佳诊断线索
  - 孕妇：子宫肌层缺损，腹膜腔内可见胎儿部分
  - 非妊娠患者：近期分娩或宫内节育器放置术后出现腹腔积液
- 部位
  - 低位横切口剖宫产后，92% 的子宫破裂位于下段
    - 只有约 4% 的患者涉及子宫旁组织
  - 原发性破裂（即既往无瘢痕）约 50% 累及阔韧带和子宫血管

超声表现

- 透声差的盆腔积液可能是发生破裂时最明显的表现
  - 剖宫产（CS）疤痕的前方
  - 寻找宫腔与子宫外积液是否相通
- 注意阔韧带出血
  - 病情不稳定发展迅速；通常在产时破裂
  - 未发现腹腔内液体并不能排除破裂
- 子宫肌层破裂
  - 通常在子宫前壁下段
  - 如果既往有子宫肌瘤切除术或纵隔子宫成形术的病史，则可能发生于其他部位

CT 表现

- 母体创伤史的选择性研究
  - 胎儿在腹膜腔内
  - 撕裂部位肌层缺损
  - 腹腔内游离液体（羊水和血）
  - 切记外伤时，腹腔积血也可见于其他实质性器官损伤

MR 表现

- 可获得盆腔"整体情况"图，但子宫下段难以评估，特别是之前有剖宫产史的孕妇
  - 行 3.0T 磁共振检查，仅有 15.0% 的剖宫产瘢痕可被识别（9/60）
  - 若子宫前壁下段肌层厚度 <1mm，则怀疑子宫撕裂，但由于与正常图像重叠，故缺乏特异性
  - 23% 无剖宫产史的女性和 34% 术中表现正常（无裂开）的女性可观察到子宫下段变薄至 1mm
    - 子宫下段厚度受胎儿体重、胎龄和羊水量的影响
- 产后应用 MR 的潜在缺陷
  - 术后早期表现正常
  - 膀胱瓣血肿、肌瘤退行性变、脓肿或血肿

影像学建议

- 分娩破裂经由临床诊断，影像学很少发现
- 在孕期或产后行超声检查是最佳选择；患者病情稳定则可考虑 MR
  - MR 缺乏超声检查的空间分辨率
  - 经阴道超声检查对于剖宫产瘢痕的评估表现出色，MR 则有助于识别妊娠子宫内胎儿部分导致声波穿透受限的位置
- 超声
  - 经腹高频、线阵探头或经阴道扫查
  - 产妇膀胱适度充盈
- MR
  - 有助于诊断先天性子宫异常、子宫肌瘤或任何超声解剖结构不明确的病例
  - 同时获得轴位和矢状位 T1WI 和 T2WI
    - T1WI：血液或分呈高信号
    - T2WI：胎盘信号强度高于子宫肌层
  - 剖宫产瘢痕的细节观察
    - 盆腔中轴线圈包绕瘢痕
    - 扫描平面垂直于切口
  - 如果有其他子宫手术史，尝试将扫描平面设置为与之前的瘢痕垂直
- CT
  - 可用于腹部创伤或急腹症的检查
  - 常用于检查子宫肌层的完整性
  - 正常妊娠的子宫呈对称性增强
    - 血管丰富，接受 25% 的心输出量
    - 任何缺损都应被视为高度可疑的

鉴别诊断

产前出血 ± 疼痛

- 胎盘早剥
- 前置胎盘
- 胎盘植入性疾病

产后出血 ± 疼痛

- 胎盘滞留
- 子宫内膜炎

其他子宫异常

- 出血性/退化性子宫肌瘤
- 膀胱瓣血肿
- 疤痕子宫内膜异位症

病理

一般特征

- 病因
  - 大多数病例有剖宫产史（92%）
    - 经典切口多于低位横切口

- □ 风险是无疤痕子宫的 8 倍
  - 具有剖宫产史的患者经阴道试产
    - □ 妊娠间隔较短→破裂风险增加 2～3 倍
    - □ 催产素使用不当和胎位异常是子宫破裂的主要危险因素
  - 子宫疤痕的其他来源
    - 子宫肌瘤切除术、子宫纵隔切除术、子宫成形术、既往子宫破裂或撕裂
      - □ 经腹子宫肌瘤剔除术后风险＜1%，腹腔镜下肌瘤剔除术后风险约 0.6%
    - 胎儿手术（例如：开放性神经管缺陷修复术）
      - □ 为防止后续妊娠子宫破裂，剖宫产时应完全切除原有子宫切开术部位
      - □ 切除剖宫产处疤痕（25 例）→瘢痕处明显变薄或裂开
      - □ 胎膜不能自行愈合→存在胎膜破裂/羊水漏入母体腹腔风险
    - 高强度聚焦超声治疗（HIFU）、子宫内膜消融术、剖宫产疤痕妊娠也有相关病例报道
  - 先天性子宫畸形（例如：残角妊娠）
    - 散在的腹腔妊娠病例报告归因于未被发现的残角妊娠破裂
  - 胎盘异常（早剥、前置胎盘和/或胎盘植入）
  - 宫内节育器放置
  - 孕产妇创伤/难产可能导致正常子宫的破裂
    - 难产主要导致子宫下段变薄
  - 子宫内膜炎治疗不充分可能导致产后子宫破裂

临床问题

表现

- 最常见的体征/症状
  - 子宫撕裂在临床上可无症状或表现为下腹隐痛

人口统计资料

- 流行病学
  - 母胎医学会网络报道既往行低位横切口剖宫产患者子宫破裂的风险为 0.32%
    - 有剖宫产史患者在试图经阴道分娩时发生子宫破裂的风险为 0.7%
    - 计划再次剖宫产的患者未临产子宫破裂的风险为 0.16%
  - 2015 年 NIH 研究发现，有 1 次剖宫产女性，与未知子宫下段瘢痕类型相比，破裂风险没有增加
  - 据报道纵向或 T 型切口子宫破裂风险高达 9%
  - 在发达国家，发生原发性子宫破裂的风险为 0.005%
    - 危险因素包括胎位异常、子宫畸形、胎盘异常、多胎妊娠、巨大儿
    - 常见于高龄产妇，经产妇在分娩后期（扩张＞9cm）或急产后

自然病史与预后

- 分娩时子宫破裂的预后最差，尤其是无疤痕子宫，因其诊断可能会被延迟
  - 子宫和胎盘血流量增加→难治性出血
    - 孕产妇发病率和死亡率高
    - 新生儿存活率极低，新生儿窒息是其主要风险
- 荷兰一项基于人口的研究没有记录孕产妇死亡率，但 8.7% 于围产期死亡
- 子宫修复的并发症包括膀胱子宫瘘
- 研究涉及 37 例有子宫破裂史和 50 例有子宫撕裂史的孕妇
  - 1 例子宫破裂
  - 1 例因胎盘植入性疾病行剖宫产子宫切除术
  - 18.4% 的患者在分娩时出现子宫裂开，提示这些患者不能经阴道分娩
    - 建议在分娩发动之前行剖宫产术

处理

- 子宫破裂需行紧急剖腹探查和尽快分娩，通常需要进行子宫切除
  - 在一项研究中，采用经腹子宫切除术占 45%
  - 55% 采用缝合修复，超过 1/2 的患者行髂内动脉结扎缝合修复
  - 子宫破裂后存活的患者应避免再次妊娠
    - 在这项研究中，91% 再次怀孕的人是通过计划性剖宫产进行分娩
    - 9% 的人在家分娩，发生了子宫破裂并死亡
- 如果病情稳定，患者可行保守治疗
  - 在分娩发动前行选择性剖宫产分娩

诊断要点

考虑

- 如果患者既往有剖宫产史或其他子宫瘢痕病史应考虑该诊断

影像判读经验

- 观察阔韧带和宫旁组织，出血并不总是发生在腹腔内

参考文献

1. Fox NS: Pregnancy outcomes in patients with prior uterine rupture or dehiscence: a 5-year update. Obstet Gynecol. 135(1):211-12, 2020
2. Hoffmann J et al: Comparison of the lower uterine segment in pregnant women with and without previous cesarean section in 3T MRI. BMC Pregnancy Childbirth. 19(1):160, 2019
3. Ochsenbein-Kölble N et al: Clinical and histologic evaluation of the hysterotomy site and fetal membranes after open fetal surgery for fetal spina bifida repair. Fetal Diagn Ther. 45(4):248-55, 2019
4. Eshkoli T et al: The significance of a uterine rupture in subsequent births. Arch Gynecol Obstet. 292(4):799-803, 2015
5. Flyckt RL et al: Editorial: Uterine rupture after laparoscopic myomectomy. J Minim Invasive Gynecol. 22(6):921-2, 2015
6. Gibbins KJ et al: Maternal and fetal morbidity associated with uterine rupture of the unscarred uterus. Am J Obstet Gynecol. 213(3):382, 2015
7. Koo YJ et al: Pregnancy outcomes and risk factors for uterine rupture after laparoscopic myomectomy: a single-center experience and literature review. J Minim Invasive Gynecol. 22(6):1022-8, 2015
8. Landon MB: Implications of the rising frequency of uterine rupture. BJOG. 123(5):676-7, 2015
9. Singh A et al: Uterine rupture: still a harsh reality! J Obstet Gynaecol India. 65(3):158-61, 2015

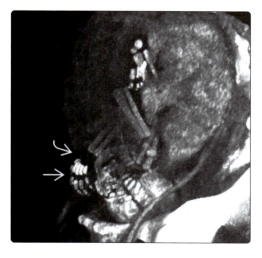

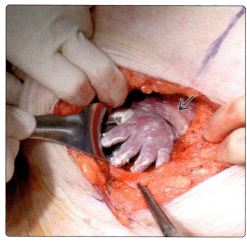

图 16-30 （左图）一名最初拒绝手术探查、临床诊断为腹膜炎的孕妇的 CT 扫描重建图显示，胎儿手 ➡ 从子宫下段缺损处 ➡ 伸出。（右图）同一病例术中照片显示胎儿手游离于母体腹膜腔内（ ➡ 标示肌层缺损边缘）。她直到看到 CT 图像显示子宫破裂前都拒绝做手术。

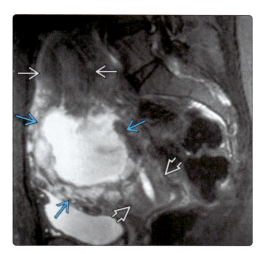

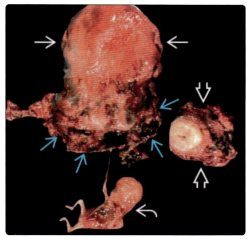

图 16-31 （左图）1 例有 2 次剖宫产史的妇女在孕 13 周时行 MR 检查，T2WI 矢状面显示子宫破裂，可见一血肿 ➡ 将宫颈 ➡ 与宫体 ➡ 分离。这是一例剖宫产瘢痕处妊娠所导致的破裂。（右图）图示一类似的剖宫产瘢痕处妊娠子宫破裂的大体病理，显示宫颈 ➡、宫体 ➡ 和 13 周的胎儿 ➡，胎儿仍黏附于胎盘上 ➡，胎盘植入子宫肌层。

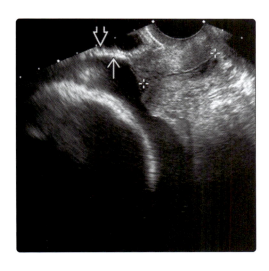

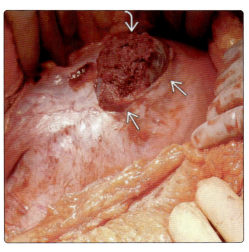

图 16-32 （左图）子宫撕裂经阴道超声显示子宫前壁肌层缺损，子宫浆膜层 ➡ 和膀胱黏膜层 ➡ 形成 2 条高回声线。宫颈管由游标标记。子宫撕裂于分娩时被证实。（右图）该患者有因间质部异位妊娠而导致的宫角破裂病史。此次妊娠合并胎盘植入性疾病。当子宫被取出时，发现破裂处在之前子宫破裂修复部位 ➡，胎盘 ➡ 自破裂处突出。

要点

术语

- 宫腔内容物排空不完全,宫腔内残留胎盘或滋养层组织

影像学表现

- 实性、不均匀的高回声肿块
  - 早期胎儿丢失通常表现为小的囊性区域
  - 产后胚物残留的表现则更像是胎盘组织
- 子宫内膜持续增厚
  - 超过 10mm 被认为是异常的
- 进行彩色多普勒检查寻找血流
  - 表现为高速、低阻的血流信号
- 血流量不增加并不能排除宫腔残留
  - 40% 的病例可能没有血流或仅有少量血流信号

主要鉴别诊断

- 正常产后子宫
  - 常见较小高回声病灶和液体

- 宫内出血/血凝块
  - 较宫腔残留回声低,无血管供血
- 未发生宫腔残留时,子宫肌层血管分布增强
  - 胎盘部位复旧不全
    - 组织学诊断;产后母体螺旋动脉回到基线延迟或不足
  - 子宫动静脉畸形
    - 无既往手术史者出现该病罕见
- 妊娠滋养细胞疾病
  - 浸润、肿块以及血管增生是否同时累及子宫肌层及宫腔

临床问题

- 任何表现为子宫内膜炎的患者均需寻找是否有宫腔残留
- 若无血管或仅有少量血管分布,则行适当的期待管理

诊断要点

- 如果宫内没有肿块、积液,子宫内膜厚度小于 10mm,且不伴血流信号增加,则不能诊断为宫腔残留

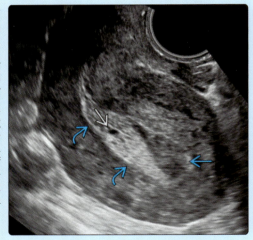
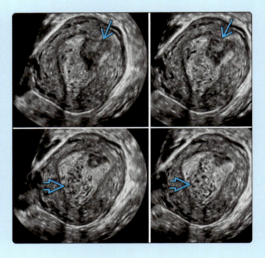

图 16-33 (左图)显示一产后出血且之前未进行过妇科影像学检查的妇女,经阴道超声显示边界清晰的低回声区➡️和伴有微小的囊腔➡️的高回声区➡️。(右图)同一患者的一系列三维冠状切面显示,低回声区域为黏膜下肌瘤➡️,高回声区是一个独立的子宫内膜肿块样结构➡️。经刮宫术后证实为胚物残留。三维成像给子宫内膜肿块的评估提供了极大帮助。

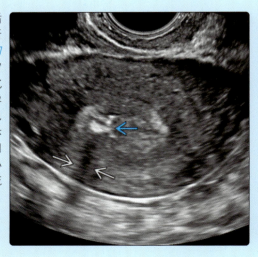
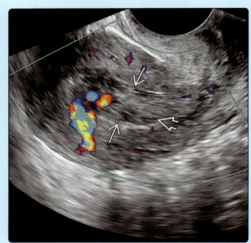

图 16-34 (左图)一名产后患者,经阴道超声检查横断面显示一高回声肿块,➡️后方伴声影➡️。病理示宫腔残留伴钙化,但无骨性化生的依据。(右图)一例早孕期流产的妇女,经阴道彩色多普勒超声纵切面扫查显示宫腔内复杂、伴血流的高回声肿块➡️。注意那些较小的囊性结构➡️,在自然流产后胚物残留中较常见。

术语

缩写

- 胚物残留（retained products of conception，RPOC）

定义

- 胚物残留：宫腔内容物排空不完全，宫腔残留胎盘或滋养细胞组织
  - 见于流产、经阴道分娩、剖宫产术后
- 子宫肌层血管分布增强：低阻力血流频谱跨越全子宫肌层
  - 常见，50% 的无症状患者在产后第 3 天出现
  - 可见于胚物残留、妊娠滋养细胞疾病，胎盘部位复旧不全，动静脉瘘畸形

影像学表现

一般特征

- 最佳诊断线索
  - **子宫内膜**高回声肿块，高速低阻血流信号
    - 早期流产后的胚物残留常表现为较小的囊性区域
    - 产后胚物残留表现则类似于胎盘组织

超声表现

- 实性、不均匀的高回声肿块
  - 最具敏感性（79%）和特异性（89%）的表现
- 子宫内膜持续性增厚
  - 没有达成共识，但 >10mm 被认为是异常的
    - 以 8mm 为截断值的阳性率为 34%
    - >13mm 则具有 85% 的灵敏度，64% 的特异度
- 可能伴有钙化
  - 流产后胚物残留有钙化的可能→骨性化生
  - 不孕症的罕见原因，作用类似宫内节育器，治疗方法为宫腔镜切除骨化碎片
- 常见宫腔积液
- 彩色多普勒检查
  - 40% 宫腔残留的病例没有或仅伴少量血流信号
  - 可检到高速低阻血流信号
  - 通过比较宫腔内容物血流量和子宫肌层中的血流量来对血流分布进行评分
    - 0 级：宫内组织无血流信号
    - 1 级：少量的（即少于子宫肌层血流信号）
    - 2 级：中度的（即等于子宫肌层血流信号）
    - 3 级：显著的（即多于子宫肌层血流信号）

鉴别诊断

正常产后子宫

- 子宫内膜从光滑至不规则，变化范围较广
- 高达 21% 的病灶内出现气体，液体也很常见

宫内出血/血凝块

- 高达 24% 的产后患者出现，表现为无血流，回声低于胚物残留

妊娠期滋养细胞疾病

- 葡萄胎，浸润性葡萄胎，绒毛膜癌

- 若具有侵袭性，肿块和血供增多累及**肌层**和宫腔

无胚物残留的子宫肌层血供增多

- 胎盘部位子宫复旧不全
  - 超声检查显示胎盘植入部位的**肌层**血管分布增加
  - 组织学诊断为母体螺旋动脉恢复至基线的时间延迟或不足
- 子宫动静脉畸形
  - 在**子宫肌层**内，而不是在子宫内膜
  - 既往无器械检查史者罕见

临床问题

表现

- 最常见的体征/症状
  - 迟发性产后出血
    - 大多数患者会在分娩或流产后的几天内出现
- 其他体征/症状
  - 子宫内膜炎
    - 发热、疼痛、压痛，双合诊检查子宫无力
    - 经由临床诊断，因为没有特有的影像学表现
      - □ 胚物残留是其风险因素
      - □ 宫内气体（非特异性，21% 的正常产后妇女可见）

人口统计资料

- 流行病学
  - 约占所有妊娠的 1%
  - 终止妊娠后发病率更高

自然病史与预后

- 未能排出→长期出血和感染

处理

- 期待管理适用于那些无血管或仅有少量血管分布的患者
- 药物治疗（米索前列醇），通常用于不完全流产
- 扩张和清宫术（D&C）用于出现显著出血或合并子宫内膜炎时
- 出现以下情况时，需行外科手术治疗的可能性增加
  - 低血红蛋白（Hb）：血清 Hb 每增加 1.0g/dL→需行手术治疗的可能性下降 31%
  - 子宫内膜回声复合体增厚：厚度每增加 1mm→需要手术的可能性就增加 8%
  - 高血管评分：当所有其他因素相等时，血供评分每增加 1 个单位→需要手术的可能性增加 77%

诊断要点

考虑

- 任何表现为子宫内膜炎的患者均需寻找是否有宫腔残留

影像判读经验

- 如果无肿块或液体且子宫内膜厚度 <10mm，血流信号未增多，则不可能诊断为胚物残留

参考文献

1. Wang SS et al: Imaging of postpartum/peripartum complications. Radiol Clin North Am. 58(2):431-43, 2020

鉴别诊断

常见

- **卵巢来源**
  - 黄体囊肿
  - 出血性囊肿
  - 畸胎瘤（皮样囊肿）
  - 子宫内膜异位囊肿
  - 黄素化囊肿
- **非卵巢来源附件肿块**
  - 输卵管异位妊娠
  - 子宫肌瘤（带蒂或浆膜下）
  - 卵巢冠囊肿
  - 输卵管积水

少见

- **卵巢肿瘤**
  - 囊腺瘤
  - 交界性（低恶性潜能）肿瘤
  - 卵巢上皮性癌
  - 性索间质肿瘤

罕见且重要

- **类似附件肿块**
  - 粪便填充结肠
  - 盆腔腺病
  - 盆腔异位肾

重要信息

鉴别诊断要点

- 5%～6% 妊娠期可见附件肿块
  - 多数为偶然发现（无症状）
  - 大多数在妊娠期缓解（据报道 50%～90%）
  - 恶性肿瘤罕见（1%～8% 被切除）
- 附件评估是常规影像学检查的一部分
  - 在早孕期行经阴道超声检查
  - 在妊娠中、晚期经腹部超声检查
- 首先确定肿块是否来源于卵巢
  - 寻找相关的正常卵泡
  - 寻找单独的卵巢
- 注意肿块的超声特征
  - 囊性、实性、混合性
  - 分隔、壁立结节、乳头状赘生物
- 注意相关内容
  - 是否存在盆腔积液（透声佳/差）
  - 多普勒表现
- 卵巢肿块的特征及诊断
  - 囊性卵巢肿块常与黄体有关
    - 可能表现为复杂的（出血性）或实性
    - 大多数在中孕中期消失
    - 对于较大囊肿（>5cm），产前产后均需追踪
  - 实性和混合性卵巢肿块最常见于畸胎瘤
    - 囊性（无回声液性的脂肪，浆液性液体）、实性（高回声

脂肪、肌肉）± 钙化
  - 具有可疑特征的肿块
    - 囊性或混合性肿块的囊壁特征
    - 考虑在中孕早期切除
- 注意卵巢旁肿块
  - 卵巢旁囊肿通常为单房性，不随时间变化
  - 输卵管积水与卵巢肿块类似
  - 阑尾炎/阑尾脓肿（有症状的患者）
- 需特别重视的早孕期的附件肿块
  - 输卵管妊娠或异位妊娠
  - 依靠辅助生殖妊娠时风险增加

常见诊断的有用线索

- **黄体囊肿**
  - 内部特征是多变的
    - 囊性或复杂性出血或实性
  - 通常囊壁呈高回声并增厚、伴血管环绕
    - 彩色多普勒显示卵巢内"火环"
    - 探头加压随卵巢的移动而移动
      - 输卵管异位妊娠会与卵巢有相对运动
      - 卵巢异位妊娠极为罕见
  - 随着怀孕的进展，体积缩小
    - 胎盘产生孕激素替代黄体功能，黄体退化
- **出血性囊肿**
  - 大多数与黄体相关
  - 蕾丝状、薄、高回声的纤维蛋白链是其特征性表现
  - 可能会看到血凝块收缩，边缘呈棱角/凹形
  - 随访时血凝块会吸收变小
  - 内部无血流信号
- **畸胎瘤（皮样的）**
  - 最常见的是妊娠期偶然发现的混合实性/囊性肿块（双侧 10%）
  - 可能有毛发、牙齿和骨性结构，具有特征性的复杂的声像图表现
  - 常存在头节
    - 高回声的角质"栓"
    - 后方可伴声影
  - 如果体积较大（>5cm），则附件扭转的风险增加
- **子宫内膜异位囊肿**
  - ≥1 个具有均匀低回声的肿块并可通过转移而增多
  - 病灶的囊壁回声是最具特征性的表现
    - 类似于胆固醇结晶
      - 在子宫内膜异位囊肿中也可以看到漂浮的结晶
    - 可能发生振铃伪像
  - 部分在孕期蜕膜化
    - 孕酮的增高引起子宫内膜间质细胞肥大
    - 形成壁立结节和分隔，可与恶性肿瘤表现类似
    - 将在分娩后退化
    - 如既往有子宫内膜异位囊肿病史，则考虑该诊断
    - MR 可作为辅助诊断
      - T2 上液体呈低回声
      - 蜕膜化的实性成分等同于子宫内膜信号
- **黄素化囊肿**
  - 激素水平增高卵巢反应性增大

- 多胎妊娠
- 辅助生殖技术（ART）患者
- 单胎妊娠罕见（潜在的 β-hCG 增高）
- 典型表现：增大的卵巢伴多个囊肿
- 与妊娠相关的可能异常
  - 完全性葡萄胎
  - 三倍体（部分性葡萄胎）：多胎畸形、生长受限
  - 水肿：皮肤水肿、腹水、胸水
- 寻找过度刺激综合征的征象
  - 母体渗出、腹水、少尿
  - 可在应用激素刺激的辅助生殖技术中看到
  - 可能在宫内妊娠确定之前发生
- 输卵管异位妊娠
  - 宫外妊娠囊（GS）± 卵黄囊/胚胎
  - 随探头加压，妊娠囊远离卵巢
  - 输卵管环形血流信号增加的征象（附件"火环"征）
  - 可能只表现为附件血肿
    - 不均质的无血流肿块
  - 盆腔游离液体可能来自异位妊娠（EP）破裂
    - 如果存在大量盆腔积液，检查上腹部
    - 少量血液可能来自受累的输卵管末端（而不是异位妊娠破裂）
- 子宫肌瘤（带蒂或浆膜下）
  - 主要特征是肿块附着于子宫壁
    - 寻找桥接的子宫肌层/子宫血管
    - 附着部位可能较小
  - 如果肌瘤发生变性，则可能是不均质的
    - 囊性变是最常见的，通常是偶然发现
    - 红色变性与梗死/出血有关
      - 可能出现疼痛和早产
- 卵巢旁囊肿
  - 又称输卵管旁囊肿
  - 位于阔韧带
  - 无血供、无回声的囊肿
  - 大小不会随激素的波动而变化
  - 探头加压可见其与卵巢分离
- 输卵管积液

- 输卵管扩张、内充满液体
  - 呈蛇形（C 形或 S 形常见）
  - 齿轮状：横切面见输卵管管内纵向折叠呈结节样

常见诊断的有用线索

- 囊腺瘤
  - 浆液性：单房无回声囊肿，分隔较薄 ± 乳头状壁立结节
  - 黏液性：内部低回声黏液，多房，分隔较厚
- 交界性（低恶性潜能）肿瘤
  - 其征象与恶性肿瘤难以区分
- 卵巢上皮性癌
  - 复杂的卵巢囊性肿块
  - 具有血供、厚分隔和壁立结节
  - 寻找腹水或腹膜播散的其他指征
- 性索 - 间质肿瘤
  - 实性、均匀的卵巢肿块
  - 可能与激素作用有关

罕见诊断的有用线索

- 与附件肿块类似
  - **粪便填充结肠**
    - 与畸胎瘤类似；在周围寻找典型的肠壁外观（肠道特征）
  - 盆腔腺病
  - 盆腔异位肾
    - 可能是畸形或小的肾脏
    - 检查同侧肾窝

其他重要信息

- 确定肿块来源（卵巢、卵巢外、子宫）
- 重视辅助生殖患者的异位妊娠
- 对于复杂的病例，MR 可辅助检查

参考文献

1. Senarath S et al: Ovarian cysts in pregnancy: a narrative review. J Obstet Gynaecol. 1-7, 2020
2. Thomassin-Naggara I et al: Complex US adnexal masses during pregnancy: is pelvic MR imaging accurate for characterization? Eur J Radiol. 93:200-8, 2017
3. American College of Obstetricians and Gynecologists' Committee on Practice Bulletins—Gynecology.: Practice Bulletin No. 174: evaluation and management of adnexal masses. Obstet Gynecol. 128(5):e210-26, 2016

相关鉴别诊断

黄体囊肿

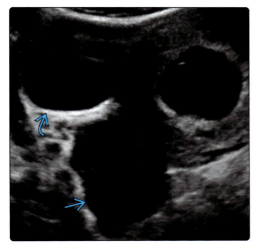

黄体囊肿

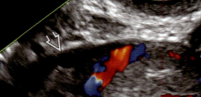
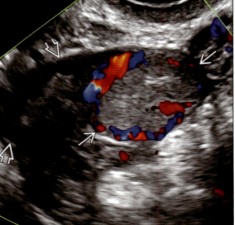

图 16-35 （左图）在妊娠前三个月，黄体（CL）囊肿 ➡ 产生孕酮维持妊娠。膀胱 ➡ 仅在单个图像上与附件囊性肿块类似，但实时成像上应该是在子宫前方。（右图）黄体表现是多样的。本例中，黄体 ➡ 表现为实性。可见典型的周围环状血流，该"火环"位于卵巢内（注意卵巢内的外周卵泡 ➡）。卵巢外的"火环"则怀疑是输卵管异位妊娠。

出血性囊肿

出血性囊肿

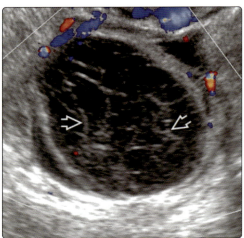 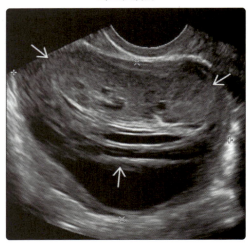

图16-36 （左图）一例临床表现为急性疼痛的患者，经阴道彩色多普勒超声检查可见一卵巢肿块，表现为在出血性囊肿内可见蕾丝状纤维蛋白链➡的典型特征。注意内部缺乏血流。最好不要把这些蛋白链称为分隔。（右图）在另一例出现急性附件疼痛的患者中，囊肿内可见一个回缩的血凝块➡。出血性囊肿的不同表现取决于囊肿出血的时间。

子宫内膜异位囊肿

子宫内膜异位囊肿

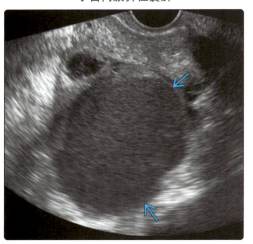 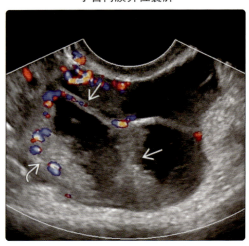

图16-37 （左图）该病例典型的子宫内膜异位囊肿➡边界清晰，内可见弥漫性低回声，也被描述为毛玻璃外观。（右图）子宫内膜异位囊肿蜕膜化在妊娠中并不常见。在已知子宫内膜异位症患者中，蜕膜化囊肿具有较厚分隔，并伴血流➡和较厚的壁立结节➡，这些特征是诊断该病的典型特征，但与卵巢肿瘤特征类似。

输卵管异位妊娠

输卵管异位妊娠

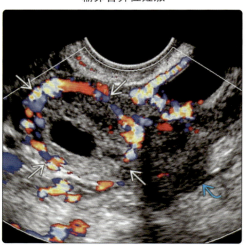 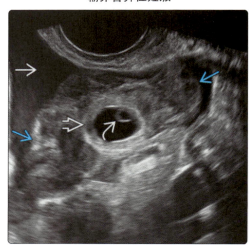

图16-38 （左图）经阴道彩色多普勒超声检查一例急性左附件区疼痛的早孕期患者，无宫内妊娠，显示左侧输卵管血管环➡与左侧卵巢➡分离。未见明显盆腔积液，用甲氨蝶呤对输卵管异位妊娠进行治疗。（右图）在这张异位妊娠破裂的图像中，可见妊娠囊（GS）➡含一卵黄囊➡，其周围包绕游离液体➡和血凝块➡。有时由于盆腔内有大量血液，妊娠囊显示并不明显。

子宫肌瘤（带蒂或浆膜下）

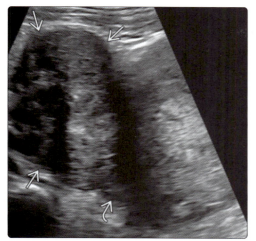

子宫肌瘤（带蒂或浆膜下）

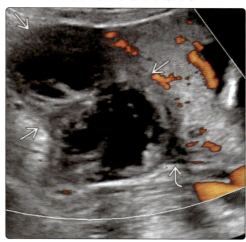

图 16-39　（左图）早孕期于右附件区可见一个较大的外生型子宫肌瘤➡。桥接的子宫肌层➡和血管有助于确认子宫起源。此外，还应该寻找独立的右卵巢。（右图）这个复杂的 8cm 的附件肿块➡在早孕期是一个 4cm 的实性子宫肌瘤。桥接的子宫肌层➡证实其起源。这是肌瘤囊性变性的典型表现，通常是在超声检查中偶然发现。出血性变性较为罕见且常伴症状。

输卵管积液

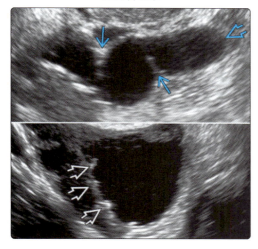

囊腺瘤

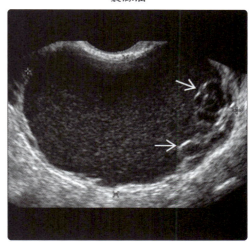

图 16-40　（左图）纵切面（上图）和横切面（下图）的组合图显示了输卵管积水的特征。我们对任何囊性肿块都应该尝试能否拉长，观察它是否具有管状结构；注意盲端➡，可见不全分隔➡。在横切面上，输卵管内皱襞折叠呈齿轮状外观➡。（右图）可见大量类囊性结构具有较薄分隔➡，连接卵巢黏液性囊腺瘤的壁。需注意弥漫性低回声在囊肿中占主要成分。

交界性（低度恶性潜能的）肿瘤

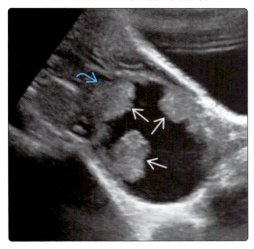

盆腔异位肾

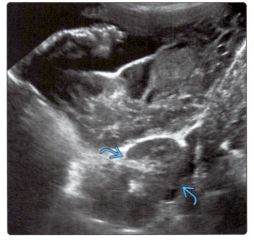

图 16-41　（左图）该患者在妊娠 10 周时发现卵巢肿瘤➡。至少 3 个实性乳头状结节➡的相关特征致使在妊娠期间（中孕早期）需行手术切除。病理诊断为乳头状的交界性浆液性囊腺瘤。（右图）在解剖结构超声检查时偶尔可以发现不寻常的附件肿块。该病例中，可见母体右侧盆腔异位肾➡，肾脏异常可能是家族性的。

鉴别诊断

常见

- 胎盘早剥
- 阑尾炎
- 肾结石
- 肾盂肾炎
- 胆囊炎

少见

- 卵巢扭转
- 肌瘤变性
- 外伤

罕见且重要

- 子宫破裂
- 子宫撕裂
- HELLP 综合征
- COVID-19 感染

重要信息

常见诊断的有用线索

- **胎盘早剥**
  - 超声诊断困难：高达 50% 的病例具有隐匿性
    - 急性出血与胎盘呈等回声；多普勒检查无血流信号
- **阑尾炎**
  - 阑尾常因妊娠子宫增大而从盆腔移位
  - 超声
    - 盲端，管壁不可压缩
    - 直径＞6mm
    - 寻找粪石：高回声伴后方声影
    - 发炎的阑尾周围脂肪呈高回声
    - 若破裂可能会看到病灶部位积液
    - 若阑尾在盆腔内，位于妊娠子宫的后方，则经阴道超声（EV）有助于检查
    - 沿腰大肌冠状切面扫查，可显示盲肠后阑尾炎或被胎儿遮挡的阑尾
  - CT
    - 对局灶性病变、阑尾粪石、脂肪炎症更为敏感
  - MR
    - 无电离辐射
    - T1, T2, T2 压脂序列（妊娠期禁忌钆）
    - 在检查阑尾之前确保仔细检查肾脏和胆囊
  - 美国放射学会 2018 年关于妊娠期疑似阑尾炎影像学的适宜标准
    - 评分表：1、2、3 通常不适用；4、5、6 可能是适当的；7、

8、9 常用
    - □ 腹部超声：通常适用
    - □ 无对比剂的腹部、盆腔 MR：常用
    - □ 盆腔超声：可以使用（随着子宫体积增大阑尾移至腹部）
    - □ 腹部、盆腔增强 CT：可能适当（胎儿辐射暴露）
- **肾结石**
  - 集合系统扩张
    - 注意妊娠期的生理性扩张
  - 输尿管扩张，若扩张突然中断则结石可疑性极高
    - 生理性扩张在盆腔边缘逐渐变窄
  - 在膀胱部分充盈的情况下通过经阴道超声，观察远端输尿管，是否有输尿管膀胱交界处结石
    - 结石强回声；多数显示声影；经彩色多普勒寻找闪烁伪影
  - 彩色多普勒检查输尿管喷尿
    - 患者取卧位，患侧抬高
  - 测量肾内阻力指数（RI）
    - 生理性扩张不会引起阻力指数升高
    - 寻找左右两边之间的差异＞0.1
    - 不是肾结石的特异性表现，也可见于其他急性肾脏疾病
  - MR 尿路造影
    - 冠状位 T2 加权序列 MR 成像显示高信号
    - 结石在尿液高信号中显示为低信号的填充缺损
- **肾盂肾炎**
  - 超声
    - 肾脏增大 ± 肾实质水肿
    - 肾周水肿（沿腰大肌平面冠状面显示清晰）
    - 扫查是否伴复杂情况，如需要引流的脓肿或脓性肾病（集合系统梗阻/感染）
  - CT
    - 延迟 ± 条状同位素肾图
    - 病灶区域的延迟图像增强减弱
  - MR
    - 肾脏水肿，病灶区域信号降低
    - 弥散加权成像对炎症最敏感
- **胆囊炎**
  - 胆结石，胆囊壁增厚，胆囊外周积液
  - 超声检查显示墨菲征阳性
  - 请记住，右上腹疼痛和肝功能检查异常可能提示子痫前期/HELLP 综合征

少见诊断的有用线索

- **卵巢扭转**
  - 妊娠期附件肿块可发生扭转
  - 在妊娠 12～14 周和产后瞬时，附件结构活动度最大时的风险最大

- 寻找高回声间质、卵巢增大、水肿的外周卵泡这些征象
- 使用多普勒来评估血流
  - 静脉血流消失是最可疑的表现
  - 当临床高度怀疑或有其他值得关注的影像学表现时，检测到血流也并不能排除诊断
- 肌瘤变性
  - 较大的子宫肌瘤发生急性红色样变（出血性）的风险更大
    - 剧烈的腹痛可能与胎盘早剥表现相似
    - 常需麻醉镇痛来控制缓解
    - 低热伴出血性变性
  - 异质性，表现多样化
    - 囊性，常有厚且不规则的分隔
    - 肌瘤中心回声不均匀
    - 若有急性出血则可能表现为高回声
  - 不均匀回声区多普勒超声检查未检测到血流信号
  - 胎盘种植在大的子宫肌瘤上会增加早剥的风险
    - 发生急性疼痛时，除肌瘤变性外，还需要寻找胎盘早剥
  - 带蒂的子宫肌瘤可能会发生扭转
    - 寻找桥接血管
    - MR 对于令人困惑的病例的诊断很有帮助
- 创伤
  - 不能因为病人怀孕而影响影像学评估
  - 当可行时，限制辐射暴露，或可能的话选择使用超声/MR
  - 即使是母亲轻微受伤，胎儿也可能存在巨大风险
    - 胎盘撕裂损伤→早剥、梗死
    - 母体低血压→胎盘灌注减少
    - 大多数胎儿缺血性损伤需要一段时间才能表现在图像上
    - 伤后 10～14 天再考虑经胎儿 MR 寻找有无颅内出血、缺血性脑病的表现

罕见诊断的有用线索

- 子宫破裂
  - 最常见于分娩时在既往剖宫产瘢痕处发生子宫破裂
    - 急性产妇/胎儿失代偿的紧急情况
  - 可能是腹部创伤引起的并发症
  - 寻找子宫肌层是否破裂，子宫外液体与宫腔是否相通
- 子宫撕裂
  - 肌层破坏，但浆膜层完整
  - 表现为下腹隐痛，而不是急性腹痛
  - 在陈旧性疤痕处寻找变薄、变细的肌层
  - 腹膜窗可见子宫壁的局灶性隆起
    - 羊水被羊膜/子宫浆膜/腹膜包绕
  - 若不清楚撕裂是否发展为破裂，则一旦看到，通常禁止顺产
- HELLP 综合征
  - 患者出现子痫前期，并随以下症状发生进展为更严重的情况
    - 溶血
    - 肝功检查升高
    - 血小板减少
  - 血小板减少→自发性出血风险增高→肝包膜下血肿
- COVID-19 感染
  - 据报道，COVID 阳性孕妇凝血功能障碍引起肝功能检查异常，导致与 HELLP 综合征混淆
  - 经腹超声检查并叠加彩色多普勒，以排除门静脉或肝静脉血栓形成
  - 除标准检测外，还应考虑活化部分凝血酶时间/纤维蛋白原水平

其他重要信息

- 胎儿的健康取决于母亲的健康
- 不要因为怀孕而影响评估

胎盘早剥

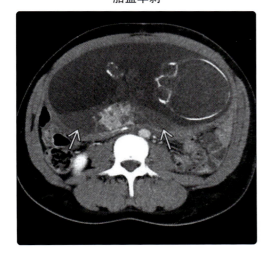

阑尾炎

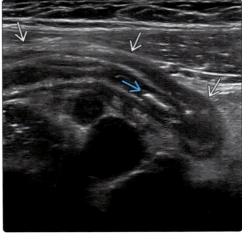

图 16-42 （左图）一外伤孕妇的轴向 CT 显示 2/3 的胎盘血供中断➡️。母体伤害相对较轻。她通过剖宫产分娩，婴儿存活但有双侧室管膜下出血 3 级。（右图）一早孕期孕妇右下腹疼痛，经高分辨率超声显示扩张的、厚壁的、不可压缩的阑尾➡️和粪石➡️。建议首选超声评估妊娠和儿童期阑尾炎。

阑尾炎

阑尾炎

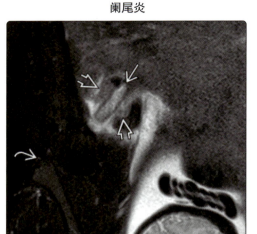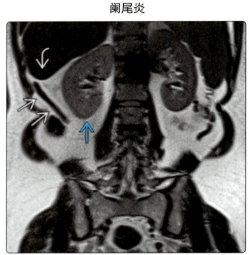

图 16-43 （左图）磁共振 T2 脂肪抑制序列显示一宽 12mm 的阑尾 ➡️，周围有炎症 ➡️。值得注意的是，该妊娠 38 周患者的阑尾远高于髂嵴水平。（右图）该图来自一项研究，在妊娠 38 周时，显示了晚孕期阑尾 ➡️ 的移动度。如图所示，阑尾位于右肾的外侧 ➡️ 并达到肝右叶边缘 ➡️。区分阑尾炎、肾盂肾炎和胆囊炎是很困难的。

肾结石病

肾结石病

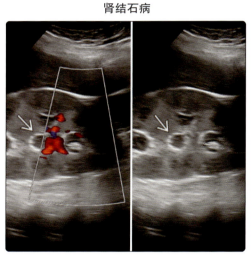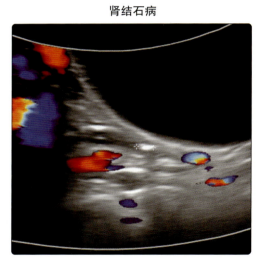

图 16-44 （左图）右肾超声检查长轴图像显示肾盏扩张 ➡️，下极有一结石（游标）。（右图）超声检查在同一病例中显示输尿管膀胱交界处可见一个梗阻性结石（游标）。在感染的情况下，伴发梗阻是一个需要立即减压的紧急情况。肾造口术的放置显示有明显的脓尿。病人的病情稳定下来，但不幸的是，在妊娠 22 周时流产。

肾盂肾炎

肾盂肾炎

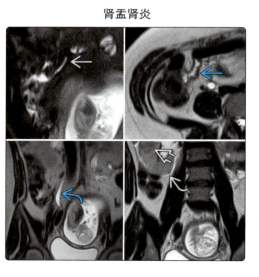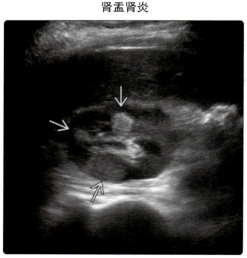

图 16-45 （左图）对一名疑似阑尾炎患者进行磁共振检查，T2 序列显示一正常的阑尾 ➡️，回肠末端 ➡️ 和右侧输尿管远端 ➡️。图像显示右肾水肿 ➡️ 和肾周积液 ➡️。实际诊断为肾盂肾炎。寻找所有潜在的疼痛来源是很重要的。（右图）右肾超声显示回声增强区域 ➡️，类似于 CT 上看到的条纹状图像。该患者因妊娠期肾盂肾炎所致脓毒症需重症监护。

卵巢扭转

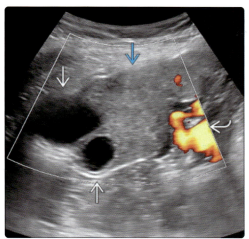

卵巢扭转

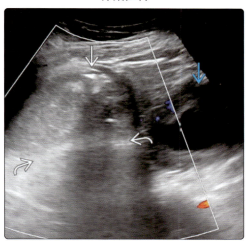

图16-46　（左图）显示一体外受精（IVF）患者一周前见一个5cm的卵巢，具有典型的促排卵迹象。在出现严重的右下腹疼痛时，测得卵巢长约9cm，可见卵泡移位 ➡、中央间质水肿 ➡ 和漩涡状血管蒂 ➡。经手术证实为扭转。（右图）在急性疼痛时，这个含有Rokitansky结节 ➡ 和脂液平面 ➡ 的皮样囊肿位于妊娠宫底 ➡ 的上方。早期图像显示其位于右附件。位置变化是扭转的一个提示。

子宫肌瘤变性

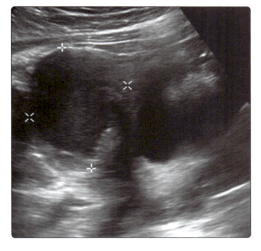

子宫撕裂

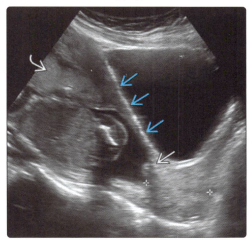

图16-47　（左图）一例急性疼痛患者，超声显示右侧附件有一个厚壁的囊性肿物，自早孕期即开始增大。MR证实其来源于肌层且发生了肌瘤变性。（右图）一例剖宫产患者的宫颈超声显示胎盘 ➡ 非常接近宫颈（游标）和子宫下段。宫颈前唇的顶起 ➡ 和进行性肌层变薄 ➡ 是瘢痕撕裂的迹象。由于子宫破裂的风险升高，分娩试产是禁忌。

HELLP综合征

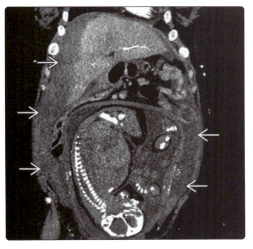

COVID-19感染

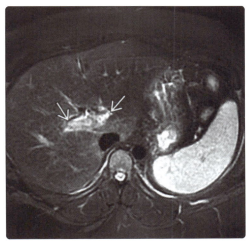

图16-48　（左图）增强CT冠状动脉重建显示继发于HELLP综合征肝破裂的大量腹腔积血 ➡。当病人出现严重的疼痛和低血压时，胎儿已经死亡。在其他图像上也可见活动性外渗。（右图）磁共振轴向T2压脂序列显示一个妊娠9周、感染COVID-19、并伴有腹痛的病态肥胖的女性门静脉血栓形成 ➡。她之前没有凝血功能障碍。（由D.Rogers，MD提供。）

相关鉴别诊断

鉴别诊断

常见

- 多胎妊娠的膜
  - 双绒毛膜双羊膜囊双胎
  - 单绒毛膜双羊膜囊双胎
- 粘连带
- 子宫重复
  - 纵隔子宫
  - 双角子宫

少见

- 轮状胎盘
- 绒毛膜羊膜分离（或未融合）
- 羊膜带综合征

罕见且重要

- 膜间出血
  - 多胎妊娠

基本信息

鉴别诊断要点

- 双胎类型
  - ≥2/3 是异卵双胎（总是双绒毛膜）
    - 两个独立的受精卵
  - ≤1/3 是单卵双胎：受精卵在不同的时间分裂
    - 受精卵在受孕后 3 天内分裂（30%）
      - □ 双绒毛膜双胎
    - 分裂发生在受孕后的 4～8 天
      - □ 单绒毛膜双羊膜囊双胎（60%～65%）
    - 分裂发生在受孕后的 8～12 天
      - □ 单绒毛膜单羊膜囊双胎（5%～10%）
    - 分裂发生在受孕 13 天后
      - □ 连体双胎（<1%）
  - 双绒毛膜双胎预后最好
    - 两个活产儿的可能性最大
  - 单绒毛膜发病率和死亡率增高
    - 双胎输血综合征（twin-twin transfusion syndrome, TTTS）
    - 双胎贫血多血质序列征（twin anemia polycythemia sequence, TAPS）
    - 双胎反向动脉灌注（twin reversed arterial perfusion, TRAP）序列征
    - 选择性胎儿生长受限
    - 单羊膜：脐带打结
  - 判断绒毛膜性的最佳时间是早孕期
    - 双绒毛膜具有两个独立的妊娠囊（gestational sac, GS）
    - 大多数情况下卵黄囊（yolk sac, YS）反映了羊膜性
  - 三胎及以上妊娠
    - 绒毛膜性和羊膜性之间的不同组合
    - 宫内分隔的表现不同
- 观察宫腔内线样回声（intrauterine linear echo, ILE）附着点，以做出准确的诊断
  - 宫腔粘连：宫壁与宫壁之间的附着物
  - 双子宫畸形：连接两宫体

  - 羊膜带：子宫至胎儿/脐带
  - 轮状胎盘：胎盘与胎盘间附着
  - 绒毛膜羊膜分离：与宫壁走行平行

常见诊断的有用线索

- 双绒毛膜双羊膜囊双胎
  - 早孕期表现
    - 两个独立的妊娠囊
    - 每个妊娠囊都有一个卵黄囊、胚胎和羊膜
  - 中孕期时隔膜较厚
    - 2 层绒毛膜+2 层羊膜 =4 层
    - 考虑使用高频探头来计算分层
  - 双胎峰或 λ 征在早孕后期或中孕早期显示最佳
    - 高回声的绒毛组织在两个羊膜之间延伸
    - 位于胎盘表面呈三角形
    - 三角形的顶端逐渐消失形成两层膜
  - 两个胎盘发育
    - 如果是并排或融合，则很难区分
  - 胎儿性别不同高度提示双绒毛膜性，但并不是 100%
    - 单绒毛膜双胎可能会有性发育障碍（disorder of sexual differentiation, DSD）
- 单绒毛膜双羊膜囊双胎
  - 早孕期表现
    - 1 个妊娠囊，2 个卵黄囊，2 个羊膜，2 个胚胎
      - □ 如果羊膜囊还不可见，可计数卵黄囊
      - □ 卵黄囊的个数通常等于羊膜数（并不总是）
  - 妊娠中期和晚期膜较薄
    - 2 层羊膜＋无绒毛膜 =2 层
    - 胎盘连接处呈 T 形
      - □ 薄膜以 90° 紧贴在胎盘表面
      - □ 绒毛膜组织无三角形隆起
  - 单个胎盘与单绒毛膜双胎
    - 诊断陷阱包括：双绒毛膜双胎的胎盘融合和单绒毛膜双胎的胎盘有两部分组成
  - 单绒毛膜双胎性别相同
- 宫腔粘连
  - 大多数患者既往有子宫内膜手术史
    - 外科手术、扩张和清宫术、难产
  - 粘连带穿过子宫腔
    - 从子宫壁到子宫壁的一层厚膜
      - □ 彩色多普勒显示可能伴血流信号
    - 胎儿可在粘连带周围自由移动
    - 胎盘可以在粘连带上植入
  - 罕见，粘连带可将宫腔"隔开"
    - 如果粘连严重，早孕期妊娠囊变形
    - 压迫胎儿、胎盘，或两者均受压
  - 罕见的不良结果的报道
    - 胎儿畸形，胎膜早破
- 子宫重复
  - 纵隔子宫比双角子宫更常见
  - 观察宫底轮廓（3D 成像可能会有帮助）
    - 纵隔子宫具有正常宫底轮廓
      - □ 纵隔是肌性或纤维性的，或两者兼有
    - 双角子宫外形轮廓呈心形
    - 双子宫有 2 个完整的子宫
  - 注意纵隔上是否有胎盘植入

- 任何类型都可以有双宫颈

少见诊断的有用线索

- **轮状胎盘**
  - 膜附着在胎盘表面（而不是在边缘）
    - 导致胎盘边缘抬高
  - 纵切面显示为从胎盘边缘到胎盘边缘的厚膜
    - 在横截面上显示为分离漂浮的搁板
  - 胎盘脐带插入不受累
  - 部分与胎盘功能障碍有关
    - 胎儿生长受限，早产
    - 胎盘早剥
- **绒毛膜羊膜分离（或未融合）**
  - 在孕 14～16 周后羊膜与绒毛膜分离
    - 正常情况下，绒毛膜和羊膜在 15 周融合
    - 若融合延迟，则与非整倍体相关性较弱
  - 薄膜与宫腔边缘平行
    - 子宫的附着点常见
    - 羊膜可以从胎盘表面剥离
      - 不能像绒毛膜下出血那样抬高胎盘
  - 常见于介入手术并发症
    - 羊膜腔穿刺术，羊水减量术
    - 宫腔镜激光消融治疗 TTTS 或 TRAP
    - 放置胸腔羊膜或膀胱分流管
- **羊膜带综合征**
  - 羊膜破裂包裹胎儿
  - 各种各样的胎儿缺陷
    - 严重表现
      - 截肢、挛缩、受限伴水肿
    - 非典型的体壁和面部缺陷
      - 不符合经典的胚胎学缺陷
    - 脐带受累可能会导致胎儿死亡
  - 在羊水中寻找细丝状物
    - 常为非连续性薄带
    - 与胎儿缺陷的严重性相比，观察到羊膜带造成的影响通常很小
  - 体蒂异常被认为是一种最严重的类型，但更有可能是独立的诊断
    - 胎儿的腹壁通常附着在胎盘上

- 脐带较短或缺失
- 通常看不到粘连带

罕见诊断的有用线索

- **胎膜间出血**
  - 在双绒毛膜双胎中更常见，但在单绒毛膜双胎中也可见；多胎妊娠中更常见
  - 与胎盘早剥有关
    - 血液迁移至胎膜间的潜在腔隙
  - 随着血凝块的分解，胎膜的回声和厚度会很快发生变化
    - 急性出血呈高回声，类似于绒毛膜
      - 胎膜之间的局灶性高回声肿块
    - 陈旧性出血呈无回声
  - 可能表现为偶然发现的胎膜间囊肿
    - 可能来自陈旧性的"稳定"的破裂
    - 可能来自未融合或分离的胎膜

其他重要信息

- **多胎妊娠**
  - 在美国，双胞胎占出生人口的 1.1%，但其围产期发病率和死亡率达 10%
  - 预后与绒毛膜性相关
  - 关于绒毛膜性的评估 / 确定，最佳影像学方法是在早孕期经阴道超声检查
  - 双峰征是双绒毛膜的可靠指标，但不是绝对的
  - T 征最常见于单绒毛膜双胎，但不排除双绒毛膜双胎
- 羊膜带与胎儿发病率呈正相关，但其他子宫线性回声与之无关
  - 建议谨慎诊断羊膜带
  - 胎儿在粘连带、轮状胎盘、绒毛膜 - 羊膜分离区和子宫纵隔周围可自由移动
- 如果怀疑为子宫重复畸形则需观察宫颈和母体肾脏
  - 寻找两个宫颈（非妊娠宫颈常被压扁）
    - 确定妊娠期子宫颈的外观和长度
  - 与早产和宫颈缩短相关
  - 子宫重复畸形与母体肾脏异常相关，特别是单侧肾发育不良
    - 记录患者的两个肾脏

双绒毛膜双羊膜囊双胎

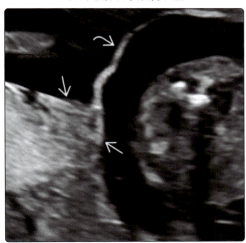

单绒毛膜双羊膜囊双胎

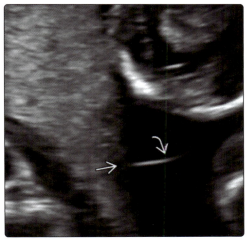

图 16-49 （左图）在中孕早期的扫查中，双绒毛膜双羊膜囊双胎的特征包括双胎峰 /λ 征，一个三角形附着区域 ➡ 和一个相对较厚的膜 ➡。（右图）相比之下，在孕 20 周单绒毛膜双羊膜囊双胎之间可见一薄膜 ➡。该膜以 90° 的 T 型直接附着在胎盘上 ➡，说明两层羊膜之间无绒毛膜。

多个妊娠囊的膜　　　　**单绒毛膜双羊膜双胎**

图 16-50　（左图）这个双绒毛膜三羊膜囊三胞胎的病例说明了羊膜的厚度是如何具有欺骗性的。三胎中一胎为单独胎盘，该胎儿的膜显示 λ 附着。但其厚度并不比单绒毛膜双胎的薄膜厚多少。判定绒毛膜性的最佳时机是在早孕期。（右图）大体病理显示一薄的单绒毛膜双羊膜囊双胎的膜 90° 直接插入胎盘，没有任何三角形绒毛膜隆起。

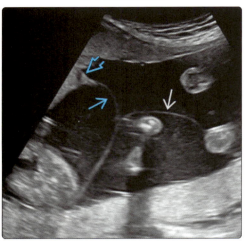

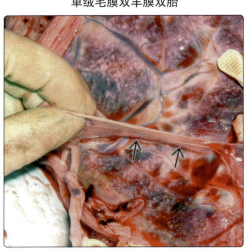

粘连带　　　　**粘连带**

图 16-51　（左图）超声证实了晚孕期偶然发现的粘连带的典型表现。宫内线性回声（ILE）附着在宫壁上，代表了宫腔内的一个瘢痕。（右图）显示一偶然发现粘连带的病人，该例宫内线性回声厚且含血管；附着于子宫前后壁且很容易识别。此外，小部分胎盘附着于粘连带。与子宫纵隔类似，但位置有差异（未在宫底）。

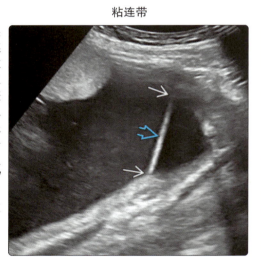

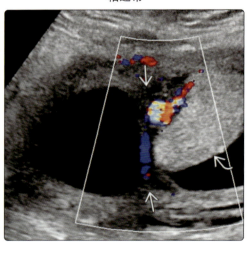

轮状胎盘　　　　**绒毛膜羊膜分离（或未融合）**

图 16-52　（左图）该宫内线性回声的附着点来自胎盘的边缘。胎儿头部与宫内线性回声毗邻，但并未相连。轮状胎盘与胎儿或母体的发病率关联较少。不应被误认为是胎盘早剥导致的胎盘边缘升高。（右图）晚孕期病例，羊膜从子宫壁和绒毛膜剥离。胎盘附着却无异常，因此，积液并不是由早剥造成的绒毛膜下出血。

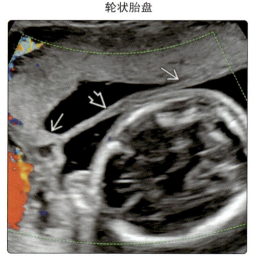

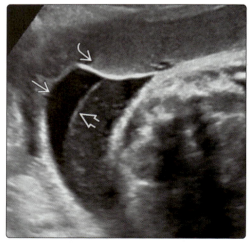

羊膜带综合征

羊膜带综合征

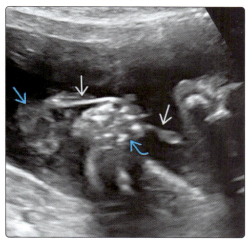

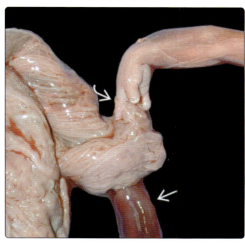

图 16-53　（左图）本例宫内线性回声 ➡ 连接到脐带 ▭ 和畸形胎儿的手上 ▭。其他缺陷包括下肢截肢。羊膜带与胎儿和脐带缩窄有关。（右图）显示一例羊膜带综合征患者，羊膜带使脐带绞窄 ➡ 并引起血栓，导致胎儿死亡。注意，手 ➡ 也被羊膜带包裹。

羊膜带综合征

羊膜带综合征

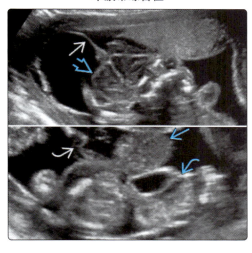

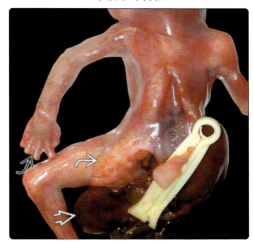

图 16-54　（左图）羊膜带综合征胎儿具有严重的缺陷。上图显示了一个导致露脑畸形 ▭ 的羊膜带 ➡。下图显示一与较大腹壁缺损相关的羊膜带 ➡，导致肝脏 ▭ 和肠管 ▭ 露于体外。（右图）图示一胎儿的临床照片，可见一很大的缺损，肝脏 ➡ 和肠管 ➡ 位于体外。图示证明手 ▭ 也被羊膜带包裹。

膜间出血

膜间出血

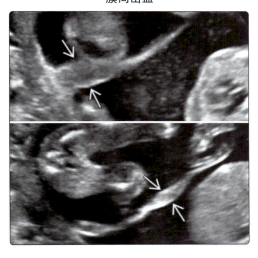

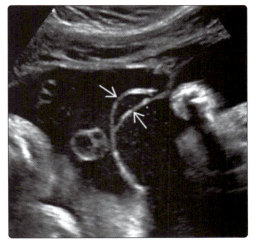

图 16-55　（左图）双绒毛膜双羊膜囊双胎可见两绒毛膜间局灶性增厚 ➡，表示出血。其中一个胎盘可见胎盘早剥，聚集在两膜之间的液体是急性出血。（右图）两膜之间的无回声的积液 ➡ 可能代表早剥导致的陈旧性出血、绒毛膜羊膜分离或初始胎膜未融合。这些胎膜间囊肿通常是特发性的表现，无临床后遗症。

鉴别诊断

常见

- 宫缩乏力
- 宫内血凝块
- 胚物残留

少见

- 胎盘部位子宫复旧不良
- 胎盘植入性疾病
- 子宫撕裂/破裂
- 子宫内膜炎

罕见且重要

- 妊娠期滋养细胞疾病
- 子宫动脉假性动脉瘤

重要信息

鉴别诊断要点

- 产后出血(postpartum hemorrhage, PPH)是世界范围内孕产妇死亡的主要原因
  - 原发性 PPH 的定义为分娩后 24 小时内出血量＞500mL
    - 外阴/阴道撕裂伤是由临床来管理的,无需影像学检查
    - 通过检查分娩胎盘来诊断胎盘滞留
      - □ 采用手动排空或立即刮宫;影像学检查在诊断中不起主要作用
  - 继发性 PPH 定义为产后 24 小时～12 周内生殖道异常出血
- 危险因素
  - 当前妊娠期内的产前出血
  - 前置胎盘(15 倍风险)
  - 多胎妊娠(5 倍风险)
  - 子痫前期
  - 剖宫产(急诊手术 9 倍风险,选择性剖宫产 3 倍风险)
- 对医学管理来说,区分是否需要手术干预的情况很重要
  - 大多数情况下胚物残留(retained products of conception, RPOC)采用扩宫和清宫术(dilation & curettage, D&C)来处理
  - 仅宫腔内血凝块,无宫腔残留,可保守治疗
  - 子宫内膜炎可能需要住院治疗并静脉滴注抗生素
  - 妊娠期滋养细胞疾病(gestational trophoblastic disease, GTD)需要行扩宫和清宫术 ± 化疗、放疗
- 影像学表现
  - 初步评估的方式是经腹 ± 经阴道超声 ± 多普勒
  - 增强 CT±CT 血管造影
    - 寻找活动性出血,定位出血血管

- 记住在产褥期宫腔内存在一些血液和气体是正常的
  - 在一项研究中,21% 的健康女性在顺利经阴道分娩后 3 周内可见宫腔内气体
  - 在另一项研究中,64% 要求绝育的健康女性在产后 24 小时的 CT 检查中显示存在宫腔积血
  - 子宫复旧需要 6～8 周才能恢复到正常大小
- 经导管动脉栓塞术(transcatheter arterial embolization, TAE)是一种治疗因生殖道损伤而引起的产后出血的安全、有效的方法
  - 术前血红蛋白的降低、输血量的增加均与手术失败相关

常见诊断的有用线索

- 宫缩乏力
  - 胎盘娩出后子宫未收缩
  - 产后出血最常见的原因
  - 即时产后事件;一般不进行影像学检查
  - 用按摩、催产素、其他子宫收缩性药物、球囊治疗
  - 若出血无法控制,可能需急诊行子宫切除术
  - 风险因素
    - 多胎
    - 子宫过度扩张(多胎妊娠,羊水过多)
- 宫内凝血块
  - 宫腔内的低回声组织
  - 彩色多普勒显示无血流信号
- 胚物残留
  - 宫腔内肿块
    - 与低回声组织相比,高回声组织为胚物残留的可能性更高
  - 使用彩色多普勒寻找子宫肌层的灌注血管
    - 有供血血管的高回声组织高度提示胚物残留,但缺乏血供并不能排除诊断

少见诊断的有用线索

- 胎盘部位子宫复旧不良
- 组织学诊断;母体螺旋动脉恢复至基线的时间延迟或不足
  - 扩张的蜕膜血管内滋养层细胞持续存在
  - 常见与胚物残留,妊娠滋养细胞疾病有关
  - 也可见于怀孕后无胚物残留
- 超声检查表现为胎盘植入部位肌层血管增加
  - 低阻力血流增加
- 描述性术语,肌层血管增强(enhanced myometrial vascularity, EMV),描述跨越整个肌层的不同流速低阻力波形
  - EMV 很常见,有 50% 的无症状患者产后第 3 天可见
    - □ EMV 是胎盘部位复旧的表现,而不是特征性表现
  - 产后第 6 周下降至 4%
    - □ 伴速度降低,阻力增加
- 胎盘植入性疾病

- 胎盘组织异常延伸至子宫内膜外
- 分娩后胎盘无法分离，并伴有潜在的难治性出血
  - 若在分娩前做出诊断，则计划在拥有三级新生儿重症监护病房的中心进行分娩，同时具备适当相关专业外科医生的提醒、备血
- 与前置胎盘和既往剖宫产史密切相关
- 保持高度的怀疑并寻找以抢先诊断
  - 正常胎盘下低回声带消失
  - 异常的胎盘陷窝："瑞士奶酪"胎盘或"龙卷风"血管
  - 膀胱黏膜强反射中断
  - 膀胱壁有大血管或结节
- **子宫撕裂/破裂**
  - 撕裂或破裂最常见于剖宫产子宫切开术部位
  - 最常发生于分娩中
    - 产妇发病率高和潜在胎儿死亡的外科急诊手术
    - 很少进行影像学检查
  - 迟发性破裂表现为疼痛、出血
    - 寻找子宫肌层的缺损
    - 通常血凝块与宫内液体在缺损处相连续
- **子宫内膜炎**
  - 产后出血患者一般以合并发热、盆腔疼痛、白细胞计数升高、触痛的"沼泽子宫"为临床诊断依据
  - 子宫内膜炎的影像学表现无特异性，与正常的产后状态和胚物残留重叠
    - 子宫通常较大
    - 多普勒血流增加为典型表现，但并不总是存在（缺乏血流并不能排除子宫内膜炎）
    - 宫腔内混合性回声组织（可能同时存在胚物残留）
    - 宫腔内气体为强回声
    - 可能表现正常，但临床仍予子宫内膜炎
  - 剖宫产比阴道分娩更常见

- 可能并发卵巢静脉血栓形成
  - 可能引起肺栓塞

罕见诊断的有用线索

- **妊娠滋养细胞疾病**
  - 可发生于自然流产、异位妊娠后，发生于正常妊娠后少见
  - 绒毛膜癌
    - 最常继发于葡萄胎之后
    - 子宫表现多样化，从未见异常到多囊性、富血管的肿块均可见
    - 子宫肿块的大小与是否存在转移无关
    - 人绒毛膜促性腺激素（β-hCG）升高引起黄素化卵巢囊肿
    - 妊娠后可能出现急性呼吸系统或神经系统症状
    - 胸部X线检查适用于诊断肺转移灶
    - CT扫查更适用于腹腔内转移的诊断
    - MR或CT扫查用于脑转移的诊断
- **子宫动脉假性动脉瘤**
  - 剖宫产时子宫动脉意外损伤所致
  - 表现为迟发性产后出血，从隐匿性出血到大出血不等
  - 可见外侧肌层低回声区
    - 寻找灰阶为漩涡状回声且伴有多普勒血流为湍流的表现
  - 必须认识到扩宫和清宫可能破坏假性动脉瘤，致使病例严重者需要输血甚至切除子宫

其他重要信息

- 确定其危险因素并及时识别产后出血是产科面临的主要挑战
- 未确诊的血液疾病可能表现为不明原因的产后出血
- 产后出血可能导致产后宫内节育器的排出，使患者无法避孕

宫缩乏力

宫内血凝块

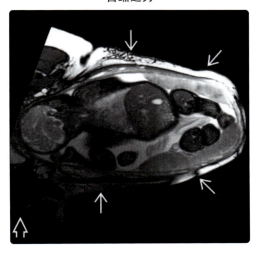

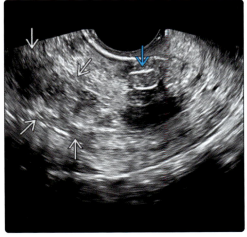

图16-56　（左图）一名双胞胎患者的轴向斜位T2WI MR显示显著的子宫扩张 ➡（母体髋关节 ➡），其中一个有异常（未显示）。子宫过度扩张是子宫收缩乏力的一个危险因素。（右图）图示一例剖宫产后9天持续大出血患者，经阴道超声显示缝合线及完整的子宫肌层 ➡。低回声血凝块 ➡ 使宫腔扩张，多普勒超声未见血流。

胚物残留

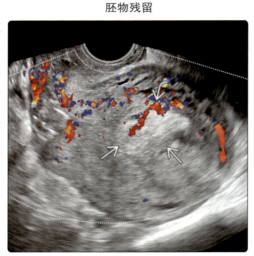

胚物残留

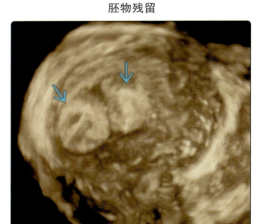

图 16-57 （左图）经阴道彩色多普勒超声矢状面扫查显示高回声的胚物残留（RPOC）➡，伴来自子宫后壁肌层的一根较大的滋养血管 ➡。（右图）同一病例三维重建冠状切面显示"块状"高回声组织 ➡，提示胎盘碎片残留。胚物残留甚至可以发生在剖宫产后。宫内血凝块为典型的低回声；因此，高回声组织存在时高度怀疑胚物残留。

胎盘部位子宫复旧不全

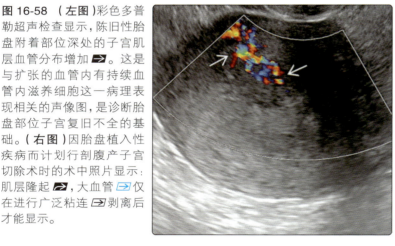

胎盘植入性疾病

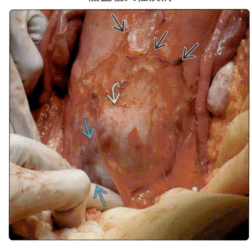

图 16-58 （左图）彩色多普勒超声检查显示，陈旧性胎盘附着部位深处的子宫肌层血管分布增加 ➡。这是与扩张的血管内有持续血管内滋养细胞这一病理表现相关的声像图，是诊断胎盘部位子宫复旧不全的基础。（右图）因胎盘植入性疾病而计划行剖腹产子宫切除术时的术中照片显示：肌层隆起 ➡，大血管 ➡ 仅在进行广泛粘连 ➡ 剥离后才能显示。

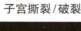

子宫撕裂 / 破裂

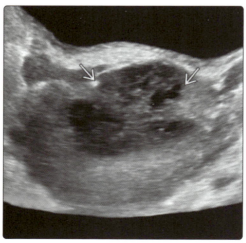

子宫撕裂 / 破裂

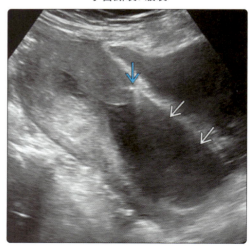

图 16-59 （左图）经腹超声横切面显示一剖宫产后顺产（vaginal birth after cesarean，VBAC）、延迟性子宫破裂患者的前壁肌层全层缺损 ➡。（右图）一例复杂、再次剖宫产伴出血和疼痛的患者，经腹超声矢状切面显示在缝合线水平 ➡ 有大量的血凝块 ➡ 从缺损处延伸。该病例病情稳定，因此采用了保守治疗。并在此次剖宫产（她的第 5 次）时进行了输卵管结扎。

子宫撕裂/破裂

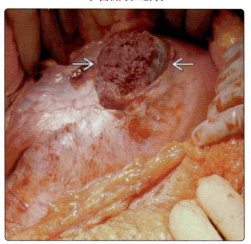

子宫内膜炎

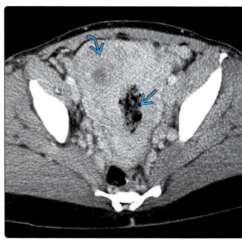

图 16-60 （左图）该患者有间质部异位妊娠导致宫角破裂的病史。此次妊娠合并了胎盘植入性疾病。当从腹内取出子宫时，破裂点在之前宫角破裂的修复部位，伴胎盘 ➡ 凸出。（右图）一例产后发热、疼痛和阴道出血的妇女，轴向增强 CT 显示宫腔气体 ➡、子宫肌层回声不均匀 ➡，同时存在多发性血源性肝脓肿。

妊娠滋养细胞疾病

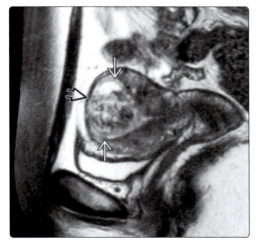

妊娠滋养细胞疾病

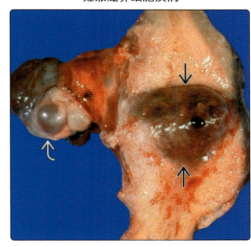

图 16-61 （左图）一例产后出血（PPH）和 β-hCC 升高患者的 T2WI MR 矢状位显示混合性信号强度肿块 ➡ 侵犯肌层。宫底浆膜层 ➡ 完整。可见卵巢黄素化囊肿，胸部 X 线检查显示该绒毛膜癌患者多发性肺转移。（右图）同一患者的大体病理显示宫内绒毛膜癌 ➡ 和一侧卵巢肿大 ➡ 伴有多个黄素化囊肿。

子宫假性动脉瘤

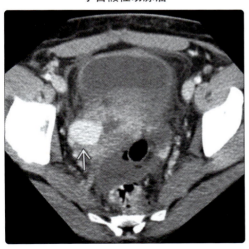

子宫假性动脉瘤

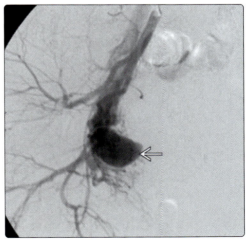

图 16-62 （左图）一例复杂剖腹产后伴发热且白细胞计数升高的患者 CECT 横断面提示多发脓肿（图中未显示），且右侧子宫动脉明显增大 ➡。经询问，患者承认有严重的阴道出血。（右图）同一病例，选择性血管造影证实为假性动脉瘤 ➡。在脓肿引流的情况下，采用线圈栓塞治疗，患者病情稳定，从而避免了紧急子宫切除术。

相关鉴别诊断

鉴别诊断

常见

- 子宫内膜炎
- 膀胱瓣血肿

少见

- 附件扭转
- 卵巢静脉血栓形成
- 子宫撕裂/破裂

罕见且重要

- 腹壁子宫内膜异位症

重要信息

鉴别诊断要点

- 产褥热被定义为在分娩后 14 天内发热≥38℃
- 目的是将妊娠与其他发热原因（如胆囊炎、阑尾炎、乳腺炎等）区分开来
  - 检查阴道出血、分泌物
  - 顺产史与剖宫产史
- 术后高危人群：肺炎、静脉血栓栓塞性疾病、尿路感染

常见诊断的有用线索

- **子宫内膜炎**
  - 通常是临床诊断，而不是影像学诊断
  - 胚物残留、剖宫产的风险增加
  - 宫腔内混合性回声碎片
  - 伴有后方衰减的点状强回声提示宫腔内气体
- **膀胱瓣血肿**
  - 发生在剖宫产后
  - 通常位于子宫下段和膀胱壁之间
  - 可延伸至阔韧带和腹膜后

- >5cm 时应及时对可能存在的子宫撕裂进行评估

少见诊断的有用线索

- **附件扭转**
  - 随着卵巢下降至盆腔，产褥期的发生风险增加
  - 卵巢增大、水肿，周边有卵泡
  - 使用多普勒评估血流，但记住尽管发生了扭转，血流仍可能存在
- **卵巢静脉血栓形成**
  - 超声诊断困难，但 CT 增强扫描可显示典型表现
    - 卵巢静脉扩张，伴有腔内血凝块及周围炎症
    - 典型病程从右侧骨盆延伸至下腔静脉（IVC），左侧骨盆延伸至肾静脉
    - 炎症可延伸至周围肠道
      - □ 勿与阑尾炎或其他肠道疾病混淆
- **子宫撕裂/破裂**
  - 在分娩中更常见，但也可能发生于分娩后
  - 既往有剖宫产史或子宫手术史
  - 子宫前壁裂口处血肿，伴或不伴有腹腔积液

罕见诊断的有用线索

- **腹壁子宫内膜异位症**
  - 既往有剖宫产史的患者腹壁见不规则、低回声肿块
  - 可表现为可触及的压痛肿块或周期性疼痛

其他重要信息

- 肌肉骨骼导致的产后疼痛
  - 腹直肌分离、盆底/腹横肌肌无力
  - 耻骨联合分离
  - 骶髂关节炎，尾骨疼痛

参考文献

1. Pipitone F et al: Musculoskeletal findings on MRI among postpartum women with persistent pelvic pain. Int Urogynecol J. ePub, 2020
2. Wang SS et al: Imaging of postpartum/peripartum complications. Radiol Clin North Am. 58(2):431-43, 2020

子宫内膜炎

子宫内膜炎

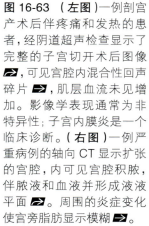
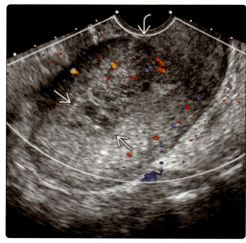
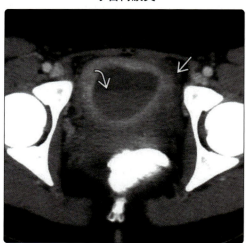

图 16-63 （左图）一例剖宫产术后伴疼痛和发热的患者，经阴道超声检查显示了完整的子宫切开术后图像 ➡️，可见宫腔内混合性回声碎片 ➡️，肌层血流未见增加。影像学表现通常为非特异性；子宫内膜炎是一个临床诊断。（右图）一例严重病例的轴向 CT 显示扩张的宫腔，内可见宫腔积脓，伴脓液和血液并形成液液平面 ➡️。周围的炎症变化使宫旁脂肪显示模糊 ➡️。

膀胱瓣血肿

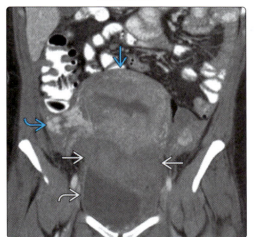

膀胱瓣血肿

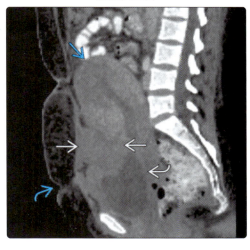

图 16-64 （左图）CT 冠状位重建显示膀胱 ➡ 和子宫 ➡ 间密度减低区域 ➡。这是膀胱瓣血肿出现的典型位置。注意充血的宫旁静脉 ➡。这是继发于近期妊娠引起的血容量增加，并不是病理性的。（右图）同一病例，CT 矢状位重建确定了膀胱 ➡ 和子宫 ➡ 间该区域所在位置 ➡。注意紧邻的剖宫产皮肤切口 ➡。

附件扭转

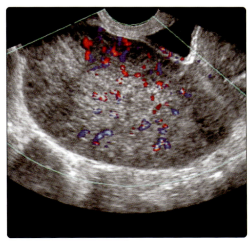

卵巢静脉血栓形成

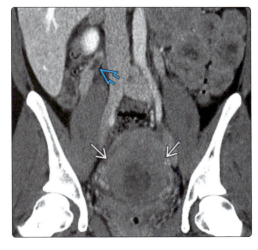

图 16-65 （左图）一例表现为急性疼痛的患者，彩色多普勒超声检查附件肿块，显示一侧卵巢增大、水肿，大小为 10cm×6cm×6cm，内可见血流信号。术中证实为蒂扭转。切记，诊断扭转时，形态学远比血流重要。（右图）增强 CT 冠状位显示产后子宫体积增大、内充满液体 ➡，右侧卵巢静脉内可见血凝块 ➡。该病例中，患者并发症为肺栓塞，临床表现为胸痛。

子宫撕裂/破裂

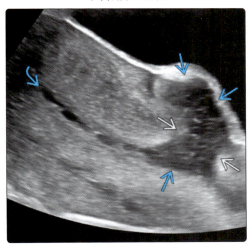

腹壁子宫内膜异位症

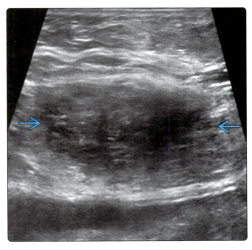

图 16-66 （左图）经腹超声检查剖宫产切口处，见子宫前壁肌层全层缺损 ➡。残存的血液 ➡ 自宫腔 ➡ 延伸至缺损处，并超出子宫范围。（右图）在具有剖宫产史患者腹壁疼痛肿块处行高频超声检查，可见一边缘不规则的实性肿块。经询问，患者意识到经期时疼痛更严重。经活检证实为子宫内膜异位症，行局部切除术。

（张红彬 译，栗河舟 刘云 审校）

相关鉴别诊断

D

E

F

G